国医大师石学敏院士简介

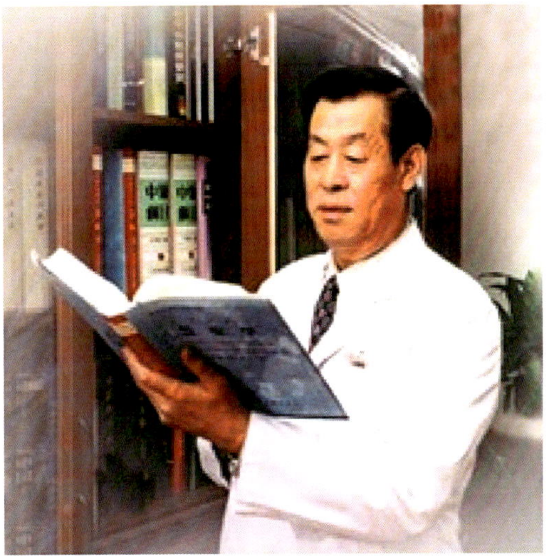

石学敏教授，世界著名中医针灸学专家，中国工程院院士，国医大师，博士生导师，国家有突出贡献专家，国务院特殊津贴专家，中国针灸学会高级顾问，天津针灸学会名誉会长，欧洲传统中医协会顾问，联邦德国巴伐利亚洲中国传统医学研究院第一副院长。

石学敏院士是天津中医药大学第一附属医院针灸学科学术带头人，从事针灸学和老年医学的临床、科研以及教学工作已50余年。严谨求实的治学态度使得他师古而不泥古，勇于创新，敢为人先，形成了独特的学术思想体系。石学敏院士始终如一地坚持继承、发展和弘扬中国传统医学，坚持"中西结合、融西贯中"、针药并用。他创立的"醒脑开窍针刺法"治疗中风病取得了显著疗效，创造了世界医学史上的神话。他率先提出针刺手法量学理论，并开展相关研究，对捻转补泻手法确定了新定义和量化操作，使传统针刺手法向规范化、量化发展，极大地推动了中医现代化进程。他先后开发了治疗心脑血管疾病的新药"脑血栓片"、"丹芪偏瘫胶囊"等，药品临床疗效显著。石学敏院士依据传统中医理论，整合多年的临床研究和现代药理研究成果，采用国际公认的诊疗标准，针对中风病的病因病机特点，逐步形成以"醒脑开窍针刺法"和"丹芪偏瘫胶囊"为主，配合康复训练、饮食、心理、健康教育等疗法形成一整套完整的、独特的、规范的中医中药治疗中风病综合治疗方案——石氏中风单元疗法，被国家科技部及中医药管理局列为十大重点推广项目之一。他强调中医辨证与西医辨病相结合，使二者在临床上有机的结合起来，为中西医结合指导了方向。至今，已推广培训全国各地区针灸医生上万名。石学敏院士从医五十年来，博览群书，集众家之长，汇中外之萃，学验皆丰，其高尚的医德，精湛的医术，深受患者信赖、同行赞誉及国际友人的欢迎，被中国工程院院长朱光亚誉为“鬼手神针”，他以针灸治疗中风、延髓麻痹、痴呆、无脉症等神经系统疾病及其他多系统疾病，均取得卓著疗效，名扬海内外。

在临床工作取得成功的同时，针灸的科研和教学工作也成绩显著。科研方面，在他的带动下，国内针灸应用基础研究达到分子水平。至今，共主持完成包括国家973项目在内的科研课题43余项，其中获国家科技进步奖1项，省部级科技进步奖33项（次），国家教委及天津市教学成果奖3项，获国家专利6项。教学方面，多年来，共培养硕士、博士、博士后百余名，学生遍布中国各地和世界各国，桃李满天下，硕果累累。他还在国家核心期刊杂志发表论文80余篇，出版专著20余部，其中由他主编的千万言巨著《中医纲目》被专家誉为继《医宗金鉴》之后的一部中医临床划时代巨著。2007年，出版英文版《石学敏针灸学》，深受欢迎。已被美国针灸考试委员会指定为考试指导用书。

石学敏院士不仅是著名的医学家，亦是著名的管理学家、外交家。自20世纪80年代起，至今从事医院管理工作20余年，带领天津中医学院第一附属医院及针灸学科走“院兴科技，科技兴院”的健康发展道路，带出了一批跨世纪人才，培养了一支创新团队，建立了坚实的针灸临床、研究、教育基地。医院也由小变大，现天津中医药大学第一附属医院已成为拥有800张针灸病床，2600张病床总数的国家中医药临床研究基地之一。在努力发展国内针灸学科的同时，石学敏院士亦致力于针灸海外学术交流，积极推动中医针灸走向世界。他先后赴世界30多个国家及地区讲学和诊疗，至今已做了100余场学术讲座，影响巨大，掀起海外针灸热。并就针灸临床及机理研究，与德、法、日等多国开展国际合作，为中医针灸走向世界作出突出贡献，被誉为“针灸外交家”。鉴于石学敏院士的突出贡献，1990年被国家人事部授予“中青年有突出贡献专家”称号，自1991年开始享受政府特殊津贴。多年来，先后被评为中华人民共和国卫生部先进工作者、全国优秀医院院长、天津市科技优秀工作者、十佳医务工作者等称号，1999年当选为中国工程院院士。2000年石学敏院士荣获何梁何利奖。2001年获香港求是科技基金会杰出科技成就奖。2006年12月，荣获中华中医药学会“首届中医药传承特别贡献奖”。2008年，荣获世界中医药联合会颁发的“中医药国际贡献奖”。2014年荣获“国医大师”称号。

国家出版基金项目
NATIONAL PUBLICATION FOUNDATION

“十二五”国家重点图书出版规划项目

国医大师临床研究

中华中医药学会 组织编写

石学敏针灸全集

【第2版】

石学敏 主编

科学出版社
北京

内 容 简 介

本书是“十二五”国家重点图书出版规划项目《国医大师临床研究》分册之一，获得国家出版基金项目资助。本书是再版，全书内容除绪言外，共分四部分，共19章；分别为针灸理论、《灵枢·经脉》篇病候与临床、常见病针灸治疗及临床医案，另附醒脑开窍针法图片。全书图文并茂，实用性强。

本书可供中医临床、科研人员使用。

图书在版编目(CIP)数据

石学敏针灸全集／石学敏主编．—2版．—北京：科学出版社，2015.12
(国医大师临床研究)
国家出版基金项目·“十二五”国家重点图书出版规划项目
ISBN 978-7-03-046583-2
Ⅰ.①石… Ⅱ.①石… Ⅲ.①针灸疗法 Ⅳ.①R245
中国版本图书馆CIP数据核字（2015）第288658号

责任编辑：郭海燕／责任校对：张怡君　桂伟利　彭　涛
责任印制：赵　博／封面设计：黄华斌　陈　敬

科学出版社 出版
北京东黄城根北街16号
邮政编码：100717
http://www.sciencep.com
三河市春园印刷有限公司印刷
科学出版社发行　各地新华书店经销
*
2006年8月第　一　版　开本：787×1092　1/16
2016年1月第　二　版　印张：66 3/4　插页：1
2025年4月第十三次印刷　字数：1 794 000
定价：328.00元
（如有印装质量问题，我社负责调换）

《国医大师临床研究》丛书编辑委员会

《石学敏针灸全集》编委会

主　　编　石学敏

副主编　卞金玲　史慧妍　张春红　谯凤英
刘　维　杨　光

编　　委　(按姓氏笔画排序)

丁淑强　马　琳　卞金玲　石学敏
申鹏飞　史慧妍　吕建明　乔　静
刘　维　闫　颖　许军峰　牟　蛟
纪　宇　杜宇征　李　澎　李金波
李瑞仕　李新民　杨　光　杨仕蕊
吴沅皡　吴林玲　沈　莉　陈　静
陈晓鸥　张春红　郑健刚　孟智宏
贺　军　韩　艾　韩耀巍　谯凤英
樊凌杉　颜　红　戴晓矞

《国医大师临床研究》丛书序

2009年6月19日，人力资源和社会保障部、卫生部和国家中医药管理局在京联合举办了首届“国医大师”表彰暨座谈会。30位从事中医临床工作（包括民族医药）的老专家获得了“国医大师”荣誉称号。这是新中国成立以来，中国政府部门第一次在全国范围内评选国家级中医大师。国医大师是我国中医药事业发展宝贵的智力资源和知识财富，在中医药的继承创新中发挥着不可替代的重要作用。将他们的学术思想、临床经验、医德医风传承下来，并不断加以发展创新，发扬光大，是继承发展中医药学，培养造就高层次中医药人才，提升中医药软实力与核心竞争力的重要途径。

为了弘扬中华民族文化，广泛传播和充分利用中医药文化资源，满足中医药人才队伍建设的需要；进一步完善中医药传承制度，将国医大师的学术思想、经验、技能更好地发扬光大。科学出版社精心组织策划了“国医大师临床研究”丛书的选题项目，这个选题首先被新闻出版总署批准为“十二五”国家重点图书出版规划项目，后经科学出版社遴选后申报国家出版基金项目，并在2012年获得了基金的支持。这是国家重视中医药事业发展的重要体现，同时也为中医药学术传承提供良好契机。国家出版基金是国家重大常设基金，是继国家自然科学基金、国家社会科学基金之后的第三大基金，旨在资助“突出体现国家意志，着力打造传世精品”的重大出版工程，在“弘扬中华文化，建设中华民族共有精神家园”方面与中医药事业有着本质和天然的相通性。国家出版基金设立六年以来，对中医药事业给予了持续的关注和支持。

作为我国成立最早、规模最大的中医药学术团体，中华中医药学会长期以来为弘扬优秀民族医药文化、促进中医药科学技术的繁荣、发展、普及推广发挥了重要作用。本丛书编辑出版工作得到了中华中医药学会大力支持。国家卫生和计划生育委员会副主任、国家中医药管理局局长、中华中医药学会会长王国强亲自出任丛书主编。

作为中国最大的综合性科技出版机构，60年来科学出版社为中国科技优秀成果的传播发挥了重要作用。科学出版社为本丛书的策划立项、稿件组织、编辑出版倾注了大量心血，为丛书高水平出版起到重要保障作用。

本丛书同时还得到了各位国医大师及国医大师传承工作室和所在单位的大力支持，并得到各位中医药界院士的支持。在此，一并表示感谢！

本丛书从重要论著、临床经验等方面对国医大师临床经验发掘整理，涵盖了中医原创思维与个性诊疗经验两个方面。并专设《国医大师临床研究概览》分册，总括国医大师临床研究成果，从成才之路、治学方法、学术思想、技术经验、科研成果、学术传承等方面疏理国医大师临床经验和传承研究情况。这既是对国医大师临床研究成果的概览，又是研究国医大师临床经验的文献通鉴，具有永久的收藏和使用价值。

文以载道，以道育人。丛书将带您走进“国医大师”的学术殿堂，领略他们深邃的理论造诣，卓越的学术成就，精湛的临床经验；丛书愿带您开启中医药文化传承创新的智慧之门。

《国医大师临床研究》丛书编辑委员会

2013年5月

前　言

针灸学是祖国医学的重要学科之一，几千年来一直为保障人民健康、治疗疾病发挥着极其重要的作用。21 世纪是中国针灸学面临机遇和挑战并存的时代。天津中医药大学第一附属医院在石学敏院士的带领下，以针灸学科为特色，走过了风雨兼程的几十年，取得了一系列辉煌成就，医院蜚声海内外，学科发展以临床科研相结合为趋向，取得了累累硕果。

石学敏，中国工程院院士，2014 年当选为国医大师。50 余年来，石学敏院士从未脱离临床，以解除患者痛苦为己任，医德高尚，技术精湛，疗效显著，深受患者爱戴。

石学敏院士在精研古代医籍的基础上，结合现代医学理论，通过临床的细致观察，对十二经病候进行了详细的阐释，并对“是动”、“所生”病进行了高屋建瓴地总结。他认为“是动”、“所生”是一个广义的概念，是对十二经脉及其相连属脏腑在生理转变为病理所产生的各个症状、体征、传变和转归的综合性记述，应包括病因、病位、发病缓急、病程长短、标本虚实、预后转归等。“是动病”为外因引动或诱发，发病急，病程短，病位在表，多为阳、实、热证，预后多良好；“所生病”为“是动病”转化而来，或脏腑自病，发病缓慢，病程绵长，病位在里，多为里、虚、寒证，预后多不良。并对十二经病候中的“六厥症”进行了精辟的分析，澄清了一些模糊的概念，使针灸学科的理论基础更加坚实，而且有着切实的临床指导意义，是辨证、取穴及分析疾病预后的准绳。

“凡治之法，必先本于神”，石学敏院士以调节“脑神”为核心，创建了治疗脑病的新法则。在对中风病机“窍闭神匿”的认识基础上，创立了“醒脑开窍”针刺法。并最早将现代科技手段引进针灸领域，从组织、细胞、分子、基因等多层次、多水平揭示了针刺作用主要机制。“醒脑开窍”针刺法不仅应用于中风病，如中风后偏瘫、失语、偏盲、共济失调、吞咽困难、二便障碍、认知障碍、抑郁焦虑情感障碍等各种中风后遗症和合并证，还应用于脑外伤或脑手术后恢复期、多发性硬化症、锥体外系病变、臂丛神经损伤、坐骨神经损伤、腓总神经损伤、脊髓神经和神经根病变等神经系统疾病，抑郁症、焦虑症、围经期综合征、癔病、神经症、自主神经紊乱、胃肠功能紊乱等精神心理性疾病，同时在多种原因引起的疼痛病症，尤其是剧烈疼痛的镇痛作用方面亦收到理想的疗效。

针刺手法是关系针刺疗效的关键环节，也是历代医家尚未统一的大问题。石学敏教授认为：针灸学属自然科学范畴，应该有自己明确的、科学的量学观。石学敏教授在对古医籍深入研究的基础上，借助现代科学手段，率先提出了“针刺手法量学”理论。将针灸治疗有效的30余种病证逐一的、逐个穴位的进行手法最佳量学标准的筛选研究，在醒脑开窍针刺法治疗中风病的量化手法研究基础上，总结了“椎基底动脉供血不足”、“无脉症”、“支气管哮喘”、“冠心病”、“胆石症”、“高血压”、“习惯性便秘”、“截瘫”、“颈椎病及腰椎间盘突出症”等多种病证的针刺量学规律。对针刺手法的四大要素针刺作用力方向、大小、施术时间和两次针刺间隔时间进行了科学界定，使针刺疗法更具有规范性、可重复性、可操作性，从而使针刺治疗由定性的补泻上升到定量的水平，填补了针灸学历史上的一个空白。并进一步筛选出有效经穴治疗特定疾病的最优手法参数组合，如内关穴–缺血性中风、合谷穴–中枢性面瘫、风池穴–椎基底动脉供血不足，探讨由行针时间、捻转频率、针刺方向等手法要素构成的针刺手法的量效关系；并应用液相色谱–质谱联用和基因芯片等代谢组学、基因组学研究技术，从分子、基因水平探究针刺手法量效关系的生物学机制。

在对中风病深入研究的基础上，石学敏院士始终重视脑卒中的最重要危险因素高血压的控制。控制高血压是防治心脑血管病的关键，也是心脑血管病二级预防的关键，可明显降低致死性和非致死性心脑血管事件的发生，显著降低脑卒中复发和死亡危险。石学敏院士早在20世纪70年代，在醒脑开窍针刺法治疗脑卒中研究同时，即针对高血压进行了全新的探索，创立以人迎为主穴，具有明确手法量学标准的针刺治疗高血压的方案，把治疗重心前移，对于脑卒中的一二级预防具有重大意义。近十年，设立独立的针灸治疗高血压门诊，引领针灸团队，开展了大量的针灸降压临床研究，取得了初步成效。

在现代医学不断发展过程中，人们普遍认为中医疗法只对慢性疾病疗效显著的观点。石学敏院士在总结多年的临床经验时发现，针灸不但可应用于急症医学，而且有其独特的疗效，因而大有用武之地。天津中医药大学第一附属医院，在石院士带领下，先后承担了中医药“八五”国家重点科技项目及天津市教委重中之重科研项目，开展了针刺在急症领域的研究，例如，针刺治疗急性心肌梗死合并心律失常，针刺复苏导管起搏抢救急性心肌梗死合并严重心律失常，针刺治疗病态窦房结综合征，针刺人中、气舍等穴治疗中枢性呼吸衰竭等，均取得了良好的效果。

《石学敏针灸全集》系统、详细介绍了笔者（石学敏院士）在中医针灸领域的学术思想及50年临证经验，是一部反映当代针灸特色的大型针灸学专著。本书涉及针灸学的经络学、腧穴学、刺灸学及治疗学等方面。各部分均体现出笔者独特的学术思想，特别是在腧穴的特殊用法、特殊刺法、“是动”病、“所生”病及疾病病因病机认识及治疗方面有详尽的论述。全书共分四部分，绪言中主要介绍石学敏院士学术思想；第一部分为针灸基础理论，分别论述石院士对经络学、腧穴学及刺灸学的认识及见解；第二部分为《灵枢·经脉》篇病候的现代解释与临床发挥；第三部分为常见病的针灸治疗，详细论述了针灸治疗原则及作用；在治疗各论中论述了内科、骨伤科、风湿免疫科、妇科、男科、儿科、皮肤科、五官科、精神科、急症及其他病症的临床表现、鉴别诊断、治则、处方、操作及配方理论等；第四部分为临床病案，全部为临床针灸治疗的效例，有助于读者加深理解。石学敏院士独特的针灸学术思想贯穿于本书的始终。本书既有传统针灸理论的继承，又有当代针灸临床的发挥，是一部内容丰富，具有系统性、学术性、实用性和科学性的针灸专著。

本书在编写过程中，参考了石学敏院士的著作《常见病实用针灸配方》、《石学敏针灸临证集验》、《石学敏临证实验录》、《石学敏针灸学》、《中风病与醒脑开窍针刺法》、《中国针灸治疗学》、《针灸学》、《当代针灸治疗学》及其他相关著作。

编　者

2015 年 9 月

目录

第一部分　针灸理论

第二部分 《灵枢·经脉》篇病候与临床

第三部分　常见病针灸治疗

第四部分　临床医案

绪言　石学敏院士学术思想

石学敏院士，中国工程院院士，国医大师，著名针灸学专家，博士生导师。石学敏院士从医50年来，始终如一地坚持学习、继承、发展、弘扬以针灸为主的中国传统医学。他历来重视古典医籍的研究，破译了“是动病”、“所生病”内涵；他创立的“醒脑开窍”针刺法治疗中风取得了显著疗效，创造了世界医学史上的神话；他扩展了中医对脑府和脑神的认识，不仅在中风病的治疗中起了决定性作用，而且在中医整体治疗中亦丰富了调神法的理论基础；他率先提出针刺手法量学理论，并开展相关研究，对捻转补泻手法确定了新定义和量化操作，使传统针刺手法向规范化、量化发展；他率先从日本京都大学引进快速老化SAM系列小白鼠，开展针灸抗衰老的研究；他将针灸应用于急症医学；他所创立的刺络疗法擅长治疗多种疑难顽症；他将针刺机理的研究深入到了基因水平。石学敏院士博览群书，采众家之长，集中外之萃，学验皆丰，其高尚的医德、精湛的艺术，深受患者信赖、同行赞誉及国际友人的欢迎，被中国工程院院长朱光亚誉为“鬼手神针”。

一、重经络辨证，赋经旨以新意——破译“是动”、“所生”内涵

石学敏院士历来重视古典医籍的研究，他认为没有深厚的古典医籍研究，就没有理论上的源头创新，要正确处理好继承与创新的关系。几十年来，他不遗余力地研究《黄帝内经》（简称《内经》），崇古而不泥古，借古而不守古，不断充实完善自己的学术观点，且将其用于指导临床实践。他主张研究《灵枢》要通过临床实践，他对《灵枢·经脉》篇中十二经脉的病候进行了深入的研究，科学地阐发了经文的原旨，从而结束了以文解文的病候解释时代，为我们研究古典医籍树立了典范。

《灵枢·经脉》篇在详述十二经循行经路的基础上，以“是动”、“所生”为体例，有规律地反映了每一经脉由于病理变化所产生的若干病候，这一独有的病候体系，以其与经络循环息息相关、真实再现发病证候、指导临床确具卓效三大特点而一直作为针灸学科的奠基理论著称于中外医学界之林。然而由于其年代久远，文意古奥，虽然历代医家从不同的师承传授和各自的医疗实践出发对十二经候进行了多方面的疏注校释，但多“以字解字”，使学习者很难领会其实质。石学敏院士针对《灵枢·经脉》篇“是动”病和“所生”病深入研究、反复探讨，结合大量临床研究，摆脱了诸家之争论，从更高的层次指出：“是动”、“所生病”是一个广义的概念，是对十二经脉及其相联属脏腑由生理转变为病理所产生的各种症状、体征、转变和转归的综合性记述，应包括病因、病位、发病缓急、病程长短、标本、虚实、转归、预后。石学敏院士对其的理解如下所述。

（1）“是动”病多为实证、急性病。“所生”病多为里证、虚证。并将此理论长期应用和指导于临床，实践证明这一观点的科学性、准确性，是极有临床价值的新观点和新理论。

“是动”病多为实证，多为急性病。如手太阴肺经，“是动则病肺胀满，膨膨而喘咳，缺盆中痛，甚则交两手而瞀，此为臂厥”。这是一组正盛邪实之证，由肺气壅闭而至胸部满闷、咳声洪

亮、频繁的剧烈咳喘，至缺盆部疼痛。如病情进一步发展，肺气不宣、精气不得上达于脑，可出现眼目昏花、视物不清，甚则昏厥的“瞀”的症候群。肺气闭塞，不得朝百脉可出现上肢手臂厥冷、肤色变紫、无脉、手腕下垂。以上诸症，病因为外邪侵袭，病位在外在表，正气未虚，属阳热实证，发病急，病程短，如果能得到及时正确的治疗，一般预后是好的；是动病中也有急性发作的虚证，如手少阴肾经。“是动则病饥不欲食、面如漆柴、咳唾则有血、喝喝而喘，坐而欲起，目䀮䀮如无所见，心如悬，若饥状，气不足则善恐，心惕惕如人将捕之，是为骨厥”。这一组病证多为肾气亏损所致。其与“所生”病的区别之点在于：该组证皆为虚衰危急之象，反应强烈。以上分析说明：“是动”病除足少阴肾经外，一般多为外邪引起的急性病证，其病位浅，多在表在气分，多为正盛邪实的实热之证，其症状表现多明显而强烈。

“所生”病 多为里证、虚证。某些阳经的所生病为虚中夹实或外邪入里化热，但正气也同时受到了损伤。如手阳明大肠经的“目黄、口干、鼽衄、喉痹”是阳明之热证，但“目黄”、“口干”已说明了津液的耗损；某些“所生”病仅表现为本经经络受阻，经气失调、阴阳不相平衡。

（2）十二经脉的“是动”、“所生”之间并非不相关的两个体系，而是按照一定规律相互传变。一般“是动”病可因正气虚弱或邪气太盛，损及脏腑而转为“所生”病，其转归有二：一是病情加重、更损正气，如手太阴肺经是动病的“膨膨而喘咳”，为表实证，是疾病的早期，若损及肺、肾二气，则发展为“所生”病的“咳、上气、喘喝”。二是病情减轻、邪减正虚而变为慢性阶段，如脾经“是动”病有“身体皆重”，是湿邪重着之实证，损及脾阳，则转变为“所生”病的“体不能动摇，食不下”，是脾虚的慢性阶段。

（3）对“厥”证概念的认识，石学敏院士认为：对六经之“厥”的概念，应从文理和医理结合去考虑，提出这六经之厥不是六经“是动”病诸证的归结性总论，而是“是动”病的病候之一。

“是动”病、“所生”病、“厥”证的概念澄清后，石学敏院士结合现代临床实践对每一条经脉的病证群进行剖析、划分，并与现代相关疾病进行了对照研究，科学地对十二经脉的病候体系进行了破译和阐发，确定了治疗大法和针灸处方，用之指导临床尤对于各种厥证（无脉症、大动脉炎）、痹证（坐骨神经痛、臂丛神经痛）、面瘫等经脉、经筋病变效果显著，发展了经络学理论。

二、以脑府立论，辨病与辨证结合——创立“醒脑开窍”针刺法

1.“醒脑开窍”针法的理论基础 《内经》称中风为“大厥”、“薄厥”，“血之于气并走于上，则为大厥”，对于中风的病因病机，中国传统医学历代各家认识及学说颇为不一，没有形成统一的认识。石学敏院士在继承古代各家之论的基础上，结合现代医学理论，根据自己的临床观察及对中医理论中“神”的深刻领悟，针对中风病的两大症状——神志障碍和肢体运动障碍，明确提出中风病的根本病因病机为“窍闭神匿，神不导气”，确立了以醒脑开窍、滋补肝肾为主，疏通经络为辅的治疗大法，创立了“醒脑开窍”针刺法。“醒脑”包括醒神、调神之双重含义，醒神调神为“使”，启闭开窍为“用”，对于中风病，无论昏迷与否，皆可运用“醒脑开窍”而治之；而“滋补肝肾”则是针对肝肾亏损这一最常见、最重要的证型基础而设；另外，脑窍闭塞、瘫痪之后，患侧肢体活动受限，必然导致气血运行不畅，经络阻滞，“疏通经络”可运行气血，加快肢体功能的恢复。并分“大醒脑”和“小醒脑”两种临床方法。“大醒脑”取手厥阴心包经内关和督脉人中两穴，主要用于心神昏瞀，意识丧失及某些疾病的急性期，因患病初期，患者精神紧张，神不守舍，故应调整心神，以利疾病的治疗，如中风的脱证、闭证、惊悸、癔病、癫狂

痫、中暑、中毒导致神志昏迷等。以内关、人中为主穴，注意了整体神的调整，同时根据各种疾病的临床症状不同，进行临床辨证辅穴随症加减，将整体观念与辨证论治有机地结合起来运用于临床。“小醒脑”取印堂、内关、三阴交诸穴，主要用于中风病的恢复期及非器质性的心悸、遗尿、阳痿、遗精等，三穴相配既可宁心安神，又减少了针刺人中穴的疼痛之苦。

2. “醒脑开窍”针法的处方特点

（1）开创了中风病因、病机及治则的第三阶段：中医治疗中风的第一阶段以唐宋以前的“外风”学说为主。《内经·灵枢》认为中风的病因主要是真气不足而邪气独留。《金匮要略》亦认为是经络空虚，风邪乘虚入中。治则上以疏风祛邪、扶助正气为主。第二阶段以唐宋以后的“内风”学说为主，不论是刘河间的“心火暴甚”、或是李东垣的“正气自虚”，还是朱丹溪的“湿痰生热”最终都是引动了“内风”，正如清代叶天士总结的“精血衰耗，水不涵木……肝阳偏亢，内风时起”。治则上以滋液息风，补阴潜阳为主。石学敏院士经过长期临床观察，“主不明，则十二官危”、“血苑于上，使人薄厥”、“血之与气，并走于上”、“忽忽眩冒而巅疾”，剖析了中风病的病位在脑，病理机制是“窍闭神匿，神不导气”，《灵枢·本神第八》云：“凡刺之法，先必本于神。”醒脑开窍针刺法就是立足于“醒脑”、“醒神”、“调神”。从中医治疗中风历史发展来看，如果说“风”、“痰”学说是第一二阶段的主流，那么立足于“醒神”、“调神”的醒脑开窍针刺法则开创了中医治疗中风的第三阶段，改变了中风病治疗的现状，使中风病的治疗产生了质的飞跃。

（2）选穴配方上的创新：因《素问·痿论》篇有“治痿独取阳明”之说，故针灸治疗中风偏瘫历来以取阳经俞穴为主。这样就忽略了患者病变部位在脑而脑为元神之府这一重要方面，没有从整体观的角度对中风病进行全面的分析研究。“醒脑开窍”针刺法大胆地改变了多年的常规选择，取以开窍启闭，改善元神之府——大脑的生理功能为主的阴经穴和督脉穴，以内关、人中、三阴交为主穴，辅以极泉、尺泽、委中。人中作为醒脑急救之要穴为历代医家所推崇，针之可直接兴奋上行激活系统，解除脑细胞的抑制状态，可特异性地增加颈动脉血流，纠正血流动力学紊乱，改善脑循环，故采用雀啄法泻人中可开窍启闭、醒元神、调脏腑。内关穴为心包经之络穴，可改善中风患者的左右心输血量，改善脑血氧供应，具有宁心调血安神之效。三阴交可补三阴，益脑髓，调气血，安神志。极泉、尺泽、委中可疏通经络，运行气血，改善肢体运动功能。其中，人中为君，内关、三阴交为臣，极泉、尺泽、委中为佐使，以调元神，使之达明；顺阴阳，使之平衡；理气血，使之冲和；通经脉，使之畅达，临床收到独特的疗效。

（3）针刺操作手法量学上的特殊要求：在手法操作上，古代医家基于“正气本虚、风邪外入”而致中风的观点，以“疏经活络”、“风取三阳”法治疗中风，故行针施术多以“补”法为主。石学敏院士基于中风病“神窍匿闭”之病机学说和“启闭开窍”针刺法的确立，提出行针施术以“泻”法为主，对配方组穴从进针方向、深度、手法和刺激量均做出了明确的规定，并通过了科学实验的验证。即先刺双侧内关，直刺 1～1.5 寸，采用捻转提插相结合的泻法，施术 1～3min。继刺人中用雀啄泻法，至流泪或眼球周围充满泪水为度。三阴交沿胫骨后缘进针，针尖向后斜刺与皮肤呈 45°，进针 1～1.5 寸采用提插的补法，至患侧下肢连续抽动三次为度。极泉穴直刺进针 1～1.5 寸，用提插泻法以上肢抽动三次为度，尺泽穴同极泉穴，委中仰卧位直腿抬高取穴，进针 1～1.5 寸，采用提插的泻法，以患侧下肢抽动三次为度。这样使该针法的操作趋于科学化、规范化，使中医针灸治疗个性化向个性、共性并存发展，弥补了中医针灸治疗重复性差的不足，为提高临床疗效奠定了坚实的基础。

3. “醒脑开窍”针刺法的临床应用

（1）醒脑开窍针刺法治疗中风的临床应用。在醒脑开窍针刺法创立的早期，我们采用公认的疗效标准进行了该法治疗中风病的初步研究。观察其治疗脑卒中后不同病程患者的疗效，并应用血液流变学、微循环等试图探讨其应用机理。研究提示醒脑开窍针刺法对中风先兆、中风急性期、中风超早期、中风后恢复早期、中风恢复期均有治疗作用，可应用于中风各期。能明显地改善中风患者的功能活动，改善患者的血液流变学指标、体外血栓值和微循环。

在临床累积一定的病例后，对住院病例进行了回顾性分析、总结。先后进行了醒脑开窍针刺法治疗中风 750 例和 9005 例回顾性研究。其结果提示：①针刺治疗不同程度的中风及中风合并证的疗效随病情严重程度的加重而降低。病程越短，疗效越好。病情越轻，需要临床治愈的时间越短。9005 例中，其中脑出血 3077 例，脑梗死 5928 例，总有效率达 98% 以上，中风急性期患者 4728 例，总有效率 95.44%，后遗症期 773 例，总有效率 98.84%。②研究同样提示醒脑开窍针刺法治疗各期脑卒中均有效。对脑出血、脑梗死、假球麻痹均有效。③高血压、冠心病、糖尿病是中风发生的危险因素，但中风是否合并三者对患者的病情程度和针刺疗效无明显影响。④血压水平是否异常与脑心卒中是否发生对患者的病情程度和针刺疗效也无明显影响。⑤血糖水平的高低明显影响患者的病情程度和针刺疗效。⑥“醒脑开窍”针刺法对出凝血及纤溶系统指标如出凝血时间、凝血酶原时间、纤维蛋白原以及免疫系统指标如补体 C3、淋巴细胞转化率等无明显影响。

循证医学引入我国后，针对醒脑开窍针刺法开展了多项队列研究、单中心随机对照研究和多中心、大样本量随机对照研究。并对其治疗中风的疗效和安全性进行了评价。进一步阐明了醒脑开窍针刺法的疗效和作用特点，规范了综合诊疗方案。

醒脑开窍组方与非经非穴的疗效研究提示，醒脑开窍组方治疗脑梗死急性期的疗效优于非经非穴，主要表现在：①近期疗效，醒脑开窍针刺法在改善患者的神经功能、提高患者的日常生活能力方面优于非经非穴。②远期疗效，醒脑开窍针刺法在提高急性脑梗死患者远期生活质量、降低伤残程度和复发率、改善预后等方面优于非经非穴。醒脑开窍组方与传统针刺组方的疗效研究提示，醒脑开窍治疗脑梗死临床各期（急性期、恢复期、后遗症期）在复发率、改善患者神经功能、提高生活质量、降低残疾程度方面均优于传统针刺法。随访 6 个月的病死率两种方法无明显区别。

通过对针灸、康复、针灸与康复结合三种方案治疗中风后偏瘫的疗效研究，明确了中风后偏瘫软瘫期、硬瘫期不同时期的诊疗方案。对穴位的选择，治疗时间及针刺的深浅、频率、刺激量大小等针刺手法规定了量学标准。获得了针灸治疗中风后偏瘫的临床证据。形成了规范化、适于在各级医院推广的诊疗方案和临床路径。并对该方案做出成本-效果的卫生经济学 评价和安全性评价。为把针灸作为治疗中风安全的主要干预手段提供了可靠的依据。

应用针灸、中药、推拿的中医综合治疗方案与现代康复治疗缺血性中风恢复期的疗效研究提示：①中医组随访期末运动功能、神经功能缺损评分改善优于康复组。随访期末脑血管病复发率、死亡率及日常生活能力角度两组有一定差别，未有显著性。②从安全角度分析，两种治疗方法均安全可靠。③从经济学角度分析，中医组的治疗费用略低于康复组。中医组住院天数明显低于康复组。该研究结果形成了缺血性中风恢复期中医综合治疗新的标准化方案。

近年，开展了对醒脑开窍针刺法治疗中风的疗效和安全性系统评价。纳入 25 个研究，4377 例。结果提示醒脑开窍针刺是一种相对安全的治疗措施，在降低中风病死或残疾率方面显示有效的趋势，由于纳入研究数量少，使论证强度受到影响。醒脑开窍针刺在改善神经功能缺损评分、治疗中风尤其急性缺血性中风疗效均优于对照组。

醒脑开窍针刺法治疗中风的系列临床研究显示，醒脑开窍针刺法治疗中风疗效显著，且不仅可应用于中风后遗症期，亦可应用于急性期。醒脑开窍针刺法规范化的治疗方案和醒脑开窍针刺法在数百万人次中风患者中的应用，使醒脑开窍针刺法迅速得到广泛的推广、应用。确立了醒脑开窍针法在中风病治疗中无可取代的地位。

（2）醒脑开窍针刺法治疗中风合并证及“失神”疾病的临床应用。在研究醒脑开窍针刺法治疗中风病主症的同时，通过配穴，开展了应用该针法治疗中风病合并症、并发症的研究，如加风池、完骨、天柱、翳风治疗延髓麻痹吞咽困难；加外水道、外归来、丰隆治疗便秘；加双侧气舍治疗中枢性呼吸衰竭；加中极、关元、曲骨治疗尿失禁、尿潴留；加风府、哑门、颈椎夹脊治疗共济失调；加大陵、鸠尾、风池治疗癫痫；加肩中俞、肩外俞、肩贞、肩内陵、肩髃、肩髎治疗肩周炎；加上星、百会治疗睡眠倒错，同样取得了很好的疗效。

“醒脑开窍”针刺法治疗中风病形成了一套科学的、系统的、规范的治疗体系，在此基础上，石学敏院士进一步拓展了该针法的应用范围。醒脑开窍针法的根本在于调神，因而适用于各种失神的病证，如神机失调、心神失主、筋脉肢体失控的振掉；情志不舒、气机郁滞、心神抑郁的郁证；元神失控、意识丧失的痫疾；脏器不平、阴阳失调、神机逆乱的癫狂；气机突然逆乱、升降失常的厥证；心窍闭阻、心神郁逆的百合病；以及痹证、痿证、呃逆、胸痹等病证，体现了该针法具有广泛的适用范围，证明该针法乃至针刺疗法具有强大的生命力和实用价值。

4. 醒脑开窍针法的基础研究

为了阐明醒脑开窍针法治疗中风病的作用机理，石学敏院士带领科研人员开展了广泛而细致的基础研究。结果表明，针法可提高中风病患者血中前列环素活性、降低血栓素活性，使流速减慢的动脉血流加快，使流速加快的动脉血流减慢，改善血管顺应性，降低血管阻力。在形态学上，该针法可使 MCAO 大鼠脑缺血区内代偿血管明显增多，减轻脑组织结构的疏松、神经元数量的减少、星形胶质细胞水肿等病理改变。增加神经元内核糖核酸数量，改善脑缺血后脑微血管自律运动及其能量代谢。在病理过程中，该针法可使 MCAO 大鼠异常降低的海马及皮层的乙酰胆碱、去甲肾上腺素和 5-羟色胺含量升高，调节多巴胺的合成和代谢，降低缺血区兴奋性氨基酸水平。还可使脑缺血再灌注家兔脑组织中 SOD 活性升高，LOP 含量降低，阻止钙离子内流，改善脑组织细胞内钙离子超载。并可显著降低缺血脑组织及血清中肿瘤坏死因子 TNF-α 的含量，拮抗缺血区脑组织细胞因子 IL-1β 的合成和分泌减少缺血区脑组织 IL-1 的含量，从而减轻或抑制 TNF-α、IL-1β 造成的一系列脑缺血损害，发挥脑保护作用。对脑出血模型鼠，该针法可以提高神经元突触体膜 Na^+-K^+-ATPase 及线粒体膜 Ca^{2+}-ATPase 活性，拮抗 Ca^{2+} 内流，减轻 Ca^{2+} 超载。防治脑水肿，保护神经元。在分子水平，该针法能够使 MCAO 大鼠脑缺血区细胞凋亡明显减少，起效快而持久，并可改善其细胞形态学异常。可增强各时段 HSP70 蛋白和基因及 c-fos 蛋白的表达。提高了神经细胞的应激能力，促进了神经细胞对脑缺血损伤产生适应性变化，增强了脑组织的修复能力。该法治疗所涉及的差异表达基因和生物作用途径十分广泛。如蛋白泛素化、基因表达的转录后调控、跨膜运输、蛋白质四聚化、蛋白定位、剪接复合体代谢、胞内运输、细胞内脂质的代谢过程、细胞凋亡信号通路等。

上述一系列从细胞到分子，从宏观到微观的基础研究为醒脑开窍针法奠定了坚实的理论基础，提示醒脑开窍针刺治疗缺血性脑卒中是通过多途径、多靶点、多层次的整体调整作用的结果。为该针法的推广和普及提供了客观的科学依据。

三、针刺手法量学的研究

20 世纪 80 年代石学敏院士带领课题组在全国率先开展了针刺手法量学的研究。从临床到基础研究，将针灸治疗有效的 30 余种病逐一的、逐个穴位的进行手法最佳量学标准的筛选研究。他以捻转和提插手法为基础，以临床疗效和相关指标为判定标准，除确定每个辅穴的取穴体位、针刺方向、针刺深度、施用手法类型等量学指标外，提出了捻转手法的四大要素：①捻转补泻手法，与作用力方向的关系。②捻转补泻手法与作用力大小的关系。③实施捻转手法所持续时间的最佳参数为 1～3 分钟。④实施捻转手法后其治疗作用持续时间的最佳参数为 6 小时。对于提插手法也具体提出：提插形式、针刺效应及效应程度多项量学标准。

通过针刺手法量学的研究将针灸治疗学剂量化、临床治疗理论科学化、治疗刺激量精确化。这项研究为针灸治疗学奠定了科学化的基础。探求临床常见病治疗定方穴位的最佳治疗量是提高疗效的重要环节。针灸手法量学是石学敏院士为针灸学发展的又一重大贡献。该项研究成果曾获国家中医药科技成果二等奖，被国家中医药管理局确立为科技成果推广项目。

21 世纪 90 年代进一步研究了手法量学的多个要素的交互作用。以脑卒中及与之关系密切的椎-基底动脉供血不足、中枢性面瘫为载体，结合醒脑开窍针刺法的临床经验，选择临床已经证明有效的成熟针灸治疗模式（包括明确量化的操作规范、有效经穴）内关-缺血性中风、合谷-中枢性面瘫、风池-椎-基底动脉供血不足，探讨由行针时间、捻转频率、针刺方向等手法要素构成的针刺手法的量效关系。应用液相色谱-质谱联用和基因芯片等代谢组学、基因组学研究技术，从分子、基因水平探究针刺手法量效关系的生物学机制。临床研究结果显示：内关-缺血性中风，较快频率的针刺其综合效应整体较优。合谷-中枢性面瘫中斜刺行针 5 秒针刺合谷穴的疗效最佳。风池-椎-基底动脉供血不足，方向与频率因素 的交互作用较为显著的效应指标为眩晕症状。基础研究结果显示：①内关-中风。时间与频率要素的交互作用在 MCAO 大鼠神经功能缺损评分指标上占主要影响。而神经功能缺损评分是疗效的最终体现。因此时间与频率两者的交互作用是影响针刺疗效的主导因素。同时时间要素在脑血流量和脑梗死率两项指标上占主导作用，提示在充分考虑时间与频率要素的交互作用的基础上，针刺手法需首先保证恰当的行针时间，进而选取合适的捻转频率。②合谷-中枢性面瘫。发现方向和时间要素两者的交互作用较为显著，提示临床针刺风池穴治疗中枢性面瘫应同时考虑针刺方向和行针时间，两者同时选择合适的参数组合进行针刺才能取得更佳的临床疗效。③风池-椎-基底动脉供血不足。方向和频率要素两者的交互作用较为显著。提示临床针刺风池穴治疗椎-基底动脉供血不足应同时考虑针刺方向和捻转频率，两者同时选择合适的参数组合进行针刺，才能取得更佳的临床疗效。④代谢组学和基因研究。结果也提示不同手法要素组合基因存在差异性表达，生物学途径也不完全相同。

针刺手法的量是包含针刺穴位、针刺时间、频率、方向等众多手法要素组合所构成的综合量，不仅受手法要素变化的影响，同时各要素间组合的交互作用也是影响针刺量的关键因素。临床实践中提高针刺疗效必须重视针刺手法。

四、针灸抗衰老的研究

石学敏院士在针灸治疗中风的基础上，又确立了针灸治疗血管性痴呆的研究方向，形成了“调神益智、平肝通络”针法。随后根据美国精神疾病诊断和统计工作手册、世界卫生组织《疾病和有关健康问题的国际统计分类》（ICD10）和 NIDS-AIREN 制定的诊断标准，观察了“调神益智、平肝通络”针法及西药对血管性痴呆的治疗效果，针刺组的总有效率为 73.44%，明显优于西药对照组，机理研究表明该针法可使病灶侧的神经细胞的活动性增强，改善脑功能；可改善脑血流动力学及血液流变性，提高脑组织的抗氧化能力。

随着人类社会步入老龄化社会，延缓衰老和防治老年病成为医学的重要主题。20 世纪 90 年代初他在国内率先从日本京都大学引进快速老化 SAM 系列小白鼠，填补了我国在实验动物模型方面的一项空白并开展了针灸抗脑老化和骨老化的研究。以 SAM 为动物模型的一系列针刺作用机制研究证明：“调神益智、平肝通络”针法可改善 SAM-P/8 及 SAM-P/10 的行为学异常，提高其学习记忆能力。机理研究表明：该针法可提高 SAM-P/8 及 SAM-P/10 脑组织中 SOD 活性，降低 LPO 含量，并对 Cu-Zn、SOD、mRNA 的表达有上调作用，从而起到提高脑组织抗氧化能力，减轻自由基对脑组织的损伤，降低脑内兴奋性氨基酸水平以减轻其神经毒作用，改善脑内神经递质的含量，减少大脑皮质的凋亡阳性细胞数，促进具有基因调控活性的脑细胞染色质非组蛋白的合成，解除组蛋白对染色质模板转录活性的抑制，从而增加脑细胞核中活性基因的数目，提高其转录活性。在 mRNA 差异显示技术筛选快速脑老化相关基因并探讨该针刺法在基因转录水平的作用机制中，发现多条显示带随衰老发生了变化，并受针刺的影响，如一条 510bp 的 cDNA 片段与真核生物翻译起始因子 eIF_3高度同源，以及另一条 231bp 的 cDNA 片段与人类 CD_{34}有 93% 同源性。最近，应用基因芯片技术研究衰老相关基因表达谱及针刺的影响，实验结果表明：针刺可降低 SAM-P/10 的氧化应激状态；纠正解毒功能紊乱的状态；改善 DNA 修复功能；改善胰岛素样生长因子系统、生长激素受体、雌激素受体等神经营养因子及受体的表达，纠正凋亡调控机制及解毒功能的紊乱恢复长时程增强及长时程压抑调节突触传递效率的平衡状态，改善突触结构、信号传递及神经递质合成，改善抗炎症、免疫吞噬等多种免疫功能，上调 5-HT1B 受体的表达，改善巨噬细胞集落刺激因子受体介导的巨噬细胞集落刺激因子神经保护功能。这些结果从基因转录水平反映了针刺的整体良性调整作用。

这些基础研究使针刺的机理在分子水平得到了阐明，使针刺研究达到了前所未有的高度，确立了天津中医药大学第一附属医院在针刺抗衰老研究中的领先地位。

五、刺络疗法的临床研究

刺络疗法源于《灵枢·官针》“凡刺有九”中的“络刺”，“刺小络之血脉也”。《灵枢·小针刺》云：“满则泄之者，气口盛而当泻之也，宛陈则除之者，去血脉也。”《素问·刺腰痛》篇云：“刺之血射以黑，见赤血而已”，“……横脉出血，血变而止”指出刺络疗法具有清热解毒、通经活络、消痈散结、活血止痛、祛瘀除邪而不伤正气之功效。对于各种原因造成邪毒壅肺，经脉不畅，络脉瘀阻，肺之阴阳俱有余，施用该法，确有良效。单纯刺络法为血液自然流出，或稍稍挤压针刺局部，往往瘀血留驻不消，贼邪伏而不退，虽有祛邪、散风、疏经通络之作用，但不能达到尽去其邪之效果。石学敏院士观察到《医学源流》曰：“凡血络有邪者，必尽去之，若血射出而黑，必会变色，见赤为止，否则病必不除而反为害。”根据经典之论，均明言血尽方可邪出，然应用传统络刺法难求其尽，故思加压之法，于病变部位点刺后置罐拔之，这样医生可透过玻璃罐直接观察出血量，达到预定标准，即行取罐，血尽邪出，故疗效速矣。石学敏院士将该疗法应用于临床，在治疗发热、支气管哮喘、面肌痉挛、面瘫、神经性疼痛（三叉神经痛、臂丛神经痛、坐骨神经痛等）、风湿、类风湿关节炎、软组织损伤、丹毒、急性乳腺炎、淋巴腺炎、静脉炎、带状疱疹及各种皮肤病等病证方面取得了良好的疗效。

六、对中医急症医学的研究

传统观念认为中医疗法对慢性病疗效卓著，但起效慢，在急症医学领域中难有作为。石学敏院士在总结多年的临床经验时发现，针灸不但可应用于急症医学，而且有其独特的疗效，因而大有用武之地。在他的指导下，天津中医药大学第一附属医院先后承担了中医药“八五”国家重点科技项目及天津市教委重点学科项目，开展了针刺在急症领域的相关研究。

（1）针刺治疗急性心肌梗死合并心律失常的临床研究证实针刺对急性心肌梗死合并室性期前收缩的临床治愈率为 73.33%，总有效率达 86.67%；对其他心律失常的的临床治愈率达 57.14%，总有效率为 88.09%，实验研究显示针刺对病理、电生理、生化及细胞超微结构等指标均有改善作用。

（2）针刺复苏导管起搏抢救 AMI 合并严重心律失常的临床研究表明：当 AMI 患者发生心搏骤

停或其他造成阿–斯综合征的严重心律失常时立即采用醒脑开窍针刺法复苏心搏，改善心律、提高心率，随即应用床旁紧急右心室心内膜导管起搏较单纯心内膜起搏抢救成功率明显提高。

（3）针刺治疗病态窦房结综合征（SSS）临床研究的结果显示：针刺对30例SSS患者的临床症状、窦房结（SAN）电生理特性和心功能等具有良好的治疗效果，临床治愈率为20%，愈显率（含治愈率）达63.34%，总有效率为86.67%，疗效稳定，无不良反应，优于常用的药物疗法。动物实验结果证实：针刺对SAN具有良性的双向调节作用。

（4）针刺人中、气舍等穴位治疗中枢性呼吸衰竭取得了良好的效果。这些研究拓宽了针刺的适应证范围，推动了针灸学科及中医急症医学的发展。

七、针灸治疗疑难病证的研究

在长期的临床实践中，石学敏院士探索出诸多治疗疑难病证的特效针法，例如，针刺丰隆、外水道、外归来治疗习惯性便秘；针刺人迎、极泉、太渊、风池、完骨、天柱治疗头臂动脉型大动脉炎；“经筋刺法”治疗周围性面神经麻痹；“秩边透水道”治疗慢性前列腺疾患；刺络拔罐法治疗支气管哮喘及带状疱疹等，临床疗效显著，并开展相关机理研究。在此基础上石学敏院士提出了“专科、专病、专家、专方、专药（专技）”的医疗发展模式，建立了15个特色性的针灸专科，专科有专家，专家有主攻的专病，专病有特色的专方、专药或专长的技能，培养了一大批专家，有效地解除了患者的病痛，成功地占领了医疗市场。在针灸学科，有一大批各有所长的专家，以中风、老年性痴呆、前列腺病、支气管哮喘、痛证、大动脉炎、带状疱疹、骨关节病、截瘫、郁证等为专科专病，以醒脑开窍针法、手法量学、刺络拔罐等为专技，形成了针灸临床医疗的五专体系，成为该院独具特色的支柱学科，同时也带动了其他学科的健康发展。

石学敏院士的创新意识和独特学术思想，深厚的中医理论知识与丰富的临床经验，需要我们继续深入地继承、学习和发扬，从而不断提高针灸临床能力，推动针灸学科的健康发展。

依据石学敏院士的独特学术思想，选取临床有效病种，陆续开展了系列的临床及基础研究，以石学敏院士主持的省部级以上课题17项，省部级课题12项，取得了丰硕的科研成果，获奖18项。其中“醒脑开窍”针刺法的研究获得了国家级科技进步奖等多项国家及省部级科技进步奖，针刺手法量学获得国家中医药科技成果二等奖，并被国家中医药管理局确立为科技成果推广项目。

科研成果应用于临床，大幅度地提高了针灸临床疗效，为临床带来了源源不断的患者，众多的患者又促进了临床科研的不断深入，形成了科研带动临床，临床促进科研的良性循环机制。据统计分析，应用科研成果后，针灸年门诊总量由1996年的152 833人次增加到2000年的217 817人次；住院患者（仅普通病房）由1996年的2251人次增加到2000年的3521人次。至2015年，针灸科年均门诊量达600 000人次，病床达到1000张，临床治疗病种达100余种。有力地证明了科研是学科发展的动力。石学敏院士带出了一个国家教育部创新团队，培养了数千名国外针灸医师，为现代针灸学的发展、推广做出了卓越的贡献。

第一部分　针灸理论

第一章　经络总论

第一节　经络学说的形成

经络学是中医基础理论的重要组成部分,同针灸的关系最为密切。它主要以腧穴的临床应用为依据，阐述人体各部之间的联系通路，即体表之间、内脏之间及体表与内脏之间，由经络系统的联系而构成一个有机的整体。

经络理论早在《内经》、《难经》中就有系统的记载；在此之前，有古帛书、古简书及《脉书》所载的“十一脉”；之后，则有《针灸甲乙经》等书结合腧穴做了全面地论述，近代研究资料也极为丰富。经络理论临床上广泛应用于辨证和用穴，是针灸治法的基础。

第二节　经络学说的主要内容

经络系统是由十二经脉、奇经八脉、十五络脉和十二经别、十二经筋、十二皮部及孙络、浮络等所组成，其中以十二经脉为主体。它们相互连接，组成一个周而复始的联络系统（图1-2-1)。

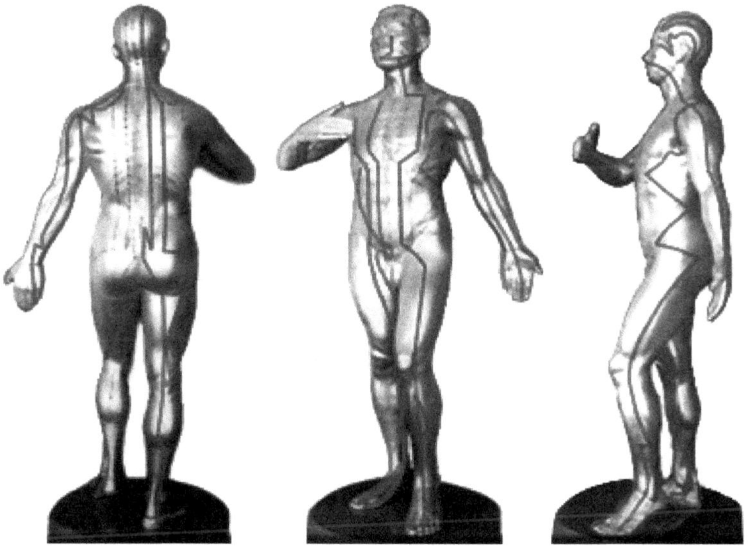

图1-2-1　经络系统

一、十 二 经 脉

十二经脉即手三阴经（太阴肺经、厥阴心包经、少阴心经），手三阳经（阳明大肠经、少阳三焦经、太阳小肠经），足三阳经（阳明胃经、少阳胆经、太阳膀胱经），足三阴经（太阴脾经、厥阴肝经、少阴肾经）的总称。它们是经络系统的主体，故又称为“正经”。

1. 命名 十二经脉的名称是根据脏腑、手足、阴阳而定的。它们分别隶属于十二脏腑，各经都用其所属脏腑的名称，结合循行于手足、内外、前中后的不同部位，根据阴阳学说而给予不同名称，如将其中隶属于五脏、循行于上肢内侧的经脉称为手阴经，循行于下肢内侧的经脉称为足阴经；凡隶属于六腑、循行于上肢外侧的经脉称为手阳经，循行于下肢外侧的经脉称为足阳经。并根据阴阳衍化的道理分为三阴三阳，由此订出了手太阴肺经、手阳明大肠经、足阳明胃经、足太阴脾经等十二经脉名称。

2. 表里属络关系 十二经脉内属于脏腑，和六脏（五脏加心包）六腑相联系。脏与腑有表里相合的关系，阴经与阳经有表里属络关系。即手太阴肺经与手阳明大肠经相表里，足阳明胃经与足太阴脾经相表里，手少阴心经与手太阳小肠经相表里，足太阳膀胱经与足少阴肾经相表里，手厥阴心包经与手少阳三焦经相表里，足少阳胆经与足厥阴肝经相表里。互为表里的阴阳两经在体内有属络关系，即阴经属脏而络腑，阳经属腑而络脏。在四肢部又通过络脉的衔接加强了表里经之间的联系。由此在脏腑阴阳经脉之间就形成了六组表里属络关系。它们在生理上密切联系，病变时相互影响，治疗时相互为用。

3. 体表分布规律 十二经脉在体表左右对称地分布于头面、躯干和四肢，纵贯全身。六条属于脏的阴经分布于四肢内侧和胸腹，六条属于腑的阳经分布于四肢外侧和头面、躯干。十二经脉的分布规律是太阴、阳明在前；厥阴、少阳居中；少阴、太阳在后。下肢内踝上 8 寸以下，厥阴在前，太阴居中。

4. 循行走向 由于十二经脉通过手足阴阳表里经的连接而逐经相传，所以构成了一个周而复始、如环无端的传注系统。其循行走向为：手三阴经从胸走手，手三阳经从手走头，足三阳经从头走足，足三阴经从足走腹（胸）。

5. 交接规律 阴经与阳经多在四肢部交接。如太阴肺经在示指与阳明大肠经交接，少阴心经在小指与太阳小肠经交接，手厥阴心包经在无名指与少阳三焦经交接等。阳经与阳经（指同名经）在头面部衔接。如手足阳明经都通于鼻旁，手足太阳经均通于目内眦，手足少阳经均通于目外眦。阴经与阴经（即手足三阴经）在胸部交接。如足太阴脾经与手少阴心经交接于心中，足少阴肾经与手厥阴心包经交接于胸中，足厥阴肝经与手太阴肺经交接于肺中。十二经脉通过阴阳表里经脉的连接而逐经相传，其流注次序是：肺经—大肠经—胃经—脾经—心经—小肠经—膀胱经—肾经—心包经—三焦经—胆经—肝经—肺经。

二、奇 经 八 脉

1. 含义及特点 “奇”有“异”的意思，是指与十二经脉不同而“别道奇行”的八条经脉，即任脉、督脉、冲脉、带脉、阴维脉、阳维脉、阴跷脉、阳跷脉，统称奇经八脉。《难经 · 二十七难》说：“凡此八者，皆不拘于经，故曰奇经八脉。”也就是说奇经八脉与十二正经不同，其特点如下。

（1）奇经八脉不隶属于脏腑，又无表里配合关系。

（2）奇经八脉除任、督二脉有自己的独立腧穴外，其他六条经脉的腧穴都寄附于十二正经与任、督脉之中。

（3）奇经八脉的循行错综于十二经脉之间，而且与正经在人体多处相互交会，因而奇经八脉有涵蓄十二经气血和调节十二经盛衰的作用。当十二经脉及脏腑气血旺盛时，奇经八脉能加以蓄积，当人体功能活动需要时，奇经八脉又能渗灌供应。《难经·二十八难》把十二经脉比作“沟渠”，把奇经八脉喻作“湖泽”，即形象地说明了这一功能。

2. 循行与作用　八脉中的督、任、冲脉皆起于胞中，同出于会阴，称为“一源三歧”，其中督脉行于腰背正中，上至头面。诸阳经均与之交会，故称“阳脉之海”，“督”有总督或督统之意，具有总督和调节全身阳经经气的作用。任脉行于胸腹正中，上抵颏部。诸阴经均与之交会，故称“阴脉之海”，“任”有总任之意，具有调节全身诸阴经经气的作用。冲脉与足少阴肾经并行，上至口唇。其脉通行于先后天，十二经脉均来汇聚，故称“十二经脉之海”，又因其起于胞宫，故又有“血海”之称。具有涵蓄十二经气血的作用。带脉起于胁下，环行腰间一周，状如束带，有约束诸经之功能。阴维脉起于小腿内侧筑宾，沿腿股内侧并足太阴、厥阴上行，至咽喉与任脉会合。“维”有维系联络之意，阴维脉与六阴脉相联系，维系诸阴经，主一身之里。阳维脉起于足跟外侧金门，沿腿膝外侧并足少阳、太阳上行，至项后与督脉会合。阳维脉与六阳脉相联系，维系诸阳经，主一身之表。阴跷脉起于足跟内侧照海，随足少阴等经上行，至目内眦与阳跷脉会合。阳跷脉起于足跟外侧申脉，伴足太阳经上行，至目内眦与阴跷脉会合，沿足太阳经上额，于项后会合于足少阳经。二脉同起足跟，分别循行，交会于目内眦，共具调节肢体的运动和眼睑的开合功能。

奇经八脉中的任、督二脉，因各有其专属的腧穴，常与十二经脉相提并论，合称为“十四经”。十四经具有一定的循行路线、病候及所属腧穴，是经络系统的主要部分，在临床上是针灸治疗及药物归经的基础。

三、十五络脉

十二经脉和任督二脉各有一条络脉加上脾之大络，故称十五络，分别以十五络所发出处的腧穴命名。十二经脉的别络在四肢肘膝关节以下本经络穴分出后，均走向其表里经脉；任脉别络从鸠尾分出后，散于腹部；督脉别络从长强分出后，散布于头，左右别走足太阳经；脾之大络从大包分出后，散于胸胁。络脉中浮行现于体表部位的，称为浮络。络脉中最细小的分支，称为孙络。

十二经别络主要作用是加强阴阳表里经之间的联系，任脉别络沟通了腹部经气；督脉别络沟通了背部经气；脾之大络沟通了侧胸部经气。浮络、孙络遍布全身，有输布气血、濡养全身各组织器官的作用。

四、十二经别

十二经别是十二正经离入出合的别行部分，是正经别行深入体腔的支脉。

1. 分布规律　十二经别多从四肢肘膝上下的同名经中分出，延伸散布，再深入胸腹，同各经相属络的脏腑相联系，再浅出体表，多数上行于头项部。如足太阳、足少阴经别，从腘部分出，入走肾与膀胱，上出于项，合于足太阳膀胱经；足少阳、足厥阴经别从下肢分出，行至毛际，入走肝胆，上系于目，合于足少阳胆经；足阳明、足太阴经别从髀部分出，入走脾胃，上出鼻频，合于足阳明胃经。

2. 循行特点　十二经别的循行特点是“离入出合”。多数经脉均有离入出合的循行过程，即十二经别从同名正经分出的称“离”，又称“别”；而后入走胸腹腔与相关脏腑属络称为“入”；

再从相关脏腑上行头项出走体表称“出”；最后阳经经别皆归入本经，阴经经别合入互为表里的阳经称为“合”。这样，十二经别依据阴阳表里关系分为六组，《内经》中称为“六合”。这种“六合”的形成，进一步加强了表里经脉之间在体腔深部的互相联系。

3. 功能作用 十二经别离入出合的循行分布，沟通了表里两经并加强经脉与脏腑的联系，补充了十二经脉在体内循行的不足，从而使十二经脉对人体各部分的联系更趋周密化，同时还扩大了经穴主治的范围。例如，阴经经脉在头项部合于与其相表里的阳经经别，这样就加强了阴经经脉同头面部的联系。临床上偏头痛、正头痛，可取太渊、列缺治疗；牙痛、喉病，可取太溪、照海治疗等。手足三阴经腧穴之所以能治头面、五官疾病，均与阴经的经别同头面部有其内在联系分不开。

五、十二经筋

十二经筋是十二经脉之气结聚散络于筋肉关节的体系，是十二经脉的外周连属部分。

1. 循行分布特点 十二经筋的分布与十二经脉的体表通路基本一致，其循行走向均从四肢末端，行向躯干，终于头身。但其只行于体表，不入内脏，结聚于关节、骨骼部。足三阳经筋起于足趾，循股外上行结于頄（qiu）面部；足三阴经筋起于足趾，循股内上行结于阴器（腹部）；手三阳经筋起于手指，循臑外上行结于角（头部）；手三阴经筋起于手指，循臑内上行结于贲（胸部）。它们之间的联系除在头、面、胸、腹部结合外，还在各经循行于踝、腘、膝、股、髀、臀、腕、肘、腋、臂、肩、颈等关节或筋肉丰满处，与邻近的它经相连结，尤其是足厥阴经筋，不仅结合阴器，并能络诸筋。

2. 作用功能 从经筋的分布和联结的情况来看，经筋同肌肉系统的关系是很密切的。《素问·痿论》说：“宗筋主束骨而利机关也。”说明经筋的作用是联结筋肉，约束骨骼，利于关节的屈伸活动，以保持人体正常的运动功能，主要补充了经脉在体表循行的不足。

六、十二皮部

十二皮部，是十二经脉功能活动反映于体表的部位，也是络脉之气散布的所在，正如《素问·皮部论》所说：“凡十二经络脉者，皮之部也”，又说：“皮有分部”。表明十二皮部是十二经脉的体表分区。

十二皮部的分布区域，是以十二经脉在体表的分布范围为依据的。如《素问·皮部论》说：“欲知皮部以经脉为纪者，诸经皆然。”

皮部居于人体最外层，是机体的卫外屏障。当机体卫外功能失常时，病邪可通过皮部深入络脉、经脉以至脏腑。诚如《素问·皮部论》所说：“皮者脉之部也，邪客于皮则腠理开，开则邪入客于络脉，络脉满则注于经脉，经脉满则入合于脏腑也。”同时，有诸内必形诸外，当机体内脏有病时，亦可通过经脉、络脉而反应于皮部，可用来诊断和治疗疾病。临床上采用的皮肤针、腕踝针、灸法等治疗手段，都是基于皮部理论来指导的。

第三节 经络的生理功能和病理反应

经络的生理功能和病理反应，在针灸学中占有重要地位，它是针灸临床上诊断和治疗的依据。

一、经络的生理功能

经络是输送气血，联络脏腑肢节，沟通表里上下，调节体内组织功能活动的通路。其生理功能有以下三方面。

1. 沟通表里上下，联络脏腑肢节 《灵枢・海论》说："夫十二经脉者，内属于脏腑，外络于肢节。"即明确地指出了这一功能。人体的五脏六腑、四肢百骸、五官九窍、皮肉筋骨等组织器官，虽各有不同的生理功能，但又共同进行着有机的整体活动，使机体的内外上下保持着协调统一，构成一个有机的整体。而这种相互联系、有机配合主要是依据经络系统的联系沟通作用实现的。由于十二经脉及其分支纵横交错，入里出表，通上达下联系了脏腑器官，奇经八脉沟通了十二经之间，经筋皮部联结了肢体筋肉皮肤，从而使人体的各脏腑组织器官有机地联系起来，成为一个协调的整体。

2. 运行气血，濡养周身 人体的各个脏腑组织器官均需要气血的温养濡润，才能够发挥其正常作用。气血是人体生命活动的物质基础，必须依赖经络的传注，才能输布周身，以温养濡润全身各脏腑组织器官，维持机体的正常功能，如营气之和调于五脏，洒陈于六腑，这就为五脏藏精、六腑传化的功能活动提供了物质条件。所以《灵枢・本脏》说："经脉者，所以行血气而营阴阳，濡筋骨，利关节者也。"明确指出了经络具有运行气血、调节阴阳和濡养全身的作用。

3. 抗御外邪，保卫机体 外邪侵犯人体多由人体最表浅的部位始而渐及于里，即多从皮毛开始。《素问・皮部论》说："邪客于皮则腠理开，开则邪入客于络脉，络脉满则注于经脉。"经络抗御外邪的功能，主要依靠卫气来完成，卫气首先充实于络脉，具有温养肌腠、润泽皮肤、启闭汗孔的作用。由于经络能"行血气而营阴阳"，使营气运行于脉中，卫气运行于脉外，营卫之气密布于周身，从而加强了机体的防御能力，当外邪入侵时，卫气和孙络起到了抗御外邪、保卫机体的作用。故《灵枢・本脏》说："卫气和则分肉解利，皮肤调柔，腠理致密矣。"明确指出了卫气调和，运行通利，则腠理致密，"卫外而为固"，故六淫之邪不易侵袭机体为害。

二、经络的病理反应

人体在病理状态下，经络能够传注病邪及反映病候。

1. 反应病候 由于经络对机体各部分之间存在着特定的联系，所以当人体脏腑的功能受到某些致病因素的侵袭而发生疾病时，便可在该经脉循行的路线和所隶属的有关部位上，表现出各种症状和体征。如足太阳经有病时，可以出现项如拔、腰如折、腘如结、踹如裂的症状。《素问・脏气法时论》说："肝病者，两胁下痛引少腹"，"心病者，胸中痛……两臂内痛"。以上均说明经络有反应病候的功能，而病候病征出现的部位与经络的循行和分布有密切关系。此外，因人体的头面五官，均通过经络与内脏发生密切联系，所以当内脏发生病变时，常在相关的头面器官上发生异常反应。如肺气不宣则鼻塞不通；肝火上炎则目赤肿痛；心火上炎则口舌生疮等。这些都说明，内脏发生变化或经络发生疾病，均可通过相关的经络在不同的部位发生不同的病变。

2. 传注病邪 在正虚邪乘的情况下，经络又是病邪传注的途径。当体表受到病邪侵袭时，可通过经络由表及里、由浅入深得传变。如外邪侵袭肌表，初见发热、恶寒、头痛身痛等症，由于肺合皮毛，外邪循经内合于肺，继而可见咳嗽、喘促、胸闷、胸痛等肺的病证。再如外感风寒湿邪，初见肌肤麻木，继则关节疼痛，进而心悸不宁。病邪由络至经，由经至脏。正如《素问・缪刺论》说："夫邪之客于形也，必先舍于皮毛，留而不去，入舍于孙脉，留而不去，入舍于络脉，留而不去，入舍于经脉，内连五脏，散于肠胃。"指出了经络是外邪从皮毛腠理内传于脏腑的传变途径。

此外，内脏有病时，也可通过经络相互传注。这是因为经络系统在体内的循行分布错综复杂，脏腑之间也通过经络相互联系。例如，足厥阴之脉挟胃而行，脾与胃相表里，其经脉相互络属；足少阴肾经，从肾上贯肝膈。所以当肾有病时，可通过经络的传导作用影响到肝，肝有病时，又可影响到脾胃。总之，经络病可以传入内脏；内脏病亦可累及经络，脏与脏、腑与腑、脏与腑之间均可通过经络的联属而发生疾病的传变。

第四节　经络的作用及临床应用

经络在生理上联系内外，贯穿上下，运行气血，协调阴阳，抗御外邪，并有一定的循行路线和分布规律；在病理上传注病邪和反应病候等。这些为经络在临床上的应用，提供了可靠的保证。故《灵枢·经脉》说："经脉者，所以能决死生，处百病，调虚实，不可不通。"充分说明了经络系统在生理、病理、诊治疾病方面的重要性。

一、诊断方面

1. 分经辨证　由于经络有一定的循行部位和脏腑络属，它可以反映所属脏腑的病证，因而在临床上，就可以根据疾病所出现的症状，结合经络循行的部位及联系的脏腑，作为辨证归经的依据。为经络辨证的重要方法之一。明代针灸学家张三锡在其所著《经络考》中说："脏腑阴阳，各有其经，四肢筋骨，各有所主，明其部位以定经，循其流以导源，舍此而愈知病之所在，犹适燕而南行，岂不愈劳而愈远哉！"强调了依症辨经的重要性。这种方法临床应用甚为广泛，如头痛一证，即可根据经脉在头部的循行分布而辨别，其痛在前额连及眉棱骨者多与阳明有关；在两侧连及于耳者多与少阳经有关；痛在后脑连及项背者多与太阳经相关；痛在巅顶连及目系者，多与厥阴经相关。又如胁肋与少腹是肝经所过，故两胁疼痛或少腹痛，多与肝经有关。再如根据经络在下肢的循行规律，腰腿痛的患者凡痛在下肢外侧者，多属少阳经；痛在下肢前侧，多属阳明经，痛在下肢后面者，多属太阳经。均为分经辨证的例证。

2. 经络诊察及扪穴诊病　某些疾病在其发病的过程中，常可发现在经络循行的通路上，或在经气聚集的某些腧穴上，有明显的压痛、结节、组织隆起、凹陷、弛缓，以及皮肤变异，如循经出现的红线、白线、皮丘疹、皮下出血线、汗毛竖起等现象，均有助于疾病的诊断。如肠痈患者，多在足阳明经的上巨虚出现压痛；长期消化不良的患者，可在脾俞穴发现异常变化；胆系疾病的患者，多在足少阳胆经的阳陵泉穴下出现压痛；呼吸系统疾病，可在手太阴肺经的孔最穴及肺的背俞穴、肺募中府穴出现压痛或异常反应。现临床上多采用循经诊察、扪穴诊察、知热感度测定及经络电测定等方法，检查有关经络、腧穴的变化，以此作为诊断疾病的参考。国内有学者利用穴位压痛诊断疾病取得了显著成绩，对明确诊断的住院患者进行验证，计 35 种疾病，2085 例患者，结果穴位压痛的诊断与临床诊断的总符合率为 96. 64% 。

二、治疗方面

针灸治病是通过刺灸腧穴，以疏通经气，恢复调节人体脏腑气血的功能，从而达到治病的目的。具体应用时，可有以下几个方面。

1. 循经取穴　针灸选穴，一般是在明确辨证的基础上，除选用局部腧穴外，通常以循经取穴为主。它是根据“经脉所过，主治所及”的理论来治疗疾病的，即某一经络或脏腑有病，便选用该经或该脏腑的所属经络或相应经脉的远部腧穴来治疗。如《四总穴》所说的“肚腹三里留，腰背委中求，头项寻列缺，面口合谷收”就是循经取穴的很好说明，临床应用非常广泛。例如，胃脘痛证，病在胃，取足阳明胃经穴，局部选梁门，远端选足三里、梁丘；又如头痛证，因后头痛，病在太阳经，局部可选天柱，远端可选后溪、昆仑；因偏头痛，病在少阳经，局部可选率谷，远端可选外关或足临泣；因前头痛，病在阳明经，可循经远取上肢的合谷、下肢的内庭，近取头维等。均为循经取穴在临床的例证。

2. 皮部取穴 根据“十二经脉者皮之部也”，“欲知皮部以经脉为纪”的理论，经络或脏腑有病时，可取治于皮部。这就是说十二皮部是十二经脉循行和反应的部位，其分布在体表。内脏或经络有病时，可反映到皮部。表现为压痛、硬结，或色泽的变化等，可在皮部进行治疗。例如，用皮肤针叩刺皮肤，皮内针埋藏于皮内，均可通过皮部的作用，治疗多种疾病。

3. 络脉取穴 根据菀陈则除之的理论，凡火热实邪、经络郁滞、痹阻所引起的病证，可用刺络脉出血，以泻其邪气。正如《灵枢·官针》篇说：“络刺者，刺小络之血脉也。”这种方法在临床应用也较普遍，如目赤肿痛刺太阳、耳尖出血；咽喉肿痛刺少商、商阳出血；急性腰扭伤刺委中出血；面瘫在面颊内刺络放血等。

4. 筋病取穴 经筋的病候，多表现为拘挛、强直、抽搐、疼痛、弛缓、瘫痪等症，在治疗上多以局部取穴为主，即在病变部位取穴，或寻找压痛点，所谓“以痛为腧”的阿是穴进行治疗。

第二章　腧穴总论

腧穴学是研究腧穴的位置特点、主治作用及其基本理论的一门学科，是针灸专业的基础课程，在该专业中具有十分重要的地位。现代结合腧穴的形态结构和针灸效应等进行研究，使腧穴学的内容更为丰富。

第一节　腧穴概念的形成

腧穴知识来源于医疗实践。我们的祖先在长期与疾病作斗争的过程中，陆续发现人体上有不少反应病痛和治疗病痛的特殊部位，在这个基础上，经过反复实践、认识，于是形成“腧穴”的概念。腧穴是人体脏腑经络气血输注出入的特殊部位。“腧”通“输”，或从简作“俞”。“穴”是空隙的意思。《黄帝内经》又称之为“节”、“会”、“气穴”、“气府”等；《针灸甲乙经》中则称之为“孔穴”；《太平圣惠方》又称做“穴道”；《铜人腧穴针灸图经》通称为“腧穴”；《神灸经纶》则称为“穴位”。《素问·气府论》解释腧穴是“脉气所发”；《灵枢·九针十二原》说是“神气之所游行出入也，非皮肉筋骨也”。说明腧穴并不是孤立于体表的点，而是与深部组织器官有着密切联系、互相输通的特殊部位。“输通”是双向的。从内通向外，反应病痛；从外通向内，接受刺激，防治疾病。从这个意义上说，腧穴又是疾病的反应点和治疗的刺激点。

“腧穴”概念的形成，一般推论与以下几个方面有着密切的关系。

（1）哪里有病痛就在哪里治疗，即以痛处作为“砭灸处”，《内经》称此为“以痛为腧”。

（2）通过一些无意的、偶然的发现，在距病痛较远的某个部位被误伤而治好病痛。如误伤大指末端内侧出血，却使原来的喉痛大减，经过反复实践，于是认识到这个部位刺血可以治疗咽喉疼痛。

（3）在进行检查时，发现按压某个部位，患者感到特别疼痛，这种压痛点经过长期的临床观察，认识到体表的某些部位与某些疾病有着特殊的内在联系，于是当患这些疾病时，就在这些部位检查压痛点并进行治疗。

（4）在检查某些部位时，患者不是感到疼痛，而是感到特别舒快，砭刺这些部位，病证也获得缓解。《内经》所说的“按之快然乃刺之”和“应在中而痛解”，指的就是这个意思。

由于人们对腧穴部位特点和治疗作用的认识逐步深入，于是陆续为腧穴确定位置、主治，并加以命名。随着社会的发展、针具的改进、经验的积累，逐步形成了有固定名称、明确部位和主治作用的腧穴理论。由于腧穴越来越多，内容不断充实，于是又以经脉为主线对腧穴进行系统归类，这在《内经》中已有重要的阐述。

第二节　腧穴学的发展

腧穴学的发展，经历了不断提高、完善的漫长过程。战国到西汉时期（公元前475年～公元

24年），是我国封建社会制度的建立与巩固时期。生产力的提高和社会制度的变革，促进了医药学从实践经验向理论高度的深化。战国初期的医学家秦越人（扁鹊），曾刺“三阳五会（输）”救治虢太子尸厥；马王堆出土帛书《脉法》中的“阳上于环二寸而益为一久（灸）”；《五十二病方》中的“久足中指”，“久左”等，都是有关腧穴早期临床应用的文献记载。西汉初期，著名医家淳于意（仓公）用针灸给人治病，已经明确提到了什么病，应该刺什么部位。这些部位仓公称之为“俞”（“论俞所居”），或称“砭灸处”。《内经》以有名有位、有位无名、“以痛为腧”等形式载述腧穴，内容涉及腧穴的名称、位置、归属、主治、刺灸方法及禁忌等，并对部分腧穴进行了初步分类，如各经的“脉气所发”，五输穴、络穴、背俞穴、募穴、交会穴等，虽不完整，但反映了腧穴理论的早期面貌。其后，《黄帝八十一难经》（简称《难经》）对五输穴、原穴等内容进行了补充，特别对临床应用有所阐发。这个时期，尚有《明堂孔穴针灸治要》（为《针灸甲乙经》所引用）一书，可视为早期有关腧穴的总结性著作，补充了《内经》的不足，进一步充实了腧穴学的基本理论及腧穴的临床应用。

东汉到三国及两晋、南北朝时期（公元25～581年），我国医药学又有了较大的发展，针灸学术体系随之形成。当时腧穴定位已经出现了差异。如武威出土的东汉医简将足三里定在“膝下五寸”；吕广把太仓（中脘）定在“脐上三寸”等。于是魏晋年间著名针灸学家皇甫谧在魏甘露年间（公元256～260年），汇集《素问》、《针经》（即《灵枢》）、《明堂孔穴针灸治要》三部著作中的针灸学内容，以类相从，去其重复，删其浮辞，撰成《针灸甲乙经》，成为我国最早的体系比较完整的针灸学专著。全书12卷，计128篇，其中有70余篇专论腧穴。对其穴名、别名、位置、取法、主治、配伍、何经脉气所发、何经所会、针刺深浅、留针时间、艾灸壮数、禁刺禁灸及针灸意外等都做了全面论述。并对全身腧穴的分布进行了整理，头面躯干以分区划线排列，四肢以分经排列。为后世腧穴学的发展特别是腧穴归经奠定了基础。从此，历代传授针灸，研习经穴，莫不以《针灸甲乙经》（简称《甲乙》）为规范。此后，名医葛洪在《肘后备急方》（简称《肘后方》）中首次记载了爪切或艾灸人中救治卒死；并提出了用“一夫法”量定腧穴。这个时期针灸经穴图也已经出现，称为《偃侧图》和《明堂图》等。

隋、唐时期（公元581～907年），是我国封建社会的繁荣时期，医药学也有了长足的进步。鉴于两晋、南北朝以来，各家对腧穴的名称与定位又出现了混乱，且旧《明堂图》年代久远，传写错误，不足指南。唐政府在贞观年间（公元627～640年）令甄权等考订明堂孔穴。孙思邈所撰《备急千金要方》（简称《千金方》）中腧穴定位，“一依甄权等新撰为定”，并绘《明堂三人图》，“其十二经脉五色作之，奇经八脉以绿色为之”，成为历史上最早的彩绘经络腧穴图（佚）。此外，杨上善撰《黄帝内经明堂》，对腧穴序列的编排，“以十二经脉各为一卷，奇经八脉更为一卷”，均不同于《针灸甲乙经》和《千金方》的排列，并首次对部分腧穴的名称进行了解释。惜该书大部已散佚。

五代、辽、宋、金、元时期（公元907～1638年），由于印刷术的普遍应用，加快了针灸学的传播和发展进程。在北宋政府的主持下，著名针灸学家王惟一于天圣四年（公元1026年）奉诏重新考订黄帝明堂，厘正腧穴定位，撰《新铸铜人腧穴针灸图经》（简称《铜人》），并将内容刻石立碑，由政府颁布全国。次年铸成“铜人”两具，外刻经络腧穴，内置脏腑。是我国最早创立的金属经络腧穴模型，后来用“铜人”考试医生，一直沿袭到明代，促进了针灸腧穴的统一。元代名医滑寿著《十四经发挥》（简称《发挥》），对经络循行和腧穴的联系进行了详细考订，书中将任、督两脉与十二经脉相提并论，合称“十四经”。并将全身腧穴按气血流注进行排列，即所谓十四经穴。

明代著名针灸学家杨继洲撰的《针灸大成》（简称《大成》）汇集了明以前针灸医籍的精华，是一部继《针灸甲乙经》以后全面总结有关针灸学术经验和成就的传世之作。该书对腧穴的主治病证，分门别类加以论述，颇为详尽。及至清代，针灸学术逐渐落入低潮，在重药轻针的情况下，名医李学川提出为医应辨证论治，针药并重，左右逢源，病无所遁，因撰《针灸逢源》（简称《逢源》）。书中将历代针灸医籍中所载的十四经穴数目定为361穴，一直沿用至今。

鸦片战争后，我国沦为半殖民地半封建社会，针灸学术的发展陷入停滞。中华人民共和国成立以来，随着中医药学事业的复兴与发展，使针灸学术得到了前所未有的普及与提高。医学科学工作者应用现代科学知识和方法，对腧穴的形态结构、生物物理特性、临床应用、作用机理、腧穴与针感、腧穴与经络、脏腑相关等进行了大量的临床和实验研究，取得了不少成绩。

近年，随着我国针灸学术的迅速发展和国际针灸学术交流的需要，对穴名、读音、经穴数目和排列次序等都已做了统一规定。1989年，国家中医药管理局组织全国有关专家，经过反复推敲论证，对人体十四经361个腧穴及部分经外奇穴的定位进行了审定，制定出标准化方案，并于1991年起在全国范围内实施，对今后腧穴学的发展将产生深远影响。

第三节 腧穴的命名

腧穴各有一定的部位和名称。古人对腧穴的命名取义十分广泛，多以取象比类的方法，结合腧穴的位置特点及其功能特点来命名，各个穴名都有一定的含义，理解穴名的意义，有助于对腧穴部位的记忆和对其功能作用的掌握。

一、自然类

1. 以日月星辰命名 如日月、上星、璇玑、华盖、太乙、太白、天枢。

2. 以地理名称命名 以山陵丘墟比喻腧穴的形象，如承山、大陵、梁丘、商丘、丘墟等。

以溪谷沟渎比喻腧穴的形象，如后溪、阳溪、合谷、陷谷、水沟、支沟、四渎、中渎等。

以海泽池泉渠渊比喻腧穴的气血流注，如少海、小海、尺泽、曲泽、阳池、曲泉、涌泉、经渠、太渊、清冷渊等。

以街道冲处市廊比喻腧穴的通路或处所，如气街、水道、关冲、五处、风市等。

二、物象类

1. 以动物名称比喻腧穴部位 如鱼际、鸠尾、伏兔、鹤顶、犊鼻等。

2. 以植物名称比喻腧穴部位 如攒竹、禾髎等。

3. 以建筑物形容腧穴部位 如天井、玉堂、巨阙、内关、曲垣、库房、府舍、天窗、地仓、梁门、紫宫、内庭、气户等。

4. 以生活用具形容腧穴部位 如大杼、地机、颊车、阳辅、缺盆、天鼎、悬钟等。

三、人体类

1. 以人体解剖部位命名 如腕骨、完骨、大椎、曲骨、京骨、巨骨；心俞、肝俞、脾俞、肺俞、肾俞等。

2. 以人体生理功能命名 如承泣、听会、劳宫、廉泉、关元、气海、血海、神堂、魄户、魂门等。

3. 以治疗作用命名 如光明、水分、通天、迎香、交信、归来、筋缩等。

4. 以人体部位和经脉分属阴阳命名 如阳陵泉、阴陵泉、阴都、阳纲、三阴交、三阳络等。

国际通用穴名：目前国际上统一用经络名称的英文缩写与穴位的序号来命名，如手太阴肺经的穴位用英文“Lung”的缩写“LU”作为代表，“中府”是肺经的第一个穴位，故称为“LU1”。

第四节 腧穴的分类

一、十四经穴

十四经穴分布于十二经脉和督、任二脉的循行路线上，简称经穴，是腧穴的主体部分。十二经脉左右各有一条，故十二经脉上的腧穴都是左右对称的，一个穴名有两个穴位；任、督二脉则是单行线，故任、督二脉上的腧穴是单穴，一个穴名只有一个穴位。经穴在《内经》时计有160个穴名，到现代已发展为361个穴名、670个穴位。

经穴分布于十四经的循行路线上，故与经脉的关系密切，不仅有主治本经病证的作用，而且能反映本经及其所属脏腑的病证。

二、经外奇穴

经外奇穴，是在十四经穴之外具有固定名称、位置和主治作用的腧穴，简称奇穴。

经外奇穴的分布较为分散，有的在十四经循行路线上，有些不在经脉循行路线上，但却与经络系统有密切的联系。有些奇经并不指某一部位，而由多穴位组合而成，如十宣、八风、八邪、华佗夹脊等。

经外奇穴对某些病证具有特殊的疗效，其主治作用一般比较单纯。

三、阿是穴

阿是穴，是无具体名称、无固定位置、无固定主治病证，而以病痛局部或与病痛有关的压痛点、敏感点作为腧穴。当按压某一局部时患者反映敏感，出现疼痛、酸胀，发出“啊”的声音，“啊”处即作为施术的穴位，故称阿是穴。“痛”，在早期只指单纯的压痛感，以后“痛”的含义逐渐扩大。凡是按压触捏病体时，患者感觉有痛感、热感、酸楚、麻胀或舒适等感应处，即可作为施治的部位。阿是穴在临床的应用十分广泛，不仅适用于痛证，对某些内部脏器的疾患也有较好的疗效。

第五节 腧穴的作用

一、输注气血

腧穴从属于经脉，通过经脉向内连属脏腑，是脏腑经络气血渗灌、转输、出入的特殊部位。

《灵枢·九针十二原》说："所言节者，神气之所游行出入也，非皮肉筋骨也。"说明腧穴是气血通行出入的部位，脏腑、经脉之气在腧穴这一部位游行、出入，因此腧穴就具备了抵御疾病（出）、反应病痛（出）、传入疾病（入）、感受刺激、传入信息（入）等功能。

二、反应病证

当病邪侵袭人体时，人体的正气可以通过经脉、腧穴向外奋起以护卫机表；当人体内部发生病变时，内在的病理状态又可通过经脉腧穴反映于体表，因此腧穴部位的变化可以作为诊断疾病的依据。与经脉反应病证不同，腧穴所反应的病证主要限于腧穴范围的压痛、酸楚、结节、肿胀、瘀血、丘疹、虚陷等现象。腧穴反应病证的作用近年有不少新发现，如呼吸系统病证多在中府、肺俞、孔最处出现反应；肝胆系统的病证多在肝俞、胆俞、胆囊穴出现压痛等。

三、防治疾病

腧穴不仅是气血输注的部位，也是邪气所客的处所。当人体正气亏虚、肌腠空疏时，邪气就会通过体表腧穴由表入里。

腧穴输注气血向内传入的特性，又是腧穴之所以能够治疗疾病的基础。在腧穴部位施以针刺、温灸等时，各种刺激能过腧穴、经脉传入体内，从而激发人体的正气，协调平衡阴阳，达到预防和抗御疾病的目的。腧穴防治疾病的作用已被大量的临床和实验所证实。

第六节　腧穴主治基本规律

一、腧穴所在，主治所能

腧穴都能治疗所在部位及邻近器官的病证，这是腧穴的近部主治作用。例如，鼻区的迎香、口禾髎及邻近的上星、通天等均能治疗鼻病；分布在耳区的穴位多能治疗耳病，分布在肩部的穴位多能治疗肩部病证，分布在躯干部的穴位，由于邻近脏腑，就能治疗相应部位内脏的病证（表 2-6-1）。

表 2-6-1　分部主治规律表

分部		主治
头面颈项部	前头、侧头区	眼、鼻病
	后头区	神志病
	项区	神志、喑哑、咽喉、眼、头项病
	眼区	眼病
	鼻区	鼻病
	颈区	舌、咽喉、喑哑、哮喘、食管、颈部病

续表

分部		主治
胸膺胁腹部	胸膺部	胸、肺、心病
	腹部	肝、胆、脾、胃病
	少腹部	经带、前阴、肾、膀胱、肠病
肩背腰尻部	肩胛部	局部、头顶痛
	背部	肺、心病
	背腰部	肝、胆、脾、胃病
	腰尻部	肾、膀胱、肠、后阴、经带病
腋胁侧腹部	腋胁部	肝、胆病，局部病
	侧腹部	脾、胃病，经带病
上肢内侧部	上臂内侧部	肘臂内侧病
	前臂内侧部	胸、肺、心、咽喉、胃、神志病
	掌指内侧部	神志病、发热病、昏迷、急救
上肢外侧部	上臂外侧部	肩、臂、肘外侧病
	前臂外侧部	头、眼、鼻、口、齿、咽喉、胁肋、肩胛、神志、发热病
	掌指外侧部	咽喉、发热病、急救
下肢后侧部	大腿后侧	臀股部病
	小腿后侧	腰背、后阴病
	跟后、足外侧	头、项、背腰、眼、神志、发热病
下肢前侧部	大腿前侧	腿膝部病
	小腿前侧	胃肠病
	足跗前侧	前头、口齿、咽喉、胃肠、神志、发热病
下肢内侧部	大腿内侧	经带、小溲、前阴病
	小腿内侧	经带、脾胃、前阴、小溲病
	足内侧	经带、脾胃、肝、前阴、肾、肺、咽喉病
下肢外侧部	大腿外侧	腰尻、膝股关节病
	小腿外侧	胸胁、颈项、眼、侧头部病
	足外侧	侧头、眼、耳、胁肋、发热病

二、经脉所过，主治所及

腧穴能主治所属经脉循行部位及其深部组织、器官的病证，这是腧穴的远部主治作用。在十二经脉四肢肘膝以下的腧穴中，腧穴的远治作用尤为显著。例如，列缺不仅能治疗上肢病证，还能治疗头顶部、胸、肺、咽喉及外感病证等；阳陵泉不仅能治疗下肢病变，还能治疗胁肋、胆、肝、神志病及痉挛、抽搐等筋的病证。

十二经脉中，手三阴经都联系胸部，分别主治胸部心、肺的病证；手三阳经都联系头身部，分别主治头面、头侧及头项部的病证；足三阳经联系头身部，分别主治头身的前、侧、后部的病证；足三阴经都联系腹部，分别主治腹部内脏的病证（表2-6-2）。

表2-6-2　分经主治规律表

经名		主治
手三阴	手太阴	肺、喉病
	手厥阴	心、胃病
	手少阴	心病、神志病
手三阳	手阳明	头面、鼻、口、齿病、神志病
	手少阳	头颞、胁、肋病
	手太阳	头项、肩胛、神志病
足三阳	足阳明	前头、面、口齿、喉、胃肠病
	足少阳	侧头、耳、胁肋病
	足太阳	后头、背腰、脏腑病
足三阴	足太阴	脾胃病
	足厥阴	肝病
	足少阴	肾、肺、咽喉病
任督脉	任脉	回阳、固脱、强壮
	督脉	中风、昏迷、热病、头面病

三、特定腧穴，特定主治

特定穴不仅具有一般腧穴的主治特性，还有独特的主治作用。如背俞穴、原穴主治五脏病证；募穴、下合穴主治六腑病证；郄穴主治急性、痛性病证；八会穴主治慢性、虚弱性病证等。

四、同一腧穴，双向主治

腧穴治病具有良性的双向调节作用。机体在不同状态下，同一腧穴会表现出两种相反的治疗作用。如足三里穴、天枢穴，在腹泻时起止泻作用，当便秘时又起通便作用；内关可使心动过缓者心率加快，而使心动过速者心率减慢；合谷穴在解表时可以发汗，在固表时又能止汗等。

五、主治相同，疗效有别

某些腧穴在主治病证上具有相同性，但其临床疗效并不等同。例如，二间、三间、合谷、阳溪均可治疗牙痛，但以合谷疗效最好；艾灸隐白、太白、三阴交、少商、至阴均有转胎作用，但以至阴穴疗效最好。

六、主治要领

腧穴所在，主治所能；经脉所过，主治所及；本经腧穴主治本经病，表里经腧穴配合治疗表里两经病；邻近经穴，治疗作用多相近；四肢部穴，以分经主治为主；头面躯干穴，以分部主治为主。

第七节　特　定　穴

特定穴，是十四经穴中具有特殊治疗作用，并以特定称号概括的腧穴，或称类穴。特定穴主治规律强，运用范围广，在临床应用中具有重要意义。

一、五　输　穴

十二经在肘膝关节以下各有五个重要经穴，分别名为井、荥、输、经、合，合称“五腧”。有关记载首见于《灵枢·九针十二原》：“以上下所出为井、所溜为荥、所注为输、所行为经、所入为合。”古人把经气运行过程用自然界的水流由小到大、由浅入深的变化来形容，把五腧穴按井、荥、输、经、合的顺序，从四肢末端向肘、膝方向依次排列。“井”穴多位于手足之端，喻作水的源头，是经气所出的部位，即“所出为井”。“荥”穴多位于掌指或跖趾关节之前，喻作水流尚微，萦迂未成大流，是经气流行的部位，即“所溜为荥”。“输”穴多位于掌指或跖趾关节之后，喻作水流由小而大，由浅注深，是经气渐盛，由此注彼的部位，即“所注为输”。“经”穴多位于腕踝关节以上，喻作水流变大，畅通无阻，是经气正盛运行经过的部位，即“所行为经”。“合”穴位于肘膝关节附近，喻作江河水流汇入湖海，是经气由此深入，进而会合于脏腑的部位，即“所入为合。《难经·七十四难》又把五腧穴配属五行，即“阴井木，阳井金；阴荥火，阳荥水；阴俞土，阳俞木；阴经金，阳经火；阴合水，阳合土”。同时，又按阴阳相合、刚柔相济的关系，将阴井乙木与阳井庚金配合起来，成为子午流注针法按时取穴及合日互用开穴规律的理论基础。

此外，六腑中的大肠、小肠、三焦，在足三阳经上各有一合穴，称为六府下合穴。由于大肠、小肠皆承受从胃腑传化而来的水谷之气，属于胃，所以它的下合穴（上巨虚、下巨虚）同在足阳明胃经上；三焦水道出于膀胱，参与水液的调节，故它的下合穴列于足太阳膀胱经上。

二、原　　穴

原穴，是脏腑原气经过和留止的腧穴。十二经脉在腕关节、踝关节附近各有一个原穴，合为十二原穴。阴经的原穴即本经五输穴的输穴，阳经则于输穴之外另有原穴。

原，含本原、真元之义。原气来源于脐下肾间，是人体生命的本源，是维持生命活动最基本的动力。原气通过三焦输布于全身脏腑、十二经脉，其在四肢部驻留的部位就是原穴，由此可见原穴在人体的重要性。

三、络　　穴

络脉在由经脉别出部位各有一个腧穴，称为络穴。它具有联络表里两经的作用。络穴名称首载于《灵枢·经脉》篇。十二经的络穴皆位于肘膝关节以下，加上任脉之络穴鸠尾散于腹，督脉之络穴长强散于头上，脾之大络大包穴布于胸胁，共有十五穴，故称为“十五络穴”。

四、郄　　穴

郄穴是各经经气所深聚的地方，大多分布在四肢肘膝关节以下。十二经脉各有一个郄穴，阴跷脉、阳跷脉及阴维脉、阳维脉也各有一个郄穴，合而为十六郄穴。

五、俞　募　穴

俞募穴，是五脏六腑之气聚集输注于胸背部的特定穴。

背俞穴是脏腑经气输注于背腰部的腧穴，位于背腰部足太阳膀胱经的第一侧线上，即后正中线旁开1.5寸，其上下排列与脏腑位置的高低基本一致，大体依脏腑位置而上下排列，分别冠以脏腑之名，共十二穴。

脏腑经气结聚于胸腹部的腧穴，称为募穴。六脏六腑共有十二募穴。募穴之分布，有在本经者，有在它经者；有呈双穴者，有为单穴者。分布于肺经的有本脏募中府；分布于胆经的有本腑募日月，肾脏募京门；分布于肝经的有本脏募期门，脾脏募章门；分布于胃经的有大肠募天枢。以上均为双穴。其余都分布于任脉，有心包募膻中；心募巨阙；胃募中脘；三焦募石门；小肠募关元；膀胱募中极。均为单穴。

六、交　会　穴

交会穴，是两条以上经脉交会通过的腧穴，是经脉之间互通脉气的处所。交会穴的分布以头身部为主，一般阴经多与阴经相交，阳经多与阳经相交。其中主要的一经即腧穴所归属的一经称为本经，相交会的经称为它经。交会穴的记载，始见于《针灸甲乙经》。交会穴的分布多在头面、躯干部位。

七、八　会　穴

八会穴，是脏、腑、筋、脉、气、血、骨、髓八者精气会聚的腧穴。八会穴首载于《难经·四十五难》：“腑会太仓（中脘），脏会季胁（章门），筋会阳陵泉，髓会绝骨，血会鬲俞，骨会大杼，脉会太渊，气会三焦外一筋直两乳内（膻中）也。”

八会穴除各自原有的功能外，对脏、腑、气、血、筋、脉、骨、髓的生理功能有着特殊的关系，如脏会章门，章门为脾之募穴，五脏皆禀于脾，故为脏会；腑会中脘，中脘为胃之募穴，六腑皆禀于胃，故为腑会；气会膻中，膻中位于两乳之间，内为肺，诸气皆属于肺，故为气会；血会膈俞，心主血，肝藏血，膈俞位居心俞之下，肝俞之上，故为血会；筋会阳陵泉，阳陵泉位于膝下，膝为筋之腑，又为胆经合穴，胆合肝，肝主筋，故为筋会；脉会太渊，太渊属肺，位于寸口，肺朝百脉，寸口为脉之大会，故为脉会；骨会大杼，大杼位于项后第一胸椎棘突旁，第一胸椎又名杼骨，诸骨自此擎架，连接头身四肢，故为骨会；髓会绝骨（悬钟），绝骨属胆经，胆主骨所生病，骨生髓，故为髓会。

八、八脉交会穴

奇经八脉与十二正经脉气相通的八个腧穴，称为八脉交会穴，又称交经八穴、流注八穴，均分布在肘膝以下。《医学入门》说：“八法者，奇经八穴为要，乃十二经之大会也”，又说：“周身三百六十穴统于手足六十六穴，六十六穴又统于八穴”，说明八穴之精义所在，它是特定穴中的重要组成部分。

第三章 经络各论

第一节 十二正经经脉

一、手太阴肺经

（一）手太阴肺经经脉

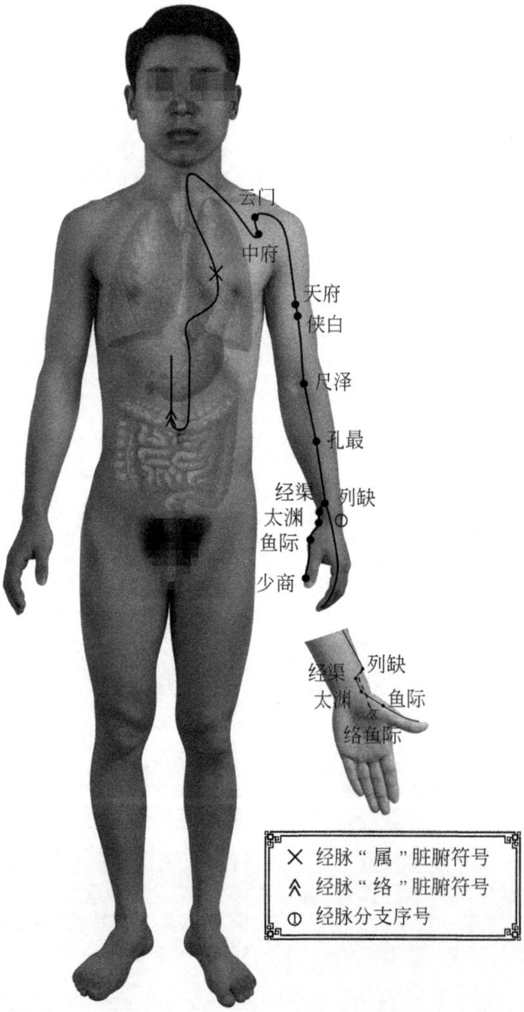

图3-1-1　手太阴肺经经络循行图

【循行】

《灵枢·经脉》：肺手太阴之脉，起于中焦[1]下络大肠，还循胃口[2]，上膈属肺。从肺系[3]，横出腋下，下循臑内[4]行少阴[5]、心主[6]之前，下肘中，循臂内[7]上骨[8]下廉[9]，入寸口[10]，上鱼，循鱼际[11]，出大指之端。

其支者：从腕后，直出次指内廉，出其端（图3-1-1）。

【本经穴】

中府（肺募），云门，天府，侠白，尺泽（合），孔最（郄），列缺（络），经渠（经），太渊（输、原），鱼际（荥），少商（井）。

【注释】

（1）中焦——宋·王惟一《铜人腧穴针灸图经》注："中焦者，在胃中脘，主腐熟水谷，水谷精微上注于肺。"

（2）胃口——《铜人》注："胃口，谓胃之上口，贲门之位也。"

（3）肺系——元·滑伯仁《十四经发挥》注："谓喉咙也。"喉咙，兼指气管而言。

（4）臑内——臑音闹。指上臂。屈侧称臑内，当肱二头肌部；伸侧称臑外，当肱三头肌部。

（5）少阴——此处指手少阴心经。

（6）心主——指手厥阴心包经。

（7）臂内——臂，指前臂；内，指内侧，即掌侧。

（8）上骨——“臂之上骨”指桡骨。

（9）廉——指侧边而言。

（10）寸口——腕后桡动脉搏动处。

（11）鱼，鱼际——“鱼”或称“手鱼”，今称“大鱼际”，“鱼际”即指鱼的边缘部分。

【语译】

手太阴肺经：起始于中焦胃部，向下络于大肠，回过来沿着胃上口，穿过膈肌，属于肺脏。从肺系——气管、喉咙部横出腋下（中府、云门），下循上臂内侧，走手少阴，手厥阴经之前（天府、侠白），下向肘中（尺泽），沿前臂内侧桡骨边缘（孔最），进入寸口——桡动脉搏动处（经渠、太渊），上向大鱼际部，沿边际（鱼际），出大指的末端（少商）。

它的支脉：从腕后（列缺）走向示指内（桡）侧，出其末端，接手阳明大肠经。

【病候】

《灵枢·经脉》：是动则病[(1)]，肺胀满，膨膨而喘咳，缺盆中痛[(2)]，甚则交两手而瞀[(3)]，此为臂厥[(4)]。

是主肺所生病者[(5)]：咳，上气，喘喝[(6)]，烦心，胸满，臑臂内前廉痛厥，掌中热。

气盛[(7)]有余，则肩背痛，风寒汗出中风，小便数而欠[(8)]；气虚[(9)]则肩背痛、寒，少气不足以息，溺色变[(10)]。

【注释】

（1）是动则病——张景岳《类经》注：“动言变也，变则变常而为病也。”指这一经脉发生异常变化就可能出现有关病证。

（2）缺盆——指锁骨上窝部。缺盆中，包括喉咙部分。

（3）瞀——音茂。指心胸闷乱，视力模糊而言。

（4）臂厥——指前臂经脉所过发生气血阻逆的见症。

（5）是主肺所生病者——指这一经脉（腧穴）能主治有关肺方面所发生的病证。

（6）喘喝——气喘声粗。“喝”或误作“渴”。

（7）气盛——指实证、阳证，与气虚相对而言。

（8）欠——指呵气。《黄帝内经太素》杨上善注：“阴阳之气，上下相引，故多欠也。”有作小便量少解，不确切。

（9）气虚——指虚证、阴症，与气盛相对而言。

（10）溺色变——溺，读作尿。小便颜色异常。

【语译】

本经有了异常变动就表现为下列病证：肺部胀满，膨膨气喘、咳嗽，锁骨上窝“缺盆”内（包括喉咙部分）疼痛；严重的则交捧着两手，感到胸部烦闷，视觉模糊。还可发生前臂部的气血阻逆如厥冷、麻木、疼痛等症。

本经所属腧穴能主治有关“肺”方面所发生的病证，如咳嗽，气上逆而不平，喘息气粗，心烦不安，胸部满闷，上臂、前臂的内侧前边（经脉所过处）冷痛或厥冷，或掌心发热。

本经气盛有余的实证，多见肩背疼痛，感冒风寒自汗出，伤风，小便频数，口鼻嘘气；本经气虚不足的虚证，多见肩背疼痛怕冷，气短、呼吸急促，小便的颜色异常。

（二）手太阴肺经络脉

【循行】

《灵枢·经脉》：手太阴之别[(1)]，名曰列缺。起于腕上分间[(2)]，并[(3)]太阴之经，直入掌中，散入于鱼际。

【病候】

其病：实，则手锐[(4)]掌热；虚，则欠（去欠）[(5)]小便遗数[(6)]。取之去腕一寸半，别走阳明也。

【注释】

（1）别——即络脉。从本经分出的络脉，由此走向相表里的经脉。

（2）分间——指分肉之间。当桡骨茎突后方。

（3）并——指与经脉并列而行。

（4）手锐——手的锐骨部，指鱼际后方。

（5）欠（去欠）——欠，呵欠；（去欠）同（口去），张口的样子。虚则欠（去欠），肺气不足所致。

（6）遗数——遗，小便不禁；数，小便频数。

【语译】

手太阴络脉，名列缺。起于腕关节上方桡骨茎突后的分肉之间，在腕后一寸半处，走向手阳明经脉；与手太阴经脉并行，直走入手掌中，散布在大鱼际部。

其病证：实证，手掌和手腕部灼热；虚证，呵欠、尿频、遗尿。可取手太阴络穴治疗。本络络于手阳明大肠经。

（三）手太阴肺经经别

【循行】

《灵枢·经别》：手太阴之正[(1)]，别[(2)]入渊腋少阴之前，入走肺，散之大肠，上出缺盆，循喉咙，复合阳明[(3)]。

【注释】

（1）正——十二经别又称别行之正经，意指从十二经脉分出。

（2）别——分别，指十二经脉循行通路之外的另一通路，别道行走。这与经脉、络脉所指之别意义不同。

（3）复合阳明——复，再走。阴经经别，合于有表里关系的阳经；阳经经别则合入本经。所以十二经别，就构成为“六合”。

【语译】

手太阴经别，从太阴经分出，进入腋下渊腋的部位，行于手少阴经别之前，进入走向肺部，散到大肠，向上浅出于缺盆部，沿着喉咙，由此再合入于手阳明经脉。

（四）手太阴肺经经筋

【循行】

《灵枢·经筋》：手太阴之筋，起于大指之上，循指上行，结于鱼后[(1)]，行寸口外侧，上循臂，结肘中，上臑内廉，入腋下，出缺盆，结肩前髃[(2)]，上结缺盆，下结胸里，散贯贲[(3)]，合贲下，抵季胁。

【病候】

其病：所过者支转筋痛[(4)]，其成息贲[(5)]者，胁急、吐血。

【注释】

（1）鱼后——鱼际的后边。

（2）肩前髃——即肩髃部。

（3）贲——膈肌。杨上善注：“贲谓膈也。”

（4）支转筋痛——支，支撑不适；转筋，肌筋拘挛掣痛。

（5）息贲——古病名，为五积之一，属肺之积。主要症状为胁下有积块而气逆上奔。

【语译】

手太阴经筋：起始于大拇指之上，沿大指上行，结于鱼际之后，行寸口动脉外侧，上行沿前臂，结于肘中，向上经过上臂内侧，进入腋下，出缺盆部，结于肩髃前方，其上方结于缺盆，自腋下行的从下方结于胸里，分散通过膈部，与手厥阴经之筋在膈下会合，达于季胁。

其病证：在本经筋循行处，可出现支撑不适、拘挛掣痛，重者可成息贲病，胁肋拘急、上逆吐血。

二、手阳明大肠经

（一）手阳明大肠经经脉

【循行】

《灵枢·经脉》：大肠手阳明之脉，起于大指次指[1]之端，循指上廉[2]，出合谷两骨[3]之间，上入两筋[4]之中，循臂上廉，入肘外廉，上臑外前廉，上肩，出髃骨[5]之前廉，上出于柱骨之会上[6]，下入缺盆，络肺，下膈，属大肠。

其支者：从缺盆上颈，贯颊[7]，入下齿中；还出挟口，交人中[8]——左之右、右之左，上挟鼻孔（图3-1-2）。

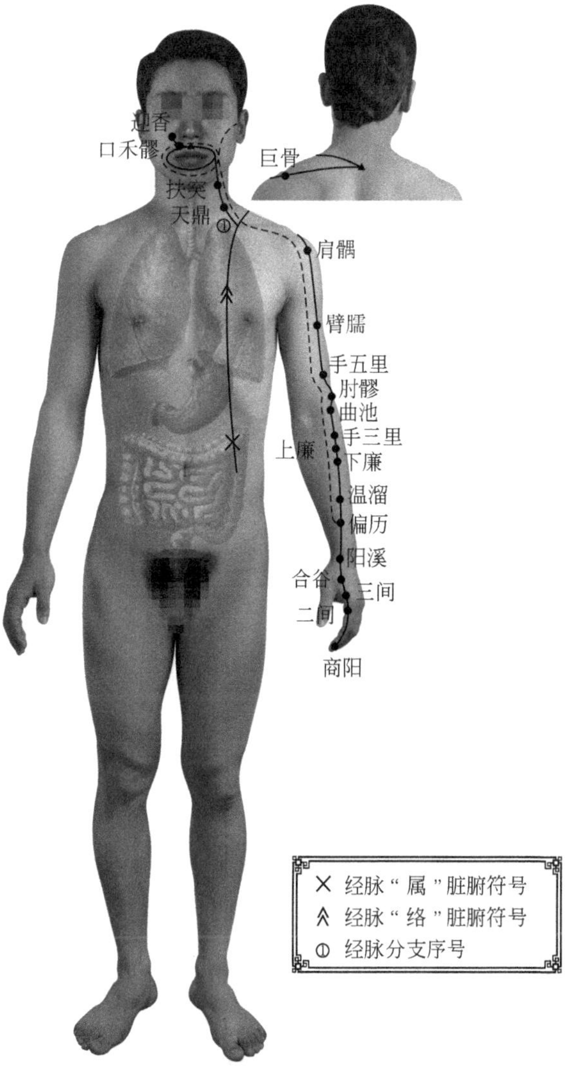

图3-1-2　手阳明大肠经经络循行图

【本经穴】

商阳（井），二间（荥），三间（输），合谷（原），阳溪（经），偏历（络），温溜（郄），下廉，上廉，手三里，曲池（合），肘髎，手五里，臂臑，肩髃，巨骨，天鼎，扶突，禾髎，迎香。

【交会穴】

大椎、水沟（督脉），地仓（足阳明），秉风（手太阳）。

【注释】

（1）大指次指——指大指侧的次指，即食指，又名示指，亦即第2指。

（2）上廉——取曲肘执笔体位，上廉即靠桡骨一侧。

（3）合谷两骨——指第一、第二掌骨，合称歧骨。

（4）两筋——指拇长伸肌腱、拇短伸肌腱的过腕关节处。

（5）髃骨——髃读作隅，角的意思。此指肩峰部。

（6）柱骨之会上——张介宾注："颈项之根为天柱骨。"意指颈椎。"会上"指大椎，为六阳经所聚会，释作锁骨。

（7）颊——面旁的总称。

（8）人中——穴位名，又名水沟，位于人中沟中央近鼻孔处。

【语译】

手阳明大肠经：从示指末端起始（商阳），沿示指桡侧缘（二间、三间），出第一二掌骨间（合谷），进入两筋（拇长伸肌腱和拇短伸肌腱）之间（阳溪），沿前臂桡侧（偏历、温溜、下廉、上廉、手三里），进入肘外侧（曲池、肘髎），经上臂外侧前边（手五里、臂臑），上肩，出肩峰部前边（肩髃、巨骨，会秉风），向上交会颈部（会大椎），下入缺盆（锁骨上窝），络于肺，通过横膈，属于大肠。

它的支脉：从锁骨上窝上行颈旁（天鼎、扶突），通过面颊，进入下齿槽，出来挟口旁（会地仓），交会人中部（会水沟）——左边的向右，右边的向左，上夹鼻孔旁（锁骨上窝），络于肺，通过横膈，属于大肠。

【病候】

《灵枢·经脉》：是动则病：齿痛，颈肿。

是主津[(1)]所生病：目黄，口干，鼽衄[(2)]，喉痹[(3)]，肩前臑痛，大指次指痛不用。

气有余，则当脉所过者[(4)]热肿；虚，则寒栗不复[(5)]。

【注释】

（1）津——此后原有"液"字，《黄帝内经太素》、《脉经》等无。即手阳明大肠经"主"津，手太阳小肠经主"液。

（2）鼽衄——鼽，音求，"为鼻流清涕"。衄，指鼻出血。

（3）喉痹——指咽喉肿痛，壅闭不通的见症。面赤，腮肿，甚则颈外漫肿，汤水难咽，语言不出。

（4）脉所过者——指本经脉所过之处。

（5）寒栗不复——发寒抖战，难以回温。

【语译】

本经有了异常变动就表现为下列病证：牙齿痛，颈部肿胀。

本经所属穴能主治有关"津"方面所发生的病证：眼睛昏黄，口干，鼻塞，流清涕或出血，喉咙痛，肩前、上臂部痛，大指侧的次指（示指）痛而不好运用。

凡属于气盛有余的症状，则当经脉所过的部分发热和肿胀；属于气虚不足的症状，则发冷，战栗而不容易回暖。

（二）手阳明大肠经络脉

【循行】

《灵枢·经脉》：手阳明之别，名曰偏历。去腕三寸，别走太阴，其别者，上循臂，乘肩髃，上曲颊偏齿[(1)]；其别者，入耳合于宗脉[(2)]。

【病候】

其病：实，则龋[(3)]聋；虚，则齿寒痹隔[(4)]。取之所别也。

【注释】

（1）曲颊偏齿——颊骨所钩着处，曲如环形故名。上行到曲颊，偏络于齿根。

（2）宗脉——意指总脉、大脉，耳中为手少阳、足少阳、手太阳、足阳明四脉所总会。

（3）龋——龋齿，即蛀牙。

(4) 齿寒痹隔——谓手阳明之脉外受风寒，络脉痹阻不通，可致具冷等症。

【语译】

手阳明络脉，名偏历。在腕关节后三寸处分出，走向手太阴经脉；其支脉向上沿着臂膊，经过肩髃部位，上行到下颌角处，遍布于牙齿根部；其支脉进入耳中，与耳目所聚集的许多经脉（宗脉）会合。

其病证：实证，见龋齿痛、耳聋；虚证，见齿冷，经气痹阻不通畅，可取手阳明络穴治疗。

（三）手阳明大肠经经别

【循行】

《灵枢·经别》：手阳明之正，从手[(1)]循膺乳[(2)]别于肩髃[(3)]入柱骨[(4)]下走大肠，属于肺，上循喉咙，出缺盆，合于阳明也。

【注释】

(1) 手——指手阳明经。

(2) 膺乳——侧胸和乳部之间。

(3) 肩髃——此指部位。

(4) 柱骨——释作颈椎。张隐庵："肩胛上之颈骨为柱骨。"一释作锁骨。

【语译】

手阳明经别，在肩上部肩髃穴处分出，从第七颈椎处进入体腔，下行到达大肠，归属于肺脏，向上沿喉咙，浅出于缺盆部，脉气仍旧流入手阳明本经。

（四）手阳明大肠经经筋

【循行】

《灵枢·经筋》："手阳明之筋，起于大指次指之端，结于腕，上循臂，上结于肘外，上臑，结于肩髃；其支者，绕肩胛，挟脊；其直者从肩髃上颈；其支者上颊，结于頄；直者上出于手太阳之前，上左角，络头，下右颔。"

【病候】

其病：当所过者支痛及转筋，肩不举，颈不可左右视。

【语译】

手阳明经筋，起始于第二手指绕侧端，结于腕背部，向上沿前臂，结于肘外侧，上经上臂外侧，结于肩髃部；分出支经绕肩胛处，挟脊柱两旁；直行的经筋从肩髃部上走颈；分支走向面颊，结于鼻旁颧部；直上行的走手太阳经筋前方，上左侧额角者，结络于头部向下至右侧下颔。

其病证：在所经过之处可出现支撑不适、拘紧和疼痛，肩关节不能高举，颈不能向两侧顾视。

三、足阳明胃经

（一）足阳明胃经经脉

【循行】

《灵枢·经脉》：胃足阳明之脉：起于鼻，交頞[(1)]中旁约太阳之脉[(2)]，下循鼻外，入上齿中，还出挟口，环唇，下交承浆[(3)]，却循颐[(4)]后下廉，出大迎[(5)]，循颊车[(6)]，上耳前，过客主人[(7)]，循发际，至额颅[(8)]。

其支者：从大迎前，下人迎[(9)]，循喉咙，入缺盆，下膈，属胃，络脾[(10)]。

其直者：从缺盆下乳内廉，下挟脐，入气街[11]中。

其支者：起于胃口[12]，下循腹里，下至气街中而合。——以下髀关[13]，抵伏兔[14]，下膝髌中，下循胫外廉，下足跗[15]，入中指内间[16]。

其支者，下三寸而别，下入中指外间。

其支者：别跗上，入大指间，出其端（图3-1-3）。

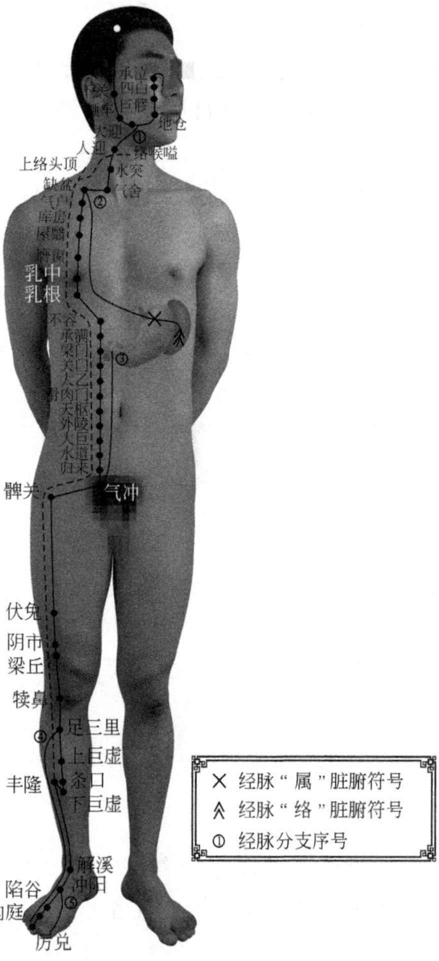

图3-1-3　足阳明胃经经络循行图

【本经穴】

承泣，四白，巨髎，地仓，大迎，颊车，下关，头维，人迎，水突，气舍，缺盆，气户，库房，屋翳，膺窗，乳中，乳根，不容，承满，梁门，关门，太乙，滑肉门，天枢（大肠募），外陵，大巨，水道，归来，气冲，髀关，伏兔，阴市，梁丘（郄），犊鼻，足三里（合），上巨虚（大肠下合），条口，下巨虚（小肠下合），丰隆（络），解溪（经），冲阳（原），陷谷（输），内庭（荥），历兑（井）。

【交会穴】

睛明（足太阳），颔厌、悬厘、上关（足少阳），水沟、神庭、大椎（督脉），承浆、上脘、中脘（任脉），迎香（手阳明）。

【注释】

（1）頞——音遏。鼻茎，指鼻根，又称山根。

（2）太阳之脉——指足太阳膀胱经。“约”或作“纳”。

（3）承浆——穴在颏唇沟中央，属任脉。

（4）颐——音夷。口角后，下颌部。

（5）大迎——穴在下颌角前1.3寸骨陷中，适当下颌骨斜线部，有面动脉。

（6）颊车——穴在下颌角前，咬肌中。

（7）客主人——即上关穴，当耳前颧弓上缘。

（8）额颅——即前额骨部，在发下眉上处。

（9）人迎——穴在结喉两侧，颈动脉搏动处。

（10）脾——按古人说“脾”，每兼指胰而言。《难经》云：“脾，扁广三寸，长五寸，有散膏半斤。”

（11）气街——指经络之气通行的径路。此处之气街，是指气冲部，当股动脉搏动处。

（12）胃口——指胃之下口，即幽门部。

（13）髀关——髀音俾。股外为髀。穴在髂前上棘直下，缝匠肌外侧，约平会阴。

（14）伏兔——大腿前正中部，股四头肌隆起如伏兔，故名。

（15）足跗——即足背。

（16）中指内间——“指”通作“趾”。内间指它的内侧趾缝，外间指它的外侧趾缝。

【语译】

足阳明胃经：从鼻旁开始（会迎香），交会鼻根中，旁边会足太阳经（会睛明），向下沿鼻外侧（承泣、四白），进入上齿槽中（巨髎），回出来夹口旁（地仓）环绕口唇（会人中），向下交会于颏唇沟（会承浆）；退回来沿下颌出面动脉部（大迎），再沿下颌角（颊车），上耳前（下关），经颧弓上（会上关、悬厘、颔厌），沿发际（头维），至额颅中部（会神庭）。

它的支脉：从大迎前向下，经颈动脉部（人迎），沿喉咙（水突、气舍，一说会大椎），进入缺盆（锁骨上窝部），通过膈肌，属于胃（会上脘、中脘），络于脾。

外行的主干：从锁骨上窝（缺盆）向下，经乳中（气户、库房、屋翳、膺窗、乳中、乳根），向下夹脐两旁（不容、承满、梁门、关门、太乙、滑肉门、天枢、外陵、大巨、水道、归来），进入气街（腹股沟动脉部气冲穴）。

它的支脉：从胃口向下，沿腹里，至腹股沟动脉部与前者会合。——由此下行经髋关节前（髀关），到股四头肌隆起处（伏兔、阴市、梁丘），下向膝髌中（犊鼻），沿胫骨外侧（足三里、上巨虚、条口、下巨虚），下行足背（解溪、冲阳），进入中趾内侧趾缝（陷谷、内庭），出次趾末端（厉兑）。

它的支脉：从膝下三寸处（足三里）分出（丰隆），向下进入中趾外侧趾缝，出中趾末端。

另一支脉：从足背部（冲阳）分出，进大趾趾缝，出大趾末端，接足太阴脾经。

【病候】

《灵枢·经脉》：是动则病：洒洒振寒。善伸，数欠，颜黑，病至则恶人与火，闻木声则惕然而惊，心欲动，独闭户塞牖(1)而处；甚则欲上(2)高而歌，弃衣而走；贲响(3)腹胀，是为骭厥(4)。

是主血(5)所生病者：狂，疟，温淫(6)，汗出，鼽衄，口歪，唇胗(7)，颈肿，喉痹，大腹水肿，膝膑肿痛；循膺、乳、气街、股、伏兔、骭外廉，足跗上皆痛，中指不用。

气盛，则身以前皆热，其有余于胃，则消谷善饥，溺色黄；气不足，则身以前皆寒栗，胃中寒，则胀满。

【注释】

（1）牖——音友。指窗口。

（2）上——《素问·阳明脉解》作“登”，《素问·脉解》作“乘”。

（3）贲响——杨上善注：“贲，谓膈也。”贲响当指胸膈肠胃部作响。

（4）骭厥——指足胫部气血阻逆。

（5）主血——胃为水谷之海，化生精微，主生营血，即所谓“营出中焦”。其经多气多血，故主血所生病。

（6）温淫——指热性病证。

（7）唇胗——胗与疹通，指唇疡。《针灸甲乙经》、《脉经》、《备急千金要方》作“唇紧”。

【语译】

本经有了异常变动就表现为下列的病证：溲溲战抖发冷，喜欢伸腰，屡屡呵欠，颜面暗黑。病发时，就厌恶别人和火光，听到木器声音就惕惕惊慌，心要跳动，独自关闭房门，遮塞窗户而睡。严重的则可能登高而歌，不穿衣服就走。胸膈部响，腹部胀满。这还可发为小腿部的气血阻逆，如厥冷、麻木、酸痛等症。

本经所属腧穴就能主治有关“血”方面所发生的病证：躁狂，疟病、温热病，自汗出，鼻塞流涕或出血，口歪，唇生疮疹，颈部肿，喉咙痛，大腹水肿，膝关节肿痛；沿着胸前、乳部、气街（气冲穴部）、腹股沟部、大腿前、小腿外侧、足背上均痛，足中趾不能运用。

凡属于气盛有余的症状，则身体前面都发热，有余的症状表现在胃部，则消化强而容易饥饿，小便颜色黄。属于气虚不足的症状，则身体前面都发冷、寒战，胃部寒冷则感到胀满。

（二）足阳明胃经络脉

【循行】

《灵枢·经脉》：足阳明之别，名曰丰隆。去踝八寸，别走太阴；其别者，循胫骨外廉，上络头项，合诸经之气，下络喉嗌。

【病候】

其病：气逆则喉痹卒瘖[1]。实，则狂癫；虚，则足不收、胫枯[2]。取之所别也。

【注释】

（1）卒瘖——卒，通作猝，突然；瘖，失音。

（2）足不收、胫枯——足不收，足弛缓松软无力；胫枯，胫部肌肉萎缩，气血亏虚所致。

【语译】

足阳明络脉，名丰隆，在距离外踝上八寸处分出，走向足太阴经；其支脉沿着胫骨外缘，向上联络头项部（会大椎），与各经的脉气相会合，向下联络喉咙和咽峡部。

其病证：气厥逆，就会患喉部肿痛，突然音哑。实证，发生癫病，狂病；虚证，见足胫部弛缓无力，肌肉萎缩。可取足阳明络穴治疗。

（三）足阳明胃经经别

【循行】

《灵枢·经别》：足阳明之正，上至髀，入于腹里[1]，属胃，散之脾，上通于心，上循咽，出于口，上頞䪼[2]，还系目系[3]，合于阳明也。

【注释】

（1）腹里——腹腔之内。

（2）頞䪼——頞，鼻根；䪼，眼眶下部。

（3）目系——眼后内连于脑者。

【语译】

足阳明经别，在大腿前面从足阳明经分出，进入腹腔之内，属于胃腑，散布到脾脏，向上通连心脏，沿着食管浅出于口腔，上达于鼻根和眼眶下部，回过来联系到眼后与脑相连的组织（目系），脉气仍会合于足阳明经。

（四）足阳明胃经经筋

【循行】

《灵枢·经筋》：足阳明之筋，起于中三指[1]，结于跗上，邪（斜）外加于辅骨，上结于膝外廉，直上结于髀枢，上循胁，属脊。其直者，上循骭，结于膝；其支者，结于外辅骨，合少阳。其直者，上循伏兔，上结于髀，聚于阴器，上腹而布，至缺盆而结，上颈，上挟口，合于頄，下结于鼻，上合于太阳。太阳为目上纲[2]，阳明为目下纲[3]。其之者，从颊结于耳前。

【病候】

其病：足中指支，胫转筋，脚跳坚[4]，伏兔转筋，髀前肿，㿗疝[5]，腹筋急，引缺盆及颊，卒口僻[6]，急者目不合，热则筋纵、目不开。颊筋有寒则急，引颊移口；有热则筋弛纵，缓不胜收，故僻。

【注释】

（1）中三指——即足次趾、中趾及无名趾。

（2）（3）纲——原作“网”，此据《甲乙》、《太素》改。

（4）脚跳坚——脚部活动感觉僵硬不舒适。

（5）颓疝——又作“㿗”。因疝气下颓，故名。参见足厥阴条。

（6）口僻——指口角歪斜。

【语译】

足阳明经筋，起始于足次趾、中趾及无名趾，结于足背，斜向外行加附于腓骨，上结于胫外侧，直上结于髀枢，又向上沿胁部属于脊；其直行的上沿胫骨，结于膝部，分支之筋结于外辅骨部，合并足少阳经筋；直行的沿伏兔上行，结于大腿部而聚会于阴器。再向上分布到腹部，至缺盆处结集；再向上至颈，夹口旁，合于鼻旁颧部，相继下结于鼻，从鼻旁合于足太阳经筋。太阳经筋为“目上纲”（上睑），阳明经筋为“目下纲”（下睑）。另一分支之筋，从面颊结于耳前部。

其病证：可出现足中趾及胫部支撑不适，拘紧疼痛，足部活动感觉到僵硬不舒，股前拘紧疼痛，髀前部肿，疝气，腹部筋肉拘紧，向上牵制到缺盆和颊部，突然发生口角歪斜，如有寒邪则掣引眼睑不能闭合；如有热邪则筋松弛使眼睑不能睁开。颊筋有寒使筋脉紧急，牵引颊部致口角移动；有热时则筋肉松弛收缩无力，所以口歪。

四、足太阴脾经

（一）足太阴脾经经脉

【循行】

《灵枢·经脉》：脾足太阴之脉，起于大指之端，循指内侧白肉际[(1)]，过核骨[(2)]后，上内踝[(3)]前廉，上踹[(4)]内，循胫骨后，交出厥阴[(5)]之前，上膝股内前廉，入腹，属脾，络胃，上膈，挟咽[(6)]，连舌本[(7)]，散舌下（图3-1-4）。

其支者：复从胃，别上膈，注心中（脾之大络，名曰大包，出渊腋下三寸，布胸胁）。

【本经穴】

隐白（井），大都（荥），太白（输、原），公孙（络），商丘（经），三阴交（足三阴之会），漏谷，地机（郄），阴陵泉（合），血海，箕门，冲门，府舍，腹结，大横，腹哀，食窦，天溪，胸乡，周荣，大包（脾之大络）。

【交会穴】

中府（手太阴），期门（足厥阴），日月（足少阳），下脘、关元、中极（任脉）。

【注释】

（1）白肉际——指四肢掌（蹠）面与背面交接的边缘。掌（蹠）面的皮肤较厚而色浅，称白肉，又称赤白肉际。

（2）核骨——张介宾注：“大指本节后内侧圆骨。”其形如半个果核，故名核骨。即指第1蹠骨的头部突起。

（3）内踝——胫骨下端的突出处。

（4）踹——音篆。小腿肚，即腓肠肌部。

（5）厥阴——指足厥阴肝经。

（6）咽——张介宾注：“咽以咽物，居吼之后。”此兼指食管而言。

（7）舌本——指舌根部。

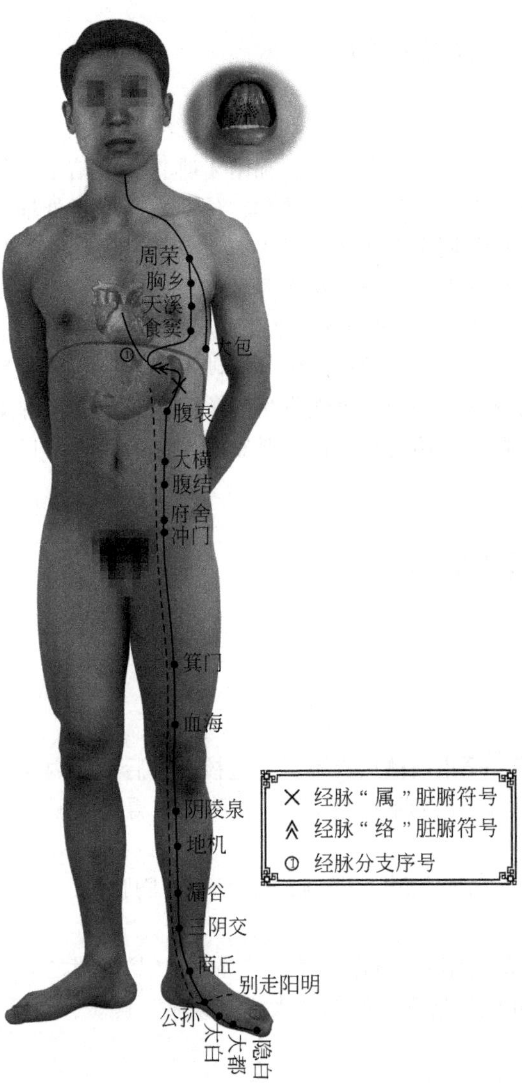

图 3-1-4　足太阴脾经经络循行图

【语译】

足太阴脾经：从大趾末端开始（隐白），沿大趾内侧赤白肉际（大都），经核骨（第一骨小头后）（太白、公孙），上向内踝前边（商丘），上小腿内侧，沿胫骨后（三阴交、漏谷），交出足厥阴肝经之前（地机、阴陵泉），上膝股内侧前边（血海、箕门），进入腹部（冲门、府舍、腹结、大横；中极、关元），属于脾，络于胃（腹哀；会下脘、日月、期门），通过膈肌，夹食管旁（食窦、天溪、胸乡、周荣；络大包；会中府），连舌根，散布舌下。

它的支脉：从胃部分出，上过膈肌，流注心中，接手少阴心经。

【病候】

《灵枢·经脉》：是动则病：舌本强，食则呕，胃脘[1]痛，腹胀善噫，得后与气[2]，则快然如衰[3]，身体皆重。

是主脾所生病者：舌本痛，体不能动摇，食不下，烦心，心下急痛，溏瘕泄[4]，水闭[5]，黄疸，不能卧，强立[6]股膝内肿、厥，足大指不能用（脾之大络……实则身尽痛，虚则百节皆纵）。

【注释】

（1）胃脘——《说文解字》："脘，胃府也。"

（2）得后与气——"后"，指大便；"气"，指矢气。

（3）快然如衰——感到病情松解。

（4）溏瘕泄——溏，指大便溏薄；瘕，指腹部忽聚忽散的痞块；泄，指水泻。

（5）水闭——指小便不通等症。

（6）强立——《黄帝内经太素》作"强欠"。可作勉强起立解。

【语译】

本经有了异常变动就表现为下列的病证：舌根部发强，吃了就要呕，胃脘痛，腹胀，好嗳气，得到大便或放屁后就感到轻松，全身感到沉重无力。

本经所属腧穴能主治有关"脾"方面所发生的病证：舌根部痛，身体不能活动，吃不下，心胸烦闷，心窝下急痛，大便溏，腹有痞块，泄利，或小便不通，黄疸，不能安睡，勉强站立，大腿和小腿内侧肿、厥冷，足大趾不能运用。

（二）足太阴脾经络脉

【循行】

《灵枢·经脉》：足太阴之别，名曰公孙。去本节后一寸，别走阳明；其别者入络肠胃。

【病候】

其病：厥气上逆则霍乱。实，则腹[1]中切痛；虚，则鼓胀。取之所别也。

【注释】

（1）腹——原作肠，据《黄帝内经太素》改。

【语译】

足太阴络脉，名公孙。在距离足大趾本节后方一寸处分出，走向足阳明经；其支脉进入腹腔，与肠胃相联络。

其病证：气厥逆就挥霍缭乱，上吐下泻。实证，见腹部绞痛；虚证，见腹部胀气。可取足太阴络穴治疗。

（三）足太阴脾经经别

【循行】

《灵枢·经别》：足太阴之正，上至髀，合于阳明。与别俱行，上结于咽，贯舌本[1]。

【注释】

（1）舌本——原作舌中，据《黄帝内经太素》改。

【语译】

足太阴经别，从足太阴经脉分出后到达大腿前面，和足阳明经的经别相合并行，向上结于咽喉，贯通到舌本。

（四）足太阴脾经经筋

【循行】

《灵枢·经筋》：足太阴之筋，起于大指之端内侧，上结于内踝；其直者，结于膝内辅骨，上循阴股[1]结于髀，聚于阴器。上腹，结于脐，循腹里，结于肋，散于胸中；其内者着于脊。

其病：足大指支，内踝痛，转筋痛，膝内辅骨痛，阴股引髀而痛，阴器纽痛，上[2]引脐与[3]两胁痛，引膺中与[4]脊内痛。

【注释】

（1）阴股——股的内侧。

（2）上——原作下，据《黄帝内经太素》改。

（3）（4）与——原缺，据《黄帝内经太素》补。

【语译】

足太阴经筋，起始于足大趾内侧端，上行结于内踝，直行向上结于膝内辅骨（胫骨内髁部），向上沿着大腿内侧，结于股前，会聚于阴器部；向上到腹部，结于脐，再沿着腹内结于肋骨，散布到胸中，在内的经筋则附着于脊旁。

【病候】

其病证：可出现足大趾支撑不适，牵引内踝作痛，转筋，膝内辅骨痛，股内侧牵引髀部作痛，阴器部有扭转疼痛，并可向上引脐及两胁作痛，且能牵引胸膺和脊内疼痛。

五、手少阴心经

（一）手少阴心经经脉

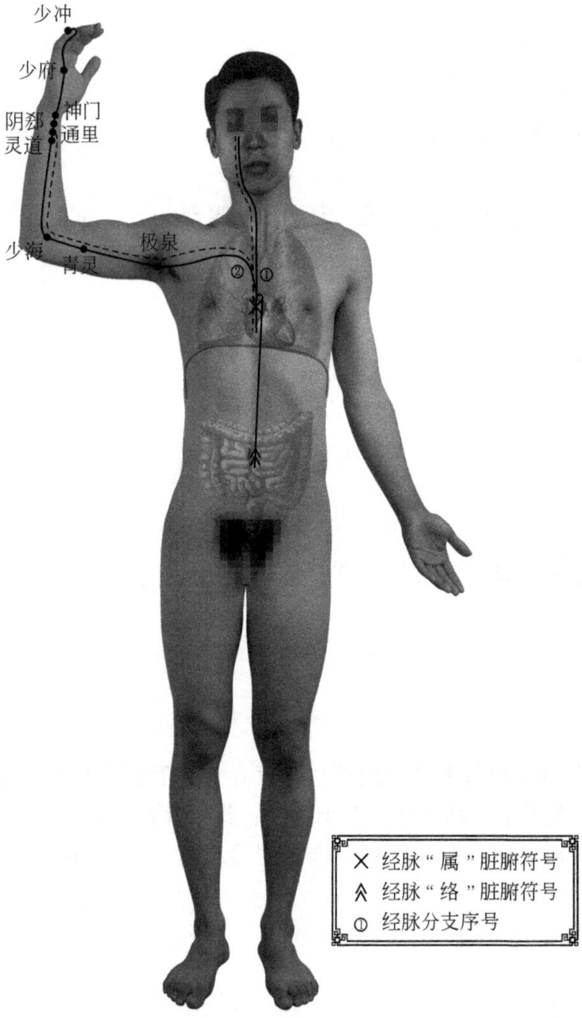

图 3-1-5 手少阴心经经络循行图

【循行】

《灵枢·经脉》：心手少阴之脉，起于心中，出属心系[1]下膈，络小肠。

其支者：从心系，上挟咽[2]，系目系[3]。

其直者：复从心系，却上肺，下出腋下，下循臑内后廉，行太阴、心主[4]之后，下肘内，循臂内后廉，抵掌后锐骨[5]之端，入掌内后廉，循小指之内，出其端（图3-1-5）。

【本经穴】

极泉、青灵、少海（合）、灵道（经）、通里（络）、阴郄（郄）、神门（输、原）、少府（荥）、少冲（井）。

【注释】

（1）心系——是指心与各脏相连的组织。按：主要指与心连接的大血管及其功能性联系。

（2）挟咽——即指咽喉。

（3）目系——指眼后与脑相连的组织。

（4）太阴、心主——指手太阴肺经和手厥阴心包经。

（5）掌后锐骨——指腕骨之豌豆骨部。

【语译】

手少阴心经：从心中开始，出来属于心脏与它脏相连的系带，下过膈肌，络小肠。

它的支脉：从心脏的系带部向上挟咽喉，而与眼球内连于脑的系带相联系。

它的直行脉从心系（即心与它脏相联系的系带）上行至肺，向下出于腋下（极泉），沿上臂内侧后缘，走手太阴，手厥阴经之后（青灵），下向肘内（少海），沿前臂内侧后缘（灵道、通里、阴郄、神门），到掌后豌豆骨部进入掌内后边（少府），沿小指的桡侧出于末端（少冲），接手太阳小肠经。

【病候】

《灵枢·经脉》：是动则病：嗌[1]干，心痛，渴而欲饮，是为臂厥[2]。

是主心所生病者：目黄、胁痛，臑臂内后廉痛、厥，掌中热、痛。

【注释】

（1）嗌：音益。《说文解字》：“咽也”。按：嗌，指咽峡部分，而咽则兼指食管。

（2）臂厥：同肺经。指经脉所过部分气血阻逆。

【语译】

本经有了异常变动就表现为下列的病证：咽喉干燥，心口痛，口渴要喝水；还可发为前臂部的气血阻逆，如厥冷，麻木、酸痛等症。

本经所属腧穴能主治有关“心”方面所发生的病证：眼睛发黄，胸胁疼痛，上臂、前臂内侧后边痛或厥冷，手掌心热痛。

（二）手少阴心经络脉

【循行】

《灵枢·经脉》：手少阴之别，名曰通里。去腕一寸[(1)]，别而上行，循经入于心中，系舌本，属目系。取之去腕[(2)]后一寸。别走太阳也。

【病候】

其实，则支膈[(3)]；虚，则不能言[(4)]。

【注释】

（1）一寸——原作一寸半，据《黄帝内经太素》改。

（2）腕——原作掌，据《黄帝内经太素》、《甲乙》改。

（3）支膈——胸膈间胀满、支撑不适。

（4）不能言——其支者上系舌本，故不能言。

【语译】

手少阴络脉，名通里。在腕关节后一寸处分出上行，沿着本经进入心中，向上联系舌根部，归属于眼后联系于脑部。

手少阴络脉出现的实证，见胸膈部支撑胀满；虚证，不能说话。可取手少阴络穴治疗。本络走向手太阳小肠经脉。

（三）手少阴心经经别

【循行】

《灵枢·经别》：手少阴之正，别入于渊腋[(1)]两筋之间，属于心，上走喉咙，出于面，合目内眦。

【注释】

（1）渊腋——足少阳胆经穴名，在腋下三寸处。又释为腋部。

【语译】

手少阴经别，分出后进入腋下渊腋穴处两筋之间，归属于心脏，向上走到喉咙，浅出面部，与手太阳经在内眼眦会合。

（四）手少阴经筋

【循行】

《灵枢·经筋》：手少阴之筋，起于小指之内侧，结于锐骨，上结肘内廉，上入腋，交太阴，伏[(1)]乳里，结于胸中，循贲[(2)]下系于脐。

【病候】

其病：内急，心承伏梁[(3)]，下为肘网[(4)]，其病当所过者支转筋、筋痛。

【注释】

（1）伏——原作“挟”据《黄帝内经太素》及杨注改。

（2）贲——原作“臂”据《黄帝内经太素》及杨注改。

（3）伏梁——古病名，五积之一，为心之积，主要症状为积块起于脐上，上至心下，伏而不动，如屋之梁，因而得名。

（4）肘网——网，《黄帝内经太素》、《甲乙》作“纲”，指上肢的筋有病，肘部感到如罗网一样的牵制不舒。

【语译】

手少阴经筋，起始于手小指内侧，结聚于腕后豆骨处，向上结于肘内侧，上入腋内，交手太阴经筋，循行于乳里，结聚于胸部，沿膈向下，联系于脐部。

其病证：可见胸内拘急，心下有积块坚伏名为伏梁；上肢筋有病，则肘部拘急屈伸不利；本经筋循行部位支撑不适，掣引转筋和疼痛。

六、手太阳小肠经

（一）手太阳小肠经经脉

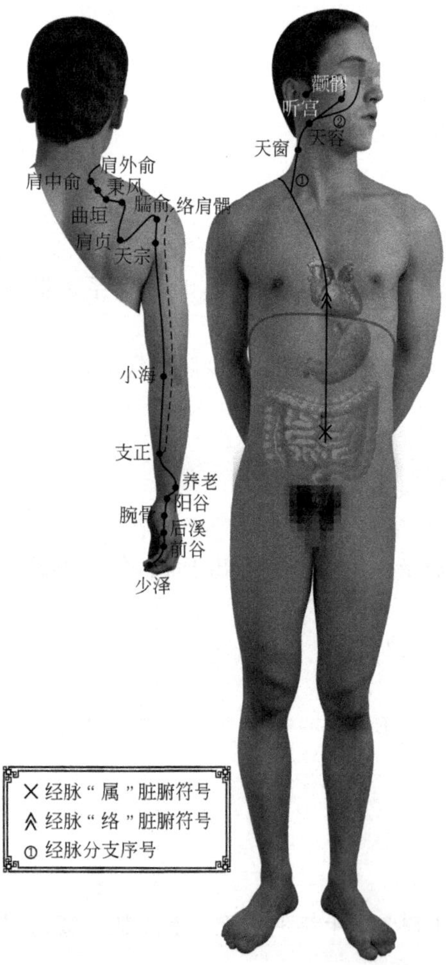

图3-1-6　手太阳小肠经经络循行图

【循行】

《灵枢·经脉》：小肠手太阳之脉，起于小指之端，循手外侧上腕，出踝[1]中，直上循臂骨[2]下廉，出肘内侧两骨[3]之间，上循臂外后廉，出肩解，绕肩胛[4]，交肩上，入缺盆，络心，循咽下膈，抵胃，属小肠。

其支者：从缺盆循颈，上颊，至目锐眦[5]，却入耳中。

其支者：别颊上䪼[6]，抵鼻，至目内眦（斜络于颧）（图3-1-6）。

【本经穴】

少泽（井）、前谷（荥）、后溪（输）、腕骨（原）、阳谷（经）、养老（郄）、支正（络）、小海（合）、肩贞、臑俞、天宗、秉风、曲垣、肩外俞、肩中俞、天窗、天容、颧髎、听宫。

【交会穴】

大椎（督脉），上脘、中脘（任脉），睛明、大杼、附分（足太阳），和髎（手少阳），瞳子髎（足少阳）。

【注释】

（1）踝——此指手腕后方小指侧的高骨。

（2）臂骨——指尺骨。

（3）两骨——指尺骨鹰嘴和肱骨内上髁。

（4）肩解、肩胛——滑伯仁注：“脊两旁为膂，膂上两角为肩解，肩解下成片骨为肩胛。”张介宾注：“肩后骨缝曰肩解。”按：“肩后骨缝”指肩关节缝；两角指左右肩峰与肩胛冈部；成片骨即指肩胛骨体。

（5）目锐眦——《灵枢·癫狂》：“目眦外决于面者为锐眦。”指目外角。目大角为内眦。

（6）䪼——音拙。眼眶的下方，包括颧骨内连及上牙床的部位。

【语译】

手太阳小肠经：从小指外侧末端开始（少泽），沿手掌尺侧（前谷、后溪），上向腕部（腕骨、阳谷），出尺骨小头部（养老），直上沿尺骨下边（支正），出于肘内侧当肱骨内上髁和尺骨鹰嘴之间（小海），向上沿上臂外后侧，出肩关节部（肩贞、臑俞），绕肩胛（天宗、秉风、曲垣），交会肩上（肩外俞、肩中俞；会附分、大杼、大椎），进入缺盆（锁骨上窝），络于心，沿食管，通过膈肌，到胃（会上脘、中脘），属于小肠。

它的支脉：从锁骨上行沿颈旁（天窗、天容），上向面颊（颧髎），到外眼角（会瞳子髎），弯向后（会和髎），进入耳中（听宫）。

它的又一支脉：从面颊部分出，上向颧骨，靠鼻旁到内眼角（会睛明），接足太阳膀胱经。

此外，小肠与足阳明胃经的下巨虚脉气相通。

【病候】

《灵枢·经脉》：是动则病：嗌痛，颔[(1)]肿不可以顾，肩似拔，臑似折。

是主“液”[(2)]所生病者：耳聋，目黄，颊肿，颈、颔、肩、臑、肘臂外后廉痛。

【注释】

（1）颔——音汗，指颏下结喉上两侧肉之软处。

（2）主液——小肠受盛胃腑腐热下传的水谷，经进一步消化和泌别清浊，其精华部分由脾转输，营养于全身，糟粕下走大肠，水液归于膀胱，因此小肠可产生水液，故本经主液所生病证。

【语译】

本经有了异常变动就表现为下列病证：咽喉痛，颔下肿不能回顾，肩部痛得像牵引，上臂痛得像折断。

本经所属腧穴能主治有关“液”方面所发生的病证：耳聋，眼睛昏黄，面颊肿，颈部、颔下、肩胛、上臂、前臂的外侧后边痛。

（二）手太阳小肠经络脉

【循行】

《灵枢·经脉》：手太阳之别，名曰支正。上腕五寸，内注少阴；其别者，上走肘，络肩髃。

【病候】

实，则节弛肘废[(1)]；虚，则生肬[(2)]，小者如指痂疥[(3)]。取之所别也。

【注释】

（1）节弛肘废——指肩肘部关节松弛痿废不用。

（2）肬——音由。与疣通，赘生在皮肤上的小瘤。

（3）痂疥——此指疣之多生如指痂疥之状。

【语译】

手太阳络脉，名支正。在腕关节后五寸处，向内侧注入手少阴心经；其支脉上行经肘部，上络于肩髃部。

手太阳络脉出现的实证，关节弛缓，肘部痿废不用；虚证，皮肤赘生小疣。可取手太阳络穴治疗。

（三）手太阳小肠经经别

【循行】

《灵枢·经别》：手太阳之正，指地[(1)]，别于肩解[(2)]，入腋走心，系小肠也。

【注释】

（1）指地——地在下，自上而下故称指地。杨上善说：“手之六经，唯此一经下行，余并上行向头。”

(2) 肩解——即肩关节。

【语译】

手太阳经别，在肩关节部从手太阳经分出，向下行入于腋窝部，走向心脏，连系小肠。

(四) 手太阳小肠经经筋

【循行】

《灵枢·经筋》：手太阳之筋，起于小指之上，结于腕，上循臂内廉，结于肘内锐骨(1)之后，弹之应小指之上，入结于腋下。其支者，后走腋后廉，上绕肩胛，循颈，出足(2)太阳之筋(3)前，结于耳后完骨；其支者入耳中；直者出耳上，下结于颔，上属目外眦。其支者，上曲牙，循耳前，属目外眦，上额结于角。

【病候】

其病：手(4)小指支，肘内锐骨后廉痛，循臂阴(5)，入腋下，腋下痛，腋后廉痛，绕肩胛引颈而痛，应耳中鸣痛引颔，瞑目良久乃能(6)视。颈筋急，则为筋瘘(7)颈肿。

【注释】

(1) 锐骨——此指肘内的高骨，即肱骨内上髁。

(2) 足——原作“走”，据《黄帝内经太素》、《甲乙》改。

(3) 筋——原脱，据《黄帝内经太素》补。

(4) 手——原脱，据《黄帝内经太素》补。

(5) 臂阴——臂内侧的部位。

(6) 能——原作“得”，据《黄帝内经太素》、《甲乙》改。

(7) 筋瘘——鼠瘰之属。张注本作“瘘”，《黄帝内经太素》、《甲乙》亦作“瘘”。但与上文似不连贯。

【语译】

手太阳经筋，起始于小指的上边，结于腕背，上沿前臂内侧，结于肱骨内上髁后，以手弹该骨处，有感传可及于手小指之上，进入后，结于腋下；其分支走肘后侧，向上绕肩胛部，沿着颈旁出走足太阳经筋的前方，结于耳后乳突部；分支进入耳中；直行的出于耳上，向下结于下颔处，上方的连属于眼外眦。

其病证：可见手小指支撑不适，肘内锐骨后缘疼痛，沿臂的内侧，上至腋下，及腋下后侧等处均痛，绕肩胛牵引颈部作痛，并感到耳中鸣响且痛，疼痛牵引颔部，眼睛闭合一会才能看清物景，颈筋拘急，可发生筋瘘、颈肿等症。

七、足太阳膀胱经

(一) 足太阳膀胱经经脉

【循行】

《灵枢·经脉》：膀胱足太阳之脉，起于目内眦，上额，交巅(1)。

其支者：从巅至耳上角。

其直者：从巅入络脑，还出别下项(2)，循肩膊(3)，挟脊(4)抵腰中，入循膂(5)，络肾，属膀胱。

其支者：从腰中，下挟脊，贯臀，入腘中。

其支者：从膊内左右别下贯胛，挟脊内，过髀枢(6)，循髀外后廉下合腘中——以下贯踹内，出外踝[7]之后，循京骨[8]至小指外侧（图 3-1-7）。

【本经穴】

睛明、攒竹、眉冲、曲差、五处、承光、通天、络却、玉枕、天柱、大杼、风门、肺俞、厥阴俞、心俞、督俞、膈俞、肝俞、胆俞、脾俞、胃俞、三焦俞、肾俞、气海俞、大肠俞、关元俞、小肠俞、膀胱俞、中膂俞、白环俞、上髎、次髎、中髎、下髎、会阳、承扶、殷门、浮郄、委阳（三焦下合）、委中（合）、附分、魄户、膏肓、神堂、譩譆、膈关、魂门、阳纲、意舍、胃仓、肓门、志室、胞肓、秩边、合阳、承筋、承山、飞扬（络）、跗阳、昆仑（经）、仆参、申脉、金门（郄）、京骨（原）、束骨（输）、足通骨（荥）、至阴（井）。

【交会穴】

曲鬓、率谷、浮白、窍阴、完骨、临泣、环跳（足少阳）、神庭、百会、脑户、风府、大椎、陶道（督脉）。

【注释】

（1）交巅——“交”者，交会之意；“巅”者，乃指头顶正中高点，当百会穴处。

（2）项——后颈部。

（3）肩膊——指肩胛区。

（4）挟脊——指挟行脊柱两旁。

（5）膂——挟脊两旁的肌肉。

（6）髀枢——当股骨大转子部，环跳穴所在。

（7）外踝——腓骨下端的突出处。

（8）京骨——足外侧小趾本节后突出的半圆骨，即第五蹠骨粗隆。又为穴名。

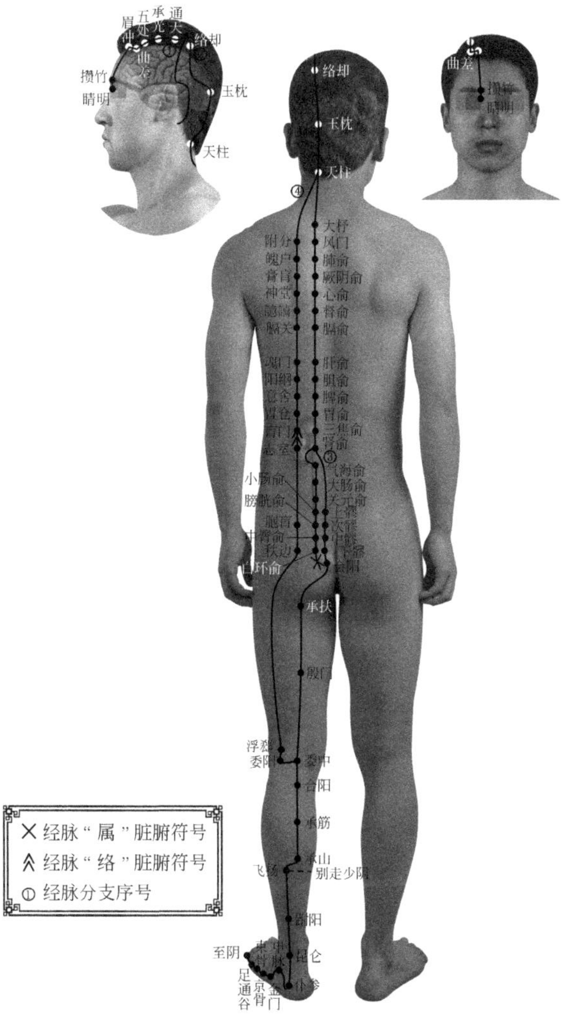

图 3-1-7　足太阳膀胱经经络循行图

【语译】

足太阳膀胱经：从内眼角开始（睛明），上行额部（攒竹、眉冲、曲差；会神庭、头临泣），交会于头顶（五处、承光、通天；会百会）。

它的支脉：从头顶分出到耳上角（会曲鬓、率谷、浮白、头窍阴、完骨）。

其直行主干：从头顶入内络于脑（络却、玉枕；会脑户、风府），复出项部（天柱）分开下行：一支沿肩胛内侧，夹脊旁（会大椎、陶道；经大杼、风门、肺俞、厥阴俞、心俞、督俞、膈俞），到达腰中（肝俞、胆俞、脾俞、胃俞、三焦俞、肾俞），进入脊旁筋肉，络于肾，属于膀胱（气海俞、大肠俞、关元俞、小肠俞、膀胱俞、中膂俞、白环俞）；一支从腰中分出，夹脊旁，通过臀部（上髎、次髎、中髎、下髎、会阳、承扶），进入窝中（殷门、委中）。

背部另一支脉：从肩胛内侧分别下行，通过肩胛（附分、魄户、膏肓俞、神堂。膈关、魂门、阳纲、意舍、胃仓、肓门、志室、胞肓、秩边），经过髋关节部（会环跳穴），沿大腿外侧后边下行（浮郄、委阳），会合于窝中（委中）——由此向下通过腓肠肌部（合阳、承筋、承山），出外踝后方（飞扬、跗阳、昆仑），沿第五跖骨粗隆（仆参、申脉、金门、京骨），到小趾的外侧（束骨、足通谷、至阴），下接足少阴肾经。

【病候】

《灵枢·经脉》：是动脉则病：冲头痛，目似脱，项如拔，脊痛，腰似折，髀不可以曲，腘如结，踹如裂，是为踝厥(1)。

是主筋所生病者(2)：痔，疟，狂、癫疾(3)，头囟(4)项痛，目黄，泪出，鼽衄，项、背、腰、尻(5)、腘、踹、脚皆痛，小指不用。

【注释】

（1）踝厥——指本经经脉循行小腿部气血厥逆的见症。

（2）主筋所生病——《素问·生气通天论》："阳气者，精则养神，柔则养精。"说明阳气化生精微，内可以养神，外可以柔筋。太阳为巨，所以主筋所发生的病证。

（3）癫疾——癫痫等病证。

（4）囟——音信，即囟门部。

（5）尻——音考，平声。骶尾骨部的通称。

【语译】

本经有了异常变动就表现为下列的病证：头重痛，眼睛要脱出，后项似被牵引，脊背痛，腰好像折断，股关节不能弯曲，腘窝好像凝结，腓肠肌像要裂开，还可发生外踝部的气血阻逆，如厥冷、麻木、酸痛等症。

本经所属腧穴能主治有关"筋"方面所发生的病证：痔，疟疾，躁狂、癫痫，头囟后项痛，眼睛昏黄，流泪，鼻塞、多涕或鼻出血，后项、背腰部、骶尾部、膝关节、腓肠肌、脚都可发生病痛，小脚趾功能异常。

（二）足太阳膀胱经络脉

【循行】

《灵枢·经脉》：足太阳之别，名曰飞阳。去踝七寸，别走少阴。

【病候】

实则鼽窒(1)，头背痛；虚则鼽衄。取之所别也。

【注释】

（1）鼽窒——鼻流清涕，窒塞不通气。

【语译】

足太阳络脉，名飞扬。在外踝上7寸处分出，走向足少阴经脉。

足太阳络脉出现的实证，鼻塞，见鼻流清涕，头痛背痛；虚证，见鼻流清涕，鼻出血。可取足太阳络穴治疗。

（三）足太阳膀胱经经别

【循行】

《灵枢·经别》：足太阳之正，别入于腘中，其一道(1)下尻五寸，别入于肛，属于膀胱，散之肾，循膂，当心入散；直者，从膂上入于项，复属于太阳。

【注释】

（1）一道——即一条或一支。

【语译】

足太阳经别，在腘窝部从足太阳经脉分出，其中一条在骶骨下五寸处别行进入肛门，向里入属于膀胱，散布联络于肾脏，沿着脊柱两旁的肌肉，到心脏部进入，散布在心脏内；直行的一条，循脊部两旁的肌肉处继续上行，浅出项部，仍归入于足太阳本经。

（四）足太阳膀胱经经筋

【循行】

《灵枢·经筋》：足太阳之筋，起于足小指，上结于踝，邪（斜）上结于膝，其下循足外踝，结于踵，上循跟，结于腘；其别者，结于踹外，上腘中内廉，与腘中并，上结于臀，上挟脊上项。其支者，别入结于舌本。其直者，结于枕骨，上头下颜，结于鼻。其支者，为目上纲[(1)]，下结于頄。其支者，从腋后外廉，结于肩髃。其支者，入腋下，上出缺盆，上结于完骨。其支者，出缺盆，邪（斜）上出于頄。

【病候】

其病：小指（趾）支，跟肿痛，腘挛，脊反折[(2)]，项筋急，肩不举，腋支，缺盆中纽痛，不可左右摇。

【注释】

(1) 目上纲——约束目睫主管目之开合的筋称“纲”，上眼睑称“目上纲”，下眼睑称“目下纲”。

(2) 脊反折——角弓反张。

【语译】

足太阳经筋，起始于足小趾，上结于外踝，斜上结于膝部，下方沿足外侧结于足跟，向上沿跟腱结于腘部；其分支结于小腿肚上向腘内侧，与腘部一支并行上结于臀部；向上夹脊旁，上后项部。分支入结于舌根。直行者结于鼻旁。背部的分支，从腋后外侧结于肩髃部位；一支进入腋下，向上出缺盆，上方结于完骨（耳后乳突）；再有分支从缺盆出来，斜上结于鼻旁部。

足太阳经筋发病，可见足小趾支撑不适和足跟部掣引疼痛，腘窝部挛急，脊背反张，项筋拘急，肩不能抬举，腋部支撑不适，缺盆中如纽掣样疼痛，不能左右活动。

八、足少阴肾经

（一）足少阴肾经经脉

【循行】

《灵枢·经脉》：肾足少阴之脉：起于小指之下，邪走[(1)]足心，出于然谷[(2)]之下，循内踝之后，别入跟中，以上踹内，出腘内廉，上股骨内后廉，贯脊属肾，络膀胱。

其直者：从肾上贯肝、膈，入肺中，循喉咙，挟舌本。

其支者：从肺出，络心，注胸中，循喉咙，挟舌本（图3-1-8）。

【本经穴】

涌泉（井）、然谷（荥）、太溪（输、原）、大钟（络）、水泉（郄）、照海、复溜（经）、交信、筑宾、阴谷（合）、横骨、大赫、气穴、四满、中注、肓俞、商曲、石关、阴都、腹通谷、幽门、步廊、神封、灵墟、神藏、彧中、俞府。

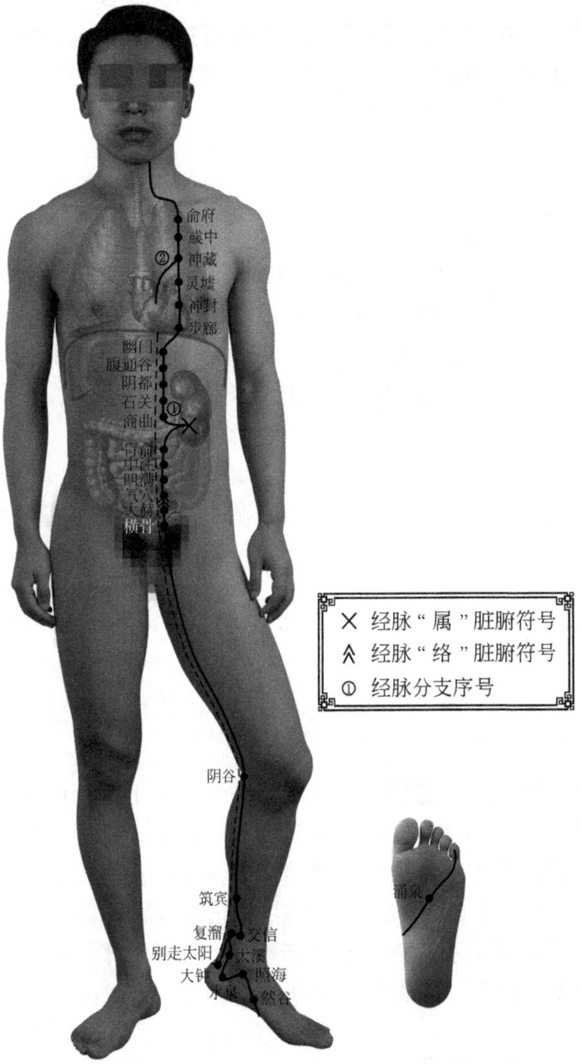

图 3-1-8　足少阴肾经经络循行图

【交会穴】

三阴交（足太阴），长强（督脉），关元、中极（任脉）。

【注释】

（1）邪走——邪通斜。

（2）然谷——穴在内踝前大骨下，即舟骨粗隆下方。“然骨”即指舟骨粗隆。

【语译】

足少阴肾经：从脚小趾下边开始，斜向脚底心（涌泉），出于舟骨粗隆下（然谷、照海、水泉），沿内踝之后（太溪），分支进入脚跟中（大钟）；上向小腿内（复溜，交信；会三阴交），出窝内侧（筑宾、阴谷），上大腿内后侧，通过脊柱（会长强）属于肾、络于膀胱（肓俞、中注、四满、气穴、大赫、横骨；会关元、中极）。

它直行的脉：从肾向上（商曲、石关、阴都、通谷，幽门），通过肝、膈，进入肺中（步廊、神封、灵墟、神藏，彧中、俞府），沿着喉咙，夹舌根旁（通廉泉）。

它的支脉：从肺出来，络于心，流注于胸中，接手厥阴心包经。

【病候】

《灵枢·经脉》：是动则病：饥不欲食，面如漆柴[(1)]，咳唾则有血，喝喝[(2)]面喘，坐而欲起目。如无所见，心如悬若饥状，气不足则善恐，心惕惕如人将捕之，是为骨厥[(3)]。

是主肾所生病者：口热、舌干、咽肿，上气，嗌干及痛，烦心，心痛，黄疸，肠澼[(4)]，脊、骨内后廉痛，痿、厥[(5)]，嗜卧，足上热而痛。

【注释】

（1）漆柴——形容病者面色黄黑无光泽。

（2）喝喝——为气喘声。

（3）骨厥——肾主骨，指本经脉所过部出现的证候。

（4）肠澼——澼音僻，肠间水也。此处指泄泻病证。

（5）痿、厥——痿，主要指下肢痿弱；厥，逆冷。

【语译】

本经有了异常变动就表现为下列病证：饥饿而不想进食，面色黯黑像漆柴（炭），咳嗽痰唾带血，喝喝气急，刚坐下就想起来，两目视物模糊不清、心象悬空而不安，有如饥饿之感；肾气虚的容易发生恐怖、心中怦怦跳动，好像有人要捉捕一样；这还可发生为“骨”方面的深部的气血阻逆，如厥冷、麻木、酸痛等症。

本经所属腧穴就能主治有关“肾”方面所发生的病证：口热、舌干燥、咽部发肿、气上逆、喉咙发干而痛、心内烦扰且痛、黄疸、腹泻、脊柱、大腿内侧后边痛、痿软、厥冷、喜欢躺着，脚心发热而痛。

（二）足少阴肾经络脉

【循行】

《灵枢·经脉》：足少阴之别，名曰大钟。当踝后绕跟，别走太阳；其别者，并经上走于心包下，外贯腰脊。

【病候】

其病：气逆则烦闷；实，则闭癃；虚，则腰痛。取之所别也。

【语译】

足少阴络脉，名大钟。在内踝后绕行足跟，走向足太阳经；其支脉与本经相并上行，走到心包下，外行通过腰脊部。

其病证：脉气厥逆，可见心胸烦闷。实证，见二便不通；虚证，见腰痛。可取足少阴络穴治疗。

（三）足少阴肾经经别

【循行】

《灵枢·经别》：足少阴之正，至腘中，别走太阳而合，上至肾，当十四椎出属带脉；直者系舌本，复出于项，合于太阳。

【语译】

足少阴经别，从本经脉在腘窝部分出后，与足太阳经别相合并行，上至肾脏，在十四椎（第二腰椎）处分出来，归属于带脉，其直行的继续上行，联系于舌根，再出来到项部，仍归入足太阳经别。

（四）足少阴肾经经筋

【循行】

《灵枢·经筋》：足少阴之筋，起于小指之下，入足心[(1)]，并太阴之经，邪（斜）走内踝之下，结于踵，与足太阳[(2)]之筋合，而上结于内辅骨之下，并太阴[(3)]之经而上，循阴股，结于阴器，循膂内挟脊[(4)]，上至项，结于枕骨，与足太阳之筋合。

【病候】

其病：足下转筋，及所过而结者皆痛及转筋，病在此者，主痫瘛及痉[(5)]，在外者不能俯，在内者不能仰，故阳病者腰反折，不能俯；阴病者，不能仰。

【注释】

（1）入足心——三字原无，据《甲乙》补。

（2）足太阳——三字原文为“太阳”二字，据《黄帝内经太素》改。

（3）太阴——此指足太阴。

（4）循膂内挟脊——原作“循脊内挟膂”，据《甲乙》改。

（5）痫瘛及痉——痫，音闲，癫痫；瘛音赤，同瘈，瘈疭，抽搐之义；痉，痉挛强直。

【语译】

足少阴经筋，起于足小趾下边，入足心部，同足太阴经筋斜走内踝下方，结于足跟，与足太阳经筋会合；向上结于胫骨内髁下，同足太阴经筋一起向上行，沿大腿内侧，结于阴部，沿膂（脊旁肌肉）里夹脊，上后项结于枕骨，与足太阳经筋会合。

足少阴经筋发病，可见足下转筋，所经过和所结聚的部位，都有疼痛和转筋的证候，病在足少阴经筋，主要有痫证、抽搐和项背反张等证，病在背侧的不能前俯，在胸腹侧的不能后仰，背为阳，腹为阴，阳筋病，项背部筋急，而腰向后反折，身体不能前俯，阴筋病，腹部筋急，而身不能后仰。

九、手厥阴心包经

（一）手厥阴心包经经脉

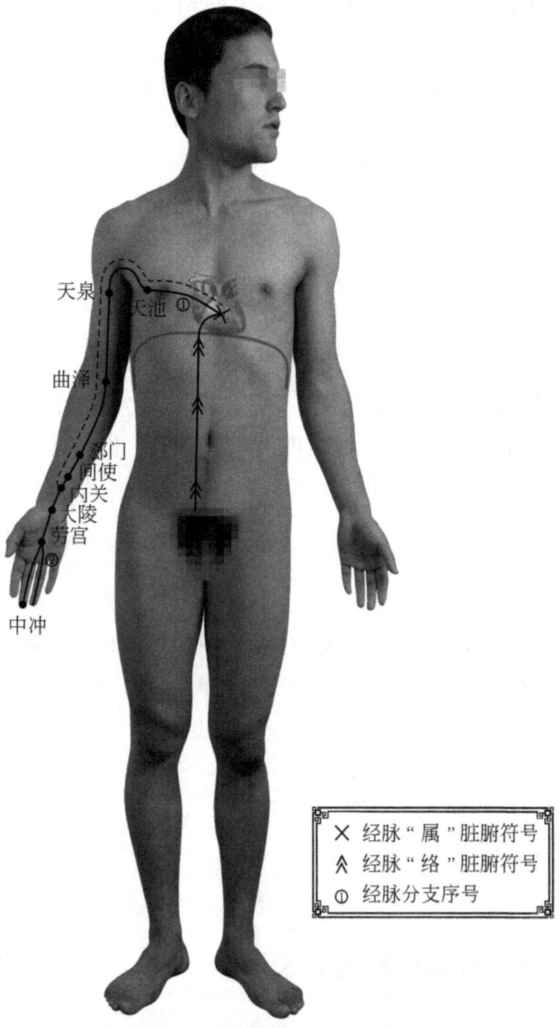

图 3-1-9　手厥阴心包经经络循行图

【循行】

《灵枢·经脉》：心主手厥阴心包络之脉，起于胸中，出属心包络，下膈，历络三焦[(1)]。

其支者：循胸出胁[(2)]，下腋三寸，上抵腋下，循臑内，行太阴、少阴之间，入肘中，下臂，行两筋[(3)]之间，入掌中，循中指，出其端。

其支者：别掌中，循小指次指[(4)]出其端。

【本经穴】

天池、天泉、曲泽（合）、郄门（郄）、间使（经）、内关（络）、大陵（输、原）、劳宫（荥）、中冲（井）（图3-1-9）。

【注释】

（1）历络三焦——此指自胸至腹挨次联络上、中、下三焦。

（2）胁——乳下旁肋部。

（3）两筋——指桡侧腕屈肌腱和掌长肌腱。

（4）小指次指——小指侧的次指，即无名指，亦即第四指，下同。

【语译】

手厥阴心包经：从胸中开始，浅出属于心包，通过膈肌，经历胸部、上腹和下腹，络于三焦。

它的支干脉：沿胸内出胁部，当腋下三寸处（天池）向上到腋下，沿上臂内侧（天泉），于手太阴、手少阴之间，进入肘中（曲泽），下向前臂，走两筋（桡侧腕屈肌腱与掌长肌腱之间）（郄门、间使、内关、大陵），进入掌中（劳宫），沿中指桡侧出于末端（中冲）。

它的支脉：从掌中分出，沿无名指出于末端，接手少阳三焦经。

【病候】

《灵枢·经脉》：是动则病：手心热，臂、肘挛急，腋肿；甚则胸胁支满[(1)]，心中澹澹[(2)]大动，面赤，目黄，喜笑不休。

是主脉[3]所生病者：烦心，心痛，掌中热。

【注释】

(1) 支满——支撑胀满的感觉。

(2) 澹澹——音淡。形容心悸状。

(3) 主脉——诸脉皆属于心，心包络是心的外卫，代心受邪，故主脉所生病。

【语译】

本经有了异常变动就表现为下列病证：心中热，前臂和肘弯掣强拘急，腋窝部肿胀，甚至胸中满闷，心跳不宁，面赤、眼睛昏黄，喜笑不止。

本经所属腧穴能主治有关“脉”（心主血脉）方面所发生的病证：心胸烦闷，心痛，掌心发热。

（二）手厥阴心包经络脉

【循行】

《灵枢·经脉》：手心主之别，名曰内关。去腕二寸，出于两筋之间，别走少阳[1]，循经以上系于心包，络心系。

【病候】

心系实则心痛；虚则为烦心[2]。取之两筋间也。

【注释】

(1) 别走少阳——原脱，据《黄帝内经太素》杨注引《明堂经》文补。

(2) 烦心——原作头强，据《针灸甲乙经》、《千金方》改。

【语译】

手厥阴络脉，名内关。在腕关节后二寸处，出于两筋之间，分支走向手少阳经脉，并沿经向上连系于心包，散络于心系。

心系的实证，见心痛；虚证，见心中烦乱。可取手厥阴络穴治疗。

（三）手厥阴心包经经别

【循行】

《灵枢·经别》：手心主之正，别下渊腋三寸，入胸中，别属三焦，上循[1]喉咙，出耳后，合少阳完骨之下。

【注释】

(1) 上循——原作出循，据《黄帝内经太素》改。

【语译】

手厥阴经别，在渊腋下三寸处分出，进入胸腔内，分别归属上中下三焦，上达喉咙，浅出于耳后方的完骨部，与手少阳经会合。

（四）手厥阴心包经经筋

【循行】

《灵枢·经筋》：手心主之筋，起于中指，与太阴之筋并行，结于肘内廉，上臂阴，结腋下，下散前后挟胁。其支者，入腋，散胸中，结于贲[1]。

【病候】

其病：当所过者支转筋[2]，及胸痛息贲。

【注释】

（1）贲——原作臂，据《黄帝内经太素》改。

（2）筋——此后原有“前”字。今据《黄帝内经太素》删去。

【语译】

手厥阴经之筋，起始于中指，与手太阴经筋并行，结于肘部内侧，上经上臂的内侧。结于腋下，分支进入腋内，散布于胸中，结于膈部。

手厥阴经筋发病，可见本经筋所循行、结聚的部位支撑不适，制引、转筋，以及胸痛或成息贲病。

十、手少阳三焦经

（一）手少阳三焦经经脉

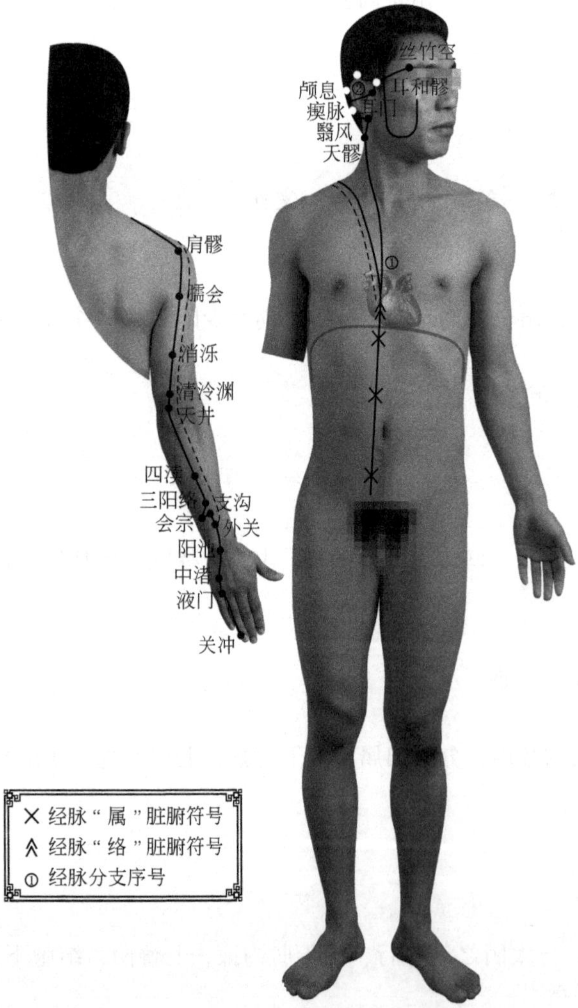

图3-1-10 手少阳三焦经经络循行图

【循行】

《灵枢·经脉》：三焦手少阳之脉，起于小指次指之端，上出两指之间[1]，循手表腕[2]，出臂外两骨[3]之间，上贯肘，循臑外[4]上肩，而交出足少阳之后，入缺盆，布膻中[5]，散络心包，下膈，遍[6]属三焦。

其支者：从膻中上出缺盆。上项，系耳后，直上出耳角，以屈下颊至。

其支者：从耳后入耳中，出走耳前，过客主人[7]，前交颊，至目锐眦（图3-1-10）。

【本经穴】

关冲（井）、液门（荥）、中渚（输）、阳池（原）、外关（络）、支沟（经）、会宗（郄）、三阳络、四渎、天井（合）、清冷渊、消泺、臑会、肩髎、天髎、天牖、翳风、瘈脉、颅息、角孙、耳门、耳和髎、丝竹空。

【交会穴】

秉风、颧髎、听宫（手太阳），瞳子髎、上关、颔厌、悬厘、肩井（足少阳），大椎（督脉）。

【注释】

（1）两指之间——手指第4～5掌骨间。

（2）手表腕——指手背腕关节中。

（3）臂外两骨——指前臂背（伸）侧，尺骨与桡骨间。

（4）臑外——上臂后（伸）侧。

（5）膻中——膻音坦。此指胸中。不

指穴名。

(6) 遍——原作编。或误"循"。

(7) 客主人——即上关穴之异名。

【语译】

手少阳三焦经：起于无名指末端（关冲），上行小指与无名指之间（液门），沿着手背（中渚、阳池），出于前臂伸侧两骨（尺骨、桡骨）之间（外关、支沟、会宗、三阳络、四渎），向上通过肘尖（天井），沿上臂外侧（清冷渊、消泺），向上通过肩部（臑会、肩髎），交出足少阳经的后面（天髎；会秉风、肩井、大椎），进入缺盆（锁骨上窝），分布于膻中（纵隔中），散络于心包，通过膈肌，广泛遍属于上、中、下三焦。

它的支脉：从膻中上行，出锁骨上窝，上向后项，连系耳后（天牖、翳风、颅息），直上出耳上方（角孙；会颔厌、悬厘、上关），弯下向面颊，至眼下（颧髎）。

它的支脉：从耳后进入耳中，出走耳前（和髎、耳门；会听会），经过上关前，交面颊，到外眼角（丝竹空；会瞳子髎）接足少阳胆经。

此外，三焦与足太阳膀胱经的委阳脉气相通。

【病候】

《灵枢·经脉》：是动则病：耳聋，浑浑焞焞，嗌肿，喉痹。

是主气[1]所生病者，汗出，目锐眦痛，颊肿，耳后、肩、臑、肘、臂外皆痛，小指次指不用。

【注释】

(1) 主气——三焦能通调水道，水病多由于气化失常，故主气所生病。

【语译】

本经有了异常变动就表现为下列的病证：耳聋，耳鸣，咽峡肿，喉咙痛。

本经所属腧穴能治有关"气"方面所发生的病证：自汗出，眼睛外眦痛，面颊肿，耳后，肩部、上臂、肘弯、前臂外侧均可发生病痛，小指侧的次指（无名指）运用欠灵活。

（二）手少阳三焦经络脉

【循行】

《灵枢·经脉》：手少阳之别，名曰外关。去腕二寸，外绕臂，注胸中，合心包。

【病候】

实，则肘挛[1]；虚，则不收。取之所别也。

【注释】

(1) 肘挛——肘部引掣拘挛。

【语译】

手少阳络脉，名外关。在腕关节后二寸处分出，绕行于臂膊的外侧，进入胸中，会合于心包。出现的实证，则见肘关节拘挛；虚证，则见肘关节不能收屈运动。可取手少阳络穴治疗。

（三）手少阳三焦经经别

【循行】

《灵枢·经别》：手少阳之正，指天[1]，别于巅，入缺盆，下走三焦，散于胸中也。

【注释】

(1) 指天——手少阳经别，起于巅顶，其部位在上，故称指天。

【语译】

手少阳经别，在头部从手少阳经分出，向下进入缺盆，经过上中下三焦，散布于胸中。

（四）手少阳三焦经经筋

【循行】

《灵枢·经筋》：手少阳之筋，起于小指次指之端，结于腕；上循臂，结于肘；上绕臑外廉，上肩走颈，合手太阳。其支者，当曲颊入系舌本；其支者上曲牙[1]，循耳前，属目外眦，上乘颔[2]，结于角。

其病：所过者[3]支转筋，舌卷。

【注释】

（1）曲牙——颊车上部。

（2）颔——此处指颞前部。

（3）所过者——者后原有“即”字，据《黄帝内经太素》删去。

【语译】

手少阳经筋，起始于第四手指端，结于腕背，走向前臂外侧，结于肘尖部，向上绕行于上臂外侧，上循肩部，走到颈部会合手太阳经筋。其分支当下颌角部进入，联系于舌根；一支上下颌处沿耳前，属目外眦，上达颞部，结于额角。

手少阳经筋发病，可见本经筋循行部位支撑不适，转筋掣引，以及舌卷。

十一、足少阳胆经

（一）足少阳胆经经脉

【循行】

《灵枢·经脉》：胆足少阳之脉，起于目锐眦，上抵头角[1]，下耳后，循颈，行手少阳之前，至肩上，却交出手少阳之后，入缺盆。

其支者：从耳后入耳中，出走耳前，至目锐眦后。

其支者：别锐眦，下大迎，合于手少阳，抵于，下加颊车[2]，下颈，合缺盆——以下胸中，贯膈，络肝、属胆，循胁胁里，出气街，绕毛际[3]，横入髀厌[4]中。

其直者：从缺盆下腋，循胸，过季胁，下合髀厌中。——以下循髀阳[5]，出膝外廉，下外辅骨[6]之前，直下抵绝骨[7]之端，下出外踝之前，循足跗上，入小指次指之间。

其支者：别跗上，入大指之间，循大指歧骨[8]内，出其端，还贯爪甲、出三毛[9]（图3-1-11）。

【本经穴】

瞳子髎、听会、上关、颔厌、悬颅、悬厘、曲鬓、率谷、天冲、浮白、头窍阴、完骨、本神、阳白、头临泣、目窗、正营、承灵、脑空、风池、肩井、渊腋、辄筋、日月（胆募）、京门（肾募）、带脉、五枢、维道、居髎、环跳、风市、中渎、膝阳关、阳陵泉（合）、阳交、外丘（郄）、光明（络）、阳辅（经）、悬钟、丘墟（原）、足临泣（输）、地五会、侠溪（荥）、足窍阴（井）。

【交会穴】

头维、下关（足阳明），翳风、角孙、和髎（手少阳），听宫、秉风（手太阳），大椎（督脉），章门（足厥阴），上髎、下髎（足太阳），天池（手厥阴）。

【循行】

（1）头角——当额结节部。

（2）下加颊车——指经脉向下覆盖于颊车穴部。

（3）毛际——指耻骨部阴毛处。

(4) 髀厌——即髀枢，相当于环跳穴部。

(5) 髀阳——指大腿的外侧。

(6) 外辅骨——指腓骨。

(7) 绝骨——指腓骨的下段低凹处。

(8) 大指岐骨——指第一二跖骨而言。

(9) 三毛——足趾背短毛。

【语译】

足少阳胆经：从外眼角开始（瞳子髎），上行到额角（颔厌、悬颅、悬厘、曲鬓；会头维、和髎、角孙），下耳后（率谷、天冲、浮白、头窍阴、完骨、本神、阳白、头临泣、目窗、正营、承灵、脑空、风池），沿颈旁，行手少阳三焦经（经天容），至肩上退后，交出手少阳三焦经之后（会大椎，经肩井，会秉风），进入缺盆（锁骨上窝）。

它的支脉：从耳后进入耳中（会翳风），走耳前（听会、上关；会听宫、下关），至外眼角后；另一支脉：从外眼角分出，下向大迎，会合手少阳三焦经至眼下；下边盖过颊车（下颌角），下行颈部，会合于缺盆（锁骨上窝）。由此下向胸中，通过膈肌，络于肝，属于胆；沿胁里，出于气街（腹股沟动脉处）绕阴部毛际，横向进入髋关节部。

它的主干（直行脉）：从缺盆（锁骨上窝）下向腋下（渊液、辄筋；会天池），沿胸侧，过季胁（日月、京门；会章门），向下会合于髋关节部（带脉、五枢、维道、居髎……环跳）。由此向下，沿大腿外侧（风市、中渎），出膝外侧（膝阳关），下向腓骨头前（阳陵泉），直下到腓骨下段（阳交、外丘、光明、阳辅、悬钟），下出外踝之前（丘墟），沿足背进入第四趾外侧（足临泣、地五会、侠溪、足窍阴）。

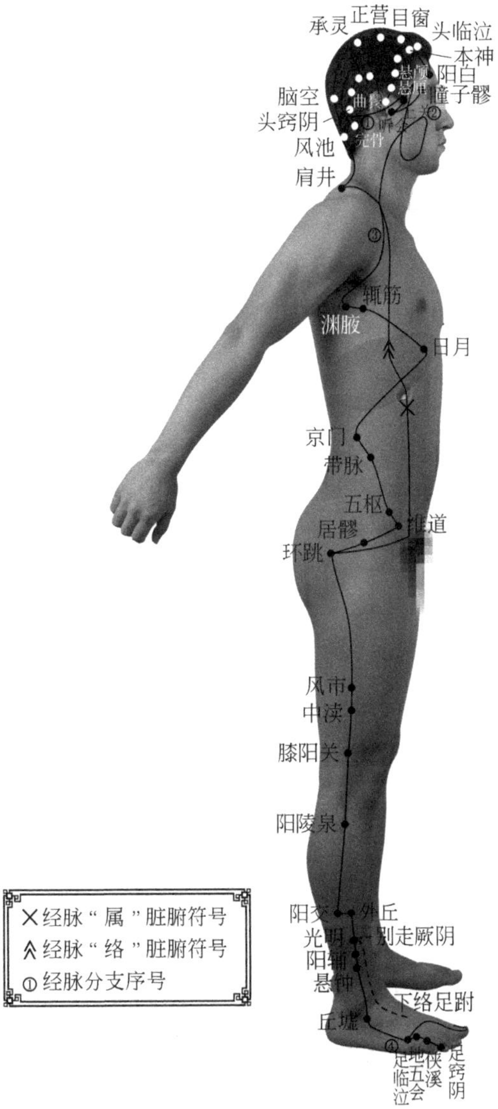

图 3-1-11　足少阳胆经经络循行图

它的支脉：从足背分出，进入大趾趾缝间，沿第一二跖骨间，出趾端，回转来通过爪甲，出于趾背毫毛部，接足厥阴肝经。

【病候】

《灵枢·经脉》：是动则病：口苦，善太息，心胁痛，不能转侧，甚者面微有尘[1]，体无膏泽[2]，足外[3]反热，是为阳厥[4]。

是主骨[5]所生病者，头痛，颔痛，目锐眦痛，缺盆中肿痛，腋下肿，马刀侠瘿[6]，汗出振寒，疟，胸胁、肋、髀、膝外至胫、绝骨、外踝前，及诸节皆痛，小指次指不用。

【注释】

(1) 面微有尘——形容面色灰暗，好像蒙有尘土一样。

(2) 膏泽——即脂滑润泽之意。

(3) 足外——指下肢外侧，经脉所过部分。

（4）阳厥——此指足少阳经气阻逆为病。

（5）主骨——张介宾说："胆味苦，苦走骨"故胆主骨所生病。

（6）马刀侠瘿——此指瘰疬生在颈项或腋下等部位。

【语译】

本经有了异常变动就表现为下列的病证：嘴里发苦，好叹气，胸胁痛不能转侧，甚则面孔像蒙着微薄尘，身体没有脂润光泽，小腿外侧热，还可发为足少阳部分的气血阻逆，如厥冷、麻木、酸痛等症。

本经所属腧穴能主治有关"骨"方面病证：如头痛，颞痛，眼睛外眦痛，缺盆（锁骨上窝）中肿痛，腋下肿，如"马刀侠瘿"等症，自汗出，战栗发冷，疟疾，以及胸部、胁肋、大腿及膝部外侧以至小腿腓骨下段"绝骨"、外踝的前面，以及各骨节都疼痛，小趾侧的次趾（足无名趾）不好运用。

（二）足少阳胆经络脉

【循行】

《灵枢·经脉》：足少阳之别，名曰光明。去踝五寸，别走厥阴，下络足跗。

【病候】

其病：实则厥；虚则痿躄[1]，坐不能起。取之所别也。

【注释】

（1）痿躄——躄音僻，痿躄，下肢痿软无力，足不能行走。

【语译】

足少阳络脉，名光明。在距离外踝上五寸处分出，走向足厥阴经脉，向下联络足背。

出现的实证，见足部厥冷；虚证，见下肢瘫痪，不能起立。可取足少阳络穴治疗。

（三）足少阳胆经经别

【循行】

《灵枢·经别》：足少阳之正，绕髀，入毛际，合于厥阴；别者入季胁之间，循胸里属胆，散之肝，上贯心，以上挟咽，出颐颔中，散于面，系目系，合少阳于外眦也。

【语译】

足少阳经别，从足少阳胆经分出，绕过大腿前侧进入外阴部，同足厥阴经的经别会合，分支进入浮肋之间，沿着胸腔里，归属于胆，散布到肝脏，上贯心中，挟着食管，浅出于下颔中间，散布在面部，联系眼球后面通入颅腔，当外眦部与足少阳经脉会合。

（四）足少阳胆经经筋

【循行】

《灵枢·经筋》：足少阳之筋，起于小指（趾）次指（趾），上结外踝，上循胫外廉，结于膝外廉。其支者别起外辅骨，上走髀，前者结于伏兔之上，后者结于尻。其直者上眇乘季胁，上走腋前廉，系于膺乳，结于缺盆。直者上出腋，贯缺盆，出太阳之前，循耳后，上额角，交巅上，下走颔，上结于頄。支者结于目外眦，为外维[1]。

【病候】

其病：小指（趾）次指（趾）支转筋，引膝外转筋，膝不可屈伸，腘筋急，前引髀，后引尻，即上乘眇季胁痛，上引缺盆，膺乳颈维筋急，从左之右，右目不开，上过右角，并跷脉而行，左络于右，故伤左角，右足不用，命曰维筋相交。

【注释】

(1) 外维——指维系目外眦之筋，此筋收缩即可左右盼视。

【语译】

足少阳经之筋，起于第四趾，上结于外踝，再向上沿胫外侧结于膝外侧。其分支另起于腓骨部，上走大腿外侧，前边结于伏兔（股四头肌部），后边结于骶部。直行的经侧腹季胁，上走腋前方，联系于胸侧和乳部，结于缺盆。直行的上出腋部，通过缺盆，走向太阳经的前方，沿耳后上绕到额角，交会于头顶，向下走向下颔，上方结于鼻旁，分支结于外眦成“外维”。

足少阳经之筋发病，可见足第四趾支撑不适，掣引转筋，并牵连膝外侧转筋，膝部不能随意屈伸，腘部的经筋拘急，前面牵连髀部，后面牵引尻部，向上牵及胁下空软处及胁部作痛，向上牵引缺盆、胸侧，颈部所维系的筋发生拘急。如果从左侧向右侧维络的筋拘急时，则右眼不能张开。因此筋上过右额角与跷脉并行，阴阳跷脉在此互相交叉，左右之筋也是交叉的，左侧的维络右侧，所以左侧的额角筋伤，会引起右足不能活动，这叫维筋相交。

十二、足厥阴肝经

（一）足厥阴肝经经脉

【循行】

《灵枢・经脉》：肝足厥阴之脉，起于大指丛毛之际，上循足跗上廉，去内踝一寸，上踝八寸，交出太阴之后，上腘内廉，循股阴，入毛中，环阴器，抵小腹，挟胃，属肝，络胆，上贯膈，布胁肋，循喉咙之后，上入颃颡[(1)]。

其支者：从目系下颊里，环唇内。

其支者：复从肝别贯膈注肺（图3-1-12）。

【本经穴】

大敦（井）、行间（荥）、太冲（输、原）、中封（经）、蠡沟（络）、中都（郄）、膝关、曲泉（合）、阴包、足五里、阴廉、急脉、章门（脾募）、期门（肝募）。

【交会穴】

三阴交、冲门、府舍（足太阴），曲骨、中极、关元（任脉）。

【注释】

(1) 颃颡——同吭嗓。此指喉头和鼻咽部。喉咙则指下连气管部分。

【语译】

足厥阴肝经：从大趾背毫毛部开始（大敦），向上沿着足背内侧（行间、太冲），离内踝一寸（中封），上行小腿内侧（会三阴交；经蠡沟、中都、膝关），离内踝八寸处交出足太阴脾经之后，上膝腘内侧（曲泉），沿着大腿内侧（阴包、足五里、阴廉），进入阴毛中，环绕阴部，至小腹（急脉；会冲门、府舍、曲骨、中极、关元），夹胃旁边，属于肝，络于胆（章门、期门）；向上通过膈肌，分布胁肋部，沿气管之后，向上进入颃颡（喉头部），连接目系（眼球后的脉络联系），上行出于额部，与督脉交会于头顶。

它的支脉：从“目系”下向颊里，环绕唇内。

它的支脉：从肝分出，通过膈肌，向上流注于肺（接手太阴肺经）。

【病候】

《灵枢・经脉》：是动则病：腰痛不可以俯仰，丈夫㿗疝[(1)]，妇人少腹肿，甚则嗌干，面尘脱色。

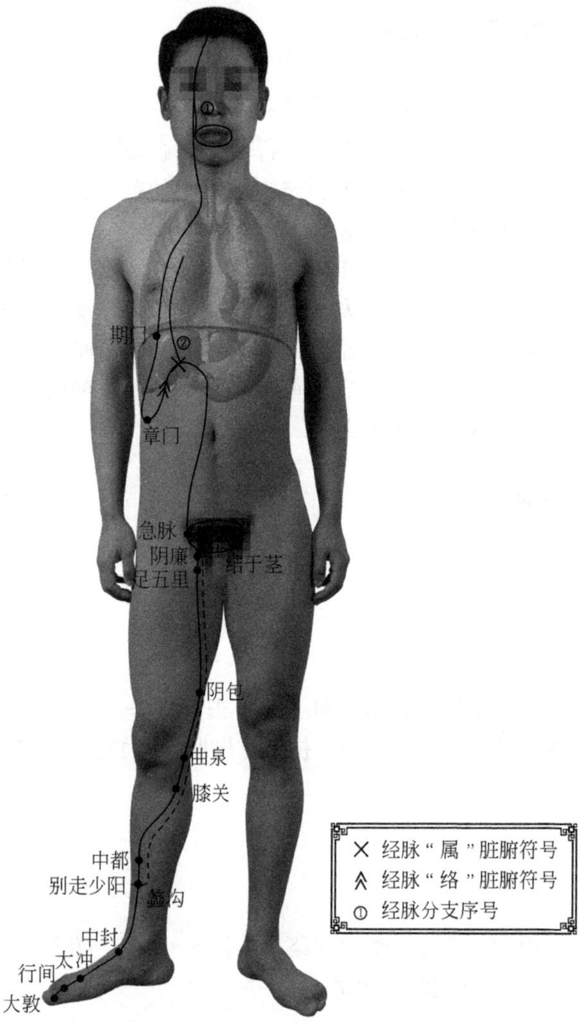

图 3-1-12　足厥阴肝经经络循行图

是主肝所生病者，胸满，呕逆，飧泄[2]，狐疝[3]，遗溺、闭癃。

【注释】

（1）颓疝——颓与颓同，又写作“颜”。颓疝，为七疝之一，发病时阴囊肿痛下坠。

（2）飧泄——飧音孙。大便稀薄，完谷不化叫飧泄。

（3）狐疝——为七疝之一，其证为阴囊疝气时上时下，像狐之出入无常。张子和说：“狐疝，其状如瓦。卧则入少腹，行立则出少腹入囊中此疝出入上下，往来正与狐相类也。”

【语译】

本经有了异常变动就表现为下列的病证：腰痛，不能前俯后仰，男人可出现小肠疝气，妇女可出现小腹部肿胀，严重的则咽喉干、面灰尘、脱了血色。

（二）足厥阴肝经络脉

【循行】

《灵枢·经脉》：足厥阴之别，名曰蠡沟。去内踝[1]五寸，别走少阳；其别者，循经[2]上睾，结于茎[3]。

【病候】

其病：气逆则睾肿[4]卒疝。实则挺长[5]；虚则暴痒。取之所别也。

【注释】

（1）去内踝——踝下《甲乙》、《脉经》均有“上”字。

（2）循经——原作循胫，据《甲乙》、《脉经》改。

（3）茎——指阴茎。

（4）睾肿——《素问·缪刺》王注：“睾，阴丸也”。

（5）长——《甲乙》、《脉经》、《黄帝内经太素》此下有“热”字。

【语译】

足厥阴络脉，名蠡沟。在离内踝上五寸处分出，走向足少阳经脉；其分支经过胫骨部，上行到睾丸部，结在阴茎处。

其病证：气厥逆则睾丸肿胀，突发疝气。实证，见阳强不倒；虚证，见阴部暴痒。取足厥阴络穴治疗。

（三）足厥阴肝经经别

【循行】

《灵枢·经别》：足厥阴之正，别跗上，上至毛际，合于少阳，与别俱行。

【语译】

足厥阴经别，从足背上足厥阴经分出，向上到达外阴部，和足少阳经别会合并行。

（四）足厥阴肝经经筋

【循行】

《灵枢·经筋》：足厥阴之筋，起于大指（趾）之上，上[1]结于内踝之前，上循胫，结内辅骨之下，上循阴股，结于阴器，络诸筋[2]。

【病候】

其病：足大指支，内踝之前痛，内辅痛，阴股痛，转筋，阴器不用，伤于内则不起，伤于寒则阴缩入，伤于热则纵挺不收。

【注释】

（1）上——《甲乙》无。

（2）筋——《甲乙》作"经"字。

【语译】

足厥阴经之筋，起始于足大趾的上边，向上结于内踝前方，向上沿胫骨内侧，结于胫骨内髁之下，再向上沿大腿内侧，结于阴器部位而与诸筋相联络。

足厥阴经筋发病，可见足大趾支撑不适，内踝前部疼痛，内辅骨处亦痛，大腿内侧疼痛转筋，前阴不能运用，若房劳过度，耗伤阴精则阴痿不举，伤于寒邪则阴器缩入，伤于热邪则阴器挺长不收。

第二节　奇经八脉经脉

一、督　　脉

督脉循行于身后，为"阳脉之海"，其分支和络脉联系很广。现按循行、功能和病证分述如下。

（一）督脉经脉

【循行】

（1）《素问·骨空论》：督脉者，起于少腹，以下骨中央，女子入廷孔——其孔，溺孔之端也。其络循阴器，合篡间，绕篡后，别绕臀至少阴，与巨阳中络者合。少阴上股内后廉，贯脊属肾。与太阳起于目内眦，上额交巅上，入络脑，还出别下项，循肩髆内，挟脊抵腰中，入循膂络肾。其男子循茎下至篡，与女子等。其少腹直上者，贯脐中央，上贯心，入喉，上颐，环唇，上系两目之下中央。

（2）《难经·二十八难》：督脉者，起于下极之俞，并于脊里，上至风府，入属于脑（图3-2-1）。

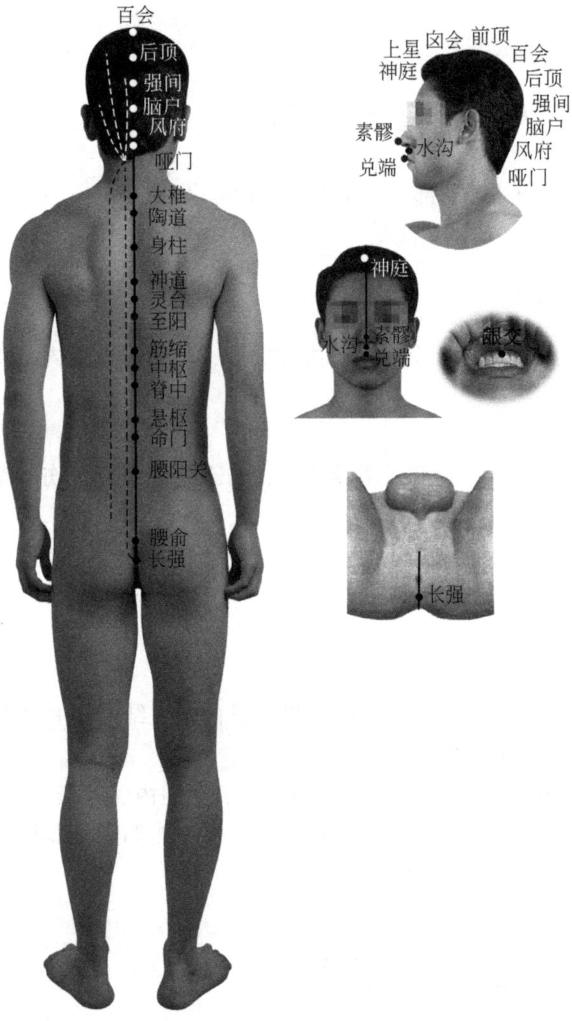

图 3-2-1　督脉经络循行图

【语译】

（1）督脉的循行，起始于小腹部，当骨盆的中央，在女子，入内联系阴部的“廷孔”——当尿道口外端。由此分出一络脉，分布外阴部，会合于会阴，绕向肛门之后，它的分支别行绕臀部到足少阴，与足太阳经的分支相合。足少阴经从股内后缘上行，贯通脊柱而连属肾脏。督脉又与足太阳经起于目内眦，上行至额，交会于巅顶，入络于脑；又退出下项，循行肩胛内侧，挟脊柱抵达腰中，入循脊里络于肾脏。在男子，则循阴茎，下至会阴部，与女子相同。督脉另一支从小腹直上，穿过肚脐中央，向上通过心脏，入于喉咙，上至下颌部环绕唇口，向上联络两目之下的中央。

（2）督脉，起始于躯干最下部的长强穴，沿着脊柱里面，上行到风府穴，进入脑部，上至巅顶，沿额下行到鼻柱。

【附】　《奇经八脉考》

其脉起于肾下胞中，至于少腹，乃下行于腰横骨围之中央，系溺孔之端。男子循茎下至篡，女子络阴器，合篡间，具绕篡后屏翳，别绕臀，至少阴与太阳中络者合少阴上股内廉，由会阳贯脊，会于长强穴。在骶骨端与少阴会，并脊里上行，历腰俞、阳关、命门、悬枢、脊中、中枢、筋缩、至阳、灵台、神道、身柱、陶道、大椎，与手足三阳会合，上哑门、会阳维、入系舌本上至风府，会足太阳阳维，同入脑中，循脑户、强间、后顶，上巅，历百会、前顶、囟会、上星、至神庭，为足太阳督脉之会，循额中至鼻柱，经素髎、水沟，会手足阳明至兑端，入龈交，与任脉足阳明交会而终。

【功用功效】

督脉的“督”字，有总督、督促的含义。督脉循身之背，阳，说明督脉对全身阳经脉气有统率、督促的作用。故有“总督诸阳”和“阳脉之海”的说法。因为督脉循行于背部正中线，它的脉气多与手足经相交会，大椎是其集中点。另外，带脉出于第二腰椎，与阳维脉交会于风府、哑门。所以督脉的脉气与各阳经都有联系。又因督脉循行于脊里，入络于脑，与脑和脊髓有密切的联系。《本草纲目》称“脑为元神之府”，经脉的神气活动与脑有密切关系。体腔内的脏腑通过足太阳膀胱经背部的俞穴受督脉经气的支配，因此，脏腑的功能活动均与督脉有关。所以金代医家张洁古认为：督脉“为阳脉之都纲”即是此意。

【病候】

督脉循身之背，入络于脑，如果督脉脉气失调，就会出现“实则脊强，虚则头重”的病证，这都是督脉经络之气受阻，清阳之气不能上升之故。由于督脉总统一身之阳气，络一身之阴气，不仅发生腰脊强痛，而且也能“大人癫疾、小儿惊痫”。同时，督脉的别络由小腹上行，如脉气失调，亦发生从少腹气上冲心的冲疝，以及癃闭、痔疾、遗尿、女子不育等证。

据《针灸大全》载八脉八穴，后溪通于督脉，其主治证有手足拘挛、震颤、抽搐、中风不语，痫疾、癫狂、头部疼痛，目赤肿痛流泪，腿膝腰背疼痛，颈项强直、伤寒、咽喉牙齿肿痛，手足麻木，破伤风，盗汗等。

（二）督脉络脉

【循行】

《灵枢·经脉》：督脉之别，名曰长强，挟膂上项，散头上，下当肩胛左右，别走太阳，入贯膂。实则脊强，虚则头重。……取之所别也。

【语译】

督脉别络，名长强，挟脊旁上项，散布头上；下当肩胛左右，分别走向足太阳经，深入贯膂。实证，见脊强反折；虚证，见头重、震掉。取用其络穴。

二、任　　脉

任脉循行于身前，为“阴脉之海”，与冲脉有密切联系。现按循行部位、功能和病证分述如下。

（一）任脉经脉

【循行】

（1）《素问·骨空论》：任脉者，起于中极之下，以上毛际，循腹里，上关元，至咽喉，上颐循面入目。

（2）《灵枢·五音五味》：冲脉、任脉皆起于胞中，上循背里，为经脉之海；其浮而外者，循腹（右）上行，会于咽喉，别而络唇口。

（3）《难经·二十八难》：任脉者，起于中极之下，以上毛际，循腹里，上关元、至咽喉（图3-2-2）。

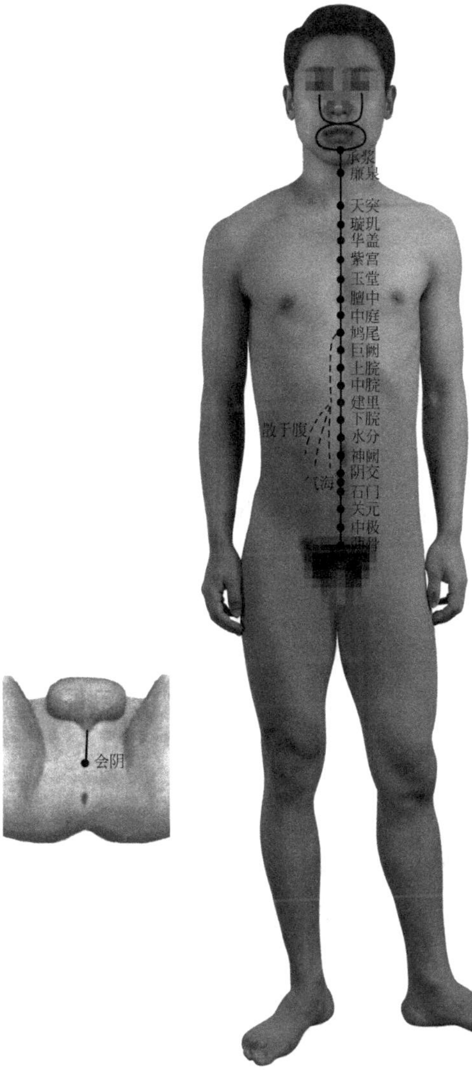

图3-2-2　任脉经络循行图

【语译】

（1）任脉起始于中极下的会阴部，向上到阴毛处，沿腹里，上出关元穴，向上到咽喉部，再上行到下颌，口旁，沿面部进入目下。

（2）冲脉和任脉，都起于胞中，它的一支循背脊里面上行，为经络气血之海。其浮行在外的，沿腹上行，会于咽喉，另行的从咽喉上而络于唇口周围。

（3）任脉，起于中极穴的下面，向上经过阴毛处，沿着腹壁深处再上行经过关元穴，到达咽喉部。

【附】 《奇经八脉考》

起于中极之下，少腹之内，会阴之分，上行而外出，循曲骨、上毛际、至中极，同足厥阴、太阴、少阴并行腹里，循关元，历石门，会足少阳、冲脉于阴交，循神阙、水分，会足太阴于下脘，历建里、会手太阳、少阳、足阳明于中脘，上上脘、巨阙、鸠尾、中庭、膻中、玉堂、紫宫、华盖、璇玑、上喉咙，会阴维于天突、廉泉，上颐、循承浆与手足阳明、督脉会，环唇上至下龈交，复而分行，循面系两目下之中央，至承泣而终。

【功用功效】

任脉的“任”字，有担任、妊养的含义。任脉循行于腹部正中，腹为阴，说明任脉对全身阴经脉气有总揽、总任的作用。故有“总任诸阴”和“阴脉之海”的说法。其脉气与手足各阴经相交会。足三阴与任脉中极、关元，阴维与任脉交会于天突、廉泉，又冲脉与任脉交会于阴交。足三阴经脉上交于手三阴经脉，因此任脉联系了所有阴经。

任脉起于胞中，有“主胞胎”的功能，它所经过的关元穴，别名称为“丹田”，为男子贮藏精气，女子维系胞宫之所，又为“生气之原”。

【病候】

任脉循行胸腹正中，于小腹部与足三阴交会，如脉气失调，可发生前阴诸病，如疝气、白带、月经不调、不育、小便不利、遗尿、遗精、阴中痛等。

据《针灸大全》所载八脉八穴，列缺通任脉，其主治证有痔疾、便泄、痢疾、疟疾、咳嗽、吐血、溺血、牙痛、咽肿、小便不利、胸脘腹部疼痛、噎嗝、产后中风、腰痛、死胎不下、脐腹寒冷、膈中寒、乳痛、血疾等。

（二）任脉络脉

【循行】

《灵枢·经脉》：任脉之别，名曰尾翳，下鸠尾，散于腹。实则腹皮痛，虚则痒搔，取之所别也。

【语译】

任脉别络，名尾翳（鸠尾），从鸠尾向下，散布于腹部。实证，见腹皮痛；虚证，见瘙痒。取用其络穴。

三、冲　　脉

冲脉循行于身之中，交会于足少阴肾经，为“十二经脉之海”，与各经均有联系。现按循行部位、功能和病证分述如下。

【循行】

《灵枢·逆顺肥瘦》：夫冲脉者，五脏六腑之海也，五脏六腑皆禀焉。其上者，出于颃颡，渗诸阳，灌诸精；其下者，注少阴之大络，出于气街，循阴股内廉，入腘中，伏行骭骨内，下至内踝之后属而别。其下者，并于少阴之经，渗三阴；伏于出跗属，下循跗，入大指间（图 3-2-3）。

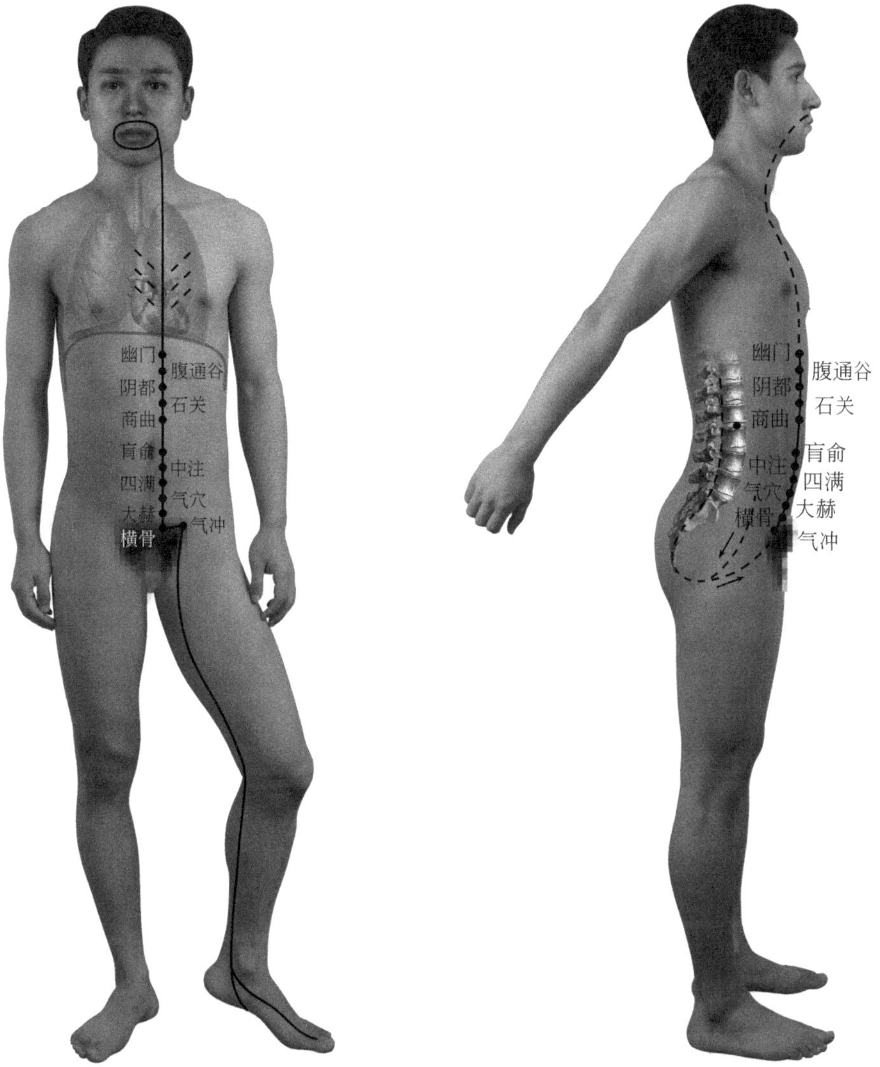

图 3-2-3 冲脉经络循行图

【语译】

冲脉是五脏六腑十二经脉之海，五脏六腑都禀受它气血的濡养。其上行的一支，出于咽喉上部和后鼻道，向诸阳经渗灌精气。向下的一支，注入足少阴肾经的大络，从气冲部分出，沿大腿内侧下行，进入窝中，下行于小腿深部胫骨内侧，到足内踝之后的跟骨上缘而分出两支，与足少阴经并行，将精气灌注于足三阴经；向前行的分支，从内踝后的深部跟骨上缘处分出，沿着足背进入大趾间。

冲脉为十二经脉之海，它和足少阴之络同起于肾下，出于足阳明经的气冲部，沿大腿内侧，向下行于中，再沿胫骨内侧，与足少阴经一起下行入于足内踝之后，入于足下。另一支脉，斜入内踝，出而入于胫骨、跗骨相连之处，经足背进入大趾之间，入诸络脉之中，起到温养胫部和足部的作用。

冲脉起于气冲穴，伴随足阳明胃经，挟脐两旁上行，到胸中面分散。

【附】 《奇经八脉考》

起于少腹之内胞中，其浮而外者，起于气冲，并足阳明、少阴之间，循腹上行至横骨，挟脐左右各五分，上行大赫……至胸中而散。

【功用功效】

冲脉的“冲”字，含有冲要、要道的意思。冲脉上至于头，下至于足，贯串全身，为总领诸经气血的要冲。冲脉能调节十二经气血，故有“十二经之海”、“五脏六腑之海”和“血海”之称。由于冲脉与任脉相并行，又与督脉相通，其脉气在头部灌注诸阳，在下肢渗入三阴，因此容纳来自十二经脉五脏六腑的气血，成为十二经脉、五脏六腑之海。冲脉与足阳明会于气冲穴，又与足少阴经相并而行，与胃和肾相联系。胃为“后天之本”，“水谷之海”；肾为“先天之本”、“原气之根”。冲脉起于胞中，又称“血室”、“血海”。妇女月经与冲脉功能有密切联系，《素问·上古天真论》说：“太冲脉盛，月事以时下”，“太冲脉衰少，天癸竭，地道不通。”这里说的“太冲脉”，即是指冲脉而言。“冲为血海”说明冲脉与妊产胎育密切相关。

【病候】

冲脉和任、督同源异流，冲脉起于胞中，如脉气失调，则有月经失调、不孕、漏胎、小产等病出现；本经循腹至胸中而散，故有气急、胸腹痛、气上冲心等症。

据《针灸大全》所载八脉八穴，公孙通于冲脉，其主治证有心（胃）痛、胸脘满闷、结胸、反胃、酒食积聚、肠鸣、水气、泄泻、噎嗝症、气急、胁胀、脐腹痛、肠风便血、疟疾、胎衣不下、血崩昏迷等。

四、带　　脉

带脉横行于腰腹，交会于足少阳胆经，主约束诸经脉。现按循行部位、功能和病证分述如下。

【循行】

（1）《灵枢·经别》：足少阴之正，至腘中，别走太阳而合，上至肾，当十四椎，出属带脉。

（2）《难经·二十八难》：带脉者，起于季胁，回身一周（图3-2-4）。

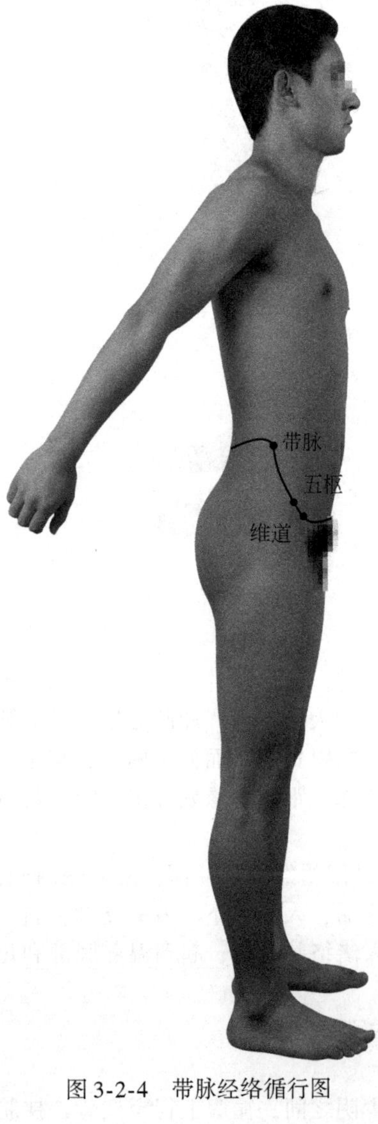

图3-2-4　带脉经络循行图

【语译】

（1）足少阴经别，向上行至中，另走与足太阳经相会合，再向上内行至肾，当十四椎处（两旁肾俞穴）分出，属于带脉。

（2）带脉出自季胁部，交会于足少阳胆经的带脉、五枢、维道穴，围绕腰腹部一周。

【附】　《奇经八脉考》

带脉者，起于季胁足厥阴之章门穴，同足少阳循带脉穴，围身一周，如束带然。

【功用功效】

带脉的“带”字，含有腰带的意思。因其横行于腰腹之间，统束全身直行的经脉，状如束带，故称带脉。带脉的主要功能，总体说来是“约束诸经”。它从第二腰椎发出，围腰一周。因此，足部的阴阳经脉都受带脉的约束。由于带脉出自督脉、行于腰腹，腰腹部是冲、任、督三脉脉气所发之处

（冲、任、督皆起于胞中），所以带脉与冲、任、督三脉的关系极为密切。

【病候】

《素问·二十九难》说：“带之为病，腹满、腰溶溶若坐水中。”如带脉不和，可见妇女月事不调，赤白带下等症。《素问·痿论》：“阳明虚则宗筋纵，带脉不引，故足痿不用。”说明带脉失调，可发生痿证。在王叔和的《脉经》里，也有“诊得带脉，左右绕脐腹、腰脊痛冲阴股”等症的叙述。

据《针灸大全》所载八脉八穴，临泣（足）通于带脉，其主治症有中风手足不举、肢体麻木拘挛、发热、头风痛、项肿连腮、眼目赤痛、齿痛、咽肿、头旋、耳聋、皮肤风疠痒、筋脉牵引不舒、腿痛、胁肋疼痛等。

五、阳 跷 脉

【循行】

（1）《灵枢·寒热病》：足太阳有通项入于脑者，正属目本[1]，名曰眼系[2]。……在项中两筋间，入脑乃别阴跷、阳跷，阴阳相交……交于目锐（应作“内”）眦。

（2）《难经·二十八难》：阳跷脉者，起于跟中，循外踝上行，入风池（图 3-2-5）。

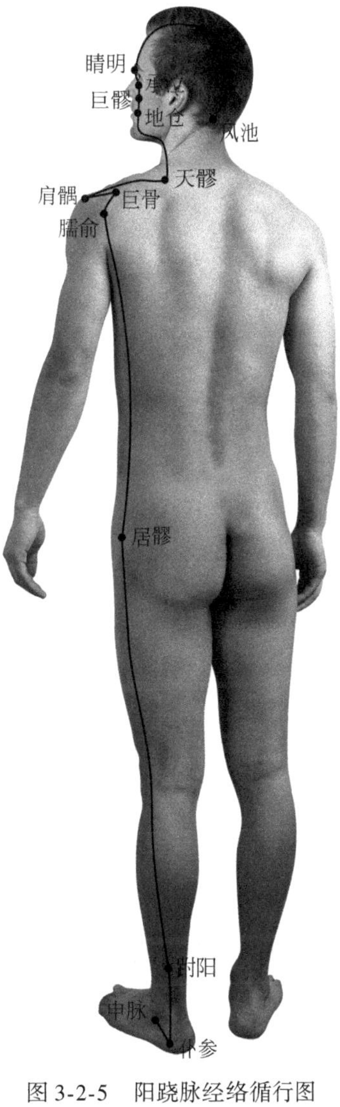

图 3-2-5 阳跷脉经络循行图

【交会穴】

申脉、仆参（足太阳），跗阳（郄；足太阳），居髎（足少阳），臑俞（手太阳），巨骨、肩髃（手阳明），地仓、巨髎、承泣（足阳明），睛明（足太阳），风池（足少阳）。

【注释】

（1）目本——意指眼的根部。

（2）眼系——即目系，指眼与脑的连系。

【附】 《奇经八脉考》

阳跷者，足太阳之别脉，其脉起于跟中，出于外踝下足太阳申脉穴，当踝后绕跟，以仆参为本，上外踝上三寸，以跗阳为郄，直上循股外廉，循胁后髀，上会手太阳、阳维于臑俞，上行肩外廉，会手阳明于巨骨，会手阳明，少阳于肩髃，上人迎，挟口吻，会于手足阳明，任脉于地仓，同足阳明上而行巨髎、复会任脉于承泣，至目内眦与手足太阳、足阳明、阴跷五脉会于睛明穴，从睛明上行入发际，下耳后，入风池而终（按：阳跷交会穴《甲乙》无风池、风府，据《难经》补）。

六、阴 跷 脉

【循行】

（1）《灵枢·脉度》：（阴）跷脉者，少阴之别，起于然骨[1]之后，上内踝之上，直上循阴股，入阴，上循胸里，入缺盆上，出人迎之前，入鼽[2]，属目内眦，合于太阳，阳跷而上行。

（2）《难经·二十八难》：阴跷脉者，亦起于跟中，循内踝上行，至咽喉，交贯冲脉（图 3-2-6）。

【交会穴】

照海（足少阴），交信（郄；足少阴），睛明（足太阳）。

【注释】

（1）然骨——指足内侧高骨，即舟骨粗隆，下方为然谷穴。

（2）鼽——指鼻旁。

【语译】

足太阴经脉有通过项部入于脑内的，正属于眼睛根部名叫目系……在后顶正中两间入脑，分为阴、阳二脉，阴、阳相互交会，交会于目内眦。阳跷脉起于足根部，沿着足外踝向大腿外侧上行，进入项部的风池穴。

阴脉是足少阴肾经的支脉，起于然谷之后的照海穴，上行于内踝上方，向上沿大腿的内侧，进入前阴部，然后沿着腹部上入胸内，入于缺盆，向上出人迎的前面，到达鼻旁，连属于目眦，与足太阳经、阳跷脉会合而上行。

阴脉也起于足后跟中，沿着足内踝向大腿内侧上行，到达咽喉部，交会贯通于冲脉。

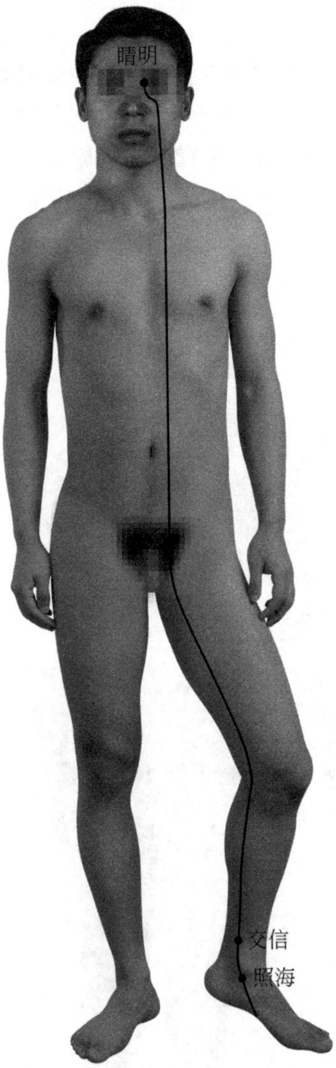

图 3-2-6　阴跷脉经络循行图

【附】　《奇经八脉考》

阴跷者，足少阴之别脉，其脉起于跟中足少阴然谷穴之后，同足少阴循内踝下照海穴，上内踝上二寸，以交信为郄，直上循阴股，入阴，上循胸，入缺盆，上出人迎之前，至喉咙，交贯冲脉，入鼽内廉，上行属目内眦，与手足太阳、足阳明、阳跷五脉会于睛明而上行（按：阴、阳跷交会穴《甲乙》原无睛明，据《素问》王注补。）

【功用功效】

跷脉的"跷"字有足跟和跷捷的含意。因跷脉从下肢内、外侧上行头面，具有交通一身阴阳之气，调节肢体运动的功用，故能使下肢灵活跷捷。又由于阴阳跷脉交会于目内眦，入属于脑，故《灵枢·寒热病》有"阳气盛则嗔目，阴气盛则瞑目"的论述。《灵枢·脉度》还说："男子数其阳，女子数其阴，当数者为经，不当数者为络也。"意指男子多动，以阳跷为主；女子多静，以阴跷为主。卫气的运行主要是通过阴阳跷脉而散布全身。卫气行于阳则阳跷盛，主目张不欲睡；卫气于阴则阴跷盛，主目闭而欲睡。说明跷脉的功能关系到人的活动与睡眠。

【病候】

《难经·二十九难》："阴跷为病，阳缓而阴急；阳跷为病，阴缓而阳急。"就是说阴跷脉气失调，会出现肢体外侧的肌肉弛缓而内侧拘急；阳跷脉气失调，会出现肢体内侧肌肉弛缓而外侧拘急的病证。这说明跷脉与下肢运动功能有密切关系。

据《针灸大全》所载八脉八穴，申脉通于阳跷，其主治证有腰背强直，癫痫，骨节疼痛，遍身肿，满头出汗等；照海通于阴跷，其主治证有咽喉气塞、小便淋沥、膀胱气痛、肠鸣、肠风下血、黄疸、吐泻、反胃、大便艰难、难产昏迷、腹中积块、胸膈嗳气、梅核气等。

七、阳　维　脉

【循行】

（1）《素问·刺腰痛篇》：阳维之脉，脉与太合下间，去地一尺所[(1)]。

（2）《难经·二十八难》：阳维起于诸阳会[(2)]也（图3-2-7）。

【交会穴】

金门（足太阳），阳交（郄；足少阳），臑俞（手太阳），天髎（手少阳），肩井（足少阳），本神、阳白、头临泣、目窗、正营、承灵、脑空、风池（足少阳），风府、哑门（督脉）。此外，手少阳三焦经的外关穴通于阳维。

【注释】

（1）一尺所——指离地一尺许，当阳交穴所在，为阳维之郄。杨上善《黄帝内经太素》注："阳维诸阳之会，从头下至金门，阳交即是也。"

（2）诸阳会——指阳维所交会的头肩部各穴。参见上注。又张飞畴注："诸阳皆会于头"。

【语译】

阳维脉，与足太阳膀胱经相合，取穴在腿肚下际，距离地面一尺许的部位——即阳交穴。

阳维脉起于与各阳经交会之处。

【附】　《奇经八脉考》

阳维起于诸阳之会，其脉发于足太阳金门穴，在足外踝下一寸五分，上外踝七寸，会足少阳于阳交，为阳维之郄，循膝外廉上髀厌抵少腹侧，会足少阳于居髎，循胁肋斜上肘，上会手阳明、手足太阳于臂臑，过肩前，与手少阳会于臑会，天髎，却会手足少阳、足阳明于肩井，入肩后，会手太阳、阳跷于臑俞，上循耳后，会手足少阳于风池，上脑空、承灵、正营、目窗、临泣，下额与手足少阳，阳明五脉会于阳白，循头入耳，上至本神而止。凡二十二穴。

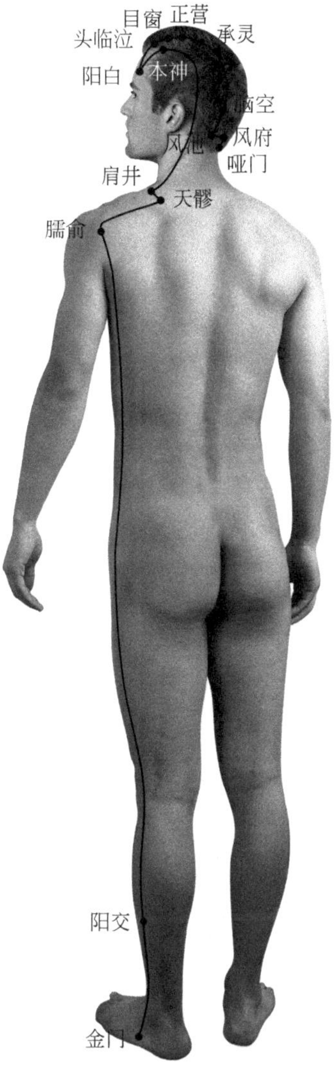

图3-2-7　阳维脉经络循行图

八、阴　维　脉

【循行】

（1）《素问·刺腰痛》：刺飞阳之脉，在内踝上五寸[(1)]，少阴之前，与阴维之会。

（2）《难经·二十八难》：阴维，起于诸阴交[(2)]也（图3-2-8）。

【交会穴】

筑宾（郄；足少阴），冲门、府舍、大横、腹哀（足太阴），期门（足厥阴），天突、廉泉（任脉）。此外，手厥阴心包经的内关穴通于阴维。

【注释】

（1）上五寸——此指筑宾穴所在，为阴维之郄。

（2）诸阴交——指阴维所交会的胸腹部各穴。

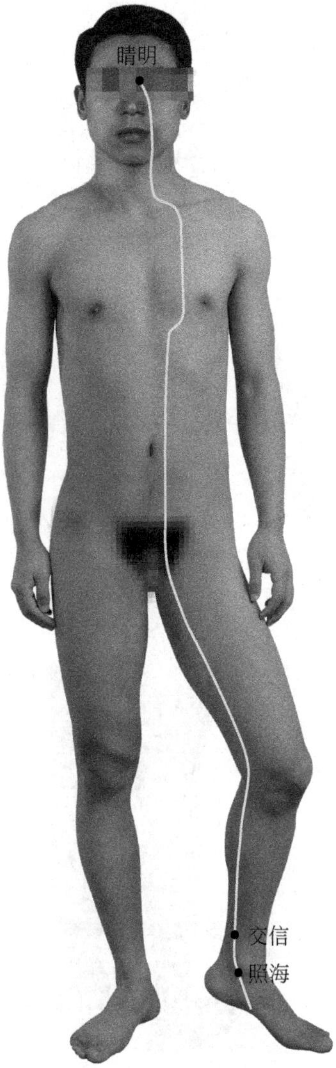

图 3-2-8　阴维脉经络循行图

【语译】

刺飞扬之脉，其部位是在内踝上五寸，足少阴之前，与阴维脉相会处——即筑宾穴。

阴维脉起于与各阴经交会之处。

【附】　《奇经八脉考》

阴维起于诸阴之交，其脉发于足少阴筑宾穴，为阴维之郄，在内踝上五寸腨肉分中，上循股内廉，上行入少腹，会足太阴、厥阴、少阴、阳明于府舍，上会足太阴于大横、腹哀，循胁肋会足厥阴于期门，上胸膈挟咽，与任脉会于天突、廉泉，上至顶前而终。凡十四穴。

【功用功效】

维脉的“维”字，含有维系、维络的意思。《难经·二十八难》：“阳维、阴维者，维络于身，溢蓄不能环流灌诸经者也。”说明阳维有维系、联络全身阳经的作用；阴维者，维络于身，溢蓄不能环流灌溉诸经者也。说明阳维有维系、联络全身阳经的作用；阴维有维系、联络全身阴经的作用。阳维脉维络诸阳经，交会于督脉的风府、哑门；阴维脉维络诸阴经，交会于任脉的天突、廉泉。在正常的情况下，阴阳维脉互相维系，对气血盛衰起调节溢蓄的作用，而不参与环流，如果功能失常则出现有关的病证。

【病候】

阳维脉发病，出现发冷、发热、外感热病等表证，所以《难经·二十九难》说：“阳维为病苦寒热。”阴维脉发病，则出现心痛、胃痛、胸腹痛等里证，所以又说：“阴维为病苦心痛。”张洁古解释说：“卫为阳，主表，阳维受邪为病在表，故苦寒热；营为阴，主里，阴维受邪为病在里，故苦心痛。”《脉经》王叔和说：“诊得阳维脉浮者，暂起目眩，阳盛实者，苦肩息，洒洒如寒”，“诊得阴维脉沉大而实者，苦胸中痛，胁下支满，心痛”。以上都说明，阳维脉主表证；阴维脉主里证。《素问·刺腰痛》有“阳维之脉令人腰痛，痛上怫然肿，刺阳维之脉”的记载。

第四章 腧穴各论

第一节 十二正经腧穴

一、手太阴肺经腧穴

本经经穴分布在胸部的外上方，上肢掌面桡侧和手掌及拇指的桡侧。起于中府，止于少商，左右各11个穴位。本经腧穴主治喉、胸、肺病，以及经脉循行部位的其他病证。如咳嗽，气喘，少气不足以息，咳血，伤风，胸部胀满，咽喉肿痛，缺盆部及手臂内侧前缘痛，肩背寒冷、疼痛等症（图4-1-1）。

（一）LU1 中府 Zhōng fǔ

【穴名出处】 《素问·离合真邪论》。

【穴位别名】 膺中外俞、膺俞、膺中俞、肺募、府中俞。

【穴名释义】 中，指中焦、中气；府，聚也。意为手太阴之脉起于中焦，穴为中气即天地之气所聚会之处，又为肺之募，即藏气结聚之所，肺、脾合气于心，故名中府。

【定位取穴】 在胸前壁的外上方，云门下1寸，平第1肋间隙，距前正中线6寸。

【定位取穴】 仰卧，于胸壁外上部平第1肋间隙，距胸骨正中线6寸处取穴；或于乳头（男性）直上3肋，向外横开2寸处取穴。

【局部解剖】 皮肤，皮下组织，胸大肌，胸小肌，胸腔。浅层布有锁骨上神经中间支，第一肋间神经外侧皮支，头静脉；深层有胸前神经内侧支和外侧支及胸肩峰动脉、静脉。

【功用功效】 清上焦，利肺气，止咳喘。

【穴位主治】 胸中痛，咳喘，肺炎、肺结核，肺胀满。

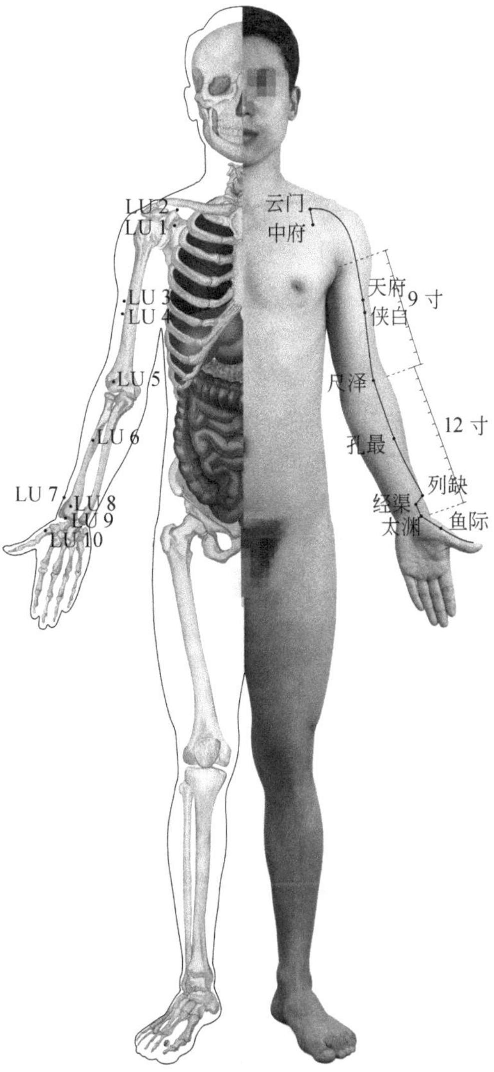

图4-1-1 手太阴肺经

【针法】 向外斜刺，针 5～8 分。

【配方】 配列缺，治咳嗽；配膻中、尺泽，治哮喘；配内关，治胸痛、胸胀；配大椎、孔最，治肺炎；配太渊、足三里，治肺结核。

【文献摘要】

《灵枢・五邪》：皮肤痛，寒热，上气喘，汗出，咳动肩背。

《针灸甲乙经》卷八：胸中痛，恶寒，胸满，悒悒然，善呕胆，胸中热，多浊唾，不得息，肩背风，面腹肿，鬲中食噎，不下食，喉痹，肩息肺胀，皮肤骨痛，寒热烦懑。

《备急千金要方》卷十八：上气咳嗽，短气，气满食不下。

《针灸大成》卷六：主腹胀，四肢肿，飞尸遁疰，瘿瘤。

【附注】

(1) 手太阴肺经募穴（《脉经》）。

(2) 手、足太阴之会（《素问・气穴论》王注）。

（二）LU2 云门 Yún mén

【穴名出处】 《素问・水热穴论》。

【穴名释义】 云，指云气、云物，即山川之气；门，指手太阴肺脉所出之门户。意为肺气犹如云雾气化，出入于此门户，故名云门。

【定位取穴】 正坐或仰卧。在胸前壁的外上方，肩胛骨喙突上方，锁骨下窝凹陷处，距前正中线 6 寸。

【局部解剖】 皮肤，皮下组织，三角肌，锁胸筋膜，喙锁韧带。浅层有锁骨上神经中后支，第 1 肋间神经外侧皮支，头静脉；深层有胸内外侧神经分支，胸肩峰动脉、静脉。

【功用功效】 清肺热，除烦懑，利关节。

【穴位主治】 咳喘，胸痛，胸中热，胸中烦懑，肩痛上肢不举。

【针法】 向外斜刺，针 5～8 分。

【配方】 配孔最，治急性支气管炎；配肩髃、肩髎，治肩痛不举。

【文献摘要】

《针灸甲乙经》卷九：咳嗽不得息，坐不得卧，呼吸气索，咽不得，胸中热。

《针灸甲乙经》卷十：肩痛不可举，引缺盆痛。

《备急千金要方》卷十八：上气胸满，短气咳逆。

《铜人腧穴针灸图经》卷四：喉痹，胸中烦热，气上冲心。

《针灸大成》卷六：主伤寒，四肢热不已，胁彻背痛，瘿气。

（三）LU3 天府 Tiān fǔ

【穴名出处】 《灵枢・本输》。

【穴名释义】 天，为上部，人之头、胸；府，聚也，居住之处。肺为人身诸气之府，居天位，又开窍于鼻，鼻司呼吸而通天气，故名天府。一说应天府之星而名。

【定位取穴】 正坐，上臂自然下垂，在臂内侧面，肱二头肌桡侧缘，腋前纹头下 3 寸处。

【局部解剖】 皮肤，皮下组织，肱二头肌长头，肱肌。浅层有臂外侧皮神经，头静脉；深层有肌皮神经分支和肱动静脉的肌支。

【功用功效】 清上焦，调肺气，疏经络。

【穴位主治】 支气管喘息，肺结核，鼻衄，目疾，瘿气，肩臂痛。

【针法】 直刺，针 1～1.5 寸。

【配方】 配合谷，治鼻衄；配肩髃、天宗，治肩臂痛。

【文献摘要】

《灵枢·寒热病》：暴瘅内逆，肝肺相搏，血溢鼻口。

《针灸甲乙经》卷九：咳上气，喘不得息，身胀，逆息不得卧。

《针灸甲乙经》卷十：风汗出，身肿，喘咳，多睡，恍惚善忘，嗜卧不觉。

《备急千金要方》卷三十：卒中恶风邪气，飞尸恶注，鬼语遁尸。

《针灸大成》卷六：寒热疟，目眩，远视䀮䀮，瘿气。

（四）LU4 侠白 Xiá bái

【穴名出处】 《针灸甲乙经》。

【穴名释义】 侠，与夹通，指旁边，取穴时两手下垂，穴侠（夹）胸肺之两旁；白，指白色，乃肺之色，故名侠白。一说穴在上膊，臑部内侧，白肉凸起之前方。垂手夹腋之处，故名“夹白”。又说肺色白，穴侠于赤白肉筋分间，而名侠白。

【定位取穴】 正坐，上臂自然下垂，在臂内侧面，肱二头肌桡侧缘，腋前纹头下 4 寸，或肘横纹上 5 寸处。

【局部解剖】 皮肤，皮下组织，肱二头肌长头，肱肌。浅层有臂外侧皮神经，头静脉；深层有肌皮神经及肱动静脉的肌支。

【功用功效】 调气血，止疼痛。

【穴位主治】 心前区痛，咳嗽，气短，干呕烦懑，上臂内侧痛。

【针法】 直刺，针 1～1.5 寸。

【配方】 配内关，治胸闷、气短及心前区痛；配京骨，治心脏瓣膜病。

【文献摘要】

《针灸甲乙经》卷九：心痛，咳干呕，烦懑。

《针灸大成》卷六：短气，干呕逆。

《寿世保元》：治赤白汗斑。

【临床体验】 治疗臑臂前廉痛厥，掌中热：尺泽、孔最、侠白、太溪、极泉为主穴，尺泽、孔最、侠白直刺 0.5～1 寸，施捻转泻法 1min；太溪直刺 0.5 寸，施捻转补法 1min；极泉沿经下移 2 寸，避开腋毛，直刺 1 寸，施提插泻法，以手臂抽动三次为度。有滋阴清热，疏通经脉的功能。

（五）LU5 尺泽 Chǐ zé

【穴名出处】 《灵枢·本输》。

【穴位别名】 鬼受、鬼堂。

【穴名释义】 尺，古代以腕至肘为一尺；泽，指沼泽、低凹处，水聚之处。本穴为肺之合穴，属水，似于手太阴脉气至此像水之归聚处，故名尺泽。

【定位取穴】 仰掌，微屈肘，在肘横纹中，肱二头肌桡侧凹陷处。

【局部解剖】 皮肤，皮下组织，肱桡肌，肱肌。浅层有前臂外侧皮神经及头静脉；深层有桡神经，桡侧副动静脉前支，桡侧返动静脉。

【功用功效】 疏经络，清肺热，降肺气，通水道，和肠胃。

【穴位主治】 支气管炎，支气管哮喘，肺炎，肺结核，胸膜炎，咽喉肿痛，小儿惊风，水肿，遗尿，小便频数，急性胃肠炎，肘关节痛，屈伸不利，半身不遂，肢体麻木不仁。

【针法】 为“醒脑开窍”组方穴位之一：屈肘呈120°，直刺1寸，用提插泻法，使患者前臂、手指抽动3次为度。用于治疗中风病上肢不遂（图4-1-2）。

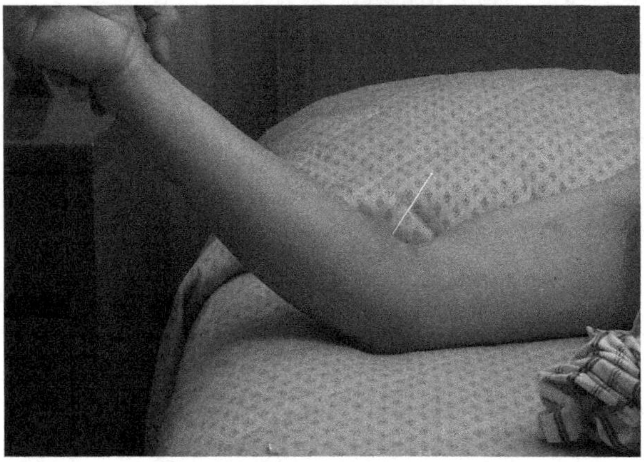

图4-1-2 尺泽穴

【配方】 配极泉、合谷，治上肢瘫痪、麻木或屈伸不利；配曲池、少海、天井，治肘关节挛痛；配少商，治咽喉肿痛、吐衄；配列缺、肺俞，治支气管炎、支气管哮喘；配委中放血，治急性胃肠炎。

【文献摘要】

《针灸甲乙经》卷七：振寒瘈疭，手不伸，咳嗽唾浊，气鬲善呕，鼓颔不得汗，烦滤。

《备急千金要方》卷三十：气鬲若呕，鼓颔不得汗，烦心身痛。

《铜人腧穴针灸图经》卷五：风痹肘挛，手臂不得举，喉痹上气，舌干，咳嗽唾浊，四肢暴肿，臂寒，短气。

《针灸大成》卷六：主肩臂痛，汗出中风，小便数，善嚏，悲哭，寒热，痎疟，心痛，背寒，肺膨胀，劳热，喘满，腰脊强痛，小儿慢惊风。

《肘后歌》：鹤膝肿痛难移步，尺泽能舒筋骨痛。

【临床体验】

（1）治疗脑性麻痹或瘫痪：醒脑开窍法以极泉、尺泽、委中辅穴，即将治疗麻痹或瘫痪的腧穴定为辅穴。极泉、尺泽、委中主要的功效是疏通经络，所以，通过疏通经络除了可以治疗腧穴所在肢体的麻痹或瘫痪外，还可以有效地治疗该腧穴所在肢体的疼痛。如极泉、尺泽治疗臂丛神经痛；委中治疗坐骨神经痛等。

（2）治疗中风中经络：内关、人中、三阴交、极泉、尺泽、委中、风池、完骨、天柱为主穴，先刺双侧内关，直刺0.5～1寸，施捻转提插的复式手法，施术1min；人中向鼻中隔下斜刺0.3寸，施雀啄手法，以眼球湿润或充满泪水为度；三阴交沿胫骨后缘进针1～1.5寸，针尖向后斜刺与皮肤呈45°，施提插泻法，至患侧下肢抽动3次为度；极泉在原穴下1寸处，直刺1～1.5寸，施提插泻法，以患侧上肢抽动3次为度；尺泽直刺0.5～1寸，施提插泻法，以患侧前臂及示指抽动3次为度；委中仰卧位直腿抬高取穴，直刺0.5～1.5寸，施提插泻法，以患侧下肢3次抽动为度；合谷直刺1～1.5寸，刺向三间处，施提插泻法，以患侧示指伸直为度；八邪直刺0.5～1寸，施提插泻法，以患侧手指抽动为度；曲池刺法同前，完骨、天柱直刺1～1.5寸，施捻转补法1min。可以醒脑开窍，滋补肝肾，疏通经络，补益脑髓。

（3）治疗消渴气虚阳衰型：气海、中脘、足三里、尺泽、三阴交、列缺、照海、胰俞为主穴，可以温阳益气。

【附注】 五输穴之一，本经合穴（《灵枢·本输》）。

（六）LU6 孔最 Kǒng zuì

【穴名出处】　《针灸甲乙经》。

【穴名释义】　孔，空穴，孔隙，意指通意；最，聚也，甚也。穴为肺经气血汇聚之处，刺之最宜宣通肺气，故名孔最。一说为最主要之孔穴而名。

【定位取穴】　微屈肘，掌心向上。在前臂掌面桡侧，当尺泽与太渊连线上，腕横纹上 7 寸。

【局部解剖】　皮肤，皮下组织，肱桡肌，桡侧腕屈肌，旋前圆肌，拇长屈肌。浅层有前臂外侧皮神经，头静脉；深层有桡神经浅支，正中神经肌支及桡动静脉。

【功用功效】　润肺利咽，解表清热。

【穴位主治】　咳喘、咯血、咽痛、失音，热病汗不出，肘、臂痛屈伸不利。

【针法】　直刺，针 0.5 ~1 寸。

【配方】　配少商，治咽痛；配大椎、合谷可解表清热；配风门、肺俞，治哮喘；配曲泽、肺俞，治咯血；配列缺，治支气管炎。

【文献摘要】

《针灸甲乙经》卷九：厥头痛。

《备急千金要方》卷三十：主臂厥热痛。

《针灸大成》卷六：主热病汗不出，咳逆，肘臂厥痛屈伸难，手不及头，指不握，吐血，失音，咽肿头痛。

【临床体验】

（1）治疗咳唾有血，喝喝而喘：孔最、列缺、肺俞、膈俞、肾俞、太溪为主穴，孔最直刺 0.5 ~1 寸，施捻转补法 1min。列缺随经斜刺 1 寸，施平补平泻；肺俞、膈俞、肾俞向正中线斜刺 1 寸，施捻转补法 1min；太溪直刺 1 寸，施捻转补法。有补益肺肾、止咳平喘的功效。

（2）治疗咳嗽：鱼际、列缺、孔最、肺俞、大椎（刺络）为主穴。鱼际直刺 0.5 ~1 寸，施捻转泻法 30s；列缺逆经斜刺 0.5 寸，施捻转泻法 30s；孔最直刺 1 ~1.5 寸，施捻转泻法 30s；肺俞向脊柱正中线方向斜刺 1 寸，施捻转补法 1min；大椎用三棱针点刺 3 ~5 点，加闪火罐，至出血 5ml 左右为度。可以宣肺止咳。

（3）治疗臑臂前廉痛厥，掌中热：尺泽、孔最、侠白、太溪、极泉为主穴，尺泽、孔最、侠白直刺 0.5 ~1 寸，施捻转泻法 1min；太溪直刺 0.5 寸，施捻转补法 1min；极泉沿经下移 2 寸，避开腋毛，直刺 1 寸，施提插泻法，以手臂抽动三次为度。可以滋阴清热、疏通经脉。

【附注】　手太阴之郄穴（《针灸甲乙经》）。

（七）LU7 列缺 Liè quē

【穴名出处】　《灵枢·经脉》。

【穴位别名】　童玄，腕劳。

【穴名释义】　列，分解、裂开、陈列；缺，器破、缺口、空隙。古称天上之裂缝：天门。穴为手太阴络穴，位于桡骨茎突上方，当肱桡肌腱与拇长展肌腱之间手按压有分裂缺口，又因手太阴经属肺，肺为脏之盖，居诸脏之上，至高无上曰天，脉气由此别裂而去，似天上之裂缝，故名列缺。一说古称雷电之神为列缺，而闪电之形有似天庭破裂而名。

【定位取穴】　微屈肘，侧腕掌心相对。在前臂桡侧缘，桡骨茎突上方，腕横纹上 1.5 寸，当肱桡肌与拇长展肌腱之间。

【局部解剖】 皮肤，皮下组织，拇上展肌腱，肱桡肌腱，旋前方肌。浅层有前臂外侧皮神经和桡神经浅支及头静脉分布；深层有桡神经浅支和正中神经肌支及桡动静脉。

【功用功效】 宣肺理气，疏风解表，通经活络，利咽宽膈。

【穴位主治】 头项痛，咳喘，咽喉痛，面瘫，口噤不开，外感，水肿，三叉神经痛，半身不遂。

【针法】 向上方斜刺，针5～8分。患者常感觉有较强的酸胀感向肘关节方向放射。

【配方】 配翳风，治三叉神经痛；配合谷，治外感；配照海，治慢性咽炎；配后溪，治头项痛；配迎香，治鼻窦炎。

【文献摘要】

《针灸甲乙经》卷七：热病先手臂瘈疭，唇口聚，鼻张，目下汗出如转珠，两乳下二寸坚，胁满，悸。

《针灸甲乙经》卷八：寒热胸背急，喉痹，咳上气喘，掌中热，数欠伸，汗出善忘，四肢厥逆，善笑，溺白。

《备急千金要方》卷三十：小便热痛，肩背寒悸，少气不足以息，寒厥，交两手而瞀，热病，惊而有所见。

《针灸大成》：主偏风口面歪斜，手腕无力，半身不遂，口噤不开，寒热疟，呕沫，咳嗽，健忘，溺血精出，阴茎痛，小便热，痫惊妄见，面目四肢臃肿，肩痹，尸厥寒热。

《针灸大全·四总穴歌》：头项寻列缺。

【临床体验】

（1）治疗消渴阴虚内热型：脾俞、肾俞、足三里、曲池、太溪、列缺、照海、胰俞为主穴，列缺向肘部斜刺1寸，均施捻转补法，益阴泻热，膈俞、脾俞、肾俞、胰俞，均向脊柱方向斜刺0.5～1.5寸，施捻转平补平泻法，以得气为度；曲池直刺1～1.5寸，列缺向肘部斜刺1寸，均施捻转补法。均留针20min。太溪直刺0.5～1寸，施捻转补法；照海直刺0.3～0.5寸，施捻转补法；足三里直刺1～1.5寸，施捻转补法。可以益阴泄热。

（2）治疗神经性皮炎风热袭表型：大椎、曲池、列缺、合谷为主穴，大椎向上斜刺0.5寸，不施手法；曲池直刺1～1.5寸，施捻转泻法1min；列缺向肘部斜刺1寸，施捻转泻法1min；合谷直刺1寸，施提插泻法1min。可以祛风解表止痒。

（3）治疗粉刺肺胃蕴热型：尺泽、列缺、太渊、大椎为主穴，大椎向上斜刺0.5寸，不施手法；尺泽直刺0.8～1.2寸，或点刺放血，直刺时施提插泻法半分钟；列缺向上斜刺0.3～0.5寸，施提插泻法半分钟；太渊直刺0.3～0.5寸，施捻转泻法半分钟。可以疏风通络、泻肺清胃、凉血解毒。

（4）治疗过敏性鼻炎：迎香、合谷、列缺为主穴，迎香向内斜刺0.3～0.5寸，施捻转补法1min；合谷直刺1～1.5寸，施捻转补法1min；列缺斜刺0.5～0.8寸，施捻转泻法1min，留针15min。可以宣肺益气、固表止鼽。

（5）治疗急性咽炎：列缺、照海、太溪、三阴交、廉泉为主穴，列缺仰掌取穴，向肘部斜刺0.5寸，施迎随捻转泻法1min；照海、太溪、三阴交直刺0.5～1寸，施捻转补法1min，令针感沿其经脉传导；廉泉，当舌骨的下缘凹陷处进针，直刺0.5～1寸，施提插捻转泻法1min。留针20min。可以滋阴、降火、利咽。

（6）治疗咳嗽：鱼际、列缺、孔最、肺俞、大椎（刺络）为主穴。鱼际直刺0.5～1寸，施捻转泻法30s；列缺逆经斜刺0.5寸，施捻转泻法30s；孔最直刺1～1.5寸，施捻转泻法30s；肺俞向脊柱正中线方向斜刺 1 寸，施捻转补法 1min；大椎用三棱针点刺 3 ~ 5 点，加闪火罐，至出血 5ml 左右为度。可以宣肺止咳。

（7）治疗风寒，汗出，中风：风池、列缺、肺俞、大椎为主穴，风池向对侧眼角斜刺 1.5 寸，施捻转泻法 1min；列缺逆经斜刺 1 寸，施捻转泻法 30s；肺俞向脊柱正中斜刺 1.5 寸，施平补平泻 1min；大椎局部点刺 3 ~ 5 点，加用闪火罐，至出血 3 ~ 5ml 为度。可以疏风解表。

（8）治疗小便数而欠：列缺、中极、肺俞为主穴，列缺迎经斜刺 1 寸，施捻转泻法 1min；中极直刺 1.5 ~ 2 寸，施呼吸泻法 30s；肺俞向脊柱正中斜刺 1.5 寸，施捻转平补平泻 1min。可以宣肺利气，通调水道。

（9）治疗消谷善饥：列缺、照海为主穴，列缺随经平刺 1 寸，照海直刺 0.5 寸，施捻转补法。可以滋阴清热，通调任脉、阴跷脉。

（10）治疗咳唾有血，喝喝而喘：孔最、列缺、肺俞、膈俞、肾俞、太溪为主穴，孔最直刺 0.5 ~ 1 寸，施捻转补法 1min；列缺随经斜刺 1 寸，施平补平泻；肺俞、膈俞、肾俞向正中线斜刺 1 寸，施捻转补法 1min；太溪直刺 1 寸，施捻转补法。可以补益肺肾、止咳平喘。

【附注】

（1）本经络穴（《灵枢·经脉》）。

（2）八脉交会穴之一（《针经指南》），交任脉（《玉龙经》）。

（3）《千金方》作本经原穴。

（八）LU8 经渠 Jīng qú

【穴名出处】 《灵枢·本输》。

【穴名释义】 经，通道，所行为经；渠，沟渠、水渠。穴为手太阴之经穴，即肺经脉气经过的冲渠要道，故名经渠。

【定位取穴】 伸臂仰掌。在前臂掌面桡侧，桡骨茎突与桡动脉之间凹陷处，腕横纹上 1 寸。

【局部解剖】 皮肤，皮下组织，桡侧腕屈肌腱与拇长展肌之间，旋前方肌。浅层有前臂外侧皮神经和桡神经浅支；深层有桡神经深支及桡动静脉分布。

【功用功效】 清肺降气，疏风解表。

【穴位主治】 咳逆上气，胸痛，胸胀，喉痹，热病汗不出，手腕痛。

【针法】 直刺，针 3 分。

【配方】 配大椎、风池，治热病汗不出；配肺俞，治咳喘；配行间，治干咳。

【文献摘要】

《针灸甲乙经》卷八：胸中膨膨然，甚则交两手而瞀，暴痹喘逆。

《备急千金要方》卷三十：咳逆上气，喘，掌中热。

《铜人腧穴针灸图经》卷五：疟寒热，胸背拘急，喉痹，咳嗽上气数欠，热病汗不出，暴痹喘逆，心痛呕吐。

《针灸大成》卷六：伤寒，热病汗不出。

【附注】 五输穴之一，本经经穴（《灵枢·本输》）。

（九）LU9 太渊 Tài yuān

【穴名出处】 《灵枢·九针十二原》、《灵枢·本输》。

【穴位别名】 鬼心、太泉、大泉。

【穴名释义】 太，大也；渊，深也。即博大而深，意指本穴为脉之大会，博大而深是乃气血最旺盛之处，故名太渊。

【定位取穴】 伸臂仰掌。在腕横纹桡侧，桡动脉搏动处。

【局部解剖】 皮肤，皮下组织，桡侧腕屈肌腱与拇长展肌腱之间。浅层有前臂外侧皮神经，桡神经浅支分布；深层有桡神经深支及桡动静脉。

【功用功效】 清肺理气，润肺利咽，疏经通络。

【穴位主治】 肺虚咳嗽，咳血，气喘，胸胀痛，咽喉干痛，缺盆中痛，乳房刺痛，目痛生翳，臂内廉痛，无脉症。

【针法】 直刺或斜刺，针3～5分。

【配方】 配人迎，治无脉症；配列缺，治风痰咳嗽；配太溪，治咽干；配鱼际，治咽痛；配内关，治胸胀痛；配列缺，治乳房刺痛。

【文献摘要】

《针灸甲乙经》卷八：臂厥，肩膺胸满痛，目中白翳，目中白睛青，掌中热，乍寒乍热，缺盆中相引痛，数欠，喘不得息，臂内廉痛，上鬲饮已烦潓。

《针灸甲乙经》卷九：胸痹逆气，寒厥急烦心，善唾，哕噫，胸满嗷呼，胃气上逆，心痛。

《铜人腧穴针灸图经》卷五：洒淅恶风寒，虚热舌上黄，腹痛不下食，肘挛支满，咳引尻痛溺出，呕血心痹悲恐。

《针灸大成》卷六：善哕，眼痛赤，狂言口噼，溺色变，卒遗矢无度。

【临床体验】

（1）治疗多发性大动脉炎：人迎、太渊、心、肺经、脾、胃经为主，人迎直刺1～1.5寸，雀啄泻法1min；太渊直刺0.3寸，施捻转补法3min，心、肺经排刺，针距1～2寸，直刺1寸，施捻转补法，针感循经而行；脾、胃经排刺，针距1～2寸，直刺1寸，施捻转补法。以上诸穴施术后均留针20min。可以益气养血、通痹复脉。

（2）治疗粉刺肺胃蕴热型：尺泽、列缺、太渊、大椎为主穴，大椎向上斜刺0.5寸，不施手法；尺泽直刺0.8～1.2寸，或点刺放血，直刺时施提插泻法半分钟；列缺向上斜刺0.3～0.5寸，施提插泻法半分钟；太渊直刺0.3～0.5寸，施捻转泻法半分钟。可以疏风通络、泻肺清胃、凉血解毒。

（3）治疗臂厥无脉证：人迎、太渊、内关、心肺经排刺为主，人迎直刺1.5寸，以提插进针，针感放散至手，再施捻转补法1min；太渊直刺0.3寸，以捻转补法1min；内关直刺1寸，施捻转泻法1min；心肺经前臂间隔1寸1针，施捻转补法30s。可以疏经通脉。

（4）治疗臂厥手厥冷、变色：极泉、太渊、阳池为主穴，极泉、太渊手法同前；阳池随经斜刺1寸，施捻转补法1min。可以疏经通脉。

（5）治疗咳、上气、喘渴：① 天突、膻中、列缺；② 太溪、气海、太渊、足三里；③ 大杼至膈俞针刺；肺俞、风门、膈俞加灸为组穴：① 天突、膻中、列缺均斜刺1寸，施“迎而夺之”的泻法；② 太溪直刺1寸，施捻转补法30s；气海直刺1.5寸，施呼吸补法30s；足三里直刺1.5寸，施捻转补法1min；太渊直刺0.5寸，施捻转补法30s；③ 大杼至膈俞向正中线斜刺1.5寸，施捻转补法每穴30s；肺俞、风门、膈俞针后加灸，使用艾条1.5cm，置于针柄尾部，点燃至燃尽，注意不要发生皮肤烫伤。可以补益肺肾、止咳平喘。

【附注】

（1）五输穴之一，本经输穴（《灵枢·本输》）。

（2）肺之原穴（《灵枢·九针十二原》）。

（3）八会穴之一，脉会穴（《难经·四十五难》）。

（十）LU10 鱼际 Yú jì

【穴名出处】 《灵枢·本输》。

【穴名释义】 鱼，指第一掌骨掌侧之肌肉隆起处，状若鱼腹，称鱼，或手突；际，指边缘之意。本穴在掌后肌肉隆起状若鱼腹处之边缘，亦称赤白肉际处，故名鱼际。

【定位取穴】 侧腕掌心相对，自然半握拳。在手拇指本节（第1掌指关节）后凹陷处，约当第1掌骨中点桡侧，赤白肉际处。

【局部解剖】 皮肤，皮下组织，拇短展肌，拇对掌肌，拇短屈肌。浅层有正中神经皮支，桡神经浅支等分布。深层有正中神经肌支、尺神经肌支和拇主要动脉分布。

【功用功效】 疏风解表，润肺止咳，利咽止痛。

【穴位主治】 咳嗽，吐血，发热，头痛，汗不出，喉痛，咽肿，咽干，失音，乳痈。

【针法】 直刺，针5～8分。

【配方】 配液门，治喉痛；配神门、曲泉，治肺出血；配肺俞，治小儿咳嗽；配足三里、足临泣，治乳痈；配风池、廉泉，治失音。

【文献摘要】

《灵枢·厥病》：厥心痛，卧若徒居，心痛间，动作痛益甚，色不变，肺心痛。

《针灸甲乙经》卷七：寒厥及热，烦心，少气不足以息，阴湿痒，腹痛不可以饮食。肘挛支满，喉中焦干，渴，热病振栗鼓颔，腹满阴痿，咳引尻溺出，食欲呕，身热汗不出，数唾，血下，肩背寒热，脱色目泣出，痉，上气。

《备急千金要方》卷三十：舌上黄，痹走胸背不得息，失喑不能言，头痛不甚汗出，阴湿，腹中余疾。

《针灸大成》卷六：酒病，恶风寒，虚热，溺血，呕血，心痹悲恐，乳痈。

【临床体验】

（1）治疗肺感染：大椎、鱼际、曲池、肺俞、膈俞为主穴，大椎穴三棱针点刺3～5针，深达皮下，然后加火罐，令其出血量为5～10ml为宜。鱼际，直刺5～7分，施捻转泻法1min；曲池，直刺1～1.5寸，施捻转泻法1min；肺俞、膈俞，均针向横突斜刺进针1.5寸，施捻转补法1min，令针感向前胸放射，诸穴施术后留针20min。可以清泻肺热、益气凉血。

（2）治疗咳嗽：鱼际、列缺、孔最、肺俞、大椎（刺络）为主穴，鱼际直刺0.5～1寸，施捻转泻法30s；列缺逆经斜刺0.5寸，施捻转泻法30s；孔最直刺1～1.5寸，施捻转泻法30s；肺俞向脊柱正中线方向斜刺1寸，施捻转补法1min；大椎用三棱针点刺3～5点，加闪火罐，至出血5ml左右为度。可以宣肺止咳。

（3）治疗衄衄：风池、迎香、鱼际为主穴，迎香，进针0.5寸，施捻转的泻法；鱼际，进针1寸，施捻转的泻法；风池进针1.5寸，施捻转泻法。可以清热、凉血、止血。

【附注】 五输穴之一，本经荥穴（《灵枢·本输》）。

（十一）LU11 少商 Shào shāng

【穴名出处】 《灵枢·本输》。

【穴位别名】 鬼信。

【穴名释义】 少，有小、微小、末端之意；商，为五音之一，肺音属商。穴为肺经井穴，位于四肢末端，又为肺气始发之处，喻水土之小流，故名少商。

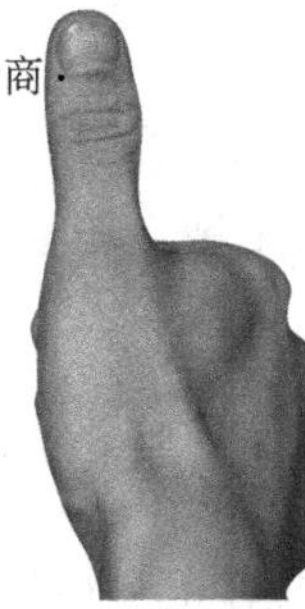

图 4-1-3 少商穴

【定位取穴】 伸拇指，在手拇指末节桡侧，距指甲角 0.1 寸（指寸）（图 4-1-3）。

【局部解剖】 皮肤，皮下组织，指甲根。有桡神经浅支及正中神经的指掌侧固有神经指背支。拇主要动静脉与第一掌背动静脉所形成的动静脉网。

【功用功效】 苏厥救逆，清热利咽。

【穴位主治】 中风昏迷，晕厥，咽喉肿痛，声哑，重舌，鼻衄，心下满，癫狂，热病。

【针法】 直刺，针 1 分或点刺放血。

【配方】 配商阳，治咽喉肿痛；配天突，治咳逆振寒；配曲泽，治血虚口渴；配人中，治中风昏迷、休克。配其他十一井穴放血，治高热不退。

【文献摘要】

《针灸甲乙经》卷七：热病象疟，振寒鼓颔，腹胀睥睨，喉中鸣，疟寒厥及热厥，烦心善哕，心满而汗出。

《针灸甲乙经》卷八：手臂不仁，唾沫，唇干引饮，手腕挛，指肢痛，肺胀上气，耳中生风，咳喘逆，痹，臂痛，呕吐，饮食不下膨膨然。

《备急千金要方》卷三十：耳前痛。

《针灸大成》卷六：颔肿喉闭，小儿乳蛾。

【临床体验】

（1）治疗肺感染：大椎、鱼际、曲池、肺俞、膈俞为主穴，大椎穴三棱针点刺 3～5 针，深达皮下，然后加火罐，令其出血量为 5～10ml 为宜。鱼际，直刺 5～7 分，施捻转泻法 1min；曲池，直刺 1～1.5 寸，施捻转泻法 1min；肺俞、膈俞，均针向横突斜刺进针 1.5 寸，施捻转补法 1min，令针感向前胸放射，诸穴施术后留针 20min。可以清泻肺热、益气凉血。

（2）治疗咳嗽：鱼际、列缺、孔最、肺俞、大椎（刺络）为主穴，鱼际直刺 0.5～1 寸，施捻转泻法 30s；列缺逆经斜刺 0.5 寸，施捻转泻法 30s；孔最直刺 1～1.5 寸，施捻转泻法 30s；肺俞向脊柱正中线方向斜刺 1 寸，施捻转补法 1min；大椎用三棱针点刺 3～5 点，加闪火罐，至出血 5ml 左右为度。可以宣肺止咳。

（3）治疗衄衄：风池、迎香、鱼际为主穴，迎香，进针 0.5 寸，施捻转的泻法；鱼际，进针 1 寸，施捻转的泻法；风池进针 1.5 寸，施捻转泻法。可以清热、凉血、止血。

【附注】 五输穴之一，本经井穴（《灵枢·本输》）。

二、手阳明大肠经腧穴

本经一侧 20 穴（左右两侧共 40 穴），其中 15 穴分布于上肢背面的桡侧，5 穴在颈、面部。首穴商阳，末穴迎香。主治胃、肠等腹部疾病，神经精神方面病证，某些热性病，眼、耳、口、齿、鼻、咽喉等器官病证，以及本经脉所过部位之病证（图 4-1-4）。

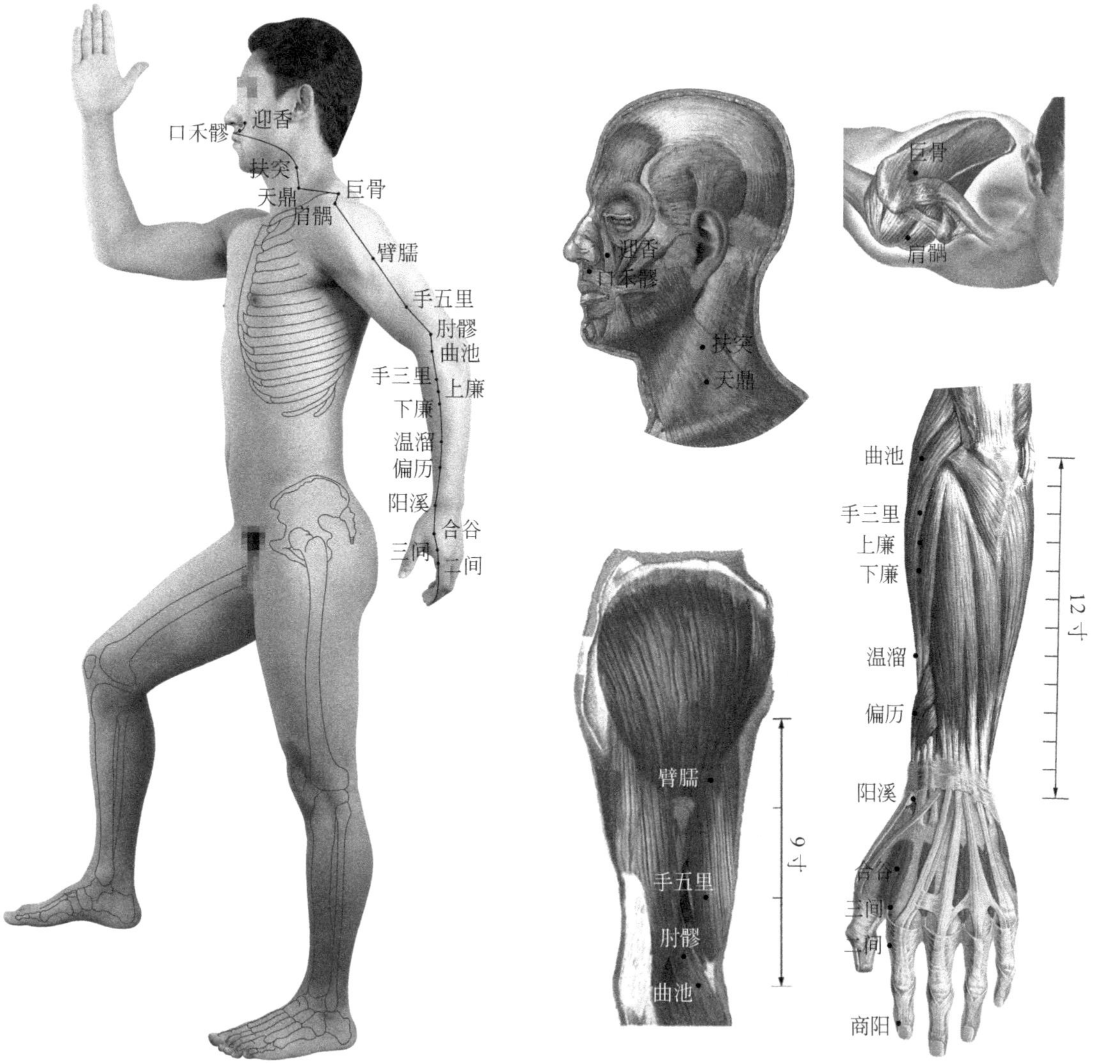

图4-1-4 手阳明大肠经

（一）LI 1 商阳 Shāng yáng

【穴名出处】 《灵枢·本输》。

【穴位别名】 绝阳，而明。

【穴名释义】 商为五音之一，发金音。穴属阳属金，故名。

【定位取穴】 在手示指末节桡侧，距指甲角0.1寸（图4-1-5）。

【局部解剖】 有指及掌背动静脉网；布有来自正中神经的指掌侧固有神经，桡神经的指背侧神经。

【穴位主治】 齿痛，咽喉肿痛，颔肿，手指麻木，热病汗不出，昏迷。现多用于腮腺炎，咽炎，急性扁桃体炎，口腔炎，急性胃肠炎等。

【配伍组合】 配少商点刺出血治热病，昏迷。

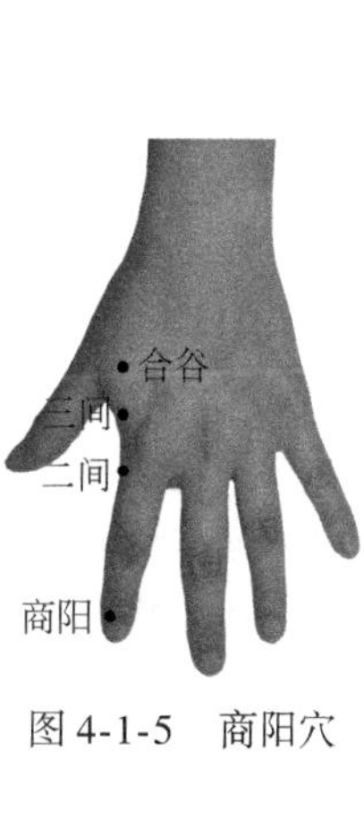

图4-1-5 商阳穴

【刺法灸法】　浅刺0.1寸，或点刺出血。

【文献摘要】

《针灸甲乙经》卷七：热疟口干。

《循经考穴篇》：指麻木。

《类经图翼》卷六：中风跌倒，卒暴昏沉，痰盛不省人事，牙关紧闭，药水不下。

【配伍组合】

(1) 配少商、人中，治疗中风昏迷。

(2) 配合谷、少商，治疗咽喉肿痛。

(3) 配少商治疗热病汗不出。

【附注】　手阳明经所出为“井”。

(二) LI 2 二间 Er jiān

【穴名出处】　《灵枢·本输》。

【穴位别名】　间谷。

【穴名释义】　间，有居处、间隙之意。穴处第二掌指关节前凹陷处，故名。

【定位取穴】　微握拳，当手示指本节（第2掌指关节）前桡侧凹陷中。

【局部解剖】　有指屈浅深肌腱；有来自桡动脉的指背及掌侧动静脉，布有桡神经的指背侧固有神经，正中神经的指掌侧固有神经。

【穴位主治】　目昏，鼻衄，齿痛，咽喉肿痛，热病。现多用于咽喉炎，扁桃体炎等。

【配伍组合】

(1) 配合谷治齿痛。

(2) 配合谷、少商、鱼际，治疗咽喉肿痛。

(3) 配合谷、精明治疗目赤肿痛。

【刺法灸法】　直刺0.2~0.3寸。

【文献摘要】

《针灸甲乙经》卷七：多卧善睡，浸淫起面，身热，喉痹如梗，目眦伤，忽振寒，肩痛。

《针灸大成》：颔肿，多惊，齿痛，目黄，口干，急食不通，伤寒水结。

【附注】　手阳明经所溜为“荥”。

(三) LI 3 三间 Sān jiān

【穴名出处】　《灵枢·本输》。

【穴位别名】　少谷。

【穴名释义】　间，有居处、间隙之意。穴处第二掌指关节后凹陷处，故名。

【定位取穴】　微握拳，在手示指本节（第2掌指关节）后，桡侧凹陷处。

【局部解剖】　有第一骨间背侧肌，深层为拇内收肌横头；有手背静脉网（头静脉其示部），指掌侧有固有动脉；布有桡神经浅支。

【穴位主治】　齿痛，目痛，咽喉肿痛，手指及手背红肿。现多用于面神经麻痹，扁桃体炎，痢疾，肠炎，肩关节周围软组织疾患等。

【配伍组合】

(1) 目中漠漠，即寻攒竹、三间。

(2) 配前谷、睛明，治疗目急痛。

(3) 配天枢、足三里，治疗腹满肠鸣洞泻。

【刺法灸法】　直刺0.3～0.5寸。

【附注】　手阳明经所注为“输”

（四）LI 4 合谷 Hé gǔ

【穴名出处】　《灵枢·本输》。

【穴位别名】　虎口。

【穴名释义】　肉之大会为谷，大指、次指肌肉联合处，分张时形似深谷，穴处第二掌骨桡侧中点，故名。

【定位取穴】　在手背，第1～2掌骨间，当第2掌骨桡侧的中点处（图4-1-6）。

简便取穴：以一手的拇指指骨关节横纹，放在另一手拇示指之间的指蹼缘上，当拇指尖下是穴。

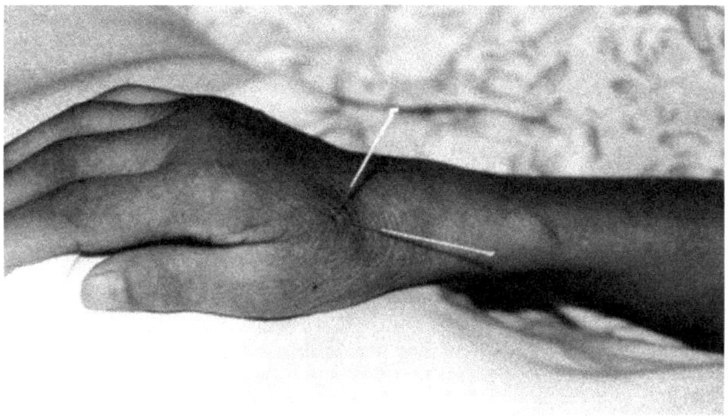
图4-1-6　合谷穴

【局部解剖】　在第一二掌骨之间，第一骨间背侧肌中，深层有拇收肌横头；有手背静脉网，为头静脉的起部，腧穴近侧正当桡动脉从手背穿向手掌之处；布有桡神经浅支的掌背侧神经，深部有正中神经的指掌侧固有神经。

【穴位主治】　头痛，颈项痛，目赤肿痛，鼻衄，鼻塞，鼻渊，齿痛，耳聋，面肿，咽喉肿痛，痄腮，牙关紧闭，口眼歪斜，热病无汗，多汗，腹痛，痢疾，便秘，闭经，滞产，小儿惊风，上肢疼痛，痿痹。现多用于面神经麻痹，面肌痉挛，三叉神经痛，电光性眼炎，近视眼，腮腺炎，扁桃体炎，舌炎，牙龈炎，牙痛，流行性感冒，高血压，皮肤瘙痒，荨麻疹等。

【配伍组合】

（1）配太阳治头痛；配太冲治目赤肿痛。

（2）配迎香治鼻疾；配少商治咽喉肿痛。

（3）配三阴交治经闭、滞产；配地仓颊车治眼歪斜。

【刺法灸法】

（1）贴近第二掌骨掌侧进针，针尖对准劳宫穴方向，进针0.5～1寸，施捻转或提插补泻法。用于治疗头面五官疾病、外感热病等。

（2）从第二掌骨桡侧缘进针，向三间穴方向逆经透刺，进针1～1.5寸，施捻转或提插泻法，使患者有电击感或向示指方向放射，或示指出现抽动感。若肌张力高，患者手指挛缩者，则会降低肌张力，使五指松弛。用于治疗中风病手指挛缩或手指肌紧张屈曲难伸等局部疾病。

【临证体验】

（1）合谷、列缺针用泻法，功能疏风散热，主治风火牙痛。

（2）合谷、列缺、少商、鱼际，少商点刺出血，余用泻法，功能清热解毒、通络止痛，主治邪热壅盛之喉痹。

（3）合谷、列缺、风门、丰隆，针用泻法，功能祛风解表、宣肺祛痰，主治外邪束肺之小儿顿咳之初期。

（4）合谷、列缺、风门、风池，针用平补平泻，功能和营卫而实表，主治营卫不和之自汗。

（5）合谷、太冲为“四关穴”，针用泻法，功能开窍醒神镇静，主治实热证之惊厥、震颤、抽搐。

【附注】

(1) 手阳明经所过为“原”。

(2)《神应经》：孕妇不宜针。

(五) LI 5 阳溪 Yáng xī

【穴名出处】 《灵枢·本输》。

【穴位别名】 中魁。

【穴名释义】 手背为阳，肉之小会为溪，穴处手背桡骨、腕骨及拇短伸肌腱与拇长伸肌腱之间的凹陷中，故名。

【定位取穴】 在腕背横纹桡侧，手拇指向上翘时，当拇短伸肌腱与拇长伸肌腱之间的凹陷中。

【局部解剖】 当拇短伸肌腱、拇长伸肌腱之间；有头静脉、桡动脉的腕背支；布有桡神经浅支。

【穴位主治】 头痛，目赤肿痛，齿痛，咽喉肿痛，手腕痛。现多用于中风半身不遂，桡骨茎突狭窄性腱鞘炎，小儿单纯性消化不良，腕关节及其周围软组织疾患等。

【配伍组合】

(1) 配合谷治头痛。

(2) 配解溪，治疗惊悸怔忡。

【刺法灸法】 直刺0.5~0.8寸。

【文献摘要】

《针灸甲乙经》卷七：热病汗不出，目痛瞑，头痛，龋齿痛，泣出，厥逆头痛，胸满不得息，疟，寒甚。

《铜人腧穴针灸图经》卷五：狂言嘻笑大见鬼，热病烦心，目风赤野有翳，喉痹，肘臂不举。

《针灸大成》卷六：胸满不得息，寒热如疟，寒嗽呕沫。

【附注】 手阳明经所行为“经”。

(六) LI 6 偏历 Piān lì

【穴名出处】 《灵枢·本输》。

【穴名释义】 偏，为偏斜；历，是经历、经过。本穴为络穴，处于桡骨阳侧，别走太阴，故名。

【定位取穴】 屈肘，在前臂背面桡侧，当阳溪与曲池连线上，腕横纹上3寸处。

【局部解剖】 在桡骨远端，桡侧腕伸肌腱与拇长展肌腱之间；有头静脉；掌侧为前臂外侧皮神经和桡神经浅支，背侧为前臂背侧皮神经和前臂骨间背侧神经。

【穴位主治】 目赤，耳鸣，耳聋，鼻衄，手臂痛，咽喉痛，水肿。现多用于扁桃体炎，癫痫，水肿，前臂神经痛等。

【配伍组合】 配曲池治手臂疼痛。

【刺法灸法】 直刺或斜刺0.5~0.8寸。

【文献摘要】

《针灸甲乙经》卷十一：癫疾多言，耳鸣，颊肿，喉痹不能言，齿痛。

《铜人腧穴针灸图经》卷五：寒热疟，风汗不出。

《针灸大成》卷六：肩肘腕酸痛，利小便。

【附注】 手阳明经络穴。

（七）LI 7 温溜 Wēn liū

【穴名出处】 《针灸甲乙经》。

【穴位别名】 逆注，蛇头，池头。

【穴名释义】 温，温热之意；溜，停留之意。本穴为郄穴，气血深聚之处，故名。

【定位取穴】 屈肘，在前臂背面桡侧，当阳溪与曲池连线上，腕横纹上5寸处。

【局部解剖】 在桡侧腕伸肌肌腹与拇长展肌之间；有桡动脉分支及头静脉；布有前臂背侧皮神经与桡神经深支。

【穴位主治】 头痛，面肿，咽喉疼痛，肠鸣，腹痛，肘臂痛。现多用于腮腺炎，扁桃体炎，口腔炎，舌炎，面神经麻痹，腹痛，癫痫等。

【配伍组合】 配合谷治头痛。

【刺法灸法】 直刺0.5～1寸。

【文献摘要】

《针灸甲乙经》卷七：臑肘臂痛，肩不举，痓，面赤肿。

《备急千金要方》卷三十：伤寒，寒热头痛。

《针灸大成》卷六：风逆四肢肿，吐舌，口舌痛。

【附注】 手阳明经郄穴。

（八）LI 8 下廉 Xià lián

【穴名出处】 《灵枢·本输》。

【穴位别名】 手下廉。

【定位取穴】 在前臂背面桡侧，当阳溪与曲池连线上，肘横纹下4寸处。

【局部解剖】 在桡骨的桡侧，桡侧有腕伸短肌及腕伸长肌，深层有旋后肌；有桡动脉分支；布有前臂背侧皮神经及桡神经深支。

【穴位主治】 头痛，眩晕，目痛，肘臂痛，腹胀，腹痛。

【配伍组合】 配足三里治腹胀，腹痛。

【文献摘要】

《针灸甲乙经》卷九：溺黄。

《铜人腧穴针灸图经》卷五：头风，臂肘痛。

【刺法灸法】 直刺0.5～1寸。

（九）LI 9 上廉 Shàng lián

【穴名出处】 《灵枢·本输》。

【定位取穴】 在前臂背面桡侧，当阳溪与曲池连线上，肘横纹下3寸处。

【局部解剖】 在桡侧腕伸肌肌腹与拇长展肌之间；有桡动脉分支及头静脉；布有前臂背侧皮神经与桡神经深支。

【穴位主治】 肩臂痛，上肢不遂，手臂麻木，肠鸣，腹痛。现多用于肩臂神经痛，上肢麻木，瘫痪，肠炎等。

【配伍组合】 配曲池治手臂麻木。

【文献摘要】

《针灸甲乙经》卷九：小便黄，肠鸣相逐。

《铜人腧穴针灸图经》卷五：脑风头痛。

【刺法灸法】 直刺0.5~1寸。

(十) LI 10 手三里 Shǒu sānlǐ

【穴名出处】 《针灸甲乙经》。

【穴名释义】 穴处于肱骨外上髁下三寸，故名。

【定位取穴】 在前臂背面桡侧，当阳溪与曲池连线上，肘横纹下2寸处。

【局部解剖】 肌肉、神经同下廉穴，血管为桡返动脉的分支。

【穴位主治】 腹痛，腹泻，齿痛，颊肿，上肢不遂，肩背疼痛。现多用于臂神经痛，腰扭伤，面神经瘫痪，咽喉痛等。

【配伍组合】

(1) 配曲池治上肢不遂。

(2) 配足三里，治疗腹胀腹泻。

【文献摘要】

《针灸甲乙经》卷九：肠腹时寒，腰痛不得卧。

《铜人腧穴针灸图经》卷五：手臂不仁，肘挛不伸，齿痛颊颔肿，瘰疬。

《针灸大成》卷六：霍乱，遗矢，失音，中风，手足不遂。

《席弘赋》：肩上痛连脐不休。

《杂病穴法歌》：舌风舞。

【刺法灸法】 直刺0.8~1.2寸。

(十一) LI 11 曲池 Qū chí

【穴名出处】 《灵枢·本输》。

【穴位别名】 鬼臣，阳泽。

【穴名释义】 穴处肘骨曲角内缘陷中，曲肘时，穴处有凹，形似浅池，故名。

【定位取穴】 在肘横纹外侧端，屈肘，当尺泽与肱骨外上髁连线中点。

【局部解剖】 桡侧腕长伸肌起始部，肱桡肌的桡侧；有桡返动脉的分支；布有前臂背侧皮神经，内侧深层为桡神经本干。

【穴位主治】 咽喉肿痛，齿痛，目赤痛，瘰疬，风疹，上肢不遂，腹痛吐泻，热病。现多用于肩肘关节疼痛，流行性感冒，高血压，神经衰弱，荨麻疹，小儿麻痹后遗症，胸膜炎，甲状腺肿大，扁桃体炎等。

【配伍组合】

(1) 配合谷、外关，有疏风解表、清热止痛作用，主治感冒发热、咽喉炎、扁桃体炎、目赤。

(2) 配合谷、血海、委中、膈俞，有散风清热、调和营卫作用，主治丹毒、荨麻疹。

(3) 配内关、合谷、血海、阳陵泉、足三里、太冲、昆仑、太溪、阿是穴，有温阳散寒、活血止痛作用，主治血栓闭塞性脉管炎。

(4) 配合谷、血海、三阴交，有扶正解毒作用，主治冬眠灵药物反应。

【刺灸法】

(1) 患者仰卧位或端坐位。取毫针向少海穴方向直刺1~1.5寸，施捻转或提插泻法，针感停留在局部或向肩关节放射。适用于治疗荨麻疹，皮外科及五官科急性炎症及外感发热等。

(2) 患者仰卧位或端坐位。针身呈45°向手三里穴方向逆经斜刺，进针1~1.5寸，针感可向腕关节方向放射，或出现桡侧腕长伸肌腱、腕短伸肌腱抽动。适用于治疗肘关节及前臂不遂。

【文献摘要】

《针灸甲乙经》：伤寒余热不尽。胸中满，耳前痛，齿痛，目赤痛，颈肿，寒热，渴饮辄汗出，不饮则皮干热。目不明，腕急，身热，惊狂，痿痹重，瘛疾吐舌，曲池主之。

《备急千金方》：耳痛。举体痛痒如虫噬，痒而搔之，皮便脱落作疮，灸曲池二穴，随年壮，发即灸之神良。

《千金翼方》：瘾疹，灸曲池二穴，随年壮神良。

《医宗金鉴》：主治中风，手挛筋急，痹风疟疾，先寒后热等症。

【临证体验】

（1）曲池、合谷、内庭、商丘、通里，针用泻法，功能清阳明经之蕴热，身热汗出，口渴唇干，颈肿，喉痹，齿痛龈肿。

（2）曲池、天枢、上巨虚、大肠俞，针用平补平泻，功能宣气行血、理胃宽肠、清热化湿，主治大肠湿热，传导失常之腹痛、腹泻、痢疾。

（3）曲池透臂臑、章门、天井、足临泣，针用泻法，功能疏肝健脾、化痰消疬，主治瘰疬初期。

（4）曲池、合谷、内关、天枢、足三里、三阴交，针用泻法，功能疏风清热，主治风热侵袭，或胃热熏蒸肌肤之荨麻疹、丹毒、疔疖。

（5）曲池、合谷、血海，针用泻法，功能清热散风、调和营卫，主治荨麻疹、风疹属于风热者。

（6）曲池、合谷、列缺、阳溪，针用泻法，或灸阳溪、曲池，功能疏通经络、温经散寒，主治风寒湿邪痹阻经脉之上肢痛而不能运用。

【附注】　手阳明经所入为“合”。

（十二）LI 12 肘髎 Zhǒu liáo

【穴名出处】　《灵枢·本输》。

【穴位别名】　肘尖。

【穴名释义】　肘，指肘部；髎指孔穴。穴处肘骨旁凹陷处，故名。

【定位取穴】　在臂外侧，屈肘，曲池上方1寸，当肱骨边缘处。

【局部解剖】　在桡骨外上髁上缘肱肌起始部，肱三头肌外缘；有桡侧副动脉；布有前臂背侧皮神经及桡神经。

【功用功效】　通经络，利关节。

【穴位主治】　肘臂部酸痛，麻木，挛急。

【配伍组合】

（1）配曲池治肘臂疾病。

（2）配臂臑，治疗瘰疬。

【刺法灸法】　直刺0.5～1寸。

【文献摘要】

《针灸甲乙经》卷十：肩肘节酸痛，不可曲伸。

《针灸大成》卷六：风劳，嗜卧，肘节风痹，臂痛不举，屈伸挛急，麻木不仁。

（十三）LI 13 手五里 Shǒu wǔlǐ

【穴名出处】　《灵枢·本输》。

【穴位别名】　大禁。

【穴名释义】 本穴在天府下五寸，三里上五寸，故名。

【定位取穴】 在臂外侧，当曲池与肩髃连线上，曲池上3寸处。

【局部解剖】 在肱骨桡侧，为肱桡肌起点，外侧为肱三头肌前缘；稍深为桡侧副动脉；布有前臂背侧皮神经，深层内侧为桡神经。

【功用功效】 化痰消肿，通经止痛。

【穴位主治】 肘臂挛痛，瘰疬。现多用于上肢麻木疼痛，肿胀，痿软等。

【配伍组合】 配曲池治肘臂挛痛。

【文献摘要】

《针灸甲乙经》卷八：寒热颈疬，适咳呼吸难。

《铜人腧穴针灸图经》卷五：风劳，惊恐，吐血，肘臂痛，嗜卧，四肢不得动摇，心下胀满。

《针灸大成》：上气，身黄，时有微热。

【刺法灸法】 避开动脉，直刺0.5～1寸。

（十四）LI 14 臂臑 Bì nào

【穴名出处】 《灵枢·本输》。

【穴位别名】 头冲，颈冲，臂脑。

【穴名释义】 臑，指上臂内侧。本穴位于上臂肱骨内侧，故名。

【定位取穴】 在臂外侧，三角肌止点处，当曲池与肩髃连线上，曲池上七寸处。

【局部解剖】 在肱骨桡侧，三角肌下端，肱三头肌外侧头的前缘；有旋肱后动脉的分支及肱深动脉；布有前臂背侧皮神经，深层有桡神经本干。

【穴位主治】 肩臂痛，颈项拘急，瘰疬。现多用于颈淋巴结核，肩关节周围炎等。

【配伍组合】

（1）配曲池、手三里，治疗颈淋巴结核。

（2）配合谷治疗癫痫。

（3）配光明治目疾。

【刺法灸法】 直刺或向上斜刺0.8～1.5寸。

（十五）LI 15 肩髃 Jiān yú

【穴名出处】 《灵枢·经脉》。

【穴位别名】 髃骨，中肩井，肩骨，扁骨，偏肩。

【穴名释义】 髃指肩端骨，即肩胛骨肩峰端，穴处其前下方，故名。

【定位取穴】 在臂外侧，三角肌上，臂外展，或向前平伸时，当肩峰前下方向凹陷处。

【局部解剖】 有旋肱后动静脉；布有锁骨上神经，腋神经。

【功用功效】 清热祛风，通利关节。

【穴位主治】 肩臂疼痛，上肢不遂，风疹，瘰疬。现多用于肩周炎，上肢瘫痪，臂神经痛等。

【配伍组合】 配肩髎治肩臂疼痛。

【刺法灸法】 直刺或向下斜刺0.8～1.5寸。

【文献摘要】

《针灸甲乙经》卷十：肩中热，指臂痛。

《铜人腧穴针灸图经》卷四：偏风半身不遂，热风瘾疹，手臂挛急，捉物不得，臂细无力，筋骨酸痛。

【临证体验】

(1) 肩髃、曲池、合谷、环跳、足三里，针用平补平泻，或行温针灸法，功能疏通经络止痛，主治风寒湿痹之关节疼痛。

(2) 肩髃、合谷、外关、曲池，针用泻法，功能祛风通络，主治风痰阻络之上肢麻木。

(3) 肩髃、养老、条口透承山，针用泻法，功能疏通经络止痛，主治肩凝症。

(4) 肩髃、曲池、天井、三间，针用泻法，功能疏经活络、软坚散结，主治瘰疬初期。

【附注】 手阳明经与阳跷脉交会穴。

(十六) LI 16 巨骨 Jù gǔ

【穴名出处】 《素问·气府论》。

【穴名释义】 巨，指大之意。巨骨就是锁骨，本穴位于锁骨肩峰端与肩胛岗之间凹陷处，故名。

【定位取穴】 在肩上部，当锁骨肩峰端与肩胛冈之间凹陷处。

【局部解剖】 在斜方肌与冈上肌中；深层有肩胛上动静脉；布有锁骨上神经分支、副神经分支，深层有肩胛上神经。

【功用功效】 散瘀止痛，理气消痰。

【穴位主治】 肩臂疼痛，抬举不利，肩背痛。现多用于淋巴结核，肩关节周围炎等。

【配伍组合】 配肩髃、肩髎治肩痛。

【刺法灸法】 直刺，微斜向外下方，进针 0.5～1 寸。

【文献摘要】

《针灸甲乙经》卷十：肩背不举，血瘀肩中不能动摇。

《针灸大成》卷六：惊痫，破心吐血，胸中有瘀血。

【附注】 手阳明经与阳跷脉交会穴。

(十七) LI 17 天鼎 Tiān dǐng

【穴名出处】 《灵枢·本输》。

【穴位别名】 天顶。

【定位取穴】 在颈外侧部，胸锁乳突肌后缘，当结喉旁，扶突与缺盆连线中点（图 4-1-7）。

【局部解剖】 在胸锁乳突肌下部后缘，浅层为颈阔肌，深层为中斜角肌起点，有颈外浅静脉；为副神经、颈皮神经在胸锁乳突肌后缘穿出处，深层为膈神经的起点。

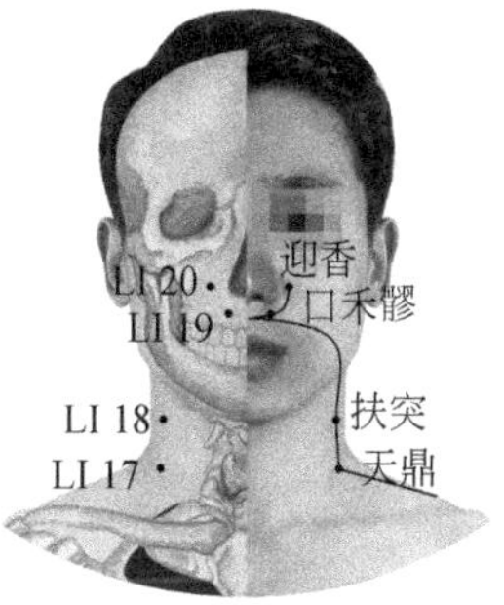

图 4-1-7 天鼎穴

【功用功效】 理气化痰，利咽消肿。

【穴位主治】 暴喑，咽喉肿痛，瘰疬，气瘿。现多用于舌骨肌麻痹，吞咽困难，扁桃体炎等。

【配伍组合】

(1) 配少商治咽喉肿痛。

(2) 配合谷治瘿气。

【刺法灸法】 直刺 0.5～0.8 寸。

【文献摘要】

《针灸甲乙经》卷十二：喉痹咽痛不得息，食饮不下。

《铜人腧穴针灸图经》卷四：咽肿不得息，喉中鸣。

（十八）LI 18 扶突 Fú tū

【穴名出处】 《灵枢·本输》。

【穴位别名】 水穴。

【定位取穴】 在颈外侧部，结喉旁，当胸锁乳突肌前、后缘之间。

【局部解剖】 在胸锁乳突肌胸骨头间颈阔肌中，深层为肩胛提肌起始点；深层内侧有颈升动脉；布有耳大神经，颈皮神经，枕小神经及副神经。

【穴位主治】 咳嗽，气喘，咽喉肿痛，暴喑，瘰疬，气瘿。现多用于吞咽困难，甲状腺肿大，声带小结，声音嘶哑等。

【配伍组合】

（1）配合谷治瘿气。

（2）配大椎、合谷、曲池，治疗咽喉肿痛。

【刺法灸法】 直刺0.5～0.8寸。

【文献摘要】

《针灸甲乙经》卷九：咳逆上气，喘息。

《针灸大成》卷六：咳嗽多唾，上气，咽引喘息，喉中如水鸡声。

（十九）LI 19 口禾髎 Kǒu héliáo

【穴名出处】 《灵枢·本输》。

【穴位别名】 长频，长颊。

【穴名释义】 禾，指粮食；髎，指孔穴。本穴位于鼻孔下，口唇上，而谷入于口，嗅于鼻，故名。

【定位取穴】 在上唇部，鼻孔外缘直下，平水沟穴。

【局部解剖】 在上颌骨犬齿窝部，上唇方肌止端；有面动静脉的上唇支；布有面神经、三叉神经第二支下支与眶下神经的吻合丛。

【穴位主治】 鼻塞，鼻衄，口歪。现多用于鼻炎，嗅觉减退，面神经麻痹或痉挛等。

【刺法灸法】 直刺或斜刺0.3～1.5寸。

（二十）LI 20 迎香 Yíng xiāng

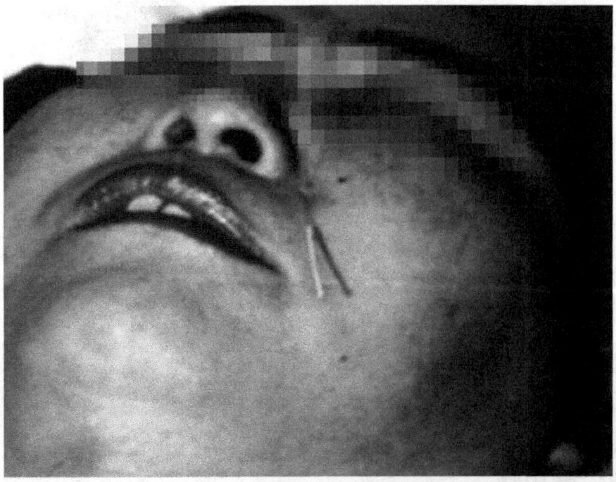

图4-1-8 迎香穴

【穴名出处】 《灵枢·本输》。

【穴位别名】 冲阳。

【穴名释义】 本穴位于鼻旁，主治鼻塞不闻香臭，故名。

【定位取穴】 在鼻翼外缘中点旁，当鼻唇沟中间（图4-1-8）。

【局部解剖】 在上唇方肌中，深部为梨状孔的边缘；有面动静脉及眶下动静脉分支；布有面神经与眶下神经的吻合丛。

【穴位主治】 鼻塞，不闻香臭，鼻衄，鼻渊，口歪，面痒，面肿。现多用于嗅觉减退，面神经麻痹，面肌痉挛，胆道蛔虫等。

【刺法灸法】 斜刺或平刺 0.3 ~ 1.5 寸。

【文献摘要】

《针灸大成》：鼻塞不闻香臭，偏风口歪，面痒浮肿，风动叶状如虫行，唇肿痛，喘息不利，鼻有息肉。

《医学入门》卷一：眼目赤肿。

【临证体验】

（1）迎香、合谷，针用泻法，功能清热、散风、通窍，主治面痒、外感鼻塞。

（2）迎香、印堂，针用泻法，功能清热通窍，主治鼻渊。

【附注】

（1）手、足阳明经交会穴。

（2）《外台》：不宜灸。

三、足阳明胃经腧穴

本经一侧 45 穴（左右两侧共 90 穴），其中 15 穴分布于下肢的前外侧面，30 穴在腹、胸部与头面部。首穴承泣，末穴厉兑。主治肠胃等消化系统、神经系统、呼吸系统、循环系统某些病证和咽喉、头面、口、牙齿、鼻等器官病证，以及本经脉所经过部位之病证（图 4-1-9）。

（一）ST 1 承泣 Cheng qi

【穴名出处】 《针灸甲乙经》。

【穴位别名】 溪穴、目下。

【穴名释义】 承，指承受；泣，指流泪。本穴在瞳孔下，当人流泪时，此处承受泪水，针本穴有收泪之效，故名。

【定位取穴】 在面部，瞳孔直下，当眼球与眶下缘之间（图 4-1-10）。

【局部解剖】 在眶下缘上方，眼轮匝肌中，深层眶内有眼球下直肌、下斜肌；有眶下动静脉分支，眼动静脉的分支；布有眶下神经分支及动眼神经下支的肌支，面神经分支。

【功用功效】 散风清热，疏邪明目。

【穴位主治】 目赤肿痛，流泪，夜盲，眼睑瞤动，口眼歪斜。现多用于急慢性结膜炎，近视，远视，散光，青光眼，斜视，角膜炎，泪囊炎，白内障，视神经炎，视神经萎缩，视网膜色素变性，面神经麻痹，面肌痉挛等。

【配伍组合】

（1）配太阳治目赤肿痛。

（2）配阳白治口眼歪斜。

【刺法灸法】 以左手拇指向上轻推眼球，紧靠眶缘缓慢直刺 0.5 ~ 1.5 寸，不宜提插，以防刺破血管引起血肿。

【文献摘要】

《针灸甲乙经》卷十二：目不明，泪出，瞳子痒，昏夜无见，目瞤动，与项口相参引，歪僻口不能言。

《针灸大成》卷六：眼赤痛，耳鸣耳聋。

【附注】 足阳明经、阳跷、任脉交会穴。

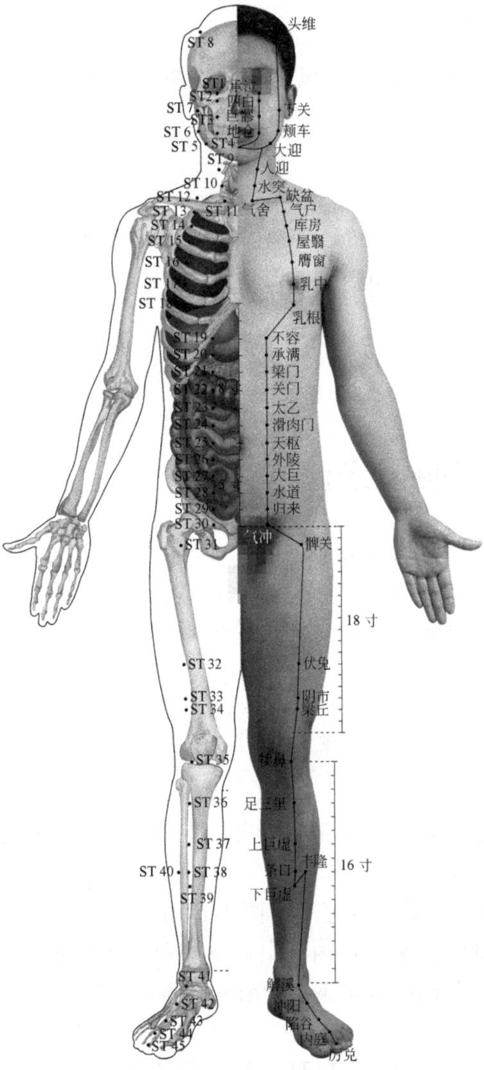

图 4-1-9　足阳明胃经

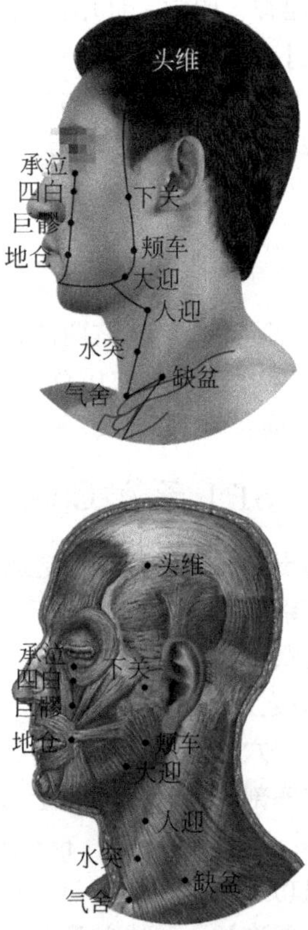

图 4-1-10　承泣穴

（二）ST 2 四白 Sì bái

【穴名出处】　《针灸甲乙经》。

【穴位别名】　骨空。

【穴名释义】　四，指广阔之意；白，指广明。本穴在目下一寸，主治目不明，故名。

【定位取穴】　在面部，瞳孔直下，当眶下孔凹陷处（图 4-1-11）。

【局部解剖】　在眶下孔处，当眼轮匝肌和上唇方肌之间；有面动静脉分支，眶下动静脉有面神经分支，当眶下神经处。

【穴位主治】　目赤痛痒，口眼歪斜，眼睑瞤动，面痛。现多用于结膜炎，角膜炎，近视，胞睑下垂，青光眼，面神经麻痹，三叉神经痛，鼻炎，胆道蛔虫等。

【配伍组合】

（1）配阳白，地仓，颊车，合谷治口眼歪斜。

（2）配攒竹治眼睑瞤动。

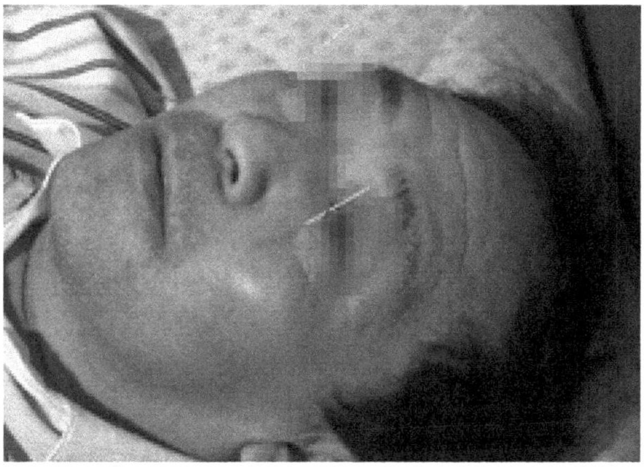

图 4-1-11　四白穴

【刺法灸法】　直刺或斜刺 0.3 ~ 1.5 寸，不可深刺。

【文献摘要】

《针灸甲乙经》卷十二：目痛口僻，戾目不明。

《铜人腧穴针灸图经》卷三：头痛，目眩，眼生白翳，微风目瞤动不息。

《针灸大成》卷六：目赤痛，僻泪不出，目痒，目肤翳，口眼歪僻不能言。

（三）ST 3 巨髎 Jù liáo

【穴名出处】　《针灸甲乙经》。

【穴名释义】　巨，大也；髎，空隙、凹陷之意。本穴位于面部颧骨下缘，此处凹陷甚大，故名。

【定位取穴】　在面部，瞳孔直下，平鼻翼下缘处，当鼻唇沟外侧。

【局部解剖】　浅层为上唇方肌，深层为犬齿肌；有面动静脉及眶下动静脉；布有面神经及眶下神经的分支。

【功用功效】　息风明目，舒筋活络。

【穴位主治】　口眼歪斜，眼睑瞤动，鼻衄，齿痛，唇颊肿。现多用于面神经麻痹，三叉神经痛，牙痛，鼻炎，角膜炎等。

【配伍组合】

(1) 配合谷治齿痛。

(2) 配地仓、颊车治口歪。

【刺法灸法】　斜刺或平刺 0.3 ~ 1.5 寸。

【参考文献】

《针灸甲乙经》卷十：面目恶风寒。

《针灸大成》卷六：目障无见，淫肤白膜，翳覆瞳子，脚气膝肿。

《针方六集》卷五：鼻塞，面风，颊肿，口歪。

【附注】　足阳明胃经与阳跷脉交会穴。

（四）ST 4 地仓 Dì cāng

【穴名出处】　《针灸甲乙经》。

【穴位别名】　会维，胃维。

【穴名释义】　地，指鼻以下；仓，指藏谷处。本穴位于鼻下口吻之旁，口以入谷，贮入胃中，犹如仓库，故名。

【定位取穴】　在面部，口角外侧，上直对瞳孔。

【局部解剖】　在口轮匝肌中，深层为颊肌；有面动静脉；布有面神经和眶下神经分支，深层为颊肌神经的末支。

【功用功效】　祛风止痛，舒筋活络。

【穴位主治】　口角歪斜，流涎，眼睑瞤动。现多用于面神经麻痹，三叉神经痛等。

【配伍组合】

(1) 配人中、颊车、合谷、治口歪、流涎。

（2）配承浆、颊车、下关、合谷治疗口噤不开。

（3）配颊车、合谷治疗牙齿疼痛。

【刺法灸法】

（1）斜刺或平刺0.5～0.8寸，静置留针。适用于治疗周围性面瘫、面肌痉挛及患侧的三叉神经痛。

（2）患者取端坐位或仰卧位，从地仓进针，针尖对准巨髎穴，针柄与皮肤表面呈30°进针，深1.2～1.5寸，用捻转泻法。用于针刺面肌痉挛健侧。

【参考文献】

《针灸甲乙经》卷十：口缓不收，不能言语，手足痿躄不能行

【附注】 手足阳明经，阳跷脉交会穴。

（五）ST 5 大迎 Dà yíng

【穴名出处】 《素问·气穴论》。

【穴位别名】 髓孔。

【穴名释义】 迎，有迎合之意。本穴位于下颌角前下方，穴前有面动脉通过，按压该穴有动脉搏动感，故名。

【定位取穴】 在下颌角前方，咬肌附着部前缘，当面动脉搏动处。

【局部解剖】 在咬肌附着部前缘；前方有面动静脉；布有面神经及颊神经。

【功用功效】 息风止痛，消肿活络。

【穴位主治】 口眼歪斜，牙关紧闭，颊肿，面痛，齿痛。现多用于面神经麻痹，面肌痉挛，面颊肿，腮腺炎，三叉神经痛等。

【配伍组合】

（1）配颊车、合谷治疗牙齿疼痛。

（2）配下关、合谷、人中、颊车治疗牙关紧闭。

（3）配颊车、合谷、内庭、地仓、太冲治疗口角歪斜。

（4）配臂臑、手五里治疗颈项瘰疬。

【刺法灸法】 避开动脉，斜刺或平刺0.3～1.5寸。

（六）ST 6 颊车 Jiá chē

【穴名出处】 《素问·气府论》。

【穴位别名】 牙车、曲牙、鬼床、机关。

【穴名释义】 耳前颧侧面称颊，下颌骨古称颊车骨，该骨总载诸齿开合如车辆转动，本穴正在前处，故名。

【定位取穴】 在面颊部，下颌角前上方约1横指（中指），当咀嚼时咬肌隆起，按之凹陷处。

【局部解剖】 在下颌角前方，有咬肌；有咬肌动静脉；布有耳大神经，面神经及咬肌神经。

【功用功效】 散风清热，开关通络。

【穴位主治】 口眼歪斜，齿痛，颊肿，面肿，痄腮，牙关紧闭。现多用于三叉神经痛，颞颌关节炎，咬肌痉挛，腮腺炎，面神经麻痹等。

【配伍组合】 配地仓治口眼歪斜。

【刺法灸法】 直刺0.3～1.5寸，平刺0.5～1寸。

【临证体验】

（1）颊车、睛明、巨髎、颧髎、合谷、迎香、地仓、风池，针合谷用泻法，余穴平补平泻，功能祛风通络，主治风痰阻络之面瘫。

（2）颊车、合谷、太阳，针用泻法，功能清热止痛，主治阳热上扰之上齿痛。

（七）ST 7 下关 Xià guān

【穴名出处】 《灵枢·本输》。

【穴名释义】 下，指颧骨弓下方；关，指机关、活动之意。本穴位于下颌关节前牙关处，与上关相对，故名。

【定位取穴】 在面部耳前方，当颧弓与下颌切迹所形成的凹陷中（图 4-1-12）。

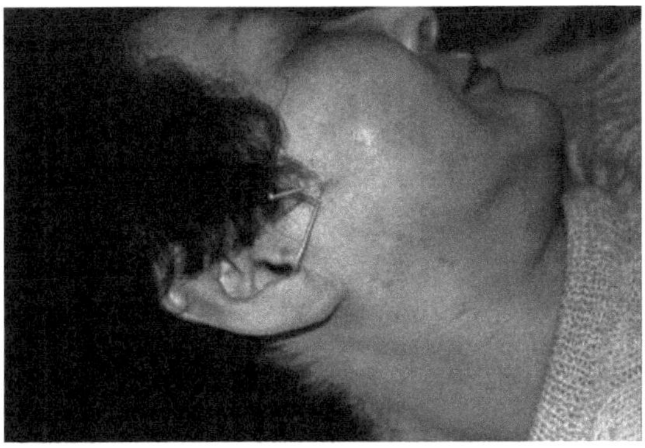

图 4-1-12 下关穴

【局部解剖】 当颧弓下缘，皮下有腮腺，为咬肌起始部；有面横动静脉，最深层为上颌动静脉；正当面神经颧眶支及耳颞神经分支，最深层为下颌神经。

【功用功效】 消肿止痛，聪耳通络。

【穴位主治】 耳聋，耳鸣，聤耳，齿痛，口眼歪斜，面痛，牙关开合不利。现多用于下颌关节炎，咬肌痉挛，中耳炎，面神经麻痹，聋哑等。

【配伍组合】

（1）配翳风治耳疾。

（2）配大迎、颊车、巨髎，治疗面瘫。

（3）配合谷、翳风、听宫、耳门，治疗颞颌关节炎。

【刺法灸法】 直刺 0.5～1 寸。

【文献摘要】

《针灸甲乙经》卷十二：失欠，下齿龋，下牙痛。

《备急千金要方》卷三十：牙齿痛，耳痛。

《铜人腧穴针灸图经》卷三：偏风，目口歪，牙关脱臼。

《针灸大成》卷六：聤耳有脓汁出，牙龈肿。

《类经图翼》卷六：耳鸣、耳聋，痒痛出脓。

【临证体验】

（1）下关、合谷，针用泻法，功能清热止痛，主治阳明热邪上扰之牙痛。

（2）下关、听宫、太冲、中渚，针用平补平泻，功能疏风通络，清热降火，聪耳利窍，主治肝胆火旺耳聋。

【附注】 足阳明、足少阳经交会穴。

（八）ST 8 头维 Tóu wéi

【穴名出处】 《针灸甲乙经》。

【穴名释义】 头，指头部；维，维护之意。本穴位于头角入发际处，为阳明脉气所发，维络于前，故名。

【定位取穴】 在头侧部，当额角发际上 0.5 寸，头正中线旁 4.5 寸（图 4-1-13）。

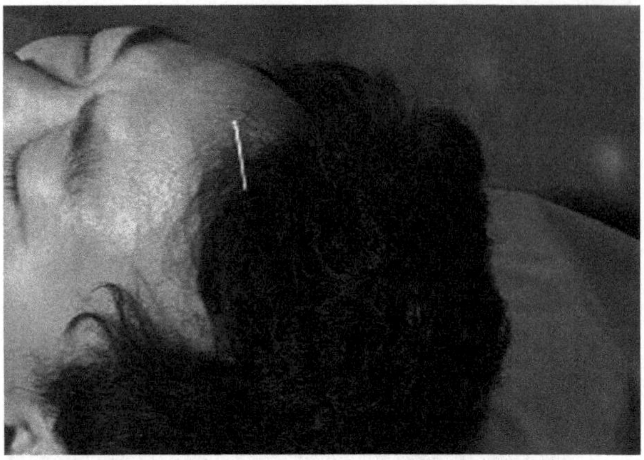

图 4-1-13　头维穴

【局部解剖】　在颞肌上缘帽状腱膜中；有颞浅动静脉的额支；布有耳颞神经的分支及面神经额支。

【功用功效】　息风镇静，止痛明目。

【穴位主治】　头痛，目眩，目痛，流泪。现多用于血管神经性头痛，面神经麻痹，眼轮匝肌痉挛，精神分裂症等。

【配伍组合】

（1）配合谷治头痛。

（2）配太冲治目眩。

【刺法灸法】　平刺 0.5～1 寸。

【文献摘要】

《针灸甲乙经》卷八：寒热头痛如破，目痛如脱，喘逆烦懑，呕吐，流汗难言。

《铜人腧穴针灸图经》卷三：头偏痛，目视物不明。

【附注】

（1）足阳明、足少阳经与阳维脉交会穴。

（2）《针灸甲乙经》禁不可灸。

（九）ST 9 人迎 Rén yíng

【穴名出处】　《灵枢·本输》。

【穴位别名】　天五会，五会。

【穴名释义】　人，指三部九侯中的人侯；迎，指动。穴当结喉旁，动脉应手处，故名。

【定位取穴】　在颈部，喉结旁，当胸锁乳突肌的前缘，颈总动脉搏动处（图 4-1-14）。

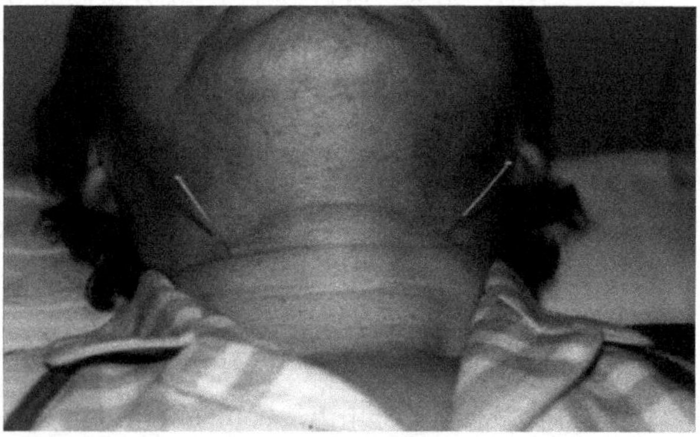

图 4-1-14　人迎穴

【局部解剖】　有颈阔肌，在胸锁乳突肌前缘与甲状软骨接触部；有甲状腺上动脉；当颈内外动脉分歧处，有颈前浅静脉，外为颈内静脉；布有颈皮神经，面神经颈支，深层颈动脉球，最深层为交感神经干，外侧有舌下神经降支及迷走神经。

【功用功效】　宽胸定喘，散结清热。

【穴位主治】　咽喉肿痛，喘息，气瘿，头晕，面赤。现多用于颈淋巴结核，甲状腺肿大，支气管哮喘，高血压，低血压等。

【配伍组合】　配大椎、太冲治高血压。

【刺法灸法】　避开颈总动脉，直刺 0.3～0.8 寸。

【文献摘要】

《针灸甲乙经》卷九：阳逆头痛，胸满不得息。

《铜人腧穴针灸图经》卷五：项之闷肿，食不下。

《针灸大成》卷六：咽喉臃肿，瘰疬。

【附注】

（1）足阳明、足少阳经交会穴。

（2）《针灸甲乙经》：禁不可灸。

【刺法灸法】 避开颈总动脉，直刺0.3～0.8寸。

（十）ST 10 水突 Shǔi tū

【穴名出处】 《针灸甲乙经》。

【穴位别名】 水门。

【穴名释义】 水，指水液；突，上突，冲动之意。本穴位于颈部胸锁乳突肌前，结喉突起之旁，水饮或食物下咽时，穴处可见上突冲动，故名。

【定位取穴】 在颈部，胸锁乳突肌的前缘，当人迎与气舍连线的中点。

【局部解剖】 有颈阔肌，在甲状软骨外侧，胸锁乳突肌与肩胛舌骨肌上腹的交叉点；外侧为颈总动脉；布有颈皮神经，深层为交感神经发出的心上神经及交感干。

【功用功效】 平喘利咽，理气化痰。

【穴位主治】 咽喉肿痛，喘息，咳嗽。现多用于治疗扁桃体炎，甲状腺肿，支气管炎，支气管哮喘等。

【配伍组合】 配天突治咳嗽、气喘。

【文献摘要】

《针灸甲乙经》卷九：咳逆上气，咽痛喉肿，呼吸短气，喘息不通。

《针灸大成》卷六：喘不得卧。

《针方六集》卷五：噎食反胃。

【刺法灸法】 直刺0.3～0.8寸。

【刺法灸法】 避开颈总动脉，直刺0.3～0.8寸。

（十一）ST 11 气舍 Qì shě

【穴名出处】 《针灸甲乙经》。

【穴名释义】 气，指空气；舍，指居处。本穴为足阳明胃经脉气驻留处所，又靠近气管，呼吸之气经流此处，主治胸胁支满、喘息，故名。

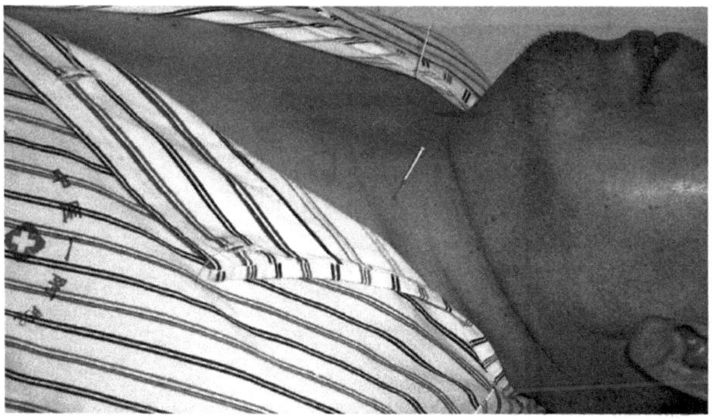

图4-1-15 气舍穴

【定位取穴】 在颈部，当锁骨内侧端的上缘，胸锁乳突肌的胸骨头与锁骨头之间（图4-1-15）。

【局部解剖】 有颈阔肌，胸锁乳突肌起始部；有颈前浅静脉，深部为颈总动脉；布有锁骨上神经前支，舌下神经的分支。

【穴位主治】 咽喉肿痛，颈项强痛，喘息，呃逆，瘿瘤。现多用于支气管炎，支气管哮喘等，石学敏院士针刺本穴用于治疗急症呼吸衰竭的抢救，获得良效。

【配伍组合】 配水突治瘿瘤。

【刺法灸法】 直刺0.3～1.5寸。

【文献摘要】

《针灸甲乙经》卷八：喉痹，瘿瘤。

《备急千金要方》卷三十：咳逆上气，咽肿不得食，饮食不下。

《铜人腧穴针灸图经》卷四：颈项强不得回顾。

【附注】 本经气舍至乳根诸穴，深部有大动脉及肺、肝等重要脏器。不可深刺。

（十二）ST 12 缺盆 Quē pén

【穴名出处】 《灵枢·经脉》。

【穴位别名】 天盖。

【穴名释义】 缺，指不完整；盆，指较深凹陷。本穴位于肩上横骨（锁骨）上窝，此处如破缺之盆，故名。

【定位取穴】 在锁骨上窝中央，距前正中线4寸。

【局部解剖】 在锁骨上窝之中点，有颈阔肌、肩胛舌骨肌；上方有颈横动脉；布有锁骨上神经中支，深层正当肩丛的锁骨上部。

【功用功效】 宣散外邪，止咳定喘。

【穴位主治】 咳嗽，气喘，咽喉肿痛，缺盆中痛，瘰疬。

【配伍组合】

（1）配巨阙、肺俞，治疗咳嗽。

（2）配合谷、少商、尺泽，治疗咽喉肿痛。

【刺法灸法】 避开血管，直刺0.3～0.5寸，不可深刺。

【文献摘要】

《针灸甲乙经》卷八：肩痛引项，寒热，寒热痢，适胸中满，有大气，缺盆中满痛引项臂不举，汗不出，喉痹，咳嗽血。

《针灸大成》卷六：息奔，胸满喘急，水肿，瘰疬，缺盆中肿，外溃则生，胸中热痛，伤寒胸热不已。

《备急千金要方》卷三十：咳逆上气，咽肿不得食，饮食不下。

《铜人腧穴针灸图经》卷四：颈项强不得回顾。

【附注】 《类经图翼》：孕妇禁针。

（十三）ST 13 气户 Qì hù

【穴名出处】 《针灸甲乙经》。

【穴名释义】 气，指胸中肺气；户，指出入之所，气户就是指肺气出入之门户，本穴主治喘逆上气、肺气不利，故名。

【定位取穴】 在胸部，当锁骨中点下缘，距前正中线4寸。

【局部解剖】 在锁骨下方，胸大肌起始部，深层上方的锁骨下肌；有胸肩峰动静脉分支，外上方为锁骨下静脉；为锁骨上神经、胸前神经分支分布处。

【功用功效】 宣肺降气，宽胸止痛。

【穴位主治】 胸部胀满，气喘，咳嗽，呃逆，胸肋痛。现多用于支气管炎，支气管哮喘，肋间神经痛，呃逆等。

【配伍组合】 配肺俞治咳喘。

【刺法灸法】 斜刺或平刺0.5～0.8寸。

【文献摘要】

《针灸大成》卷九：胸胁满，喘满上气，呼吸肩息，不知食味。

《针灸大成》卷六：咳逆，上气，胸背痛，咳不得息。

《百症赋》：久知胁肋疼痛。

（十四）ST 14 库房 Kù fáng

【穴名出处】 《针灸甲乙经》。

【穴名释义】 库，指藏物；房，指房舍，犹气舍于胸中。本穴位于气户之下，主治咳逆上气，胸胁支满，故名。

【定位取穴】 在胸部，当第1肋间隙，距前正中线4寸。

【局部解剖】 在第一肋间隙有胸大肌、胸小肌，深层为肋间内外肌，有胸肩峰动静脉及胸外侧动静脉分支；布有胸前神经分支。

【功用功效】 止咳定喘，宽胸排脓。

【穴位主治】 胸胁胀痛，咳嗽。现多用于支气管炎，支气管哮喘，胸膜炎，肋间神经痛等。

【配伍组合】 配屋翳治胸肋胀痛。

【刺法灸法】 斜刺或平刺0.5~0.8寸。

【文献摘要】

《针灸甲乙经》卷九：咳逆上气，呼吸多唾，浊沫脓血。

《针灸大成》卷六：呼吸不至息。

（十五）ST 15 屋翳 Wū yì

【穴名出处】 《针灸甲乙经》。

【穴名释义】 屋，指盖；翳，含华盖之意，也有遮蔽之意。本穴上有库房之房，下有膺窗之窗，内藏肺脏，犹如屋檐之覆蔽，故名。

【定位取穴】 在胸部，当第2肋间隙，距前正中线4寸。

【局部解剖】 在第二肋间隙，有胸大肌、胸小肌，深层为肋间内外肌；有胸肩峰动静脉分支；布有胸前神经分支。

【功用功效】 止咳化痰，通调水道。

【穴位主治】 胸胁胀痛，咳嗽，气喘，乳痈。现多用于支气管炎，咯血，胸膜炎，肋间神经痛，乳腺炎等。

【配伍组合】 配天宗治乳痈。

【刺法灸法】 斜刺或平刺0.5~0.8寸。

【文献摘要】

《针灸甲乙经》卷十二：身肿，皮痛不可近衣。

《铜人腧穴针灸图经》卷二：胸胁支满，咳逆上气，呼吸多唾浊沫脓血，身体重，皮肤不可近衣。

《百症赋》至阴屋翳，疗痒疾之痛多。

（十六）ST 16 膺窗 Yìng chuāng

【穴名出处】 《针灸甲乙经》。

【穴名释义】 窗，指空孔；膺，指胸。本穴位于胸部乳房之乳晕上缘，系妇人通乳之乳窍，能泄胸中郁气，主治胸满气塞、胁痛胀满，犹如室之有窗，气通光透，故名。

【定位取穴】 在胸部，当第 3 肋间隙，距前正中线 4 寸。

【局部解剖】 第三肋间隙，有胸大肌，深层为肋间内外肌；有胸外侧动静脉；布有胸前神经分支。

【功用功效】 止咳宁嗽，消肿清热。

【穴位主治】 胸胁胀痛，咳嗽，气喘，乳痈。现多用于肋间神经痛等。

【配伍组合】 配屋翳治乳痈。

【刺法灸法】 斜刺或平刺 0.5～0.8 寸。

【文献摘要】

《针灸甲乙经》卷十二：乳痈，寒热短气，卧不安。

《备急千金要方》卷三十：胸胁痛肿，肠鸣泄注。

《针灸大成》卷六：胸满短气，唇肿。

（十七）ST 17 乳中 Rǔ zhōng

【穴名出处】 《针灸甲乙经》。

【穴名释义】 乳，指乳房；中，指中央。本穴位于乳头之正中，故名。

【定位取穴】 在胸部，当第 4 肋间隙，乳头中央，距前正中线 4 寸。

【附注】 本穴不针不灸，只作胸腹部腧穴的定位标志。

（十八）ST 18 乳根 Rǔ gēn

【穴名出处】 《针灸甲乙经》。

【穴名释义】 乳，指乳房；根，指基底部。本穴位于乳房根部，故名。

【定位取穴】 在胸部，当乳头直下，乳房根部，当第 5 肋间隙，距前正中线 4 寸。

【局部解剖】 在第五肋间隙，胸大肌下部，深层有肋间内外肌；有肋间动脉、胸壁浅静脉；有第五肋间神经外侧皮支，深层为肋间神经干。

【功用功效】 止咳平喘，宽胸通乳。

【穴位主治】 胸痛，咳嗽，气喘，乳痈，乳汁少。现多用于乳腺炎，乳汁分泌不足，肋间神经痛，风湿性心脏病，冠心病心绞痛等。

【配伍组合】

（1）配少泽、膻中治乳痈。

（2）配少泽、足三里治乳少。

【刺法灸法】 斜刺或平刺 0.5～0.8 寸。

【文献摘要】

《针灸甲乙经》卷十一：胸下满痛，膺肿。

《针灸甲乙经》卷十二：乳痈，凄索寒热，痛不可按。

《备急千金要方》卷五：腹满，短气转鸣。

《针灸大成》卷六：胸下满闷，胸痛，隔气不食下，臂痈肿，乳痛，乳痈，凄凄寒痛，痛不可按，咳逆，霍乱转筋，四厥。

《玉龙歌》：气厥，痰哮。

《席弘赋》：妇人生产难。

《医宗金鉴》卷八十五：小儿龟胸。

（十九）ST 19 不容 Bù róng

【穴名出处】 《灵枢·本输》。

【穴名释义】　不，有否定的意思；容，指容纳。本穴属于胃经，适当胃脘处，内应胃之上口，针之可使消化水谷，主治腹满，不能水谷之证，故名。

【定位取穴】　在上腹部，当脐中上6寸，距前正中线2寸。

【局部解剖】　当腹直肌及其鞘处，深层为腹横肌；有第七肋间动静脉分支及腹壁上动静脉；当第七肋间神经分支处。

【功用功效】　止呕降逆，和胃平喘。

【穴位主治】　腹胀，呕吐，胃痛，食欲不振。现多用于胃炎，胃或十二指肠溃疡，胃下垂，胃扩张等。

【配伍组合】

(1) 配中脘治胃病。

(2) 配期门治疗心痛，噫酸。

【刺法灸法】　直刺0.5~0.8寸。

【文献摘要】

《针灸甲乙经》卷十一：呕血有息，胁下痛，口干，心痛与背相引，不可咳，咳则肾痛。

《备急千金要方》卷三十：心切痛，喜噫酸。

《千金翼方》卷二十七：脉不出。

《针灸大成》卷六：腹满，唾血，肩胁痛，喘咳，不嗜食，腹虚鸣，呕吐，痃癖，疝瘕。

（二十）ST 20 承满 Chéng mǎn

【穴名出处】　《灵枢·本输》。

【穴名释义】　承，指承受；满，含盛之意。本穴处于不容之下，内应胃之上部，言承水谷已满，可主治胃脘胀满、胁下坚满，故名。

【定位取穴】　在上腹部，当脐中上5寸，距前正中线2寸。

【局部解剖】　当腹直肌及其鞘处，深层为腹横肌；有第七肋间动静脉分支及腹壁上动静脉分布；当第七肋间神经分支处。

【功用功效】　理气和胃，降逆止呕。

【穴位主治】　胃痛，腹胀，呕吐，食欲不振。现多用于胃炎，胃或十二指肠溃疡等。

【配伍组合】

(1) 配足三里治胃痛。

(2) 配脾俞、三阴交、胃俞、中脘，治疗纳呆。

【刺法灸法】　直刺0.8~1寸。

【文献摘要】

《针灸甲乙经》卷九：肠鸣相逐，不可倾倒。

《备急千金要方》卷十八：肠中雷鸣，相逐痢下。

《备急千金要方》卷三十：胁下坚痛。

《针灸大成》卷六：肠鸣腹胀，上下喘逆，食饮不下，肩息，唾血。

（二十一）ST 21 梁门 Liáng mén

【穴名出处】　《灵枢·本输》。

【穴名释义】　横木为梁，心之积日伏梁，指脐上心下部积聚。本穴能消积化滞、破梁开门，主治胸胁积气，故名。

【定位取穴】　在上腹部，当脐中上4寸，距前正中线2寸。

【局部解剖】 当腹直肌及其鞘处，深层为腹横肌；有第七肋间动静脉分支及腹壁上动静脉；当第八肋间神经分支处（右侧深部当肝下缘，胃幽门部）。

【功用功效】 和胃降逆，消积化滞。

【穴位主治】 胃痛，呕吐，食欲不振，腹胀，泄泻。现多用于胃或十二指肠溃疡，急慢性胃炎，胃下垂，胃神经症等。

【配伍 】

（1）配梁丘、中脘、足三里治胃痛。

（2）配梁门、日月，治疗反酸、呕吐。

【刺法灸法】 直刺0.8～1.2寸。

【文献摘要】

《针灸甲乙经》卷九：腹中积气结痛。

《备急千金要方》卷三十：胸下积气。

《针灸大成》卷六：胁下积气，食饮不思，大肠滑泄，完谷不化。

（二十二）ST 22 关门 Guān mén

【穴名出处】 《灵枢·本输》。

【穴名释义】 关，指不纳；门，指门户。本穴具有健脾之功，主治纳呆，犹如对水谷闭门不受，故名。

【定位取穴】 在上腹部，当脐中上3寸，距前正中线2寸。

【局部解剖】 当腹直肌及其鞘处；有第八肋间动静脉分支及腹壁上动静脉分支；布有第八肋间神经分支（内部为横结肠）。

【功用功效】 健脾和胃，利水消肿。

【穴位主治】 腹胀，腹痛，食欲不振，肠鸣泄泻，水肿。现多用于急慢性胃炎，急慢性肠炎等。

【配伍组合】 配足三里、水分治肠鸣腹泻。

【刺法灸法】 直刺0.8～1.2寸。

【文献摘要】

《针灸甲乙经》卷九：腹胀善满，积气。

《针灸甲乙经》卷十一：身肿。

《铜人腧穴针灸图经》卷四：卒痛，泄利，不欲食，腹中气游走侠脐急，咳疟振寒。

《循经考穴篇》卷六十四：绕脐急痛。

（二十三）ST 23 太乙 Tài yǐ

【穴名出处】 《灵枢·本输》。

【穴名释义】 太，作通解；小肠谓之乙，乙，即曲也。本穴位于关门下，内应小肠，小肠屈曲似乙，且本穴主治肠道疾病，故名。

【定位取穴】 在上腹部，当脐中上2寸，距前正中线2寸。

【局部解剖】 当腹直肌及其鞘处；有第八肋间动静脉分支及其腹壁下动静脉分支；布有第八肋间神经分支（内部为横结肠）。

【功用功效】 清心宁神，化痰和胃。

【穴位主治】 胃痛，心烦，癫狂，消化不良。现多用于急慢性胃炎，急慢性肠炎等。

【配伍组合】

（1）配中脘治胃痛。

（2）配百会、心俞、神门、大陵，主治癫狂、吐舌。

【刺法灸法】 直刺0.8～1.2寸。

【文献摘要】

《针灸甲乙经》卷十一：狂癫疾，吐舌。

《铜人腧穴针灸图经》卷四：心烦。

（二十四）ST 24 滑肉门 Huá ròumén

【穴名出处】 《灵枢·本输》。

【穴名释义】 滑，灵活，通利之意；肉，指肌肉；门，指门户。本穴属于胃经经穴，主治舌及腹部脾胃疾患，而脾胃之肉、舌与肠都是滑利之肉，所以本穴是通利脾胃之门，故名。

【定位取穴】 在上腹部，当脐中上1寸，距前正中线2寸。

【局部解剖】 当腹直肌及其鞘处；有第九肋间动静脉分支及腹壁下动静脉分支；布有第九肋间神经分支（内部为小肠）。

【功用功效】 化痰安神，和胃止吐。

【穴位主治】 胃痛，呕吐，癫狂。现多用于急慢性胃炎，急慢性肠炎等。

【配伍组合】

（1）配足三里治胃痛。

（2）配少海、温溜治疗吐舌、舌强。

【刺法灸法】 直刺0.8～1.2寸。

【文献摘要】

《针灸甲乙经》卷十一：狂癫疾，吐舌。

《针灸大成》卷六：呕逆，舌强。

《针灸聚英》卷五：吐血、重舌。

（二十五）ST 25 天枢 Tiān shū

【穴名出处】 《针灸甲乙经》。

【穴位别名】 长溪、谷门、长谷。

【穴名释义】 枢，指枢纽，此穴在脐旁，为上下腹的分界，脐上应天，脐下应地，穴当脐旁，通于中焦，职司升降之功，故名。

【定位取穴】 在腹中部，平脐中，距脐中2寸。

【局部解剖】 当腹直肌及其鞘处；有第九肋间动静脉分支及腹壁下动静脉分支；布有第十肋间神经分支（内部为小肠）。

【功用功效】 调理肠府，升降气机。

【穴位主治】 腹痛，腹胀，肠鸣，绕脐痛，便秘，泄泻，痢疾，月经不调，水肿。现多用于急慢性胃炎，急慢性肠炎，阑尾炎，肠麻痹，细菌性痢疾，消化不良等。

【配伍组合】

（1）配足三里治腹胀肠鸣。

（2）配气海治绕脐痛。

（3）配上巨虚、下巨虚治便秘、泄泻。

（4）配中极、三阴交、次髎、太冲，治疗痛经。

【刺法灸法】

（1）患者取仰卧位，用 40～50mm 毫针，直刺 25～40mm。施提插捻转补泻法，适用于大多数消化道疾病。

（2）取 40～50mm 毫针，呈 45°向下腹部斜刺，进针 25～40mm，用于治疗妇科疾病。

（3）取 50mm 毫针，针刺右侧天枢穴，呈 45°向下腹部压痛点处进针，针深 40mm 左右，施提插泻法，用于急慢性阑尾炎的治疗。

【文献摘要】

《针灸甲乙经》卷七：疟振寒，热甚狂言。

《备急千金要方》卷十五：小便不利，大便注泄。

《针灸大成》卷六：赤白痢，水痢不下，食不下，久积冷气，绕脐切痛，时上冲心，烦懑呕吐，霍乱，冬日感寒泄利，疟寒热狂言，伤寒饮水过多，腹胀气喘，妇人女子，血结成块，漏下赤白，月事不时。

《针方六集》卷五：一切虚损。

【临证体验】

（1）天枢、支沟，针用平补平泻法，功能升降气机，主治气滞不畅之习惯性便秘。

（2）天枢、下巨虚、合谷，针合谷用泻法，余穴平补平泻，功能健脾和胃、调肠止泄。

（3）天枢、足三里、阑尾点，针用泻法，功能清热利湿、利气行滞，主治湿热壅盛之肠痈。

（4）天枢、曲池、上巨虚、关元，针用补法，针灸兼施，功能温经散寒、止泄，主治感受寒邪或内伤生冷不洁食物而致腹痛、腹泻。

【附注】

（1）大肠的募穴。

（2）《备急千金要方》孕妇不可灸。

（二十六）ST 26 外陵 Wài líng

【穴名出处】　《针灸甲乙经》。

【穴名释义】　外，指旁侧，此处指腹中线外侧；陵，指突起之处。本穴位于脐腹外下方，腹部正中线之旁，适当腹直肌隆起处，故名。

【定位取穴】　在下腹部，当脐中下 1 寸，距前正中线 2 寸。

【局部解剖】　当腹直肌及其鞘处；布有第十肋间动静脉分支及腹壁下动静脉分支；布有第十肋间神经分支（内部为小肠）。

【功用功效】　通经止痛，调理肠胃。

【穴位主治】　腹痛，疝气，痛经。现多用于阑尾炎，输尿管结石等。

【配伍组合】　配子宫、三阴交治痛经。

【刺法灸法】　直刺 1～1.5 寸。

【文献摘要】

《针灸甲乙经》卷九：腹中尽痛。

《铜人腧穴针灸图经》卷四：心如悬，引脐腹痛。

（二十七）ST 27 大巨 Dà jù

【穴名出处】　《针灸甲乙经》。

【穴位别名】　腋门。

【穴名释义】　巨，有大的含义。本穴适当腹直肌隆起高突阔大之处，故名。

【定位取穴】 在下腹部，当脐中下 2 寸，距前正中线 2 寸。

【局部解剖】 当腹直肌及其鞘处；有第十一肋间动静脉分支，外侧为腹壁下动静脉；布有第十一肋间神经（内部为小肠）。

【功用功效】 理气消胀，通肠利水。

【穴位主治】 小腹胀满，小便不利，疝气，遗精，早泄。现多用于腹直肌痉挛，肠梗阻，膀胱炎，尿潴留等。

【配伍组合】 配中极、次髎治小便不利。

【刺法灸法】 直刺 0.5～1.5 寸。

【文献摘要】

《针灸甲乙经》卷十：偏枯，四肢不用，善惊。

《针灸大成》卷六：小腹胀满，烦渴，小便难，惊悸不眠。

（二十八）ST 28 水道 Shuǐ dào

【穴名出处】 《针灸甲乙经》。

【穴名释义】 水，指水液；道，指道路。本穴位于大巨下 1 寸，内部适当膀胱，有通调水道，使水液渗注于膀胱之功，主治小便不通，故名。

【定位取穴】 在下腹部，当脐中下 3 寸，距前正中线 2 寸（图 4-1-16）。

【局部解剖】 当腹直肌及其鞘处；有第十二肋间动静脉分支，外侧为腹壁下动静脉；布有第十二肋间神经（内部为小肠）。

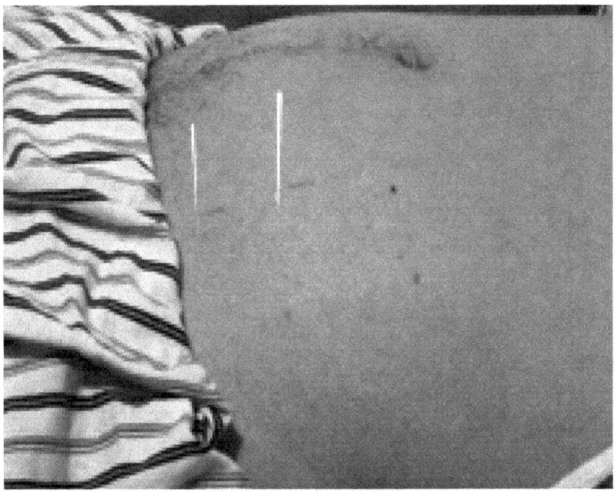

图 4-1-16 水道穴

【功用功效】 清湿热，利膀胱，通水道。

【穴位主治】 小腹胀满，小便不利，水肿，疝气，痛经，不孕。现多用于肾炎，膀胱炎，睾丸炎，尿潴留，子宫脱垂，卵巢炎等。

【配伍组合】

（1）配中极、关元、三阴交、阴陵泉，治疗尿血、淋痛。

（2）配三阴交、中极治痛经、不孕。

【刺法灸法】

（1）患者仰卧位，暴露腹部。毫针直刺，进针 25～60mm，施提插泻法，治疗各种妇产科疾病。

（2）患者仰卧位，仅取左侧水道穴，用 40～50mm 毫针呈 45°向患者左侧进针，深度 40mm 左右，施提插泻法。以患者觉腹部有抽动酸胀感为佳，用于治疗多种原因所致的便秘。

（3）患者仰卧位，取双侧穴，用 40～50mm 毫针呈 30°向耻骨联合方向斜刺，深 40～45mm 施提插泻法，用于治疗小便不利、尿潴留。

【文献摘要】

《针灸甲乙经》卷九：三焦约，大小便不通。

《备急千金要方》卷二十：三焦膀胱肾中气热。

《铜人腧穴针灸图经》卷四：少腹满引阴中痛，腰背强急，膀胱有寒，三焦结热，小便不利。

《针灸大成》卷六：妇人小腹胀满。

《循经考穴篇》卷六十七：小腹疼痛，七疝冲心。

（二十九）ST 29 归来 Guī lái

【穴名出处】 《针灸甲乙经》。

【穴位别名】 溪穴。

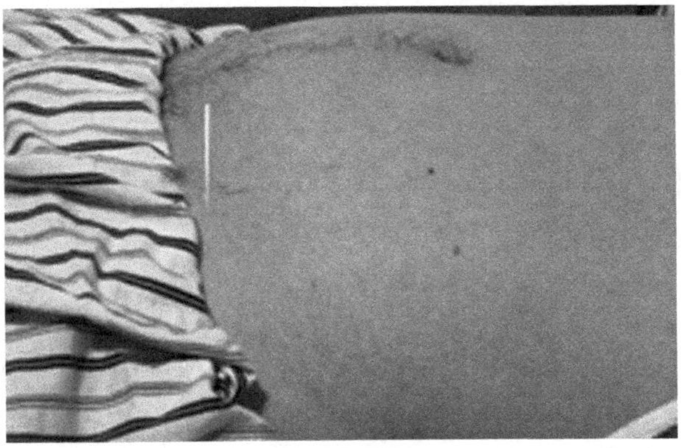

图 4-1-17 归来穴

【穴名释义】 归，指还也；来，就是返回的意思，含有恢复、复原之意。本穴主治睾丸上缩、子宫脱垂诸症，针刺本穴可以使诸症恢复原位而愈，故名。

【定位取穴】 在下腹部，当脐中下4寸，距前正中线2寸（图4-1-17）。

【局部解剖】 在腹直肌外缘，有腹内斜肌、腹横肌腱膜；外侧有腹壁下动静脉；布有髂腹下神经。

【功用功效】 行气疏肝，调经止带，益气升提。

【穴位主治】 腹痛，疝气，痛经，月经不调，闭经，白带，阴挺。现多用于治疗睾丸炎，卵巢炎，子宫内膜炎，子宫脱垂，腹股沟疝等。

【配伍组合】

（1）配大敦治疝气。

（2）配三阴交、中极治月经不调。

（3）配维包、三阴交、气海治疗子宫下垂。

【刺法灸法】

（1）患者仰卧位，暴露腹部。毫针直刺，进针25～60mm，施提插泻法，治疗各种妇产科疾病。

（2）患者仰卧位，仅取左侧归来穴，用40～50mm毫针呈45°向患者左侧进针，深度40mm左右，施提插泻法。以患者觉腹部有抽动酸胀感为佳，用于治疗多种原因所致的便秘。

（3）用60mm毫针呈45°与任脉平行向下斜刺，针深50mm，施提插泻法，行针1～2min，留针30min以上，治疗各种疝气。

【文献摘要】

《针灸甲乙经》卷八：奔豚，卵上入痛引茎。

《针灸甲乙经》卷十二：女子阴中寒。

《千金翼方》卷二十六：阴冷重痛。

《铜人腧穴针灸图经》卷四：妇人血脏积冷。

《针灸大成》卷六：七疝。

（三十）ST 30 气冲 Qì chōng

【穴名出处】 《针灸甲乙经》。

【穴位别名】 气街。

【穴名释义】 气，指气街；冲，冲要，含冲动之意。本穴位于气街处，又为冲脉之起始部，主治疝气奔豚，气上冲攻心，故名。

【定位取穴】 在腹股沟稍上方，当脐中下5寸，距前正中线2寸。

【局部解剖】 在耻骨结节外上方，有腹外斜肌腱膜，在腹内斜肌、腹膜肌下部；有腹壁浅动静脉分支，外壁为腹壁下动静脉；布有髂腹股沟神经。

【功用功效】 疏肝益肾，调经种子。

【穴位主治】 肠鸣腹痛，疝气，月经不调，不孕，阳痿，阴肿。

【配伍组合】 配气海治肠鸣腹痛。

【刺法灸法】 直刺0.5~1寸。

【文献摘要】

《针灸甲乙经》卷八：石水刺气冲。

《备急千金要方》卷三十：腹中满热，淋闭不得尿。

《针灸大成》卷六：大肠中热，小腹奔豚，腹有逆气上攻心，腰痛不得俯仰，伤寒，胃中热，小肠痛，妊娠子上冲心，生难，胞衣不出。

【附注】 冲脉所起。

（三十一）ST 31 髀关 Bì guān

【穴名出处】 《灵枢·本输》。

【穴名释义】 髀，指股骨；关，指股骨上端关节处，含转动之意。本穴位于髂前上棘下方，位置在股骨上端关节处，故名。

【定位取穴】 在大腿前面，当髂前上棘与髌底外侧端的连线上，屈髋时，平会阴，居缝匠肌外侧凹陷处。

【局部解剖】 在缝匠肌和阔筋膜张肌之间；深层有旋股外侧动静脉分支；布有股外侧皮神经。

【功用功效】 疏通经络，强壮腰膝。

【穴位主治】 下肢痿痹，股痛，屈伸不利。现多用于腹股沟淋巴结炎，股外侧皮神经炎，膝关节及其周围软组织疾患等。

【配伍组合】 配伏兔治痿痹。

【刺法灸法】 直刺1~2寸。

【文献摘要】

《针灸甲乙经》卷十：膝寒痹不仁，不可曲伸。

《针灸大成》卷六：腰痛，足麻木，膝寒不仁，痿痹，股内筋络急，不屈伸，小腹引喉痛。

（三十二）ST 32 伏兔 Fú tù

【穴名出处】 《灵枢·本输》。

【穴位别名】 外沟。

【穴名释义】 伏，指卧的意思。本穴位置，其肌肉隆起，形似伏卧之兔，故名。

【定位取穴】 在大腿前面，当髂前上棘与髌底外侧外侧端的连线上，髌底上6寸。

【局部解剖】 在股直肌的肌腹中有旋股外侧动静脉分支；布有股前皮神经，股外侧皮神经。

【穴位主治】 散寒化湿，疏通经络。

【穴位主治】 腰胯痛，膝冷，下肢麻痹，脚气。现多用于下肢瘫痪，股外侧皮神经炎，膝关节炎及其周围软组织疾患等。

【配伍组合】 配髀关、阳陵泉治下肢痿痹。

【刺法灸法】 直刺 1～2 寸。

【文献摘要】

《针灸甲乙经》卷八：寒疝下至腹膝，腰膝痛如清水，大腹诸疝，按之诸膝上。

《备急千金要方》卷十四：狂邪鬼语。

《针灸大成》卷六：膝冷不得温，风劳，痹逆，狂邪，手挛缩，身瘾疹，腹胀，少气，头重，脚气，妇人下部诸疾。

（三十三）ST 33 阴市 Yīn shì

【穴名出处】 《针灸甲乙经》。

【穴位别名】 阴鼎。

【穴名释义】 阴，有寒凉之意；市，集结之处。本穴为足阳明胃经脉气所发，而胃为水谷所归，五味皆入如市杂，有“胃为之市”之称，且具温经散寒之功，主治腰脚如冷水、膝挛、故名。

【定位取穴】 在大腿前面，当髂前上棘与髌底外侧端的连线上，髌底上 3 寸。

【局部解剖】 在股直肌和股外侧肌之间；有旋股外侧动脉降支；布有股前皮神经、股外侧皮神经。

【功用功效】 温经散寒，强壮腰膝。

【穴位主治】 腿膝麻痹、酸痛，屈伸不利，下肢不遂。现多用于下肢瘫痪，膝关节及周围软组织疾患等。

【配伍组合】 配足三里、阳陵泉治腿膝痿痹。

【刺法灸法】 直刺 1～1.5 寸。

【文献摘要】

《针灸甲乙经》卷八：寒疝痛，腹胀痛，痿厥少气。

《备急千金要方》卷三十：腹中满寒疝下至腹。

《针灸大成》卷六：腰脚冷如水，膝寒，痿痹不仁，不屈伸，卒寒疝，力痿，少气，小腹痛，胀满，脚气，脚以下伏兔下寒，消渴。

《通玄指要赋》：股膝冷。

《灵光赋》：双足拘挛。

（三十四）ST 34 梁丘 Liáng qiū

【穴名出处】 《针灸甲乙经》。

【穴名释义】 梁，指高起；丘，指丘陵。本穴位于，膝膑上外缘上2 寸凹陷处，穴前骨巨如梁，穴后肌肉内隆如丘，犹如山梁之上，故名。

【定位取穴】 屈膝，大腿前面，当髂前上棘与髌底外侧端的连线上，髌底上 2 寸。

【局部解剖】 在股直肌和股外侧肌之间；有旋股外侧动脉降支；布有股前皮神经、股外侧皮神经。

【功用功效】 和胃消肿，宁神定痛。

【穴位主治】 膝胫痹痛，胃痛，乳痈，下肢不遂。现多用于急性胃炎，胃痉挛，乳腺炎，膝关节及其周围软组织疾患等。

【配伍组合】

（1）配足三里、中脘治胃痛。

（2）配犊鼻、阳陵泉、阴陵泉、膝阳关、委中、委阳，治疗膝关节痛。

(3) 配膝阳关、曲泉，治疗筋挛、膝不得屈伸。

【刺法灸法】　直刺1～1.2寸。

【文献摘要】

《针灸甲乙经》卷九：大惊，乳痈。

《针灸甲乙经》卷十：膝不能屈伸，不可以行。

《针灸大成》卷六：膝脚腰痛，冷痹不仁，跪难屈伸，足寒，乳肿痛。

《针方六集》卷五：鹤膝风，膝头红肿，冷痹伸屈不得。

【附注】　足阳明经郄穴。

（三十五）ST 35 犊鼻 Dú bí

【穴名出处】　《灵枢·本输》。

【穴位别名】　外膝眼。

【穴名释义】　犊，指小牛；鼻，含凹陷之意。本穴位于膑韧带外侧凹陷中，如牛犊鼻孔，故名。

【定位取穴】　屈膝，在膝部，髌骨与髌韧带外侧凹陷中。

【局部解剖】　在髌韧带外缘；有膝关节动静脉网；布有腓肠外侧皮神经及腓总神经关节支。

【功用功效】　消肿止痛，通经活络。

【穴位主治】　膝痛，麻木，屈伸不利，脚气。现多用于下肢瘫痪，膝关节及其周围软组织疾患等。

【配伍组合】　配阳陵泉、足三里治膝痛。

【刺法灸法】　向后内斜刺0.5～1寸。

【文献摘要】

《针灸甲乙经》卷十一：犊鼻肿，可刺其上，坚勿攻，攻之者死。

《备急千金要方》卷三十：膝中痛不仁，难跪。

《针灸大成》卷六：膝中痛不仁，难跪起，脚气，膝膑溃者不可治，不溃者可治，若犊鼻坚硬，勿坚攻，先洗熨，微刺之，愈。

（三十六）ST 36 足三里 Zú sānlǐ

【穴名出处】　《灵枢·本输》。

【穴位别名】　下陵，鬼邪。

【穴名释义】　三里，指3寸，本穴位于膝下3寸，故名。

【定位取穴】　在小腿前外侧，当犊鼻下3寸，距胫骨前缘一横指（图4-1-18）。

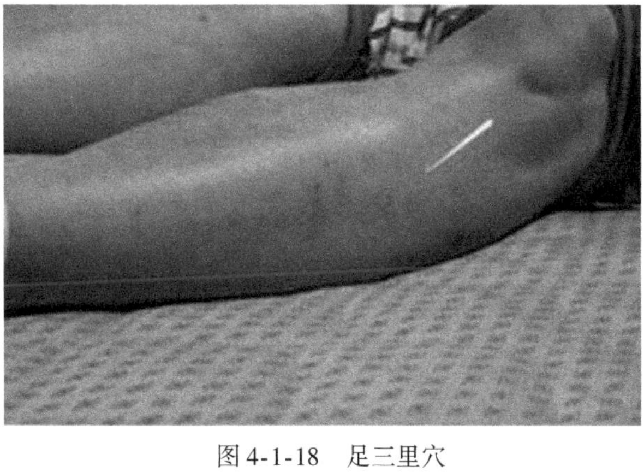

图4-1-18　足三里穴

【局部解剖】　在胫骨前肌，趾长伸肌之间；有胫前动静脉；为腓肠外侧皮神经及隐神经的皮支分布处，深层当腓深神经。

【功用功效】　和胃健脾，通腑化痰，升降气机。

【穴位主治】　胃痛，呕吐，呃逆，腹胀，肠鸣，泄泻，痢疾，便秘，乳痈，肠痈，膝胫酸痛，脚气，水肿，咳嗽，气喘，虚劳羸瘦，疳积，完谷不化，中风，瘫痪，头晕，失眠，癫狂。现多用于急慢性胃炎，胃或十二指肠溃疡，急慢性胰腺炎，肝炎，消化不良，急慢性肠炎，细菌性痢疾，阑尾炎，休克，神经性头痛，高血压，癫痫，神经衰弱，精神分裂症，动脉硬化，支气管哮喘，白细胞减少症，坐骨神经痛，下肢瘫痪，膝关节及周围软组织疾患等。

【配伍组合】

（1）配中脘、梁丘治胃痛。

（2）配内关治呕吐；配气海治腹胀。

（3）配膻中、乳根治乳痛；配阳陵泉、悬钟治下肢痹痛。

（4）常灸足三里可养志保健。

【刺法灸法】

（1）患者取端坐位或仰卧位，用40～50mm毫针沿胫骨、腓骨之间直刺，针深25～45mm，施捻转或提插补泻法，本法适用于大多数病证的治疗。

（2）患者取仰卧位，用40mm毫针少偏向外下方进针，深25～30mm，施提插泻法，使麻胀感传至足踝部，同时还可以出现胫骨前肌的抽动，用于治疗下肢不遂、膝关节及小腿疼痛等局部疾病。

【文献摘要】

《灵枢·邪气脏腑病形》：胃病者，腹胀满，胃脘当心而痛，上支两胁，隔咽不通，食饮不下。

《灵枢·四时气》：著痹不去，久寒不已，卒取其三里骨为干。肠中不便，取三里；善呕，呕有苦，长太息，心中憺憺，恐人将捕，邪在胆，逆在胃，胆液泄则口苦，胃气逆则呕苦，故曰呕胆，取之三里以下胃气，逆则刺少阳血络，以闭其胆逆，却调其虚实，以去其邪。小便痛肿，不得小便，邪在三焦约，取之太阳大络，视其络脉与厥阴小络结而血者，肿上及胃脘取三里。

《灵枢·五邪》：邪在脾胃，则病肌肉痛。阳气有余，阴气不足，则热中善饥；阴气有余，阳气不足，则寒中肠鸣腹痛。阴阳俱有余，若俱不足，则有寒有热，皆调于三里。

《针灸甲乙经》卷七：阳厥萋萋而寒，少腹坚，头痛，胫股腹痛，消中，小便不利，善呕，狂歌，妄言，怒，恶人与火，痉，中有寒，身反折口噤，喉痹不能言。

《通玄指要赋》：五劳之羸瘦，冷痹肾败。

《针灸大成》卷六：胃中寒，心腹胀满，肠鸣，脏气虚惫，真气不足，腹痛食不下，大便不能，心烦不已，卒心痛，腹有逆气上攻，腰痛不得俯仰，小肠气，水气蛊毒，鬼击，四肢满，目不明，产后血晕。

《证治准绳》：伤暑汗大邪。

《席弘赋》：虚喘。

【临证体验】

（1）足三里、解溪、胃俞、中脘，针用补法，并加艾灸，功能温胃益气、振奋中阳，主治中阳不振、食少腹胀、便溏浮肿、形寒神疲。

（2）足三里、后溪、关元、小肠俞，上巨虚，针用补法，加灸，功能温中散寒、主治脾胃虚寒、腹痛腹胀、肠鸣泄泻、喜温按、小便短少。

（3）足三里、三阴交，针用平补平泻，功能调气利水，治疗功能性排尿障碍。

（4）足三里、阴陵泉、阳陵泉、膝阳关、鹤顶，针用平补平泻，主治膝关节疾病。

【附注】

（1）足阳明经所入为“合”。

(2) 本穴有强壮作用，为保健要穴。

(三十七) ST 37 上巨虚 Shàng jùxū

【穴名出处】 《灵枢·本输》。

【穴位别名】 巨虚上廉，上廉，巨虚。

【穴名释义】 巨，大的意思；虚，指空缺凹陷之处。胫骨、腓骨之间有较大的空隙，因而称之为巨虚，与下巨虚相对，故冠以上字。

【定位取穴】 在小腿前外侧，当犊鼻下6寸，距胫骨前缘一横指。

【局部解剖】 在胫骨前肌中；有胫前动静脉；布有腓肠外侧皮神经及隐神经的皮支，深层当腓深神经。

【功用功效】 理气通腑，调和肠胃。

【穴位主治】 腹痛，腹胀，肠鸣，泄泻，痢疾，便秘，肠痈，中风瘫痪，脚气。现多用于急性细菌性痢疾，急性肠炎，单纯性阑尾炎等。

【配伍组合】

(1) 配足三里、气海治便秘、泄泻。

(2) 配天枢、阑尾点、足三里、三阴交、曲池，治疗肠痈。

【刺法灸法】 直刺1~2寸。

【文献摘要】

《针灸甲乙经》卷八：风水膝肿。

《针灸甲乙经》卷九：胸胁支满，恶闻人声及木音；大肠有热，肠鸣腹满，侠脐痛，食不化，喘，不能久立；小便黄，肠鸣相逐。

《备急千金要方》卷七：脚气初得脚弱。

《针灸大成》卷六：脏气不足，偏风脚气，腰腿手足不仁，脚胫酸痛屈伸难，大肠冷，食不化，夹脐两胁痛，雷鸣，上气冲胸，喘息不能行，伤寒，胃中热。

【临证体验】

(1) 上巨虚、下巨虚、中脘、天枢，针用补法，功能健脾和胃、化湿止泄，主治脾胃虚弱型泄泻。

(2) 上巨虚、支沟，针用泻法，功能行气导滞，主治饮食停滞型便秘。

(3) 上巨虚、天枢、内关、曲池、合谷，针用泻法，功能清热利湿、调理肠胃、主治湿热痢疾、热结便秘、肠痈。

【附注】 大肠经下合穴。

(三十八) ST 38 条口 Tiáo kǒu

【穴名出处】 《针灸甲乙经》。

【穴名释义】 条，指长之意；口，指出入经过之处。本穴位于上下巨虚之间，胫骨、腓骨间隙之间，当足尖上翘时，穴位肌肉出现凹陷，有如条口形状，故名。

【定位取穴】 在小腿前外侧，当犊鼻下8寸，距胫骨前缘一横指（中指）。

【局部解剖】 在胫骨前肌中；有胫前动静脉；布有腓肠外侧皮神经及隐神经的皮支，深层当腓深神经。

【功用功效】 理气舒筋，祛湿温经。

【穴位主治】 膝胫麻木、酸痛，足缓不收，肩痛不举，脘腹疼痛。现多用于膝关节炎，多发性神经炎，下肢瘫痪，肩关节周围炎等。

【配伍组合】

(1) 配肩髃、肩髎，治肩臂痛。也可用条口透承山治疗肩周炎。

(2) 配悬钟、冲阳，治疗足缓难行。

(3) 配承山、承筋，治疗下肢腓肠肌痉挛、拘急。

【刺法灸法】

(1) 患者取仰卧位，平伸下肢，直刺，进针0.5~1.5寸，施捻转或提插补泻法。用于治疗局部疾患。

(2) 条口透承山：患者取端坐体位，暴露小腿，芒针直刺，进针2~3.5寸，施捻转或加提插泻法，使患者感觉腓肠肌或整个小腿都有酸胀感。与此同时，嘱患者活动患侧肩关节，本法仅适用于治疗对侧肩关节周围炎。

【文献摘要】

《针灸甲乙经》卷十：胫痛，足缓失履，湿痹，足下热，不能久立。

《备急千金要方》卷三十：胫寒不得卧，膝股肿。

《针灸大成》卷六：足麻木，风气，足寒胫痛，足缓不收。

(三十九) ST 39 下巨虚 Xià jùxū

【穴名出处】 《针灸甲乙经》。

【穴位别名】 巨虚下廉，下廉。

【穴名释义】 巨，大的意思；虚，指空缺凹陷之处。胫骨、腓骨之间有较大的空隙，因而称之为巨虚，与上巨虚相对，故冠以下字。

【定位取穴】 在小腿前外侧，当犊鼻下9寸，距胫骨前缘一横指（中指）。

【局部解剖】 在胫骨前肌与趾长伸肌之间，深层为胫长伸肌；有胫前动静脉；布有腓浅神经分支，深层为腓深神经。

【功用功效】 理气通腑，宁神定惊。

【穴位主治】 小腹痛，腰脊痛引睾丸，乳痈，下肢痿痹。现多用于细菌性痢疾，急慢性肠炎，下肢瘫痪等。

【配伍组合】

(1) 配天枢、气海治腹痛。

(2) 配阳陵泉、解溪，治疗下至麻木。

(3) 配足三里、梁丘、侠溪、肩井，治疗乳痈。

【刺法灸法】 直刺0.5~1.5寸。

【文献摘要】

《针灸甲乙经》卷八：少腹痛，身痛，唇干，不得汗出，毛发焦，脱肉，少气，内有热，不欲动摇，泄脓血，腰引少腹痛，暴惊，狂言非常。

《外台秘要》卷三十九：胫肿，足跗不收，跟痛。

《针灸大成》卷六：小肠气不足，面无颜色，偏腿痿，足不履地，热风，冷痹不遂，风湿痹，喉痹，脚气，足沉重，唇干，涎出不觉，不得汗出，毛发焦肉脱，伤寒。

【附注】 小肠经下合穴。

(四十) ST 40 丰隆 Fēng lóng

【穴名出处】 《灵枢·经脉》。

【穴名释义】 丰，有满的含义；隆，指隆起、盛而言。本穴属于足阳明胃经，而足阳明经为多气多血之经、谷气隆盛之脉，同时本穴位于肌肉丰满而隆起之处，故名。

【定位取穴】 在小腿前外侧，当外踝尖上8寸，条口外，距胫骨前缘二横指（中指）（图4-1-19）。

【局部解剖】 在趾长伸肌外侧和腓骨短肌之间；有胫前动脉分支；当腓浅神经处。

【功用功效】 化痰定喘，宁心安神。

【穴位主治】 头痛，眩晕，咳嗽，哮喘，痰多，胸痛，便秘，癫狂，痫证，下肢痿痹、肿痛。现多用于神经衰弱，精神分裂症，高血压，耳源性眩晕，支气管炎，支气管哮喘，腓肠肌痉挛等。

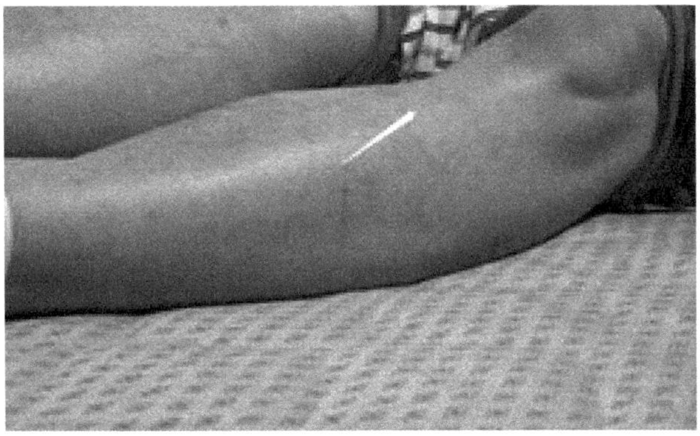

图4-1-19 丰隆穴

【配伍组合】

（1）配百会、脾俞、风池治眩晕。

（2）配膻中、肺俞治痰多咳嗽。

（3）配神门、太冲，治疗癫痫。

（4）配神门、太冲、冲阳、人中，治疗狂证。

【刺法灸法】 直刺0.5～1.5寸。

【文献摘要】

《针灸甲乙经》卷七：厥头痛，面浮肿，烦心，狂见鬼，善笑不休，发于外有所大喜，喉痹不能言。

《备急千金要方》卷三十：胸痛如刺，腹若刀切痛，大小便涩难，四肢肿，身湿。

《针灸大成》卷六：厥逆，怠惰，腿膝酸，屈伸难，风痰头痛，风逆四肢肿，足青，登高而歌，弃衣而走，癫狂见鬼，好笑。

【临证体验】

（1）中脘、丰隆、内关、足三里，针用泻法，功能清热化痰、和中安神，主治痰热内扰失眠。

（2）丰隆、支沟，针用泻法，功能行气导滞，主治饮食停滞便秘。

【附注】 足阳明经络穴。

（四十一）ST 41 解溪 Jiě xī

【穴名出处】 《灵枢·本输》。

【穴位别名】 鞋带。

【穴名释义】 解，有开的意思；溪，指凹陷处。本穴位于足部趾长伸肌腱、踇长伸肌腱之间凹陷处，当系鞋带处，故名。

【定位取穴】 在足背与小腿交界处的横纹中央凹陷处，当踇长伸肌腱与趾长伸肌腱之间。

【局部解剖】 在踇长伸肌腱与趾长伸肌腱之间；有胫前动静脉；浅部当腓浅神经，深层当腓深神经。

【功用功效】 清胃降逆，镇静宁神。

【穴位主治】 踝关节疼痛，下肢痿痹，癫证，头痛，眩晕，腹胀，便秘。现多用于神经性头痛，消化不良，胃炎，肠炎，癫痫，面神经麻痹，足下垂，踝关节及其周围软组织疾患等。

【配伍组合】

（1）配阳陵泉、悬钟治下肢痿痹。

（2）配血海、商丘，治疗腹胀。

（3）配商丘、丘墟、昆仑、太溪，治疗足踝痛。

（4）配条口、丘墟、太白，治疗膝股痛、小腿转筋。

【刺法灸法】 直刺0.5～1寸。

【文献摘要】

《针灸甲乙经》卷七：热病汗不出，善噫，腹胀满，胃热憺语；疟，股膝重，转筋，头眩痛。

《备急千金要方》卷三十：腹大，下重，厥气上注，膝重，脚转筋，湿痹。

《针灸大成》卷六：厥气上冲，腹胀，大便下重，瘨疾，眉痛不可忍。

【附注】 足阳明经所行为“经”。

（四十二）ST 42 冲阳 Chōng yáng

【穴名出处】 《灵枢·本输》。

【穴位别名】 趺阳、会原、会涌。

【穴名释义】 冲，有动的含义；阳，指足背处阳位。本穴属于足阳明胃经，穴位于足背高处，有动脉冲动应手，故名。

【定位取穴】 在足背最高处，当踇长伸肌腱和趾长伸肌腱之间，足背动脉搏动处。

【局部解剖】 在趾长伸肌腱外侧；有足背动静脉及足背静脉网；当腓浅神经的足背内侧皮神经第二支本干处，深层为腓深神经。

【功用功效】 健脾和胃，镇静安神。

【穴位主治】 上齿痛，足背红肿，口眼歪斜，足痿。现多用于齿龈炎，癫痫，脉管炎等。

【配伍组合】 配大椎、丰隆治癫、狂、痫。

【刺法灸法】 避开动脉，直刺0.3～1.5寸。

【文献摘要】

《针灸甲乙经》卷七：善啮颊齿唇，热病汗不出，口中热痛，胃脘痛，时寒热，风水面浮肿。

《备急千金要方》卷三十：主疟先寒洗析甚久而热，热去汗出。

《铜人腧穴针灸图经》卷五：偏风口眼歪斜，跗肿。

《针灸大成》卷六：龋齿，发寒热，腹坚大，不嗜食，伤寒病振寒而欠，久狂，登高而歌，弃衣而走，足缓履不收，身前痛。

【附注】 足阳明经所过为“原”。

（四十三）ST 43 陷谷 Xiàn gǔ

【穴名出处】 《灵枢·本输》。

【穴名释义】 陷，凹之意；谷，含空洞的含义。本穴位于第二三趾骨结合部前方，该处凹陷如山谷，故名。

【定位取穴】 在足背，当第2、3跖骨结合部前方凹陷处。

【局部解剖】 有第二跖骨间肌；有足背静脉网；布有足背内侧皮神经。

【功用功效】 调和肠胃，健脾利水。

【穴位主治】 面目浮肿，水肿，肠鸣腹痛，足背肿痛。现多用于结膜炎，急慢性胃炎，急慢性肠炎等。

【配伍组合】

(1) 配下脘、天枢，治疗腹胀、肠鸣、腹痛。

(2) 配内庭、太冲，治疗足跗肿。

【刺法灸法】 直刺0.3~0.5寸；可灸。

【文献摘要】

《针灸甲乙经》卷八：水中留饮，胸胁支满。

《针灸甲乙经》卷十一：面肿，目痛。

《备急千金要方》卷三十：热病，肠鸣而痛，腹大满，善噫。

《针灸大成》卷六：面目浮肿及水病，善噫，热病无度汗不出，振寒疟疾。

【附注】 足阳明经所注为“输”。

(四十四) ST 44 内庭 Nèi tíng

【穴名出处】 《灵枢·本输》。

【穴名释义】 内，入也；庭，指居处。本穴位于足背第二三趾间逢纹端，两趾如门，犹如穴在纳入门庭之处，故名。

【定位取穴】 在足背当第2、3跖骨结合部前方凹陷处。

【局部解剖】 有足背静脉网；布有腓浅神经足背支。

【功用功效】 健脾和胃，清心安神。

【穴位主治】 齿痛，面痛，口角歪斜，咽喉痛，鼻衄，胃痛，吐酸，腹胀，泄泻，痢疾，便秘，足背肿痛，热病。现多用于急慢性胃炎，急慢性肠炎，齿龈炎，扁桃体炎，趾跖关节痛等。

【配伍组合】

(1) 配合谷治齿痛。

(2) 配地仓、颊车治口歪。

【刺法灸法】 直刺或斜刺0.5~0.8寸。

【文献摘要】

《针灸甲乙经》卷七：四肢厥手足闷者，使人久持之，厥热，胫痛，腹胀，皮痛，善伸，数欠，恶人声与木音，振寒，嗌中引外痛，热病汗不出，下齿痛，恶寒，目急，喘满寒栗，不嗜食。

《备急千金要方》卷三十：胫痛不可曲伸，食不化。

【附注】 足阳明经所溜为“荥”。

(四十五) ST 45 厉兑 Lì duì

【穴名出处】 《灵枢·本输》。

【穴名释义】 厉，指土而言，也有危病的意思；兑，为口、门之意。本穴属于足阳明胃经，胃为土，足阳明经脉“夹口还唇”，且胃为水谷之海，食则用口，穴主口噤、口僻，故名。

【定位取穴】 在足第2趾末节外侧，距趾甲角0.1寸。

【局部解剖】 有趾背动脉形成的动脉网；布有腓浅神经的足背支。

【功用功效】 清热化湿，调胃安神，苏厥醒神。

【穴位主治】 面肿，鼻衄，口角歪斜，齿痛，喉痹，腹胀，足胫寒冷，热病，多梦，癫狂。现多用于精神分裂症，神经衰弱，消化不良，鼻炎，齿龈炎，扁桃体炎等。

【配伍组合】

(1) 配内关、神门治多梦。

(2) 配百会、人中、中冲、隐白、大敦，治疗中风昏迷。

(3) 配内关、中脘、足三里，治疗胃脘疼痛。

(4) 配条口、三阴交，治疗足胫寒不得卧。

【刺法灸法】 浅刺0.1寸。

【文献摘要】

《针灸甲乙经》卷七：热病汗不出，眩时仆，面浮肿，足胫寒，不得卧，振寒，恶闻人声与木音，喉痹，龋齿，恶风，鼻不利，多卧，善惊，疟，不嗜食。

《外台秘要》卷三十九：尸厥，口噤，气绝，脉动如故，其形无知，如中恶状。

《针灸大成》卷六：心腹胀满，水肿，狂欲登高而歌，弃衣而走，黄疸，口歪，膝膑肿痛，循胸乳气街、股伏兔外廉、足跗上痛，消谷善饥，溺黄。

【附注】 足阳明经所出为“井”。

四、足太阴脾经腧穴

本经一侧21穴（左右两侧共42穴），其中11穴分布于下肢内侧面，10穴分布于侧胸腹部。首穴隐白，末穴大包。主治脾、胃等消化系统病证、泌尿生殖系统病证，以及本经脉所经过部位之病证（图4-1-20）。

（一）SP1 隐白 Yǐn bái

【穴名出处】 《灵枢·本输》。

【穴位别名】 鬼垒、鬼眼、阴白。

【穴名释义】 隐，指隐藏；白，为金之色。穴为足太阴之井。足太阴属土，土者金之母，言足太阴脾经脉气所起，手太阴金气所隐，故名。

【定位取穴】 在足大趾末节内侧，距趾甲角0.1寸（图4-1-21）。

【局部解剖】 有趾背动脉；为腓浅神经的足背支及足底内侧神经。

【功用功效】 健脾宁神，调经统血。

【穴位主治】 腹胀，便血，月经过多，崩漏，癫狂，多梦，惊风。现多用于上消化道出血，功能性子宫出血，急性肠炎，精神分裂症，神经衰弱，休克等。

【配伍组合】

(1) 配地机、三阴交治疗出血症。

(2) 配足三里，治疗大便下血。

(3) 配脾俞、胃俞、足三里、天枢，治疗腹胀。

(4) 配脾俞、肝俞、上脘，治疗吐血。

(5) 配厉兑，治疗梦魇不宁。

【刺法灸法】 浅刺0.1寸，或用三棱针点刺出血；可灸。

【文献摘要】

《针灸甲乙经》卷七：气喘，热病鼻血不止，烦心善悲，腹胀，逆息热气，足胫中寒，不得卧，气满胸中热，暴泄，仰息，足下寒，中闷，呕吐，不欲饮食，隐白主之；腹中有寒气，隐白主之；饮渴身伏多唾，隐白主之。

《针灸大成》卷六：主腹胀，喘满不得安卧，呕吐食不下，胸中热，暴泄，尸厥不识人，足寒不能温，妇人月事过时不止，小儿客忤，慢惊风。

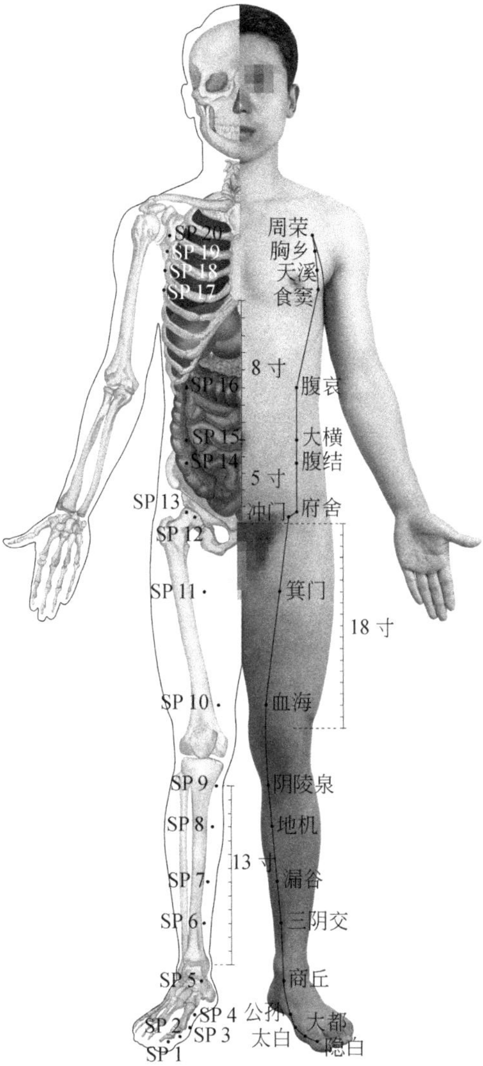

图 4-1-20　足太阴脾经

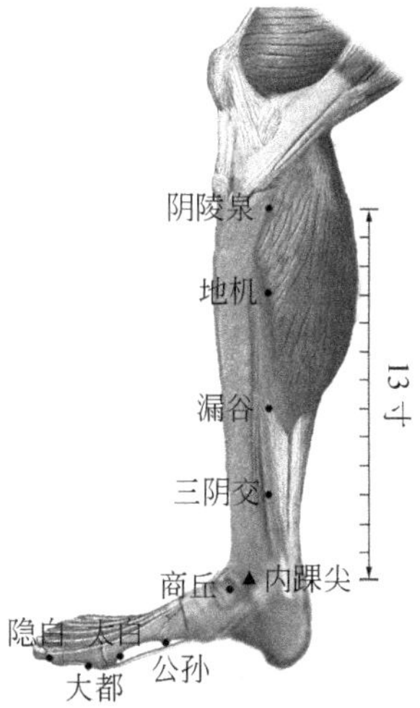

图 4-1-21　隐白穴

【临证体验】

（1）隐白、足三里，针隐白针用平补平泻，足三里用补法，功能健脾统血，主治脾虚便血。

（2）隐白、脾俞、胃俞、足三里、天枢，针用平补平泻法，功能行气健脾，主治脾虚食滞之腹胀。

（3）隐白、太白、阴陵泉、太溪，针用泻法，或用艾灸，功能温通经络、温经散寒，主治风寒湿邪痹阻经脉之股膝内、足跗疼痛，足大趾运动障碍。

【附注】　足太阴经所出为“井”。

（二）SP2 大都 Dà dū

【穴名出处】　《灵枢·本输》。

【穴位别名】　太都。

【穴名释义】　大，指盛大丰富；都，都会，储积，又是池的意思。本穴为土气丰富与蓄积之处，如水之入于池，故名。

【定位取穴】　在足内侧缘，当足大趾本节（第 1 跖趾关节）前下方赤白肉际凹陷处。

【局部解剖】 在踇展肌止点；有足底内侧动静脉的分支；布有足底内侧神经的趾底固有神经。

【功用功效】 健脾利湿，和胃宁神。

【穴位主治】 腹胀，胃痛，呕吐，泄泻，便秘，热病。

【配伍组合】

（1）配足三理治腹胀。

（2）配中冲、关冲，治疗四肢厥逆。

（3）配关元、中极、三阴交，治疗崩露。

【刺法灸法】 直刺0.3～1.5寸。

【文献摘要】

《针灸甲乙经》卷七：疟，不知所苦，大都主之。

《肘后备急方》：卒霍乱，下利不止。

《备急千金要方》卷十五：后闭不通，灸足大都，随年壮。

【附注】 足太阴经所溜为“荥”。

（三）SP3 太白 Tài bái

【穴名出处】 《灵枢·本输》。

【穴位别名】 大白。

【穴名释义】 太，就是大的意思。本穴位于足大趾后，内侧核骨下，赤白肉际陷中，故名。

【定位取穴】 在足内侧缘，当足大趾本节（第1跖骨关节）后下方赤白肉际凹陷处。

【局部解剖】 在踇展肌中；有足背静脉网，足底内侧动脉及足跗内侧动脉分支；布有隐神经及腓浅神经分支。

【功用功效】 健脾化湿，理气和胃。

【穴位主治】 胃痛，腹胀，便秘，痢疾，吐泻，肠鸣，身重，脚气。现多用于治疗急慢性胃炎，急性胃肠炎，神经性呕吐，消化不良，胃痉挛等。

【配伍组合】

（1）配中脘、足三里治胃痛。

（2）配中渚，治疗大便难。

（3）配公孙，治疗腹胀食不化，臌胀腹中气大满，肠鸣。

（4）配陷谷、大肠俞，治疗肠痈。

【刺法灸法】 直刺0.5～0.8寸。

【文献摘要】

《针灸甲乙经》卷九：身重骨酸不相知，太白主之。

《素问·治法论》：土欲发郁亦须待时，当利足太阴之俞。

【临证体验】

（1）太白、脾俞、中脘、气海，针中脘先泻后补，以补为主，气海穴用雀啄灸法，余穴均用补法，功能健运脾胃、养血止血，主治脾胃虚寒便血、腹痛。

（2）太白、中脘，针用平补平泻法，功能调和脾胃、行气止痛，主治饮食停滞胃痛。

（3）太白、大都、脾俞、足三里，针用补法，或加灸，功能健脾益气，主治脾虚面色萎黄、少气懒言、食欲不振、四肢疲惫、肌肉消瘦、脘腹胀满、小便短少、大便稀溏、四肢不温、足浮肿。

（4）太白、大都、脾俞、章门、公孙、足三里，针用补法，或平补平泻，并加灸，功能温脾化湿，主治脾胃阳虚、腹胀食少、肠鸣腹泻。

【附注】 足太阴经所注为“输”；脾经原穴。

（四）SP4 公孙 Gōng xūn

【穴名出处】　《灵枢·经脉》。

【定位取穴】　在足内侧缘，当第一跖骨基底部的前下方。

【局部解剖】　在踇展肌中；有跗内侧动脉分支及足背静脉网；布有隐神经及腓浅神经分支。

【功用功效】　健脾化湿，和胃理气。

【穴位主治】　胃痛，呕吐，腹痛，腹胀，泄泻，痢疾，肠鸣。现多用于食欲不振，消化不良，神经性呕吐，急慢性胃炎，急慢性肠炎，腹水等。

【配伍组合】

（1）配中脘、内关治胃酸过多、胃痛。

（2）配内关，治疗心、胸、胃部疾患。

（3）配束骨、八风，治疗足趾麻木。

【刺法灸法】　直刺0.6～1.2寸。

【文献摘要】

《针灸甲乙经》卷十一：凡好太息，不嗜食，多寒热，汗出，病重则善呕，呕止乃衰，即取公孙及井俞。

《针灸大成》卷六：主寒疟，不嗜食，痫气，好太息，多寒热汗出，病至则善呕，呕止乃衰，头面肿起，烦心狂言，多饮，胆虚，厥气上逆则霍乱。

【临证体验】

（1）公孙、内关，针用平补平泻法，或用泻法，功能宽胸理气、和胃降逆，主治心、胸、胃部疾患，为八脉交会八穴配穴法。

（2）公孙、梁门、足三里，针用泻法，功能和胃降逆、行气止痛，主治饮食停滞之胃痛、吐酸。

（3）公孙、商丘、章门、中脘，针用泻法，或平补平泻法，功能健脾和胃、理气化湿，主治湿滞中阻、脘腹胀满、嗳气食少、面黄尿赤、二便不利。

【附注】　足太阴经络穴；八脉交会穴之一，通于冲脉。

（五）SP5 商丘 Shāng qiū

【穴名出处】　《灵枢·本输》。

【穴名释义】　商，五音之一，金声。丘，土山之意。本穴是足太阴脾经之经穴，五行属金，位于突起之内踝前下方，故名。

【定位取穴】　在足内踝前下方凹陷中，当舟骨结节与内踝尖连线的中点处。

【局部解剖】　有跗内侧动脉，大隐静脉；布有隐神经及腓浅神经分支丛。

【功用功效】　健脾化湿，肃降肺气。

【穴位主治】　腹胀，便秘，泄泻，肠鸣，舌本强痛，足踝痛，痔疾。现多用于神经性呕吐，消化不良，急慢性胃炎，急慢性肠炎，腓肠肌痉挛，踝关节及周围软组织疾患等。

【配伍组合】

（1）配气海、足三里治腹胀肠鸣。

（2）配三阴交，治疗脾虚便秘。

【刺法灸法】　直刺0.5～0.8寸。

【文献摘要】

《针灸甲乙经》卷十一：癫疾狂，多善食善笑，不发于外，烦心渴，商丘主之。

《扁鹊神应针灸玉龙经》：身体拘急，腿脚内廉痛，腹胀肠鸣，身寒气逆绝子。

【附注】 足太阴经所行为“经”。

（六）SP6 三阴交 Sān yīnjiāo

【穴名出处】 《针灸甲乙经》。

【穴位别名】 太阴、承命、下三里。

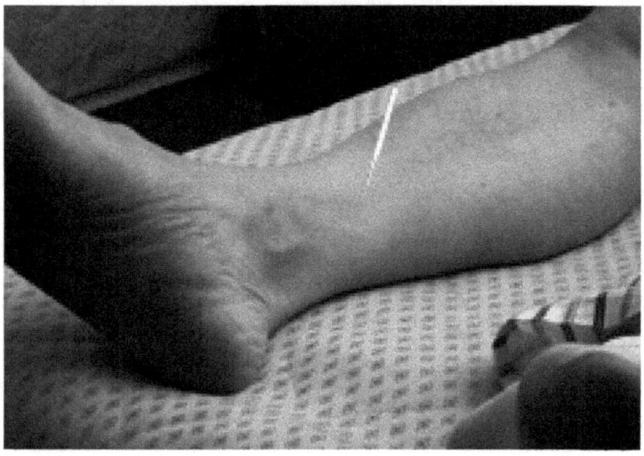

图 4-1-22 三阴交穴

【穴名释义】 本穴位于内踝上 3 寸骨下凹陷中，为足三阴经之交会穴，故名。

【定位取穴】 在小腿内侧，当足内踝尖上 3 寸，胫骨内侧缘后方（图 4-1-22）。

【局部解剖】 在胫骨后缘和比目鱼肌之间，深层有屈趾长肌；有大隐静脉，胫后动静脉；有小腿内侧皮神经，深层后方有胫神经。

【功用功效】 滋补肝肾，补养精血，调经止带，健脾利湿。

【穴位主治】 腹痛，肠鸣，腹胀，泄泻，痛经，月经不调，崩漏，带下，阴挺，不孕，滞产，遗精，阳痿，遗尿，小便不利，水肿，疝气，阴部痛，下肢痿痹，头痛，眩晕，失眠。现多用于神经性皮炎，湿疹，荨麻疹，高血压，急慢性肠炎，细菌性痢疾，功能性子宫出血，遗尿，性功能减退，神经衰弱，小儿舞蹈病，下肢神经痛或瘫痪等。

【配伍组合】

（1）配足三理治肠鸣泄泻。

（2）配中极治月经不调；配子宫治疗阴挺。

（3）配大敦治疝气；配内关、神门治失眠。

（4）配极泉、尺泽、委中治疗中风半身不遂。

【刺法灸法】

（1）本穴为“醒脑开窍”针法组方主穴之一：患者取仰卧位，下肢平伸，暴露小腿，毫针沿胫骨内侧缘与皮肤呈 45°斜刺，进针 1～1.5 寸，用提插补法，使患侧下肢抽动 3 次为度。

（2）患者取仰卧位，下肢平伸，暴露小腿。用 40mm 毫针紧贴胫骨后缘直刺，进针 20～25mm，施捻转或提插补法，可广泛用于妇科、男科及慢性腹泻等疾病的治疗。

【文献摘要】

《针灸甲乙经》卷十：足下热痛，不能久坐，湿痹不能行，惊不得眠。

《备急千金要方》卷四：治白崩方，灸小腹横纹，当脐孔之下百壮，又灸内踝上三寸左右各百壮。

《针灸大成》卷八：足踝以上病，灸三阴交，绝骨，昆仑。

【临证体验】

（1）三阴交、中极、照海，针用泻法，功能行气导滞、降气催产，主治胎盘滞留。

（2）三阴交、膀胱俞、阴陵泉，针用泻法，功能行气利水，主治膀胱湿热、小便淋浊。

（3）三阴交、太冲、太白、肾俞、脾俞，针用补法，功能滋阴降火、补肾涩精，主治肾阴虚所致眩晕耳鸣、梦遗、健忘。

（4）三阴交、商丘、中脘、通里，针用泻法，功能清化湿热，主治脾经蕴热、脘闷腹胀、嗳气呕吐、身重肢困、大便溏泻、或黄疸、小便不利。

【附注】

(1) 足太阴、少阴、厥阴经交会穴。

(2) 孕妇禁针。

(七) SP7 漏谷 Lòu gǔ

【穴名出处】　《针灸甲乙经》。

【穴位别名】　太阴络。

【穴名释义】　本穴位于内踝高点上 6 寸，骨下凹陷处，本经络脉由此漏而别走分出，穴似谷孔，故名。

【定位取穴】　在小腿内侧，当内踝尖与阴陵泉的连线上，距内踝尖 6 寸，胫骨内侧缘后方。

【局部解剖】　在胫骨后缘与比目鱼肌之间，深层有屈趾长肌；有大隐静脉，肢后动静脉；有小腿内侧皮神经，深层内侧后方有胫神经。

【功用功效】　健脾消肿，渗湿利尿。

【穴位主治】　腹胀，肠鸣，腿膝厥冷、麻痹。现多用于消化不良，尿路感染，功能性子宫出血，癔病，脚气等。

【配伍组合】

(1) 配足三里，治疗腹胀肠鸣。

(2) 配血海、梁丘、足三里、三阴交，治疗膝腿麻木不仁。

(3) 配太冲，治疗小便不利。

(4) 配阴陵泉、三阴交，治疗下肢重痛。

【刺法灸法】　直刺 0.5～1.5 寸。

【文献摘要】

《针灸甲乙经》卷九：少腹胀急，小便不利，厥气上头巅，漏谷主之。

《针灸大成》卷六：主肠鸣，强欠，心悲逆气，腹胀满急，食饮不为肌肤，膝鼻足不能行。

(八) SP8 地机 Dì jī

【穴名出处】　《针灸甲乙经》。

【穴位别名】　脾舍，地箕。

【穴名释义】　地，土为地之体，意指足太阴脾土；机，要的意思。本穴属于足太阴脾经的郄穴，为本经气血深聚之要穴，故名。

【定位取穴】　在小腿内侧，当内踝尖与阴陵泉的连线上，阴陵泉下 3 寸。

【局部解剖】　在胫骨后缘与比目鱼肌之间；前方有大隐静脉及膝最上动脉的末支，深层有胫后动静脉；布有小腿内侧皮神经，深层后方有胫神经。

【功用功效】　健脾渗湿，调理月经。

【穴位主治】　腹痛，腹胀，泄泻，水肿，小便不利，遗精，月经不调，痛经。现多用于胃痉挛，细菌性痢疾，功能性子宫出血，精液减少症等。

【配伍组合】

(1) 配三阴交治痛经。

(2) 配隐白治崩漏。

(3) 配中都、跗阳，治疗下肢不行。

【刺法灸法】　直刺 0.5～1.5 寸。

【文献摘要】

《针灸甲乙经》卷十一：腹中痛，脏痹。

《针灸大成》卷六：主腰痛不可俯仰，溏泄，腹胁胀，水肿腹坚，不嗜食，小便不利，精不足。

【附注】 足太阴经郄穴。

（九）SP9 阴陵泉 Yīn língquán

【穴名出处】 《灵枢·热病》。

【穴位别名】 阴之陵泉，阴陵。

【穴名释义】 膝之内侧为阴，股骨内侧髁高突如陵，髁下凹陷似泉，本穴为足太阴脾经之合穴，五行属水，故谓之阴陵泉。

【定位取穴】 在小腿内侧，当胫骨内侧踝后下方凹陷处。

【局部解剖】 在胫骨后缘和腓肠肌之间，比目鱼肌起点上；前方有大隐静脉，膝最上动脉，最深层有胫后动静脉；布有小腿内侧皮神经本干，最深层有胫神经。

【功用功效】 健脾渗湿，益肾固精。

【穴位主治】 腹痛，腹胀，泄泻，痢疾，水肿，黄疸，小便不利，遗尿，尿失禁，阴部痛，痛经，膝痛。现多用于急慢性肠炎，细菌性痢疾，腹膜炎，尿潴留，尿失禁，尿路感染，阴道炎，膝关节及周围软组织疾患等。

【配伍组合】

（1）配肝俞、至阳治黄疸。

（2）阴陵泉透阳陵泉治膝痛。

（3）配水分，治疗水肿。

（4）配三阴交、日月、至阳、胆俞、阳纲，治疗黄疸。

【刺法灸法】 直刺 1～2 寸。

【文献摘要】

《灵枢·热病》：热病，挟脐急痛，胸胁满。取之涌泉与阴陵泉。

《针灸甲乙经》卷十二：妇人阴中痛，少腹坚急痛，阴陵泉主之。

《百症赋》：阴陵泉、水分，去水肿之脐盈。

【临证体验】

（1）阴陵泉、气海、三阴交，气海针用补法，余穴用平补平泻法，功能健脾益肾，主治下元虚冷、小便不利。

（2）阴陵泉、太白、隐白、太溪，针用泻法，或用艾灸，功能疏通经络、温经散寒，主治风寒湿邪痹阻经脉之股膝内、足跗肿厥而痛。

【附注】 足太阴经所人为“合”。

（十）SP10 血海 Xuè hǎi

【穴名出处】 《针灸甲乙经》。

【穴位别名】 百虫窠，血郄。

【穴名释义】 脾主裹血，温五脏。本穴为足太阴脾经脉气所发，气血归聚之海。穴位主治妇人漏下，血闭不通，逆气胀，为妇人调经要穴，故名血海。

【定位取穴】 屈膝，在大腿内侧，髌底内侧端上 2 寸，当股四头肌内侧头的隆起处。

【局部解剖】 在股骨内上髁上缘，股内侧肌中间；有股动静脉肌支；布有股前皮神经及股神经肌支。

【功用功效】 健脾化湿，调经统血。

【穴位主治】 月经不调，痛经，崩漏，闭经，风疹，湿疹，丹毒，股内侧痛。现多用于功能性子宫出血，睾丸炎，荨麻疹，湿疹，皮肤瘙痒，神经性皮炎，贫血，下肢内侧及膝关节疼痛等。

【配伍组合】

（1）配三阴交治月经不调。

（2）配曲池治瘾疹。

（3）配梁丘、膝阳关、阴陵泉，治疗膝关节肿痛。

【刺法灸法】 直刺0.5～1.5寸。

【文献摘要】

《针灸甲乙经》卷十二：若血闭不通，逆气胀，血海主之。

《胜玉歌》：热疮臁内年年发，血海寻来可治之。

【临证体验】

（1）血海、梁丘、膝阳关、阴陵泉，针用平补平泻法，功能疏通经络、宣痹止痛，主治风寒湿痹之膝关节肿痛。

（2）血海、三阴交、曲池、合谷，针用泻法，功能活血散风、清热祛湿，主治风寒客表，风疹、荨麻疹。

（3）血海、膈俞、脾俞、足三里、三阴交，针用补法，功能健脾益气、统血调经，主治脾虚紫癜、月经过多，甚或崩露。

（十一）SP11 箕门 Jì mén

【穴名出处】 《针灸甲乙经》。

【穴名释义】 箕，指簸箕，又星座名，风名；门，出入通达之处。以其必须箕锯取穴，乃可治下肢之风病，故名。

【定位取穴】 在大腿内侧，当血海与冲门连线上，血海上6寸。

【局部解剖】 在缝匠肌内侧缘，深层有大收肌；有大隐静脉，深层之外方有股动静脉；布有股前皮神经，深部有隐神经。

【功用功效】 健脾渗湿，清热利尿。

【穴位主治】 小便不利，遗尿，腹股沟肿痛，下肢痿痹。现多用于睾丸炎，性功能减退，腹股沟淋巴结炎，小儿麻痹后遗症等。

【配伍组合】

（1）配太冲腹股沟疼痛。

（2）配然谷、行间，治疗淋证。

（3）配合阳、三阴交，治疗带下。

【刺法灸法】 避开动脉，直刺0.5～1寸。

【文献摘要】

《针灸大成》卷六：主淋，小便不通，遗尿。

（十二）SP12 冲门 Chōng mén

【穴名出处】 《针灸甲乙经》。

【穴位别名】 慈官，上慈官，冲脉，前章门。

【穴名释义】 冲，指上冲，有动的含义；门，出入通达之处。下腹逆气上冲，诸病常从此起，可与气冲同观，故名。

【定位取穴】　在腹股沟外侧，距耻骨联合上缘中点3.5寸，当髂外动脉搏动处的外侧。

【局部解剖】　在腹股沟韧带中点外侧的上方，在腹外斜肌腱膜及内斜肌下部；内侧为股动静脉；布有股神经。

【功用功效】　降逆利湿，理气消滞。

【穴位主治】　腹痛，疝气，小便不利。现多用于治疗尿潴留，睾丸炎，精索神经痛，子宫内膜炎，子痫等。

【配伍组合】

（1）配三阴交、大敦，治疝气。

（2）配气冲，治疗带下。

【刺法灸法】　避开动脉，直刺0.5～1寸。

【文献摘要】

《针灸甲乙经》卷九：寒气腹满，身热，腹中积聚，疼痛，冲门主之。

《备急千金要方》卷二十：霍乱苦泄利所伤，烦欲死者，灸慈官二十七壮。

《百症赋》：带下产崩，冲门、气冲宜审。

【附注】　足太阴、厥阴经交会穴。

（十三）SP13 府舍 Fù shě

【穴名出处】　《针灸甲乙经》。

【穴名释义】　府，聚之意；舍，指居处。穴为足太阴、足厥阴、足少阴、足阳明、阴维之会，是五条经脉气汇聚之处所，故名。

【定位取穴】　在下腹部，当脐中下4寸，冲门上方0.7寸，距前正中线4寸。

【局部解剖】　在腹股沟韧带上方外侧，腹外斜肌腱膜及腹内斜肌下部，深层为腹横肌下部；布有腹壁浅动脉，肋间动静脉；布有髂腹股沟神经（右当盲肠下部，左当乙状结肠下部）。

【功用功效】　健脾消满，理中和胃。

【穴位主治】　少腹痛，疝气。现多用于脾肿大，便秘，子宫附件炎，腹股沟淋巴结炎等。

【配伍组合】　配气海治腹痛。

【刺法灸法】　直刺0.5～1.5寸。

【文献摘要】

《针灸甲乙经》卷八：髀中急痛，循胁，上下抢心，腹痛积聚，府舍主之。

《针灸甲乙经》卷十一：厥逆霍乱，府舍主之。

《针灸大成》卷六：主髀中急痛，循胁，上下抢心，腹痛积聚，厥逆霍乱。

【附注】　足太阴、足厥阴、足少阴、足阳明、阴维交会穴。

（十四）SP14 腹结 Fù jié

【穴名出处】　《针灸甲乙经》。

【穴位别名】　腹屈、肠结、肠窟、临窟。

【穴名释义】　结，结聚；本穴为腹气之所结聚，主腹内诸疾，故名。

【定位取穴】　在下腹部，大横下1.3寸，距前正中线4寸。

【局部解剖】　在腹内外斜肌及腹横肌肌部；有第十一肋间动静脉；布有第十一肋间神经。

【功用功效】　温脾止泄，镇痛止咳。

【穴位主治】　绕脐腹痛，腹胀，疝气，泄泻，便秘。现多用于治疗细菌性痢疾等。

【配伍组合】　配气海、天枢治腹痛。

【刺法灸法】　直刺1~2寸。

【文献摘要】

《备急千金要方》卷三十：治绕脐痛，抢心。

《类经图翼》卷六：咳逆，绕脐腹痛，中寒泄利，心痛。

（十五）SP15 大横 Dà héng

【穴名出处】　《针灸甲乙经》。

【穴位别名】　肾气，人横。

【穴名释义】　横，平线为横，指旁侧；穴在脐旁，横平4寸，故名。

【定位取穴】　在腹中部，距脐中4寸。

【局部解剖】　在腹外斜肌肌部及腹横肌肌部；布有第十一肋间动静脉；布有第十二肋间神经。

【功用功效】　理气止痛，通调腑气。

【穴位主治】　腹痛，腹胀，泄泻，痢疾，大便秘结。现多用于治疗急慢性肠炎，细菌性痢疾，习惯性便秘，肠麻痹，肠寄生虫病等。

【配伍组合】

（1）配中脘、足三里、三阴交，治疗腹痛、痢疾。

（2）配脾俞、三焦俞、中脘、天枢，治疗慢性胃痛。

（3）配天枢、中脘、关元、足三里、三阴交，治疗腹痛、洞泄。

【刺法灸法】　直刺1~2寸。

【文献摘要】

《针灸甲乙经》卷十：大风逆气，多寒善悲，大横主之。

《备急千金要方》卷二十：四肢不可举动，多汗洞利，灸大横随身壮。

《针灸大成》卷六：主大风逆气，多寒善悲，四肢不可举动，多汗洞利。

《百症赋》：反张善哭，仗天冲，大横须精。

【附注】　足太阴与阴维脉交会穴。

（十六）SP16 腹哀 Fù āi

【穴名出处】　《针灸甲乙经》。

【穴位别名】　肠哀、肠屈。

【定位取穴】　在上腹部，当脐中上3寸，距前正中线4寸。

【局部解剖】　在腹内外斜肌及腹横肌肌部；布有第八肋间动静脉；布有第八肋间神经。

【功用功效】　健脾消食，通降腑气。

【穴位主治】　腹痛，食不化，便秘，痢疾。现多用于治疗消化不良，胃痉挛，胃及十二指肠溃疡，胃酸过多或减少，细菌性痢疾等。

【配伍组合】　配气海治肠鸣。

【刺法灸法】　直刺0.5~1.5寸。

【文献摘要】

《针灸甲乙经》卷十一：便脓血，寒中，食不化，腹中痛，腹哀主之。

《针灸大成》卷六：主便脓血，寒中，食不化，腹中痛。

【附注】　足太阴与阴维脉交会穴。

（十七）SP17 食窦 Shí dòu

【穴名出处】　《灵枢·本输》。

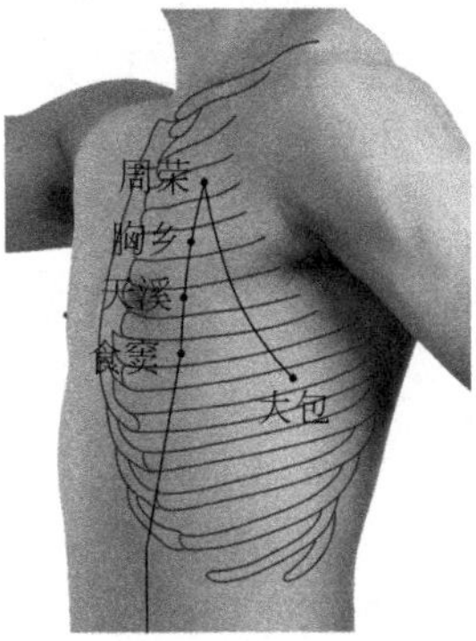

图4-1-23　食窦穴

【穴位别名】　命关，食关。

【穴名释义】　窦，空也。食气由此孔穴而入，故名。

【定位取穴】　在胸外侧部，当第5肋间隙，距前正中线6寸（图4-1-23）。

【局部解剖】　在第五肋间隙，前锯肌中，深层有肋间内外肌；布有胸外侧动静脉，胸腹壁动静脉；布有第五肋间神经外侧皮支。

【功用功效】　运化水谷，和胃下气。

【穴位主治】　胸胁胀痛。现多用于胃炎，腹水，肝区痛，肋间神经痛等。

【配伍组合】　配膻中治胸胁胀痛。

【刺法灸法】　斜刺或向外平刺0.5～0.8寸。

【附注】　本经食窦至大包诸穴，深部为肺脏，不可深刺。

（十八）SP18 天溪 Tiān xī

【穴名出处】　《针灸甲乙经》。

【穴名释义】　天，指上部；溪，指两肋间凹陷处。穴在胸部乳房，第四肋间隙中，功在宽胸通乳，犹如溪水畅流，故名。

【定位取穴】　在胸外侧部，当第4肋间隙，距前正中线6寸。

【解剖】　在第四肋间隙，胸大肌外下缘，下层为前锯肌，再深层为肋间内外肌；有胸外侧动静脉分支，胸腹壁动静脉；第四肋间动静脉；布有第四肋间神经。

【功用功效】　宽胸通乳，止咳消肿。

【穴位主治】　胸胁胀痛，咳嗽，气逆，乳痈，乳汁少。现多用于支气管炎，肺炎，肋间神经痛，乳汁分泌不足，乳腺炎等。

【配伍组合】　配膻中治胸肋疼痛。

【刺法灸法】　斜刺或向外平刺0.5～0.8寸。

【文献摘要】

《针灸大成》卷六：主胸中满痛，咳逆上气，喉中作声，妇人乳肿溃痈。

（十九）SP19 胸乡 Xiōng xiāng

【穴名出处】　《针灸甲乙经》。

【穴名释义】　乡，乡村之意，指胸廓之侧，本穴位于前正中线旁开6寸，居胸侧所在外面，称为胸之乡，故名胸乡。

【定位取穴】　在胸外侧部，当第3肋间隙，距前正中线6寸。

【局部解剖】　在第三肋间隙，胸大肌、胸小肌外缘，前锯肌中，下层为肋间内外肌；有胸外侧动静脉，第三肋间动静脉；布有第三肋间神经。

【功用功效】　宽胸理气，疏肝止痛。

【穴位主治】　胸胁胀痛。现多用于治疗支气管炎等。

【配伍组合】　配膻中治胸肋胀痛。

【刺法灸法】　斜刺或向外平刺0.5～0.8寸。

【文献摘要】

《针灸甲乙经》卷九：胸胁支满，却引背痛，卧不得转侧，胸乡主之。

《针灸大成》卷六：主胸胁支满，却引背痛，卧不得转侧。

（二十）SP20 周荣 Zhōu róng

【穴名出处】 《针灸甲乙经》。

【穴位别名】 周营，周管。

【穴名释义】 周，指周行；荣，指荣养本穴位于脾、肺经气相接处，故名。

【定位取穴】 在胸外侧部，当第 2 肋间隙，距前正中线 6 寸。

【局部解剖】 在第二肋间隙，胸大肌中，下层为胸小肌，肋间内外肌；有胸外侧动静脉，第二肋间动静脉；布有胸前神经分叉，正当第一肋间神经。

【穴位主治】 胸胁胀满，咳嗽气逆。现多用于治疗支气管炎，支气管扩张，肋间神经痛等。

【配伍组合】 配膻中治胸肋胀满。

【刺法灸法】 斜刺或向外平刺 0.5～0.8 寸。

【文献摘要】

《针灸大成》卷六：主胸胁满，不得俯仰，食不下，喜饮，咳逆，多淫。

（二十一）SP21 大包 Dà bāo

【穴名出处】 《灵枢·经脉》。

【穴名释义】 该穴为脾之大络，总统阴阳诸络，灌溉五脏六腑，无所不包，故名大包。

【定位取穴】 在侧胸部，腋中线上，当第 6 肋间隙处。

【局部解剖】 在第六肋间隙，前锯肌中；有胸背动静脉及第六肋间动静脉；布有第六肋间神经，当胸长神经直系的末端。

【功用功效】 统血养经，宽胸止痛。

【穴位主治】 气喘，胸胁病，全身疼痛，四肢无力。

【配伍组合】 配足三里治四肢无力。

【刺法灸法】 斜刺或向后平刺 0.5～0.8 寸。

【文献摘要】

《灵枢·经脉》：实则身尽痛，虚则百节皆纵，此脉若罗络脉之血者，皆取之脾之大络脉也。

《针灸甲乙经》卷九：大气不得息，息则胸胁中痛，实则其身尽寒，虚则百节皆纵，大包主之。

【附注】 脾之大络。

五、手少阴心经腧穴

本经一侧 9 穴（左右两侧共 18 穴）。其中 8 穴分布于上肢掌侧面的尺侧，1 穴在侧胸上部。首穴极泉，末穴少冲。主治胸、心、循环系统病证、神经精神方面病证及本经脉所过部位之病证（图 4-1-24）。

（一）HT 1 极泉 Jí quán

【穴名出处】 《针灸甲乙经》。

【穴位别名】 臂内。

【穴名释义】 手少阴心经主血脉，本穴位于腋窝深凹处，且居于九穴中最高处，喻本经脉气由此如泉中之水急流而出，故名极泉。

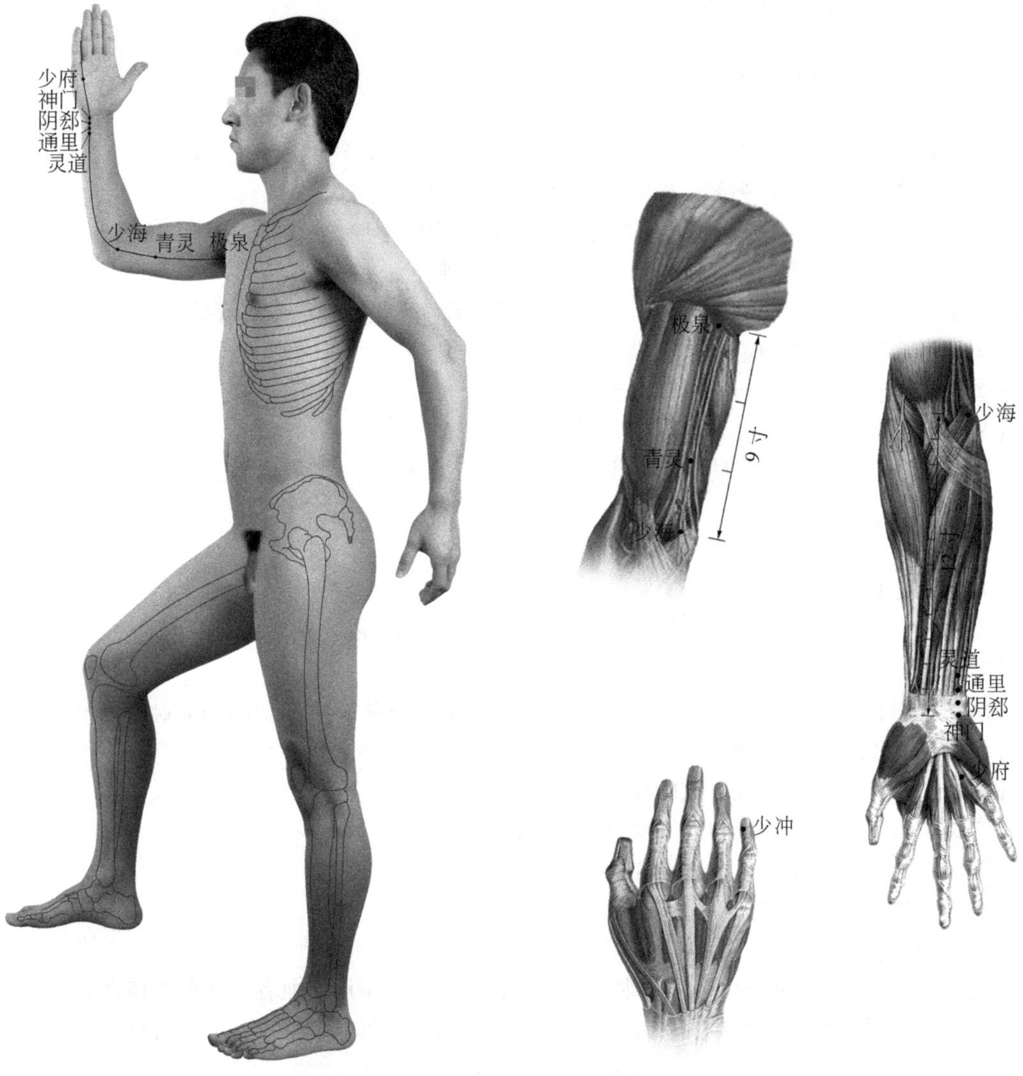

图 4-1-24　手少阴心经

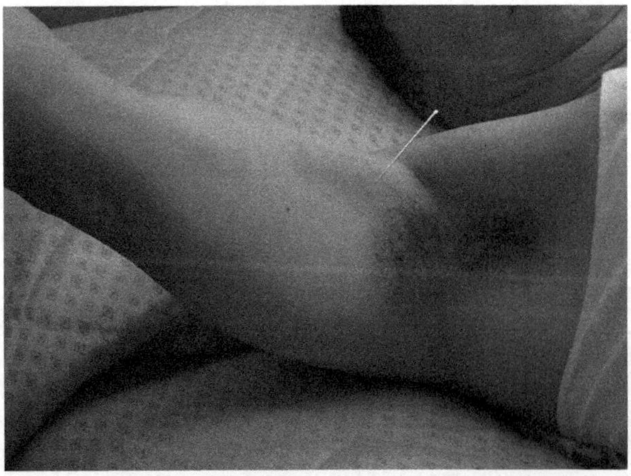

图 4-1-25　极泉穴

【定位取穴】　在腋窝顶点，腋动脉搏动处（图 4-1-25）。

【局部解剖】　在胸大肌的外下缘，深层为喙肱肌；外侧为腋动脉；布有尺神经，正中神经，前臂内侧皮神经及臂内侧皮神经。

【功用功效】　疏筋活血，宽胸理气。

【穴位主治】　心痛，胁肋痛，瘰疬，肘臂冷痛，咽干。现多用于肋间神经痛，颈淋巴结核等。

【配伍组合】　配肩髃、曲池治肩

臂痛。

【文献摘要】

《铜人腧穴针灸图经》卷五：心痛，干呕，四肢不收，咽干烦渴，胁肋疼痛，肘臂冷痛，四肢不举，目黄。

《针灸大成》卷六：悲愁不乐。

《金兰循经》：马刀挟瘿。

【刺法灸法】 本穴为“醒脑开窍”针法组穴之一：原穴沿经下移1寸，避开腋毛，直刺1~1.5寸，用提插泻法，以患侧上肢抽动3次为度。

（二）HT 2 青灵 Qīng líng

【穴名出处】 《太平圣惠方》。

【穴位别名】 青灵泉。

【穴名释义】 本穴属于心经，心藏神而主血脉是生命之本，神灵所居之处，故名青灵。

【定位取穴】 在臂内侧，当极泉与少海的连线上，肘横纹上3寸，肱二头肌的内侧沟中。

【局部解剖】 当肱二头肌内侧沟处，有肱三头肌；有贵要静脉，尺侧上副动脉；布有前臂内侧皮神经、尺神经。

【功用功效】 通络止痛。

【穴位主治】 心痛，胁痛，肩臂痛。现多于肩关节周围炎，肘关节炎，腋淋巴结炎，肋间神经痛，神经性头痛等。

【配伍组合】

（1）配肩髃、曲池治肩臂痛。

（2）配光明、合谷，治疗头痛、目疾。

【刺法灸法】 直刺0.5~1寸。

【文献摘要】

《太平圣惠方》卷一百：肩不举，不能带衣。

《铜人腧穴针灸图经》卷五：头痛振寒，目黄胁痛。

《针方六集》卷五：腋痛，目系痛。

《循经考穴编》：肩臂红肿，马刀。

（三）HT 3 少海 Shào hǎi

【穴名出处】 《针灸甲乙经》。

【穴位别名】 曲节。

【穴名释义】 少，指手少阴经；海，为百川之汇，本穴为合穴，属水，乃经气汇聚之处，故名。

【定位取穴】 屈肘，当肘横纹内侧端与肱骨内上髁连线的中点处。

【局部解剖】 有旋前圆肌，肱肌；有贵要静脉，尺侧上下副动脉，尺返动脉；布有前臂内侧皮神经，外前方有正中神经。

【功用功效】 宁心安神，舒筋活络。

【穴位主治】 心痛，手臂挛痛、麻木，手颤，瘰疬，腋胁痛。现多用于癔病，精神分裂症，急性舌骨肌麻痹或萎缩，尺神经麻痹，肋间神经痛等。

【配伍组合】

（1）配曲池治肘臂挛痛。

(2) 配天井，治疗瘰疬。

(3) 配风池、后溪，治疗头项强痛。

【刺法灸法】 直刺0.5～1寸。

【附注】 手少阴经所入为“合”。

(四) HT 4 灵道 Líng dào

【穴名出处】 《针灸甲乙经》。

【定位取穴】 在前臂掌侧，当尺侧腕屈肌腱的桡侧缘，腕横纹上1.5寸。

【局部解剖】 在尺侧腕屈肌与指浅屈肌之间，深层为指深屈肌；有尺动脉通过；布有前臂内侧皮神经，尺侧为尺神经。

【功用功效】 理气宁心安神。

【穴位主治】 心痛，肘臂挛痛，暴喑。现多用于腕关节炎，尺神经麻痹，急性舌骨肌麻痹或萎缩，癔病，精神分裂症等。

【配伍组合】 配心俞治心痛。

【刺法灸法】 直刺0.3～1.5寸。

【文献摘要】

《备急千金要方》卷三十：心痛悲恐。

《针方六集》卷五：干呕，心内呆痴，目痛。

《循经考穴编》：目赤肿不明，手湿痒不仁，肘臂外廉疼痛。

【附注】 手少阴经所行为“经”。

(五) HT 5 通里 Tōng lǐ

【穴名出处】 《灵枢·经脉》。

【穴位别名】 通理。

【穴名释义】 经过为通，脉气所聚为里，心经络脉由此穴通向手太阳，故名。

【定位取穴】 在前臂掌侧，当尺侧腕屈肌腱的桡侧缘，腕横纹上1寸。

【局部解剖】 在尺侧腕屈肌与指浅屈肌之间，深层为指深屈肌；有尺动脉通过；布有前臂内侧皮神经，尺侧为尺神经。

【功用功效】 宁心安神，活血通络开窍。

【穴位主治】 心悸、怔忡，头晕，目眩，咽喉肿痛，暴喑，舌强不语，腕臂痛。现多用于扁桃体炎，心绞痛，心动过缓，神经衰弱，癔病性失语，精神分裂症，子宫内膜炎等。

【配伍组合】

(1) 配廉泉、哑门治不语。

(2) 配内关、心俞，治疗胸痹、心痛、怔忡。

(3) 配太阳、风池、百会，治疗头痛、目眩。

(4) 配行间、三阴交，治疗经血过多。

【刺法灸法】 直刺0.3～1.5寸。

【文献摘要】

《备急千金要方》卷三十：卒痛烦心，数欠频伸，心悸，悲恐，遗尿。

《铜人腧穴针灸图经》卷五：目眩头痛，面赤而热，肘臂臑痛，苦呕，喉痹，少气。

《针灸大成》卷六：夫人经血过多崩中。

【临证经验】

(1) 通里、腕骨、小海、肩贞、支正，针用泻法，加灸，功能温经散寒、疏通经络，治疗风寒湿邪痹阻小肠经脉之颈、肩、臑、肘、臂后廉疼痛。

(2) 通里、神门、太渊、心俞，针用泻法，功能清心泻火、安神定志，主治心火上炎、心烦口渴、口舌生疮、小便短赤，甚则尿血。

(3) 通里、内关、隔俞，针用平补平泻，功能活血化瘀、通络止痛，主治心血瘀阻心绞痛。

【附注】　手少阴经络穴。

(六) HT 6 阴郄 Yīn xì

【穴名出处】　《针灸甲乙经》。

【穴位别名】　少阴郄，手少阴郄，石宫。

【穴名释义】　手少阴郄穴的简称，故名。

【定位取穴】　在前臂掌侧，当尺侧腕屈肌腱的桡侧缘，腕横纹上0.5寸。

【局部解剖】　在尺侧腕屈肌与指浅屈肌之间，深层为指深屈肌；有尺动脉通过；布有前臂内侧皮神经，尺侧为尺神经。

【功用功效】　宁心养血，安神固表。

【穴位主治】　心痛，惊悸，骨蒸盗汗，吐血，衄血，暴喑。现多用于神经衰弱，鼻出血，胃出血，急性舌肌麻痹，子宫内膜炎等。

【配伍组合】

(1) 配心俞、巨阙治心痛。

(2) 配大椎、后溪、三阴交，治阴虚盗汗。

(3) 配中冲，治疗舌强、心下烦懑。

【刺法灸法】　直刺0.3～1.5寸。

【文献摘要】

《针灸甲乙经》：凄凄寒嗽，吐血，逆气，惊，心痛。

《外台秘要》卷三十九：十二痫。

《铜人腧穴针灸图经》：失音不能言，厥逆心痛，霍乱胸中满。

《标幽赋》：盗汗，小儿骨蒸。

【临证体验】

(1) 阴郄、巨阙、章门、心俞、关元，针用泻法，功能活血化瘀，主治膀胱蓄血证、其人如狂、小便自利。

(2) 阴郄、三阴交、神门、内关、合谷，合谷用泻法，余穴用补法，功能养心补血敛汗，主治心血不足盗汗。

【附注】　手少阴经郄穴。

(七) HT 7 神门 Shén mén

【穴位别名】　兑冲、中都，兑骨，锐中。

【穴名释义】　心藏神，神气出入之所谓门，穴位输穴，为心气出入之所，故名。

【定位取穴】　在腕部，腕掌侧横纹尺侧端，尺侧腕屈肌腱的桡侧凹陷处（图4-1-26）。

【局部解剖】　在尺侧腕屈肌与指浅屈肌之间，深层为指深屈肌；有尺动脉通过；布有前臂内侧皮神经，尺侧为尺神经。

【功用功效】　宁心安神，清心调气。

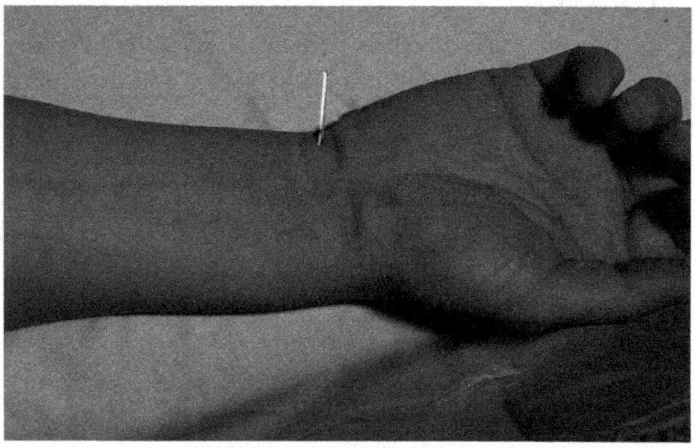

图 4-1-26　神门穴

【穴位主治】　心痛，心烦，怔忡，惊悸，健忘，不寐，癫狂，痫症，痴呆，胁痛，掌中热，目黄。现多用于无脉症，神经衰弱，心绞痛，癔病，舌骨肌麻痹，产后失血，淋巴腺炎，扁桃体炎等。

【配伍组合】

(1) 配内关、心俞治心痛。

(2) 配内关、三阳交治健忘、失眠。

【刺法灸法】　直刺 0.3～0.5 寸。

【文献摘要】

《针灸甲乙经》卷七：心疟，令人心烦，欲得见清水，寒多，不甚热。

《备急千金要方》卷三十：唾血，恐悸不足。

《针灸大成》卷六：面赤喜笑，掌中热，目黄胁痛，失音，心性痴呆，健忘。

【附注】　手少阴经所注为“输”，心经原穴。

(八) HT 8 少府 Shào fǔ

【穴名出处】　《针灸甲乙经》。

【穴位别名】　兑骨。

【定位取穴】　在手掌面，第 4～5 掌骨之间，握拳时，当小指尖处（图 4-1-27）。

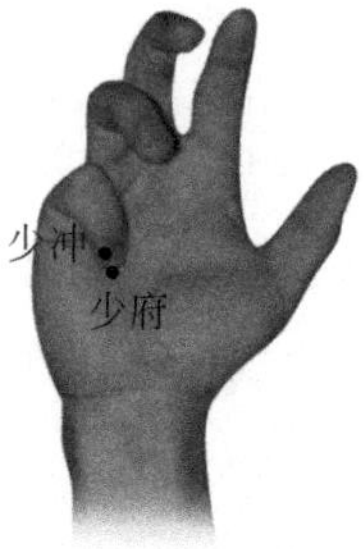

图 4-1-27　少府穴

【局部解剖】　在第四五掌骨间，有第四蚓状肌，指浅深屈肌腱，深部为骨间肌；有指掌侧总动静脉；布有第四指掌侧固有神经。

【功用功效】　清心泻热，行气活血。

【穴位主治】　心悸，胸痛，小指挛痛，掌中热，遗尿，小便不利，阴痒。现多用于治疗阴道及阴部瘙痒，风湿性心脏病，心绞痛，心律不齐，癔病，肋间神经痛，臂神经痛等。

【配伍组合】　配内关治心悸。

【刺法灸法】　直刺 0.3～1.5 寸。

【文献摘要】

《铜人腧穴针灸图经》卷五：烦满少气，悲恐畏人，掌中热，肘腋挛急，胸中痛，手卷不伸。

《针灸大成》卷六：疟久不愈，振寒，阴痒，阴痛，太息。

【附注】　手少阴经所溜为“荥”。

(九) HT 9 少冲 Shào chōng

【穴名出处】　《针灸甲乙经》。

【穴位别名】　经始。

【定位取穴】　在小指末节桡侧，距指甲角 0.1 寸。

【局部解剖】　有指掌侧固有动静脉所形成的动静脉网；布有指掌侧固有神经。

【功用功效】　开窍，泻热，开窍。

【穴位主治】　心悸，心痛，胸胁痛，癫狂，热病，昏厥。现多用于脑出血，休克，小儿惊厥，癔病，胸膜炎，肋间神经痛，喉炎等。

【配伍组合】　配太冲、中冲、大椎治热病、昏迷。

【刺法灸法】　浅刺 0.1 寸或点刺出血。

【文献摘要】

《备急千金要方》卷三十：乍寒乍热疟，少气悲凉。心痛而寒，胸痛口热，酸咽。

《铜人腧穴针灸图经》卷五：热病烦懑，上气心痛，痰冷少气，掌中热，手挛不伸，引肘腕痛。

《针灸大成》卷六：上气咽干渴，目黄，臑臂内后廉痛。

【附注】　手少阴经所出为“井”。

六、手太阳小肠经腧穴

本经一侧 19 穴（左右两侧共 38 穴），其中 8 穴分布于上肢背面的尺侧，11 穴在肩、颈、面部。首穴少泽，末穴听宫。主治腹部小肠与胸、心、咽喉病证，某些热性病证，神经方面病证和头、面、颈、眼、耳病证及本经脉所经过部位之病证（图 4-1-28）。

（一）SI 1 少泽 Shào zé

【穴名出处】　《灵枢·本输》。

【穴位别名】　小吉。

【穴名释义】　少，小之意；泽，润泽。本穴为手太阳小肠经井穴，手太阳小肠主液。井穴脉气始出而微小，液有润泽身体之功效，故名。

【定位取穴】　在小指末节尺侧，距指甲角 0.1 寸。

【局部解剖】　有指掌侧固有动静脉，指背动脉形成的动静脉网；布有尺神经手背支。

【功用功效】　清热利窍，利咽通乳。

【穴位主治】　头痛，热病，昏厥，乳汁少，咽喉肿痛，目赤，目翳。现多用于治疗乳腺炎，乳汁分泌不足，神经性头痛，精神分裂症，中风昏迷等。

【配伍组合】

（1）配膻中、乳根治乳汁少、乳痈。

（2）配天容、合谷、尺泽，治疗咽喉肿痛。

（3）配内关、人中、十二井穴放血，治疗热病昏迷。

【刺法灸法】

（1）患者取仰卧位或端坐位，伸手掌心朝下，毫针针尖稍向上肢近端倾斜进针，针深 0.1 ~ 0.2 寸，局部出现痛感即止，不用补泻手法，用于治疗产后缺乳。

（2）患者取仰卧位或端坐位，伸手掌心朝下，浅刺 0.1 寸或点刺出血 2 ~ 5 滴，用于治疗急性乳腺炎，急性扁桃体炎，急性咽喉炎及昏迷、昏厥的开

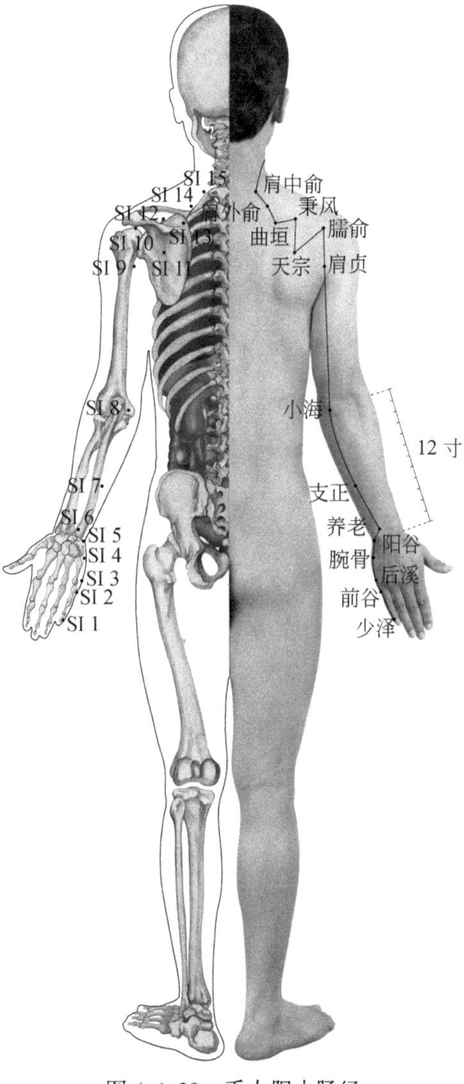

图 4-1-28　手太阳小肠经

窍复苏。

【文献摘要】

《铜人腧穴针灸图经》卷五：目生肤翳覆瞳子。

《针灸大成》：喉痹，舌强，口干，咳嗽，口中涎唾，颈项急不得回顾。

《针方六集》卷五：疟疾，妇人无乳及乳痈痛，乳汁不通。

【附注】 手太阳经所出为“井”。

（二）SI 2 前谷 Qián gǔ

【穴名出处】 《灵枢·本输》。

【穴名释义】 前，与后相对；本穴属于手太阳小肠经荥穴，位于手小指本节前外侧凹陷中，恰与后溪相对，穴处凹陷如谷，故名。

【定位取穴】 在手掌尺侧，微握拳，当小指本节（第5指掌关节）前的掌指横纹头赤白肉际。

【局部解剖】 有指背动静脉；布有尺神经手背支。

【功用功效】 疏肝清心，明目聪耳。

【穴位主治】 手指麻木，热病，耳鸣，头痛，小便赤。现多用于治疗前臂神经痛，扁桃体炎，乳腺炎，腮腺炎等。

【配伍组合】

（1）配耳门、翳风治耳鸣。

（2）配曲池、合谷、外关，治疗手痛、前臂麻木。

（3）配合谷、曲池、尺泽、少商，治疗咽喉肿痛。

（4）配睛明、太阳、束骨，治疗目翳、目痛。

【刺法灸法】 直刺0.3～1.5寸。

【文献摘要】

《针灸甲乙经》卷九：咳而胸满，小便赤难。

《针灸甲乙经》卷十：肘臂腕中痛，颈肿不可以顾，头项急痛，眩，肩胛小指痛，臂不可以举，咽肿不可咽。

《针灸大成》卷六：咳疟，耳鸣，颊肿引耳后，妇人产后无乳。

【附注】 手太阳经所溜为“荥”。

（三）SI 3 后溪 Hòu xī

【穴名出处】 《灵枢·本输》。

【穴名释义】 本穴属于手太阳经输穴，位于掌指关节后，当尺侧横纹头赤白肉际，其形如沟渠，故名。

【定位取穴】 在手掌尺侧，微握拳，当小指本节（第5指掌关节）后的远侧掌横纹头赤白肉际。

【局部解剖】 在小指尺侧，第五掌骨小头后方，当小指展肌起点外缘；有指背动静脉，手背静脉网；布有尺神经手背支。

【功用功效】 清心解郁，清热截疟，散风舒筋。

【穴位主治】 头项强痛，耳鸣，耳聋，咽喉肿痛，癫狂，疟疾，闪腰，盗汗，热病，手指挛急、麻木，肩臂疼痛。现多用于角膜炎，角膜白斑，扁桃体炎，落枕，急性腰扭伤，精神分裂症，癔病等。

【配伍组合】

(1) 配列缺、悬钟治项强痛。

(2) 配人中治急性腰扭伤。

(3) 配环跳、阳陵泉，治疗腿痛。

(4) 配腰奇、大椎，治疗腰脊强痛。

(5) 配神门、鸠尾、腰奇，治疗癫痫。

【刺法灸法】　直刺0.5～1寸。

【临证体验】

(1) 后溪、大椎、至阳、天柱、列缺、颈部夹脊，功能舒筋活络，主治肩凝证。

(2) 后溪、大椎、风池、天柱、腰奇，功能通督醒志、息风清脑，治疗癫痫。

(3) 后溪、天柱、风府，功能疏风清热，治疗风热头痛。

(4) 后溪、申脉，可通调太阳与督脉，治疗感受外邪所致的脊背、头项、耳目疾患。

【附注】　手太阳经所注为“输”；八脉交会穴之一，通督脉。

(四) SI 4 腕骨 Wàn gǔ

【穴名出处】　《灵枢·本输》。

【穴名释义】　本穴位于手外侧腕骨前起骨下凹陷处，故名。

【定位取穴】　在手掌尺侧，当第5掌骨基底与钩骨之间的凹陷处，赤白肉际。

【局部解剖】　在手背尺侧，小指展肌起点外缘；有腕背侧动脉（尺动脉分支），手背静脉网；布有尺神经手背支。

【功用功效】　增液止渴，利胆退黄。

【穴位主治】　热病无汗，头痛，项强，指挛腕痛，黄疸。现多用于治疗口腔炎，糖尿病等。

【配伍组合】

(1) 配阳陵泉、肝俞、胆俞治黄疸。

(2) 配大椎、天柱，治疗颈项强痛、落枕。

【刺法灸法】　直刺0.3～1.5寸。

【文献摘要】

《针灸甲乙经》卷十：偏枯，臂腕发痛，肘屈不得伸，头风痛，涕出，肩臂颈项急，烦满惊，五指掣不可屈伸，战栗。

《针灸大成》：热病汗不出，胁下痛不得息，颈颔肿，寒热，耳鸣。

《玉龙歌》：反胃吐食，黄疸。

【附注】　手太阳经所过为“原”。

(五) SI 5 阳谷 Yáng gǔ

【穴名出处】　《灵枢·本输》。

【穴名释义】　本穴属于手太阳小肠经“经”穴，属火为阳，位于腕背凹陷处，其处形如山谷，故名。

【定位取穴】　在手腕尺侧，当尺骨茎突与三角骨之间的凹陷处。

【局部解剖】　当尺侧腕伸肌腱的尺侧缘；有腕背侧动脉；布有尺神经手背支。

【功用功效】　清心宁神，明目聪耳。

【穴位主治】　颈颔肿，手腕痛，热病。现多用于治疗尺神经痛，腮腺炎，齿龈炎，精神病，癫痫等。

【配伍组合】

(1) 配阳池治腕痛。

(2) 配曲池、外关，治疗上肢痿痹。

(3) 配太冲、昆仑，治疗目急痛赤肿。

(4) 配支沟、内关，治疗胁痛。

【刺法灸法】 直刺0.3~1.5寸。

【文献摘要】

《备急千金要方》卷三十：胁痛不得息。

《针灸大成》卷六：癫疾狂走，吐舌，妄言，舌强。

《医宗金鉴》：头面项肿，阴痿。

【附注】 手太阳经所行为“经”。

(六) SI 6 养老 Yǎng lǎo

【穴名出处】 《灵枢·本输》。

【定位取穴】 在前臂背面尺侧，当尺骨小头近端桡侧凹缘中。

【局部解剖】 左尺骨背面，尺骨茎突上方，尺侧腕伸肌腱和小指固有伸肌腱之间；布有前臂骨间背侧动静脉的末支，腕静脉网；有前臂背侧皮神经和尺神经。

【功用功效】 舒筋增液，清上明目。

【穴位主治】 目视不明，肘、肩、臂疼痛。现多用于急性腰扭伤，落枕，眼球充血，视力减退，半身不遂等。

【配伍组合】

(1) 配太冲、足三里治目视不明。

(2) 配肩贞，治疗肩背肘疼痛。

(3) 配外关。阳池，治疗腕下垂及腕关节疼痛。

(4) 配腰眼、委中，治疗腰痛。

【刺法灸法】 直刺或斜刺0.5~0.8寸。

【文献摘要】

《针灸甲乙经》卷十：肩痛欲折，臑如拔，手不能自上下。

《铜人腧穴针灸图经》卷五：目视不明。

【附注】 手太阳经郄穴。

(七) SI 7 支正 Zhī zhèng

【穴名出处】 《灵枢·本输》。

【穴名释义】 支，指离开、络脉之意；正，指正经。本穴为手太阳之络，正经由此别走少阴，络入心经，故名。

【定位取穴】 在前臂背面尺侧，当阳谷与小海的连线上，腕背横纹上5寸。

【局部解剖】 在尺骨背面，尺侧腕伸肌的尺侧缘；布有骨间背侧动静脉；布有前臂内侧皮神经分支。

【功用功效】 清热解表，疏肝凝神。

【穴位主治】 项强，头痛，目眩，肘臂手指挛痛，热病，癫狂。现多用于疥疮，麦粒肿，神经衰弱，神经性头痛，精神病等。

【配伍组合】

(1) 配合谷治头痛。

(2) 配内关、神门，治疗心前区痛。

【刺法灸法】 直刺或斜刺0.5~0.8寸。

【文献摘要】

《针灸甲乙经》卷七：振寒，寒热，颈项肿，实则肘挛，头项痛，狂易，风疟。

《针灸资生经》：腰膝酸，项强。

《针灸大成》卷六：风虚，惊恐悲愁，癫狂，五劳，四肢虚弱，肘臂挛，难屈伸，手不握，十指尽痛，热病腰颈酸，喜渴，项强。

《医宗金鉴》卷八十五：肘臂十指挛急，消渴饮水不止。

【附注】 手太阳经络穴。

（八）SI 8 小海 Xiǎo hǎi

【穴名出处】 《灵枢·本输》。

【穴名释义】 小，指小肠经；海，指汇合之处。本穴属于手太阳小肠经合穴，脉气至此江河之水汇入海，故名。

【定位取穴】 在肘内侧，当尺骨鹰嘴与肱骨内上髁之间凹陷处。

【局部解剖】 尺神经沟中，为尺侧腕屈肌的起始部；有尺侧上下副动脉和副静脉及尺返动静脉；布有前臂内侧皮神经，尺神经本干。

【功用功效】 清热祛风，疏肝安神。

【穴位主治】 头痛，颔肿颈痛，肩肘臂痛，痫证。现多用于尺神经疼痛、麻痹，齿龈炎，癫痫，精神分裂症，舞蹈病等。

【配伍组合】

(1) 配手三里治肘臂疼痛。

(2) 配支正、阳谷、腕骨，治疗尺神经麻痹。

【刺法灸法】 直刺0.3~1.5寸。

【文献摘要】

《针灸甲乙经》卷七：风眩头痛。

《针灸甲乙经》卷八：寒热。

《备急千金要方》卷三十：癫疾，羊痫吐舌。

《外台秘要》卷三十九：龋齿痛，狂易。

《针灸大成》卷六：颈颔肩臑肘臂外后廉痛，小腹痛，狂走，颔肿不可回顾，肩似拔，臑似折，耳聋，目黄，颊肿。

【附注】 手太阳经所入为"合"。

（九）SI 9 肩贞 Jiān zhēn

【穴名出处】 《素问·气穴论》。

【穴名释义】 贞，正之意；肩，指肩部。本穴位于肩关节下方，正对腋纵纹头上方1寸处，主治肩部疾患，故名。

【定位取穴】 在肩关节后下方，臂内收时，腋后纹头上1寸。

【局部解剖】 在肩关节后下方，肩胛骨外侧缘，三角肌后缘，下层是大圆肌；有旋肩胛动静脉；布有腋神经分支，最深部上方为桡神经。

【功用功效】 祛风止痛，化痰消肿。

【穴位主治】 肩胛痛，手臂不举。现多用于上肢瘫痪，肩关节周围炎等。

【配伍组合】

(1) 配肩髃、肩髎治疗肩周炎。

(2) 配肩髎、曲池、肩井、手三里、合谷治疗上肢不遂。

(3) 配天井、臑会，治疗瘰疬。

【刺法灸法】 直刺 0.5 ~ 1.5 寸。

【文献摘要】

《针灸甲乙经》卷八：寒热，适耳无闻，引缺盆肩中热痛，麻痹不举。

《铜人腧穴针灸图经》卷四：风痹，手臂不举。

《针灸大成》卷六：伤寒寒热，耳鸣，耳聋。

（十）SI 10 臑俞 Nào shū

【穴名出处】 《针灸甲乙经》。

【穴名释义】 臑，指肱骨上端，俞，指腧穴，本穴位于肩端后方，肱骨上端后上方，故名。

【定位取穴】 在肩部，当腋后纹头直上，肩胛冈下缘凹陷中。

【局部解剖】 在肩胛骨关节窝后方三角肌中，深层为岗下肌；有旋肱后动静脉；布有腋神经，深层为肩胛上神经。

【功用功效】 散风化痰，舒筋活络。

【穴位主治】 肩臂疼痛，瘰疬，肩肿。现多用于肩周炎等。

【配伍组合】

(1) 配肩髃、曲池治肩臂疼痛。

(2) 配后溪、臂臑、肩井，治疗肩周炎。

(3) 配曲池，治疗上肢不遂。

【刺法灸法】 直刺或斜刺 1 ~ 1.5 寸。

【文献摘要】

《针灸甲乙经》卷八：寒热肩肿，肩背酸。

《外台秘要》卷三十九：肩痛不可举臂。

《针灸大成》卷六：气肿颈痛。

【附注】 手、足太阳，阳维脉与阳跷脉交会穴。

（十一）SI 11 天宗 Tiān zōng

【穴名出处】 《灵枢 · 本输》。

【穴名释义】 天，指上部，含遵守之意；宗，指本，含中心之意。本穴位于肩胛岗下窝中央，故名。

【定位取穴】 在肩胛部，当岗下窝中央凹陷处，与第 4 胸椎相平。

【局部解剖】 在岗下窝中央岗下肌中；有旋肩胛动静脉肌支；布有肩胛神经。

【功用功效】 肃降肺气，舒筋活络。

【穴位主治】 肩胛疼痛，气喘，乳痈。

【配伍组合】

(1) 配肩外俞治肩胛痛。

(2) 配膻中、足三里治乳痈。

(3) 配膻中、天突，治疗咳嗽气喘。

【刺法灸法】 直刺或斜刺 0.5 ~1 寸。

【文献摘要】

《针灸甲乙经》卷十：肩重，肘臂痛不可举。

《外台秘要》卷三十：胸胁支满，抢心，咳逆。

《针灸大成》卷六：颊颔肿。

（十二）SI 12 秉风 Bǐng fēng

【穴名出处】 《针灸甲乙经》。

【穴位别名】 肩解。

【穴名释义】 秉，屏除之意；风，指风邪。本穴主治肩风疼痛不举及诸风痹痛，故名。

【定位取穴】 在肩胛部，岗上窝中央，天宗直上，举臂有凹陷处。

【局部解剖】 在肩胛岗上缘中央，表层为斜方肌，再下为岗上肌；有肩胛动静脉；布有锁骨上神经和副神经，深层为肩胛上神经。

【功用功效】 舒筋活络，散风止痛。

【穴位主治】 肩胛痛，上肢酸麻，肩臂不举。现多用于冈上肌炎，肩周炎等。

【配伍组合】

(1) 配天宗治肩胛疼痛。

(2) 配天容、肩髃、外关，治疗上肢酸麻疼痛。

【刺法灸法】 直刺或斜刺 0.5 ~1 寸。

【文献摘要】

《针灸甲乙经》卷十：肩痛不可举。

《循经考穴编》卷一二六：肩胛疼痛，项强不得回顾，凑理不得致密，风邪易入，咳嗽顽痰。

【附注】 手三阳与足少阳经交会穴。

（十三）SI 13 曲垣 Qū yuán

【穴名出处】 《针灸甲乙经》。

【穴名释义】 曲，含弯之意；垣，指垣墙。本穴位于肩胛岗上窝内侧端，是处弯曲如墙垣，故名。

【定位取穴】 在肩胛部，岗上窝内侧端，当臑俞与第 2 胸椎棘突连线的中点处。

【局部解剖】 在肩胛岗上缘，斜方肌和岗上肌中；有颈横动静脉降支，深层为肩胛上动静脉肌支；布有第二胸神经后支外侧皮支、副神经，深层为肩胛上神经肌支。

【功用功效】 舒筋活络，散风止痛。

【穴位主治】 肩胛拘急疼痛。现多用于冈上肌腱炎，肩周炎等。

【配伍组合】 配天宗、秉风治肩胛疼痛。

【刺法灸法】 直刺或斜刺 0.5 ~1 寸。

【文献摘要】

《针灸甲乙经》卷十：肩胛周痹。

《铜人腧穴针灸图经》卷四：肩胛急痛闷。

《针灸大成》卷六：肩痹热痛，气注肩胛，拘急痛闷。

（十四）SI 14 肩外俞 Jiān wàishū

【穴名出处】《针灸甲乙经》。

【穴名释义】本穴位于肩中俞的偏外下方，故名。

【定位取穴】在背部，当第1胸椎棘突下，旁开3寸。

【局部解剖】在肩胛骨内侧角边缘，表层为斜方肌，深层为肩胛提肌和菱形肌；有颈横动静脉，布有第一神经后支内侧皮支，肩胛背神经和副神经。

【功用功效】舒筋活络。

【穴位主治】肩背疼痛，颈项强痛。现多用于肩胛区神经痛等。

【配伍组合】配肩中俞、大椎、列缺治肩背疼痛。

【刺法灸法】斜刺0.5～0.8寸。

【文献摘要】

《针灸甲乙经》卷十：肩胛中热痛，而寒至肘。

《太平圣惠方》卷一百：肩中痛，发寒热，引项急强，左右不顾。

（十五）SI 15 肩中俞 Jiān zhōngshū

【穴名出处】《针灸甲乙经》。

【穴名释义】本穴位于肩井与大椎连线中点，主治肩胛疾患，故名。

【定位取穴】在背部，当第7颈椎棘突下，旁开2寸。

【局部解剖】在第一胸椎横突端，在肩胛骨内侧角边缘，表层为斜方肌，深层为肩胛提肌和菱形肌；有颈横动静脉；布有第一胸神经后支内侧皮支，肩胛神经和副神经。

【功用功效】疏风解表，宣肺止咳。

【穴位主治】咳嗽，气喘，肩背疼痛，目视不明。

【配伍组合】配肩外俞、大椎治肩背疼痛。

【刺法灸法】斜刺0.5～0.8寸。

【文献摘要】

《针灸甲乙经》卷八：寒热，目不明，咳上气，唾血。

《外台秘要》卷三十九：寒热厥，吐血。

《循经考穴编》卷六十四：寒热劳嗽，肩胛疼痛。

（十六）SI 16 天窗 Tiān chuāng

【穴名出处】《灵枢·本输》。

【穴位别名】窗笼。

【穴名释义】天，指上部，含头颈之意；窗，指孔窍。本穴近天容，主治耳鼻喉等孔窍病，故名。

【定位取穴】在颈外侧部，胸锁乳突肌的后缘，扶突后，与喉结相平（图4-1-29）。

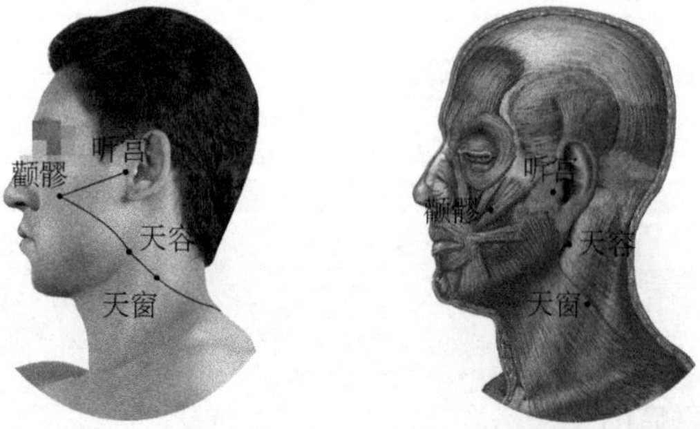

图4-1-29　天窗穴

【局部解剖】在斜方肌前缘，肩胛提肌后缘，深层为头夹肌；有耳后动静脉及枕动静脉分支；布有颈皮神经，正当耳大神经丛的发出部及枕小神经。

【功用功效】　聪耳利窍，息风宁神。

【穴位主治】　咽喉肿痛，暴喑，耳聋，耳鸣，颈项强痛。现多用于甲状腺肿大，口颊炎，齿龈炎，肋间神经痛等。

【配伍组合】

（1）配列缺治颈项强痛。

（2）配外关、翳风、中渚，治疗耳鸣、耳聋。

【刺法灸法】　直刺0.5～1寸。

【文献摘要】

《针灸甲乙经》卷十一：颊肿痛。

《针灸甲乙经》卷十二：瘿。

《备急千金要方》卷八：中风失音不能言语，缓纵不遂。

《针灸大成》卷六：颈痛，肩痛引项不得回顾，耳聋颊肿喉中痛，齿噤。

《类经图翼》卷六：颈瘿肿痛。

（十七）SI 17 天容 Tiān róng

【穴名出处】　《灵枢·本输》。

【穴名释义】　天，指头；容，指面容。本穴位于下颌角后方，其脉自此入面容，故名。

【定位取穴】　在颈外侧部，当下颌角的后方，胸锁乳突肌的前缘凹陷中。

【局部解剖】　在下颌角后方，胸锁乳突肌停止部前缘，二腹肌后腹的下缘；前方有颈外浅静脉、颈内动静脉；布有耳大神经的前支，面神经的颈支、副神经，其深层为交感神经干的颈上神经节。

【功用功效】　利咽消肿，聪耳降逆。

【穴位主治】　耳聋，耳鸣，咽喉肿痛，颊肿，咽中如梗，气瘿。现多用于扁桃体炎，颈项部扭伤等。

【配伍组合】

（1）配列缺治颈项强痛。

（2）配翳风、听会、中渚，治疗耳鸣耳聋。

【刺法灸法】　直刺0.5～1寸。

【文献摘要】

《针灸甲乙经》卷八：疝积胸中痛，不得穷屈。

《针灸甲乙经》卷十一：颈项痈肿不能言。

《针灸甲乙经》卷十二：耳聋嘈嘈无所闻。

《铜人腧穴针灸图经》卷四：喉痹寒热，咽中如梗。

《针灸大成》卷六：颈肿项痈不可顾，胸满不得息，呕逆吐沫，齿噤，耳聋，耳鸣。

（十八）SI 18 颧髎 Quán liáo

【穴名出处】　《针灸甲乙经》。

【穴位别名】　兑骨。

【穴名释义】　颧，指颧骨；髎，指骨边孔穴。本穴位于面部颧骨下凹陷处，故名。

【定位取穴】　在面部，当目外眦直下，颧骨下缘凹陷处。

【局部解剖】 在颧骨下颌突的后下缘稍后，咬肌的起始部，颧肌中；有面横动静分支；布有面神经及眶下神经。

【功用功效】 清热消肿，祛风止痉。

【穴位主治】 口眼歪斜，眼睑瞤动，面痛，齿痛，颊肿，目黄。现多用于面神经麻痹，面肌痉挛等。

【配伍组合】

(1) 配地仓、颊车治口歪。

(2) 配合谷治齿痛。

【刺法灸法】

(1) 患者取仰卧位或平卧位。毫针沿颧骨最高点下缘快速进针，浅刺0.2~0.5寸，不施补泻手法，用于治疗面肌痉挛。

(2) 患者取仰卧位或平卧位，进针0.5~1寸，施捻转泻法。用于面肌痉挛的健侧及发病2周以后的周围性面瘫的患侧。

(3) 患者取平卧位，用三棱针点刺穴位皮肤2~3点，然后用闪火拔罐法加压后出血1~3ml，用于治疗面肌痉挛和周围性面瘫及三叉神经上颌支疼痛。

【文献摘要】

《针灸甲乙经》卷十一：唇痈。

《针灸甲乙经》卷十二：目赤目黄。

《铜人腧穴针灸图经》卷三：口歪，眼动不止。

《针灸大成》卷六：齿痛。

【附注】

(1) 手少阳，太阳经交会穴。

(2)《类经图翼》：禁灸。

(十九) SI 19 听宫 Tīng gōng

【穴名出处】 《灵枢·刺节真邪论》。

【穴位别名】 多所闻，耳中，窗笼。

【穴名释义】 宫，为五音之首，又含要处之意。本穴当耳屏前方，主治耳疾，为恢复听力的要穴，故名。

【定位取穴】 在面部，耳屏前，下颌骨髁状突的后方，张口时呈凹陷处。

【局部解剖】 有颞浅动静脉的耳前支；布有面神经及三叉神经的第三支的耳颞神经。

【功用功效】 开窍聪耳。

【穴位主治】 耳聋，耳鸣，聤耳，牙关不利，齿痛。现多用于聋哑，中耳炎，下颌关节功能紊乱，声音嘶哑等。

【配伍组合】

(1) 配翳风、中渚治耳鸣、耳聋。

(2) 配颊车、合谷、下关，治疗齿痛。

【刺法灸法】 张口，直刺0.5~1.5寸。

【文献摘要】

《针灸甲乙经》卷十一：癫疾，狂，眩仆，不能言，羊鸣沫出。

《针灸甲乙经》卷十二：耳聋填填如无闻，农农嘈嘈若蝉鸣。

《针灸大成》卷六：失音，心腹满，耳聋如物填塞无闻。

【附注】　手、足少阳与手太阳经交会穴。

七、足太阳膀胱经腧穴

本经一侧67穴（左右两侧共134穴），其中49穴分布于头面部、项部和背腰部之督脉的两侧，余18穴则分布于下肢后面的正中线上及足的外侧部。首穴睛明，末穴至阴。主治泌尿生殖系统、神经精神方面、呼吸系统、循环系统、消化系统病证和热性病，以及本经脉所经过部位的病证（图4-1-30）。

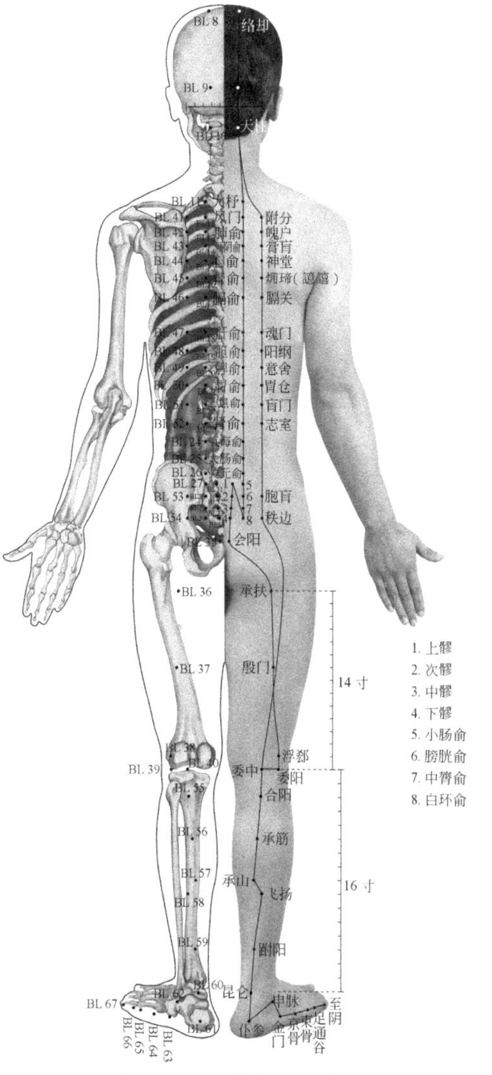

图4-1-30　足太阳膀胱经

（一）BL 1　睛明　Jīng míng

【穴名出处】　《针灸甲乙经》。

【穴位别名】　泪孔，泪空，泪腔，精明，目内眦。

【穴名释义】　睛，指眼睛；明，指光明。本穴位于目内眦外，因主治眼睛疾病，能使患眼复明，故名。

【定位取穴】　在面部，目内眦角稍上方凹陷处（图4-1-31）。

【局部解剖】　在眶内缘睑内侧韧带中，深部为眼内直肌；有内眦动静脉和滑车上下动静脉，深层上方有眼动静脉本干；布有滑车上下神经，深层为眼神经，上方为鼻睫神经。

【功用功效】　祛风，清热，明目。

【穴位主治】　目赤肿痛，眦痒，迎风流泪，夜盲，色盲，目眩，近视。现多用于散光，视神经炎，视神经萎缩，视网膜炎，视网膜出血，翼状胬肉，早期轻度白内障等。

【配伍组合】

（1）配球后、光明治视目不明。

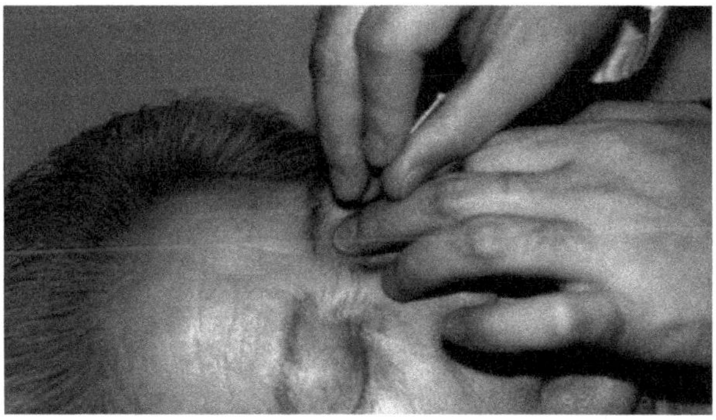
图4-1-31　睛明穴

（2）配合谷、四白，治疗目生翳膜。

（3）配合谷、风池，治疗目赤肿痛，目痒。

【刺法灸法】　嘱患者闭目，医者左手轻推眼球向外侧固定，左手缓慢进针，紧靠眶缘直刺0.5～1寸。不捻转，不提插（或只轻微地捻转和提插）。出针后按压针孔片刻，以防出血。本穴禁灸。

【文献摘要】

《针灸甲乙经》卷十二：目不明，恶风目泪出憎寒，目痛目眩，目内眦痛，眦痒痛，淫肤白翳。

《备急千金要方》卷六：目远视不明，头痛目眩。

《铜人腧穴针灸图经》卷三：攀睛翳膜覆瞳子，小儿雀目疳眼，大人气眼冷泪，目视物不明，大眦胬肉侵眼。

《针灸大成》卷六：大眦攀睛胬肉，侵睛雀目，瞳子生障。

【附注】 手足太阳、足阳明、阴跷、阳跷五脉交会穴。

（二）BL 2 攒竹 Cuán zhú

【穴名出处】 《针灸甲乙经》。

【穴位别名】 眉本，眉头，始光，明光，光明，员柱，眉柱。

【穴名释义】 攒，指聚；竹，指竹叶。人之眉毛聚结直立似竹，本穴位于眉头攒聚之处，故名。

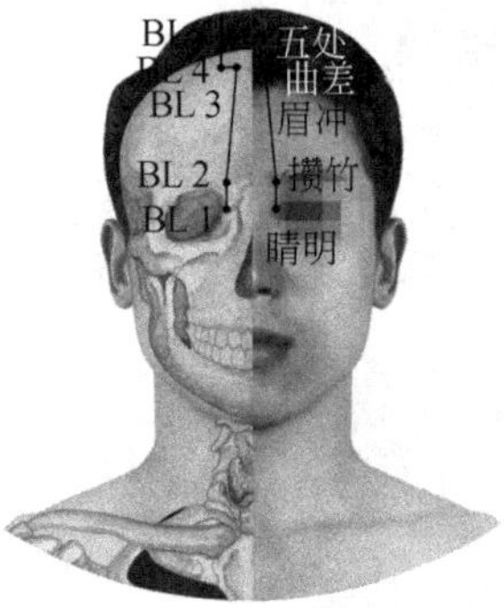

图 4-1-32 攒竹穴

【定位取穴】 在面部，当眉头陷中，眶上切迹处（图 4-1-32）。

【局部解剖】 有额肌及皱眉肌；当额动静脉处；布有额神经内侧支。

【功用功效】 清热明目，散风止痉。

【穴位主治】 头痛，目眩，眉棱骨痛，目视不明，迎风流泪，目赤肿痛，眼睑瞤动，青盲。现多用于视力减退，急性结膜炎，视网膜出血，视神经萎缩，角膜白斑，面肌痉挛等。

【配伍组合】

（1）配阳白治口眼歪斜、眼睑下垂。

（2）配风池、合谷，治疗目赤肿痛、流泪。

（3）配列缺、颊车，治疗面瘫、面肌痉挛。

（4）配阳白、太阳、透维，治疗三叉神经痛。

【刺法灸法】 平刺 0.5～0.8 寸。禁灸。

【文献摘要】

《针灸甲乙经》卷七：头风痛，眉头痛，目如欲脱，汗出，寒热，面赤，颊中痛，颈椎不可左右顾，目系急。

《针灸甲乙经》卷九：痔痛。

《备急千金要方》卷三十：主目系急目上插，狂走不得卧，心中烦。

《铜人腧穴针灸图经》卷三：眼中赤痛。

《针灸大成》卷六：颊痛，面痛，尸厥，神狂鬼魅，风眩，嚏。

（三）BL 3 眉冲 Méi chōng

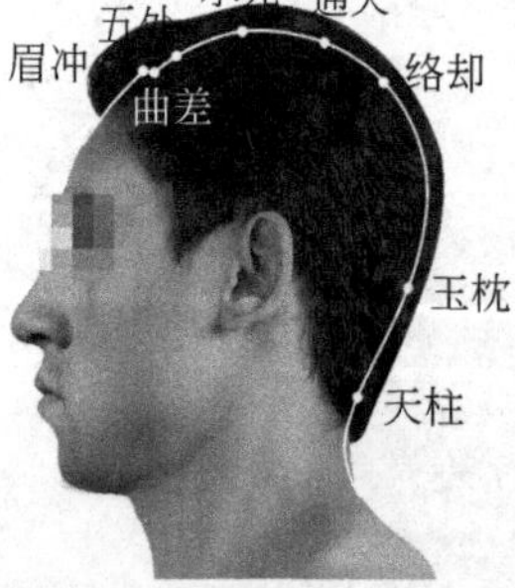

图 4-1-33 眉冲穴

【穴名出处】 《脉经》。

【穴位别名】 小竹。

【穴名释义】 眉，指眉头、眉毛；冲，指动，又有直上之意。眉冲，是经气从眉头直冲入发际而名。

【定位取穴】 在头部，当攒竹直上入发际 0.5 寸，神庭与曲差连线之间（图 4-1-33）。

【局部解剖】 有额肌；当额动静脉处；布有额神经内侧支。

【功用功效】 祛风通窍，明目醒神。

【穴位主治】　头痛，眩晕，痫证，鼻塞。现多用于鼻炎，癫痫等。

【配伍组合】

(1) 配太阳治头痛。

(2) 配太阳、鱼腰，治疗视物不明、目痛。

(3) 配后溪治疗癫痫。

【刺法灸法】　平刺0.3~1.5寸。

【文献摘要】

《太平圣惠方》卷九十九：头痛、鼻塞。

(四) BL 4 曲差 Qǔ chā

【穴名出处】　《针灸甲乙经》。

【穴位别名】　鼻冲。

【穴名释义】　曲，有拐弯、屈曲不直之意；差，有差错不齐之意。足太阳之脉经睛明直行向上，行至眉冲处及横行向外，曲而不齐，故名。

【定位取穴】　在头部，当前发际正中直上0.5寸，旁开1.5寸，即神庭与头维连线的内1/3与中1/3交点处。

【局部解剖】　有额肌；当额动静脉处；布有额神经内侧支。

【功用功效】　祛风，明目，通络。

【穴位主治】　头痛，鼻塞，鼻衄，目视不明，目眩。现多用于面神经麻痹，三叉神经痛等。

【配伍组合】

(1) 配合谷治头痛、鼻塞。

(2) 配百会、太冲，治疗头痛、目眩。

(3) 配心俞，治疗心中烦懑。

【刺法灸法】　平刺0.5~0.8寸。

【文献摘要】

《针灸甲乙经》卷七：头痛，身热，鼻窒，喘息不利，烦懑汗不出。

《铜人腧穴针灸图经》卷三：头项痛，身体烦热，目视不明。

《针灸大成》卷六：鼻疮，心烦懑，头顶痛，项肿。

(五) BL 5 五处 Wǔ chù

【穴名出处】　《针灸甲乙经》。

【穴位别名】　巨处。

【穴名释义】　本穴为足太阳膀胱经起始的第五个穴位，故名。

【定位取穴】　在头部，当前发际正中直上1寸，旁开1.5寸。

【局部解剖】　有额肌；当额动静脉处；布有额神经内侧支。

【功用功效】　散风清热，明目镇静。

【穴位主治】　头痛，目眩，癫痫。

【配伍组合】　配合谷、太冲治头痛、目眩。

【刺法灸法】　平刺0.5~0.8寸。

【文献摘要】

《针灸甲乙经》卷七：痓，脊强反折，癫疾，头重。

《备急千金要方》卷三十：时时喷嚏不已。

《医心方》卷二：诸风气热，善嚏，风头痛，汗出寒热，癃。
《针灸大成》卷六：头风热，目眩，目不明，目上代不识人。

（六）BL 6　承光 Chéng guāng

【穴名出处】　《针灸甲乙经》。
【穴名释义】　承，指承受、继承之意；光，指光明。因本穴主治眼睛疾病，能使眼目重新承受光明，故名。
【定位取穴】　在头部，当前发际正中直上2.5寸，旁开1.5寸。
【局部解剖】　有帽状腱膜；有额动静脉，颞浅动静脉及枕动静脉的吻合网；当额神经外侧支和枕大神经会合支处。
【功用功效】　祛风，明目，降逆。
【穴位主治】　头痛，目眩，鼻塞。现多用于角膜白斑，鼻炎，感冒等。
【配伍组合】
（1）配百会治头痛。
（2）配大都，治疗呕吐。
【刺法灸法】　平刺0.3~1.5寸。
【文献摘要】
《针灸甲乙经》卷七：热病汗不出，苦呕烦心。
《针灸甲乙经》卷十二：青盲，远视不明。
《铜人腧穴针灸图经》卷三：鼻塞不闻香臭，口歪，鼻多清涕。

（七）BL 7 通天 Tōng tiān

【穴名出处】　《针灸甲乙经》。
【穴位别名】　天臼，天白，天目，天伯，天归。
【穴名释义】　通，指通达、贯通；天，指高位。本穴位于足太阳膀胱经至高之位，比喻脉气通于天，故名。
【定位取穴】　在头部，当前发际正中直上4寸，旁开1.5寸。
【局部解剖】　有帽状腱膜；有颞浅动静脉和枕动静脉的吻合网；布有枕大神经分支。
【功用功效】　祛风通窍。
【穴位主治】　头痛，眩晕，鼻塞，鼻衄，鼻渊。现多用于口肌痉挛，慢性气管炎，三叉神经痛等。
【配伍组合】　配迎香、合谷治鼻疾。
【刺法灸法】　平刺0.3~1.5寸。
【文献摘要】
《针灸甲乙经》卷七：头项痛重，暂起僵仆，鼻窒，喘息不得通。
《备急千金要方》卷二十四：瘿气面肿。
《铜人腧穴针灸图经》卷三：治颈项转侧难，鼻塞闷，偏风口歪，鼻多清涕，头重。
《针灸大成》卷六：头眩，尸厥，口歪，喘息，瘿瘤。

（八）BL 8 络却 Luò què

【穴名出处】　《针灸甲乙经》。
【穴位别名】　强阳，脑盖，络郄，及行。

【穴名释义】 络，指细小络脉、联络等意；却，有退、还之意。本穴位于足太阳膀胱经“从巅入络脑，还出别下项”之处，故名。

【定位取穴】 在头部，当前发际正中直上5.5寸，旁开1.5寸。

【局部解剖】 在枕肌停止处；有枕动静脉分支；布有枕大神经分支。

【功用功效】 息风明目，清心安神。

【穴位主治】 眩晕，目视不明，耳鸣，癫狂。现多用于面神经麻痹，甲状腺肿，枕肌和斜方肌痉挛，白内障，精神病，忧郁症等。

【配伍组合】 配风池治头晕。

【刺法灸法】 平刺0.3～1.5寸。

【文献摘要】

《针灸甲乙经》卷十一：癫疾僵仆，目妄见，恍惚不乐。

《铜人腧穴针灸图经》卷三：青风内障，头眩，耳鸣。

《针灸大成》卷六：恍惚不休，腹胀，青盲内障，目无所见。

（九）BL 9 玉枕 Yù zhěn

【穴名出处】 《针灸甲乙经》。

【穴名释义】 玉，乃贵重之意，枕，指枕骨，又名玉枕骨，故名。

【定位取穴】 在后头部，当后发际正中直上2.5寸，旁开1.3寸平枕外隆凸上缘的凹陷处（图4-1-34）。

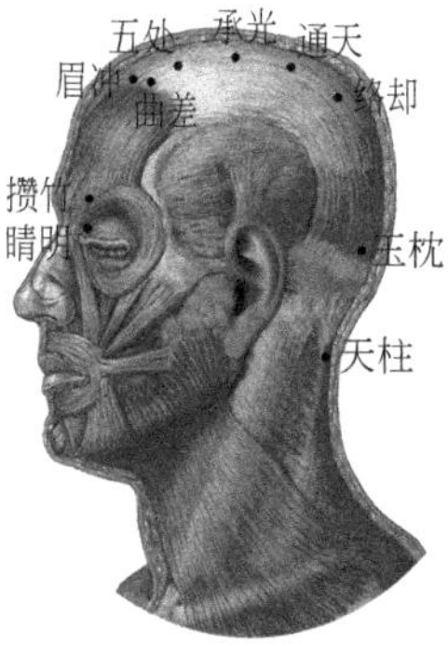

图4-1-34 玉枕穴

【局部解剖】 有枕肌；有枕动静脉；布有枕大神经分支。

【功用功效】 祛风，通窍，利目。

【穴位主治】 头项痛，眩晕，目痛，鼻塞。现多用于视觉减退，多汗症等。

【配伍组合】

（1）配大椎治头项痛。

（2）配合谷，治疗鼻塞不通。

【刺法灸法】 平刺0.3～1.5寸。

【文献摘要】

《针灸甲乙经》卷七：头项痛，恶风，鼻塞，汗不出，呕吐，目系急痛引项，头重项痛。

《千金翼方》卷二十六：治头风动摇，灸脑后玉枕中间七壮。

《太平圣惠方》卷九十九：目内挛系急痛，风眩目痛，头寒，耳聋鼻塞。

（十）BL 10 天柱 Tiān zhù

【穴名出处】 《灵枢·本输》。

【穴名释义】 本穴位于项部斜方肌起始部，颈椎骨（天柱骨）上端，支撑头颅，意是擎天支柱而名。

【定位取穴】 在项部大筋（斜方肌）外缘之后发际凹陷中，约当后发际正中旁开1.3寸（图4-1-35）。

【局部解剖】 在斜方肌起部，深层为头半棘肌；有枕动静脉干；布有枕大神经干。

【功用功效】 疏风通络，息风宁神。

【穴位主治】 头痛，鼻塞，咽喉肿痛，项强，肩背痛。现多用于咽喉炎，癔病，神经衰

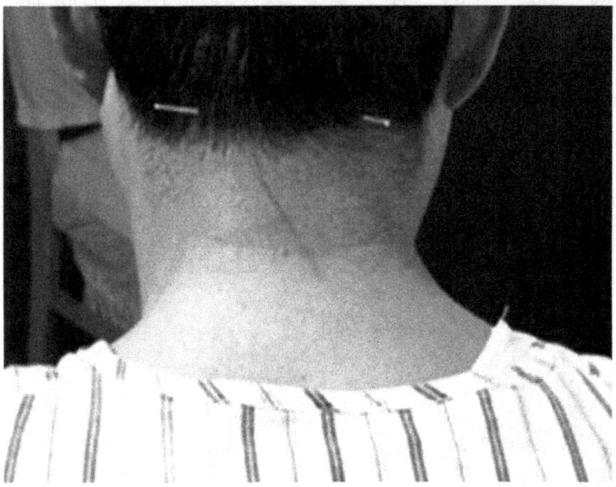

图 4-1-35 天柱穴

弱等。

【配伍组合】 配大椎治头痛项强。

【刺法灸法】 直刺或斜刺 0.5～0.8 寸，不可向内上方深刺，以免伤及延髓。

【文献摘要】

《针灸甲乙经》卷十：头重痛，目如脱，项似拔，狂见鬼，目上反，项直不可以顾。

《备急千金要方》卷三十：不知香臭，卒暴痫眩。

《针灸大成》卷六：肩背痛欲折，目瞑视，头眩脑痛，头风。

（十一）BL 11 大杼 Dà zhù

【穴名出处】 《灵枢·海论》。

【穴位别名】 本神，百劳。

【穴名释义】 大，指长大；杼，指织布机上用的梭子。背部椎骨横突形状整齐，有如织布机之梭子，又因古称椎骨位杼骨，上椎犹大，本穴位于其旁，故名。

【定位取穴】 在背部，当第 1 胸椎棘突下，旁开 1.5 寸。

【局部解剖】 有斜方肌、菱形肌、上后锯肌，最深层为最长肌；有第一肋间动静脉后支布有第一胸神经后支的皮支，深层为第一胸神经后支外侧支。

【穴位主治】 头痛，项背痛，肩胛痛，咳嗽，发热，颈项强直。现多用于颈椎病等。

【配伍组合】

（1）配肩中俞、肩外俞，治疗肩背痛。

（2）配丰隆、膻中，治疗哮喘。

【刺法灸法】 斜刺 0.5～0.8 寸。

【文献摘要】

《太平圣惠方》卷一百：小儿斑疱入眼。

《针灸大成》卷六：膝痛不可曲伸，伤寒汗不出，热甚不已，头风振寒，咳疟，头眩，劳气咳嗽，腹痛。

【附注】

（1）八会穴之一，骨会大杼；手足太阳经交会穴。

（2）本经背部诸穴，不宜深刺，以免伤及内部重要脏器。

（十二）BL 12 风门 Fēng mén

【穴名出处】 《针灸甲乙经》。

【穴位别名】 热府，背俞。

【穴名释义】 风，指风邪；门，为出入之所。本穴属于足太阳膀胱经，足太阳主一身之表，为风邪入侵之门户，又因本穴主治风病，故名风门。

【定位取穴】 在背部，当第 2 胸椎棘突下，旁开 1.5 寸。

【局部解剖】 有斜方肌、菱形肌、上后锯肌，深层为最长肌；有第二肋间动静脉后支；布有二三胸神经后支的皮支，深层为第三胸神经后支外侧支。

【功用功效】 祛风，宣肺解表。

【穴位主治】　伤风咳嗽，发热，头痛，项强，腰背痛。现多用于感冒，支气管炎，肺炎，百日咳，荨麻疹等。

【配伍组合】

（1）配肺俞、大椎治咳嗽、气喘。

（2）配合谷治伤风咳嗽。

【刺法灸法】　斜刺0.5～0.8寸。

【文献摘要】

《针灸甲乙经》卷七：风眩头痛，鼻不利，时嚏，清涕自出。

《备急千金要方》卷十：热府穴治马黄黄疸。

《千金翼方》卷二十七：上气短气，咳逆，胸背彻痛。

《铜人腧穴针灸图经》卷四：伤寒颈项强痛，目瞑多嚏，风劳呕逆上气，胸背痛，喘气卧不安。

《针灸大成》卷六：发背痈疽，身热，胸中热。

【附注】　足太阳经与督脉交会穴。

（十三）BL 13 肺俞 Fèi shū

【穴名出处】　《灵枢·背腧》。

【穴名释义】　肺，指肺脏；俞，与腧、输通，转输、输注之意（以下均同）。该穴乃肺脏经气转输之处，故名。

【定位取穴】　在背部，当第3胸椎棘突下，旁开1.5寸。

【局部解剖】　有斜方肌、菱形肌，深层为最长肌；有第三肋间动静脉后支；布有第三或第四胸神经后支的皮支，深层为第三胸神经后支外侧支。

【功用功效】　宣肺，平喘，理气。

【穴位主治】　咳嗽，气喘，胸痛，吐血，骨蒸潮热，盗汗。现多用于皮肤瘙痒，荨麻疹，肺结核，肺炎等。

【配伍组合】

（1）配风门治咳嗽喘。

（2）配合谷、迎香治鼻疾。

【刺法灸法】　斜刺0.5～0.8寸。

【文献摘要】

《针灸甲乙经》卷八：肺寒热，呼吸不得卧，上气呕沫，喘，气相追逐，胸满胁膺急，息难，脉鼓，胸中有热，支满不嗜食，汗不出，腰脊痛。

《千金翼方》卷二十七：咳痹气逆，咳嗽，口中涎唾。

《针灸大成》卷六：黄疸，口舌干，劳热上气，百毒病，食后吐水，小儿龟背。

【附注】　肺的背俞穴。

（十四）BL 14 厥阴俞 Jué yīnshū

【穴名出处】　《针灸甲乙经》。

【穴位别名】　厥腧，阙腧，心包腧。

【穴名释义】　本穴是手厥阴心包经脉气转注之处，主治心、心包疾患，故名。

【定位取穴】　在背部，当第4胸椎棘突下，旁开1.5寸。

【局部解剖】　有斜方肌、菱形肌，深层为最长肌；布有第四肋间动静脉后支；正当第四或第五胸神经后支的皮支，深层为第四胸神经后支外侧支。

【功用功效】 宽胸理气，理气安神。

【穴位主治】 咳嗽，心痛，心悸，胸闷，呕吐。现多用于风湿性心脏病，神经衰弱，肋间神经痛等。

【配伍组合】 配内关治心痛、心悸。

【 刺灸法】 斜刺0.5～0.8寸。

【文献摘要】

《备急千金要方》卷二十：胸中膈气，聚痛，好吐。

《太平圣惠方》卷九十九：逆气，呕吐，心痛，留结胸中烦闷。

《针灸大成》卷六：咳逆牙痛。

《循经考穴篇》卷一四七：两胛痛楚。

【附注】 心包背俞穴。

（十五）BL 15 心俞 Xīn shū

【穴名出处】 《灵枢·背腧》。

【穴名释义】 本穴是心气输注之处，主治心之疾患，故名。

【定位取穴】 在背部，当第5胸椎棘突下，旁开1.5寸。

【局部解剖】 有斜方肌、菱形肌，深层为最长肌；有第五肋间动静脉后支；布有第五或第六胸神经后支的皮支，深层为第五胸神经后支外侧支。

【功用功效】 宽胸理气，宁心通络。

【穴位主治】 心痛，惊悸，健忘，心烦，咳嗽，吐血，梦遗，盗汗，癫狂，痫证。现多用于冠心病，心绞痛，风湿性心脏病，神经衰弱，肋间神经痛，精神分裂症，癔病等。

【配伍组合】

（1）配巨阙、内关治心痛、惊悸。

（2）配内关、神门治失眠、健忘。

【刺法灸法】 斜刺0.5～0.8寸。

【文献摘要】

《针灸甲乙经》卷八：寒热，心痛循循然与背相引而痛，咳唾血，多涎，食不下，呕逆，汗不出，如疟状，目泪出。

《备急千金要方》卷八：心中风者，其人担待偃卧，不得倾侧，闷乱冒绝汗出者，心风之证也。心懊恼，微痛烦逆。

《太平圣惠方》卷九十九：心中风，狂痫，心气乱语，悲泣，心腹烦懑，汗不出，结积寒热，呕逆不食，食及吐血，目痛。

《针灸大成》卷六：偏风半身不遂，心气乱恍惚，咳吐血，黄疸，呕吐食不下，健忘，小儿心气不足，数岁不语。

《胜玉歌》：遗精白浊心俞治。

【附注】 心的背俞穴。

（十六）BL 16 督俞 Dū shū

【穴名出处】 《太平圣惠方》。

【穴位别名】 高盖，商盖，高益。

【穴名释义】 督，指督脉，本穴是督脉之气输注之处，故名。

【定位取穴】　在背部，当第6胸椎棘突下，旁开1.5寸。

【局部解剖】　有斜方肌，背阔肌肌腱，最长肌；有第六肋间动静脉后支，颈横动脉降支；布有肩胛背神经，第六或第七胸神经后支的皮支，深层为第六胸神经后支外侧支。

【功用功效】　宽胸，理气。

【穴位主治】　心痛，胃痛。现多用于心内膜炎，膈肌痉挛，乳腺炎，皮肤瘙痒，牛皮癣等。

【配伍组合】　配内关治心痛、胸闷。

【刺法灸法】　斜刺0.5~0.8寸。

【文献摘要】

《太平圣惠方》卷九十九：寒热，腹中痛，雷鸣，气逆心痛。

《会元针灸学》卷四十九：湿郁皮肤，风痹，水肿。

（十七）BL 17 膈俞 Gé shū

【穴名出处】　《灵枢·背腧》。

【穴名释义】　膈，指横膈，横膈之气系于背，本穴位置接近隔膜，主治呃逆，故名。

【定位取穴】　在背部，当第7胸椎棘突下，旁开1.5寸。

【局部解剖】　在斜方肌下缘，有背阔肌、最长肌；布有第七肋间动静脉后支；布有第七或第八胸神经后支的皮支，深层为第七胸神经后支外侧支。

【功用功效】　宽胸理气，和血止血。

【穴位主治】　呕吐，呃逆，噎膈，饮食不下，气喘，咳嗽，吐血，潮热，盗汗，风疹。现多用于贫血，慢性出血性疾病，膈肌痉挛，胃炎，肠炎，荨麻疹，小儿营养不良等。

【配伍组合】

（1）配内关、足三里治呕吐、呃逆。

（2）配足三里、血海、膏肓治贫血。

【刺法灸法】　斜刺0.5~0.8寸。

【文献摘要】

《针灸甲乙经》卷八：咳而呕，膈寒，食不下，寒热，皮肉骨痛，少气不得卧，胸中满支两胁，膈上竞竞，胁痛腹胀，胃脘暴痛，上气，肩背痛寒，汗不出，喉痹，腹中痛，积聚，默然嗜卧，倦怠不欲动，身长湿湿，心痛无可摇者。

《脉经》卷二：关脉芤，大便去血数斗者。

《太平圣惠方》卷一百：劳噎。

《类经图翼》卷七：心痛周痹，膈胃寒痰暴痛，心满气急，吐食反胃。

【附注】　八会穴之一，血会膈俞。

（十八）BL 18 肝俞 Gān shū

【穴名出处】　《灵枢·背腧》。

【穴名释义】　穴近肝脏，为肝脉经气输注之处，主治肝脏疾患，故名。

【定位取穴】　在背部，当第9胸椎棘突下，旁开1.5寸。

【局部解剖】　在背阔肌、最长肌和髂肋肌之间；有第九肋间动静脉后支；布有第九或第十胸神经后支的皮支，深层为第九胸神经后支外侧支。

【功用功效】　疏肝利胆，明目镇静。

【穴位主治】　黄疸，胁痛，目赤，目眩，雀目，癫狂，痫症，脊背痛，吐血，鼻衄。现多用于急慢性肝炎，胆囊炎，视网膜出血，胃炎，胃痉挛，肋间神经痛，神经衰弱，精神病，月经不调等。

【配伍组合】

(1) 配支沟、阳陵泉治胁痛。

(2) 配太冲治目眩。

【刺法灸法】 斜刺0.5~0.8寸。

【文献摘要】

《针灸甲乙经》卷七：痉，筋痛急，互引。

《备急千金要方》卷三十：热病差后，食五辛多患眼疾如雀目。

《千金翼方》卷二十六：吐血，酸削。

《铜人腧穴针灸图经》卷四：寒疝少腹痛，唾血短气。

《针灸大成》卷六：多怒，黄疸。

【附注】 肝的背俞穴。

(十九) BL 19 胆俞 Dǎn shū

【穴名出处】 《针灸甲乙经》。

【穴名释义】 本穴位置接近胆脏，为胆经之气输注之处，主治胆脏疾患，故名。

【定位取穴】 在背部，当第10胸椎棘突下，旁开1.5寸。

【局部解剖】 在背阔肌、最长肌和髂肋肌之间；有第十肋间动静脉后支；布有第十胸神经后支的皮支，深层为第十胸神经后支的外侧支。

【功用功效】 清热利胆。

【穴位主治】 黄疸，口苦，胸胁痛，肺痨，潮热。现多用于胆囊炎，胆道蛔虫，急慢性肝炎，胃炎，腋窝淋巴结炎，肋间神经痛等。

【配伍组合】 配阳陵泉、太冲治疗胆道疾病。

【刺法灸法】 斜刺0.5~0.8寸。

【文献摘要】

《针灸甲乙经》卷九：胸满，呕无所出，口苦舌干，饮食不下。

《铜人腧穴针灸图经》卷四：目黄，胸胁不能转侧，头痛振寒汗不出，腋下肿。

《针灸大成》卷六：骨蒸劳热食不下。

【附注】 胆的背俞穴。

(二十) BL 20 脾俞 Pǐ shū

【穴名出处】 《针灸甲乙经》。

【穴名释义】 本穴位置接近脾脏，为脾经之气输注之处，主治脾脏疾患，故名。

【定位取穴】 在背部，当第11胸椎棘突下，旁开1.5寸。

【局部解剖】 在背阔肌、最长肌和髂肋肌之间；有第十一肋间动静脉后支；布有第十一胸神经后支的皮支，深层为第十一胸神经后支肌支。

【功用功效】 健脾，和胃，化湿。

【穴位主治】 胃脘痛，腹胀，黄疸，呕吐，泄泻，痢疾，便血，月经过多，水肿，纳呆，背痛。现多用于胃溃疡，胃炎，胃下垂，神经性呕吐，肝炎，贫血，慢性出血性疾病，糖尿病等。

【配伍组合】 配足三里治腹胀、便秘。

【刺法灸法】 斜刺0.5~0.8寸。

【文献摘要】

《备急千金要方》卷三十：泄利不食，食不生肌肤。

《千金翼方》卷二十七：腹满水肿。

【附注】　脾的背俞穴。

（二十一）BL 21 胃俞 Wèi shū

【穴名出处】　《针灸甲乙经》。

【穴名释义】　本穴位置接近胃腑，为胃经之气输注之处，主治胃腑疾患，故名。

【定位取穴】　在背部，当第12胸椎棘突下，旁开1.5寸。

【局部解剖】　在腰背筋膜、最长肌和髂肋肌之间；有肋下动静脉后支；布有第十二胸神经后支的皮支，深层为第十二胸神经后支外侧支。

【功用功效】　理中，和胃，降逆。

【穴位主治】　胸胁痛，胃脘痛，纳呆，腹胀，肠鸣，泄泻，翻胃，呕吐。现多用于胃下垂，胃痉挛，胰腺炎，糖尿病等。

【配伍组合】

（1）配中脘、梁丘治胃痛。

（2）配脾俞、大肠俞，治疗肠鸣腹泻。

【刺法灸法】　斜刺0.5～0.8寸。

【文献摘要】

《针灸甲乙经》卷九：胃中寒胀，食多身体羸瘦，腹中满而鸣，腹胀，风厥，胸胁支满，呕吐，脊急痛，筋挛，食不下。

《太平圣惠方》卷一百：小儿羸瘦，食欲少不生肌肤。

【附注】　胃的背俞穴。

（二十二）BL 22 三焦俞 Sān jiāoshū

【穴名出处】　《针灸甲乙经》。

【穴名释义】　本穴是三焦之气输注之处，主治三焦疾患，故名。

【定位取穴】　在腰部，当第1腰椎棘突下，旁开1.5寸。

【局部解剖】　在腰背筋膜、最长肌和髂肋肌之间；有第一腰动静脉后支；布有第十胸神经后支的皮支，深层为第一腰神经后支外侧支。

【功用功效】　调三焦，利水道。

【穴位主治】　腹胀，肠鸣，完谷不化，呕吐，泄泻，痢疾，水肿，腰背强痛。现多用于尿潴留，胃炎，肠炎，肾炎，神经衰弱等。

【配伍组合】　配气海、足三里治肠鸣、腹胀。

【刺法灸法】　直刺0.5～1寸。

【文献摘要】

《针灸甲乙经》卷九：头痛，食不下，肠鸣腹胀，呕吐时泄。

《千金翼方》卷二十七：少腹坚如大盘，胃中胀，食不消，妇人瘦瘠。

《铜人腧穴针灸图经》卷四：目眩头痛，吐逆饮食不下，肩背拘急，腰脊强不得俯仰。

【附注】　三焦背俞穴。

（二十三）BL 23 肾俞 Shèn shū

【穴名出处】　《灵枢・背腧》。

【穴名释义】 本穴位置接近肾脏，为肾经之气输注之处，主治肾脏疾患，故名。

【定位取穴】 在腰部，当第 2 腰椎棘突下，旁开 1.5 寸。

【局部解剖】 在腰背筋膜、最长肌和髂肋肌之间；有第二腰动静脉后支；布有第一腰神经后支的外侧支，深层为第一腰丛。

【功用功效】 补肾益气，通阳利水。

【穴位主治】 遗精，阳痿，遗尿，月经不调，白带，腰痛，腰膝酸软，头昏目眩，耳鸣，耳聋，水肿，气喘，泄泻。现多用于肾炎，尿路感染，半身不遂等。

【配伍组合】

(1) 配太溪、三阴交治月经不调。

(2) 配翳风、耳门治耳鸣、耳聋。

【刺法灸法】 直刺 0.5 ~1 寸。

【文献摘要】

《针灸甲乙经》卷八：寒热食多，身羸瘦，两胁引痛，心如悬，下引脐，少腹急痛，热，面黑，久喘咳，少气，溺赤浊。

《备急千金要方》卷三十：头身热赤振立，欲呕。

《千金翼方》卷二十七：丈夫梦失精，小便浊难。

《针灸大成》卷六：虚劳羸瘦，耳聋肾虚，水脏久冷，肾中风，锯坐而腰痛，消渴，五劳七伤，虚惫，脚膝拘急，腰寒如冰，头重身热，身肿如水，女人积冷气成劳，承经交接羸瘦，寒热往来。

【附注】 肾的背俞穴。

（二十四）BL 24 气海俞 Qì hǎishū

【穴名出处】 《太平圣惠方》。

【穴名释义】 本穴与任脉之气海穴位相对应，为人身原气转输之处，故名。

【定位取穴】 在腰部，当第 3 腰椎棘突下，旁开 1.5 寸。

【局部解剖】 在腰背筋膜、最长肌和髂肋肌之间；有第二腰动静脉后支；布有第二腰神经后支的外侧支，深层为第一腰丛。

【功用功效】 补气益肾，健腰调经。

【穴位主治】 腰痛，月经不调，痛经，气喘。现多用于功能性子宫出血，下肢瘫痪等。

【配伍组合】 配足三里、天枢治腹胀、肠鸣。

【刺法灸法】 直刺 0.5 ~1 寸。

【文献摘要】

《太平圣惠方》卷九十九：腰痛，痔疮痛，泻血。

（二十五）BL 25 大肠俞 Dà chángshū

【穴名出处】 《针灸甲乙经》。

【穴名释义】 本穴是大肠经之气输注之处，主治大肠疾病，故名。

【定位取穴】 在腰部，当第 4 腰椎棘突下，旁开 1.5 寸。

【局部解剖】 在腰背筋膜、最长肌和髂肋肌之间；有第四腰动静脉后支；布有第三腰神经皮支，深层为腰丛。

【功用功效】 调肠理气。

【穴位主治】 腰脊酸痛，腹胀，肠鸣，泄泻，便秘，下肢痿痹，腰腿痛。现多用于骶髂关节炎，坐骨神经痛，阑尾炎，肠出血，脚气等。

【配伍组合】

（1）配气海、足三里、支沟治便秘。

（2）配次髎，治疗小便不利。

（3）配腰阳关，至阳治疗腰脊强痛。

【刺法灸法】　直刺 0.8 ~1.2 寸。

【文献摘要】

《备急千金要方》卷八：腹中雷鸣，泄利，食不消化，小腹绞痛，腰脊疼痛，大小便难，不能饮食。

《针灸大成》卷六：主脊强不得俯仰，绕脐切痛，多食身瘦。

【附注】　大肠背俞穴。

（二十六）BL 26 关元俞 Guān yuánshū

【穴名出处】　《太平圣惠方》。

【穴名释义】　本穴与任脉关元相对应，为人体阳气交关之处，故名。

【定位取穴】　在腰部，当第 5 腰椎棘突下，旁开 1.5 寸。

【局部解剖】　有骶棘肌；有腰最下动静脉后支的内侧支；布有第五腰神经后支。

【功用功效】　壮腰培元，通调二便。

【穴位主治】　腰痛，腹胀，泄泻，遗尿，腰腿痛，小便频数。现多用于慢性肠炎，糖尿病，贫血，慢性盆腔炎，膀胱炎等。

【配伍组合】

（1）配气海治腹胀。

（2）配膀胱俞治疗风劳腰痛。

【刺法灸法】　直刺 0.8 ~1.2 寸。

【文献摘要】

《太平圣惠方》卷九十九：风劳，腰痛，泄利，虚胀，小便难。

（二十七）BL 27 小肠俞 Xiǎo chángshū

【穴名出处】　《针灸甲乙经》。

【穴名释义】　本穴位置接近小肠，为小肠经之气输注之处，主治小肠疾患，故名。

【定位取穴】　在骶部，当骶正中嵴旁 1.5 寸，平第 1 骶后孔。

【局部解剖】　在骶髂肌起始部和臀大肌起始部之间；有骶外侧动静脉后支的外侧支；布有第一骶神经后支外侧支，第五腰神经后支。

【功用功效】　通调二便，清利湿热。

【穴位主治】　小腹胀痛，痢疾，遗精，尿血，遗尿，白带，腰骶痛，腰腿痛。现多用于骶髂关节炎，肠炎，盆腔炎，淋病，子宫内膜炎等。

【配伍组合】

（1）配天枢、足三里、上巨虚、关元治腹胀、痢疾、便秘。

（2）配肾俞、三阴交、三焦俞、关元、曲泉治泌尿系结石。

【刺法灸法】　直刺或斜刺 0.8 ~1 寸；灸 3 ~7 壮。

【文献摘要】

《针灸甲乙经》卷九：小腹痛，疝痛上冲心，腰脊强，溺黄赤，口干。

《备急千金要方》卷十九：小便不利，小腹胀满，虚乏。

《千金翼方》卷二十七：泄注，五痢便脓血，重下腹痛。

《铜人腧穴针灸图经》卷四：小便赤涩，淋漓，少腹痛，脚肿，短气，不嗜食，大便脓血出，五痔疼痛，妇人带下。

《针灸大成》卷六：头痛，虚乏消渴，口干不可忍。

【附注】　小肠的背俞穴。

（二十八）BL 28 膀胱俞 Páng guāngshū

【穴名出处】　《针灸甲乙经》。

【穴名释义】　本穴位置接近膀胱，为膀胱经之气输注之处，主治膀胱疾患，故名。

【定位取穴】　在骶部，当骶正中嵴旁 1.5 寸，平第 2 骶后孔。

【局部解剖】　在骶棘肌起部和臀大肌起部之间；有骶外侧动静脉后支；布有臀中皮神经分支。

【功用功效】　通利膀胱，疏经活络。

【穴位主治】　小便不通，遗尿，尿频，泄泻，便秘，腰脊强痛。现多用于坐骨神经痛，痢疾，糖尿病，子宫内膜炎，膀胱炎，膀胱结石等。

【配伍组合】

(1) 配肾俞治小便不利。

(2) 配委中、风市，治疗腰腿痛、下肢瘫痪。

【刺法灸法】　直刺或斜刺 0.8～1.2 寸。

【文献摘要】

《针灸甲乙经》卷七：热痉互引，汗不出反折，髀内痛，似疟状。

《备急千金要方》卷三十：坚结积聚。

《铜人腧穴针灸图经》卷四：风劳腰脊痛，泄利腹痛，小便赤涩，遗尿，阴生疮，少气，足寒拘急不得屈伸，脚膝无力。

《针灸大成》卷六：腹满，大便难。

【附注】　膀胱背俞穴。

（二十九）BL 29 中膂俞 Zhōng lǚshū

【穴名出处】　《针灸甲乙经》。

【穴位别名】　中膂，中膂内俞，脊内俞。

【穴名释义】　中，指人体中部；膂，指脊柱两旁隆起之肌肉。本穴位于二十椎下两旁各 1.5 寸之肌肉隆起处，故名。

【定位取穴】　在骶部，当骶正中嵴旁 1.5 寸，平第 3 骶后孔。

【局部解剖】　有臀大肌，深层为骶结节韧带起始部；当臀下动静脉的分支处，布有臀下皮神经。

【功用功效】　益肾健腰，通肠理气。

【穴位主治】　痢疾，疝气，腰脊强痛。现多用于腰骶神经根病，肠炎，糖尿病等。

【配伍组合】

(1) 配大敦治疝气。

(2) 配合谷、足三里，治疗痢疾。

【刺法灸法】　直刺 1～1.5 寸。

【文献摘要】

《针灸甲乙经》卷九：腰痛不可以俯仰。

《医心方》卷二：寒热，腹胀，腋挛，背痛内引心。

《针灸大成》卷六：肾虚消渴，肠冷赤白痢，疝痛，汗不出，腹胀胁痛。

（三十）BL 30 白环俞 Bái huánshū

【穴名出处】 《针灸甲乙经》。

【穴位别名】 玉环俞，玉房俞。

【穴名释义】 环，绕之意。足太阳膀胱经之支脉从腰部挟脊柱外侧直下贯臀部至此穴后，再绕回，又因本穴内应精室，为人体精气输注之处，主治白带、白浊，故名。

【定位取穴】 在骶部，当骶正中嵴旁 1.5 寸，平第 4 骶后孔。

【局部解剖】 在臀大肌，骶结节韧带下内缘；有臀下动静脉，深层为阴部内动静脉；布有皮神经，深层为阴部神经。

【功用功效】 利湿健腰，益肾调经。

【穴位主治】 遗尿，疝痛，白带，月经不调，腰髋冷痛，二便不利，里急后重，脱肛。现多用于坐骨神经痛，子宫内膜炎，小儿麻痹后遗症，下肢瘫痪等。

【配伍组合】 配三阴交、肾俞，治遗尿、月经不调。

【刺法灸法】 直刺 0.5～1.5 寸。

【文献摘要】

《备急千金要方》卷十九：腰背不便，筋挛，痹缩，虚热闭塞。

《铜人腧穴针灸图经》卷四：大小便不利，腰髋痛，脚膝不遂，温疟，腰脊冷痛不得安卧，劳损风虚。

《循经考穴篇》卷一五六：白浊，妇人血崩，带下断产无子。

《针方六集》卷五：夜梦鬼交，遗精，虚热无汗。

（三十一）BL 31 上髎 Shàng liáo

【穴名出处】 《针灸甲乙经》。

【穴名释义】 髎，指骨空深处，也指骶骨后孔。本穴位于第一骶骨孔中，居上，故名。

【定位取穴】 在骶部，当髂后上棘与中线之间，适对第 1 骶后孔处。

【局部解剖】 在骶棘肌起始部及臀大肌起始部；当额外侧动静脉后支处；布有第一骼神经后支。

【功用功效】 健腰调经，清利下焦。

【穴位主治】 腰痛，二便不利，月经不调，赤白带下，阴挺。现多用于骶髂关节炎，坐骨神经痛，下肢瘫痪，小儿麻痹后遗症等。

【配伍组合】 配三阴交、中极，治小便不利。

【刺法灸法】 直刺 0.5～1.5 寸。

【文献摘要】

《针灸甲乙经》卷九：腰足痛而清，善偃，睾丸蹇。

《备急千金要方》卷十五：大小便不利。

《铜人腧穴针灸图经》卷四：腰膝冷痛，呕逆。

《类经图翼》卷七：阴中痒痛，赤白带下。

（三十二）BL 32 次髎 Cì liáo

【穴名出处】 《针灸甲乙经》。

【穴名释义】 髎，指骨空深处，也指骶骨后孔。本穴位于第二骶骨孔中，居次上，故名。

【定位取穴】 在骶部，当髂后上棘内下方，适对第 2 骶后孔处。

【局部解剖】 在臀大肌起始部；当骶外侧动静脉后支处；为第二骶神经后支通过处。

【功用功效】 健腰调经，清利下焦。

【穴位主治】 腰痛，疝气，月经不调，赤白带下，痛经，遗精，阳痿，遗尿，小便不利，下肢痿痹。现多用于尿潴留，睾丸炎，卵巢炎，盆腔炎，子宫内膜炎等。

【配伍组合】

（1）配三阴交、中极、肾俞治遗尿。

（2）配血海治疗痛经。

【刺法灸法】 直刺 0.5～1.5 寸。

【文献摘要】

《针灸甲乙经》卷十二：女子赤白沥，心中积胀。

《铜人腧穴针灸图经》卷四：疝气下坠，腰脊痛，不得转摇，急引阴器，痛不可忍，小便赤淋，心下坚胀。

《针灸大成》卷六：足清气痛，肠鸣注泻，偏风。

（三十三）BL 33 中髎 Zhōng liáo

【穴名出处】 《针灸甲乙经》。

【穴位别名】 中空。

【穴名释义】 髎，指骨空深处，也指骶骨后孔。本穴位于第三骶骨孔中，居中，故名。

【功用功效】 健腰调经，清利下焦。

【定位取穴】 在骶部，当次髎下内方，适对第 4 骶后孔处。

【局部解剖】 在臀大肌起始部；当骶外侧动静脉后支处；为第三骶神经后支通过处。

【穴位主治】 腰痛，便秘，泄泻，小便不利，月经不调，带下。现多用于下肢瘫痪，小儿麻痹后遗症等。

【配伍组合】 配支沟、足三里治便秘。

【刺法灸法】 直刺 0.5～1.5 寸。

【文献摘要】

《针灸甲乙经》卷八：小肠胀。

《针灸甲乙经》卷九：腰痛，大便难，腰中寒。

《针灸甲乙经》卷十二：女子赤淫时白，月事少。

《铜人腧穴针灸图经》卷四：丈夫五劳七伤，六极，小便淋涩，妇人绝子，带下，月事不调。

《针灸大成》卷六：大小便不利，腹胀下利。

（三十四）BL 34 下髎 Xià liáo

【穴名出处】 《针灸甲乙经》。

【穴名释义】 髎，指骨空深处，也指骶骨后孔。本穴位于第四骶骨孔中，居下，故名。

【定位取穴】 在骶部，当中髎下内方，适对第 4 骶后孔处。

【局部解剖】 在臀大肌起始部；有臀下动静脉分支；当第四骶神经后支通过处。

【功用功效】 健腰利便，清利下焦。

【穴位主治】 腰痛，小腹痛，小便不利，便秘，带下。现多用于子宫内膜炎，盆腔炎，尿潴留，下肢瘫痪等。

【配伍组合】 配气海治腹痛。

【刺法灸法】 直刺 0.5～1.5 寸。

【文献摘要】

《针灸甲乙经》卷九：腰痛，少腹痛。

《针灸甲乙经》卷十一：肠鸣，澼泻。

《针灸甲乙经》卷十二：女子下苍汁不禁，赤沥，阴中痒痛，不可以俯仰。

《铜人腧穴针灸图经》卷四：大便下血，寒湿内伤。

《类经图翼》卷七：二便不利，下血腰痛，引小腹急痛，女子淋浊不禁。

（三十五）BL 35 会阳 Huì yáng

【穴名出处】 《针灸甲乙经》。

【穴位别名】 利极，利机。

【穴名释义】 会，指会合、交汇；阳，指阳经、阳气。本穴位于尾骶骨两旁，为足太阳膀胱经与督脉两条阳经交汇之处，又与会阴穴相对应，故名。

【定位取穴】 在骶部，尾骨端旁开 0.5 寸。

【局部解剖】 有臀大肌；有臀下动静脉分支；布有尾骨神经，深部有阴部神经干。

【功用功效】 益肾固带，通理二便。

【穴位主治】 痢疾，便血，泄泻，痔疾，阳痿，带下。现多用于阴部神经性皮炎，淋病，坐骨神经痛等。

【配伍组合】 配承山治痔疾。

【刺法灸法】 直刺 1～1.5 寸。

【文献摘要】

《针灸甲乙经》卷十一：肠中有寒热，泄注，肠澼，便血。

《铜人腧穴针灸图经》卷四：腹中有冷气，泄利不止，久痔，阳气虚乏，阴汗湿。

《循经考穴篇》卷十二：男子阳气虚乏，阳痿，妇人赤白带，经行腰腿痛疼痛。

（三十六）BL 36 承扶 Chéng fú

【穴名出处】 《针灸甲乙经》。

【穴位别名】 阴关，皮部，扶承。

【穴名释义】 承，指承受；扶，指扶持，意为承接于上而辅之下。本穴位于臀下横纹正中，有承受上身而扶持下肢的作用，故名承扶。

【定位取穴】 在大腿后面，臀下横纹的中点。

【局部解剖】 在臀大肌下缘；有坐骨神经伴行的动静脉；布有股后皮神经，深层为坐骨神经。

【功用功效】 消痔通便，舒筋活络。

【穴位主治】 腰骶臀股疼痛，下肢痿痹，大便难，痔疾。现多用于坐骨神经痛，小儿麻痹后遗症，尿潴留等。

【配伍组合】

（1）配委中治腰骶疼痛。

（2）配承筋、委中、阳谷，治疗痔疮疼痛、腋下肿。

【刺法灸法】 直刺 1～2 寸。

【文献摘要】

《针灸甲乙经》卷九：腰脊痛，臀、股阴寒大痛、热痛，痔痛，大便直出，阴胞有寒，小便不利。

《针灸大成》卷六：主腰脊相引如解，久痔臀肿。

《普济方》：失精，腋下肿。

《医学入门》：小便不禁，遗精。

（三十七）BL 37 殷门 Yīn mén

【穴名出处】 《针灸甲乙经》。

【穴名释义】 殷，指盛大；门，出入之所。本穴位于大腿后面，肌肉丰隆、阔大，是足太阳膀胱经脉气出入之门户，故名。

【定位取穴】 在大腿后面，当承扶与委中的连线上，承扶下 6 寸。

【局部解剖】 在半腱肌与股二头肌之间，深层为大收肌；外侧为股深动静脉第三穿支；布有股后皮神经，深层正当坐骨神经。

【功用功效】 疏通经络，强健腰腿。

【穴位主治】 腰痛，腰腿痛，下肢痿痹、瘫痪。现多用于坐骨神经痛，下肢麻痹，小儿麻痹后遗症等。

【配伍组合】

（1）配大肠俞治腰痛。

（2）配风市、足三里，治疗下肢痿痹。

【刺法灸法】 直刺 1～2 寸。

【文献摘要】

《针灸甲乙经》卷九：腰痛得俯不得仰，仰则恐仆，得之举重，恶血归之。

《针灸大成》卷六：腰脊不可以俯仰，举重，恶血，泄注，外股肿。

《循经考穴篇》卷一六二：阴囊，虚胀寒疝。

（三十八）BL 38 浮郄 Fú xì

【穴名出处】 《针灸甲乙经》。

【穴名释义】 浮，指上方、表浅；郄，指空隙。本穴位于委阳上一寸，乃足太阳膀胱经脉气自殷门浮出于此空处，故名。

【定位取穴】 在腘横纹外侧端，委阳上 1 寸，股二头肌腱的内侧。

【局部解剖】 在股二头肌键内侧；有膝上外侧动静脉；布有股后皮神经，正当腓总神经处。

【功用功效】 舒筋活络，清热解痉。

【穴位主治】 便秘，股腘部疼痛，麻木，筋挛急。现多用于急性胃肠炎，膀胱炎，尿闭等。

【配伍组合】 配承山治下肢痿痹。

【刺法灸法】 直刺 0.5～1.5 寸。

【文献摘要】

《针灸甲乙经》卷十二：不得卧。

《铜人腧穴针灸图经》卷五：小肠热，大肠结，股外经筋急。

《针灸大成》卷六：霍乱转筋，大便坚。

《类经图翼》卷七：小腹膀胱热。

（三十九）BL 39 委阳 Wěi yáng

【穴名出处】 《灵枢·本输》。

【穴名释义】 委，指屈之意；阳，指外。本穴位于委中穴的外侧，故名。

【定位取穴】 在腘横纹外侧端，当股二头肌腱的内侧。

【局部解剖】 在股二头肌键内侧；有膝上外侧动静脉；布有股后皮神经，正当腓总神经处。

【功用功效】 调理气机，通利三焦。

【穴位主治】 腰脊强痛，小腹胀满，水肿，小便不利，腿足挛痛。现多用于腰背肌痉挛，腓肠肌痉挛，肾炎，膀胱炎等。

【配伍组合】 配三焦俞、肾俞，治小便不利。

【刺法灸法】 直刺 0.5～1.5 寸。

【文献摘要】

《针灸甲乙经》卷九：胸满嘭嘭然，实则癃闭，腋下肿，虚则遗溺，脚急竞然，筋急痛，不得大小便。

《针灸大成》卷六：筋急身热，痿厥不仁，小便淋漓。

【附注】 三焦经下合穴。

（四十）BL 40 委中 Wěi zhōng

【穴名出处】 《灵枢·本输》。

【穴位别名】 委中央，腿凹。

【穴名释义】 委，指屈曲；中，指正中。本穴位于腘窝横纹中央，故名。

【定位取穴】 在腘横纹中点，当股二头肌腱与半腱肌肌腱的中间（图 4-1-36）。

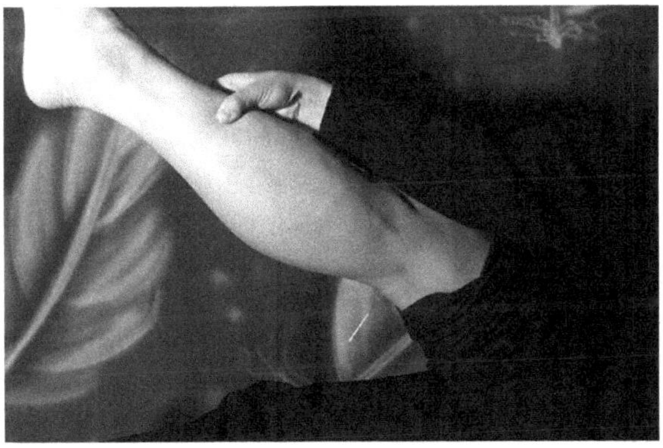

图 4-1-36 委中穴

【局部解剖】 在腘窝正中，有腘筋膜；皮下有股腘静脉，深层内侧为腘静脉，最深层为腘动有股后皮神经，正当胫神经处。

【功用功效】 理血泻热，舒筋活络。

【穴位主治】 腰痛，髋关节活动不利，筋挛急，下肢痿痹，半身不遂，腹痛，吐泻，丹毒。现多用于坐骨神经痛，中风后遗症，肠炎，痔疮，湿疹等。

【配伍组合】 配大肠俞治腰痛。

【刺法灸法】

（1）本穴为“醒脑开窍”针法组穴之一：患者取仰卧位，暴露下肢，仰卧直腿抬高取穴，直刺 0.5～1 寸，施提插泻法，使患侧下肢抽动 3 次为度。

（2）患者取仰卧位，暴露下肢，用毫针直刺，进针 0.5～1 寸，施捻转或提插补泻法，患者局部针感或向下肢末端放射，用于治疗膀胱疾病和下肢疼痛。

（3）患者取仰卧位，暴露下肢，令腘部皮肤绷紧，在腘横纹上委中穴及其两侧寻找努张的表浅静脉，用三棱针点刺放血，然后闪火拔罐法加压，使出血达 1～3ml，用于治疗急性腰扭伤。

【文献摘要】

《针灸甲乙经》卷七：腰痛侠脊至头几几然。

《太平圣惠方》卷一百：脚弱无力，半身不遂。

《针灸大成》卷六：中风发眉坠落，刺之出血。

【附注】 足太阳经所入为“合”。

（四十一）BL 41 附分 Fù fēn

【穴名出处】 《针灸甲乙经》。

【穴名释义】 附，指依附、附属附近；分，指分行、分别、分支。足太阳膀胱经在背部左右侧各有相互依附之内外两行，第二行由此穴分别而下，故名。

【定位取穴】 在背部，当第2胸椎棘突下，旁开3寸。

【局部解剖】 在肩胛冈内端边缘，有斜方肌、菱形肌，深层为髂肋肌；有颈横动脉降支，当第二肋间动静脉后支；布有第二胸神经后支。

【功用功效】 疏风散寒，舒筋活络。

【穴位主治】 肩背拘急，颈项强痛，肘臂麻木。现多用于颈部肌肉痉挛，肺炎，肋间神经痛等。

【配伍组合】 配大椎治颈项强痛。

【刺法灸法】 斜刺0.5～0.8寸。

【文献摘要】

《备急千金要方》卷三十：背痛引头。

《外台密要》卷三十九：背痛引颈。

《针灸大成》卷六：肘不仁，肩背拘急，风冷客于凑理，颈痛不得回顾。

【附注】 手、足太阳经交会穴。

（四十二）BL 42 魄户 Pò hù

【穴名出处】 《针灸甲乙经》。

【穴名释义】 本穴位于肺俞穴旁，其位应肺，乃肺气出入之门户，又因肺为魄之处，故名。

【定位取穴】 在背部，当第3胸椎棘突下，旁开3寸。

【局部解剖】 在肩胛骨脊柱缘，有斜方肌、菱形肌，深层为髂肋肌；有第三肋间动静脉背侧支颈横动脉降支；布有第二三胸神经后支。

【功用功效】 止咳平喘，利肺通络。

【穴位主治】 肺痨，咳血，咳嗽，气喘，项强，肩背痛。现多用于支气管炎，肺炎等。

【配伍组合】 配天突、膻中治咳喘。

【刺法灸法】 斜刺0.5～0.8寸。

【文献摘要】

《针灸甲乙经》卷七：肩内急，凄厥恶寒，项背痛相引。

《针灸甲乙经》卷十一：呕吐烦懑。

《铜人腧穴针灸图经》卷四：肩背痛，咳逆上气，呕烦懑，虚劳肺痿，项强不得回顾。

《针方六集》卷五：体热百节痛，夜梦鬼交。

（四十三）BL 43 膏肓 Gāo huāng

【穴名出处】 《备急千金要方》。

【穴位别名】 膏肓俞。

【穴名释义】 膏，指心下部分；肓，指隔膜。本穴位于心膈之间，故名。

【定位取穴】 在背部，当第4胸椎棘突下，旁开3寸。

【局部解剖】 在肩胛骨脊柱缘，有斜方肌、菱形肌，深层为髂肋肌；有第四肋间动静脉背侧支及颈横动脉降支；布有第三四胸神经后支。

【功用功效】 理肺补虚，养阴调心。

【穴位主治】 肺痨，咳嗽，气喘，吐血，盗汗，健忘，遗精。现多用于肺结核，支气管炎，胸膜炎，神经衰弱，各种慢性虚损性疾病等。

【配伍组合】 配尺泽、肺俞治咳喘。

【文献摘要】

《备急千金要方》卷三十：羸瘦虚损，梦中失精，上气咳逆，狂惑妄误。

《针灸大成》卷六：发狂，健忘，痰病。

《类经图翼》卷七：主治百病，五劳七伤诸病，胎产产后。

《针方六集》卷一：一切痰饮虚损，传尸骨蒸，痈疽发背。

【刺法灸法】 斜刺0.5~0.8寸。

（四十四）BL 44 神堂 Shén táng

【穴名出处】 《针灸甲乙经》。

【穴名释义】 神，意指心神；堂，指居室。本穴位于心俞旁，内应心，故名。

【定位取穴】 在背部，当第5胸椎棘突下，旁开3寸。

【局部解剖】 在肩胛骨脊柱缘，有斜方肌、菱形肌，深层为髂肋肌；有第五肋间动静脉背侧支及颈横动脉降支；布有第四五胸神经后支。

【功用功效】 宽胸理气，宁心定喘。

【穴位主治】 气喘，心痛，心悸，胸闷，咳嗽，脊背强痛。现多用于心脏病，神经衰弱，精神分裂症，肋间神经痛等。

【配伍组合】 配膻中治胸闷。

【刺法灸法】 斜刺0.5~0.8寸。

【文献摘要】

《针灸甲乙经》卷七：肩痛胸腹满，凄厥，脊背急强。

《针灸大成》卷六：腰背脊强急不可俯仰，洒析寒热，胸满气逆上攻，时噎。

《针方六集》卷五：多梦，虚惊，狂走。

《循经考穴篇》卷一六八：逆气喘逆，咳嗽痰涎。

（四十五）BL 45 譩譆 Yì xǐ

【穴名出处】 《素问·骨空论》。

【定位取穴】 在背部，当第6胸椎棘突下，旁开3寸。

【局部解剖】 在斜方肌外缘，有髂肋肌；有第六肋间动静脉背侧支；布有第五六胸神经后支。

【功用功效】 理气止痛，清肺宣热。

【穴位主治】 咳嗽，气喘，肩背痛。现多用于肋间神经痛，腋神经痛，腰背肌痉挛等。

【配伍组合】 配大椎、肩外俞治肩背痛。

【文献摘要】

《针灸甲乙经》卷七：喘逆，肩胛内廉痛不可俯仰。

《铜人腧穴针灸图经》卷四：热病汗不出，温疟肩背痛。

《针灸大成》卷六：劳损不得卧，温疟，寒疟，背气满，腹胀气眩，胸中痛引腰背，目眩，目痛，小儿食时头痛，五心热。

【刺法灸法】 斜刺0.5～0.8寸。

（四十六）BL 46 膈关 Gě guān

【穴名出处】 《针灸甲乙经》。

【穴名释义】 本穴与隔俞相平，内应膈肌，为胸腹交关之隔界，有时治疗膈肌病证的关键腧穴，故名。

【定位取穴】 在背部，当第7胸椎棘突下，旁开3寸。

【局部解剖】 有背阔肌、髂肋肌；有第七肋间动静脉背侧支；布有第六胸神经后支。

【功用功效】 宽胸理气，和胃降逆。

【穴位主治】 饮食不下，呃逆，呕吐，嗳气，脊背强痛。现多用于肋间神经痛，膈肌痉挛，胃出血等。

【配伍组合】 配内关治嗳气。

【刺法灸法】 斜刺0.5～0.8寸。

【文献摘要】

《铜人腧穴针灸图经》卷四：背痛恶寒，脊强俯仰难，食饮不下，呕哕多涎唾，胸中噎闷。

《针灸大成》卷六：大便不节，小便黄。

《循经考穴篇》卷一六九：关节不利，浑身疼痛。

（四十七）BL 47 魂门 Hún mén

【穴名出处】 《针灸甲乙经》。

【穴名释义】 本穴位于肝俞旁，内应肝脏。又因干藏魂，此穴为肝魂出入之门户，主治肝之疾患，故名。

【定位取穴】 在背部，当第9胸椎棘突下，旁开3寸。

【局部解剖】 有背阔肌、髂肋肌；有第九肋间动静脉背侧支；布有第八九胸神经后支。

【功用功效】 疏肝利胆，和中健胃。

【穴位主治】 胸胁痛，呕吐，泄泻，背痛。

【配伍组合】 配阳陵泉、支沟治胸肋痛。

【刺法灸法】 斜刺0.5～0.8寸。

【文献摘要】

《针灸甲乙经》卷七：胸胁胀满，饮食不下，呕吐不留住。

《铜人腧穴针灸图经》卷四：饮食不下，腹中雷鸣，大便不节，小便黄赤。

《针灸大成》卷六：主尸厥，胸背连心痛。

《针方六集》卷五：浑身筋骨痛，体热劳嗽，气不升降。

（四十八）BL 48 阳纲 Yáng gāng

【穴名出处】 《针灸甲乙经》。

【穴名释义】 阳，指阳气；纲，指统领。本穴位于胆俞两旁，内应胆，胆为甲木，禀少阳升发之气，统领阳气，故名。

【定位取穴】 在背部，当第10胸椎棘突下，旁开3寸。

【局部解剖】 有背阔肌、髂肋肌；有第十肋间动静脉背侧支；布有第九、十胸神经后支。

【功用功效】 疏肝利胆，健脾化湿。

【穴位主治】 肠鸣，腹痛，泄泻，胁痛，黄疸。现多用于胃炎，肝炎，胆囊炎等。

【配伍组合】 配气海治腹胀。

【刺法灸法】 斜刺0.5～0.8寸。

【文献摘要】

《针灸甲乙经》卷九：饮食不下，腹中雷鸣，大便不节，小便赤黄。

《备急千金要方》卷三十：肠鸣泄泻。

《太平圣惠方》卷一百：消渴，身热，面目黄，不嗜食，怠惰。

《针灸大成》卷六：泄痢赤黄。

（四十九）BL 49 意舍 Yì shě

【穴名出处】 《针灸甲乙经》。

【穴名释义】 意，意念，意志，脾藏意；舍，居处之意。本穴位于脾俞两旁，内应脾，故名。

【定位取穴】 在背部，当第11胸椎棘突下，旁开3寸。

【局部解剖】 有背阔肌、髂肋肌；有第十一肋间动静脉背侧支；布有第十、十一胸神经后支。

【功用功效】 健脾化湿，和中利胆。

【穴位主治】 腹胀，肠鸣，呕吐，泄泻，饮食不下。现多用于糖尿病等。

【配伍组合】 脾俞、胃俞治腹胀。

【刺法灸法】 斜刺0.5～0.8寸。

【文献摘要】

《针灸甲乙经》卷九：腹满胀，大便泄，消渴身热，面目黄。

《铜人腧穴针灸图经》卷四：服满虚胀，大便滑泄，背痛，恶风寒，饮食不下，呕吐不止，消渴，目黄。

《针灸大成》卷六：小便赤黄。

《循经考穴篇》卷一七一：背膂酸痛，冷嗽，气攻两胁。

（五十）BL 50 胃仓 Wèi cāng

【穴名出处】 《针灸甲乙经》。

【穴名释义】 本穴位于胃俞两旁，内应胃腑，又因胃为仓廪之官，故名。

【定位取穴】 在背部，当第12胸椎棘突下，旁开3寸。

【局部解剖】 有背阔肌、髂肋肌；有肋下动静脉背侧支；布有第十二、十三胸神经后支。

【功用功效】 健脾和胃，理气消食。

【穴位主治】 腹胀，胃脘痛，脊背痛，小儿食积。现多用于胃炎，胃、十二指肠溃疡，肠炎等。

【配伍组合】 配足三里治胃痛。

【刺法灸法】 斜刺0.5～0.8寸。

【文献摘要】

《针灸甲乙经》卷九：水肿，饮食不下，多寒。

《铜人腧穴针灸图经》卷四：腹内虚胀，背脊不得俯仰。

《循经考穴篇》卷一七一：气攻腰胁。

（五十一）BL 51 肓门 Huāng mén

【穴名出处】 《针灸甲乙经》。

【穴名释义】 肓，指肓膜；门，出入之处。本穴位于三焦俞两旁，又因三焦熏于肓膜，故名。

【定位取穴】 在腰部，当第1腰椎棘突下，旁开3寸。

【局部解剖】 有背阔肌、髂肋肌；有第一腰动静脉背侧支；布有第十二胸神经后支。

【功用功效】 调气散瘀，通经活络。

【穴位主治】 腹痛，便秘，痞块，乳疾。现多用于胃炎，脾肿大，下肢瘫痪等。

【配伍组合】 配气海、天枢治便秘。

【刺法灸法】 斜刺0.5~0.8寸。

【文献摘要】

《针灸甲乙经》卷十二：妇人乳余疾。

《铜人腧穴针灸图经》卷四：心下肓大坚。

《针灸大成》卷六：心下痛，大便坚。

《循经考穴篇》卷一七二：气攻腰胁。

（五十二）BL 52 志室 Zhì shì

【穴名出处】 《针灸甲乙经》。

【穴位别名】 精宫。

【穴名释义】 志，乃志向，此指肾之精气；室，指居处。本穴位于肾俞两旁，内应肾脏，乃肾气留住之处，故名。

【定位取穴】 在腰部，当第2腰椎棘突下，旁开3寸。

【局部解剖】 有背阔肌、髂肋肌；有第二腰动静脉背侧支；布有第十二胸神经后支外侧支，第一腰神经外侧支。

【功用功效】 益肾固精，壮腰强身。

【穴位主治】 遗精，阳痿，遗尿，尿频，小便不利，月经不调，腰膝痛，水肿。现多用于肾下垂，前列腺炎，阴囊湿疹，下肢瘫痪等。

【配伍组合】 配命门治遗精。

【刺法灸法】 斜刺0.5~0.8寸。

【文献摘要】

《针灸甲乙经》卷十二：腰痛脊急，胁下满，少腹坚急。

《铜人腧穴针灸图经》卷四：食欲不消，阴痛下肿，失精，小便淋漓。

《针灸大成》卷六：背痛，腹强直，梦遗失精，吐逆，两胁急痛，霍乱。

《类经图翼》卷七：脊背强，腰胁痛，腹中坚满，霍乱吐逆不食，大便难。

（五十三）BL 53 胞肓 Bāo huāng

【穴名出处】 《针灸甲乙经》。

【穴名释义】　胞，指膀胱；肓，指维系膀胱的脂膜。本穴位于膀胱俞两旁，内应膀胱，主治膀胱疾病，故名。

【定位取穴】　在臀部，平第2骶后孔，骶正中嵴旁开3寸。

【局部解剖】　有臀大肌、臀中肌及臀小肌；正当臀上动静脉；布有臀上皮神经，深层为臀上神经。

【功用功效】　清热利湿，通调二便。

【穴位主治】　肠鸣，腹胀，便秘，癃闭，腰脊强痛。

【配伍组合】　配委中治腰痛。

【刺法灸法】　直刺0.5～1.5寸。

【文献摘要】

《针灸甲乙经》卷九：腰脊痛，恶风，少腹坚满，癃闭下重，不得小便。

《针灸大成》卷六：食不消，肠鸣，淋漓。

《针方六集》卷五：脊背引痛。

（五十四）BL 54 秩边 Zhì biān

【穴名出处】　《针灸甲乙经》。

【穴名释义】　秩，指秩序、顺序、次序；边，两旁、侧、周缘、远之意。本穴在足太阳膀胱经背部排序边侧最下处，故名。

【定位取穴】　在臀部，平第4骶后孔，骶正中嵴旁开3寸（图4-1-37）。

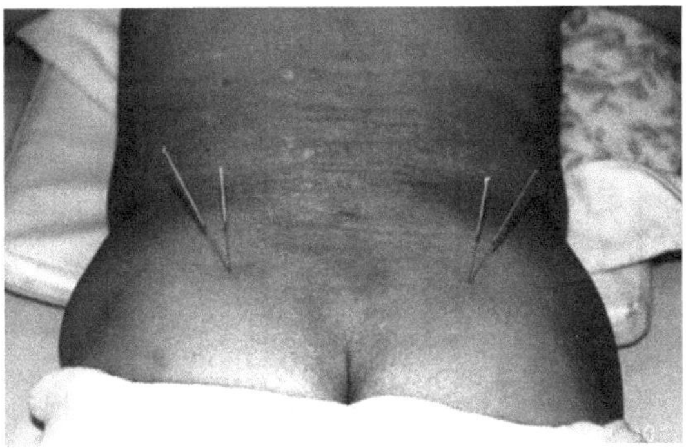

图4-1-37　秩边穴

【局部解剖】　有臀大肌，在梨状肌下缘；正当臀下动静脉深层当臀下神经及股后皮神经，外侧为坐骨神经。

【功用功效】　清利下焦，通经活络。

【穴位主治】　腰骶痛，下肢痿痹，小便不利，外阴肿痛，痔疾，大便难。现多用于膀胱炎，睾丸炎，坐骨神经痛等。

【配伍组合】　配委中、大肠俞治腰腿疼痛。

【刺法灸法】

（1）患者取俯卧位，暴露腰骶部。用芒针针尖对准腹部水道穴的位置进针，针深3～5寸，使针感传至小腹、会阴部，部分患者针感可达睾丸或阴茎部。这种秩边透水道的刺法主要用于前列腺疾患。

（2）患者取俯卧位，暴露腰骶部。毫针直刺，针深3～5寸，使针感沿坐骨神经走行向下肢末端放射，施提插泻法，用于治疗坐骨神经痛。

【文献摘要】

《针灸甲乙经》卷九：腰痛骶寒，俯仰急难，阴痛下垂，不得小便。

《铜人腧穴针灸图经》卷四：小便赤涩，腰重不能举，五痔发肿。

《循经考穴篇》卷一七三：腿叉风寒，肾虚腰痛，遗精带浊。

（五十五）BL 55 合阳 Hé yáng

【穴名出处】　《针灸甲乙经》。

【定位取穴】 在小腿后面，当委中与承山的连线上，委中下2寸。

【局部解剖】 在腓肠肌二头之间；有小隐静脉，深层为腘动静脉；布有腓肠肌内侧皮神经，深层为腓神经。

【功用功效】 调理下焦，通经活络。

【穴位主治】 腰脊痛，下肢痛、麻痹。现多用于腓肠肌痉挛，子宫内膜炎，痔疾等。

【配伍组合】 配腰阳关治腰痛。

【刺法灸法】

（1）患者取仰卧位，暴露下肢。毫针直刺，视患者腓肠肌粗细进针1～2寸，以针尖抵达肌腹中心为准。施提插泻法，使针感传至腘窝处为佳，用于各种肛肠疾患，其中对内痔出血患者，针刺宜略浅。

（2）患者取仰卧位，暴露下肢。毫针直刺，进针1～1.5寸，施提插平补平泻法，适用于局部疼痛性疾病。

【文献摘要】

《针灸甲乙经》卷八：跟厥膝急，腰脊痛引腹，阴暴痛，寒热，膝酸重。

《备急千金要方》卷三十：膝股肿。

《铜人腧穴针灸图经》卷五：膝酸，重履步难，寒疝，阴偏痛，女子崩中。

（五十六）BL 56 承筋 Chéng jīn

【穴名出处】 《针灸甲乙经》。

【穴位别名】 直肠。

【穴名释义】 承，指承受、承接；筋，指肌肉、肌腱、韧带。本穴位于腓肠肌中央，为承受筋肉之处，故名。

【定位取穴】 在小腿后面，当委中与承山的连线上，腓肠肌肌腹中央，委中下5寸。

【局部解剖】 在腓肠肌两肌腹之间；有小隐静脉，深层为腓后动静脉；布有腓肠内侧皮神经，深层为腓神经。

【功用功效】 理气消痔，舒筋止痛。

【穴位主治】 腿痛转筋，痔疾，腰背拘急。现多用于下肢麻痹，腓肠肌痉挛，坐骨神经痛等。

【配伍组合】

（1）配委中治下肢挛痛。

（2）配大肠俞、委中治疗痔疮。

【刺法灸法】 直刺0.5～1.5寸。

【文献摘要】

《针灸甲乙经》卷九：腰背痛，寒痹转筋，头眩痛。

《太平圣惠方》卷九十九：风劳热，大小便不止。

《针灸大成》卷六：腋肿，痔疮，转筋，霍乱。

（五十七）BL 57 承山 Chéng shān

【穴名出处】 《针灸甲乙经》。

【穴位别名】 鱼腹，伤山，肉柱。

【穴名释义】 承，指承受、承接；山，指山谷。本穴位于腓肠肌结合间凹陷处，状如山谷，此处承载一身如山之重，故名。

【定位取穴】 在小腿后面正中，委中与昆仑之间，当伸直小腿或足跟上提时腓肠肌肌腹下出现尖角凹陷处。

【局部解剖】 在腓肠肌两肌腹交界下端；有小隐静脉，深层为股后动静脉；布有腓肠内侧皮神经，深层为腓神经。

【功用功效】 舒筋通络，理气消痔。

【穴位主治】 腰痛，腿痛转筋，痔疾，便秘，脚气。现多用于腓肠肌痉挛，坐骨神经痛，下肢瘫痪等。

【配伍组合】

（1）配大肠俞治痔疾。

（2）配肾俞、委中，治疗腰背疼痛。

（3）配条口、足三里、承筋，治疗足软无力。

【刺法灸法】 直刺 1～2 寸。

【文献摘要】

《外台密要》卷三十九：癫疾。

《铜人腧穴针灸图经》卷五：脚气膝下肿，霍乱转筋，久痔肿痛。

《针灸大成》卷六：急食不通，伤寒水结。

《针方六集》卷五：风痹，痔漏，便血，脏毒。

（五十八）BL 58 飞扬 Fēi yáng

【穴名出处】 《针灸甲乙经》。

【穴位别名】 厥阳。

【穴名释义】 飞，飞翔之意，也指迅速；扬，举之意，也指飞举。本穴是足太阳膀胱经络脉，经气在此迅速如飞，别走少阴，故名。

【定位取穴】 在小腿后面，外踝后，昆仑直上 7 寸，承山穴外下方 1 寸处。

【局部解剖】 有腓肠肌及比目鱼肌；布有腓肠外侧皮神经。

【功用功效】 祛风清热，宁神通络。

【穴位主治】 头痛，目眩，鼻塞，鼻衄，腰背痛，痔疾，腿软无力。现多用于腓肠肌痉挛，风湿性关节炎，肾炎，膀胱炎等。

【配伍组合】 配委中治腿痛。

【刺法灸法】 直刺 0.5～1.5 寸。

【文献摘要】

《针灸甲乙经》卷二：窒鼻，头背痛。

《针灸大成》卷六：起坐不能，战栗不能久坐久立，足趾不能屈伸，目眩，目痛。

【附注】 足太阳经络穴。

（五十九）BL 59 跗阳 Fù yáng

【穴名出处】 《针灸甲乙经》。

【穴位别名】 附阳，付阳。

【穴名释义】 跗，指足背；阳，指上、背、外侧。本穴位于小腿下端外侧足背上方，故名。

【定位取穴】 在小腿后面，外踝后，昆仑穴直上 3 寸。

【局部解剖】 在腓骨的后部，跟腱外前缘，深层为踇长屈肌；有小隐静脉，深层为腓动脉末支；布有腓肠神经。

【功用功效】 祛风化湿，舒筋活络。

【穴位主治】 头重，头痛，腰骶痛，外踝肿痛，下肢瘫痪。现多用于坐骨神经痛，腓肠肌痉挛等。

【配伍组合】 配环跳、委中，治疗下肢痿痹。

【刺法灸法】 直刺0.8~1.2寸。

【文献摘要】

《针灸甲乙经》卷十：厥风头重，痹不仁，振寒，时有热，四肢不举。

《铜人腧穴针灸图经》卷五：风痹，头重。

《针灸大成》卷六：霍乱转筋，腰痛不能久立，坐不能起。

【附注】 阳跷脉郄穴。

（六十）BL 60 昆仑 Kūn lún

【穴名出处】 《针灸甲乙经》。

【穴位别名】 上昆仑，下昆仑。

【穴名释义】 原为山名，意指高大。本穴位于外踝之后，其处突起如山，故名。

【定位取穴】 在足部外踝后方，当外踝尖与跟腱之间的凹陷处。

【局部解剖】 有腓骨短肌；有小隐静脉及外踝后动静脉；布有腓肠神经。

【功用功效】 清热镇痉，通络催产。

【穴位主治】 头痛，目眩，项强，鼻衄，肩背腰腿痛，脚跟肿痛，难产，痫证。现多用于坐骨神经痛，下肢瘫痪，高血压，内耳性眩晕等。

【配伍组合】 配风池治头痛、目眩。

【刺法灸法】 直刺0.5~0.8寸。

【文献摘要】

《针灸甲乙经》卷七：脊强，头眩痛，脚如结，疟，多汗，腰痛不能俯仰，目如脱，项如拔。

《太平圣惠方》卷九十九：恶血，风气肿痛，脚肿。

《铜人腧穴针灸图经》卷五：阴中痛，小儿发痫。

【附注】

（1）足太阳经所行为“经”。

（2）《针灸大成》：“妊妇刺之落胎。”

（六十一）BL 61 仆参 Pú cān

【穴名出处】 《针灸甲乙经》。

【穴位别名】 安邪。

【定位取穴】 在足外侧部，外踝后下方，昆仑直下，跟骨外侧，赤白肉际处。

【局部解剖】 有腓动静脉的跟骨外侧支；布有腓肠神经跟骨外侧支。

【功用功效】 舒筋通络，强脑镇静。

【穴位主治】 下肢痿痹，足跟痛，癫痫。现多用于踝关节炎，下肢瘫痪等。

【配伍组合】 配太溪治足跟痛。

【刺法灸法】 直刺0.3~0.5寸。

【文献摘要】

《针灸甲乙经》卷九：腰痛不可举，足跟中踝后痛，脚痿。

《铜人腧穴针灸图经》卷五：尸厥如中恶状，霍乱吐逆，癫痫，狂言见鬼。

《针灸大成》卷六：吐舌，恍惚，烦痛，脚气膝肿。

（六十二）BL 62 申脉 Shēn mài

【穴名出处】 《针灸甲乙经》。

【穴位别名】 鬼路，巨阳。

【定位取穴】 在足外侧部，外踝直下方凹陷中。

【局部解剖】 在腓骨长短肌腱上缘；有外踝动脉网及小隐静脉；布有腓肠神经的足背外侧皮神经分支。

【功用功效】 镇静安神，舒筋通络。

【穴位主治】 痫证，癫狂，头痛，眩晕，失眠，腰腿痛。现多用于坐骨神经痛，内耳性眩晕，精神分裂症等。

【配伍组合】 配肾俞、肝俞、百会治眩晕。

【刺法灸法】 直刺 0.3 ~ 1.5 寸。

【文献摘要】

《针灸甲乙经》卷八：寒热，颈腋下肿。

《备急千金要方》卷十一：劳冷气逆，腰髋冷痹，脚屈伸难。

《针灸大成》卷六：腰脚痛，腰酸不能久立，如在舟中，劳极，妇人血气痛。

【附注】 八脉交会穴之一，通阳跷脉。

（六十三）BL 63 金门 Jīn mén

【穴名出处】 《针灸甲乙经》。

【穴位别名】 关梁，梁关。

【定位取穴】 在足外侧部，当外踝前缘直下，骰骨下缘处。

【局部解剖】 在腓骨长肌腱和小趾外展肌之间；有足底外侧动静脉；布有足背外侧皮神经，深层为足底外侧神经。

【功用功效】 安神定惊，舒筋通络。

【穴位主治】 头癫狂，痫证，小儿惊风，腰痛，外踝痛，下肢痹痛。现多用于踝关节炎，腓肠肌痉挛等。

【配伍组合】 配太阳合谷治头痛。

【刺法灸法】 直刺 0.3 ~ 1.5 寸。

【文献摘要】

《针灸甲乙经》卷十一：尸厥暴死。

《铜人腧穴针灸图经》卷五：霍乱转筋，身战，不能久立，癫痫，暴疝，小儿发痫，张口摇头，身反折。

【附注】 足太阳经郄穴。

（六十四）BL 64 京骨 Jīng gǔ

【穴名出处】 《针灸甲乙经》。

【穴名释义】 京，巨、大之意。本穴位于足外侧大骨下，故名。

【定位取穴】 在足外侧部，第 5 跖骨粗隆下方，赤白肉际处。

【局部解剖】 在小趾外展肌下方；有足底外侧动静脉；布有足背外侧皮神经，深层为足底外侧神经。

【功用功效】 清头明目，镇痉舒筋。

【穴位主治】 头痛，项强，目翳，癫痫，腰痛。现多用于小儿惊风，神经性头痛等。

【配伍组合】 配百会、太冲治头痛。

【刺法灸法】 直刺0.3~1.5寸。

【文献摘要】

《医心方》卷二：喘，头重。

《太平圣惠方》卷一百：善惊悸，癫疾狂走。

《针灸大成》卷六：头痛如破，腰痛不可曲伸，身后侧痛。

【附注】 足太阳经所过为“原”。

（六十五）BL 65 束骨 Shù gǔ

【穴名出处】 《针灸甲乙经》。

【穴位别名】 刺骨。

【穴名释义】 束，聚、捆、约束之意；骨，此处指趾骨。本穴位于足小趾外侧，本节后凹陷处，为骨收束处，故名。

【定位取穴】 在足外侧，足小趾本节（第5跖趾关节）的后方，赤白肉际处。

【局部解剖】 在小趾外展肌下方；有第四趾跖侧总动静脉；有第四趾跖侧神经及足背外侧皮神经分布。

【功用功效】 祛风清热，宁心通络。

【穴位主治】 癫狂，头痛，项强，目眩，腰背及下肢后侧痛。现多用于神经性头痛，精神分裂症，坐骨神经痛等。

【配伍组合】 配肾俞、太冲治目眩。

【刺法灸法】 直刺0.3~0.5寸。

【文献摘要】

《针灸甲乙经》卷七：暴病，头痛，身热痛，肌肉动，耳聋，恶风，目眦烂赤，项不可以顾，泄。

《针灸大成》卷六：目眩身热，目黄泪出，痔，疟，发背，痈疽，背生疔疮。

【附注】 足太阳经所注为“输”。

（六十六）BL 66 足通谷 Zú tōnggǔ

【穴名出处】 《灵枢·本输》。

【定位取穴】 在足外侧，足小趾本节（第5跖趾关节）的前方，赤白肉际处。

【局部解剖】 有趾跖侧动静脉；布有趾跖侧固有神经及足背外侧皮神经。

【功用功效】 祛风清热，宁神通络。

【穴位主治】 头痛，项强，目眩，鼻衄，癫狂。现多用于精神病，功能性子宫出血等。

【配伍组合】 配大椎治项强。

【刺法灸法】 直刺0.2~0.3寸。

【文献摘要】

《针灸甲乙经》卷七：身疼痛，善惊互行，疟。

《针灸大成》卷六：头重目眩，项痛，失欠。

《针方六集》卷五：善呕，喉痹。

【附注】 足太阳经所溜为“荥”。

（六十七）BL 67 至阴 Zhì yīn

【穴名出处】　《针灸甲乙经》。

【穴名释义】　至，指尽、到、极之意；阴，这里指足少阴肾经。本穴位于足小趾外侧端，足太阳膀胱经脉气极尽之处，并由此交至于足少阴肾经，故名。

【定位取穴】　在足小趾末节外侧，距趾甲角0.1寸。

【局部解剖】　有趾背动脉及趾跖侧固有动脉形成的动脉网；布有趾跖侧固有神经及足背外侧皮神经。

【功用功效】　通窍活络，舒筋转胎。

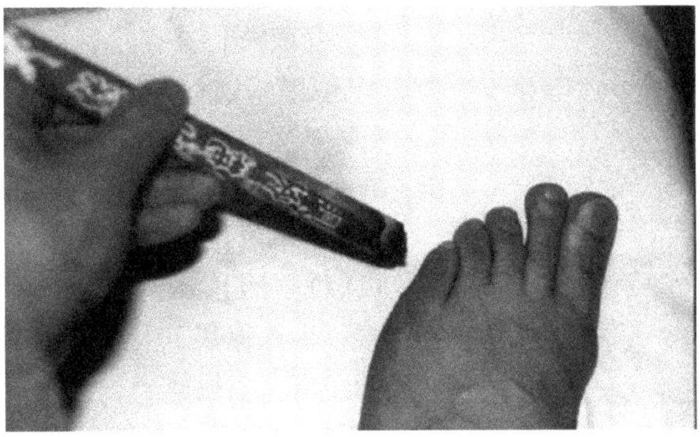

图4-1-38　灸至阴穴

【穴位主治】　头痛，鼻塞，鼻衄，目痛，胎位不正，难产，胞衣不下。现多用于神经性头痛，偏瘫，胎位不正等。

【配伍组合】　配太冲、百会治头痛。

【刺法灸法】

（1）浅刺0.1寸。

（2）胎位不正用灸法（图4-1-38）。

【文献摘要】

《针灸甲乙经》卷七：头重，汗不出，烦心，足下热，不欲近衣，项痛，目翳，鼻及小便皆不利。

《太平圣惠方》卷一百：疟发寒热，小便淋，失精。

《针方六集》卷五：妇人难产。

【附注】　足太阳经所出为“井”。

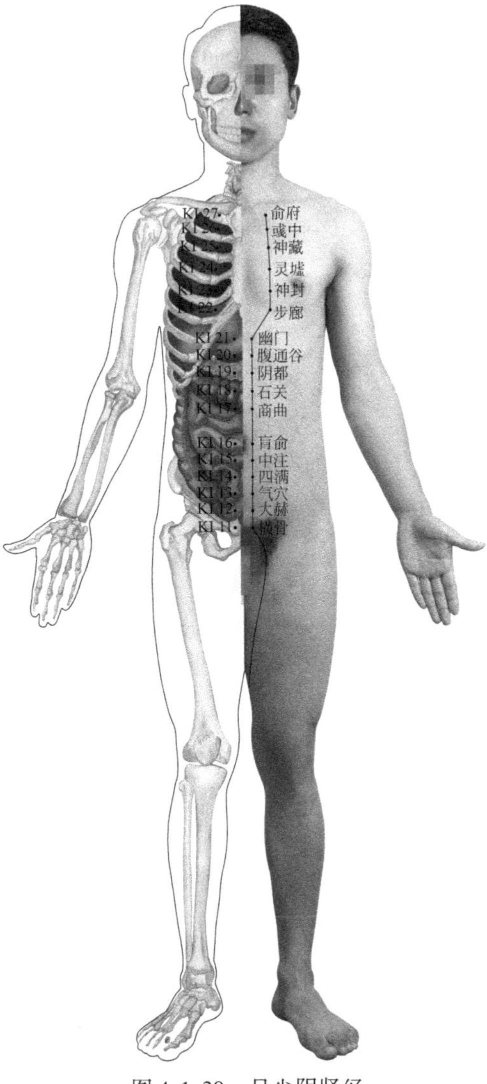

图4-1-39　足少阴肾经

八、足少阴肾经腧穴

本经一侧27穴（左右两侧共54穴），其中10穴分布于下肢内侧面的后份，余17穴配列于胸腹部任脉两侧。首穴涌泉，末穴俞府。主治泌尿生殖系统、神经精神方面病证、呼吸系统、消化系统和循环系统某些病证，以及本经脉所经过部位的病证（图4-1-39）。

（一）KI 1 涌泉 Yǒng quán

【穴名出处】　《灵枢·本输》。

【穴位别名】　地冲，地衢，蹶心。

【穴名释义】　本穴位于足心而居一身之下，

肾为六经之里，由足太阳膀胱经之至阴穴而至足心。比喻经气初出如泉水涌出于下，故名。

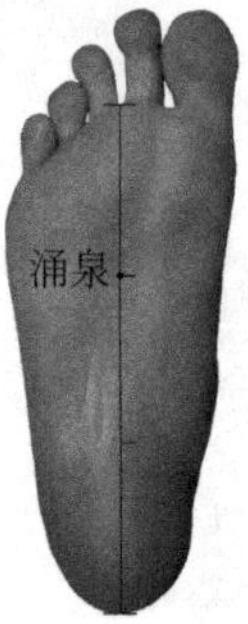

图 4-1-40　涌泉穴

【定位取穴】　在足底部，卷足时足前部凹陷处，约当第 2、3 趾趾缝纹头端与足跟连线的前 1/3 与后 2/3 交点上（图 4-1-40）。

【局部解剖】　有趾短屈肌腱，趾长屈肌腱，第二蚓状肌，深层为骨间肌；有来自胫前动脉的足底弓；布有足底内侧神经支。

【功用功效】　益肾调便，平肝息风。

【穴位主治】　头顶痛，头晕，眼花，咽喉痛，舌干，失音，小便不利，大便难，小儿惊风，足心热，癫疾，霍乱转筋，昏厥。现多用于神经衰弱，三叉神经痛，扁桃体炎，高血压，精神分裂症，癔病，中暑，休克等。

【配伍组合】　配然谷治喉痹；配阴陵泉治热病挟脐急痛、胸胁满；配水沟、照海治癫痫；配太冲、百会治头项痛。

【刺法灸法】　直刺 0.5 ~0.8 寸；可灸。

【附注】　肾经井穴。

（二）KI 2 然谷 Rán gǔ

【穴名出处】　《灵枢·本输》。

【穴位别名】　龙泉，龙渊，然骨。

【穴名释义】　然，指然骨，就是舟骨粗隆；谷，指凹陷处。本穴位于舟骨粗隆前下方凹陷处，故名。

【定位取穴】　在足内侧缘，足舟骨粗隆下方，赤白肉际（图 4-1-41）。

【局部解剖】　有跗趾外展肌，有跖内侧动脉及跗内侧动脉分支；布有小腿内侧皮神经末支及足底内侧神经。

【功用功效】　益肾固泄，导赤清心。

【穴位主治】　月经不调，阴挺，阴痒，白浊，遗精，阳痿，小便不利，泄泻，胸胁胀痛，咳血，小儿脐风，口噤不开，消渴，黄疸，下肢痿痹，足跗痛。现多用于咽喉炎，肾炎，膀胱炎，睾丸炎，不孕症，糖尿病等。

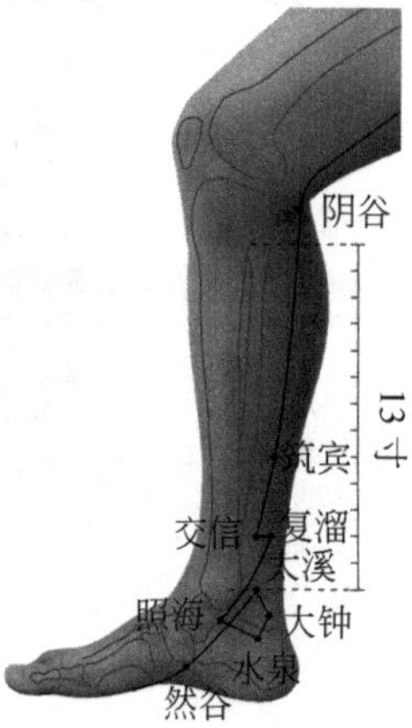

图 4-1-41　然谷穴

【配伍组合】

（1）配承山治转筋。

（2）配气冲、四满治石水。

（3）配太溪治热病烦心、足寒、多汗。

【刺法灸法】　直刺 0.5 ~0.8 寸；可灸。

【文献摘要】

《针灸甲乙经》卷十二：女子不孕，阴暴出，经水漏，然谷主之。

《百症赋》：脐风须然谷而易醒。

【附注】　肾经荥穴。

（三）KI 3 太溪 Tài xī

【穴名出处】　《灵枢·本输》。

【穴位别名】　吕细。

【穴名释义】　太，指大之意；溪，指山间的流水。足少阴肾经脉气出于涌泉，流经然谷，至此聚而成太溪，故名。

【定位取穴】　在足内侧，内踝后方，当内踝尖与跟腱之间的凹陷处（图4-1-42）。

【局部解剖】　有胫后动静脉；布有小腿内侧皮神经，当胫神经之经过处。

【功用功效】　益肾纳气，培土生金。

【穴位主治】　头痛目眩，咽喉肿痛，齿痛，耳聋，耳鸣，咳嗽，气喘，胸痛咳血，消渴，月经不调，失眠，健忘，遗精，阳痿，小便频数，腰脊痛，下肢厥冷，内踝肿痛。现多用于支气管哮喘，肾炎，膀胱炎，慢性喉炎，神经衰弱，贫血，下肢瘫痪等。

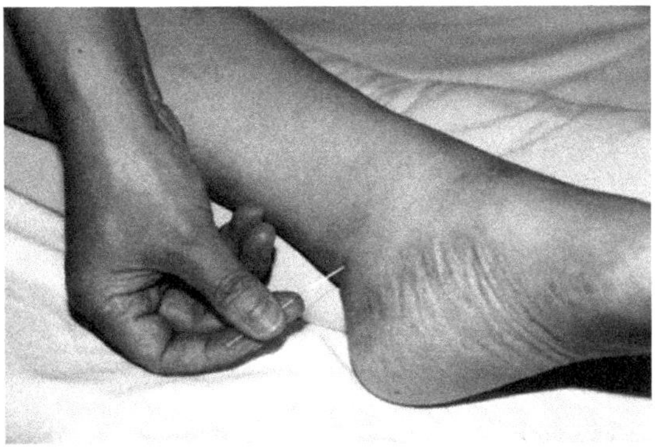

图4-1-42　太溪穴

【配伍组合】

（1）配然谷主治热病烦心，足寒清，多汗。

（2）配肾俞治肾胀。

（3）配支沟、然谷治心痛如锥刺。

【刺法灸法】　直刺0.5～0.8寸；可灸。

【文献摘要】

《针灸甲乙经》卷七：热病汗不出，默默嗜卧，溺黄，少腹热，腹胀内肿，厥心痛如锥针刺，太溪主之。

《针灸大成》卷六：主久疟咳逆，心痛如锥刺，心脉沉，手足寒至节。

《医学纲目》：牙痛牙槽，取太溪灸之。

【附注】　肾经腧穴、原穴。

（四）KI 4 大钟 Dà zhōng

【穴名出处】　《灵枢·本输》。

【穴位别名】　太钟。

【穴名释义】　钟，汇聚之意，为足少阴肾经大络别注之处，足少阴肾经脉气由太溪至此汇聚得以深大，再转注足太阳膀胱经，故名。

【定位取穴】　在足内侧，内踝下方，当跟腱附着部的内侧前方凹陷处。

【局部解剖】　有胫后动脉跟内侧支；布有小腿内侧皮神经及胫神经的跟骨内侧神经。

【功用功效】　益肾平喘，通调二便。

【穴位主治】　咳血，气喘，腰脊强痛，痴呆，嗜卧，足跟痛，二便不利，月经不调。现多用于尿潴留，哮喘，咽痛，神经衰弱等。

【配伍组合】

（1）配太溪、神门治心肾不交之心悸、失眠。

（2）配行间治虚火上炎之易惊善怒。

（3）配鱼际治虚火上炎之咽痛。

【刺法灸法】　直刺0.3～0.5寸；可灸。

【文献摘要】

《针灸甲乙经》卷七：疟多寒热，大钟主之。

《百症赋》：倦言嗜卧，往通里大钟而明。

《标幽赋》：大钟治心内之痴呆。

【附注】 肾经络穴。

（五）KI 5 水泉 Shuǐ quán

【穴名出处】 《针灸甲乙经》。

【穴名释义】 泉，水源之意；本穴是肾经之气血深聚之处，又肾主水，其穴似深处之水源，故名。

【定位取穴】 在足内侧，内踝后下方，当太溪直下1寸，跟骨结节的内侧凹陷处。

【局部解剖】 有胫后动脉跟内侧支；布有小腿内侧皮神经及胫神经的跟骨内侧神经。

【功用功效】 益肾清热，活血通经。

【穴位主治】 闭经，月经不调，痛经，阴挺，小便不利，目昏花。现多用于闭经，子宫脱垂，附件炎，膀胱炎，前列腺炎等。

【配伍组合】

（1）配中极、水道治肾气亏虚。

（2）配气海、血海、肾俞、三阴交、气海俞治肾绞痛、肾结石。

（3）配肾俞、中极、血海治血尿。

【刺法灸法】 直刺0.3～0.5寸；可灸。

【文献摘要】

《针灸甲乙经》卷十二：月水不来而多闭，目不可远视，水泉主之。

《针灸大成》卷六：主目不可远视，女子月事不来，来即心下多闷痛，阴挺出，小便淋漓，腹中痛。

【附注】 肾经郄穴。

（六）KI 6 照海 Zhào hǎi

【穴名出处】 《针灸甲乙经》。

【穴位别名】 阴跷，漏阴。

【穴名释义】 照，是光及之象；海，为水归聚之处。本穴位于内踝之下，为阴跷脉所生，足少阴肾经脉气归聚之处。因穴处脉气明显，阔大如海，故名。

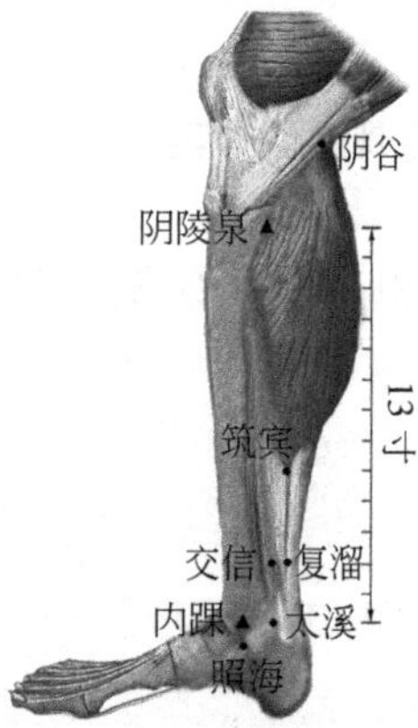

图4-1-43 照海穴

【定位取穴】 在足内侧，内踝尖下方凹陷处（图4-1-43）。

【局部解剖】 在踇趾外展肌止点；后方有胫后动静脉；布有小腿内侧皮神经，深部为胫神经本干。

【功用功效】 调阴宁神，通调二便。

【穴位主治】 咽喉干燥，痫证，失眠，嗜卧，惊恐不宁，目赤肿痛，月经不调，痛经，赤白带下，阴挺，阴痒，疝气，小便频数，不寐，脚气。现多用于慢性咽喉炎，扁桃体炎，子宫脱垂，便秘，神经衰弱，癔病，癫痫等。

【配伍组合】

（1）配列缺、天突、太冲、廉泉治咽喉病证。

（2）配神门、风池、三阴交治阴虚火旺之失眠症。

【刺法灸法】 直刺0.5～0.8寸；可灸。

【文献摘要】

《针灸甲乙经》卷十二：女子不下月水，照海主之。

《标幽赋》：取照海治喉中之闭塞。

《玉龙歌》：大便闭结不能通，照海分明在足中。

【附注】 八脉交会穴——通阴跷脉。

（七）KI 7 复溜 Fù liū

【穴名出处】 《灵枢·本输》。

【穴位别名】 伏白，伏留，昌阳，外命，外俞。

【穴名释义】 复，指返还；溜，通流。足少阴肾经脉气，由涌泉经然谷、太溪，下行大钟、水泉，在绕行至照海，复从太溪直上而流于本穴，故名。

【定位取穴】 在小腿内侧，太溪直上2寸，跟腱的前方。

【局部解剖】 在比目鱼肌下端移行于跟腱处之内侧；前方有胫后动静脉；布有腓肠内侧皮神经，小腿内侧皮神经，深层为胫神经。

【功用功效】 补肾益阴，通调水道。

【穴位主治】 泄泻，肠鸣，水肿，腹胀，腿肿，足痿，盗汗，脉微细时无，身热无汗，腰脊强痛。现多用于肾炎，睾丸炎，功能性子宫出血，尿路感染，下肢瘫痪等。

【配伍组合】

（1）配后溪、阴郄治盗汗不止。

（2）配中极、阴谷治癃闭。

【刺法灸法】 直刺0.8~1寸；可灸。

【文献摘要】

《针灸甲乙经》卷七：疟热少气，足寒不能自温。

《针灸大成》卷六：腰脊内引痛，不得俯仰起坐。

《玉龙歌》：无汗伤寒泻复溜。

【附注】 肾经经穴。

（八）KI 8 交信 Jiāo xìn

【穴名出处】 《针灸甲乙经》。

【穴位别名】 内筋。

【穴名释义】 因足少阴肾经之脉由本穴交会于脾经三阴交，而古代五德配五行中，脾属土，配信，故而名交信。

【定位取穴】 在小腿内侧，当太溪直上2寸，复溜前0.5寸，胫骨内侧缘的后方。

【局部解剖】 在趾长屈肌中；深层为胫后动静脉；布有小腿内侧皮神经，后方为胫神经本干。

【功用功效】 益肾调经，通调二阴。

【穴位主治】 月经不调，崩漏，阴挺，泄泻，大便难，睾丸肿痛，五淋，疝气，阴痒，泻痢赤白，膝、股内廉痛。现多用于功能性子宫出血，痢疾，肠炎等。

【配伍组合】

（1）配关元、三阴交治妇科疾患之月经不调。

（2）配太冲、血海、地机治崩漏。

（3）配中都治疝气；配阴陵泉治五淋。

（4）配中极治癃闭。

（5）配关元治阴挺。

【刺法灸法】 直刺0.5~1寸；可灸。

【文献摘要】

《针灸甲乙经》卷九：气癃颓疝，阴急，股枢内廉痛，交信主之。

《针灸大成》卷六：主气淋、溃疝、阴汗，泄利赤白。

【附注】 阴跷脉郄穴。

（九）KI 9 筑宾 Zhù bīn

【穴名出处】 《灵枢·本输》。

【穴位别名】 筑滨，腿肚。

【穴名释义】 筑者杵之意，宾者膑，本穴有利于膑，治小腿、足病。足用力时，此处坚实，故名。

【定位取穴】 在小腿内侧，当太溪与阴谷的连线上，太溪上5寸，腓肠肌肌腹的内下方。

【局部解剖】 在腓肠肌和趾长屈肌之间；深部有胫后动静脉；布有腓肠内侧皮神经和小腿内侧皮神经，深层为胫神经本干。

【功用功效】 益肾宁心，理气止痛。

【穴位主治】 癫狂，痫证，呕吐涎沫，疝痛，小儿脐疝，小腿内侧痛。现多用于肾炎，膀胱炎，睾丸炎，腓肠肌痉挛等。

【配伍组合】

（1）配肾俞、关元治水肿。

（2）配大敦、归来治疝气。

（3）配承山、合阳、阳陵泉治小腿痿、痹、瘫。

（4）配水沟、百会治癫、狂、痫证。

【刺法灸法】 直刺0.5～0.8寸；可灸。

【文献摘要】

《针灸甲乙经》卷十二：大疝绝子，筑宾主之。

《针灸大成》卷六：主颓疝，小儿胎疝。

【附注】 阴维脉郄穴。

（十）KI 10 阴谷 Yīn gǔ

【穴名出处】 《灵枢·本输》。

【穴名释义】 阴，指内侧；谷，指凹陷之处。本穴位于膝关节侧，当半腱肌与半膜肌腱之间凹陷处，故名阴谷。

【定位取穴】 在腘窝内侧，屈膝时，当半腱肌肌腱与半膜肌肌腱之间。

【局部解剖】 在半腱肌腱和半膜肌腱之间；有膝上内侧动静脉；布有股内侧皮神经。

【功用功效】 益肾兴阳，调理月经。

【穴位主治】 阳痿，疝痛，月经不调，崩漏，小便难，阴中痛，癫狂，膝股内侧痛。现多用于肾炎，膀胱炎，睾丸炎，腓肠肌痉挛等。

【配伍组合】

（1）配照海、中极治癃闭。

（2）配大赫、曲骨、命门治寒疝、阳痿、早泄、月经不调、崩漏。

【刺法灸法】 直刺0.8～1.2寸。

【文献摘要】

《针灸甲乙经》卷十一：狂癫，阴谷主之。

《针灸大成》卷六：主膝痛如锥，不能屈伸。

【附注】 肾经合穴。

（十一）KI 11 横骨 Héng gǔ

【穴名出处】 《针灸甲乙经》。

【穴位别名】 下极，屈骨，屈骨端，髓孔，曲骨。

【穴名释义】 横骨就是指阴上横起之骨，即耻骨，本穴位于其上方，故名。

【定位取穴】 在下腹部，当脐中下 5 寸，前正中线旁开 0.5 寸。

【局部解剖】 有腹内外斜肌腱膜，腹横肌腱膜及腹直肌；有腹壁下动静脉及阴部外动脉；布有髂腹下神经分支。

【功用功效】 益肾兴阳，清热利淋。

【穴位主治】 阴部痛，少腹痛，遗精，阳痿，遗尿，小便不通，疝气。现多用于阴道炎，盆腔炎，附件炎，尿潴留等。

【配伍组合】

（1）配中极、三阴交治癃闭。

（2）配关元、肾俞、志室、大赫治阳痿、遗精、崩漏、月经不调。

【刺法灸法】 直刺 0.8 ~ 1.2 寸；可灸。

【文献摘要】

《备急千金要方》卷二十四：脱肛历年不愈，灸横骨百壮。

《针灸大成》卷六：主五淋，小便不通，阴器下纵引痛，小腹满。

《百症赋》：肓俞横骨泻五淋之久积。

【附注】 冲脉、足少阴会穴。

（十二）KI 12 大赫 Dà hè

【穴名出处】 《针灸甲乙经》。

【穴位别名】 阴维，阴关。

【穴名释义】 大赫，盛大之意。本穴为冲脉少阴之会，内应胞宫精室，因本穴阴气盛大，故名。

【定位取穴】 在下腹部，当脐中下 4 寸，前正中线旁开 0.5 寸。

【局部解剖】 在腹内外斜肌腱膜，腹横肌腱膜及腹直肌中；有腹壁下动静脉肌支；布有第十二肋间神经及髂腹下神经。

【功用功效】 补肾固精，调经种子。

【穴位主治】 阴部痛，子宫脱垂，遗精，带下，月经不调，痛经，不妊，泄泻，痢疾。现多用于子宫脱垂等。

【配伍组合】

（1）配阴交肾俞、带脉、大敦、中极治阳痿、遗精、带下。

（2）配命门、肾俞、志室、中极、关元治男科病、不育症。

【刺法灸法】 直刺 0.8 ~ 1.2 寸；可灸。

【文献摘要】

《针灸甲乙经》卷十一：男子精溢，阴上缩，大赫主之。

《针灸大成》卷六：主虚劳失精，男子阴器结缩。茎中痛，目赤痛从内眦始，妇人赤带。

【附注】 冲脉、足少阴会穴。

（十三）KI 13 气穴 Qì xué

【穴名出处】 《针灸甲乙经》。

【穴位别名】 胞门，子户。

【穴名释义】 本穴位于关元旁开0.5寸，邻近“丹田”。因肾主纳气，本穴为纳气要穴，故名。

【定位取穴】 在下腹部，当脐中下3寸，前正中线旁开0.5寸。

【局部解剖】 在腹内外斜肌腱膜，腹横肌腱膜及腹直肌中；有腹壁下动静脉肌支；布有第十二肋间神经及髂腹下神经。

【功用功效】 益冲任，调二阴。

【穴位主治】 月经不调，白带，小便不通，泄泻，痢疾，腰脊痛，阳痿。

【配伍组合】

（1）配天枢、大肠俞主消化不良。

（2）配中极、阴陵泉、膀胱俞主五淋、小便不利。

（3）配气海、三阴交、肾俞、血海治月经不调、血带、宫冷不孕、先兆流产、阳痿、不育症。

【刺法灸法】 直刺或斜刺0.8～1.2寸；可灸。

【文献摘要】

《针灸甲乙经》卷十二：月水不通，奔豚上下腰脊痛，气穴主之。

《针灸大成》卷六：主奔豚，气上下引腰脊痛，泄利不止，目赤痛从内眦始，妇人月事不调。

【附注】 冲脉、足少阴会穴。

（十四）KI 14 四满 Sì mǎn

【穴名出处】 《针灸甲乙经》。

【穴位别名】 髓府，髓中。

【穴名释义】 四，指序号；满，指溢满。本穴为足少阴肾经进入腹部后第四穴，当膀胱水液储蓄溢满之处，故名。

【定位取穴】 在下腹部，当脐中下2寸，前正中线旁开0.5寸。

【局部解剖】 在腹内外斜肌腱膜，腹横肌腱膜及腹直肌中；有腹壁下动静脉肌支；布有第十一肋间神经。

【功用功效】 调经利水。

【穴位主治】 月经不调，崩漏，带下，不孕，产后恶露不净，小腹痛，遗精，遗尿，疝气，便秘，水肿。

【配伍组合】

（1）配气海、三阴交、大敦、归来治疝气、睾丸肿痛。

（2）配气海、三阴交、肾俞、血海治月经不调、带下、遗精等病证。

【刺法灸法】 直刺0.8～1.2寸；可灸。

【文献摘要】

《备急千金要方》卷三：月事不利，奔豚上下并无子，主子脏中有恶血，内逆满痛疝；主腹切痛。

《针灸大成》卷六：主积聚疝，大肠有水，脐下切痛，振寒，目内眦赤痛，妇人月水不调，恶血，奔豚上下，无子。

【附注】 冲脉、足少阴会穴。

（十五）KI 15 中注 Zhōng zhù

【穴名出处】 《针灸甲乙经》。

【穴名释义】 本穴为冲脉、足少阴之会，冲脉与足少阴肾经并行直上于本穴相交，足少阴脉气由此经冲脉注入胞中，故名。

【定位取穴】 在下腹部，当脐中下 1 寸，前正中线旁开 0.5 寸。

【局部解剖】 在腹内外斜肌腱膜，腹横肌腱膜及腹直肌中；有腹壁下动静脉肌支；布有第十肋间神经。

【功用功效】 调和月经，通调腑气。

【穴位主治】 月经不调，腰腹疼痛，大便燥结，泄泻，痢疾。

【配伍组合】

（1）配肾俞、委中、气海俞治腰背痛。

（2）配血海、肾俞、太冲、三阴交、阴交、中极治妇科病、月经不调、卵巢炎、睾丸炎、附件炎。

【刺法灸法】 直刺 0.8～1.2 寸；可灸。

【文献摘要】

《针灸甲乙经》卷九：大便难，中注及太白主之。

《针灸大成》卷六：主目内眦赤痛，女子月事不调。

【附注】 冲脉、足少阴会穴。

（十六）KI 16 肓俞 Huāng shū

【穴名出处】 《针灸甲乙经》。

【穴位别名】 子户。

【穴名释义】 肓，指肓膜。本穴位于脐旁，当大腹与少腹之间，内应肓膜，故名。

【定位取穴】 在腹中部，当脐中旁开 0.5 寸。

【局部解剖】 在腹内外斜肌腱膜，腹横肌腱膜及腹直肌中；有腹壁下动静脉肌支；布有第十肋间神经。

【功用功效】 理气止痛，润燥通便。

【穴位主治】 腹痛绕脐，呕吐，腹胀，痢疾，泄泻，便秘，疝气，月经不调，腰脊痛。现多用于胃痉挛，肠炎，肠麻痹，膀胱炎等。

【配伍组合】

（1）配天枢、足三里、大肠俞治便秘、泄泻、痢疾。

（2）配中脘、足三里、内庭、天枢治胃痛、腹痛、疝痛、排尿、尿道涩痛等症。

【刺法灸法】 直刺 0.8～1.2 寸；可灸。

【文献摘要】

《针灸甲乙经》卷九：冲脉、足少阴之会。大肠寒中，大便干，腹中切痛。

《针灸大成》卷六：主腹切痛，寒疝，大便燥，腹满响响然不便，心下有寒，目齿痛从内眦始。

《百症赋》：肓俞、横骨泻五淋之久积。

【附注】 冲脉、足少阴会穴。

（十七）KI 17 商曲 Shāng qū

【穴名出处】 《针灸甲乙经》。

【穴位别名】 高曲，商舍，商谷。

【穴名释义】 商，金之音，大肠属金；曲，弯曲之意。本穴内应大肠横曲处，故名。

【定位取穴】 在上腹部，当脐中上2寸，前正中线旁开0.5寸。

【局部解剖】 在腹直肌内缘，有腹壁上下动静脉分支；布有第九肋间神经。

【穴位主治】 腹痛，泄泻，便秘，腹中积聚。现多用于胃痉挛，腹膜炎等。

【配伍组合】

(1) 配中脘、大横治腹痛、腹胀。

(2) 配支沟治便秘；配大肠俞、天枢，治泄泻、痢疾。

【刺法灸法】 直刺0.5~0.8寸；可灸。

【文献摘要】

《针灸甲乙经》卷八：腹中积聚，时切痛，商曲主之。

《针灸大成》卷六：主腹痛，腹中积聚，时切痛，肠中痛不嗜食，目齿痛从内眦始。

【附注】 冲脉、足少阴会穴。

(十八) KI 18 石关 Shí guān

【穴名出处】 《针灸甲乙经》。

【穴位别名】 石阙，石门，食关。

【穴名释义】 石，指石硬，含坚满之意。关，指关要。本穴接近胃脘，为饮食之关，又为攻坚消满之要穴，故名。

【定位取穴】 在上腹部，当脐中上3寸，前正中线旁开0.5寸。

【局部解剖】 在腹直肌内缘，有腹壁上动静脉分支；布有第九肋间神经。

【功用功效】 攻坚消满，补肾种子。

【穴位主治】 呕吐，腹痛，便秘，产后腹痛，妇人不孕。现多用于食管痉挛，膈肌痉挛，胃痉挛等。

【配伍组合】

(1) 配中脘、内关治胃痛、呕吐、腹胀。

(2) 配三阴交、阴交、肾俞治先兆流产和不孕症。

【刺法灸法】 直刺0.5~0.8寸；可灸。

【文献摘要】

《针灸甲乙经》卷七：脊强，口不开，多唾，大便难，石关主之。

《针灸大成》卷六：主哕噫呕逆，腹痛气淋，小便黄，大便不通，心下坚满，脊强不利，多唾，目齿痛从内眦始，妇人无子，脏中有恶血，血上冲腹，痛不可忍。

【附注】 冲脉、足少阴会穴。

(十九) KI 19 阴都 Yīn dū

【穴名出处】 《针灸甲乙经》。

【穴位别名】 石宫，食宫，通关。

【穴名释义】 都，指汇聚。本穴为足少阴与冲脉之会，故名。

【定位取穴】 在上腹部，当脐中上4寸，前正中线旁开0.5寸。

【局部解剖】 在腹直肌内缘，有腹壁上动静脉分支；布有第八肋间神经。

【功用功效】 宽胸降逆，理气和中。

【穴位主治】 腹胀，肠鸣，腹痛，便秘，妇人不孕，胸胁满，疟疾。

【配伍组合】

(1) 配巨阙治心中烦满。

(2) 配三阴交、血海治闭经；配中脘、天枢、足三里、四缝治纳呆及小儿疳积。

【刺法灸法】 直刺 0.5 ~ 0.8 寸；可灸。

【文献摘要】

《针灸甲乙经》卷七：身寒热，阴都主之。心满气逆，阴都主之。

《备急千金要方》卷十四：小肠热满，灸阴都随年壮。

《针灸大成》卷六：主寒热疟病，心下烦满，逆气，肠鸣，肺胀气抢，胁下热痛，目齿痛从内眦始。

【附注】 冲脉、足少阴会穴。

(二十) KI 20 腹通谷 Fù tōnggǔ

【穴名出处】 《针灸甲乙经》。

【穴位别名】 通骨。

【穴名释义】 通，指通过；谷，指水谷。本穴平上脘，为水谷通过之道，故名。

【定位取穴】 在上腹部，当脐中上 5 寸，前正中线旁开 0.5 寸。

【局部解剖】 在腹直肌内缘，有腹壁上动静脉分支；布有第八肋间神经。

【功用功效】 健脾和胃，宁心安神。

【穴位主治】 腹痛，腹胀，呕吐，心痛，心悸，胸痛，暴喑。现多用于急慢性胃炎，哮喘，肺气肿，肋间神经痛，急性舌骨肌麻痹等。

【配伍组合】

(1) 配内关、中脘治胃气逆。

(2) 配申脉、照海治癫痫、惊悸。

(3) 配上脘、足三里治纳呆。

【刺法灸法】 直刺或斜刺 0.5 ~ 0.8 寸；可灸。

【文献摘要】

《针灸甲乙经》卷十二：饮食善呕，不能言，通谷主之。

《备急千金要方》卷十三：心痛恶气上，胁急痛，灸通谷五十壮。

《针灸大成》卷六：主失久口歪，饮食善呕，结积留饮，胸满，食不化，心恍惚，喜呕，目齿痛从内眦始。

【附注】 冲脉、足少阴会穴。

(二十一) KI 21 幽门 Yōu mén

【穴名出处】 《针灸甲乙经》。

【穴位别名】 上门，幽关。

【穴名释义】 幽，指隐微。足少阴肾经脉气行至本穴后，即出腹部之阴，而达于胸廓之阳。冲脉与足少阴交会后即散于胸中，足少阴脉气由此行入胸廓之门，故名。

【定位取穴】 在上腹部，当脐中上 6 寸，前正中线旁开 0.5 寸。

【局部解剖】 在腹直肌内缘，有腹壁上动静脉分支；布有第七肋间神经。

【功用功效】 健脾和胃，降逆止呕。

【穴位主治】 腹痛，呕吐，善哕，消化不良，泄泻，痢疾。现多用于胃痉挛，慢性胃炎，胃溃疡，肋间神经痛等。

【配伍组合】

(1) 配玉堂治烦心呕吐。

(2) 配中脘、建里治胃痛、噎嗝、呕吐。

(3) 配天枢治腹胀、肠鸣、泄泻。

【刺法灸法】 直刺0.5~0.8寸，不可深刺，以免伤及内脏；可灸。

【文献摘要】

《备急千金要方》卷三十：胸中痛引腰背，心下呕逆，面无滋润，灸上门随年壮。

【附注】 冲脉、足少阴会穴。

(二十二) KI 22 步廊 Bù láng

【穴名出处】 《针灸甲乙经》。

【穴位别名】 步郎。

【定位取穴】 在胸部，当第5肋间隙，前正中线旁开2寸。

【局部解剖】 在胸大肌起始部，有肋间外韧带及肋间内肌；有第五肋间动静脉；布有第五肋间神经前皮支，深部为第五肋间神经。

【功用功效】 宽胸理气，止咳平喘。

【穴位主治】 胸痛，咳嗽，气喘，呕吐，不嗜食，乳痈。

【配伍组合】

(1) 配定喘、列缺治外感和内伤咳喘。

(2) 配心俞、内关治胸痹、心悸怔忡。

【刺法灸法】 斜刺或平刺0.5~0.8寸，不可深刺，以免伤及内脏，可灸。

【文献摘要】

《针灸甲乙经》卷九：胸胁支满，膈逆不通，呼吸少气，喘息不得举臂。

(二十三) KI 23 神封 Shén fēng

【穴名出处】 《针灸甲乙经》。

【穴名释义】 神，指神明；封，指疆界，范围。本穴接近心脏，处于心脏所居之封界，因心主神明，故名。

【定位取穴】 在胸部，当第4肋间隙，前正中线旁开2寸。

【局部解剖】 在胸大肌中，有肋间外韧带及肋间内肌；有第四肋间动静脉；布有第四肋间神经前皮支，深部为第四肋间神经。

【功用功效】 宽胸止咳，和胃降逆。

【穴位主治】 咳嗽，气喘，胸胁支满，呕吐，不嗜食，乳痈。现多用于胸膜炎，肋间神经痛，支气管炎，腹直肌痉挛等。

【配伍组合】 配阳陵泉、支沟治胸胁胀痛。

【刺法灸法】 斜刺或平刺0.5~0.8寸；可灸。

【文献摘要】

《针灸甲乙经》卷九：胸胁支满，不得息，咳逆乳痈，恶寒。

《针灸大成》卷六：主胸满不得息，咳逆，乳痈，呕吐，洒淅恶寒，不嗜食。

(二十四) KI 24 灵墟 Líng xū

【穴名出处】 《针灸甲乙经》。

【穴位别名】 灵墙。

【穴名释义】 灵，指神灵；墟，指墟址。本穴位于心脏旁，因心藏神，灵与之同义，穴为神灵之墟址，故名。

【定位取穴】 在胸部，当第3肋间隙，前正中线旁开2寸。

【局部解剖】 在胸大肌中，有肋间外韧带及肋间内肌；有第三肋间动静脉；布有第三肋间神经前皮支，深层为第三肋间神经。

【功用功效】 疏肝宽胸，肃降肺气。

【穴位主治】 咳嗽，气喘，痰多，胸胁胀痛，呕吐，乳痈。

【配伍组合】

（1）配足三里、中脘、内关治呕吐、纳呆。

（2）配神门、神藏治失眠健忘。

【刺法灸法】 斜刺或平刺0.5～0.8寸；可灸。

【文献摘要】

《针灸甲乙经》卷九：胸胁支满，痛引胸不得息，闷乱烦懑不得饮食。

《针灸大成》卷六：主胸胁支满，痛引胸不得息，咳逆，呕吐，不嗜食。

（二十五）KI 25 神藏 Shén cáng

【穴名出处】 《针灸甲乙经》。

【穴名释义】 神，指神明。本穴位于心脏旁，因心藏神，故名。

【定位取穴】 在胸部，当第2肋间隙，前正中线旁开2寸。

【局部解剖】 在胸大肌中，有肋间外韧带及肋间内肌；有第二肋间动静脉；布有第二肋间神经前皮支，深层正当第二肋间神经。

【功用功效】 宽胸理气，止咳化痰。

【穴位主治】 咳嗽，气喘，胸痛，烦懑，呕吐，不嗜食。现多用于支气管炎，胸膜炎，肋间神经痛等。

【配伍组合】

（1）配天突、内关、太冲治梅核气。

（2）配心俞、玉堂治胸痹、噎嗝、冠心病、心肌梗死。

【刺法灸法】 斜刺或平刺0.5～0.8寸；可灸。

【文献摘要】

《针灸大成》卷六：主咳逆喘息不得食，胸胁支满，涎出多唾。

（二十六）KI 26 彧中 Yù zhōng

【穴名出处】 《针灸甲乙经》。

【穴位别名】 域中，或中。

【定位取穴】 在胸部，当第1肋间隙，前正中线旁开2寸。

【局部解剖】 在胸大肌中，有肋间外韧带及肋间内肌；有第一肋间动静脉；布有第一肋间神经前皮支，深层为第一肋间神经，皮下有锁骨上神经前支。

【功用功效】 宽胸顺气，止咳平喘。

【穴位主治】 咳嗽，气喘，痰壅，胸胁胀满，不嗜食。现多用于支气管炎，胸膜炎，肋间神经痛等。

【配伍组合】

(1) 配风门、肺俞治外邪袭肺。

(2) 配天突、间使、华盖治咽喉肿痛。

【刺法灸法】 斜刺或平刺0.5~0.8寸；可灸。

【文献摘要】

《针灸甲乙经》卷九：胸满咳逆，喘不得呕吐，烦懑不得饮食。

(二十七) KI 27 俞府 Shū fǔ

【穴名出处】 《针灸甲乙经》。

【穴位别名】 输府。

【穴名释义】 俞，指脉气输注处；府，指会也。足少阴肾经脉气从足至胸，汇聚于本穴，故名。

【定位取穴】 在胸部，当锁骨下缘，前正中线旁开2寸。

【局部解剖】 在胸大肌中；有胸内动静脉的前穿支；布有锁骨上神经前支。

【功用功效】 止咳平喘，和胃降逆。

【穴位主治】 咳嗽，气喘，胸痛，呕吐，不嗜食。现多用于气管炎，胸膜炎，肋间神经痛等。

【配伍组合】

(1) 配天突、肺俞、鱼际治咳嗽、咽痛。

(2) 配足三里、合谷治胃气上逆之呕吐、呃逆。

【刺法灸法】 斜刺或平刺0.5~0.8寸；可灸。

【文献摘要】

《针灸甲乙经》卷九：咳逆上气，喘不得息，呕吐，胸满不得饮食。

《针灸大成》卷六：主咳逆上气，呕吐，喘嗽，腹胀不得食饮，腹中痛久喘。

九、手厥阴心包经腧穴

本经一侧9穴（左右两侧共18穴）。其中8穴分布于上肢掌面的正中线上，1穴在前胸上部。首穴天池，末穴中冲，主治胸、心等循环系统病证、神经精神方面病证及本经脉所过部位之病证（图4-1-44）。

(一) PC 1 天池 Tiān chí

【穴名出处】 《灵枢·本输》。

【穴位别名】 天会。

【定位取穴】 在胸部，当第4肋间隙，乳头外1寸，前正中线旁开5寸。

【局部解剖】 在胸大肌外下部，胸小肌下部起端，深层为第四肋间内外肌；有胸腹壁静脉，胸外侧动静脉分支；布有胸前神经肌支及第四肋间神经。

【功用功效】 宽胸理气，通经活络。

【穴位主治】 胸闷，胁痛，腋下肿痛。现多用于心绞痛，腋窝淋巴腺炎，肋间神经痛，乳腺炎，乳汁分泌不足等。

【配伍组合】

(1) 配列缺、丰隆治咳嗽。

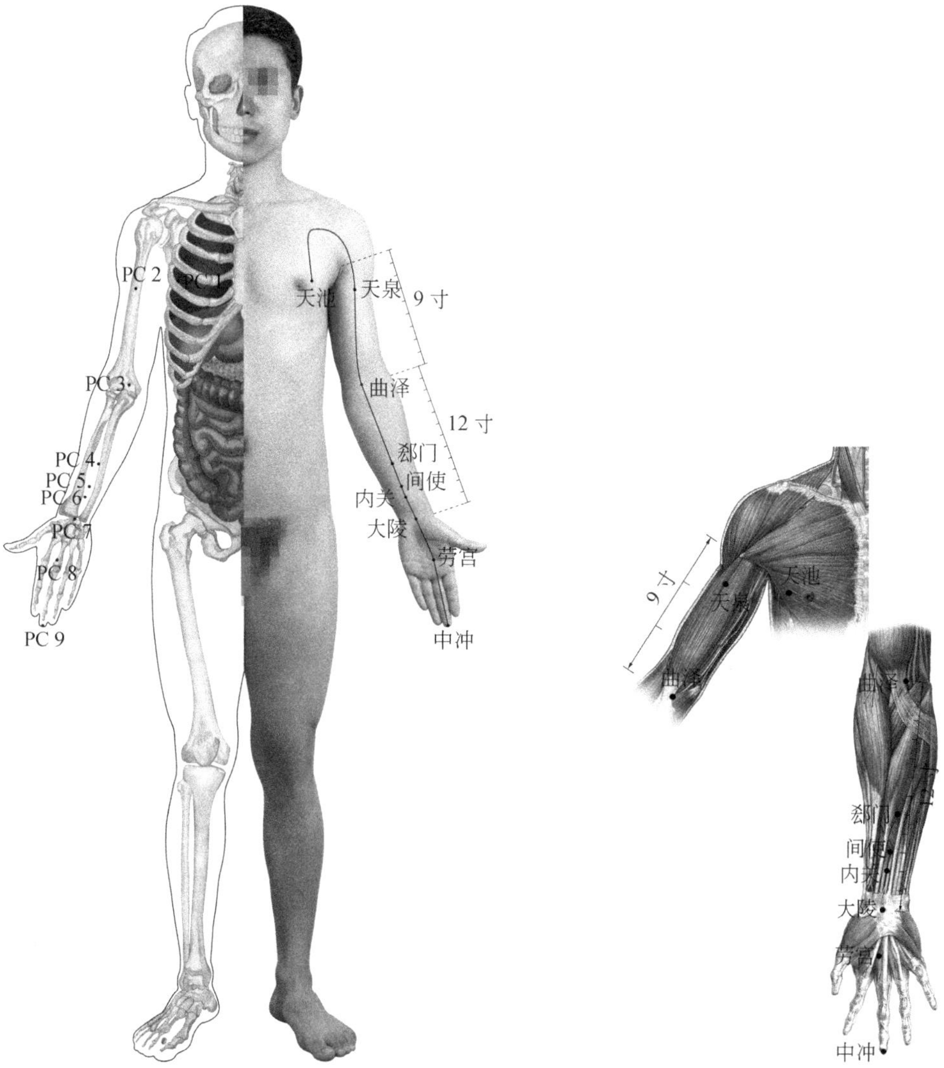

图 4-1-44　手厥阴心包经

（2）配内关治心痛；配支沟治胁肋痛。

【刺法灸法】　斜刺或平刺 0.5～0.8 寸；可灸。本穴正当胸腔，内容心、肺，不宜深刺。

【文献摘要】

《针灸甲乙经》卷八：寒热胸满，头痛，四肢不举，腋下肿，上气，胸中有声，喉中鸣。

《千金翼方》卷十八：颈漏。

《外台秘要》卷三十九：颈痛。

《针灸大成》卷七：热病汗不出，臂痛，寒热疟。

《针方六集》卷五：心中澹澹大动，烦心，心痛，喜笑不休，咳疟。

【附注】　手厥阴、足少阳之会穴。

（二）PC 2 天泉 Tiān quán

【穴名出处】　《针灸甲乙经》。

【穴位别名】 天温，天湿。

【定位取穴】 在臂内侧，当腋前纹头下2寸，肱二头肌的长短头之间。

【局部解剖】 在肱二头肌的长短头之间；有肱动静脉肌支；为臂内侧皮神经及肌皮神经分布处。

【功用功效】 宽胸理气，散瘀止痛。

【穴位主治】 心痛，胁胀，咳嗽，胸壁及上臂内侧痛。现多用于心动过速，支气管炎，肋间神经痛，膈肌痉挛等。

【配伍组合】

(1) 配内关、通里治心痛、心悸。

(2) 配肺俞、支沟治咳嗽、胸胁痛。

(3) 配侠白、曲池、外关治上肢痿、痹、瘫、痛。

【文献摘要】

《针灸甲乙经》卷八：石水。

《针灸甲乙经》卷十：足不收，痛不可以行。

《铜人腧穴针灸图经》卷五：心病，胸胁支满，咳逆，胸背胛间臂内廉痛。

《针灸大成》卷七：恶风寒，心病。

《针方六集》卷五：肘中挛急。

【刺法灸法】 直刺0.5～0.8寸；可灸。

(三) PC 3 曲泽 Qū zé

【穴名出处】 《灵枢·本输》。

【穴名释义】 曲，屈曲之意；泽，水之归聚处。本穴为合穴，为水之归聚处，位于微曲肘时，肘横纹中肱二头肌腱尺侧微凹如泽处，故名。

【定位取穴】 在肘横纹中，当肱二头肌腱的尺侧缘。

【局部解剖】 在肱二头肌腱的尺侧；当肱动静脉处；布有正中神经的本干。

【功用功效】 宁心清热，和中降逆。

【穴位主治】 心痛，心悸，热病，烦躁，胃痛，呕吐，肘臂痛，手臂震颤。现多用于风湿性心脏病，小儿舞蹈病，急性胃肠炎，支气管炎，中暑等。

【配伍组合】

(1) 配神门、鱼际治呕血；配内关、大陵治心胸痛。

(2) 配大陵、心俞、厥阴俞治心悸、心痛。

(3) 配少商、尺泽、曲池治疗肘臂挛急、肩臂痛。

(4) 配鱼际、神门，治疗呕血。

【刺法灸法】 直刺0.8～1寸，或者用三棱针刺血；可灸。

【文献摘要】

《备急千金要方》卷三十：咳喘，逆气呕涎，手青逆气。

《针灸大成》卷七：风疹，臂肘手腕不时动摇。

《针方六集》卷五：九种心痛及风冷，抽溺。

《类经图翼》卷七：臂肘动摇掣痛不可伸。

【临证体验】

(1) 曲泽、人中、合谷、委中，功能清心开窍、泻热祛暑，治疗中暑。

(2) 曲泽、阴陵泉、天枢、中脘，功能清热利湿、逐秽化浊，治疗热霍乱。

(3) 曲泽、少海、气海、血海，功能活血调气，治疗血瘀心悸。

【附注】 心包经合穴。

(四) PC 4 郄门 Xì mén

【穴名出处】 《针灸甲乙经》。

【穴位别名】 掌后。

【穴名释义】 郄，通隙；门，指门户。本穴位于掌后两筋相夹，分肉之间，状如门户，故名。

【定位取穴】 在前臂掌侧，当曲泽与大陵的连线上，腕横纹上5寸。

【局部解剖】 在桡侧腕屈肌腱与掌长肌腱之间，有指浅屈肌，深部为指深屈肌；有前臂正中动静脉，深部为前臂掌侧骨间动静脉；布有前臂内侧皮神经，其下为正中神经，深层有前臂掌侧骨间神经。

【功用功效】 清心理气，宽胸止咳，凉血止血。

【穴位主治】 心痛，心悸，衄血，呕血，咳血，胸痛，疔疮，痫证。现多用于心肌炎，风湿性心脏病，心绞痛，胸膜炎，精神病，膈肌痉挛等。刺灸法：直刺0.5～1寸。

【配伍组合】

(1) 配大陵止咯血。

(2) 配曲泽、大陵治心痛。

(3) 配梁丘、足三里、太冲治神经性呕吐。

(4) 配内关治急性缺血性心肌损伤。

【刺法灸法】 直刺0.5～1寸；可灸。

【文献摘要】

《针灸甲乙经》卷九：心痛，哕，呕血，惊恐畏人，神气不足。

《循经考穴编》：久疟，心胸疼痛，五心烦热。

《类经图翼》卷七：久痔。

【附注】 心包经郄穴。

(五) PC 5 间使 Jiān shǐ

【穴名出处】 《灵枢·本输》。

【穴位别名】 鬼营，鬼路。

【穴名释义】 间，指两筋之间；使，指臣使。穴属手厥阴心包经穴，居于两筋之间，经气由此传递，故名。

【定位取穴】 在前臂掌侧，当曲泽与大陵的连线上，腕横纹上3寸，掌长肌腱与桡侧腕屈肌腱之间。

【局部解剖】 在桡侧腕屈肌腱与掌长肌腱之间，有指浅屈肌，深部为指深屈肌；有前臂正中动静脉，深层为前臂掌侧骨间动静脉；布有前臂内侧皮神经，前臂外侧皮神经，其下为正中神经掌皮支，最深层为前臂掌侧骨间神经。

【功用功效】 宽胸解郁，宁心，和胃祛痰。

【穴位主治】 心痛，心悸，胃痛，呕吐，热病，烦躁，疟疾，癫狂，痫证，腋肿，肘臂挛痛。现多用于心肌炎，风湿性心脏病，荨麻疹，癔病，精神分裂症，胃炎，子宫内膜炎等。

【配伍组合】

(1) 配支沟治疟疾。

（2）配尺泽治反胃、呕吐、呃逆。

（3）配水沟、太冲治癔病。

（4）配腰奇治癫痫。

【刺法灸法】 直刺0.5～1寸；可灸。

【文献摘要】

《针灸甲乙经》卷七：热病烦心，善呕，胸中澹澹，善动而热。

《备急千金要方》卷三十：胸痹背相引，寒中少气，手痛。

【附注】 心包经经穴。

（六）PC 6 内关 Nèi guān

【穴名出处】 《灵枢·本输》。

【穴位别名】 阴维。

【穴名释义】 内，指内脏；关，指关隘，本穴为本经治疗内脏疾病的要穴，故名。

【定位取穴】 在前臂掌侧，当曲泽与大陵的连线上，腕横纹上2寸，掌长肌腱与桡侧腕屈肌腱之间（图4-1-45）。

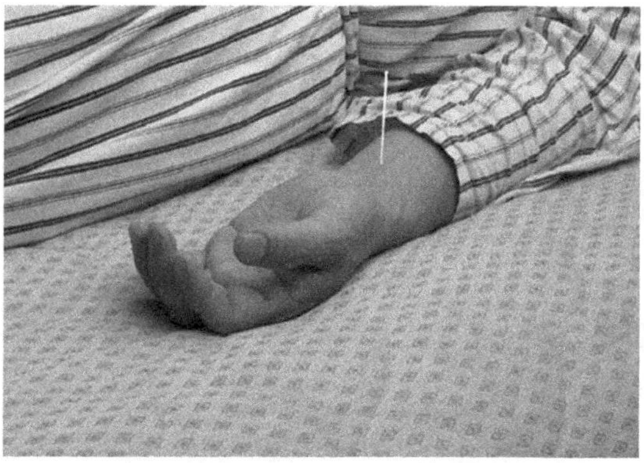

图4-1-45 内关穴

【局部解剖】 在桡侧腕屈肌腱与掌长肌腱之间，有指浅屈肌，深层为指深屈肌；有前臂正中动静脉，深层为前臂掌侧骨间动静脉；布有前臂内侧皮神经，下为正中神经掌皮支，最深层为前臂掌侧骨间神经。

【功用功效】 宁心安神，疏肝和胃，止痛。

【穴位主治】 心痛，心悸，胸痛，胃痛，呕吐，呃逆，失眠，癫狂，痫证，郁证，眩晕，中风，偏瘫，哮喘，偏头痛，热病，产后血晕，肘臂挛痛。现多用于风湿性心脏病，心肌炎，心绞痛，心动过速，心律不齐，胃炎，膈肌痉挛，急性胆囊炎，癔病，癫痫，甲状腺功能亢进，血管性头痛，血栓闭塞性脉管炎，疟疾等。

【配伍组合】

（1）配公孙治肚痛；配膈俞治胸懑支肿。

（2）配中脘、足三里治胃脘痛、呕吐、呃逆。

（3）配外关、曲池治上肢不遂、手震颤。

（4）配患侧悬厘治偏头痛；配建里除胸闷。

【刺法灸法】

（1）本穴为"醒脑开窍"针法组方主穴之一：在掌长肌腱于桡侧腕屈肌腱之间垂直进针，直刺0.5～1寸，采用捻转提插结合泻法，施手法1min。

（2）在掌长肌腱于桡侧腕屈肌腱之间垂直进针，直刺0.5～1寸，针感局部，用于治疗心律失常、心悸。

（3）在掌长肌腱于桡侧腕屈肌腱之间进针，针尖指向腕关节方向，针柄与皮肤呈30°，针深0.8～1.2寸，施捻转补泻法，用于治疗正中神经损伤、腕管综合征等局部疾患。

【文献摘要】

《备急千金要方》卷三十：手中风热。

《铜人腧穴针灸图经》卷五：目赤支满。

《针灸大成》卷五：中满心胸痞满，肠鸣泄泻脱肛，食难下膈酒来伤，积块坚横胁枪，妇女胁疼心痛，结胸里急难当，伤寒不解结胸膛，疟疾内关当。

《针方六集》卷五：心腹一切疼痛，细小悲苦，中指不用，宜吐不得吐。

【附注】 心包经络穴，八脉交会穴——通阴维脉。

（七）PC 7 大陵 Dà líng

【穴名出处】 《灵枢·本输》。

【穴位别名】 心主，鬼心。

【穴名释义】 陵，指丘陵。穴处两筋之间凹陷处，当腕骨隆起处后方，喻骨隆起如大丘陵之状，故名。

【定位取穴】 在腕掌横纹的中点处，当掌长肌腱与桡侧腕屈肌腱之间（图 4-1-46）。

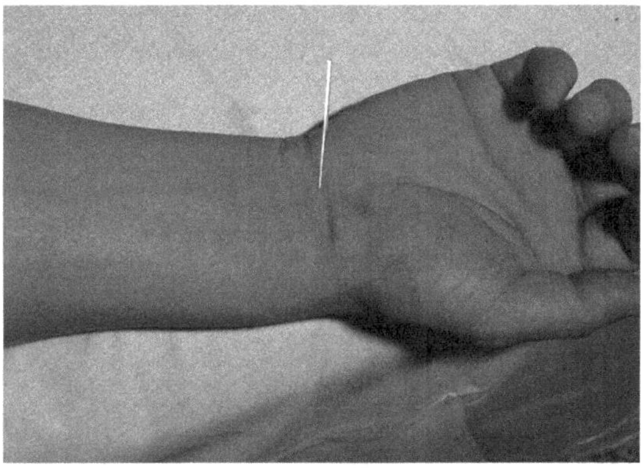

图 4-1-46 大陵穴

【局部解剖】 在掌长肌腱与桡侧腕屈肌腱之间，有拇长屈肌和指深屈肌腱；有腕掌侧动静脉网；布有前臂内侧皮神经、正中神经掌皮支，深层为正中神经本干。

【功用功效】 宁心安神，宽胸和胃。

【穴位主治】 心痛，心悸，胃痛，呕吐，癫狂，痫症，胸闷，胁痛，惊悸，失眠，烦躁，口臭。现多用于心动过速，胃炎，扁桃腺炎，精神分裂症，腕关节及周围软组织疾患等。

【配伍组合】

（1）配劳宫治心绞痛、失眠。

（2）配外关、支沟治腹痛、便秘。

（3）配水沟、间使、心俞、丰隆治癫、狂、痫、惊悸。

【刺法灸法】 直刺 0.3 ~ 0.5 寸；可灸。

【临证体验】

（1）大陵、丰隆、太冲，针用泻法，功能疏肝理气、化痰醒志，治疗肝郁痰结之癫证。

（2）大陵、丰隆、内庭，针用泻法，功能清热化痰、和胃降浊，治疗痰活上扰心悸。

（3）大陵、外关、支沟、合谷，针用泻法，功能清热通腑，治疗肠胃积热之口臭、便秘。

【附注】 心包经输穴、原穴。

（八）PC 8 劳宫 Láo gōng

【穴名出处】 《灵枢·本输》。

【穴位别名】 五里，掌中，鬼窟，鬼路。

【定位取穴】 在手掌心，当第 2、3 掌骨之间偏于第 3 掌骨，握拳屈指的中指尖处。

【局部解剖】 在第二三掌骨间，下为掌腱膜，第二蚓状肌及指浅肌腱、深屈肌腱，深层为拇指内收肌横头的起端，有骨间肌；有指掌侧总动脉；布有正中神经的第二指掌侧总神经。

【功用功效】 清心泻热，消肿止痒。

【穴位主治】 心痛，癫狂，痫症，口疮，口臭，鹅掌风，呕吐，反胃。现多用于心绞痛，口腔炎，小儿惊厥，癔病，精神分裂症，手掌多汗症，手指麻木，高血压等。

【配伍组合】

（1）配后溪治三消、黄疸。

（2）配涌泉治五般痫。

【刺法灸法】 直刺0.3~0.5寸；可灸。

【文献摘要】

《备急千金要方》卷三十：大人小儿口中肿，腥臭，热痔。

《千金翼方》卷二十六：心中懊侬，痛。

《针灸大成》卷七：中风，善怒，悲笑不休，手痹，口疮，黄疸目黄，小儿龈烂。

【附注】 心包经荥穴。

（九）PC 9 中冲 Zhōng chōng

【穴名出处】 《灵枢·本输》。

【穴位别名】 手心主。

【穴名释义】 心脉从中指直冲而出，穴处中指尖端中央，故名。

【定位取穴】 在手中指末节尖端中央。

【局部解剖】 有指掌侧固有动静脉所形成的动静脉网；为正中神经之指掌侧固有神经分布处。

【功用功效】 开窍清心泻热。

【穴位主治】 中风昏迷，舌强不语，中暑，昏厥，小儿惊风，热病，舌下肿痛。

【配伍组合】

（1）配内关、水沟治小儿惊风、中暑、中风昏迷等。

（2）配金津、玉液、廉泉治舌强不语、舌本肿痛。

（3）配商阳治耳聋时不闻音。

【刺法灸法】 浅刺0.1寸；或用三棱针点刺出血。

【文献摘要】

《太平圣惠方》卷一百：小儿夜啼。

《循经考穴编》：中风，中暑，中气等证，不省人事，九种心痛。

《类经图翼》卷七：头痛如破。

【附注】 心包经井穴。

十、手少阳三焦经腧穴

本经一侧23穴（左右两侧共46穴），其中13穴分布于上肢背面的正中线上，10穴在颈、侧头部。首穴关冲，末穴丝竹空。主治胸、心、肺、咽喉病证，某些热性病证和本经所经过部位之病证（图4-1-47）。

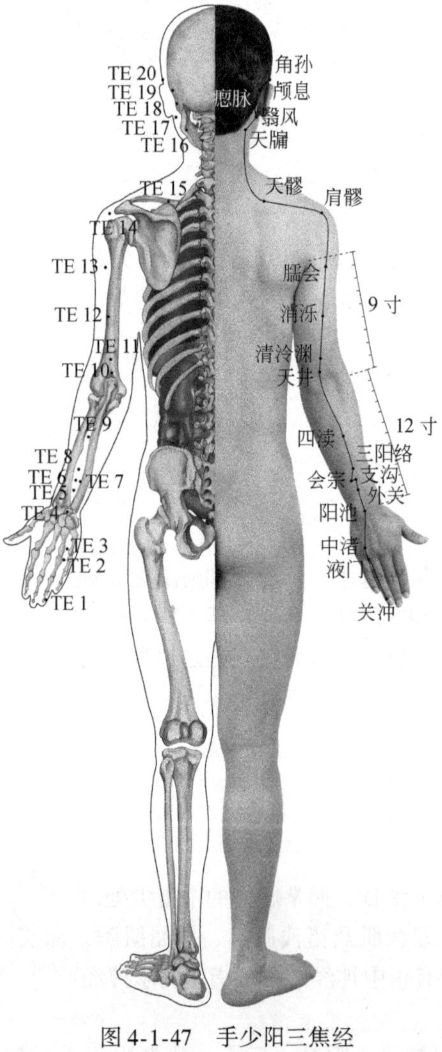

图4-1-47 手少阳三焦经

（一）SJ 1 关冲 Guān chōng

【穴名出处】　《针灸甲乙经》。

【穴名释义】　关，指关口，出入之要道；冲，含动、通之意。本穴为手少阳三焦经的井穴，经气由此而出，同时在少冲、中冲之间，故名。

【定位取穴】　在手环指末节尺侧，距指甲角0.1寸。

【局部解剖】　有指掌固有动静脉形成的动静脉网；布有来自尺神经的指掌侧固有神经。

【穴位主治】　头痛，目赤，咽喉肿痛，舌强，热病，心烦。现多用于喉炎，眼结膜炎，扁桃体炎，流行性腮腺炎等。

【配伍组合】　配内关、人中治中暑、昏厥。

【刺法灸法】　浅刺0.1寸，或用三棱针点刺出血；可灸。

【文献摘要】

《针灸甲乙经》卷七：热病汗不出。

《针灸大成》卷七：头痛，霍乱，胸中气噎，不嗜食，臂肘痛不可举，目生翳膜，视物不明。

【附注】　三焦经井穴。

（二）SJ 2 液门 Yè mén

【穴名出处】　《针灸甲乙经》。

【穴位别名】　掖门。

【穴名释义】　液，指水液；门，为出入之处。本穴为手少阳三焦经荥穴，属水。三焦乃决渎之官，主水液之出入，故名。

【定位取穴】　在手背部，当第4、5指间，指蹼缘后方赤白肉际处。

【局部解剖】　有来自尺动脉的指背动脉；布有来自尺神经的手背支。

【穴位主治】　头痛，目赤，暴聋，咽喉肿痛，疟疾，手臂痛。现多用于咽喉炎，前臂肌痉挛，齿龈炎，角膜白斑等。

【配伍组合】　配鱼际治喉痛。

【刺法灸法】　直刺0.3~0.5寸；可灸。

【文献摘要】

《针灸甲乙经》卷八：疟，项痛，因乎暴逆，风寒热。

《针灸甲乙经》卷九：胆眩，寒厥，手臂痛，善惊，妄言，面赤，泣出。

《针灸甲乙经》卷十一：狂疾。

《医宗金鉴》卷八十三：咽喉红肿，手臂红肿，不得眠。

【附注】　三焦经荥穴。

（三）SJ 3 中渚 Zhōng zhǔ

【穴名出处】　《灵枢·本输》。

【穴名释义】　中，中间之意；渚，指水中小州。本穴为手少阳三焦经之输穴，脉气至此输注流连，其势较缓，如江中逢州，故名。

【定位取穴】　在手背部，当环指本节（掌指关节）的后方，第4、5掌骨间凹陷处。

【局部解剖】　有第4骨间肌；皮下有手背静脉网及第4掌背动脉；布有来自尺神经的手背支。

【穴位主治】　头痛，目眩，目赤，目痛，耳聋，耳鸣，喉痹，肩背肘臂酸痛，手指不能屈伸，脊膂痛，热病。现多用于肘腕关节炎，神经性耳聋，肋间神经痛等。

【配伍组合】

（1）配角孙治耳鸣耳聋。

（2）配太白治大便难。

（3）配支沟、内庭治嗌痛。

【文献摘要】

《针灸甲乙经》卷七：疟，发有四时，面上赤。

《针灸甲乙经》卷十一：狂，互引头痛，耳鸣，目痛。

《针灸甲乙经》卷十二：耳聋，喉痹。

《外台密要》卷三十九：热病，汗不出。

《针灸大成》卷七：目生翳膜，久疟，咽肿。

《肘后歌》：身背诸疾。

《席弘赋》：久患伤寒肩背痛。

【刺法灸法】 直刺0.3～0.5寸；可灸。

【附注】 三焦经输穴。

（四）SJ 4 阳池 Yáng chí

【穴名出处】 《灵枢·本输》。

【穴位别名】 别阳。

【穴名释义】 手背、腕部为阳；池，凹陷处。本穴位于手背腕部筋骨凹陷中，故名。

【定位取穴】 在腕背横纹中，当指总伸肌腱的尺侧缘凹陷处。

【局部解剖】 皮下有手背静脉网，第四掌背动脉；布有尺神经手背支及前臂背侧皮神经末支。

【穴位主治】 腕痛，肩臂痛，耳聋，疟疾，消渴，口干，喉痹。现多用于腕关节炎，风湿热，糖尿病等。

【配伍组合】 配合谷、尺泽、曲池、中渚治手臂拘挛。

【刺法灸法】 直刺0.3～0.5寸；可灸。

【文献摘要】

《针灸甲乙经》卷十：肩痛不能自举，汗不出，颈痛。

《铜人腧穴针灸图经》卷五：或因折伤，手腕提物不得。

《针灸大成》卷七：消渴，口干，烦闷。

【附注】 三焦经原穴。

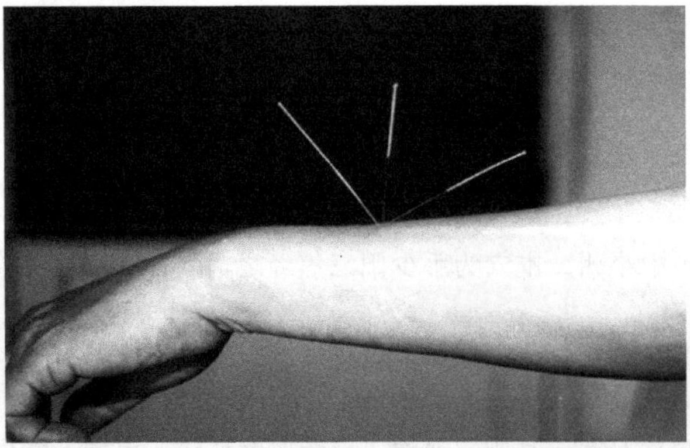

图4-1-48 外关穴

（五）SJ 5 外关 Wài guān

【穴名出处】 《灵枢·经脉》。

【穴名释义】 外，指体表；关，指关隘、要冲。本穴为手少阳三焦经之别络，与阳维脉相同，且别走心主厥阴，穴位在外，与内关相对，故名。

【定位取穴】 在前臂背侧，当阳池与肘尖的连线上，腕背横纹上2寸，尺骨与桡骨之间（图4-1-48）。

【局部解剖】 在桡骨与尺骨之间，

指总伸肌与拇长伸肌之间，屈肘俯掌时则在指总伸肌的桡侧；深层有前臂骨间背侧动脉和掌侧动静脉；布有前臂背侧皮神经，深层有前臂骨间背侧及掌侧神经。

【穴位主治】 热病，头痛，颊痛，耳聋，耳鸣，目赤肿痛，胁痛，肩背痛，肘臂屈伸不利，手指疼痛，手颤。现多用于高血压，偏头痛，偏瘫，小儿麻痹后遗症等。

【配伍组合】

（1）配足临泣治颈项强痛、肩背痛。

（2）配大椎、曲池治外感热病。

（3）配阳陵泉治胁痛。

【刺法灸法】

（1）患者取仰卧位或端坐位，暴露前臂，直刺0.5～1寸，施捻转泻法，用于治疗前臂运动功能障碍。

（2）患者取仰卧位或端坐位，暴露前臂，针身与皮肤呈45°向腕关节方向斜刺进针，针深1～1.5寸，施提插捻转泻法，用于治疗桡神经炎、手指疼痛、腕关节疼痛诸症。

（3）患者取仰卧位或端坐位，暴露前臂，毫针与皮肤呈30°～45°向肘关节方向斜刺进针，针深2寸以上，施提插泻法，用于治疗手少阳三焦经经脉走行部位上的一些疾病，如落枕、偏头痛、耳聋、耳鸣等。

【文献摘要】

《针灸甲乙经》卷十二：聋无所闻。

《铜人腧穴针灸图经》卷五：肘臂不得屈伸，手五指尽痛不能握物。

《杂病穴法歌》：一切风寒暑湿邪，头痛发热。

《拦江赋》：伤寒在表并头痛。

【附注】 三焦经络穴，八脉交会穴——通阳维脉。

（六）SJ 6 支沟 Zhī gōu

【穴名出处】 《灵枢·本输》。

【穴位别名】 飞虎。

【定位取穴】 在前臂背侧，当阳池与肘尖的连线上，腕背横纹上3寸，尺骨与桡骨之间。

【局部解剖】 在桡骨与尺骨之间，指总伸肌与拇长伸肌之间，屈肘俯掌时则在指总伸肌的桡侧，深层有前臂骨间背侧和掌侧动静脉；布有前臂背侧皮神经，深层有前臂骨间背侧及掌侧神经。

【穴位主治】 耳鸣，耳聋，胁肋痛，呕吐，便秘，热病，肩背重，暴喑。现多用于肋间神经痛，习惯性便秘，舌骨肌麻痹，产后血晕等。

【配伍组合】

（1）配天枢治大便秘结。

（2）配双侧支沟治急性腰扭伤、胁痛。

【刺法灸法】 直刺0.5～1寸；可灸。

【文献摘要】

《针灸甲乙经》卷九：咳，面赤热。

《针灸甲乙经》卷十二：暴喑不能言。

《肘后歌》：两足两胁满难伸。

《杂病穴法歌》：大便虚闭。

【附注】 三焦经经穴。

（七）SJ 7 会宗 Huì zōng

【穴名出处】 《灵枢·本输》。

【穴名释义】 会，聚合之意；宗，本也，含结之意。本穴为手少阳三焦经之郄穴，位居支沟、三阳络之间斜外方，三焦经气由支沟汇聚此处，故名。

【定位取穴】 在前臂背侧，当腕背横纹上3寸，支沟尺侧，尺骨的桡侧缘。

【局部解剖】 尺骨桡侧缘，在小指固有伸肌和尺侧腕伸肌之间；有前臂骨间背侧动静脉；布有前臂背侧皮神经，深层有前臂骨间背侧神经和骨间掌侧神经。

【穴位主治】 耳聋，痫证，上肢肌肤痛。

【配伍组合】 配听会、耳门治疗耳聋；配大包治上肢肌肉疼痛，软组织挫伤。

【刺法灸法】 直刺0.5~1寸；可灸。

【文献摘要】

《针灸甲乙经》卷十二：聋。

《外台密要》卷三十九：肌肉痛，耳聋。

《铜人腧穴针灸图经》卷五：肌肤痛，风痫。

《针灸大成》卷七：五痫。

【附注】 三焦经郄穴。

（八）SJ 8 三阳络 Sān yángluò

【穴名出处】 《针灸甲乙经》。

【穴位别名】 通间，通门，过门。

【穴名释义】 阳，指阳经；络，指联络。本穴属于手少阳三焦经，由于经气在太阳、阳明之间通行，且穴交络于手三阳脉，故名。

【定位取穴】 在前臂背侧，腕背横纹上4寸，尺骨与桡骨之间。

【局部解剖】 在指总伸肌与拇长展肌起端之间；有前臂骨间背侧动静脉；布有前臂背侧皮神经，深层为前臂骨间背侧神经。

【穴位主治】 暴喑，耳聋，手臂痛，龋齿痛。现多用于肘关节炎等。

【配伍组合】 配曲池、合谷、肩井治中风后遗症上肢不遂。

【刺法灸法】 直刺0.5~1寸；可灸。

【文献摘要】

《针灸甲乙经》卷十：嗜卧，身体不能动摇，大温。

《针灸甲乙经》卷十一：内伤不足。

《铜人腧穴针灸图经》卷五：耳卒聋，龋齿，暴喑不能言。

（九）SJ 9 四渎 Sì dú

【穴名出处】 《针灸甲乙经》。

【定位取穴】 在前臂背侧，当阳池与肘尖的连线上，肘尖下5寸，尺骨与桡骨之间。

【局部解剖】 在指总伸肌和尺侧腕伸肌之间；深层有前臂骨间背侧动静脉；布有前臂背侧皮神经，深层有前臂骨间背侧神经。

【穴位主治】 暴喑，暴聋，齿痛，呼吸气短，咽阻如梗，前臂痛。现多用于偏头痛，上肢瘫痪，咽炎等。

【配伍组合】

（1）配三阳络、消泺、肩髎、天髎、肩外俞治肩臂痛。

（2）配三阳络、阳溪治手指伸展不利，上肢不遂。

【刺法灸法】 直刺0.5～1寸；可灸。

【文献摘要】

《针灸甲乙经》卷十二：气聋，齿痛。

《备急千金要方》卷三十：暴聋，呼吸气短，咽中如息肉状。

（十）SJ 10 天井 Tiān jǐng

【穴名出处】 《灵枢·本输》。

【穴名释义】 上部为天，凹陷为井。本穴为手少阳经之合穴，穴在上臂两筋间隙之中，居天位，其处凹陷入井，故名。

【定位取穴】 在臂外侧，屈肘时，当肘尖直上1寸凹陷处。

【局部解剖】 在肱骨下端后面鹰嘴窝中，有肱三头肌腱；肘关节动静脉网；布有臂背侧皮神经和桡神经肌支。

【穴位主治】 偏头痛，胁肋、颈项、肩臂痛，耳聋，瘰疬，瘿气，癫痫。现多用于肘关节及周围软组织疾患，荨麻疹，忧郁症，颈淋巴结核等。

【配伍组合】

（1）配率谷治偏头痛。

（2）配天突治瘿气。

（3）配臂臑治瘰疬、瘾疹。

（4）配巨阙、心俞治精神恍惚。

【刺法灸法】 直刺0.5～1寸；可灸。

【文献摘要】

《针灸甲乙经》卷七：疟，食少发，心痛，悲伤不乐。

《针灸甲乙经》卷九：胸痹心痛，肩肉麻木。

《针灸甲乙经》卷十一：癫狂，吐舌，羊鸣戾颈。

《备急千金要方》卷三十：肩肉麻木。

《医宗金鉴》卷八十三：瘰疬，瘾疹。

（十一）SJ 11 清冷渊 Qīng lěngyuān

【穴名出处】 《针灸甲乙经》。

【穴位别名】 清冷泉。

【定位取穴】 在臂外侧，屈肘时，当肘尖直上2寸，即天井上1寸。

【局部解剖】 在肱三头肌下部；有中侧副动静脉末支；布有臂背侧皮神经及桡神经肌支。

【穴位主治】 头痛，目黄，肩臂痛不能举。

【配伍组合】 配肩髎、天髎、臑俞、养老、合谷治上肢痿、痹、瘫、痛。

【刺法灸法】 直刺0.5～1寸；可灸。

【文献摘要】

《针灸甲乙经》卷十：膝理气。

《备急千金要方》卷三十：肘节痹，臂酸重，腋急痛，肘难屈伸。

（十二）SJ 12 消泺 Xiāo luò

【穴名出处】 《针灸甲乙经》。

【定位取穴】 在臂外侧，当清冷渊与臑会连线中点处。

【局部解剖】 在肱三头肌肌腹的中间；有中侧副动静脉；布有臂背侧皮神经及桡神经。

【穴位主治】 头痛，颈项强痛，臂痛，齿痛，癫疾。

【配伍组合】 配肩髎、肩髃、臑会、清冷渊治肩臂痛、上肢不遂、肩周炎。

【刺法灸法】 直刺0.8～1寸；可灸。

【文献摘要】

《外台密要》卷三十九：气瘤，臂痛。

《针灸大成》卷七：寒热，肩肿引胛中痛。

（十三）SJ 13 臑会 Nào huì

【穴名出处】 《针灸甲乙经》。

【定位取穴】 在臂外侧，当肘尖与肩髎的连线上，肩髎下3寸，三角肌的后下缘。

【局部解剖】 在肱三头肌长头与外侧头之间；有中侧副动静脉；布有臂背侧皮神经，桡神经肌支，深层为桡神经。

【穴位主治】 肩臂痛，瘿气，瘰疬，目疾，肩胛肿痛。现多用于颈淋巴结炎，甲状腺肿等。

【配伍组合】

（1）配肩俞、肩贞治肩周炎。

（2）配肘髎、外关治肘臂挛痛。

【刺法灸法】 直刺0.5～1寸；可灸。

（十四）SJ 14 肩髎 Jiān liáo

【穴名出处】 《针灸甲乙经》。

【穴名释义】 肩，指肩部；髎，指骨旁空隙。本穴位于肩平举，肩端肩关节出现前后两个凹陷，后一个凹陷处即是，故名。

【定位取穴】 在肩部，肩髃后方，当臂外展时，于肩峰后下方呈现凹陷处。

【局部解剖】 在三角肌中；有旋肱后动脉；布有腋神经的肌支。

【穴位主治】 臂痛，肩重不能举。现多用于肩关节周围炎，肋间神经痛等。

【配伍组合】

（1）配天宗、曲垣治疗肩背疼痛。

（2）配肩井、天池、养老治上肢不遂、肩周炎。

【刺法灸法】 直刺0.5～1寸；可灸。

【文献摘要】

《针灸甲乙经》卷十：肩重不举，臂痛。

《铜人腧穴针灸图经》卷四：肩重，不可举臂肘。

（十五）SJ 15 天髎 Tiān liáo

【穴名出处】 《针灸甲乙经》。

【穴名释义】 天，指上部；髎，指骨旁空隙之处。本穴位于肩胛岗上凹陷处，故名。

【定位取穴】 在肩胛部，肩井与曲垣的中间，当肩胛骨上角处。

【局部解剖】 有斜方肌、冈上肌；有颈横动脉降支，深层为肩胛上动脉肌支；布有第一胸神经后支、外侧皮支，副神经，深层为肩胛上神经肌支。

【穴位主治】 肩臂痛，颈项强痛，胸中烦懑。现多用于冈上腱炎等。

【配伍组合】 配秉风、天宗、清冷渊、臑会治颈肩综合征、上肢不遂。

【刺法灸法】 直刺0.5~0.8寸；可灸。

【文献摘要】

《针灸甲乙经》卷八：身热汗不出，胸中烦闷。

《铜人腧穴针灸图经》卷四：肩肘痛引项急。

《针灸大成》卷七：胸中烦懑，肩臂酸痛。

（十六）SJ 16 天牖 Tiān yǒu

【穴名出处】 《灵枢·本输》。

【穴名释义】 天，指上，头言；牖，指窗户。本穴位于上部，主治头窍诸疾，而头窍犹如上部之窗户，故名。

【定位取穴】 在颈侧部，当乳突的后下方，平下颌角，胸锁乳突肌的后缘（图4-1-49）。

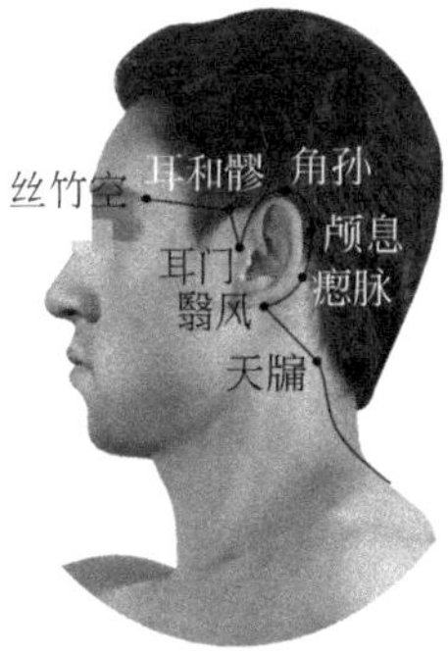

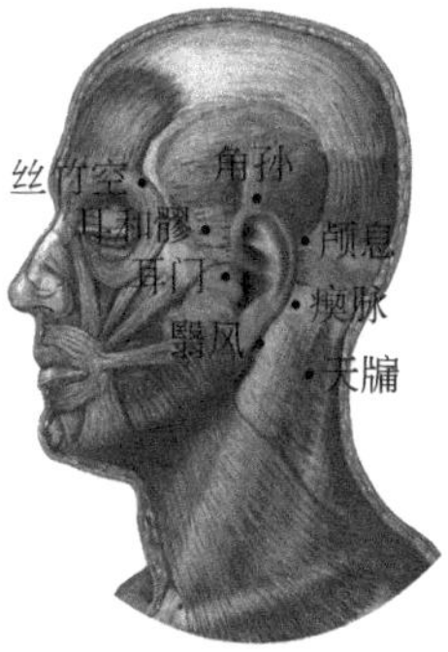

图4-1-49 天牖穴

【局部解剖】 在胸锁乳突肌后缘；有枕动脉的肌支，耳后动静脉及颈后浅静脉；布有枕小神经本干，深层为副神经、颈神经。

【穴位主治】 头晕，头痛，面肿，目昏，暴聋，项强。

【配伍组合】 配外关、率谷，治偏头痛、耳鸣、耳聋、腮腺炎。

【刺法灸法】 直刺0.8~1寸；可灸。

【文献摘要】

《备急千金要方》卷三十：乳肿。

《铜人腧穴针灸图经》卷四：头面风肿，项强不得回顾。

《针灸大成》卷七：夜梦颠倒，面青黄无颜色，目中痛。

（十七）SJ 17 翳风 Yī fēng

【穴名出处】 《针灸甲乙经》。

【穴位别名】 耳后、陷中。

【穴名释义】 翳，古训为蔽，引申为耳壳，本穴位于耳后凹陷中，善于治疗风邪，故名。

【定位取穴】 在耳垂后方，当乳突与下颌角之间的凹陷处（图4-1-50）。

【局部解剖】 有耳后动静脉，颈外浅静脉；布有耳大神经，深部为面神经干从颅骨穿出处。

【穴位主治】 耳鸣，耳聋，口眼歪斜，齿痛，颊肿，瘰疬，牙关不利。现多用于聋哑，腮

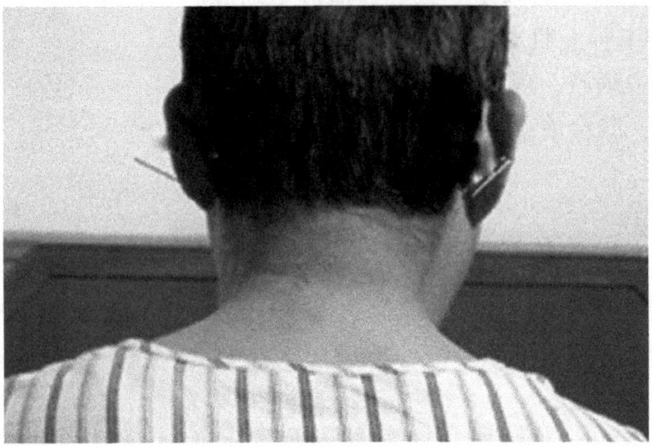

图4-1-50　翳风穴

腺炎，下颌关节炎，面神经麻痹，中耳炎等。

【配伍组合】　配地仓、承浆、水沟、合谷治口噤不开。

【刺法灸法】

（1）患者取仰卧位、侧卧位或端坐位，针身与穴位皮肤呈45°向耳垂方向针刺，进针约1.2寸，施捻转泻法，用于治疗周围性面瘫。

（2）患者取仰卧位、侧卧位或端坐位，直刺0.8～1寸，用于治疗神经性耳聋、耳鸣等。

（3）针向结喉，进针2～2.5寸采用小幅度高频率捻转补法，每穴施手法1min，治疗各种原因引起的吞咽困难。

【文献摘要】

《针灸甲乙经》卷七：不能言。

《针灸甲乙经》卷十二：口僻不正，失欠，口不开。

《针灸大成》卷七：口吃，牙车急，小儿喜欠。

《玉龙歌》：耳聋气闭，项上生瘰疬。

（十八）SJ 18 瘈脉 Chì mài

【穴名出处】　《针灸甲乙经》。

【穴位别名】　资脉，索脉。

【定位取穴】　在头部，耳后乳突中央，当角孙与翳风之间，沿耳轮连线的中、下1/3的交点处。

【局部解剖】　在耳后肌上；有耳后动静脉；布有耳大神经耳后支。

【穴位主治】　头痛，耳聋，耳鸣，小儿惊痫，呕吐，泄痢。

【配伍组合】　配翳风、耳门、听宫、听会、百会治耳硬化症，提高听力。

【刺法灸法】　平刺0.3～0.5寸，或点刺出血；可灸。

【文献摘要】

《针灸甲乙经》卷十二：小儿癫痫，呕吐泄注，惊恐，失精。

《铜人腧穴针灸图经》卷三：头风耳鸣，泄利无时。

（十九）SJ 19 颅息 Lú xī

【穴名出处】　《针灸甲乙经》。

【穴位别名】　颅囟。

【穴名释义】　颅，指头也；息，指喘息。本穴位于耳后头颅处，主治头痛、喘息，故名。

【定位取穴】　在头部，当角孙与翳风之间，沿耳轮连线的上、中1/3的交点处。

【局部解剖】　有耳后动静脉；布有耳大神经和枕大神经的吻合支。

【穴位主治】　头痛、耳鸣、耳痛、小儿惊痫、呕吐涎沫。现多用于中耳炎，甲状腺肿等。

【配伍组合】

（1）配太冲治小儿惊痫、呕吐涎沫、瘈疭。

（2）配天冲、脑空、风池、太阳治偏头痛、头风病。

【刺法灸法】　平刺 0.2～0.5 寸；可灸。

【文献摘要】

《针灸甲乙经》卷七：身热痛，胸胁痛不可反侧。

《针灸甲乙经》卷十二：小儿痫喘不得息。

（二十）SJ 20 角孙 Jiǎo sūn

【穴名出处】　《灵枢·寒热病》。

【穴名释义】　角，指边侧，即耳上角；孙，指支别之络，即小络。本穴位于耳上角，在手少阳经支脉别行之小络脉处，故名。

【定位取穴】　在头部，折耳郭向前，当耳尖直上入发际处。

【局部解剖】　有耳上肌；颞浅动静脉耳前支；布有耳颞神经分支。

【穴位主治】　耳部肿痛，目赤肿痛，目翳，齿痛，唇燥，项强，头痛。现多用于腮腺炎，角膜白斑，视神经炎等。

【配伍组合】　率谷透角孙配足临泣治眩晕。

【刺法灸法】　平刺 0.3～0.5 寸；可灸。

【文献摘要】

《针灸甲乙经》卷十二：齿痛不可嚼。

《铜人腧穴针灸图经》卷三：目生肤翳。

《针灸大成》卷七：齿肿，唇吻强，头项强。

（二十一）SJ 21 耳门 Ěr mén

【穴名出处】　《针灸甲乙经》。

【穴名释义】　耳，五官之一，为肾之窍；门，气机出入之门户。本穴位于耳壳之前，主治耳聋、耳鸣等耳部疾患，故名。

【定位取穴】　在面部，当耳屏上切迹的前方，下颌骨髁状突后缘，张口有凹陷处。

【局部解剖】　有颞浅动静脉耳前支；布有耳颞神经，面神经分支。

【穴位主治】　耳聋，耳鸣，聤耳，齿痛，颈颔痛，唇吻强。现多用于中耳炎，下颌关节炎，口周肌肉痉挛等。

【配伍组合】

（1）配丝竹空治牙痛。

（2）配兑端治上齿龋。

【刺法灸法】　直刺 0.5～1 寸；可灸。

【文献摘要】

《针灸甲乙经》卷十二：耳聋鸣，头颔痛。

《外台密要》：卷三十九：卒中风口歪。

《针灸大成》卷七：唇吻强。

（二十二）SJ 22 耳和髎 Ěr héliáo

【穴名出处】　《针灸甲乙经》。

【穴位别名】　锐发下。

【定位取穴】　在头侧部，当鬓发后缘，平耳郭根之前方，颞浅动脉的后缘。

【局部解剖】　有颞肌和颞浅动静脉；布有耳颞神经分支，面神经颞支。

【穴位主治】 头重痛，耳鸣，牙关拘急，颔肿，鼻准肿痛，口渴。现多用于外耳道炎，面神经麻痹，面肌痉挛等。

【配伍组合】 配养老、完骨治耳聋。

【刺法灸法】 斜刺 0.3 ~0.9 寸；可灸。

【附注】 手少阳、足少阳、手太阳的交会穴。

【文献摘要】

《针灸甲乙经》卷十二：头重颔痛，引耳中农农嘈嘈。

《类经图翼》卷七：头痛耳鸣。

（二十三）SJ 23 丝竹空 Sī zúkōng

【穴名出处】 《针灸甲乙经》。

【穴位别名】 巨髎，眉后，目髎。

【定位取穴】 丝，指细小；竹，指竹叶；空，指凹陷、小窍。本穴位近眉毛稍凹陷处，该处纤细眉毛状若丝状成竹叶，故名。

【定位取穴】 在面部，当眉梢凹陷处。

【局部解剖】 有眼轮匝肌；颞浅动静脉额支；布有面神经颧眶支及耳颞神经分支。

【穴位主治】 头痛，目眩，目赤痛，眼睑跳动，齿痛，癫痫。现多用于眼结膜炎，电光性眼炎，视神经萎缩，面神经麻痹，偏头痛等。

【配伍组合】 配丝竹空治疗牙痛。

【刺法灸法】 平刺 0.5 ~1 寸；不宜灸。

【文献摘要】

《针灸甲乙经》卷七：反目，憎风。

《针灸甲乙经》卷十：眩，头痛。

《针灸甲乙经》卷十二：小儿脐风，目上插。

《备急千金要方》卷三十：风痫，癫疾，涎沫，狂，烦懑。

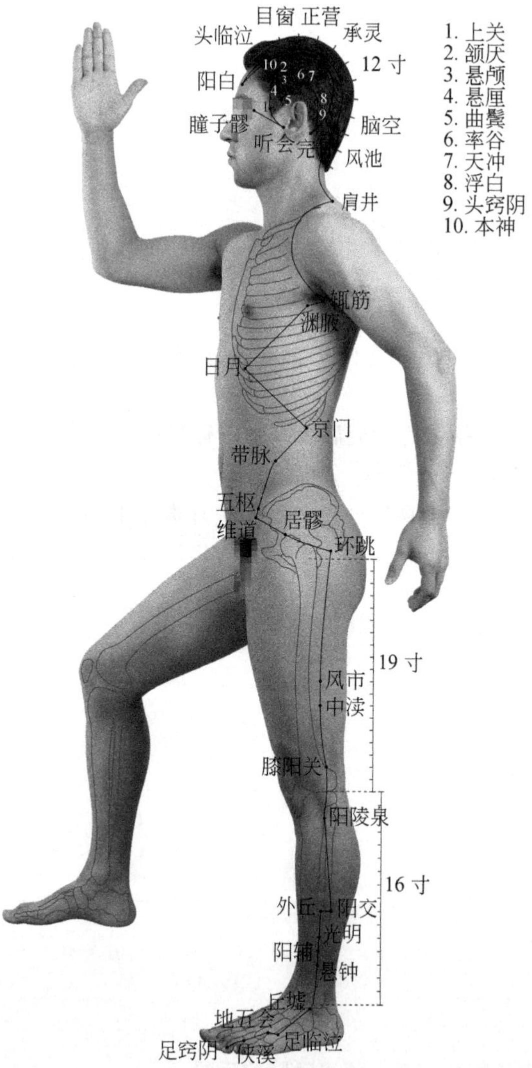

图 4-1-51　足少阳胆经

十一、足少阳胆经腧穴

本经一侧 44 穴（左右两侧共 88 穴），其中 15 穴分布于下肢的外侧面，29 穴在臀、侧胸、侧头等部。首穴瞳子髎，末穴足窍阴。主治胸胁、肝胆病证、热性病、神经系统病证和头侧部、眼、耳、咽喉病证，以及本经脉所经过部位之病证（图 4-1-51）。

（一）GB 1 瞳子髎 Tóng zǐliáo

【穴名出处】 《针灸甲乙经》。

【穴位别名】 目外眦，目瞳子，后曲，太

阳，前关，前间。

【穴名释义】 髎，指骨旁空隙。本穴位于瞳子外方，眶外凹陷中，故名。

【定位取穴】 在面部，目外眦旁，当眶外侧缘处（图4-1-52）。

【局部解剖】 有眼轮匝肌，深层为颞肌；当颧眶动静脉分布处；布有颧面神经和颧颞神经，面神经的额颞支。

【穴位主治】 头痛，目赤，目痛，怕光羞明，迎风流泪，远视不明，内障，目翳。

【配伍组合】

（1）配合谷、临泣、睛明治目生内障。

（2）配少泽治妇人乳肿。

（3）配养老、肝俞、光明、太冲，治疗视物昏花。

【刺法灸法】 向后刺或斜刺0.3～0.5寸；或用三棱针点刺出血。

【文献摘要】

《外台秘要》卷三十九：青盲无见，目中肤翳白膜。

《铜人腧穴针灸图经》卷三：头痛，目外眦赤痛。

《针灸大成》卷七：目痒，赤痛泪出。

《类经图翼》卷八：兼少泽能治妇人乳肿。

【附注】 手太阳、手少阳、足少阳之会。

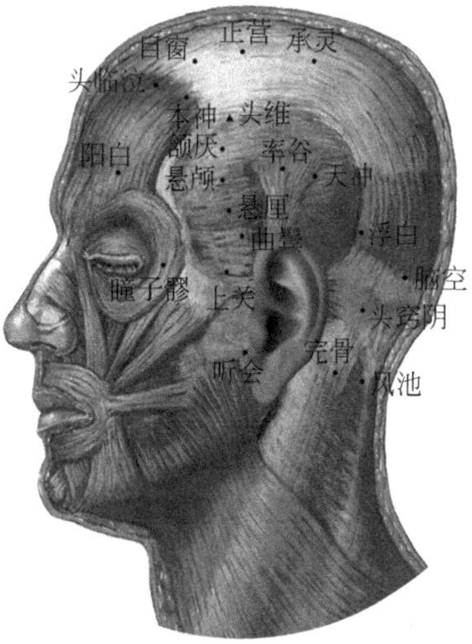

图4-1-52 瞳子髎穴

（二）GB 2 听会 Tīng huì

【穴名出处】 《针灸甲乙经》。

【穴位别名】 耳门。

【穴名释义】 会，指汇聚。本穴位于耳前凹陷中，针刺此穴可以使耳听觉得以会聚，主治耳聋气闭，故名。

【定位取穴】 在面部，当耳屏间切迹的前方，下颌骨髁突的后缘，张口有凹陷处。

【局部解剖】 有颞浅动脉耳前支，深部为颈外动脉及面后静脉；布有耳大神经，皮下为面神经。

【穴位主治】 耳鸣，耳聋，流脓，齿痛，下颌脱臼，口眼歪斜，面痛，头痛。

【配伍组合】

（1）配颊车、地仓治中风口眼歪斜。

（2）配迎香治耳聋气痞。

（3）配耳门、听宫治下颌关节炎。

【刺法灸法】 直刺0.5寸；可灸。

【文献摘要】

《针灸甲乙经》卷八：寒热头痛，喘喝，目不能视；目泣出，头不痛。

《千金翼方》卷二十六：耳聋，耳中如蝉鸣。

《胜玉歌》：耳闭听会莫迟延。

（三）GB 3 上关 Shàng guān

【穴名出处】 《灵枢·本输》。

【穴位别名】 客主人。

【穴名释义】 关，指机关，牙关是开窍之机关，本穴位于耳前颧弓的上方，与下关相对，故名。

【定位取穴】 在耳前，下关直下，当颧弓的上缘凹陷处。

【局部解剖】 在颞肌中；有颧眶动静脉；布有面神经的颧眶支及三叉神经小分支。

【穴位主治】 头痛，耳鸣，耳聋，聤耳，口眼歪斜，面痛，齿痛，惊痫，瘛疭。

【配伍组合】

(1) 配肾俞、翳风、太溪、听会治老年人肾虚耳鸣耳聋。

(2) 配耳门、合谷、颊车治下颌关节炎、牙关紧闭。

【刺法灸法】 直刺0.5~0.8寸；可灸。

【文献摘要】

《针灸甲乙经》卷十：口沫出。

《针灸大成》卷七：口眼偏斜，寒热，骨痛。

【附注】 手少阳、足阳明之会。

(四) GB 4 颔厌 Hàn yàn

【穴名出处】 《针灸甲乙经》。

【穴位别名】 耳前角上。

【穴名释义】 颔，含之意，另有点头之意；厌，抑制，另有合之意。本穴位于曲周上廉，咀嚼时俱动，并主治头项强痛及不能转动点头，故名。

【定位取穴】 在头部鬓发上，当头维与曲鬓弧形连线的上四分之一与下四分之三交点处。

【局部解剖】 在颞肌中；有颞浅动静脉额支；布有耳颞神经颞支。

【穴位主治】 头痛，眩晕，目外眦痛，齿痛，耳鸣，惊痫。

【配伍组合】

(1) 配悬颅治偏头痛；透悬颅、悬厘。

(2) 配外关、风池治眩晕。

【刺法灸法】 直刺0.3~0.4寸；可灸。

【文献摘要】

《针灸甲乙经》卷七：善嚏，头痛身热。

《铜人腧穴针灸图经》卷三：头风眩，耳鸣多嚏，颈项痛。

《针灸聚英》卷一：头风目眩，惊痫。

《针灸大成》卷七：手卷手腕痛，颈痛，历节风汗出。

【附注】 手少阳、足阳明之会。

(五) GB 5 悬颅 Xuán lú

【穴名出处】 《灵枢·热病》。

【穴位别名】 耳前角下。

【穴名释义】 悬，指悬挂；颅，头颅之意。本穴位于头颅两侧，上不及前发际，下不及耳根，如悬挂在其处，又能主治头晕、旋转诸疾，故名。

【定位取穴】 在头部鬓发上，当头维与曲鬓弧形连线的中点处。

【局部解剖】 在颞肌中；有颞浅动静脉额支；布有耳颞神经颞支。

【穴位主治】 偏头痛，面肿，目外眦痛，齿痛。

【配伍组合】

（1）配颔厌治偏头痛。

（2）配曲池、合谷治热病头痛。

【刺法灸法】　向后平刺0.5～0.8寸；可灸。

【文献摘要】

《针灸甲乙经》卷七：热病，头痛，身重。

《针灸大成》卷七：身热，鼻洞浊下不止。

（六）GB 6 悬厘 Xuán lí

【穴名出处】　《针灸甲乙经》。

【穴位别名】　耳前下角。

【定位取穴】　在头部鬓发上，当头维与曲鬓弧形连线的上四分之三与下四分之一交点处。

【局部解剖】　在颞肌中；有颞浅动静脉额支；布有耳颞神经颞支。

【穴位主治】　偏头痛，面肿，目外眦痛，耳鸣，上齿痛。

【配伍组合】

（1）配鸠尾治热病偏头痛引目外眦。

（2）配束骨治癫痫。

【刺法灸法】　向后平刺0.5～0.8寸；可灸。

【文献摘要】

《针灸甲乙经》卷七：热病头痛，引外眦而急，烦満汗不出，引颔齿，面赤皮痛。

《备急千金要方》卷三十：癫疾互引，善惊羊鸣。

《铜人腧穴针灸图经》卷三：头偏痛，烦心不欲食。

《针灸大成》卷七：中焦寒热，热病汗不出。

《类经图翼》卷八：偏头痛，面肿，目锐眦痛。

【附注】　手少阳、足少阳、阳明之会。

（七）GB 7 曲鬓 Qū bìn

【穴名出处】　《针灸甲乙经》。

【穴位别名】　曲发。

【穴名释义】　曲，指弯曲；鬓，指鬓发。本穴位于耳前上方，近向弯曲的鬓发处，本经经气从此上行弯曲方达率谷，故名。

【定位取穴】　在头部，当耳前鬓角发际后缘的垂线与耳尖水平线交点处。

【局部解剖】　在颞肌中；有颞浅动静脉额支；布有耳颞神经颞支。

【穴位主治】　偏头痛，颔颊肿，牙关紧闭，呕吐，齿痛，目赤肿痛，项强不得顾。

【配伍组合】

（1）配风池、太冲治目赤肿痛。

（2）配下关、合谷、太冲治疗头痛、口噤不开。

【刺法灸法】　向后平刺0.5～0.8寸；可灸。

【文献摘要】

《针灸甲乙经》卷三十：颈颔榰满，痛引牙齿，口噤不开，急痛不能言。

《备急千金要方》卷十：口噤，齿龋。

《针灸大成》卷七：颈项不得回顾，脑两角痛为癫风。

【附注】 足太阳、足少阳之会。

（八）GB 8 率谷 Shuài gǔ

【穴名出处】 《针灸甲乙经》。

【穴位别名】 蟀谷，率骨。

【穴名释义】 率，循也。山间之凹陷处为谷，本穴位于在耳上入发际1.5寸处，此处为顶骨、颞骨、蝶骨大翼三骨交接之凹陷若谷处，故名。

【定位取穴】 在头部，当耳尖直上入发际1.5寸，角孙直上方。

【局部解剖】 在颞肌中；有颞动静脉顶支；布有耳颞神经和枕大神经会合支。

【穴位主治】 头痛，眩晕，呕吐，小儿惊风。

【配伍组合】

(1) 配印堂、太冲、合谷治小儿急慢惊风、眩晕、耳鸣。

(2) 配合谷、足三里治流行性腮腺炎。

【刺法灸法】 平刺0.5~1寸；可灸。

【文献摘要】

《针灸甲乙经》卷七：醉酒风热，发两角眩痛，不能饮食，烦懑呕吐。

《铜人腧穴针灸图经》卷三：膈胃寒热，伤酒风热脑两角强痛。

《针方六集》卷五：偏正头风，胃寒呕吐，目痛。

《医宗金鉴》卷八十五：伤酒呕吐，痰眩。

【附注】 足太阳、少阳之会。

（九）GB 9 天冲 Tiān chōng

【穴名出处】 《针灸甲乙经》。

【穴名释义】 天，指头；冲，指直通、冲要之意。本穴位于耳郭后上方，入发际直上2寸处，主治头风头痛，状若冲天，故名。

【定位取穴】 在头部，当耳根后缘直上入发际2寸，率谷后0.5寸。

【局部解剖】 有耳后动静脉；布有耳大神经支。

【穴位主治】 头痛，齿龈肿痛，癫痫，惊恐，瘿气。

【配伍组合】 配目窗、风池治头痛。

【刺法灸法】 平刺0.5~1寸；可灸。

【文献摘要】

《备急千金要方》卷三十：头痛，癫疾互引，数惊悸。

《铜人腧穴针灸图经》卷三：癫疾，牙龈肿，善惊恐。

【附注】 足太阳、足少阳之会。

（十）GB 10 浮白 Fú bái

【穴名出处】 《素问·气穴论》。

【穴名释义】 浮，指浅表或高部之意；白，指明显或指白色应肺。本穴位于耳后乳突后上方，其处高而显见。本穴主治肺疾寒热，有宣肺解表之功，故名。

【定位取穴】 在头部，当耳后乳突的后上方，天冲与完骨的弧形连线的中三分之一与上三分之一交点处。

【局部解剖】 有耳后动静脉分支；布有耳大神经之分支。

【穴位主治】 头痛，颈项强痛，耳鸣，耳聋，齿痛，瘰疬，瘿气，臂痛不举，足痿不行。

【配伍组合】

（1）配风池、行间治偏头痛、目赤肿痛。

（2）配听会、中渚治耳鸣、耳聋。

（3）配肾俞、太溪、耳门治耳鸣、耳聋。

【刺法灸法】 平刺0.5～0.8寸；可灸。

【文献摘要】

《备急千金要方》卷三十：牙齿痛不能言。

《针灸大成》卷七：足不能行，耳聋耳鸣，胸痛，颈项瘿，痈肿不能言。

《医学入门》卷一：颈项痈肿，肩背痛，手纵足缓，中满喘息。

【附注】 足太阳、足少阳之会。

（十一）GB 11 头窍阴 Tóu qiàoyīn

【穴名出处】 《针灸甲乙经》。

【穴名释义】 窍，指孔窍。本穴位于耳窍侧面，而且五脏诸窍皆属于阴，主治头窍疾病，故名。

【定位取穴】 在头部，当耳后乳突的后上方，天冲与完骨的弧形连线的中三分之一与下三分之一交点处。

【局部解剖】 有耳后动静脉之支；布有枕大神经和枕小神经会合支。

【穴位主治】 头痛，眩晕，颈项强痛，胸胁痛，口苦，耳鸣，耳聋，耳痛。

【配伍组合】

（1）配强间治头痛。

（2）配支沟、太冲、风池治肝胆火盛之偏头痛或巅顶痛。

【刺法灸法】 平刺0.5～0.8寸；可灸。

【文献摘要】

《针灸甲乙经》卷十：头痛引颈。

《备急千金要方》卷三十：头痛如锥刺，不可以动。

《铜人腧穴针灸图经》卷三：劳疸发疠，项痛引头目痛。

【附注】 足太阳、足少阳之会。

（十二）GB 12 完骨 Wán gǔ

【穴名出处】 《灵枢·本输》。

【穴位别名】 枕骨。

【穴名释义】 完骨，就是指耳后高骨（乳突），本穴位于完骨后下缘，故名。

【定位取穴】 在头部，当耳后乳突的后下方凹陷处（图4-1-53）。

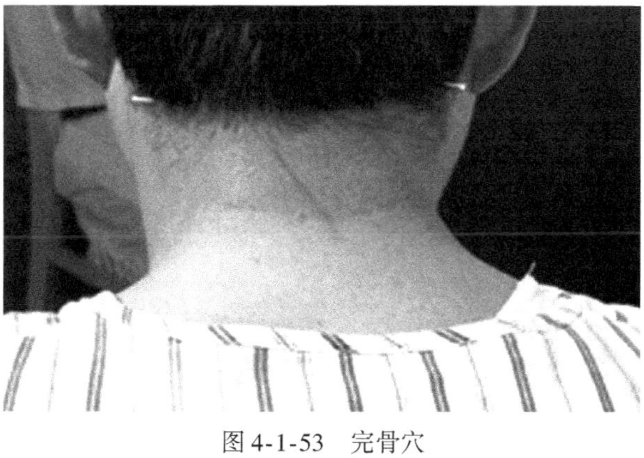

图4-1-53 完骨穴

【局部解剖】 在胸锁乳突肌附着部上方，有耳后动静脉之支；布有枕小神经本干。

【穴位主治】 头痛，颈项强痛，颊

肿，喉痹，龋齿，口眼歪斜，癫痫，疟疾。

【配伍组合】 配风池、大杼治疟疾；配风池治癫疾僵仆；配风池、合谷治风热上犯喉痹、齿痛、痄腮、口歪。

【刺法灸法】

(1) 针向结喉，进针2~2.5寸采用小幅度高频率捻转补法，每穴施手法1min，治疗各种原因引起的吞咽困难。

(2) 斜刺0.5~0.8寸，施捻转泻法，治疗神经性头痛、偏头痛等证。

【文献摘要】

《针灸甲乙经》卷九：小便黄赤。

《备急千金要方》卷三十：癫疾，僵仆，狂疟。

《针灸大成》卷七：足痿失履不收，头风耳后痛。

《类经图翼》卷八：头痛头风，耳鸣，瘿疾。

【附注】 足太阳、足少阳之会。

（十三）GB 13 本神 Běn shén

【穴名出处】 《针灸甲乙经》。

【穴位别名】 直耳。

【穴名释义】 本，指根本、宗之意；本穴位于神庭旁3寸，居头部，头部元神所在，主治神志病，故名。

【定位取穴】 在头部，当前发际上0.5寸，神庭旁开3寸，神庭与头维连线的内三分之二与外三分之一交点处。

【局部解剖】 在额肌中；有颞浅动静脉额支和额动静脉外侧支；布有额神经外侧支。

【穴位主治】 头痛，目眩，癫痫，小儿惊风，颈项强痛，胸胁痛，半身不遂。

【配伍组合】

(1) 配前顶、囟会、天柱治小儿惊痫。

(2) 配水沟、太阳、合谷、大椎、天柱、百会治中风不省人事、小儿惊风。

【刺法灸法】 平刺0.5~0.8寸；可灸。

【文献摘要】

《针灸甲乙经》卷七：头痛目眩，颈项强急，胸胁相引，不得倾侧。

《备急千金要方》卷八：治诸风。

《针灸大成》卷七：惊痫吐涎沫，癫疾，偏风。

【附注】 足太阳、阳维之会。

（十四）GB 14 阳白 Yáng bái

【穴名出处】 《针灸甲乙经》。

【穴位别名】 扬白。

【穴名释义】 阳，指额部；白，光明之意。本穴位于眉上1寸直瞳子，主治目疾，针之使目恢复光明，故名。

【定位取穴】 在前额部，当瞳孔直上，眉上1寸。

【局部解剖】 在额肌中；有额动静脉外侧支；布有额神经外侧支。

【穴位主治】 头痛，目眩，目痛，外眦疼痛，雀目。

【配伍组合】 配太阳、睛明、鱼腰治目赤肿痛、视物昏花、上睑下垂。

【刺法灸法】

(1) 患者取端坐位或仰卧位，毫针沿皮分别向头维穴、上星穴、攒竹穴及丝竹空穴4个方向透刺，即所谓“一穴多向透刺法”，用于治疗周围性面瘫。

(2) 患者取端坐位或仰卧位，绷紧穴位皮肤，用三棱针点刺出血，然后闪火拔罐法加压，使出血达1～2ml。用于治疗眶上神经痛急性发作。

【文献摘要】

《针灸甲乙经》卷七：头目瞳子痛，不可以视，颈项强急，不可以顾。

《备急千金要方》卷三十：目瞳子痛痒，昏夜无所见。

《针灸大成》卷七：目上视，目痛，背膝寒栗，重衣不得温。

【附注】 足太阳、阳维之会。

(十五) GB 15 头临泣 Tóu línqì

【穴名出处】 《针灸甲乙经》。

【穴名释义】 临，指居高视下之意；泣，指泪水。本穴位于目上眦直上，入发际5分凹陷中，当人患目疾流泪时，穴临其上，善治目疾，故名。

【定位取穴】 在头部，当瞳孔直上入前发际0.5寸，神庭与头维连线的中点处。

【局部解剖】 在额肌中；有额动静脉；布有额神经内、外支会合支。

【穴位主治】 头痛，目眩，目赤痛，流泪，目翳，鼻塞，鼻渊，耳聋，小儿惊痫，热病。

【配伍组合】

(1) 配阳谷、腕骨、申脉治风眩。

(2) 配肝俞治白翳；配大椎、腰奇、水沟、十宣治中风昏迷癫痫。

(3) 配大椎、间使、胆俞、肝俞治疟疾。

【刺法灸法】 平刺0.5～0.8寸；可灸。

【文献摘要】

《针灸甲乙经》卷七：颊清不得视，口沫泣出，两目眉头痛。

《针灸大成》卷七：目眩，目泪，枕骨合颅痛，恶寒鼻塞，惊痫反视，大风，目外眦痛。

《类经图翼》卷八：眼目诸疾，胁下痛，疟疾旦夕发。

【附注】 足太阳、少阳、阳维之会。

(十六) GB 16 目窗 Mù chuāng

【穴名出处】 《针灸甲乙经》。

【穴位别名】 至营。

【穴名释义】 窗，指头之孔窍。本穴位于眼目直上，头临泣后1寸，犹如眼目之窗，主治目疾，故名。

【定位取穴】 在头部，当前发际上1.5寸，头正中线旁开2.25寸。

【局部解剖】 在帽状腱膜中；有颞浅动静脉额支；布有额神经内、外侧支会合支。

【穴位主治】 头痛，目眩，目赤肿痛，远视，近视，面浮肿，上齿龋肿，小儿惊痫。

【配伍组合】

(1) 配关冲、风池治头痛。

(2) 配陷谷治面目浮肿。

【刺法灸法】 平刺0.5～0.8寸，可灸。

【文献摘要】

《针灸甲乙经》卷十二：目瞑，青盲无所见，目中淫肤，白膜复瞳子，上齿龋痛。

《针灸大成》卷七：目赤痛，寒热，汗不出，恶寒。

【附注】 足少阳、阳维之会。

（十七）GB 17 正营 Zhèng yíng

【穴名出处】 《针灸甲乙经》。

【穴名释义】 正，有正中、巧遇之意；营，有布、集之意。本穴位于足少阳头部五穴之正中，又为阳维脉所布集处，恰巧与足少阳经相遇而营集一处，故名。

【定位取穴】 在头部，当前发际上2.5寸，头正中线旁开2.25寸。

【局部解剖】 在帽状腱膜中；有颞浅动静脉顶支和枕动静脉吻合网；布有额神经和枕大神经的会合支。

【穴位主治】 头痛，头晕，目眩，唇吻强急，齿痛。

【配伍组合】 配阳白、太冲、风池治疗头痛、眩晕、目赤肿痛。

【刺法灸法】 平刺0.5~0.8寸；可灸。

【文献摘要】

《针灸甲乙经》卷十二：上龋齿痛，恶风寒。

《铜人腧穴针灸图经》卷三：牙齿痛，唇吻急强，头顶偏痛。

《针灸大成》卷七：目眩瞑，头项偏痛。

【附注】 足少阳、阳维之会。

（十八）GB 18 承灵 Chéng líng

【穴名出处】 《针灸甲乙经》。

【定位取穴】 在头部，当前发际上4寸，头正中线旁开2.25寸。

【局部解剖】 在帽状腱膜中；有枕动静脉分支；布有枕大神经之支。

【穴位主治】 头晕，眩晕，目痛，鼻渊，鼻衄，鼻窒，多涕。

【配伍组合】 配风池、风门、后溪治鼻衄。

【刺法灸法】 平刺0.5~0.8寸；可灸。

【文献摘要】

《针灸甲乙经》卷七：脑风头痛，恶见风寒，鼻塞，喘息不通。

《铜人腧穴针灸图经》卷三：鼻塞息不利。

【附注】 足少阳、阳维之会。

（十九）GB 19 脑空 Nǎo kōng

【穴名出处】 《针灸甲乙经》。

【穴名释义】 空，指孔穴，有凹陷之意。本穴位于脑户之旁，内应脑，主治脑疾，故名。

【定位取穴】 在头部，当枕外隆凸的上缘外侧，头正中线旁开2.25寸，平脑户。

【局部解剖】 在枕肌中；有枕动静脉分支；布有枕大神经之支。

【穴位主治】 头痛，颈项强痛，目眩，目赤肿痛，鼻痛，耳聋，癫痫，惊悸，热病。

【配伍组合】

（1）配大椎、照海、申脉治癫狂痫证。

（2）配风池、印堂、太冲治头痛、目眩。

（3）配悬钟、后溪治颈项强痛。

【刺法灸法】　平刺0.5～0.8寸；可灸。

【文献摘要】

《针灸甲乙经》卷七：头痛身热，引两颔急。

《针灸大成》卷七：头重痛不可忍。

《类经图翼》卷八：耳聋。

【附注】　足少阳、阳维之会。

（二十）GB 20 风池 Fēng chí

【穴名出处】　《灵枢·热病》。

【穴位别名】　热府。

【穴名释义】　风，指风邪；池，指凹陷之意。本穴位于后发际凹陷中，主治风邪为患，故名。

【定位取穴】　在项部，当枕骨之下，与风府相平，胸锁乳突肌与斜方肌上端之间的凹陷处（图4-1-54）。

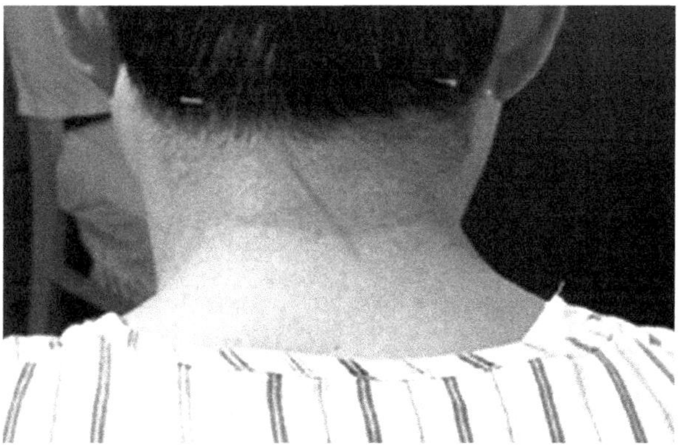

图4-1-54　风池穴

【局部解剖】　在胸锁乳突肌与斜方肌上端附着部之间的凹陷中，深层为头夹肌；有枕动静脉分支；布有枕小神经之支。

【穴位主治】　头痛，眩晕，颈项强痛，目赤痛，目泪出，鼻渊，鼻衄，耳聋，气闭，中风，口眼歪斜，疟疾，热病，感冒，瘿气。

【配伍组合】

（1）配合谷、丝竹空治偏正头痛。

（2）配脑户、玉枕、风府、上星治目痛不能视。

（3）配百会、太冲、水沟、足三里、十宣治中风。

【刺法灸法】

（1）针尖微下，向鼻尖方向斜刺0.5～0.8寸，或平刺透风府穴；可灸。

（2）针向结喉，进针2～2.5寸采用小幅度高频率捻转补法，每穴施手法1min，治疗各种原因引起的吞咽困难。

【文献摘要】

《针灸甲乙经》卷七：颈痛，项不得顾，目泣出，目内眦齿痛，气厥，耳目不明。

《外台密要》卷三十九：寒热癫疾僵仆，温热病汗不出，头眩痛。

《针灸大成》卷七：偏正头痛，颈项如拔，腰背俱痛，大风中风，气塞涎上不语，昏危，瘿气。

《类经图翼》卷八：中风不语，牙关紧闭，汤水不能入口。

《医宗金鉴》卷八十五：肺受风寒，偏正头痛。

【附注】　足少阳、阳维之会。

（二十一）GB 21 肩井 Jiān jǐng

【穴名出处】 《针灸甲乙经》。

【穴位别名】 膊井。

【穴名释义】 井，凹陷深处之意。本穴位于肩上凹陷深处，故名。

【定位取穴】 在肩上，前直乳中，当大椎与肩峰端连线的中点上。

【局部解剖】 有斜方肌，深层为肩胛提肌与冈上肌；有颈横动静脉分支；布有腋神经分支，深层上方为桡神经。

【穴位主治】 肩背痹痛，手臂不举，颈项强痛，乳痈，中风，瘰疬，难产，诸虚百损。

【配伍组合】 配足三里、阳陵泉治脚气酸痛。

【刺法灸法】 直刺0.5～0.8寸，深部正当肺尖，慎不可深刺；可灸。

【文献摘要】

《针灸甲乙经》卷十：肩背痹痛，臂不举，寒热凄索。

《千金翼方》卷二十六：难产。

《千金翼方》卷二十七：上气咳逆，短气，风劳百病。

《针灸大成》卷七：中风，气塞涎上不语，气逆，头项痛，臂痛。

《百症赋》：乳痈。

《儒门事亲》：产后乳汁不下。

【附注】 足少阳、阳维之会。

（二十二）GB 22 渊腋 Yuān yè

【穴名出处】 《灵枢·热病》。

【穴位别名】 泉腋，渊液。

【穴名释义】 渊，含深之意。本穴位于腋下3寸中，为腋之深处，故名。

【定位取穴】 在侧胸部，举臂，当腋中线上，腋下3寸，第4肋间隙中。

【局部解剖】 有前锯肌和肋间内外肌；有胸腹壁静脉，胸外侧动静脉及第四肋间动静脉；布有第四肋间神经外侧皮支，胸长神经之支。

【穴位主治】 胸满，肋痛，腋下肿，臂痛不举。

【配伍组合】

（1）配大包、支沟治胸肋痛、肋间神经痛。

（2）配条口透承山、天宗、臑俞治肩关节周围炎。

【刺法灸法】 斜刺0.5～0.8寸。

【文献摘要】

《针灸甲乙经》卷九：胸满马刀，臂不能举。

《铜人腧穴针灸图经》卷四：胸满马刀臂不举。

《针灸大成》卷七：寒热，马刀疡。

（二十三）GB 23 辄筋 Zhé jīn

【穴名出处】 《针灸甲乙经》。

【穴位别名】 神光。

【穴名释义】 辄，指车前，其形弯曲，与肋骨相似；筋，指筋肉，本穴位于第四肋间隙筋肉中，故名。

【定位取穴】 在侧胸部，渊腋前 1 寸，平乳头，第 4 肋间隙中。

【局部解剖】 在胸大肌外缘，有前锯肌，肋间内外肌；有胸外侧动静脉；布有第四肋间神经外侧皮支。

【穴位主治】 胸肋痛，喘息，呕吐，吞酸，腋肿，肩臂痛。

【配伍组合】

（1）配肺俞、定喘治胸闷喘息不得卧。

（2）配阳陵泉、支沟治胸胁痛。

【刺法灸法】 斜刺 0.5～0.8 寸；可灸。

【文献摘要】

《针灸甲乙经》卷九：胸中暴满，不得卧喘息。

《针灸大成》卷七：太息善悲，小腹热，欲走，多唾，言语不止，四肢不收，吞酸。

（二十四）GB24 日月 Rì yuè

【穴名出处】 《针灸甲乙经》。

【穴位别名】 神光，胆募。

【穴名释义】 本穴为胆之募穴。胆者，中正之官，决断出焉，决断必须务求其明，而明字从日、从月，故名。

【定位取穴】 在上腹部，当乳头直下，第 7 肋间隙，前正中线旁开 4 寸。

【局部解剖】 有肋间内外肌，肋下缘有腹外斜肌腱膜，腹内斜肌，腹横肌；有肋间动静脉；布有第七或第八肋间神经。

【穴位主治】 胁肋疼痛，胀满，呕吐，吞酸，呃逆，黄疸。

【配伍组合】

（1）配胆俞治胆虚诸症。

（2）配内关、中脘治呕吐、纳呆。

（3）配期门、阳陵泉治胆石症。

（4）配支沟、丘墟治胁胀痛。

（5）配胆俞、腕骨治黄疸。

【刺法灸法】 斜刺 0.5～0.8 寸；可灸。

【文献摘要】

《针灸甲乙经》卷十一：太息善悲，小腹有热，欲走。

《千金翼方》第二十七：呕吐宿汁吞酸。

《铜人腧穴针灸图经》卷四：多唾。

【附注】 足太阴、少阳之会。胆经募穴。

（二十五）GB25 京门 Jīng mén

【穴名出处】 《针灸甲乙经》。

【穴位别名】 气府，气俞，肾募。

【定位取穴】 在侧腰部，章门后 1.8 寸，当十二肋骨游离端的下方。

【局部解剖】 有腹内外斜肌及腹横肌；有第十一肋间动静脉；布有第十一肋间神经。

【穴位主治】 肠鸣，泄泻，腹胀，腰胁痛。

【配伍组合】

（1）配行间治腰痛不可久立仰俯。

(2) 配身柱、筋缩、命门治脊强脊痛。

【刺法灸法】 斜刺0.5～0.8寸；可灸。

【文献摘要】

《针灸甲乙经》卷七：脊强反折。

《针灸甲乙经》卷八：寒热，腰䐜胀，怏怏然不得息。

《针灸大成》卷七：肠鸣，小肠痛，肩背寒，肩胛内廉痛，腰痛不得俯仰久立，寒热腹胀引背不得息，髀枢引痛。

【附注】 肾经募穴。

(二十六) GB26 带脉 Dài mài

【穴名出处】 《针灸甲乙经》。

【穴名释义】 本穴为带脉经气所过处，主治妇人经带疾患，故名。

【定位取穴】 在侧腹部，章门下1.8寸，当第12肋骨游离端下方垂线与脐水平线的交点上。

【局部解剖】 有腹内外斜肌及腹横肌；有第十二肋间动静脉；布有第十二肋间神经。

【穴位主治】 月经不调，赤白带下，疝气，腰胁痛。

【配伍组合】

(1) 配关元、气海、三阴交、白环俞、间使治赤白带下。

(2) 配关元、足三里、肾俞、京门、次髎治肾气虚带下。

(3) 配中极、次髎、行间、三阴交治湿热下注之带下。

【刺法灸法】 直刺0.5～0.8寸；可灸。

【文献摘要】

《针灸甲乙经》卷十二：妇人少腹坚痛，月水不通。

《针灸大成》卷七：腰腹纵，溶溶如囊水之状，里急后重，月事不调，赤白带下。

《医学入门》卷一：疝气偏坠，木肾。

【附注】 足少阳、带脉二经之会。

(二十七) GB27 五枢 Wǔ shū

【穴名出处】 《针灸甲乙经》。

【穴名释义】 五，中数也，又通午，有纵横交错之意；枢，指通上转下之意。本穴位于带脉下3寸，适当人身长度折中处，又为经脉纵横交错髋部转枢之处，故名。

【定位取穴】 在侧腹部，当髂前上棘的前方，横平脐下3寸处。

【局部解剖】 有腹内外斜肌及腹横肌；有旋髂浅深动静脉；布有髂腹下神经。

【穴位主治】 阴挺，赤白带下，月经不调，疝气，少腹痛，便秘，腰胯痛。

【配伍组合】 五枢透维道、气海俞、阳陵泉对子宫全切术针麻。

【刺法灸法】 直刺0.8～1.5寸；可灸。

【文献摘要】

《针灸甲乙经》卷九：男子阴疝，两丸上下，小腹痛。

《玉龙歌》：五枢也治腰间痛。

【附注】 足少阳、带脉二经之会。

(二十八) GB28 维道 Wéi dào

【穴名出处】 《针灸甲乙经》。

【穴位别名】 外枢。

【穴名释义】 维，指维系、连接之意；道，指道路。本穴为足少阳、带脉之会，为维系诸经之通道，故名。

【定位取穴】 在侧腹部，当髂前上棘的前下方，五枢前下0.5寸。

【局部解剖】 在髂前上棘前内方，有腹内外斜肌及腹横肌；有旋髂浅深动静脉；布有髂腹股沟神经。

【穴位主治】 腰胯痛，少腹痛，阴挺，疝气，带下，月经不调，水肿。

【配伍组合】

(1) 配百会、气海、足三里、三阴交治气虚下陷之阴挺或带下症。

(2) 配五枢、带脉、中极、太冲、三阴交治卵巢囊肿、闭经。

(3) 配横骨、冲门、气冲、大敦治疝气。

【刺法灸法】 向前下方斜刺0.8～1.5寸；可灸。

【文献摘要】

《针灸甲乙经》卷九：咳逆不止，三焦有水气，不能食。

《铜人腧穴针灸图经》卷四：三焦不调，水肿，不嗜食。

【附注】 足少阳、带脉之会。

(二十九) GB29 居髎 Jū liáo

【穴名出处】 《针灸甲乙经》。

【穴名释义】 居，指居处，也指蹲坐；髎，指骨旁空隙。本穴位于髂骨上凹陷处，取穴时需蹲坐，以其居而成髎，故名。

【定位取穴】 在髋部，当髂前上棘与股骨大转子最凸点连线的中点处。

【局部解剖】 有臀中肌，臀小肌；有臀上动静脉下支；布有臀上皮神经及臀上神经。

【穴位主治】 腰腿痹痛，瘫痪，足痿，疝气。

【配伍组合】

(1) 配环跳、委中治腿风湿痛。

(2) 配腰夹脊穴 L_1～L_2、L_3～L_5、环跳、风市、阳陵泉、条口、悬钟治中风下肢瘫痪、根性坐骨神经痛、腓总神经麻痹。

【刺法灸法】 直刺或斜刺1.5～2寸；可灸。

【文献摘要】

《铜人腧穴针灸图经》卷四：腰引少腹痛，肩引胸痹挛急，手臂不得上举至肩。

《玉龙歌》：腿风湿痛，居髎兼环跳于委中。

【附注】 阳跷、足少阳之会。

(三十) GB30 环跳 Huán tiào

【穴名出处】 《针灸甲乙经》。

【穴位别名】 髀厌，髀枢。

【穴名释义】 环，指环曲；跳，指跳跃。本穴位于髀枢中，针其穴，可使其跳跃如常，加之取穴时，需侧卧，伸下足，屈上足，故名。

【定位取穴】 在股外侧部，侧卧屈股，当股骨大转子最凸点与骶管裂孔连线的外三分之一与中三分之一交点处（图4-1-55）。

【局部解剖】 在臀大肌、梨状肌下缘；内侧为臀下动静脉；布有臀下皮神经，臀下神经，

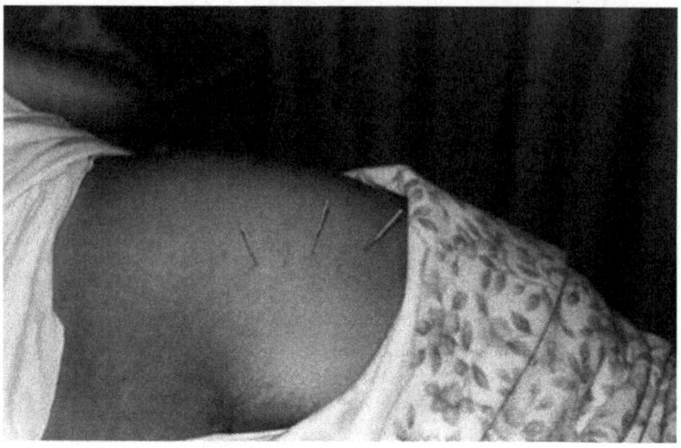

图 4-1-55　环跳穴

深部正当坐骨神经。

【穴位主治】　腰胯疼痛，半身不遂，下肢痿痹，遍身风疹，挫闪腰痛，膝踝肿痛不能转侧。

【配伍组合】

(1) 配风市治风痹。

(2) 配太白、足三里、阳陵泉、丰隆、飞扬治下肢水潴留、静脉炎。

(3) 配风市、膝阳关、阳陵泉、丘墟治胆经型坐骨神经痛。

(4) 配居髎、风市、中渎治股外侧皮神经炎。

(5) 配髀关、伏兔、风市、犊鼻、足三里、阳陵泉、太冲、太溪治小儿麻痹，肌萎缩，中风半身不遂。

【刺法灸法】　直刺 2～2.5 寸；可灸。

【文献摘要】

《针灸甲乙经》卷十：腰胁相引痛急，髀痛不可曲伸，痹不仁。

《针灸大成》卷七：冷风湿痹不仁，风疹遍身，腰髀痛，膝不得转侧伸缩。

【附注】　足少阳、太阳二脉之会。

(三十一) GB31 风市 Fēng shì

【穴名出处】　《备急千金要方》。

【穴位别名】　垂手。

【定位取穴】　在大腿外侧部的中线上，当腘横纹上 7 寸。或直立垂手时，中指尖处。

【局部解剖】　在阔筋膜下，股外侧肌中；有旋股外侧动静脉肌支；布有股外侧皮神经，股神经肌支。

【穴位主治】　中风半身不遂，下肢痿痹、麻木，遍身瘙痒，脚气。

【配伍组合】　配风池、大杼、大椎、命门、关元、腰阳关、十七椎治类风湿关节炎。

【文献摘要】

《备急千金要方》卷三十：两膝挛痛，引胁拘急，缓纵痿痹，痛冷不仁。

《医宗金鉴》卷八十五：腿中风湿，疼痛无力，浑身瘙痒。

【刺法灸法】　直刺 1～1.5 寸；可灸。

(三十二) GB32 中渎 Zhōng dú

【穴名出处】　《针灸甲乙经》。

【穴名释义】　渎，指窄小的水道。本穴位于大腿外侧中线分肉间之凹陷处，上有风市，下有阳关，当脉气通过时，如水行于沟渎之中，故名。

【定位取穴】　在大腿外侧，当风市下 2 寸，或腘横纹上 5 寸，股外肌与股二头肌之间。

【局部解剖】　在阔筋膜下，股外侧肌中；有旋股外侧动静脉肌支；布有股外侧皮神经，股神经肌支。

【穴位主治】　下肢痿痹、麻木，半身不遂。

【配伍组合】　配环跳、风市、膝阳关、阳陵泉、足三里治中风后遗症、下肢瘫痪及小儿麻痹症。

【刺法灸法】 直刺1～1.5寸；可灸。

【文献摘要】

《针灸甲乙经》卷十：寒气在分肉间，痛上下，痹不仁。

（三十三）GB33 膝阳关 Xī yángguān

【穴名出处】 《针灸甲乙经》。

【穴位别名】 寒府，关阳，关陵。

【穴名释义】 外侧为阳；关，指关节。本穴位于膝关节外侧凹陷中，故名。

【定位取穴】 在膝外侧，当股骨外上髁上方的凹陷处。

【局部解剖】 在髂胫束后方，股二头肌腱前方；有膝上外侧动静脉；布有股外侧皮神经末支。

【穴位主治】 膝膑肿痛，腘筋挛急，小腿麻木。

【配伍组合】

（1）配环跳、承筋治胫痹不仁。

（2）配血海、膝关、犊鼻、丰隆、曲池、合谷治膝关节炎。

【刺法灸法】 直刺0.8～1寸。

【文献摘要】

《针灸甲乙经》卷十：膝外廉痛，不可屈伸，胫痹不仁。

《备急千金要方》卷三十：筋挛膝不得屈伸，不可以行。

《外台密要》卷三十九：胫痹不仁。

（三十四）GB34 阳陵泉 Yáng língquán

【穴名出处】 《灵枢·邪气脏腑病形》。

【穴位别名】 阳陵，阳之陵泉。

【穴名释义】 阳，指外侧；陵，指高处；泉，指凹陷处。本穴位于膝下外侧，当腓骨小头前凹陷处，故名。

【定位取穴】 在小腿外侧，当腓骨小头前下方凹陷处。

【局部解剖】 在腓骨长短肌中；有膝下外侧动静脉；当腓总神经分为腓浅神经及腓深神经处。

【穴位主治】 半身不遂，下肢痿痹、麻木，膝肿痛，脚气，胁肋痛，口苦，呕吐，黄疸，小儿惊风，破伤风。

【配伍组合】

（1）配曲池治半身不遂。

（2）配日月、期门、胆俞、至阳治黄疸、胆囊炎、胆结石。

（3）配足三里、上廉治胸胁痛。

【刺法灸法】 直刺或斜向下刺1～1.5寸；可灸。

【文献摘要】

《针灸甲乙经》卷八：胆胀。

《备急千金要方》卷三十：失禁遗尿不自知，头面肿，头痛寒热汗出，不恶寒。

《针灸大成》卷七：髀枢膝股冷痹，脚气，膝股内廉不仁，头面肿，足筋挛。

（三十五）GB35 阳交 Yáng jiāo

【穴名出处】 《针灸甲乙经》。

【穴位别名】 别阳，足髎。

【穴名释义】 阳，指外侧；交，指会也。本穴位于足少阳与阳维脉之会，故名。

【定位取穴】 在小腿外侧，当外踝尖上7寸，腓骨后缘。

【局部解剖】 在腓骨长肌附着部；布有腓肠外侧皮神经。

【穴位主治】 胸胁胀满疼痛，面肿，惊狂，癫疾，瘈疭，膝股痛，下肢痿痹。

【配伍组合】

（1）配支沟、相应节段夹脊穴治带状疱疹之神经痛。

（2）配阳辅、绝骨、行间、昆仑、丘墟治两足麻木。

（3）配环跳、秩边、风市、伏兔、昆仑治风湿性腰腿痛、腰扭伤、坐骨神经痛、中风半身不遂之下肢瘫痪、小儿麻痹症。

【刺法灸法】 直刺0.5~0.8寸；可灸。

【文献摘要】

《针灸甲乙经》卷八：寒热痹，髀股不收。

《备急千金要方》卷三十：胸满肿。

《针灸大成》卷七：膝痛足不收。

【附注】 阳维脉郄穴。

（三十六）GB36 外丘 Wài qiū

【穴名出处】 《针灸甲乙经》。

【穴名释义】 丘，指隆起也。本穴位于小腿外侧，其处肌肉隆起如丘，故名。

【定位取穴】 在小腿外侧，当外踝尖上7寸，腓骨前缘，平阳交。

【局部解剖】 在腓骨长肌和趾总伸肌之间，深层为腓骨短肌；有胫前动静脉肌支；布有腓浅神经。

【穴位主治】 颈项强痛，胸胁痛，疯犬伤毒不出，下肢痿痹，癫疾，小儿龟胸。

【配伍组合】

（1）配腰奇、间使、丰隆、百会治癫痫。

（2）配环跳、伏兔、阳陵泉、阳交治下肢痿、痹、瘫。

（3）配陵后、足三里、条口、阳陵泉治腓总神经麻痹。

【刺法灸法】 直刺0.5~0.8寸；可灸。

【文献摘要】

《针灸甲乙经》卷九：胸胁稽满，头痛，项内寒。

《针灸甲乙经》卷十：跌痛痿痹。

《针灸大成》卷七：犬伤毒不出，发寒热，小儿龟胸。

《百症赋》：外丘收乎大肠。

【附注】 胆经郄穴。

（三十七）GB37 光明 Guāng míng

【穴名出处】 《灵枢·经脉》。

【穴名释义】 本穴为足少阳胆经之络，别走足厥阴肝经，由于肝开窍于目，本穴主治目疾，使之重见光明，故名。

【定位取穴】 在小腿外侧，当外踝尖上5寸，腓骨前缘。

【局部解剖】 在趾长伸肌和腓骨短肌之间；有胫前动静脉分支；布有腓浅神经。

【穴位主治】 目痛，夜盲，乳胀痛，膝痛，下肢痿痹，颊肿。

【配伍组合】 配肝俞、肾俞、风池、目窗、睛明、行间治青光眼和早期白内障。

【刺法灸法】 直刺0.5~0.8寸；可灸。

【文献摘要】

《备急千金要方》卷三十：腹足清，寒热，汗不出。

《针灸大成》：卒狂。

【附注】 胆经络穴。

(三十八) GB38 阳辅 Yáng fǔ

【穴名出处】 《针灸甲乙经》。

【穴位别名】 分肉，绝骨之端，绝骨。

【穴名释义】 阳，指外侧；辅，指腓骨。本穴位于腓骨外侧前缘，故名。

【定位取穴】 在小腿外侧，当外踝尖上4寸，腓骨前缘稍前方。

【局部解剖】 在趾长伸肌和腓骨短肌之间；有胫前动静脉分支；布有腓浅神经。

【穴位主治】 偏头痛，目外眦痛，缺盆中痛，腋下痛，瘰疬，胸、胁、下肢外侧痛，疟疾，半身不遂。

【配伍组合】 配陵后、飞扬、金门治下肢痿痹瘫之足内翻畸型。

【刺法灸法】 直刺0.5~0.8寸。

【文献摘要】

《备急千金要方》卷三十：胸胁痛。

【附注】 胆经经穴。

(三十九) GB39 悬钟 Xuán zhōng

【穴名出处】 《针灸甲乙经》。

【穴位别名】 绝骨。

【定位取穴】 在小腿外侧，当外踝尖上3寸，腓骨前缘（图4-1-56）。

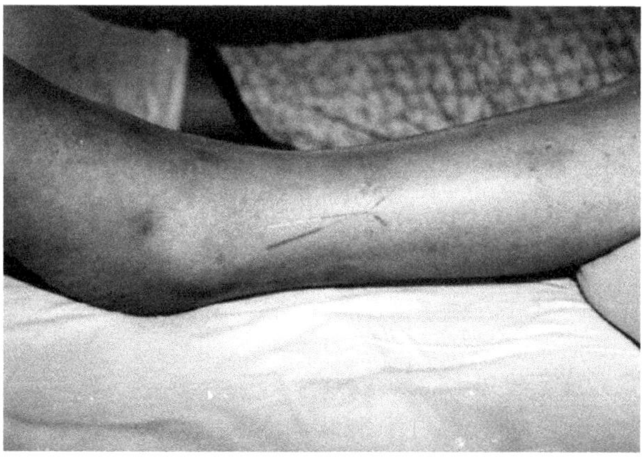

图4-1-56 悬钟穴

【局部解剖】 在腓骨短肌与趾长伸肌分歧处；有胫前动静脉分支；布有腓浅神经。

【穴位主治】 半身不遂，颈项强痛，胸腹胀满，胁肋疼痛，膝腿痛，脚气，腋下肿。

【配伍组合】

（1）配内庭治心腹胀满。

（2）配昆仑、合谷、肩髃、曲池、足三里治中风、半身不遂。

（3）配后溪、列缺治项强、落枕。

【刺法灸法】 直刺0.5~0.8寸；可灸。

【文献摘要】

《针灸甲乙经》：腹满，胃中有热，不嗜食。

《医宗金鉴》卷八十五：胁痛，浑身瘙痒，足趾痛。

【附注】 八会穴—髓会。

（四十）GB40 丘墟 Qiū xū

【穴名出处】 《灵枢·本输》。

【穴名释义】 丘，指高处；墟，指大丘之意。本穴正当足外踝前下方凹陷处，此处高起犹如大的土丘，故名。

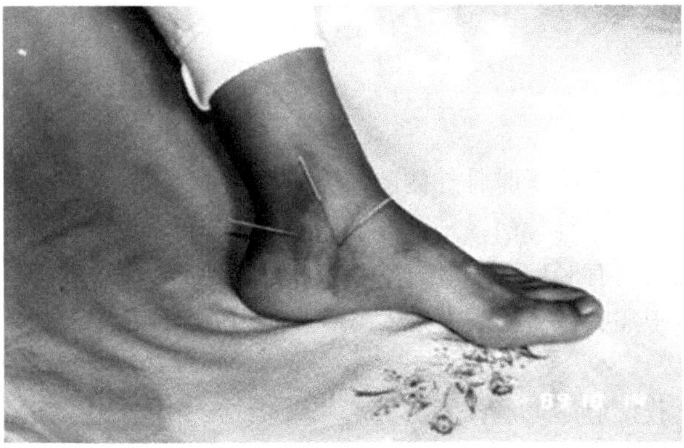

图4-1-57 丘墟穴

【定位取穴】 在外踝的前下方，当趾长伸肌腱的外侧凹陷处（图4-1-57）。

【局部解剖】 在趾短伸肌起点；有外踝前动静脉分支；布有足背中间皮神经分支及腓浅神经分支。

【穴位主治】 颈项痛，腋下肿，胸胁痛，下肢痿痹，外踝肿痛，疟疾，疝气，目赤肿痛，目生翳膜，中风偏瘫。

【配伍组合】

（1）配昆仑、绝骨治踝跟足痛。

（2）配中渎治胁痛；配大敦、阴市、照海治卒疝。

（3）配日月、期门、肝俞、胆俞、阳陵泉、腕骨治黄疸、胆道疾患。

【刺法灸法】

（1）患者取仰卧位或端坐位，暴露足踝部，毫针直刺0.5~0.8寸，穴区局部酸胀感，施捻转或提插泻法，用于治疗踝关节扭伤，踝关节周围组织炎症、疼痛等局部病变。

（2）患者取仰卧位或端坐位，暴露足踝部，毫针针尖向照海穴方向进针，针深约2.5寸以上，若能透至照海穴，于照海穴皮肤下摸到针尖则效果最佳。施捻转泻法，患者觉针感向小腿或足心放射，用于治疗中风后足内翻（图4-1-58）。

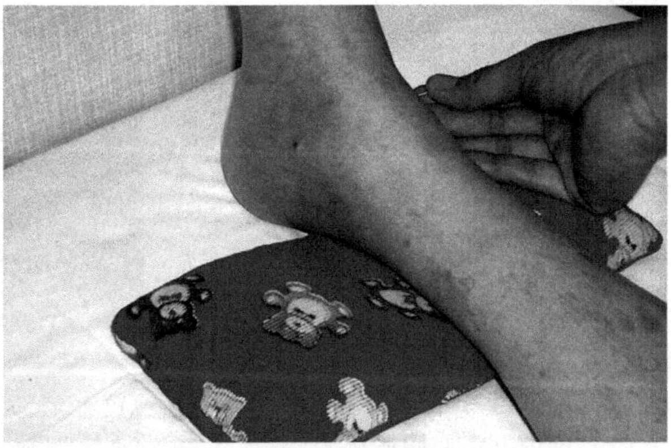

图4-1-58 丘墟透照海

【文献摘要】

《针灸甲乙经》卷七：目视不明，振寒，目翳，瞳子不见，腰两胁痛，脚酸转筋，腋下肿。

《备急千金要方》卷三十：胸痛如刺，脚急肿痛，战掉不能久立。

《针灸大成》卷七：胸胁满痛不得息，转筋，卒疝，腰髀痛，太息。

《玉龙歌》：脚背痛起丘墟穴。

【附注】 胆经原穴。

（四十一）GB41 足临泣 Zú línqì

【穴名出处】 《针灸甲乙经》。

【定位取穴】 在足背外侧，当足4趾本节（第4趾关节）的后方，小趾伸肌腱的外侧凹陷处。

【局部解剖】 有足背静脉网，第四趾背侧动静脉；布有足背中间皮神经。

【穴位主治】 头痛，目外眦痛，目眩，乳痈，瘰疬，胁肋痛，疟疾，中风偏瘫，痹痛不仁，足跗肿痛。

【配伍组合】

（1）配三阴交治痹证。

（2）配三阴交、中极治月事不利。

【刺法灸法】 直刺0.5～0.8寸；可灸。

【文献摘要】

《备急千金要方》卷三十：颈漏腋下马刀。

《针灸大成》卷七：周痹，痛无常处。

《玉龙歌》：两足有水临泣泻。

【附注】 胆经输穴；八脉交会穴——通带脉。

（四十二）GB42 地五会 Dì wǔhuì

【穴名出处】 《针灸甲乙经》。

【穴名释义】 地，指足之意；五，中数也；会，指会通。本穴位于胆经足部五穴中，为胆经脉气上下会通之处，主治足部疾患，故名。

【定位取穴】 在足背外侧，当足4趾本节（第4趾关节）的后方，第4～5趾骨之间，小趾伸肌腱的内侧缘。

【局部解剖】 有足背静脉网，第四跖背侧动静脉；布有足背中间皮神经。

【穴位主治】 头痛，目赤痛，耳鸣，耳聋，胸满，胁痛，腋肿，乳痈，跗肿。

【配伍组合】 配耳门、足三里治耳鸣、腰痛。

【刺法灸法】 直刺或斜刺0.5～0.8寸。

【文献摘要】

《针灸甲乙经》卷十一：内伤唾血不足，外无膏泽。

《铜人腧穴针灸图经》卷五：乳肿。

《针灸大成》卷七：腋肿。

（四十三）GB43 侠溪 Xiá xī

【穴名出处】 《灵枢·本输》。

【穴位别名】 夹溪。

【穴名释义】 侠，通夹；溪，小水为溪，也有沟陷之意。本穴位于足四五足趾缝间沟陷处，故名。

【定位取穴】 在足背外侧，当第4～5趾间，趾蹼缘后方赤白肉际处。

【局部解剖】 有趾背侧动静脉；布有足背中间皮神经之趾背侧神经。

【穴位主治】 头痛，眩晕，惊悸，耳鸣，耳聋，目外眦赤痛，颊肿，胸胁痛，膝股痛，足跗肿痛，疟疾。

【配伍组合】 配太阳、太冲、阳白、风池、头临泣治眩晕、偏头痛、耳鸣耳聋、目外眦痛。
【刺法灸法】 直刺或斜刺0.3寸；可灸。
【文献摘要】
《铜人腧穴针灸图经》卷五：寒热汗不出。
《针灸大成》卷七：寒热伤寒。
《百症赋》：兼阳谷，治颔肿口噤。
【附注】 胆经荥穴。

（四十四）GB44 足窍阴 Zú qiàoyīn

【穴名出处】 《灵枢·本输》。
【穴名释义】 窍，指孔隙；阴，指足厥阴肝经。本穴为足少阳经井穴，为交会足厥阴肝经之关窍，故名。
【定位取穴】 在第4趾末节外侧，距趾甲角0.1寸。
【局部解剖】 有趾背侧动静脉和趾跖动脉形成的动脉网；布有趾背侧神经。
【穴位主治】 偏头痛，目眩，目赤肿痛，耳聋，耳鸣，喉痹，胸胁痛，足跗肿痛，多梦，热病。
【配伍组合】
（1）配太冲、太溪、内关、太阳、风池、百会治神经性头痛、高血压病、肋间神经痛、胸膜炎、急性传染性结膜炎、神经性耳聋等。
（2）配阳陵泉、期门、支沟、太冲治胆道疾患。
（3）配水沟、太冲、中冲、百会、风池急救中风昏迷。
【刺法灸法】 直刺0.1～0.2寸；可灸。
【文献摘要】
《备急千金要方》卷三十：痈疽。
《丹溪心法》：妇人月经不调。
《针灸大成》卷七：肘不可举，卒聋，梦魇，目痛，小眦通。
【附注】 胆经井穴。

十二、足厥阴肝经腧穴

本经一侧14穴（左右两侧共28穴），其中12穴分布与下肢内侧，其余2穴配列于腹部及胸部。首穴大敦，末穴期门。主治泌尿生殖系统病证、神经系统病证、肝胆病证、眼病及本经脉所经过部位之病证（图4-1-59）。

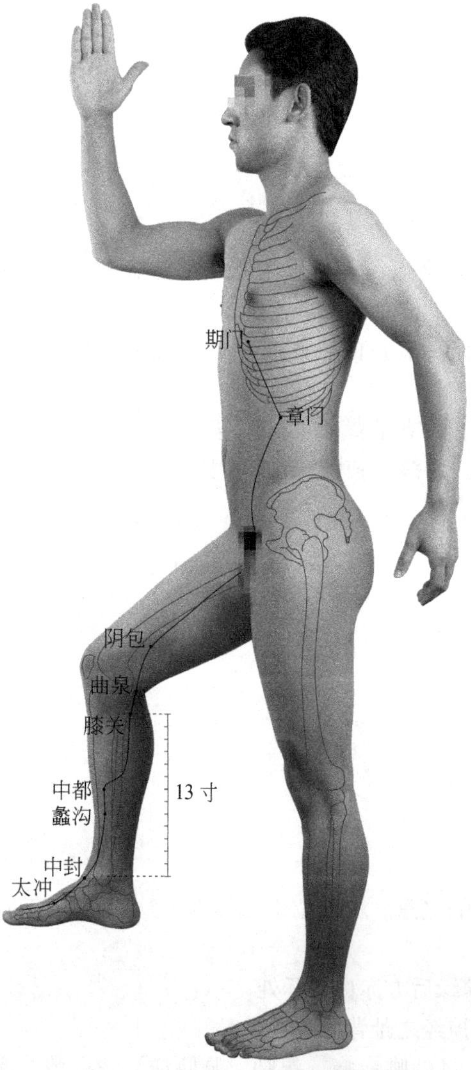

图4-1-59 足厥阴肝经

（一）LR 1 大敦 Dà dūn

【穴名出处】 《灵枢·本输》。

【穴位别名】 水泉，大训，大顺。

【穴名释义】 敦，厚之意。本穴位于足大趾端外侧，其肉敦厚，故名。

【定位取穴】 在足大趾末节外侧，距趾甲角0.1寸（图4-1-60）。

【局部解剖】 有足趾背动静脉；布有腓神经的趾背神经。

【功用功效】 调理肝气，镇静宁神。

【穴位主治】 疝气，缩阴，阴中痛，月经不调，血崩，尿血，癃闭，遗尿，淋疾，癫狂，痫证，少腹痛。

【配伍组合】 配内关、水沟治癫、狂、痫和中风昏仆；配膻中、天突、间使治梅核气。

【刺法灸法】 斜刺0.1～0.2寸，或用三陵针点刺出血；可灸。

【文献摘要】

《针灸甲乙经》卷九：卒心痛。

《备急千金要方》卷三十：大敦主目不欲视，太息。又主卒疝暴痛，阳跳入上腹，寒疝阴挺出偏大肿脐腹中。

《千金翼方》卷二十八：五淋灸大敦三壮。

【附注】 肝经井穴。

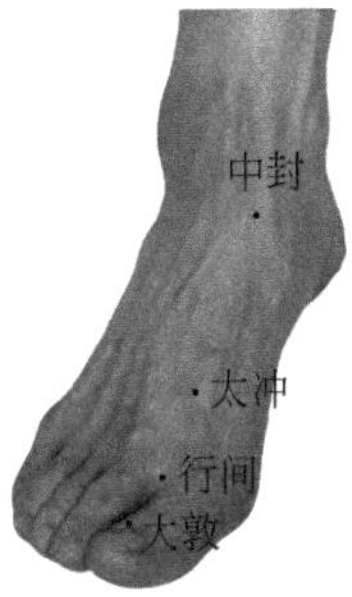

图4-1-60 大敦穴

（二）LR 2 行间 Xíng jiān

【穴名出处】 《灵枢·本输》。

【穴名释义】 行，循行之意。本穴位于第1～2趾间缝纹端，因足厥阴肝经脉气行于两趾间，而入本穴，故名。

【定位取穴】 在足背侧，当第1～2趾间，趾蹼缘的后方赤白肉际处。

【局部解剖】 有足背静脉网；第一趾背侧动静脉；腓神经的跖背侧神经分为趾背神经的分歧处。

【功用功效】 平肝息风，宁心安神。

【穴位主治】 月经过多，闭经，痛经，白带，阴中痛，遗尿，淋疾，疝气，胸胁满痛，呃逆，咳嗽，洞泻，头痛，眩晕，目赤痛，青盲，中风，癫痫，瘛疭，失眠，口歪，膝肿，下肢内侧痛，足跗肿痛。

【配伍组合】

（1）配睛明治青光眼、降眼压。

（2）配太冲、合谷、风池、百会治肝火上炎、头痛、眩晕、衄血。

（3）配中脘、肝俞、胃俞治肝气犯胃之胃痛。

（4）配中府、孔最治肝火犯肺干咳或咯血。

【刺法灸法】 直刺0.5～0.8寸；可灸。

【文献摘要】

《针灸甲乙经》卷十一：癫疾，短气，呕血，胸背痛，行间主之。

【附注】 肝经荥穴。

（三）LR 3 太冲 Tài chōng

【穴名出处】 《灵枢·本输》。

【穴位别名】 大钟。

【穴名释义】 太，指大之意；冲，指冲盛。本穴为足厥阴肝经之原穴，为冲脉之支别处。

肝主藏血，冲为血海，足厥阴肝经与冲脉相应合而盛大，故名太冲。

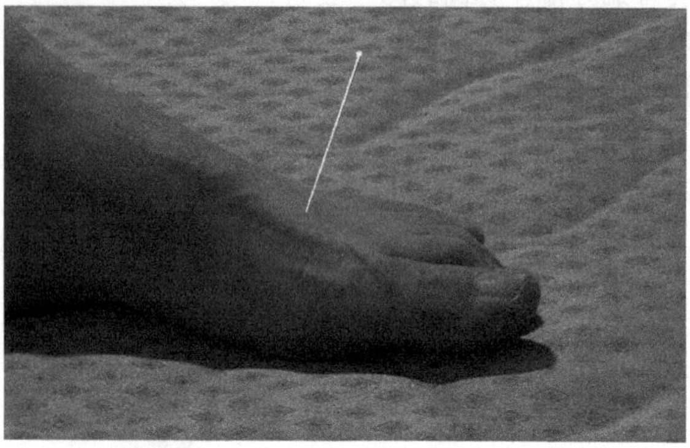

图 4-1-61　太冲穴

【定位取穴】　在足背侧，当第 1 跖骨间隙的后方凹陷处（图 4-1-61）。

【局部解剖】　在踇长伸肌腱外缘；有足背静脉网，第一跖背侧动脉；布有腓深神经的跖背侧神经，深层为胫神经足底内侧神经。

【功用功效】　平肝息风，健脾化湿。

【穴位主治】　头痛，眩晕，疝气，月经不调，癃闭，遗尿，小儿惊风，癫狂，痫证，胁痛，腹胀，黄疸，呕逆，咽痛嗌干，目赤肿痛，膝股内侧痛，足跗肿，下肢痿痹。

【配伍组合】

（1）配大敦治七疝；泻太冲、补太溪、复溜治肝阳上亢之眩晕。

（2）配合谷为开四关又治四肢抽搐。

（3）配肝俞、膈俞、太溪、血海治贫血、羸瘦。

（4）配间使、鸠尾、心俞、肝俞治癫、狂、痫。

【刺法灸法】　直刺 0.5～0.8 寸；可灸。

【文献摘要】

《针灸甲乙经》卷七：互引善惊，太冲主之。

《千金翼方》卷二十八：不得尿，灸太冲五十壮。虚劳浮肿灸太冲百壮。

《标幽赋》：心胀咽痛，针太冲而必除。

《玉龙歌》：行步艰难及转加，太冲二穴效堪夸。

【附注】　肝经输穴、原穴。

（四）LR 4 中封 Zhōng fēng

【穴名出处】　《灵枢·本输》。

【穴位别名】　悬泉。

【穴名释义】　封，指封界。本穴位于内踝高点前方，以胫骨前肌腱内侧为界，前有筋，后有骨，穴当其中，故名中封。

【定位取穴】　在足背侧，当足内踝前，商丘与解溪连线之间，胫骨前肌腱的内侧凹陷处（图 4-1-62）。

【局部解剖】　在胫骨前肌腱的内侧；有足背静脉网；布有足背侧皮神经的分支及隐神经。

【功用功效】　疏肝健脾，理气消疝。

【穴位主治】　疝气，阴茎痛，遗精，小便不利，黄疸，胸腹胀满，腰痛，足冷，内踝肿痛。

【配伍组合】

（1）配胆俞、阳陵泉、太冲、内庭泄热舒肝，治黄疸、疟疾。

（2）配足三里、阴廉治阴缩入腹、阴茎痛、遗精、淋症、小便不利。

【刺法灸法】　直刺 0.5～0.8 寸；可灸。

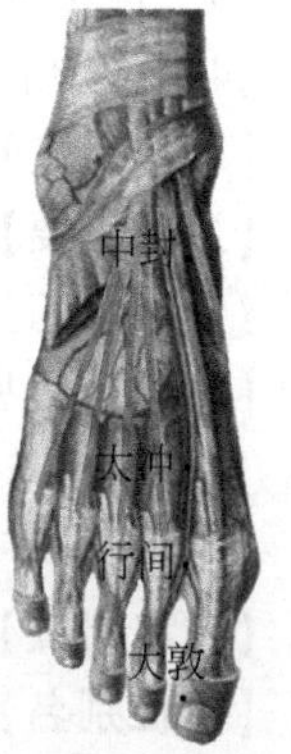

图 4-1-62　中封穴

【文献摘要】

《千金翼方》卷二十七：梦泄灸中封五十壮，失精阴缩灸中封五十壮。

《玉龙歌》：行步艰楚刺三里、中封、太冲。

【附注】　肝经经穴。

（五）LR 5 蠡沟 Lì gōu

【穴名出处】　《灵枢·经脉》。

【穴位别名】　交仪。

【穴名释义】　蠡，瓢勺之意。本穴位于内踝高点上5寸，因近处腿肚形如蠡勺，胫骨之内犹似沟渠，故名。

【定位取穴】　在小腿内侧，当足内踝尖上5寸，胫骨内侧面的中央（图4-1-63）。

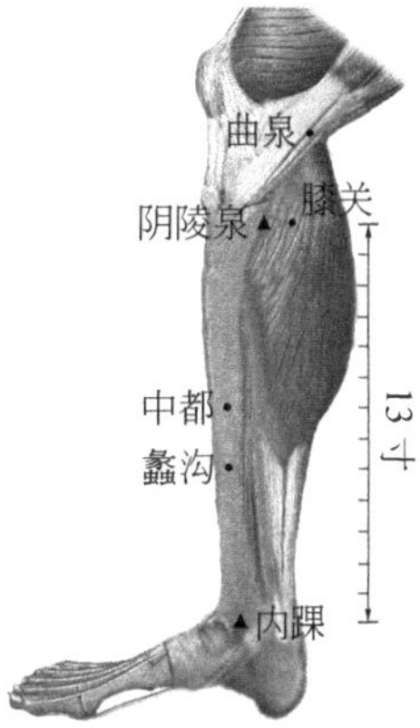

图4-1-63　蠡沟穴

【局部解剖】　在胫骨内侧面下三分之一处；其内后侧有大隐静脉；布有隐神经的前支。

【功用功效】　益肝调经，清热消肿。

【穴位主治】　月经不调，赤白带下，阴挺，阴痒，疝气，小便不利，睾丸肿痛，小腹痛，腰背拘急不可俯仰，胫部酸痛。

【配伍组合】

（1）配百虫窝、阴陵泉、三阴交治滴虫性阴道炎。

（2）配中都、地机、中极、三阴交治月经不调、带下症、睾丸炎。

（3）配大敦、气冲治睾肿、卒疝、赤白带下。

【刺法灸法】　平刺0.5～0.8寸；可灸。

【文献摘要】

《针灸甲乙经》卷十二：女子疝，小腹肿，赤白淫，时多时少，蠡沟主之。

【附注】　肝经络穴。

（六）LR 6 中都 Zhōng dū

【穴名出处】　《针灸甲乙经》。

【穴位别名】　太阴，大阴。

【穴名释义】　都，居之意。本穴位于胫骨之中部，故名。

【定位取穴】　在小腿内侧，当足内踝尖上7寸，胫骨内侧面的中央。

【局部解剖】　在胫骨内侧面中央；其内后侧有大隐静脉；布有隐神经的中支。

【功用功效】　益肝藏血，行气止痛。

【穴位主治】　胁痛，腹胀，泄泻，疝气，小腹痛，崩漏，恶露不尽。

【配伍组合】

（1）配血海、三阴交治月经过多和崩漏、产后恶露不绝。

（2）配合谷、次髎、三阴交治痛经；配脾俞、阴陵泉治白带症。

（3）配足三里、梁丘治肝木乘土之腹胀、泄泻。

（4）配太冲治疝气；配三阴交、阴陵泉、膝阳关、膝关、伏兔、箕门治下肢痿痹瘫痛。

【刺法灸法】　平刺0.5～0.8寸；可灸。

【文献摘要】

《针灸甲乙经》卷十一：崩中腹上下痛。

《备急千金要方》卷三十：治足下热，胫寒不能久立，湿痹不能行。

【附注】　肝经郄穴。

（七）LR 7 膝关 Xī guān

【穴名出处】　《针灸甲乙经》。

【穴位别名】　膝开，阴关。

【穴名释义】　本穴位于膝关节部。主治膝内廉痛引膑，不可曲伸，故名。

【定位取穴】　在小腿内侧，当胫骨内髁的后下方，阴陵泉后1寸，腓肠肌内侧头的上部。

【局部解剖】　在胫骨内侧后下方，腓肠肌内侧头的上部；深部有胫后动脉；布有腓肠内侧皮神经，深层为胫神经。

【功用功效】　温经化湿，祛风消肿。

【穴位主治】　膝膑肿痛，寒湿走注，历节风痛，下肢痿痹。

【配伍组合】

（1）配足三里、血海、阴市、阳陵泉、髀关、伏兔、丰隆治中风下肢不遂、小儿麻痹等。

（2）配膝眼、委中、足三里治两膝红肿疼痛。

【刺法灸法】　直刺0.5～0.8寸；可灸。

【文献摘要】

《针灸甲乙经》卷十：膝内廉痛引膑，不可屈伸，连腹，引喉咽痛，膝关主之。

《玉龙歌》：膝头红肿不能行，必针膝眼膝关穴。

（八）LR 8 曲泉 Qū quán

【穴名出处】　《灵枢·本输》。

【穴名释义】　曲，指屈曲之意；泉，指凹陷处。本穴位于膝内侧横纹头上方凹陷处，屈膝取之。本穴为足厥阴肝经之合穴，属水，以泉称之，故名。

【定位取穴】　在膝内侧，屈膝，当膝关节内侧端，股骨内侧髁的后缘，半腱肌、半膜肌止端的前缘凹陷处。

【局部解剖】　在胫骨内髁后缘，半膜肌、半腱肌止点前上方；有大隐静脉，膝最上动脉；布有隐神经、闭孔神经，深向腘窝可及胫神经。

【功用功效】　疏肝解郁，通调前阴。

【穴位主治】　月经不调，痛经，白带，阴挺，阴痒，产后腹痛，遗精，阳痿，疝气，小便不利，头痛，目眩，癫狂，膝膑肿痛，下肢痿痹。

【配伍组合】

（1）配丘墟、阳陵泉治胆道疾患。

（2）配肝俞、肾俞、章门、商丘、太冲治肝炎。

（3）配复溜、肾俞、肝俞治肝肾阴虚之眩晕、翳障眼病。

（4）配支沟、阳陵泉治心腹疼痛、乳房胀痛、疝痛。

（5）配归来、三阴交治肝郁气滞之痛经、月经不调。

【刺法灸法】　直刺1～1.5寸；可灸。

【文献摘要】

《千金翼方》卷二十七：男子失精，膝胫痛冷，灸曲泉百壮。

《肘后歌》：脐腹有病曲泉针。

【附注】　肝经合穴。

（九）LR 9 阴包 Yīn bāo

【穴名出处】　《针灸甲乙经》。

【穴位别名】　阴胞。

【穴名释义】　阴，指股内侧；包，指包容。本穴位于股内侧面两筋间，容于足少阴与足太阴两筋之间，故名。

【定位取穴】　在大腿内侧，当股骨上髁上 4 寸，股内肌与缝匠肌之间（图 4-1-64）。

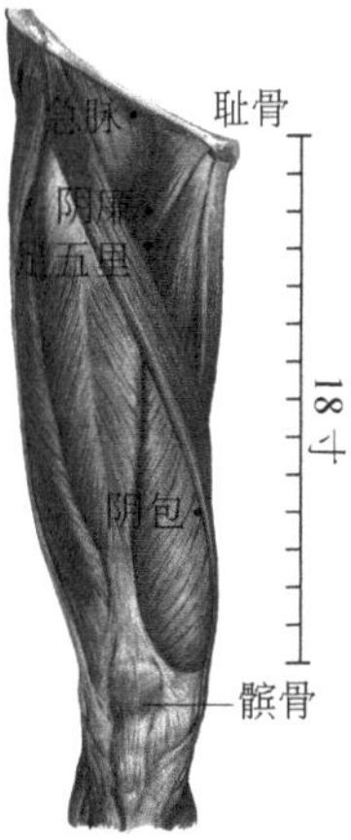

图 4-1-64　阴包穴

【局部解剖】　在股内肌与缝匠肌之间，内收长肌中点，深层为内收短肌；有股动静脉，旋股内侧动脉浅支；布有股前皮神经，闭孔神经浅深支。

【功用功效】　通调前阴，益肾健腰。

【穴位主治】　月经不调，遗尿，小便不利，腰骶痛引小腹。

【配伍组合】

（1）配交信治月经不调。

（2）配关元、肾俞治气虚不固之遗尿。

（3）配箕门、足五里、血海治膝股内侧疼痛，小儿麻痹的肌萎缩。

【刺法灸法】　直刺 0.8～1 寸；可灸。

【文献摘要】

《针灸甲乙经》卷九：腰痛，少腹痛，阴包主之。

《肘后歌》：中满如何去得根，阴包如刺效如神。

（十）LR 10 足五里 Zú wǔli

【穴名出处】　《针灸甲乙经》。

【穴位别名】　五里。

【定位取穴】　在大腿内侧，当气冲直下 3 寸，大腿根部，耻骨结节的下方，长收肌的外缘。

【局部解剖】　有内收长肌，内收短肌；有股内侧动脉浅支；布有闭孔神经浅支和深支。

【功用功效】　清肝健脾，通调前阴。

【穴位主治】　少腹胀痛，小便不通，阴挺，睾丸肿痛，嗜卧，四肢倦怠，颈疬。

【配伍组合】　配三阳络、天井、历兑、三间治嗜卧欲动摇。

【刺法灸法】　直刺 0.5～0.8 寸；可灸。

【文献摘要】

《针灸甲乙经》卷九：少腹中满，热闭不得溺，足五里主之。

（十一）LR 11 阴廉 Yīn lián

【穴名出处】　《针灸甲乙经》。

【穴名释义】　廉，指侧边。本穴位于股内侧，阴器旁，故名。

【定位取穴】　在大腿内侧，当气冲直下 2 寸，大腿根部，耻骨结节的下方，长收肌的外缘。

【局部解剖】　有内收长肌和内收短肌；有旋股内侧动静脉的分支；布有股神经的内侧皮支，深层为闭孔神经的浅支和深支。

【功用功效】　调经种子，舒筋活络。

【穴位主治】　月经不调，赤白带下，少腹疼痛，股内侧痛，下肢挛急。

【配伍组合】

(1) 配曲骨、次髎、三阴交治湿热下注之月经不调、白带多、阴门瘙痒、股癣等。

(2) 配肾俞、大赫、命门、太溪治妇人不孕、男子不育症。

(3) 配委中、次髎、膀胱俞治膀胱炎、膀胱结石。

【刺法灸法】 直刺0.8~1寸；可灸。

【文献摘要】

《针灸甲乙经》卷十二：妇人绝产，若未曾生产，阴廉主之。

(十二) LR 12 急脉 Jí mài

【穴名出处】 《素问·气府论》。

【穴位别名】 羊矢。

【穴名释义】 急，指急促，有冲动之意。本穴位于阴器旁动脉处，故名。

【定位取穴】 在耻骨结节的外侧，当气冲外下腹股沟股动脉搏动处，前正中线旁开2.5寸。

【局部解剖】 有阴部外动静脉分支及腹壁下动静脉的耻骨支，外方有股静脉；布有髂腹股沟神经，深层为闭孔神经的分支。

【功用功效】 调肝止痛，理气导疝。

【穴位主治】 疝气，阴挺，阴茎痛，少腹痛，股内侧痛。

【配伍组合】

(1) 配大敦治疝气、阴挺、阴茎痛、阳痿。

(2) 配阴包、箕门、曲泉、足五里治下肢痿痹、小儿麻痹。

【刺法灸法】 直刺0.5~1寸；可灸。

【文献摘要】

《素问·气府论》：病疝，少腹痛。

(十三) LR 13 章门 Zhāng mén

【穴名出处】 《脉经》。

【穴位别名】 长平，胁髎，季胁，脾募，季肋。

【穴名释义】 章，指彰盛之意；门，指出入之所。足厥阴肝经行于此，与五脏之气盛会，为脏气出入之门户，故名。

【定位取穴】 在侧腹部，当第11肋游离端的下方。

【局部解剖】 有腹内外斜肌及腹横肌；有肋间动脉末支；布有第十十一肋间神经；右侧当肝脏下缘，左侧当脾脏下缘。

【功用功效】 健脾消胀，和胃利胆。

【穴位主治】 腹痛，腹胀，肠鸣，泄泻，呕吐，神疲肢倦，胸胁痛，黄疸，痞块，小儿疳积，腰脊痛。

【配伍组合】

(1) 配足三里治荨麻疹、组胺过敏症。

(2) 配天枢、脾俞、中脘、足三里治肝脾不和之腹胀、痞块、胁痛、泄泻、消瘦。

(3) 配肾俞、肝俞、水道、京门、阴陵泉、三阴交、阳谷、气海治肝硬化腹水、肾炎。

【刺法灸法】 斜刺0.5~0.8寸；可灸。

【文献摘要】

《针灸甲乙经》卷十：腰清脊强，四肢懈惰，善怒，咳，少气，郁然不得息，厥逆，肩不可举。

《备急千金要方》卷三十：章门主心痛而呕，章门主四肢懈怠喜怒。章门主饮食不化，入腹还可热中不嗜食。

《针灸大成》卷七：主肠鸣盈盈然，食不化，胁痛不得卧，烦热口干，不嗜食。胸胁痛支满，喘息，心痛而呕，吐逆，饮食却出，腰痛不得转侧，腰脊冷痛，溺多白浊，伤饱身黄瘦，奔豚如鼓，脊强，四肢懈惰，善怒，少气厥逆，肩臂不举。

【附注】 脾经募穴，八会穴之脏会。

（十四）LR 14 期门 Qī mén

【穴名出处】 《伤寒论》。

【穴位别名】 肝募。

【穴名释义】 期，指周期；门，指出入之要地。本穴位于气血归入之门户，故名。

【定位取穴】 在胸部，当乳头直下，第6肋间隙，前正中线旁开4寸。

【局部解剖】 有腹直肌，肋间肌；有肋间动静脉；布有第六七肋间神经。

【功用功效】 疏肝健脾，和胃降逆。

【穴位主治】 胸胁胀满疼痛，呕吐，呃逆，吞酸，腹胀，泄泻，饥不欲食，胸中热，咳喘，奔豚，疟疾，伤寒热入血室。

【配伍组合】

（1）配大敦治疝气。

（2）配肝俞、公孙、中脘、太冲、内关治肝胆疾患、胆囊炎、胆结石及肝气郁结之胁痛、食少、乳少、胃痛、呕吐、呃逆、食不化、泄泻等。

【刺法灸法】 斜刺0.5～0.8寸；可灸。

【文献摘要】

《针灸甲乙经》卷七：腹大坚，不得息，期门主之。

《千金翼方》卷二十七：心痛，胸胁满，灸期门随年壮。

《席弘赋》：期门穴主伤寒患，六日过经犹未汗，但向乳根二肋间，又治妇人生产难。

【附注】 肝经募穴。

第二节 奇经八脉腧穴

一、督脉经穴

本经穴，1名1穴，计28穴，分布于头、面、项、背、腰、骶部之后正中线上。主治神经系统、呼吸系统、消化系统、泌尿生殖系统、运动系统病证，以及热性病证和本经所过部位之病证（图4-2-1）。

（一）DU 1 长强 Cháng qiáng

【穴名出处】 《灵枢·经脉》。

【穴位别名】 鱼尾。

【穴名释义】 此穴为督脉之络，督脉循脊里而行，脊柱形长且坚硬。又督脉为诸阳之长，

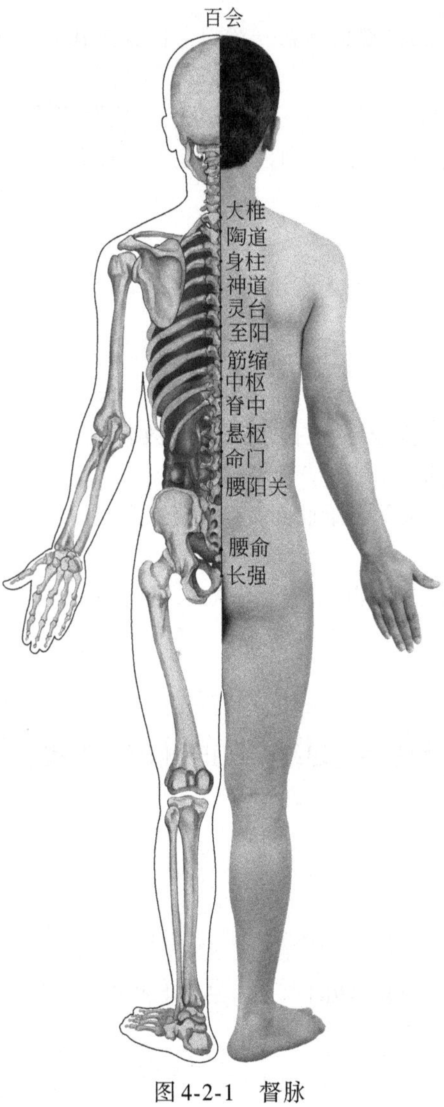

图 4-2-1　督脉

其气强盛，故名。

【定位取穴】　在尾骨端下，当尾骨端与肛门连线的中点处。

【局部解剖】　在肛尾膈中；有肛门动静脉分支，棘间静脉丛之延续部；布有尾神经及肛门神经。

【功用功效】　宁神镇静，通便消痔。

【穴位主治】　泄泻，痢疾，便秘，便血，痔疾，癫狂，脊强反折，癃淋，阴部湿痒，腰脊、尾骶部疼痛。

【配伍组合】

(1) 配二白、阴陵泉、上巨虚、三阴交治痔疮(湿热下注型)。

(2) 配精宫、二白、百会（灸）治脱肛、痔疮。

【刺法灸法】　斜刺，针尖向上与骶骨平行刺入 0.5 ~1 寸，不得刺穿直肠，以防感染；不灸。

【文献摘要】

《针灸甲乙经》卷十一：癫疾发如狂走者，虚则头重高摇之，挟脊之有过者，大小便难，难起居，长强主之。

《胜玉歌》：痔疾长风长强期。

（二）DU 2 腰俞 Yāo shū

【穴名出处】　《针灸甲乙经》。

【穴位别名】　腰户，腰空。

【定位取穴】　在骶部，当后正中线上，适对骶管裂孔。

【局部解剖】　在骶后韧带、腰背筋膜中；有骶中动静脉后支，棘间静脉丛；布有尾神经分支。

【功用功效】　调经清热，散寒除湿。

【穴位主治】　腰脊强痛，腹泻，便秘，痔疾，脱肛，便血，癫痫，淋浊，月经不调，下肢痿痹。

【配伍组合】

(1) 配膀胱俞（灸）、长强、气冲、上髎、下髎、居髎治腰脊冷痛。

(2) 配太冲治脊强反折、抽搐。

【刺法灸法】　向上斜刺 0.5 ~1 寸；可灸。

（三）DU 3 腰阳关 Yāo yángguān

【穴名出处】　《素问·气府论》。

【穴位别名】　阳关，脊阳关。

【穴名释义】　本穴位于第四腰椎棘突下，督脉为阳脉之海，关于一身阳气，故名。

【定位取穴】　在腰部，当后正中线上，第 4 腰椎棘突下凹陷中。

【局部解剖】　在腰背筋膜、棘上韧带及棘间韧带中；有腰动脉后支，棘间皮下静脉丛；布有腰神经后支的内侧支。

【功用功效】 祛寒除湿，舒筋活络。

【穴位主治】 腰骶疼痛，下肢痿痹，月经不调，赤白带下，遗精，阳痿，便血。

【配伍组合】

(1) 补腰阳关、肾俞、次髎，泻委中治腰脊痛、四肢厥冷、小便频数。

(2) 配腰夹脊、秩边、承山、飞扬治坐骨神经痛、腰腿痛。

(3) 配膀胱俞、三阴交治遗尿、尿频。

【刺法灸法】 直刺0.5~1寸；可灸。

【文献摘要】

《针灸聚英》卷一：十六椎节下间，坐取之。

(四) DU 4 命门 Mìng mén

【穴名出处】 《针灸甲乙经》。

【穴位别名】 精宫。

【穴名释义】 本穴位于两肾俞之间，当肾间动气处，为元气之根本，生命之门户，故名。

【定位取穴】 在腰部，当后正中线上，第2腰椎棘突下凹陷中。

【局部解剖】 在腰背筋膜、棘上韧带及棘间韧带中；有腰动脉后支及棘间皮下静脉丛；布有腰神经后支内侧支。

【功用功效】 温益肾阳，舒筋活络。

【穴位主治】 虚损腰痛，脊强反折，遗尿，尿频，泄泻，遗精，白浊，阳痿，早泄，赤白带下，胎屡坠，五劳七伤，头晕耳鸣，癫痫，惊恐，手足逆冷。

【配伍组合】

(1) 配肾俞、太溪治遗精、早泄、腰脊酸楚、足膝无力、遗尿、癃闭、水肿、头昏耳鸣等肾阳亏虚之症。

(2) 配百会、筋缩、腰阳关治破伤风抽搐。

(3) 灸命门、隔盐灸神阙治中风脱症。

(4) 配关元、肾俞、神阙（艾灸）治五更泄；补命门、肾俞、三阴交治肾虚腰痛。

(5) 泻命门、阿是穴、委中、腰夹脊穴治腰扭伤痛和肥大性脊柱炎。

(6) 配十七椎、三阴交治痛经（寒湿凝滞型）（艾灸）。

(7) 配大肠俞、膀胱俞、阿是穴（灸）治寒湿痹腰痛。

【刺法灸法】 直刺0.5~1寸；可灸。

【文献摘要】

《针灸甲乙经》卷七：头痛如破，身热如火汗不出，寒热汗不出，寒热里急，腰腹相引痛，命门主之。

(五) DU 5 悬枢 Xuán shū

【穴名出处】 《针灸甲乙经》。

【穴位别名】 悬柱。

【穴名释义】 悬，指悬系；枢，指枢纽。本穴位于两三焦俞之间，三焦总司人体气化，为气机之枢纽，故名。

【定位取穴】 在腰部，当后正中线上，第1腰椎棘突下凹陷中。

【局部解剖】 在腰背筋膜、棘上韧带及棘间韧带中；有腰动脉后支及棘间皮下静脉丛；布有腰神经后支内侧支。

【功用功效】 助阳健脾，通调肠气。

【穴位主治】 腰脊强痛，腹胀，腹痛，完谷不化，泄泻，痢疾。

【配伍组合】

(1) 配委中、肾俞治腰脊强痛。

(2) 配足三里、太白治完谷不化、泄泻。

【刺法灸法】 直刺0.5～1寸；可灸。

【文献摘要】

《针灸甲乙经》卷八：腹中积上下行，悬枢主之。

(六) DU 6 脊中 Jì zhōng

【穴名出处】 《素问·骨空论》。

【穴位别名】 神宗，脊俞，脊宗。

【穴名释义】 脊，指脊椎。本穴正当脊椎二十二节之中部，故名。

【定位取穴】 在背部，当后正中线上，第11胸椎棘突下凹陷中。

【局部解剖】 在腰背筋膜、棘上韧带及棘间韧带中；有第十一肋间动脉后支，棘间皮下静脉丛；布有第十一胸神经后支内侧支。

【功用功效】 健脾利湿，宁神镇静。

【穴位主治】 腰脊强痛，黄疸，腹泻，痢疾，小儿疳积，痔疾，脱肛，便血，癫痫。

【配伍组合】

(1) 配足三里、中脘治腹胀胃痛。

(2) 配上巨虚、下巨虚治腹泻痢疾；配鸠尾、大椎、丰隆治癫痫。

(3) 配肾俞、太溪治腰膝痛。

(4) 配至阳、阳陵泉、胆俞治黄疸。

【刺法灸法】 斜刺0.5～1寸。

【文献摘要】

《针灸甲乙经》卷九：腹满不得食，刺脊中，黄疸刺脊中。

(七) DU 7 中枢 Zhōng shū

【穴名出处】 《素问·气府论》。

【穴名释义】 枢，指枢纽，枢机。本穴位于脊柱中部，为躯体转动之枢纽，故名。

【定位取穴】 在背部，当后正中线上，第10胸椎棘突下凹陷中。

【局部解剖】 在腰背筋膜、棘上韧带及棘间韧带中；有第十肋间动脉后支，棘间皮下静脉丛；布有第十胸神经后支之内侧支。

【功用功效】 健脾利湿，清热止痛。

【穴位主治】 黄疸，呕吐，腹满，胃痛，食欲不振，腰背痛。

【配伍组合】 配命门、腰眼、阳陵泉、后溪治腰脊痛。

【刺法灸法】 斜刺0.5～1寸；可灸。

【文献摘要】

《素问·气府论》：背与心相控痛，所治天突与十椎。

(八) DU 8 筋缩 Jīn suò

【穴名出处】 《针灸甲乙经》。

【穴位别名】　筋束。

【穴名释义】　本穴位于第九胸椎下，两肝俞之间。肝主筋，本穴主治脊急强筋脉挛缩疾病，故名。

【定位取穴】　在背部，当后正中线上，第9胸椎棘突下凹陷中。

【局部解剖】　在腰背筋膜、棘上韧带及棘间韧带中；有第九肋间动脉后支，棘间皮下静脉丛；布有第九胸神经后支内侧支。

【功用功效】　平肝息风，宁神镇痉。

【穴位主治】　癫狂，惊痫，抽搐，脊强，背痛，胃痛，黄疸，四肢不收，筋挛拘急。

【配伍组合】

（1）配角孙、瘛脉治小儿惊痫、瘛疭、角弓反张。

（2）配通里治癫痫；配水道治脊强。

【刺法灸法】　斜刺0.5～1寸；可灸。

【文献摘要】

《胜玉歌》：更有天突与筋缩，小儿吼闭自然舒。

（九）DU 9 至阳 Zhì yáng

【穴名出处】　《针灸甲乙经》。

【穴位别名】　金阳。

【定位取穴】　在背部，当后正中线上，第7胸椎棘突下凹陷中。

【局部解剖】　在腰背筋膜、棘上韧带及棘间韧带中；有第七肋间动脉后支，棘间皮下静脉丛；布有第七胸神经后支内侧支。

【功用功效】　利胆退黄，宽胸利膈。

【穴位主治】　胸胁胀痛，腹痛黄疸，咳嗽气喘，腰背疼痛，脊强，身热。

【配伍组合】

（1）配曲池、阳陵泉、脾俞治黄疸。

（2）配天枢、大肠俞治腹胀、肠鸣、泄泻。

（3）配内关、神门治心悸、心痛。

【刺法灸法】　斜刺0.5～1寸；可灸。

【文献摘要】

《针灸甲乙经》卷八：寒热，四肢重痛，少气难言，至阳主之。

《玉龙歌》：至阳也治黄疸病。

《胜玉歌》：黄疸至阳便能离。

（十）DU 10 灵台 Líng tái

【穴名出处】　《素问·气府论》。

【穴位别名】　灵阳。

【穴名释义】　灵台，为古代君主宣德步政之地，喻心。本穴位置内应心，故名。

【定位取穴】　在背部，当后正中线上，第6胸椎棘突下凹陷中。

【局部解剖】　在腰背筋膜、棘上韧带及棘间韧带中；有第六肋间动脉后支，棘间皮下静脉丛；布有第六胸神经后支内侧支。

【功用功效】　清热化湿，止咳定喘。

【穴位主治】　咳嗽，气喘，项强，脊痛，身热，疔疮。

【配伍组合】

(1) 配陶道、内关治间日疟；配合谷（泻法）、委中（放血）治疔疮。

(2) 配阳陵泉、支沟治胸胁痛。

(3) 配身柱、至阳治背痛。

(4) 配胆俞、阳陵泉、太冲治黄疸。

【刺法灸法】 斜刺0.5~1寸；可灸。

(十一) DU 11 神道 Shén dào

【穴名出处】 《针灸甲乙经》。

【穴位别名】 脏俞，冲道。

【穴名释义】 本穴平两侧心俞，内应心，因心藏神，穴为心气之道，主治神志疾患，故名。

【定位取穴】 在背部，当后正中线上，第5胸椎棘突下凹陷中。

【局部解剖】 在腰背筋膜、棘上韧带及棘间韧带中；有第五肋间动脉后支，棘间皮下静脉丛；布有第五胸神经后支内侧支。

【功用功效】 宁心安神，清热平喘。

【穴位主治】 心痛，惊悸，怔忡，失眠健忘，中风不语，癫痫，腰脊强，肩背痛，咳嗽，气喘。

【配伍组合】

(1) 配关元治身热头痛。

(2) 配神门治健忘惊悸。

(3) 配百会、三阴交治失眠健忘、小儿惊风、痫症。

(4) 配心俞、厥阴俞、内关、通里、曲泽治胸痹。

【刺法灸法】 斜刺0.5~1寸；可灸。

【文献摘要】

《百症赋》：兼心俞，治风痫常发自宁。

(十二) DU 12 身柱 Shēn zhù

【穴名出处】 《针灸甲乙经》。

【穴位别名】 尘气。

【定位取穴】 在背部，当后正中线上，第3胸椎棘突下凹陷中。

【局部解剖】 在腰背筋膜、棘上韧带及棘间韧带中；有第三肋间动脉后支，棘间皮下静脉丛；布有第三胸神经后支内侧支。

【功用功效】 宣肺清热，宁神镇痉。

【穴位主治】 身热头痛，咳嗽，气喘，惊厥，癫狂痫证，腰脊强痛，疔疮发背。

【配伍组合】

(1) 配水沟、内关、丰隆、心俞治癫狂痫。

(2) 配风池、合谷、大椎治肺热、咳嗽。

(3) 配灵台、合谷、委中（泻法）治疔毒。

【刺法灸法】 斜刺0.5~1寸；可灸。

【文献摘要】

《针灸甲乙经》卷七：身热狂走，谵语见鬼，身柱主之，瘈疾怒欲杀人，身柱主之。

《百症赋》：癫疾必身柱、本神之令。

（十三）DU 13 陶道 Táo dào

【穴名出处】 《针灸甲乙经》。

【定位取穴】 在背部，当后正中线上，第 1 胸椎棘突下凹陷中。

【局部解剖】 在腰背筋膜、棘上韧带及棘间韧带中；有第一肋间动脉后支，棘间皮下静脉丛；布有第一胸神经后支内侧支。

【功用功效】 解表清热，截疟宁神。

【穴位主治】 头痛项强，恶寒发热，咳嗽，气喘，骨蒸潮热，胸痛，脊背酸痛，疟疾，癫狂，角弓反张。

【配伍组合】

（1）配丰隆、水沟、神门、心俞治癫狂痫。

（2）配大椎、间使、后溪治疟疾；配合谷、曲池、风池治外感病。

（3）配肾俞、腰阳关、委中治胸背痛。

【刺法灸法】 斜刺 0.5 ~1 寸；可灸。

【文献摘要】

《针灸甲乙经》卷七：治头重目瞑，凄厥，寒热汗不出，陶道主之。

《百症赋》：发热时行，陶道复求肺俞理。

（十四）DU 14 大椎 Dà zhuī

【穴名出处】 《素问·气府论》。

【穴位别名】 百劳，上杼。

【穴名释义】 本穴位于第一胸椎上凹陷处，因其椎骨最大，故名。

【定位取穴】 在后正中线上，第 7 颈椎棘突下凹陷中。

【局部解剖】 在腰背筋膜、棘上韧带及棘间韧带中；有颈横动脉分支，棘间皮下静脉丛；布有第八颈神经后支内侧支。

【功用功效】 清热解表，截疟止痛。

【穴位主治】 热病，疟疾，咳嗽，喘逆，骨蒸潮热，项强，肩背痛，腰脊强，角弓反张，小儿惊风，癫狂痫证，五劳虚损，七伤乏力，中暑，霍乱，呕吐，黄疸，风疹。

【配伍组合】

（1）配肺俞治虚损、盗汗、劳热。

（2）配间使、乳根治脾虚发疟。

（3）配四花穴治百日咳（双膈俞、双胆俞）；配曲池预防流脑。

（4）配合谷治白血球减少。

（5）配足三里、命门提高机体免疫力。

（6）配定喘、孔最治哮喘。

（7）配曲池、合谷泻热。

（8）配腰奇、间使治癫痫。

【刺法灸法】 斜刺 0.5 ~1 寸；可灸。

（十五）DU 15 哑门 Yǎ mén

【穴名出处】 《素问·气府论》。

【穴位别名】 舌厌，舌横，横舌，舌根，舌肿。

【穴名释义】 本穴可致哑，也可治哑，故名。

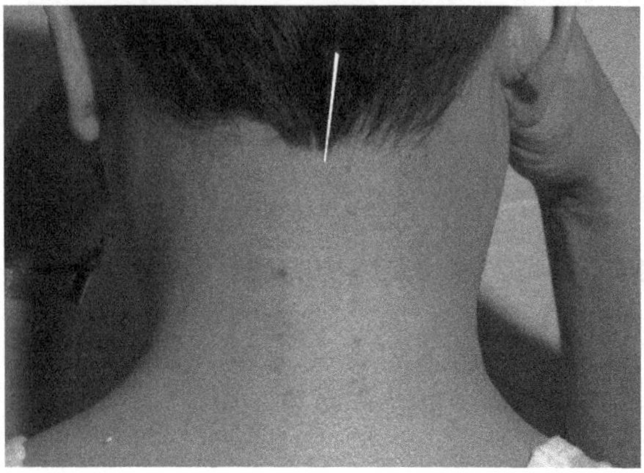

图 4-2-2 哑门穴

【定位取穴】 在项部，当后发际正中直上 0.5 寸，第 1 颈椎下（图 4-2-2）。

【局部解剖】 在项韧带和项肌中，深部为弓间韧带和脊髓；有枕动静脉分支及棘间静脉丛；布有第三颈神经和枕大神经支。

【功用功效】 散风息风，开窍醒神。

【穴位主治】 舌缓不语，音哑，头重，头痛，颈项强急，脊强反折，中风尸厥，癫狂，痫证，癔病，衄血，重舌，呕吐。

【配伍组合】

（1）泻哑门、听会、外关（或中渚）、丘墟治高热或疟疾所致耳聋。

（2）配人中、廉泉治舌强不语、暴喑、咽喉炎。

（3）配百会、人中、丰隆、后溪治癫狂、癫痫。

（4）配风池、风府治中风失语、不省人事。

（5）配劳宫、三阴交、涌泉等九穴为回阳九针，可以开窍醒神治昏厥。

（6）配脑户、百会、风池、太溪、昆仑、肾俞治大脑发育不全。

（7）配肾俞、太溪治疗贫血。

【刺法灸法】 伏案正坐位，使头微前倾，项肌放松，向下颌方向缓慢刺入 0.5～1 寸。

【文献摘要】

《针灸甲乙经》卷十二：舌缓，不能言，刺哑门。

（十六）DU 16 风府 Fēng fu

【穴名出处】 《灵枢·本输》。

【穴位别名】 鬼枕，鬼林，热府，曹溪。

【穴名释义】 风，指风邪；府，聚集之意。指风邪聚集之处。本穴位于人身上部头项处，易为风邪所侵，本穴主治一切风疾，故名。

【定位取穴】 在项部，当后发际正中直上 1 寸，枕外隆凸直下，两侧斜方肌之间凹陷处（图 4-2-3）。

【局部解剖】 在项韧带和项肌中，深部为环枕后膜和小脑延髓池；有枕动静脉分支及棘间静脉丛；布有第三颈神经和枕大神经支。

【功用功效】 息风散风，通关利窍。

【穴位主治】 癫狂，痫证，癔病，中风不语，悲恐惊悸，半身不遂，眩晕，颈项强痛，咽喉肿痛，目痛，鼻衄。

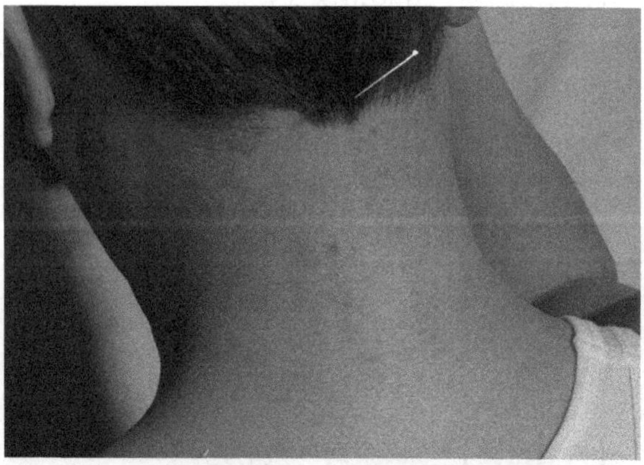

图 4-2-3 风府穴

【配伍组合】

(1) 配腰俞治足不仁。

(2) 配昆仑治癫狂、多言。

(3) 配二间、迎香治鼽衄。

(4) 配金津、玉液、廉泉治舌强难言。

【刺法灸法】 伏案正坐位，使头微前倾，项肌放松，向下颌方向缓慢刺入 0.5 ~1 寸。针尖不可向上，以免刺入枕骨大孔，误伤延髓。

【文献摘要】

《玉龙歌》：头项强痛难回顾，牙痛并作一般看，先向承浆明补泻，后针风府即时安。

(十七) DU 17 脑户 Nǎo hù

【穴名出处】 《素问·刺禁论》。

【穴位别名】 合颅，会额，会颅，仰风。

【穴名释义】 脑，指脑髓之意；户，门户，出入之所。督脉上行如脑，穴在枕部，相当于脉气入脑门户，故名。

【定位取穴】 在头部，后发际正中直上 2.5 寸，风府上 1.5 寸，枕外隆凸的上缘凹陷处。

【局部解剖】 在左右枕骨肌之间；有左右枕动静脉分支，深层常有导血管；布有枕大神经分支。

【功用功效】 醒神开窍，平肝息风。

【穴位主治】 头重，头痛，面赤，目黄，眩晕，面痛、音哑，项强，癫狂痫证，舌本出血，瘿瘤。

【配伍组合】

(1) 配通天、脑空治头重痛。

(2) 配人中、太冲、丰隆治癫狂痫。

【刺法灸法】 平刺 0.5 ~0.8 寸；可灸。

【文献摘要】

《素问·刺禁论》：刺中脑户，入脑立死。

《针灸甲乙经》卷八：寒热，刺脑户。

(十八) DU 18 强间 Qiáng jiān

【穴名出处】 《针灸甲乙经》。

【穴位别名】 大羽。

【穴名释义】 强，指强硬；间，间隙之意。本穴位于顶骨与枕骨结合部之间，主治顶部强硬和头痛，故名。

【定位取穴】 在头部，当后发际正中直上 4 寸（脑户上 1.5 寸）。

【局部解剖】 在浅筋膜、帽状腱膜中；有左右枕动静脉吻合网；布有枕大神经分支。

【功用功效】 醒神宁心，平肝息风。

【穴位主治】 头痛，目眩，颈项强痛，癫狂痫证，烦心，失眠。

【配伍组合】

(1) 配后溪、至阴治后头痛、目眩。

(2) 配丰隆治头痛难忍。

【刺法灸法】 平刺 0.5 ~0.8 寸；可灸。

【文献摘要】

《针灸甲乙经》卷十一：癫疾狂走，摇头，口歪，强间主之。

《百症赋》：强间丰隆之际，头痛难禁。

《针灸大成》卷七：头痛目眩，脑眩烦心，呕吐涎沫，项强左右不得回顾，狂走不卧。

（十九）DU 19 后顶 Hòu dǐng

【穴名出处】　《针灸甲乙经》。

【穴位别名】　交冲。

【穴名释义】　顶，指颅顶。本穴位于颅顶之后方，与前顶相对，故名。

【定位取穴】　在头部，当后发际正中直上5.5寸（脑户上3寸）。

【局部解剖】　在浅筋膜、帽状腱膜中；有左右枕动静脉网；布有枕大神经分支。

【功用功效】　醒脑安神，息风止痉。

【穴位主治】　头痛，眩晕，项强，癫狂痫证，烦心，失眠。

【配伍组合】

（1）配百会、合谷治头顶剧痛。

（2）配外丘治颈项痛、恶风寒。

（3）配玉枕、颔厌治风眩。

（4）配率谷、太阳治偏头痛。

（5）配风池治脱发。

【刺法灸法】　平刺0.5～0.8寸；可灸。

【文献摘要】

《针灸甲乙经》卷十：风眩目眩，颅上痛，后顶主之。

《针灸甲乙经》卷十一：癫疾，狂走颈项痛，后顶主之。

（二十）DU 20 百会 Bǎi huì

【穴名出处】　《针灸甲乙经》。

【穴位别名】　顶中央，三阳五会，天满，天蒲，三阳、五会，巅上，顶上，涅丸宫，泥丸宫、维会。

【穴名释义】　百会，一名三阳五会，头为诸阳之会，穴为手足三阳、督脉、足厥阴交会之处，百病皆治，故名百会。

【位置】　在头部中线，当前发际直上5寸处。

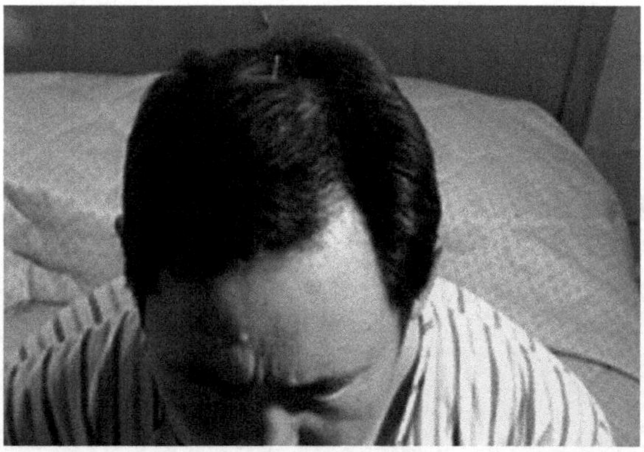

图4-2-4　百会穴

【定位取穴】　正坐，于前、后发际连线中点向前1寸处取穴。或于头部中线与两耳尖连线的交点处取穴（图4-2-4）。

【局部解剖】　皮肤，皮下组织，帽状腱膜，腱膜下疏松组织。布有枕大神经，额神经的分支和左右颞浅动静脉及枕动静脉吻合网。

【功效】　平肝息风，升阳益气，清脑安神。

【主治】　眩晕、健忘、头痛、脱肛、泄泻、中风、癫痫、口噤不开、癔病、瘛疭、耳鸣、耳聋、阴挺、疝气、痔疾、痢疾等。

【操作】

（1）平刺 0.3～0.5 寸，施捻转平补平泻手法。

（2）向后平刺 1 寸，用小幅度高频率（小于 90°、120 转/分以上）捻转补法，令局部酸麻胀感。

（3）向前平刺进针 1 寸，施捻转补法。

（4）艾条悬灸 15min。

【配伍组合】

（1）配长强、关元，治脱肛；配子宫、关元、次髎，治子宫脱垂。

（2）配中脘、天枢（左侧）、梁门（左侧）、气海、足三里，治胃下垂。

（3）配风池、太冲，治头痛、头晕、目眩。

（4）配听宫、行间，治耳鸣；配人中、内关、风池，治神经症。

（5）配神门、四神聪，治失眠。

（6）配至阴、天柱，治后头痛。

（7）配四神聪、风池、上星，治煤气中毒；配迎香、风池，治鼻塞。

（8）配内关、人中、风池、身柱，治癫、狂、痫症。

【文献摘要】

《针灸甲乙经》卷十："顶上痛，风头重，目如脱，不可左右顾，百会主之。"

《肘后备急方》："救卒尸厥方，针百会当鼻中入发际五寸，针入三分补之。"

《备急千金要方》："小儿脱肛方，灸顶上旋毛中三壮即入……中风失音不能言语，缓纵不遂，先灸天窗五十壮，息火，仍移灸百会五十壮。还灸天窗五十壮者，始发先灸百会，则风气不得泄，内攻五脏，喜闭伏。仍失音者，所以先灸天窗，次百会佳。"

《铜人腧穴针灸图经》："百会，治小儿脱肛久不差，风痫，中风角弓反张，或多哭，言辞不择，发即无时，盛则吐沫心烦，惊悸健忘，痎疟，耳鸣耳聋，鼻塞不闻臭香，针入二分，得气即泻，可灸七壮，至七七壮即止，唐秦鸣鹤刺微出血，头痛立愈。"

《太平圣惠方》卷九十九："主疗脱肛风痫，青风心风，角弓反张，羊鸣多哭，言语不择，发时既死，吐沫，心中烦闷，头风，多睡心烦，惊悸无心力，忘前失后……"

【临床体验】

（1）治疗中风先兆：以上星、百会、印堂、肩髃、曲池、足三里、阳陵泉、完骨、天柱为主穴，常常取得满意疗效；以风池、上星、百会、金津、玉液、廉泉、通里为主穴，治疗中风后失语临床疗效显著。

（2）治疗老年性痴呆：以人中、内关、风池、完骨、天柱、百会、四神聪、神门、三阴交、肾俞、太冲、丰隆为主穴，可以滋补肝肾、填精补髓、活血散瘀、补气安神。

（3）治疗神经性头痛：以内关、人中、合谷、太冲、百会、四神聪、风池、完骨、天柱为主穴，可以调神理气、通络止痛，改善脑组织供血。

（4）治疗帕金森病：以内关、人中、风池、太冲、百会为主穴，可以改善症状，促进血液循环，改变病理状态。

（5）治疗小儿抽动症：以水沟、百会、大椎、神门、肝俞、风池、合谷、太冲为主穴，可以醒神定志、平肝息风、化痰开窍，临床应用收效理想。

（6）治疗郁证：以人中、内关、太冲、心俞、肝俞、脾俞、膈俞、百会、四神聪、足三里、三阴交为主穴，可以疏调气机、醒神开窍、补血安神。

（7）治疗癔症性癫痫：以内关、人中、风池、太冲、百会、阳陵泉、风府为主穴，可以醒脑开窍、镇肝息风，临床对癔症性抽搐可获得较为满意的疗效。

(8) 治疗遗尿：以肾俞、膀胱俞、关元、中极、百会、三阴交为主穴，可以益肾固摄、补元气、培肾气、益脾气以助三焦气化，使得膀胱功能得以恢复。

(9) 治疗子宫脱垂：以百会、气海、关元、维胞、足三里为主，可以补气升阳，提摄子宫，取得满意疗效。

【附注】 交会穴之一，督脉、足太阳之会（《针灸甲乙经》）；《聚英》作手足三阳、督脉之会；《类经图翼》作督脉、足太阳之会。手足少阳、足厥阴俱会于此。

（二十一）DU 21 前顶 Qián dǐng

【穴名出处】 《针灸甲乙经》。

【穴名释义】 本穴位于颅顶之前方，故名。

【定位取穴】 在头部，当前发际正中直上3.5寸（百会前0.5寸）。

【局部解剖】 在帽状腱膜中；有左右颞浅动静脉吻合网；布有额神经分支和枕大神经分支会合处。

【功用功效】 息风醒脑，宁神镇痉。

【穴位主治】 癫痫，头晕，目眩，头顶痛，鼻渊，目赤肿痛，小儿惊风。

【配伍组合】

(1) 配前顶、后顶、颔厌治风眩、偏头痛。

(2) 配人中治面肿虚浮；配百会治目暴赤肿。

(3) 配五处治头风目眩、目戴上。

【刺法灸法】 平刺0.3～0.5寸；可灸。

【文献摘要】

《针灸甲乙经》卷十：风眩目瞑，恶风寒，面赤肿，前顶主之。

《百症赋》：原夫面肿虚浮，须伏水沟前顶。

（二十二）DU 22 囟会 Xìng huì

【穴名出处】 《灵枢·热病》。

【穴位别名】 囟门，鬼门，囟上，天窗，天顶。

【穴名释义】 本穴位于颅骨冠状缝和矢状缝会合处，故名。

【定位取穴】 在头部，当前发际正中直上2寸（百会前3寸）。

【局部解剖】 在帽状腱膜中；有左右颞浅动静脉吻合网；布有额神经分支。

【功用功效】 安神醒脑，清热消肿。

【穴位主治】 头痛，目眩，面赤暴肿，鼻渊，鼻衄，鼻痔，鼻痈，癫疾，嗜睡，小儿惊风。

【配伍组合】

(1) 配玉枕治头风。

(2) 配百会治多睡；配头维、太阳、合谷治头痛目眩。

(3) 配上星、合谷、列缺、迎香治鼻渊、鼻衄。

(4) 配前顶、天柱、本神治小儿惊痫。

(5) 配人中、十宣治中风昏迷、癫痫；配血海、支沟治血虚头晕。

【刺灸法】 平刺0.3～0.5寸，小儿禁刺；可灸。

【文献摘要】

《针灸甲乙经》卷十一：癫疾呕沫，暂起僵仆，恶风寒，面赤肿，囟会主之。头痛颜青者，囟会主之。

（二十三）DU 23 上星 Shàng xīng

【穴名出处】　《针灸甲乙经》。

【穴位别名】　名堂，鬼堂，神堂。

【定位取穴】　在头部，当前发际正中直上1寸（图4-2-5）。

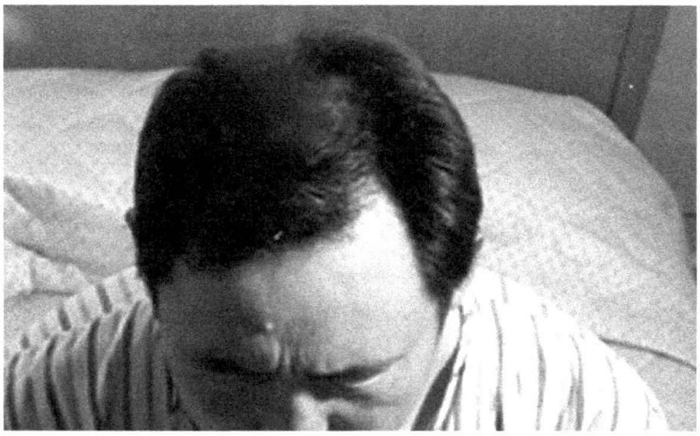
图4-2-5　上星穴

【局部解剖】　在左右额肌交界处；有额动静脉分支，颞浅动静脉分支；有额神经分支。

【功用功效】　息风清热，宁神通便。

【穴位主治】　头痛，眩晕，目赤肿痛，迎风流泪，面赤肿，鼻渊，鼻衄，鼻痔，鼻痈，癫狂，痫证，小儿惊风，疟疾，热病。

【配伍组合】

（1）配合谷、太冲治头目痛。

（2）配丘墟、陷谷治疟疾。

（3）配大椎治鼻中息肉、面赤肿、口鼻出血不止。

（4）配水沟治癫狂。

（5）配印堂、素髎、百会、迎香、合谷、曲池、列缺、支沟治酒渣鼻。

【刺法灸法】　平刺0.5～0.8寸；可灸。

【文献摘要】

《针灸甲乙经》卷七：热病汗不出，上星主之。

《胜玉歌》：头风眼痛上星专。

（二十四）DU 24 神庭 Shén tíng

【穴名出处】　《针灸甲乙经》。

【穴位别名】　发际，天庭。

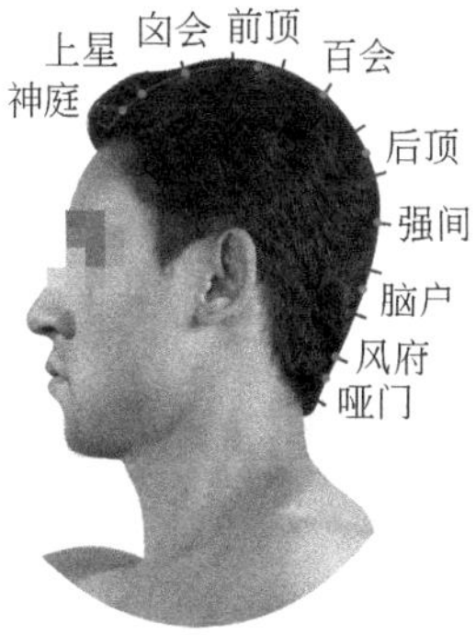

图4-2-6　神庭穴

【定位取穴】　在头部，当前发际正中直上0.5寸（图4-2-6）。

【局部解剖】　在左右额肌之交界处；有额动静脉分支；布有额神经分支。

【功用功效】　宁神醒脑，降逆平喘。

【穴位主治】　头痛，眩晕，目赤肿痛，泪出，目翳，雀目，鼻渊，鼻衄，癫狂，痫证，角弓反张。

【配伍组合】

（1）配行间治目泪出。

（2）配囟会治中风不语。

（3）配兑端、承浆治癫痫呕沫。

（4）配水沟治寒热头痛、喘喝、目不可视。

（5）配太冲、太溪、阴郄、风池治肝阳上亢型头痛、眩晕、失眠等病证。

【刺法灸法】 平刺0.3~0.5寸；可灸。

【文献摘要】

《针灸甲乙经》卷七：头脑中寒，目泣出，神庭主之。

（二十五）DU 25 素髎 Sù liáo

【穴名出处】 《针灸甲乙经》。

【穴位别名】 面王，鼻准，准头，面正，鼻尖。

【穴名释义】 素，指白色；髎，指骨间缝隙。本穴位于鼻尖正中，肺开窍于鼻，其色白，正当鼻骨端凹陷中，故名。

【定位取穴】 在面部，当鼻尖的正中央。

【局部解剖】 在鼻尖软骨中；有面动静脉鼻背支；布有筛前神经鼻外支（眼神经分支）。

【功用功效】 清热消肿，通鼻利窍。

【穴位主治】 鼻塞，鼻衄，鼻流清涕，鼻中肉，鼻渊，酒鼻，惊厥，昏迷，新生儿窒息。

【配伍组合】

（1）配百会、足三里治低血压休克。

（2）配迎香、合谷治鼻渊。

【刺法灸法】 向上斜刺0.3~0.5寸，或点刺出血；不灸。

（二十六）DU 26 水沟 Shuǐ gōu

【穴名出处】 《针灸甲乙经》。

【穴位别名】 人中，鬼客厅，鬼宫，鬼市。

【穴名释义】 穴在鼻柱下，因喻穴处犹如涕水之沟渠，故名水沟。

【位置】 在人中沟的上、中1/3交点处（图4-2-7）。

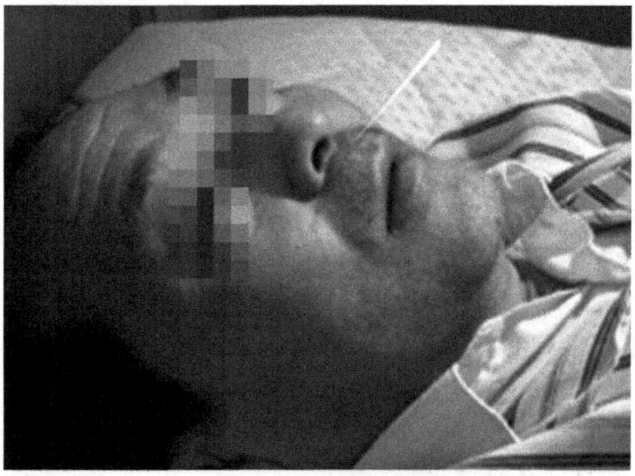

图4-2-7 水沟穴

【定位取穴】 正坐仰靠或仰卧，于人中沟线的上、中1/3交点处取穴。

【局部解剖】 皮肤，皮下组织，口轮匝肌。布有眶下神经的分支和上唇动静脉。

【功效】 清神志、开关窍、苏厥逆、止疼痛。

【主治】 昏迷、昏厥、癫痫、中风、口眼歪斜、脊膂强痛、挫闪腰痛、牙关紧闭、急慢惊风、寒热头痛、鼻衄、目赤痒痛、牙痛等。

【操作】 本穴为“醒脑开窍”针法组方主穴之一：向鼻中隔方向斜刺0.3~0.5寸，将针向一个方向捻转360°，采用雀啄手法。

【配伍组合】

（1）配内关、三阴交、极泉、委中治脑血管疾病、脑出血。

（2）配合谷、十宣治休克、虚脱。

（3）配委中，用阻力针法治急性腰扭伤。

（4）配内关、太阳治中暑。

（5）配涌泉、通里治失语。

（6）配水分利尿。

（7）配长强、飞扬治脱肛。

（8）配内关治呃逆、癔病。

（9）配风池、风府、中脘、太冲，治精神分裂症。

（10）配前顶、四白、解溪，治面部肿痛。

（11）配人迎、足三里、合谷、太冲，治高血压。

【文献摘要】

《针灸甲乙经》卷八："寒热头痛，水沟主之。……水肿，人中尽满，唇反者死，水沟主之。"

《针灸甲乙经》卷十一："癫疾互引，水沟及龈交主之。"

《备急千金要方》："目风痒赤肿，灸人中近鼻柱二壮，仰卧灸之。"

《铜人腧穴针灸图经》："水沟，治消渴水无度，水气偏身肿，失笑无时，癫痫语不识尊卑，乍喜乍哭，牙关不开，面肿唇动，状如虫行，卒中恶，针入四分，留五呼，得气即泻，灸安得，然不及针，若灸可小雀粪大为艾炷，日可灸三壮至七壮即罢。风水面肿，针此一穴出水尽，即顿愈。"

《玉龙歌》："脊背强痛泻人中，挫闪腰酸亦可攻……伛补曲池泻人中。……中风之症症非轻，中冲二穴可安宁，先补后泻如无应，再刺人中立便轻。"

【临床体验】

（1）治疗中风：以内关、人中、三阴交为主的"醒脑开窍"针刺法治疗中风（包括脑梗死和脑出血）各期，痊愈率达59.27%，显效率为23.15%，总有效率为98.56%。

（2）治疗厥证：以人中为主穴，配以内关、太冲、足三里、关元等穴，可治疗不同原因引起的晕厥。

（3）治疗神志疾病：以人中、内关为主穴，配合四神聪、百会、太冲治疗神志疾病，临床疗效满意。

（4）治疗急性腰扭伤：人中向鼻中隔方向斜刺0.3～0.5寸，将针向一个方向捻转360°，采用雀啄手法，至患者眼球湿润或流泪为度。一边操作，一边令患者活动腰部，效果常常立竿见影。

（5）治疗呃逆：以内关、人中、风池为主穴，配合膈俞、膻中治疗呃逆，40例病例，痊愈30例，总有效率为95%。

（6）治疗癫痫：以内关、人中、三阴交为主的"醒脑开窍"针刺法治疗癫痫30例，治愈19例，占63%，总有效率87%。

（7）治疗一氧化碳中毒重症：以内关、人中、十二井穴为主，配合素髎、气舍、百会、神阙、气海，针刺并灸，可使患者苏醒。

（8）治疗癃闭：以内关、人中、秩边透水道、中极、归来、关元为主治疗癃闭，可以调神通闭、利小便。

（9）治疗外伤性截瘫：以内关、人中、三阴交为主的"醒脑开窍"针刺法治疗为主，配合头皮针运动区、感觉区，损伤平面上、下的督脉穴或夹脊穴，瘫痪肢体阳明经排刺，98例中临床治愈26例，显效24例，无效2例。

【附注】

（1）交会穴之一。

（2）督脉手足阳明之会（《针灸甲乙经》）。

（二十七）DU 27 兑端 Duì duān

【穴名出处】 《针灸甲乙经》。
【穴位别名】 兑骨，唇上端。
【穴名释义】 兑，为口之意；端，指人中沟唇端。本穴位于唇上端，故名。
【定位取穴】 在面部，当上唇的尖端，人中沟下端的皮肤与唇的移行部（图4-2-8）。
【局部解剖】 在口轮匝肌中；有上唇动静脉；布有面神经颊支及眶下神经分支。
【功用功效】 宁神醒脑，生津止渴。
【穴位主治】 昏迷，晕厥，癫狂，癔病，消渴嗜饮，口疮臭秽，齿痛，口噤，鼻塞。
【配伍组合】
（1）配本神治癫痫呕沫。
（2）配目窗、正营、耳门治唇吻强，止齿龋痛。
【刺法灸法】 斜刺0.2～0.3寸；不灸。
【文献摘要】
《针灸甲乙经》卷七：互引，唇吻强，兑端主之。

（二十八）DU 28 龈交 Yín jiāo

【穴名出处】 《针灸甲乙经》。
【穴位别名】 齿根生。
【定位取穴】 在上唇内，唇系带与上齿龈的相接处（图4-2-9）。
【局部解剖】 有上唇系带；有上唇动静脉；布有上颌内槽神经分支。
【功用功效】 宁神镇痉，清热消肿。
【穴位主治】 齿龈肿痛，口臭，齿衄，鼻渊，面赤颊肿，唇吻强急，面部疮癣，两腮生疮，癫狂，项强。
【配伍组合】
（1）配风府治颈项急，不得顾。
（2）配承浆治口臭难近；配上关、大迎、翳风治口噤不开。
【刺法灸法】 向上斜刺0.2～0.3寸；不灸。
【文献摘要】
《针灸甲乙经》卷七：烦懑，龈交主之。
《百症赋》：鼻痔必取龈交。

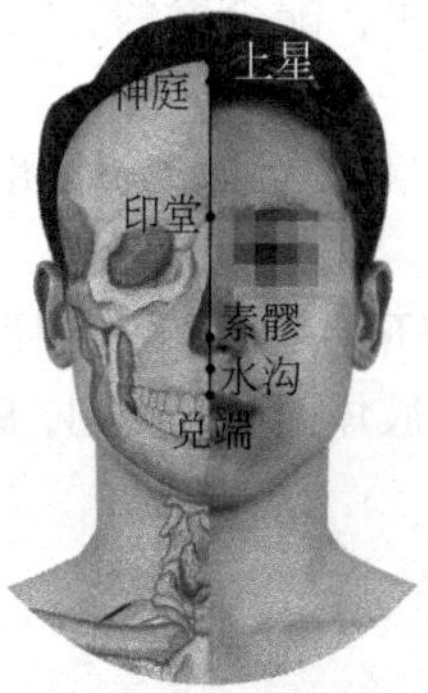

图4-2-8 兑端穴

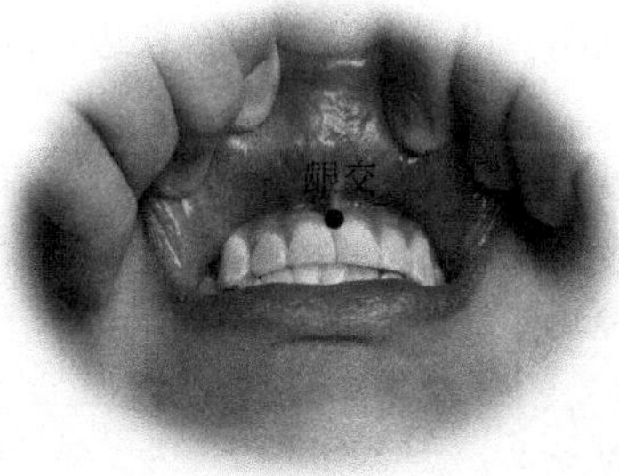

图4-2-9 龈交穴

二、任脉经穴

本经穴1名1穴，计24穴，分布于面、颈、胸、腹的前正中线上。主治神经系统、呼吸系统、消化系统、泌尿生殖系统病证，以及寒性病证和本经所经过之部位的病证（图4-2-10）。

（一）RN 1 会阴 Huì yīn

【穴名出处】 《针灸甲乙经》。

【穴位别名】 屏翳，金门，下极，海底，下阴别。

【穴名释义】 本穴为任脉、督脉、冲脉三脉之会，位于前后阴之间，故名。

【定位取穴】 在会阴部，男性当阴囊根部与肛门连线的中点，女性当大阴唇后联合与肛门连线的中点（图4-2-11）。

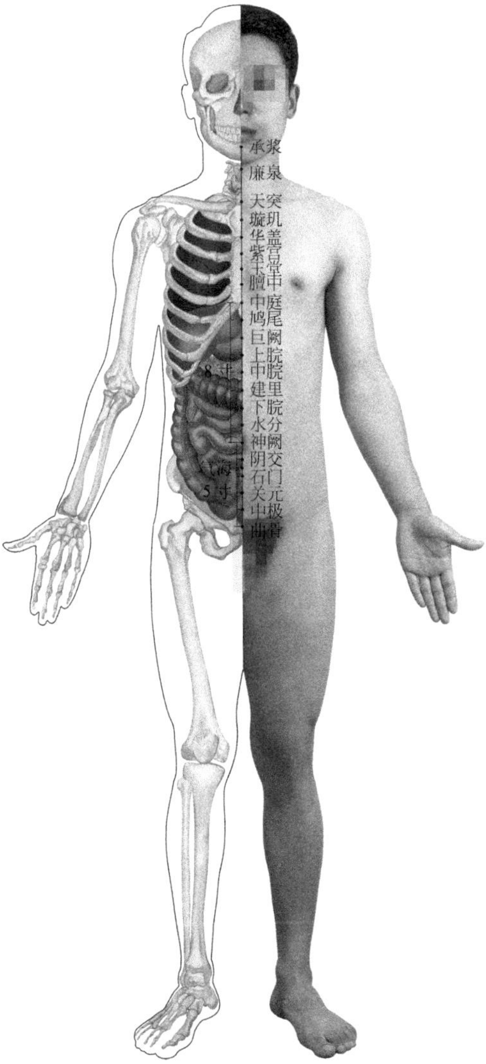

图4-2-10 任脉

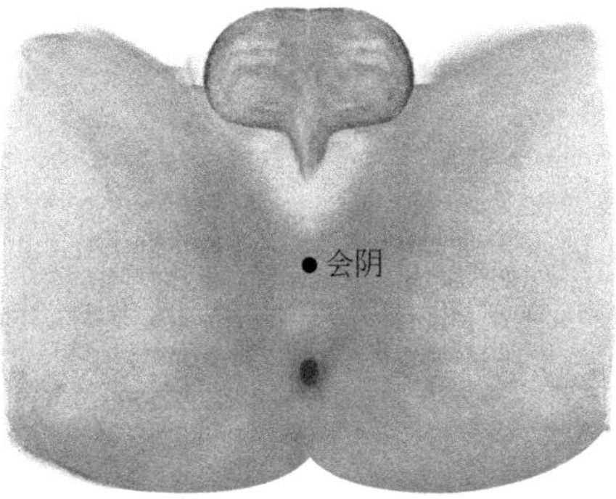

图4-2-11 会阴穴

【局部解剖】 在球海绵体中央，有会阴浅深横肌；有会阴动静脉分支；布有会阴神经分支。

【功用功效】 醒神镇静，通调二阴。

【穴位主治】 溺水窒息，昏迷，癫狂，惊痫，小便难，遗尿，阴痛，阴痒，阴部汗湿，脱肛，阴挺，疝气，痔疾，遗精，月经不调。

【配伍组合】

（1）配神门治癫狂痫；配水沟治溺水窒息。

（2）配十宣急救昏迷；配蠡沟治阴痒、阴痛（湿热下注型）。

（3）配归来、百会治阴挺（中气下陷型）。

（4）配承山治痔疮、脱肛；配支沟、上巨虚治便秘。

（5）配中极治遗尿、淋证；配关元治遗精。

【刺法灸法】 直刺0.5～1寸，孕妇慎用；可灸。

【文献摘要】

《针灸甲乙经》卷九：小便难，窍中热，实则腹皮痛，虚则痒瘙，会阴主之。

《针灸资生经》卷四：产后暴卒，灸会阴、三阴交。

《针灸聚英》卷一：卒死者，针一寸，补之。溺死者，令人倒驮出水，针补，尿屎出则治，余不可针。

【附注】 任脉别络，侠督脉、冲脉之会。

（二）RN 2 曲骨 Qū gǔ

【穴名出处】 《针灸甲乙经》。

【穴位别名】 回骨，水胞，尿胞。

【穴名释义】 本穴位于耻骨联合上缘，耻骨联合处又称曲骨，故名。

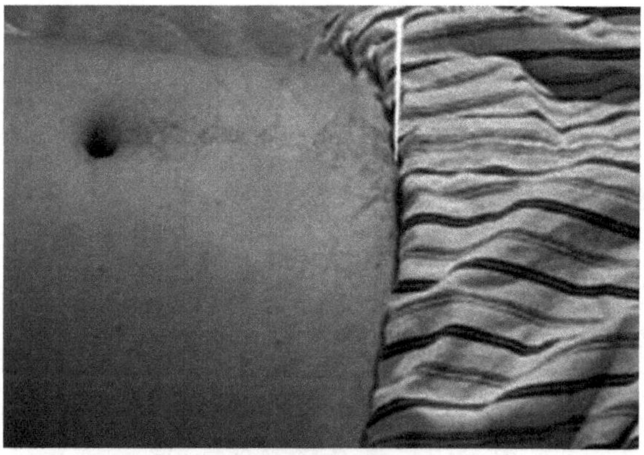

图4-2-12 曲骨穴

【定位取穴】 在下腹部，当前正中线上，耻骨联合上缘的中点处（图4-2-12）。

【局部解剖】 在腹白线上；有腹壁下动脉及闭孔动脉的分支；布有髂腹下神经分支。

【功用功效】 通利小便，调经止痛。

【穴位主治】 少腹胀满，小便淋沥，遗尿，疝气，遗精阳痿，阴囊湿痒，月经不调，赤白带下，痛经。

【配伍组合】

（1）配肾俞、志室、大赫、关元、命门治阳痿、遗精（肾气虚型）。

（2）配膀胱俞、肾俞、次髎、阴陵泉、蠡沟治阳痿、遗精、癃闭、淋症、阴痒、湿疹、带下（湿热下注）。

（3）配中极、关元、肾俞治肾虚、遗尿、小便不利；配关元、命门、阴交（针补法或灸）治宫寒不孕、痛经。

【刺法灸法】 直刺0.5～1寸，内为膀胱，应在排尿后进行针刺；可灸。

【文献摘要】

《针灸甲乙经》卷九：小便难，小腹痛，出少，暴转，不得溺，曲骨主之。

《针灸聚英》卷一：主失精，五脏虚弱，虚乏冷极，小腹胀满，小便淋漓不通。

【附注】 任脉、足厥阴之会。

（三）RN 3 中极 Zhōng jí

【穴名出处】 《素问·骨空论》。

【穴位别名】 气原，玉真，膀胱募，气鱼。

【穴名释义】 中，指中点；极，指尽头。本穴位于一身上下长度之中点，又当躯干尽头处，故名。

【定位取穴】 在下腹部，前正中线上，当脐中下4寸。

【局部解剖】 在腹白线上，深部为乙状结肠；有腹壁浅动静脉分支，腹壁下动静脉分支；布有髂腹下神经的前皮支。

【功用功效】 益肾兴阳，调经止带。

【穴位主治】 小便不利，遗溺不禁，阳痿，早泄，遗精，白浊，疝气偏坠，积聚疼痛，月经不调，阴痛，阴痒，痛经，带下，崩漏，阴挺，产后恶露不止，胞衣不下，水肿。

【配伍组合】

（1）配大赫、肾俞、阴交、三阴交、次髎治阳痿、早泄、遗精、白浊、月经不调、痛经崩漏、产后恶露不止、胞衣不下、阴挺等症（肾气虚型）。

（2）配阴谷、气海、肾俞治遗溺不止；配大敦、关元、三阴交治疝气偏坠；配水分、三焦俞、三阴交、气海、委阳治水肿。

（3）中极透曲骨、配三阴交、地机治产后、术后尿潴留。

（4）中极透曲骨、配气海、膻中、足三里治尿潴留（老年人气虚）。

【刺法灸法】 直刺0.5～1寸；可灸。

【文献摘要】

《针灸聚英》卷一：主冷气积聚，时上动心，腹中热。

《医学入门》：中极主妇人下元虚冷损，月事不调，赤白带下。

《玉龙歌》：妇人赤白带下难，只因虚败不能安，中极补多宜泻少。

【附注】 足三阴、任脉之会。

（四）RN 4 关元 Guān yuán

【穴名出处】 《灵枢·寒热少》。

【穴位别名】 丹田，次门，大中极，关原，大海，产门，血海，血室。

【穴名释义】 本穴位于脐下3寸，为人体元阴元阳关藏之处，故名关元。

【定位取穴】 在下腹部，前正中线上，当脐中下3寸（图4-2-13）。

【局部解剖】 在腹白线上，深部为小肠；有腹壁浅动静脉分支，腹壁下动静脉分支；布有第十二肋间神经前皮支的内侧支。

【功用功效】 配补元气，导赤通淋。

【穴位主治】 中风脱证，虚劳冷惫，羸瘦无力，少腹疼痛，霍乱吐泄，痢疾，脱肛，疝气，便血，溺血，小便不利，尿频，尿闭，遗精，白浊，阳痿，早泄，月经不调，经闭，经痛，赤白带下，阴挺，崩漏，

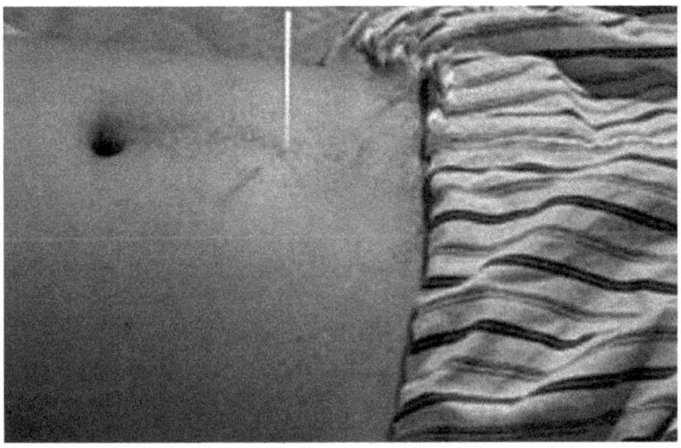

图4-2-13 关元穴

阴门瘙痒，恶露不止，胞衣不下，消渴，眩晕。

【配伍组合】

（1）配气海、肾俞（重灸）、神阙（隔盐灸）急救中风脱证。

（2）配足三里、脾俞、公孙、大肠俞治虚劳、里急、腹痛；配三阴交、血海、中极、阴交治月经不调（冲任不固，针用补法）。

（3）配中极、大赫、肾俞、次髎、命门、三阴交治男子不育症、阳痿、遗精、早泄、尿频、尿闭、遗尿（肾阳虚衰、针补法或艾灸）。

（4）配太溪、肾俞治泄痢不止、五更泄。

【刺法灸法】 直刺0.5～1寸；可灸。

【文献摘要】

《针灸甲乙经》卷九：滑精不得溺，小腹痛关元主之。

《医学入门》：关元主诸虚损及老人泄泻，遗精白浊，令人生子。

【附注】 足三阴、任脉之会。

（五）RN 5 石门 Shí mén

【穴名出处】 《针灸甲乙经》。

【穴位别名】 丹田，利机，精露，绝孕。

【定位取穴】 在下腹部，前正中线上，当脐中下2寸。

【局部解剖】 在腹白线上，深部为小肠；有腹壁浅动静脉分支，腹壁下动静脉分支；布有第十一肋间神经前皮支的内侧支。

【功用功效】 理气止痛，通利水道。

【穴位主治】 腹胀，泄痢，绕脐疼痛，奔豚疝气，水肿，小便不利，遗精，阳痿，经闭，带下，崩漏，产后恶露不止。

【配伍组合】

（1）配阴陵泉、关元、阴交治四肢水肿、小便不利（肾气不化）。

（2）配肾俞、三阴交治遗尿。

（3）配关元、天枢、气海、足三里治腹胀泄泻、绕脐痛；配大敦、归来治疝气。

（4）配三阴交、带脉穴治崩漏、带下。

【刺法灸法】 直刺0.5～1寸；可灸。孕妇慎用。

【文献摘要】

《针灸甲乙经》卷八：脐下疝绕脐痛，石门主之。

《针灸聚英》卷一：主伤寒小便不利，泄利不禁，小腹绞痛。

【附注】 手少阳之募穴。

（六）RN 6 气海 Qì hǎi

【穴名出处】 《针灸甲乙经》。

【穴位别名】 丹田，下肓，气泽。

【穴名释义】 本穴为先天元气汇聚之处，故名。

【定位取穴】 在下腹部，前正中线上，当脐中下1.5寸。

【局部解剖】 在腹白线上，深部为小肠；有腹壁浅动脉静脉分支，腹壁下动静脉分支；布有第十一肋间神经前皮支的内侧支。

【功用功效】 益气助阳，调经固精。

【穴位主治】 绕脐腹痛，水肿鼓胀，脘腹胀满，水谷不化，大便不通，泄痢不禁，癃淋，遗尿，遗精，阳痿，疝气，月经不调，痛经，经闭，崩漏，带下，阴挺，产后恶露不止，胞衣不下，脏气虚惫，形体羸瘦，四肢乏力。

【配伍组合】

(1) 配三阴交治白浊、遗精；配关元治产后恶露不止。

(2) 配灸关元、膏肓、足三里治喘息短气（元气虚惫）。

(3) 配关元、命门（重灸）、神阙（隔盐灸）急救中风脱证。配足三里、脾俞、胃俞、天枢、上巨虚治胃腹胀痛、呃逆、呕吐、水谷不化、大便不通、泄痢不止（脾气虚弱）。

(4) 配足三里、合谷、百会治胃下垂、子宫下垂、脱肛。

【刺法灸法】 直刺0.5~1寸；可灸。孕妇慎用。

【文献摘要】

《针灸甲乙经》卷九：少腹疝，卧善惊，气海主之。

《席弘赋》：气海转能治五淋，更针三里随呼吸。

《寿世保元》：关元灸治中寒阴证，治呃逆灸气海。

《百症赋》：针三阴交、气海，专司白浊久遗精。

【附注】 肓之原穴。

(七) RN 7 阴交 Yīn jiāo

【穴名出处】 《针灸甲乙经》。

【穴位别名】 少关，横户，小关。

【穴名释义】 本穴为任脉、冲脉、足少阴肾经三条阴经交会处，故名。

【定位取穴】 在下腹部，前正中线上，当脐中下1寸。

【局部解剖】 在腹白线上，深部为小肠；有腹壁浅动脉、静脉分支，腹壁下动静脉分支；布有第十肋间神经前皮支的内侧支。

【功用功效】 调经固带，利水消肿。

【穴位主治】 绕脐冷痛，腹满水肿，泄泻，疝气，阴痒，小便不利，奔豚，血崩，带下，产后恶露不止，小儿陷囟，腰膝拘挛。

【配伍组合】

(1) 配阴陵泉、带脉穴治赤白带下。

(2) 配子宫穴、三阴交治月经不调、崩漏；配大肠俞、曲池治脐周作痛。

(3) 配天枢、气海治腹胀肠鸣、泄泻。

【刺法灸法】 直刺0.5~1寸；可灸。孕妇慎用。

【附注】 任脉、冲脉、少阴之会。

(八) RN 8 神阙 Shén què

【穴名出处】 《外台密要》。

【穴位别名】 脐中，脐孔，命蒂。

【穴名释义】 阙，指宫门。本穴位于脐中，为元神之门，故名。

【定位取穴】 在腹中部，脐中央。

【局部解剖】 在脐窝正中，深部为小肠；有腹壁下动静脉；布有第十肋间神经前皮支的内侧支。

【功用功效】 温阳救逆，利水固脱。

【穴位主治】 中风虚脱，四肢厥冷，尸厥，风痫，形惫体乏，绕脐腹痛，水肿鼓胀，脱肛，泄痢，便秘，小便不禁，五淋，妇女不孕。

【配伍组合】

(1) 配三阴交治五淋。

(2) 配公孙、水分、天枢、足三里治泄痢便秘、绕脐腹痛（脾肾不和）。

(3) 配长强、气海、关元治脱肛、小便不禁、肾虚不孕症。

(4) 神阙（隔盐灸）配关元、气海（重灸）治中风脱证。

【刺法灸法】 禁刺；可灸。

【文献摘要】

《针灸甲乙经》卷九：肠中鸣，时上冲心，久脐中。

（九）RN 9 水分 Shuǐ fēn

【穴名出处】 《针灸甲乙经》。

【穴位别名】 中守，分水，中管。

【穴名释义】 本穴位于脐上1寸，内应小肠，小肠能分别清浊，本穴主治水病，故名。

【定位取穴】 在上腹部，前正中线上，当脐中上1寸。

【局部解剖】 在腹白线上，深部为小肠；有腹壁下动脉静脉分支，腹壁下动静脉分支；布有第八九肋间神经前皮支的内侧支。

【功用功效】 通调水道，理气止痛。

【穴位主治】 腹痛，腹胀，肠鸣，泄泻，反胃，水肿，小儿陷囟，腰脊强急。

【配伍组合】

(1) 配天枢、地机治腹水。

(2) 配内关治反胃呕吐；配中封、曲泉治脐痛。

(3) 配脾俞、三阴交治浮肿。

【刺法灸法】 直刺0.5～1寸；可灸。

【文献摘要】

《针灸甲乙经》卷七：脊强里急，腹中拘急痛，水分主之。

《灵光赋》：水肿水分灸能安。

（十）RN 10 下脘 Xià wǎn

【穴名出处】 《针灸甲乙经》。

【穴位别名】 下管，幽门。

【穴名释义】 脘，指胃腑。本穴位于脐上2寸，当胃之下部，故名。

【定位取穴】 在上腹部，前正中线上，当脐中上2寸。

【局部解剖】 在腹白线上，深部为横结肠；有腹壁上下动静脉交界处的分支；布有第八肋间神经前皮支的内侧支。

【功用功效】 健脾和胃，降逆止呕。

【穴位主治】 脘痛，腹胀，呕吐，呃逆，食谷不化，肠鸣，泄泻，痞块，虚肿。

【配伍组合】 配天枢、气海、关元、足三里（针灸并用）治急性菌痢。

【刺法灸法】 直刺0.5～1寸；可灸。

【文献摘要】

《针灸甲乙经》卷九：食欲不化，入腹还出，下脘主之。

《灵光赋》下脘、中脘治腹坚。

《针灸大成》卷八：反胃，先取下脘，后取三里、肾俞、隔俞、中脘、脾俞。

【附注】 足太阴、任脉之会。

（十一）RN 11 建里 Jiàn lǐ

【穴名出处】 《针灸甲乙经》。

【定位取穴】 在上腹部，前正中线上，当脐中上3寸。

【局部解剖】 在腹白线上，深部为横结肠；有腹壁上下动静脉交界处的分支；布有第八肋间神经前皮支的内侧支。

【功用功效】 和胃健脾，降逆利水。

【穴位主治】 胃脘疼痛，腹胀，呕吐，食欲不振，肠中切痛，水肿。

【配伍组合】

(1) 配内关治胸中苦闷。

(2) 配水分治肚腹浮肿。

【刺法灸法】 直刺0.5~1寸；可灸。

【文献摘要】

《针灸甲乙经》卷九：心痛上抢心，不欲食，支痛，建里主之。

《百症赋》：建里，内关扫尽胸中之苦闷。

（十二）RN 12 中脘 Zhōng wǎn

【穴名出处】 《针灸甲乙经》。

【穴位别名】 胃脘，太苍，胃管，中管。

【穴名释义】 脘，胃腑之意。本穴位于脐上4寸，当胃之中部，故名。

【定位取穴】 在上腹部，前正中线上，当脐中上4寸。

【局部解剖】 在腹白线上，深部为胃幽门部；有腹壁上动静脉；布有第七八肋间神经前皮支的内侧支。

【功用功效】 和胃健脾，通降腑气。

【穴位主治】 胃脘痛，腹胀，呕吐，呃逆，反胃，吞酸，纳呆，食不化，疳积，膨胀，黄疸，肠鸣，泄痢，便秘，便血，胁下坚痛，虚劳吐血，哮喘，头痛，失眠，惊悸，怔忡，脏躁，癫狂，痫证，尸厥，惊风，产后血晕。

【配伍组合】

(1) 配百会、足三里、神门治失眠、脏躁；配膻中、天突、丰隆治哮喘。

(2) 配梁丘、下巨虚治急性胃肠炎。

(3) 配肝俞、太冲、三阴交、公孙治疗胃十二指肠球部溃疡；配上脘、梁门（电针20min）治胆道蛔虫症。

(4) 配阳池、胞门、子户（针灸并用）治腰痛、痛经、月经不调（子宫不正）。

(5) 配气海、足三里、内关、百会治胃下垂。

【刺法灸法】 直刺0.5~1寸；可灸。

【文献摘要】

《针灸甲乙经》卷十：溢饮胁下坚硬，中脘主之。

《百症赋》：中脘主乎积痢。

【附注】 胃经募穴，八会穴之腑会，手太阳、少阳、足阳明、任脉之会。

（十三）RN 13 上脘 Shàng wǎn

【穴名出处】 《备急千金要方》。

【穴位别名】 上管。

【穴名释义】 脘，胃腑之意。本穴当胃之上部，故名。

【定位取穴】 在上腹部，前正中线上，当脐中上5寸。

【局部解剖】 在腹白线上，深部为肝下缘及胃幽门部；有腹壁上动静脉分支；布有第七肋间神经前皮支的内侧支。

【功用功效】 和胃降逆，化痰宁神。

【穴位主治】 胃脘疼痛，腹胀，呕吐，呃逆，纳呆，食不化，黄疸，泄痢，虚劳吐血，咳嗽痰多，癫痫。

【配伍组合】

（1）配丰隆治纳呆。

（2）配天枢、中脘治嗳气吞酸、腹胀、肠鸣、泄泻。

【刺法灸法】 直刺0.5～1寸；可灸。

【文献摘要】

《席弘赋》：阳明二日寻风府，呕吐还须上脘疗。

《胜玉歌》：心痛脾痛，上脘取。

【附注】 任脉、足阳明、手太阳之会。

（十四）RN 14 巨阙 Jù què

【穴名出处】 《针灸甲乙经》。

【穴位别名】 巨缺，巨送。

【穴名释义】 巨，大也；阙，宫门。本穴上临心界，心是君主之官，故名。

【定位取穴】 在上腹部，前正中线上，当脐中上6寸。

【局部解剖】 在腹白线上，深部为肝脏；有腹壁上动静脉分支；布有第七肋间神经前皮支的内侧支。

【功用功效】 安神宁心，宽胸止痛。

【穴位主治】 胸痛，心痛，心烦，惊悸，尸厥，癫狂，痫证，健忘，胸满气短，咳逆上气，腹胀暴痛，呕吐，呃逆，噎嗝，吞酸，黄疸，泄痢。

【配伍组合】

（1）配内关治心绞痛。

（2）配章门、合谷、中脘、内关、足三里治呃逆。

（3）配足三里、膻中、内关、三阴交、心俞治疗急性心肌梗死。

（4）配内关、人中治癫狂痫证。

（5）配神门治失眠健忘。

【刺法灸法】 直刺0.5～1寸；可灸。

【文献摘要】

《针灸甲乙经》卷十一：霍乱。

《百症赋》：膈中饮蓄难禁，膻中巨阙便针。

【附注】 心经募穴。

（十五）RN 15 鸠尾 Jiū wěi

【穴名出处】　《灵枢·九针十二原》。

【穴位别名】　尾翳，神府。

【穴名释义】　本穴位于剑突下方，胸骨剑突形似斑鸠之尾，故名。

【定位取穴】　在上腹部，前正中线上，当胸剑结合部下1寸（图4-2-14）。

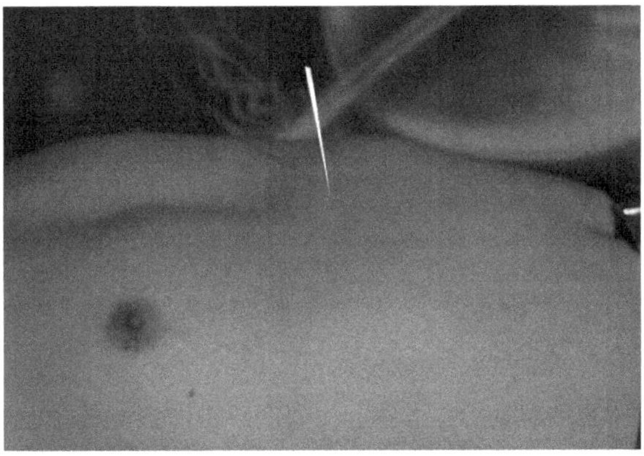

图4-2-14　鸠尾穴

【局部解剖】　在腹白线上，腹直肌起始部，深部为肝脏；有腹壁上动静脉分支；布有第六肋间神经前皮支的内侧支。

【功用功效】　安心宁神，宽胸定喘。

【穴位主治】　心痛，心悸，心烦，癫痫，惊狂，胸中满痛，咳嗽气喘，呕吐，呃逆，反胃，胃痛。

【配伍组合】

（1）配梁门、足三里治胃痛。

（2）配三关、足三里治呕吐。

【刺法灸法】　斜向下刺0.5～1寸；可灸。

【文献摘要】

《席弘赋》：小儿脱肛患多时，先灸百会次鸠尾。

（十六）RN 16 中庭 Zhōng tíng

【穴名出处】　《针灸甲乙经》。

【穴位别名】　龙颔。

【定位取穴】　在胸部，当前正中线上，平第5肋间，即胸剑结合部。

【局部解剖】　有胸廓（乳房）内动静脉的前穿支；布有第五肋间神经前皮支的内侧支。

【功用功效】　宽胸消胀，降逆止呕。

【穴位主治】　胸腹胀满，噎嗝，呕吐，心痛，梅核气。

【配伍组合】　配俞府、意舍治呕吐。

【刺法灸法】　平刺0.3～0.5寸；可灸。

【文献摘要】

《针灸甲乙经》卷九：胸胁支满，膈塞，饮食不下，呕吐食复出，中庭主之。

《不久前军服》卷三十：中庭、中府主膈寒食不下，呕吐还出。

（十七）RN 17 膻中 Dàn zhōng

【穴名出处】　《灵枢·经脉》。

【穴位别名】　胸膛，上气海，元见，气会。

【穴名释义】　胸中两乳为膻，本穴位于胸中两乳间凹陷中，故名。

【定位取穴】　在胸部，当前正中线上，平第4肋间，两乳头连线的中点（图4-2-15）。

【局部解剖】　在胸骨体上；有胸廓（乳房）内动静脉的前穿支；布有第四肋间神经前皮支的内侧支。

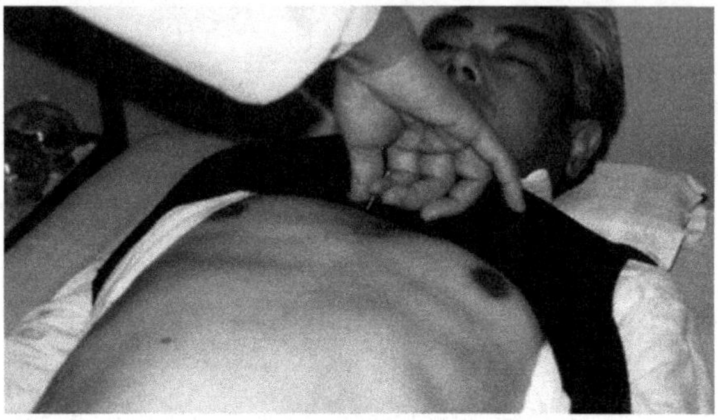

图 4-2-15　膻中穴

【功用功效】　理气止痛，生津增液。

【穴位主治】　咳嗽，气喘，咯唾脓血，胸痹心痛，心悸，心烦，产妇少乳，噎嗝，膨胀。

【配伍组合】

（1）配曲池、合谷（泻法）治急性乳腺炎。

（2）配内关、三阴交、巨阙、足三里治冠心病急性心肌梗死。

（3）配中脘、气海治呕吐反胃。

（4）配天突治哮喘。

（5）配乳根、合谷、三阴交、少泽，灸膻中治产后缺乳。

（6）配肺俞、丰隆、内关治咳嗽痰喘。

（7）配厥阴俞、内关治心悸、心烦、心痛。

【刺法灸法】　平刺 0.3～0.5 寸；可灸。

【文献摘要】

《玉龙歌》：哮喘之症最难当，夜间不睡气惶惶，天突妙穴宜寻得，膻中着艾便安康。

【附注】　心包经之募穴，八会穴之气会。

（十八）RN 18 玉堂 Yù táng

【穴名出处】　《针灸甲乙经》。

【穴位别名】　玉英。

【定位取穴】　在胸部，当前正中线上，平第 3 肋间。

【局部解剖】　在胸骨体中点；有胸廓（乳房）内动静脉的前穿支；布有第三肋间神经前皮支的内侧支。

【功用功效】　宽胸止痛，止咳平喘。

【穴位主治】　膺胸疼痛，咳嗽，气短，喘息，喉痹咽肿，呕吐寒痰，两乳肿痛。

【配伍组合】　玉堂透膻中、内关、胸夹脊（T15）治疗胸痹。

【刺法灸法】　平刺 0.3～0.5 寸；可灸。

【文献摘要】

《百症赋》：烦心呕吐，幽门开彻玉堂名。

（十九）RN 19 紫宫 Zǐ gōng

【穴名出处】　《针灸甲乙经》。

【定位取穴】　在胸部，当前正中线上，平第 2 肋间。

【局部解剖】　在胸骨体上；有胸廓（乳房）内动静脉的前穿支；布有第二肋间神经前皮支的内侧支。

【功用功效】　宽胸利膈，止咳平喘。

【穴位主治】　咳嗽，气喘，胸胁支满，胸痛，喉痹，吐血，呕吐，饮食不下。

【配伍组合】　配玉堂、太溪治呃逆上气、心烦。

【刺法灸法】　平刺 0.3～0.5 寸；可灸。

（二十）RN 20 华盖 Huá gài

【穴名出处】 《针灸甲乙经》。

【定位取穴】 在胸部，当前正中线上，平第1肋间。

【局部解剖】 在胸骨角上；有胸廓（乳房）内动静脉的前穿支；布有第一肋间神经前皮支的内侧支。

【穴位主治】 咳嗽，气喘，胸痛，胁肋痛，喉痹，咽肿。

【配伍组合】 配气户治胁肋疼痛。

【刺法灸法】 平刺0.3～0.5寸，可灸。

【文献摘要】

《针灸甲乙经》卷九：咳逆上气，喘不能言，华盖主之；胸胁支满，痛引胸中，华盖主之。

（二十一）RN 21 璇玑 Xuán jī

【穴名出处】 《针灸甲乙经》。

【穴位别名】 旋机。

【定位取穴】 在胸部，当前正中线上，天突下1寸。

【局部解剖】 在胸骨柄上；有胸廓（乳房）内动静脉的前穿支；布有锁骨上神经前支。

【功用功效】 宽胸利肺，止咳平喘。

【穴位主治】 咳嗽，气喘，胸满痛，喉痹咽肿，胃中有积。

【配伍组合】 配鸠尾治喉痹咽肿。

【刺法灸法】 平刺0.3～0.5寸；可灸。

【文献摘要】

《针灸甲乙经》卷九：胸满痛，旋机主之。

（二十二）RN 22 天突 Tiān tū

【穴名出处】 《灵枢·本输》。

【穴位别名】 玉户。

【定位取穴】 在颈部，当前正中线上胸骨上窝中央。

【局部解剖】 在左右胸锁乳突肌之间，深层左右为胸骨舌骨肌和胸骨甲状肌；皮下有颈静脉弓、甲状腺下动脉分支；深部为气管，再向下，在胸骨柄后方为无名静脉及主动脉弓；布有锁骨上神经前支。

【功用功效】 宣通肺气，化痰止咳。

【穴位主治】 咳嗽，哮喘，胸中气逆，咯唾脓血，咽喉肿痛，舌下急，暴喑，瘿气，噎嗝，梅核气。

【配伍组合】

（1）配定喘穴、鱼际治哮喘、咳嗽。

（2）配膻中、列缺治外感咳嗽。

（3）配内关、中脘治呃逆。

（4）配廉泉、涌泉治暴喑。

（5）配丰隆治梅核气。

（6）配少商、天容治咽喉肿痛。

（7）配气舍、合谷治地方性甲状腺肿大。

【刺法灸法】 先直刺0.2～0.3寸，然后沿胸骨柄后缘，气管前缘缓慢向下刺入0.5～1寸；可灸。

【文献摘要】

《类经图翼》卷八：主治上气哮喘咳嗽。

【附注】

（1）阴维、任脉之会。

（2）本穴针刺不能过深，也不宜向左右刺，以防刺伤锁骨下动脉及肺尖。如刺中气管壁，针下有硬而轻度弹性的感觉，患者出现喉痒欲咳等现象；若刺破气管壁，可引起剧烈的咳嗽及血痰等现象。如刺中无名静脉或主动脉弓时，针下可有柔软而有弹力的阻力或患者有疼痛感觉，应立即退针。

（二十三）RN 23 廉泉 Lián quán

【穴名出处】 《灵枢·热病》。

【穴位别名】 本池，舌本，结本。

【穴名释义】 廉，含清洁之意。本穴位于结喉上，舌本下。舌下腺体所出之津液犹如清泉，故名。

【定位取穴】 在颈部，当前正中线上，结喉上方，舌骨上缘凹陷处。

【局部解剖】 在甲状软骨和舌骨之间，深部为会厌，下方为喉门，有甲状舌骨肌、舌肌；有颈前浅静脉，甲状腺上动静脉；布有颈皮神经，深层有舌下神经分支。

【功用功效】 利喉舒舌，消肿止痛。

【穴位主治】 舌下肿痛，舌根急缩，舌纵涎出，舌强，中风失语，舌干口燥，口舌生疮，暴喑，喉痹，聋哑，咳嗽，哮喘，消渴，食不下。

【配伍组合】 配金津、玉液、天突、少商治舌强不语、舌下肿痛、舌缓流涎、暴喑。

【刺法灸法】 直刺0.5～0.8寸，不留针；可灸。

【文献摘要】

《针灸聚英》卷一：主咳嗽上气，喘息，呕沫。

《百症赋》：廉泉、中冲，舌下肿痛堪取。

【附注】 阴维、任脉之会。

（二十四）RN 24 承浆 Chéng jiāng

【穴名出处】 《针灸甲乙经》。

【穴位别名】 天池，悬浆，鬼市，垂浆。

【穴名释义】 承，指承接；浆，指口中浆液、唾液。本穴位于颏唇沟的正中凹陷处，口中涎液穴处正相接，故名。

【定位取穴】 在面部，当颏唇沟的正中凹陷处。

【局部解剖】 在口轮匝肌和颏肌之间；有下唇动静脉分支；布有面神经及颏神经分支。

【功用功效】 生津敛液，舒筋活络。

【穴位主治】 口眼歪斜，唇紧，面肿，齿痛，齿衄，龈肿，流涎，口舌生疮，暴喑不言，消渴嗜饮，小便不禁，癫痫。

【配伍组合】

（1）配委中治衄血不止。

（2）配风府治头项强痛、牙痛。

【刺法灸法】　斜刺0.3~0.5寸；可灸。

【文献摘要】

《针灸甲乙经》卷十二：鼻血不止，承浆及委中主之。

《针灸聚英》卷一：主偏风，半身不遂。

《百症赋》：承浆泻牙痛而即移。

【附注】　足阳明、任脉之会。

三、冲　　脉

冲脉循行于身之中，为“十二经脉之海”，其脉本身无特定腧穴，只有与其他经脉相交的交会穴，按其循行依次为：会阴（任脉），气冲（足阳明胃经），横骨、大赫、气穴、四满、中注（足少阴肾经），阴交（任脉），肓俞、商曲、石关、阴都、通谷、幽门（足少阴肾经）。此外，足太阴脾经的公孙穴通于冲脉。

四、带　　脉

带脉横行于腰腹，主约束诸经脉，其脉本身无特定腧穴，只有与其他经脉相交的交会穴，按其循行依次为：带脉、五枢、维道（足少阳胆经）。此外，足少阳胆经的足临泣穴通于带脉。

五、阳跷、阴跷脉

阳跷、阴跷脉为足太阳膀胱经、足少阴肾经的支脉，上会于目。其脉本身无特定腧穴，只有与其他经脉相交的交会穴，其循行依次如下所述。

（一）阳跷脉

申脉、仆参、跗阳（足太阳膀胱经），居髎（足少阳胆经），臑俞（手太阳小肠经），巨骨、肩髃（手阳明大肠经），地仓、巨髎、承泣（足阳明胃经），睛明（足太阳膀胱经），风池（足少阳胆经）。此外，足太阳膀胱经的申脉穴通于阳跷脉。

（二）阴跷脉

照海、交信（足少阴肾经），睛明（足太阳膀胱经）。此外，足少阴肾经的照海穴通于阴跷脉。

六、阴维、阳维脉

阳维脉联络各阳经，阴维脉联络各阴经，起“溢蓄”气血作用。其脉本身无特定腧穴，只有与其他经脉相交的交会穴，其循行依次如下所述。

（一）阳维脉

金门（足太阳膀胱经），阳交（足少阳胆经），臑俞（手太阳小肠经），天髎（手少阳三焦经），肩井、本神、阳白、头临泣、目窗、正营、承灵、脑空、风池（足少阳胆经），风府、哑门（督脉）。此外，手少阳三焦经的外关穴通于阳维脉。

（二）阴维脉

筑宾（足少阴肾经），冲门、府舍、大横、腹哀（足太阴脾经），期门（足厥阴肝经），天突、廉泉（任脉）。此外，手厥阴心包经的内关穴通于阴维脉。

第三节　常用奇穴

（一）EX-HN1 四神聪 Sí shēncōng

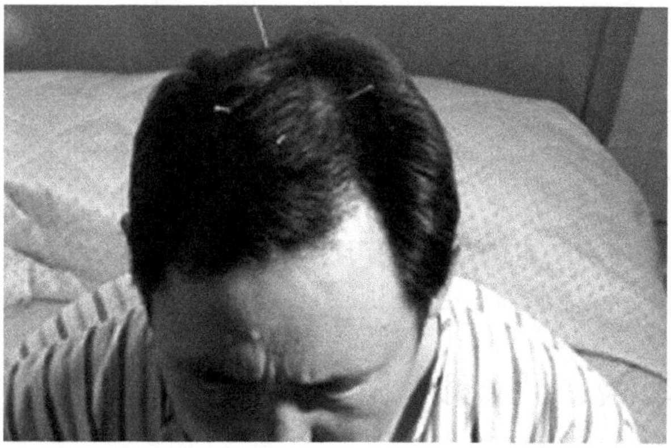

图 4-3-1　四神聪穴

【穴名出处】　《太平圣惠方》。

【穴位别名】　神聪。

【位置】　在百会四面，各相去同身寸一寸。

【定位取穴】　正坐，先取百会，于其前、后、左、右各开一寸取穴（图 4-3-1）。

【穴位主治】　头痛，眩晕，失眠，健忘，癫狂，痫证，偏瘫，脑积水，大脑发育不全。

【刺法灸法】　平刺 0.5～0.8 寸；可灸。

（二）EX-HN3 印堂 Yìn táng

【穴名出处】　《扁鹊神应针灸玉龙经》。

【穴位别名】　曲眉。

【位置】　在两眉间。

【定位取穴】　正坐仰靠或仰卧，于两眉头连线的中点，对准鼻尖处取穴（图 4-3-2）。

【穴位主治】　头痛，头晕，鼻渊，鼻衄，目赤肿痛，重舌，呕吐，产妇血晕，子痫，急、慢惊风，不寐，颜面疔疮及三叉神经痛。

【刺法灸法】　提捏局部皮肤，向下平刺 0.3～0.5 寸；或用三棱针点刺出血；可灸。

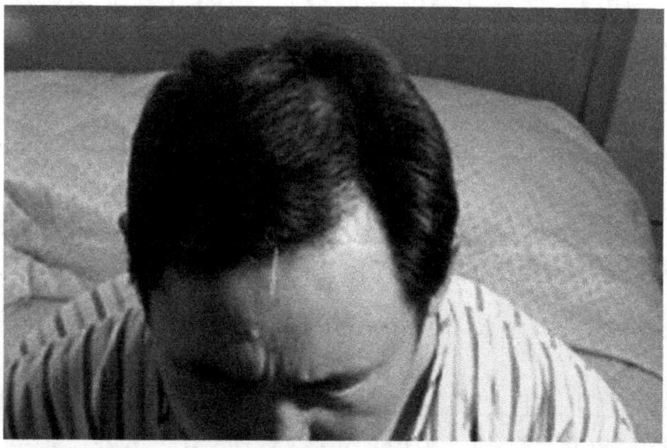

图 4-3-2　印堂穴

（三）EX-HN4 鱼腰 Yú yāo

【穴名出处】　《扁鹊神应针灸玉龙经》。

【穴位别名】　光明。

【位置】　在眉中间。

【定位取穴】　正坐或仰卧，两目平视，于眉毛中间与瞳孔直对处取穴（图

4-3-3）。

【穴位主治】 目赤肿痛，目翳，眼睑动，眼睑下垂，眶上神经痛。

【刺法灸法】 平刺 0.3～0.5 寸，禁灸。

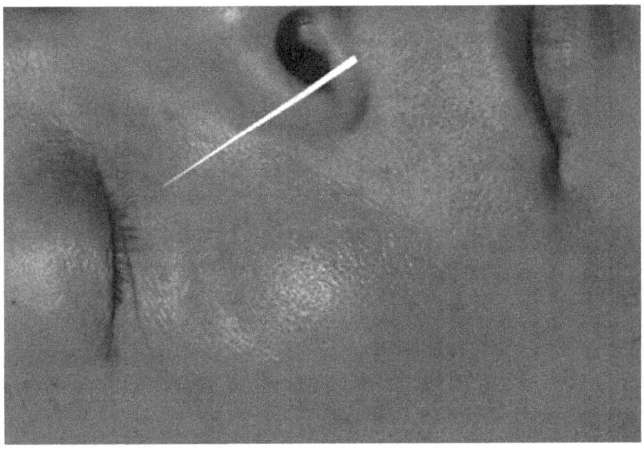

图 4-3-3 鱼腰穴

（四）EX-HN7 球后 Qiú hòu

【穴名出处】 《常用腧穴解剖学定位》。

【位置】 在眶下缘外 1/4 与内 3/4 交界处。

【定位取穴】 正坐仰靠，嘱患者轻轻闭目，目平视，于目眶下缘的外 1/4 折点取穴。

【穴位主治】 目疾。如视神经炎，视神经萎缩，视网膜色素变性，青光眼，早期白内障，近视。

【刺法灸法】 沿眶下缘从外下向内上，向视神经孔方向刺 0.5～1 寸。

（五）EX-HN8 上迎香 Shàng yíngxiāng

【穴名出处】 《银海精微》。

【穴位别名】 鼻通。

【位置】 在鼻唇沟上端尽处。

【定位取穴】 正坐仰靠，于鼻翼软骨与鼻甲的交接处取穴。

【穴位主治】 头痛，鼻塞，鼻中息肉，暴发火眼，迎风流泪。

【刺法灸法】 向内上方斜刺 0.3～0.5 寸；可灸。

（六）EX-HN 内迎香 Nèi yíngxiāng

【穴名出处】 《扁鹊神应针灸玉龙经》。

【位置】 在鼻孔内上端。

【定位取穴】 正坐仰靠，于鼻孔内与上迎香相对处的鼻黏膜上取穴。

【穴位主治】 目赤肿痛，鼻疾，喉痹，热病，中暑，眩晕。

【刺法灸法】 用三棱针点刺出血。有出血体质的人忌用。

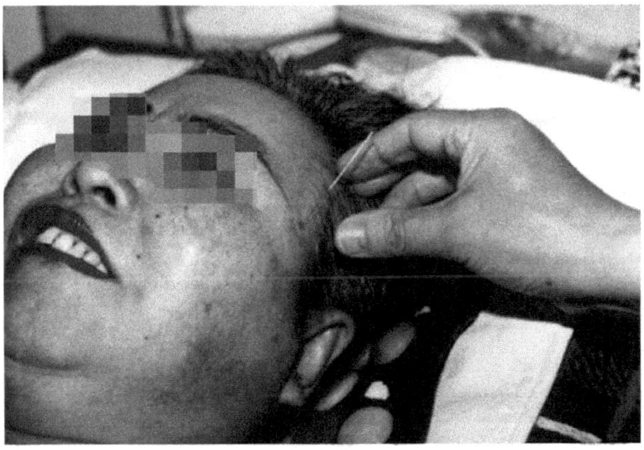

图 4-3-4 太阳穴

（七）EX-HN5 太阳 Tài yáng

【穴名出处】 《备急千金要方》。

【穴位别名】 前关。

【位置】 在眼小眦后一寸。

【定位取穴】 正坐或侧伏，于眉梢与目外眦连线中点外开一寸的凹陷中取穴（图 4-3-4）。

【穴位主治】 偏正头痛，目赤肿痛，目眩，目涩，牙痛，三叉神经痛。

【刺法灸法】 直刺或斜刺 0.3～0.5 寸；或用三棱针点刺出血。禁灸。

（八）EX-HN6 耳尖 Ěr jiān

【穴名出处】 《针灸大成》。

【位置】 在耳尖上，卷耳取之，尖上是穴。

【定位取穴】 正坐或侧伏，折耳向前，于耳郭上端取穴。

【穴位主治】 目赤肿痛，上目翳，偏正头痛，喉痹，以及麦粒肿。

【刺法灸法】 直刺0.1～0.2寸；或用三棱针点刺出血。可灸。

（九）EX-HN14 翳明 Yí míng

【穴名出处】 《中华医学杂志》。

【位置】 在翳风穴后1寸。

【定位取穴】 正坐，头略前倾，在风池与翳风连中点取穴。

【穴位主治】 目疾，如近视，远视，雀目，青盲，早期白内障；头痛，眩晕，耳鸣，失眠，精神病。

【刺法灸法】 直刺0.5～1寸；可灸。

（十）EX-HN10 聚泉 Jù quán

【穴名出处】 《针灸大成》。

【位置】 在舌上，当舌中，吐出舌，中直有缝，陷中是穴。

【定位取穴】 正坐，张口伸舌，医者用消毒纱布牵住舌尖，于舌背正中缝之中点取穴。

【穴位主治】 舌强，舌缓，消渴，哮喘，咳嗽及味觉减退。

【刺法灸法】 直刺0.1～0.2寸，或用三棱针点刺出血。

（十一）EX-HN13 金津、玉液 Jīn jīng Yùyè

【穴名出处】 《针灸大成》。

【穴位别名】 舌下穴。

【位置】 在舌底紫脉。

【定位取穴】 正坐张口，舌转卷向后方，于舌面下，舌系带两旁之静脉上取穴。左称金津，右称玉液（图4-3-5）。

【穴位主治】 舌强，舌肿，口疮，失语。

【刺法灸法】 点刺出血。

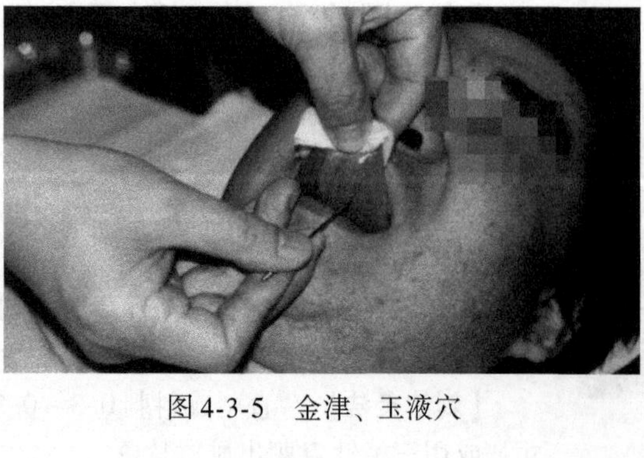

图4-3-5 金津、玉液穴

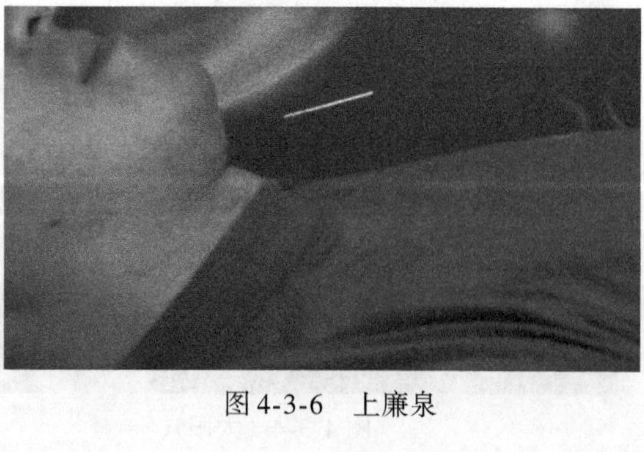

图4-3-6 上廉泉

（十二）EX-HN12 上廉泉 Shàng lián quán

【穴名出处】 《新医疗法手册》。

【定位取穴】 位于颌下部，仰卧位，后颈部垫高时甲状软骨上凹陷直上1寸处（图4-3-6）。

【穴位主治】 流涎，急、慢性口腔炎，舌强，语言不清，喑哑；舌下神经瘫痪。

【刺法灸法】 针尖向舌根斜刺1.5～2寸，也可提针至皮下后，向舌根两侧斜刺，使舌尖、舌根有发麻感。

（十三）安眠 Ān mián

【穴名出处】 《常用新穴疗法手册》。

【位置】 在翳风穴与风池穴连线之中点处。

【定位取穴】 俯伏，在风池穴和翳明穴连线的中点取穴。

【穴位主治】 失眠，头痛，眩晕，心悸，烦躁，癔病，癫痫，精神病，耳聋，高血压。

【刺法灸法】 直刺0.5～1寸；可灸。

（十四）EX-HN15 颈百劳 Jǐng bǎi láo

【穴名出处】 《针灸资生经》。

【穴位别名】 百劳。

【定位取穴】 正坐位或伏卧位。在颈部，在大椎直上2寸，后正中线旁开2寸。

【穴位主治】 颈项强痛，瘰疬，咳嗽，气喘，骨蒸劳热，盗汗自汗；支气管哮喘，慢性支气管炎，肺结核，百日咳，落枕，颈项部扭挫伤，神经衰弱。

【刺法灸法】 直刺0.5～1寸；可灸。

（十五）EX-B 定喘 Dìng chuǎn

【穴名出处】 《常用新医疗法手册》。

【定位取穴】 伏卧位。在背部，第七颈椎棘突下，旁开0.5寸。

【穴位主治】 落枕，肩背痛，上肢疼痛不举，哮喘，咳嗽，荨麻疹；慢性支气管炎，支气管哮喘，肺结核，肩背神经痛。

【刺法灸法】 直刺，或偏向内侧，0.5～1寸；可灸。

（十六）EX-B2 夹脊 Jiā jǐ

【穴名出处】 《素问·缪刺论》。

【穴位别名】 华佗夹脊。

【位置】 在第一胸椎至第五腰椎，各椎棘突下间旁开0.5寸（图4-3-7）。

【定位取穴】 俯伏或俯卧，于脊椎棘突间两侧，背正中线外侧0.5寸处。自第一胸椎至第五腰椎，每侧17穴，左右共34穴。

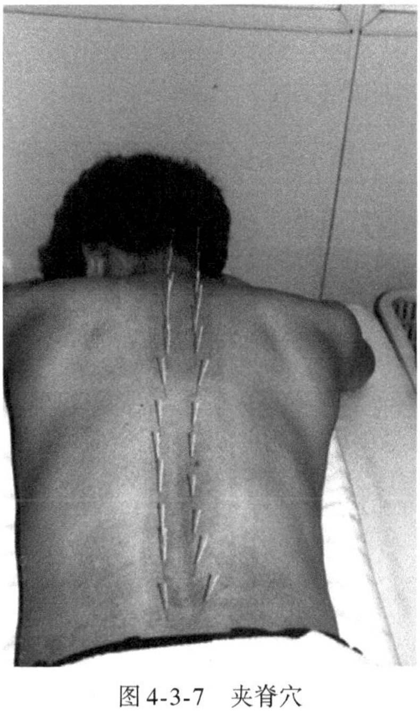

图4-3-7 夹脊穴

【穴位主治】 适应范围较广。其中上胸部的穴位治疗心肺、上肢疾病；下胸部的穴位治疗胃肠疾病；腰部的穴位治疗腰、腹及下肢疾病。

【刺法灸法】 直刺0.3~0.5寸，或用梅花针叩刺；可灸。

（十七）EX-B3 胃脘下俞 Wéi wǎnxiàshū

【穴名出处】 《备急千金要方》。

【穴位别名】 胃管下俞

【定为取穴】 伏卧位，在背部，当第八胸椎棘突下，旁开1.5寸。

【穴位主治】 胃痛，腹痛，胸肋痛，消渴咳嗽，咽干；胰腺炎。

【刺法灸法】 斜刺0.3~0.5寸；可灸。

（十八）EX-B6 腰眼 Yāo yǎn

【穴名出处】 《肘后备急方》。

【穴位别名】 鬼眼。

【定位取穴】 伏卧位，在腰部，当第四腰椎棘突下，旁开约3.5寸处。

【穴位主治】 肾虚腰痛，尿频，妇科疾患，虚劳羸瘦，消渴病。

【刺法灸法】 直刺0.5~1寸；宜灸5~15壮。

（十九）EX-UE1 肘尖 Zhǒu jiān

【穴名出处】 《千金翼方》。

【定位取穴】 正坐屈肘约90°。在肘后部，屈肘，当尺骨鹰嘴的尖端。

【穴位主治】 痈疽，疔疮，肠痈，霍乱，瘰疬。

【刺法灸法】 灸。

（二十）EX-UE4 中魁 Zhōng kuí

【穴名出处】 《扁鹊神应针灸玉龙经》。

【定位取穴】 握拳，掌心向心，在中指背侧近侧指间关节的中点处。

【穴位主治】 牙痛，鼻出血，噎膈，反胃，呕吐，呃逆，白癜风。

【刺法灸法】 灸。

（二十一）EX-UE5 大骨空 Dà gǔkōng

【穴名出处】 《扁鹊神应针灸玉龙经》。

【定位取穴】 握拳，掌心向心，在拇指背侧指间关节的中点处。

【穴位主治】 目痛，目翳，内障，吐泻，鼻出血。

【刺法灸法】 灸。

（二十二）EX-UE6 小骨空 Xiǎo gǔkōng

【穴名出处】 《扁鹊神应针灸玉龙经》。

【定位取穴】 握拳，掌心向心，在小指背侧指间关节中点处。

【穴位主治】 目赤肿痛，目翳，喉痛，指关节痛。

【刺法灸法】 灸。

（二十三）EX-UE10 四缝 Sì fèng

【穴名出处】 《奇效良方》。

【定位取穴】 仰掌伸指，在第2～5指掌侧，近端指关节的中央，一侧四穴。
【穴位主治】 小儿腹泻，咳嗽气喘，疳积，百日咳，肠虫症。
【刺法灸法】 直刺0.1～0.2寸，挤出少量黄白色透明样黏液或出血。

（二十四）EX-UE11 十宣 Shí xuān

【穴名出处】 《备急千金要方》。
【穴位别名】 鬼城。
【位置】 在手十指头上，去爪甲一分。
【定位取穴】 仰掌，十指微屈，于十指尖端去指甲游离缘0.1寸处取穴。
【穴位主治】 昏迷，晕厥，中暑，热病，小儿惊厥，咽喉肿痛，指端麻木。
【刺法灸法】 直刺0.1～0.2寸；或用三棱针点刺出血。

（二十五）EX-UE12 八邪 Bā xié

【穴名出处】 《素问·刺疟论》。
【穴位别名】 八关。
【位置】 手十指，歧缝中。
【定位取穴】 微握拳，于手背第1～5指间的缝纹端取穴。左右共八穴（图4-3-8）。
【穴位主治】 手背肿痛，手指麻木，头项强痛，咽痛，齿痛，目痛，烦热，毒蛇咬伤。
【刺法灸法】 向上斜刺0.5～0.8寸；或点刺出血。可灸。

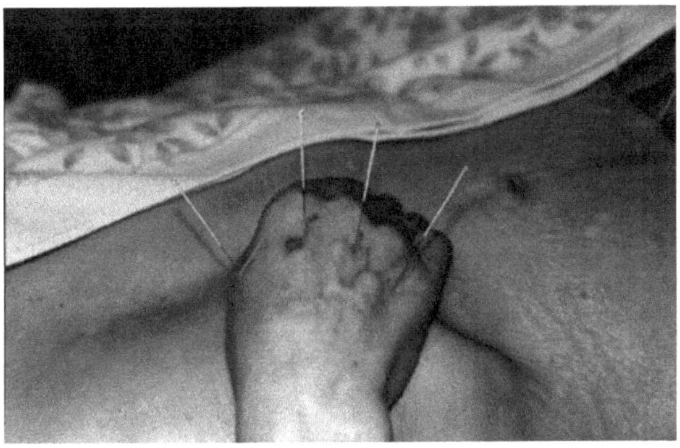

图4-3-8 八邪穴

（二十六）威灵、精灵 Wēi língJīnglíng

【位置】 威灵穴，在虎口下两旁歧，有圆骨处；精灵穴，在四指、五指夹界下半寸。
【定位取穴】 伏掌，威灵在手背第二三掌骨间中点，第二指伸肌腱桡侧凹陷处；精灵在手背第四五掌骨间中点，第四指伸肌腱尺侧凹陷处。
【穴位主治】 头痛，卒死，小儿惊风。
【刺法灸法】 直刺0.3～0.5寸；可灸。

（二十七）EX-LE3 百虫窝 Bǎi chōngwō

【穴名出处】 《针灸大成》。
【定位取穴】 正坐屈膝或仰卧位，在大腿内侧，髌底内侧上3寸，即血海上1寸。
【穴位主治】 皮肤瘙痒，风疹块，下部生疮，蛔虫病。
【刺法灸法】 直刺0.5～1寸；可灸。

（二十八）EX-LE2 鹤顶 Hè dǐng

【穴名出处】 《医学纲目》。
【穴位别名】 膝顶。
【定位取穴】 屈膝，在膝上部，髌底的中点上方凹陷处。

【穴位主治】 膝关节酸痛，腿足无力，鹤膝风，脚气。

【刺法灸法】 直刺0.5～0.8寸；可灸。

（二十九）EX-LE4 内膝眼 Nèi xīyǎn

【定位取穴】 屈膝，在膑韧带内侧凹陷处。

【穴位主治】 膝关节酸痛，鹤膝风，腿痛及其周围软组织炎症。

【刺法灸法】 从前内向外与额状而成45°斜刺0.5～1寸。

（三十）EX-LE10 八风 Bā fēng

【穴名出处】 《素问·刺疟》。

【穴位别名】 八冲、阴独八穴。

【定位取穴】 正坐位或仰卧位，在足背侧，第1～5趾间，趾蹼缘后方赤白肉际处，一侧四穴，左右共八穴。

【穴位主治】 毒蛇咬伤，足跗肿痛，脚弱无力，头痛，腰痛，疟疾。

【刺法灸法】 斜刺0.5～0.8寸，或用三棱针点刺出血；可灸。

第五章 刺 灸 法

刺法灸法学,是针灸医学的重要组成部分，是针灸临床治疗疾病必须掌握的基本技能。历代针灸学家在长期的医疗实践中，积累了丰富的临床经验和理论知识，使刺法灸法的内容不断充实，理论不断完善，为本学科的发展奠定了理论和实践基础。

刺法灸法学，是研究各种以防治疾病为目的的刺法、灸法的具体应用方法、操作技术及其基本原理的一门学科。

刺法，又称针法，而刺法的意义较广，是指采用不同针具或非针具，刺激人体的一定部位(腧穴)，并运用各种手法以调整阴阳、防治疾病的方法。

灸法，是指采用艾绒或其他药物制成的灸炷或灸条，点燃后熏熨体表的一定部位，或采用其他光、电等刺激体表的一定的部位，以起防治疾病作用的方法。研究刺法、灸法等的理论及其临床使用方法的学科，即称刺法灸法学。

刺法灸法学是针灸基础理论与临床治疗之间的桥梁，针灸治疗疾病的过程就是刺法与灸法的具体实施过程。刺灸方法应用正确与否直接关系到疗效的优劣，故如何正确并熟练地掌握刺灸方法就成为学好针灸的关键。

我国历代针灸医家十分重视刺灸方法，创造并发展了名目繁多的针刺手法和艾灸方法等，形成了一整套理论，积累了宝贵的经验，都值得借鉴和学习。

第一节 《内经》针法

《内经》包括《灵枢》和《素问》两部书，各八十一篇。主要从阴阳、脏腑、经络、病机、诊法、治则、针灸、按摩、方药、疾病、摄生等各方面，对人体的生理活动、病理变化及诊断治疗方法做了较为全面而系统的论述，奠定了中医学理论体系的基础。

《内经》中关于针法的论述涉及针刺的器具、持针的法则、刺法的种类、补泻手法的区分、针刺剂量的掌握、针刺的宜忌、针灸医师的应备条件及某些疾病的针刺方法。其中最重要的是刺法和补泻法。

一、针刺补泻的原则

《灵枢·官能》:“用针之服，必有法则。”针灸临床必须根据病证的属虚属实而施行补法或泻法。《灵枢·经脉》:“盛则泻之，虚则补之，热则疾之，寒则留之，陷下则灸之。”《灵枢·九针十二原》:“凡用针者，虚则实之，满则泄之，宛陈则除之，邪胜则虚之。”这些都是关于补虚泻实方面的论述。针刺补虚、泻实就是要从临床具体情况出发，针对不同患者和不同病情、不同时间，选用恰当的经络穴位，运用适当的补泻方法，对正气虚弱的病证，起到扶正（补）的作用，对病邪偏盛的病证，起到祛邪（泻）的作用。《素问·宝命全形论》:“刺虚者须其实（补），刺实者须其虚（泻）。”因此说掌握好针刺补泻手法也是针刺作用产生的关键之一。《灵枢·刺节真邪》："用针之类，在于调气。"调气可以说是在得气的基础上适当调节其感应，以起到调整人体功能、增强人体抗病能力等作用。《灵枢·终始》："凡刺之道，气调而止。"就是指针刺治疗以达到调气为目的。

二、施行补泻的依据

1. 明辨经络 施行针灸首先要熟悉经络理论。《灵枢·本输》说："凡刺之道，必通十二经络之所终始，络脉之所别处，五输之所留，六腑之所与合……阔数之度，浅深之状，高下所至。"指出针刺补泻法的运用即以经络理论为指导。针灸的作用主要是调理气血以达到扶正祛邪。临床上辨证施治，都离不开经络。

《灵枢·卫气失常》说："夫病变化，浮沉深浅，不可胜穷，各在其处，病间（轻）者浅（刺）之，甚（重）者深之，间者小之，甚者众之，随变而调气。"意指根据病变部位的深浅和病情的轻重等情况，分别采用适当的刺法以达到调气。

2. 审察形神 《灵枢·终始》："凡刺之法，必察其形气。"《灵枢·寿夭刚柔》："……人之生也，有刚有柔，有弱有强，有短有长，有阴有阳。"针灸治疗前必须诊察患者体质、形态的强弱与神气的盛衰。

3. 辨别虚实 《灵枢·通评虚实论》："邪气盛则实，精气夺则虚。"虚与实概括了邪与正的关系。由于针灸的作用在于调整阴阳气血的偏盛偏衰，使其恢复平衡，所以《内经》总结针灸治疗的基本原则是补虚泻实。针灸施治之前，必须明辨虚实，即通过四诊合参对病证做出正确诊断。对针灸治疗来说，更须审察其经络的虚实情况，以及针刺穴位时指下感觉以分虚辨实。

三、《内经》中的刺法

《灵枢·官针》篇记载的各种刺法，主要是讨论如何使用九针来治疗不同病证。其中有以九针应九变的"九刺"。另根据病变部位的深浅、大小等不同，提出了刺浅、刺深和发针多少及运用不同的针刺角度，以适应十二经的各种病证的"十二刺"。"五刺"是针对五脏有关病变而提出的。"三刺"是指毫针刺入皮肤后，分浅中深等三种不同深度的分层刺法，后世发展为烧山火、透天凉等综合补泻法。

（一）九刺

《灵枢·官针》："凡刺有九，以应九变。"所谓变者，是指不同性质的病变。故九刺的主要内容就是讨论九类不同性质的病变，应运用九种不同的刺法。

1. 输刺 "输刺者，刺诸经荥输、藏腧也"。这是一种五脏有病时的针治方法。如脏腑疾病，可取有关经脉的肘膝以下的荥穴和输穴，以及背部相关的五藏俞（如肺俞、心俞、肝俞、脾俞、肾俞）。

2. 远道刺 "远道刺者，病在上，取之下，刺府输也"。这是上病下取，循经远道取穴的一种刺法。府输原指六腑在足三阳经上的下合穴，一般适宜于治疗六腑的疾病。

3. 经刺 "经刺者，刺大经之结络经分也"。这是刺经脉所过部位中气血瘀滞不通有结聚现象的地方（如郁血、硬结、压痛等）。这种刺法主要治疗经脉本身的病，并单独取用病经的输穴治疗，故称为经刺。

4. 络刺 "络刺者，刺小络之血脉也"。这是浅刺体表郁血的细小络脉使其出血的一种方法。由于这种刺法以刺血络为主，故称络刺，又称刺络。多用于实证、热证。

5. 分刺　“分刺者，刺分肉之间也”。这是指针刺直达肌肉部的一种刺法。分肉指附着于骨骼部的肌肉。治疗肌肉的痹证、痿证或陈伤等，均可选用此法，以调其经气。

6. 大写刺　“大写刺者，刺大脓以铍针也”。这是切开引流，排脓放血、泻水的刺法。“写”通“泻”，排队泄出的意思，故称大写刺。

7. 毛刺　“毛刺者，刺浮痹于皮肤也”。（“于”字据《针灸甲乙经》补）因浅刺在皮毛，故称毛刺。

8. 巨刺　“巨刺者，左取右，右取左”。这是一种左病取右，右病取左，左右交叉取穴施治的方法。

9. 焠刺　“焠刺者，刺燔针则取痹也”。这是将针烧红后刺入体表的一种方法，用来治疗寒痹、瘰疬、阻疽等病证。

（二）十二刺

《灵枢·官针》：“凡刺有十二节，以应十二经。”节，是节要的意思。由于刺法中有十二节要，所以能应合于十二经的病证，又称“十二节刺”。

1. 偶刺　“偶刺者，以手直心若背，直痛所，一刺前，一刺后，以治心痹。刺此者，傍针之也”。此法以一手按前心，相当于胸部募穴等处，一手按其后背，相当于相应的背俞处，当前后有压痛处进针。这种一前一后，阴阳对偶的针法，称为偶刺，又称“阴阳刺”。临床对脏腑病痛以胸腹部募穴和背俞穴相配同刺，即属本法。

2. 报刺　“报刺者，刺痛无常处也。上下行者，直内无拔针，以左手随病所按之，乃出针复刺之也”。此法是治游走性病痛的针刺方法，根据患者所报之处下针。施行手法后，询问患者针处是否痛止，另再在其他痛处下针。报，亦作“复”解，即出针后复刺的意思。

3. 恢刺　“恢刺者，直刺傍之，举之，前后恢筋急，以治筋痹也”。这种刺法，是专对筋肉拘急痹痛的部位四周针刺。先从旁刺入，得气后，令患者做关节功能活动，不断更换针刺方向，以疏通经气、舒缓筋急。恢，有恢复其原来的活动功能的意思。

4. 齐刺　“齐刺者，直入一，傍入二，以治寒气小深者。或曰三刺，三刺者，治痹气小深者也”。这种针法是正中先刺一针，并于两旁各刺一针，三针齐用，故名齐刺。这种刺法与恢刺相反，恢刺为一穴多刺，或称多向刺；齐刺为三针集合，故又称三刺。治疗病变范围较小而部位较深的痹痛等症。

5. 扬刺　“扬刺者，正内一，傍内（纳）四而浮之，以治寒气之博大者也”。这是在穴位正中先刺一针，然后在上下左右各浅刺一针，刺的部位较为分散，故称为扬刺。本法适宜治疗寒气浅而面积较大的痹证。近代梅花针叩刺法，即为扬刺法的演变。

6. 直针刺　“直针刺者，引皮乃刺之，以治寒气之浅也”。先挟持捏起穴位处的皮肤，然后将针沿皮下刺之。直是直对病所的意思。近代多称作沿皮刺或横刺。这种刺法，进针较浅，治疗浅表络脉等部位的病证。

7. 输刺　“输刺者，直入直出，稀发针而深之，以治气盛而热者也”。这种刺法，是垂直刺入较深处候气，得气后慢慢将针退出，乃从阴引阳，输泻热邪的一种手法，以治气盛而热的病证。输指输通，直入直出，以泻病邪，故称输刺。

8. 短刺　“短刺者，刺骨痹稍摇而深之，致针骨所，以上下摩骨也”。其法是慢慢进针稍摇动其针而深入，在近骨之处将针上下轻轻捻转。短是接近的意思，故称短刺。治骨痹等深部病痛。

9. 浮刺　“浮刺者，傍入而浮之，以治肌急而寒者也”。此是斜针浅刺的一种方法，故名浮刺。浅刺勿深以治肌肉寒急。近代应用皮内针法，就是该法的演变。浮刺和毛刺、扬刺同属浅刺法，但是毛刺为少针而浅刺，扬刺是多针而浅刺，与该法均有所不同。

10. 阴刺　“阴刺者，左右率刺之，以治寒厥，中寒厥，足踝后少阴也”。阴刺是左右两侧穴位同用的刺法。

11. 傍针刺　“傍针刺者，直刺、傍刺各一，以治留痹久居者也”。这种刺法，多应用在压痛比较明显，而且固定不移，久久不愈的痹证。是先直刺一针，再在近旁斜向加刺一针。由于正旁配合而刺，所以称“傍针刺”。

12. 赞刺　“赞刺者，直入直出，数发针而浅之出血，是谓治痈肿也”。直入直出，刺入浅而出针块，是连续分散浅刺出血的刺法，用治痈肿、丹毒等症。赞是赞助其消散的意思，故称赞刺。

（三）五刺

《灵枢·官针》：“凡刺有五，以应五藏。”这是从五脏应合五体（皮、脉、筋、肉、骨）的关系分成五种刺法，故又名五脏刺。

1. 半刺　“半刺者，浅内而疾发针，无针伤肉，如拔毛状，以取皮气，此肺之应也”。这种刺法是浅刺于皮肤，刺得浅，出针快，好像拔去毫毛一样。因其刺入极浅，不是全刺，所以称半刺。主要作用是宣泄浅表部的邪气。临床上适宜于治疗风寒束表，发热咳嗽喘息等和肺脏有关的疾病及某些皮肤病。

2. 豹文刺　“豹文刺者，左右、前后针之，中脉为故，以取经络之血者，此心之应也”。这是一种以穴位为中心，进行散刺出血的刺法。因其针刺出血点多，形如豹文，所以称为豹文刺。此法与九刺中的络刺、十二刺中的赞刺同属于浅刺出血的方法。因为心主血脉，故该法与心气相应，能治红肿热痛等症。

3. 关刺　“关刺者，直刺左右尽筋上，以取筋痹，慎无出血，此肝之应也；或曰渊刺；一曰岂刺”。这种刺法多在关节附近的肌腱上进行针刺，因为筋会于节，四肢筋肉的尽端都在关节附近，故名关刺，可治筋痹症。因针刺较深，必须注意不宜伤脉出血。由于肝主筋，所以与肝脏相应。

4. 合谷刺　“合谷刺者，左右鸡足，针于分肉之间，以取肌痹，此脾之应也”。这种刺法是在肌肉比较丰厚处，当进针后，退至浅层又依次再向两旁斜刺，形如鸡爪的分叉。“肉之大会为谷”，故称合谷刺。临床上用于治疗痹证。

5. 输刺　“输刺者，直入直出，深内之至骨，以取骨痹，此肾之应也”。这是一种直进针，直出针，深刺至骨骼的一种刺法。与十二刺中的短刺、输刺相类似。输是内外输通的意思，故称输刺。用刺骨痹（包括深部病证）。

四、针刺的得气

毫针由于针体细小，对机体的损伤轻微，故在临床上应用最广，其操作方法也最为细致。古代九针即以毫针为主体。《灵枢·九针十二原》：“欲以微针通其经脉，调其血气，营其逆顺出入之会。”后世《标幽赋》：“观夫九针之法，毫针最微。七星上应，众穴主持。”亦即此意。毫针为各种针具的代表，其应用特别注重得气，如《灵枢·九针十二原》指出：“刺之要，气至而有效。”说明针刺的得气，是取得疗效的关键。

（1）得气的快慢与体质、气候等有一定的关系。凡患者体质较强，在气候温暖的情况下，针刺容易得气；相反，如患者体质较弱，在气候寒冷的情况下，针刺就不容易得气。

（2）同是一种得气，《内经》中提出还得分辨是邪气还是正气。如《灵枢·终始》中指出：“邪气来也紧而疾，谷气来也徐而和。”一般说来，正常的得气感应是满实而不紧涩，就是在转针和提插的过程中，仅觉指下有一种沉重的感觉，而没有涩滞或行针困难的现象。如果得气以后，发觉指下紧涩，行针困难，则是邪气盛实的征象；或是转针太紧，单方向捻旋幅度太大，肌肉纤维缠住针身的缘故。

(3) 候气与催气。临床上如遇到针刺入后而有不得气的情况，就需要采取一定的措施来促使得气，称之为“候气”与“催气”。候气与催气的意义是不同的，前者可根据补泻法的要求来候气。后者是在针后经气久而未至，或虽至而未能充盛的情况下，采用积极手法来催动经气，以达到气至病所的目的。

五、针刺补泻法

“补虚泻实”是针灸治疗的总则。《灵枢·九针十二原》说：“虚实之要，九针最妙。补泻之时以针为之。”如何区分补泻法？补法在于顺其气，或将气向内推送，使正气有所补益；泻法则是逆其气，折其病势，将气向外引伸，使邪气有所散逸。补泻手法贯串于从进针到出针的整个针刺过程中，其效应还受到患者体质和功能状态的影响。所以，补泻手法的应用，必须根据临床实际情况来掌握，不能千篇一律地生搬硬套。《内经》所论补泻原则及其方法为后世针灸家所遵循，现结合后人的应用分述如下。

（一）迎随补泻法

迎随意指逆顺，这是补泻法的总则，又可概称各种补泻法为迎随。《灵枢·九针十二原》指出：“逆（迎）而夺之，恶得无虚？追（随）而济之，恶得无实？迎之随之，以意和之，针道毕矣。”《灵枢·终始》也说：“泻者迎之，补者随之，知迎知随，气可令和。”这是说，泻实要用逆其经气的方法，补虚要用顺其经气的方法。这样，应用补泻法必须审察经气的盛衰和顺逆。《内经》中所提到的迎随补泻法，对后世的影响很大，如《难经·七十二难》说：“所谓迎随者，知荣卫之流行，经脉之往来，随其逆顺而取之，故曰迎随。”营卫气血的流行活动有浅有深，有盛有衰，经脉得走向则有顺有逆。这样按照各经气血浅深部位、盛衰时间、顺逆走向而分别补泻方法都属于迎随。《流注指微赋》说：“迎随逆顺，须晓气血而升沉。”升沉即包括气血盛衰和浅深。由此可知，迎随可概括各种补泻法。《难经·七十九难》又说：“迎而夺之者，泻其子也。随而济之者，补其母也。”据此，子母补泻也可作“子母迎随”（见《针灸问对》）。何若愚《流注指微赋》中还以《河图》生成数为依据，补法用生数（针刺 1 ~ 5 分），泻法用成数（刺 6 ~ 10 分）。提出所谓“补生泻成，不过一寸”的深浅迎随补泻法。何氏又提到“转针迎随”：男子左转为泻，右转为补；女子右转为泻，左转为补。《针灸大成·三衢杨氏补泻》载：“得气以针头逆其经络之所来，动而伸之，即是迎；以针头顺其经脉之所在，推而内之，即是随。”这是以针刺得气后，针头逆经行提法称“迎”，针头顺经行按法称“随”，近人所说的迎随补泻多指此而言。在针灸歌赋中，还有把提插补泻、呼吸出纳均称为迎随。由此可知，“迎随”一词适用于各种补泻法。针向顺逆的迎随补泻只是其中之一。

（二）徐疾补泻法

徐，就是慢的意思，疾，就是快的意思。《灵枢·九针十二原》说：“徐而疾则实，疾而徐则虚。”《小针解》解释为：“徐而疾则实者，言徐内而疾出也；疾而徐则虚者，言疾内而徐出也。”这种方法是以进针、出针过程的快慢来区分补泻。操作时，使用补法先在浅部候气，得气后，将针缓慢地向内推入到一定深度，退针时疾速提至皮下。此种徐进疾退手法，意思是引导阳气由浅入深，由表及里，故是补法；在用泻法时，进针要快，一次就进到应刺的深度候气，待气至后，引气往外，出针时要慢慢地分层而退，主要是使邪气随针引伸由深出浅，由里达表，所以能起泻的作用。

关于徐疾法，《灵枢》和《素问》有不同的记载。《针灸大成·三衢杨氏补泻》解释说："疾徐二字，一作缓急之义，一解作久速之义。"缓急就是快慢，这一解释即上文所说的以进出针过程的快慢区分补泻；久速是指留针时间的长短。《素问·针解》说："徐而疾则实者，徐出针而疾按之；疾而徐则虚者，疾出针而徐按之。"这里将徐疾解释作出针时间的长短。徐出针，意指慢出针，即留针时间较长；疾出针，意指快出针，即留针时间较短，此外再结合按闭穴的快慢来区分补泻。

（三）提插补泻法

提插二字，《内经》中没有直接提出，但在《灵枢·官能》："泻必用员……伸而迎之；补必用方……微旋而徐推之。"中所说的"伸"就是提的意思；"推"就是插的意思。《难经·七十八难》有进一步的阐述："得气，因推而内之，是谓补；动而伸之，是谓泻。"明代医学著作《医学入门》中明确指出："凡提插，急提慢插按如冰冷，泻也；慢提紧按火烧身，补也。"临床操作，在得气基础上将针反复重插轻提为补；相反，反复重提轻插为泻。即补法以向内按纳为主，泻法以向外提引为主。提插法结合浅深分层及徐疾等法可综合成多种复式补泻手法，治疗一些顽固疼痛、麻痹、瘫痪等症。

（四）捻转补泻法

以针的捻转方法的不同来区分补法和泻法。在《内经》中记载较为简单。《灵枢·官能》中：泻法用"切而转之"，补法用"微旋而徐推之"。《素问·八正神明论》只讲到候呼吸而转针，没有说区分左转和右转。《标幽赋》说："迎夺右而泻凉，随济左而补暖。"这时已将捻转区分左右。左转是指捻转针时拇指向前、示指向后转，为补；右转是指捻针时示指向前、拇指向后转，为泻。这种分法在元明时期的针法中应用很广。但在进出针和催气时的捻转则可不分左右。捻转以平面转动为主，又可结合提插作上下旋转。如拇指向前结合下按，拇指向后结合上提等。左右捻转和上下提插一样，都是相对的反复动作。以拇指和示指末节的指腹部来回转针，有进有退，只是从用力轻重和速度快慢来区分以"左"为主还是以"右"为主，而不是指单方向的连续捻转。

（五）呼吸补泻法

呼吸补泻法是指在用针刺手法时配合患者的呼吸。《素问·离合真邪论》说："吸则内针，无令气忤；静以久留，无令邪布；吸则转针，以得气为故；候呼引针，呼尽乃去，大气皆出，故命曰泻"，"呼尽内针，静以久留，以气至为故……候吸引针，气不得出，各在其处，推阖其门，令神气存，大气留止，故命曰补"。这是当患者吸气时进针、转针，呼气时退针，为泻法；相反，当呼气时进针、转针，吸气时退针，为补法。针刺全过程还与留针和出针时开阖等方法相结合。元、明针灸家则以呼吸配合提插和左右转针。如左转配合呼气，右转配合吸气等。呼吸用于配合补泻之外，又用于配合候气和催气。如缓慢而深沉的腹式呼吸，有助于针感的传导。在进针、出针时配合呼吸，还可减轻针刺的痛感。

（六）开阖补泻法

《灵枢·官能》说："泻必……摇大其孔，气出乃疾；补必……气下而疾出之，推其皮，盖其外门，真气乃存。"《灵枢·终始》："一方实，深取之，稀按其痏，以极出其邪气；一方虚，浅刺之，以养其脉，疾按其痏，无使邪气得入。"《素问·刺志论》："入实者，左手开针空也；入虚者，左手闭针空也。"这些都是说在出针后速按针孔为补；出针时摇大针孔，不加按压为泻。至于《素问·针解》所提的“补泻之时者，与气开阖相合也”则是指营卫气血留注的盛衰而言，张介宾注：“气至应时谓之开，已过未至谓之阖。补泻之时者，凡诸经脉气昼夜周行五十度，各又所至之时，故《卫气行》篇曰：谨候其气之所在而刺之，是谓逢时。此所谓补泻之时也。又若针下气来谓之开，可以迎而泻之；针下气去谓之阖，可以随而补之，此皆针与气开阖相合之义。”后世发展为子午流注针法中的“纳支法”。

（七）导气法

《内经》于补泻之外，又有导气法的论述。《灵枢·五乱》说：“徐入徐出，谓之导气。”这种手法是在得气的基础上将针缓缓地下按，缓缓地上提，目的是引导其气，适用于气机逆乱之证，故说：“是非有余不足也，乱气之相逆也。”意指不论虚证实证均可用。如虚证能导引其正气，实证能外泄其邪气。《灵枢·邪客》：“辅针导气，邪得淫，真气得居。”说明应用导气法可使病邪不致深入，正气得以恢复正常。近人所称的“平补平泻法”与此法类似。

六、刺法灸法宜忌

（一）施术部位宜忌

刺灸施术时所选择的腧穴都有确切的位置，要求术者必须熟悉腧穴局部解剖特点，除以刺血络、刺筋骨为目的的特殊刺法外，都应避开要害部位，以免刺伤内脏，或是重要血管筋骨等处。这在《素问·刺禁论》及《素问·诊要经终论》中，都有论述，如《素问·刺禁论》中有“脏有要害，不可不察”，“刺跗上中大脉，血出不止死”，“刺郄中大脉，令人仆脱色”及“刺臂太阴脉出血，多立死”等的论述；而《素问·诊要经终论》中则指出“凡刺胸腹者，必避五脏”的观点。

1. 特殊部位的腧穴 在针刺特殊部位的腧穴时，应严格掌握针刺的深浅、进针的角度，这些特殊部位主要包括以下内容。

（1）后项部内为延髓，不可深刺。

（2）胸腹和腰背部，必须掌握分寸，严禁深刺。

（3）大血管附近的腧穴，操作时要慎重，如邻近动脉的委中、箕门、气冲、曲泽、经渠、冲阳等。

（4）乳中、脐中和小儿囟门部位也不宜针刺。

2. 禁刺的腧穴 历代文献记载很多，都是古人在医疗实践中不断总结相传下来的，有的具有普遍性，有的仅为偶然性。分析禁针和禁深刺的缘由，大多与腧穴所在部位禁忌有关，凡所涉及的穴位，关键在于操作时小心谨慎，要熟悉掌握各腧穴部位的解剖特点，古人有关腧穴禁忌的理论，至今仍有不可忽视的重要意义。

3. 禁灸的部位 除临床常用禁灸部位之外，历代文献中关于禁灸穴位很多，亦应予以重视，主要有以下内容。

（1）皮薄肌少筋肉结聚处。

（2）妊娠期妇女的腰骶部和下腹部。

（3）睾丸、乳头、阴部。

（4）颜面部不宜直接灸，以免形成瘢痕。

（5）关节处不宜直接瘢痕灸。

（二）体质宜忌

人的体质有强弱、肥瘦、老幼之不同，体质的类型也各有异，针刺时必须区别对待。《灵枢·逆顺肥瘦》中指出了不同体质的患者进行针刺的原则。

（1）年青壮大，血气充盈，肤革坚固，因加以邪，刺此者，深而留之。

（2）广肩腋，项肉薄，厚皮而黑色……刺此者，深而留之，多益其数也。

（3）瘦人者，皮薄，色少，肉廉廉然，薄唇轻言，其血清气滑，易脱于气，易损于血，刺此者，浅而疾之。

（4）刺壮士者，坚肉缓节，监监然，此人重则气涩血浊，刺此者，深而留之，多益其数；劲则气滑血清，刺此者，浅而疾之。

（5）婴儿者，其肉脆血气弱，刺此者，以毫针浅刺而疾发针，日可再也。

此外，孕妇尤其有习惯性流产史者，应慎用针刺。

（三）病情宜忌

1. 危重症候 《灵枢·五禁》中指出了元气耗伤、气血大亏，不宜用泻法的病候"五夺"和脉证不符、不宜针刺的危重病证"五逆"。临床上有许多病证在针刺禁忌之列，必须详察病情，以免导致不良后果。

（1）五夺："形肉已夺，是一夺也；大夺血之后，是二夺也；大汗出之后，是三夺也；大泄之后，是四夺也；新产大血之后，是五夺也，此皆不可泻"。

（2）五逆："热病脉静，汗已出，脉盛躁，是一逆也；病泄，脉洪大，是二逆也；著痹不移，jun肉破，身热，脉偏绝，是三逆也；淫而夺形身热，色夭然白，及后下血衃，血衃笃重，是四逆也；寒热夺形，脉坚搏，是五逆也"。

2. 特殊现象 《素问·刺禁论》和《灵枢·终始》论述了一些针刺禁忌，说明针刺前后要了解患者的起居饮食，妄施针刺会导致不良后果。

（1）无刺大醉，令人气乱；无刺大怒，令人气逆；无刺大劳人，无刺新饱人，无刺大饥人，无刺大渴人，无刺大惊人。

（2）凡刺之禁，新内勿刺，已刺勿内，已醉勿刺，已刺勿醉；新怒勿刺，已刺勿怒；新劳勿刺，已刺勿劳，已饱勿刺，已刺勿饱；已饥勿刺，已刺勿饥；已渴勿刺，已刺勿渴；大惊、大怒，必定其气，乃刺之；乘车而来者，卧而休之，如食顷，乃刺之；出行来者，坐而休之，如行十里顷，乃刺之。凡此十二禁者，其脉乱气散，逆其营卫，经气不次，因而刺之……是谓失气也。

3. 疾病性质 病情有寒热虚实等的不同，临床上应辨证施治，而根据病情虚实以区别针刺深浅以进行补泻的方法，正如《灵枢·终始》所言："脉实者，深刺之，以泄其气，脉虚者，浅刺之，使精气无得出。"

（1）表证者宜浅刺，表寒者可用温针，表热者应疾出针。

（2）里证者宜深刺，里寒者可用补法，里热者应行泻法。

（3）虚证者用补法，虚寒者宜少针，虚热者可多针。

（4）实证者用泻法，表实者宜浅刺，里实者可深刺。

（5）寒证者宜深刺，久留针。

（6）热证者宜浅刺，疾出，并可刺出血。

（四）刺灸时间宜忌

1. 留针久暂 对表热证，宜疾出针；对里证和虚寒证，一般均需留针，留针主要是为了延长针刺的时间。留针的宜忌，在《灵枢》中有所论述。

《灵枢·经脉》："热则疾之，寒则留之。"

《灵枢·终始》："刺热厥者，留针反为寒；刺寒厥者，留针反为热。"

《灵枢·根结》："气滑即出疾，气涩则出迟；气悍则针小而入浅，气涩则针大而入深，深则欲留，浅则欲疾。"这就是说气悍滑利，其人易脱于气，不宜久留；相反，气涩迟钝，则宜久留以致气。

2. 施针时间 《素问·八正神明论》论述了人体生理功能与天时变化的关系。古人结合日月的运行盈亏推论人体血气的周期性活动，根据气的开阖而行补泻，而"是以因天时而调血气也，是以天寒无刺，天温无疑，月生无泻，月满无补，月郭空无治，是谓得时而调之"的"候时而刺"的思想在后世发展成为"子午流注"的时间针法。如《素问·八正神明论》指出："凡刺之法，必候日月星辰，四时八正之气，气定乃刺之。是故天温日明，则人血淖液而卫气浮，故血易泻，气易行；天寒日阴，则人血凝泣而卫气沉。"

3. 随时序的递变，人的气血活动和肥瘦情况有所不同 《灵枢·终始》指出：春夏季节与刺瘦人宜浅；秋冬季节与刺肥人宜深。但临床上，还须根据病情实际情况灵活运用。如《灵枢·终始》所言："春气在毛，夏气在皮肤，秋气在分肉，冬气在筋骨。刺此病者，名以其时为齐，故刺肥人者，以秋冬之齐；刺瘦人者，以春夏之齐。"

第二节 《难经》针法

《难经》是一部阐述《内经》中有关脉学、经络、脏腑、疾病、腧穴、针法等问题的著作，相传为秦越人（扁鹊）所作。全书以质疑问难形式共分八十一难，其中第六十九难至八十一难主要讨论针法及其补泻法的运用。《难经》进一步丰富了《内经》的理论，对后世针灸学的发展有重要的影响。

一、强调双手行针

左右双手协同行针，《灵枢·九针十二原》："右主推之，左持而御之。"指出右手将针刺入穴位时，左手要同时配合加以辅助。《难经》作了进一步的阐述。《七十八难》："知为针者信其左；不知为针者信其右。当刺之时，必先以左手厌（压）按所针荥输（泛指穴位）之处，弹而努之，爪而下之，其气之来如动脉之状，顺针而刺之。"意指懂得针术的人是重视左手（押手）的作用的，不懂针术的人才只信赖右手（刺手）的作用，并且具体指出：当进针的时候，一定要先用左手按压所要针刺穴位的所在处，通过弹、爪等法以宣导气行，使右手所持之针得以顺利刺入。另在《八十难》中说："左手见气来至，乃内（纳，推进）针，针入见气尽，乃出针。是谓有见如入，有见如出也。"说明左右双手得协同配合，不仅仅是单指进针这一方面。临床实践证明，在定穴及进针、候气、催气、得气、补泻、出针等整个行针过程中，如能充分运用左右双手的协同配合，可以探明穴位的所在，促使经气的聚散，以及感知穴位处的皮肉筋脉骨分布和气血循行等情况，减轻或免除进出针时的不适感，稳定腧穴部位和针身以便各种手法的施行等。所以双手行针法为后世针灸家广泛应用。

二、补泻分清营卫

营卫之气的运行，卫气先行皮肤，先充络脉，散布在浅表；营气行于经隧，处于深里。所以刺卫者宜浅，刺营者宜深。《七十一难》说“针阳者，卧针而刺之”意指针刺属于阳的卫分（浅层）要沿皮横刺，以免损伤深层的营气。“刺阴者，先以左手摄按所针荥俞之处，气散乃内针”，意指针刺属于阴的营分（深层）要先用左手按压穴位，使浅层的卫气散开后，方可刺入，以免损伤浅表的卫气。要求“刺荣无（毋）伤卫，刺卫无伤荣”。这说明针刺候气时对深浅度要做到心中有数，有的放矢。如当深反浅，则未及于营而反伤于卫；当浅反深，则诛伐太过而损及于营。《七十六难》说：“当补之时，从卫取气；当泻之时，从荣置气。……荣卫通行，此其要也。”《七十八难》中更为具体地指出：“得气，因推而内（纳）之，是谓补；动而伸之，是谓泻。”就是说在进针得气后，将针推进下插的为补法；将针动伸上提的为泻法。因为补法系从卫分取气，由浅向深按插，是从卫分引气深入以纳之。泻法系从营分散气，由深向浅抽提，是从营分引气外出以散之。《医学入门》：“补则从卫取气，宜轻浅而针，从其卫气随之于后而济其虚也。泻则从荣置其气，宜重深而刺，取其荣气迎之于前而泻夺其实也。”《难经》所说的“推而纳（进）之”（以按为主）和“动而伸之”（以提为主）是《灵枢》补泻法的推衍。后世针灸家以《金针赋》为代表，又演变为：补法用先浅后深，紧按慢提法；泻法用先深后浅，紧提慢按法。《七十八难》提到：“不得气，乃与男外女内；不得气，是谓十死不治也。”就是说假如针刺时未能得气，男子可用浅提法候气于卫分（外），女子可用深插法候气于营分（内）。如久求而不得气，说明营卫之气衰竭，病情较为危重。

三、论述迎随与调气

《七十二难》说：“所谓迎随者，知荣卫之流行，经脉之往来也。随其逆顺而取之，故曰迎随。调气之方，必在阴阳者，知其内外表里，随其阴阳而调之。”迎，指泻法；随，指补法。运用补泻针法必须知晓营卫气血的传注分布和盛衰，根据它的顺逆以行补泻。顺着经气以益其不足为补，所以称为随；逆着经气以损夺其有余为泻，所以称为迎。疾病的产生往往是阴阳失调的缘故，所以针刺调气也必须以阴阳为基础，以人体内外表里之间的关系为依据，对阴阳的盛衰进行调治。这与《灵枢·终始》“泻者迎之，补者随之，知迎知随，气可令和。和气之方，必通阴阳”，《灵枢·根结》“用针之要，在于知调阴与阳”之意相近。以后，元、明针灸医家将各种针刺补泻概称迎随。如补法采用顺经方向而刺，由浅入深（以插法为主）而刺、当气血衰少时刺，为随；泻法采用逆经方向而刺，由深出浅（以提法为主）而刺，当气血旺盛时刺，为迎。《针灸大成》中论述针刺补泻法的一节，即以“经络迎随设为问答”作为标题。《济生拔萃》中有《云岐子论经络迎随补泻法》。后世据此说又引伸具体化而成“针向补泻”，如《医学入门》引《图注难经》说：“手三阳从手至头，针芒（尖）从外往上为随，针芒从内往下为迎；足三阳从头至足，针芒从内往下为随，针芒从外往上为迎；足三阴从足至腹，针芒从外往上为随，针芒从内往下为迎；手三阴从胸至手，针芒从内往下为随，针芒从外往上为迎。”宋·丁德用在注释《七十二难》时说：“夫荣卫通流，散行十二经之内，即有始有终。其始自中焦，注手太阴一经一络，然后注手阳明一经一络，其经络有二十四，日有二十四时，皆相合。此凡气始至而用针取之，名曰迎而夺之。其气流注终而内针，出针扪穴，名曰随而济之。”以经脉与日时相配合以行补泻，后为《针灸聚英》所阐发，发展而成“十二经病井荥输经合补虚泻实”法，实即现在所称的子午流注针法的一种——纳支法。

四、针法结合腧穴特性

针法补泻除涉及人体功能状态、针灸作用方式外，腧穴选用也是一个因素，《难经》中主要介绍了以五腧穴为基础，依据五行生克的关系，通过配穴的形成而创立的“补母泻子法”和“泻南补北法”。

（一）补母泻子法

《六十四难》根据《灵枢·本输》及阴阳刚柔相济的原理，以五腧穴配属五行：阴经为井木、荥火、输土、经金、合水；阳经为井金、荥水、输木、经火、合土。配十天干则肺属辛金、大肠属庚金；肾属癸水，膀胱属壬水；肝属乙木，胆属甲木；心、心包属丁火，小肠、三焦属丙火；脾属巳土、胃属戊土。按照五行相生关系，每条经各有一个“母穴”和一个“子穴”。“母能令子虚，子能令母实”，所以《六十九难》提出了“虚者补其母，实者泻其子”的补泻法。如肺属金，肺虚可补其母穴——输（土）穴太渊；肺实可泻其子穴——合（水）穴尺泽。《七十九难》也举例作了说明：“迎而夺之者，泻其子也；随而济之者，补其母也。假令心病，泻手心主俞，是谓迎而夺之者也；补手心主井，是谓随而济之者也。”泻可取心包（火）经的输（土）穴大陵，补可取心包（火）经的井（木）穴中冲。

补母泻子法除用本经穴位外，也可应用相关经脉上的穴位。如肺虚可用脾（土）经穴位，或补脾经输（土）穴太白；肺实可用肾（水）经穴位，或泻肾经合（水）穴阴谷。《针灸大成·南丰李氏补泻》：“凡针逆而迎夺，即泻其子也，如心之热病，必泻于脾胃之分。针顺而随济，即补其母也，如心之虚病，必补于肝胆之分。”即指心（火）之热病可泻脾、胃（土）经的穴位，心之虚病可补肝、胆（木）经的穴位。

（二）泻南补北法

《难经·七十五难》根据五行生克关系，指出对肝实肺虚之证，要用泻心火、补肾水的方法治疗。说是：“东方实，西方虚，泻南方，补北方。”东方属木代表肝，西方属金代表肺，南方属火代表心，北方属水代表肾。东方实，西方虚，即肝（木）实、肺（金）虚，是一种“木实侮金”的反克表现。补北（肾）泻南（心）就是益水制火，即补肾泻心。火（心）为木（肝）之子，泻火能抑木，可夺肝（母）之实，又能减少其克金（肺）之力。水（肾）为金（肺）之子，补水可以制火（心），使火不能刑金，又能济金以资肺（母）之虚，使金实得以制木。泻南补北法可以说是对“虚者补其母，实者泻其子”一说的补充。如果按照补母泻子法，肝实肺虚，法当泻心火补脾土，而这里为什么不补脾土而补肾水。清·叶霖《难经正义》中说：“夫五行之道，其所畏者，畏所克耳。今火大旺，水大亏，火何畏乎？惟其无畏，泽愈旺而莫能制，苟非滋水以求胜之，孰能胜也。……虽泻火补水并言，然其要又在补水耳。……今补水而泻火，火退则木气削，又金不受克而制木，东方不实矣，金气得平，又土不受克而生金，西方不虚矣。若以虚则补母言之，肺虚则当补脾，岂知肝气正盛，克土之深，虽每日补脾，安能敌其正盛之势哉？纵使土能生金，金受火克，亦所得不偿失矣，此所以不补土而补水也。或疑木旺补水，恐水生木，或木愈旺，故闻独泻火不补水论，忻然而从之？殊不知木已旺矣，何待生乎。况水之虚，虽峻补不能复其本气，安有余力生木哉，若能生木，则能生火矣。……泻火补水，使金得平木，正所谓能治其虚。不补土，不补金，乃泻火补水，使金自平，此法之巧而妙者。”

（三）泻井刺荥法

实热证需泻井穴时，《难经》中指出可以根据“实者泻其子”的原则，改以荥穴来代替。《七十三难》："诸井者，肌肉浅薄，气少不足使之，刺之奈何？然：诸井者木也；荥者火也，火者木之子。当刺井者，以荥泻之。"因为井穴在手足指（趾）端，此处皮肉浅薄，而气藏于皮肉之内，则气较为微小，不便使用针刺手法，所以说气少不足使也。如胃经实证当泻其井穴历兑，可改用其荥穴内庭。元·汪机《针灸问对》说："此说为泻井者言也，若当补井，则必补其合。"因此有"泻井须泻荥，补井当补合"之说。

五、针法合于四时

1. "春夏刺浅，秋冬刺深" 针刺深度视针刺部位、病证需要、针感程度而定，也要参考季节这个因素。《七十难》认为："春夏者，阳气在上，人气变在上，故当浅取之；秋冬者，阳气在下，人气变在下，故当深取之。"认为人的气血活动与季节有关。春夏季，自然界的阳气向上，人体的阳气也趋向浅层，所以针刺宜浅；秋冬季，自然界的阳气向下，人体的阳气也趋于深层，所以针刺宜深。"春夏温，必致一阴者，初下针，沉之至肾肝之部，得气，引持之，阴也。秋冬寒，必致一阳者，初内针，浅而浮之至心肺之部，得气，推内之，阳也。是谓春夏必致一阴，秋冬必致一阳"意指春夏从深层（肝肾之部）引出阴气（一阴），秋冬则宜从浅层（心肺之部）纳入阳气（一阳）。

2. "春刺井，夏刺荥，季夏刺输，秋刺经，冬刺合" 《七十四难》："春刺井者，邪在肝；夏刺荥者，邪在心；季夏刺输者，邪在脾；秋刺经者，邪在肺；冬刺合者，邪在肾。……四时有数，而并系于春夏秋冬者也。针之要妙，在于秋毫者也。"认为井、荥、输、经、合五腧穴，是与季节相联系的，针刺时要加以注意。其具体内容与《灵枢·顺气一日分为四时》中"冬刺井"、"春刺荥"、"夏刺输"、"长夏刺经"、"秋刺合"及《灵枢·四时气》中"春取经、血脉、分肉之间"、"夏取盛经孙络"、"秋取经输。邪在府，取之合"、"冬取井荥"说法有所不同。

第三节 《金针赋》针法

《金针赋》是一篇专论针法的著作，为明初针灸学家徐凤所写。

《金针赋》共分九节，内容以针刺手法为主，简明扼要，便于记诵，对后世影响很大。

一、下针十四法

针刺基本手法，窦汉卿《针经指南》中归纳为下针十四法。即动、摇、进、退、搓、盘、弹、捻、循、扪、摄、按、爪、切等法。《金针赋》对此作了总结归纳，把它连贯起来说："爪而切之，下针之法；摇而退之，出针之法；动而进之，催针之法；循而摄之，行气之法；搓则去病；弹则补虚；肚腹盘旋，扪为穴闭；重沉豆许曰按，轻浮豆许曰提；一十四法，针要所备。"

二、调气与运气法

《金针赋》将能调节控制针刺感应向一定方向扩散传布的针刺方法称为调气、运气法："调气之法，下针至地之后，复提至人之分。欲气上行，将针右捻；欲气下行，将针左捻。……气不至者，以手循摄，以爪切掐，以针摇、动、进、捻、搓、弹。直待气到，以龙虎升腾之法，按之在前，使气在后；按之在后，使气在前；运气走到疼痛之所，以纳气之法，扶针直插，复向下纳，使气不回。”运气走至疼痛之所，是指使针刺感应趋向于病痛部，也就上说使“气到病所”。《针经指南》曾提到：“捻针，使气下行到病所。”近人多称之为“行气法”。主要应用捻针法或指压法，也可配合使用温灸法。捻针法虽可促使针感的产生和扩散，但《金针赋》所述以左捻或右捻来控制针感的上行或下行，则较难掌握。而以手指按前或按后的方法，则是一种较好地使气到病所的方法。如要使气向上，可用左手拇指紧压穴位下方“闭其下气”，则气得以上行；如要使气向下，可紧压穴位上方“闭其上气”，则气得以下行。运气后再将针直插按纳，使气不回流，称为“纳气法”。《针灸大成·经络迎随设为问答》：“有病道远者，必先使气直到病所。”说明针刺时出现“气到病所”现象，可以加强治疗效果。

三、飞经走气四法

飞经走气包括青龙摆尾、白虎摇头、苍龟探穴、赤凤迎源四法。简称“龙虎龟凤”，均属“通经接气之法”。“若关节阻涩，气不过者”，可起“过关过节催运气”的作用。适用于经络气血壅滞之证，或用于在关节附近针刺而不得气者，作为通经接气的催气手法，以促使针感通经过关而达病所。

（一）青龙摆尾

《金针赋》：“青龙摆尾，如扶船舵，不进不退，一左一右，慢慢拨动。”针法是：斜向浅刺，或先深后浅，针尖刺向病所，然后将针柄缓缓摆动，好像手扶船舵或左或右以正航向一样，可推动经气的远行。该法在《针灸大成·三衢杨氏补泻》中称“苍龙摆尾”。

（二）白虎摇头

《金针赋》：“白虎摇头，似手摇铃，退方进圆，兼之左右，摇而振之。”方，指提插；圆，指捻转。针法是：将针捻入，并用中指拨动针体使针左右摇动，再予上提，同时进行摇振，有如用手摇铃一般，可以推动经气。

（三）苍龟探穴

《金针赋》：“苍龟探穴，如入土之象，一退三进，钻剔四方。”针法是：将针刺入穴位后，先退到浅层，然后更换针尖方向，上下左右多向透刺，逐渐加深，如龟入土探穴四方钻剔，有通行经气的作用。

（四）赤凤迎源

《金针赋》：“赤凤迎源，展翅之仪，入针到地，提针至天，候针自摇，复进其元（指人部、中层），上下左右，四围飞旋。”针法是：先将针刺入深层，得气后再向上提至浅层，候针自摇，再插入中层，然后用提插捻转，结合一捻一放，形如赤凤展翅飞旋，有通行经气的作用。

四、治病八法

《金针赋》描述了烧山火、透天凉、阳中隐阴、阴中隐阳、子午捣臼、进气与龙虎交战、留气、抽添等手法，称为治病八法。成为后世补泻手法中的主要内容。由于这些手法的操作步骤较多，所以对其中一些动作规范化，定出了一定的次数。即分别以九或六作为基数，一般补法用九阳数，泻法用六阴数。如补法用三九二十七，或七七四十九（少阳），或九九八十一（老阳）数。

泻法用三六一十八，或六六三十六（少阴），或八八六十四（老阴）数。“指下玄微，胸中活法，一有未应，反复再施”。

（一）烧山火、透天凉

《金针赋》：“烧山火，治顽麻冷痹。先浅后深，用九阳而三进三退，慢提紧按，热至紧闭插针，除寒气有准。”《针灸大成·三衢杨氏补泻》：“烧山火能除寒，三进一退热涌涌。……凡用针之时，须拈运入五分之中，行九阳之数……渐渐运入一寸之内，三出三入，慢提紧按。若觉针头沉紧，其针插之时，热气复生，冷气自除。未效，依前再施也。”针法是：视穴位的可刺深度，分浅、中、深三层或浅、深两层操作。先浅后深，每层（部）依次各做紧按慢提（或用捻转）法九数，然后退针至浅层，称之为一度。如此反复施术数度，使之能引起温热感。该法也可结合其他补泻手法中的补法同用，如在患者呼气时进针插针，吸气时退针出针，出针后迅速扪闭针孔等。《医学入门》还“扳倒针头，令患人吸气五口，使气上行，阳回阴退”。

烧山火一法，为针刺补法的综合应用。通过手法使阳气入内，可使患者在局部或全身出现有温热感，所以称作“烧山火”。《素问·针解》：“刺虚则实之者，针下热也，气实乃热也。”所以说烧山火适用于顽麻冷痹等虚寒之证。

《金针赋》：“透天凉，治肌热骨蒸。先深后浅，用六阴而三出三入，紧提慢按，徐徐举针，退热之可凭。”《针灸问对》：“一次疾插入地，三次慢按至天，故曰疾按慢提。”《针灸大成·三衢杨氏补泻》：“透天凉能除热，三退一进冷冰冰。……凡用针时，进一寸内，行六阴之数……若得气，使退而伸之，退至五分之中，三入三出，紧提慢按，觉针头沉紧，徐徐举之，则凉气自生，热病自除。如不效，依前法再施。”针法是：针刺入后直插深层，分浅、中、深三层或浅、深两层操作。先深后浅，依次在每一层中各紧提慢按（或捻转）六数，称之为一度。如此反复施术数度，使之能引起凉感。该法也可结合其他补泻手法中的泻法同用，如在患者吸气时进针插针，在呼气时退针出针，出针时摇大其孔，不扪其穴等。

透天凉一法与烧山火相对，为针刺泻法的综合应用。通过手法使阴气向外，可使患者出现凉感，所以称作“透天凉”。《素问·针解》：“满而泄之者，针下寒也，气虚乃寒也。”所以说透天凉适用于肌热骨蒸等热证。

综合来看，烧山火与透天凉两法主要以徐疾法中的三进一退或一进三退和提插法中的紧按慢提或紧提慢按结合九六数等法组合而成。

三进一退，即分三部（浅、中、深三层）依次逐步推进，而一次直接退针。三进而一退，体现了徐进疾出的补法原则。一进三退则相反，一次推进到深层，再分三部依次逐步退针。一进而三退，体现了疾进徐出的泻法原则。

紧按慢提在《医学入门》中称“慢提急按”。紧与慢是指在得气的基础上，上下提插时用力的轻或重和动作的快或慢。紧，指较快较重；慢，指较缓较轻。既紧按，相对的就有慢提，这样一快一慢及一重一轻的一插一提就形成了紧按慢提这一连续动作。紧提慢按（急提慢按）则与此相反。既紧提就有慢按，形成了一快一慢及一重一轻的一提一插的紧提慢按法。根据《难经》的记载，补法须“从卫取气”，“推而内（纳）之”，所以采用以按纳为主的紧按法。泻法须“从荣（营）置气”，“动而伸之”所以采用以抽提为主的紧提法。

应用烧山火或透天凉法，以选用肌肉比较丰厚处的穴位为宜，头面、胸壁、肢端等肌肉浅薄处的穴位不宜使用。当得气感应强时，手法也不宜太重，重复次数不要太多。经过数度操作而始终未引起温热或凉感的，更不可强为其难。

（二）阳中隐阴、阴中隐阳

阳中隐阴（阳中之阴）为先补后泻法。《金针赋》：“阳中之阴，先寒后热。浅而深，以九六之法，则先补后泻也。”《针灸大成·三衢杨氏补泻》：“凡用针之时，先运入五分，乃行九阳之数，如觉微热，便运一寸之内，却行六阴之数，以得气，此乃阳中隐阴，可治先寒后热之证，先补后泻也。”针法是：视穴位的可刺深度，分浅（五分）、深（一寸）两层操作。先在浅层行补法——紧按慢提九数，再进入深层行泻法——紧提慢按六数。

阴中隐阳（阴中之阳）与阳中隐阴对称，为先泻后补法。《金针赋》：“阴中之阳，先热后寒。深而浅，以六九之方，则先泻后补也。”《针灸大成·三衢杨氏补泻》：“凡用针之时，先运一寸，乃行六阴之数，如觉病微凉，即退至五分之中，却行九阳之数，以得气，此乃阴中隐阳，可治先热后寒之证，先泻后补也。”针法操作顺序与阳中隐阴相反，进针后先在深层行泻法——紧提慢按六数，再退到浅层行补法——紧按慢提九数。

阳中隐阴和阴中隐阳两法主要由徐疾法和提插法，亦可用捻转法组合而成，均属补泻兼施法，适用于虚实夹杂之证。

（三）子午捣臼、龙虎交战

子午捣臼是一种捻转提插相结合的针刺手法。子午，指左右捻转；捣臼，指上下提插。《金针赋》：“子午捣臼，水蛊膈气。落穴之后，调气均匀，针行上下，九入六出，左右转之，千遭自平。”针法是：进针得气后，先紧按慢提九数，再紧提慢按六数，同时结合左右捻转，反复施行。本法导引阴阳之气，补泻兼施，又有消肿利水作用，可用于水肿、气胀等证。

龙虎交战则通过左右反复交替捻转以镇痛。龙，指左转，虎，指右转；左转右转两法反复交替进行称“交战”。《金针赋》：“龙虎交战，左撚九而右撚六，是亦住痛之针。”针法是：进针后先以左转为主，即大指向前用力捻转九数；再以右转为主，即大指向后用力捻转六数；如此反复施行多次，也可分浅、中、深三层重复进行。《针灸大成·三衢杨氏补泻》：“龙虎交战手法，三部俱一补一泻。……凡用针时，先行左龙则左拈，凡得九数，阳奇零也。却行右虎则右拈，凡得六数，阴偶对也。乃先龙后虎而战之，以得气补之，故阳中隐阴，阴中隐阳，左捻九而右捻六，是亦住痛之针，乃得返复之道，号曰龙虎交战，以得邪尽，方知其所，此乃进退阴阳也。”

子午捣臼与龙虎交战两法均以捻转为主。左转为“子”为“龙”（阳），右转为“午”为“虎”（阴）。《医学入门》：“从子至午，左行为补；从午至子，右行为泻。”左转用九阳数，右转用六阴数。

（四）进气、留气与抽添法

进气法主要是在深层施行补法。《金针赋》：“进气之决：腰背肘膝痛，浑身走注疼。刺九分，行九补，卧针五七吸，待气上行。”针法是：进针后刺入深层（九分）施行补法，如紧按慢提九数，然后留针片刻。

留气法由徐疾和提插法组合而成。《金针赋》：“留气之决：痃瘕癖癥，针刺七分，用纯阳，然后乃直插针，气来深刺，提针再停。”针法是：进针后刺入中层（七分），施行补法，如紧按慢提九数，然后将针直插至深层，再提针回原处，使气留针下而消积聚。《针灸大成·三衢杨氏补泻》：“留气法能破气，伸九提六。留气运针先七分，纯阳得气十分深，伸时用九提时六，癥瘕消溶气块匀。凡用针之时，先运入七分之中，行纯阳之数，若得气，便深刺一寸中，微伸提之，却退至原处；若未得气，依前法再行，可治癥瘕气块之疾。”

抽添法：抽，指上提法；添，指按纳。该法操作时要浅、深、上下提插搜寻，一提再提，一按再按，所以用“抽添”为名。《金针赋》：“抽添之诀，瘫痪疮癞。取其要穴，使九阳得气，提按搜寻，大要运气周遍，扶针直插，复向下纳，回阳倒阴。”针法是进针后先提插或捻转九数以促使行气，再向周围做多向提插，然后再向下直刺按纳。《针灸问对》：“抽添即提按出纳之状。

抽者，提而数拔也；添者，按而数推也。”

第四节　《针灸大成》针法

明代针灸学家杨继洲，名济时，编著有《卫生针灸玄机秘要》一书，后经扩充辑集为《针灸大成》十卷。

一、十二字手法及下手八法

《针灸大成·三衢杨氏补泻》中提到：“针法玄机口诀多，手法虽多亦不过：切穴持针温口内，进针循摄退针搓，指捻泻气针留豆，摇令穴大拔如梭”。杨氏将针法的基本操作步骤总结归纳为十二种（十二字分次第手法），即：爪切、指持、口温、进针、指循、爪摄、针退、指搓、指捻、指留、针摇、指拔。同时又把进针时的一些基本操作归纳为“下手八法”，即：揣、爪、搓、弹、摇、扪、循、捻八种（表5-4-1，表5-4-2）。

表5-4-1　杨氏十二手法

手法	操作	作用
爪切	左手大指爪甲重切其针之穴	令气血宣散，然后下针不伤于营卫
指持	右手持针于穴上	（准备进针）
口温	入口中温热	（此法今已不用）
进针	神定、息匀，审穴在何部分，重切经络，少待方可下手	（将针刺入）
指循	用指于所属部分经络之路上下左右循之	使气血往来，上下均匀，针下自然气至沉紧
爪摄	随经络上下用大指爪甲切之	针下邪气滞涩不行者，其气自通行也
针退	分明三部，一部一部缓缓而退	（由深出浅）
指搓	转针如搓线之状，勿转太紧	泄气
指捻	治上大指向外捻，治下大指向内捻。……如出至人部，内捻者为之补，转针头向病所，令取真气以至病所……外捻者为之泻，转针头向病所，令夹邪气退至针下出也	行气，内外移行上下
指留	出针至于天部之际，在皮肤之间留一豆许，少时方出针（出针前稍作一停留）	令营卫纵横散
针摇	以指捻针如扶人头摇之状	泄法：使孔穴开大，邪气出如飞
指拔	待针下气缓不沉紧，用指捻针如拔虎尾	（起针）

表5-4-2　下针八法表

手法	作用	方法
揣	取准孔穴	凡点穴，以手揣摸其处，以法取之，按而正之，以大指爪切掐其穴，于中庶得，进退方有准
	免伤荣卫	刺荣掐按其穴，以针而刺；刺卫撮起其穴，卧针而刺
爪	宣散气血，欲使不痛	爪而下之，左手重而切按，右手轻而徐入
搓	补泻	搓而转者，如搓线之貌，勿转太紧，左补右泻
弹	补	先弹针头，待气至，却进一豆许，先浅后深，自外推内

续表

手法	作用	方法
摇	泻	先摇动针头，待气至，却退一豆许，乃先深后浅
扪	补	欲补时，出针扪闭其穴
循	令气血宣散，邪气散泄	凡泻针，必以手指于穴上四旁循之
捻	（行气）	治上，大指向外捻；治下，大指向内捻。如出针，内捻令气行至病所，外捻令邪气至针下而出

下手八法中爪、搓、摇、循、捻分别与爪切、指搓、针摇、指循、指捻五法相同。揣，主要是“以手揣摸其处”，探明穴位得准确位置。弹，是“先弹针头”（针尾）再配合插针，是“补针之法”。扪，是在“欲出针时，就扪闭其穴，不令气出，使血气泄，乃为真补”。

二、杨氏针刺补泻法

杨继洲在继承前人针法的基础上，对补泻手法进行了总结，并有所发挥。《针灸大成·经络迎随设为问答》中论述了补针与泻针之要法。《针灸大成·三衢杨氏补泻》中，较为全面介绍了烧山火、透天凉、阳中隐阴、阴中隐阳、留气法、运气法、提气法、中气法（即纳气法）、苍龙摆尾（即青龙摆尾）、赤凤摇头、龙虎交战、龙虎升降、五脏交经、通关交经、膈角交经、子午捣臼、子午补泻、子午倾针、进火、进水等法。其中有些手法均源出于《金针赋》，其内容已见《金针赋·论针法》一节中，不再重复。

补针与泻针要法杨氏将针法补泻归结有补针要法和泻针要法，见于《针灸大成·经络迎随设为问答》中：“补针之法，左手重切十字缝纹，右手持针于穴上，次令患者咳嗽一声，随咳进针，长呼气一口，刺入皮三分。针手经络者，效春夏停二十四息；针足经络者，效秋冬停三十六息。催气针沉，行九阳之数，捻九撅九，号曰天才。少停呼气三口，徐徐又插至筋骨之间三分，又如前息数足，复觉针下沉涩，再以生数行之，号曰地才。再推进一豆，谓之按，为截，为随之。此为极处，静以久留，却须退针至人部，又待气沉紧时，转针头向病所，自觉针下热，虚羸痒麻，病势各散。针下微沉后，转针头向上，插进针一豆许，动而停之，吸之乃去，徐入徐出，其穴急扪之。岐伯曰：下针贵迟，太急伤血；出针贵缓，太急伤气，正谓针之不伤于荣卫也。是则进退往来，飞经走气，尽于斯矣”，“凡泻针之法，左手重切十字纵纹三次，右手持针于穴上，次令患者咳嗽一声，随咳进针，插入三分，刺入天部，少停直入地部，提退一豆，得气沉紧，搓拈不动，如前息数尽，行六阴之数，捻六撅六，吸气三口，回针提出至人部，号曰地才。又待气至针沉，如前息数足，以成数行之，吸气二口，回针提出至天部，号曰天才。又待气至针沉，如前息数足，以成数行之，吸气回针，提出至皮间，号曰天才，退针一豆，谓之提，为担，为迎也。此为极处，静以久留，仍推进人部，待针沉紧气至，转针头向病所，自觉针下冷，寒热痛痒，病势各退，针下微松，提针一豆许，摇而停之，呼之乃去，疾入徐出，其穴不闭也”。

根据以上记述，可以看到如下内容。

（一）进、退针法

无论补法泻法，进针都和《神应经》一样，随咳进针，以免损伤经气。补法分三部而进，是徐进的方法，先在浅层施行手法，次在中层施行手法，再在深层施行手法。泻法在刺入浅层稍停后直接刺入深层，先在深层施行手法，次在中层施行手法，再在浅层施行手法，这样分三部而退，是徐退的方法。

（二）呼吸法

补法中随呼气而推进，泻法中随吸气而退回。

（三）撚撅法

撚，就是捻转；撅，就是提插。参照杨氏其他手法，撚法，补可用左转，泻可用右转；撅法，补可用紧按慢提，泻可用紧提慢按。

（四）阴阳数和生成数

补用九阳数或“生数”，泻用六阴数或“成数”。如《针灸大成·医案》：“虞绍东翁患膈气之疾，形体羸瘦，药饵难愈，召予视之。六脉沉涩，须取膻中以调和其膈，再取气海以保养其源，而元气充实，脉气自盛矣。后择时针上穴行六阴之数，下穴行九阳之数，各灸七壮；遂痊愈。”古代“河图”中将一至五称为“生数”，将六至十称为“成数”。《针灸大成·医案》：“王缙公乃弟患心痫疾数载矣……而刺照海、列缺，灸心俞等穴。其针待气至，乃行生成之数而愈。”

（五）担截法

杨氏把担截法解释为提法和按法。当针分三部刺入地部后，“再推进一豆，谓之按，为截，为随也”。当针分三部退出至天部后，“退针一豆，谓之提，为担，为迎也”。“担”与“截”，见于《马丹阳天星十二穴治杂病歌》中。《针灸问对》：“截者，截穴，用一穴也；担者两穴，或手与足二穴，或两手两足各一穴也。一说右手提引谓之担，左手推按谓之截；担则气来，截则气去。”杨氏所取为两说中的后一说。

（六）进火、进水法

进火与进水两法均由进退、摇动等法结合患者的呼吸组合而成。

1. 进火法　属热补法。《针灸大成·三衢杨氏补泻》：“初进针一分，呼气一口，退三退，进三进，令患者鼻中吸气，口中呼气三次，把针摇动，自然热矣。如不应，依前导引。”针法是：进针后，结合患者的呼吸先退后进和应用摇法，动摇针尖而进之，以促使温热感的产生。

2. 进水法　属凉泻法。《针灸大成·三衢杨氏补泻》：“初进针一分，吸气一口，进三进，退三退，令患者鼻中出气，口中吸气三次，把针摇动，自然冷矣。”针法是：进针后，结合患者的呼吸先进后退和应用摇法，动摇针柄而退之，以促使凉感的产生。

（七）子午补泻、龙虎升降

《针灸大成·经络迎随设为问答》：“子午补泻……此乃宣行荣卫之法也。故左转从子，能外行诸阳；右转从午，能内行诸阴”，“然病有阴阳寒热之不同，则转针取用出入当适其所宜。假令病热，则刺阳之经，以右为泻，以左为补；病寒则刺阴之经，以右为补，左为泻。此盖用阴和阳，用阳和阴，通变之法也”。子午补泻即左右捻转补泻。左转为顺转，从子转向午；右转为逆转，从午转向子。杨氏根据病证性质不同，以左右来区分补泻。

（八）龙虎升降

龙虎升降为行气之法，《针灸大成·三衢杨氏补泻》：“龙虎升降……先以右手大指向前拈之，入穴后，以左手大指向前捻，经络得气行，转其针向左向右，引起阳气，按而提之，其气自行，如气未满，更依前法再施。”针法是：先将针用右手大拇指向前捻入穴内，再用左手拇指向前捻针，得气后左右转动针体，并下按上提（升降）。

（九）运气法和提气法运气法

《针灸大成·三衢杨氏补泻》："运气法，能泻，先直后卧。运气用纯阴，气来便倒针，令人吸五口，疼痛病除根。凡用针之时，先行纯阴之数，若觉针下气满，便倒其针，令患人吸气五口，使针力至病所，此乃运气之法，可治疼痛之病。"针法是：先进针直刺作提插或捻转六数，得气后将针斜向病所，叫患者深吸气五口，使气至病所，可以止痛。

（十）提气法

《针灸大成·三衢杨氏补泻》："提气法……凡用针之时，先从阴数，以觉气至，微拈轻提其针，使针下经络气爽，可治冷麻之症。"针法是：运针时先用六阴数，得气后稍加捻转并轻轻上提，可治冷麻顽痹等证。

三、关于针法补泻作用的论述

杨氏对针法补泻的原理也作了阐述，《针灸大成·经络迎随设为问答》中说："……欲治经脉，须调荣卫，须假（借助）呼吸。经曰：卫者阳也，荣者阴也；呼者阳也，吸者阴也。呼尽内针，静以久留，以气至为故者，即是取气于卫。吸则内针，以得气为故者，即是置气于荣也。"这是从营卫阴阳来分析补泻法的要领。浅层为卫，属阳；深层为营，属阴。呼则气出，为阳；吸则气入，为阴。补法须从营置气。"卫气者，浮气也，专主于表；荣气者，精气也，专主于里"，"当知荣卫内外之出入，经脉上下之往来，乃可行之。夫荣卫者阴阳也……乃是因其阴阳内外而进退针耳。至于经脉为流行之道……乃是因其气血往来，而顺逆行针也。大率言荣卫者，是内外之气出入；言经脉者，是上下之气往来。各随所在顺逆而为刺也"。认为针刺补泻法离不开营卫气血的深浅出入和上下往来。以顺其气为补，逆其气为泻。"阳下之曰补，阴上之曰泻"因为阳气生于外，所以补法要使阳气入内；阴气生于内，因此泻法要使阴气外出。营卫气血说是补泻的理论基础，"百病所起，皆始于荣卫，然后淫于皮肉筋脉……是以刺法中但举荣卫，盖取荣卫逆顺，则皮骨肉筋之治在其中矣"。荣卫之气均出自谷气，所以杨氏指出："凡刺浅深，惊针则止；凡行补泻，谷气而已。"

四、补泻"量"的论述

杨氏认为"刺有大小"，有手法较轻（平和）的"平补，平泻"（小补、小泻）；有手法较重的"大补，大泻"。《针灸大成·经络迎随设为问答》："问：刺有大小？答曰：有平补、平泻，谓其阴阳不平而后平也。阳下之曰补，阴上之曰泻，但得内外之气调则已。用大补、大泻，惟其阴阳俱有盛衰，内针于天地部内俱补俱泻，必使经气内外相通，上下相接，盛气乃衰，此名调阴换阳，一名接气通经，一名从本引末。审按其道以予之，徐往徐来以去之，其实一义也。"所称"平补，平泻"是指手法较轻、刺激量较小的补泻手法，而"大补、大泻"则是手法较重、刺激量较大的补泻手法。平补、平泻只用轻慢柔和、由浅而深（补）或由深而浅（泻）的捻转和提插法，使内外（深浅）之气调和即可。大补、大泻则要分别在天部、地部（或分天、人、地三部）每一部都施行补泻手法，以达到经气内外相通、上下相接。如烧山火、透天凉之类。

由此可以看出："补法"有属于弱刺激，有属于强刺激。"泻法"也是如此，有属于强刺激，有属于弱刺激。也就是说，有属于弱刺激的"平补平泻"，有属于强刺激的"大补大泻"。

第五节 现代针刺手法

一、毫针刺法

毫针刺法，指利用毫针刺入或刺激腧穴经络以防治疾病的方法。毫针刺法有严格的操作规程和明确的要求，是诸多刺法中的主体，是针灸医生必须掌握的基本方法和操作技能。毫针刺法包括从进针至出针的针刺技法全过程，具有很高的技术要求和严格的操作规程，医者必须熟练掌握。

（一）持针法

1. “刺手”与“押手” 毫针操作时，一般将医者持针的右手称为“刺手”，按压穴位局部的左手称为“押手”（又称“压手”）。《灵枢·九针十二原》记述的“右主推之，左持而御之”，说明刺手的作用主要是掌握毫针，进针时将臂、腕、指之力集于刺手，使针尖快速透入皮肤，然后行针。押手的作用，主要是固定穴位皮肤，使毫针能够准确地刺中腧穴，并使长毫针针身有所依靠，不致摇晃和弯曲。进针时，刺手与押手配合得当，动作协调，可以减轻痛感，行针顺利，并能调整和加强针感，提高治疗效果。古代医家非常重视双手配合动作，如《标幽赋》所说“左手重而多按，欲令气散；右手轻而徐入，不痛之因”，确是经验之谈。

2. 持针姿势 持针的姿势状如执持毛笔，故称为执毛笔式持针法。根据用指的多少，一般又分为二指持针法、三指持针法、四指持针法、五指持针法。二指持针法和多指持针法较为常用。

（1）二指持针法：即用右手拇示两指指腹挟持针柄，针身与拇指呈90°。一般用于针刺浅层腧穴的短毫针常用持针法。

（2）多指持针法：即用右手拇指、示指、中指、无名指指腹执持针柄，小指指尖抵于针旁皮肤，支持针身垂直。一般用于长针深刺的持针法。

（二）进针法

进针法，又称刺针法、下针法、入针法、内针法，是指毫针在刺手与押手的密切配合下，运用各种手法将针刺入腧穴皮下的方法，是毫针刺法的首要操作技术。在进针时要注意指力与腕力的协调一致，要求做到无痛或微痛进针。毫针进针方法很多，有以进针速度快慢分，以刺手刺入术式分，以押手姿势分，以使用进针器具分等。现代常用的进针法举例如下。

1. 以进针速度分法

（1）速刺法：即将针尖抵于腧穴皮肤时，运用指力快速刺透表皮，针入皮下的手法。速刺法适用于四肢腧穴和耳穴。

（2）缓刺法：即将针尖抵于腧穴皮肤时，运用指力缓缓刺透表皮，针入皮下的手法。缓刺法适用于头身腧穴和头穴。

2. 以刺入术式分法

（1）插入法：即指针尖抵于腧穴皮肤时，运用指力不加捻转或其他术式，直接刺入皮下的手法。

（2）捻入法：即指针尖抵于腧穴皮肤时，运用指力稍加捻动将针尖刺入皮下的手法。

（3）飞入法：即指针尖抵于腧穴皮肤时，运用指力以拇示指捻动针柄，拇指后退瞬即将针尖刺入，刺入皮下时五指放开作飞鸟状的手法。

（4）弹入法：即指针尖抵于腧穴皮肤时，运用指力，并以中指弹动针柄时瞬即将针尖刺入皮下的手法。

3. 以刺押手势分法

（1）单手进针法：即用刺手的拇示指持针，中指指端紧靠穴位，中指指腹抵住针身下段当拇示指向下用力按压时，中指随势屈曲将针刺入，直刺至所要求的深度。此法用于短毫针进针。

（2）双手进针法：即刺手与押手互相配合，协同进针。常用的有以下几种。

1）爪切法：又称指切法，临床最为常用。即以左手拇指或示指之指甲掐切穴位上，右手持针将针紧靠左手指甲缘刺入皮下的手法。

2）夹持法：即左手拇示两指用消毒干棉球捏住针身下段，露出针尖，右手拇示指执持针柄，将针尖对准穴位，当贴近皮肤时，双手配合动作，用插入法或捻入法将针刺入皮下，直至所要求的深度。此法多用于长针进针。

3）舒张法：即左手五指平伸，示中两指分开置于穴位上，右手持针，针尖从示中两指间刺入皮下。行针时，左手示中两指可夹持针身，以免弯曲，在长针深刺时常用此法。对于皮肤松弛或有皱纹的部位，可用拇示两指或示中两指将腧穴部位皮肤向两侧撑开使之绷紧，以便进针。此法多适用于腹部腧穴的进针。

4）提捏法：即用左手拇示两指将腧穴部位的皮肤捏起，右手持针从捏起部的上端刺入。此法主要用于皮肉浅薄的穴位，特别是面部腧穴的进针。

4. 以进针器具分法

（1）针管针进针法用金属、塑料、有机玻璃等制成长短不一的细管，代替押手。选用长短合适的平柄针或管柄针置于针管内，针的尾端露于管的上口，针管下口置于穴位上，用手指拍打入或弹压针尾将针尖刺入腧穴皮下，然后将套管抽出。

（2）进针器进针法用特制的圆珠笔式或玩具手枪式进针器，将长短合适的平柄或管柄毫针，装入进针器内，下口置于腧穴皮肤上，用手指拉扣弹簧，使针尖迅速弹入皮下，然后将进针器抽出。

以上各种进针法，在临床应用时需根据腧穴所在部位的解剖特点、针刺深度、手法要求等具体情况，以便于进针、易于得气、避免痛感为目的，灵活选用相应的进针法。

（三）行针手法

毫针进针后，为了使患者产生针刺感应，或进一步调整针感的强弱，以及使针感向某一方向扩散、传导而采取的操作方法，称为“行针”，亦称“运针”。行针手法包括基本手法和辅助手法两类。

1. 基本手法 行针的基本手法是毫针刺法的基本动作，从古至今临床常用的主要有提插法和捻转法两种。两种基本手法临床施术时既可单独应用，又可配合应用。

（1）提插法：即将针刺入腧穴一定深度后，施以上提下插动作的操作手法。这种使针由浅层向下刺入深层的操作谓之插，从深层向上引退至浅层的操作谓之提，如此反复地上下呈纵向运动的行针手法，即为提插法。对于提插幅度的大小、层次的变化、频率的快慢和操作时间的长短，应根据患者的体质、病情、腧穴部位和针刺目的等而灵活掌握。使用提插法时的指力要均匀一致，幅度不宜过大，一般以3～5分为宜，频率不宜过快，每分钟60次左右，保持针身垂直，不改变针刺角度、方向和深度。通常认为行针时提插的幅度大，频率快，刺激量就大；反之，提插的幅度小，频率慢，刺激量就小。

（2）捻转法：即将针刺入腧穴一定深度后，施以向前向后捻转动作的操作手法。这种使针在腧穴内反复前后来回的旋转行针手法，即为捻转法。捻转角度的大小、频率的快慢、时间的长短等，需根据患者的体质、病情、腧穴部位、针刺目的等具体情况而定。使用捻转法时，指力要均匀，角度要适当，一般应掌握在180°~360°，不能单向捻针，否则针身易被肌纤维等缠绕，引起局部疼痛和导致滞针而出针困难。一般认为捻转角度大，频率快，其刺激量就大；捻转角度小，频率慢，其刺激量则小。

2. 辅助手法 行针的辅助手法，是行针基本手法的补充，是为了促使针后得气和加强针刺感应的操作手法。临床常用的行针辅助手法有下列几种。

（1）循法：针刺不得气时，可以用循法催气。其法是医者用指顺着经脉的循行径路，在腧穴的上下部轻柔地循按。《针灸大成》指出："凡下针，若气不至，用指于所属部分经络之路，上下左右循之，使气血往来，上下均匀，针下自然气至沉紧。"说明此法能推动气血，激发经气，促使针后易于得气。

（2）弹法：针刺后在留针过程中，以手指轻弹针尾或针柄，使针体微微振动，以加强针感，助气运行。《素问·离合真邪论》有"弹而努之"之法，其后《针灸问对》亦说："如气不行，将针轻弹之，使气速行。"该法有催气、行气的作用。

（3）刮法：毫针刺入一定深度后，经气未至，以拇指或示指的指腹，抵住针尾，用拇指、示指或中指指甲，由下而上频频刮动针柄，促使得气。《素问·离合真邪论》有"抓而下之"之法；姚止庵注云："抓，以爪甲刮针也。"该法在针刺不得气时用之可以激发经气，如已得气者可以加强针刺感应的传导与扩散。

（4）摇法：针刺入一定深度后，手持针柄，将针轻轻摇动，以行经气。《针灸问对》有"摇以行气"的记载。摇法有二，一是直立针身而摇，以加强得气感应；一是卧倒针身而摇，使经气向一定方向传导。

（5）飞法：针后不得气者，用右手拇示两指执持针柄，细细捻搓数次，然后张开两指，一搓一放，反复数次，状如飞鸟展翅，故称飞。《医学入门》载云："以大指次指捻针，连搓三下，如手颤之状，谓之飞。"该法的作用在于催气、行气，并使针刺感应增强。

（6）震颤法：针刺入一定深度后，右手持针柄，用小幅度、快频率的提插、捻转手法，使针身轻微震颤。该法可促使针下得气，增强针刺感应。毫针行针手法以提插、捻转为基本操作方法，并根据临证情况，选用相应的辅助手法。如刮法、弹法，可应用于一些不宜施行大角度捻转的腧穴；飞法，可应用于某些肌肉丰厚部位的腧穴；摇法、震颤法，可用于较为浅表部位的腧穴。通过行针基本手法和辅助手法的施用，主要促使针后气至或加强针刺感应，以疏通经络、调和气血，达到防治疾病的目的。

（四）留针法

当毫针刺入腧穴，行针得气并施以或补或泻手法后，将针留置在穴内者称为留针。留针是毫针刺法的一个重要环节，对于提高针刺治疗效果有重要意义。通过留针，可以加强针刺感应和延长刺激作用，还可以起到候气与调气的目的。针刺得气后留针与否及留针时间久暂，应视患者体质、病情、腧穴位置等而定。如一般病证只要针下得气并施以适当补泻手法后，即可出针，或留置10~20min。但对一些特殊病证，如慢性、顽固性、痉挛性疾病，可适当延长留针时间。某些急腹症、破伤风角弓反张者，必要时可留针数小时；而对老人、小儿患者和昏厥、休克、虚脱患者，不宜久留针，以免贻误病情。留针方法主要有下列两种。

1. 静留针法 《素问·离合真邪论》有"静以久留"之说，即是针下气至后，让其自然地留置穴内，不再运针，到时出针。临床多用于对针感耐受性较差的慢性、虚弱性患者。此外，病情属虚或寒需行补法时，按"寒则留之"也用该法。

2. 动留针法 《针灸大成》云"病滞则久留针"，即将针刺入腧穴先行针待气至后，留置一定时间，在留针时间反复运针，称为动留针法，亦称间歇行针法。该法的作用，在于增强针刺感应，达到补虚泻实的目的，此外，临床用于针后经气不至者，可边行针催气，边留针候气，直待气至。医者对留针必须重视，首先要排除不适于留针的患者，如不能合作的儿童、惧针者、初诊者、体质过于虚弱者；其次要排除不宜留针的部位，如眼区、喉部、胸部等；再次要排除不适宜留针的病情，如尿频、尿急、咳喘、腹泻等类病证，对需要留针、可以留针者，在留针期间，应时刻注意患者的面色和表情，防止晕针等意外发生。

（五）出针法

出针法出针，又称起针、退针。在施行针刺手法或留针、达到预定针刺目的和治疗要求后，即可出针。出针是整个毫针刺法过程中的最后一个操作程序，预示针刺结束。

1. 出针方法 出针的方法，一般是以左手拇示两指持消毒干棉球轻轻按压于针刺部位，右手持针作轻微的小幅度捻转，并随势将针缓缓提至皮下（不可单手猛拔），静留片刻，然后出针。

2. 出针要求 出针时，依补泻的不同要求，分别采取“疾出”或“徐出”及“疾按针孔”或“摇大针孔”的方法出针。出针后，除特殊需要外，都要用消毒棉球轻压针孔片刻，以防出血或针孔疼痛。当针退完后，要仔细查看针孔是否出血，询问针刺部位有无不适感，检查核对针数有否遗漏，还应注意有无晕针延迟反应征象。

（六）针刺异常情况的预防和处理

针刺治病是一种安全、有效的疗法，但由于种种原因，有时也可能偶然出现某种异常情况，如晕针、滞针、弯针等，必须立即进行有效处理。

1. 晕针

（1）表现：轻度晕针，表现为精神疲倦，头晕目眩，恶心欲吐；重度晕针，表现为心慌气短，面色苍白，出冷汗，脉象细弱，甚则神志昏迷，唇甲青紫，血压下降，二便失禁，脉微欲绝等症状。

（2）原因：多见于初次接受针刺治疗的患者，其他可因精神紧张、体质虚弱、劳累过度、饥饿空腹、大汗后、大泻后、大出血后等。也有因患者体位不当，施术者手法过重及治疗室内空气闷热或寒冷等。

（3）处理：立即停止针刺，起出全部留针，扶持患者平卧；头部放低，松解衣带，注意保暖。轻者静卧片刻，给饮温茶，即可恢复。如未能缓解者，用指掐或针刺急救穴，如人中、素髎、合谷、内关、足三里、涌泉、中冲等，也可灸百会、气海、关元、神阙等，必要时可配用现代急救措施。晕针缓解后，仍需适当休息。

（4）预防：对晕针要重视预防，如初次接受针治者，要做好解释工作，解除恐惧心理。正确选取舒适持久的体位，尽量采用卧位。选穴宜少，手法要轻。对劳累、饥饿、大渴时，应嘱其休息，进食、饮水后，再予针治。针刺过程中，应随时注意观察患者的神态，询问针后情况，一有不适等晕针先兆，需及早采取处理措施。此外，注意室内空气流通，消除过热过冷因素。

2. 滞针

（1）表现：针在穴位内，运针时捻转不动，提插、出针均感困难。若勉强捻转、提插时，则患者感到疼痛。

（2）原因：患者精神紧张，针刺入后局部肌肉强烈挛缩；或因行针时捻转角度过大过快和持续单向捻转等，而致肌纤维缠绕针身所致。

（3）处理：嘱患者消除紧张，使局部肌肉放松；或延长留针时间，用循、摄、按、弹等手法，或在滞针附近加刺一针，以缓解局部肌肉紧张。如因单向捻针而致者，需反向将针捻回。

（4）预防：对精神紧张者，应先做好解释，消除顾虑。并注意行针手法，避免连续单向捻针。

3. 弯针

（1）表现：针柄改变了进针时刺入的方向和角度，使提插、捻转和出针均感困难，患者感到针处疼痛。

（2）原因：术者进针手法不熟练，用力过猛，以致针尖碰到坚硬组织；或因患者在针刺过程中变动了体位，或针柄受到某种外力碰压等。

（3）处理：出现弯针后，就不能再行手法。如针身轻度弯曲，可慢慢将针退出；若弯曲角度过大，应顺着弯曲方向将针退出。因患者体位改变所致者，应嘱患者慢慢恢复原来体位，使局部肌肉放松后，再慢慢退针。遇有弯针现象时，切忌强拔针、猛退针。

（4）预防：医者进针手法要熟练，指力要轻巧。患者的体位要选择恰当，并嘱其不要随意变动。注意针刺部位和针柄不能受外力碰压。

4. 断针

（1）表现：针身折断，残端留于患者腧穴内。

（2）原因：针具质量欠佳，针身或针根有损伤剥蚀。针刺时针身全部刺入腧穴内，行针时强力提插、捻转，局部肌肉猛烈挛缩。患者体位改变，或弯针、滞针未及时正确处理等所致。

（3）处理：嘱患者不要紧张、乱动，以防断针陷入深层。如残端显露，可用手指或镊子取出。若断端与皮肤相平，可用手指挤压针孔两旁，使断针暴露体外，用镊子取出。如断针完全没入皮内、肌肉内，应在X线下定位，用手术取出。

（4）预防：应仔细检查针具质量，不合要求者应剔除不用。进针、行针时，动作宜轻巧，不可强力猛刺。针刺入穴位后，嘱患者不要任意变动体位。针刺时针身不宜全部刺入。遇有滞针、弯针现象时，应及时正确处理。

5. 针后异常感

（1）表现：出针后，患者不能挪动体位，或重、麻、胀的感觉过强，或原有症状加重，或针孔出血，或针处皮肤青紫、结节等。

（2）原因：肢体不能挪动，可能是有针遗留，未完全出完，或体位不当，致肢体活动受限；对过于重、麻、胀针感者，多半是行针时手法过重，或留针时间过长有关；原有病情加重，多因手法与病情相悖，即“补泻反，病益笃”之由；局部出血、青紫、硬结出现者，都因刺伤血管所致，个别可能由凝血功能障碍引起。

（3）处理：如有遗留未出之针，应随即起针，退针后让患者休息片刻、不要急于离开；对原病加重者，应查明原因，调整治则和手法，另行针治；局部出血、青紫者，可用棉球按压和按摩片刻；如因内出血青紫块较明显者，应先做冷敷以防继续出血，再行热敷，使局部瘀血消散。

（4）预防：退针后认真清点针数，避免遗漏。行针手法要柔和适度，避免手法过强和留针过时。临诊时要认真辨证施治，处方选穴精炼，补泻手法适度。要仔细查询有无出血病史，对男性患者，要注意排除血友病。要熟悉浅表解剖知识，避免刺伤血管。

6. 针刺引起创伤性气胸

（1）表现：患者突感胸闷、胸痛、气短、心悸，严重者呼吸困难、紫绀，冷汗、烦躁、恐惧，甚则血压下降，出现休克等危急现象。检查时，肋间隙变宽，肿胀，叩诊呈鼓音，听诊肺呼吸音减弱或消失，气管可向健侧移位。胸部X线可见肺组织被压缩现象。有的针刺创伤性轻度气胸者，起针后并不出现症状，而是过了一定时间才慢慢感到胸闷、胸痛、呼吸困难等症状。

（2）原因：针刺胸部、背部和锁骨附近的穴位过深，刺穿了胸腔和肺组织，气体积聚于胸腔而导致气胸。

（3）处理：一旦发生气胸，应立即起针，并让患者采取半卧位休息，要求患者心情平静，切勿恐惧而反转体位。一般漏气量少者，可自然吸收。医者要密切观察，随时对症处理，如给予镇咳、消炎类药物，以防止肺组织因咳嗽扩大创口，加重漏气和感染。对严重病例需及时组织抢救，如胸腔排气、少量慢速输氧等。

（4）预防：医者针刺时要集中思想，选好适当体位，根据患者体形肥瘦，掌握进针深度，施行提插手法的幅度不宜过大。胸背部腧穴应斜刺、横刺，不宜长时间留针。

7. 刺伤脑脊髓

（1）表现：如误伤延脑时，可出现头痛、恶心、呕吐、呼吸困难、休克和神志昏迷等。如刺伤脊髓，可出现触电样感觉向肢端放射，甚至引起暂时性肢体瘫痪，有时可危及生命。

（2）原因：脑脊髓是中枢神经统帅周身各种机体组织的总枢纽、总通道，而它的表层分布有督脉和华佗夹脊等一些重要腧穴，如风府、哑门、大椎、风池及背部正中线第一腰椎以上棘突间腧穴。若针刺过深，或针刺方向、角度不当，均可伤及，造成严重后果。

（3）处理：当出现上述症状时，应及时出针。轻者，需安静休息，经过一段时间后，可自行恢复。重者则应结合有关科室如神经外科等，进行及时抢救。

（4）预防：凡针刺督脉腧穴——12 胸椎以上及华佗夹脊穴，都要认真掌握针刺深度、方向和角度。如针刺风府，哑门穴，针尖方向不可上斜，不可过深；悬枢穴以上的督脉腧穴及华佗夹脊穴，均不可深刺。上述腧穴在行针时只宜捻转手法，避免提插手法，禁用捣刺手法。

8. 刺伤内脏

（1）表现：刺伤肝、脾，可引起内出血，肝区或脾区疼痛，有的可向背部放射。如出血不止，腹腔聚血过多，会出现腹痛、腹肌紧张，并有压痛及反跳痛等急腹症症状。刺伤心脏时，轻者可出现强烈刺痛，重者有剧烈撕裂痛，引起心外射血，即刻导致休克等危重情况。刺伤肾脏，可出现腰痛，肾区叩击痛，血尿，严重时血压下降、休克。刺伤胆囊、膀胱、胃、肠等空腔脏器时，可引起疼痛、腹膜刺激征或急腹症等症状。

（2）原因：主要是施术者缺乏解剖学、腧穴学知识，对腧穴和脏器的部位不熟悉，加之针刺过深，或提插幅度过大，造成相应的内脏损伤。

（3）处理：损伤轻者，卧床休息一段时间后，一般即可自愈。如损伤较重，或继续有出血倾向者，应加用止血药，或局部做冷敷止血处理，并加强观察，注意病情及血压变化。若损伤严重，出血较多，出现休克时，则必须迅速进行输血等急救措施。

（4）预防：术者要学好解剖学、腧穴学，掌握腧穴结构，明了腧穴下的脏器组织。针刺胸腹、腰背部的腧穴时，应控制针刺深度，行针幅度不宜过大。

二、头针疗法

头针是在头部进行针刺以治疗各种疾病的一种方法。有的是根据脏腑经络理论，在头部选取相关经穴进行治疗。有的是根据大脑皮质的功能定位，在头皮上划分出相应的刺激区进行针刺。

（一）头与脏腑经络的关系

《素问·脉要精微论》指出“头者精明之府”，张介宾注：“皆上升于头。”说明头部与人体内的各脏腑器官的功能有密切的关系。

头为诸阳之会，手足六阳经皆上循于头面。手足阳明经分布于前额及面部，足阳明胃经“起于鼻、交頞中，旁约太阳之脉，下循鼻外……上耳前，过客主人，循发际、至额颅……”。

手足少阳经分布于头侧部。手少阳三焦经“……其支者，从耳后入耳中，出走耳前，过客主人前，交颊，至目锐眦”。足少阳胆经“起于目锐眦，上抵头角，下耳后，循颈行手少阳之前……其支者，从耳后入耳中，出走耳前，至目锐眦后……”。

手足太阳经分布于头颊、头颈部。足太阳膀胱经“起于目内眦，上额、交巅；其支者，从巅至耳上角；其直者，从巅入络脑，还出别下项……”。

督脉“上至风府，入于脑，上巅，循额、至鼻柱”。

六阴经中则有手少阴与足厥阴经直接循行于头面部，尤其是足厥阴肝经在“循喉咙之后，上入颃颡，连目系，上出额，与督脉会于巅；其支者，从目系下颊里，环唇内……”。

除手少阴与足厥阴经脉直接上行头面之外，所有阴经的经别合入相表里的阳经之后均到达头面部。因此，人体的经气通过经脉、经别等联系集中于头面部。在气街学说中“头之气街”列为首位，其原因也在于此，并因此而有" 气出于脑" 的阐述。这些都说明头面部是经气汇集的重要部位，针灸治疗非常重视头部腧穴的重要作用。

（二）焦氏头针

山西焦顺发同志于 1971 年首先提出，以大脑皮质机能定位为理论依据，以针刺为手段治疗各种疾病。临床常用于脑源性疾病。

为了准确地掌握刺激区的定位，首先要确定两条标准线。前后正中线：是从两眉之间至枕外粗隆下缘的头部正中连线。眉枕线：是从眉毛上缘中点至枕外粗隆尖端的头侧面的水平连线。

1. 运动区

【部位】 相当于大脑皮质中央前回在头皮上的投影。上点在前后正中线中点往后 0. 5cm 处；下点在眉枕线和鬓角发际前缘相交处，如果鬓角不明显，可以从颧弓中点向上引垂直线，此线与眉枕线交叉处向前移 0. 5cm 为运动区下点。上下两点之间的连线即为运动区。将运动区划分为五等分，上 1/5 是下肢、躯干运动区。中 2/5 是上肢运动区，下 2/5 是头面部运动区，也称言语一区。

【主治】 运动区上 1/5，治疗对侧下肢及躯干部瘫痪；运动区中 2/5，治疗对侧上肢瘫痪；运动区下 2/5，治疗对侧中枢性面神经瘫痪，运动性失语，流涎，发音障碍等。

2. 感觉区

【部位】 相当于大脑皮质中央后回在头皮上的投影部位。自运动区向后移 1. 5cm 的平行线即为感觉区。上 1/5 是下肢、头、躯干感觉区；2/5 是上肢感觉区；下 2/5 是面感觉区。

【主治】 感觉区上 1/5，治疗对侧腰腿痛、麻木、感觉异常，后头部、颈项部疼痛，头鸣；感觉区中 2/5，治疗对侧上肢疼痛、麻木、感觉异常；感觉区上 1/5，治疗对侧面部麻木，偏头痛，颞颌关节炎等。

3. 舞蹈震颤控制区

【部位】 在运动区向前移 1. 5cm 的平行线。

【主治】 舞蹈病，震颤麻痹，震颤麻痹综合征（一侧的病变针对侧，两侧都有病变针双侧）。

【刺法】 用长毫针由本线上端刺入，沿皮向目外眦方向刺至发际，或用 2 寸毫针分段刺入，行快速捻针手法。

4. 晕听区

【部位】 从耳尖直上 1. 5cm 处，向前及向后各引 2cm 的水平线。共 4cm。

【主治】 眩晕、耳鸣、听力减退等。

【刺法】 由此区的前端或后端刺入，沿皮刺 1. 33 寸（4cm），行快速捻针手法。

5. 言语二区

【部位】 相当于顶叶的角回部。从顶骨结节后下方 2cm 处引一平行于前后正中线的直线，向下取 3cm 长直线。

【主治】 命名性失语。

【刺法】 由此区的上点进针，沿皮向下刺 1 寸（3cm），行快速捻针手法。

6. 言语三区

【部位】 晕听区中点向后引 4cm 长的水平线。

【主治】 感觉性失语。

【刺法】 由此区前端刺入，沿皮向后刺 1.33 寸（4cm），行快速捻针手法。

7. 运用区

【部位】 从顶骨结节起分别引一垂直线和与该线夹角为 40°的前后两线，长度均为 3cm。

【主治】 失用症。

【刺法】 由顶结节进针，沿皮刺入 1 寸（3cm），行快速捻针手法。

8. 足运感区

【部位】 在前后正中线的中点旁开左右各 1cm，向后引平行于正中线的 3cm 长的直线。

【主治】 对侧下肢瘫痪，疼痛，麻木，急性腰扭伤，夜尿，皮质性多尿，子宫下垂等。

【刺法】 沿皮刺，行快速捻针手法。

9. 视区

【部位】 从枕外粗隆顶端旁开 1cm 处，向上引平行于前后正中线的 4cm 长的直线。

【主治】 皮层性视力障碍。

10. 平衡区

【部位】 相当于小脑半球在头皮上的投影。从枕外粗隆顶端旁开 3.5cm 处，向下引平行于前后正中线的 4cm 长的直线。

【主治】 小脑性平衡障碍。

11. 胃区

【部位】 从瞳孔直上的发际处为起点，向上引平行于前后正中线的 2cm 长的直线。

【主治】 胃痛及上腹部不适等。

12. 胸腔区

【部位】 在胃区与前后正中线之间，从发际向上下各引 2cm 长的平行于前后正中线的直线。

【主治】 胸痛、胸闷、心悸、冠状动脉供血不足、哮喘、呃逆、胸部不适等症。

13. 生殖区

【部位】 从额角处向上引平行于前后正中线的 2cm 长的直线。

【主治】 功能性子宫出血、盆腔炎、白带多；配足运感区治疗子宫脱垂等。

14. 血管舒缩区

【部位】 在舞蹈震颤控制区向前移 1.5cm 的平行线。

【主治】 皮层性水肿、高血压。

【刺法】 从此区的上端刺入，沿皮向眉尾方向刺至发际。行快速捻针手法。

（三）国际头针标准线

1970 年以来，头针疗法在我国逐步推广应用，不久，这种疗法也成为一些国家临床医生常用的治疗方法之一。头针疗法是在传统的针灸医学的基础上发展起来的，其所用的穴区和经络、穴位、脏腑有密切联系，其穴名反映了经络、穴位等理论和特点。世界卫生组织西太区针灸穴名标准化会议（于 1984 年 5 月在东京）经过讨论，决定按照分区定经，经上选穴，并结合古代透刺穴位（一针透双穴或三穴）方法原则，制定了头针穴名标准化方案，包括由头穴名的英文字母数字编号、穴名汉语拼音和汉字三要素。编号中的英文 MS 是“micro- system”和“scalp points”的缩写。

1. 穴位

（1）MS 1 额中线 É zhōngxiàn

【部位】 在头前部，从督脉神庭穴向下引一直线，长 1 寸（3cm）。

【主治】 头痛，头晕，目赤肿痛，癫痫。

【刺法】 沿皮向下刺 1 寸，行快速运针手法。

（2）MS 2 额旁 1 线 É pángxiàn Ⅰ（胸腔区）

【部位】 在头前部，从膀胱经眉冲穴向下引一直线，长 1 寸（3cm）。

【主治】 过敏性哮喘，支气管炎，心绞痛，风湿性心脏病（对心慌、气短、浮肿、尿少有一定的效果），阵发性室上性心动过速。

【刺法】 从眉冲穴刺入，沿皮向下刺入 1 寸，行快速运针手法。

（3）MS 3 额旁 2 线 É pángxiàn Ⅱ（胃区、肝胆区）

【部位】 在头前部，从胆经头临泣穴向下引一直线，长 1 寸（3cm）。

【主治】 对急、慢性胃炎，胃、十二指肠溃疡等疾病引起的疼痛有一定疗效，对肝胆疾病引起的右上腹部疼痛也有一定的疗效。

【刺法】 从头临泣穴沿皮向下刺入 1 寸，行快速运针手法。

（4）MS 4 额旁 3 线 É pángxiànⅢ（生殖区、肠区）

【部位】 在头前部，从胃经头维穴内侧 0.75 寸起向下引一直线，长 1 寸（3cm）。从额角向上引平行于前后正中线的 4cm 直线即是。

【主治】 功能性子宫出血。配双侧足运感区治疗急性膀胱炎引起尿频、尿急，糖尿病引起烦渴、多饮、多尿，阳痿，遗精，子宫脱垂等。对下腹部疼痛有一定疗效。

【刺法】 从此线上端进针，沿皮向下刺入 1 寸，行快速运针手法。

（5）MS 5 顶中线 Dǐng zhōngxiàn

【部位】 在头顶部，即从督脉百会穴至前顶穴之段。

【主治】 头痛，眩晕，中风失语，昏厥，癫狂，痫症。

【刺法】 从百会穴进针，向前沿皮刺，透至前顶，行快速捻针手法。

（6）MS 6 顶颞前斜线 Dǐng niè Qiánxiéxiàn（运动区）

【部位】 在头顶部、头侧部，从头部经外奇穴前神聪至颞部胆经悬厘引一斜线，并将其分为五等分段。

【主治】 上 1/5 段，治疗对侧下肢瘫痪；中 2/5 段，治疗对侧上肢瘫痪；下 2/5 段（言语一区），治疗对侧面神经瘫痪、运动性失语、流口水、发音障碍。

【刺法】 用长针由前神聪沿皮向曲鬓穴方向刺入，或用 2 寸长针由上点向曲鬓分段接力刺，行快速运针手法。

（7）MS 7 顶颞后斜线 Dǐng niè Hòuxiéxiàn（感觉区）

【部位】 在头顶部、头侧部。顶颞前斜线之后 1 寸，与其平行的线。从督脉百会穴至颞部胆经曲鬓穴引一斜线，将全线分为五分段。

【主治】 上1/5段，治疗对侧腰腿痛、麻木、感觉异常及后头痛、颈项痛和头鸣；中2/5段，治疗对侧上肢疼痛、麻木、感觉异常。下2/5段，治疗对侧头面麻木、疼痛等。

【刺法】 用长针从百会穴刺入，向颞部曲鬓穴透刺，或用2寸长针从上点作分段接力刺入，然后行快速捻针手法。

(8) MS 8 顶旁1线 Dǐng pángxiàn Ⅰ

【部位】 在头顶部，督脉旁1.5寸（4.5cm），从膀胱经通天穴向后引一直线，长1.5寸（4.5cm）。

【主治】 头痛，头晕，耳鸣，视物不明。

【刺法】 从通天穴向后沿皮刺入1.5寸，行快速捻针手法。

(9) MS 9 顶旁2线 Dǐng pángxiàn Ⅱ

【部位】 在头顶部，督脉旁开2.25寸（6.75cm）。由胆经正营穴向后引一直线，长1.5寸（至承灵穴）。

【主治】 头痛，偏头痛，眩晕。

【刺法】 由正营穴向后沿皮刺入1.5寸。行快速捻针手法。

(10) MS 10 颞前线 Niè qiánxiàn

【部位】 在头的颞部，从胆经颔厌穴至悬厘穴连一直线。

【主治】 偏正头痛，目外眦痛，耳鸣，痫症。

【刺法】 由颔厌穴进针，沿皮刺入透悬厘穴，行快速捻针手法。

(11) MS 11 颞后线 Niè hòuxiàn

【部位】 在头的颞部，从胆经的率谷穴向下至曲鬓穴连一直线。

【主治】 头痛，偏头痛，眩晕，小儿惊风，鬓发部疼痛。

【刺法】 从率谷穴进针，沿皮向下透曲鬓穴，行快速捻针手法。

(12) MS 12 枕上正中线 Zhěn shàng zhèngzhōngxiàn

【部位】 在后头部，即督脉强间穴至脑户穴之段。

【主治】 头痛，头晕，目眩，颈项强痛，癫狂，痫症。

【刺法】 从强间穴进针，向后沿皮刺至脑户，行快速捻针手法。

(13) MS 13 枕上旁线 Zhěn shàng pángxiàn（视区）

【部位】 在后头部，由枕外粗隆督脉脑户穴旁开0.5寸（1.5cm）起，向上引一直线，长4cm。

【主治】 皮层性视力障碍，白内障等。

【刺法】 由此线的下端进针，向上沿皮刺入1.33寸（4cm），行快速捻针手法。

(14) MS 14 枕下旁线 Zhěn xià pángxiàn（平衡区）

【部位】 在后头部，枕外粗隆即督脉脑户穴外侧1.17寸（3.5cm）向下引一垂直线，长1.33寸（4cm）。

【主治】 治疗小脑损害引起的平衡障碍，头项痛，眩晕。

【刺法】 由此线的上端进针，向下沿皮刺入1.33寸（4cm），行快速捻针手法。

2. 操作方法

（1）体位：取坐位或卧位，依不同疾病选定刺激穴区，单侧肢体疾病，选用对侧刺激区；双侧肢体疾病，选用双侧刺激区；并可选用有关刺激区配合治疗。局部常规消毒。

（2）进针：一般选用28～30号1.5～2寸长的不锈钢毫针。针与头皮呈30°左右夹角快速将针刺入头皮下，当针达到帽状腱膜下层时，指下感到阻力减小，然后使针与头皮平行继续捻转进针，根据不同穴区可刺入0.5～1寸。然后运针。

（3）运针：头针之运针只捻转不提插，为使针的深度固定不变及捻针方便起见，一般以拇指掌侧面与示指桡侧面夹持针柄，以示指的掌指关节快速连续屈伸，使针身左右旋转，捻转速度每分钟可达200次左右，进针后持续捻转2～3min，留针5～10min，反复操作2～3次即可起针，偏瘫患者留针期间嘱其活动肢体（重症患者可作被动运动），加强肢体的功能锻炼。起针时，如针下无沉紧感，可快速抽拔出针，也可缓缓出针，起针后用消毒干棉球按压针孔片刻，以防止出血。

（4）电针刺激：进针后亦可用电针治疗仪在主要穴区通电，以代替手法捻针，频率可用200～300次/分，亦可选用较高的频率，刺激波形选择可参考电针，刺激强度根据患者的反应而定。

（5）疗程：每日或隔日针1次，10～15次为1个疗程。休息5～7日后，再做下一个疗程。

适应范围：头针主要适应治疗脑源性疾患，如瘫痪、麻木、失语、眩晕、耳鸣、舞蹈病等。此外，也可治疗腰腿痛、夜尿、三叉神经痛、肩周炎、各种神经痛等常见病多发病。头针还应用于外科手术的针刺麻醉。由于头针运用的时间尚不长，适应证还在实践中不断探索发展。

3. 注意事项

（1）治疗时需掌握适当的刺激量，注意防止晕针，尤其取坐位时，应随时注意观察患者的面色及表情。

（2）中风患者，急性期如因脑出血引起有昏迷、发热、血压过高时，暂不宜用头针治疗，待病情及血压稳定后再行针刺治疗。如因脑血栓形成引起的偏瘫者，宜及早采用头针及体针结合治疗，有高热、急性炎症及心力衰竭等症时，一般慎用头针治疗。

（3）头皮血管丰富，容易出血，起针时要用干棉球按压针孔片刻，如有出血及皮下血肿出现，可轻轻揉按，促使其消散。

三、耳针疗法

耳针，是指使用短毫针针刺或其他方法刺激耳穴，以诊治疾病的一种方法。古代医著中就有“耳脉”、耳与脏腑经络的生理病理关系，以及借耳诊治疾病的理论和方法等记载。近30多年来，通过大量的临床实践和实验研究，耳穴诊治方法迅速发展，已初步形成了耳穴诊治体系。

（一）耳与脏腑经络的关系

1. 耳与脏腑的关系 耳与脏腑的生理、病理有着密切的联系。与生理相关的如《素问·金匮真言论》说：“南方赤色，入通于心，开窍于耳，藏精于心。”《灵枢·五阅五使》说：“耳者，肾之官也。”《灵枢·脉度》说：“肾气通于耳，肾和则耳能闻五音矣。”《备急千金要方》说：“心气通于舌，非窍也，其通于窍者，寄见于耳，荣华于耳。”《证治准绳》说：“肾为耳窍之主、心为耳窍之客。”《杂病源流犀烛》说：“肺主气，一身之气贯于耳。”而《厘正按摩要术》在汇集前人经验基础上，提出了耳背与五脏的关系，指出“耳珠属肾，耳轮属脾，耳上轮属心，耳皮肉属肺，耳背玉楼属肝”的生理联系。与病理相关的如《素问·脏器法时论》说：“肝病者……虚则目无所见，耳无所闻。”《素问·玉机真脏论》说：“脾为孤脏……其不及则令人九窍不通。”《证治准绳》说：“肺气虚则少气……是以耳聋。”而察耳的形态、色泽等改变，可“视其外应，以知其内脏”的病变，如《灵枢·本脏》说：耳“黑色小理者肾小……耳薄不坚者肾脆”，《证治准绳》说：“凡耳轮红润者生，或黄或黑或青而枯燥者死，薄而白、薄而黑者皆为肾败。”现代科学研究表明，耳与脏腑器官在生理上密切联系，不仅存在着相关性，而且具有相对特异性，这为耳针法诊治疾病提供了客观依据。

2. 耳与经络的关系 《内经》中所记述的经脉循行分布，说明耳与经络之间存在着密切的联系。近年来的耳穴经络感传实验，也表示耳与经络的相关性。在手足六阳经经脉循行中，有的直接入耳中，有的分布于耳郭周围。手足六阴经经脉循行，虽不直接上行至耳，但通过各自的经别与阳经相合，间接地上达于耳。所以，《灵枢·口问》说：“耳者，宗脉之所聚也。”可见耳与经络的关系在《内经》时期已奠定了基础。后世医著又多有阐述，如《医学真经》说：“十二经脉，上终于耳，其阴阳诸经，适有交并。”《丹溪心法》说：“盖十二经络，上络于耳”、“耳为诸宗脉客所附”。《类经图翼》说：“手足三阴三阳之脉皆入耳中。”《奇经八脉考》一书还从奇经八脉角度，阐述了耳和经络的关系。

（二）耳郭与耳穴

1. 耳郭的形态和分部 耳郭是外耳的组成部分，位于下颌窝和颞骨、乳突之间，呈垂直方向生长。耳的前外面凹陷，后内面隆凸。

2. 耳郭的组织结构 耳郭以弹性纤维软骨为支架，并附有韧带、脂肪、结缔组织和退化的肌肉，以及覆盖在外层的皮下组织和皮肤等结构。耳郭的神经分布极为丰富，其中脊神经有来自颈丛的耳大神经和枕小神经，脑神经有来自三叉神经分支的耳颞神经、面神经耳支、迷走神经分支和舌咽神经分支合成的耳支及来自颈动脉丛的交感神经。耳郭的动脉，来自颈外动脉的分支颞浅动脉和耳后动脉，在耳郭深部沿软骨膜行走。颞浅动脉在外耳门前方分出三支主要供应耳郭前面，耳后动脉从下耳根沿耳郭背面上行，主要供应耳郭背面。耳郭静脉起于耳郭浅层，前面汇成2～3支较大静脉，经颞浅静脉注入颈外静脉。耳背小静脉亦汇成3～5支，经耳后静脉注入颈外静脉。耳郭的淋巴多成网状，主要流入耳郭周围的淋巴结。根据其流向分成前、后、下三组，前组流入耳前淋巴结和腮腺淋巴结，后组流入耳后淋巴结和乳突淋巴结，下组流入耳后淋巴结，三组淋巴结均汇入颈上淋巴结。

3. 耳穴的分布 耳穴在耳郭上的分布有一定的规律，一般与头脑、面部相应的耳穴多分布在耳垂和对耳屏；与上肢相应的耳穴多分布在耳舟；与躯体和下肢相应的耳穴多分布在对耳轮体部和对耳轮上下脚；与腹腔脏器相应的耳穴多分布在耳甲艇；与胸腔脏器相应的耳穴多分布在耳甲腔；与消化道相应的耳穴多分布在耳轮脚周围；与耳鼻咽喉相应的耳穴多分布在耳屏四周。

（三）操作方法

1. 耳穴辅助诊断方法 人体有病时，往往会在耳郭上的一定部位出现各种阳性反应，如相关部位的耳穴电阻值下降、痛阈值降低、皮肤色泽、形态改变等。耳郭上耳穴部位的阳性反应，既是辅助诊断的依据，也是治疗疾病的刺激点，因而探查阳性反应点是正确使用耳穴诊治的重要操作内容。耳穴探查方法很多，常用的有：望诊法（用肉眼或放大镜在自然光线下，直接观察耳郭皮肤有无变色变形等征象，但应排除色素痣、冻疮及随生理变化而出现的反应等假阳性）、压痛法（用弹簧探棒等在与疾病相应的部位由周围向中心，以均匀的压力仔细探查。当患者出现皱眉、眨眼、呼痛、躲闪等反应，且与周围有明显差异者，可作为诊治时参考）、电测法（用耳穴电子探测仪器，测定皮肤电阻、电位、电容等变化，如电阻值降低，导电量增加，形成良导点者，可供参考）等。临床应用时，应互相参照，有机结合，才能全面了解阳性反应点的位置与变化，摒除假阳性，为耳针诊治提供依据。

2. 处方选穴原则 耳针法临床常用的处方选穴原则主要有：按部处方选穴法，即根据患者患病部位，选取相应耳穴，如胃病取胃穴、目病取眼穴、肩痹取肩关节穴等；辨证处方选穴法，根据藏象学说、经络学说，选取相应耳穴，如骨痹、耳聋耳鸣、脱发等取肾穴，因肾主骨，开窍于耳，其华在发，故取肾穴主之；又如偏头痛，属足少阳胆经的循行部位，可取胆穴治之；根据现代医学理论取穴法，如月经不调取内分泌穴，消化道溃疡取皮质下、交感穴等；根据临床实践经验取穴法，如神门穴有较明显的止痛、镇静作用，耳尖穴对外感发热、血压偏高等有较好的退热、降压效果等。上述耳针处方选穴原则，既可单独使用，亦可配合互用。选穴时要掌握耳穴的共性和特性，用穴要少而精。

3. 操作步骤 首先要定准耳穴。根据处方所列耳穴，在穴区内探寻阳性反应点，做好标记，为施治的刺激点；要严格消毒。耳郭组织结构特殊，使用耳针法时，必须实施两次消毒法，即除了针具与医者手指消毒外，耳穴皮肤应先用2%碘酊消毒，再用75%乙醇消毒并脱碘；正确选用刺激方法。耳穴的刺激方法较多，应根据患者、病情、穴位、时令等具体情况灵活选用。

4. 刺激方法 耳针法的刺激方法很多，目前临床常用的有下列几种。

（1）毫针法：即用毫针刺激耳穴以治疗疾病的方法。进针时，医生用左手拇示两指固定耳郭，中指托着针刺部位的耳背，这样既可掌握针刺的深度，又可减轻针刺时的疼痛，用右手持针，在选定的反应点或耳穴处进针。进针的方法有捻入法和插入法两种。针刺的深度应视耳郭局部的厚薄、穴位的位置而定，一般刺入2～3分深即可达软骨，其深度以毫针能稳定而不摇摆为宜，但不可刺透耳郭背面皮肤。刺激强度应根据患者的病情、体质、耐痛度而灵活掌握。针刺手法以小幅度捻转为主。若局部感应强烈，可不行针。留针时间一般是20～30min，慢性病、疼痛性疾病可适当延长，小儿、老年人不宜多留。起针时，左手托住耳背，右手起针，并用消毒干棉球压迫针孔，以防出血，必要时再用2%碘酒棉球涂擦1次。一般来说，急性病证，两侧耳穴同用；慢性病证，每次用一侧耳郭，两耳交替针刺，7～10次为1个疗程，疗程间歇2～3日。耳针疗效的高低与取穴的准确有关，为提高疗效，特别是对疼痛一类的急性病，可采用一穴多针法。

（2）电针法：指将传统的毫针法与脉冲电流刺激相结合的一种方法。利用不同波形的脉冲电刺激，强化针刺耳穴的刺激作用，从而达到增强疗效的目的。凡适合耳针治疗的疾病均可采用。具体方法是将毫针分别刺入所选定的耳穴后，把性能良好的电针仪的电流输出调节旋钮拨至“0”位，然后将一对输出导线之正负极分别连接在两根毫针柄上，选择好所需的波形和频率，再打开电针仪的开关，慢慢调节电流输出旋钮，使电流强度逐渐增大至所需的刺激量。治疗完毕后可先将旋钮拨回“0”位，再关闭电源开关，撤去导线，最后起针。一般每次通电时间以10～20min为宜，疗程与毫针法相同。

（3）埋针法：指将皮内针埋于耳穴内，作为一种微弱而持久的刺激，达到治疗目的的方法。具有持续刺激、巩固疗效等作用，适用于一些疼痛性疾病、慢性病，或因故不能每日接受治疗的患者，也可用于巩固某些疾病治疗后的疗效。操作方法是严格消毒局部皮肤，医者左手固定耳郭，绷紧耳针处的皮肤，右手用镊子夹住消毒的皮内针柄，轻轻刺入所选耳穴内，一般刺入针体的2/3，再用胶布固定。若用环形揿钉状皮内针时，因针环不易拿取，可直接将针环贴在预先剪好的小块胶布上，再按揿在耳穴内。一般仅埋患侧单耳，每次埋针3～5穴，每日自行按压3～5次，留针3～5日。必要时也可埋两耳。若埋针处痛甚时，可适当调整针尖方向和深浅度，埋针处不要淋湿浸泡，夏季埋针时间不宜过长，埋针后耳郭局部跳痛不适，需及时检查埋针处有无感染；若有感染现象，起针后，针眼处红肿或有脓点，当立即采取相应措施。

（4）压籽法：指选用质硬而光滑的小粒药物种子或药丸等贴压耳穴以防治疾病的方法，又称压豆法、压丸法，是在耳毫针、埋针治病的基础上产生的一种简易方法，不仅能收到毫针、埋针同样的疗效，而且安全、无创、无痛，且能起到持续刺激的作用，易被患者接受。此法适用于耳针治疗的各种病证，特别适宜于老人、儿童、惧痛的患者和需长期进行耳穴刺激的息者。压籽法所用材料可因地制宜，植物种子、药物种子、药丸等，凡是具有表面光滑，质硬无不良反应，适合贴压穴位面积大小的物质均可选用，王不留行籽、油菜籽、莱菔子、六神丸、喉症丸、绿豆、小米等植物药物种子和小药丸。操作方法是先在耳郭局部消毒，将材料黏附在0.5cm×0.5cm大小的胶布中央，然后贴敷于耳穴上，并给予适当按压，使耳郭有发热、胀痛感（即“得气”）。一般每次贴压一侧耳穴，两耳轮流，3日1换，也可两耳同时贴压。在耳穴贴压期间，应嘱患者每日自行按压数次，每次每穴1～2min。使用此法时，应防止胶布潮湿或污染；耳郭局部有炎症、冻疮时不宜贴压；对胶布过敏者，可缩短贴压时间并加压肾上腺、风溪穴，或改用毫针法；按压时，切勿揉搓，以免搓破皮肤，造成感染。临床应用中，也有根据病情需要选用一些药液将王不留行籽或其他压耳的种子浸泡，可起到压耳与药物的共同治疗作用以提高疗效。

（5）温灸法：指用温热作用刺激耳郭以治疗疾病的方法，有温经散寒、疏通经络的功效，多用于虚证、寒证、痹证等，温灸的材料可用艾条、艾绒、灯芯草、线香等。艾条灸可温灸整个耳郭或较集中的部分耳穴。艾炷灸时，先用大蒜汁涂在选好的耳穴上，然后将麦粒大小的艾炷黏附其上，用线香点燃施灸，当皮肤感到灼热即换炷再灸，一般每次灸1～3穴，每穴灸3～9壮，此法适用于面瘫、腰腿痛、痄腮、缠腰火丹、痹证等。灯芯草灸，即将灯芯草的一端浸蘸香油后，用火柴点燃，对准耳穴迅速点灸，每次1～2穴，两耳交替，适用于痄腮、目赤肿痛、缠腰火丹等。若需对单个耳穴施灸时，可将卫生线香点燃后，对准选好的耳穴施灸，香火距皮肤约1cm，以局部有温热感为度，每穴灸3～5min，适用于腰腿痛、落枕、肩凝症等。温灸耳穴，应注意不要烧燃头发和烫伤皮肤。

（6）刺血法：用三棱针在耳郭皮肤上刺出血的治疗方法，有镇静开窍、泻热解毒、消肿止痛、去瘀生新等作用，用于实热、阳闭、瘀血、热毒等多种病证。操作方法是先按摩耳郭使其充血，常规消毒后，手持针具用点刺法在耳穴处放血3～5滴，然后用消毒干棉球擦拭、按压止血。一般隔日1次，急性病可每日2次。孕妇、出血性疾病和凝血功能障碍者忌用，体质虚弱者慎用。

（7）水针法：即药物穴位注射法，是用微量药物注入耳穴，通过注射针对耳穴的刺激及注入药物的药理作用达到治疗疾病目的的方法。根据病情选用相应的注射药液，所用针具为1ml注射器和26号注射针头。将抽取的药液缓慢地注入耳穴的皮下，每次1～3穴，每穴注入0.1～0.3ml，隔日1次，7～10次为一个疗程。使用该法应注意严格消毒，做到无菌操作；凡能导致过敏反应的药物，如青霉素、普鲁卡因，须先做皮肤过敏试验，阴性者方可使用；要了解所选药物的药理作用、禁忌证、有效期，对有较大不良反应和刺激性的及超过有效期的药物都不使用。

（8）磁疗法：是用磁场作用于耳穴治疗疾病的方法，具有镇痛、止痒、催眠、止喘和调整自主神经功能等作用，适用于各类痛证、哮喘、皮肤病、神经衰弱、高血压等。如用直接贴敷法即把磁珠放置在胶布中央直接贴于耳穴上（类似压籽法），或用磁珠或磁片正负极在耳郭前后相对贴，可使磁力线集中穿透穴位，更好地发挥作用。间接贴敷法则是用纱布或薄层脱脂棉把磁珠（片）包起来，再固定在耳穴上，这样可减少磁珠（片）直接接触皮肤而产生的某些不良反应。磁疗时，采用的磁体不宜过多过大，磁场强度不宜过强，有5%～10%的患者在行磁疗时出现头晕、恶心、乏力、局部灼热或刺痒等不良反应，若持续数分钟不消失时，可将磁体取下，即可消失。

（9）光针法：又称耳穴激光照射，是用对人体组织有刺激作用和热作用的激光照射耳穴以治疗疾病的方法，是古老的耳针和现代激光技术相结合的一种新疗法。此法无痛无创，简便易行，适应证广，特别适宜于治疗高血压、哮喘、心律不齐、痛经、过敏性鼻炎、复发性口疮等。目前临床常用的是氦-氖激光治疗仪，使用时，应调节电压至红色激光束稳定输出时，即可顺序照射耳穴，每次照1～3穴，每穴照3～5min，10次为一个疗程。切忌眼睛直视激光束，以免损伤，必要时可戴防护镜。

（10）按摩法：是在耳郭不同部位用手进行按摩、提捏、点掐以防治疾病的方法，常用的方法有自身耳郭按摩法和耳郭穴位按摩法。前者包括全耳按摩、手摩耳轮和提捏耳垂。全耳按摩，是用两手掌心依次按摩耳郭腹背两侧至耳郭充血发热为止；手摩耳轮，是两手握空拳，以拇示两指沿着外耳轮上下来回按摩至耳轮充血发热为止；提捏耳垂，是用两手由轻到重提捏耳垂3～5min。以上方法可用于多种疾病的辅助治疗和养生保健。耳郭穴位按摩法是医生用压力棒点压或揉按耳穴，也可将拇指对准耳穴，示指对准与耳穴相对应的耳背侧，拇示两指同时掐按。此法可用于耳针疗法的各种适应证。

（四）适应范围

耳针在临床治疗的疾病很广，不仅用于治疗许多功能性疾病，而且对一部分器质性疾病，也有一定疗效。其适应证举例如下。

（1）各种疼痛性疾病如对头痛、偏头痛、三叉神经痛、肋间神经痛、带状疱疹、坐骨神经痛等神经性疼痛；扭伤、挫伤、落枕等外伤性疼痛；五官、颅脑、胸腹、四肢各种外科手术后所产生的伤口痛；麻醉后的头痛、腰痛等手术后遗痛，均有较好的止痛作用。

（2）各种炎症性病证如对急性结膜炎、中耳炎、牙周炎、咽喉炎、扁桃体炎、腮腺炎、气管炎、肠炎、盆腔炎、风湿性关节炎、面神经炎、末梢神经炎等，有一定的消炎止痛功效。

（3）一些功能紊乱性病证如对眩晕症、心律不齐、高血压、多汗症、肠功能紊乱、月经不调、遗尿、神经衰弱、癔症等，具有良性调整作用，促进病证的缓解和痊愈。

（4）过敏与变态反应性病证如对过敏性鼻炎、哮喘、过敏性结肠炎、荨麻疹等，能消炎、脱敏、改善免疫功能。

（5）内分泌代谢性病证如对单纯性甲状腺肿、甲状腺功能亢进、绝经期综合征等，有改善症状、减少药量等辅助治疗作用。

（6）一部分传染病证如对菌痢、疟疾、青年扁平疣等，有恢复和提高机体的免疫防御功能，加速疾病的治愈。

（7）各种慢性病证如对腰腿痛、肩周炎、消化不良、肢体麻木等，有改善症状、减轻痛苦的作用。耳针除上述病证外，还可用于针刺麻醉中（耳针麻醉）。也可用于妇产科方面，如催产、催乳等。也能用于预防感冒、晕车、晕船，以及预防和处理输血、输液反应。还可用于戒烟、减肥，国外还用于戒毒等。

（五）注意事项

（1）严格消毒，防止感染。耳郭暴露在外，结构特殊，血液循环较差，容易感染，且感染后易波及软骨，严重者可致软骨坏死、萎缩而导致耳郭畸变，故应重视预防。一旦感染，应立即采取相应措施，如局部红肿疼痛较轻，可涂2.5%碘酒，每日2～3次；重者局部涂擦四黄膏或消炎抗菌类的软膏，并口服抗生素。如局部化脓，恶寒发热，白细胞增高，发生软骨膜炎，当选用相应抗生素注射，并用0.1%～0.2%的庆大霉素冲洗患处，也可配合内服清热解毒剂，外敷中草药及外用艾条灸之。

（2）耳郭上有湿疹、溃疡、冻疮破溃等，不宜用耳穴治疗。

（3）有习惯性流产的孕妇禁用耳针治疗；妇女怀孕期间也应慎用，尤其不宜用子宫、卵巢、内分泌、肾等穴。

(4) 对年老体弱者、有严重器质性疾病者、高血压者，治疗前应适当休息，治疗时手法要轻柔，刺激量不宜过大，以防意外。

(5) 耳针法亦可能发生晕针，应注意预防并及时处理。

(6) 对肢体活动障碍及扭伤的患者，在耳针留针期间，应配合适量的肢体活动和功能锻炼，有助于提高疗效。

四、电针疗法

电针是在针刺腧穴“得气”后，在针上通以接近人体生物电的微量电流以防治疾病的一种疗法。它的优点是：在针刺腧穴的基础上，加以脉冲电的治疗作用，针与电两种刺激相结合，故对某些疾病能提高疗效；能比较正确地掌握刺激参数；代替手法运针，节省人力。

（一）电针器的选择

电针器的种类较多，目前较常见的有蜂鸣式电针器、电子管电针器、半导体电针器等数种。它采用振荡发生器，输出接近人体生物电的低频脉冲电流，既可做电针，又可用点状电极或板状电极直接放在穴位或患部进行治疗。电针器以具有刺激量大，安全，可用电池，不受电源限制，耗电省，体积小，携带方便，耐震，无噪声者为佳。

（二）操作方法

电针的用针除用不锈钢外，也可用银特制。一般选用26～28号粗细的毫针。

电针仪器在使用前，必须先把强度调节旋钮调至零位（无输出）。再把电针器上每对输出的两个电极分别连接在两根毫针上。一般将同一对输出电极连接在身体的同侧，在胸背部的穴位上使用电针时，更不可将两个电极跨接在身体两侧。通电和断电时应注意要逐渐加大或减小电流强度，以免给患者造成突然的刺激。临床治疗，一般针刺穴位有了治疗所需的“得气”感应后（神志失常、知觉麻木、小儿患者例外），将输出电位器调至“0”度，负极接主穴，正极接配穴，（也有不分正负极，将两根导线任接两支针柄），然后拨开电源开关，选好波型，慢慢调高至所需输出电流量。通电时间一般5～20min，针刺麻醉可持续更长时间。如感觉减低，可适当加大输出电流量，或暂时断电1～2min后再行通电。如果病情只需用一个穴位，可把一根导线接在针柄上，另一根导线接在一块约25cm大小的薄铝板上，外包几层湿纱布，平放在离针稍远的皮肤上，用带子固定。这样，针刺部位的电刺激感应很明显，作用较集中，而铝板部位因电流分散，感应微弱，作用很小。

（三）电针的选穴

与毫针刺法治疗大致相同。但须选取两个穴位以上，一般以取用同侧肢体1～3对穴位（即是用1～3对导线）为宜，不可过多，过多则会刺激太强，患者不易接受。电针的选穴，既可按经络选穴，又可结合神经的分布，选取有神经干通过的穴位及肌肉神经运动点。

(1) 头面部：听会，翳风（面神经）；下关、阳白、四白、夹承浆（三叉神经）。

(2) 上肢部：颈夹脊6～7，天鼎（臂丛）；青灵、小海（尺神经）；手五里、曲池（桡神经）；曲泽、郄门（正中神经）。

(3) 下肢部：环跳、殷门（坐骨神经），委中（胫神经）；阳陵泉（腓总神经）；冲门（股神经）。

（4）腰骶部：气海俞（腰神经）；八髎（骶神经）。另外，经常根据受损部位的神经支配来选择穴位的配对。

（5）面神经麻痹，取听会或翳风为主穴，额部配阳白，颧部配颧髎，口角配地仓，眼睑配瞳子髎。

（6）上肢瘫痪，以天鼎或缺盆为主穴，三角肌配肩髎或臑俞，肱三头肌配臑会，肱二头肌配天府；屈腕和伸指肌以曲池为主，配手五里或四渎。

（7）下肢瘫痪，股前部以冲门或外阴廉为主，加配髀关或箕门；臀、腿后部以环跳或秩边为主，小腿后面配委中，小腿外侧配阳陵泉。在针刺主穴和配穴时，最好针感能达到疾病部位后，再接通电针器。

（四）脉冲电流的作用

人体组织是由水分、无机盐和带电生物胶体组成的复杂的电解质电导体。当一种波型、频率不断变换的脉冲电流作用人体时，组织中的离子会发生定向运动，消除细胞膜极化状态，使离子浓度和分布发生显著变化，从而影响人体组织功能。离子浓度和分布的改变，是脉冲电流治疗作用最基本的电生理基础。低频脉冲电流通过毫针刺激腧穴，具有调整人体功能，加强止痛、镇静，促进气血循环，调整肌张力等作用。

低频脉冲电流的波形、频率不同，其作用亦不同。频率有每分钟几十次至每秒钟几百次不等。频率快的叫密波（或叫高频），一般在50～100次/秒，频率慢的叫疏波（或叫低频），一般是2～5次/秒。有的电针机有连续波（亦叫可调波），可用频率旋扭任意选择疏密波形。有的电针机分别装置密波、疏波、疏密波、断续波等数种波形，临床使用时应据病情选择适当波形。可以提高疗效。

（1）密波：能降低神经应激功能。先对感觉神经起抑制作用，接着对运动神经也产生抑制作用。常用于止痛，镇静，缓解肌肉和血管痉挛，针刺麻醉等。

（2）疏波：其刺激强调作用较强，能引起肌肉收缩，提高肌肉韧带的张力。对感觉和运动神经的抑制发生较迟。常用于治疗痿证，各种肌肉、关节、韧带、肌腱的损伤等。

（3）疏密波：是疏波、密波自动交替出现的一种波形。疏、密交替持续的时间约各1.5s，能克服单一波形易产生适应的缺点。动力作用较大，治疗时兴奋效应占优势。能促进代谢，促进气血循环，改善组织营养，消除炎性水肿。常用于止痛，扭挫伤，关节周围炎，气血运行障碍，坐骨神经痛，面瘫，肌无力，局部冻伤等。

（4）断续波：是有节律地时断、时续自动出现的一种疏波。断时，在1.5s时间内无脉冲电输出，续时，是密波连续工作1.5s。断续波形，机体不易产生适应，其动力作用颇强。能提高的肌肉组织的兴奋性，对横纹肌有良好的刺激收缩作用。常用于治疗痿证、瘫痪，也可用做电肌体操训练。

（5）锯齿波：是脉冲波幅按锯齿形自动改变的起伏波，每分钟16～20次或20～25次，其频率接近人体的呼吸规律，故可用于刺激膈神经（相当于天鼎穴部）做人工电动呼吸，抢救呼吸衰竭（心脏尚有微弱跳动者），故又称呼吸波。并有提高神经肌肉兴奋性，调整经络功能，改善气血循环等作用。

（五）适应范围

电针的适应证基本和毫针刺法相同，故其治疗范围较广。临床常用于各种痛证，痹证，痿证，心、胃、肠、胆、膀胱、子宫等器官的功能失调，癫狂，肌肉、韧带、关节的损伤性疾病等，并可用于针刺麻醉。

（六）注意事项

（1）每次治疗前，检查电针器输出是否正常。治疗后，须将输出调节电钮等全部退至零位，随后关闭电源，撤去导线。

（2）电针感应强，通电后会产生肌收缩，故须事先告诉病员，让其思想上有所准备，便能更好地配合治疗。电针刺激强度应逐渐从小到大；不要突然加强，以免出现晕厥、弯针、断针等异常现象。

（3）患有严重心脏病者，在应用电针时应严加注意，避免电流回路经过心脏。在邻近延髓、脊髓部位使用电针时，电流的强度要小些，切不可作强电刺激，以免发生意外。

（4）在左右两侧对称的穴位上使用电针，如出现一侧感觉过强，这时可以将左右输出电极对换。对换后，如果原感觉强的变弱，而弱的变强，则这种现象是由于电针器输出电流的性能所致。如果无变化，这说明是由于针刺在不同的解剖部位而引起。

（5）曾作为温针使用过的毫针，针柄表面往往因氧化而导电不良，有的毫针柄是用铝丝绕制而成，并经氧化处理成金黄色，导电性能也不好。这类毫针最好不用，如使用须将输出电极夹在针体上。

（6）在使用电针时，如遇到输出电流时断时续，往往是电针器的输出部分发生故障或导线根部有断损，应修理后再用。

（7）毫针经多次使用后，针身容易产生缺损，在消毒前应加以检查，以防断针。

五、芒针疗法

芒针是一种特制的长针，用较细而富有弹性的不锈钢丝制成，因形状细长发麦芒，故称为芒针。

芒针是由古代九针之一的“长针”发展而来。常用芒针的长度为5.0~8.0寸，也有长度在一尺以上的。芒针操作手法较为复杂，应用前必须练习基本功，掌握人体穴位深部解剖知识。同时，必须严格注意手法操作，做到胆大心细，切勿轻率疏忽。

（一）针具

芒针的结构可分为以下四个部分。

针尖（针芒）：针的前端锋锐部分，应圆利，不宜太锐。

针身：针尖和针柄之间。芒针的长短、粗细的不同规格，主要指针身而言。针身应圆滑、粗细均匀。

针根：针身与针柄交界的地方。此处要牢固、以防脱落。

针柄：在针身之后，一般用铜丝或银丝绕成，呈圆筒状。

临床应用时，一般以5.0寸、6.0寸、8.0寸长和26号、28号粗细的芒针用途较多，8.0寸以上的芒针，一般临床应用较少。

（二）治疗特点

该疗法有疏通经络、调节人体脏腑功能的作用。如芒针针刺鸠尾、巨阙穴，可以调节上焦和全身的功能，治头部、神志方面的疾病，如精神分裂症、躁狂症；针刺中脘则调节中焦与全身的功能，可治疗消化系统疾病；针刺水分、阴交等穴可以治疗下焦疾病。芒针的异常轻巧，利用钢丝的弹性，缓缓按压，以达到进针时最大限度地减轻疼痛或无痛。使良好的感应随着针体移动，有的放矢地达到有关部位。如对气海穴施用不同刺法和手法，可使感应上行或下行；对秩边穴用不同手法，变换针刺方向、深度，可使感应向下肢扩散、向肛门及会阴、尿道放散，也可向少腹部放散。

芒针治疗时，选穴要“少而精”，一般只须选用1~2个主要穴位即可，如坐骨神经痛取环跳，腰痛取带脉等。

（三）针刺方法

芒针的各种刺法及补泻手法，都是由针刺基本手法演变而来。主要可分为五种。

（1）进针：进针时要避免疼痛，尽量达到无痛进针。临床施术时，一方面要分散患者的注意力，使其消除对针刺治疗的恐惧心理，另一方面，要注意针具是否合格，指力是否有力和运用的适当。进针时先取好穴位，局部皮肤消毒后，刺手执针，使针尖抵触穴位，然后押手配合，利用指力和腕力，压捻结合，迅速刺过表皮。穿皮时手法动作要敏捷，以减轻患者痛感。捻转宜轻巧，幅度不宜过大。最好在180°~360°为宜。

（2）出针：在针刺施术完毕后，应把针退出。方法是缓缓退向皮肤表面，再轻轻抽出，以免出血或疼痛。如出针后发生血液从针孔迅速溢出或喷射者，为针尖刺破小动脉所致，此时不论补法或泻法，均应以干棉球立即按压出血处，静止片刻，直到血液停止溢出为止。

（3）捻转：当进针达到一定深度后，可以施行捻转手法。在针体进出过程中，始终使针处于捻转之下的转动状态。在捻转时务必轻捻缓进，左右交替；以拇指对示指、中指两指的前后捻转为主，不能只向单一方向捻转。否则，针身易缠绕肌肉纤维，增加患者疼痛。捻转还有另一种含意，就是在刺入一定深度后，捻转的动作按一定的规律结合轻重、快慢的不同要求，可以起到一定的补泻作用。

（4）辅助手法：所谓芒针的辅助手法，是在针刺到一定深度时，为达到应有针感而采用的辅助手法。这主要靠押手的动作，以及刺手的灵巧配合。方法时押手示指轻轻向下循按针身，如雀啄之状；同时，刺手略呈放射状变换针刺方向，以扩大针感。

（5）变换针刺方向刺法：比如刺太阳穴，直刺仅能刺入一寸许，为了深刺以治疗疾病，则在刺入0.5~0.6寸深时变为斜刺，这时就要靠押手的准确动作来改变针刺的角度与方向，以达到针刺目的。这种刺法要根据穴位的不同解剖特点，相应地改变押手所掌握的针刺角度，以使针尖沿着变换的方向，顺利深入。如天突穴、面部透穴等均应采用变向刺法。

针刺穴位的顺序是自上而下，若一个患者须采用三种体位时，先针背部，再针侧部，后针腹部。即先请患者俯卧，再侧卧，最后取仰卧位。有人治疗小儿麻痹症、脑炎后遗症等沿背部督脉经自下而上进行皮下透刺。第一针由长强穴透至命门穴；第二针由命门穴透至至阳穴；第三针由至阳穴透至大椎穴。

对初诊惧针的患者，可先针刺其不易看到的穴位，如腰部或臀部的穴位，以避免患者紧张。此外，在特殊情况下，应根据当时的具体情况，周密考虑，然后再决定如何操作。总之，以减轻患者痛苦，免除其紧张，而又便于施术操作为主。

医者的态度在芒针针刺操作中更为重要，施术过程中，务必十分专心，审慎从事，持针必须运用好指力。在操作过程中要集中精力，注意针刺手法是否恰当，针刺过程中密切观察患者的反应，使患者能和医生合作，配合治疗。医者必须认真负责，胆大心细，注意力要集中在手法操作上。同时要及时注意在治疗过程中可能发生的问题，以防止晕针和其他事故。

（四）适应范围

一般可用于瘫痪、神经根炎、多发性神经炎、胃溃疡、十二指肠溃疡、胃炎、胃下垂、中风、昏迷、癫、狂、痫、哮喘、咳血、子宫脱垂，以及运动系统等疾患。但因芒针的针身较长、刺入较深，应选择适宜于深刺的穴位，进行治疗。

（五）注意事项

（1）患者如初次接受芒针治疗，要耐心地对他做一般情况介绍，劝其不要惊惧，不可随便移动体位。并注意取穴宜少、手法宜轻。

（2）对肌肉过于紧张坚韧不易进针，刺下每感疼痛，或皮肤十分松弛者，进针时必须格外小心，可以用转移患者注意力的方法辅助之。

（3）诊断未明的急性疾病，切勿滥用芒针治疗，以免延误病情。

（4）过饥、过饱、酒醉、过度疲劳和某些不能合作的患者，应改在较适宜的情况下再施行芒针治疗。

六、火针疗法

火针是用火烧红的针尖迅速刺入穴内，以治疗疾病的一种方法。早在《灵枢·官针》中就记：有“淬刺者，刺燔针则取痹也”。《伤寒论》中也论述了火针的适应证和不宜用火针医治的病候。《千金翼方》有“处疖痈疽，针惟令极热”的论述。《针灸大成》中总结了明以前用火针治疗的经验，可以参考。

该法具有温经散寒、通经活络作用，因此在临床可用于对虚寒痈肿等症的治疗。

（一）针具

一般用较粗的不锈钢针，如圆利针或 24 号 2 寸不锈钢针。也有用特制的针具，如弹簧式火针、三头火针及用钨合金所制的火针等。弹簧式火针进针迅速并易于掌握针刺深度，三头火针常用于对体表痣、疣的治疗。

（二）操作方法

1. 选穴与消毒 火针选穴与毫针选穴的基本规律相同，根据病证不同而辨证取穴。选定穴位后要采取适当体位以防止患者改变姿势而影响取穴的准确性。取穴应根据病情而定，一般宜少，实证和青壮年患者取穴可略多。选定穴位后进行严密消毒。消毒方法宜先用碘酒消毒，后用酒精棉球脱碘，以防感染。

2. 烧针 烧针是使用火针的关键步骤，《针灸大成·火针》说：“灯上烧，令通红，用方有功。若不红，不能去病，反损于人。”因此，在使用前必须把针烧红，才起作用。较为方便的方法是用酒精灯烧针。

3. 针刺与深度 针刺时，用烧红的针具，迅速刺入选定的穴位内，即迅速出针。关于针刺深度，《针灸大成·火针》中说：刺针“切忌太深，恐伤经络，太浅不能去病，惟消息取中耳”。火针针刺的深度要根据病情、体质、年龄和针刺部位的肌肉厚薄、血管深浅而定。一般而言，四肢、腰腹针刺稍深，可刺 2 ~ 5 分深，胸背部穴位针刺宜浅，可刺 1 ~ 2 分深。

（三）适应范围

火针有温经通络、祛风散寒的作用。主要用于痹证、胃下垂、胃脘痛、泄泻、痢疾、阳痿、瘰疬、风疹、月经不调、痛经、小儿疳积及扁平疣、痣等。

（四）注意事项

（1）面部应用火针要慎重。《针灸大成·火针》说："人身诸处，皆可行火针，惟面上忌之。"因火针刺后，有可能遗留有小瘢痕，因此除治疗面部痣和扁平疣外，一般面部不用火针。

（2）对于血管和主要神经分布部位亦不宜施用火针。

（3）在针刺后，局部呈现红晕或红肿未能完全消失时，则应避免洗浴，以防感染。

（4）发热的病证，不宜用火针。

（5）针后局部发痒，不能用手搔抓，以防感染。

（6）针孔处理：如果针刺1～3分深，可不做特殊处理。若针刺4～5分深，针刺后用消毒纱布贴敷，用胶布固定1～2日，以防感染。

七、皮肤针疗法

皮肤针为丛针浅刺法，是以多支短针浅刺人体一定部位（穴位）的一种针刺方法。它是我国古代"半刺"、"浮刺"、"毛刺"等针法的发展。《灵枢·官针》："半刺者，浅内而疾发针，无针伤肉，如拔毛状"，"浮刺者，傍入而浮之，以治肌急而寒者也"，"毛刺者，刺浮痹皮肤也"。皮肤针法可以"疏通经络"、"调和气血"，促使机体恢复正常，从而达到防治疾病的目的。

（一）针具及术前准备

皮肤针是针头呈小锤形的一种针具，一般针柄长15～19cm，一端附有莲蓬状的针盘，下边散嵌着不锈钢短针。根据所用针具针支数目多少的不同，又分别称之为梅花针（五支针）、七星针（七支针）、罗汉针（十八支针）等。针尖不宜太锐，应呈松针形。针柄要坚固具有弹性，全束针尖应平齐、防止偏斜、钩曲、锈蚀和缺损。针具的检查，可用干脱脂棉轻沾针尖，如果针尖有钩或有缺损时则棉絮易被带动。

针具在使用前应注意消毒，一般可用75%乙醇浸泡30min。

（二）针刺方法

右手握针柄，以无名指、小指将针柄未端固定于小鱼际，针柄未端露出手掌后2～5cm，以拇中二指夹持针柄，示指置于针柄中段上面。

叩刺分为三种：轻刺、重刺和中等刺法。轻刺用力较小，针尖接触皮肤的时间越短越好。重刺用力稍大，针尖接触皮肤的时间可稍长。不论轻刺、重刺都应注意运用腕部弹力，使针尖刺到皮肤后，由于反作用力而使针弹起，这样可减轻针刺部位的疼痛。中等度刺法，用力介于轻刺、重刺之间。

叩刺速度要均匀，防止快慢不一、用力不匀地乱刺。针尖起落要呈垂直方向，即将针垂直地刺下，垂直地提起，如此反复操作。防止针尖斜着刺入和向后拖拉着起针，这样会增加患者的疼痛。针刺部位须准确，按预定应刺部位下针，每一针之间的距离，一般在1.0～1.5cm。

（三）针刺部位

针刺部位可分为三种，一种是局部叩刺，即在病变局部按经脉循行叩刺，或在其局部由外围向中心叩刺。另一种是按经脉辨证循经取穴。还有一种是整体叩刺，即先刺脊柱两旁，由背至骶，后刺项部及病变局部。对某些病变在脊柱附近及其他有关部位上所出现的一些特殊所见（如敏感点、条索状物、结节等）均为重点叩刺部位。上述三法可单独应用，也可结合应用。各部位叩刺顺序如下：头部、项部、颈部、肩胛部、脊背部、骶部、上肢、面部、眼部、鼻部和耳部。

（四）适应范围

主要的常见适应证有如下几种：头痛、偏头痛，胸痛、胁痛，失眠，上下肢痛及腰扭伤，口眼歪斜，痹证，呃逆，痿证，胃脘痛、呕吐，腹痛，哮喘、咳嗽，遗尿，遗精、阳痿，心悸，眩晕，痛经，小儿惊风，目疾，鼻塞、鼻渊，瘰疬。

（五）注意事项

（1）注意检查针具，当发现针尖有钩毛或缺损、针锋参差不齐者，须及时修理。

（2）针具及针刺局部皮肤（包括穴位）均应消毒。重刺后，局部皮肤须用酒精棉球消毒并应注意保持针刺局部清洁，以防感染。

（3）局部皮肤有创伤及溃疡者，不宜使用该法。

八、皮内针疗法

皮内针是以特制的小型针具固定于腧穴部的皮内或皮下，进行较长时间埋藏的一种方法。又称埋针法。临床需作较长时间留针的病证，可采用该法。

（一）针具

皮内针是用不锈钢特制的小针。有颗粒型、揿钉型两种：颗粒型（麦粒型）：一般针长约1cm，针柄形似麦粒或呈环形，针身与针柄成一直线。揿钉型（图钉型）：针身长0.2～0.3cm，针柄呈环形，针身与针柄呈垂直状。

（二）针刺方法

针刺前针具和皮肤（穴位）均进行常规消毒。

（1）颗粒型皮内针操作方法：刺入操作：左手拇示指按压穴位上下皮肤，稍用力将针刺部皮肤撑开固定，右手用小镊子夹住针柄，沿皮下将针刺入真皮内，针身可沿皮下平行埋入0.5～1.0cm。针刺方向：采取与经脉成十字形交叉状，例如，肺俞（膀胱经背部第一侧线上），经线循行是自上而下，针则自左向右，或自右向左的横刺，使针与经线成十字交叉型。根据病情选取穴位。埋藏固定：皮内针刺入皮内后，在露出皮外部分的针身和针柄下的皮肤表面之间粘贴一块小方形（1.0cm×1.0cm）胶布，然后再用一条较前稍大的胶布，覆盖在针上。这样就可以保护针身固定在皮内，不致因运动的影响而使针具移动或丢失。

（2）揿钉型皮内针：多用于面部及耳穴等须垂直浅刺的部位。用时以小镊子或持针钳夹住针柄，将针尖对准选定的穴位，轻轻刺入，然后以小方块胶布粘贴固定。另外，也可以用小镊子夹针，将针柄放在预先剪好的小方块胶布上粘住，手执胶布将其连针贴刺在选定的穴位上。埋针时间的长短，可根据病情决定，一般1～2日，多者可埋6～7日，暑热天埋针不宜超过2日，以防止感染。

（三）适应范围

埋针疗法临床多应用于：神经性头痛、偏头痛、胃痛、胆绞痛、胁痛、腕踝关节扭伤等。还可应用于某些慢性疾病，如神经衰弱、高血压、哮喘、月经不调、面肌痉挛、眼睑瞤动、遗尿、尿频、痹证等。

（四）注意事项

（1）每次取1～2穴，一般取单侧，或取两侧对称同名穴。

（2）埋针要选择易于固定和不妨碍肢体活动的穴位。

（3）埋针后，患者感觉刺痛或妨碍肢体活动时，应将针取出重埋或改用其他穴位。

（4）针刺前，应对针体详细检查，以免发生折针事故。

（5）注意消毒，暑热天埋针时间不超过2日，以防感染。

九、三棱针疗法

三棱针是用于点刺放血的针具，用它刺破患者身体上的一定穴位或浅表血络，放出少量血液，以治疗疾病的方法称刺络法。亦称为“刺血络”。

古人对刺络放血非常重视。如《灵枢·九针论》谈到九针中的锋针主要就用于“泻热出血”。《素问·血气形志》说“凡治病必先去其血”。《灵枢·九针十二原》篇中还提出了“宛陈则除之”的治疗原则。《灵枢·官针》中更有“络刺”、“赞刺”、“豹文刺”等法，虽针具、方法不尽相同，但都属于刺络放血法的范畴。《灵枢·血络论》还进一步阐明刺血法的应用范围，如血脉“盛坚横以赤”，“小者如针”，“大者如筋”等，并指出有明显瘀血现象的才能“泻之万全”，可见古人对此法是有丰富经验的。实践证明：此法具有开窍、泻热、活血、消肿的作用。

（一）针具

三棱针一般用不锈钢制成，针长约6cm，针柄较粗呈圆柱形，针身呈三棱形，尖端三面有刃，针尖锋利。取法于古代九针之一的“锋针”。

针具在使用前应先进行高压消毒。或放入70%～75%的乙醇内浸泡20～30min。施针前局部皮肤用含2%碘酒棉球消毒，再用酒精棉球脱碘。

（二）针刺方法

三棱针的针刺方法一般分为点刺法、散刺法、泻血法三种。

（1）点刺法：针刺前，在预定针刺部位上下用左手拇示指向针刺处推按，使血液积聚于针刺部位，然后消毒。针刺时左手拇示中三指夹紧被刺部位或穴位，右手持针，用拇示两指捏住针柄，中指指腹紧靠针身下端，针尖露出1～2分，对准针刺的穴位或部位，刺入1～2分，随即将针迅速退出，轻挤压针孔周围，使其出血少许。然后用消毒棉球按压针孔。此法多用于指趾未端穴位，如十宣、十二井穴等处。

（2）散刺法：散刺法是对病变局部周围进行点刺的一种方法，根据病变部位大小不同，可刺10～20针以上，由病变外缘环形向中心点刺，以促使瘀滞的瘀血或水肿得以排除，达到“宛陈则除之”、祛瘀生新、通经活络的目的。此法多用于局部瘀血、血肿或水肿、顽癣等，针刺深浅根据局部肌肉厚薄、血管深浅而定。

（3）泻血法：先用带子或橡皮管，结扎在针刺部位上端（近心端），然后迅速消毒。针刺时左手拇指压在被针刺部位下端。右手持三棱针对准被针刺部位的静脉，刺入脉中（0.5～1分深）即将针迅速退出，使其流出少量血液，出血停止后，再用消毒棉球按压针孔。当出血时，也可轻轻按静脉上端，以助瘀血外出，毒邪得泻。

泻血法一般隔2～3日治疗一次，出血量较多的可间隔1～2周1次。

（三）适应范围

三棱针刺络法具有通经活络、开窍泻热、消肿止痛作用。各种实证，热证，瘀证和经络瘀滞、疼痛等症均可应用。

（四）注意事项

（1）注意无菌操作，以防感染。

（2）点刺、散刺时，手法宜轻、宜浅、宜快。泻血法一般出血不宜过多，注意切勿刺伤深部大动脉。

（3）虚证，妇女产后及有自发出血倾向或损伤后出血不止的患者，不宜使用。

十、腕踝针疗法

腕踝针是在腕部或踝部的相应点用毫针进行皮下针刺以治疗疾病的一种简易方法。

（一）分区与主治病证

（1）以前后正中线为标线，将身体两侧面由前向后划为六个纵行区。

1 区：前正中线两侧的区域，包括额部、眼、鼻、舌、咽喉、气管、食管、心脏、腹部、会阴部。

主治病证：前额痛、目赤痛、鼻塞、流涎、咽喉肿痛、咳喘、胃脘痛、心悸、痛经、白带、遗尿等。

2 区：躯体前面的两旁（1 区的两侧），包括颞部、颊部、后牙、颌下部、乳部、肺、侧腹部。

主治病证：后牙痛、哮喘、胸胁痛等。

3 区：躯体前面的外缘（2 区的外缘），范围狭窄。包括沿耳郭前缘的头面部、胸腹部、沿腋窝前缘向下的垂直线。

主治病证：颞浅动脉痛，沿腋前缘垂直线部位的胸痛或腹痛（本区病证较少）。

4 区：躯体前后面交界处，包括头项、耳及腋窝垂直向下的区域。

主治病证：头顶痛、耳鸣、耳聋，腋中线部位的胸腹痛。

5 区：躯体后面的两旁（与 2 区相对），包括头、颈后外侧、肩胛区、躯干两旁、下肢外侧。

主治病证：颈后部痛、落枕、肩背部痛、侧腰痛等。

6 区：躯体后正中线两侧的区域（与 1 区相对），包括后头部、枕项部、脊柱部、骶尾部、肛门等。

主治病证：后头痛、项强痛、腰脊痛等。

（2）四肢分区：当两上、下肢处于内侧面向前的外旋位、两下肢靠拢时，四肢的内侧面相当于躯干的前面；外侧面相当于躯干的后面；前面靠拢的缝相当于前正中线；后面靠拢的缝相当于后正中线，这样四肢的分区就可按躯干的分区类推。

又以胸骨末端和肋弓交界处为中心划一条环绕身体的水平线称横膈线，将身体六区分成上下两半，横膈线以上各区加“上”字，横膈线以下各区加“下”字。如上 1 区、下 1 区，以此类推，用称各区。

（二）进针点及其适应证

按分区查明病证所在区，即在腕踝部选取相应同一区的进针点。腕与踝部各有六个点，分别代表上下六个区。下面将各点位置以及适应证介绍如下。

（1）腕部：进针点共6个，约在腕横纹上二横指（内关、外关）一圈处。从掌间尺侧至桡侧，再从腕背桡侧至尺侧，依次称作为上1、上2、上3、上4、上5、上6。

1）上1

A. 位置：在小指侧的尺骨缘前方，用拇指端按压觉凹陷处。

B. 适应证：前额部、目疾、鼻疾、面神经炎、前牙肿痛、咽喉肿痛、咳喘、胃脘痛、心悸、眩晕、盗汗、失眠、郁证、癫痫等。

2）上2

A. 位置：在腕掌侧面的中央，掌长肌腱与桡侧腕屈肌腱之间，即内关穴。

B. 适应证：治疗上2区病证，颌下肿痛、胸闷、胸痛、回乳、哮喘等。

3）上3

A. 位置：靠桡动脉外侧。

B. 适应证：治疗上3区病证，如高血压、胸痛等。

4）上4

A. 位置：手掌向内，在拇指侧的桡骨缘上。

B. 适应证：治疗上4区病证，如头顶痛、耳疾、颞下颌关节炎、肩周炎、胸痛等。

5）上5

A. 位置：腕背的中央，即外关穴。

B. 适应证：治疗上5区病证，如后颞部痛、肩周炎、上肢麻木、痹证、上肢运动障碍、肘、腕和指关节痛等。

6）上6

A. 位置：小指侧尺骨缘背。

B. 适应证：治疗上6区病证，如后头痛、枕项痛、脊柱（颈胸段）痛。

（2）踝部：踝部进针点，共有六个。约在内踝、外踝最高点上三横指（相当悬钟、三阴交）一圈处，从跟腱内侧起向前转到外侧跟腱依次为下1、下2、下3、下4、下5、下6。

1）下1

A. 位置：靠跟腱内缘。

B. 适应证：治疗下1区病证，如上腹部胀痛、脐周痛、痛经、白带多、遗尿、阴部瘙痒症、足跟痛等。

2）下2

A. 位置：在内侧面中央，靠胫骨后缘。

B. 适应证：治疗下2区病证，如胁痛、侧腹痛、过敏性肠炎。

3）下3

A. 位置：胫骨前缘向内1cm处。

B. 适应证：治疗下3区病证，如膝关节痛等。

4）下4

A. 位置：胫骨前缘与腓骨前缘的中点。

B. 适应证：治疗下4区病证，如股四头肌部痛、膝关节炎、下肢痿痹证、下肢瘫痪、趾关节痛。

5）下5

A. 位置：在外侧面中央。

B. 适应证：治疗下5区病证，如髋关节痛、踝关节扭伤等。

6）下6

A. 位置：靠跟腱外缘。

B. 适应证：治疗下6区病证，如急性腰扭伤、腰肌劳损、骶髂关节痛、坐骨神经痛、腓肠肌痉挛、脚前掌趾痛。

（三）操作方法

选定进针点后，皮肤常规消毒，医生左手固定进针点上部（拇指拉紧皮肤），右手拇指在下，示指、中指在上夹持针柄，针与皮肤呈30°，快速进入皮下，针体贴近皮肤表面，针体沿皮下表层刺入一定深度，以针下有松软感为宜。若患者有酸、麻、胀、沉感觉，说明针体深入筋膜下层，进针过深，须要调针至皮下浅表层。针刺深度约为1.5寸。针刺方向一般朝上，如病变在四肢末端则针刺方向朝下。

针刺沿皮下浅表层进达一定深度后留针20～30min，不做捻转提插。一般隔日一次，十次为一个疗程。急症可每日一次。

选进针点时：对局部病证，选病证所在的同侧分区的进针点，对全身性病证，如失眠、盗汗等可选两侧相应进针点。

（四）注意事项

（1）腕踝针进针一般应不同，进针痛时要调针，至不痛为度。调针时应将针退至皮下表浅部位，再重新进针。或检查针尖是否沿纵行直线方向插入。

（2）若出现头昏、心慌等症需将针退出以防晕针。

十一、穴位注射疗法

穴位注射疗法，是选用中西药物注入有关穴位以治疗疾病的一种方法。

（一）用具及常用药液

1. 用具 使用消毒的注射器和针头。根据使用药物的剂量大小及针刺的深度选用不同的注射器和针头。常用的注射器为1ml（用于耳穴和眼区穴位）、2ml、5ml、10ml、20ml；常用针头为4～6号普通注射针头，牙科用5号长针头，及封闭用长针头。

2. 常用药物 水针的常用药物有以下几类。

（1）草药制剂：复方当归注射液、丹参、板蓝根、威灵仙、徐长卿、夏天无、肿节风、雷公藤、鱼腥草、银黄注射液等多种中草药注射液。

（2）维生素制剂：如维生素B_1、维生素B_6、维生素B_{12}、维生素C、维生素K_3等。

（3）其他常用药物：如葡萄糖注射液、生理盐水、盐酸普鲁卡因注射液，注射用水等。许多供肌内注射用的药物也可考虑做小剂量穴位注射。

（二）穴位选择

（1）一般可根据针灸治疗时的处方原则进行辨证选穴。

（2）临床上常结合经络、经穴的触诊法选取阳性反应点进行治疗——即用拇指或示指以均匀的力量在患者体表进行按压、触摸、滑动，以检查其有无压痛、条索状或结节等阳性反应物，以及皮肤的凹陷、隆起、色泽的变化等。触诊检查的部位一般是背腰部的背俞穴，四肢部则沿经络循行路线触摸，尤其是原穴、郄穴、合穴等特定穴部位及一些经验穴。有压痛等阳性反应者，注入反应点往往效果较好，反应不明显者，也可取有关俞穴、募穴、郄穴进行治疗。

（3）软组织损伤者可选取最明显的压痛点；较长肌肉的肌腹或肌腱损伤时，可取肌肉的起止点；腰椎间盘突出症，可将药液注入到神经根附近。

（4）耳穴根据耳针疗法中耳穴的探查方法选取有关穴位。

（三）操作方法

（1）操作程序：根据所选穴位及用药量的不同选择合适的注射器和针头。局部皮肤常规消毒后，用无痛快速进针法将针刺入皮下组织，然后缓慢推进或上下提插，探得酸胀等“得气”感应后，回抽一下，如无回血，即可将药物推入。

一般疾病用中等速度推入药液；慢性病体弱者用轻刺激，将药液缓慢轻轻推入；急性病体强者可用强刺激，快速将药液推入。如需注入较多药液时，可将注射针由深部逐步提出到浅层，边退边推药，或将注射针更换几个方向注射药液。

（2）注射角度与深浅：根据穴位所在部位与病变组织的不同要求，决定针刺角度及注射的深浅。同一穴位可从不同的角度刺入。也可按病情需要决定注射深浅度，如三叉神经痛于面部有触痛点，可在皮内注射成“皮丘”；腰肌劳损多在深部，注射时宜适当深刺等。

（3）药物剂量：穴位注射的用药剂量决定于注射部位及药物的性质和浓度。头面部和耳穴等处用药量较小，每个穴位一次注入药量为0.1～0.5ml，四肢及腰背部肌肉丰厚处用药量较大，每个穴位一次注入药量为2～15ml；刺激性较小的药物，如葡萄糖、生理盐水等用量较大，如软组织劳损时，局部注射葡萄糖液可用10～20ml以上，而刺激性较大的药物（如乙醇）及特异性药物（如阿托品、抗生素）一般用量较小，即所谓小剂量穴位注射，每次用量多为常规用量的1/10～1/3。中药注射液的常用量为1～2ml。

（4）疗程：每日或隔日注射一次，反应强烈者亦可隔2～3日一次，穴位可左右交替使用。10次为一疗程，休息5～7日再进行下一个疗程的治疗。

（四）适应范围

穴位注射疗法的应用范围较广，凡是针灸的适应证大部分都可用该法治疗。

（1）运动系统疾病：痹证（肩周炎、风湿性关节炎）、腰腿痛（腰肌劳损、骨质增生、椎间盘突出）、扭伤等。

（2）神经系统疾病：头痛、不寐、口眼歪斜、痿证、三叉神经痛、坐骨神经痛、肋间神经痛、癫狂痫证等。

（3）消化系统疾病：胃痛（胃下垂、溃疡病、胃肠神经症）、腹泻、痢疾等。

（4）呼吸系统疾病：咳嗽（急慢性支气管炎、上呼吸道感染）、哮喘、肺痨等。

（5）心血管病：心悸（心动过速）、心痛（冠心病、心绞痛）、高血压等。

（6）外科、皮肤科疾病：乳痈、肠痈、腹痛（溃疡病穿孔、肠梗阻、胆石证、胆道感染）、淋证（尿路结石）、风疹、痤疮、银屑病等。

（7）五官科疾病：咽喉肿痛、目赤肿痛、中耳炎、鼻炎等。

（8）妇产科、小儿科疾病：阴挺（子宫脱垂）、催产；小儿肺炎、小儿腹泻等。

（9）用于外科手术的麻醉：穴位注射施行针麻的在五官科中用的最多，用穴有体穴、耳穴，用药有生理盐水，维生素B_1注射液及洋金花等中药制剂。

（五）注意事项

（1）治疗时应对患者说明治疗特点和注射后的正常反应。

(2) 严格遵守无菌操作，防止感染，最好每注射一个穴位换一个针头。使用前应注意药物的有效期，不要使用过期药。并注意检查药液有无沉淀变质等情况，如已变质即应停止使用。

(3) 注意药物的性能、药理作用、剂量、配伍禁忌、不良反应和过敏反应。凡能引起过敏反应的药物（如青、链霉素，盐酸普鲁卡因等）必须先做皮试，皮试阳性者不可应用。不良反应较严重的药物，不宜采用。刺激作用较强的药物，应谨慎使用。

(4) 一般药液不宜注入关节腔、脊髓腔和血管内。注射时如回抽有血，必须避开血管后再注射。如误入关节腔可引起关节红肿热痛等反应；如误入脊髓腔，会损害脊髓，切须注意。

(5) 在神经干旁注射时，必须避开神经干，或浅刺以不达神经干所在的深度。如神经干较浅，可超过神经干之深度，以避开神经干。如针尖触到神经干，患者有触电感，就须退针，改换角度，避开神经干后再注射，以免损伤神经，带来不良后果。

(6) 躯干部穴位注射不宜过深，防止刺伤内脏。背部脊柱两侧穴位针尖可斜向脊柱，避免直刺而引起气胸。

(7) 年老体弱者，注射部位不宜过多，用药剂量可酌情减少，以免晕针。孕妇的下腹、腰骶部和三阴交、合谷等孕妇禁针穴位，一般不宜作穴位注射，以免引起流产。

第六节 石氏针刺手法

一、针刺手法量学

(一) 针刺手法研究概况

针刺手法是指为了达到某种治疗目的所采取的操作方法，有广义和狭义之分，广义的针刺手法是指针刺操作过程中的施术方法，包括进针前的准备、治神、揣穴、循切及进针后的操作和出针等各种手法；狭义的针刺手法是指毫针从进针到出针前的一系列操作方法。针刺手法是伴随针刺术而产生的。1973 年我国湖南长沙马王堆三号汉墓出土的帛书中，就有了最早的关于针刺的记载，而真正意义上的针刺手法是伴随着技术的进步、针具的改良，到了《内经》时代才逐渐成熟的。

《灵枢》和《素问》都各列有专题讨论针刺手法，从针刺工具、针刺前的准备及进针、留针、出针，到针刺方向、针刺深浅与补泻、禁忌等，标志着针刺手法的形成。

《难经》是继《内经》之后的又一部经典医籍，其更加强调左右手的配合，重视调节营卫，认为补泻之法必须知营卫之气的流行、分布，然后据其循行逆顺而施术，进一步发展了《内经》的迎随补泻和提插补泻。《难经》还根据五行生克学说，提出以五输穴配五行的“子母补泻法”、“泻南补北法”等，以及针刺的时令深浅法。此后，针灸学进入了一个全面发展的时期，各代医家均对针灸理论及针刺手法作了进一步总结和发展，提出了子午流注针法，倡用按时取穴及补生泻成，由经络气血多少而定针刺深浅等手法；到近代又发展了“烧山火”、“透天凉”手法，丰富了针刺手法的内容。

临床实践说明，针刺手法对临床疗效具有直接影响，不同的针刺手法可产生不同的针刺效应，形成不同的刺激量。如果不能正确掌握适度的刺激量，就很难达到预期的治疗效果。全面理解针刺手法应包括进针方向、进针深度、具体施术手法的选择、施术所持续的时间、留针时间的长短。同一穴位不同针刺方向甚至可以治疗不同的疾病，加之施针的深浅、指力、频度不同，对疾病的治疗和转归往往起着关键性的作用。由于针刺手法纷杂繁多，而关于针刺手法标准化的研究不够，大大制约了针刺法的发展。

（二）针刺手法量学概念

针刺治病的过程就是在明辨虚实、确定穴位的基础上运用各种手法予以补泻的过程。由于各种针刺手法从性质上来讲，均属于机械性刺激，所以无论是补法还是泻法都涉及一个刺激量，即治疗剂量的问题。各种补泻手法在操作时采用多大的“剂量”，这是历代医家未能搞清的问题，施术者或据师承之法，或凭有限的经验来确定针刺的量，欠操作规范，往往带有片面性和盲目性，使后学者难以掌握。石学敏院士认为：针灸学属自然科学范畴，应该有自己明确的、科学的量学观。石学敏院士在对古医籍深入研究的基础上，借助现代科学手段，率先提出了“针刺手法量学”理论。他带领课题组从临床到基础研究，将针灸治疗有效的30余种病证逐一的、逐个穴位的进行手法最佳量学标准的筛选研究，在醒脑开窍针刺法治疗中风病的量化手法研究基础上总结了“椎基底动脉供血不足”、“无脉症”、“支气管哮喘”、“冠心病”、“胆石症”、“高血压”、“习惯性便秘”、“截瘫”、“颈椎病及腰椎间盘突出症”等多种病证的针刺量学规律。对针刺作用力方向、大小、施术时间、两次针刺间隔时间等针刺手法的四大要素进行了科学界定，改变了历代针刺忽视计量的状态，使针刺疗法更具有规范性、可重复性、可操作性，从而使针刺治疗由定性的补泻上升到定量的水平，填补了针灸学历史上的一个空白。

1. 捻转补泻手法的定义及理解 前人已对针刺补泻手法作了详尽的论述，但是，在具体操作过程中仍有许多未明之处，直到近代才规定：“大指向前为补，大指向后为泻”及“捻转幅度小，用力轻为补；捻转幅度大，用力重为泻”。这是迄今为止比较具体的操作手法及顺序，在临床上确有一定的治疗作用。但在具体实行手法操作时，仍有迷惑不解之处，如“大指向前为补，大指向后为泻”，究竟医生和患者成什么体位，医生用左手施针，还是用右手施针，或两手同时施针？故单纯提大指向前或向后说明不了问题。另外，捻转幅度小用力轻和捻转幅度大用力重，其轻重大小均无量学概念，致使术者在施行手法时仍处于茫然状态，为此，我们经临床及电生理观察，特提出如下理解和体会。

（1）捻转补泻手法第一定义：关于“大指向前为补，大指向后为泻”的具体操作，以患者体位为准，拇指向前或向后是指医生在施行手法时拇指开始作用力的方向。

十二经脉以任督二脉为中心，两手拇指开始捻转时作用力切线的方向为标准，医者采用面向患者的体位，规定作用力的方向向心者为补，离心者为泻。即左侧捻转的方向为顺时针（相对患者而言），右侧捻转方向为逆时针为补。具体操作为捻转时加作用力，倒转时自然退回，一捻一转连续不断。至于捻转泻法与补法正相反，其作用力起始的方向左右两侧均为离心，即左侧为逆时针，右侧为顺时针。

（2）捻转补泻手法第二定义：关于捻转补泻手法中，“捻转幅度小用力轻为补，捻转幅度大用力重为泻”的概念，经实验证明：捻转幅度小用力轻，是指捻转时施行小幅度高频率捻转，其幅度$<90°$，频率在每分钟120次以上，才能达到补的作用；捻转幅度大用力重，是指大幅度低频率的捻转，其幅度$<360°$，频率在每分钟50～60次，才能达到泻的作用。

因此，我们规定小幅度（$<90°$）、高频率捻转（>120转/分）为补；反之，大幅度（$>180°$）、低频率捻转（50～60转/分）为泻。

2. 捻转补泻手法量学的四大要素 临床施行捻转补泻手法应持续多长时间，一次性治疗后能保持多长时间的治疗作用，这在古典医籍中尚未阐明。针灸学作为一门自然学科，应有明确的、科学的量学观。我们通过临床和动物实验证明，捻转补泻手法的量学有以下几大要素。

（1）作用力的方向是决定补和泻的重要因素之一：即捻转补泻手法第一定义。十二经脉以任督二脉为中心，两手拇指开始捻转时作用力切线的方向为标准，医生采用面向患者的体位，规定作用力的方向向心者为补，离心者为泻。

（2）捻转的补泻与作用力的大小有直接关系：捻转时，小幅度、高频率，幅度小于90°，频率为每分钟120次以上为补，在施行补法时，术者手指轻轻地捻转，然后自然退回，形成一个有节奏的捻转频率，以达到徐徐地激发经气的作用。如临床上对缺血性的头痛或眩晕，针风池穴以采取补法时，从脑血流仪上可反映出脑血管缺血状态得到逐渐改善，其临床症状随之解除，这是激发经气的过程。捻转时，大幅度、低频率，幅度>180°，频率在每分钟50～60次为泻，在施行捻转泻法时，术者手指、腕及全臂协调用力，其作用力较大，能迅速激发经气，以达到气至病所的目的。如胆结石患者，当取阳陵泉和日月时，可迅速促使胆囊收缩加强，Oddis括约肌松弛，以达到排石作用。

（3）施行捻转补泻手法所持续时间的最佳参数：在手法中施术所持续的时间与治疗效果有着至关重要的意义，亦是手法量学中的核心。究竟施术多长时间为最佳治疗参数，在古典医籍中如《针灸甲乙经》只提到某穴在施行手法时所留一呼一吸或两呼两吸，按照这种量学规定是远远达不到治疗作用的。我们认为：捻转补泻手法最佳施术参数，每个穴位的操作时间为1～3min，如无脉症取太渊、人迎穴均施手法1min，为改善脑供血所取风池等穴，以施术3min为最佳治疗参数。因此，只有找出或确定每一个证或病的最佳治疗参数，才能使针灸的临床研究提高一步，如果在临床上只限于进针后一捻一转是达不到治疗目的的。

（4）施行捻转补泻手法后治疗作用持续时间最佳参数：临床上嘱患者每日针灸1次或隔日1次或每周2次，往往缺乏科学依据。我们经过十年临床观察，每次针刺治疗后都有它一定的持续的治疗作用，其持续时间又因病种而异，这对研究针刺治疗有效作用的蓄积时间有着重要的意义，亦是针刺治疗效果的规律性。如针刺人迎穴治疗脑血管疾病（中风），1次治疗所持续的最佳治疗作用时间是6小时。在针刺过程中发现，针刺后20min，其脑血流图改变最明显，持续到6小时后，供血开始衰减，为此应6小时蓄积1次针刺治疗。在研究针刺治疗“支气管哮喘”时，当施行捻转补法1～3min后，肺内哮鸣音逐渐消失，患者症状缓解，最佳有效治疗时间可达3～4小时，此后继续针刺治疗。才能达到有效蓄积作用。

临床上应根据以上四个要素来决定“剂量”。当然，机体接受刺激的强度存在较大的个体差异，但不能因此而认为针刺手法的刺激量是不能确定的。人虽各不相同，但就如同各项生理参数的正常值一样，各有一定限度，超过则患者不能忍受；不及则起不到治疗作用。因此除上述四大要素外，临床上还应根据患者的体质、肥瘦等因素对手法量学进行适当的调整。另外，针刺的深度实际上是决定针刺刺激量的一个重要参数，临床应予以重视。这里由于主要讲的是在针刺一定深度后进行捻转补泻的手法量学，故未讲针刺的深度。手法量学的研究工作十分艰巨，其影响的因素很多。因此，研究工作只能逐步进行，但前景是十分光明的。可以设想，如果我们的针刺手法能够具有科学的量的规范，那将不仅是手法研究的一大突破，亦是针灸治疗学的重大突破。

临床上应根据以上四大要素来决定“计量”。当然，机体接受刺激的强度存在较大的个体差异，还应根据患者的体质、肥瘦等因素进行适当的调整，但不能因此而认为针刺手法的刺激量是不能确定的。另外，针刺的深度实际上是决定针刺刺激量的另一重要参数，临床应予以重视，如中风病针刺极泉、委中、三阴交等穴以提插手法，至上下肢抽动3次为度，外伤性截瘫的夹脊针刺（不全损伤），用提插手法使胸椎夹脊穴产生躯体紧束感，腰椎夹脊穴产生向外生殖器及双下肢放射感，都是提高疗效的重要环节。

3. 捻转补泻手法的临床实验研究 石学敏院士“从疑难重症中选题，到临床实践中检验”的研究方法，贯穿于手法量学研究的全过程。在治疗中风、胆石症、冠心病、顽固性便秘及椎-基底动脉供血不足等疾病的临床研究中证明了在疾病的针刺治疗中，施术时间与针刺作用的持续时间有其自身的、客观的、严密的规律性，充分地掌握这一规律，将极大促进针刺研究的深入发展和针刺疗效的提高。针刺手法量学的提出，为传统针刺手法向规范化、统一化发展做出了卓著贡献。

（1）治疗“中风”的临床研究：为证实同一穴位采用不同量学手法是否有差异，石学敏院士从血液流变学、血脂等方面进行了实验比较，采用双盲法，观察对象为发病 10 日以内的中风住院患者，主要是缺血性脑血管病急性期脑血栓形成患者。第一组 30 例，采用“醒脑开窍针刺法”的规范量学；第二组30 例，仍采用“醒脑开窍针刺法”诸穴，但在操作上用传统手法。经测定全血黏度、血细胞比容、红细胞电泳、血小板电泳、胆固醇、高密度脂蛋白七项指标，实验结果证实：同用“醒脑开窍”诸穴，规范量学手法与非规范量学手法，在治疗前各项指标没有显著性差异，而治疗后比较，在血液流变学、血脂七项指标方面，均有极显著性差异。实验结果充分说明，治疗效果的好坏，不但与选穴、配方有关，而且与手法的差异有很大关系，证实针刺手法量学的提出和规范是十分重要的，印证了手法量学的科学性和实用价值。

（2）改善“椎-基底动脉供血不足”的临床研究：包括脑动脉硬化反映在基底动脉方面的症候群，或因颈椎增生压迫椎动脉而供血不良，对 54 例经脑电图、脑血流、微循环检查诊断为脑动脉硬化反映在基底动脉方面的症候群，或因颈椎增生压迫椎基底动脉供血不良者，取足少阳胆经风池、完骨，足太阳膀胱经天柱三对腧穴，每穴均施小幅度、高频率捻转补法 3min，每日治疗 2 次，患者头晕、目眩、心烦、失眠等症状得到相应缓解，同时在施术过程中用 XLJ-Ⅱ型双导脑血流图分别描记施手法后即刻、2 小时、4 小时、6 小时的枕乳导联图形，可见波幅较针刺前增高，重搏波出现，提示供血有改善，血管弹性增加，这同临床症状改善是一致的，随着时间推移，这种改善逐渐变小，至 6 小时衰减较为明显，提示针刺施术 3min 对脑供血改善的针刺效应能持续 4～6小时，这一研究结果，为临床开展脑血管病的针刺治疗提供了手法量学依据。

（3）治疗“无脉症”的临床研究：取穴人迎、太渊（下肢无脉同时加气冲、冲阳）先后治疗 20 例患者，均采用小幅度高频率捻转补法，每穴施手法 1min，唯针刺人迎穴时直刺进针，让针感放射至直达指端，然后稍提针，再施小幅度高频率捻转手法 1min，每日 2 次，寸口脉搏即可触及但不持久，经 3～5 日治疗，脉搏可触及，患肢血压接近正常水平，患者自觉症状相应好转。对多数患者做了针刺前后肢体血流测定，经治疗后肢体血流波幅明显增高，提示患肢供血状况得到改善。

（4）治疗“支气管哮喘、哮喘型支气管炎”的临床研究：取大椎、大杼、风门、肺俞、心俞、膈俞，均为小幅度高频率捻转补法，每穴捻针 1min，经听诊肺中哮鸣音逐渐消失，如存在说明还未达治疗量。继续运针施法。直至哮鸣音消失为止，最长施手法时间 3min 左右。由此可知，针刺手法在解除小支气管痉挛方面有良好效果。

（5）治疗“冠心病”的临床研究：对 380 例经心电图、心动超声、心脏监测系统诊断为“冠心病”患者，取手厥阴心包经内关，手少阴心经郄门，足太阳膀胱经心俞、膈俞，任脉膻中几个穴位，采用捻转的补法，施术 3min，患者胸闷憋气，左肩臂刺痛感相应减轻，随心电图观察，可见 S-T 段在原基础上有所恢复，T 波波幅亦有增高，提示冠状动脉供血和心肌耗氧状况有改善，这就为针刺治疗“冠心病”的配穴及使用补法打下了基础。

（6）治疗“胆石症”的临床研究：对 102 例经胆囊造影或“B 超”诊断为胆囊结石的患者，取足厥阴肝经太冲，足少阳胆经阳陵泉、日月（右）五个穴位，每穴施捻转的泻法 1min，随着手法的实施，患者自觉右上腹抽动感，特别对泥沙样结石，可在针刺 3～7 次后排石，曾对 30 例患者做针刺前后胆囊造影摄片观察，经采用大幅度、低频率的捻转泻法 1min 后，体位不变，立即摄片，可见胆囊影像模糊，提示胆囊收缩，继续施手法 3min 时拍片，可见胆囊体部一圆形结石移向胆囊颈部，临床效验和物理观察都有力地证明了采用捻转泻法的规范量学有助于加大胆汁排泄，促进 Oddis 括约肌扩张，促进胆石排出，这一发现为我们针刺治疗胆结石提供了可靠的临床依据。

（7）治疗顽固性便秘的临床研究：共108例，取穴丰隆、左侧水道、左侧归来、左侧外水道、左侧外归来，均使用大幅度低频率捻转泻法，施手法1min，留针30min，每日2次，有效率达95.6%，排便最短时间20min，最长3小时，绝大多数在1小时左右，临床效果卓著。

上述观察证明了在疾病的针刺治疗中，施术时间与针刺作用的持续时间有其自身的、客观的、严密的规律性，充分地掌握这一规律，将极大促进针刺研究的深入发展和针刺疗效的提高。通过针刺手法量学的研究将针灸治疗学剂量化，临床治疗理论科学化，治疗刺激量精确化，这项研究为针灸治疗学奠定了科学化的基础。探求临床常见病治疗定方穴位的最佳治疗量，是提高疗效的重要环节，因此，针灸手法量学是石学敏院士为针灸学发展的又一重大贡献。该项研究成果曾获国家中医药科技成果乙等奖，被国家中医药管理局确立为科技成果推广项目。

4. 针刺手法的量效关系研究

（1）研究方法

1）针刺内关穴治疗缺血性中风：以MCAO大鼠为缺血性中风的动物模型，采用随机对照设计，固定针刺方向为直刺，以不同的行针时间（5s、60s、180s）和捻转频率（60次/分、120次/分、180次/分）组合形成9组不同的针刺参数针刺内关穴，以神经功能缺损评分、脑血流量、脑微循环、脑梗死率为效应评定指标，总结时间和频率要素的针刺手法量效关系，以基因芯片表达谱分析探讨相关机制。

2）针刺合谷穴治疗中枢性面瘫：以缺血性脑卒中所致的中枢性面瘫患者为研究对象，采用随机对照设计，将150例入组患者随机分为合谷量学1~4组与不针刺合谷的对照组。合谷量学组固定针刺捻转频率为120次/分，以不同的针刺方向（逆经脉斜刺、直刺）和行针时间（5s、30s）组合形成4组不同的针刺参数针刺合谷穴，以House-Brackmann量表、多伦多面部分级量表、面神经麻痹程度分级评分量表、面部残疾指数量表等临床症状评价量表为疗效评定指标，总结方向和时间要素的针刺手法量效关系。

3）针刺风池穴治疗椎基底动脉供血不足：以椎-基底动脉供血不足患者为研究对象，固定行针时间为60s，以不同的针刺方向（对侧眼外角、喉结）和捻转频率（60次/分、120次/分）组合形成4组不同的针刺参数针刺风池穴，以椎-基底动脉缺血性神经功能障碍评价量表、眩晕症状量表、UCLA眩晕调查问卷、日常生活能力量表、心理及社会适应量表等临床症状评价量表、TCD血流速度检测、局部脑组织血氧饱和度为效应评定指标，总结方向和频率要素的针刺手法量效关系，以液相色谱-质谱联用的代谢组学技术分析探讨相关生物学机制。

（2）结果

1）针刺有效经穴治疗特定病种的量效关系：筛选有效经穴治疗特定病种的最优手法参数组合。

该研究选择与疾病紧密相关的症状和体征的改善情况，作为针刺手法量效关系中效应的评价指标，进而筛选有效经穴治疗特定疾病的最优手法参数组合。

A. 内关——缺血性中风。

以时间（T_1 5s、T_2 60s、T_3 180s）与频率要素（F_1 1次/秒、F_2 2次/秒、F_3 3次/秒）各自三水平搭配形成9种不同的手法参数组合针刺内关穴治疗MCAO大鼠，通过因子分析判定针刺的综合疗效，各针刺组的综合评价得分排序为$F_3T_2>F_3T_3>F_3T_1>F_2T_1>F_2T_2>F_2T_3>F_1T_3>F_1T_2>F_1T_1$，即针刺组$F_3T_2$（180次/分，60s）的综合效应最优。此外$F_3T_2$、$F_3T_3$、$F_3T_1$的综合得分都较高，说明较快频率的针刺其综合效应整体较优。

B. 合谷穴——中枢性面瘫。

以治疗前后四种面瘫症状量表得分改善率为考察指标，分析不同组别的组间差异，H-B量表、多伦多量表及 DFNP 量表治疗后评分改善率的组间比较均提示 B 组（斜刺行针 5s 组）症状改善程度明显优于对照组；此外 B 组的 H-B 量表改善率明显优于 D 组（斜刺行针 30s），多伦多量表改善率明显优于 A 组（直刺行针 5s），DFNP 量表改善率明显优于 A 组（直刺行针 5s）、D 组（斜刺行针 30s）。FDI 量表改善率不符合正态分布，采用秩和检验。FDI 问卷躯体功能及社会功能评分量表差值经秩和检验，组间无明显差异。

上述结果可以得出，在几种针刺方案疗效存在差异，其中斜刺行针 5s 针刺合谷穴的疗效最佳。

C. 风池——椎-基底动脉供血不足。

评定临床疗效的指标主要包括：五个与临床症状相关的量表，TCD 检测的椎-基底动脉血流速度、局部脑组织血氧饱和度。椎-基底动脉血流速度分析结果：所有入组患者异常的椎-基底动脉血流速度可以分为两种类型，一种为低于正常值标准的，称为流速减慢型；另一种则是高于正常值标准的，称为流速加快型。又因椎动脉和基底动脉的正常血流速度的标准不同，故椎动脉和基底动脉亦分开进行分析。

四组患者中 TCD 流速减慢型的椎基动脉血流速度均有显著改善，风池 3 组较明显；治疗前后的差值组间比较，风池 3 组皆优于其他三组。四个组流速加快的椎-基底动脉经过治疗血流速度都有所改善，其中风池 1 组优于其他三组。局部脑组织血氧饱和度：分别于耳后乳突和后发迹正中部位测量。治疗后，四个组患者乳突和后正中部位的 TOI 值都有所改善，乳突部位风池 1 组和风池 3 组的改善效果较为明显，而后发际正中位置风池 1 组的改善效果较优。

2）针刺手法要素间的交互作用是影响针刺疗效的主导因素：针刺手法要素是影响针刺疗效的重要因素，而手法要素对疗效的影响各有不同，通过正交和析因分析判断针刺时间、频率、方向等手法要素影响针刺疗效的主次地位，揭示针刺手法的量效规律，为临床针刺手法的选择提供科学依据。

A. 内关——缺血性中风：通过正交分析中直观分析法，判断各指标下针刺时间、频率要素及两者交互作用的主次地位，见表 5-6-1。

表 5-6-1　正交直观分析法判断时间、频率要素及两者交互作用的主次地位

效应指标	频率（*A*）	时间（*B*）	频率与时间的交互作用
神经功能缺损评分	*	**	***
脑血流量	**	***	*
微循环输入支管径	***	*	**
微循环输出支管径	***	**	*
微循环［输入/输出］	***	*	**
脑梗死率	*	***	**

注：主次以＊数目多少表示。

时间与频率要素的交互作用在 MCAO 大鼠神经功能缺损评分指标上占主要影响，而神经功能缺损评分是疗效的最终体现，因此时间与频率两者的交互作用是影响针刺疗效的主导因素。同时，时间要素在脑血流量和脑梗死率两项指标上占主导作用，提示在充分考虑时间与频率要素的交互作用的基础上，针刺手法需首先保证恰当的行针时间，进而选取合适的捻转频率。

B. 合谷——中枢性面瘫：通过对存在组间差异的症状量表评分结果进行析因分析，发现方向和时间要素的交互作用是影响针刺疗效的主导因素，见表 5-6-2。

表 5-6-2 症状量表评分的析因分析结果

症状量表	因素	P	显著性
H-B 量表	频率	0.146	
	方向	0.534	
	频率×方向	0.046	*
DFNP 量表	频率	0.567	
	方向	0.787	
	频率×方向	0.007	*

* $P<0.05$

通过以上分析，发现方向和时间要素两者的交互作用较为显著，提示临床针刺风池穴治疗中枢性面瘫应同时考虑针刺方向和行针时间，两者同时选择合适的参数组合进行针刺，才能取得更佳的临床疗效。

C. 风池——椎-基底动脉供血不足：以针刺的方向和频率构成的针刺参数对不同的效应指标的影响不同，通过析因分析，可以确定两者对效应指标影响的显著性。见表 5-6-3，表 5-6-4。

表 5-6-3 临床症状体征指标的方向、频率及其交互作用显著性检验

效应指标		因素	P	显著性
量表评价	椎-基底动脉系统缺血性神经功能评价量表	频率	0.666	
		方向	0.616	
		频率×方向	0.088	
	眩晕症状量表	频率	0.520	
		方向	0.088	
		频率×方向	0.030	*
	UCLA 眩晕调查量表	频率	0.481	
		方向	0.821	
		频率×方向	0.992	
	ADL 量表	频率	0.252	
		方向	0.400	
		频率×方向	0.266	
	心理及社会适应量表	频率	0.426	
		方向	0.086	
		频率×方向	0.872	

* $P<0.05$

在临床症状量表评分方面，方向与频率因素的交互作用较为显著的效应指标为眩晕症状量表；其他因素未有显著的效应指标。

表 5-6-4 血流速度指标的方向、频率及其交互作用显著性检验

效应指标		因素	P	显著性
平均血流速度	流速减慢的 VA	频率	0.819	
		方向	0.275	
		频率×方向	0.110	
	流速减慢的 BA	频率	0.278	
		方向	0.231	
		频率×方向	0.101	
	流速加快的 VA	频率	0.261	
		方向	0.343	
		频率×方向	0.016	*
	流速加快的 BA	频率	0.943	
		方向	0.498	
		频率×方向	0.858	

* $P<0.05$

在改善血流速度方面，方向和频率交互作用较为显著；其他因素未有显著的效应指标。

通过以上分析，发现方向和频率要素两者的交互作用较为显著，提示临床针刺风池穴治疗椎-基底动脉供血不足应同时考虑针刺方向和捻转频率，两者同时选择合适的参数组合进行针刺，才能取得更佳的临床疗效。

以上研究提示针刺手法的量是包含针刺穴位、针刺时间、频率、方向等众多手法要素组合所构成的综合量，不仅受手法要素变化的影响，同时各要素间组合的交互作用也是影响针刺量的关键因素。所以提高针刺疗效必须重视针刺手法。

5. 针刺手法量效关系的生物学机制 该研究采用基因芯片及代谢组学技术探讨针刺手法量效关系的生物学机制，为揭示针刺治疗作用及手法量效关系的科学内涵提供分子生物学的证据。

（1）基因芯片表达谱分析针刺内关穴治疗缺血性中风量效关系的生物学机制。

1）不同时间及频率要素下针刺各自调控的差异表达基因及生物学途径，如表 5-6-5。

表 5-6-5 不同时间及频率要素下针刺各自调控的差异基因及生物学途径

时间及频率	差异基因	生物学途径
5s	*Zkscan5*、*Itpa*、*Ift81*、*Dpys13*、*Slc6a5*、*Faf1*、*Loc292449*、*Mrgprb4*、*Loc294497*、*Eif4g3* 等	蛋白泛素化、内皮细胞的迁移、剪接复合体、转化生长因子β受体信号通路、磷脂酰肌醇信号系统、泛酸和辅酶 A 生物合成、高尔基体介导的泡运输、鞘脂类代谢、新陈代谢等
60s	*Loc292449*、*Mical3*、*Usf2*、*Srsf4*、*Slc25a1*、*Vof16*、*Sh2d4a*、*Tgfa*、*Golga5*、*Cpg1* 等	蛋白泛素化、果糖和甘露糖代谢、泛酸钙和辅酶 A 的合成、磷脂酰肌醇信号系统、血管通透性的正向调节、蛋白在胞内运输、GPI 锚定的生物合成过程、蛋白四聚反应、负向调控胺的运输等
180s	*Kpna4*、*Cnot2*、*Jak1*、*Rbbp6*、*Phf111*、*Plac9*、*Guca2b*、*MGC94335*、*Hiat1*、*Faf1* 等	调节凋亡信号转导通路、NK 细胞介导的细胞毒作用、剪接 TGF-β 信号转导通路、T 淋巴细胞受体信号转导通路、蛋白泛素化、果糖和甘露糖代谢、去甲基化、细胞内吞作用、Wnt 信号通路等

续表

时间及频率	差异基因	生物学途径
60 次/分	*Loc292449*、*Rgd1566373*、*Apobec2*、*Zc3h12c*、*Rexo1*、*Rgd1311406*、*Loc680168*、*Olr567*、*Gnal*、*Faf1* 等	血管内皮细胞迁移的调节、蛋白四聚化、内皮细胞迁移的正调节、蛋白泛素化、泛酸盐和 CoA 的生物合成、剪切复合体、赖氨酸降解、果糖和甘露糖的代谢、SNARE 在膜泡运输中的相互作用、Wnt 信号通路等
120 次/分	*Itpa*、*Jmjd1c*、*Rab14*、*Bckdhb*、*Faf1*、*Ift81*、*Cnot2*、*Jak1*、*Fam21c*、*Loc690183* 等	核转录 mRNA 的降解、高尔基体介导运输、调节上皮细胞迁移、T 淋巴细胞受体信号通路、外来细胞凋亡信号通路的调节、新陈代谢、蛋白泛素化、泛酸盐和 CoA 生物合成、脂肪细胞因子信号转导、鞘脂类代谢、剪接复合体、TGF-beta 信号通路等
180 次/分	*Bfar*、*Kpna4*、*Cnot2*、*Jak1*、*Igf2bp2*、*Ppap2b*、*Snx4*、*Fech*、*Ccdc94*、*Loc363326* 等	蛋白泛素化、蛋白质自身磷酸化、干细胞发育、胞内运输、细胞周期的正调控、肽酶活性的正调节、Fcepsilon RI 信号通路、NK 细胞介导的细胞毒性反应、内质网中蛋白质加工、甘油酸酯代谢、剪接复合体等

2）不同时间及频率要素下针刺共同调控的差异表达基因及生物学途径，如表 5-6-6 所示。

表 5-6-6 不同时间及频率要素下针刺共同调控的差异基因及生物学途径

时间及频率	差异基因	生物学途径
5s、60s、180s 共同调控	*Loc679536*、*Lrrc16a*、*Insig1*、*Tnfrsf19*、*Mrps9*、*Atp6v1g1*、*Rgd1311406*、*Pcm1*、*Tgfa*、*Sdha* 等	蛋白泛素化、基因表达的转录后调控、跨膜运输的调控蛋白质四聚化、调节蛋白定位、剪接复合体代谢、胞内运输、细胞内脂质的代谢过程等
60 次/分、120 次/分、180 次/分共同调控	*Loc679536*、*Pcm1*、*Fbxo8*、*Rgd1565283*、*Slc25a5*、*Gtf3c6*、*Rbbp6*、*Eif4g3*、*Jmjd1c*、*Rgd1304580* 等	蛋白泛素化、剪切复合体、细胞大分子的生物过程、细胞的蛋白质定位、细胞成分组装、主要的代谢等
两者共同调控	*Loc679536* 等	蛋白泛素化、剪切复合体细胞的蛋白质定位、主要的代谢等

3）基于 RT-PCR 方法的差异基因的验证。根据基因芯片实验的结果，挑选了部分差异表达基因如泛素蛋白化相关基因 *Ubr5*、色氨酸羟化酶基因 *Tph1*、嗅觉受体基因 *Olr883*、炎症与血管调节相关基因 *Ccl*11 进行 RT-PCR 实验的验证，结果与基因芯片实验的结果基本一致，证实了基因芯片信息的可靠性，进一步确保了针刺手法量效关系的生物学机制研究结果的准确性。

（2）代谢组学分析针刺风池穴治疗椎–基底动脉供血不足量效关系的生物学机制：对针刺风池穴治疗椎–基底动脉供血不足取得最佳临床疗效的手法参数组合进行了代谢组学研究，建立了基于快速高分离液相色谱/四级杆串联飞行时间质谱（RRLC/Q-TOF-MS）检测样本的分析方法，在挑选出的 680 个特征代谢物中，筛选出 VIP 值大于 1 变化显著的代谢物 280 个，鉴定了其中 15 个与椎–基底动脉供血不足密切相关的代谢物，分别为甘氨酸、肌氨酸酐、哌啶酸、谷氨酰胺、降植烷酸、犬尿喹啉酸、泛酰巯基乙胺、茉莉酸甲酯、辛甘氨酸、己酰甘氨酸、L-Octanoylcarnitine、3，4，5–三甲氧基肉桂酸、尿苷、次黄嘌呤、泛酸。主要涉及泛酸和 CoA 合成、*D*-谷氨酰胺和 *D*-谷氨酸代谢、丙氨酸，天门冬氨酸和谷氨酸代谢等 8 条代谢通路。

同时也观察了 120 次/分捻转频率下不同方向针刺风池穴生物标志物含量的变化，发现不同针刺方向组别之间具有显著的差异，其中泛酸、己酰甘氨酸、3，4，5-三甲氧基肉桂酸的含量变化比较明显，两组代谢物含量均向健康组回调，且“向对侧眼外角，捻转频率 120 次/分”的参数组回调后更接近健康组的数值，与临床研究结果相符。

该研究以石院士"醒脑开窍"针刺法为手法操作基础，选择脑卒中及与之关系密切的疾病椎-基底动脉供血不足、中枢性面瘫作为研究的切入点，进行针刺手法量效关系的研究，研究结果明确了针刺手法的关键构成要素（针刺时间、频率、方向）对治疗效应的影响。证实了针刺手法要素间的交互作用是影响针刺疗效的关键因素，筛选出不同疾病（针刺合谷穴治疗中枢性面瘫、针刺风池穴治疗椎-基底动脉供血不足）针刺最优手法参数组合，不但印证了石院士关于手法量学概念论述的正确性，也是对其理论的补充与发展。研究结果证实并强调提高针刺疗效必须重视针刺手法，科学规范地界定针刺手法要素在评价针刺疗效、获得客观评价结果中的重要性。

二、刺络拔罐疗法

刺络疗法源于《灵枢·官针》"凡刺有九"中的"络刺"，"刺小络之血脉也"，可泻瘀血邪气，固守经隧，以防大乱。石学敏院士在四十余载的临证过程中观察到，单纯刺络疗法，为血液自然流出，或稍稍挤压针刺局部，往往瘀血留注不消，贼邪伏而不退，如加用闪火罐，造成罐内负压，可达血尽邪出，且可控制出血量，达到良好疗效。刺络拔罐是刺血术与拔罐法相结合的独特针刺方法。临床操作是在辨证选取穴区的前提下，用三棱针或七星针、梅花针等，对穴区点刺或叩刺，再行拔罐，在局部吸拔出较多瘀血，从而达到疏通经络、祛瘀生新、调整阴阳的治疗目的。

（一）历史沿革

刺络拔罐的基础是放血疗法。其历史可追溯到史前的新石器时代的砭石治病，如《说文解字》所说："砭，以石刺病也。"其中就包括了放血和排脓的治法。刺血法最早的文献记载见于马王堆出土的《五十二病方》。先秦时期的《黄帝内经》中明确有刺血疗法的论述就有40多篇，标志着刺血疗法已达到了一个新的高度。首先，金属针具代替了砭石，《灵枢·九针十二原》中的"九针"，其中锋针"刃三隅"，接近现代的三棱针，是放血的专用工具，可以治疗"痼疾"。其次，在理论方面提出了"满则泄之，菀陈则除之"的治疗原则（《灵枢·九针十二原》），《灵枢·小针解》进一步解释："宛陈则除之者，去血脉也。"并认为"凡治病必先去其血"（《素问·血气形志》）。对瘀血症的诊断、治疗颇为详尽。此外，《内经》还比较详细地介绍了用刺血法治疗各种疾病，包括发热、各种疼痛、疟疾、臌胀、癫狂、痉病、癃闭、咳喘、喉痹、疝瘕、闭经、目赤肿痛、疮疖肿毒、扭挫伤等。刺法也多种多样，如"络刺"、"赞刺"、"豹文刺"等，以适应不同病证的需要。后世刺血疗法也有较大的发展，并在实践过程中与拔罐法相结合，形成了刺络拔罐法。晋·葛洪《肘后方》有用"针角"之治病的记载，已经把针刺与拔罐（拔罐法古代又称为"角法"）相结合用于临床。唐·王焘《外台秘要》也较为明确地记载了用刺络拔罐法治疗疾病，其云："先以针刺螫处出血，然后角之。"但是不论操作方法或临证施治，都比教简单、粗浅没有形成系统的理论体系。此后，刺血疗法的治疗范围不断被扩大，广泛应用于内、外、五官等科。历代医家中，许多名医都擅长刺血疗法，其中以金元四大家的张从正最具代表，他用刺血疗法治愈了自己顽固的目疾，故对该疗法极为推崇，理论上也有新意，他认为刺血疗法属汗法，"出血乃发汗之一端"，汗血同源，邪可从汗而散，也可随血而泄，并认为刺络放血攻邪最为迅速。此外，《儒门事亲》中记载的针刺医案共30余则，几乎都是刺血疗法的案例。李东垣对刺血疗法仅用于实热证的观点有所突破，将点刺出血应用于某些虚证的治疗。明清时期，刺血疗法还被广泛用于急症、重症，如昏迷、瘟疫等，如清·郭志邃在《痧胀玉衡》一书中，共载各种痧证80余种，附案20余例，其中绝大多数为放血或配合药物治疗而愈。

（二）刺络拔罐方法

《灵枢·小针解》云："满则泻之者，气口盛而当泻之也，宛陈则除之者，去血脉也。"《灵枢·腰痛》说"刺之血射以黑，见赤而已"，"横脉出血者，血变而止"。《灵枢·官针》说："四曰络刺，络刺者刺小络之血脉也。"其作用特点在于泻"阴阳俱有余"而不伤正气，这说明刺络疗法是否能取得良好疗效，出血量是关键。经典理论指出，出血量的判定，应以出血颜色的变化为依据。因邪气居于人体，所以刺其病变部位，出血"其色必黑"，而当"血尽邪出"则出血颜色变红。正如《医学源流》说："凡血络有邪者，必尽去之，若血射出而黑，必会变赤，见赤为止，否则病必不除而反为害。"纯刺络法为血液自然流出，这样很难达到《内经》所要求的出血量，往往不能获取良效。在临床中，石学敏院士观察到若血液自然流出，或稍稍挤压针刺局部，往往瘀血留注不消，贼邪伏而不退，虽有祛邪散风、疏经通络之作用，但难求其尽，不能达到尽去其邪之效果。故思加压之法，于病变部位点刺后加以拔罐，这样医生可以透过玻璃罐直接观察血量，达到预定标准，即行起罐，血尽邪出，所以疗效迅速。

（三）机理探讨

关于刺络拔罐法的作用机理探讨，古今文献均较少论及。根据石学敏院士的多年临证体会，认为瘀血邪气的成因有多种，包括外伤跌仆、风寒入络、痰瘀痹阻及正气不足等。因此，刺络拔罐的作用是多方面的，既可祛邪，也可补虚，既可温经，又可泻热。下面就刺络拔罐的作用机理略作探讨。

（1）活血通络：活血通络是通过刺络拔罐来疏通经络中壅滞的气血，使机体的生理功能恢复正常，是刺络拔罐最主要、最直接的作用，凡临床有瘀血阻络之病证，皆可用刺络拔罐法治疗。如临床研究证明，高血压往往与血流动力学异常有关，采用刺络拔罐治疗后在血压降至正常的同时，较高的血黏度指标也得以下降，证明刺络拔罐确有活血化瘀之效。治疗颈椎病时，则可见微血管襻扩张，血流加快，改善局部的血液循环，促进新陈代谢，加速对劳损组织的修复。

（2）祛瘀生新：某些疾病因经脉不通，导致气血不和，阴阳失调，进而影响五脏六腑的功能，气血失其温煦、濡养的作用，使肌肉、筋脉、腠理无以滋养，所谓"瘀血不去，则新血不生"。此类患者常表现为虚实夹杂证，刺络拔罐有活血祛瘀通络之功，可起到泻实补虚祛瘀生新的目的。从西医学理论分析，刺络拔罐可刺激骨髓造血功能，此外，刺络拔罐可造成局部组织高度充血，一方面可刺激网状内皮细胞的吞噬功能，另一方面，出血可造成自身溶血现象，细胞内释放的组胺等物质可刺激机体加强免疫功能，增强机体的抗病能力从而有益于身体的康复。

（3）温经散寒：张从正认为"出血乃发汗之一端"，这也反映了刺络拔罐有祛风散寒的作用。在临床治疗过程中，我们经常听到患者的反映说，原先畏寒怕风的部位，经刺络拔罐后局部感觉温暖，畏寒的症状逐渐消失。究其原因，石学敏院士认为此与活血化瘀、改善局部的血液循环有关，所以刺络拔罐法可广泛适用于风湿痹痛，如骨质增生、漏肩风、类风湿关节炎、腰肌劳损等。

（4）祛风除湿：临床上有时可见拔出的瘀血颜色较淡，水分较多，中医认为这些患者湿邪偏重，而西医学则往往认为局部有水肿，如周围性面瘫急性发作期、风湿性骨关节炎等，在水肿局部刺络拔罐，一方面可以使血管扩张，加快局部的血液循环，促进水肿的消散，另一方面火罐的负压直接把局部的水液吸出来，减轻对病变组织的压迫。所以当拔出大量水分时，患者的症状可以得到迅速的改善。

（5）通络止痛：石学敏院士在临床治疗中发现刺络拔罐具有极好的止痛作用，尤其对运动系统软组织急性扭伤或劳损引起的疼痛，疗效颇佳。其止痛作用机理是通过活血通络实现的，正所谓"不通则痛"、"通则不痛"。从西医学角度来分析，则是刺络拔罐对损伤局部起到了减压作用，当拔出大量瘀血时，原来肿胀对皮下痛觉感受器的挤压、刺激减少，另外，刺络拔罐可改善损伤局部的血液循环，加速对致痛物质的稀释，从而减轻了疼痛的感觉。

(6) 泻热消肿：对热毒壅结之疮痈疖肿等外科病证，也可用刺络拔罐法治疗。该法可直接通过火罐的负压作用，清除局部脓毒瘀血，刺络则使其更易拔出，从而加速局部炎症的消散，促进创口愈合。

(四) 临证体会

石学敏院士将此疗法应用于临床，在治疗支气管哮喘、三叉神经痛、面肌痉挛、周围面瘫急性期、风湿性关节炎、类风湿关节炎、诸神经痛、软组织损伤、丹毒、急性乳腺炎、淋巴炎、带状疱疹等方面均取得了良好疗效，我们将临床中有代表意义的几个典型病种分述如下。

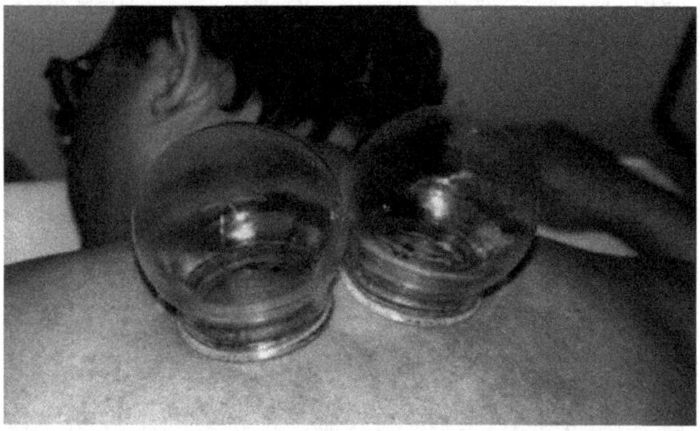

图5-6-1 支气管哮喘刺络拔罐

(1) 支气管哮喘：哮喘多因风寒郁热痰湿郁久壅阻肺气，肺失肃降，逆而作喘，与肺、脾、肾三脏有关，哮喘久不得愈，肺肾皆虚，摄纳失司。反复发作的患者，在发作期多为邪气偏盛，气郁血滞，本虚标实之证。刺络拔罐可活血行气，泻血祛邪肃肺，《医学源流论》云：“凡血络有邪者，必尽去之。”石学敏院士指出，刺络以泻其邪，刺络加拔罐以活血行气，泄邪肃肺，故泻血祛邪应求其尽，可获立即止喘的良效。刺络拔罐后，局部白细胞轻度增多和吞噬功能增强，以及网状内质系统吞噬功能的增强，可以吞噬细菌和病毒，因此刺络拔罐具有治疗哮喘及消炎化痰作用，使哮喘患者发热渐退，痰液减少，痰鸣减轻，紫绀缓解（图5-6-1）。

(2) 带状疱疹：带状疱疹由水痘-带状疱疹病毒感染所致，在机体免疫功能低下时，病毒繁殖活动，导致受侵的神经节发炎、肿胀、坏死，产生神经痛及沿神经分布的群集性丘疹，水疱，中医称为“缠腰火丹”。中医认为该病是由于情志内伤，肝气郁结，久而化火，肝经火甚而致，或因脾失健运，蕴湿化热，湿热搏结，并感毒邪而成。肝火脾湿郁于内，毒邪乘之诱于外，气血瘀阻为其果。毒火稽留血分，表现为红斑，湿热阻因于肝脾，引起水疱，气血瘀阻于经络则临床上表现为疼痛。而从带状疱疹的病因看，病毒导致神经根发炎肿胀，神经根性炎症是引起疼痛的主要原因，因此治疗的关键，在于消除神经根的炎症和水肿。刺络拔罐法具有通经活络、活血化瘀、消肿去炎止痛之功效，通过施治可以明显改善患者的局部血液循环，促进局部的代谢，疏通经络，消除神经根的炎症及肿胀。刺络拔罐还可以激发运行气血，促进和调整机体的细胞免疫和体液免疫功能，提高机体的防御功能，促进全身和局部特异性细胞免疫。刺络拔罐治疗带状疱疹，是一项很好的治疗方法，不但患者易于接受，而且无明显毒副作用（图5-6-2）。

图5-6-2 带状疱疹刺络拔罐

（3）颈椎病：颈椎病属中医“痹证”范畴，多因体虚及长期劳累，复感风寒湿邪，导致颈项部气血运行不畅，脉络失和，气滞血瘀，故临床见颈项板滞不舒，头胀痛、眩晕，肢麻等症状。刺络拔罐疗法具有祛风通络、除湿散寒、舒筋活血之功，可以改善微循环瘀滞、组织供血不足与缺氧状态，改善肌肉的血液循环和组织营养，促进渗出物的吸收，消除局部肿胀，使局部痉挛的肌肉得以松解，促进新陈代谢，缓解疼痛，修复损伤，使局部组织处于高供氧低消耗状态。从而加快损伤部位的修复，收到满意的临床治疗效果（图5-6-3）。

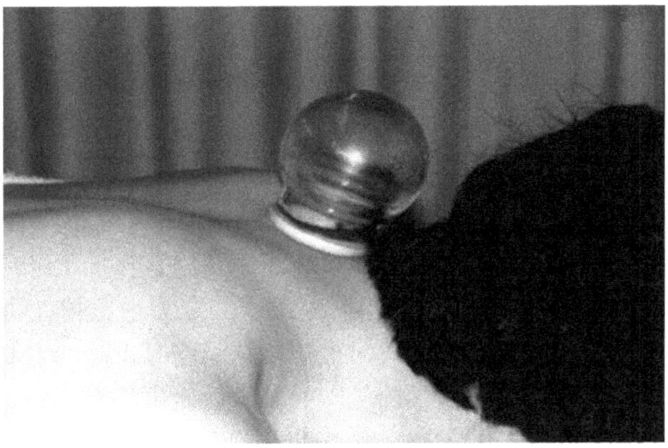

图5-6-3 颈椎病刺络拔罐

（4）丹毒：中医学认为，丹毒多因火邪侵犯血分，郁于肌肤而发；或素体血分有热，外受火毒，相互搏结致经络阻滞，热毒蕴于肌肤而病。《圣济总录》云：“热毒之气暴发于皮肤之间，不得外泄，则热为丹毒。”在丹毒局部或加大椎刺络拔罐以清热解毒、消瘀散结、活血通络，对该病有较好疗效。现代医学认为，丹毒主要是由丹毒链球菌侵犯皮肤或黏膜的网状淋巴管传播至体表而发病，应用有效抗生素是西医常规治疗方法。临床观察表明，从治愈率及治愈时间的总体趋势看，刺络拔罐者明显优于单用西药者，说明该方法治疗丹毒能缩短治愈时间，提高疗效，且方法简便，值得临床应用（图5-6-4）。

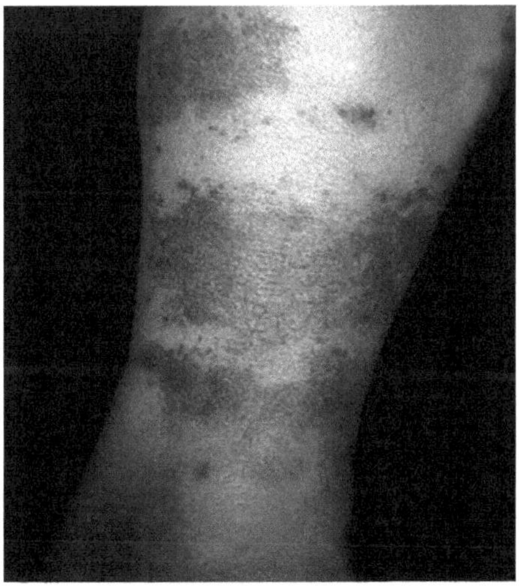

图5-6-4 丹毒

（5）面神经麻痹：周围性面神经麻痹，以口眼歪斜为主要表现。其发生一般认为是由于脉络空虚，气血阴液不足，不能濡养络脉、经筋，复感风寒之邪，外邪乘虚而入，侵袭阳明、少阳经脉以致经气阻滞，失于营运，经筋失养，遂致局部肌肉弛缓不收，与对侧失去平衡而口眼向健侧歪斜。刺络拔罐有行血滞、通经络、驱邪气、散风寒、泻湿热之功。故采用刺络拔罐治疗可使面部筋肉得到正常血液的濡养，改善局部微循环，增强神经组织代谢，降低神经变性，提高神经的兴奋性，加速麻痹神经功能的恢复。另外，细致的心理调护、治疗中的护理配合及愈后的健康干预也是至关重要的。

石学敏院士应用刺络拔罐疗法，治疗临床各科疾病，均取得较为满意的效果，我们将在《治疗个论》中详细介绍。

三、经筋刺法

经筋是经络系统的重要组成部分，是中医学对人体运动系统结构及功能概括。经筋病是针灸科常见病，现在泛指运动、神经系统疾病，主要特征为运动功能障碍。

（一）经筋理论

经筋理论是经络理论的重要组成部分，主要研究经筋的分布、生理功能、病理机制，以及经筋病的诊断、治疗、预防和康复的理论，而这一理论也是先人从与疾病斗争中逐渐形成的，成为中医理论中不可或缺的理论和实践的基础。

早在《阴阳十一脉灸经》、《足臂十一脉灸经》首次提出“筋”的概念。如“阳病折骨绝筋而无阴病，不死”、“臂泰（太）阴（脉），循筋上兼（廉）”、“臂少阴（脉）：循筋下兼（廉）”。而在《说文解字》中也提到：“筋，肉之力也；腱，筋之本，附着于骨。”说明筋为有形实体，而经络亦循行之上下。随着对疾病的认识与日俱增，并伴随着针具的不断发展，《黄帝内经》对于经筋的生理、病理、诊断、治疗及预后做出经典总结，而这些经典一直被后世医家传承沿袭，也是两千多年后的我们临床诊疗的基础和指导。

《黄帝内经·灵枢·经筋》依据十二经脉的循行将全身筋分为十二经筋，并分述各条经筋分布。经筋分布不仅与经脉的分布基本一致，而且范围更加广泛，如足太阳膀胱经经筋还联系到舌、鼻、缺盆等部位；足阳明经筋有“属脊”、“聚于阴器”；手阳明经筋上头角，络头；足太阴经筋聚于阴器等；而走行方面则均起于四肢末端，终止于头面胸腹部，与十二经脉的循行（手之三阳从手走头，手之三阴从胸走手，足之三阳从头走足，足之三阴从足走腹）大不相同。不仅如此经筋还有以下特点：①经筋没有络属脏腑；②循至关节部位则结或聚于此；③循至胸腹壁或进入胸腹腔的经筋布散于该部位。因此经筋有着特殊的生理作用。

（二）经筋的生理功能

《素问·五藏生成》篇：“诸筋者，皆属于节。”《素问·痿论》：“宗筋主束骨而利机关也。”《灵枢·经脉》：“骨为干，脉为营，筋为刚，肉为墙。”经筋具有联络四肢百骸，主司关节运动，保护脏腑的功能，而经筋发挥束骨利机关的作用依赖十二经脉的濡养，即经脉及其支而横出的络脉津液气血具有濡养经筋的作用。经筋护卫着经脉，促进调节经脉中气血正常运行，调节经脉气血流通、输注的作用。《素问·阴阳应象大论五》：“东方生风，风生木，木生酸，酸生肝，肝生筋，筋生心，肝主目。”而《灵枢·九针论》也提出“肝主筋”提出筋的化生及功用是由肝的功能所生成的，肝主藏血，血以养筋。《素问·生气通天论》云：“阳气者，若天与日……阳气者，精则养神，柔则养筋。”说明阳气也是筋发挥功能的基础。明·张介宾《类经·十二经筋结支别》：“盖经脉营行表里，故出入脏腑，以次相传；经筋联缀百骸，故维络周身，各有定位，虽经筋所盛之处，则唯四肢溪谷之间为最，以筋会于节也。筋属木，其华在爪，故十二经筋皆起于四肢指爪之间，而后盛于辅骨，结于肘腕，系于关节，联于肌肉，上于颈项，终于头面，此人身经筋之大略也。筋有刚柔，亦犹经之有络，纲之有纪，故手足项背，直行附骨之筋坚大，而胸腹头面支别横络之筋皆柔细也。”明确阐述经筋得经脉的濡养，发挥联络骨骼关节，主司人体运动功能，同样经脉的不通或不荣致使经筋失养，就会出现一系列病理症候。

（三）经筋的病理表现

《灵枢·经筋》在详细论述了十二经筋的走行、功用及病症治则之后总结经筋病的表现：“经筋之病，寒则筋急，热则筋弛纵不收，阴痿不用。阳急则反折，阴急则俯不伸。”而导致经筋病理表现的无外乎外因、内因、不内外因：①外因即外感六淫，风寒暑湿燥火。风为百病之长，善行而数变，其性主动，《素问·阴阳应象大论》“风伤筋”；寒为阴邪，其性清冷凝滞，主收引挛缩，《素问·气穴论》：“积寒留舍，荣卫不居，卷肉缩筋，肋肘不得伸，内为骨痹……”湿性黏腻重着，湿邪结聚其他邪气而致病，《素问·生气通天论》：“湿热不攘，大筋软短，小筋驰长，软短为拘，驰长为痿。”《灵枢·经筋》将十二经筋之病候皆名之曰“痹”，《素问·痹论》曰：“风寒湿三气杂至，合而为痹……在于筋则屈不伸。”火性炽热，易伤阴动血《灵枢·痈疽》：“热气淳盛，下陷肌肤，筋髓枯，内连五藏，血气竭，当其痈下，筋骨良肉皆无余，故命曰疽。”②内因：《灵枢·百病始生》提出：“风雨寒热，不得虚，邪不能独伤人。”六淫伤人必是有内因为之原由。年老体衰，气血衰少，不濡筋脉，经筋失养，《素问·上古天真论》曰：“丈夫七八肝气衰，筋不能动。”所愿不遂，情志拂郁，《素问·疏五过论》曰：“始富后贫，虽不伤邪，皮焦筋屈，痿躄为挛。”饮食失节，嗜食偏食，《素问·五脏生成论》曰：“多食辛，则筋急而爪枯。”劳逸损伤，《素问·宣明五气》：“久行伤筋。”③不内外因：跌扑外伤，损及形骸，气滞血瘀，瘀血停留筋脉，《灵枢·邪气藏府病形》云：“中筋则筋缓。”经筋病证虽症状多变，病因病机了然于胸，诊断治疗上亦信手拈来。

（四）经筋理论的应用

“经筋刺法”是石学敏院士汲取祖国医学“经筋理论”的精华，并结合长期临床实践及现代医学而创立的，具有丰富的思想内涵及学术价值。该针法明确指出：面部是手足三阳经筋散布结聚之处，凡面部与筋肉有关的疾患皆可从经筋论治。石学敏院士从医四十余年来潜心于针灸临床、教学及科研，治学严谨，医术精湛，对经筋病的理、法、方、穴、术见解独特、造诣颇深，在融会古今针灸文献和大量医疗实践的基础上，创建了“经筋刺法”治疗周围性面神经麻痹的新理论，应用于临床，疗效显著。

周围性面神经麻痹，属祖国医学“面瘫”、“口歪”、“卒口僻”、“口眼歪斜”等范畴，系指茎乳突孔内面神经的急性非化脓性炎症所致急性周围性面瘫。石学敏院士指出，该病责之于经筋病变，病本在经脉，病标在经筋，正气内虚，腠理疏松，经脉空虚，风寒、风热之邪乘虚侵袭手足三阳筋脉，经气阻滞，致使气血失和、经筋失养，筋肉弛缓不收，发为面瘫。正如《灵枢·经筋》篇云：“经筋之病，寒则筋急，热则筋驰纵不收。”筋急、筋纵均可引起该病病变，如口僻、目不合，耳中鸣痛及口角歪斜等。外感寒邪则筋急，外感热邪则筋纵。寒为阴邪，其性收引，经筋受寒则收缩而挛急，以致拘急疼痛，运动不利；热为阳邪，易伤筋耗气，气津不足则经筋失于濡养温润，以致纵缓不收。所以该病治愈关键在于经筋功能的恢复，因此该病的治则是“祛外邪、调气血、通经筋”。

治疗经筋病，长期以来，其选穴多崇古训，即“以痛为腧”。“以痛为腧”一词，首见于《灵枢·经筋》篇。该篇在叙述十二经筋的病候后，提出其“治在燔针劫刺，以知为数，以痛为腧”。后杨上善进一步阐述道：“腧，谓孔穴也，言筋但从筋所痛之处，即为孔穴，不必要须依诸腧也。以筋为阴阳气之所资，中无有空，不得通于阴阳之气上下往来，然邪之入腠袭筋为病，不能移腧，遂以病居痛处为腧。”石学敏院士依据现代临床知识，将“腧”引申理解为天应穴、阿是穴乃至压痛点、反应点，更体现了《灵枢·卫气失常》篇所提出的“筋部无阴无阳，无左无右，候病所在”的经筋病治疗思想。

石学敏院士所创建的经筋刺法治疗周围性面神经麻痹，多采取排刺及一针多向等透刺，该针法综合了《灵枢·官针》篇中的分刺、恢刺、合谷刺等，即“分刺者，刺分肉之间也”、“恢刺者，直刺傍之，举之前后，恢筋急”、“合谷刺者，左右鸡足，针于分肉之间”。具体而言：主穴为：阳白四透（分别针向上星、头维、攒竹、丝竹空），太阳透地仓或颊车、颧髎、地仓与颊车之间阳明经筋排刺。配穴为：睛明、四白两透（分别针向目内眦、目外眦）、迎香、下关、承浆、风池、翳风、健侧合谷。辨证加减：口苦、耳鸣加外关、率谷（均用捻转泻法）及关冲（用刺血法）；病久体虚者加足三里（用提插补法）；久病患者面肌抽动者加刺健侧腧穴及刺络拔罐（太阳、颧髎等）。刺法：阳白四透及四白两透为一穴多针多向刺，针尖与表皮

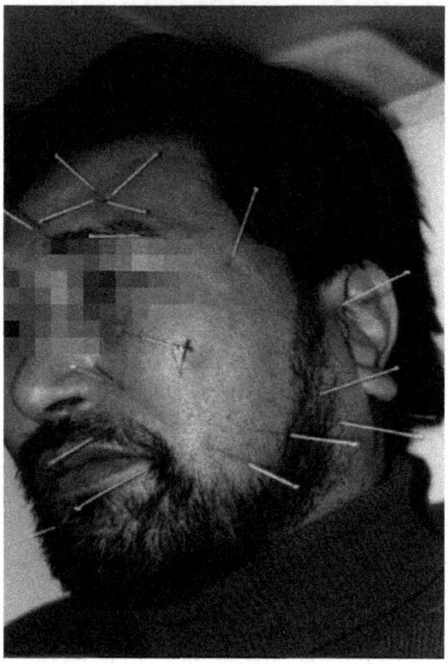

图5-6-5 经筋刺法治疗周围性面神经麻痹

成15°；地仓与颊车之间阳明经筋排刺，指按照阳明经筋循行，采用多针浅刺、排刺，每隔0.5寸1针，除睛明、下关用捻转补法外，余穴用捻转泻法，各穴施手法0.5min，留针20min，每日针1次，28日为1疗程。所取穴位均位于手足阳明、足太阳及足少阳所过及所会之处，针刺施术后可奏祛风散邪、调和气血、舒筋活络之功，风池、翳风、合谷善治头面诸疾，应用于面瘫急性期以加强疏风通络之力（图5-6-5）。

四、针刺治神

《素问·宝命全形论》中所说："凡刺之真，必先治神。"这就是说：在针灸临床工作中，针刺质量的好坏，针刺效果的成败，"治神"起着关系和决定性的因素。近年来，脑的功能被广大中医工作者所接受，使脑主神明的观点不断体现在临床中。石学敏院士认为，脑主神明的功能对针灸"治神"有着重要的意义。

（一）脑主神明与心主神明

中医"心主神明"的理论主要源于《素问·灵兰秘典论》"心者，君主之官，神明出焉"。随着实践经验的进一步总结及其他学科的发展，使脑的功能越来越受到重视。《素问·脉要精微论》指出："头者精明之府。"《三因极一病证方论》也提出："头者，百神所集。"《东医宝鉴·外形篇·头》则指出："头为天谷以藏神。"而接受过西医思想的近代医家张锡纯在《医学衷中参西录·治癫狂方》中提到："神明之功用，原心与脑相辅而成。"脑主神明与心主神志是并存的，但是脑所主之神是广义的神，它包括机体的外在生命活动和内在精神活动，起着决定性作用。心主神志指狭义的神，是广义神的一部分，是在心主血脉的基础上派生出来的。脑是人体耗氧量最多的地方，它对血液的要求也非常多，所以脑功能的正常发挥与心把血液推动到脑密切相关。《灵枢·营卫生会》篇曰："血者，神气也。"《灵枢·平人绝谷》篇曰："血脉和利，精神乃居。"古人通过大量的临床观察指出，血是精神活动的重要物质基础。心血虚，常出现惊悸、失眠、多梦等症状，甚至出现烦躁、恍惚、昏迷等神志失常改变，说明血与精神、神志、情志活动密切相关。正如《素问·八正神明论》所言："血气者，人之神，不可不谨养。"可以说心通过主血脉来完成其主神志的功能，而人体一切精神、思维、记忆、神志、情绪、意志等心理活动都受脑神的统配。心神功能的发挥，隶属于脑主神明的功能之下。

（二）"治神"在中医针灸治疗学中的应用

"治神"是《内经》中的一个重要概念。《素问·宝命全形论》："故针有悬布天下者五……一曰治神，二曰知养身，三曰知毒药为真，四曰制砭石小大，五曰知腑脏血气之诊。"该篇还特别强调："凡刺之真，必先治神，五脏已定，九候已备，后乃存针。"同时，该篇提出治神是补虚泻实的重要前提，并且对治神的要求和感觉作了描述："人有虚实，五虚勿近，五实勿远，至其当发，间不容瞚。手动若务，针耀而匀，静意视义，观适之变，是谓冥冥，莫知其形，见其乌乌，见其稷稷，从见其飞。不知其谁，伏如横弩，起如发机。”

（三）脑主神明对针灸治神的意义

1. 治神要求情绪稳定 我们认为脑主神明的功能包括了针灸的“治神”。脑主神明首先是指脑主机体的内在精神活动。所以治神要求医生和患者都要心情平静，情绪稳定，《灵枢·邪客》篇中强调：“持针之道，欲端以正，安以静。”情绪是内外刺激的一种客观表现，又是一种主观体验。当人的情绪处于低潮或不稳定时，人的兴奋性随之而下降，生理功能、心理承受能力、机体的免疫功能也随之下降。就针刺治病而言，它的作用在于激发、推动机体的自我调整能力，调动机体固有的积极因素使机体的正气上升，邪气下降，即扶正祛邪，从而达到机体正常的气血平衡，阴阳平衡，动静平衡，实现机体由病理状态向生理状态的转化。这个转化过程的实现，有赖于患者情绪的支持。正如《金针梅花诗抄》所说：“病者之精神治，则思虑蠲，气血定，使之信针不疑，信医不惑，则取效必宏，事半功倍也。”

2. 治神要求“入静” 《标幽赋》说：“凡刺者，使本神朝而后入，既刺也，使本神定，而气随。神不朝而勿刺，神已定而可施。”这充分说明患者神志安定才能施针，未安而勿刺。王氏等曾提出，“入静”可使循经感传出现率明显提高。孔氏等报道：在入静过程中，受试者的心理负荷明显下降，完成被试任务所需要的心理资源量减少，说明一种低心理负荷，低心理能量消耗的皮层状态很可能是循经感传的重要条件之一。入静，通过改变人体中枢神经系统特别是大脑皮质机能状态使循经感传的出现率明显增高。因此，在临床工作中强调“入静”的目的，在于进一步提高针刺疗效。

3. 治神要求医生精神专一 正如《灵枢·终始》篇中强调：“专意一神，精气不分，毋闻人声，以收其精，必一其神，令志在针。”

4. 治神要求得气 得气就是针感效应，即患者的针感与医者的手感，这种感觉和表现依赖于医患双方的密切配合，认真体会，细心观察，准确把握，及时捕捉。人的感觉与脑主神明密切相关，所以治神对于得气与否十分重要。正如《素问·宝命全形论》所说：“静意视义，观适之变，是谓冥冥，莫知其形，见其乌乌，见其稷稷，从见其飞。不知其谁，伏如横弩，起如发机。”

5. 治神要求正确的手法操作 石学敏院士认为针刺治病的过程就是在明辨虚实、确定穴位的基础上运用各种手法予以补泻的过程。而正确的手法操作是“治神”的重要内容之一。由于各种针刺手法从性质上来讲，均属于机械性刺激，所以无论是补法还是泻法都涉及一个刺激量，即治疗剂量。

6. 治神要求医生身体健康 脑主神明还包括人体的外在生命活动，只有在身体健康阴阳平衡的状态下，人体的生命活动才正常，脑主神明的功能才能正常发挥，也只有在此条件下医生才能在针灸过程中更好的治神。

（四）治神在针灸临床应用中应注意的问题

（1）对患者“入静”的引导。首先要创造安静而舒适的治疗环境；接诊者应举止端庄，热情大方，询问病史、检查身体要认真仔细；积极开导和努力消除患者对疾病和治疗方面的疑虑。

（2）调整和稳定患者的情绪。在针灸科接诊工作可以观察到，在就诊者中以中老年、慢性疾病、久治不愈的患者居多。由于年老体弱，长期的病痛折磨大多数患者情绪低落，对治疗信心不足，甚至产生怀疑态度。因此，在施针治疗前必须调整好患者的情绪使之有一个稳定的心态和最佳的情绪。

（3）医生必须专心致志，类似《标幽赋》所说的那样：“目无外视，手如握虎；心无内慕，如待贵人。”

第七节 灸 法

灸法具有温经散寒、消瘀散结、扶阳固脱、防病保健的作用。

一、灸法的操作

(一) 材料的制作方法

艾灸疗法的主要材料为艾绒，艾绒是由艾叶加工而成。选用野生向阳处5月长成的艾叶，风干后在室内放置1年后使用，此称为陈年熟艾。取陈年熟艾去掉杂质粗梗，碾轧碎后过筛，去掉尖屑，取白纤丝再行碾轧成绒。也可取当年新艾叶充分晒干后，多碾轧几次，至其揉烂如棉即成艾绒。

1. 艾炷的制作 将适量艾绒置于平底磁盘内，用示指、中指、拇指捏成圆柱状即为艾炷。艾绒捏压越实越好，根据需要，艾炷可制成拇指大、蚕豆大、麦粒大3种，称为大、中、小艾炷。

2. 艾卷的制作 将适量艾绒用双手捏压成长条状，软硬要适度，以利炭燃为宜，然后将其置于宽约5.5cm、长约25cm的桑皮纸或纯棉纸上，再搓卷成圆柱形，最后用面浆糊将纸边黏合，两端纸头压实，即制成长约20cm，直径约1.5cm的艾卷。

3. 间隔物的制作 在间隔灸时，需要选用不同的间隔物，如鲜姜片、蒜片、蒜泥、药饼等。在施灸前均应事先备齐。鲜姜、蒜洗净后切成2～3mm厚的薄片，并在姜片、蒜片中间用毫针或细针刺成筛孔状，以利灸治时导热通气。蒜泥、葱泥、蚯蚓泥等均应将其洗净后捣烂成泥。药饼则应选出相应药物捣碎碾轧成粉末后，用黄酒、姜汁或蜂蜜等调和后塑成薄饼状，也需在中间刺出筛孔后应用。

(二) 灸量

临床上施灸，艾炷灸的灸量一般以艾炷的大小和壮数的多少计算。炷小、壮数少则量小，炷大、壮数多则量大；艾条温和灸、温灸器灸则以时间计算；艾条实按灸是以熨灸的次数计算。灸治部位如在头面胸部、四肢末端皮薄而多筋骨处，灸量宜小；在腰腹部、肩及两股等皮厚而肌肉丰满处，灸量可大。病情如属沉寒痼冷、阳气欲脱者，灸量宜大；若属外感、痈疽痹痛，则应掌握适度，量小为宜。凡体质强壮者，可灸量大；久病、体质虚弱、老年和小儿患者，灸量宜小。

(三) 施灸部位

灸法施术与针刺治疗相似，其部位通常以腧穴为主，也可以选取病痛局部作为施灸部位。一些慎针穴位（如背腧穴，针刺不慎容易刺伤内脏），也常作为灸治部位。施灸部位具体选择主要根据辨证的结果选择相应的经络和腧穴。同时不同的灸法所选部位有所不同，大多数部位均可采用艾条温和灸，艾炷灸、隔物灸施灸部位应较平坦，督灸施灸部位为背腰部督脉等。

(四) 施灸步骤

首先根据病情选择施灸部位或穴位，采取合适体位，以便于暴露，又能舒适持久。准备好灸材，施灸。施灸时，要注意灸火温度和患者耐受情况，不可过量。灸后要擦净皮肤上的艾灰，并检查有无火星洒落，以免烧毁衣物。施灸部位较多时，宜按照先上后下、先左后右的顺序进行，以免漏灸腧穴。也可先灸主穴，后灸配穴。根据患者具体情况灵活掌握，不可拘泥。针对不同灸法掌握相应的治疗步骤对于临床正确治疗，防止意外有重要意义。

（五）灸法得气

灸法法与针法一样，也有得气现象。灸治时集中在一个部位连续较长时间地施灸，可出现温热感循经脉传导的现象，称为灸法得气或灸感。通常，施灸时只在局部有温热或烧灼感。但当于一个部位连续较长时间地施灸，则可能会有温热感循经脉向远隔部位传导，当得气时，疗效较佳。感传路线的宽窄同施灸面积的大小有关，且易于扩散，可扩散至整个上肢或下肢，甚至全身。感传所到的部位可见微汗，肌肉震颤及某些脏腑器官的功能活动，如胃肠蠕动、鼻腔通畅等。掌握灸法得气有助于临床判断治疗的效果和所需灸量。

（六）灸法补泻

灸法相对于针法，以补为主。但灸疗也有其补泻方法。早在《黄帝内经》中就已明确指出灸疗补泻。如《灵枢·背腧》篇说："气盛则泻之，虚则补之，以火补者，毋吹其火，须自灭也；以火泄者，疾吹其火，传其艾，须其火灭也。"元·朱丹溪发挥了《黄帝内经》灸疗补泻的要领，在《丹溪心法·拾遗杂论》提出"灸火有补火泻火。若补火，艾焫至肉；若泻火，不要至肉，便扫除之"。明清时期医家对灸法补泻有了更进一步的认识，李梴在《医学入门》说："虚者灸之，使火气以助元阳也；实者灸之，使实邪随火气而发散也；寒者灸之，使其气之复温也；热者灸之，引郁热之气外发，火就燥之义也。"不仅对灸治的适应范围和灸治机理做了较详细的阐述，而且明确指出灸疗适用于寒热虚实之证。《神灸经纶》言："灸者温暖经络宜通气血，使逆者得顺，滞者得行……"近代学者针对灸法补泻理论提出了许多新的看法并进行了大量研究，但总体来说还是遵循《黄帝内经》的原则。在艾炷灸时，让其缓慢燃烧至皮肤的为补法，吹气助燃使其迅速燃烧至皮肤的为泻法；烧灼灸法（如化脓灸）为补法，以扶正为主，温热灸法（如悬起灸）为泻法，以祛邪为主。灸法的补和泻是相对而言，不必过于拘泥。

二、具体灸法

（一）艾柱灸

1. 直接灸 是将大小适宜的艾炷，直接放在皮肤上施灸。若施灸时需将皮肤烧伤化脓，愈后留有瘢痕者，称为瘢痕灸。若不使皮肤烧伤化脓，不留瘢痕者，称为无瘢痕灸。

（1）瘢痕灸：又名化脓灸，施灸时先将所灸腧穴部位，涂以少量的大蒜汁，以增加黏附和刺激作用，然后将大小适宜的艾炷置于腧穴上，用火点燃艾炷施灸。每壮艾炷必须燃尽，除去灰烬后，方可继续易炷再灸，待规定壮数灸完为止。施灸时由于火烧灼皮肤，因此可产生剧痛，此时可用手在施灸腧穴周围轻轻拍打，借以缓解疼痛。在正常情况下，灸后 1 周左右，施灸部位化脓形成灸疮，5 ~ 6 周，灸疮自行痊愈，结痂脱落后而留下瘢痕。临床上常用于治疗哮喘、肺结核、瘰疬等慢性疾病。

（2）无瘢痕灸：施灸时先在所灸腧穴部位涂以少量的凡士林，以使艾炷便于黏附，然后将大小适宜的艾炷，置于腧穴上点燃施灸，当灸炷燃剩五分之二或四分之一而患者感到微有灼痛时，即可易炷再灸。若用麦粒大的艾炷施灸，当患者感到有灼痛时，医者可用镊子柄将艾炷熄灭，然后继续易位再灸，按规定壮数灸完为止。一般应灸至局部皮肤红晕而不起泡为度。因其皮肤无灼伤，故灸后不化脓，不留瘢痕。一般虚寒性疾患，均可此法。

2. 间接灸 是用药物将艾炷与施灸腧穴部位的皮肤隔开，进行施灸的方法。如生姜间隔灸、隔盐灸等。

（1）隔姜灸：是用鲜姜切成直径2～3cm、厚0.2～0.3cm的薄片，中间以针刺数孔，然后将姜片置于应灸的腧穴部位或患处，再将艾炷放在姜片上点燃施灸。当艾炷燃尽，再易炷施灸。灸完所规定的壮数，以使皮肤红润而不起泡为度。常用于因寒而致的呕吐、腹痛、腹泻及风寒痹痛等。

（2）隔蒜灸：用鲜大蒜头，切成厚0.2～0.3cm的薄片，中间以针刺数孔，然后置于应灸腧穴或患处，然后将艾炷放在蒜片上，点燃施灸。待艾炷燃尽，易炷再灸，直至灸完规定的壮数。此法多用于治疗瘰疬、肺结核及初起的肿疡等症。

（3）隔盐灸：用纯净的食盐填敷于脐部，或于盐上再置一薄姜片，上置大艾炷施灸。多用于治疗伤寒阴证或吐泻并作，中风脱证等。

（4）隔附子饼灸：将附子研成粉末，用酒调和做成直径约3cm、厚约0.8cm的附子饼，中间以针刺数孔，放在应灸腧穴或患处，上面再放艾炷施灸，直到灸完所规定壮数为止。多用治疗命门火衰而致的阳痿、早泄或疮疡久溃不敛等症。

（二）艾卷灸

用特制的艾卷在穴位上熏灸或灼烫的一种治疗方法，又称艾条灸。艾卷灸法分为悬灸和实按灸。悬灸包括温和灸、雀啄灸、回旋灸。实按灸包括太乙神针、雷火神针、百发神针。

1. 悬起灸 将普通清艾条或药艾条一端点燃，对准施灸的腧穴或患处，约距皮肤3cm，或固定不动（温和灸），或一上一下移动（雀啄灸）或均匀旋转进行熏灸（回旋灸），使患者局部有温热感而无灼痛感，一般灸10～20min，至皮肤稍起红晕，而又不致烧伤皮肤为度。该法广泛应用于临床各科，尤以慢性病、虚证、妇科疾病、筋脉痹阻、风湿痹痛、保健等为主，也可用于部分急性病和实证。

2. 实按灸 于施灸部位铺5～7层棉布或棉纸，将雷火神针或太乙神针的一端点燃，对正穴位，紧按在棉布或棉质上，使温热之药气透入深部。如患者感觉过烫，可将“针”略提起，待热减再灸。若艾火熄灭，重新点燃再灸。最好点燃两支艾条，交替按压，使药力随热力不断渗入肌肤，以加强疗效。适应证有风寒湿痹、痿证、虚寒证、腹痛及泄泻等。

（三）温针灸

温针灸是针刺与艾灸结合应用的一种方法，适用于既需要留针而又适宜用艾灸的病证。操作时，将针刺入腧穴得气后，并给予适当补泻手法而留针，继将纯净细软的艾绒捏在针尾上，或用艾条一段长2cm左右，插在针柄上，点燃施灸。待艾绒或艾条烧完后，除去灰烬，取出针。

（四）温灸器灸

温灸器灸是用金属特制的一种圆筒灸具，故又称温筒灸。其筒底有尖有平，筒内套有小筒，小筒四周有孔。施灸时，将艾绒或加掺药物装入温灸器的小筒，点燃后，将温灸器之盖扣好，即可置于腧穴或应灸部位，进行熨灸，直到所灸部位的皮肤红润为度。有调和气血，温中散寒的作用。

三、禁忌证以及注意事项

（一）禁忌证

凡属实热证或阴虚发热、邪热内炽等证，如高热、高血压危象、肺结核晚期、大量咯血、呕吐、严重贫血、急性传染性疾病、皮肤痈疽疔疖并有发热者，均不宜使用艾灸疗法。

器质性心脏病伴心功能不全，精神分裂症，孕妇的腹部、腰骶部，均不宜施灸。

颜面部、颈部及大血管走行的体表区域、黏膜附近，均不得施灸。

（二）注意事项

施灸前要与患者讲清灸治的方法及疗程，尤其是瘢痕灸，一定要取得患者的同意与合作。瘢痕灸后，局部要保持清洁，必要时要贴敷料，每日换药 1 次，直至结痂为止。在施灸前，要将所选穴位用温水或酒精棉球擦洗干净，灸后注意保持局部皮肤适当温度，防止受凉，影响疗效。

除瘢痕灸外，在灸治过程中，要注意防止艾火灼伤皮肤。尤其幼儿患者。如有起泡时，可用乙醇消毒后，用毫针将水泡挑破，再涂上甲紫即可。

偶有灸后身体不适者，如身热感、头昏、烦躁等，可令患者适当活动身体，饮少量温开水，或针刺合谷、后溪等穴位，可使症状迅速缓解。

另外，施灸时注意安全使用火种，防止烧坏衣服、被褥等物。

第二部分

《灵枢·经脉》篇病候与临床

第六章　十二经病候

第一节　总　论

《灵枢经》是我国保存最完整、最古的老医学著作之一，距今已有两千五百多年的历史。由于古汉语与现代汉语的释义不同，后世医家的理解参差不齐，古典医籍的临床应用出现徘徊与困惑。多年来，诸多学者对古典医籍的研究多停留在文字考证方面，对临床指导意义不甚广泛。

石学敏院士从医五十年，对古典医籍情有独钟。经努力探索古典医籍文献中的临床价值，进而发现古代医家不仅为后人留下了完整的医学基础理论，对疾病的认识亦深刻、细腻，对诸多疑难疾病的认识要早于现代医学千年以上，真可谓我国文化宝库中的精粹。本章将《灵枢·经脉》中"是动病"、"所生病"的临床症候分析和证治做了详细论述。

《灵枢·经脉》篇在详细论述十二经循行的基础上，以"是动"、"所生"为例，有规律地反映了每一经脉由于病理变化而产生的若干病候，这一独特的病侯体系，与经络循行息息相关，真实地再现了发病证候，这些论述作为针灸学的奠基理论著称于中外医学之林。然而由于其年代久远，文意古奥，自《内经》成书以后两千余载，虽然历代医家从不同的师承传授及各自的医疗实践出发，对十二经病侯进行多方面的疏注校释，但其玄冥幽微之处仍有甚多。我们应用《灵枢·经脉》篇十二经"是动"、"所生"病候结合现今针灸临床，并以此指导临床寻经取穴，拟定补泻，确有卓效。

根据多年临床总结提出：是动病多为实证、急性病。所生病多为里证、虚证。并将其理论长期应用和指导于临床，实践证明这一观点的科学性、准确性，是极有临床价值的新观点和新理论。

针灸学已经成为世界医学一个重要的组成部分，深受世人的瞩目。作为针灸学发源地的中国针灸工作者，应该对十二经病候有确切、完整的理解和掌握。还《灵枢》经旨以本来面目，赋历代认识以新内容。为此我们对十二经"是动"、"所生"病候的临床研究概述如下。

一、历代医家对"是动"、"所生"病的论述

1.《难经》以气血的生理和病理变化为据来划分"是动"、"所生"　《难经·二十二难》曰："经言脉有是动、有所生，一脉变为二病，何也？然：经言是动者，气也；所生者，血也。邪在气，气为动；邪在血，血为所生病。气主煦之，血主濡之；气留而不能行者，为气先病也；血壅而不濡者，为血后病也。故先为是动，后所生也。"

经文分析，其大义为：经脉为气血运行的通道，气属阳；血属阴，"气主煦之"，即气能温煦人体，熏蒸于皮肤分肉之间。"血主濡之"即血能濡润筋骨、滑利关节、营养脏腑。人的生命依赖气血的周流，以维持其活动。气为阳、主外，如气滞不行，温煦失职，则气先病；若病久不治，或治疗不当，病势漫延，侵入阴分，造成血壅而不濡，则血后病。

《难经》可以说是继《内经》之后，第一个注释"是动"、"所生"的文字记录。它将"是

动”、“所生”视为气、血病候。后世医家则提出诸多不同看法。

清·徐灵胎认为：“《经脉》篇是动乃本经之病，所生之病则以类推而旁及它经者，经文极明晓，并无气血分属之说。”并在本难眉批上写到：“此就气血以言病，与《经脉篇》本旨异。”

明·张介宾亦反对“是动”为气、“所生”为血的说法，他写到：“观此以是动为气，所生为血，先病为气，后病为血，若乎近理；然细察本篇之义，凡在五脏，则各言所生病，凡在六腑，则或言气或言血；或脉或筋；或骨或津液，其所生病本各有所主，非以血气二字统言十二经者也。难经之言，似非经旨。”

丹波元简亦附翼介宾之说，认为：“动生二字，分为气血，乃《难经》心臆悦耳。”

综三家而言，对于《灵枢·经脉》中“是动”、“所生”之病的释义局限于气血先后方面，似有偏激之疑，并非经旨全义。

2. 张景岳以运气学说为指导，认为“是动”为“常”；“所生”为“变” 张景岳认为：“是动”、“所生”讲的是疾病的变化规律，即某一脏腑经络在正常的机能常态下，按照怎样的规律而产生的病理变化。他的代表作《类经·十二经病》中谈到：“动，言变也，变则变常而为病也。”《阴阳应象大论》曰：“在变动为握为哕之类，即此之谓。”如肺经起于中焦，循胃口上膈属肺，其病理变化则为肺胀满、膨膨而喘咳。这是“热淫所胜，火克金也”。

3. 张隐庵是以脏腑经络和病因来划分“是动”、“所生” 张隐庵曰：“是动者，病去三阴三阳之分，而动见于人迎气口，病在气口而不在经。……所生者，谓十二经脉，乃脏腑之所生，脏腑之病外见于经脉也”，又说：“夫是动者，病因于外，所生者，病因于内”。

4. 近代陈璧疏、郑卓人以脏腑经脉划分“是动”、“所生” 认为：是动病，就是本经之脉因外邪的引动而发生的疾病。所生病，是指与经脉相连属的脏腑所发生的疾病。

5. 当今部分学者认为：是动病是本经发病；所生病是本经腧穴所能治疗的疾病 《灵枢·经脉》篇十二经病候中的“是动”、“所生”病，在内容上不是完全相同的两部分，“所生”病不是“是动”病的简单重复。因此，如果按照这种观点，各个经脉中本经的腧穴反而不能治疗本经的发病，或者只能治疗本经的“所生”病，而不包括本经的“是动”病。所以，这一观点，在一般医学常识上也是解释不通的。

总之，以上医家对《灵枢·经脉》篇“是动”、“所生”病进行的探索，在一定意义上为我们的深入研究起到了开拓路径的作用。上述观点，在当时的理论水准和医疗条件下，对十二经病候及机理的认识达到这个水平也是难能可贵的。但是，基础理论和临床医学高速发展的今天，仅遵上述论点，已经不能满足针灸这门自然科学发展的需要。更不能完整地贴近临床，应用于医疗实践。

二、石学敏院士对“是动”、“所生”概念的理解

本《灵枢》原旨，参诸医家之论，结合大量临床研究，石学敏院士认为：“是动”、“所生”是一个广义的概念，是对十二经脉及其相连属的脏腑，由生理转变为病理所产生的各种症状、体征、传变和转归的综合性论述。因此，全面地理解“是动”、“所生”病，应该包括：病因、病位、发病急缓、病程长短、标本虚实、预后转归等疾病发生、发展、性质、症候的全部内容。具体可以归纳如表 6-1-1 所示。

表 6-1-1 “是动病”、“所生病”区别分析简表

分析项目	是动病	所生病
病因	多为外因引动或诱发	①是动未愈转化而来；②脏腑自病
病程	发病急、病程短	发病缓慢、病程长久

续表

分析项目	是动病	所生病
病位	多在外、在表	多为里证
正邪消长	正气不虚；正盛邪实	正气损伤、正虚邪盛、邪减正衰
性质	多为阳、热、实证	多为里、虚、寒症
转归	因邪盛于正而入里，损及脏腑转为所生	有时为是动病的演生
预后	良好	多为预后不良

1. 是动病分析

（1）多为实证，多为急性病。如手太阴肺经。原文："是动则病肺胀满，膨膨而咳喘，缺盆中痛，甚则交两手而瞀，此为臂厥。"显而易见，这是一组正盛邪实之证，由肺气壅塞而至胸部满闷、咳声洪亮、频繁的剧烈咳喘，至缺盆部疼痛。如病情进一步发展，肺气不宣、精气不得上达于脑，可出现眼目昏花、视物不清，甚则昏厥为"瞀"的症候群。肺气闭塞，不得朝百脉可出现上肢、手臂厥冷、肤色变紫或苍白、无脉、手腕下垂。以上诸症，病因为外邪侵袭，病位在外在表，正气未虚，属阳热实证，发病急，病程短，如果能得到及时、正确的治疗，一般预后是好的。

又如手阳明大肠经，"是动"病为"齿痛颈肿"；手太阳小肠经是动病为"齿痛、颔肿、不可以顾、肩似拔、臑似折"。足阳明胃经是动病为"洒洒振寒"，"恶人与火"，"闻木声则惕然而惊"，"甚则欲登高而歌，弃衣而走"等，皆为实证、热证。

阳经如此，阴经的病候中绝大部分也反映了这一规律，如心经为"是动则病嗌干、心痛、渴而欲饮，是为臂厥"。乃心火上炎，热烁伤津而至嗌干而渴，津液耗伤，心经失养则痛。这些症状虽不是表证，但其病位浅，在气而不在血，尚未出现脏器本身的损害。其所以无表证，是因为其本身为阴经。再如脾经是动病为"舌本强、食则呕、胃脘痛、腹胀善意，得后与气则快然如衰，身体皆重"。此为中焦实热、兼挟湿邪，多为饮食不节引起。

（2）是动病中也有急性发作的虚证，正如手少阴肾经："是动则病饥不欲食、面如漆柴、咳唾则有血、喝喝而喘，坐而欲起，目䀮䀮如无所见，心如悬，若饥状，气不足则善恐，心惕惕如人将捕之，是为骨厥。"这一组病证多为肾气亏损所致。中医理论认为：肾为先天之本，五脏六腑之精皆禀于肾，肾常不足，肾无实证。因此，是动病也表现为肾气亏损之候。其与所生病的区别之点在于：本组证皆为虚衰危急之象，反应强烈。

以上分析说明：是动病除足少阴肾经外，一般多为外邪引动的急性病证；其病位浅、多在表、在气分；多为正盛邪实的实热之证，其症状表现多明显而强烈。中医理论认为：人与自然是一个整体，人们生活在自然之中，六淫之邪常可侵入人体。外邪侵入是一个正邪相争、反应变化比较强烈明显的过程，外邪在"动"，企图侵入人体；人体在"动"，以图用正气搏邪外出；所以古人用了一个"动"字，可称为外因诱发。

2. 所生病分析

（1）病已发展为里证虚证。如手太阴肺经的"咳、上气、喘喝、烦心、胸满"描述了一组气短而喘促、声音沙哑、口干咽燥、饮水自救的症候群，是肺气虚以至肾气亦虚、脏腑之真精已伤。再如脾经的"体不能动摇，食不下"，"溏、瘕泄"等皆为脾虚不能运化之证。肾经的"黄疸 、肠澼 、痿、厥、嗜卧"，为肾气亏损。肝经的"胸满、呕逆、飧泄、狐疝、遗溺、闭癃"为肝肾亏虚之证。这些病证多为慢性过程，脏腑已伤。故主要表现为本经之虚证。

（2）某些阳经的所生病为虚中夹实或外邪入里化热，但正气也同时受到了损伤。如手阳明大肠经的“目黄、口干、鼽衄、喉痹”是阳明之热证，但“目黄”、“口干”已说明了津液的耗伤。足少阳胆经之“汗出振寒，疟”为正邪交争，寒热往来，半表半里之证。这些病证为外邪入里，同时正气也已耗损。

(3) 某些“所生”病仅表现为本经经络受阻，经气失调、阴阳失衡。各经所生病的最后一段，循经脉走行的发病即是。诸如手太阴肺经的“臑臂内前廉痛厥”。手阳明大肠经的“肩前臑痛，大指次指不用”。手太阳小肠经的“颈、颔、肩臑肘臂外后廉痛”。手少阴心经的“臑臂内后廉痛厥”。足阳明胃经的“循膺、乳、气街、股、伏兔、骭外廉、足跗上皆痛，中指不用”。足太阳膀胱经的“项、背、腰、尻、腘、腨、脚皆痛、小指不用”。手少阳三焦经的“耳后肩臑肘臂外皆痛，小指次指不用”。足少阳胆经的“胸、胁、肋、髀、膝外至胫、绝骨外踝前及诸节皆痛，小指次指不用”。

三、“是动”与“所生”病之间的传变规律

十二经脉及其所属脏腑是一个生理上相互依存，病理上相互转化的有机整体，故十二经脉的“是动”、“所生”之间并非互不相关的两个体系，而是按照一定规律相互转变。一般“是动”病可因正气虚弱或邪气太盛，损及脏腑而转为“所生”病，其转归有以下两方面。

1. 病情加重、耗损正气 如手太阴肺经是动病的“膨膨而咳喘”，为表实证，是疾病的早期，若损及肺、肾二气，则发展为所生病的“咳、上气、喘喝”；脾经是动病有“舌本强”，加重后为所生病的“舌本痛”；心经是动病有“心中憺憺大动”，伤及心阳则转为所生病的“烦心”、“心痛”；酷似冠心病之先出现心悸、胸闷、气短，而后出现心绞痛。

2. 病情减轻、邪减正虚而变为慢性阶段 如膀胱经是动病有“冲头痛”，为太阳病之急性阶段；病损膀胱经脉，邪减正虚而转为所生病的“头囟项痛”，为慢性阶段，而病情减轻。脾经是动病有“身体皆重”，是湿邪重着之实证；损及脾阳，则转变为所生病的“体不能动摇，食不下”，是脾虚的慢性阶段。肝经的是动病有“丈夫㿗疝，妇人少腹肿”之急性阶段，张景岳称为“卒疝”，似为嵌顿疝；伤及肝脉，则转为所生病的“狐疝”，即可还纳的腹股沟疝，为慢性阶段。

综上所述，我们认为：十二经脉病候是中医最早的症状学，据初步统计，十二经的是动病和所生病共记述了200余种病证，且依据这些病候的症状表现、阴阳归属而分别归属于各个经脉之中，这种提纲挈领的表述方式，为针灸治疗学创造了辨证与辨病相结合的先决条件，是中医治疗学的奠基。因此，应当认真挖掘，使之为今天的针灸临床和科研做出更大贡献。

四、对十二经病候中六“厥”证的概念探讨

十二经病候中，分别在手太阴肺、手少阴心，足阳明胃、足少阴肾、足太阳膀胱、足少阳胆六条经脉“是动”病的最后一个句子中出现了“此为臂厥”，“是为臂厥”，“是为骭厥”，“是为骨厥”，“是为踝厥”，“是为阳厥”的论述。对此，古今很多专家按照一般语法规律把“是为”和“此为”作为指示代词，将“是为”和“此为”的前后内容用因果关系进行连接，即把前面出现的症候群解释为“这就叫臂厥病”或“这就是肝厥病”。对这种解释，我们持有不同意见，经过语法分析，古医籍考证和大量的临床研究，我们认为：对六经之“厥”的概念，应从文理和医理相结合去考虑，并紧密结合临床，进行全面的分析。

1. “是为”和“此为”的“是”、“此”二字可以是无指代词 在“是为”、“此为”的后面出现的“臂厥”、“阳厥”、“骭厥”、“踝厥”、“骨厥”与“是为”、“此为”前面的症候群不是因果关系，而是并列关系。就是说：这六经之厥不是六经“是动”病诸证的归纳性总论，而是“是

动”病的病候之一。

2. “是为”、“此为”的“是”、“此”二字如果作为指示代词 则其所指应是本经的经脉，而不是对本经经脉“是动”病中症候群的病名结论。以肺经为例，原文：“是动则病肺胀满，膨膨而喘咳，缺盆中痛，甚则交两手而瞀，此为臂厥。”应该解释为：肺经的是动病表现为胸部胀满，咳声洪亮，由于频繁的咳嗽，至缺盆部疼痛，病情加重可出现视物昏花，甚至晕厥的“瞀”证，本经的是动病还可出现手臂逆冷，肤色变紫、无脉、腕下垂的臂厥病。而决不能把肺部胀满、膨膨喘咳、缺盆中痛和瞀，统称为“这就是臂厥病”。

得出以上两点结论，我们的依据如下所述。

（1）从文理分析：“是”：《说文解字》：“直也，从日正。”

“此”：《说文解字》：“止也，从止，从匕。匕，相比次也。”

从《说文解字》对这两个字的本义分析，“是”像太阳正中时其光的直射，是一种对发光之源的直接反映。“此”做“比次”讲，本身即含并列之意。而均非一种因果性词类。

对“此”和“是”的语法应用，在《诗经·周颂》中，许多篇章用“此”、“尔”对言，如《思文》“无此疆尔界”。又如《振鹭》“在彼无恶，在此无斁”，这里的“此”是指自己这一方，“尔”是指对方。“是”，上古用做连系性动词，借以加强肯定的语气。后世沿用“此”、“是”可以作为代词，代人、代事物、代地点。可以作为定语，也可以作为状语。“是”还可以作为结构助词，没有意义，只起动宾结构倒装的语法作用。

结合上述语法现象，我们倾向于把“此”和“是”作为指示代词，但其所代的内容是其所在的经脉，而其疆界是依循西周时代的语法规律，相对于所生病而作为是动病的病候之一。

（2）从医理分析：《内经》此书已对“厥”的内涵做了明确规定，主要有三个方面。

1）是指神志方面的急证、重证。如《素问·大奇论》曰：“暴厥者，不知与人言。”《素问·调经论》曰：“血之与气并走于上，发为大厥，厥则暴死。”讲的全是急证、重证。

2）是以阴阳之气的盛衰变化来论述。代表性的篇章如《素问·厥论》“阳气衰于下则为寒厥，阴气衰于下则为热厥”。其机理《厥论》认为是“阴气起于五指之里，集于膝下而聚于膝上，故阴气胜则从五指至膝上寒，其寒也，不从外，皆从内也”。热厥是“阳气起于五指之表，阴脉者集于足下而聚于足心，故阳气胜则足下热也”。

3）是从十二经分证论厥。在《素问·厥论》中，以手足三阴三阳为纲目，各列其发厥逆的症候表现，如“太阴厥逆，胻急挛，心痛引腹”。“少阴厥逆，虚满呕变，下泄清”。“厥阴厥逆，挛腰痛，虚满前闭、谵言”。“太阳厥逆，僵卧、呕血、善衄”。“少阳厥逆，机关不利，机关不利者，腰不可以行，项不可以顾，发肠痈不可治，惊者死”。“阳明厥逆，喘咳身热、善惊衄呕血”。“手太阴厥逆，虚满而咳，善呕沫”。“手心主少阴厥逆，心痛引喉，身热”。“手太阳厥逆，耳聋泣出，项不可以顾，腰不可以俯仰”。“手阳明少阳厥逆，发喉痹、嗌肿、痓”。分析以上十二经之厥，这些症状所产生的机理，是从经脉的走行部位，所属脏腑的功能和经气的逆乱等方面来阐述的，因此，把《灵枢·经脉》篇“是动”病中所见的“臂厥”、“骭厥”、“阳厥”、“踝厥”、“骨厥”仅仅看作是其所在经脉“是动病”诸症的归纳性病名而解释为“这就是臂厥”，“这就是骭厥”等，这显然是对《内经》学术思想的一种误解。

（3）结合临床所见：六经之“厥”各有其特定的症候群，如手太阴肺经的“臂厥”临床表现有四：一是皮温低；二是皮色变，呈紫或蜡黄色；三是腕下垂；四是无脉。足阳明胃经的“骭厥”临床表现有五：一是趺阳脉消失，二是皮温低，三是局部皮肤呈蜡黄或紫色，四是足下垂，五是剧痛。足少阳胆经的“阳厥”临床表现有四：一是皮温高，二是烧灼样疼痛，三是足下垂，四是皮肤变蜡黄或紫色，病久可见肌肉萎缩。这些症状的病因病机是由于其所在经脉的经络闭阻、经气逆乱所致，而不是其所在经脉“是动”病证候群的归纳性病名。

结合以上三个方面的分析，我们的意见：十二经病候中的六经之“厥”，如果解释为其所在经脉是动病的总的病名，译为“这就是臂厥”，“这就是骭厥”，在文理和医理上都有欠妥之处。六经之“厥”应该是十二经的病候之一，应该与其所居经脉的所有病候成为并列关系，其病变机理应该用本经脉的经络循行和所属脏腑的病变反映去解释，在治疗上应具有与其发病机理完全对应的治则、配方和操作方法，这样才符合《灵枢》的原旨。上述对“是动”、“所生”和六经之“厥”的概念探讨，是经过我们多年研究考证，并且在临床实践中反复证实而总结编辑的，我们应用这些理论长期指导针灸临床，疗效卓著。

第二节　手太阴肺经

一、是　动　病

《灵枢·经脉》篇：“手太阴肺……是动则病肺胀满，膨膨而喘咳，缺盆中痛，甚则交两手而瞀，此为臂厥。”

（一）肺经是动病病证的症候分析

1. 肺经是动病的病位在肺　肺经是动病描述了一组以喘咳为主症的肺系疾患。《铜人》注：“膨膨，谓气不宣畅也。”“肺胀满”是患者的自觉症状，主要指胸闷、憋气、气短、动则气急而言，是肺气郁闭的指征。“膨膨而喘咳”形容咳喘时声音洪亮有力，是肺失肃降所致。“缺盆中痛”缺盆指肺尖部，这里主要是描述因肺而病，出现的胸痛，也是肺气不得宣畅的症候之一。此三组症候均明显标志病位在肺。

2. 肺经是动病的性质为实　肺经是动病描述了一派肺经实证、热证、表证的症候群。张景岳释：“肺脉起于中焦，循胃口上膈属肺，故病如此。按至真要大论列此病于少阴司无之下，以热淫所胜，火克金也。”在肺经是动病的症候不论是“肺胀满”，“膨膨而喘咳”还是“缺盆中痛”都说明了：正气尚存，邪气壅盛，肺气郁闭，升降失司是该阶段的主要病机。因此，肺经是动病的性质属热属实。

3. 肺经是动病的病变转化　肺经是动病治疗不当或误治，会导致疾病的演变，经云：“甚则交两手而瞀。”陈璧疏说：瞀，音茂，眼花迷乱。张隐庵说：“瞀，睡貌。甚则交两手而瞀，此为臂气厥逆之所致。盖三阴三阳之气，各循手足之经，气逆于外，而病见于内也。”也就是说，肺经是动病发生了“肺胀满，膨膨而喘咳，缺盆中痛”等症，如治疗不当，继续发展严重了会出现两手交叉于胸部，视物模糊，甚至昏厥。病在于内，而气逆于外则发臂厥。张景岳释：“瞀，木痛不仁也。手太阴肺由中府出腋下，行肘臂间，故为臂厥。”肺朝百脉，肺经循于上臂，肺气郁闭，不得宣泄，经气厥逆，不达四末，则发生臂厥。

4. 肺经是动病的临床表现　胸闷、憋气、动则气急；缺盆中痛或胸痛；咳嗽、喘息声粗有力；应该伴有发热、口渴、面红、气粗、溲黄、便秘、舌红、苔黄等实热症候。疾病严重时，可出现视物模糊、意识恍惚甚至昏厥。因为肺之经气厥逆，还可以出现手臂麻木不仁、无脉、手腕不收、手臂逆冷等症。

5. 肺经是动病相当于现代医学的疾病　根据肺经是动病的病位、疾病性质和临床表现，可见于现代医学的大叶性肺炎、支气管炎、哮喘性支气管炎、支气管扩张、上呼吸道感染、肺脓疡等病。所谓“交两手而瞀”类似于现代医学的肺源性脑病或肺脑综合征。其“臂厥”之证相当于现代医学的无脉症、雷诺征、臂丛神经损伤等症。

（二）肺经是动病病证的临床证治

1. 咳嗽

（1）治则：宣肺止咳。

（2）配方：鱼际、列缺、孔最、肺俞、大椎（刺络）。

（3）操作：鱼际直刺 0.5～1 寸，施捻转泻法 30s；列缺逆经斜刺 0.5 寸，施捻转泻法 30s；孔最直刺 1～1.5 寸，施捻转泻法 30s；肺俞向脊柱正中线方向斜刺 1 寸，施捻转补法 1min；大椎用三棱针点刺 3～5 点，加闪火罐，至出血 3～5ml 为度。

（4）方义：鱼际肺经荥穴，取之宣肺泻热；列缺肺经络穴，用以表里同治，宣肺通肠；孔最肺经郄穴，郄治急病；肺俞背俞穴，补益肺气；大椎泻热之要穴，主祛风泻热。

2. 喘

（1）治则：降气平喘。

（2）配方：大杼至膈俞七穴针刺；风门、肺俞、膈俞刺络。

（3）操作：膀胱经第一侧线，大杼至膈俞直刺或向正中线斜刺 1～1.5 寸，施捻转补法 1min；风门、肺俞、膈俞用三棱针点刺 3～5 点，加闪火罐，至出血 3～5ml 为度。

（4）方义：大杼至膈俞，用以补益肺气、疏理气机、降逆平喘；风门、肺俞、膈俞刺络，以求泻热祛邪、疏郁理气。

3. 瞀

（1）治则：醒神开窍、疏导气机。

（2）配方：人中、内关、气舍、足三里。

（3）操作：人中向鼻中隔斜刺 0.3 寸，施雀啄泻法，至眼球湿润或流泪；内关直刺 1 寸，以捻转提插结合泻法 1min；气舍直刺 0.2～0.5 寸，加用脉冲电刺激，直至症状缓解；足三里直刺 1.5 寸，施捻转补法 1min。

（4）方义：人中督脉穴，为醒神之要穴；内关心包经之络穴，以开窍启闭，两穴共奏醒神开窍之功。气舍为气之所舍，针之以达疏调气机之效；足三里补益后天，为强壮多气多血之穴，以达补气固本之用。

4. 臂厥

（1）治无脉。

1）治则：疏经通脉。

2）配方：人迎、太渊、内关、心肺经排刺。

3）操作：人迎直刺 1.5 寸，以提插进针，针感放散至手，再施捻转补法 1min；太渊直刺 0.3 寸，以捻转补法 1min；内关直刺 1 寸，施捻转泻法 1min；沿心肺经走行，每隔 1 寸 1 针，直刺 0.5 寸，施捻转补法 30s。

4）方义：人迎为阳明之动脉，取之以补气血、通经脉，视为主穴；极泉、尺泽疏通经脉；太渊肺经之原，百脉相注，名曰寸口，用之可复脉通络；心肺经排刺，则可直接疏调心肺两经经脉，活血通络。

（2）治手臂麻木不仁、无力。

1）治则：疏经通络。

2）配方：极泉、尺泽、曲池。

3）操作：极泉沿经下移 2 寸，避开腋毛，直刺 1 寸，施提插泻法至上肢抽动三次为度；尺泽直刺 0.5 寸，施提插泻法至前臂抽动三次为度；曲池直刺 1.5 寸，施提插泻法针感至手。

4）方义：三穴均有电击样感传，有较强的疏通经络的作用。

（3）治手腕不收。

1）治则：疏经通络。

2）配方：尺泽、曲池、臂中。

3）操作：尺泽直刺1寸，施提插泻法至手腕抽动三次为度；曲池直刺1.5寸施提插针感至手；臂中直刺1寸，施提插泻法至手指抽动三次为度。

4）方义：三穴均有较强的疏通经络的作用。

（4）治手厥冷、变色。

1）治则：疏经通络。

2）配方：极泉、太渊、阳池。

3）操作：极泉、太渊手法同前；阳池随经斜刺1寸，施捻转补法1min。

4）方义：极泉疏通经络；太渊通调百脉；阳池为少阳之原，疏调经气。

二、所　生　病

《灵枢·经脉》："是主肺所生病者：咳，上气，喘喝，烦心，胸满，臑臂内前廉痛厥，掌中热。"

（一）肺经所生病病证的症候分析

1. 肺经所生病言的是"变"　这是一组肺系疾病由实转虚，由急性发病转慢性消耗的症候群。"咳、上气"属咳嗽无力，声音低微，气短，呼吸困难。与是动病"肺胀满，膨膨而喘咳"形成对照。肺经所生病仍然病位在肺，应该为是动病未愈，病久演变，消耗正气后所出现的一组症候群。所以，肺经所生病描述的是肺经是动病的演变。

2. 肺经所生病的性质为虚　肺经所生病描述了一派虚证、里证的症候群。"咳，上气"是因为病程较长，慢性消耗，出现面部憔悴，身体消瘦，喘息声微。"喘喝"的"喝"字《针灸甲乙经》、《脉经》、《备急千金要方》、《图经》及张景岳都认为是"咳"字，而我们认为应该是"渴"字更符合临床实际。大量这样的患者表现为喘促口干，欲引水自救，但又嗽水而不欲咽，是肺气虚，肾气不足，摄纳失职，不能温阳化水之故。"烦心，胸满"是一种精神症状，由于病程较长，久治不愈，正气内耗，疾病折磨使患者精神委靡、坐卧不宁，易怒易躁，甚则厌世。"臑臂内前廉痛厥"是指沿手太阴肺经所过之处疼痛，厥冷。这也是肺气虚，经气运行无力；肾阳不足，阳气不达四末的原因。"掌中热"是午后潮热，五心烦热的虚热之象。因此，肺经所生病是一组虚证、里证的临床症候群。

3. 肺经所生病的临床表现　咳嗽、喘息、声音低微；口渴不欲饮；精神委靡、心神不宁、易怒易躁、甚则厌世；还应伴有畏寒、乏力、气短、神疲；或午后潮热、五心烦热；舌胖或淡、或红；苔或白滑、或少苔、无苔；脉或沉迟无力、或细数。阳虚，气不达四末，则上肢肺经循行部位疼痛，厥冷。

4. 肺经所生病相当于现代医学的疾病　根据肺经所生病的性质和临床表现，可见于现代医学的肺结核、硅肺病、慢性支气管炎、慢性支气管哮喘、肺气肿、心源性哮喘等。"臑臂内前廉痛厥"可见于臂丛神经痛等。

（二）肺经所生病病证的临床证治

1. 咳，上气，喘喝

（1）治则：补益肺肾、止咳平喘。

（2）配方：

1）天突、膻中、列缺。

2）太溪、气海、太渊、足三里。

3）大杼至膈俞针刺；肺俞、风门、膈俞加灸。

（3）操作

1）天突、膻中、列缺均斜刺 1 寸，施“迎而夺之”的泻法；

2）太溪直刺 1 寸，施捻转补法 30s；气海直刺 1.5 寸，施呼吸补法 1min；足三里直刺 1.5 寸，施捻转补法 1min；太渊直刺 0.5 寸，施捻转补法 30s；

3）大杼至膈俞向正中线斜刺 1 寸，施捻转补法每穴 30s；肺俞、风门、膈俞针后加灸，使用艾条 1.5cm，置于针柄尾部，燃尽为止，注意不要发生皮肤烫伤。

（4）方义：天突为任脉穴，是治疗咳喘的常用穴之一，现代医学相关报道：该穴针刺后可以明显降低呼吸道的阻力；膻中为气之会，有良好的行气宽胸、平喘的功效；列缺为手太阴肺之络穴，可表里同治，降气平喘；太溪、气海、足三里、太渊同用，以补益肾气，调补肺气，补虚壮体；大杼至膈俞以调补脏腑经气，是治疗虚喘的要穴；肺俞、风门、膈俞加灸，以补虚散寒。

2. 烦心，胸满

（1）治则：补虚安神、宁心定志。

（2）配方：三阴交、气海 、神门、上星、百会、四神聪、印堂。

（3）操作：三阴交直刺 1.5 寸，施捻转补法 30s；气海直刺 1.5 寸，施呼吸补法 1min；神门直刺 0.5 寸，施捻转补法 30s ；上星 、百会 、四神聪浅刺 0.3 ~ 0.5 寸，施捻转平补平泻 30s；印堂向鼻根斜刺 0.3 寸，施轻雀啄手法 10s。

（4）方义：三阴交、气海补气益阴；神门 、上星、百会、四神聪 、印堂宁心安神；诸穴合用共奏补虚安神、宁心定志之效。

3. 臑臂内前廉痛厥，掌中热

（1）治则：滋阴清热、疏通经脉。

（2）配方：尺泽、孔最、侠白、太溪、极泉。

（3）操作：尺泽、孔最、侠白直刺 0.5 ~ 1 寸，施捻转泻法 1min；太溪直刺 0.5 寸，施捻转补法 1min；极泉沿经下移 2 寸，避开腋毛，直刺 1 寸，施提插泻法，以手臂抽动三次为度。

（4）方义：尺泽 、孔最、侠白疏通肺经；太溪滋阴清热；极泉通利经络。

三、虚实辨证

《灵枢·经脉》篇：“手太阴肺经……气盛有余，则肩背痛，风寒，汗出中风，小便数而欠。气虚则肩背痛，少气不足以息，溺色变。”

（一）肺经虚实辨证中病证的症候分析

1. 肺经实证的症候分析　气盛有余为实证，“肩背痛，风寒，汗出”是讲肺经实证，外感风寒，有两种表现：一是伤寒表实；另外是中风表虚。这里的表虚是相对而言，实际仍然是感受外邪的实证之患。“小便数而欠”从中医角度看似乎属于虚证，但是，这里是因为咳喘，肺气郁闭，肺失肃降，水无上源而致，仍然属于实证范畴。

2. 肺经虚证的症候分析 气虚为虚证，“肩背痛寒”看似为实证，但在此之前已经冠以“气虚则”，说明这里叙述的是虚证，其痛寒是因气虚，经络空虚所致。“少气不足以息”是典型的气虚喘息之象，是呼吸衰竭的表现。“溺色变”是指小便颜色的变化，这里也是叙述肺经虚证的小便颜色的变化。

（二）肺经虚实辨证中病证的临床证治

1. 肩背痛

（1）治则：疏通经络。

（2）配方：肩髃、大杼；痛点刺络。

（3）操作：肩髃向臂臑穴斜刺1.5～2寸，施提插泻法1min；大杼向脊柱正中斜刺1.5寸，施捻转泻法1min。肩背痛点以三棱针点刺3～5点，加闪火罐，至出血3～5ml为度。

（4）方义：两穴均为局部取穴，以疏通局部经络为目的；痛点刺络，以除瘀镇痛。

2. 肩背寒痛

（1）治则：温通经脉。

（2）配方：肩髃、大杼温针灸。

（3）操作：两穴刺法同前，改用平补平泻手法，针后加灸，以艾条1.5cm，置于针柄尾端，燃尽为止。

（4）方义：局部取穴针后加灸，以温通经脉、散寒止痛。

3. 风寒，汗出，中风

（1）治则：疏风解表。

（2）配方：风池、列缺、肺俞、大椎。

（3）操作：风池向对侧眼角斜刺1.5寸，施捻转泻法1min；列缺迎经斜刺1寸，施捻转泻法30s；肺俞向脊柱正中斜刺1.5寸，施平补平泻1min；大椎局部点刺3～5点，加用闪火罐，至出血3～5ml为度。

（4）方义：风池为解表散风的要穴；列缺为肺经络穴，针之可表里同治，既宣肺解表，又通肠泻热；肺俞为肺之俞穴，有疏调脏腑、宣肺理气的功效；大椎是泄热之要穴，刺络可热退邪尽。

4. 小便数而欠

（1）治则：宣肺利气、通调水道。

（2）配方：列缺、中极、肺俞。

（3）操作：列缺迎经斜刺1寸，施捻转泻法1min；中极直刺1.5～2寸，施呼吸泻法1min；肺俞向脊柱正中斜刺1.5寸，施捻转平补平泻1min。

（4）方义：列缺为肺经之络穴，可宣肺利气泻热通肠；中极为膀胱之募，泻之可通利水道；肺俞为肺之俞穴，有疏调脏腑、肃肺利水之功。

5. 少气不足以息，溺色变

（1）治则：补益中气。

（2）配方：膻中、关元。

（3）操作：膻中随经平刺1寸，施捻转补法30s；关元直刺1.5寸，施呼吸补法1min。

（4）方义：膻中为气之会，宗气之所聚，有补益宗气、疏达肺气之效；关元为人体强壮穴之一，有培元补气、固本壮体之功。

第三节 手阳明大肠经

一、是 动 病

《灵枢·经脉》篇："手阳明大肠……是动则病齿痛颈肿……"

（一）大肠经是动病病证的症候分析

1. 大肠经是动病病位在经脉所过部位 大肠经是动病描述的是其经脉所过部位的病变。杨上善说："齿痛，谓下齿痛也。"张介宾认为："手阳明之支者，从缺盆贯颊入下齿中也。"以上各家从经络、部位论述了手阳明大肠经的是动病。我们认为：这里将牙痛和颈部肿胀列为手阳明经的病候，究其理论根据主要为"经脉所过，主治所及"。手阳明经之支脉从缺盆上颈贯颊，入下齿中，各种外界致病因素作用于本经之后，出现了以其经脉所过部位为主的病变。

2. 大肠经是动病的性质为实、为热 大肠经是动病描述了一派大肠经实证、热证的症候群，何梦瑶解释："又胃经之支者入上齿，大肠经之支者入于下齿……齿痛者，由风热湿之邪入聚……湿热盛痛目肿，风热盛则痛而不甚肿。"张隐庵说："盖气伤痛，形伤肿，因气以及形也。"这里所谈及的牙齿及颈部肿胀疼痛，均是由于邪气侵犯人体之后，正邪交争，循经上扰可见下齿疼痛，郁而化热，又可见颈部疼痛，这一病证演变过程，基本上反映了中医"气伤痛，形伤肿"的道理。因此，一句简单的"齿痛颈肿"即体现了大肠经是动病是一派外邪炽盛、正邪搏击的实热之证。

3. 大肠经是动病的临床表现 牙齿疼痛，尤以下齿为甚，牵掣头部疼痛，颈肿而痛或无痛；应伴有发热、口渴、口臭、面红、牙痛、头痛、情绪急躁、易怒，饮食不正常、消谷善饥或食欲不振、舌红、苔白腻、脉数实或弦滑。

4. 大肠经是动病相当于现代医学的疾病 根据大肠经是动病的病位，疾病性质和临床表现，可见于现代医学的龋齿、三叉神经第三支疼痛、牙周炎等。"颈肿"可见于甲状腺功能亢进、甲状腺瘤、慢性淋巴性甲状腺炎等。若伴有疼痛的多见于急性甲状腺炎、亚急性非化脓性甲状腺炎、甲状腺癌等。此外，甲状旁腺腺瘤或囊肿、畸胎瘤、急发性囊肿等症，在颈前部也可查及肿块。

（二）大肠经是动病病证的临床证治

1. 齿痛

（1）治则：清利实热、通经止痛。

（2）配方：内庭、合谷、曲池、颊车。

（3）操作：内庭直刺0.5～1寸，施呼吸泻法；合谷直刺0.5寸，施捻转泻法；曲池，屈肘取穴，直刺1寸，施提插泻法；颊车直刺0.5寸，施捻转泻法。

（4）方义：内庭为胃经荥穴，合谷为大肠经原穴，二穴均为治疗齿痛特定穴；配合曲池，大肠经的合穴，可疏通经络、通经止痛。

2. 颈肿

（1）治则：清热消肿、活血化瘀。

（2）配方：天容、扶突、翳风、合谷，肿胀的局部刺络拔罐。

（3）操作：天容、扶突进针1～1.5寸，施捻转泻法，翳风进针1.5～2寸，捻转泻法；合谷刺法同前。肿胀局部刺络拔罐。出血量以 3 ~ 5ml 为度。

（4）方义：天突、扶突为局部取穴，取其活血化瘀之功；翳风、合谷取其清热消肿之效。

二、所 生 病

《灵枢·经脉》篇："手阳明大肠经……是主津所生病，目黄口干、鼽衄、喉痹、肩前臑痛、大指次指不用。"

（一）大肠经所生病病证的症候分析

1. 耗液伤津是大肠经所生病的提纲 这是一组以津液耗伤为主要症状的症候群。杨上善说："《八十一难》曰：'邪主血，血为所生病，血主濡之也'。是为血及津液皆为濡也。津，汗也，以下所生之病皆是由血之津汗所生病也。"张景岳说："大肠与肺为表里，肺主气而津液由于气化，故凡大肠之或泄或秘，皆津液所生之病，而主大肠也。"张隐庵说："大肠传导水谷，变化精微，故主所生津液病。"陈璧疏说："大肠与肺为表里，肺主气，津液由气所化，所以大肠主津液所生的疾病。"石学敏院士认为：按中医基础理论，大肠主津；小肠主液。事实上大肠既主津也主液。"是主津所生病者"，此句是大肠经腑病的提纲，是指失津耗液方面的病，泄泻、痢疾及《伤寒论》中阳明经经证的"四大"症和阳明经腑实证的痞满燥实皆为伤津耗液之证。

2. 大肠经所生病是一组虚实夹杂的疾病 大肠经所生病是大肠经是动病进一步发展的结果，其病程传化是一组由实转虚，虚实兼夹的疾病，这里所说的"目黄"绝不是黄疸，而是由于热邪熏蒸津液，造成津液丢失而成的眼睑干涩的表现，球结膜发黄混浊。"口干"则也是因热邪耗伤津液，或病后体虚津液明显丢失，造成的口干而黏，渴而喜饮之症。"鼽"为鼻塞不通，也是津液耗伤所致的鼻中干涩不。"衄"亦为阴液丢失，虚火上炎所致。"喉痹"之痹者不通也，不通则痛；郁阻则肿；机关不利则吞咽困难。因此，此处之"喉痹"，也是因为津液耗伤所致的咽喉肿痛或吞咽困难。而其中谈到的"肩前臑痛，大指次指不用"则是大肠经所过部位的循经之症，其主要表现为上臂前廉疼痛或拇指、示指麻木、瘫痪。

3. 大肠经所生病的临床表现 目黄、目涩、目痛、羞明流泪、视物模糊、目眦有眵物，或见白睛处有血丝、口干、口臭、喜饮或喜冷饮，鼻塞不通，甚则鼻中流血，咽喉肿痛或肿而不痛，或吞咽困难兼有便干、便少、尿黄、尿少，以及肩部及前臂疼痛，拇指、示指麻木无力甚至瘫痪，舌红少津或干绛，脉数或弦滑或实。

4. 大肠经所生病相当于现代医学的疾病 根据大肠经所生病的性质和临床表现，可见于角膜炎、结膜炎、鼻甲肥厚、鼻腔出血、扁桃体肿大、假性延髓麻痹、肩周炎、桡神经损伤、正中神经损伤。

（二）大肠经所生病病证的临床证治

1. 目黄、口干

（1）治则：清热、明目、生津。

（2）配方：风池、攒竹、睛明、廉泉。

（3）操作：风池进针 1.5 寸，施捻转补法；攒竹，进针 0.3 寸，施捻转补法；睛明进针 0.1 ~ 0.3 寸，施捻转补法；廉泉进针 1.5 寸，施捻转补法。

（4）方义：风池乃胆经穴，有清热泻火之功；攒竹、睛明为眼周取穴，可明目，为治疗目黄之常用穴；廉泉取之可清热生津，治疗口干之效穴。

2. 鼽衄

（1）治则：清热、凉血、止血。

（2）配方：风池、迎香、鱼际。

（3）操作：迎香，进针0.5寸，施捻转泻法；鱼际，直刺1寸，施捻转泻法；风池刺法同前。

（4）方义：风池为清热泻火之效穴；迎香为局部取穴，即可清邪热通鼻窍，又可清热止血；鱼际乃凉血止血的常用穴。

3. 喉痹

（1）治则：充脑髓、利机关、通喉痹。

（2）配方：风池、翳风、上廉泉。

（3）操作：风池、翳风针尖方向对舌骨体，进针2.5～3寸，施捻转补法，每穴施术1min；上廉泉向舌根部斜刺，进针1.5～2寸，施提插泻法法，施术1min。应用此法临床曾收治736例假球麻痹患者，均可在7～14日撤去鼻饲管，临床治愈率达98%。

（4）方义：风池，翳风充脑髓、利机关、利咽通痹，为治喉痹的要穴；上廉泉为局部取穴，三穴合用共奏充脑髓、利机关、通喉痹之功。

4. 肩前臑痛，大指次指不用

（1）治则：通经活络。

（2）配方：肩髃、臂臑、曲池、合谷。

（3）操作：肩髃直刺1.5寸，臂臑直刺1～1.5寸，施提插泻法；曲池进针1～1.5寸，提插泻法，以麻胀感到示指为度；合谷进针1～1.5针，针尖刺向三间处，施提插的泻法，然后将针提至皮下，针向鱼际方向直刺1寸，施提插泻法，拇指酸胀为度。

（4）方义：四穴为循经取穴，取之可疏通经脉，活血通络。

三、虚实辨证

《灵枢·经脉》篇："手阳明大肠经……气盛有余则当脉所过者热肿，虚则寒栗不复。"

（一）大肠经虚实辨证中病证的症候分析

1. 大肠经实证的症候 气盛有余为实证，热肿当为实证、热证。杨上善说："是动所生之病，有盛有虚。盛者，此脉所过之处热及肿也……"结合临床，典型的沿手阳明大肠经经脉红肿热痛的疾病很少，某些静脉炎、淋巴管炎偶见。

2. 大肠经虚证的症候 张景岳说："当脉所过……手阳明之次也。……寒栗不复，不易温也。"虚证的寒栗不复，即寒战，肢体冷厥，不能反温。对这一个症候的理解要联系产生这种理论的当时条件，在古代没有必要的支持疗法，患者经过几日痢疾泄泻不止，由于大量的丢失津液，又不能进食，出现电解质紊乱、脱水、休克，临床可以见到寒战、肢体冷厥，进入阴阳离绝状态，患者可伴有精神委靡，四肢疲倦不堪，皮肤失去弹性，讲的是危候。在当今医学迅速发展的情况下，这种"寒栗不复"的危候已经完全可以得到控制。

（二）大肠经虚实辨证中病证的临床证治

1. 当脉所过者热肿

（1）治则：清热、消肿。

（2）配方：阳溪、手三里、曲池、热肿处刺络。

（3）操作：以上诸穴直刺1～1.5寸，施提插泻法。曲池及热肿处刺络疗法，操作同前所述。

(4) 方义：曲池，手三里为清热泻火之常用穴；阳溪消肿止痛之功尤著；曲池及热肿处刺络，以活血通络、清泻邪热、消肿止痛。

2. 寒栗不复

(1) 治则：温阳益气、生津复脉。

(2) 配方：曲池、关元、天枢、三阴交。

(3) 操作：曲池直刺1.5寸，施提插泻法；关元、天枢直刺1.5寸，施捻转补法，针后灸之；三阴交直刺1寸，捻转补法。

(4) 方义：曲池通肠导气；关元、天枢取之可温暖下元、温阳益气；三阴交可补益三阴，生津复脉。

第四节　足阳明胃经

一、是　动　病

《灵枢·经脉篇》“足阳明胃……是动则病洒洒振寒，善伸数欠颜黑，病至恶人与火，闻木声则惕然而惊，心欲动，独闭户塞牖而处，甚则欲登高而歌，弃衣而走，贲响腹胀，是为骭厥”。

(一) 胃经是动病病证的症候分析

1. 胃经是动病的病位在阳明经、在气　张景岳说：“胃属土，土病而洒洒振寒者，风之胜也。善伸数欠者，胃之郁也。”“洒洒振寒”是形容患者自觉后背如凉水泼洒一样，这种寒冷的感觉在肌肤。“善伸数欠”是欲伸展一下的样子，不是睡醒后的伸腰，是说明阳明经病，发热或处在低热阶段，按营卫气血辨证此时病在气分。“颜黑”，杨上善认为是“阴气见额”；张景岳认为是“土病而水无所畏，故黑色反可见颜黑”。我们不同意这两种观点，认为：这种黑是棕色，是在前面“洒洒振寒”基础上体温进一步升高，患者自觉脸上热辣辣的，同时伴有周身的壮热、口渴、脉洪大，即“白虎汤”的四大证。“恶人与火”就是怕人怕火。火，一是指光亮，二是指热，发病后喜处凉爽之地。“闻木声则惕然而惊”，“木声”代表一切响声和噪声，“独闭户塞牖而处”，形容患者喜静喜冷怕热而乱的环境。“登高而歌，弃衣而走”是病情进一步发展，患者失去理智，力过平常，弃衣而走，不避亲疏。“贲响腹胀”指阳明腑气不通，性质属热属实，在气。张隐庵说：“……阳明之脉下膈属胃络脾，故贲响腹胀，此阳明之气。”以上病证均表明胃经是动病的病位在阳明经、在气。

2. 胃经是动病的性质为实　胃经是动病描述了一派胃经实证，热证的症候群。杨上善认为：“五月盛阳，一阴始生，既是阳中有阴也。一阴始生，劲猛加阳，故洒洒振寒。凡欠及多伸，盛为阳上阴下，人之将卧，阴阳上下相引，故数欠，颜额，阳也。黑，阴也，阴气见额阳病也。”张隐庵曰：“善伸者，阳气郁而欲伸出之，数欠者，阳欲引而上也，颜黑者，阴气加于上。”张介宾曰：“病至而恶人者，阳明厥逆则喘而惋，惋则恶人也。恶火者，邪客阳明则热甚也……欲闭户而处者，阴阳相搏阴胜阳也，欲上高而歌者，阳盛则四支实也，弃衣而走者，热盛于身也……”这些均表明胃经是动病的性质属热属实。

3. 胃经是动病的“骭厥”　张景岳说：“厥逆于经而为此诸证，故曰为骭厥，盖阳明之经脉循胫骭而下也。”即是说，胃经是动病发生了“洒洒振寒，善伸数欠……”等证，如果经气厥逆于阳明经脉，则可发生骭厥症候，即小腿外前廉萎缩，足下垂，趺阳脉消失，足趾变色和剧痛等。

4. 胃经是动病的临床表现 自觉后背如凉水泼洒一样，常欲伸展一下肢体，面热，伴有壮热、口渴，脉洪大，面色黑红，怕人怕光怕热，喜静喜冷，心悸不宁，病情进一步发展，阳热盛极，会出现理智失常，力过常态，弃衣而走，不避亲疏，腹内隆隆作响，大便秘结，由于胃经经气厥逆，还可出现小腿外前廉萎缩、足下垂、趺阳脉消失、足趾变色和剧痛等证。

5. 胃经是动病相当于现代医学的疾病 根据胃经是动病的病位，疾病性质和临床表现，可见于现代医学的各种急慢性传染病、血液病、变态反应性疾病、恶性肿瘤、结缔组织病、狂躁型的神经症和抑郁型的精神分裂症及各种原因引起的胃肠功能紊乱，如慢性胃肠炎、慢性肝炎、不全肠梗阻、胃肠神经症等，其“骭厥”相当于现代医学的闭塞性脉管炎、股神经损伤、胫前肌萎缩。

（二）胃经是动病病证的临床证治

1. 洒洒振寒、善呻数欠、颜黑

（1）治则：疏风清热。

（2）配方：大椎、风池、合谷。

（3）操作：大椎直刺1.5寸，施提插泻法；风池直刺1.5寸，施捻转泻法；合谷进针1寸，施提插泻法。

（4）方义：大椎为退热要穴，泻之可清热祛风；风池为疏风之佳穴，泻之可疏风退热；配合谷为大肠经原穴，三穴合用，共奏疏风退热之功。

2. 恶人与火，闻木声则惕然而惊，心欲动，独闭户塞牖而处

（1）治则：宁心安神。

（2）配方：内关、四神聪、印堂。

（3）操作：内关直刺0.5～1寸，施提插捻转相结合泻法，四神聪向后头部斜刺0.3寸；印堂向鼻根斜刺0.5寸，均施平补平泻手法。

（4）方义：内关为心包经之络穴，心包乃心之外络，刺之可安神定志；四神聪、印堂为经外奇穴，均为宁心安神之效穴。

3. 登高而歌，弃衣而走

（1）治则：醒神清心开窍。

（2）配方：内关、人中、大陵、十宣。

（3）操作：人中向鼻中隔斜刺0.3寸，施雀啄泻法，以眼睛流泪或眼球湿润为度；内关，施术同前；大陵直刺0.5寸，施捻转泻法1min；十宣放血。

（4）方义：内关为心包经之络穴，可醒神定志；人中可醒神开窍；大陵为心包经之原穴，有清心定志之奇效；十宣放血为清心开窍之要穴。

4. 贲响腹胀

（1）治则：宽肠下气。

（2）配方：丰隆、归来、水道、外归来、外水道（位于归来，水道各旁开2寸）。

（3）操作：先刺双侧丰隆，直刺1.5寸，施捻转提插泻法；再取左侧归来、水道及左侧外水道、外归来直刺1.5～2寸，施呼吸泻法，诸穴均施术1min。

（4）方义：丰隆为胃经络穴，刺之可助脾胃运化，宽肠导气；归来、水道及外归来、外水道可理气通便，引气下行。

5. 骭厥

（1）治则：疏通经脉。

（2）配方：气冲、阳陵泉、足三里、解溪、足阳明、足太阴经排刺。

（3）操作：气冲直刺1.5寸，施提插泻法，触电感放散到足；阳陵泉直刺1～1.5寸，施提插泻法；足三里直刺1.5寸，施提插补法；解溪直刺0.5寸，施提插捻转补法；患肢大腿部足阳明和足太阴经排刺，每间隔1.5寸1针，施捻转平补平泻。

（4）方义：气冲为足阳明之动脉，刺之以疏通经脉；阳陵泉为胆之下合穴，刺之可通经络；足三里为胃之下合穴，补之可疏通胃经经气；解溪乃胃之荥穴；足阳明、足太阴经排刺亦可疏通两经经脉，诸穴合用，共奏调节经气、疏通经脉之功。

二、所　生　病

《灵枢·经脉》：“足阳明胃经……是主血所生病者，狂、疟、温淫、汗出、鼽衄、口喎、唇胗、胫肿、喉痹、大腹水肿、膝膑肿痛，循膺乳气街股伏兔骭外廉皆痛，中指不用。”

（一）胃经所生病病证的症候分析

1. 胃经所生病是一组由实转虚，虚中夹实的症候群　由急性发病转为慢性消耗的胃腑自病的症候群，“主血所生病”。张景岳说：“中焦受谷，变化而赤为血，故阳明为多气血之经，而主血所生病。”胃为气血生化之源，胃腑自病，则表现为不能化生气血，伤血耗阴，临床会出现一系列症状。“狂疟温淫，鼽衄”均为阴虚血亏导致阴不敛阳，阳热炽盛；“口喎”是由于阳明血虚，外邪乘虚而入阳明之络而致；“唇胗”乃由于胃经虚火上炎而成；“汗出”乃热迫汗出之象。“大腹水肿”为中土脾胃本身虚寒证的一种表现，乃中焦运化失权、水湿内停之故。

2. 胃经所生病的临床表现　躁狂、高热、温热、鼻出血、口歪，口唇溃疡，自汗，颈部肿，舌咽不利，腹部肿胀，双膝肿痛，胸部、腹股沟及大腿前部、下肢外侧，足背部疼痛，足中指不能屈伸。

3. 胃经所生病相当于现代医学的疾病　根据胃经所生病的性质和临床表现，可见于现代医学的疟疾：伤寒、脑炎、麻疹、流行性感冒、面瘫、鼻窦炎、鼻咽癌、肝硬变失代偿期、恶性淋巴症、结核性腹膜炎、周围神经疾病，周围血管淋巴管疾病、脉管炎等。

（二）胃经所生病病证的临床证治

1. 狂疟温淫汗出

（1）治则：滋阴清热。

（2）配方：复溜、大椎、风池、合谷。

（3）操作：复溜直刺1～1.5寸，施捻转补法，余穴操作同“是动病”。

（4）方义：复溜乃肾经“经”穴，有滋阴清热之效，配大椎、风池、合谷共奏清热、散邪之功。

2. 鼽衄

（1）治则：清热、凉血、止血。

（2）配方：风池、迎香、鱼际。

（3）操作：风池进针1.5寸，施捻转泻法；迎香进针0.3寸，施提插补法；鱼际进针1寸，施捻转泻法。

（4）方义：风池清热散风之功尤著；迎香位于鼻旁，刺之有通鼻窍、止鼻血的作用；鱼际泻热凉血之功卓著；四穴合用，共奏清热凉血止血之功。

3. 口歪

（1）治则：疏解经筋。

（2）配方：风池、面部经筋排刺、透刺；健侧合谷；阳白、颧髎、颊车处刺络。

（3）操作：风池进针1.5寸，施捻转平补平泻法，阳白透向上星、丝竹空、攒竹、头维，施捻转泻法；四白进针1寸，刺入眶下孔，施捻转补法；迎香进针0.3寸，施捻转补法；颧髎进针1.5寸，施捻转泻法；地仓至颊车部隔0.5寸1针，施平补平泻；健侧合谷直刺1寸，施捻转泻法；阳白、颧髎、颊车处以三棱针点刺3～5点，加用闪火罐，出血3～5ml。

（4）方义：风池乃疏风通络之要穴；面部地仓至颊车排刺为经筋刺法，以疏理经筋；健侧合谷乃寻经取穴，是治疗面瘫之效穴；刺络法以活血通络，散风祛邪。

4. 颈肿

（1）治则：活血化瘀、清热消肿。

（2）配方：天容、扶突、翳风、肿胀局部刺络拔罐。

（3）操作：天容、扶突进针1寸，施捻转泻法；翳风进针1.5～2寸，施捻转泻法；肿胀局部刺络拔罐，每罐出血量3～5ml为度。

（4）方义：天容、扶突为局部取穴，有活血化瘀、消肿之功，翳风乃清热消肿之验穴，配合肿胀局部刺络拔罐，共收活血化瘀、清热消肿之效。

5. 喉痹　治疗同手阳明大肠经。

6. 大腹水肿

（1）治则：利水消肿。

（2）配方：天枢、水道、三阴交、阴陵泉。

（3）操作：天枢、水道直刺1.5寸，施呼吸泻法；三阴交进针1寸，施捻转补法；阴陵泉进针1.5寸，施提插泻法。

（4）方义：天枢、水道为利水消肿之经验穴，三阴交为肝、脾、肾三阴经之交会穴，取之可疏通水道、行气利水；阴陵泉为足太阴脾经之合穴，具有健脾利水之功效，是治水消肿之要穴。

7. 膝膑肿痛，循膺乳气街股伏兔骭外廉足跗上皆痛，中指不用

（1）治则：疏通经络。

（2）配方

1）膝膑肿痛：犊鼻、鹤顶、足三里、阳陵泉。

2）膺乳痛：期门、日月、支沟。

3）其余下肢痛可取髀关、阴谷 、伏兔 、内庭、中封、行间。

（3）操作：足三里施捻转平补平泻外，余诸穴均施泻法。

（4）方义：疏通经络、调理气血。

三、虚 实 辨 证

《灵枢·经脉》篇："足阳明胃经……气盛则身以前皆热，其有余于胃则消谷善饥，溺色变，气不足则身以前皆寒栗，胃中寒，则胀满。"

（一）胃经虚实辨证中病证的症候分析

1. 胃经实证的症候分析　气盛有余为实证，正如杨上善说："足阳明脉，唯行身前，故脉盛身前皆热也。脉气有余于身前，故身前皆热，若有余胃中，故善饥溺变也。"本段文字，我们认为，讲述阳明经气有余而热盛，可见前胸和腹部感觉到热感；如果阳明腑中热盛，则表现为消谷善饥，排出的尿液变黄，苹果味，是胃腑的热证，属中医中消之证。

2. 胃经虚证的症候分析　气不足为虚证，张介宾认为："此阳明之虚寒在经在脉之辨也。"丹波元简说："腹为阴，背为阳……其气不足，故身以前皆寒栗……。"临床上表现为前胸腹部皮温低，患者喜按、喜温、喜热饮，病因病机为胃腑虚寒。

（二）胃经虚实辨证中病证的临床证治

1. 消谷善饥

（1）治则：滋阴清热，通调任脉、阴跷脉。

（2）配方：列缺、照海。

（3）操作：列缺随经平刺1寸，照海直刺0.5寸，施捻转补法。

（4）方义：列缺、照海为八脉交会穴的对穴，二穴合用，有滋阴清热、通调任脉、阴跷脉之效。

2. 胃中寒、胀、满

（1）治则：温中除满。

（2）配方：足三里、中脘、内关、公孙。

（3）操作：足三里直刺1.5寸，施捻转补法；中脘直刺1.5寸，施呼吸补法，针后加灸；公孙、内关直刺1寸，施捻转泻法。

（4）方义：足三里乃胃经"合"穴，"合治内腑"，刺之可除胀满，温中暖胃，健利中焦；中脘为胃之募穴，针刺加灸，可温中散寒、消满除胀；内关、公孙为八脉交会穴，两者合用可治胃腑之疾。

第五节　足太阴脾经

一、是　动　病

《灵枢·经脉》篇："足太阴脾……是动则病舌本强，食则呕，胃脘痛，腹胀善噫，得后与气，则快然如衰，身体皆重。"

（一）脾经是动病病证的症候分析

1. 脾经是动病的病位在脾胃　脾经是动病主要描述了一组热困阻中焦的症候群，杨上善说："胃中食满，阳气消之，今十一月，一阳力弱，未能熟消，故胃满而溢谓之呕，吐也。寒气客胃，厥逆从上下散，散已复上出胃，故为噫也。客入胃已，其气上为营卫及膻中气，后有下行与糟粕俱下者，名曰余气，余气不与糟粕下壅而为胀，今得之泄气，故快然腹减也"，"身及四肢，皆是足太阴脉行胃气营之，若脾病，脉即不营，故皆重也"。

2. 脾经是动病的性质为中气郁阻　脾经是动病描述了一派湿热困中焦，中气壅阻之候，其不思饮食，若进食后，则呕吐恶心，噫气频频，当排大便及矢气后，则畅然如衰，其病机为湿热内蕴，气机不利，运化失常。"身体皆重"是脾为湿困，湿性重浊，故出现周身困重滞着感。

3. 脾经是动病的临床表现　舌体强硬，食后则呕，胃脘部疼痛，腹内作胀，嗳气等证，如果排出大便或得矢气，就觉得轻松，全身时感沉重、乏力。

4. 脾经是动病相当于现代医学的疾病　根据脾经是动病的病位，疾病性质和临床表现，可见于现代医学的中风病的失语，重症肌无力，舌下神经损伤，急慢性胃炎，胃及十二指肠溃疡病，胃神经症，贲门痉挛，幽门痉挛或梗阻，胆囊炎，胆石症，消化不良，肠梗阻等疾病。

（二）脾经是动病病证的临床证治

1. 舌本强

（1）治则：开窍醒神、通利机关。

（2）配方：人中、金津、玉液、舌面点刺。

（3）操作：人中向鼻中隔斜刺0.3寸，施雀啄泻法，以眼球湿润或流泪为度；金津、玉液用三棱针点刺放血；舌面点刺，用毫针散刺舌面。

（4）方义：人中为督脉穴，刺之可起开窍醒神作用；金津、玉液及舌面点刺有利舌、通机关之功。

2. 食则呕、胃脘痛

（1）治则：健利中焦、和胃降逆。

（2）配方：内关、公孙。

（3）操作：内关、公孙直刺1寸，施捻转泻法。

（4）方义：内关、公孙为八脉交会穴之对穴，“公孙冲脉胃心胸，内关阴维下总同”。二穴相配可起到健利中焦、和胃降逆之效。

3. 腹胀、善噫，得后与气则快然如衰

（1）治则：宽肠下气。

（2）配方：丰隆、足三里、中脘、天枢。

（3）操作：丰隆直刺1.5寸，施捻转泻法；足三里直刺1.5寸，施捻转补法；中脘、天枢直刺1.5寸，施呼吸泻法。

（4）方义：丰隆为足阳明胃经之络穴；为宽肠下气之要穴；足三里为胃之“合”穴，刺之可加强脾胃的消化功能；中脘为胃之募穴，配天枢有理气宽中下气之功。

4. 身体皆重

（1）治则：清热利湿。

（2）配方：水道、三阴交、阴陵泉。

（3）操作：水道进针1.5寸，施提插泻法，三阴交、阴陵泉进针1.5寸，施捻转泻法。

（4）方义：水道为利水祛湿之效穴，三阴交乃肝、脾、肾三阴经之交会穴，配阴陵泉，三穴合用共奏清热利湿之功。

二、所 生 病

《灵枢·经脉》篇：“足太阴脾经……是主脾所生病者，舌本痛，体不能动摇，食不下，烦心，心下急痛，溏、瘕泄、水闭、黄疸，不能卧，强立股膝内肿厥，足大指不用。”

（一）脾经所生病病证的症候分析

1. 脾经所生病讲的是“变”　这是一组由实转虚，由急性发病转为慢性消耗的症候群。“舌本痛”是在“舌本强”长期治疗不愈基础上的发展，是脾虚所致，这里不是指舌尖痛，而是开始出现搅拌无力，1～2年后，出现地图舌，舌肌萎缩；“食不下，烦心，心下急痛”此乃中焦湿困之证，责之湿热，患者不能进食，心烦不宁，胃脘胸胁部位剧痛；“溏、瘕泄”是水和食物并下，消化不良性腹泻，由脾阳不足，脾失健运所致；“水闭”是清浊不分，由于水走肠间，故致膀胱无尿，是由于溏、瘕泄造成的；“黄疸”即临床上面目一身尽黄，伴恶心，不思饮食，倦怠无力；“不能卧，强立股膝内肿厥，足大指不用”为脾经长期发病，站立几小时后肢肿，平躺几小时后眼睑肿，主要责之于脾的运化功能不足。

2. 脾经所生病的性质虚实兼杂以虚为主 脾经所生病主要描述了一派虚证的症状群，但也有实热证掺杂其间，杨上善说：“脾所生病，太阴脉行至舌下，故舌本痛也。体不能动摇，脾不营也。溏，食消不利也。瘕，食不消、瘕为积病也。泄，食不消，飧泄也。水闭、脾所生病，不营膀胱，故小便不利也。黄疸，不能卧，强立，内热身黄病也。脾胃中热，故不能卧也。将立不得立，名曰强立。股膝内肿厥，大指不用，或痹不仁不能用也。”“食不下，烦心，心下急痛”，按临床表现应该是急性胰腺炎或急性胆囊炎。中医亦责之湿热，按照一般规律，所生病多为虚证、慢性病证，这里为什么会出现实热证、急性病？要用其经脉的走行来解释。“其支者，别上膈，注心中”，石学敏院士认为，这条循行属于胰，正如张介宾所云：“太阴脉支者走上膈注心中，故为烦心，心痛。”

3. 脾经所生病的临床表现 舌体疼痛或搅拌无力，身体不能转动，吃不下食物，心中烦乱，心下掣引作痛，大便稀薄或下痢，小便不通，或一身面目尽黄，不能安卧，若勉强站立时，则股膝内侧肿痛厥冷，足大趾不能活动。

4. 脾经所生病相当于现代医学的疾病 根据脾经所生病的性质和临床表现，可见于现代医学的肌萎缩侧索硬化症，进行性延髓麻痹，舌癌，胰腺炎，急性胃炎，胃痉挛，急慢性肠炎，急性胆囊炎，原发性吸收不良综合征，某些内分泌、代谢障碍疾病，溶血性黄疸，肝细胞性黄疸，阻塞性黄疸及胆红素代谢功能缺陷病，“不能卧，强立股膝内肿厥，足大指不用”可见于慢性肝炎，肝病性营养缺乏性水肿，风湿性关节炎，类风湿关节炎及一些骨关节疾患。

（二）脾经所生病病证的临床证治

1. 舌本痛

（1）治则：补益脑髓、通利机关。

（2）配方：风池、翳风、上廉泉、舌面点刺。

（3）操作：风池、翳风针向舌骨体，进针2.5～3寸，施捻转补法1min；上廉泉进针1.5～2寸，施提插泻法1min；以毫针在舌面点刺。

（4）方义：风池、翳风为补精填髓、充养脑腑的要穴，取之可收补益脑髓之功；上廉泉、舌面点刺合用，可达通络利窍之效。

2. 体不能动摇，食不下

（1）治则：清热利湿、健运中焦。

（2）配方：阴陵泉、三阴交、足三里。

（3）操作：阴陵泉进针1.5寸，施捻转泻法，三阴交、足三里均进针1.5寸，施捻转补法。

（4）方义：阴陵泉乃脾经“合”穴，泻之有清热利水祛湿之功；三阴交乃肝、脾、肾三阴经之交会穴，足三里乃胃之“合穴”，两者合用，可收健运中州、补益脾胃之效。

3. 烦心、心下急痛

（1）治则：缓急止痛。

（2）配方：内关、公孙。

（3）操作：内关、公孙直刺1寸，施捻转泻法。

（4）方义：内关、公孙为八脉交会穴之对穴，“公孙冲脉胃心胸，内关阴维下总同”，二穴合用，可收缓急止痛之奇效。

4. 溏

（1）治则：健脾温阳。

（2）配方：命门、足三里、脾俞、中脘。

（3）操作：命门、脾俞直刺1～1.5寸；中脘、足三里直刺1.5寸；诸穴均施捻转补法，针后加灸。

（4）方义：命门、脾俞乃益气健脾助阳之穴，配中脘、足三里并针后加灸更起到健运脾胃、温补中阳之功。

5. 瘕泄

（1）治则：益气除湿。

（2）配方：天枢、关元、气海、阴陵泉。

（3）操作：天枢、关元、气海直刺1.5寸，施呼吸补法，针而灸之，阴陵泉直刺1.5寸，施捻转补法。

（4）方义：天枢、关元、气海乃补气培元之效穴；阴陵泉乃健脾利水除湿之要穴。

6. 水闭

（1）治则：健运中州、分清利浊。

（2）配方：脾俞、胃俞、水道、足三里。

（3）操作：脾俞、胃俞直刺1～1.5寸，施捻转补法；足三里直刺1.5寸，施捻转补法；水道直刺1.5寸，施呼吸泻法。

（4）方义：足三里为胃之"下合穴"，补之可补脾胃、健中州；配脾俞、胃俞共奏健运中州之功；水道乃分清利浊之要穴。

7. 黄疸

（1）治则：清利湿热。

（2）配方：日月、丘墟、阴陵泉、三阴交。

（3）操作：日月直刺0.5寸，针尖刺在肋缘上避免刺伤肝脏，施雀啄泻法，以胀感窜至胸胁为度；丘墟直刺0.5寸，施捻转泻法；三阴交、阴陵泉直刺1.5寸，均施捻转泻法。

（4）方义：日月乃胆之"募"穴，丘墟为胆经"原穴"，刺之有疏利肝胆、祛湿退黄之功；阴陵泉、三阴交的功用在于补益脾胃，逐水祛湿清热。

8. 不能卧，强立股膝内肿厥，足大指不用

（1）治则：健脾益气、消肿止厥。

（2）配方：足三里、脾俞、胃俞、三阴交。

（3）操作：足三里直刺1.5寸，施捻转补法，针后加灸；三阴交直刺1.5寸，施捻转补法；脾俞、胃俞直刺1～1.5寸，施捻转补法，针而灸之。

（4）方义：足三里乃胃之"下合穴"，三阴交乃肝、脾、肾三阴经之交会穴、脾俞、胃俞乃脾胃之背俞穴，四穴合用，共奏健脾益气、消肿止厥之功。

第六节　手少阴心经

一、是　动　病

《灵枢·经脉》篇："手少阴心……是动则病嗌干，心痛，渴而欲饮，是为臂厥。"

（一）心经是动病病证的症候分析

1. 心经是动病的病位在心　心经是动病描述了以心系及经脉循行部位疾患的证候。《灵枢·

五邪》“邪在心，则病心痛”。《素问·厥论》：“手心主，少阴厥逆，心痛引喉。”杨上善《太素》注说：“心经痛，心而多热，故而口渴欲饮，其脉循臂，故是臂厥之病也。”

2. 心经是动病的性质为实 咽喉干燥，口渴欲饮为心火上炎，热烁伤津而致。津液耗伤，心经失养则心痛。少阴经脉气血阻逆而作厥冷、麻木、酸楚等臂厥之症。其病性属热、属实。

3. 心经是动病的临床表现 咽喉干燥、口渴欲饮、胸前区痛、胸闷憋气、舌尖红、溲黄、脉弦数。心经经气逆乱，则手臂逆冷、麻木、酸楚、无脉。

4. 心经是动病相当于现代医学的疾病 根据心经是动病的病位、疾病性质和临床表现可见于现代医学的冠心病、心绞痛、咽炎、无脉症、雷诺征、臂丛神经损伤等。

（二）心经是动病病证的临床证治

1. 嗌干心痛，渴而欲饮

（1）治则：活血通络、宽胸理气。

（2）配方：内关、郄门、膻中、心俞、膈俞、厥阴俞。

（3）操作：内关、郄门直刺1寸，施捻转的补法；膻中逆经平刺1寸，施捻转泻法；心俞、膈俞、厥阴俞向正中线斜刺1寸，施捻转的补法。

（4）方义：内关为心包经络穴，用以表里同治；郄门为心包经郄穴，郄治急性病；膻中为气会，阔畅气机；膈俞为血会，活血化瘀；心俞为脏之俞穴与厥阴俞配伍可补益经气止痛。

2. 臂厥 治疗同手太阴肺经是动病之“臂厥”。

二、所 生 病

《灵枢·经脉》篇“手少阴心经……是主心所生病者，目黄，胁痛，臑臂内后廉痛、厥，掌中热。”

（一）心经所生病病证的症候分析

1. 心经所生病病机 心经是动病未愈，久而耗伤正气，经脉失养，经气不利，所以发生了是主心所生病也。杨上善曰：“其脉上腋近胁，故胁痛也。”目黄为津液耗伤而致。我们认为：该“目黄”并非黄疸，是指由于长期病痛不得寐，眼睛球结膜变成乌黄色，混浊无光。臑臂内后廉痛厥，掌中热为本经经络受阻，经气失调之症。杨上善说：“臑臂内后廉，脉行之处，痛及厥也，厥，气失逆也。”“臑臂内后廉痛、厥，”应该是心绞痛患者向左肩臂呈电击样放射性疼痛。《素问·脏器法时论》曰：“心痛者，胸中痛，胁支满，胁下痛，膺背肩胛间痛，两臂内痛。”张隐庵云：“心系上系于目，心火盛故黄也。臑臂掌中，心脉所循之部分，盖心所生之病，而外及经脉也。”

2. 心经所生病临床表现 眼睛干涩无光，胁肋胀满疼痛，左臂内侧后缘电击样疼痛或厥冷，掌心热痛。

3. 心经所生病相当于现代医学的疾病 神经衰弱、失眠而致眼球结膜混浊无光，心绞痛致胸胁痛，向左上肢内侧放射性疼痛。

（二）心经所生病病证的临床证治

1. 目黄

（1）治则：增液明目。

（2）配方：风池、太阳、睛明、内关、三阴交。

（3）操作：风池直刺 1.5 寸，施捻转补法；太阳斜刺 1 寸，捻转补法；睛明以 32 号毫针直刺 0.3 寸，捻转补法；内关直刺 1 寸，捻转补法；三阴交直刺 1 寸，施捻转补法。

（4）方义：风池为治目疾要穴；太阳、睛明局部选穴，疏通经络，调气血；内关为手厥阴经之络穴，与手少阳经互为表里，其支脉入眼下；三阴交为足三阴经之交会穴，针之可调补三阴，增液明目。

2. 胁痛，臑臂内后廉痛，掌中热

（1）治则：活血、通经、止痛。

（2）配方：内关、神门 、郄门 、心俞、膈俞、厥阴俞。

（3）操作：内关、郄门直刺 1.5 寸，神门直刺 0.5 寸，心俞、膈俞、厥阴俞均向正中线斜刺 1.5 寸，诸穴均施捻转补法。

（4）方义：内关、郄门分别为心包经的络穴和郄穴，神门为心经原穴，主血脉，针刺上述诸穴具疏通经脉、活血化瘀之功；心俞、膈俞、厥阴俞共用，具活血养心之作用。

第七节 手太阳小肠经

一、是 动 病

《灵枢·经脉》篇：“手太阳小肠……是动则病嗌痛，颔肿，不可以顾，肩似拔，臑似折。”

（一）小肠经是动病病证的症候分析

1. 本组症候是手太阳小肠经循行之处的症候 《景岳全书》云：“是动则病，嗌痛颔肿，本经之脉循咽下膈，其支者循经上颊，故为是病……手太阳脉循颈后廉绕肩胛，交肩上，故肩臑之痛如拔如折。”张隐庵说：“乃病气而及于有形，故复曰似拔，似折，皆形气逆之所致也。”因此小肠经是动病所述症候均为其经脉循行所过之处，引动之症。

2. 小肠经是动病的性质为实 小肠经是动病是一组小肠经所过之处的实证、热证。小肠与心经热盛所致嗌痛颔肿，外感寒邪留居经脉，气血厥逆而致经脉所过之处而痛，故“肩似拔，臑似折”。

3. 小肠经是动病的临床表现 咽喉疼痛，颔部肿，头项痛难以辗转环顾，肩痛如拔，臂痛如折。

4. 小肠经是动病相当于现代医学疾病 包括急性咽炎、急性扁桃体炎、下颌腺炎、淋巴结炎及某些血液病所致的急性咽部疾患。颈椎综合征、臂丛神经痛、颈胸神经根炎等。

（二）小肠经是动病病证的临床证治

1. 嗌痛颔肿

（1）治则：清热利咽、消肿止痛。

（2）配方：曲池、上廉泉、少商、大椎。

（3）操作：曲池直刺 1.5 寸，施提插泻法；上廉泉针尖刺向喉结，进针 1.5～2 寸，施提插泻法；少商以三棱针点刺放血；大椎以三棱针点刺 3～5 点，加用闪火罐，出血 3～5ml。

（4）方义：曲池、大椎均为泻热之要穴；少商为井穴可清热，上廉泉局部选穴，利咽止痛。

2. 不可以顾，肩似拔，臑似折

（1）治则：疏通经络、宣痹止痛。

（2）配方：①风池、大椎、颈椎夹脊刺。②极泉、尺泽、肩中俞、肩髃。

（3）操作：风池直刺1.5寸，施捻转补法；大椎直刺0.5寸，施提插泻法；颈椎夹脊刺在颈椎两侧旁开0.5寸，直刺1.5寸，施捻转泻法，极泉沿经下移2寸处直刺1寸，施提插泻法，以电击感到手为度，尺泽直刺0.5寸，施提插泻法，以电击感到手为度，肩中俞向正中线斜刺1.5寸，肩髃向臂臑斜刺1.5寸，均施提插泻法。

（4）方义：风池散风活血；大椎泻邪热、通督脉；颈椎夹脊刺通调督脉，活血止痛；极泉、尺泽、肩中俞、肩髃通经活络，宣痹止痛。

二、所　生　病

《灵枢·经脉》篇："手太阳小肠经……是主液所生病者，耳聋、目黄、颊肿、颈、颔、肩、臑、肘、臂外廉痛。"

（一）小肠经所生病病证的症候分析

1. 小肠经所生病是由液津不足所致病证　张景岳云："小肠主泌别清浊，病则水谷不分而流行无制，是主液所生病也。耳聋、目黄、颊肿、颈颔肩臑肘臂外后廉痛，为此诸病，皆小肠经脉之所及也。"杨上善曰："两大骨相接之处，有谷精汁，补益脑髓，皮肤润泽，谓之为液，手太阳主之，邪气病液，遂循脉生诸病也。"张隐庵云："小肠为受盛之官，化水谷之精微，故主液。小肠所生病者，皆经脉所循之部分而为病也。"陈璧琉说："小肠为受盛之官，它的主要功能是承接胃中腐熟的水谷，经过消化和分别清浊，使精华部分营养全身，糟粕归于大肠，水液归于膀胱，所以认为小肠能产生液体，本经是主血所生病的病证。"我们认为：小肠经主液所生病，和大肠经主津所生病的概念是相同的。其病理机制都是因为津液丢失所引发的一系列疾病。

2. 小肠经所生病的性质为虚　小肠为受盛之官，化水谷之精微，故主液。小肠病变，津液丢失或耗伤而致耳聋、目黄等病证。手太阳小肠经有一支脉入耳，其病理机制为津液丢失，耳失所养则"耳聋"；"目黄"之症《灵枢·口问》篇云："目者，宗筋之所聚也，上液之道也。液者，所以灌睛濡清窍也。吐泄不止则液竭，液竭则精不灌，精不灌则目无所见矣，故命曰夺精。""颊肿、颈、颔、肩、臑、肘、臂外后廉痛"为津液不足，经脉空虚，经络闭阻所致，是循经所过之处发病。

3. 小肠经所生病临床表现　耳聋，眼睛发黄，颊肿，沿颈向下，颔、肩、臑、肘、肩等部后侧疼痛，舌红少津，脉细数，尿少色黄。

4. 小肠经所生病相当于现代医学疾病　"目黄"临床上见于右心衰竭、心源性肝硬化；"耳聋"见于先天性耳聋、感染中毒性耳聋、药物中毒性耳聋、老年性耳聋、神经性耳聋等。"颊肿、颈、颔、肩、臑、肘、臂外后廉痛"相当于腮腺炎、三叉神经第三支痛、臂丛神经痛等。

（二）小肠经所生病病证的临床证治

1. 耳聋

（1）治则：益髓聪耳。

（2）配方：天柱、翳风、听宫。

（3）操作：天柱、翳风进针1.5寸，施捻转补法；听宫张口进针，直刺1寸，施捻转补法。

（4）方义：天柱、翳风补益脑髓，听宫开窍聪耳。

2. 目黄

（1）治则：增液明目。

（2）配方：风池、太阳、睛明、内关、三阴交。

（3）操作：风池直刺 1.5 寸，施捻转补法；太阳斜刺 0.5～1 寸，施捻转补法；睛明选用 32 号毫针直刺 0.3 寸，施捻转补法；内关直刺 1.5 寸，施捻转补法；三阴交直刺 1 寸，施捻转补法。

（4）方义：风池调少阳经气，清头明目；太阳明目亮睛，睛明为足太阳、足阳明交会穴，疏调络脉，内关养心和脉；三阴交调补三阴，增液充津。

3. 颊肿颔痛

（1）治则：清热、消肿、止痛。

（2）配方：风池、下关、颊车、地仓、痛点刺络。

（3）操作：风池直刺 1.5 寸，捻转补法；下关沿颧骨弓下缘直刺 1.5 寸，施捻平补平泻；颊车透地仓，捻转提插泻法；痛点以三棱针点刺 3～5 点，加用闪火罐，出血 3～5ml。

（4）方义：风池疏风清热，通调气血；地仓、下关、颊车为局部取穴，通经止痛；痛点刺络，可活血通络，消肿止痛。

4. 项、肩、臑 、肘、臂外后廉痛

（1）治则：疏通经脉、宣痹止痛。

（2）配方：颈椎夹脊刺、肩贞、臑俞、天宗、秉风、曲垣、肩外俞、肩中俞。

（3）操作：颈椎夹脊刺手法同前；其余诸穴均直刺 1～1.5 寸，施捻转提插泻法。

（4）方义：颈椎夹脊刺通调督脉，疏经活络；其余为本经穴，行气活血止痛。

第八节　足太阳膀胱经

一、是　动　病

《灵枢·经脉》篇："足太阳膀胱 …… 是动则病冲头痛、目似脱、项如拔、脊痛、腰似折，髀不可以曲，腘如结，腨如裂，是为踝厥。"

（一）膀胱经是动病病证的症候分析

1. 膀胱经是动病证候特点是"疼痛"　膀胱经是动病描述了一组区域广、路程长、疼痛剧烈的症候群。其疼痛症候的病因病机主要是邪客经脉，痹阻不通，不通则痛。张景岳说："本经脉上额交巅入络脑，故邪气上冲而为头痛。脉起目内眦，还出别下项，故目似脱，项如拔，本经挟脊抵腰中，过髀枢、循髀外，下合腘中，贯腨内，故脊痛腰似折，髀不可以曲、腘如结、腨如裂。"

2. 膀胱经是动病性质为实证、急证　膀胱经是动病描述了一组剧烈的疼痛症，根据其疼痛性质判断，此组病证应该属于实证、急证。"冲头痛，目似脱"形容了头痛的量，头痛有如爆炸样、刀割样；"项如拔 "形容颈项有如拔出一样疼痛；"脊痛，腰似折，腘如结，腨如裂"均是描述了非常剧烈的疼痛，这些疼痛的病机应该是外邪客于膀胱经脉，阻遏经络，气血郁闭而发生的不通则痛。应该属于实证、急证。

3. 膀胱经是动病的临床表现　头疼剧烈，如爆炸样或刀割样，可伴有双目圆睁，面色苍白，大汗出；颈项强直，腰背疼痛；腰痛似折断，沿臀、髋部向下至足部的持续性疼痛，以至仰卧不能屈髋；膝腘部的肌肉筋脉似被捆绑结扎不能随意运动，腓肠肌部位撕裂样剧痛。还可以见到：小腿外侧至足麻木、肿痛、皮温低、足下垂等。

4. 膀胱经是动病相当于现代医学疾病 根据膀胱经是动病的特点和临床表现，可见于现代医学的血管性头痛、颈性头痛、颈椎综合征、增生性脊柱炎；腰椎骨关节病变、梨状肌损伤等所致的根性或干性的坐骨神经痛；腓总神经损伤等。

（二）膀胱经是动病病证的临床证治

1. 冲头痛、目似脱（血管性头痛）

（1）治则：疏风清头、调气醒神。

（2）配方：人中、风池、完骨、天柱。

（3）操作：人中向鼻中膈斜刺0.3寸，施雀啄泻法，至眼球湿润或流泪；风池、完骨、天柱均直刺1～1.5寸，施捻转补法1min。

（4）方义：人中督脉穴，用以调气醒神；风池、完骨、天柱以疏风清头，与人中合用以标本同治。

2. 项如拔、脊痛（颈椎综合征、增生性脊柱炎）

（1）治则：疏筋通络、宣痹止痛。

（2）配方：风池、完骨、华佗夹脊刺。

（3）操作：风池、完骨直刺1～1.5寸，施捻转补法1min；华佗夹脊刺，针尖向督脉斜刺1.5寸，施捻转泻法1min。

（4）方义：风池、完骨可以补益脑髓，化瘀通络；华佗夹脊刺可通调督脉，疏通气机，疏筋活络，宣痹止痛。

3. 腰似折、髀不可以曲，腘如结、腨如裂、踝厥（坐骨神经痛）

（1）治则：疏通经络、缓急止痛。

（2）配方：大肠俞、环跳、委中、阳陵泉、昆仑、人中。

（3）操作：先刺人中，向鼻中隔斜刺0.3～0.5寸，施雀啄泻法，至眼球湿润或流泪；大肠俞，俯卧位，进针2.5～3寸，施提插泻法，使麻电感窜至足尖；环跳，侧卧位，进针2.5～3寸，施提插泻法，针感同大肠俞；委中，仰卧直腿抬高取穴，直刺0.5～1寸，施提插泻法，使麻电感放散至足；阳陵泉，进针1～1.5寸，施提插泻法，使针感向下放散至外踝；昆仑穴，直刺1寸，施捻转泻法，以局部酸胀感为度。以上各穴均不留针。

（4）方义：人中，为快速止痛之效穴；委中，膀胱经合穴；阳陵泉，为筋之会穴；昆仑，膀胱经之经穴。环跳、委中、阳陵泉、昆仑为足太阳、少阳经循经取穴，与大肠俞相配，共举疏筋通络、活血止痛之功。

二、所　生　病

《灵枢·经脉》篇："足太阳膀胱经……是主筋所生病者，痔、疟、狂、癫疾、头顖项痛、目黄、泪出、鼽衄、项、背、腰、尻、腘、腨、脚皆痛，小指不用。"

（一）膀胱经所生病病证的症候分析

1. 膀胱经所生病言的是"经筋病变" 膀胱经所生病病候主要表现为膀胱经经筋所结之处拘挛性、疼痛性、厥逆性疾病。张景岳解释为："周身筋脉，唯足太阳为多为巨，其下者结于踵，结于腨、结于腘、结于臀。其上者，挟腰脊、结肩项、上头为目上纲，下结于项，故凡为挛为痹为厥为反张戴眼之类，皆足太阳之水亏，而主筋所生病者。”

2. 膀胱经“所生病”是其“是动病”转化而生　膀胱经“所生病”某些症状可以由其“是动病”演变而成，大量临床实践证明：一部分中风患者开始往往是脑组织点状缺血，表现为冲头痛，目似脱，随着病情不断变化，有可能转变为脑梗死或脑出血而出现僵仆、神昏、肢体活动不利等症。

3. 膀胱经所生病的临床表现　项背腰尻腘腨脚皆痛，大趾不用；突然昏倒，神志不清，半身不遂，可伴有高热、头痛、项强、口鼻出血、目睛充血水肿、眼泪不能自控及癫痫等；膀胱经病变还可以见到痔疮、疟疾、精神失常等症。

4. 膀胱经所生病相当于现代医学疾病　根据膀胱经所生病的主要内容和临床表现，可见于现代医学的坐骨神经痛、脑血管病；以及痔疮、疟疾、精神失常、癫痫等。

（二）膀胱经所生病病证的临床证治

1. 痔

（1）治则：调气活血、化瘀消痔。

（2）配方：承山、次髎、三阴交、长强、曲池。

（3）操作：承山、次髎、三阴交直刺1寸，施提插捻转泻法；长强，膝胸位取穴，直刺1.5～2寸，施捻转泻法；曲池直刺1寸，施提插泻法。

（4）方义：承山，因足太阳经别自腨至腘，“别入于肛”故取之可化瘀消痔；长强，督脉之别络，位于肛门后，承山、长强与次髎合用，可疏导肛门瘀滞之气血；曲池，手阳明大肠经合穴，与三阴交同用，以活血化瘀。

2. 疟

（1）治则：清热凉血、祛邪截疟。

（2）配方：脾俞、章门、大椎、阴陵泉、三阴交。

（3）操作：脾俞直刺1.5寸，施捻转补法；章门斜刺0.5～0.8寸，施捻转泻法；大椎局部点刺3～5点，加用闪火罐，至出血3～5ml为度；阴陵泉、三阴交直刺1寸，施平补平泻法。

（4）方义：章门为脾之募穴，八会穴之脏会，与脾俞合用可健脾利湿、疏肝凉血；大椎属督脉，能疏导一身之阳，是泻热之要穴；三阴交为足三阴之会，阴陵泉为脾经合穴，三穴同用共奏通调阴阳、祛邪截疟之功。

3. 癫狂

（1）治则：平肝清火、镇静安神。

（2）配方：合谷、太冲、后溪、申脉、长强、四神聪、头维、百会。

（3）操作：合谷、太冲直刺0.5～1寸，施呼吸泻法；后溪、申脉直刺0.5～1寸，施捻转泻法1min；长强，膝胸位取穴，直刺1.5～2寸，施捻转泻法1min；四神聪平刺0.5～1寸，施平补平泻法1min；头维平刺3寸，透向率谷；百会平刺，透向后项，两穴均施平补平泻法1min。

（4）方义：合谷，手阳明经之原穴；太冲，足厥阴经之原穴，两穴同用“开四关”，为开窍调神之要穴；后溪，八脉交会穴，通督脉；申脉，八脉交会穴，通阳跷脉；长强为督脉之络穴，督脉主一身之阳，以上三穴用以潜阳抑火；四神聪、头维、百会可镇静安神，息风止癫。

4. 头颈项痛、目黄、泪出、鼽衄（中风）

（1）治则：醒脑开窍、滋补肝肾、疏通经络。

（2）配方：内关、人中、三阴交、极泉、尺泽、委中、合谷、风池、完骨、天柱。

（3）操作：内关直刺1.5寸，施提插捻转泻法1min；人中进针0.5寸，施雀啄泻法，至眼球湿润为度；三阴交沿胫骨内侧缘与皮肤呈45°，进针1～1.5寸，施提插补法，使患侧下肢抽动3

次为度；极泉直刺1~1.5寸，施提插泻法，使麻电感到指端，上肢抽动3次；尺泽进针0.5寸，操作及量学要求同极泉；委中，仰卧直腿抬高45°位取穴，进针1寸，施提插泻法，使下肢抽动3次为度；合谷刺向三间处，令麻胀感至指端；风池、完骨、天柱进针1~1.5寸，施捻转补法1min。

（4）方义：内关，心包经之络穴，与人中合用以醒脑开窍；三阴交，足三阴之会，可滋补肝肾；极泉、尺泽、委中、合谷为疏通经络之效穴；风池、完骨、天柱共用以补益脑髓。

第九节　足少阴肾经

一、是动病

《灵枢·经脉》篇："足少阴肾……是动则病饥不欲食，面如漆柴，咳唾则有血，喝喝而喘，坐而欲起，目䀮䀮如无所见，心如悬若饥状，气不足则善恐，心惕惕如人将捕之，是为骨厥。"

（一）肾经是动病病证的症候分析

1. 肾经是动病的性质为虚　肾经是动病描述了一派虚、寒、里证的危重症候群。"饥不欲食，面如漆柴"，张介宾解释为："肾虽阴藏，元阳所居，水中有火，为脾胃之母，阴动则阳衰，阳衰则脾困，故病饥而不欲食，面如漆柴，水色黑，阴邪色见于面，故如漆，肾藏精，精衰则枯，故如柴。咳唾有血，喝喝而喘，真阴损及其母也，坐而欲起，阴虚不能静也，目䀮䀮如无所见，目之明在瞳子，瞳子者，骨之精也，肾气内虚则䀮䀮无所见，故凡此目多昏黑者，必真水亏于肾也。心如悬，若饥状，心肾不交则精神离散。故心如悬，阴虚则内馁，故常若饥状。""气不足则善恐，心惕惕如人将捕之，是为骨厥"，张隐庵说："咳唾有血，喝喝而喘者，少阴之生气，不上交于肺，而肺气上逆也。坐而欲起者，躁动之象，厥于下而欲上也。肾之精为瞳子，目䀮䀮无所见者精气不升也，此少阴肾脏之生气，厥逆于下。为此诸病，故为骨厥。"肾居下焦，内寄真阴真阳，为人体生命之本，肾脏发病即表现为重症危候，故言"肾无实证"。所以肾经是十二条经脉中非常特殊的一条经，其是动病只标志着本经的重症、危候，并非实证。

2. 肾经是动病的临床表现　不欲饮食，咯痰带血，心率加快；面色黧黑，喝喝而喘，不能平卧，喉中痰鸣；手足不温，烦躁不宁，头晕目眩，视物不清，虚汗频出，心中恐惧、忧郁、悸动不安等里虚证候。

3. 肾经是动病相当于现代医学的疾病　根据肾经是动病的疾病性质和临床表现，可见于现代医学的急性左心衰竭，阿狄森病、肝硬化晚期、肾炎尿毒症晚期、肺癌晚期、肾上腺皮质功能衰竭、支气管扩张、肺结核晚期、高血压、脑出血、肺脑综合征、动脉硬化性精神病、忧郁性精神病、更年期综合征等病。

（二）肾经是动病病证的临床证治

1. 面如漆柴，饥不饮食，心如悬若饥状

（1）治则：健脾养肾、补益气血。

（2）配方：关元、气海、足三里、复溜。

（3）操作：关元、气海直刺1.5寸，施呼吸补法1min；足三里直刺0.5~1.5寸，复溜直刺0.8~1寸，两穴均施捻转补法1min。

（4）方义：关元是任脉与三阴经之交会穴；气海，任脉经穴，任主一身之阴；复溜，肾经之经穴，三穴合用以滋阴养血，培补先天；足三里为足阳明胃经之合穴，可健脾和胃以扶后天。

2. 咳唾有血，喝喝而喘

（1）治则：补益肺肾、止咳平喘。

（2）配方：孔最、列缺、肺俞、膈俞、肾俞、太溪。

（3）操作：孔最直刺0.5～1寸，施捻转补法1min；列缺随经斜刺1寸，施平补平泻；肺俞、膈俞、肾俞向正中线斜刺1寸，施捻转补法1min；太溪直刺1寸，施捻转补法。

（4）方义：孔最为肺经郄穴，列缺为肺经络穴，两穴合用可润肺止咳；肺俞、肾俞为俞穴，可治疗相应脏腑病证，膈俞，八会穴之血会，为滋阴养血之要穴，太溪为求元阴，以补天水。

3. 目䀮䀮如无所见

（1）治则：填精益髓、明目止䀮。

（2）配方：风池、完骨、天柱、睛明。

（3）操作：风池刺向对侧眼球；完骨、天柱直刺，三穴均进针1～1.5寸，施捻转补法1min；睛明用示指将眼球固定，沿眼眶边缘缓慢进针0.3～0.5寸，施小幅度捻转补法半分钟。

（4）方义：风池、完骨、天柱共用，以填精益髓；睛明为局部取穴，可明目止䀮。

4. 气不足则善恐，心惕惕如人将捕之

（1）治则：养心安神、疏肝理气。

（2）配方：内关、行间、神门、大陵、四神聪。

（3）操作：内关、行间直刺0.5～1寸，施捻转泻法1min；神门直刺0.5寸，大陵直刺0.5寸，均施捻转补法1min；四神聪平刺0.5～0.8寸，施捻转补法1min。

（4）方义：行间为肝经荥穴，与内关相伍以养心调神、疏肝理气；神门为心经原穴，大陵为心包经原穴，“五脏有疾，当取之十二原”，两穴与四神聪相配用以养心宁神。

5. 骨厥

（1）治则：温经通脉。

（2）配方：委中、阴谷、复溜、三阴交。

（3）操作：委中，仰卧直腿抬高取穴，进针1寸，施提插泻法，令麻窜感放散至足部；阴谷、复溜、三阴交均进针1寸，施提插补法1min。

（4）方义：委中为膀胱经之合穴，善疏通经络；阴谷为肾经之合穴，复溜为肾经之经穴，三阴交为足三阴之交会穴，三穴共用，可益肾滋阴，温通经脉。

二、所 生 病

《灵枢·经脉》篇：“足少阴肾……是主骨所生病者，口热舌干，咽肿上气，嗌干及痛，烦心心痛，黄疸，肠澼、脊股内后廉痛，痿厥嗜卧，足下热而痛。”

（一）肾经所生病病证的症候分析

1. 肾经所生病言的是“变” 肾经“是动病”转为慢性发展阶段即为其“所生病”。张隐庵言：“夫肾主藏精，故主肾所生之病，则津液不能上滋，而口热舌干，心痛攻心诸症，盖水不济，则火盛于上矣。气逆于下，则痿厥诸证矣。”“口热舌干、咽肿，嗌干及痛，烦心”皆因肾精亏耗，阴损及阳，虚火上炎之症。肾之阴阳俱虚为本组症候群病机之所在。

2. 肾经所生病的临床表现 心胸隐隐作痛，可伴长期卧床，少气无力，五心烦热，口燥咽干；大便溏薄，完谷不化，面色萎黄或面色晦暗，腰膝酸软，畏寒肢冷的“五更泄”；精神委靡，周身乏力，恶心呕吐，或伴有毛发稀疏，腹大青筋暴露等。经气厥逆可见脊柱、股内后廉痛厥，下肢痿软等。

3. 肾经所生病相当于现代医学的疾病 根据肾经所生病的病变特点以及临床表现，可见于现代医学的慢性结肠炎、肝炎晚期、肾炎尿毒症、癌症晚期等慢性消耗性疾病。

（二）肾经所生病病证的临床证治

1. 口热舌干，咽肿，嗌干及痛

（1）治则：滋阴清火。

（2）配方：复溜、涌泉、太溪、照海、列缺。

（3）操作：复溜直刺0.5～1寸；涌泉直刺0.3～0.5寸；太溪、照海直刺0.5～0.8寸；列缺向肘部斜刺0.2～0.3寸，以上诸穴均施捻转补法1min。

（4）方义：复溜为肾经之经穴，涌泉为肾经之井穴，“井主心下满”，“经主喘咳寒热”，太溪为肾经之原穴，照海为八脉交会穴通阴跷脉，列缺为肺经络穴，又为八脉交会穴，通任脉，任脉“会于咽喉”，以上五穴共用以滋阴清热，“壮水之主以制阳光”。

2. 烦心心痛

（1）治则：养心通脉。

（2）配方：内关、郄门、心俞、膈俞。

（3）操作：内关、郄门直刺0.5～1寸，施捻转补法1min；心俞、膈俞向正中线斜刺1寸，施捻转补法。

（4）方义：内关，心包经络穴，八脉交会穴之一，通阴维脉，善治心胸疾患，郄门为心包经郄穴，主治血症，心俞、膈俞为背俞穴，四穴共用，主滋阴养血，通心脉，止疼痛。

3. 肠澼（五更泄）

（1）治则：健脾益肾、温阳止泄。

（2）配方：足三里、阴陵泉、太溪、命门、脾俞、肾俞。

（3）操作：足三里、阴陵泉、太溪，直刺1～1.5寸，施捻转补法1min；命门、脾俞、肾俞进针1.5～2寸，施捻转补法1min，针而灸之。

（4）方义：足三里、阴陵泉、脾俞调节脾胃气机，健脾止泄；太溪、命门、肾俞温肾壮阳，上述诸穴合用以求标本兼顾。

4. 黄疸（女痨疸）

（1）治则：温化寒湿、补肾填精。

（2）配方：阴陵泉、足三里、然谷、复溜、阳陵泉、胆俞。

（3）操作：阴陵泉、足三里、然谷、复溜进针1.5寸，施捻转补法1min；阳陵泉进针1.5寸，施捻转泻法；胆俞斜刺进针1min，施捻转补法。

（4）方义：阴陵泉，脾经合穴；足三里，胃经合穴；然谷，肾经之荥穴，此三穴与复溜相配伍以温肾健脾利湿；胆俞、阳陵泉可清肝胆湿热以退黄。

第十节　手厥阴心包经

一、是动病

《灵枢·经脉》篇：“手厥阴心包……是动则病手心热，臂肘挛急，腋肿，甚则胸胁支满，心中憺憺大动，面赤目黄，喜笑不休。”

（一）心包经是动病病证的症候分析

1. 心包经是动病的病位在心系 心包经是动病描述了一组以心系症状为主的症候群。张介宾说：“皆本经之脉所及。手厥阴出属心包络，循胸出胁故也。澹，动而不宁貌。面赤目黄，心之华在面，目者心之使，故病则面赤目黄，以上诸证按至真要大论俱列于太阳司天之下，以寒淫所胜，则心火受病也。喜笑不休，心在声为笑。”张隐庵说：“经气之病于外也，盖甚则从外而内，其有余于外也。”此组症状均明显的标志病位在心包、心系。

2. 心包经是动病的性质为实 心包经是动病描述了一派心包经实证、热证、神志病的症候群。“手心热”、“面赤目黄”、“心中憺憺大动”都说明了正气尚存，邪气壅盛，心脉瘀阻，气血运行失常是该阶段的主要病机。因此，心包经是动病的性质属热属实。

3. 心包经是动病的病变转化 心包经是动病治疗不当或误治或进一步发展，会导致疾病的演变。我们认为：手厥阴心包经的是动病，包括两种情况，一是指心脏病，是器质性的，表现为心中澹澹大动，臂肘挛急，甚则胸胁支满，面赤。这是中医古代形容心肌梗死的急性病容，心跳加快。关于“憺憺大动”，张景岳解释为“动而不宁貌”，我们同意这种看法，是形容患者心跳加快，强迫体位，坐卧不宁，这是中医形容的奔马律。“臂肘挛急”不是肩臂痛，而是由于心中憺憺大动而来的一种抽搐，紧拘，电击样、烧灼样、刀割样的痛，尤其出现在左上臂，也是心肌梗死早期的典型症状。“胸胁支满”不是两肋扎痛，而是胸闷憋气，呼吸障碍。“面赤”应该是紫红色，这是中医形容二尖瓣病容；口唇发紫，颧部紫红，是紫绀、缺氧状态。“目黄”是球结膜黄而带血丝，目睛混浊，暗淡无神。二是属于精神方面的，“喜笑不休”，不是器质性病变，与前面的症候群毫无关系，是从心藏神，在志为喜，在声为笑来证明神不守舍的精神病态。

4. 心包经是动病的临床表现 手心热，臂肘挛急、腋肿、胸胁支满，心中憺憺大动，目赤、目黄，还应伴心痛如灼，心烦口干，痰多黄稠，大便秘结，舌红，苔黄腻，脉滑数等实热症候。疾病严重时可出现胸痹心痛或喜笑不休等症。

5. 心包经是动病相当于现代医学的疾病 根据心包经是动病的病位、疾病性质和临床表现，可见于现代医学的冠心病、心肌梗死、心肌炎、风心病二尖瓣狭窄、心源性肝硬化、精神病及中风患者的强哭强笑症等。

（二）心包经是动病病证的临床证治

1. 臂肘挛急，腋肿，胸胁支满，心中澹澹大动；面赤目黄

（1）治则：通脉养心、缓急止痛。

（2）配方：内关、郄门、膻中、心俞、厥阴俞、膈俞。

（3）操作：内关、郄门直刺 1.5 寸，施捻转泻法 30s；膻中平刺 1.5 寸，施迎随泻法 30s；心俞、厥阴俞、膈俞向正中线斜刺 1.5 寸，均施捻转补法 30s。

（4）方义：内关为手厥阴经之“络”穴，别走手太阳，八脉交会穴之一，通于阴维，《会元针灸学》：“内关者，阴维脉所发，是心包经之络脉，通于任脉关于内脏，血脉之连络，故名内关。”具有宁神镇痛的作用。《针灸甲乙经》云：“面赤皮热，热病汗不出，中风热，目赤黄，肘挛，腋肿，急则心暴痛，虚则烦心，心惕惕不能动，失智，内关主之；心澹澹而善惊恐心悲，内关主之。”郄门为手厥阴经之“郄”穴，具有清心止痛之效。膻中为手厥阴经之募穴，八会穴之一，气会膻中，《灵枢·海论》云：“膻中者为气之海。”具有理气止痛、生津增液之功效，《针灸大成》云：“主上气短气……胸中如塞，心胸痛。”心俞为心脏之气输注之处，是治心疾之要穴，具有宽胸降气、安神宁心之作用。膈俞为八会穴之一，血会膈俞，具有和血止血、宽胸降逆之功效，《医宗金鉴》云：“胸胁疼痛，兼灸痰疟痃癖，更治一切失血症。”

2. 喜笑不休

（1）治则：醒脑调神。

（2）配方：内关、人中、间使、上星、百会。

（3）操作：人中向鼻中隔斜刺0.3寸，施雀啄泻法，至眼球湿润或流泪；内关、间使直刺1.5寸，施提插捻转泻法1min，上星透百会，平刺进针2寸，施捻转泻法1min。

（4）方义：内关为心包经之络穴，有开窍启闭之功；人中为督脉穴，为醒神之要穴，两穴共奏醒神开窍之功；间使为手厥阴经之经穴，具有宽胸解郁、宁心降逆之功效；上星具有息风清热宁神之功；百会具有息风醒脑之效；上星透百会，两穴共奏醒脑宁神之功。

二、所 生 病

《灵枢·经脉》篇：“手厥阴心包经……是主脉所生病者，烦心、心痛、掌中热。”

（一）心包经所生病病证的症候分析

1. 心包经所生病言的是“变” 这是一组心系疾病由实转虚，由急性发病转慢性消耗的症候群。“烦心、心痛”为虚证，与是动病“胸胁支满，心中澹澹大动”形成对照。心包经所生病病位仍然在心包，应该为是动病未愈，病久演变，消耗正气后所出现的一组症候群。所以，心包经所生病描述的是心包经是动病的演变。

2. 心包经所生病的性质为虚 心包经所生病描述了一派虚证、里证的症候群。杨上善解释为“心包既病，故令烦心心痛”。张景岳说：“心主脉也，烦心、心痛、掌中热，脉起心胸八掌中也。”张隐庵说：“心主血而包络代君行令，故主脉。是主脉之包括所生病者。烦心、心痛，掌中热，盖自内而外也。”“烦心”是一种精神症状，由于病程较长，久治不愈，正气内耗，疾病折磨使患者精神委靡、坐卧不宁，易怒易躁。“掌中热”是午后潮热，五心烦热的虚热之象。我们认为手厥阴心包经主脉所生病，与心的生理有关，肺朝百脉，有“臂厥”之证。诸脉属于心，心包为心之外卫，代心受邪，代心行令，因此，心主血脉之病，首先是心包发病，这种心不主脉反映的心包发病称为“主脉所生病”，应有“臂厥”等证，这里省略了臂厥证。“烦心、心痛、掌中热”总的来讲是上臂经气逆乱所出现的症候，这里指一般病的兼有症状，不用急性处理。因此，心包经所生病是一切虚证、里证的临床症候群。

3. 心包经所生病的临床表现 精神委靡，心神不宁，易怒易躁，午后潮热，五心烦热，心痛，舌淡或红，苔白，或少苔或无苔，脉或沉迟无力或细数。阳虚，气不达四末，则上肢心包经循行部位疼痛，厥冷。

4. 心包经所生病相当于现代医学的疾病 根据心包经所生病的性质和临床表现，可见于现代医学的各种心脏病后期虚衰的病证，如冠心病、风湿性心脏病、心源性肝硬化等末期。臂厥可见于动脉炎、无脉症、雷诺病及不典型的正中神经痛、颈椎综合征、臂丛神经痛等。

（二）心包经所生病病证的临床证治

1. 烦心、心痛、掌中热

（1）治则：通脉养心。

（2）配方：内关、郄门、心俞、厥阴俞、膈俞。

（3）操作：内关、郄门直刺1.5寸，施捻转泻法30s；心俞、厥阴俞、膈俞向正中线斜刺1.5寸，均施捻转补法30s。

（4）方义：内关穴有宁神镇痛的作用，《针灸甲乙经》："虚则烦心……内关主之。"郄门为心包经之郄穴，有理气止痛之效，心俞、膈俞有宽胸降气、安神宁心之效，诸穴共奏通脉养心之功。

第十一节 手少阳三焦经

一、是动病

《灵枢·经脉》篇："手少阳三焦……是动则病耳聋浑浑焞焞，嗌肿喉痹。"

（一）三焦经是动病病证的症候分析

1. 三焦经是动病的病位在三焦 三焦经是动病描述了一组以耳、咽喉为主症的五官科疾患。杨上善注："浑浑焞焞，耳聋声也。"主要指耳聋、耳鸣、咽峡肿、喉咙痛，是三焦气郁的指征。

2. 三焦经是动病的性质为实 三焦经是动病描述了一派三焦经实证、热证、表证的症候群。张景岳说："浑浑焞焞，不明貌。三焦之脉上项、系耳后故为是病，按至真要大论，列于太阴之下，湿土所以胜水也。"张隐庵说："少阳之上，相火主之，故是动病耳聋浑浑焞焞，嗌肿喉痹，相火之有余于上也。"三焦经是动病的症候耳聋耳鸣、咽峡肿、喉咙痛说明了正气尚存，邪气壅盛，三焦气机郁闭，升降失司，湿热循经，蒙闭清窍，是该阶段的主要病机。因此，三焦经是动病的性质属热属实。

3. 三焦经是动病的临床表现 耳聋、耳鸣，甚至厌世，咽喉肿痛，应伴有发热、口渴、面红、气粗、溲黄、便秘、舌红苔黄等实热症候。

4. 三焦经是动病相当于现代医学的疾病 根据三焦经是动病的病位、疾病性质和临床表现，可见于现代医学的神经性耳鸣、耳聋，或由于上呼吸道感染后出现咽炎、鼻炎、耳咽管堵塞出现的耳鸣重听、梅核气、扁桃腺炎等疾患。

（二）三焦经是动病病证的临床证治

1. 耳聋、浑浑焞焞

（1）治则：清热利湿、聪耳开窍。

（2）配方：天柱、耳门、中渚、印堂、人中。

（3）操作：天柱直刺1.5寸，施捻转补法30s；耳门，张口取穴，直刺1.5寸，施捻转补法30s，中渚直刺1寸，施捻转泻法30s；印堂向下斜刺0.5～1寸，捻转提插泻法30s；人中穴施雀啄泻法10次。

（4）方义：天柱为膀胱经穴，有息风作用，耳门主治耳聋、耳鸣。《会元针灸学》："耳门者，肾气朝耳之所入三焦之原气和于胆之所出，连系于脑，通知觉而达所闻声音，辨别善恶，入于神系，阴复出阳复入，识觉声分别之门，通耳出入阴阳之机关，故名耳门。"《针灸大成》："主耳鸣如蝉声，聤耳脓汁出，耳生疮，重听无所用。"中渚为三焦经输穴，有清热利咽、明目聪耳作用，印堂为经外奇穴，有清热通窍作用，人中穴有清热息风作用。

2. 嗌肿喉痹

（1）治则：清热利气、消肿通痹。

（2）配方：列缺、照海、外关、天容、天柱。

（3）操作：列缺迎经斜刺1.5寸，照海直刺0.5寸，施捻转补法30s；外关直刺1.5寸，施提插泻法 30s；天容直刺 1.5 寸，施捻转泻法 30s；天柱直刺 1.5 寸，施捻转法 30s。

（4）方义：列缺为手太阴经络穴，八脉交会穴之一，通于任脉，《四总穴歌》："头项寻列缺。"有宣肺散邪、通调任脉之功。照海通于阴跷，有滋阴降火之功效。外关为手少阴之络，与阳维脉相通，阳维有维系、联络诸阳经之作用。天容穴具有利咽消肿、聪耳降逆的作用，《针灸甲乙经》云："头项痛肿不能言，天容主之。"天柱为膀胱经穴，能治疗咽痛，《针灸甲乙经》言："咽肿难言，天柱主之。"肿痛处刺络拔罐具有泻热消瘀之作用。

二、所 生 病

《灵枢·经脉》篇："手少阳三焦经……是主气所生病者，汗出，目锐眦痛，颊痛，耳后肩臑肘臂外皆痛，小指次指不用。"

（一）三焦经所生病病证的症候分析

1. 三焦经所生病言的是"变" 这是一组耳系咽喉疾病由实转虚，由急性发病转慢性消耗的症候群。"汗出"为三焦不主气方面的病变，也包括中气下陷所致的"汗出"。所以，三焦经所生病描述的是三焦经是动病的演变。

2. 三焦经所生病的性质为虚 三焦经所生病描述了一派虚证、里证的症候群。杨上善说："气，谓三焦气液。"张景岳说："是主气所生病者，三焦为水渎之府，水病必由于气也……三焦出气以温肌肉、充皮肤，故为汗出，其他诸病，皆本经之脉所及。"张隐庵说："少阳乃一阳初生之气，故主气所生病者。汗出，阳加于阴则汗出也。目锐眦痛、颊肿，耳后肩臑肘臂小指次指，皆经脉所循之部分而为病也。"我们认为手少阳三焦经主气所生病，应从三焦的生理功能来理解，《难经·三十一难》载："三焦者，水谷之道路，气之所终始也。"从饮食入胃，腐熟、消化、吸收的全过程是纳入三焦的，是气之所终始也。故三焦的发病，其虚的方面是不主气的病，如临床所见的慢性脱肛、子宫脱垂、小便淋漓不绝等气不足之症，除考虑中气下陷之外，应该包括三焦的不主气方面的病变。"汗出"我们基本同意张景岳的观点："三焦出气以温肌肉，充皮肤，故为汗出。"后世张仲景伤寒表虚自汗，表实无汗，是对《灵枢》三焦主汗的发展，结合临床，还应包括以任督二脉分线，偏身汗出的偏汗证。目锐眦痛、面颊痛，耳后、肩及上肢三焦经循行部位疼痛，无名指运动欠灵活。

3. 三焦经所生病的临床表现 自汗出或偏身汗出；眼角、面颊痛；耳后、肩及上肢外侧痛；无名指运动功能受限；可伴有舌淡红，苔薄白，脉沉无力或细数。

4. 三焦经所生病相当于现代医学的疾病 根据三焦经所生病的性质和临床表现，可见于现代医学的自主神经功能紊乱、三叉神经痛、颈椎综合征、臂丛神经损伤等。

（二）三焦经所生病病证的临床证治

汗出

（1）治则：调理三焦、补气固表。

（2）配方：外关、大椎、阳池、复溜。

（3）操作：外关直刺 1 寸，施平补平泻手法；大椎直刺 1 寸，施提插的泻法；阳池直刺 0.5 寸，施捻转泻法；复溜直刺 1 寸，施捻转补法，以上均施手法 30s。

（4）方义：外关为手少阳之络穴，为八脉交会穴之一，通于阳维脉，具有调理三焦的作用；大椎具有清热解表之功。《医宗金鉴》："满身发热，虚汗盗汗，津液不止。"阳池为手少阳经之原穴，具有和解表里之功效，复溜具有补益肾阴、通调水道之功效，《针灸甲乙经》云："汗出不休，复溜主之”，诸穴同用共奏调理三焦、补气固表之效。

其余循经所过之处肿痛，采用以痛为腧之法，施以针刺或刺络疗法，以通调经脉，消肿止痛。

第十二节　足少阳胆经

一、是　动　病

《灵枢·经脉》篇：“足少阳胆……是动则病口苦、善太息，心胁痛不能转侧，甚则面微有尘，体无膏泽、足外反热，是为阳厥。”

（一）胆经是动病病证的症候分析

1. 胆经是动病的病位在胆　胆经是动病描述了一组以胆汁外溢、气郁不舒的胆腑急性发病证候。“口苦”是患者的自觉症状，张景岳认为：“胆病则液泻，故口苦。”其是说明胆病则胆汁外溢，用一个“泻”字，说明不是正常的胆汁疏入，而是胆汁上逆，“善太息”是指患者喜欢深呼吸，以呼吸频频叹气样为特征，是胆郁气不舒所致。“心胁痛不能转侧”指胆腑发病，患者右上腹绞痛，大汗出，疼痛难忍，身体蜷缩，不能转动，是胆经气机闭阻不通之故。此三组症候均表明病位在胆。

2. 胆经是动病的性质为实　胆经是动病描述了一派胆经实证、热证、里证的症候群，胆经是动病的症候不论是“口苦、善太息”还是“心胁痛不能转侧”都说明了正气尚存，邪气壅盛，胆气郁结，疏泄不利是该阶段的主要病机。因此，胆经是动病的性质属热属实。

3. 胆经是动病的病变转化　胆经是动病治疗不当或误治，会导致疾病的演变。经云“面微有尘，体无膏泽”，是由于长期的胆腑发病未愈，由实证热证转为虚证寒证。由于胆汁排泄不畅，不能助饮食物之消化、吸收，患者多食欲不振，食后则呕，呈慢性消耗体质，时间长者，患者形体消瘦，面部如同蒙罩一层尘土，且无光泽，是一种晦暗色，预示正气衰败。“足外反热”，足外是代词，代表小腿外侧、外辅骨和四五趾之间这一块区域灼热、胀痛，站立加重，卧位减轻。这是一个症，称阳厥，是由少阳之气上逆所致。胆内寄相火，胆经脉气变动所出现火逆冲上的病证，称为阳厥。张景岳：“本经循髀阳出膝外廉，下出外踝之前，故足外反热。本病从火，故为阳厥。”

4. 胆经是动病的临床表现　口苦咽干，善太息，默默不欲饮食，胁肋胀痛或缓痛或胃脘痛，疼痛牵引肩背，不能转动。应该伴有发热，或往来寒热，脘满腹胀，恶心不欲食，或有黄疸，便秘薄赤，舌红，苔黄，脉弦数或滑数等实热症候。但是，胆囊疾病经久未愈或进一步发展，可以出现精神委靡、面色晦暗无华，肌肤失润，不思饮食等症。因为胆经气火上逆，还要出现小腿外侧、外辅骨和四五趾之间灼热、胀痛、站立加重、卧位减轻的阳厥证。

5. 胆经是动病相当于现代医学的疾病　根据胆经是动病的病位、疾病性质和临床表现，可见于现代医学的胆囊炎、胆石症、贝格尔三角病、胆道蛔虫病、胰腺炎；其“阳厥”证相当于现代医学的丹毒、坐骨神经痛、腓神经受损等。

（二）胆经是动病病证的临床证治

1. 口苦、善太息，心胁痛不能转侧

（1）治则：舒肝利胆、缓急止痛。

（2）配方：日月、阳陵泉、丘墟、肝俞、胆俞。

（3）操作：日月向肋骨缘斜刺0.5寸，施雀啄泻法，以窜胀感至胆腑和后背；阳陵泉直刺1～1.5寸，施捻转泻法；丘墟直刺1寸，施捻转泻法；肝俞、胆俞向正中线斜刺1～1.5寸，均施捻转的泻法，以胀窜感到前腹为度。

（4）方义：日月为胆经之募穴；阳陵泉为胆经之合穴；丘墟为胆经原穴；诸穴合用以达疏肝利胆、缓急止痛之效。肝俞、胆俞可疏肝理气，清泻胆热，共奏活血止痛的功效，以上诸穴合用，以达疏肝利胆、祛瘀止痛的效果。

2. 面微有尘，体无膏泽（胆腑发病的慢性阶段）

（1）治则：培补后天、健脾和胃。

（2）配方：在上方基础上加足三里、脾俞、胃俞。

（3）操作：足三里直刺1～1.5寸，施捻转补法；脾俞、胃俞向正中线斜刺1～1.5寸，均施捻转补法。

（4）方义：足三里为足阳明胃经合穴，可补中益气，升清除浊，有调理肠胃气血的功能，为治疗脾胃虚弱、增补后天之要穴；脾俞、胃俞为脾胃之背俞穴，二穴有温运中州、健脾和胃之效。

3. 阳厥

（1）治则：调和气血、舒筋缓脉。

（2）配方：阳陵泉、绝骨。

（3）操作：阳陵泉直刺1.5寸，施捻转泻法，令走窜感到足四五趾间；绝骨直刺1寸，施捻转泻法，以局部胀感为度。

（4）方义：阳陵泉、绝骨均为八会穴之一，筋会阳陵泉，髓会绝骨，两穴共奏泄热利湿、舒筋活络、调和气血之功效。

二、所　生　病

《灵枢·经脉》篇："足少阳胆经……是主骨所生病者，头痛、颔痛、目锐眦痛，马刀侠瘿，汗出、振寒、疟、胸、胁、肋、髀、膝外至胫、绝骨外踝前及诸节皆痛，小指次指不用。"

（一）胆经所生病病证的症候分析

1. 胆经所生病言的是"变"　这里主要讲胆和骨的关系，包括器质性软骨病和功能性软骨病。张景岳认为"胆味苦，苦主骨"，是讲后天之本对骨的强壮作用；而"肾主骨"讲的是先天所属。胆汁味苦，苦助消化，促进胃肠道消化吸收饮食精微以强壮骨骼，故胆主骨。若胆不主骨，胆汁不能正常分泌，则出现消化功能的减弱；尤其是婴幼儿时期，骨的生长发育要靠正常的消化功能，不断补充营养，胆汁分泌障碍，机体代谢紊乱，蛋白、脂肪各种营养物质汲取不够，就会出现软骨病，此为器质性疾病。"又骨为干，其质刚，胆为中正之官，其气亦刚，惊伤胆者，骨必软"讲的是功能性的软骨病。骨骼是人体的支柱，其质地坚硬；胆为中正之官，主决断，其气刚悍；在大惊之后，可出现四肢瘫软，不能站立，是骨为干的作用不存在，完全是由精神情志因素造成的，骨的本身没有器质性病变。

2. 胆经所生病的性质为虚中夹实　"汗出、振寒、疟"是两个概念，"汗出振寒"是少阳证的寒热往来，"疟"也有寒热往来，但指的是少阳疟疾。为正邪交争，寒热往来，半表半里之证，体现了外邪入里，同时正气也已受损的病机。"马刀侠瘿"即瘰疬瘿瘤，生在腋下的叫马刀，生在颈旁的叫侠瘿，病长在不同部位的不同病名。多因肝胆气机郁结，郁而化火，炼液成痰，凝阻经络，久则肝肾亏虚，渐至血瘀肉腐而溃烂不收。古代治疗多采用火针，故《灵枢》放到针灸部分，又根据其发病的部位归属于足少阳胆经。“头痛、颌痛、目锐痛……胸、胁、肋、髀、膝外至胫、绝骨外踝前及诸节背痛，小指次指不用”，是指从头至足趾的痛，是人体的两个侧线，凡此这些痛，全是经络所过之处，为本经经络受阻，经气失调、阴阳失衡所致。本经疼痛性质为钝痛，隐隐作痛，多为多种慢性疾病的伴随证。与是动病的“胸胁痛不能转侧”是完全不同的。

3. 胆经所生病的临床表现　软骨病，在小儿多发育缓慢，行走不稳或畸形，成人多骨弱筋痿，行走无力；或突受惊吓，骨软乏力，心惕易惊，胆怯善恐，不寐多梦，舌淡苔白，脉细弱；或寒热往来，伴口苦咽干，呕恶，疟疾、不欲饮食或瘰疬瘿瘤；或头、颔、目、胸、胁、肋、髀、膝外至胫，小腿外侧，足四五趾胆经循行部位疼痛。

4. 胆经所生病相当于现代医学的疾病　根据胆经所生病的性质和临床表现，可见于现代医学的软骨病、神经症、慢性胆囊炎、疟疾、淋巴结核、偏头痛、三叉神经痛、肋间神经痛、非典型坐骨神经痛、腓神经损伤及各种慢性疾病的疼痛症状。

（二）胆经所生病病证的临床证治

Ⅰ．软骨病

1. 器质型　属后天之本不足。

（1）治则：疏肝利胆、健脾和胃，补益后天之本以健骨。

（2）配方：

1）至阳、筋缩、大杼。

2）足三里、肝俞、胆俞、脾俞、胃俞。

（3）操作：至阳、筋缩、大杼按摩或灸疗。足三里直刺1～1.5寸，施捻转的补法；肝俞、胆俞、脾俞、胃俞向正中线斜刺1～1.5寸，肝、胆俞施捻转泻法；脾俞、胃俞施捻转的补法，或加灸疗。以上两方可对证选用。

（4）方义：至阳、筋缩为督脉穴，有强腰脊、健脾胃之功；而大杼为骨之会，为调补脏腑经气、补益骨髓要穴；足三里可补中益气、调理肠胃，为治疗脾胃虚弱、增补后天之要穴；肝、胆俞有疏理肝胆、宽胸膈、和脾胃之功，能促进胆汁分泌；脾俞、胃俞为脾胃的背俞穴，有温运中州、健脾和胃之功，补益后天之本以健骨。

2. 功能型　属惊伤胆者。

（1）治则：镇惊安神以壮骨。

（2）配方：内关、神门、四神聪、合谷、太冲。

（3）操作：内关直刺1～1.5寸，施捻转补法；神门直刺0.5寸，施捻转补法；四神聪平刺0.5～1寸，施平补平泻法；合谷直刺1寸，施捻转泻法；太冲直刺0.5～1寸，施捻转泻法。

（4）方义：内关为手厥阴心包经络穴，神门为手少阴心经原穴，两穴均有安神定志之功，配四神聪更加宁心安神、镇惊定志之效；合谷、太冲泻肝胆之火、镇惊安神。

Ⅱ．马刀侠瘿

（1）治则：祛瘀生新。

（2）配方：以痛为腧。

（3）操作：用火针在成脓或溃破处穿刺，然后置火罐拔之，往往1～3次即愈。此病的治疗关键在于严格控制出血量，临床上一般掌握一次出血量5～10ml为度，以求血尽邪出。

（4）方义：火针具有温经通络、软坚散结、消肿止痛的作用，配以拔罐，加强疗效，以使血尽邪出。

Ⅲ．头痛、颔痛、目锐眦痛

（1）治则：调神止痛，疏解经筋。

（2）配方：人中、风池、攒竹、四白、下关。

（3）操作：先刺人中，施雀啄手法，以眼球充满泪水为度；继刺风池，直刺1.5寸，施捻转泻法；攒竹刺向鱼腰；四白针尖进入眶下孔，进针1.5寸；下关，针尖沿颧骨弓下缘进针1.5～2寸，均施捻转泻法。

（4）方义：人中督脉穴，为醒神之要穴，疼痛用之，取其调神止痛之功；风池有醒脑开窍、疏风清热、通络明目功能，为头痛、止痛之要穴，攒竹、四白、下关疏解经筋。

其余循经所过之处疼痛，采用“以痛为腧”，以通为用，以泻为主之法随证施治。

第十三节　足厥阴肝经

一、是　动　病

《灵枢·经脉》篇：“足厥阴肝……是动则病腰痛不可以俯仰，丈夫㿉疝，妇人少腹肿，甚则嗌干，面尘脱色。”

（一）肝经是动病病证的症候分析

1. 肝经是动病的病位在下焦　“腰痛不可俯仰”是形容由于腰部的疼痛限制了躯体的自由运动，临床表现为弥漫性疼痛，痛及于少腹，是从腹放射到腰，或从腰放射到腹。腰痛是一个症，病因要根据临床体征而定，包括肝、肾、膀胱病变。其本经的症候群记述有“㿉疝”、“少腹肿”。张景岳说：“足厥阴气逆则为睾肿。妇人少腹肿，即疝病也。”“㿉疝”为疝气的一种，张景岳称之为“卒疝”，外阴部红肿、瘙痒，这样的病，会引起腰痛；“妇人少腹肿”与“㿉疝”是同一种病，因为中国两千多年前的封建社会，妇女的这些部位是禁区，所以只冠以“少腹肿”。“丈夫㿉疝”、“妇人少腹肿”均居于下焦，因此，肝经是动病所属症候病位在下焦。

2. 肝经是动病的性质为实　肝经是动病描述了肝经实证、急证的症候群 。《针灸甲乙经》云：“足厥阴脉动，喜怒不时，发颓疝遗癃。”“㿉疝、少腹肿”均为实邪壅遏肝经，经气郁结所致。

3. 肝经是动病的病变转化　肝经是动病治疗不当或误治，会导致疾病的演变，经云“甚则嗌干，面尘脱色”。由于“㿉疝”、“少腹肿”反复发作，久延失治，发展到后期，可伴咽喉干燥，面色晦暗无光泽，类似蒙上一层土。此为病久迁延正气日衰，气血津液不能上荣而致。

4. 肝经是动病的临床表现　腹部疝气，或妇女少腹肿块，外阴肿痛、瘙痒，牵引腰部疼痛；应伴有恶寒发热，头痛肢酸，小便短赤，口中黏腻，舌红，苔黄，脉滑数，实热证候。

5. 肝经是动病相当于现代医学的疾病　根据肝经是动病的病位，疾病性质和临床表现，可见于现代医学的梅毒，获得性免疫缺陷综合征，急性睾丸炎，精索扭转或急性嵌顿疝，不得还纳而出现的肠梗阻、坏死、呕吐、脱水等疾患。

（二）肝经是动病病证的临床证治

腰痛，㿉疝

（1）治则：清热，凉血，解毒。

（2）配方：蠡沟、曲泉、中极、归来。

（3）操作：蠡沟、曲泉直刺1.5寸，施捻转泻法；中极、归来直刺2～2.5寸，施提插泻法。

(4) 方义：蠡沟为足厥阴肝经络穴；曲泉为足厥阴肝经合穴，两穴均有疏肝理气、清利湿热、缓急止痛之功。中极为任脉与足太阴、足少阴、足厥阴经交会穴，又为太阳膀胱经之募穴，疏理肝经和任脉经气郁结，刺之调经，理下焦，辅以阳明经归来，因阳明合于宗筋；归来可调宗筋以缓急止痛，标本兼治，攻补兼施。

二、所生病

《灵枢·经脉》篇：“足厥阴肝经……是主肝所生病者，胸满、呕逆、飧泄、狐疝、遗溺闭癃。”

(一) 肝经所生病病证的症候分析

1. 肝经所生病言的是“变” 是一组下焦疾病由实转虚、由急性期转为慢性阶段的症候群。

2. 肝经所生病的性质为虚 肝经所生病描述的是下焦虚证、里证的症候群。“狐疝”是肝的虚证，下陷之病，出入如狐，往来无常；“飧泄”是完谷不化，消化不良性腹泻，脾阳虚所致，可由肝阴不足，肝气横逆、木横克土、疏泄太过而致；“胸满呕逆”是肝气横逆，与“飧泄”在病理上有连带关系；“遗溺闭癃”，遗溺，是小便淋漓不绝；闭癃是小便点滴不下，这些应归属肾与膀胱经，之所以放在肝经的所生病证候群中，是从肝主下焦的角度，所以肝经症候群包括肝、脾、肾、膀胱病变。此“遗溺闭癃”指的是中老年人，由于肝肾不足，气化无力所致。

3. 肝经所生病的临床表现 胸胁胃脘胀满不舒，呕吐呃逆，大便完谷不化；少腹及外阴部牵拉坠胀疼痛，甚则痛引睾丸，立则下坠，卧则入腹，重症非甚则以推托不能使坠物回收入腹，小便淋沥不绝或小便点滴不下，兼见面色晦滞，食少短气，神疲乏力。

4. 肝经所生病相当于现代医学的疾病 根据肝经所生病的性质和临床表现，可见于幽门梗阻、神经性呕吐或胃肠神经症，慢性结肠炎，胃肠功能紊乱；可还纳的腹股沟疝，截瘫及马尾神经损伤引起的膀胱功能障碍，或前列腺肥大，泌尿系统结石。

(二) 肝经所生病病证的临床证治

1. 胸满、呕逆

(1) 治则：降逆止呕。

(2) 配方：内关、公孙。

(3) 操作：内关、公孙直刺1~1.5寸，施呼吸泻法。

(4) 方义：内关为手厥阴心包经络穴，公孙为足太阴脾经络穴，两穴相配，为八脉交会穴之一，统治胃心胸病变。

2. 飧泄

(1) 治则：健脾益气。

(2) 配方：足三里、阴陵泉、天枢。

(3) 操作：阴陵泉直刺1.5寸，施捻转泻法；足三里直刺1.5寸，施捻转补法，针而灸之，天枢直刺1.5寸，施捻转补法，针而灸之。

(4) 方义：足三里为足阳明胃经合穴，补益脾胃，扶正培元，为脾胃虚弱之要穴。阴陵泉为足太阴脾经合穴，有健脾利湿、通利三焦之功，天枢为手阳明大肠经募穴，有调中和胃、健脾化湿作用。

3. 狐疝

(1) 治则：补益肝肾。

（2）配方：归来、关元、曲泉、太溪。

（3）操作：归来、关元直刺1.5寸，施呼吸补法；曲泉、太溪进针1～1.5寸，施捻转补法。

（4）方义：取关元、太溪补益肝肾，壮阳调经。曲泉疏肝理气，清利湿热，缓急止痛；归来可调宗筋以缓急止痛。

4. 遗溺、闭癃

（1）治则：通调水道、培补下源（双向调节）。

（2）配方：关元、中极、三阴交、秩边透水道。

（3）操作：关元直刺1.5寸，施呼吸补法；中极直刺2～2.5寸，施提插泻法；三阴交直刺1.5寸，捻转施补法，秩边透水道进针3寸，施捻转泻法。

（4）方义：取关元、中极以温补肾阳、培元固本，使元气得充，肾气壮盛，三阴交为三阴经之会穴，可滋阴补肾、益肾填精；秩边透水道运用手法可疏通气机，通调水道。

对于遗溺、闭癃这一组症状完全相反的疾病，我们所以选用同一配方，主要是根据针刺的双向良性调节作用，大量的临床实践证明，选用上一组配方，对遗溺者，可达涩实之效，对闭癃者可收利尿之功。

第三部分 常见病针灸治疗

第七章 治疗总论

第一节 针灸治疗原则

针灸治疗原则就是运用针灸治疗疾病必须遵循的基本法则，是确立治疗方法的基础。在应用针灸治疗疾病时，具体的治疗方法多种多样，是用针法，还是用灸法，还是针灸并用；是用补法，还是用泻法，还是补泻兼施？从总体上把握针灸的治疗原则具有化繁就简的重要意义。针灸的治疗原则可概括为治神守气、清热温寒、补虚泻实、整体观念、治病求本和三因制宜。

一、治神守气

治神守气是针灸治病的重要原则，历来受到针灸医家的重视。《素问·宝命全形论》说："凡刺之真，必先治神……经气已至，慎守勿失。"旨在言明治神守气是针灸施治的基础和前提，在针灸治疗原则中，应居首要地位。

（一）治神

所谓治神，一是在针灸施治前后注重调治患者的精神状态；二是在针灸操作过程中，医者专一其神，意守神气；患者神情安定，意守感传。治神贯穿于针灸治病的全过程。

《灵枢·官能》说："用针之要，无忘其神……徐语而安静，手巧而心审谛者，可使行针艾。"《备急千金要方》也说："凡大医治病，必当安神定志。"提示我们在施行针灸治疗之前，医者必须把针灸疗法的有关事宜告诉患者，使之对针灸治病有所了解和正确的认识，以便镇定情绪，消除紧张心理，这对于初诊和精神紧张的患者尤为重要。《素问·举痛论》说："惊则心无所依，神无所归，虑无所定，故气乱矣。"《灵枢·终始》说："大惊大恐，必定其气乃刺之。"《标幽赋》亦云："凡刺者，使本神朝而后入；既刺也，使本神定而气随；神不朝而勿刺，神已定而可施。"对于个别精神高度紧张、情绪波动不定及大惊、大恐、大悲之人，应暂时避免针刺，以防神气散亡，造成不良后果；而对于一些患疑难病证、慢性痼疾或以情志精神因素致病者，还应在针灸治疗期间多做深入细致的思想工作，使他们能够充分认识机体状态、精神因素对疾病的影响和作用，鼓励他们树立并坚定战胜疾病的信心，积极配合治疗，加强各方面的功能锻炼，促使疾病的好转和身体康复。正如《圣济经》中所云："治病之道，必观其态，必问其情，以察存亡得失之意。其为治也，告之以其败，语之以其善，导之以其所便，开之以其所苦。盖以神受则意诚，意诚则功倍故也。"

（二）守气

针灸疗法所言之气，主要指经气。经气即经络之气，也称"真气"，是经络系统的运动形式及其功能的总称。《灵枢·刺节真邪》说："用针之类，在于调气。"经气的虚实是脏腑经络功能盛衰的标志。针灸治病，十分注重调节经气的虚实，也就是发挥对脏腑、经络的调节作用。经气在针灸疗法中的体现有得气、气行、气至病所等形式。而得气的快慢，气行的长短，气至病所的效应，常常又与患者的体质，对针刺的敏感度，取穴的准确性，针刺的方向、角度、深度、强度、补泻手法等因素密切相关，在这些众多的因素之中，医者的治神守气，患者的意守感传往往对诱发经气、加速气至、促进气行和气至病所起到决定性的作用。

《灵枢·九针十二原》说："粗守形，上守神。"守神也即守气，守气的过程也含有治神的内容，守气必先治神。《医宗金鉴·刺灸心法要诀》说："凡下针，要患者神气定，息数匀。医者亦如之。"可见，治神决非只是医者治患者之神，医者自身也有一个治神、正神的问题。《素问·诊要经终论》早有"刺针必肃"之古训，医者在患者面前要庄重、严肃，不可轻浮、失态。对待患者要和蔼、亲切，如待贵人，切忌冷漠粗暴、以貌取人。在针灸施术的整个过程中，注意力必须高度集中，取穴认真、准确，操作细心、谨慎，不可粗心大意，马虎从事，特别是在行针过程中要专心致志，做到"神在秋毫，属意病者"，"必一其神，令志在针"。认真体验针下的感觉，仔细观察患者的神色和表情，耐心询问患者的主观感觉，既察言又观色。如气不至，则可适当运用扪、切、循、按等行气辅助手法，或巧妙配合语言暗示，以诱发经气的出现。一旦针下气至，就要"密意守气"，做到"经气已至，慎守勿失……如临深渊，手如握虎，神无营于众物"。从患者言，针前安定情绪，消除紧张心理，愉快接受针灸治疗，能为守气打好良好的基础。在针灸施治过程中，患者也应平心静气，放松肌肉，全神贯注，意守病所。如能在医者进针、行针过程中配合作呼吸运动，其意守感传的效果会更好。

综上所述，治神与守气是充分调动医者、患者两方面积极性的关键措施。医者端正医疗作风，认真操作，潜心尽意，正神守气；患者正确对待疾病，配合治疗，安神定志，意守感传。既体现了医者的良好医德，又贯穿了"心理治疗"于其中。所以能更好地发挥针灸疗法的作用，提高治疗效果。同时，还能有效地防止针灸异常现象和意外事故的发生。治神守气作为针灸疗法的一个重要治疗原则，毋庸置疑。

二、清热温寒

"清热"就是热性病证治疗用"清"法；"温寒"就是寒性病证治疗用"温"法，均属于正治法。《灵枢·经脉》篇说："热则疾之，寒则留之。"就是针对热性病证和寒性病证而制订的清热温寒的治疗原则。

（一）热则疾之

即热性病证的治疗原则是浅刺疾出或点刺出血，手法宜轻而快，可以不留针或针用泻法，以清泻热毒。例如，风热感冒者，当取大椎、曲池、合谷、外关等穴浅刺疾出，即可达到清热解表的目的。若伴有咽喉肿痛者，可用三棱针在少商穴点刺出血，以加强泻热、消肿、止痛的作用。《灵枢·九针十二原》解释说："刺诸热者，如以手探汤。"形象地表明了针刺手法的轻巧快速。

（二）寒则留之

即寒性病证的治疗原则是深刺而久留针，以达温经散寒的目的。因寒性凝滞而主收引，针刺时不易得气，故应留针候气；加艾灸更能助阳散寒，使阳气得复，寒邪乃散。如寒邪在表，留于经络者，艾灸法较为相宜；若寒邪在里，凝滞脏腑，则针刺应深而久留，或配合"烧山火"针刺手法，或加用艾灸，以温针法最为适宜。《灵枢·九针十二原》进一步解释说："刺寒清者，如人不欲行。"也形象地表明了针刺应深而久留。

三、补虚泻实

补虚泻实就是扶助正气祛除病邪。《素问·通评虚实论》说："邪气盛则实，精其夺则虚。"可见，虚指正气不足，实指邪气有余。《灵枢·经脉》说："盛则泻之，虚则补之……陷下则灸之，不盛不虚以经取之。"《灵枢·九针十二原》说："虚则实之，满则泄之，宛陈则除之，邪盛则虚之。"是针对虚证、实证制订的补虚泻实的治疗原则。

（一）虚则补之、陷下则灸之

"虚则补之"就是虚证采用补法治疗。针刺治疗虚证用补法主要通过针刺手法的补法和穴位的选择和配伍等而实现的。对于各种气血虚弱者，诸如精神疲乏，肢软无力、贫血、气短、腹泻、遗尿、乳少及身体素虚、大病久病后气血亏损、肌肉萎缩、肢体瘫痪失用等，常取关元、气海、命门、膏肓俞、足三里等偏补性能的腧穴和有关脏腑经脉的背俞穴、原穴，针灸并用，施行补法，能够振奋脏腑的机能，促进气血的生化，达到益气养血、强身健体的目的。

"陷下则灸之"，属于虚则补之的范畴，也就是说气虚下陷的治疗原则是以灸治为主。当气虚出现陷下证候时，应用温灸方法可较好地起到温补阳气、升提举陷的目的。如因脏腑经络之气虚弱，中气不足，对气血和内脏失其固摄能力而出现的久泻、久痢、遗尿、崩漏、脱肛、子宫脱垂、内脏下垂等，常灸百会、神阙、气海、关元、中脘、脾俞、胃俞、肾俞、足三里等穴补中益气、升阳举陷，对失血过多、大汗不止、四肢厥冷、阳气暴脱、血压下降、脉微欲绝的虚脱危象，更应重灸上述腧穴，以升阳固脱，回阳救逆。

（二）实则泻之、宛陈则除之

"盛则泻之"、"满则泄之"、"邪盛则虚之"都是泻损邪气的意思，可统称为"实则泻之"。"实则泻之"就是指实证采用泻法治疗。针刺治疗实证用泻法主要是通过针刺手法的泻法、穴位的选择和配伍等而实现的。如在穴位上施行捻转、提插、开阖等泻法，可以起到祛除人体病邪的作用；应用偏泻性能的腧穴如十宣穴、水沟、素髎、丰隆、血海等，也可起到祛邪的目的。例如，对高热、中暑、昏迷、惊厥、痉挛及各种原因引起的剧痛等实证，取大椎、合谷、太冲、委中、人中、十宣、十二井等穴，针用泻法，或点刺出血，即能达到泻实之目的。

"宛陈则除之"，"宛"同"瘀"，有瘀结、瘀滞之义。"陈"即"陈旧"，引申为时间长久。"宛陈"泛指络脉瘀阻之类的病证；"除"即"清除"，指清除瘀血的刺血疗法等，《素问·针解》说："宛陈则除之者，出恶血也。"就是对络脉瘀阻不通引起的病证，宜采用三棱针点刺出血，达到活血化瘀的目的。如由于闪挫扭伤、毒虫咬伤、丹毒等引起的肌肤红肿热痛、青紫肿胀，即可以局部络脉或瘀血部位施行三棱针点刺出血法，以活血化瘀、消肿止痛。如病情较重者，可点刺出血后加拔火罐，这样可以排出更多的恶血，促进病愈；又如腱鞘囊肿、小儿疳证的点刺放液治疗也属此类。

（三）不盛不虚以经取之

"不盛不虚以经取之"，并非病证本身无虚实可言，而是脏腑经络的虚实表现不甚明显。主要是由于病变脏腑经脉本身受病，而未传变于其他脏腑、经脉，属本经自病。《灵枢·禁服》说："不盛不虚，以经取之，名曰经刺。"《难经·六十九难》说："不虚不实以经取之者，是正经自病也。"在针刺时，多采用平补平泻的针刺手法。

补虚泻实既是针灸治疗原则，又是针灸治病的重要手段。《灵枢·九针十二原》说："勿实实，勿虚虚，损不足而益有余，是谓甚病，病益甚。”《类经》也说：“凡用针者，但可泻其多，不可泻其少，当详察气血，而为之补泻也。”都明确指出补虚不可误用，不可犯“虚虚实实”之戒。否则，就会造成“补泻反则病益笃”的不良后果。

四、整体观念

针灸治病，要善于处理局部与整体的关系。因为身体某一部分出现的局部病证，往往又是整体疾病的一部分，如头痛和目赤肿痛，都与肝火上炎有关；口舌生疮、小便短赤均因心和小肠有火所致；脱肛、子宫脱垂皆由中气不足引起。故《标幽赋》云：“观部分而知经络之虚实。”这就是中医学的整体观念，体现在针灸医学领域尤为突出。针灸治病，只有从整体观念出发，辨证施治，才不会出现头痛医头、脚痛医脚的片面倾向。

（一）局部治疗

针灸治病，通过针刺和艾灸对经络、腧穴的刺激，直接作用于局部组织，从而产生局部治疗作用，即以局部腧穴治疗局部病证。如牙痛、面瘫取地仓、颊车；胃痛、腹泻取中脘、天枢；腰酸背痛取身柱、肾俞；手足有病取合谷、太冲等。局部治疗作用是人体所有腧穴共同具有的治疗作用，尤其是头面、躯干腧穴的主要治疗作用。体现了“腧穴所在，主治所在”的治疗特点。局部症状的解除，有助于全身性疾病的治疗。

（二）整体治疗

针灸治病，除了作用于局部组织外，还能给机体以整体性影响。尤其是四肢肘膝关节以下的腧穴，除了能治疗局部和邻近组织病变外，还能治疗头面、躯干、脏腑的病变。部分腧穴如合谷、太冲、足三里、三阴交、大椎、百会、气海、关元等，还可防治全身性疾病。整体治疗还包括针对某一病证的病因治疗。如对肝阳上亢引起的头痛、眩晕，取太溪、太冲透涌泉以滋水涵木、育阴潜阳，肝阳平降，而头痛自止。外感发热、咳嗽，取合谷、外关、列缺发汗解表、宣肺止咳，肺气得以宣降，表热自解，咳嗽自除。

（三）局部与整体同治

在多数情况下，需要局部与整体同时调治。如脾虚腹泻，局部取大横、天枢理肠止泻，整体取脾俞、足三里健运脾胃；风火牙痛，局部取颊车、下关疏调经络之气，远端取合谷、内庭清降胃肠之火。如此将局部同整体有机地结合起来，既着眼于症状治疗，又注重病因治疗，能够明显提高治疗效果。

五、治病求本

治病求本就是在治疗疾病时要抓住疾病的根本原因，采取针对性的治疗方法。疾病在发生发展的过程中常常有许多临床表现，甚至出现假象，这就需要我们运用中医理论和诊断方法，认真地分析其发病的本质，去伪存真，只有抓住了疾病的本质，才能达到治愈疾病的目的。

“标”、“本”是一个相对的概念，在中医学中具有丰富的内涵，可用以说明病变过程中各种矛盾的主次关系。如从正邪双方而言，正气为本，邪气为标；从病因与症状而论，病因为本，症状为标；从疾病的先后来看，旧病、原发病为本，新病、继发病为标等。治病求本是一个基本的法则，但是，在临床上常常也会遇到疾病的标本缓急等特殊情况，这时我们就要灵活掌握，处理好治标与治本的关系。《素问·标本病传论》说："病有标本，刺有逆从，知标本者，万举万当。不知标本，是谓妄行。"说明如能灵活运用标本理论指导针灸临床，就不会贻误病情。

（一）急则治标

急则治标就是当标病处于紧急的情况下，首先要治疗标病，这是在特殊情况下采取的一种权宜之法，目的在于抢救生命或缓解患者的急迫症状，为治疗本病创造有利的条件。例如，不论任何原因引起的高热抽搐，应当首先针刺大椎、水沟、合谷、太冲等穴，以泻热、开窍、息风止痉；任何原因引起的昏迷，都应先针刺水沟，醒脑开窍；当中风患者出现小便潴留时，应先针刺中极、水道、秩边，急利小便；若伴有大便秘结时，先针刺丰隆、左水道、左归来，急通大便，然后再根据疾病的发生原因从本论治。中医临证，十分强调结合大小便的通与不通判定标本缓急。《灵枢·病本》说："大小便不利治其标，大小便利治其本。"张介宾说："二便不通，乃危急之候，虽为标病，必先治之。此所谓急则治其标也。"

（二）缓则治本

在大多数情况下，治疗疾病都要坚持"治病求本"的原则，尤其对于慢性病和急性病的恢复期有重要的指导意义。正如《素问·阴阳应象大论篇》所说："治病必求于本。"正虚者固其本，邪盛者祛其邪；治其病因，症状可除；治其先病，后病可解；这就是"伏其所主，先其所因"的深刻含义。例如，脾阳虚引起的腹泻，只须取脾俞、胃俞、足三里等穴健脾益气治其本，脾阳健运则腹泻日止，肾阳虚引起的五更泄，宜灸气海、关元、命门、肾俞助肾阳治其本，则五更泄止。《灵枢·病本》记载："先病而后逆者，治其本；先逆而后病者，治其本；先寒而后生病者，治其本，先病而后生寒者，治其本；先热而后生病者，治其本；先病而后生热者，治其本；先病而后泄者，治其本；先泄而后生他病者，治其本……先中满而后烦心，治其本……大小便利，治其本……先大小便不利而后生他病者，治其本也。"凡此种种，都是强调求治病因这个根本。

（三）标本同治

当标病与本病俱急或俱缓时，均宜标本同治。标本俱急如本虚标实的臌胀病，单纯扶正或一味祛邪都于病情不利，唯取水分、水道、阴陵泉利水消肿，三阴交、足三里、脾俞、肾俞健脾补肾，如此标本同治，攻补兼施，才是理想之策。体虚感冒，如果一味解表可使机体正气更虚，而单纯扶正可能留邪，因此，应当益气解表，益气为治本，解表为治标，宜补足三里、关元，泻合谷、风池、列缺等。标本俱缓如肝病引起的脾胃不和，可在疏肝理气的同时，理脾和胃，穴取章门、期门、太冲、阳陵泉、中脘、足三里，可达标本同治之目的。脾虚气滞，引起腹胀，既取脾俞、胃俞、足三里健运脾阳治本，又取大横、天枢、公孙理气消胀治标。虚火牙痛，可取太溪、然谷、涌泉、合谷、下关、颊车清虚热、止牙痛，标本同治。

六、三因制宜

"三因制宜"是指因时、因地、因人制宜，即根据患者所处的季节（包括时辰）、地理环境和个人的具体情况，而制订适宜的治疗方法。

1. 因时制宜　在应用针灸治疗疾病时，考虑患者所处的季节和时辰有一定意义。因为四时气候的变化对人体的生理功能和病理变化有一定的影响。如冬季人体多感受风寒，夏季多感受风热或湿热；春夏之季，阳气升发，人体气血趋向体表，病邪伤人多在浅表；秋冬之季，人体气血潜藏于内，病邪伤人多在深部。故治疗上春夏宜浅刺，秋冬宜深刺。根据人体气血流注盛衰与一日不同时辰的相应变化规律，何若愚创立了子午流注针法等。另外，因时制宜还包括针对某些疾病的发作或加重规律而选择有效的治疗时机。如精神疾患多在春季发作，故应在春季来前进行治疗；乳腺增生症患者常在经前乳房胀痛较重，治疗也应在经前一周开始。

2. 因地制宜 由于地理环境、气候条件，人体的生理功能、病理特点也有所区别，治疗应有差异。如在寒冷的地区，治疗多用温灸，而且应用壮数较多；在温热地区，应用灸法较少。正如《素问·异法方宜论》指出“北方者……其地高陵居，风寒冰冽，其民乐野处而乳食，藏寒生满病，其治宜灸焫，南方者……其地下，水土弱，雾露之所聚也，其民嗜酸而食胕，故其民皆致理而赤色，其病挛痹，其治宜微针”。

3. 因人制宜 就是根据患者的性别、年龄、体质等的不同特点而制订适宜的治疗方法。由于男女在生理上有不同的特点，如妇人以血为用，在治疗妇人病时要多考虑调理冲脉（血海）、任脉等。年龄不同，针刺方法也有差别，《灵枢·逆顺肥瘦》说：“年质壮大，血气充盈，肤革坚固，因加以邪，刺此者，深而留之。……婴儿者，其肉脆血少气弱，刺此者，以毫针，浅刺而疾发针，日再可也。”患者个体差异更是决定针灸治疗方法的重要环节。如体质虚弱、皮肤薄嫩、对针刺较敏感者，针刺手法宜轻；体质强壮、皮肤粗厚、针感较迟钝者，针刺手法可重些。

第二节 针灸治疗作用

在正常的生理情况下，机体处于经络疏通、气血畅达、脏腑协调、阴阳平衡的状态。而在病理情况下，则经络壅滞、气血不畅、脏腑失调、阴阳失衡。针灸治病就是通过针刺或艾灸腧穴，以疏通经络气血，调节脏腑阴阳，达到治疗疾病的目的。

一、醒神开窍

针灸的醒神开窍作用就是恢复神的功能，使神主持人体精神意识思维活动、调节脏腑功能、气血运行、形体运动的功能得以恢复正常。“神”指“神明之主”；“窍”指“窍口”，包括“清窍”和“浊窍”。醒神开窍是针灸治疗最为主要的作用，能在关键时刻发挥重要的作用。“神”是指人体生命活动的能力，它主宰着包括精神意识思维活动在内的人体一切生命运动及变化，同时也是脏腑气血盛衰显露于外的征象。神的功能正常，则人体阴阳平和，气血运行通畅，“正气存内，邪不可干”。疾病的发生，或突然起病，或慢慢形成，多在起居失宜，情志不调，饮食不节，劳逸失衡之下造成阴阳失衡，以致积损正衰，甚至发展成急重症。“窍闭神匿，神不导气”是疾病的最终病机，即疾病重则昏迷，神无所主，轻则气血运行不畅，经络阻滞。针灸在治疗中要求“守神”、“治神”，以达到“调神”、“醒神”的目的，从而使患者恢复或增强自我调节的能力。人体诸“窍”以通为用，倘若窍口闭塞，人体正常的活动势必受到影响，甚至威胁到生命。针灸可以开窍启闭，打开人体门户，使人与自然界的交流畅通无阻。因此，针灸的“醒神开窍”作用是十分重要的，应得到重视。

二、疏通经络

疏通经络是针灸治病最主要、最直接的作用。经络“内属于腑脏，外络于肢节”，运行气血是其主要生理功能之一。经络功能正常时，气血运行通畅，脏腑器官、体表肌肤及四肢百骸得以濡养，均可发挥其正常的生理功能。若经络功能失常，气血运行受阻，则会影响人体正常的生理功能，出现病理变化而引起疾病的发生。

经络闭阻不通，气血运行不畅，甚至气滞血瘀，可引发肢体或脏腑的肿胀、疼痛、瘀斑；气血不能正常运行到相应肢体、脏腑，又会引起肢体的麻木、痿软、拘挛或者脏腑功能活动失去平衡。凡此，均应“以微针通其经脉，调其血气”，《内经》称之为“解结”。如《灵枢·刺节真邪》篇说：“用针者，必夫察其经络之实虚……一经上实下虚而不通者，此必有横络盛加于大经，令之不通，视而泻之，此所谓解结也。”解结就是疏通经脉，使脉道通畅，气血畅行。

经脉不通的因素是多方面的，故《内经》中又针对不同原因，提出了不同的疏通经络的方法，即“针所不为，灸之所宜”。《备急千金要方》中说：“凡病皆由血气壅滞不得宣通，针以开导之，灸以温暖之。”可见，同样是经络闭阻不通，实热引起者宜用针刺，虚寒引起者宜行灸疗。对于感受风寒湿邪引起的受患经脉部位酸楚冷痛、痉挛抽痛或跌仆损伤而致的肢体红肿疼痛，针刺可起到祛风除湿、活血化瘀、通经活络而止痛的作用。对于气血不行、经脉失养引起的肢体麻木不仁、酸软无力、瘫痪失用，灸疗可以起到益气养血、温经通络而补虚的作用。务使经络通畅，气血运行正常，达到治疗疾病的目的。

三、扶正祛邪

扶正法邪是针灸治病的根本法则和手段。《素问·刺法论》篇说：“正气存内，邪不可干。”《素问·评热病论》说：“邪之所凑，其气必虚。”疾病的发生、发展及其转归的过程，实质上是正邪相争的过程。正胜邪退则病缓解，正不胜邪则病情加重。因此，扶正祛邪既是疾病向良性方向转归的基本保证，又是针灸治疗疾病的作用过程。

针灸治病，不外乎扶正与祛邪两个方面。扶正就是扶助正气，增强抗病能力，正气得复又有利于抗邪。祛邪就是祛除病邪，减轻疾病症状，消除致病因素，病邪得除又减轻对正气的损伤。针灸治病的过程，就是不断发挥扶正祛邪的作用。凡邪盛正气未衰者（新病），治宜祛邪为主，邪去正自安。正虚邪不盛者（久病），治宜扶正为主，正复邪自除。若正已虚而邪未衰，单纯扶正则难免助邪，一味祛邪，又更伤正气，故治宜攻补兼施。若以正虚为主者，扶正为上，兼以祛邪，或先补后攻。若以邪实为主者，祛邪为上，兼以扶正，或先攻后补。

针灸扶正祛邪作用的实现，除了与补泻手法有关外，还与部分腧穴偏补偏泻的性能有关。偏补的腧穴如关元、气海、命门、肾俞、膏肓，多在扶正时用之。偏泻的腧穴如曲泽、委中、水沟、十宣、十二井穴，多在祛邪时用之。绝大部分腧穴则具有双向调节作用，如中脘、内关、三阴交、合谷、太冲、足三里，临床既可用于扶正，又可用于祛邪。

四、调和阴阳

调和阴阳是针灸治病的最终目的。疾病的发生机理是极其复杂的，但从总体上可归纳为阴阳失调。即因六淫、七情等致病因素导致人体阴阳的偏盛偏衰，失去相对平衡，使脏腑经络功能活动失常，从而引起疾病的发生。“阴胜则阳病，阳胜则阴病”。针对人体疾病的这一主要病理变化，运用针灸方法调节阴阳的偏盛偏衰，可以使机体恢复“阴平阳秘”的状态，从而达到治愈疾病的目的。《灵枢·根结》篇说：“用针之要，在于知调阴与阳。”《素问·至真要大论》也说：“调气之方，必别阴阳”，“谨察阴阳所在而调之，以平为期”。

针灸调和阴阳的作用，主要是通过经络阴阳属性、经穴配伍和针刺补泻手法完成的。《素问·阴阳应象大论》说：“故善用针者，从阴引阳，从阳引阴。”指出针灸调和阴阳的具体方法既可以阴证治阴、阳证治阳，又可以从阴阳互根的角度考虑来取阴证治阳、阳证治阴之法。例如，肝阳上亢之头目昏痛，取太溪、照海以滋养肾阴；亡阳出现的肢体逆冷等，灸任脉之气海、关元以阴中求阳。《灵枢·终始》篇说："阴盛而阳虚，先补其阳，后泻其阴而和之，阴虚而阳盛，先补其阴，后泻其阳而和之。"例如，阴盛阳虚则可见癫疾、嗜睡，应补阳跷（申脉）泻阴跷（照海）；阳盛阴虚则可见狂躁、失眠，应补阴跷（照海）泻阳跷（申脉）；又如中风后出现的足内翻，从经络辨证上可确定为阳（经）缓而阴（经）急，治疗时采用补阳经而泻阴经的针刺方法，平衡阴阳。

综上所述，针灸的治疗作用，实质上就是对机体的一种良性调节作用，调节经络气血，调节脏腑阴阳。其治疗作用的发挥，与多种主观、客观因素密切相关。除了腧穴的特性、针灸补泻手法以外，还与机体状态（包括禀赋、年龄、性别、心理素质、病变表现等方面的个体差异）、治疗时间、辅助治疗措施等密切相关，其中尤以机体状态最为重要。机体在不同的病理状态下，针灸可以产生不同的治疗作用。如当机体处于虚寒、脱证状态时，针灸可以起到补虚散寒、回阳固脱的作用；当机体处于实热、闭证状态时，针刺可起到清热泻实、开窍启闭的作用。高血压者，针灸可使其降低；低血压者，针灸可使其升高，心动过速者，针灸能使之减慢；心动过缓者，针灸能使之加快。胃肠痉挛而疼痛者，针灸可以消除痉挛，使疼痛缓解；胃肠蠕动弛缓或下垂者，针灸又可使胃肠蠕动增强、胃底升高。凡此种种，均足以说明机体状态这个内在因素在针灸治疗过程中所起的重要作用。

第三节　针灸配穴处方

针灸学是一门基础理论非常严谨的学科。著名中医针灸学家、中国工程院院士石学敏院士对针灸学进行了近40年的研究，对针灸临床治疗学有独到的见解和创新，对常见病的选穴、配方有很深的造诣，在近40年的针灸临床中对常见病逐步制订出诸多疗效卓著的针灸配方。本节着重阐述与常见病针灸配方有关的针灸配穴原则。针灸配穴处方就是在中医理论尤其是经络学说等指导下，依据选穴原则和配穴方法，选取腧穴并进行配伍，确立刺灸法而形成的治疗方案。针灸处方包括两大要素即穴位和刺灸法。

一、穴位的选择

穴位是针灸处方的第一组成要素，穴位选择是否精当直接关系着针灸的治疗效果。在确定处方穴位时，我们应该遵循基本的选穴原则和配穴方法。

（一）选穴原则

选穴原则就是临证选取穴位应该遵循的基本法则，包括近部选穴、远部选穴和辨证对症选穴。

近部选穴和远部选穴是主要针对病变部位而确定穴位的选穴原则。辨证对症选穴是针对疾病表现出的证候或症状而选取穴位的原则。

1. 近部选穴　就是在病变局部或距离比较接近的范围选取穴位的方法，是腧穴局部治疗作用的体现。如巅顶痛取百会；胃痛选中脘；面瘫局部选颊车、地仓、颧髎，近部选风池。

2. 远部选穴　就是在病变部位所属和相关的经络上，距病位较远的部位选取穴位的方法，是"经络所过，主治所及"治疗规律的体现。如胃痛选足阳明胃经的足三里；上牙痛选足阳明胃经的内庭，下牙痛选手阳明大肠经的合谷穴等。

3. 辨证及对症选穴　辨证选穴就是根据疾病的证候特点，分析病因病机而辨证选取穴位的方法。临床上有些病证，如发热、多汗、盗汗、虚脱、抽风、昏迷等均无明显局限的病变部位，而呈现全身症状，这时我们采用辨证选穴，如肾阴不足导致的虚热选肾俞、太溪；肝阳化风导致的抽风选太冲、行间等。另外对于病变部位明显的疾病，根据其病因病机而选取穴位也是治病求本原则的体现，如牙痛根据病因病机可分为风火牙痛、胃火牙痛和肾虚牙痛，风火牙痛选风池、外关，胃火牙痛选内庭、二间，肾虚牙痛选太溪、行间。

对症选穴是根据疾病的特殊症状而选取穴位的原则，是腧穴特殊治疗作用及临床经验在针灸处方中的具体运用。如哮喘选定喘穴；虫证选百虫窝；腰痛选腰痛点；落枕选落枕穴；崩漏选断红穴等；这是大部分奇穴的主治特点。

（二）配穴方法

配穴方法就是在选穴原则的指导下，针对疾病的病位、病因病机等，选取主治作用相同或相近，或对于治疗疾病具有协同作用的腧穴进行配伍应用的方法。临床上穴位配伍的方法多种多样，但总体可归纳为两大类即经脉配穴法、部位配穴法。

1. 按经脉配穴法 经脉配穴法是以经脉或经脉相互联系而进行穴位配伍的方法，主要包括本经配穴法、表里经配穴法、同名经配穴法。

（1）本经配穴法：当某一脏腑、经脉发生病变时，即选该脏腑、经脉的腧穴配成处方。如胆经郁热导致的少阳头痛，可近取胆经的率谷、风池，远取本经的荥穴侠溪；胃火循经上扰导致的牙痛，可在足阳明胃经上近取颊车，远取该经的荥穴内庭。

（2）表里经配穴法：本法是以脏腑、经脉的阴阳表里配合关系为依据的配穴方法。当某一脏腑经脉发生疾病时，取该经和其相表里的经脉腧穴配合成方。如风热袭肺导致的感冒咳嗽，可选肺经的尺泽和大肠经的曲池、合谷；《灵枢·五邪》载："邪在肾，则病骨痛，阴痹……取之涌泉、昆仑。"另外，原络配穴法是表里经配穴法中的特殊实例，在特定穴的临床应用中将详细论述。

（3）同名经配穴法：是将手足同名经的腧穴相互配合的方法，是基于同名经"同气相通"的理论。如阳明头痛取手阳明的合谷配足阳明的内庭；落枕取手太阳经的后溪配足太阳经的昆仑。

2. 按部位配穴法 是结合身体上腧穴分布的部位进行穴位配伍的方法，主要包括上下配穴法、前后配穴法、左右配穴法。

（1）上下配穴法：是指将腰部以上或上肢腧穴和腰部以下或下肢腧穴配合应用的方法，在临床上应用较为广泛。如胃脘痛可上取内关，下取足三里；阴挺（子宫脱垂）可上取百会，下取三阴交；肾阴不足导致的咽喉肿痛，可上取曲池或鱼际，下取太溪或照海；八脉交会穴的配对应用也属本配穴法，具体配伍应用将在特定穴的临床应用中介绍。

（2）前后配穴法：是指将人体前部和后部的腧穴配合应用的方法，主要指将胸腹部和背腰部的腧穴配合应用，在《内经》中称"偶刺"。本配穴方法常用于治疗脏腑疾患，如膀胱疾患，前取水道或中极，后取膀胱俞或秩边；肺病可前取华盖、中府，后取肺俞；临床上常见的俞穴、募穴配合应用就属于本配穴法的典型实例。

（3）左右配穴法：是指将人体左侧和右侧的腧穴配合应用的方法。本方法是基于人体十二经脉左右对称分布和部分经脉左右交叉的特点。在临床上常选择左右同一腧穴配合运用，是为了加强腧穴的协同作用；如胃痛可选双侧足三里、梁丘等；当然左右配穴法并不局限于选双侧同一腧穴，如左侧偏头痛，可选同侧的太阳、头维和对侧的外关、足临泣；左侧面瘫可选同侧的太阳、颊车、地仓和对侧的合谷。

以上介绍的选穴原则和常见的几种配穴方法，在临床应用时要灵活掌握，因为一个针灸处方常是几种选穴原则和多种配穴方法的综合运用，如上述的左侧偏头痛，选同侧的太阳、头维和对侧的外关、足临泣，既包含了左右配穴法，又包含了上下配穴法，因此，选穴原则和配穴方法是从理论上提供了针灸处方选穴的基本思路。

二、刺灸法的选择

刺灸法是针灸处方的第二组成要素，包括疗法的选择、操作方法和治疗时机的选择。

1. 疗法的选择 是针对患者的病情和具体情况而确立的治疗手段。如用毫针疗法、灸疗法、火针法还是拔罐疗法、皮肤针疗法等，均应说明。

2. 操作方法的选择 当确立了疗法后，要对疗法的操作进行说明。如毫针疗法用补法还是泻法；艾灸用温和灸还是瘢痕灸等；尤其是对于处方中的一些穴位，当针刺操作的深度、方向等不同于常规的方法时，要特别表明。针刺治疗疾病可每日 1 次或每日 2 次等，应根据疾病的具体情况而定。

3. 治疗时机的选择 治疗时机是提高针灸疗效的重要方面。一般来说，针灸治疗疾病没有特殊严格的时间要求。但是，临床上针灸治疗部分疾病在时间上有极其重要的意义。如痛经在月经来潮前几日开始针灸，直到月经过去为止；女性不孕症，在排卵期前后几日连续针灸等；这样都能大大地提高疗效，因此，也应在处方中表明。

第四节 特定穴的应用

一、五输穴的临床应用

五输穴即“井、荥、输、经、合”穴，是分布于肘、膝以下的五个特定穴，简称“五输”。历代医家把气血在经脉中运行的情况，用自然界的水流现象作比喻，对经气流注由小到大，由浅入深，分别用井、荥、输、经、合五个名称，说明经气运行过程中每个穴所具有的特殊作用。经气所出，如水之源头，称之为“井”；经气所溜，如泉出微流，称之为“荥”；经气所注，如水由浅入深，称之为“输”；经气所经，如水入河中，称之为“经”；经气所入，如百川汇海，称之为“合”。

（1）根据穴位主治而选穴，“井”主心下满；“荥”主身热；“输”主体重节痛；“经”主喘咳寒热；“合”主气逆而泄。

井主心下满，阴井木，内应于肝，肝气郁结，心横犯脾胃，肝脾均位于心下，故肝郁证可见心下痞满。取井穴治之效果良好，如少商、大敦、隐白等。阳井金，内应于肺，肺配五行属金，金可制木、肺可调气，故阳井金有疏肝抑木、调气解郁的功能，可以治疗痞满，如商阳、历兑。

荥主身热，荥穴可以治疗热证，如身热、咽喉干痛者，证属肺热可取手太阴经荥穴鱼际治之；若症见身热，里急后重，下痢赤白，属阳明热证，可取手、足阳明经荥穴二间、内庭治之。

输主体重节痛，阴经输穴属土，脾属土，脾主四肢，主运化，故脾失健运则水湿内停，而见体重等症；阳经输穴属木，肝属木，若肝郁气滞，则气血痹阻，不通则痛，所以输穴可用于体重节痛诸症。

“经”主喘咳寒热，阴经经穴属金，内应于肺，肺主皮毛，司呼吸，故肺脏受邪可见寒热咳喘；阳经经穴属火，火能克金，所以火邪犯肺引起的咳嗽哮喘可以选择经穴进行施治。

合主气逆而泄，阴经合穴属水，内应于肾，若肾阳衰微，或下元不固，则精血下泄；若肾阴不足，则虚火上扰，可见咯血干咳等症；热扰精宫，则遗精早泄。阳经合穴属土，内应于脾胃，若胃气不降，则上逆，若脾不健运则下泄，故气逆和下泄之症均可针刺合穴治疗。

（2）根据五行学说而选穴，将五输与五行、五脏相结合，制订了五输、五行配五脏的配穴法，并设立了“虚则补其母，实则泻其子”的取穴原则。

十二经脉五输穴穴名及其五行属性见表7-4-1及表7-4-2所示。

表7-4-1 阴经五输穴表

经脉名称	井（木）	荥（火）	输（土）	经（金）	合（水）
手太阴肺经	少商	鱼际	太渊	经渠	尺泽
手厥阴心包经	中冲	劳宫	大陵	间使	曲泽
手少阴心经	少冲	少府	神门	灵道	少海
足太阴脾经	隐白	大都	太白	商丘	阴陵泉
足少阴肾经	涌泉	然谷	太溪	复溜	阴谷
足厥阴肝经	大敦	行间	太冲	中封	曲泉

表7-4-2 阳经五输穴表

经脉名称	井（金）	荥（木）	输（水）	经（火）	合（土）
手阳明大肠经	商阳	二间	三间	阳溪	曲池
手少阳三焦经	关冲	液门	中渚	支沟	天井
手太阳小肠经	少泽	前谷	后溪	阳谷	小海
足阳明胃经	厉兑	内庭	陷谷	解溪	足三里
足少阳胆经	足窍阴	侠溪	足临泣	阳辅	阳陵泉
足太阳膀胱经	至阴	足通谷	束骨	昆仑	委中

根据五行相生的关系各经均有一个母穴和子穴。例如，肺经属金，土生金，金之母为土，其母穴就是本经属土的太渊；金生水，金之子为水，其子穴就是属水的尺泽。母穴有补的作用，子穴有泄的作用。运用这种方法，应首先病在何经、何脏，病的性质属虚属实，然后根据“虚则补其母，实则泻其子”的取穴原则进行治疗。具体运用有本经补泻和异经补泻两种。

（1）本经补泄：如肺经的虚证，可见久病咳嗽，动则气喘，声低，多汗，脉细无力等，应取本经的母穴太渊，并用补法；肺经的实证，可见咳嗽气急，声粗，胸闷不能平卧，脉浮滑有力等，应取本经子穴尺泽，并用泻法。

（2）异经补泻：这是结合脏腑五行关系运用的方法。如肺经疾患，属虚证的可以选取属土之脾经的土穴太白，并施用补法；属实证的可以选取属水的肾经之水穴阴谷，并施用泻法。此外，还可取相表里经的母子穴，如肺经疾患，属虚证的可取其相表里的大肠经之母穴曲池（大肠属金，曲池属土，土能生金），同时施用补法；属实证的可取大肠经的子穴二间（大肠属金，二间属水，金能生水），同时用泻法。

二、原穴、络穴的临床应用

原穴、络穴多分布于四肢腕踝关节附近。“原”即本原、原气之义，为经气所经过和留止的部位；“络”即联络之义，又为络脉别出的部位。络穴大多分布于表里两经联络之处。原穴、络穴是临床上经常选用的腧穴之一。可以单独使用，也可配合使用。

1. 原穴 是本经的代表，可以反映脏腑、经络的情况。《内经》述："凡此十二原者，主治五脏六腑之有疾者也。"十二原穴可以治疗五脏六腑的疾病，也可以通过十二原穴的变化诊察五脏六腑的疾病。

2. 络穴 不但可以治疗本经疾病；又可以治疗与之相表里的经病和表里同病，还可以治疗络脉疾病。

3. 原、络配穴法 原、络配穴法又称主、客配穴法。在表里两经先后发病时，可采用该两经的原穴和络穴治疗。先发病之经为主，取之原穴；后发病之经为客，取之络穴。例如，患者发热、恶寒、咳嗽，肺经先病，而后出现腹泻，大肠经后病，以原、络配穴法治疗，应先取肺经原穴太渊，后取大肠经络穴偏历；反之，若大肠经先病，患者出现腹泻，而后有肺经受邪之发热、咳嗽等症，则先取大肠经的原穴合谷，再取肺经的络穴列缺。十二经脉原穴与络穴见表7-4-3。

表7-4-3 十二经脉原穴与络穴表

经脉	原穴	络穴	经脉	原穴	络穴
手太阴肺经	太渊	列缺	手阳明大肠经	合谷	偏历
手厥阴心包经	大陵	内关	手少阳三焦经	阳池	外关
手少阴心经	神门	通里	手太阳小肠经	腕骨	支正
足太阴脾经	太白	公孙	足阳明胃经	冲阳	丰隆
足厥阴肝经	太冲	蠡沟	足少阳胆经	丘墟	光明
足少阴肾经	太溪	大钟	足太阳膀胱经	京骨	飞扬

三、俞穴、募穴的临床应用

俞穴、募穴均分布在躯干部位，与脏腑经络有密切联系。"俞"穴是脏腑经气输注的背部腧穴，为动，为阳；"募"穴是脏腑经气汇集的胸腹部腧穴，为静，为阴。俞、募穴在临床上可以单独使用，常以五脏有病多用俞穴，六腑有病多用募穴。俞、募也可同时使用，称之为俞、募配穴法，属于前后配穴法的一种，《内经》谓之"偶刺"。针灸基础理论将俞、募配穴法确定"以阴引阳，以阳引阴"为取穴原则。如果六腑有病，为阳病，应先取腹部的募穴，后取背部的俞穴；如果五脏有病，为阴病，应先取背部的俞穴，后取腹部的募穴。例如，胃脘痛为阳病，则先取中脘，后取胃俞。心之疾病为阴病，则先取心俞，后取巨阙。

脏腑俞穴与募穴见表7-4-4。

表7-4-4 六脏六腑俞穴与募穴表

六脏	俞穴	募穴	六腑	俞穴	募穴
肺	肺俞	中府	大肠	大肠俞	天枢
心包	厥阴俞	膻中	三焦	三焦俞	石门
心	心俞	巨阙	小肠	小肠俞	关元
脾	脾俞	期门	胃	胃俞	中脘
肝	肝俞	章门	胆	胆俞	日月
肾	肾俞	京门	膀胱	膀胱俞	中极

四、八脉交会穴的临床应用

八脉交会穴即任、督、冲、带、阴跷、阳跷、阴维、阳维奇经八脉交会于十二正经中的八个腧穴。这些腧穴均分布于四肢腕踝关节上下。《医学入门》说:“周身三百六十穴,六十六穴又统于八穴。”这里的“八穴”就是指八脉交会穴,足见古人对其的重视。在临床上当奇经八脉出现相关的疾病时,可以对应的八脉交会穴来治疗。如督脉出现的脊柱强痛,可选后溪;冲脉出现的胸腹气逆,可选公孙。另外,临床上也可把公孙和内关,后溪和申脉,足临泣和外关,列缺和照海相配,治疗有关部位的疾病。八脉交会穴及主治见表7-4-5。

表7-4-5 八脉交会穴及主治表

穴名	主治	相配合主治
公孙 内关	冲脉病证 阴维脉病证	心、胸、胃疾病
后溪 申脉	督脉病证 阳跷脉病证	目内眦、颈项、耳、肩部疾病
足临泣 外关	带脉病证 阳维脉病证	目锐眦、耳后、颊、颈、肩部疾病
列缺 照海	任脉病证 阴跷脉病证	肺系、咽喉、胸膈疾病

【附】 八脉交会八穴歌

公孙冲脉胃心胸,内关阴维下总同。临泣胆经连带脉,阳维目锐外关逢。

后溪督脉内眦颈,申脉阳跷络亦通。列缺任脉行肺系,阴跷照海膈喉咙。

五、八会穴的临床应用

八会穴即脏、腑、气、血、筋、脉、骨、髓的精气聚会之处,多分布于躯干。“会”有会合、聚会之意。人体是由脏、腑、气、血、筋、脉、骨、髓八种成分所组成,这八种成分在十四经脉中聚会在八个腧穴,称之为八会穴。这八个穴位虽属于不同经脉,但对于各自所会的脏、腑、气、血、筋、脉、骨、髓相关的病证有特殊的治疗作用,临床上常把其作为治疗这些病证的主要穴位。如六腑之病,可选腑之会穴中脘;血证可选血之会穴膈俞等。《难经·四十五难》说:“热病在内者,取其会之穴也。”提示八会穴还可治疗相关的热病。

八会穴见表7-4-6。

表7-4-6 八会穴表

名称	穴位	经脉	名称	穴位	经脉
脏会	章门	足厥阴肝	筋会	阳陵泉	足少阳胆
腑会	中脘	任脉	脉会	太渊	手太阴肺
气会	膻中	任脉	骨会	大杼	足太阳膀胱
血会	膈俞	足太阳膀胱	髓会	绝骨	足少阳胆

六、下合穴的临床应用

下合穴是手三阳经合于足三阳经的三个腧穴，又称“手三阳下合穴”。足三阳经本身有三个合穴，因此，足三阳经共有六个合穴。《内经》云：“合治内腑。”故每经的合穴、下合穴均有治疗本经腑病的作用，如肠痈取上巨虚，泻痢选下巨虚。另外，下合穴也可协助诊断。

六阳经合穴与下合穴见表7-4-7。

表7-4-7　六阳经合穴与下合穴表

阳经名称	合穴	下合穴	阳经名称	合穴	下合穴
手阳明大肠	曲池	上巨虚	足阳明胃	足三里	足三里
手少阳三焦	天井	委阳	足少阳胆	阳陵泉	阳陵泉
手太阳小肠	小海	下巨虚	足太阳膀胱	委中	委中

七、郄穴的临床应用

“郄”有空隙的意思，是各经经气汇集的部位。郄穴多分布于四肢肘、膝关节以下。郄穴除了十二正经各有一个外，阴跷、阳跷、阴维、阳维也各有一个郄穴，因此，一共有十六个郄穴。郄穴是本经气血聚集之处。脏腑、经气的变化常迅速反映到本经的郄穴，因此，郄穴也是诊察疾病的重要腧穴。同时，郄穴主要用于治疗该经和相应脏腑的急病，如急性胃脘痛，取胃经郄穴梁丘；肺病咯血，取肺经郄穴孔最等。

十六经脉郄穴见表7-4-8。

表7-4-8　十六经脉郄穴表

经脉	郄穴	经脉	郄穴
手太阴肺经	孔最	足少阴肾经	水泉
手厥阴心包经	郄门	足阳明胃经	梁丘
手少阴心经	阴郄	足少阳胆经	外丘
手阳明大肠经	温溜	足太阳膀胱经	金门
手少阳三焦经	会宗	阴维脉	筑宾
手太阳小肠经	养老	阳维脉	阳交
足太阴脾经	地机	阴跷脉	交信
足厥阴肝经	中都	阳跷脉	跗阳

八、交会穴的临床应用

交会穴指两条或两条以上经脉相交会的腧穴。人体全身的交会穴约有100个。其中，有的是在体表交会，有的则在体内贯通。主要用于治疗交会经脉及所属脏腑的病变。例如，大椎为诸阳经之交会穴，能通一身之阳；头维是足阳明、足少阳两经的交会穴，可同时治疗阳明、少阳两型头痛；三阴交为足三阴经交会穴，调理脾、肝、肾有独到之处；关元、中极为任脉与足三阴经交会穴，故能广泛用于治疗属于任脉、足三阴经的消化系统、泌尿系统、生殖系统病变。

第五节　醒脑开窍法

醒脑开窍法是著名针灸专家、中国工程院院士石学敏院士1972年为中风病治疗创立的一种配穴法。临床应用已达40年之久，在中风病治疗中确实显示出其卓越的疗效。通过大量的临床观察和基础实验研究，该法对机体多系统均具备良性调节作用。当今该法已经不仅限于中风病的应用，可以说一切脑性麻痹或瘫痪（如小儿脑瘫、一氧化碳中毒、脑外伤后等）；严重的疼痛（如神经痛、内脏痛、创伤痛、癌瘤痛等）；精神科（如癫、狂、痫、抑郁、百合、癔病等）；还有部分其他系统的疾病（如尿崩症、遗尿、二便失控等）都有非常理想的疗效。确切地讲，醒脑开窍法应归属于针刺调神之大法，《内经》中早有记载："凡刺之法，必先本于神。"

一、中医学中的"神"

（一）"神"的概念

中医"神"的概念有"广义"和"狭义"之分。广义之"神"是指人体一切生命活动的外在表现，视、听、味、言、感觉、运动、共济、情感、智力、表达、思维等，均为"神"之主，亦为"神"所见。也就是说，以上所述的人体外在表现即为"神"所主，受"神"的调节和控制；又为"神"所见，判定"神"的常与变的临床依据。狭义之"神"是单纯指人的意识、精神、思维能力而言。因此，调神大法应用的"神"的理论是广义之"神"。

（二）"神"的功能

神不仅主持人体精神意识思维活动，又为身形之主，而脏腑的功能活动，气血的运行，形体的运动也无不受到神的控制，在神的统一调节下进行着规律性活动。神的作用既向内，又向外，"具众理而应万事"，协调脏腑，调整形神，通关窍，泽肌肤。神具有独特而复杂的功能。

1. 神对阴阳变化的调节　形体的动与静；精神的兴奋与抑制；情绪的喜与怒，哀与乐，爱与恶；个性的刚与柔，静与躁；气体交换的呼与吸；身体动作的出与入，屈与伸，进与退……所以能对立统一而处于相时稳定状态，正是因为神的作用，神平秘阴阳的结果。《鬼谷子》曰："神为之长，心为之舍，德为之人，养神之所归诸道。道者，天地之始，一其纪也，物之所造，天之所生，包宏无形，化气先天地而成……五气得养，务在舍神，此之谓化。化有五气者，志也、思也、神也、德也。神其一长也静。和者养气，养气得其和，四者不衰，四边威势，无不存而舍之，是谓神化归于身。"说明神调节矛盾双方，养和五气，维持一身的集中统一，平秘身之阴阳。由此可见，在正常生理情况下，身体没有动而不止、静而不动的；没有只呼不吸、只吸不呼的；也没有只纳不泄、只泄不纳的。身体总是处在阴阳变化之中，对方的双方得到适当的调节，调节的枢机是神。

2. 神对形体的协调平衡　神指精神活动，形体活动的枢机；形体是构成身体的各部组织。神与形体的关系是：形生神，有形体而后生精神；神御形，精神支配形体，是形体各部组织活动、感觉的中心，形体的任何运动，都是在神的作用下平衡协调。故晋・稽康曰："精神之于形骸，犹国之有君也。神躁于中而形丧于外，犹君昏于上，国乱于下也。"（见《稽中散集》卷三・养生主）说明形神相互为用，但神起主导作用，神调节形体的功能作用，保持形体自身的协调与稳定。

3. 神对内脏的协调平衡 以全身来说，形体与精神各是一个方面；以内脏说来，五脏实体与五脏所藏之神又是各居一方。矛盾双方的对立统一是身体稳定的关键。形神的协调与平衡是神的作用；而五脏实体与五脏所藏之神的协调平衡同样也是神的作用，是人体神作用于五脏神的结果，故《黄庭中景经》说神“下和六腑绍五宫”，认为：神有调和脏腑功能的作用。神调于心，则心神内羁，帷幄有度，神识清爽，表情欣喜，语言清晰；神离职守，则君昏臣败，精神错乱，表情呆板，语无伦次。神调于肺，则肺魄不散，助君得力，悲愁易解，嗅觉灵敏；魄离肺体，则金侮君体，善悲易哭，甚或妄闻嗅异。神调于肝，则魂舍其内，气机畅通，逢怒而解，遇气而消，视物清晰；魂不附体，则易怒不解，决断不力，歧视妄见。神调于脾，则意藏于脾，四肢强劲，思维敏锐；脾意不藏，则四肢不举，思维迟钝。神调于肾，则肾志坚毅，志意坚忍，耐惊无恐，记忆犹新，听力健敏，二便如常；肾志脆弱，善惊易恐，记忆力减退，耳聋耳鸣，甚则二便失禁，两耳妄闻等。由于神的作用，五脏之间，相互为用，相互制约，协调一致，保持相对稳定状态。从临床治疗学的观点来看，促进神对五脏的协调平衡是防治五脏疾病的方向。

（三）脑藏神、脑主神明

脑主神明，首先是“脑藏神”，如《备急千金要方》就曾提出过：“头者，人之元首，神之所注。”陈无择在《三因极一病证方论·头痛证治》说：“头者……百神所集。”赵友钦《金丹正理》曰：“头为天谷以藏神。”李时珍更是在《本草纲目》中强调：“脑为元神之府。”

脑主神明，表现在脑主神智，如《素问·解精微论》曾云“泣涕者，脑也”指出人的情志变化与脑有关。而《素问遗篇·刺法论》曾提到“气出于脑，即室先想心如日”，说明脑主人的思维。明·汪昂在《医方集解》提出过“人之记性，皆在脑中”的观点。王清任更是在《医林改错》中专门论述了脑的功能，在“脑髓说”中明确指出“灵机记性不在心在脑”。

脑主神明还表现在脑与五脏的关系。中国医学把脑主神明的功能分归于五脏，其中心的功能最为重要，如《素问·灵兰秘典论》说：“心者，君主之官，神明出焉。”脑是人体中对血液需求最多的器官，而心的主要功能为“主血脉”，所以只有心行血功能正常，脑才能发挥其正常功能，所以杨上善在《黄帝内经太素》中提出：“头是心神所居。”五脏虽各有其“神”，但均为脑神所主，同时五脏六腑对脑也有滋养作用，如《类经》认为：“五脏六腑之精气，皆上升于头。”

所以脑是神的物质结构基础，神是脑的功能（脑神），治脑即是治神。

1. 脑神与五脏 “心主血脉”推动全身血液的运行，血由水谷精气所化生，是神的重要物质基础，正如《灵枢·营卫生会》篇曰：“血者，神气也。”《灵枢·平人绝谷》篇曰：“血脉和利，精神乃居。”所以“醒法”选取心包经络穴内关作为主穴，取其养心健脑、疏通气血之功。

脾主运化水谷精微，为人体气血生化之源，脑神充足还依靠水谷精微的充盛。《素问·六节藏象论》指出：“五味入口，藏于肠胃……津液相成，神乃自生。”说明水谷精微是神的来源之一；《灵枢·平人绝谷》说：“故神者，水谷之精气也。”《素问·生气通天论》亦云：“精气者，精则养神。”这表明神的长养必须依靠后天水谷精气的不断补充，依靠脾运化功能。

另外，脑神的生成和滋养与肾精的充足密切相关。《灵枢·本神》：“故生之来谓之精，两精相搏谓之神。”“脑为髓海”，髓是脑神的重要物质基础，脑髓的生成直接来源于肾精，正如《灵枢·经脉》论述的：“人始生，先成精，精成而脑髓生。”

肝主疏泄，有藏血功能，肝对人体气血运行有重要的调节作用，所以肝功能正常也是脑得到足够营养的保障之一。基于此，“醒法”用肝脾肾三经的交会穴三阴交作为主穴，具有补脾、滋肾、调肝功能，从而达到养神生髓益脑的作用。

2. 脑与阳气 脑处于人体的最高位置，而阳气主升、主动，所有阳气都在脑会合。另外，所有的阳经都直接运行到脑，孙思邈在《备急千金要方》中说：“头者，诸阳之会也。”头脑是人体阳气最充盛的地方，到脑的阳气要经过脑对他们进行控制和支配从而完成各项生理功能。

脑主阳气的功能又与督脉密切相关，督脉循身之背，背为阳，督脉对全身阳经脉气有统帅督促作用。故有“总督诸阳”和“阳脉之海”的说法。督脉与脑的关系至为密切。《医学入门》说：“脑者，髓之海，诸髓者皆属于脑，故上至脑，下至骨骶，皆精髓升降之道路也。”说明脑处于身体最高的位置，内含精髓，连至骨骶，与督脉相通。人体椎管中含有脊髓与脑髓相通，脑的功能与脊髓密切相关。督脉循行于脊里入络于脑，而脊髓升降出入的信道，正是督脉循行的部位。《难经·二十八难》说：“督脉者，起于下极之俞，并于脊里，上至风府，入于脑。”我们认为整个督脉系包括脊柱、椎管、脊髓及脊神经根，都和脑有密切联系。体腔内的脏腑通过足太阳膀胱经背部的背俞穴受督脉经气的支配，督脉循行从两肾开始经过脏腑，向上蒸腾并旁达各个脏腑，通过脑对阳气的调节作用和两肾真阳气化作用，督脉调节并补充这些脏腑的阳气，所以说督脉总督一身的阳气。正是通过这样的功能，脑又可通过督脉来调节脏腑。“醒法”中的主穴便是位处于督脉的人中，人中是督脉中最敏感、最容易得气的穴位，所以在本穴施用泻法可调督脉，开窍启闭以健脑宁神。

二、中医辨病与辨证观

（一）证候、症状与疾病

作为医学，总是要研究疾病的发生发展规律以指导临床实践的，中医对病、证、症的认识构成了中医疾病认识的三要素，因此，明确定义病、证、症的内涵和外延，对于探讨“辨病”与“辨证”的关系极为重要。

“证”（证候）概念形成已有漫长的历史，但由于中国古典文学有“多义”、“通假”的特点，加以各医家理解的不一致，长期以来“证”这一术语的使用极不规范，在不同的场合“证”还代表“症状”（如近代大多数中医书籍所述的“主证”），或疾病（如“痹证”、“淋证”、“痫症”等），甚至作为疾病预后的用语（如“顺证”、“逆证”等），从而造成了病、证、症三者概念的混乱，最新的研究结果对三者的概念进行了较为完整的科学的界定。

证候概念：证候是疾病发生和演变过程中某阶段本质的反映。它以某些相关的脉症，不同程度地揭示病因、病机、病位、病性、病势等，为论治提供依据。

疾病概念：疾病是在病因作用和正虚邪凑的条件下，体内出现的具有一定发展规律的邪正交争、阴阳失调的全部演变过程，具体表现在若干特定的症状和各阶段相应的证候。

症状概念：症状是患者自觉感到的异常变化及医者通过四诊等诊察手段获得的形体上的异常特征，是疾病和证候的表现。

在中医诊断学上，三者之间有着有机的联系，假如把疾病看作是中医诊断模式的经线，证候便是这一模式的纬线，而症状则是构成这些经、纬线无数的点。

（二）辨证观

1. 传统辨证观 从中医理论发展的历史进程看，辨证概念并不是偶然产生的，也不是某一代人单独的认识成果，它实际上标志着我国往昔医学工作者和疾病作斗争的长期实践和创造性的思维劳动。在成书最早的《五十二病方》时代，书中记载了内、外、妇、儿、五官等科的103个“病”名，而无“证”的记述，但已孕育着证候的胚芽。在《内经》时代，书中在诊断学上虽然仍沿用“病”的概念，但已开始向证候诊断的方向过渡，如《素问·至真要大论》云：“治诸胜复，寒者热之，热者寒之，温者清之……”即较好地体现了辨证论治的思想。汉·张仲景在《内经》的基础上更有所发展，明确地提出“观其脉证，知犯何逆，随证治之”的证候理论与辨证论治精神。随着辨证理论的发展，证候作为一个特有的诊断学概念已逐步定形，同时，在伤寒六经辨证之后，后世又发展了各种辨证方法，如经络辨证、脏腑辨证、病因辨证、痰浊食瘀辨证、气血津液辨证、八纲辨证、卫气营血辨证、三焦辨证等，极大地丰富了中医辨证理论，在临床实践中指导着中医治疗的实施。

辨证论治，是中医临床学的特点，是中医认识疾病的基本原则。辨证是根据四诊所收集的病情资料，从症状和体征入手，通过分析、综合，辨别其属于何“证”，并以此作为治疗的依据。论治又称施治，就是根据所辨出的“证”，拟定治疗原则和方法，施以相应的方药、针灸、按摩、汤浴等的治疗。辨证是施治的前提和依据；施治是治疗疾病的原则和方法。如果同一疾病出现不同的“证”，治疗也就不同。例如，同是痢疾，有属湿热或虚寒等不同的“证”，治疗时就不可能运用同一治法，这就称为同病异治。如果不同的疾病，出现相同的证，治疗也就可以相同。例如，脱肛、子宫下垂等，是不同的病，由于都是中气下陷证，就可采用同一方法进行治疗，这就称为异病同治。由此可见，中医运用辨证施治规律，不在于病的异同，而在于“证”的区别，相同的证，有相同的治法；不同的证，有不同的治法。这种针对疾病发展过程中不同质的矛盾用不同的方法去解决的指导思想，是辨证施治的精髓，也是中医学的特点所在。

2. 辨证观问题思考 辨证论治是中医学的基本特点之一，中医临床治疗的关键被认为在于辨“证”。但是，近年来在中医现代化（包括中西医结合）的理论和临床研究中，传统“证”概念的实际运用遇到了困难。首先是证候概念的完善和规范，包括三个方面的内容，证候概念的规范、证候命名的规范、证候诊断标准的规范。由于存在上述问题，故中医中竟有十个人辨证，因思考的角度、辨证方法的差异，对同一疾病症、证的主次程度认识的不同而带来十个不同辨证结论，严重干扰了对疾病的正确认识，即使辨证结论一致，但辨证命名也可五花八门，如脾气不足、脾不健运、脾失健运、脾运失健、中州不运、中气不足等，莫衷一是，使辨证结论捉摸不定，从而使辨证的意义大打折扣。其次是辨证并不是中医指导治疗的唯一指征，辨证只是部分地揭示了疾病的本质，前文已经谈到，证是机体在疾病发展过程中的某一阶段的病理概括，只有把处于不同阶段的病与“证”相结合，才能更深刻地把握疾病某一阶段的病理变化的本质，从而给予有效的治疗。再次是辨证的微观化问题。近年来，随着中医实践的不断发展，许多疾病的发生发展，并不表现出典型的“证”。“证”的症状有时全部显露，有时则部分显露而不易分辨，或尚处于潜伏状态，到一定阶段才显现出来，于是便产生了所谓“无证可辨”现象，使得中医治疗无从下手，而此时患者体内的变化已经存在。因此，涉及“宏观辨证”与“微观辨证”问题。

辨证论治是中医的精华，精华的原因在于认识疾病时多一个揭示疾病本质的手段和方法。而并不是认识疾病的唯一指征和全部，我们之所以详尽分析中医辨证理论，关键在于我们在临床实践中，特别是对中风病的认识过程中，注意了“辨病" 与" 辨证" 的相结合。

（三）辨病观

1. 传统辨病观 由于中医学发展历史性的原因，中医对疾病的命名约四分之三是以主症命名，如咳嗽、泄泻、水肿病等，其仅仅反映疾病过程中的主要矛盾或主要现象，未能反映出疾病的本质，不能为临床治疗提供依据，这便是中医历来重辨“证”而不重辨病的主要原因。故有人产生一种误解，似乎中医只讲辨证，不讲辨病。其实不然，早在殷商甲骨文里即有疾首、疾身、蛊、疟等病的记载，在《山海经》中亦有瘿、瘕、痔等病的记述，《内经》对疾病辨识的阐述，更是屡见不鲜，如《素问·评热病论》中说：“有病温者，汗出辄复热，而脉躁疾不为汗衰，狂言不能食，病名为何？岐伯对曰：病名阴阳交。”而且晋、隋、唐已在多种疾病的辨识与诊断上走在世界前列，明、清亦出现不少只论述一二种病的专书，如《白喉治法忌表抉微》、《痘疹心法》、

《鼠疫全书》三类。此外，临床各科，尤其是骨伤、眼、耳、鼻、喉等小科辨病的水平亦不断提高。但不容否认的事实是，在总体上，辨病的理论发展是极为缓慢的，特别是金元之后，随着辨证理论的日益发展，辨病的意识日渐淡薄，对照之下，中医辨病就像一个后天失养的体弱儿。但值得注意的是，中医学的发展是从识病起步，且辨病的历史有着久远的渊源。

辨病是基于这样一个原则，即有这样的病，便有这样的证，因而要求对患者表现的各种症状，逐一进行查对，看看有没有这种或那种疾病的特征，最后把那些类似的疾病一一排除掉，而得出“病”的诊断结论，在得出结论之后，对该病今后病机的演变已有一个梗概，以指导临床治疗。

2. 辨病观的新认识　对疾病进行科学的划分和规定是中医辨病发展的前提。西医采用现代先进的科学手段，从对人体实质形态功能的分析着眼进行研究，其侧重于引起疾病的实质病因和疾病对机体内在的实体形态功能改变，而中医学由于历史条件的限制，对疾病的认识只能依据人体的外在症状、体征。前者便于对疾病进行深入细致地分析研究，但随着新的科学手段的引入，会不断发现一些新的病理变化，这样，疾病的种类会以相当快的速度增加下去，越来越难于把握，且与治疗明显脱节，而后者易于把握，且与治疗方法吻合较好，即确定了疾病种属，相应对病（症）治疗便随之确定了，但由于对疾病规定较粗糙、含糊，而不便于对疾病的深入认识。对疾病的辨析是趋于越来越精细、越来越明确的，而从分析与综合的角度来看，却是可能有的疾病种属越少越容易把握。因此，我们主张结合中西医在疾病划分和规定上的优势，从有利于研究和治疗两个角度出发，制定中医病种，以提高中医辨病水平，这是一个十分复杂而艰巨的工作，目前有不少同步进行中医辨病研究的专家耕耘于此，我们认为在中医辨病研究上，至少可以从那些中西医都重叠的疾病开始，而中风病便是众多这类疾病中的一个。

辨病与辨证都是认识疾病的方法，从某种意义上说，辨病对中医学的发展跟上时代的步伐更为重要。任何一种疾病内部都存在多种矛盾，疾病的发生发展是由多方面规律决定的，矛盾的多样性决定了疾病的复杂性。影响病症的因素虽多，但不外乎两类，一类是普遍性矛盾、一般规律，亦即疾病的共性因素；一类是特殊性矛盾、特殊规律，亦即疾病的个性因素。中医的病名反映了疾病的普遍矛盾，它决定了这种疾病必然出现的局部病理变化和由此产生的典型症状，在辨病基础上的“辨病论治”可称为特效疗法或局部疗法，它主要解决病症的一般矛盾，是直接针对病源、病灶的疗法，或者说是直接针对同一疾病在不同病理阶段却普遍存在的病理变化和典型症状，即疾病的本质由于它能直接作用于病变部位，所以虽不强调精细辨证与整体调节，而获效仍甚迅速。由于辨病抓住了疾病的共性和本质，因此辨病理论受到中医学家高度重视。从中医历史看，专方专药的临床运用即是基于辨病这一基础。专方专药的治法早已体现在《内经》和《五十二病方》中，到唐代孙思邈则以其《备急千金要方》等巨著建树了这一独特治法体系，其后唐·王焘的《外台秘要》、宋·王怀隐的《太平圣惠方》、明·朱棣的《普济方》及近代的各地验方集都基本属于专方专药治法体系，例如，鹅不食草治鼻炎，老鹳草祛风治麻木等，其长处首先在于它是针对病症的普遍规律，只要是该病就用该方，因此具有广泛的应用价值，其次专方专药一般具有组方简便廉验的特点，有规律可循，便于学习和使用。另外，在中医现代化研究中，中医急症的研究异军突起，占有越来越重要的地位。中医中药针灸以其独特的理论和治疗手段，不仅在慢性病中有所作为，同样在危急重症的抢救治疗中发挥其特殊作用，当然中药剂型的改革是需要解决的问题，而更为重要的一方面则是抓住急症的本质，采用固定配方的方法，既然诊断是这种病，则无论何种证型都必须具备这个病的特征，即共性，因此，采用专方治疗，如“排石汤”治疗胆石症，“柴胡注射液”治疗高热，“速效救心丸”治疗心绞痛，都取得良好急救作用，而这些皆立足于辨病，可见辨病观不是可有可无，而是关系到中医对病是否能达到深刻认识而提高临床疗效的大问题，当然辨病与辨证有机的结合则意义更为重大。

（四）辨病与辨证相结合

临床诊疗工作中必须处理好辨病与辨证的关系，既要辨证，又要辨病，辨病又为更精确的辨证服务。有曰：“治病难，难在识病。”此语毫不夸张，正好说明辨识疾病的重要性。朱肱在《南阳活人书》中说：“因名识病，因病识证，如暗得明，胸中晓然，无复疑虑而处病不差矣。”如果说：“辨证”既包括四诊检查所得，又包括致病机理、病位所在、邪正消长、演变趋势，全面而又具体判断疾病在这个阶段的特殊性质和主要矛盾的话，那么“辨病”的目的在于把握不同疾病各自不同的发展变化规律，进行准确的预测，并把相应于不同治疗方法的疾病区别开来，而得出“病”的诊断结论。在得出结论之后，对该病今后病机的演变已有一个梗概，在这个基础上进一步辨证，便能预料顺逆吉凶；而更重要的是，经过辨病之后，使辨证更为精确，认识到同一证候在不同疾病中的个性差异及不同证候在同一疾病中的共同点，从而使治疗措施、立法、选方、用药（穴）更为贴切，以达到提高疗效、少走弯路之目的。例如，便血与痔疮都可出现胃肠积热的共同证候，若再通过辨病，确认患者患的是痔疮，那么在内服清热解毒、凉血止血治法的同时结合枯痔或结扎等外治法，疗效则更理想；又如麻疹病与其他温病同样具有卫气营血各阶段证候的演变过程，但确认麻疹之后，针对麻毒致病特点，卫、气、营、血阶段的治疗，始终把握“透疹”这一宗旨遣方用药，必然事半功倍。倘若临床时不辨病，只辨证，医者胸中无全局观念，则辨证也将是漫无边际，顺逆吉凶，难以预测，特别是对疾病有效专方专药（穴）也无法选用。如“见肝之病，知肝传脾，当先实脾”的整体治疗观，也无法发挥其指导作用。

当然，也不能只讲辨病，而不讲辨证。《温病条辨》说：“是书着眼之处，全在于认证无差……不求识证之真而妄议药之可否，不可与言医也。”由于病处在相对“静态”，而证处于相对的“动态”之中，只有通过辨证，才能抓住疾病某阶段的主要矛盾，论治才有依据。徐灵胎说得精当：“病之总者为之病，而一病有数证。”不难看出，“病”与“证”是总体与局部、共性与个性、纲与目的关系，而在此基础上的辨证施治主要是针对疾病的特殊矛盾、个性因素；而辨病施治则针对疾病的一般矛盾、共性因素。它们都是侧重于一个角度、一个方面，通过一种途径来治疗的，所以虽然都能获效，但作用却有限。两者如果结合使用，就可以同时针对两方面的规律和矛盾，双管齐下，增强疗效。

辨病与辨证是能结合的。张仲景的《伤寒杂病论》就是光辉的典范，他曾用“辨××病脉证治”为篇之名，示人先辨病，再辨证，然后论治。如《辨太阳病脉证并治篇》首辨“太阳之为病，脉浮，头项强痛而恶寒”的太阳病，继之再辨太阳病中风证、伤寒证……这不仅创立了理法方药融为一体的辨证论治，而且确立了辨病与辨证相结合的辨证方法，使后世对疾病的认识能有较全面的整体观念。两者的结合可以根据不同的病种特点采取不同的方式。有些病种可以采取辨证组方加专方专药（穴），这类病的分型通常比较复杂，致病因素多而不清，比如像胃痛、眩晕、咳嗽、心悸等；有些病种可以采取辨病专方专药（穴）随症加减的形式，这类病的共性较明显，证型较单纯且致病因素与机理相对恒定，如腰腿痛、噎嗝、臌胀、癫痫、偏头痛、中风等。针对已经确诊的西医病名，两种方法的结合更有广泛的使用价值。通常可以用专方专药（穴）针对西医病理，配合辨证施治解决整体病理反应及其表现出的症状体征。现代药研已发现许多诸如降压、升压、降血糖、升血糖、扩张冠状动脉、消尿蛋白、降脂等作用的中草药及腧穴，用这些药物、穴位组成的专方配合辨证施治既能针对病，又能针对证，具有较好的疗效。

总之，辨证施治中经常含有对症治疗、局部治疗、针对性疗法的意义；专方专药专穴的随症加减也体现了辨证施治的因素，两者是不可分割的统一体，故曰：辨证必须与辨病相结合。

三、“窍闭神匿”中风总病机的确立

历代医家对中风病的认识经历了一个长期过程，是逐渐深刻，日臻完善的。早在两千多年前的《内经》即有论述，唐宋以前多以外因立论，主张“内虚邪中”；金元时期主以内因说，力倡“火、虚、痰”致病；明清时期则进一步认识为“元气亏损”、“肝阳化风”而成，近代医家认识到该病发生主要在于肝阳化风、气血并逆，直冲犯脑。这种对中风病因病机由浅入深、由表及里的认识，对后世临床实践有很大的指导意义。

石学敏院士根据自己多年来的临床实践，提出中风病的总病机为“窍闭神匿”这是一大创新，乃继承发扬中医基础理论，并结合现代医学理论为依据的综合。窍闭指脑窍闭塞，为神之大府受罹，风夹火、痰、瘀血，上扰神窍（脑），致脑络阻遏，窍闭神匿，神不导气，发为中风。关于“窍闭神匿”总病机的确立，主要从下列三个方面进行阐述。

（一）建立在祖国医学对中风病的认识和临床实践基础上

《内经》根据不同的症状表现和发病的不同阶段，在半身不遂和脑卒中昏迷期间，均有许多不同的载述，在中风病因的认识上，既重视外风，又强调内在病因在发病中的重要性，特别是在中风病的病变部位上，根据《素问·调经论》“血之与气并走于上，则为大厥，厥则暴死，气复返则生，不返则死”，及《素问·玉机真藏论》所云“忽忽眩冒而癫疾”也可以看出，头脑是中风病变的主要部位。

自《内经》以后，后世医家通过不断的临床实践，对中风病的认识有了新的发展并不断完善起来，唐宋以前多以外因立论，主张“内虚邪中”；金元时期主以内因说，力倡“火、虚、痰”致病；明清时期则进一步认识为“元气亏损”、“肝阳化风”而成，近代医家认识到该病发生主要在于肝阳化风、气血并逆，直冲犯脑，刘复在《素问·痿论释难》中直接指出“风属病机，中风之本在神经”。这对中风病病因病机由浅入深、由表及里的认识，对后世临床实践有很大的指导意义。

（二）建立在《内经》对神的认识及现代医学解剖、生理知识的基础上

《灵枢·经脉》云：“人始生，先成精，精成而脑髓生。”《灵枢·海论》谓：“脑为水之海，髓海有余，则轻劲多力，自过其度”，又有“两精相搏谓之神”（《灵枢·本神》），可见神之源于精，从生理上主宰人体生命活动，同时《灵枢·本神》又指出：“神伤则恐惧自失，破䐃脱肉”，“意伤则悗乱，四肢不举”，“魂伤则狂妄不精，不精则不正，当人阴缩而挛筋”从而在病理上阐述了神受损不仅表现为精神、意识的障碍，也包括了各种器官、筋骨、肌肉、肢体功能的障碍，因此“醒脑开窍”不仅适用于神志昏迷之中风患者，而且对于脑之神受损后所表现的肢体功障碍也有效。实际上，《灵枢·本神》开宗明义，即指出“凡刺之法，必先本于神”，即是强调必须全面了解患者的精神状态，再根据具体情况拟定法则，施以针刺治疗，显然，针刺疗法，以治神为首要。

现代医学之解剖学和生理学成就，充分证实“神”与大脑的联系，脑主宰着人体的一切思维、意识、语言、知觉，支配人体的一切外在功能活动。

（三）建立在中风病辩病与辨证相结合之认识观上

现代医家认为，中风之发生主要因素在于平素气血亏虚，与心、肝、肾三脏阴阳失调，加之忧思恼怒，或饮酒饱食，或房事劳累，或外部侵袭等诱因，以致气血运行受阻，肌肤筋脉失于濡

养；或阴亏于下，肝阳暴涨，阳化风动，血随气逆，夹痰夹火，横窜经隧，蒙蔽清窍而致，归纳起来，主要体现在以下几个方面。

(1) 积损正衰，年老体衰，肝肾阴虚，肝阳偏亢；或思虑烦恼过度，气血亏损，真气耗散，复因将息失宜，致使阴亏于下，肝阳鸱张，阳化风动，气血上逆，上蒙元神，突发该病。

(2) 饮食不节，嗜酒肥甘，饥饱失宜，或形盛气弱，中气方虚，脾失健运，聚湿生痰，痰郁化热，阻滞经络，蒙蔽清窍；或肝阳素旺，横逆犯脾，脾运失司，内生痰浊；或肝火内炽，炼液成痰，以致肝风夹杂痰火，横窜经络，蒙蔽清窍，突然昏仆，歪僻不遂。

(3) 情志所伤，五志过极，心火暴盛，或素体阴虚，水不涵木，复因情志所伤，肝阳暴动，引动心火，风火相煽，气血上逆，心神昏冒，遂至卒倒无知。

(4) 气虚邪中，气血不足，脉络空虚，风邪乘虚入中经络，气血痹阻，肌肉经脉失于濡养；或形盛气衰，痰湿素盛，外风引动痰湿，闭阻经络，而致歪僻不遂。

众所周知，中风病是以卒然昏仆，不省人事，伴有口眼歪斜，半身不遂，语言不利，或不经昏仆而仅以歪僻不遂为主症的一种疾病，之所以发生中风而不是其他疾病则必然存在形成这一疾病的关键病理基础，从认识和辨别疾病的目的出发，这一最终病理机转是直接引发中风病这一系列症状的关键所在，反过来，则必然是无论何种病因其发生发展都最终要引动这一最终病理机转，我们称之为总病机，而引发中风病。在此基础上，通过对上述目前最权威教科书关于中风病因病机认识的深刻分析，我们发现这四条病因病机的最终部分分别为：气血上逆，上蒙元神；阻滞经络，蒙蔽清窍；气血上逆，心神昏冒；外风引动痰湿，闭阻经络。

前文已经述及，神由脑所主宰，脑主神明，而第三条中所谓“心神昏冒”，则实际上是指脑所主宰的神昏冒不明，正如《素问·玉机真藏》所云：“忽忽眩冒而颠疾也。”至于“气血上逆”，《素问·调经论》有云：“血之与气，并起于上，则为大厥，厥则暴死，气复返则生，不返则死。”即指出了气血上逆是上逆颠顶之意。另外，从中风病机认识的发展看，中风一病的发生发展不是外风所致，其临床表现亦非外风传变过程中由表及里的阶段证候，临床治疗也鲜有用驱风散表之剂而奏效者，可见外风致病的特点在中风病形成过程中从始到终都未能得以体现，但外风作为一种诱因，对中风病病理过程的运转施加着一定的影响，故第四条病因病机中谓之“外风引动”；至于痰湿闭阻经络，则当有疼痛，乃系痹症，而中风的半身不遂者，无疼痛之症，可见痰湿闭阻经络并不是形成中风病的最终病理机转，结合古代医家对中风病病变部位的认识，如“血菀于上，使人薄厥”（《素问·调经论》），显然，中风病的病变部位在头脑，因此，我们认为“痰湿闭阻经络”，当进一步发展为“痰湿闭阻脑部经络”而致清窍不利，神明受扰而发中风。综上分析结果，通过在辨病辨证基础上对中风病病因病机的深刻认识，我们认为形成中风病的关键病机，最终都要造成清窍蒙闭，脑神逆乱。“窍闭神匿”的病机不只针对甚至昏迷的患者，而是形成各种不同类型、不同时期中风病的总病机。部分患者仅单纯表现为半身不遂，而无突然昏仆、不省人事的症状，拟或是中风后期，其神志已清，缘何仍以“窍闭神匿”的总病机概括之。如前所述，神不仅与脑相关，与五脏功能亦密切相关，神伤不仅可直接产生神志方面的变化，而且也可以直接影响各种器官、肢体及筋肉的功能活动，可见，神志昏迷的中风与神志不昏迷的中风都可由脑神清窍的蒙闭、导致神不导气使然，只是存在轻重程度的不同。

根据以上的论述，可以充分地认为中风病的病因病机是患者平素存在下焦肝、肾诸脏阴阳失调，又受到外界各种诱因的影响，以致积损正衰，气血运行不畅，夹痰浊上阻清窍；或精血不足，阴虚阳亢，阳化风动，血随气逆，夹痰夹火，横窜经隧，上蒙清窍；或外伤跌仆，气血逆乱，上冲巅顶，闭阻清窍，窍闭神匿，则神志愦乱，突然昏仆，不省人事；神不使（导）气，则筋肉、肢体活动不利，故现歪僻不遂，日久气血涣散，筋肉失濡，故肢体痿软废用，经脉偏盛偏衰，故挛急僵硬。

四、醒脑开窍针法的组成

以“醒脑开窍、滋补肝肾为主，疏通经络为辅”的治疗法则，具有科学的针刺配方和手法量学操作，主要用以治疗中风病的针刺大法，简称“醒脑开窍针刺法”。是1972年由石学敏教授首先提出和创立的，经过四十多年从临床实践到基础实验，多层次、多方位、多角度的验证，完善发展而成为一整套科学的、系统的、规范的治疗中风病为主的针刺方法。

值得强调的是，醒脑包括醒神、调神的含义。而“醒脑开窍”即是“醒神开窍”，之所以不以“醒神开窍”名之，主要是因为“神”由脑所主，由脑所藏，命名为“醒脑开窍”，即在“醒神”的基础上增加了定位的含义，又避免了传统认为“心主神明”而带来的干扰，故谓之“醒脑开窍针刺法”。

(一) 针刺法则的确立

通过对中风病因病机的深刻分析，形成中风病的总病机概括为“窍闭神匿，神不导气”，因此，无论何种证型的中风，其病因病机发展都最终要通过这一总病机，方可形成中风病。“醒脑开窍”是针对“窍闭神匿、神不导气”这一中风病发展的最终病机而立，针法主要强调守神、调神之重要，而“脑为神之府”，因此，对脑腑病机颇为重视，形成了“以脑统神、以神统针、以针调神”的学术思想。“窍闭神匿、神不导气”是中风这一疾病的根本病理基础和关键环节，因此，从辨病论治的角度看，切断这一关键环节，是治疗中风病的关键，故我们确立“醒神（脑）开窍”这一首要治则；同时，我们在认识中风病因病机发展过程中充分注意到，虽然其起病突然，发病迅速，但其病理基础的形成则决非一朝一夕之变故，而是长期起居失宜、情志不调、饮食不节、劳逸无度而造成下焦肝肾亏虚，阴阳失调，在此基础上，故或有积损正衰，或有阴虚阳亢，并进一步发展至窍闭神匿、神不导气而成中风，因此，从辨证论治的观点出发，我们又十分注重肝肾亏损这一最常见、最重要的证型基础，从而同时确立“滋补肝肾”这一治则；另外，通过对中风病临床症状的分析，虽然中风病之半身不遂并非外邪同时而直接侵袭半侧肢体而为，但脑窍闭塞或昏仆或瘫痪后，患侧肢体功能活动受限，必然导致气血运行不畅，经络阻滞，因此，为了加快患者复苏和肢体功能恢复，也应当同时确立疏通经络的治则。由上所述，根据辨病论治与辨证论治相结合的原则，我们确立了中风病的治疗法则，即“醒脑开窍、滋补肝肾为主，疏通经络为辅”。

(二) 针刺腧穴的选择

“凡刺之真，先治神”，“凡刺之法必先本于神”，这也是我们治疗中风病针刺配方的宗旨，配方中的主穴内关、人中即为醒脑调神之要穴，在主治功能上强调“开窍启闭调神”，以改善元神之府大脑之生理功能。中风病从历代文献所载，多责之于肝肾，肾主骨生髓通于脑开窍于耳的生理，反应肾与脑密切相关而肾又与肝同源，肝开窍于目，目系，耳窍入脑络，加之脾为后天生化之源，故取三阴交为主穴，结合“上实由于下虚”的理论运用补法达滋补肝肾、补精填髓之目的。以上三个主穴的组合体现了“醒脑开窍”针刺法治则中“为主”的基调。该法在选穴、配方的另一个特别是以取阴经穴为主，阳经穴为辅，改变了历代沿用的以取阳经穴为主，阴经穴为辅的治疗方法。历代治疗中风依据以阳明主一身之宗筋及治痿独取阳明的理论，多宗散风活络之法，常循阳明多气多血之经取。而选用肩髃、曲池、合谷、环跳、足三里、绝骨、解溪等，这一治法仍载于现代中医教科书中，并为医家广泛采用，俗称常规取穴，我们言之为传统取穴。而醒脑开窍针法的主穴、副穴中，内关、人中、三阴交、极泉、曲泽、委中等是以阴经穴为主，而辅穴主要达到疏通经络之目的。

总之，本配方选穴合理、精炼，有主有次紧扣治则，成为醒脑开窍法的精髓部分。该法中的配穴如手指握固取合谷；语言謇涩点刺金津、玉液；吞咽困难取风池、翳风等也是在醒神调神的前提下实施的。

（三）针刺手法的量学要求

“虚则补之，实则泻之”是中医治疗大法，也是针刺手法的基本原则。由于针刺治疗的特殊性，同一选穴配方的进针方向，深度及施术手法的不同，其针刺效应也有差异。历代医家在漫长的临床实践中，不断总结创立了很多古典的针刺手法及对穴位深浅、方向的具体要求，大多数至今仍为针灸临症所沿用，但是，应当看到，由于历史条件的限制和各种因素的影响，有些内容还不尽完善。我们通过对中风病之特点、所选腧穴的特异性的分析和临床实践的不断探索，对这一针刺治疗方法的穴位，在进针方向、针刺深度和施术手法等方面做了重大创新，使之操作严格规范，有量学相应指标，临床可重复性极强，这样有补有泻，补泻兼施，可收标本兼顾而明显提高临床疗效。

“虚则补之，实则泻之”，是祖国医学辨证论治之大法，即“损其有余，益其不足”，针刺治疗亦宗其理。由于针刺疗法的特殊性，同一选穴配方、进针方向、深度、施行手法及其手法量学的不同，其效果也有差异。如《素问·宝命全形论》云：“刺虚者须其实，刺实者须其虚。”《素问·刺要论》云：“病有沉浮，刺有深浅，各至其理，无过其道……深浅不得，反为大贼。”所以醒脑开窍针刺法对其配方组穴从进针方向、深度及所要采用的手法，通过实验确定做了相应规定，并且从手法量学上提出所要达到的指标。

1. 主穴的量学规定

（1）内关穴：采用捻转（第一定义）和提插相结合的泻法。针深 1.0～1.5 寸，得气后施捻转提插泻法，即左右手分别持患者左侧和右侧的针柄，左手拇指、示指呈顺时针捻转（此时拇指所施作用力的方向为离心），右手拇指、示指呈逆时针方向捻转（此时拇指所施作用力的方向为离心），并配合提插泻法。捻转的角度>180°，频率为 50～60 转/分。手法持续操作 1～3min。

（2）人中穴：用雀啄手法。向鼻中隔方向斜刺 0.3～0.5 寸，将针向一个方向捻转 360°，采用雀啄手法，以患者眼球湿润或流泪为针刺达到量学要求的效应指标。

（3）三阴交穴：采用提插补法。针沿与胫骨后缘皮肤呈 45°方向斜向后刺入，深 1～1.5 寸，行重插轻提之补法，以患者下肢连续抽动 3 次为达到手法量学要求。

2. 辅穴的量学规定

（1）极泉穴：直刺进针 1～1.5 寸，用提插泻法，以上肢抽动 3 次为度。

（2）尺泽穴：同极泉穴。

（3）委中穴：患者仰卧位直腿抬高取穴，深 1～1.5 寸，用提插泻法，以下肢抽动 3 次为度。

3. 配穴的量学规定

（1）吞咽障碍：风池针向结喉，进针 2～2.5 寸，采用小幅度（<90°）、高频率（>120 转/分）的捻转补法 1～3min。翳风、完骨的操作同风池穴。

（2）手指握固：合谷穴针向三间穴，进针 1～1.5 寸，采用提插泻法，以示指抽动为度。

以上介绍的醒脑开窍针刺法操作的具体量学要求。关于蓄积治疗次数为 1 日 2 次，10 次为 1 个疗程，一般需要治疗 3～4 个疗程。

该法的操作趋于科学化、规范化及实用化，这种规范操作临床可重复性极强，也是提高临床疗效的关键。

（四）主方之内涵

醒脑开窍针刺法之所以有效的重要原因之一，是其有严格的组方原则，尤其在操作上有着特殊的规定。临床上应用有“大醒脑”和“小醒脑”两种方法。“大醒脑”取手厥阴心包经内关和督脉人中二穴，主要用于心神昏瞀，意识丧失及某些疾病的急性期，因患病初期，患者精神紧张，神不守舍，故应调整心神，以利疾病的治疗，如中风的脱、闭证、惊悸、癔病、癫狂痫、中暑、中毒导致神志昏迷等。以内关、人中为主穴，注意了整体神的调整，同时根据各种疾病的临床症状不同，进行临床辨证辅穴随症加减，将整体观念与辨证论治有机地结合起来运用于临床。“小醒脑”取内关、印堂、三阴交诸穴，主要用于中风病的恢复期及非器质性的心悸、遗尿、阳痿、遗精等，三穴相配既可宁心安神，又减少了针刺人中穴的疼痛之苦。

1. 人中 人中穴作为醒脑开窍法之主穴，从历代文献所录，它为醒神急救之要穴。人中正居督脉，督脉为阳脉之海，主一身之阳，它与脑及其他脏腑有着密切联系。《难经・二十八难》曰：“督脉者，起于下极之输，并于脊里，上至风府，入属于脑。”《素问・骨空论》曰：“督脉者……与太阳起于目内眦，上额交巅上，入络脑，还出别下项……挟脊抵腰中，入循膂络肾……其少腹直上者，贯脐中央，上贯心。”另外冲、任、督三脉起于胞中，一源而三歧。可见督脉与足太阳经，冲任二脉及心肾经等在经络上有广泛的联系，其中尤以膀胱经更为密切。督脉不仅别络太阳，而且有一部分与太阳经并行，在膀胱经上有各脏腑精气输注之所，即脏腑背俞穴。体内各脏腑通过该经背部的脏腑俞而受督脉的支配，由此可知督脉几乎与所有脏腑经络均有直接或间接的联系。日本学者石井陶自从胚胎发生学，指出任督二脉共同构成人体的“经络中枢”、“脏腑中枢”，认为督脉是由神经系统及皮肤的外胚叶所构成。现代神经生理研究证明，针刺身体（可能是剧烈的痛刺激）能直接兴奋上行激活系统，解除脑细胞的抑制状态（特别对于那些处于间生状态的神经细胞），并特异性地增加颈总动脉的血流，纠正血流动力学紊乱，改善脑循环。所以采用雀啄法以泻人中可开窍启闭，醒元神，调脏腑。

2. 印堂 小醒脑以印堂代替人中。印堂为经外奇穴，属于头面，位于督脉循行线上，具有醒神清窍之功能。

3. 内关 内关穴作为醒脑开窍之主穴，在于它具有宁心安神之效。内关为心包经之络，又通阴维，系八脉交会穴之一，经典认为心主神明，实际上指心脏功能对元神具有重要影响，与脑之关系密切而已。它主要通过心主血脉这一功能实现的。正如《灵枢・本神》篇之“心藏神，脉舍神”；《灵枢・营卫生会》篇之“血者，神气也”所云。现代医学认为，人体是以脑死亡而告终，心跳呼吸停止之后，仍能记录脑细胞电位变化，直到这一电位变化消失，这才是人体生命结束的指征。但心肺功能的良莠，又直接影响代谢最旺盛的脑组织，脑本身几乎无能量储备，它的氧耗及能量供给，完全依靠血液循环的补充，如果血供一旦减少或停止，则会引起脑功能及实质的损害，如肺脑综合征、心脑综合征。相反脑功能的损害又损害心肺功能（呼吸、循环、血管调节中枢均在脑）。急性脑血管循环障碍造成呼吸、循环衰竭正说明这一问题。故两者在生理上相互维系，在病理上相互影响，实践证明在治疗中风病的同时，改善患者左右心肺量的报道及我科的实验中已得到证实。内关穴是在调整心脏功能的同时，起着增加脑血氧供求需要，体现了心包经代心行令，主一身之血脉，达宁心调血安神之目的。

4. 三阴交 三阴交作为醒脑开窍主穴，在于补三阴、益脑髓、调气血、安神志。脑髓是脑功能的物质和结构基础，它由先天之精所化生，又赖后天之水谷精微濡养。即“先成精，精成而脑髓生”，“五谷之津液，和合而成膏者，内渗于空骨，外益于脑髓”之意。水谷精微之代谢与诸脏有关，然肝脾肾尤为突出。盖中风病常与该三脏之阴阳失调有关，故针补三阴交会之所，对于肝脾肾三脏均有调节作用，三脏功能得调，脑髓化生有源。

5. 辅穴 极泉、尺泽、委中等司疏通经络。

6. 配穴 醒脑开窍法的配穴设立非常广泛，主要根据不同病证的临床表现而定。下面列举部分配穴，以示范例。

手指握固或功能障碍：合谷透三间、八邪。

语言謇涩：金津、玉液放血，上廉泉。

吞咽困难：风池、翳风、完骨。

眼肌运动障碍：睛明、球后、承泣。

听力障碍：耳门、听宫、听会。

基底动脉供血不足：风池、完骨、天柱。

高血压：人迎、合谷、太冲。

癫痫：大陵、鸠尾。

呼吸衰竭：足三里、气舍。

足内翻：丘墟透照海。

足下垂：解溪、商丘、中封。

小便失控：关元、气海、中极。

便秘：丰隆、天枢、水道、归来、外水道、外归来。

肌肉萎缩：萎缩肌群排刺。

肩凝症：肩髃、肩内陵、肩外陵、痛点刺络拔罐。

运用醒脑开窍法治疗中风从立法、处方、治则是相互吻合的，人中为君，内关，三阴交为臣，极泉、尺泽、委中等为佐使，体现“以醒脑开窍、滋补肝肾为主，疏通经络为辅”的治疗原则，所以调元神，使之明达；顺阴阳，使之平衡；理气血，使之冲和；通经脉、穴道，使之遏制，虚实有别，兼而顾之。

五、醒脑开窍针法的临床应用

（一）醒脑开窍治疗中风及中风并发症

采用“醒脑开窍”针法治疗中风病9005例，经3～5个疗程（每疗程10日）观察，痊愈5337例、占59.27%，显效2085例、占23.15%，好转1453例、占16.14%，无效40例、占0.44%，死亡9例、占1.0%，总有效率为98.56%。并对临床实验室有关指标进行了观察，结果表明：醒法可双向调节中风急性期患者的血流动力学指标，改善脑血流状态；提高SOD活性，降低LPO含量，减轻脑组织损伤；升高PGI_2/ TXA_2比值，减少血栓形成的机会，从而促进脑组织的康复。不但出血性及缺血性中风都可使用，而且在急性期使用，应用越早疗效越好。通过大量的实验研究和临床验证，使这一学术思想成为目前指导临床治疗脑中风最为普遍的理论。

配穴为吞咽困难加风池、翳风、完骨；语言不利加上廉泉、金津、玉液放血；足下垂、足内翻加丘墟透照海；手指握固或功能低下加合谷透三间、八邪；便秘加丰隆、左水道、左归来、左外水道、左外归来；肩周炎加肩中俞、肩外俞、肩贞、肩内陵、肩髃、肩髎及肩周刺络拔罐；癃闭加上星透百会、中极、关元、曲骨；视力障碍加睛明；听力障碍加耳门、听宫、听会；高血压加人迎、合谷、太冲；中枢性呼气衰竭加气舍；颅压高、脑膜刺激征、头痛、呕吐加至阴刺络放血；加风府、哑门、颈椎夹脊治疗共济失调；加大陵、鸠尾、风池治疗癫痫；加上星、百会治疗睡眠倒错，同样取得了很好的疗效。系统地规范了中风诸多并发症、合并症的诊断和针刺治疗方法，形成了完整的中风病诊疗的体系。

1. 血管性痴呆 血管性痴呆系脑血管病引起的智能障碍，伴有不同程度的记忆、思维、判断力障碍。

石学敏院士认为该病属本虚标实，病位在脑，脑为元神之府，神机、记忆皆生于脑，脑病则神机失用，记忆匮乏。脑髓失养，加之痰浊内生，气滞血瘀，肝风内动，上蒙清窍，窍闭神匿，神机失用而发痴呆，治以调神益智，平肝通络，采用醒脑开窍之法。取内关，人中，风池，百会，四神聪，丰隆。内关有调理气机的作用；针人中穴可醒脑开窍，调理阴阳；风池穴为手足少阳之会，并在后项通于督脉，针之可疏通经络，补益脑髓；针百会能调神益智；四神聪可使心神安定，明目聪耳；丰隆化痰通络健脾；针太冲穴可疏肝理气，调神气机，醒脑开窍。诸穴合用使气血灌注周身，心肝脾神功能正常，则窍开神醒，脑之元神与脏气相接，则机灵神明，以达调神益智、平肝通络之功。

现代医学认为该病由于脑血管病导致脑血流量下降和脑代谢率低下所致，醒脑开窍针刺法具有作用：使受损的神经细胞活性增强，使脑功能得以改善。对异常改变的脑血流具有良性双向调节作用，从而有效地改善血流供应，增加了脑灌流量，提高了代谢。通过对血液流变性的调整，可有效地改善微循环。可显著提高自由基清除能力，从而有效地增强抗氧化能力，减轻过氧化损伤。使病灶侧神经细胞的激活性增高，兴奋了处于抑制状态的脑细胞，增强脑内神经纤维的有效联系，使脑功能得以完善，即是针刺提高智力、记忆力、生活能力，有效治疗血管性痴呆的重要机制。

2. 脑-心综合征 脑-心综合征指急性脑血管病引起心血管机能紊乱及心肌形态学改变，可表现为心律失常、心电图改变，甚则出现心肌梗死。

石学敏院士采用醒脑开窍针刺法，心脑同治，取内关可通心脉、安心神；人中为督脉，手足阳明之会，醒脑开窍；取三阴交以滋阴生髓，充脑窍。

现代研究认为，醒脑开窍针刺法能使脑-心综合征患者左心室搏出量增加，左心室压力上升速度加快；左心室舒张末期压力降低，改变了左心房被动强缩状态，使舒张功能异常得以恢复。并能加强心肌收缩力，使泵功能增强，并改善血管顺应性，降低后负荷。醒脑开窍针法在改善心肌收缩舒张功能，加强泵功能方面优于传统针法，对脑-心脑卒中患者异常心功能具有明显治疗效应。同时，醒脑开窍针刺法可提高中风急性期因迷走神经功能障碍所致心率变异性的降低，良性地调整心脏自主神经的均衡性，其借助神经-体液系统对机体独特的调节作用是任何单一药物或神经因素所无法比拟的。

3. 应激性溃疡 应激性溃疡是机体在应激状态下发生的急性上消化道黏膜损害，临床表现为急性上消化道出血，出现呕吐咖啡色液体，排柏油样便等。

当窍闭神匿，神不导气而发中风时，神失调于脾，故脾气亏虚，统血无权，则血溢脉外，溢于胃肠则便血、吐血。故采用醒脑开窍之法，取内关穴可养心安神，疏通气血；泻人中穴可开窍启闭；三阴交穴有补肾生髓益脑之功，同时脾气充则统血，肝气疏则调畅全身气机，推动血和津液运行。针刺的同时可配合中药云南白药、三七粉等。

脑血管急性期，由于机体应激反应，血中儿茶酚胺增多使胃黏膜缺血，上皮细胞能量不足，覆盖于黏膜表面的碳酸氢盐——黏液层遭到破坏，胃腔内氢离子向黏膜内反向弥散，使黏膜损伤。石学敏院士认为治疗该病的关键在于尽快解除脑的缺氧状态，恢复正常的脑组织代谢。醒脑开窍法已为大量临床及动物实验证实可显著提高脑缺血及再灌注期脑组织超氧化物歧化酶（SOD）水平，降低脑缺血组织脂质过氧化物（LPO）含量，提高自由基消除系统的功能，抑制脂质过氧化反应，减轻脑组织细胞坏死。针刺可以降低缺血期脑组织的钙含量，减轻脑血管痉挛，则增加脑血流量，同时由于缺血期及再灌注期脑组织钙离子含量及自由基水平均与脑水肿呈相关，提示针刺可显著降低脑水肿，改善脑代谢和改善突触后神经递质的传递。这对延缓迟发性神经元死亡的发生，从而切断应激性溃疡源是有利的。

4. 呃逆 呃逆指气逆上冲，喉间呃呃连声，声短而频，不能自制。

呃逆是由于中风时窍闭神匿，神不导气，致使胃气不降，气逆上冲。石学敏院士认为醒脑开窍针法具有调神降气之功效。针内关可达和胃降逆、宽胸理气之功；针刺人中可调畅督脉及手足阳阴之经气，以达醒脑调神、通调阴阳经气、畅通气血、和胃止呃之效，两穴可达醒脑调神、降气止呃之功。还可配合针刺膈腧、天鼎、攒竹、公孙等穴加强疗效。

脑血管急性期由于脑细胞缺血缺氧影响自主神经功能紊乱而致膈神经、迷走神经兴奋而出现呃逆，实验证明，针刺内关可兴奋丘脑内侧背核，而下丘脑是较高级的调节内脏活动中枢，能把内脏活动和其他生理活动联系起来。同时，解剖学研究表明，人中穴分布有面神经及三叉神经的分支，面神经的蝶腭神经节与皮层神经元和脑血管密切相关。针刺人中，一方面能兴奋神经元，使中枢神经发挥复杂的整合作用，同时又改善脑血流，提供神经元兴奋所需的能量。针刺人中，内关可调节中枢神经，使病理神经反射恢复正常。

5. 吞咽障碍 中风后吞咽障碍发生率约 45%，有误吸的中重度吞咽障碍发生率则高达 33%。石学敏院士认为缺血性延髓麻痹是中风类疾病的一个相对独立的病候，表现为口、舌、咽喉等关窍痹阻所致的言语吞咽障碍。临床上，一方面表现为“神”的异常，如发音、语言不能、表情淡漠或呆滞、强哭强笑，一方面表现为关窍运动失调，如舌强口歪、咀嚼吞咽困难等。基本病机为窍闭神匿，神不导气，关窍痹阻。调神导气可调动机体内在的积极因素，使咽喉诸症由病理状态向生理功能转换。采用醒脑开窍法以调神导气，滋补三阴，通关利窍。取穴用内关，人中以调神导气，三阴交滋补三阴，风池、完骨、翳风共奏通关利窍之效。在针刺治疗中，突出调神，强调整体与局部治疗相结合及严格的针刺手法量学规定，标本兼施，是该针刺法的主要特点之一。

现代医学认为假性延髓麻痹多见于两次以上中风的双侧皮层延髓束受损，致使支配咽喉部肌群运动的疑核及支配舌肌的舌下运动神经核出现核上性损害，缺血性延髓麻痹（延髓背外侧综合征）常由小脑后下动脉闭塞所引起，现在证实也可由部分基底动脉或一侧椎动脉病变引起，导致舌咽神经、迷走神经和舌下神经的核性或核下性损害，出现以舌、咽喉为主的一组症候群。微循环障碍，血液流变学异常和椎-基底动脉硬化，脑供血不足是其发生的主要病理学基础，醒脑开窍法可有效地祛除这些病理因素，从而达到改善症状的效果。假性延髓麻痹的吞咽障碍在口腔咽期与构音障碍都是舌体运动不利所致，而真性延髓麻痹是在咽腔吞咽期，因咽缩肌麻痹不能舒缩所致，构音障碍是环甲肌运动不灵，使喉不能发音，因此在治疗假性延髓麻痹方案基础上加咽部点刺及廉泉刺激咽缩肌和环甲肌为最佳治疗方案。

6. 中风后抑郁 中风后抑郁是中风后的一种常见的并发症，属中医“郁证”范畴，占中风患者的 20%～60%，是以精神障碍为主，表现为抑郁、焦虑，情绪低落，言语、兴趣减少，运动迟缓，认知功能损害，缺乏自知力和日常生活能力减退等，严重影响了中风患者神经功能及认知功能等方面的恢复，直到 20 世纪 80 年代初才正式命名为中风后抑郁症。石学敏院士在 1989 年便将其作为一个治疗学单位进行针刺治疗的临床研究，并逐渐完善其理论。提出了该病病机关键在于肝失疏泄，脾失健运，心失所养，心窍闭阻，心神郁逆，病位在脑，脑为元神之府，精髓之宅，清窍蒙浊至元神之府功能失调，窍闭神逆，神不导气，脑神聚而失展，气机不舒，日久成郁而致，治疗以醒脑开窍为主，以内关、人中、百会为主穴，辅以辨证配穴。其中内关穴为厥阴之络，有宽胸利气、开郁调神之功，人中为督脉之会穴，督脉为阳经之海，主一身之阳气，人体正常活动全赖阳气维持，针人中以调督脉、振奋阳气、益气调神，三阴交为足太阴、足厥阴、足少阴之会，有益脑生髓之效，三穴合用共奏开窍醒神、健脑益智之效。对 500 例中风患者进行了中风后抑郁症相关因素分析及临床症状研究，发现 500 例中风患者，有 228 例患者发生抑郁症，其发病率为 45.60%，抑郁发生率的峰值在 40～50 岁，中风后抑郁的发生与病程无显著的关系，但抑郁发生的峰值在病后3～6个月内逐渐降低，神经功能缺损程度与中风后抑郁呈正相关，中型及重型神经功能缺损的中风患者发生抑郁的概率明显高于轻型患者。醒脑开窍针法可以通过改善中风后抑郁的各种相关因素，从而有效治疗患者的抑郁状态，并可以升高患者体内低下的去甲肾上腺素、5-羟色胺、多巴胺含量，此为治疗中风后抑郁的机理之一。

现代医学认为，抑郁症状一方面是脑部病变的直接作用结果，另一方面患者本身肢体瘫痪也是刺激患者抑郁的原因。1987年KOSS从神经递质功能方面解释了情感障碍的发病机制，认为临床上这些非主观意志所能控制的症状主要由大脑额叶边缘系统及前脑基底部通过间脑导水管周围的灰质-松果体-生物胺-下运动系统组成。颞叶边缘系统的运动区域下行通路以去甲肾上腺素和5-羟色胺为神经递质。5-羟色胺和去甲肾上腺素一种或数种神经递质（生物胺）出现了神经生化上的失衡或功能缺陷，即可导致传递功能受损，从而引起抑郁症状。醒脑开窍针刺法能使5-羟色胺和去甲肾上腺素一种或数种神经递质出现的神经生化上的失衡或功能缺陷恢复正常，从而阻断大脑边缘系统抑郁症状发生的通路。其次醒脑开窍针刺法有利于患者肢体恢复，减少瘫痪症状对患者的刺激。

7. 癫痫　癫痫是中风后常见并发症，属中医“痫证”，发则昏不识人，卒倒无知，口噤牙紧，口吐涎沫，甚则手足抽畜，目睛上视，口作六畜之声，醒后起居饮食如常人。

石学敏院士认为该病机病因主要是本虚标实，气机逆乱，元气不能上冲于脑，脑失所养，风阳痰浊蒙闭心窍，流窜经络而发痫证，故采用醒脑开窍针刺法治以开窍宁神，调和气血，滋补肝肾；针人中穴可醒神开窍、调神益智；内关穴属于厥经心包经，针之可调理气血、宁心安神；三阴交为足三阴经交会穴。具有益肾填髓、健脾豁痰、平肝息风调理阴阳气血之功。

现代研究，醒脑开窍针法使大脑组织血流量增加，改善脑组织和营养物质及氧气的供应，促进大脑功能的恢复，调整脑内神经突触间各种神经递质（兴奋性和抑制性氨基酸，脑啡肽，单胺类物质等）的失衡，从而缓解癫痫发作。其次癫痫的发作是由于皮层病灶脑神经元过度放电所致，针刺刺激通过脊髓上达皮层中枢，在皮层建立新的兴奋灶，新兴奋灶对病理性兴奋灶产生良性诱导，从而抑制病灶过度放电，缓解癫痫的发作。同时，癫痫患者存在IgA缺陷和细胞免疫障碍，自身抗体阳性率也高于正常。而针刺后可使免疫球蛋白增高，细胞免疫功能增强。

8. 中风后肩-手综合征　中风后肩-手综合征主要表现为患肢的肩关节、手关节疼痛，手肿胀，功能活动受限，甚至肌肉萎缩等，严重影响上肢功能的正常康复。

石学敏院士采用醒脑开窍法，调神开窍，使神能导气，气畅则道通，通则不痛。人中穴为督脉之穴，具有醒脑调神止痛之功；内关穴手厥阴心包经穴，具有宁心安神之功。二穴合用，辅以循经取穴，共同达到调神、通经、止痛。

现代医学研究表明，人体的痛觉中枢在脑，针刺人中穴可对神经中枢的痛觉或痛觉的传入产生抑制作用。激活NRM功能，降低脊髓背角细胞兴奋性，从而减少痛信息，抑制伤害性反应。并调整血液中5-HT，NE、ACR、SP及β-EP水平，共同达到镇痛效果。

（二）调神益气通阳法治疗胸痹

胸痹是由于气滞、痰浊、血瘀，阻遏胸阳，胸阳不展，心脉痹阻，而出现的胸闷、气短、心前区刺痛，甚则胸痛彻背，背痛彻心或疼痛牵臂的一组病证。治则：调心神、益心气、通心阳；取穴内关、人中。配郄门、膻中、厥阴俞、心俞、膈俞等。胸痹为心气不通、心阳不宣、心神不宁，应用醒脑开窍法的主要穴位内关、人中穴来调神益气，有助于通阳宣痹的功效。

（三）调神法治疗顽固性疼痛

顽固性疼痛，可见于多种疾病，缠绵难愈。古代医家认为疼痛为经脉气血不通，取穴多以局部为主。石学敏院士根据《素问·灵兰秘典论》“主不明，使道闭塞不通”之意，认为：疼痛病机在于各种原因引起的经脉气血运行不畅，而经脉气血的流行又与心和神关系密切，神能导气，气畅则道通，通则不痛，“心寂则痛微”。故治以“调神法”，重用内关、人中理气调神，“调其神，令气易行”，能收“以意通经”而镇痛之效。

运用调神之法止痛，范围广泛，无论感冒及内伤的头痛；痹症的关节痛，肌肉痛；兼或胃痉挛、胆道梗阻、泌尿系统结石甚至心绞痛等各种内脏绞痛；至于三叉神经痛、臂丛神经痛、坐骨神经痛、带状疱疹等各种神经痛，以及急性扭伤、跌打肿痛等施用该法，止痛缓急，立竿见影。

（四）醒神调气法治疗排尿功能障碍

癃闭的根本原因在于膀胱气化失权，经云：“膀胱者州都之官，津液藏焉，气化则能出矣”，“膀胱不利为癃，不约为遗溺”。明确指出，癃闭一证，是膀胱本经发病，但此病与膀胱经气不利，神不导气有密切的关系，用醒脑开窍法先醒其神，配以有关穴位，关元、气海、秩边，促使膀胱气化功能恢复正常，尿液则自能排出。

小儿遗尿，历代医家多归纳为肾气不足、下元虚冷和脾肺气虚、摄纳无权两类病机。治疗多用培元补肾、健脾益气、敛肺缩泉诸法。而据石学敏院士观察，精神紧张、过度疲惫是小儿遗尿的主要诱因，其病机亦应属于“心神昏瞀、治理无权”，故立法以调节心神为主，重用人中、印堂、百会等健脑宁心、安神益志之穴，临床收到很好的疗效。

（五）醒神苏厥治疗厥闭脱证

“阴平阳秘、精神乃治；阴阳离决，精气乃绝”，阴阳失和，神气逆乱而生闭厥。此时当急行醒脑开窍之法，以奏苏厥救逆之效。“醒脑开窍”法主穴之内关是手厥阴心包经之络穴和八脉穴会穴，通阴维脉，针刺可调节阴阳和脏腑功能，调整心经气血，开启心窍之闭，宣发心神之气；人中穴，疏通督脉之阳，醒精明脑腑之神，奏启闭、醒神、苏厥之效。因而，诸如大厥、薄厥、煎厥等各种厥逆昏愦，现代临床各种原因所致的休克、虚脱，以及中暑、癫痫等，应用该法急救大多能起死回生。

（六）醒神通窍法治疗耳聋、耳鸣

耳聋、耳鸣是中老年人多发病，尤其神经性耳聋、耳鸣，多顽固不愈，病之日久可使患者精神恍惚、情绪不定，对该证目前国内外尚无好的办法。石学敏院士根据《内经》“髓海不足，则脑转耳鸣”，“脑为之不满，耳为之苦鸣”之论，提出耳聋、耳鸣的病机为“心神昏瞀、清窍不利”。故治宜健脑聪耳、醒神通窍。临床重用内关、人中、百会等穴醒神开窍，配翳风、听宫、听会聪耳通窍，收到良好疗效。

（七）安神理气法治疗呃逆

呃逆虽属轻症，然持续频繁发作亦为顽疾。石学敏院士认为，呃逆病机关键在于胃气不降，而常以情绪波动、精神刺激为诱因，故尊“制其神、令气易行”经旨，取内关、人中为主，配天突、膻中、内庭等穴，效果理想。

（八）调神启闭法治疗郁证、百合病等神经、精神疾患

郁症是由于情志不舒，气机郁滞所致，以心情抑郁、情绪不宁、胸部满闷、胁肋胀痛、或易怒易哭、或咽中如有异物梗阻等症为主要临床表现的一类病证。其病因主要由于情志内伤，肝失

疏泄，脾失健运，心失所养及脏腑阴阳气血失调而致。其治疗重点在于调神启闭，疏解肝郁。取穴：内关、人中；根据病证加相关穴位。血瘀：活血化瘀加血海；肝瘀化火：平肝息风加太冲、三阴交；痰结：祛痰加丰隆、阴陵泉；食滞：健脾胃加足三里等。

百合病多发于女性，其发病多由情志因素所诱发，病机关键在于心窍闭阻，心神郁逆。临床表现变化多端，症状繁杂，主要包括精神意识，运动感觉及自主神经和内脏等机能障碍方面病证。治则：调神开窍，调和阴阳。取穴：内关、人中。根据临床出现的不同症状及病情的程度随症加减穴位。治疗此病证的疗效如何，不但取穴要合理而且直接取决于针刺的手法、针感和刺激量。治疗重在首次治疗效果，为数不少病例可达到针到病除之效。石学敏院士治疗此病证有丰富的临床经验，基本达到针到病除的效果。

郁症、百合病究其病机，气机郁闭、神窍失宣，情迷志乱是为关键。正如朱丹溪所说："气血冲和，百病不生，一有拂郁，诸病生焉。"运用"醒脑开窍"针法开窍启闭、宣发神气、调神定志，可以直对病机、直达病所，使心神复明，神转志移，动则精神饱满，静则志定神宁。醒法的变通作用，对诸如神经衰弱、癔症及强迫症、抑郁症、焦虑症等各种神经、精神疾患，主治广泛，疗效确切。

（九）治疗各种脑病

脑病的研究是当前重要课题。"醒脑开窍"针法的创立，丰富了中医脑腑理论，推动了人们对脑腑功能的探讨和认识。"脑为元神之府"、"得神者昌、失神者亡"，故神为脑腑功能之本。神明则制、神妄则乱、神制即为神治，系指脑的激发、制约、调整、平衡功能。只有脑神为制，才能保持五脏六腑及脑腑本身的水火相济、阴平阳秘、功能正常。在针灸临床上，以"醒脑开窍"针法之主穴化裁，凡脑腑阴阳乖戾，心肾水火失衡所致诸症，如临床常见的帕金森病、老年性痴呆、血管性痴呆、脑萎缩、脑白质稀疏、小儿脑瘫、多动症、一氧化碳中毒、耳鸣、耳聋、舞蹈病等，以及其他退行性病、脱髓鞘病变多数病例可获奇效。

（十）治疗各种疑难杂症

许多疾病的症情千变万化、错综复杂，或病因难寻、或辨证难确、或久治不愈，但探本求源，多责之于心（神），心主万物，神主机变，故用醒法，调神醒脑，开窍启闭，使神转志移，气复神使，气血调和，机体恢复正常。

"醒脑开窍"针刺法的核心在调神，祖国医学中"神"不仅仅指人的思维、意识、智慧，而是人体生命活动的总称，一切生命活力的外在表现。"神存"、"神守"则人体的生命活力正常，思维意识活动也正常；如果"失神"或"伤神"则人体出现病态或死亡。只有通过"醒神、调神、安神"，才能调和阴阳，气复神使，气血调和，机体恢复正常功能。

六、醒脑开窍针法的应用基础研究

（一）醒脑开窍法对中风病发病因素的影响

1. 不同穴位针刺对小白鼠耐缺氧能力的影响　中枢神经系统对缺氧十分敏感，脑耗氧量占全身总耗氧量的23%，脑循环一旦中断，在极短的时间内，储备的氧将耗尽，而中枢神经系统和机体的兴奋性高低，对脑缺氧的耐受能力有重要影响。研究显示针刺内关、人中、风池穴，能明显地延长小白鼠在常压缺氧环境下的存活时间，增加其耐受力，即提高动物对缺氧条件下的生存能力。

2. 醒脑开窍法对自发性高血压大鼠血压的影响 高血压病是中风病主要的危险因素。因此，控制血压对预防和治疗脑血管病具有重要的意义。该研究以日本自发性高血压大鼠（SHR）为研究对象，以醒脑开窍法为处理因素，观察该针刺方法对SHR血压的影响。SHR醒脑开窍法组针刺后，血压明显下降，其降血压作用自针刺第五日开始，持续针刺可维持疗效，停止针刺后，可维持三日，第四日则又上升。SHR非穴位组及空白对照组均无规律性血压下降，说明血压的下降确属针刺的效应，并且，针刺的效应有一个蓄积的过程。关于针刺降压的机制尚有待于进一步研究。至于长时间针刺、停止针刺后是否可以使血压维持在低水平，将进一步观察。

3. 醒脑开窍法对大鼠实验性动脉血栓的影响 为了进一步探讨组成醒脑开窍针刺法各腧穴之功用及其配伍作用，我们开展了针刺内关、人中、风池抗大鼠动脉血栓形成的实验研究。实验中观察发现，实验组与对照组的皮肤温度下降随着时间的延长而呈梯度性改变，但实验组皮温下降慢、幅度小，与对照组比较，存在明显差异，同肉眼所见局部血管颜色变化的程度和过程一致，提示针刺内关、人中、风池可能通过某种机制增强了血管对外界刺激的耐受能力，阻抗了动脉血栓形成。

4. 醒脑开窍法对脑梗死患者颅底血流动力学的影响 大脑中动脉供血区远较大脑前动脉或大脑后动脉供血区大，运送大脑半球所需血量的80%，中动脉最易被栓子所阻塞，其发病率最高，约占脑梗死的66%，由于其缺乏有效的侧支循环往往产生严重的临床症状和体征。该研究采用2MHz的固定监护探头，对中动脉供血区脑梗死的异常血流动力学变化，进行了动态监测。醒脑开窍法能明显改善MCA的异常血流动力学状态，有良性调整作用，即可使流速减慢的动脉血流加快，使流速加快的动脉血流减慢，而且还能改善血管顺应性（PI），降低血管阻力（RI），不论近期还是远期都具有明显的改善。对流速的改善在即刻以针后10min时最为明显，以后逐渐衰减，至1小时部分指标与针前相比已无显著性差异；对PI和RI的即刻效应不如对血流的改善明显，而一个疗程后各项指标的改善最为显著，这提示多次针刺效应蓄积作用的结果。

6. 醒脑开窍法对脑梗死患者脑电地形图的影响 脑梗死常引起受损侧大脑半球血流量减少，而脑代谢的耗氧量约占全身总耗氧量的20%～30%，且几乎无能源物质贮备，所以脑缺血时，神经细胞往往受到严重损害，导致大脑功能低下。我们对脑梗死患者进行了针刺前后脑电地形图的观察。脑梗死患者病灶侧脑细胞的功能处于低下抑制状态。针后，醒脑组慢频段功率减低，δ波以额区、顶、颞中区的即刻效应较为明显，θ波的即刻效应以额、中央及枕区较明显，α波主要在顶、枕区增高明显。以上改变在45日时更为明显，且范围更广。而传统针法的即刻效应不明显，45日后仅在个别导联有所改善。以上结果表明，醒脑开窍法可激活病灶侧的神经细胞，使脑功能得以改善，这种作用优于传统的针刺方法，远期效应更为明显，说明针刺临床疗效的产生是多次针刺效应蓄积的结果。

（二）醒脑开窍针刺法对脑组织及多脏器组织形态的影响

醒脑开窍针刺法具有影响和改善组织器官形态学的作用。我们曾用不同的造模方法，先后建立脑缺血（MCAO）、脑缺血再灌注、脑出血等动物模型，醒脑开窍法对模型进行干预后，分别采用光镜和（或）电镜、免疫组化等实验手段观察以脑组织为主，兼顾心脏、肺、肝、肾、胃等多脏器的组织形态。另外我们还对脑卒中后脑微血管和血肿周围组织的形态及急慢性心肌梗死后的脑形态，以及急性心肌缺血的心肌微血管等进行形态观察。发现醒脑开窍法对不同病理条件下动物模型的微观形态均有一定的改善或调节作用。

1. 单纯脑缺血

（1）脑细胞形态变化：脑缺血6小时光镜观察可见神经元肿胀，呈广泛性中度水肿，细胞体积增大；细胞质内颗粒减少，部分细胞核变大、变圆，核膜界限模糊或不连续；脑实质有弥散性白细胞浸润。电镜观察可见细胞核有轻度的变性，核膜界限模糊；细胞质电子密度局限性减低，线粒体肿胀、嵴疏松、粗面内质网有轻度扩张；可见散在的高电子密度的圆形溶酶体；有髓神经原纤维尚属丰富，部分髓鞘稀疏，可见部分嵴疏松的线粒体；突触结构肿胀。缺血 54 小时光镜观察可见神经元水肿或部分呈固缩性变化；细胞体积增大，细胞质内容物显著减少；小血管高度瘀血或充血；大脑皮质可见散在的炎细胞浸润；软脑膜毛细血管充血。电镜观察可见细胞核变性，核膜电子密度增高，界限模糊，核周间隙欠清晰；细胞质电子密度较低，线粒体肿胀、嵴疏松、断裂或泡样变，粗面内质网有扩张及轻度脱颗粒，核糖体分布较稀疏；可见高电子密度的溶酶体；有髓神经纤维所含神经原纤维较稀疏，线粒体肿胀，嵴疏松或嵴断裂，部分髓鞘板层较疏松、紊乱；可见肿胀的突触结构。

缺血 6 小时后行醒脑开窍针刺，每日 2 次，54 小时时与模型组进行对比可见：正常的神经元增多，部分神经元肿胀；细胞质内颗粒较缺血组明显增多；正常的神经细胞核增多，核膜界限变清晰；脑膜水肿减轻，白细胞浸润明显减少。电镜下核膜结构较清晰，染色质分布较均匀，可见核仁；细胞质内有较发达的高尔基复合体，粗面内质网和核糖体比较丰富，但线粒体仍有中度变性，可见嵴疏松、断裂，也能见到泡沫样变，亦可见到溶酶体；神经原纤维增多，髓鞘排列较致密，但线粒体亦可见到嵴疏松和断裂，内质网也有轻度扩张；突触结构轻度水肿。

（2）缺血侧脑组织炎症反应：大脑中动脉阻断后 3 小时缺血皮质出现小灶性坏死，可见散在的炎细胞，部分血管扩张，血管周围出现水肿；6 小时坏死范围增大，缺血区及半影区脑组织内出现较多的炎细胞；12 小时可见较大坏死灶，半影区炎细胞浸润情况大致同缺血 6 小时组；24 小时出现大片坏死灶，坏死区及半影区可见大量炎细胞，高倍镜下较多炎性细胞附着在半影区血管内壁，血管周围也出现较多炎细胞并形成围管现象；48 小时缺血侧脑组织出现大片坏死灶并可见片状液化，半影区及半影区外周皮层可见大量炎细胞，部分血管出现扩张，缺血各时段出现的炎细胞以中性粒细胞为主。各时段假手术组及正常组脑组织均未出现坏死，脑组织及血管内极少见炎细胞。说明脑缺血后随着缺血时间的延长，坏死灶逐渐扩大，同时血管内出现炎细胞（以中性粒细胞为主）黏附在血管壁并向缺血周围脑组织浸润的现象，其浸润程度随时间的延长逐渐加重。

经过醒脑开窍针刺干预后：3 小时组缺血皮质未见明显坏死灶，出现少量新生的毛细血管；6 小时及 12 小时组皮质可见小灶性坏死，半影区出现少量炎细胞，以中性粒细胞为主；24 小时组皮质出现小片状坏死灶，半影区有较多炎细胞浸润，以中性粒细胞为主，高倍镜下见少量炎细胞附着在血管内壁，血管周围脑组织中有散在的炎细胞，同时出现较多新生的毛细血管；48 小时组皮质坏死灶增大，半影区有较多新生的毛细血管及浸润的炎细胞。与同时段模型组比较，针刺组坏死灶范围较小，炎细胞黏附及浸润的程度明显减轻，提示醒脑开窍针法可抑制炎细胞的黏附及浸润，促进侧支循环的建立，减小坏死灶面积，对缺血脑组织具有明显的保护作用。

（3）对脑表面缺血区微血管的观察：正常鼠软脑膜血管丰富，分布呈树枝状，动静脉不伴行，可见到部分细动脉、细静脉以直角方式进出脑实质而形成盲端。模型组 3 小时时段，在梗死区看到很少的毛细血管，有较多中空的微动脉。6 小时时段，仍有大量中空的微动脉，可以见到一些毛细血管。24 小时已有部分微血管出现血流，毛细血管进而出现功能状态。静脉注射吖啶橙后，用透射荧光显微镜观察可见：正常组、假手术组微血管内皮细胞核清晰，血管外荧光渗出较少。模型组 3 小时时段，梗死区血管未见荧光，6 小时时段个别血管有少量荧光出现，内皮细胞着色差，组织渗出荧光多。24 小时时段虽然进入荧光物质的血管较多，但内皮细胞着色差，荧光物质渗出多。

醒脑开窍针刺干预后：3 小时在梗死区可见较多开放的毛细血管，微动脉已有代偿血流入，可见梗死区有较多的荧光染料进入血管，内皮细胞有着色，荧光物有渗出。6 小时、24 小时具有功能状态的微动脉和毛细血管大量增加，进入血管的荧光染料进一步增多，内皮细胞着色明显，荧光渗出较模型组少。

（4）针刺对实验性脑梗死大鼠表面缺血区内代偿血管的影响：阻断血管即时动态观察：阻断 MCA 后即时灌注，可见阻断半球表面无血管显示，呈空白区，此与对侧半球形成鲜明对照。缺血 3 小时后，可见到从矢状缝伸出的大脑前动脉（ACA）个别末梢增粗，并开始向缺血区伸延。6 小时、24 小时、48 小时后，缺血区内的充盈血管略见增多，有来自 ACA-MCA 吻合网的血流，有来自 PCA-MCA 吻合网的血流。这些血管大多数为 MCA 原有的末梢和分支。醒脑开窍法可使缺血区内血管的数目较非针组明显地增多，大多以网状分布。

（5）针刺对实验性脑梗死大鼠大脑内部缺血体积的影响：大鼠大脑中动脉（MCA）阻断后脑表面缺血区内脑血管的代偿情况，对比研究了醒脑开窍法对这种代偿的促进效应。MCA 阻断后脑组织内部的缺血状况如何呢？效应对缺血脑组织三维体积的影响又是怎样的呢？通过以硝基四氮唑盐（NBT）显色的组化方法显示脑组织内部的缺血区域，观察了实验用模型脑组织内部的缺血性损伤程度及醒脑开窍法对这种损伤的影响。

脑组织内缺血性损伤区域的动态观察：实验发现，脑 N-BT 的组化反应可将正常组鼠脑染成均匀一致的深蓝色。缺血性损伤区与正常区界限分明。为了了解缺血区域的显示时间，该文做了 3 小时、18 小时、36 小时、48 小时的 N-BT 组化反应观察。结果：3 小时 5 例中无一例显示出缺血区，18 小时有 4 例仅见皮质部有缺血性损伤区，36 小时组 10 例中有 9 例为皮质和皮质下基底核损伤区共存，48 小时 5 例与 36 小时所示的损伤范围基本一致。假手术组未见损伤区域。本文以阻断血管 36 小时的缺血性损伤作为针刺组与非针刺组间对比观察的定量指标。发现，针刺 36 小时组 10 只动物中有 8 只出现皮质部损伤区消失，仅在皮质下基底核区仍留有一小块缺血性损伤区域。提示：脑皮质部的代偿优于髓质，而基底核核团中尾壳核缺血性损伤恢复较差。对 36 小时非针组和针刺组动物各随机抽样 5 例进行图像定量分析，经统计学处理其结果为 $P<0.01$（$t=9.88>t_{0.001}=8.610$）。两组间差异具有非常显著性意义。

实验结果表明，醒脑开窍法不仅促进了表面缺血区内血管的代偿，同时使脑组织内部的缺血区域明显缩小。两次实验结果的一致性，说明了该针法确切的治疗作用。

（6）对脑缺血后心肌超微结构的观察：脑缺血后心肌肌原纤维中度水肿，各肌节明暗带不甚清晰，细胞质中可见广泛的局灶性空白区，并出现空泡状物，线粒体明显肿胀，基质电子密度中度降低，线粒体排列紊乱，出现断裂，甚至完全消失，损伤严重的线粒体基质内出现无定形致密小体。核外形多皱折，核内染色质凝聚，凝集块多见核边缘或核中间，胞质中糖原颗粒缺乏，毛细血管内皮细胞微饮泡增多，细胞缘褶增多并伸入血管腔内，使得毛细血管管腔变窄。光镜下心脏的病理改变主要在心肌及其间质，以心肌细胞变性、心肌纤维破坏，间质瘀血水肿为特点。MCAO 后 24 小时心肌的超微结构改变主要在线粒体，表现为心肌部分线粒体嵴紊乱，甚至呈空泡状，肌质网稀疏，糖原缺乏。

与缺血组比较，醒脑开窍针刺后心肌细胞损伤程度明显减轻，肌原纤维水肿消失，肌节排列整齐，仍见细胞质中散在空泡，线粒体嵴结构有所恢复，基质电子密度轻度降低。细胞核皱折状态较脑缺血组减轻，染色质凝集状态改善，核仁出现边移，胞质中糖原颗粒有增多倾向。毛细血管内皮细胞核密度均匀，细胞缘褶减少，管腔狭窄现象有所改观。醒脑开窍针法能有效地改善超微结构损伤。

（7）对脑缺血后多个组织脏器超微结构的观察：针刺组动物于阻断血管后 60min 针刺，所有实验动物均在 MCAO 后 24 小时断头处死，快速取材。

1）MCAO 大鼠肺组织形态学变化及针刺效应：正常组：光镜下肺组织结构正常。电镜下正常组大鼠Ⅰ型肺泡上皮细胞游离面有极少量粗短的微绒毛，侧面有紧密连接带与Ⅱ型肺泡上皮细胞相连。以大量板层体为特征的Ⅱ型肺泡上皮细胞功能非常活跃。模型组：光镜下可见大鼠肺间质毛细血管充血、水肿、炎细胞浸润，部分肺泡腔内可见炎细胞及纤维蛋白渗出。电镜下见Ⅱ型肺泡上皮细胞有明显增多的板层体，肺泡腔狭小，有大量分泌物及脱落细胞，但未见到细胞线粒体及其他亚细胞结构的明显损伤。醒脑开窍针刺后在光镜下肺组织无明显异常。电镜下见Ⅱ型肺泡上皮细胞板层体明显减少，肺泡舒展，泡内未见有杂物。

2）MCAO大鼠胃组织形态学变化及针刺效应：正常组：光镜下见大鼠胃组织结构完整，黏膜上皮呈高柱状，排列整齐。电镜下胃壁细胞有众多大而圆的线粒体，嵴多呈板状。胞质内散在有分泌小管，小管表面有许多微绒毛。模型组：光镜下可见大鼠胃黏膜充血、点状出血。电镜下胃的壁细胞内线粒体近一半呈空泡状，核略有固缩。醒脑开窍针刺后光镜下胃组织结构未见明显异常，电镜下胃壁细胞内线粒体较多，无核固缩现象。

3）MCAO大鼠肝组织形态学变化及针刺效应：正常组：光镜下大鼠肝小叶、肝细胞结构正常，电镜下肝细胞内可见丰富的核糖体及粗面内质网（RER）池，多重的高尔基系统，成群的（玫瑰形）糖原颗粒分散在它们之间，大量圆形线粒体基质致密，嵴较少。可见散在的溶酶体。模型组：MCAO后24小时，光镜下可见肝细胞轻度肿胀，细胞质内出现空泡变性，肝窦内可见到轻度瘀血。电镜下见大鼠肝细胞内大量脂肪滴堆积，细胞核轻度固缩，部分核仁呈异染色状态，核核体及RER明显减少，取而代之的是大量末端膨胀的滑面内质网（SER），糖原颗粒明显减少。线粒体变化不明显。醒脑开窍针刺后在光镜及电镜下肝组织形态学均未见明显异常。

4）MCAO大鼠肾组织形态学变化及针刺作用效应：正常组：光镜下见正常动物肾小球、肾小管结构均正常。电镜下重点观察了肾小囊腔及其周围的组织结构。可见足细胞伸出多级尾足，并借助其终末的足突贴附在基膜上。一个足细胞的足突可以贴在几个毛细血管的基膜上，并可见许多足突彼此犬牙交错，整个足细胞仅足突的一端贴在基膜上，而细胞的大部分游离于肾小囊腔内。模型组：MCAO后24小时，光镜下可见肾小球充血，小球囊变窄，细胞数增多；肾小管界限不清，轻度浊肿，细胞界限不清，细胞内可见有空泡样区，部分管腔变窄，管腔内可见透明管型。电镜下见足细胞质内有空泡变，细胞结构不清晰，突起明显减少。醒脑开窍针刺后，肾脏组织在光镜及电镜下均未见明显异常。

以上结果提示脑梗死后，心、肺、胃、肝、肾重要脏器可出现不同程度的损伤，其损伤的结构部位也有不同。例如，肺的病理变化主要在肺间质，以肺间质的充血水肿及炎细胞浸润为主，肺组织在亚细胞水平的改变主要在Ⅱ型肺泡上皮细胞，可见到明显增多的板层体，肺泡腔狭小，有大量分泌物及脱落细胞；胃的病理改变主要在胃黏膜，以胃黏膜充血、点状出血为特点，胃的超微结构变化主要在线粒体，以部分线粒体呈空泡状，核略有固缩为特点；肝脏的主要病理变化是肝细胞轻度肿胀，细胞质内空泡变性，肝窦内轻度瘀血，电镜下肝细胞的病理变化较轻，主要表现为粗面内质网（RER）减少与滑面内质网（SER）增多，以及糖原颗粒减少，脂肪滴堆积；大鼠肾脏的病理变化主要表现为肾小球充血，肾小管变性（颗粒变性、空泡变性、透明管型），电镜下肾小球超微结构的变化主要表现为足细胞质内有空泡变，细胞结构不清晰，突起明显减少。

用醒脑开窍针法干预的动物其心、肺、胃、肝、肾脏器均未发现明显病理变化或变化很轻微，接近正常组。说明该针法能有效地防治MCAO致大鼠多脏器的损伤。这一结论为醒脑开窍针法防治脑梗死并发症提供了可靠的实验依据。其机理可能是：一方面是针刺对各脏器的调整作用，如加强心肌收缩力，增加各脏器灌注压，改善微循环，增加组织血流量，提高免疫能力，进一步促进了脑梗死的恢复，形成良性循环。另一方面针刺能协调、重建和恢复人体脏腑功能，增强自稳状态和防卫反应，达到防治疾病的作用。

2. 缺血再灌注

（1）对缺血再灌注脑组织形态的观察：缺血6小时后予再灌注，随即行针刺干预。缺血再灌注组光镜下可见神经元呈广泛性中度以上水肿，部分神经元呈固缩性变化；细胞质内容物明显减少或缺如；脑实质弥散性白细胞浸润，并可见较大的变性坏死灶，血管壁增厚并可见大量白细胞浸润；脑膜水肿增厚及白细胞浸润。电镜下细胞核呈中度变性，核膜电子密度增高，结构模糊，异染色质边集，细胞质电子密度较低，线粒体呈中度以上变性，以嵴断裂和空泡样变为主，内质网扩张脱颗粒，高尔基复合体也有扩张，并出现均一的电子密度减低区；有髓神经纤维肿胀、疏松，线粒体极度肿胀、扩张及泡样变；突触结构明显肿胀变性，线粒体极度扩张，嵴断裂、空泡样变，并可见多泡体。

醒脑开窍针刺组与缺血再灌注组比较：光镜下接近正常的神经元细胞显著增多，细胞质内颗粒较多，神经细胞核多基本正常，核膜界限清晰。电镜下细胞超微结构的改变与缺血针刺组相似且优于缺血针刺组。细胞核接近正常，核模结构清晰；细胞质富含粗面内质网、核糖体及高尔基复合体，线粒体可见轻度的改变，部分出现嵴疏松和断裂；神经纤维较多且髓鞘排列致密、整齐，线粒体轻度变性，嵴排列较整齐；突触结构基本正常。

该研究结果提示，缺血后再灌注并未使脑组织缺血性病理变化得到改善，甚至加重。针刺可明显改善脑缺血和缺血后血流再通所致的脑组织形态学异常，而且对缺血后再灌注状态下的脑组织形态学改善作用更加明显。

另外，为了了解针刺作用的最佳时间，我们观察了针刺干预脑缺血再灌注不同时间段脑组织形态及超微结构的变化。

（2）对缺血再灌注脑组织神经元尼氏小体的观察：采用甲苯胺蓝染色法观察脑缺血再灌注后神经元尼氏小体的病理改变。缺血1小时再灌注3小时组，在皮质第5层及纹状体，可见少量变性神经元出现皱缩变形，体积缩小，胞核深染，细胞核与细胞质分界不清，突起减少或消失；缺血1小时再灌注6小时组，细胞形态学改变仍与缺血3小时组类似，主要见于皮质第5层，同时在皮质第2、4、6层也见到较多的变性神经元；缺血1小时再灌注12小时组，可见细胞核固缩深染，变性神经元增多；缺血1小时再灌注24小时组，缺血中心区可见空泡及神经元丢失，半暗带内未见神经元丢失，但变性神经元显著增多，体积更小，分布于缺血皮质各层、纹状体和海马；缺血1小时再灌注48小时组，缺血中心区神经元丢失，半暗区内可见很多细胞核深染固缩，甚至丢失。经醒脑开窍针刺后缺血再灌注各时间点缺血中心区神经元损伤程度与模型组相似，但损伤范围缩小，半暗带区神经元损伤明显减轻，减轻程度醒脑组优于对照组。

（3）对GFAP在缺血再灌注后表达变化的观察：为了观察星形胶质细胞的形态变化规律，用特异性标志物GFAP进行免疫组化染色。光镜下海马、纹状体、背侧丘脑核团等多个脑区均可散见细胞淡染，呈星形，胞体小，轮廓清晰，星状突起纤细的免疫阳性细胞。缺血1小时再灌注3小时，缺血侧纹状体、扣带区可见较多的免疫阳性细胞，部分细胞染色加深，胞体大，突起较非缺血侧和假手术组粗大。缺血1小时再灌注6小时细胞形态学变化与缺血再灌注3小时相比无明显差异。缺血再灌注12小时，缺血中心区及同侧纹状体、扣带区、海马可见较多免疫阳性细胞，染色加深，胞体变大，突起增粗明显；缺血再灌注24小时，半暗带和缺血同侧纹状体可见大量免疫阳性细胞，细胞染色深，胞体变大，突起增多增粗明显。缺血再灌注48小时，免疫阳性细胞的变化比再灌注24小时更明显。醒脑组和传统组缺血再灌注3小时、6小时、12小时、24小时各时间点GFAP表达面积和积分光度均减弱，而48小时无明显变化。

3. 脑出血

（1）对脑血肿周围区组织学的动态观察：脑出血后血肿周围区及其远端脑组织存在着严重损害，具体表现为：血肿周围区水肿明显，神经元及血管显影较少，胶质细胞水肿变性，毛细血管基膜、胶质膜模糊，不完整。传统针刺组在改善上述表现方面有一定作用，但与醒脑开窍针刺组相比，“醒”法优于传统针法。经醒脑开窍针刺后，血肿周围区组织水肿明显减轻，病灶范围逐渐缩小，周围区神经细胞逐步增加，新生血管大量增多，有些甚至伸入血肿区内，第七日时，新生血管交织成网状。提示醒脑开窍针刺法对保护毛细血管基膜和胶质膜的完整性可发挥一定作用。由此推测醒脑开窍针法对血肿周围区脑组织形态的作用大致包括以下几个方面：①保护脑神经细胞，减轻神经元水肿，使血肿周围区处于“临界状态”的神经元功能趋于正常，避免进一步的神经损害；②保护脑毛细血管，使毛细血管基膜，胶质膜结构趋于完整，从而改善脑部微循环；③促进大量血管再生，改善血肿周围区脑组织血供，减轻病灶周围区水肿，保护神经元，尤其是有些血管伸入血肿区，这对于促进血肿吸收，将起到非常重要的作用。以上三种作用机制是相互依赖，相辅相成的，共同达到减轻脑水肿，促进血肿吸收，减轻血肿周围组织继发性损害的目的，值得注意的是模型组于第七日时血肿周围区水肿减轻，有少量的神经元和血管显影，毛细血管基膜和胶质膜的改变亦较前减轻，提示：机体在脑出血的病理发展过程中，有一定的自愈能力，但是这种作用是极其有限的。

（2）对微血管形态学的观察：脑出血模型组第一三日即可见血肿区周围充盈显影的血管数目减少，以一级血管显影为主。

模型组血肿区周围充盈显影的血管数目极少，仅以一级血管充盈为主，提示脑出血后，血肿区及血肿周围区有严重的微循环障碍，直接导致血肿周围区脑组织水肿和局部血流处于低灌注状态。传统针刺组血肿周围区充盈显影的血管增加，但仍以一级血管显影为著，说明传统针刺法对改善脑出血后微循环障碍有一定作用。醒脑开窍针刺组，血肿周围区满布一级血管及分支血管，有些已逆行伸入到血肿区，明显优于传统针刺组。说明醒脑开窍针刺法可促进血肿周围区分支血管的重建，改善微血管的机能状态。

从实验中看到，模型组随着时限的延长，血肿周围区充盈血管虽有一定的增加，但只是以一级主干血管为主，传针组血肿周围区有少量的分支血管充盈显影，仍主要是一级血管，而醒针组血肿周围区满布一级血管和分支血管，彼此交织成网。

有学者经动力学实验证实，脑内血肿的自身溶解与其周围有无新生毛细血管的建立密切有关。经醒脑开窍针法干预后，脑血肿区内亦有一些血管逆行伸入，血肿区内血管及其周围区血管的增多，可为血肿区提供纤溶性物质，促使血肿的进一步溶解，这可能是醒脑开窍针刺法治疗脑出血促进血肿吸收的途径之一。

（3）对心脏组织形态的观察：实验性脑出血可造成脑组织病理学损伤及超微结构病理学改变，说明该模型是成功可行的，能够较好地模拟人类脑出血后的病理变化过程；脑出血6小时即可造成心肌超微结构损伤，以出血24小时、48小时最为严重；针刺不仅保护脑组织形态学结构，而且能明显改善心肌线粒体、细胞核及毛细血管结构，并优于针刺对照组，说明针刺对脑出血造成的脑及心肌超微结构损伤具有保护作用。

从以上实验结果可以看出，醒脑开窍针刺法对中风相关动物模型脑或多脏器的病理形态都可或多或少的改善或阻止其进一步恶化。由于形态学的改变是病理变化的基础和直观反映，因此在临床取得较好疗效的基础上，该研究又从病理学角度证实了醒脑开窍针法的确切作用。但是，由于中风病病理机制复杂，无论是神经细胞还是血管功能都受到包括细胞凋亡及各种生化或免疫因素的调节和影响。所以，我们首先在确定了病理形态变化的基础上，再进行其作用机制的研究。下面就从多个角度、不同层面对醒脑开窍针刺法治疗中风相关作用机制进行深入研究。

（三）“醒脑开窍”针刺法对缺血再灌注大鼠脑皮质细胞骨架的影响

细胞骨架在缺血性脑损伤凋亡过程中的关键作用已逐渐被认识，该实验以大鼠急性局灶性脑缺血再灌注模型为研究对象，运用透射电镜观察神经细胞微管、微丝等细胞骨架在不同时间点的形态学变化，以进一步探讨“醒脑开窍”针刺法保护脑缺血后神经细胞损伤的作用机制。

从电镜检测结果发现：正常组及假手术组的神经细胞结构正常，细胞核大而圆，核仁大呈网状，细胞质内内质网、核糖体、线粒体结构清晰可见。模型组大部分神经元细胞器结构溶解，核膜胞膜不清，并随时间的延长而渐趋加重。醒脑开窍针刺组大部分神经元结构和细胞器结构完整，并随时间段的延长而不断改善，其中12 h时出现微管微丝，到24 h时不仅可见微丝微管，且神经细胞结构已接近正常。非穴位针刺组各时间段的情况和模型组相仿。

醒脑开窍针刺组大鼠大脑皮质的神经细胞从12 h时间段开始消失的微丝、微管重新出现，到24 h时间段该结构已非常清晰和完整，表明醒脑开窍针刺法能通过恢复微丝、微管等细胞的“骨架”来修复病变的神经元结构，从而达到重塑其神经功能的作用，而且这种作用随时间的延长而渐趋增强，这可能是醒脑开窍针刺法对缺血性脑损伤保护作用的新机制。

（四）醒脑开窍法对能量代谢、氧化应激的影响

1. 醒脑开窍针法对MCAO大鼠多脏器能量代谢的影响 任何脏器组织细胞的损伤都遵循着由能量代谢异常到组织细胞病理形态学改变这一发展过程，由可逆性损伤到不可逆性损伤。急性脑缺血大鼠各脏器组织细胞出现一系列病理形态变化的同时，可能伴有能量代谢的异常。因此，该实验采用MCAO模型，动态观察MCAO后3小时、6小时、24小时、48小时四个时相脑、心、肺、胃、肝、肾及血液中ATP、ADP、AMP及能荷变化，从能量代谢角度揭示MCAO后多脏器损伤的变化规律及醒脑开窍针法的作用机制。

实验结果显示，MCAO后脑、心、肺、胃、肝、肾及血液ATP、ADP、AMP、能荷出现一系列变化，其主要表现为ATP、能荷下降，AMP升高。用醒脑开窍针法后各脏器及血液中ATP、能荷显著升高，AMP显著下降，除脑组织外，基本接近正常值。另外，对ADP变化的脏器，针刺后也使其变化得到显著纠正。说明醒脑开窍针法具有显著改善脑、心、肺、胃、肝、肾及血液能量代谢作用。醒脑开窍针法对脑、心、肺、胃、肝、肾及血液中能量代谢的改善作用具有快速高效的特点。

2. 醒脑开窍针法对MCAO模型大鼠脑组织SOD活性和MDA含量变化的影响 大量实验研究及临床观察已证实自由基连锁反应是脑梗死的核心病理环节，因此，能否有效地提高SOD活性、阻断自由基的损伤是治疗脑梗死的关键。该研究以热凝法制备MCAO模型，观察醒脑开窍针刺法对MCAO模型大鼠脑组织SOD活性和MDA含量变化的影响，结果表明，醒脑开窍针法能明显对抗由于自由基产生而导致的脂质过氧化反应，显著提高机体自由基的清除能力，减少脑梗死过程中自由基对脑组织的损害，这将有利于脑缺血后神经功能损伤的恢复。

3. 醒脑开窍针法对MCAO大鼠多脏器SOD、MDA的影响 自由基的损伤是脑梗死的重要病理环节之一。我们利用MCAO模型，动态观察MCAO后心、肺、胃、肝、肾及血液中MDA、SOD变化及醒脑开窍针法对其影响。综上所述，在MCAO后心、肺、胃、肝、肾组织中SOD显著低于正常组，但在下降的速度、幅度、动态规律等方面脏器间存在一定差异。提示心、肺、胃、肝、肾抗自由基能力方面可能存在一定差异。

4. 针刺对实验性脑缺血及再灌注家兔自由基病理学的影响 脑缺血和再灌注期引发的自由基链锁反应是脑缺血及再灌注损伤的主要机制。该研究在观察实验性脑缺血及再灌注家兔自由基病理学变化的基础上，旨在研究醒脑开窍法对其自由基病理学改变的作用。针刺可以明显降低因缺血后再灌注所致的脑组织自由基水平升高（$P<0.01$），提示针刺对自由基产生可能有直接的抑制作用。针刺可明显升高脑缺血及再灌注期脑组织SOD水平，并对缺血再灌注期动物红细胞SOD水平的下降有明显的升高作用。说明针刺可提高自由基清除系统的功能。降低MDA含量，MDA为

自由基引发的脂质过氧化反应的产物，其可反映脂质过氧化反应的程度，并可进一步引起组织损伤。针刺可明显降低缺血（54 小时）脑组织 MDA 含量。缺血再灌注针刺组脑组织 MDA 水平亦有一定程度的下降，但与缺血再灌注组比较未有显著性统计学差异。同时，针刺可明显抑制缺血和再灌注引起的血清 MDA 水平的升高。提示针刺抑制了脂质过氧化反应，从而减少了其产物的产生，抑制了 MDA 造成的进一步损害。可见，醒脑开窍法对脑缺血－再灌注所致的自由基病理学改变具有较为明显的改善作用，从而使脑组织结构和功能的损害得以改善。

5. 醒脑开窍针刺法干预实验性脑梗死大鼠热休克蛋白基因表达的研究　热休克蛋白（heat shock protein，HSP）是一类在进化上高度保守，广泛存在于原核生物及真核生物细胞内，因高温病原体或理化等有害因素的刺激应激产生的蛋白质，它能保护机体或细胞不受或少受伤害。热休克蛋白家族（HSPs）分子量为 70 kD 的蛋白（HSP70）的表达，侧重反映脑细胞损伤时伴有的耐受和防御性变化，HSP70 mRNA 表达的改变既可作为脑缺血模型成功的指标，也可作为比较多种保护性措施效应的指标。该实验结果结合 HSP70 的生物功能，可以提示醒脑开窍针刺法治疗脑梗死的部分分子机制是：在转录水平加速 MCAO 大鼠脑皮质、纹状体、海马细胞的内源性保护因子 HSP70 基因的表达，从而增加 HSP70 合成，通过 HSP70 发挥它的生物功能，调节 Na^{+}-K^{+}-ATP 酶活性，增加缺血脑细胞内糖原储存能力，介导缺血脑细胞蛋白质正确地折叠与装配，介导线粒体蛋白跨膜转运，调控信息传导通路和转录、复制，参与细胞核微管形成与修复，促进某些变性蛋白的降解和清除，使非折叠及错误折叠的蛋白质转归至天然状态，维护脑细胞的功能和生存，延迟神经元的死亡，促进神经网络的重建，从而保护脑细胞。

6. 醒脑开窍针法对 MCAO 模型大鼠脑组织 HSP70 蛋白的影响　该研究以热凝法阻断大鼠一侧大脑中动脉（MCAO）造成局灶性脑缺血实验模型；用免疫组化法观察缺血区脑组织 HSP70 蛋白的动态变化及针刺的干预作用，结果表明：脑缺血能诱导 HSP70 蛋白的表达，并随时间的延长（1～48 小时）逐渐增加。针刺能增强各时段 HSP70 蛋白的表达，提高神经细胞的应激能力，促进神经细胞对脑缺血损伤产生适应性变化，增强脑组织的修复能力。醒脑开窍针法作用优于常规针刺法。

（五）醒脑开窍法对神经递质影响的实验研究

1. 醒脑开窍针法对脑梗死模型大鼠游离氨基酸转移酶水平影响的实验研究　国内外大量研究表明，兴奋性氨基酸（exdmo amino amino，EAAs）类递质所具有的神经毒性在脑梗死的发生及发展过程中起着重要的作用。而在 EAAs 代谢过程中，氨基酸转移酶水平则直接反映了 EAAs 含量随病程变化而发生的改变。该实验以阻断大鼠大脑中动脉的方法复制脑梗死模型（MCAO），系统观察了 4 种主要游离氨基酸转移酶含量——谷丙转氨酶（ALT）、天门冬氨酸转移酶（AST）、谷氨酸脱羧酶（GAD）、天冬氨酸酶的动态变化，研究醒脑开窍针法对氨基酸类递质的影响，进一步探讨针刺治疗脑梗死的机制。结果提示醒脑开窍针法可明显调节 EAAs 的合成及降解，从而改善 EAAs 过度兴奋所介导产生的神经毒性作用。这可能是醒脑开窍针法改善脑功能，减轻脑损伤，治疗脑梗死的重要机制之一。

2. 针刺对实验性脑出血大鼠不同脑区及心肌神经递质——儿茶酚胺、乙酰胆碱含量的影响　儿茶酚胺（CA）递质包括去甲肾上腺素（NA）、肾上腺素（E）、多巴胺（DA）。脑损伤后脑内 CA 含量异常增高，可引起脑血管剧烈收缩，舒缩功能紊乱，最终导致脑微循环障碍，脑缺血、水肿坏死。同时过量的 CA 可导致心肌营养不良性坏死。此外急性脑卒中的心率变异性降低，副交感神经活性下降。由此我们提出如下假说：脑出血后，随着缺血缺氧加重，导致自主神经功能紊乱，即交感神经兴奋，CA 类递质释放增多，同时副交感神经兴奋性降低，乙酰胆碱（ACh）释放减少，最终导致心肌损伤及中枢性心律失常的出现。为验证假说，我们采用急性脑出血大鼠模型，动态观察脑出血后脑出血及周围区、心肌和中枢心血管特定调节区域——下丘脑、脑干、海马区CA、ACh含量的变化及针刺的干预作用。实验性脑出血可导致病变部位及中枢心血管调节区域——下丘脑、脑干、海马结构CA类递质释放增多，ACh释放减少，针刺可减少上述区域的CA含量，恢复正常的心肌酶谱、增加乙酰胆碱含量，保护心肌。针刺对脑卒中后心率变异性的降低具有明显的改善作用，说明针刺可良性调整自主神经功能，降低亢进的交感神经活性，提高迷走神经张力，预防心肌损伤和心律失常的发生。

（六）醒脑开窍法对缺血后脑细胞凋亡的影响

1. 醒脑开窍针刺法对细胞凋亡的影响 在缺血性脑血管病中，神经元的细胞凋亡与坏死一样，也可造成神经元的功能损害。该实验以热凝法阻断大鼠一侧大脑中动脉（MCAO）造成局灶性脑缺血动物模型，从缺血区脑细胞凋亡的变化及针刺的干预作用等方面进行系列动态研究。研究显示醒脑开窍针法能明显减轻脑缺血区细胞凋亡，在1小时就显示了效果，一直延续到48小时，且能改善MCAO后的细胞形态学变化，模型组血管充血，脑组织水肿，而醒脑组微血管丰富，脑水肿较模型组明显减轻。

2. 醒脑开窍针法对及早基因 *c-fos* 基因表达的影响 脑缺血后引起脑一系列应激反应。在缺血早期脑中蛋白质合成普遍受到抑制的情况下，因应激反应而诱导多种特殊基因的表达上调，并合成相关的蛋白，表明它们对于细胞的生存至关重要。*c-fos* 基因在各种刺激后能够迅速表达，为即刻早期基因（immediate early genes，IEGs），其编码的核蛋白（FOS）主要位于核内，作为基因调节因子而发挥作用。*c-fos* 基因可被脑缺血激活，早期出现在缺血后注定存活的神经元中，参与神经元损伤后的早期反应；在损伤性信号传导的链式反应中可能充当第三信使的角色，与缺血神经细胞受损的严重程度和神经元的应激反应能力有关；*c-fos* 可激活一系列后期效应性基因，参与细胞内的抗损伤及修复。因此动态观察脑缺血后 *c-fos* 基因表达的变化可以作为描述神经元病理生理变化的有效指标，以判断缺血后神经元的功能状态。

该实验发现，脑缺血后 *c-fos* mRNA 在海马、皮层、纹状体各个时程段的表达趋势不完全一致，针刺效应也同中有异。在海马区，模型组1小时峰值最高，3小时表达下降，6小时已低于假手术组，24小时又有回升，48小时恢复至假手术组水平。这与Kamme及Neumann提出的 *c-fos* 基因两阶段表达的观点似有吻合之处。他们认为早期阶段是缺血损伤引起的细胞质应答成分的快速激活，反应缺血严重程度及细胞应激水平；第二阶段是应激反应信号对修复过程的激活。有趣的是针刺治疗后使1小时、3小时段 *c-fos* mRNA 的表达峰值下降，使6小时、24小时、48小时段表达峰值上升，机理可能是部分抑制了早期各种损伤因素，如兴奋性氨基酸的毒性作用及 Ca^{2+} 细胞内流对缺血脑组织的损害，使之诱导的 *c-fos* 应激反应下降。而后期又可能通过血清反应元件（SRE）的作用途径来增加 *c-fos* 基因的表达，提高细胞抗损伤和修复功能，充分体现了针刺对基因的良性调控，其中醒脑组优于常规组。在皮层区，模型组和针刺组 *c-fos* mRNA 的表达均呈上升趋势，醒脑组又明显强于模型组，常规针刺组在1小时、3小时段与模型组差别不明显，在6小时、24小时、48小时明显强于模型组，这可能和皮层血液供应比较丰富，而针刺又能加强侧支循环的建立，增加缺血区脑灌注量及降低自由基来提高 *c-fos* 基因的表达有关。在纹状体区，模型组的 *c-fos* 表达趋势同海马相似，针刺组 *c-fos* mRNA 各个时间段均较模型组增高。通过醒脑开窍针法对各脑区 *c-fos* mRNA 表达的不同结果说明，该针法可促使神经细胞对缺血损伤产生不同的适应性变化，从而增强脑组织的修复能力，加速神经元网络的重建，以恢复其正常功能。其深入机理尚须进一步探讨。

3. 醒脑开窍针法对MCAO模型大鼠脑组织NO含量和NOS活性变化的影响 在局灶性脑缺血中，局部兴奋性氨基酸增多，NMDA受体被激活，一氧化氮合酶（NOS）活性增高，一氧化氮

（NO）弥散增多。该研究以热凝法制备 MCAO 模型，观察醒脑开窍法针刺对 MCAO 模型大鼠脑组织 NO 含量和 NOS 活性变化的影响，以探讨醒脑开窍针刺法是否通过对抗 NO 对神经细胞的损害作用，从而起到脑保护作用。应用醒脑开窍针法后能降低大鼠 MCAO 后 NO 含量和 NOS 活性，尤以 1 小时时间段明显，说明针刺能快速有效地抑制 NO 对神经细胞的毒性作用。

4. 针刺对实验性脑出血大鼠不同脑区及心肌内皮素、一氧化氮含量的影响 内皮素（ET）作为目前所知最强烈的长效血管收缩生物活性肽，不仅存在于外周组织器官，而且广泛分布于中枢神经系统；而 NO 具有舒血管效应，作为一种信息传递物质在中枢神经系统起作用，其中，产生 NO 的 NOS 广泛分布于大脑皮质、海马、纹状体等区域中。ET 的中枢血管调节效应已得到证实。正常情况下，这两种物质的动态平衡维持着脑血管的舒缩功能，脑出血后，ET、NO 释放的改变，影响着病情的转归，是否也影响到中枢心血管的调整效应呢？该实验采用右侧尾状核注血的脑出血大鼠，动态观察脑出血区及出血周围区、下丘脑、脑干、海马区及心肌的 ET、NO 含量改变，并观察针刺的干预效应。脑出血后不同脑区及心肌 NO 含量明显升高，脑出血周围区、心肌在脑出血 24 小时时 NO 含量最高，而下丘脑、脑干、海马区 NO 含量以脑出血 72 小时组最高。针刺组 NO 含量与同时程脑出血组比较，针刺 6 小时组海马区、针刺 24 小时、72 小时各脑区及心肌 NO 下降，而针刺对照组与同时程脑出血组 NO 含量比较无显著性差异。

5. 针刺对实验性脑出血不同脑区及心肌 ET mRNA 和 nNOS mRNA 表达的影响 中枢神经系统的神经细胞、胶质细胞及血管内皮细胞存在着特异性的 ET 受体及 ET mRNA，尤其在某些中枢心血管调节区域，有 ET mRNA 和 ET 受体的存在，这些区域包括脑干、下丘脑、海马等，说明中枢神经系统自身合成的 ET 参与了心血管活动的调节；脑缺血及再灌注能迅速诱导 ET 基因的异常表达；那么在脑出血病理状态下，ET 基因如何表达？ET 基因的表达又对中枢心血管产生什么影响？针刺对 ET 基因的异常表达是否具有干预作用？目前尚未见相关报道。脑出血 6 小时后，心肌的 ET mRNA 阳性反应物变化不明，与正常组假手术组无差别，但 ET mRNA 紫蓝色颗粒在脑出血周围区、下丘脑、脑干、海马齿状回已开始增多，并随出血延长而加剧，并于出血 24 小时达到高峰，心肌的 ET mRNA 表达也明显增多。针刺 24 小时组与出血 24 小时组相比，各脑区及心肌 ET mRNA 染色阳性细胞明显减少。针刺 72 小时后，ET mRNA 在上述脑区的表达量与同时相出血组比较明显降低。

针刺对照 6 小时、24 小时组各脑区及心肌的 ET mRNA 表达与同时相脑出血组相比无明显差异，仅在 72 小时时相 ET mRNA 表达比脑出血 72 小时组略有减弱。

在中枢神经系统中，NO 作为非经典神经递质、细胞功能调节因子，参与神经系统的生理、病理活动，具有神经毒性及舒张血管作用。NO 的生物合成主要是受 NOS 的调节，其中结构型 NOS（cNOS）包括神经型 NOS（nNOS）、内皮型 NOS（eNOS），NO 的不同作用即由其决定。nNOS 广泛分布于神经系统，在某些中枢心血管的特定调节区域，如下丘脑，也有 nNOS 存在。沙土鼠前脑暂时性缺血、大鼠大脑中动脉闭塞，以及缺血再灌注均能引起脑内 nNOS mRNA 表达量增加，针刺能抑制其过量表达。但脑出血后 nNOS mRNA 在特定脑区及心肌表达的变化和针刺的影响也未见报道。该实验利用组织原位杂交技术，研究脑出血后 ETmRNA 和 nNOS 基因表达的变化及针刺对其影响，进一步探讨 ET 和 nNOS 在脑-心卒中发病机制中的作用及针刺的作用机理。脑出血 6 小时组，脑出血周围区、下丘脑、脑干、海马区及心肌的 nNOS mRNA 的表达明显增多，出血 24 小时后，nNOS mRNA 仍为高表达状态，但比出血 6 小时组略有减弱，随着出血时间的延长，到脑出血 72 小时时，nNOS 的基因表达呈减少趋势。针刺后，脑出血周围区、下丘脑、脑干、海马结构及心肌 nNOS 基因表达较同时相脑出血组明显减少。

（七）醒脑开窍法对炎性应答的影响

1. 针刺对大鼠局灶性脑缺血再灌注后细胞黏附分子 mRNA 和蛋白的影响 醒脑开窍针法能

明显抑制白细胞在缺血区血管内的聚集和黏附，以及随后在缺血区脑实质的浸润，尤其是在缺血周边区内的浸润，提示针刺降低黏附分子介导的中性粒细胞与内皮细胞的黏附，阻止白细胞穿越血管壁而减少其聚集浸润所引起的炎症级联反应，从而起到脑保护作用

2. 醒脑开窍针法对局灶性脑缺血大鼠脑组织及血清 IL-1β、TNF-α 含量的影响 IL-1β 是一种多功能的细胞因子，在正常中枢神经系统的发育和脑对各种损伤的反应中起重要作用，它不仅能协同其他细胞因子促进 T、B 淋巴细胞活化，而且能诱导其他炎性产物的生成，加强白细胞在血管内皮上的黏附，并调节其他细胞因子及其自身的产生。研究表明，局灶性脑缺血时脑组织 IL-1β 的含量及表达出现异常变化。肿瘤坏死因子 α（TNF-α）作为一种多功能的细胞因子，不仅在抗肿瘤、抗病毒方面起主要作用，而且在脑缺血后引起的白细胞浸润和组织损伤中起主要作用。醒脑开窍针法在缺血早期（3 小时）即能拮抗缺血区脑组织 IL-1β 的合成和分泌，6～48 小时能使其含量显著降低，同时针刺后各组动物脑组织及血清中 TNF-α 的含量也明显降低，我们推测拮抗缺血区脑组织 IL-1β、TNF-α 的合成和分泌，减少缺血区脑组织 IL-1β、TNF-α 的含量，从而减轻由 IL-1β、TNF-α 引发的一系列脑缺血损害可能是醒脑开窍针法治疗缺血性脑血管疾病的重要作用途径之一。

3. 针刺对缺血再灌注鼠脑炎性细胞因子受体 mRNA 及蛋白质表达的影响 该研究以醒脑开窍针刺法为干预手段，以急性局灶性大鼠脑缺血再灌注模型作为研究对象，以两种关键炎性细胞因子特异性受体（IL-1 RI 和 TNF RI）为突破口，从分子水平动态系统地观察这些指标在病变过程中的变化规律及针刺的调节作用，从而探讨针刺干预缺血再灌注后脑组织炎症反应及神经元损伤的机制，为针灸治疗缺血性脑血管病提供新的深层次的客观依据。醒脑开窍针刺法能降低大鼠缺血再灌注后脑组织异常升高的 IL-1 RI、TNF RI 的 mRNA 及蛋白质表达，该作用随时间的延长而尤为明显。因此，醒脑开窍针刺法能从基因转录水平及基因转录后的翻译水平降低缺血再灌注后脑组织的关键炎性细胞因子受体的生成量，限制了炎性细胞因子致炎作用的发挥，从而发挥对脑损伤的保护作用。

（八）醒脑开窍针刺法治疗缺血性脑损伤系统生物学研究

1. 醒脑开窍针法对局灶性脑缺血大鼠不同脑区蛋白质组表达的影响 蛋白质组学可以比较不同样品之间蛋白质整体表达水平，是揭示疾病分子机制，发现疾病标志蛋白，寻找新的药物靶标的理想工具，也是生命科学进入后基因组时代的标志之一。蛋白质组学技术是后基因组时代的重要研究技术平台。该研究拟通过比较针刺后缺血脑组织不同脑区蛋白质双向电泳图谱，寻找并鉴定显著的差异表达蛋白斑点，进一步从蛋白质组水平上对针刺治疗脑缺血机制加以探讨。

（1）醒脑开窍针刺法对 MCAO 大鼠脑皮质蛋白质组表达的影响：与假手术组比较，模型组未发现显著的差异表达蛋白斑点，与模型组比较，“醒脑开窍法”针刺组鉴定出差异表达蛋白 27 个，其中 6 小时组 26 个，24 小时组 15 个，见表 7-5-1。

表 7-5-1　醒脑开窍法组皮质差异表达蛋白

Access. Num.	Protein name	M6h※	X6h★	M24h※	X24h▲
P07632	Superoxide dismutase [Cu-Zn]	↓	↑	↓↓	↑
O08709	Antioxidant protein 2		↑		↑
P02688	Myelin basic protein S	↓	↑	↓	
P25113	Phosphoglycerate mutase 1	↓	↑	↓	↑
Q9Z2L0	Voltage-dependent anion-selective channel protein 1	↑	↓		

续表

Access. Num.	Protein name	M6h※	X6h★	M24h※	X24h▲
P04797	Glyceraldehyde-3-phosphate dehydrogenase	↓	↑	↓	↑
P61206	Platelet-activating factor acetylhydrolase IB beta subunit	↑	↑	↑	
P48721	Stress-70 protein, mitochondrial precursor	↑	↑	↑↑	↑
P49432	Pyruvate dehydrogenase E1 component beta subunit, mitochondrial [Precursor]	↓	↑	↓	↑
P19637	Tissue-type plasminogen activator [Precursor]	↑	↑	↑↑	↑
P31399	ATP synthase D chain, mitochondrial	↓	↑	↓	↑
P50516	Vacuolar ATP synthase catalytic subunit A, ubiquitous isoform		↑		↑
Q9R0P9	Ubiquitin carboxyl-terminal hydrolase isozyme L1	↑	↓	↑	↓
P23565	Alpha-internexin		↑		
P54311	Guanine nucleotide-binding protein G (I) /G (S) /G (T) beta subunit 1	↓	↑	↓↓	
Q63228	Glia maturation factor β	↑	↑		
Q8R5L7	Fibroblast growth factor-14	↑	↑		
P40112	Proteasome subunit beta type 3	↓	↑	↓	
P68255	14-3-3 protein tau		↓		
P12075	Cytochrome c oxidase polypeptide Vb, mitochondrial [Precursor]		↓	↑	
P10111	Peptidyl-prolyl cis-trans isomerase A		↓	↑	
P04764	Alpha enolase		↓	↑	
P19234	NADH-ubiquinone oxidoreductase 24 kDa subunit, mitochondrial precursor	↓			↓
Q9Z1Z2	Serine-threonine kinase receptor-associated protein		↓		↓
P50230	Small inducible cytokine A4	◇	×	◇	↓
Q923D2	flavin reductase B	◇	×	◇	↓
P39069	Adenylate kinase isoenzyme 1	×	↑	↓	↑

（2）醒脑开窍针刺法对局灶性脑缺血大鼠基底核蛋白表达的影响：与假手术组比较，模型组未发现显著的差异表达蛋白斑点，与模型组比较，“醒脑开窍法”针刺组鉴定出差异表达蛋白 20 个，其中 6 小时组 12 个，24 小时组 16 个，见表 7-5-2。

表 7-5-2 醒脑开窍法组基底核差异表达蛋白

Access. Num.	Protein name	M6h	X6h	M24h	X24h
P05370	Glucose-6-phosphate 1-dehydrogenase	0	0	↑	↑
P20788	Ubiquinol-cytochrome c reductase iron-sulfursubunit [Precursor]	↑↑↑	↑↑	↑↑	↑
Q9Z2L0	Voltage-dependent anion-selective channel protein 1	↑	↑	0	0
P04797	Glyceraldehyde-3-phosphate dehydrogenase	↑↑	↑	↑	↑
Q9R0P9	Ubiquitin carboxyl-terminal hydrolase isozyme L1	↑	↑	↑	0
Q8R5L7	Fibroblast growth factor-14	0	0	↑	↑
P04906	Glutathione S-transferase P	↑	↑↑	↑	↑↑
P19637	Tissue-type plasminogen activator precursor	↑	↑↑	↑↑	↑↑
O08709	Peroxiredoxin 6 (Antioxidant protein 2)	↑	↑↑	↑	↑↑
P47942	Dihydropyrimidinase related protein-2	0	0	↓	↓

续表

Access. Num.	Protein name	M6h	X6h	M24h	X24h
P63018	Heat shock cognate 71 kDa protein	↓	↑	↓	↑↑
P07335	Creatine kinase, B chain	↓↓	0	0	↑↑
P07632	Superoxide dismutase [Cu-Zn]	↓	0	↓	↑
P54311	Guanine nucleotide-binding protein G (I) /G (S) /G (T) beta subunit 1	↓	↓	↓	0
P34067	Proteasome subunit beta type 4 [Precursor]	↓	↓	0	↑
P11232	Thioredoxin	0	↑↑	0	↑
p25113	Phosphoglycerate mutase 1	0	↑	0	0
P40112	Proteasome subunit beta type 3	0	0	0	↓
P21707	Synaptotagmin-1	0	0	0	↓
P08009	Glutathione S-transferase Yb-3	0	0	0	↓

在鉴定的这些蛋白质中，有些与细胞生长、分化、周期调控、信号传导有关，有些与缺血后氧化应激反应、炎性应答、能量代谢、热休克反应有关，有些则功能不清楚。说明醒脑开窍针刺法治疗缺血性卒中可能是通过多途径、多靶点、多层次、多信号途径介导的整体调整作用的结果，也为进一步研究缺血性脑损伤的机理奠定了基础。

2. 针刺轻度认知障碍患者人中穴的静息态功能磁共振研究 轻度认知障碍（mild cognitive impairment，MCI）是痴呆的早期，其干预价值优于痴呆。针刺对 MCI 有一定的疗效，人中穴是其中一个重要的穴位。以前基于动物实验的针刺人中穴的研究，难以观察活体的脑功能变化，无法反映脑工作过程。而近年兴起的功能磁共振成像（functional magnetic resonanceimaging，fMRI）可以无创、实时、动态地观察人中穴的脑功能变化。但人中穴刺激时难以进行 fMRI 扫描，无法获得针刺行针时的激活图像。因此在该研究中，探讨了基于静息态 fMRI 的针刺 MCI 患者人中穴留针时的脑功能连接变化。

我们的研究表明，在静息前，双侧顶下小叶（I-PL）与其他核团有着非常广泛的连接。这与相关文献相符。在人中穴行针后的留针阶段，顶下小叶（IPL）的连接减少，左侧背外侧前额叶皮质（DLPFC）的相关连接明显减少，这说明相对于静息阶段，原来负激活的顶下小叶和左侧额叶有减少趋势。左侧 DLPFC 也可能与针刺的情绪调节有关。DLPFC 主要包括额上回和额中回，也是情绪调节的重要脑区，参与主动抑制悲伤情绪，这正与患者在针刺人中穴的感到疼痛甚至流泪的表现相吻合。也有研究，抑郁症患者的左侧 DLPFC 功能异常减弱，右侧 DLPFC 功能异常增强。因此，我们的研究左侧的 DLPFC 的连接减少，而右侧的 DLPFC 连接增加，也较好地说明了这一点。而右侧 DLPFC 增加了与右侧顶下小叶、右侧额皮质（frontal cortex）的连接，说明右侧的额顶叶活动增加。额叶是大脑发育中最高级的部分，它包括初级运动区、前运动区和前额叶（prefrontal core，PF），其中 PF 与认知功能关系密切。与多种感觉信息的加工、记忆、思维及情绪等脑的高级功能有关。我们的研究表明，人中穴的留针时双侧前额皮质前部（aPFC）增加联系，并且右侧增加了与左侧 IPS 及背侧前扣带回/内侧额上回的联系；而腹内侧前额叶皮层（VMPFC）也增加了与右侧颞顶联合区（TPJ），前岛/额叶岛盖（a1/fo），左侧中颞叶（midtemporal）的联系。DLPFC 在持续注意和工作记忆方面扮演重要的角色，DLPFC 和 vmPFc 在决策和自我控制具有重要的作用。从上面的分析可知，人中穴行针后的留针阶段，有认知等多方面的反应，对 MCI 患者的认知功能有调节作用。

3. "醒脑开窍"针刺法对急性脑梗死患者不同脑区局部葡萄糖代谢的影响 为了探讨"醒脑

开窍”针刺法对急性脑梗死患者不同脑区局部葡萄糖代谢率的影响，研究针刺负荷下各级神经通路葡萄糖摄取改变趋势，并结合患者临床神经功能评估情况，探讨脑功能改变与临床症状改变之间的关系。我们选取急性基底核脑梗死患者12例，分为针刺组和对照组，每组6例。对照组采用内科西药常规治疗，针刺组在对照组治疗基础上，加用“醒脑开窍”针刺法治疗，以脑梗死患者治疗前后PET-CT的^{18}F-FDG（18-氟标记脱氧葡萄糖）显像资料作为中枢代谢改善评价标准。同时治疗前后分别用脑卒中患者临床神经功能缺损程度评分标准（CSS）、斯堪的纳维亚卒中量表（SSS）、美国国立卫生院神经功能缺损评分（NIHSS）、Barthel指数（BI）量表评分用以评价临床症状改变。结果发现，针刺组患者脑梗死中心和梗死周围水肿带代谢有改善趋势，并且对其他部分脑区代谢改善趋势大于对照组。醒脑组对神经功能缺损临床症状改善显著优于对照组。提示醒脑开窍针刺法治疗基底核梗死患者，可有效改善患者脑内相应部位葡萄糖代谢，同时临床神经缺损症状显著改善，我们以此推测针刺可能在神经功能恢复过程中起到一定作用，可能与增加脑内葡萄糖代谢、促进脑功能区重建有关。量表统计显示针刺加西药组治疗效果优于单纯西医治疗组，针刺对中枢代谢改善与临床疗效有很好的相关性。

为了阐明醒脑开窍针法治疗中风病的作用机理，石学敏院士带领科研人员开展了以上广泛而细致的基础研究。上述一系列从宏观到微观的针刺治疗中风病的机理研究，开辟了针灸机理基础研究的新领域，使针灸机理研究步入世界高新技术领域，丰富了传统中医针灸理论，为醒脑开窍针法奠定了坚实的理论基础，为该针法的推广和普及提供了客观的科学依据。

第八章　治疗各论

第一节　内科疾病

一、脑　卒　中

脑卒中，为急性起病、迅速出现局限性或弥漫性脑功能缺失征象的脑血管性临床事件。如短暂性脑缺血发作、脑梗死（如脑血栓形成、脑栓塞、腔隙性梗死）、脑出血、蛛网膜下腔出血、其他动脉性疾病（如脑底异常血管网病、脑动脉盗血综合征、脑淀粉样血管病、伴有皮质下梗死和白质脑病的常染色体显性遗传性脑动脉病）、颅内静脉窦及脑静脉血栓形成等。本节重点讨论短暂性脑缺血发作、缺血性脑卒中、脑出血。

该病属于中医学“中风”范畴。中医学认为正气不足，邪气入侵，外风引动痰湿；或肝肾阴虚，阴虚阳亢，阳化风动；或五志过极、妄自过劳，化火动风；或痰湿内蕴，热痰搏结；或气滞血瘀；均可蒙蔽清窍、窍闭神逆发为中风。该病是虚（阴虚、气虚）、火（肝火、心火）、风（肝风）、痰（风痰、湿痰）、气（气逆）、血（血瘀）六方面相互影响、相互作用的结果。以肝肾阴虚为根本，窍闭神匿、神不导气为病机关键。病位在脑，与心、肝、脾、肾相关。

现代医学脑卒中的病理改变，急性期以脑组织缺血、出血、缺氧、脑水肿、坏死、软化和多处毛细血管周围渗出，后期则形成瘢痕和囊腔研究显示针刺治疗在促进脑部血液循环，改善脑组织缺氧，加速脑水肿的吸收，提高脑组织的复苏方面效果卓著。针刺是治疗脑血管病最有效的疗法之一，尤其石学敏院士创立的“醒脑开窍针刺法”，在治疗急性期脑卒中过程中，注重窍闭神匿的发病理论，制订了醒脑开窍针刺法治疗方案，临床收到卓著疗效。

【临床表现与诊断】

1. 临床表现　中风因病位有浅深；病情有轻重；标本虚实也有先后缓急之差异，所以临床常将中风分为中风先兆、中经络、中脏腑及中风后遗症。

（1）中风先兆：眩晕，半身或一侧手、足麻木无力。

（2）中经络：突发口眼歪斜、语言謇涩、半身不遂。

（3）中脏腑

1）闭证：突然昏仆、不省人事、牙关紧闭、两手握固、二便闭结、舌卷囊缩，兼见颜面潮红、呼吸气粗、喉中痰鸣、口臭身热、躁动不安。

2）脱证：突然昏仆、不省人事、目合口开、鼻鼾息微、手撒肢冷、汗多不止、二便自遗、肢体软瘫、舌痿。

（4）中风后遗症：口眼歪斜、失语、失明、上肢拘挛或软而无力、手指握固或不能伸屈、肩关节疼痛不能上举、下肢拘挛强直或痿软无力、足内翻或下垂、便秘、小便癃闭或淋漓。

2. 诊断

（1）短暂性脑缺血发作

1）起病突然，迅速出现局灶性神经系统症状和体征。

2）神经系统症状和体征多数持续十至数十分钟，并在 1 小时内恢复，但可反复发作。

3）神经影像学未发现任何急性梗死病灶。

（2）缺血性脑卒中

1）急性起病。

2）局灶性神经功能缺损，少数为全面神经功能缺损。

3）症状和体征持续数小时以上。

4）脑 CT 或 MRI 排除脑出血和其他病变。

5）脑 CT 或 MRI 有责任梗死病灶。

（3）脑出血

1）多在动态下急性起病。

2）突发出现局灶性神经功能缺损症状。

3）常伴有头痛、呕吐，可伴有血压增高、意识障碍和脑膜刺激征。

4）脑 CT 或 MRI 可见出血病灶。

【鉴别诊断】

脑卒中的主要临床表现是突然起病，全脑症状及神经系统定位体征。有很多疾病均可以体现出脑卒中的基本症状、体征。

（1）感染性脑炎、脑膜炎、脑膜脑炎：呈急性和亚急性起病，以脑炎为主者意识障碍，常伴有癫痫发作，可查见多灶性脑损害体征。以上症状及体征与脑血管病相近似。其鉴别点为本类疾病多有发病头痛、全身不适等前驱症状，病程中有全身性感染中毒症状，以脑炎为主者头痛突出，脑膜刺激征明显，脑脊液与颅脑 CT 检查为鉴别诊断的重要依据。

（2）脑肿瘤：转移癌多来自肺部，有时以神经系统症状和较迅速进展的昏迷为首发症状。发病前虽然表现头痛、癫痫发作等症状。但本病缓慢起病，眼底视盘水肿、视网膜火焰状出血等提示慢性颅内压增高的征象，颅脑 CT 及肺部 X 线片以资鉴别。

（3）脑外伤和外伤性颅内血肿：脑外伤有明确外伤史，伤后立即昏迷，并有局灶性神经体征。颅脑 CT 检查可确诊并以资鉴别。

（4）脑脓肿：虽有颅内压增高症状及神经系统局灶损害症状，重者合并脑疝形成或脑脓肿破裂合并化脓性脑室管炎或脑膜炎时则引起昏迷。但本病多见于青壮年，以中耳炎、乳突炎为最常见的感染源，起病缓慢，表现有全身感染中毒症状及化验室的血液检查可作为鉴别诊断。

（5）中毒性疾病：毒物主要经消化道、呼吸道、皮肤黏膜进入体内，可引起中毒性脑病，表现为局灶性神经系统体征。肢体瘫痪可为单瘫或轻瘫，还可有癫痫发作、锥体外系症状、小脑症状、脑神经麻痹等表现。但因有上述毒物的急慢性中毒病史，而瘫痪仅为中毒症状之一，以此作为鉴别诊断。

（6）急性播散性脑脊髓炎：本病发病急，病变弥漫，累及脑、脊髓和周围神经，表现为偏瘫或截瘫，严重的脑部损害可引起昏迷和癫痫发作。脑膜刺激征也可出现。本病与脑血管病鉴别为：发病多累及儿童和青少年，起病多为发病前有接种疫苗或某些传染病病史。

【针灸治疗】

1. 治则

（1）中风先兆：调神通络。

（2）中经络：醒脑开窍、疏通经络。

(3) 中脏腑 (闭证): 开窍启闭。

(4) 中脏腑 (脱证): 回阳固脱、醒神开窍。

(5) 中风后遗症: 醒脑开窍、疏通经络。

2. 配方

(1) 中风先兆

1) 主穴: 上星、百会、印堂、肩髃、曲池、足三里、阳陵泉、完骨、天柱。

2) 配穴: 眩晕加头维、风池; 夜眠不安者, 加四神聪、神门; 烦躁者加合谷、太冲。

(2) 中经络

1) 主穴: 内关、人中、三阴交、极泉、尺泽、委中、风池、完骨、天柱。

2) 配穴: 手指握固, 加合谷、八邪; 上肢不能伸者, 加曲池。

(3) 中脏腑 (闭证): 内关、人中、十宣、风府。

(4) 中脏腑 (脱证): 内关、人中、气海、关元、神阙、太冲、内庭、气舍。

(5) 中风后遗症

1) 口眼歪斜: 风池、太阳、颊车、迎香、地仓、下关、合谷。刺络拔罐选下关、颊车、四白。

2) 失语: 风池、上星、百会、金津、玉液、廉泉、通里。

3) 上肢不遂: 风池、肩髃、极泉、尺泽、曲池、合谷、八邪、外关。

4) 肩关节痛: 天鼎、肩髃、肩内陵、肩外陵、肩贞、肩中俞、肩外俞、阿是穴。

5) 下肢不遂: 环跳、委中、三阴交、阳陵泉、昆仑。

6) 足内翻: 解溪、丘墟、照海、筑宾、昆仑。

7) 失明: 风池、天柱。

8) 便秘: 丰隆、左水道、左归来、左外水道、左外归来。

9) 癃闭: 中极、秩边、水道。

10) 小便淋漓: 关元、气海、太溪。

3. 操作

(1) 中风先兆: 上星平刺 0.5～1 寸, 施平补平泻手法 1min; 百会斜刺 0.3～0.5 寸, 施平补平泻手法 1min; 印堂横刺 0.3 寸, 施雀啄手法 1min; 肩髃直刺 1～1.5 寸, 施提插泻法, 以麻胀感达肘关节为度; 曲池屈肘取穴, 直刺 1～1.5 寸, 施提插泻法, 以麻胀感到达示指为度; 足三里直刺 1～1.5 寸, 施提插泻法, 令麻胀感达足踝部; 阳陵泉直刺 1～1.5 寸, 施提插泻法, 令麻胀感沿小腿外侧至足外踝; 风池直刺 0.5～1 寸, 施捻转补法 1min; 四神聪、神门直刺 0.3～0.5 寸, 施捻转补法 0.5min; 合谷、太冲直刺 0.5～1 寸, 施呼吸泻法 1min。天柱、完骨直刺 1～1.5 寸, 施捻转补法 1min。

(2) 中经络: 先刺双侧内关, 直刺 0.5～1 寸, 施捻转提插的复式手法, 施术 1min; 人中向鼻中隔下斜刺 0.3 寸, 施雀啄手法, 以眼球湿润或充满泪水为度; 三阴交沿胫骨内侧后缘进针 1～1.5 寸, 针尖向后斜刺与皮肤呈 45°, 施提插泻法, 至患侧下肢抽动 3 次为度; 极泉在原穴下 1 寸处, 直刺 1～1.5 寸, 施提插泻法, 以患侧上肢抽动 3 次为度; 尺泽直刺 0.5～1 寸, 施提插泻法, 以患侧前臂及示指抽动 3 次为度; 委中仰卧位直腿抬高取穴, 直刺 0.5～1.5 寸, 施提插泻法, 以患侧下肢 3 次抽动为度; 合谷直刺 1～1.5 寸, 刺向三间处, 施提插泻法, 以患侧示指伸直为度; 八邪直刺 0.5～1 寸, 施提插泻法, 以患侧手指抽动为度; 曲池刺法同前, 完骨、天柱直刺 1～1.5 寸, 施捻转补法 1min。

(3) 中脏腑 (闭证): 内关、人中刺法同前; 十宣以三棱针点刺, 挤压出血, 每穴出血量 1～2ml; 风府低头取穴, 直刺 1.5～2.5 寸, 施提插泻法, 令麻电感到达全头。

（4）中脏腑（脱证）：内关、人中刺法同前；气海、关元、神阙用雷火针或隔盐灸、隔姜灸、隔附子饼灸法，持续时间 4 ~ 8 小时，不以壮数为限；太冲、内庭直刺 0.5 ~ 1 寸，施捻转提插相结合的补法，施术 1min；气舍直刺 1 ~ 1.5 寸，施捻转补法，连续运针持续 1 ~ 3min，待其恢复自主呼吸，而呼吸较弱，且有间歇时，继续运针，直至呼吸均匀。

（5）后遗症

1）口眼歪斜：风池针尖刺向结喉，进针 1.5 ~ 2 寸，施捻转补法 1min；太阳沿颧骨弓内缘进针 3 ~ 3.5 寸，透向颊车；迎香或地仓横刺或斜刺 0.5 ~ 1.5 寸，施捻转泻法；下关进针 1.5 寸，捻转泻法；地仓横刺 3 ~ 3.5 寸；透向颊车，地仓至颊车部 1 寸 1 针，深度 0.3 ~ 0.5 寸，施提插泻法；合谷捻转泻法。刺络拔罐，是在常规消毒后用三棱针点刺 3 ~ 5 点，用闪火法加罐，出血量 5 ~ 10ml，隔日 1 次。

2）失语：风池、上星、百会刺法如前述，金津、玉液用三棱针点刺放血；舌面用 2 寸毫针点刺出血，廉泉直刺 1 ~ 1.5 寸，施合谷刺法，以胀感到达舌根及喉咽部；通里直刺 0.5 寸，施捻转泻法。

3）上肢不遂：风池、极泉、尺泽刺法同前；合谷针刺方向先透向拇指，继透向三间处，施提插泻法，以患侧拇指、示指抽动 3 次为度；八邪、曲池、肩髃刺法同前；外关直刺 1 ~ 1.5 寸，施提插泻法。

4）肩关节痛：天鼎，直刺 1 ~ 1.5 寸，施提插泻法，令触电感直达肩肘或手指；肩髃、肩内陵、肩外陵、肩贞直刺 1 ~ 1.5 寸，施捻转提插泻法；肩中俞、肩外俞均横刺 1 ~ 1.5 寸，施捻转泻法；痛点刺络拔罐方法同前。

5）下肢不遂：委中、三阴交针刺方法同前；环跳直刺 2 ~ 3 寸，以触电感传至足趾为度；阳陵泉直刺 1 ~ 1.5 寸，施提插泻法，令触电感传至足趾为度，昆仑直刺 0.5 寸，捻转泻法。

6）足内翻：解溪直刺 0.5 寸，施捻转泻法；丘墟透照海；直刺 2.5 ~ 3 寸，施捻转泻法；筑宾、昆仑，直刺 0.5 ~ 1.5 寸，施提插泻法。

7）失明：风池直刺针尖方向与双目系对角相交，直刺 1 ~ 1.5 寸，施捻转补法；天柱直刺 1 ~ 1.5寸，施捻转补法。

8）便秘：先取双侧丰隆穴，直刺 1 ~ 1.5 寸，施捻转泻法；左水道、左归来、左外水道（左水道外开 1.5 寸）、左外归来（左归来外开 1.5 寸）均直刺 1.5 ~ 3 寸，施捻转泻法 1min，留针 20min，在留针期间，每隔 5min 运针 1 次。

9）癃闭：中极直刺 1.5 ~ 2 寸，施提插泻法，令胀感传至会阴；秩边直刺 2.5 ~ 3 寸，针尖方向透向水道，施提插泻法，令胀感达前阴。

10）小便淋漓：关元、气海直刺 1 ~ 1.5 寸，施呼吸之补法，而后置 1 寸艾炷于针柄上，施温针灸，每次 2 ~ 3 炷；太溪直刺 0.5 寸，施捻转补法 1min。

4. 疗程

（1）急性期（发病 1 周 ~ 2 周之内）：每日针刺 2 次，10 日为 1 个疗程，持续治疗 3 个疗程。

（2）恢复期（发病 2 周 ~ 6 个月）：每日针刺 2 次，10 日为 1 个疗程，持续治疗 3 ~ 9 个疗程。

（3）后遗症期（发病 6 个月以上）：每日针刺 2 次，10 日为 1 个疗程，持续治疗 6 ~ 12 个月。

【配方理论】

中风始见于《内经》所言的仆击、大厥、薄厥、偏枯、偏风、身偏不用、痱风等，描述了中风的病因与不同阶段的主要临床表现。但《内经》还没有形成完整的中风病的证治理论，对其病因、病机及症状尚无系统的论述。唐宋以后立论“内虚邪中”。晚清及近代医家，结合西医知识，进一步认识到中风病的发生主要在年老体衰，阴阳逆乱，直冲犯脑，中风病的致病机理、证治规律日臻完善。石学敏院士博采古训与现代医学知识融会贯通，总结多年临床与研究认为，中风乃

"上实"，即脑窍闭塞，其因皆为肝肾的亏虚，即"下虚"。脑为神府，神伤不能使气，加之风邪夹痰、火、气、血诸本逆乱，引发了"窍闭神匿"的病理机转，窍闭神匿，神不导气，中风乃发。据"窍闭神匿"病机，立"醒脑开窍"大法，在治疗上，开窍启闭，改善元神之府——大脑的生理功能为主，在取穴上以阴经腧穴为主，重在手法操作。古代医家多以"正气本虚，风阻经络"，拟"疏经活络，风取三阳"治疗中风，故行针施术多以"补法"为主。石氏基于"神窍匿闭"病机和"启闭开窍"针刺法的确立，行针施术以"泻法"为主，经反复实验，创立了针刺手法的四大要素，经多年临床验证疗效显著。

近年来经大量基础实验研究，证实醒脑开窍针刺法具有下述作用：①改善缺血性中风患者及实验性高黏滞血症动物的血液流变学，增加局部脑组织血流；②改善缺血性中风患者脑动脉血流动力学及微循环；③抑制脑缺血及再灌注造成的自由基损伤；④增加实验性小鼠脑组织血流，改善脑组织超微结构，减轻脑水肿等。醒脑开窍针刺法对动物和人体的重要脏器可能具有某种调整血氧供求关系的作用，或是改善了这些脏器，特别是脑的代谢状态。

【预后】

脑卒中预后与梗死或出血的位置、范围大小相关。梗死面积大、出血量多或病变位于脑干部位多预后差。针灸治疗脑卒中疗效显著，尤其对于神经功能的康复如肢体运动、语言、吞咽功能等有显著的治疗作用，能够明显提高患者的生存质量，降低致残率。

二、吞咽困难

吞咽困难是神经系统疾病中常见的合并症。表现为饮水呛咳，咽下困难，多伴有声音嘶哑，鼻音。该症为舌咽迷走神经损伤所致。根据易发生吞咽困难的常见神经系统疾病统计，脑卒中高达30%～45%，脑干卒中高达67%，颅脑外伤高达27%，脑瘫是40%，帕金森病是50%～70%，重症肌无力是15%～63%，灰质炎后综合征是18%。

导致吞咽困难的疾病很多，根据舌咽迷走神经损伤定位分为以下3方面。

（1）核上性损害，双侧上运动神经元（皮质脑干束）病损所造成病损，如假性延髓麻痹。

（2）核性和髓内的损害，包括血管病，运动神经元病，延髓空洞症，脱髓鞘疾病和恶性病等，延髓病变常伴脑干内相邻结构的损伤，构成了许多综合征。

（3）髓外损害，指舌咽迷走神经的周围神经部分损伤，常见颈静脉孔综合征、腮腺后部综合征，常见病因有腮腺肿瘤、淋巴肉瘤、后鼻腔肿瘤、淋巴腺肿大压迫和咽部脓肿等。

我们在此主要讨论由脑血管疾病引起的缺血性真性与假性延髓麻痹、进行性延髓麻痹所致的吞咽困难、声音嘶哑，由延髓空洞症、脱髓鞘疾病、周围神经损害和肿瘤术后所致的延髓麻痹针灸也有良好疗效。

（一）缺血性延髓麻痹

舌咽神经、迷走神经、副神经、舌下神经皆起源于延髓，总称延髓神经或后组脑神经。这些神经因各种病损发生麻痹，总称延髓神经麻痹或延髓麻痹，又称球麻痹。缺血性延髓麻痹是脑卒中重要的并发症之一，按病变部位不同分为真性延髓麻搏和假性延髓麻痹两类，下运动神经元性延髓麻痹称为真性延髓麻痹，系延髓的疑核、舌下神经核或其下运动神经元神经损害所致。为上运动神经元性延髓麻痹，系双侧大脑皮质及皮质脑干束损害所致。

该病属中医学"瘖痱"、"中风"、"类噎膈"等范畴。为各种病理因素导致的"窍闭神匿、神不导气、关窍痹阻"，发为该病。治疗上，西医学多采用被动的支持疗法，尚缺乏有效的治疗途径，而针灸治疗对该病具有显著疗效。石学敏院士在治疗缺血性延髓麻痹过程中，制订了"醒脑导气，通关利窍”之法，临床收到更为理想的疗效。

【临床表现与诊断】

1. 真性延髓麻痹 脑桥和延髓的单发性或多发性出血灶、梗死可损伤双侧的运动性脑神经核团，表现偏瘫或四肢瘫，吞咽及构音困难，由于出血或梗死部位不同，表现各种交叉性瘫痪及缄默症，形成许多综合征。

（1）延髓背外侧综合征：表现为舌咽迷走神经损害引起的吞咽困难，前庭神经核损害引起的眩晕、呕吐及眼球震颤，小脑下脚病变所致的同侧共济失调，交叉性感觉障碍及霍纳征，有时也会出现对侧的轻偏瘫。

（2）延髓后部综合征：表现为吞咽困难、软腭麻痹、咽部痛觉减退，同侧的舌肌、斜方肌、胸锁乳突肌瘫痪及萎缩，对侧的偏身病温觉减退或消失。

（3）橄榄后综合征：病变部位在橄榄后方的延髓外侧区，舌咽神经、迷走神经、副神经均由此处发出，脑干内又有脊丘束通过，所以该处病变出现对侧半身痛温觉的障碍及同侧第九至十一脑神经的损害症状。

根据临床表现、神经系统检查、颅脑 CT 或颅脑 MRI 可确诊。

2. 假性延髓麻痹

（1）临床表现：①饮水呛咳与吞咽障碍；②发声困难及构音障碍；③精神情感障碍（表情呆滞，反应迟钝或强哭强笑），排尿障碍、锥体束征（一侧或双侧肢体运动障碍）及锥体外系和小脑的症状。

（2）体格检查：咽反射存在或减弱，软腭反射消失，下颌反射存在，病理性脑干反射（吸吮反射、掌颌反射、仰头反射、角膜下颌反射）阳性。

颅脑 CT、MRI 可确诊。

【鉴别诊断】

具体内容见表 8-1-1。

表 8-1-1 延髓麻痹与假性延髓麻痹的鉴别

		延髓麻痹	假性延髓麻痹
病变部位		在延髓、双侧脑神经运动核或其纤维	双侧皮质或皮质脑干束
病史		多为首次发作	常有两次以上的脑卒中发作，并且在不同侧
生理性脑干反射	咽反射	消失	存在
	软腭反射	存在	早期即消失
	下颌反射	消失	存在
病理性脑干反射	吸吮反射		
	掌颌反射	阴性	阳性
	仰头反射		
角膜下颌反射			
舌肌		萎缩，肌纤维性震颤	无舌肌萎缩，亦无震颤
皮质功能		障碍不显	障碍明显，常有强哭强笑
排尿障碍		无	有，强制性尿失禁
预后		病情较重，多因呼吸，循环衰竭而死亡	除言语，进食障碍外，呼吸循环障碍轻

【针灸治疗】

1. 治则 醒脑开窍，通关利窍，疏理经筋。

2. 配方

(1) 经穴刺法

1) 假性延髓麻痹：内关、人中、三阴交、风池、翳风、完骨、金津、玉液。

2) 真性延髓麻痹：在上穴基础上加廉泉、咽部点刺。

(2) 经筋刺法：以面部瘫痪或痉挛肌群的经筋透刺和排刺为主。如太阳透地仓、承浆透地仓、颊车地仓互透、四白透地仓、颊肌、口轮匝肌、瘫痪肌群排刺及围刺。

3. 操作

(1) 经穴刺法：先刺内关（双），直刺1～1.5寸，施捻转提插泻法，施术1min，使针感向上传导。继刺人中，向鼻中隔斜刺0.5寸，施雀啄手法，以患者流泪或眼球湿润为度。三阴交（双），直刺1～1.5寸，施捻转提插补法，施术1min，使针感向上传导。风池、完骨向喉结方向震颤徐进针2～2.5寸，行小幅度高频率捻转补法，施术1min。翳风向咽喉方向缓缓进针2.5～3寸，手法同风池。金津、玉液点刺放血，或沿舌体水平刺向舌根，进针1～1.5寸，行捻转泻法0.5min。廉泉针刺向舌根部，进针2～2.5寸，施提插泻法1min，咽部点刺放血。

(2) 经筋刺法：以瘫痪或痉挛经筋透刺、排刺、围刺为主。太阳向下穿颧弓透向地仓，进针2.5～3寸，施捻转平补平泻手法1min；承浆透地仓或颊车透地仓或四白透地仓，进针1.5～2寸，施术同前；沿颊车至地仓、下关至迎香每间隔1寸刺入1针，以进入皮内为度（浅刺），施捻转平补平泻手法。以上针刺施术后留针20min。

4. 疗程 上下午各针1次，1个半月为1个治疗周期。

入院初期，患者完全不能进食时予以鼻饲，除患者合并肺炎、糖尿病、心脏病发作等特殊情况，适当进行对症处理外，一律运用针刺治疗，严格掌握进针深度、方向和施术手法的量学标准。

【配方理论】

石学敏院士认为，缺血性延髓麻痹是中风类疾病的一个相对独立的病候，表现为口、舌、咽喉等关窍痹阻所致的言语吞咽障碍。临床上，一方面表现为“神”的异常，如发音、语言不能、表情淡漠或呆滞、强哭强笑，一方面表现为关窍运动失调，如舌强口歪、咀嚼吞咽困难等。神情的表现和口舌咽喉等关窍的功能皆为脑神所主，是脑“生散动觉之气”的具体体现。如《灵枢·忧恚无言》云：“横骨者，神气所使，主发舌者也。”《类经》注“头者精明之府”时指出：“五脏六腑之精气，皆上升于头，以成七窍之用。”《内经》更明确提出：“脑散动觉之气，厥用在筋……余悉存顶内，导气于五官，或令之动，或令之觉。”明·李时珍曰：“脑者元神之府……人之中气不足，清阳不升，则头为之苦倾，九窍为之不利。”以上是以说明关窍失用为脑神之病。中风后，若脑窍蒙闭，神不导气于口舌咽喉等关窍，使之不能发挥正常言语吞咽功能，就可导致关窍痹阻而发为延髓麻痹，即瘖痱、中风、喉痹之症状。故该病的病理机制可概括为“窍闭神匿，神不导气，关窍痹阻”。治疗关键应施以醒脑开窍、通关利窍、疏理经筋之法。调神导气可调动机体内在的积极因素，使咽喉部诸症由病理状态向生理功能方面转换。在针刺治疗中突出“调神”是石学敏院士针灸学术思想的重要组成部分。

该病的发生与肾、肝、脾三脏密切相关，足之三阴经脉循行均经咽、喉、舌本、颃颡，补其三阴，可达滋补肝肾、健脾利湿之功，为治本之法；治其标则通关利窍，以标本兼顾。所以，取内关、人中调神导气，三阴交以滋补三阴，加之风池、翳风、金津、玉液、廉泉、咽后壁点刺具有利机关、息风通窍之作用，配以疏理经筋的刺法及疏通经络的肢体穴位，获得极佳疗效。

现代医学认为延髓麻痹的发生是由多种原因所致，但更多的是脑血管病的并发症，假性延髓麻痹多见于两次以上中风的双侧皮层延髓束受损，致使支配咽喉部肌群运动的疑核及支配舌肌的舌下运动神经核出现核上性损害；真性延髓麻痹常由小脑后下动脉闭塞所引起，现在证实也可由部分基底动脉或一侧椎动脉病变引起，导致舌咽神经、迷走神经和舌下神经的核性或核下性损害，出现以舌、咽喉为主的一组证候群。微循环障碍，血液流变学异常和椎-基底动脉硬化，脑供血不足是其发生的主要病理学基础。醒脑开窍法可有效地祛除这些病理因素，从而达到改善症状的效果。在临床中，对部分患者进行治疗前后经颅超声多普勒、血液流变性、微循环等各项指标的观察对比，结果表明：针刺风池穴可改善椎-基底动脉的血流供应、降低外周阻力、降低颈部软组织的紧张状态。同时针刺可改善微循环，降低血液黏、稠、聚状态，对增加脑组织血流起到良性调节作用。假性延髓麻痹的吞咽障碍在口腔咽期与构音障碍都是舌体运动不利所致，而真性延髓麻痹是在咽腔吞咽期，因咽缩肌麻痹不能舒缩所致，构音障碍是环甲肌运动不灵，使喉不能发音，因此在治疗假性延髓麻痹方案基础上加咽部点刺及廉泉刺激咽缩肌和环甲肌为最佳治疗方案。

【预后】

脑血管患者中，约有42%合并假性延髓麻痹，4%合并真性延髓麻痹。真性延髓麻痹几乎都属危重症，要靠鼻饲维持营养需求，常因继发严重的吸入性肺炎、呼吸衰竭或营养极度耗竭而死亡。针刺对假性延髓麻痹和真性延髓麻痹都有良好的临床疗效，假性延髓麻痹可完全恢复吞咽功能，部分真性延髓麻痹经治疗后也可达到恢复吞咽功能或部分依赖鼻饲。提高了脑血管病患者的生存质量。

（二）进行性延髓麻痹

进行性延髓麻痹为运动神经元疾病的一个类型，主要累及后组脑神经，病变侵及脑桥和延髓运动神经核，出现构音不清、饮水呛咳、吞咽困难等症。

延髓麻痹可为肌萎缩侧索硬化的症状之一，肌萎缩侧索硬化常见症状为肌肉无力、萎缩和锥体束损害征，延髓麻痹一般发生在该病的晚期，在少数病例可为首发症状。该病目前西医学尚缺乏有效的治疗途径，多采用被动的支持疗法，而针灸治疗对该病具有一定疗效。石学敏院士在治疗进行性延髓麻痹过程中，注重“窍闭神匿、神不导气、关窍痹阻”的基本病机，使用“醒脑开窍”针法，严格掌握手法量学标准，临床收到一定的疗效。

【临床表现与诊断】

(1) 患者多于中年以后发病，最初症状为发音含糊，逐渐出现腭、咽、喉及咀嚼肌萎缩和无力，饮水呛咳、流涎、吞咽困难、声音嘶哑、鼻音重和构音障碍等，面肌中口轮匝肌受累最明显。检查可见软腭抬举无力、咽反射消失、舌肌明显萎缩、舌肌束震颤如蚯蚓蠕动、伸舌无力和下颌反射亢进等。

(2) 后期双侧皮质延髓束同时受损，可见咽反射异常亢进、下颌反射、掌颏反射及噘嘴反射亢进，假性延髓麻痹样情绪反应，表现为情感脆弱及不适当情绪发作，如强哭强笑，真性可与假性延髓麻痹并存。

(3) 该病通常进展迅速，患者由于吞咽困难和饮水不能而预后不良，多在1～3年内死于呼吸肌麻痹和继发肺部感染。

根据中年发病、临床表现、体征及疾病进展多可确诊。

【鉴别诊断】

继发性延髓麻痹的常见疾病鉴别如下所述。

(1) 延髓空洞症：此病伴发的延髓麻痹发生晚，病程长，空洞及症状多是一侧性，由于延髓空洞向上扩展不超过脑桥下界，所以颜面表情肌、咀嚼肌并不受累，并且三叉神经分布区呈现痛、温觉丧失而触觉存在的感觉分离现象，痛温觉障碍呈核性分布（剥洋葱皮样），同时常有眩晕和旋转性眼震。

（2）重症肌无力：该病由神经肌肉接合部的病变引起。它也容易侵犯口周围肌、咽肌、喉肌等，而出现言语、发声、咀嚼、吞咽、饮食返呛等延髓性麻痹症状，同时延髓性麻痹出现前，较早存在上睑下垂、眼球运动障碍、复视等症状。因其本质是肌肉病。临床上有病态疲劳的特点，即清晨症状轻微，午后症状加重，并且应用乙酰胆碱类药物症状可立即改善。

（3）多发性硬化症：本病系广泛的脱髓鞘病变引起，在本病发病过程中，侵犯延髓神经呈现慢性进行性延髓性麻痹的症状，但很少单独出现，在此之前该病最常侵犯三叉神经、面神经和位听神经，而出现相应症状。当脱髓鞘病变侵犯大脑皮质、皮质下时，可相应出现假性延髓麻痹症状，故可根据延髓麻痹与假性延髓麻痹诊断依据，进行鉴别诊断。

（4）脑干肿瘤：中脑肿瘤时最先受累的往往是动眼神经、滑车神经、外展神经和面神经。脑桥延髓部肿瘤多侵犯双侧后组脑神经的运动核团及面神经、三叉神经运动核团，呈现出慢性进行性延髓麻痹综合征。然而随肿瘤的进展，会出现颅内压增高的症状，同时脑干肿瘤还出现锥体束、感觉性上行传导束及小脑体征，可资鉴别。

（5）脑干型脑炎：发病急，病前可有发热、感冒等症状，早期常表现双侧脑神经麻痹，因病灶可发生在中脑、脑桥或延髓的不同平面，因而表现不同类型的交叉性麻痹。常见面肌麻痹、眼球内斜、吞咽及语言困难、复视、嗜睡，甚者影响呼吸，锥体束征较轻，少数患者有抽搐、脑脊液可有淋巴细胞增多、蛋白质略增。本病多见于儿童或青少年。

（6）急性脊髓前角灰质炎：本病可引起急性延髓性麻痹，但伴有肢体运动障碍，感觉障碍。脑脊液中的白细胞增加，以淋巴细胞为主，出现细胞多而蛋白轻度增加或正常的所谓“细胞-蛋白分离”现象。Landry 麻痹型，即是此症一种。

（7）急性感染性多发性神经根神经炎：以格林-巴利综合征最常见，此型常伴有延髓、脑桥部脑神经的麻痹，出现急性延髓性麻痹的症状，延髓性麻痹在四肢瘫痪之前或之后出现，或同时出现。另外，脑脊液检查呈现细胞-蛋白分离，可资鉴别。

（8）周围神经病变：最常见的病因是颅底的病变，如脑膜瘤、软骨瘤、神经纤维瘤、转移瘤、颈静脉瘤等；炎性疾病有颅底蛛网膜炎、颅底骨炎、结核或梅毒等；血管性病变多为颈静脉炎、动脉瘤等；另外外伤、扁平颅底也可累及后组脑神经。

（9）枕大孔区畸形：为枕大孔区的先天畸形，它包括颅底凹陷、环枕融合、扁平颅底、慢性小脑扁桃体延髓下疝和环枕、环抠畸形。它们有五个方面的症状和体征：①颈短、斜颈、颈部痛和颈部活动障碍。②后组脑神经的症状，主要为舌咽神经和迷走神经受累，症状和体征都为双侧。③锥体束受累，表现为肢体活动不灵、一般没有明显的瘫痪，腱反射亢进，病理反射阳性。④小脑受累，表现为眼球震颤和两下肢的共济失调。⑤传导束型的深浅感觉障碍。本病的诊断要靠 X 线的影像作依据。

【针灸治疗】

1. 治则 醒脑开窍，通关利窍，疏理经筋。

2. 配方

（1）经穴刺法：内关、人中、三阴交、风池、翳风、完骨、廉泉、咽部点刺、金津、玉液。

（2）经筋刺法：以口轮匝肌、眼肌、颊肌的经筋透刺和排刺为主。如太阳透地仓、承浆透地仓、颊车地仓互透、四白透地仓，颊肌、口轮匝肌、眼肌排刺及围刺。

3. 操作

（1）经穴刺法：先刺内关（双），直刺 1～1.5 寸，施捻转提插泻法，施术 1min，使针感向上传导。继刺人中，向鼻中隔斜入 0.5 寸，施雀啄手法，以患者流泪或眼球湿润为度。三阴交（双），直刺 1～1.5 寸，施捻转提插补法，施术 1min，使针感向上传导。风池、完骨向喉结方向震颤徐进针 2～2.5 寸，行小幅度高频率捻转补法，施术 1min。翳风向咽喉方向缓缓进针 2.5～3

寸，手法同风池。金津、玉液点刺放血，或沿舌体水平刺向舌根，进针 1 ~ 1.5 寸，行捻转泻法 0.5min。廉泉针刺向舌根部，进针 2 ~ 2.5 寸，施提插泻法 1min，咽部点刺放血。

（2）经筋刺法：以颊肌、口轮匝肌、眼肌经筋透刺、排刺、围刺为主。太阳向下穿颧弓透向地仓，进针 2.5 ~ 3 寸，施捻转平补平泻手法 1min；承浆透地仓或颊车透地仓或四白透地仓，进针 1.5 ~ 2 寸，施术同前；沿颊车至地仓、下关至迎香每间隔 1 寸刺入 1 针，以进入皮内为度（浅刺），施捻转平补平泻手法，总计施术 2min。以上针刺施术后留针 20min。

4. 疗程　上下午各针 1 次，1 个半月为 1 个治疗周期。

入院初期，患者完全不能进食时予以鼻饲，除患者合并肺炎、糖尿病、心脏病发作等特殊情况，适当进行对症处理外，一律运用针刺治疗，严格掌握进针深度、方向和施术手法的量学标准。

【配方理论】

进行性延髓麻痹主要累及后组脑神经，病变侵及脑桥和延髓运动神经核，出现构音不清、饮水呛咳、吞咽困难等症，后期伴有强哭强笑，呈典型的真假延髓性麻痹并存。肌萎缩侧索硬化常见症状为肌肉无力、萎缩和锥体束损害征，延髓麻痹一般发生在该病的晚期，在少数病例可为首发症状。

石学敏院士认为，进行性延髓麻痹及肌萎缩侧索硬化出现延髓麻痹，表现为口、舌、咽喉等关窍痹阻所致言语吞咽障碍。临床上，一方面表现为“神”的异常，如发音，语言不能，表情淡漠或呆滞，强哭强笑，一方面表现为关窍运动失调，咀嚼吞咽困难等。神情的表现和口舌咽喉等关窍的功能皆为脑神所主，是脑“生散动觉之气”的具体体现。关窍失用为脑神之病。治疗关键应施以醒脑开窍、通关利窍、疏理经筋之法。

“醒脑开窍”针法以脑府立论，立足于中医整体观念，强调“神”的作用，“神不导气是百病始生”，故在《灵枢经》中早有“粗守形，上守神”的学术思想。调神导气可调动机体内在的积极因素，激发脑功能，使患者脑神为制，只有脑神为制，才能保持五脏六腑及脑腑本身的水火相济、阴平阳秘、功能正常。患者气复神使，气血调和，咽喉部诸症由病理状态向生理功能方面转换。在针刺治疗中突出“调神”是石学敏院士针灸学术思想的重要组成部分。

该病的发生与肾、肝、脾三脏密切相关，足之三阴经脉循行均经咽、喉、舌本、颃颡，补其三阴，可达滋补肝肾、健脾利湿之功，为治本之法；治其标则通关利窍，以标本兼顾。所以，取内关、人中调神导气，三阴交以滋补三阴；加之风池、翳风、完骨可改善椎-基底动脉的血流供应、降低外周阻力、降低颈部软组织的紧张状态，从而改善脑干延髓的血液循环，恢复脑干的传导和反射功能；廉泉、金津、玉液、咽部点刺具有利机关、息风通窍之作用，刺激咽缩肌和环甲肌改善吞咽和发音障碍，配以口轮匝肌、眼肌、颊肌的经筋透刺和排刺，疏理经筋。

【预后】

该病病情进展较快，多在 1 ~ 2 年内因呼吸肌麻痹或肺部感染而死亡。针刺可一定程度上改善吞咽功能，减轻症状。

三、头　痛

头痛是临床常见症状之一。根据国际头痛协会（International Headache Society，IHS）的“头痛疾患的国际分类”（the international classification of headache disorders 2rd edition，ICHD-2），头痛主要分成三类：①原发性头痛：包括偏头痛、紧张性头痛、丛集性头痛和其他三叉自主神经性头痛、其他原发性头痛；②继发性头痛：包括缘于头颈部外伤的头痛，缘于头颈部血管病变的头痛，缘于非血管性颅内疾病的头痛，缘于某一物质或某一物质戒断的头痛，缘于感染的头痛，缘于代谢障碍的头痛，缘于头颅、颈、眼、耳、鼻、鼻窦、牙、口或其他头面部结构病变的头面痛，缘于精神疾病的头痛；③三颅神经痛、中枢和原发性颜面痛及其他头痛。本节重点讨论原发性头痛的偏头痛、紧张型头痛和继发性头痛的高颅压性疼痛。

头部的痛敏结构包括：①头皮、皮下组织、帽状腱膜和骨膜；②头颈部的血管和肌肉；③颅底动脉及其分支、硬脑膜动脉、颅内大静脉窦及其主要分支；④三叉神经、舌咽神经、迷走神经及其神经节和颈2～3神经。如果头部的痛敏结构受到刺激、压迫、牵张或高级神经活动障碍都可引起疼痛；头颈部肌肉持续性收缩，颅内外动脉扩张、收缩或移位，脑神经和颈神经受压、损伤或化学刺激等也可引起头痛。

中医学认为，头为诸阳之会，清阳之府；督脉，手三阳经、足三阳经和足厥阴肝经均循行于头面。因此，各种外感和内伤因素导致头部经络功能失常、气血失调致脉络不通或脑窍失养等，均可导致头痛。石学敏院士采用针刺及刺络疗法治疗该病，疗效显著。

（一）偏头痛

偏头痛是一种反复发作的神经血管性头痛，多在单侧，每次发作性质与过程相似，间歇期正常。可伴发恶心、呕吐、视觉改变及对光和声音的过度敏感等症状。它分为两大类型：偏头痛伴有先兆和偏头痛不伴先兆。

【临床表现与诊断】

最常见的为无先兆偏头痛和有先兆偏头痛（表8-1-2，表8-1-3）。

表8-1-2　无先兆偏头痛的诊断标准

A. 符合下述B～D项，发作至少5次以上
B. 如果不治疗，每次发作持续4～72小时
C. 具有以下特征，至少2项：①单侧性；②搏动性；③中或重度疼痛；④日常活动（如走路或爬楼梯）会加重头痛或头痛时避免此类活动
D. 头痛过程中至少伴随下列一项：①恶心和（或）呕吐；②畏光和畏声
E. 不能归因于其他疾病

表8-1-3　典型先兆性偏头痛的诊断标准

A. 至少有符合标准B～D的2次发作
B. 先兆至少有下列的一种表现、没有运动无力症状：①完全可逆的视觉症状，包括阳性症状（如闪烁的光、点、线、）及（或）阴性症状（视觉丧失）。②完全可逆的感觉症状，包括阳性症状（如针刺感）及（或）阴性症状（麻木感）。③完全可逆的语言功能障碍
C. 至少满足下列的两项：①向视觉症状及（或）单侧感觉症状。②至少一个先兆症状逐渐发展的过程≥5min，和（或）不同先兆症状接连发生，过程≥5min。③每个症状持续5～60min
D. 在先兆症状同时或在先兆发生后60min内出现头痛，头痛符合无先兆偏头痛诊断标准B～D项
E. 不能归因于其他疾病

【鉴别诊断】

偏头痛需与丛集性头痛及原发性三叉神经痛相鉴别。

(1) 丛集性头痛：壮年及中年男性多见，呈跳痛、烧灼痛，发作持续时间为0.5～1小时，常伴有流泪、鼻塞、流涕、脸红。无扳机点，麦角胺可有效。

(2) 原发性三叉神经痛：40岁以上的女性多见，呈电击样、火烙样痛，发作持续时间为数十秒至数分钟，常伴有面肌抽搐、流泪。有扳机点，苯妥英钠有效。

【针灸治疗】

1. 治则 疏解少阳、活血化瘀。

2. 配方 风池、完骨、太阳、头维透率谷、中封、阳辅。

3. 操作 风池、完骨进针1~1.5寸，施小幅度高频率捻转补法，每穴施手法1min。太阳用三棱针点刺3~5点，速用闪火拔罐法，令出血3~5ml，留罐5min。头维透率谷施捻转泻法1min。中封进针0.5~1寸，阳辅进针1寸，均施捻转泻法1min。

4. 疗程 每日治疗1次，10日为1个疗程。

【配方理论】

偏头痛中医学称为“偏头风”，《素问·风论篇》有“脑风”、“首风”之称。头侧部为少阳经脉循行所过，其发病多因风邪侵袭少阳，少阳枢机不利，或肝郁化火循胆经上扰，经络痹阻，日久瘀血阻络而发头痛。根据“经脉所过，主治所及”的道理，以取少阳、阳明经穴为主，通络止痛。方中风池穴系足少阳胆经与阳维脉之交会穴，完骨为足少阳胆经穴，两穴合用，具有通经活络、清头开窍调和气血之功效。头维为足阳明及足少阳的交会穴，有升清降浊之功。中封、阳辅分别为肝经、胆经之穴，为清利肝胆经之对穴。运用该法治以疏调少阳、活血化瘀、通络止痛，局部及远端取穴相结合，局部取穴清利头目，远端取穴清泻肝胆之热，加之针后太阳穴刺络拔罐，令血出邪尽而奏奇效。

【预后】

偏头痛病程较长，易反复发作，一般预后良好。针刺独立治疗该病起效迅速，并可明显降低偏头痛的发作频率和发作程度。

（二）紧张性头痛

紧张性头痛又称肌收缩性头痛，是慢性头痛中最常见的一种。是或全头部紧缩性或压迫性头痛。主要是由于精神因素或由于职业的特殊头位引起头颈部肌肉持久性收缩及继发血管扩张所致。其特点为双侧枕部或全头持续紧缩性或压迫性疼痛，由于其发病常有明显的精神因素，则拟定理气调神之针法。

【临床表现与诊断】

具体内容如表8-1-4，表8-1-5所示。

表8-1-4 发作性紧张性头痛诊断标准

A.	至少有符合标准B~D的10次发作。具体分型根据此类头痛的发作频率而区分。偶发性紧张型头痛：平均每月头痛发作不到1日（每年头痛<12日）；频发性紧张型头痛：至少3个月每月头痛发作1~14日（每年头痛≥12日，<180日）
B.	每次头痛持续30min~7日
C.	至少有下列中的两项头痛特征：①双侧性；②压迫/紧缩（非搏动）性；③轻中度；④不会因走路、爬楼等日常体力活动而加重
D.	符合下列两项：①无恶心和呕吐（可有厌食症状）；②无畏光和畏声，或仅有其中之一
E.	不能归因于其他疾病

表 8-1-5　慢性紧张型头痛诊断标准

A.	头痛符合标准 B～D，且至少 3 个月平均每月头痛超过 15 日（每年头痛≥180 日）
B.	头痛持续数小时或持续不断
C.	至少有下列中的两项头痛特征：①双侧性；②压迫/紧缩（非搏动）性；③轻中度；④不会因走路爬楼等日常体力活动而加重
D.	符合下列两项：①无畏光、畏声及轻度恶心症状，或仅有其中之一；②无中重度恶心、无呕吐
E.	不能归因于其他疾病

【鉴别诊断】

（1）偏头痛：头痛的特点常伴恶心呕吐，活动后疼痛加剧。

（2）枕神经痛：疼痛部位主要在枕部及颈部，其疼痛程度与精神因素关系不密切，枕神经出口处有压痛。

（3）颈性头痛：疼痛最常表现在颈后及枕后，常有一侧或双侧肩部及上肢麻刺感和疼痛。X 线显示颈椎骨质增生或椎间盘变性。

【针灸治疗】

1. 治则　调神理气、通络止痛。

2. 配方　内关、人中、合谷、太冲、百会、四神聪、风池、完骨、天柱。

3. 操作　内关进针 1 寸，提插捻转泻法 1min，人中刺向鼻中隔，雀啄泻法至眼球湿润或流泪。合谷、太冲直刺进针 0.5～1 寸，捻转泻法 1min。百会、四神聪斜刺 0.2 寸，小幅度高频率捻转补法 1min。风池、完骨、天柱直刺 0.5～1 寸，小幅度高频率捻转补法每穴 1min。

4. 疗程　每日治疗 2 次，15 次为 1 个疗程，需治疗 2 个疗程。

【配方理论】

头痛在祖国医学中亦有“真头痛”、“脑痛”之称。中医认为头为诸阳之会，脑为清灵之府，五脏六腑之精血皆上注于此。故七情六欲，劳倦内伤或久病不复等皆可导致气血逆乱，升降失常，清阳不达，脑络受阻而发生头痛。正如《类证治裁》一书所说：“头为天象，诸阳经会焉，若六气外侵，精华内痹，郁与于空窍，清阳不运，其痛乃作。”该病多因情志因素而诱发，故拟调神理气、通络止痛之法，重用内关、人中理气调神，“调其神，令气易行”能受“以意通经”而镇痛之效。合谷、太冲开四关，“四关主治五脏”，二穴相处具有调和阴阳、清心醒脑的作用。百会、四神聪可安神定志。风池、完骨、天柱可补益脑髓，清利头目，具有改善脑组织供血的作用。

【预后】

紧张性头痛是最常见的慢性头痛，预后一般良好。针刺可明显缓解疼痛、消除颅周肌肉紧张、减少发作次数。

（三）高颅压性头痛

颅内压增高所产生的头痛主要由于颅内痛敏结构尤其是血管受刺激、牵引或移位所致，而不是由于颅内压增高本身所造成。由于其疼痛的性质多属胀痛、搏动性痛。针灸对于缓解颅内压增高而致头痛有一定的疗效。

【临床表现与诊断】

1. 临床表现

（1）头痛呈持续性进行性加重，以前额部为著。急性颅内压增高往往引起剧烈头痛，慢性颅内压增高则因患者有代偿性头痛较轻。清晨起床时头痛明显，起床后减轻，可在夜间痛醒，高颅压头痛多属弥漫性、深在性，呈胀痛、搏动痛、钻痛、牵拉痛。

（2）增加颅内压的动作，如咳嗽、喷嚏、用力排便等均可使头痛加重。患者多合并呕吐和视盘水肿。

2. 诊断　根据临床表现、腰椎穿刺结果，可明确高颅压的存在及其程度。明显视盘水肿和意识障碍的患者不能进行腰穿检查或须非常谨慎。

【鉴别诊断】

（1）低颅压头痛：头痛在枕部及颈部，有时位于前额或全头。呈胀痛、钻痛、叩痛、牵扯痛、炸裂痛、搏动性痛，站立时头痛最剧，卧床时头痛减轻或消失，饮水后头痛也可减轻。引起颅内压变化的动作如咳嗽、打喷嚏、摇头、用力等可使头痛加重。

（2）慢性硬膜下血肿：头痛常在脑外伤后3周逐渐出现，但也有迟至数年后才出现者。初期头痛较轻，有波动性，以后进行性加重。头痛位于单侧或全头。可伴呕吐、眩晕、嗜睡、呆滞，部分患者出现失语、癫痫发作、瘫痪、昏迷。CT检查可证实。

【针灸治疗】

1. 治则　醒神开窍、滋阴潜阳、通络止痛。

2. 配方　印堂、上星透百会、太阳、风池、完骨、三阴交、合谷、太冲。

3. 操作　印堂斜刺，进针0.2寸，雀啄泻法。上星透向百会，平刺进针3寸，平补平泻。太阳进针0.5寸，捻转泻法1min。风池、完骨进针1寸，捻转补法，每穴1min。三阴交直刺1寸，捻转补法1min。合谷、太冲进针1寸，捻转泻法，每穴1min。

4. 疗程　每日治疗2次，3日为1个疗程。

【配方理论】

《素问·五脏生成》篇指出："是以头痛巅疾，下虚上实。"肝阳上亢之头痛则多是由于肝肾阴虚，阴不敛阳，肝阳上亢，风阳上扰清窍，而发头痛。治疗上则采用醒神开窍、滋阴潜阳、通络止痛之法。方中印堂、上星透百会具有醒脑安神定志，与太阳穴相处可清利头目。三阴交为足三阴经的会穴，施捻转补法，以滋补肝肾。合谷、太冲开四关，具有调和阴阳、息风通络之效。风池、完骨均为胆经穴，有清泻肝胆郁热之功效。

【预后】

该病预后与原发病相关。针刺可辅助减轻头痛症状。

四、眩　　晕

眩晕指自身或环境的旋转、摆动感，是一种运动幻觉。根据疾病发生的部位，可分为耳源性（周围前庭病变）、中枢性（各种位于脑干、小脑和颅颈交界区的病变）、心理疾病（主要是广场恐怖、焦虑、抑郁）相关性、全身性疾病相关性和原因不明性。中医称为"头眩"、"掉眩"、"冒眩"、"风眩"等。

（一）后循环缺血

后循环又称椎-基底动脉系统，由椎动脉、基底动脉和大脑后动脉组成，主要供血给脑干、小脑、背侧丘脑、枕叶、部分颞叶及上段脊髓。后循环缺血是常见的缺血性脑血管病，临床表现多种多样，主要表现是内耳、脑干、小脑、间脑、枕叶、颞叶等组织的功能缺损。其发病主要有以下几方面原因，动脉粥样硬化、椎动脉受机械性压迫、椎动脉的舒缩功能发生障碍、椎-基底动脉畸形或发育异常、锁骨下动脉盗血综合征、动脉内膜炎等。中医学认为头晕多是由于肝阳上亢、痰浊中阻、肝肾阴虚所致。石学敏院士取风池、完骨、天柱穴为主治疗该病，经临床及实验证实疗效显著。

【临床表现】

1. 主要临床表现 后循环缺血的常见症状：头晕/眩晕、肢体/头面部麻木、肢体无力、头痛、呕吐、复视、短暂意识丧失、视觉障碍、行走不稳或跌倒。单纯的头晕/眩晕很少由后循环缺血所致。

2. 常见体征 眼球运动障碍、肢体瘫痪、感觉异常、步态/肢体共济失调、构音/吞咽障碍、视野缺损、声嘶、Homer综合征等。出现一侧脑神经损害和另一侧运动感觉损害的交叉表现是后循环缺血的特征表现。

3. 诊断 根据临床表现、体征及颅脑MRI可确诊。

【鉴别诊断】

(1) 梅尼埃病：急性发作性、旋转性、重度眩晕，有水平眼颤，发作性感音性耳聋、耳鸣，无神经系统病证。

(2) 良性发作性位置性眩晕：位置性、发作性、中度眩晕，周围型位置性眼颤，少有耳聋、耳鸣，无神经系统病证。

(3) 前庭神经元炎：急性发作性中至重度眩晕，多数有水平性眼颤，无耳聋、耳鸣，无神经系统病证。

【针灸治疗】

1. 治则 醒脑开窍、滋补肝肾、补益脑髓。

2. 配方 内关、人中、三阴交、风池、完骨、天柱。

3. 操作 内关直刺1寸，提插捻转泻法。人中刺向鼻中隔，雀啄泻法。三阴交直刺1寸，捻转补法1min。风池、完骨、天柱直刺1寸，小幅度高频率捻转补法各1min。

4. 疗程 每日治疗2次，10次为1个疗程，需治2个疗程。

【配方理论】

后循环缺血所致的眩晕，中医责之为肝肾亏虚，髓海不足，脑失所养。《灵枢·海论》篇曰："脑为髓之海"，"髓海有余，则轻劲多力，自过其度；髓海不足，则脑转耳鸣，胫痠眩冒，目无所见，懈怠安卧"。《景岳全书·眩运》篇指出："眩运一证，虚者居其八九，而兼火、兼痰者不过十中一二耳。"强调了"无虚不作眩"，在治疗上认为"当以治虚为主"。石学敏院士取内关、人中起醒神开窍的作用，可"调其神，令气易行"。风池、完骨、天柱三穴和用，具有补益脑髓的作用。采用小幅度高频率捻转补法，每穴施术1min，经彩色超声多普勒仪测定，针刺能有效地改善椎-基底动脉系统血流量，增加脑的灌注量。三阴交具有滋补肝肾的作用。

【预后】

后循环缺血预后与缺血位置、面积等相关。针刺能显著改善后循环缺血所致眩晕症状。

(二) 梅尼埃病

梅尼埃病是一原因不明的、以膜迷路积水为主要病理特征的内耳病。临床表现为反复发作性眩晕，波动性、进行性感音神经性聋，耳鸣，可有耳内胀满感；一般单耳发病，随着病程延长，双耳均可受累。该病确切病因未明，一般认为其发病与内淋巴吸收障碍、免疫反应、自主神经功能紊乱、内淋巴生成过多、病灶及病毒感染、内分泌障碍等引起的膜迷路积水相关。该病属于中医"耳眩晕"范畴。中医认为该病有虚实之分，风邪外袭、痰浊中阻、肝阳上扰、寒水上泛，扰乱清空或髓海不足、上气不足，清窍失养，均可发病。

【临床表现和诊断】

1. 临床表现 该病多见于50岁以下的中、青年，儿童亦可发病，男女发病率无明显差异。多数仅累及一耳，两耳相继发病者占10% ~20%。其临床表现如下所述。

（1）眩晕：典型者为突然发作的旋转性眩晕。患者睁眼时感周围物体绕自身水平旋转，或向前、向后翻滚。闭目时症状可减轻。常伴恶心、呕吐、面色苍白、出冷汗、血压下降等自主神经反射症状。头部的任何运动都可以使眩晕加重。患者意识始终清楚，个别患者即使突然摔倒，也保持着清醒状态。眩晕持续时间多为数10min或数小时，最长者不超过24小时。眩晕发作后可转入间歇期，症状消失，间歇期长短因人而异，数日到数年不等。眩晕可反复发作，同一患者每次发作的持续时间和严重程度不尽相同，不同患者之间亦不相同。且眩晕发作次数越多，每次发作持续时间越长，间歇期越短。

（2）耳聋：早期多为低频（125～500Hz）下降的感音神经性聋，可为波动性，发作期听力下降，而间歇期可部分或完全恢复。随着病情发展，听力损失可逐渐加重，逐渐出现高频（2～8kHz）听力下降。该病还可出现一种特殊的听力改变现象：复听现象，即患耳与健耳对同一纯音可听成两个不同的音调和音色的声音。或诉听声时带有尾音。

（3）耳鸣：耳鸣可能是该病最早的症状，初期可表现为持续性的低调吹风样，晚期可出现多种音调的嘈杂声，如铃声、蝉鸣声、风吹声等。耳鸣可在眩晕发作前突然出现或加重。间歇期耳鸣消失，久病患者耳鸣可持续存在。少数患者可有双侧耳鸣。

（4）耳闷胀感：眩晕发作期，患耳可出现耳内胀满感、压迫感、沉重感。少数患者诉患耳轻度疼痛，耳痒感。

2. 诊断

（1）梅尼埃病的诊断依据

1）发作时间大于20 min/次，至少发作2次以上；常伴自主神经功能紊乱、平衡障碍，但无意识障碍。

2）波动性听力损失，早期多为低频听力损失，随病情进展听力损失逐渐加重。可出现听觉重振现象。

3）伴有耳鸣、耳内胀满感。

4）排除其他疾病引起的眩晕，如良性阵发性位置性眩晕，突发性聋，椎-基底动脉供血不足和颅内占位性病变等。

（2）梅尼埃病的可疑诊断

1）仅有1次晕眩发作，纯音测听为感音神经性听力损失，伴有耳鸣、耳内胀满感。

2）发作时间大于20 min/次，至少发作2次以上，但听力正常，不伴耳鸣和耳内胀满感。

3）波动性低频感音神经性听力损失，可出现重振现象，无明显眩晕发作。符合以上任何一条者即为可疑诊断，

对于可疑诊断者根据条件可进一步行甘油试验、耳蜗电图、耳声发射及前庭功能检查。

【鉴别诊断】

（1）迷路炎：有化脓性中耳炎存在。

（2）耳药物性中毒：有使用链霉素或庆大霉素等耳毒性药物史，耳药物中毒多累及双耳，眩晕少呈旋转性，且无反复发作的特点。前庭功能多双侧或一侧显著减退或消失。

（3）前庭神经元炎：多于上呼吸道病毒感染后发病，可能是前庭神经元遭受病毒感染所致。临床上以突发性眩晕和自发性眼震伴恶心、呕吐为特征，无耳鸣和耳聋。眩晕持续时间较长。眩晕多为摇摆不稳感，亦可呈旋转性，有自然缓解倾向。前庭功能检查明显减退，愈后极少复发。

（4）听神经瘤：眩晕较轻，为逐渐发生，少有旋转性，常于起病时患侧听力下降及耳鸣，逐渐发展为重度感音神经性聋，但亦有出现突发性耳聋者。患侧前庭功能减退或消失。病程进展中可出现三叉神经或面神经功能障碍。岩部X线摄片及CT扫描可见内听道扩大及肿物。脑脊液中蛋白含量多有增加。

（5）位置性眩晕：眩晕发作与特定头位有关，无耳鸣、耳聋，可同时出现位置性眼震。位置性眼震可分为中枢性及周围性两型。检查时，周围性位置性眼震表现有潜伏期，多属水平旋转性，在短时间内经过几次位置性检查，眼震方向不变，但很快消失或减轻，即属疲劳性。周围性中有一种预后良好而能自愈者，称良性阵发性位置性眩晕，其病因不明，有认为可能是前庭终末器病变，耳石脱落沉积于后半规管壶腹嵴上，由于重力牵引，在特定头位上可诱发眩晕及眼震。中枢性的特点是在特定头位时眼震立刻出现，无眼震潜伏期，反复试验反复出现眼震而无疲劳现象，眼震可为垂直性，方向可改变。

（6）突发性聋：是一种原因不明突然发生、以听力突然减退或丧失为主要表现的感音神经性聋。多伴耳鸣，有的可有眩晕、恶心、呕吐，但不反复发作。部分患者听力可自行恢复或部分恢复。

（7）椎-基底动脉供血不足：多为椎动脉受压所致，如颈椎骨质增生，或因支配椎动脉的交感神经丛受刺激引起动脉痉挛性缺血。临床表现为在转头或仰头、低头或体位改变时。突发短暂眩晕，多为旋转感或摇摆不稳感，可先有视物模糊、复视或黑矇，有时出现自发性眼震、耳鸣、耳聋、且多可出现位置性眼震，X 线颈椎摄片常有骨质改变。

（8）心、血管疾病：高血压、低血压、心脏病、动脉硬化等均可引起眩晕，但均伴有原发病的临床表现。

（9）小脑后下动脉血栓形成：或称延髓背外侧症候群，眩晕较重，同侧软腭、咽肌、喉肌麻痹、咽下困难及语言困难等。

（10）Hunt 综合征：常伴有轻度眩晕、耳鸣及听力障碍，并有剧烈耳痛。耳部皮肤带状疱疹和面瘫有助于鉴别。

【针灸治疗】

1. 治则 疏通经络、安神止晕。

2. 配方

（1）经穴刺法

1）主穴：百会、四神聪、头维、风府、神门、内关。

2）配穴：风邪外袭者，配合谷、外关；肝阳上亢者加行间、太溪；痰湿中阻者加丰隆、中脘；气血两虚者加气海、脾俞；寒水上泛者，配肾俞、命门；肾精亏虚者加悬钟、三阴交；上气不足者，配足三里、膻腧、气海。

（2）耳针疗法：肾、肝、脾、内耳、神门、皮质下、交感。

（3）头针疗法：双侧晕听区。

3. 操作

（1）经穴刺法：百会横刺 0.5～1 寸，四神聪、头维平刺 0.5～0.8 寸，风府向下斜刺 0.5～1 寸，神门直刺 0.3～0.5 寸，内关直刺 0.5～1 寸。百会和四神聪实证者用泻法，虚证者用补法。余穴以毫针泻法为主。

（2）耳针疗法：一手固定患者的耳郭，另一手持镊子由上而下，寻找压痛点，压痛最明显处即为耳穴治疗点。用医用胶布将王不留行籽贴于耳穴上，以贴压处感到胀而略感沉重刺痛为度。嘱患者采用点压法，即用指尖一压一松，间断地按压，每小时一次，每次每穴点压 5～10 下，24 小时后摘除。

（3）头针疗法：平刺 1～1.5 寸。

4. 疗程

（1）经穴刺法：留针 20min，每日 1 次，12 次为 1 个疗程。

（2）耳针疗法：每次贴 24 小时，双耳轮换贴压。12 次为 1 个疗程。

（3）头针疗法：留针20min，每日1次，12次为1个疗程。

【配方理论】

梅尼埃病属于中医“眩晕”范畴，眩晕病位在脑，脑为髓之海，故治疗以局部取穴为主，活血通络，安神止晕。《针灸大成》云：“百会主……目眩。”百会在巅之正中，别名三阳五会，属督脉，可振复阳气，补脑益髓，升清降浊，为治疗眩晕之要穴。百会和四神聪实证者用泻法，清利脑窍而定眩，虚证者用补法，提升气血；头维、风府疏调头部气血；神门安神止晕；内关宽胸理气，和中化痰止呕。耳针疗法补益肝脾肾三脏，同时内耳、神门、皮质下、交感调节自主神经功能，安神定志。头针疗法直接刺激晕听区，调节神经，改善眩晕症状。

【预后】

该病易复发，预后较好。针灸治疗起效迅速，能及时缓解症状，防止听力损伤。

（三）颈性眩晕

颈性眩晕也称椎动脉压迫综合征。其发病原因可能有以下几个方面：颈椎骨质增生、颈肌及颈部软组织的病变等引起颈动脉受压而发生缺血；颈交感神经丛受直接或间接刺激，引起椎动脉痉挛或反射性引起内耳微循环障碍；颈反射异常等。该病属祖国医学眩晕的范畴，其发病机理主要是由于肝肾阴虚，髓海不足，脑失所养所致。

【临床表现与诊断】

1. 临床表现 多于40岁以上发病。多种形式的眩晕，其发生与头部突然转动有明显关系。常伴有恶心、呕吐、共济失调、平衡障碍，有时也伴有黑矇、复视、弱视、脑干缺血症状等，症状持续短暂。可伴有神经根性症状。

2. 颈椎检查 颈部活动受限，患病椎体棘突偏歪、椎旁有压痛。颈2棘突偏歪多见。因椎动脉进入横突孔后，垂直上升，从第2颈椎到进入枕骨大孔之前椎动脉在此段发生多个弯曲，所以椎动脉血流受阻碍也多发生于此。

3. 脑血流图 枕乳导联，椎-基底动脉供血不足，转颈试验阳性。

4. 颈椎X线平片 正侧片、左右斜位及张口位片示，颈椎生理曲线变直、反张、成角或中断。骨质增生。环椎后结节上翘，齿状突距两侧块距离不等宽。

根据临床表现、体征及影像检查多可确诊。

【鉴别诊断】

（1）自主神经功能紊乱性眩晕：以女性较多见，常有诱因，如情绪不佳、紧张、过劳等。伴有显著的自主神经紊乱症状，诸如恶心、上腹部不适、面色苍白、心悸、汗出、耳鸣等。眩晕多为发作性，持续数小时或数天，体检一般无阳性发现。

（2）颈动脉窦综合征：患者常与头颈部突然转动、衣领过紧或颈部突然受压时迅速出现眩晕，重者伴发晕厥。

（3）直立性低血压：患者每于卧位突然转为直立位时可骤然发生眩晕甚至晕厥。

【针灸治疗】

1. 治则 疏通经络、补益脑髓。

2. 配方 颈椎夹脊穴、风池、完骨、天柱。

3. 操作 颈椎夹脊穴进针0.5～1寸，捻转补法，每穴1min。风池、完骨、天柱进针1寸，小幅度高频率捻转补法，每穴1min。

4. 疗程 每日针刺2次，10日为1个疗程。

【配方理论】

《灵枢·海论》篇说：“脑为髓之海”，“髓海不足，则脑转耳鸣，胫痠眩冒，目无所见，懈怠安卧”。《景岳全书·眩晕》也强调了“无虚不能作眩”。该病的发生是由于颈椎疾病导致椎动脉受压引起脑供血不足而发生眩晕。方中取风池、完骨、天柱补益脑髓，颈椎夹脊穴疏通经络，改善脑供血。

【预后】

颈性眩晕预后良好。针刺可迅速改善眩晕，并可完全消除眩晕症状。

（四）眼源性眩晕

眼源性眩晕是由于眼肌麻痹、屈光不正等原因引起的眩晕。中医学认为：肝开窍于目，当肝阳化风上蒙清窍或气血不足目失所养时，均可导致目珠偏斜、视一为二而引起眩晕。针刺治疗眼源性眩晕是一种行之有效的疗法。

【临床表现与诊断】

以眩晕为主证。如为眼肌麻痹所引起的眩晕则向麻痹侧注视时眩晕更明显，常伴有复视、斜视及眼睑下垂。遮蔽病侧眼球或闭目休息后眩晕可消失。

【鉴别诊断】

（1）Cogan 综合征：是一种非梅毒性间质性角膜炎，可有发作性眩晕，患者可伴有结节性多动脉炎。

（2）中等度贫血：可有头晕、眼花等症状，从下蹲站起时明显。

（3）低血糖：眩晕多发生于饥饿时，伴出汗、全身无力和不稳感。

【针灸治疗】

1. 治则 通络明目。

2. 配方

1）主穴：风池、睛明、四白。

2）配穴：肝阳上亢者，加太冲、行间。肝肾阴虚者，加三阴交。气血亏虚者，加足三里、关元。

3. 操作 风池进针 1 寸，捻转泻法 1min。睛明直刺进针 0.5 ~1 寸，不提插捻转。四白斜刺入眶下孔，捻转泻法。太冲、行间进针 0.5 寸，捻转泻法 1min。三阴交进针 1 寸，捻转补法。足三里进针 1 ~1.5 寸，捻转补法 1min。关元进针 1 ~2 寸，呼吸补法 1min。

4. 疗程 每日治疗 2 次，10 日为 1 个疗程。

【配方理论】

方中睛明、四白局部取穴，配以风池穴具有改善脑部供血进而改善眼区供血并调解眼肌运动而明目止眩。

【预后】

该病预后与原发病相关。针刺能有效减轻眼源性眩晕程度。

五、高　血　压

成人（年龄≥18 岁）在安静状态未服药情况下，动脉收缩压≥140mmHg 和（或）舒张压≥90mmHg。按病因分类，可分为原发性高血压，和继发性高血压，前者指迄今为止原因尚未阐明的高血压，约占高血压的 90 ~95%；后者指由某些确定的原因引起的血压升高，占高血压的 5 ~10%。长期控制不良的高血压，可造成心、脑、肾、血管、视网膜等重要靶器官的功能性或器质性改变，以及脂肪和糖代谢的紊乱。该病属于中医学“头痛”、“眩晕”等范畴，并与“心悸”、“胸痹”、“中风”等有一定关系。石学敏院士根据中医学的重要学术理论“气海学说”，首次提出了高血压病的病机为“气海失司”。

【临床表现】

1. 临床表现 高血压病早期症状主要为神经系统功能失调症状，如头痛、头晕最常见。其他症状有心悸，失眠，健忘，易怒，耳鸣，乏力，神经质等。约有40%患者早期无症状。后期症状则是由于心、脑、肾功能不全而引起，此时初期的症状反而可能下降到次要地位。

2. 诊断 在未用抗高血压药情况下，收缩压≥140mmHg和（或）舒张压≥90mmHg。按血压水平将高血压分为1、2、3级。收缩压≥140mmHg和舒张压<90mmHg单列为单纯性收缩期高血压。

【鉴别诊断】

高血压病应与症状性高血压相鉴别。

（1）肾源性高血压：高血压伴全身性水肿或水肿病史，蛋白尿、血尿或脓尿，或上腹部动脉杂音，或肾功能损害，均提示肾源性高血压的诊断，尤其是年轻的高血压患者。常见的有急慢性肾小球肾炎，慢性肾盂肾炎，肾动脉狭窄，多囊肾等。

（2）嗜铬细胞瘤：持续或间歇性高血压，具有代谢增高，糖尿，心前区痛，心动过速。多发于年轻人及儿童。易于轻度创伤、小手术时出现高血压危象。

（3）原发性醛固酮增多症：高血压伴四肢乏力与麻木、夜尿多、周期性瘫痪等。

【针灸治疗】

1. 治则 活血散风，疏肝健脾。

2. 配方

1）主穴：人迎、曲池、合谷、足三里、太冲。

2）配穴：肝阳上亢者，加涌泉、阳陵泉、足临泣；肝风内动者，加风池、百会、太阳、内关；痰湿中阻证者，加丰隆、中脘、阴陵泉、天枢；瘀血阻滞证者，加血海、膈俞、三阴交；肝气郁结者，加膻中、期门、公孙、内关；阴虚阳亢者，加太溪、行间；肝肾阴虚证者，加肝俞、肾俞、太溪；阴阳两虚者，加关元、气海、命门。

3. 操作 人迎穴：垂直进针，缓缓刺入0.5～1.0寸（同身寸，下同），见针体随动脉搏动而摆动，施以小幅度（<90°）、高频率（>120r/min）捻转补法1min，留针30min。合谷、太冲穴：垂直进针0.8～1.0寸，施以捻转泻法，即医者采用面向患者的体位，以任脉为中心，拇指捻转作用力为离心方向，捻转1min，留针30min。曲池、足三里：垂直进针1.0寸，施以捻转补法，即医者采用面向患者的体位，以任脉为中心，拇指捻转作用力为向心方向，捻转1min，留针30min。

4. 疗程 每日治疗1次，3个月为1个疗程。

【配方理论】

中国古代并无高血压之名，后人根据其临床表现，将其归于“头痛”、“眩晕”等病的范畴，病变脏腑主要责之于“肝”、“脾”。石学敏院士根据中医学的重要学术理论“气海学说”，首次提出了高血压病的病机为“气海失司”，其治疗原则为“活血散风、疏肝健脾”，并在此基础上确立了针灸处方及操作。

“四海理论”是针灸学体系的核心内容之一，“气海”则是“四海”理论的主要内容，是中医针灸学重要的经典思想之一。“气海理论”认为：血液在脉管中运行不息，流布于全身，环周不休，自成体系，而气、血、脉则构成了其最基本的物质结构和基础。气包括元气、宗气、营气、卫气。其中，元气指先天之气，是人体生命活动的原动力。宗气是由水谷之气与自然界清气相结合而积聚于胸中的气，属后天之气，其所聚之处称为“气海”，《灵枢·邪客》云：“宗气积于胸中，出于喉咙，以贯心脉，而行呼吸。”说明宗气可以贯注于心脉之中，促进心脏推动血液运行，形成血压。另外，宗气作为后天生成之气，可以资助先天之元气。营气者，泌其津液，注之于脉，化以为血，乃阴精之气，为宗气之所统。卫气者，阳精之气也，亦为宗气之所统。营气行于脉中，卫气行于脉外，如《灵枢·动输》云："营卫之行也，上下相贯，如环之无端。"两者皆为宗气所统，宗气聚于胸中而为气海。《灵枢·海论》言："膻中，为气之海"，又曰："膻中，胸中也，肺之所居，诸气者，皆属于肺，是为真气，亦曰宗气"，以及"此宗气者，当与卫气并称，以见三焦上中下皆此气而为之统宗也"。可以看出，气海理论囊括了人体卫气血脉等重要体系，与现代医学中血压的形成、维持及调节高度吻合，所以说气海理论是中医学认识、分析及治疗高血压病的根本理论基础。

高血压形成的病理过程中"气"无疑是处于主导地位，其在内外等诸种因素的影响下，表现为过度亢奋，从而导致气血平衡的失调；"血"虽处于较为被动的地位，但其质与量的变化却影响到其能否随时适应于"气"的变动，使气血间的动态平衡处于"冲和"状态。因此，单纯调气虽能缓和一时的冲逆，血压也能下降，症状也可改善，但极易复发。因此，在调气的治疗基础上，兼顾理血，如活血、行气、化瘀等法则，高血压病的论治中，调气重在治标，而理血则是意图治本，即《素问·至真要大论》所谓"谨守病机，各司其属……疏其气血，令其调达，而致和平"。因此针灸这组处方气血兼顾，标本同治，使机体自身调节功能的正常化，通过多层次、多环节、多靶点的综合调理，平秘阴阳，使高血压患者的降压疗效得到维持。

人迎穴，为足阳明胃经经穴，为"足阳明少阳之会"，是"气海"所出之门户，与肾、脾、肝、心、三焦、胆、小肠、冲脉、任脉、阴跷脉等经脉相通，是调节气海"营运之输"。为阳明经之动脉，多气多血之乡，针刺具有双向良性调节作用，可达到阴平阳秘、气血调和、血压稳定之目的。从现代医学角度看，人迎穴深层的颈动脉窦是压力感受器。当刺激感受器时，兴奋传导到延髓心血管中枢，此时兴奋心迷走中枢、抑制心交感中枢来降低心率，同时抑制交感缩血管中枢使血管舒张，来降低外周阻力。心率和外周阻力的降低最终使偏高的血压下降到正常。

合谷属多气多血之阳明经穴，偏于补气、泻气、活血；太冲属少气多血之厥阴经穴，偏于补血、调血。合谷、太冲二穴相配堪称经典配穴，两穴一阴（太冲）一阳（合谷），一气（合谷）一血（太冲），一脏一腑，一升一降，是一组具有阴阳经相配，上下配穴，气血同调、阴阳同调、脏腑同调的针灸配方。人迎为主穴，配以合谷、太冲穴，施以不同的补泻手法，有宽胸理气、平肝息风、活血化瘀、调和气血阴阳平衡之功。

曲池、足三里穴归属于阳明经，为多气多血之经，有调和气血之功。曲池为手阳明大肠经合穴，"合主逆气而泄"，能治气逆诸证，针刺曲池能摄纳阳明气血，使气血调和，与太冲相配，一阴一阳，共奏调气降逆、平肝潜阳、柔肝息风之功。足三里为足阳明胃经之合穴，具有补中气、健脾胃、调和气血的作用。中焦清升浊降，则气、血、水各归其正，水充木涵而无生风化火、成痰成疾之患。

【预后】

高血压是心脑血管病最主要的危险因素，高血压控制不良，其脑卒中、心肌梗死、心力衰竭及慢性肾脏病等主要并发症，致残率、致死率高。针刺配合药物治疗高血压，可减轻头晕症状，有利于平稳降压、减少血压波动性，长期应用，可减少合并用药。

六、痴　　呆

痴呆是由于脑功能障碍而产生的获得性和持续性智能障碍综合征。智能损害包括不同程度的记忆、语言、视空间功能、人格异常及认知（概括、计算、判断、综合和解决问题）能力的降低，患者常常伴有行为和情感的异常，这些功能障碍导致患者日常生活、社会交往和工作能力的明显减退。该病主要包括阿尔茨海默病、血管性痴呆等。

（一）阿尔茨海默病

阿尔茨海默病亦称老年性痴呆。是一种以临床和病理为特征的进行性退行性神经病。该病可分为家族性和散发性。家族性呈常染色体显性遗传，由1、14、21号染色体或其他可能因子突变而成。其病因研究显示与β淀粉样蛋白、Tau蛋白、神经血管、细胞周期调节蛋白障碍、氧化应激、炎性机制、线粒体功能障碍等相关。

中医学认为其病因为虚实两类，属实者因于气郁、痰湿、瘀血，阻塞脑窍，脑失所养，神机失用；属虚者因于阴亏、髓虚致脑府失养，神机失用，发为该病。病变脏腑主要涉及心、肝、脾、肾四脏。

【临床表现与诊断】

阿尔茨海默病是一种中枢神经系统原发性退行性变性疾病。该病具有以下精神活动中至少三项受损：语言、记忆、视觉空间技能、情感、人格和认知（概括、计算、判断等）。具有三个特点：意识清楚；智能障碍并非先天性；认知障碍是全面的，与单纯的失语、失用、失写等局限性脑功能障碍不同。其诊断要点如下。

（1）记忆障碍：患者多为隐匿起病，早期易被患者及家人忽略，主要表现为逐渐发生的记忆障碍，当天发生的事不能记忆，刚刚做过的事或说过的话不记得，熟悉的人名记不起来，忘记约会，忘记贵重物品放何处，词汇减少。早期主要表现近记忆力受损，随后远记忆力也受损，使日常生活受到影响。

（2）认知障碍：是阿尔茨海默病特征性的临床表现，掌握及熟练运用新知识、社交能力下降，并随时间的推移而逐渐加重。渐渐出现语言功能障碍，不能讲完整的语句，口语量减少，找词困难，命名障碍，出现错语症，交谈能力减退，阅读理解受损，但朗读可相对保留，最后完全失语。

（3）计算力障碍：常表现算错账，付错钱，最后连最简单的计算也不能。

（4）视空定向力障碍：穿外套时手伸不进袖子，铺台布不能把台布的角和桌角对齐，迷路或不认家门，不能画最简单的几何图形；不会使用最常用的物品如筷子、汤匙等，但仍可保留运动的肌力和协调。

（5）精神障碍：这往往是患者就医的主要原因，精神症状包括抑郁、情感淡漠或失控、焦躁不安、兴奋和欣快等，主动性减少，注意力涣散，白天自言自语或大声说话，恐惧害怕单独留在家里。多数患者有失眠或夜间谵妄，部分患者出现片断妄想、幻觉状态和攻击倾向等，可忽略进食或贪食。

【鉴别诊断】

（1）血管性痴呆：发病年龄为50～70岁，男略多于女。有以下几个特点：①常伴有高血压和其他部位的动脉硬化；②有反复发作的卒中或脑供血不足史；③情绪不稳和近期记忆障碍为起病证状；④人格和自知力较长期保持完好；⑤智能衰退出现较晚；⑥病程呈跳跃性加剧和不完全性缓解相交替的阶梯型进行性发展；⑦常有脑局灶性损害所致神经系阳性体征。

（2）Pick病：为一种罕见的原发性退行性痴呆，多发病于45～60岁，以女性较多，常以性格改变和行为障碍开始，逐渐导致痴呆。CT或MRI扫描可见脑室扩大和额颞部叶性萎缩。

（3）Huntington病及其他皮层下疾病：起病于30～40岁，是一种迟延发病的常染色体显性遗传疾病。舞蹈样动作常首先出现，精神症状呈进行性，通常呈现复发性精神分裂样精神障碍。

（4）Creutzfelet-Jakob病：为一种罕见的由特殊慢性病毒所致的痴呆。临床表现为缓慢起病，含糊的神经症样症状，继以进行性痴呆。

（5）脑积水：主要临床表现为进行性痴呆，步态不稳，与小便失禁三联征。CT、MRI扫描显示脑室扩大，而无明显皮层萎缩。

（6）脑肿瘤：发展迅速的脑肿瘤如星形细胞瘤，易致明显的意识障碍。临床诊断以局灶性神经体征及颅内压增高征象为主要依据。

（7）麻痹性痴呆：是由梅毒螺旋体侵入人脑所致的一种慢性脑膜脑炎，血清及脑脊液梅毒血清学检查均呈阳性。现临床常用的为荧光梅毒螺旋体抗体吸附试验对神经梅毒的脑脊液检查更具特异性。

（8）获得性免疫缺陷综合征：其精神症状有两类：一类是脑组织受损所致的器质性症状，主要表现认知障碍；一类是因患此不治之症所致的心因性症状，主要表现为焦虑和抑郁。

（9）一氧化碳中毒性痴呆：患者定向丧失，行为怪异，言语杂乱，在短期内发展为丧失工作和生活能力，领悟困难，大小便失禁，最后进入痴呆状态。

（10）其他系统疾患：如甲状腺功能减退，慢性肝衰竭所致肝性脑病。心律不齐及慢性肺部疾患，肉样瘤病，营养不足状态均可导致不同程度的痴呆。

【针灸治疗】

1. 治则 滋补肝肾，填精补髓，活血散瘀，补气安神。

2. 配方 人中、内关、风池、完骨、天柱、百会、四神聪、神门、三阴交、肾俞、太冲、丰隆。

3. 操作 人中向鼻中隔方向斜刺，进针0.5寸，施用雀啄泻法，以眼球湿润为度；内关、丰隆、太冲直刺1～1.5寸，施用捻转泻法1min；风池、完骨、天柱直刺1.5寸；神门直刺0.5寸；肾俞直刺1.5寸；百会、四神聪向后平刺1寸，均用小幅度高频率（小于90°、120转/分以上）捻转补法；太冲、丰隆直刺1～1.5寸，施用提插捻转泻法1min；三阴交直刺1～1.5寸，施用提插补法1min。

4. 疗程 每日1次，2个月为1个疗程。

【配方理论】

痴呆在中医学典籍中有“痴呆”、“愚痴”、“神呆”等名称。《景岳全书·杂证谟》曰：“痴呆证……若以火警猝恐，一时偶伤心胆，而致失神昏乱者，当以速扶正气为主，宜七福饮，或大补元煎主之。”石学敏院士认为该病属实者因于气郁、痰湿、瘀血，阻塞脑窍，脑失所养，神机失用；属虚者因于阴亏、髓虚致脑府失养，神机失用。取穴风池、完骨、天柱有补益脑髓之功；人中、内关有醒神开窍之功；太冲、肾俞、三阴交有疏肝行气、滋补肝肾之功；丰隆有活血散瘀之功；神门、百会、四神聪有补气安神之功。以上诸穴合用可达到填精补髓、滋补肝肾、活血散瘀、补气安神之目的。

【预后】

该病为持续进行性发展，认知功能衰退不可逆。病程为5～10年，少数患者可存活10年或更长的时间，重度患者自身生活能力严重减退，常导致营养不良、肺部感染、泌尿系感染、压疮等并发症，多死于肺部及泌尿系感染、压疮等。针刺对认知功能、精神症状有一定的改善作用。

（二）血管性痴呆

血管性痴呆是由于缺血或出血性脑血管病及全脑性缺血、缺氧而引起的认知障碍。以记忆减退、表情淡漠、呆滞或人格改变为主要临床表现。血管性痴呆可以单独存在，有时亦可和老年性痴呆并存或先后发生。除此之外，脑血管病还常可使老年性痴呆加重。一般认为血管性痴呆主要与缺血性脑血管病有关。其中，一种是由于多次缺血性脑梗死而引起的痴呆，即多梗死性痴呆（multiple infarcted dementia，MID），另一种是由于慢性脑缺血但不一定伴有明显的脑梗死而引起的痴呆，如Binswanger病或脑白质疏松症。MID系由于多发的，较大的脑动脉梗死引起脑内较大面积梗死所引起，常可累及大脑皮质和皮质下组织，是血管性痴呆的最主要类型，临床较常见。

该病以肝肾阴虚为根本，窍闭神匿、神不导气，脑失所养，神明逆乱发为该病。

【临床表现与诊断】

血管性痴呆是指由于心、脑血管疾病引起的，以痴呆为主要临床表现的，脑功能衰退性疾病。其诊断要点如下所述。

（1）有缺血性脑血管病事件病史，可急性起病和阶段性进展。

（2）具有脑梗死局灶定位体征。

（3）认知功能障碍表现近记忆力、计算力减退，表情淡漠，焦虑，少语，抑郁或欣快，不能胜任以往熟悉的工作和进行正常交往，以至外出迷路，不认家门，穿错衣裤，最终生活不能自理。

（4）智能损害为几种不同的精神活动障碍，与血管病变的部位及大小有直接关系。

（5）CT 扫描可显示脑白质内低密度区，称为脑白质疏松症。MRI 可显示 MID 的双侧基底核、脑皮质及白质内多发大小不等的长 T_1、长 T_2 信号，病灶周围脑组织可见局限性脑萎缩。

【鉴别诊断】

详见阿尔茨海默病。

【针灸治疗】

1. 治则 醒脑开窍，滋补肝肾，填精补髓，活血散瘀。

2. 配方 人中、内关、三阴交、风池、百会、四神聪、太冲、丰隆。

3. 操作 人中向鼻中隔方向斜刺，进针 0.5 寸，施用雀啄泻法，以眼球湿润为度；内关、丰隆、太冲直刺 1～1.5 寸，施用提插泻法 1min；风池直刺 1.5 寸，百会、四神聪向后平刺 1 寸，均用小幅度高频率（小于 90°、120 转/分以上）捻转补法；三阴交直刺 1～1.5 寸，施用提插补法 1min。

4. 疗程 每日 1 次，2 个月为 1 个疗程。

【配方理论】

内关穴为心包经穴，又为八脉交会穴，通于阴维脉，阴维有维系联络全身阴经的作用，内关通于三焦经，有调理气机的作用，按照手足厥阴经“同气相应”的道理则内关穴有疏肝理气、行气活血、平肝潜阳的作用。人中为督脉穴，通任脉，人身之任督二脉，一阴一阳，犹如天地，故可通调天地阴阳之经气，督脉络脑，其分支与心相联系，故针刺人中穴可醒脑开窍、调理阴阳。三阴交为足三阴之交会穴，可滋补肝肾、健脾活血。风池穴为手足少阳阳维之会，并在后项通于督脉，实验证明针刺风池穴可使椎-基底动脉供血不足患者的颅脑血流动力学得到改善，故针刺风池可疏通经络、补益脑髓。百会为督脉穴，手足少阳、督脉、足厥阴经俱会于此，故针刺百会穴可使脏腑气血相互协调，升降功能恢复正常，故能调神益智。四神聪可使心神安宁、明目聪耳。丰隆化痰通络健脾。太冲为肝经原穴，为冲脉之支别处，肝主血，冲为血海，肝与冲脉，气血相应而盛大，故针刺太冲穴可疏肝理气、通调气机、醒脑开窍。故诸穴合用，可醒脑开窍、滋补肝肾、填精补髓、活血散瘀。

【预后】

血管性痴呆的预后与引起血管损害的基础疾病程度有关。该病患者死于心脑血管疾病的危险较高。治疗可针刺能够显著改善血管性痴呆的认知功能障碍，防止病情进一步恶化。

七、癫　痫

癫痫是一组由已知或未知病因所引起，脑部神经元高度同步化，且常具自限性的异常放电所导致的综合征。根据病因不同，可以分为特发性癫痫、症状性癫痫及隐源性癫痫。每次发作称为癫痫发作，持续存在的癫痫易感性所导致的反复发作称为癫痫。这些易感性包括有明确的癫痫家族史，发作间期脑电图有明确的痫样放电，有确切而不能根除的癫痫病因存在等。在癫痫中，由特定症状和体征组成的，特定的癫痫现象称为癫痫综合征。

该病属于中医“痫证”范畴，俗称“羊痫风”或“羊癫疯”。中医学称之为痫证，并认为：是于胎儿时期由暴惊卒恐，胎元受损，或由心血肾精亏耗甚极，或因督脉为病致痰气交阻，冲逆闭窍而发病。

针刺治疗可调节大脑皮质功能，减少大脑发生过量放电，减少癫痫症状发生。因此针刺是治疗原发性癫痫的最有效疗法之一。尤其在发作时能即刻收到满意疗效。石学敏院士在治疗原发性癫痫的过程中，注重心主神志及督脉为病的特点，制订了醒脑开窍、调治督脉的治疗方案，临床收到满意的疗效。

【临床表现与诊断】

1. 临床表现 以反复、发作性、短暂性、通常为刻板性的中枢神经系统功能失常为特征。由于异常放电神经元的位置不同，放电扩展的范围不同，患者的发作可表现为感觉、运动、意识、精神、行为、自主神经功能障碍或兼有之。

发作起始症状及脑电图改变提示“大脑半球某部分神经元首先受累”的发作则称为部分性/局灶性发作；反之，如果提示“双侧大脑半球同时受累”的发作则称为全面性发作。此外，由于资料不充足或不完整而不能分类，或在目前分类标准中无法归类的发作（如新生儿发作）划归为不能分类的发作。

（1）全面性发作：发作最初的临床症状表明在发作开始时即有双侧半球受累，往往伴有意识障碍。运动性症状是双侧性的。发作期 EEG 最初为双侧半球广泛性放电。

典型强直-阵挛性发作表现为：意识丧失、双侧强直后紧跟有阵挛的序列活动是全身强直-阵挛性发作的主要临床特征。可由部分性发作演变而来，也可一起病即表现为全身强直-阵挛发作。早期出现意识丧失，跌倒。随后的发作分为三期：①强直期：表现为全身骨骼肌持续性收缩：眼肌收缩出现眼睑上牵、眼球上翻或凝视；咀咬肌收缩出现口强张，随后猛烈闭合，可咬伤舌尖；喉肌和呼吸肌强直性收缩致患者尖叫一声；颈部和躯干肌肉的强直性收缩使颈和躯干先屈曲，后反张：上肢由上举后旋转为内收前旋，下肢先屈曲后猛烈伸直，持续 10～20s 后进入阵挛期；②阵挛期：患者从强直转成阵挛，每次阵挛后都有一短暂间歇，阵挛频率逐渐变慢，间歇期延长，在一次剧烈阵挛后，发作停止，进入发作后期。以上两期均伴有呼吸停止、血压升高、瞳孔扩大、唾液和其他分泌物增多；③发作后期：此期尚有短暂阵挛，可引起牙关紧闭和大小便失禁。呼吸首先恢复，随后瞳孔、血压、心率渐至正常。肌张力松弛，意识逐渐恢复。从发作到意识恢复历 5～15min。醒后患者常感头痛、全身酸痛、嗜睡，部分患者有意识模糊，此时强行约束患者可能发生伤人和自伤。

（2）部分性发作：发作的临床和 EEG 改变提示异常电活动起源于一侧大脑半球的局部区域。根据发作时有无意识的改变而分为简单部分性发作（无意识障碍）和复杂部分性发作（有意识障碍），两者都可以继发全面性发作。

2. 诊断 根据临床表现、脑电图特征可作出癫痫诊断。

结合发病年龄、发作类型、发作的时间规律和诱发因素、脑电图特征、影像学结果、家族史、既往史、对药物的反应及转归等资料，尽可能作出癫痫综合征类型的诊断。

【鉴别诊断】

（1）晕厥：晕厥患者偶而也伴有阵挛或短暂全身强直-阵挛性发作，但其开始的意识丧失，总有一明确的非癫痫情况，如患者因全脑短暂缺血引起意识丧失和跌倒，但起病和恢复较慢，大多有一定的原因（疼痛刺激、排尿、见血等）。

(2) 假发作或癔病发作：少数人的发作多有一定的情绪因素，多在他人在场情况下发作，常有夸张色彩，哭叫、挥臂踢腿、逐渐跌倒而不致伤。面色正常，无咬舌、血沫，发作时间相当长，经抚慰或暗示治疗后好转。

(3) 偏头痛：部分偏头痛患者有时出现视觉先兆，偏侧感觉异常或失语，应与部分性发作相鉴别，偏头痛的神经症状发展更为缓慢。

(4) 脑卒中癫痫样发作：一部分脑卒中患者，首先表现为癫痫症状发作，多数患者不伴有瞳孔散大，因脑血管的梗死而致脑过度放电所致突然发作性脑功能异常引起癫痫发作，多呈持续性发作，查颅脑 CT 有梗死灶，有的患者伴有一侧肢体功能障碍。

【针灸治疗】

1. 治则

(1) 发作期

1) 重症：开窍定痫。

2) 轻症：安神息风。

(2) 缓解期

1) 肝火痰热型：清肝泻火、豁痰开窍。

2) 脾胃虚弱型：健脾益气、和胃化痰。

3) 肝肾阴虚型：滋补肝肾、潜阳安神。

2. 配方

(1) 经穴刺法

1) 发作期

A. 重症：①内关、人中、风府、大椎、后溪、申脉。②长强、鸠尾、阳陵泉、筋缩。③头维透率谷、百会透强间。

B. 轻症：①上星透百会、四神聪、风池、合谷、太冲。②头维透强间。

2) 缓解期：肝火痰热：本神、丰隆、行间。脾胃虚弱：中脘、天枢、丰隆、足三里、脾俞、胃俞。肝肾阴虚：肝俞、肾俞、复溜、风池、完骨、天柱、四神聪。

(2) 头针疗法：运动区、感觉区。

(3) 穴位埋线法：大椎、哑门、神门。

(4) 挑治疗法：长强上 5 分、1 寸、1.5 寸处 3 穴。

(5) 耳针疗法：心、胃、脑点、额、神门、脑干、皮质下、枕。

3. 操作

(1) 经穴刺法

1) 发作期

A. 重症：内关穴施捻转提插相结合的泻法 1min；人中穴施雀啄法，刺向鼻中隔，以眼球充满泪水为度；风府穴，垂头取穴，进针 2 ~ 2.5 寸，施振颤进针，雀啄法，以电击感到达全头为度；大椎穴，捻转提插泻法；后溪穴、申脉穴，均施捻转提插泻法；长强穴，膝胸位取穴，进针 1.5 ~ 2 寸，捻转泻法；鸠尾穴，令患者两臂上举后取穴，进针 1.5 ~ 2 寸，提插泻法；阳陵泉穴，捻转提插泻法；筋缩穴，施提插泻法；头维穴进针 2.5 ~ 3 寸，透向率谷穴；百会穴，进针 2.5 ~ 3 寸，透向强间穴；均施捻转泻法，加脉冲电 10min。

B. 轻症：上星穴平刺进针 3 寸，透向百会穴，施捻转泻法；四神聪穴斜刺，捻转泻法；风池穴向对侧眼球方向斜刺，施捻转补法；合谷穴施捻转泻法；太冲穴施呼吸泻法；头维透率谷、百会透强间。操作同前。

2）缓解期

A. 肝火痰热：本神穴平刺，施捻转泻法；丰隆穴直刺，施捻转泻法；行间穴直刺，施呼吸泻法。

B. 脾胃虚弱：中脘穴直刺，施呼吸补法；天枢穴直刺，施捻转泻法；风隆穴直刺，施捻转提插相结合的泻法；足三里穴直刺，施捻转补法；脾俞、胃俞向脊柱方向斜刺，施平补平泻法。

C. 肝肾阴虚：肝俞、肾俞穴向脊柱方向斜刺，施平补平泻法；复溜穴直刺，施捻转补法；风池穴向对侧眼球斜刺，施捻转补法；完骨、天柱穴直刺，施捻转补法；四神聪穴斜刺，施平补平泻法。

（2）头针疗法：平刺，每穴捻转1～3min。多用于发作期。

（3）穴位埋线疗法：每次取2～3个穴，按常规消毒法埋入羊肠线，20日埋1次。用于癫痫轻证。

（4）挑治疗法：在严格消毒下无菌操作，挑皮下组织，每周挑治1刺，3次为1个疗程。用于发作期和缓解期。

（5）耳针疗法：强刺激，每次选2个穴，留针30min，间歇捻转，隔日1次，10次为1个疗程。用于癫痫轻症患者。

4. 疗程

（1）发作期：经穴刺法每日2次，其他刺法每日1次，1周后可视其症状改为经穴刺法每日1次，其他刺法隔日1次。发作期疗程一般为2周。

（2）稳定期：经穴刺法可每日或隔日1次，其他疗法隔日1次，稳定期疗程一般3个月。

【配方理论】

癫痫病祖国医学归属于“痫证”、“羊痫风”范畴之内，是临床多发病之一。该病《素问·奇病论》经曰：“病名为胎病，此得之在母腹中时，其母有所大惊，气上而不下，经气并居，故令子发为癫疾也。”《备急千金要方》中指出：“小少所以有痫病及痓病者，皆由脏气不平故也。新生既痫者，是其五脏不收敛，气血不聚，五脏不流，骨怯不成，多不全育。”祖国医学认为肝藏魂，主情志，司疏泻藏血荣筋，肝失条达则魂无所舍，筋无所荣，神魂逆乱，筋脉痉强，发为癫痫。另外，从临床症状看，主要以神志丧失为主，轻者表现为短暂的意识丧失，重则昏仆不省人事。中医认为：人的精神活动除与肝脏有关外还与心、脑、肾有密切关系。“头者精明之府”、“脑为元神之府”、“心者五脏六腑之大主，精神之所舍”说明心脑共司人体的精神活动，而精神意识活动又依赖心血旺盛和肾精充盈作为物质基础，肾虚则髓海不足，脑失所养，而致志乱神迷。因此石学敏院士在治疗中注重了肝风内动与其他脏腑尤其与心、脑的密切关系，在平肝息风的基础上使用了醒脑开窍法的治疗原则，使疗效有了更大程度的提高。

【预后】

癫痫为慢性疾病，病程长。治疗越早，脑损伤越小，复发越少，预后越好。由原发病诱发的癫痫，减轻原发病有助于减轻癫痫发作。针刺对癫痫各期均有较好的疗效。在临床症状改善的同时，能使脑电图由治疗前的棘慢波改变为正常波形。

八、瘛　疭

瘈者筋脉急也，疭者筋脉缓也。急者则引而缩，缓者则纵而伸。或缩或伸，动而不止者，名曰瘈疭。指手足伸缩、肢体抽动不已的一类病证。首出《黄帝内经》：“病筋脉相引而急，病名曰瘛疭。”舞蹈病、帕金森病、注意缺陷多动障碍、小儿抽动症等可有本证。

（一）舞蹈病

舞蹈病是椎体外系疾病的一种常见疾病，主要表现为舞蹈样动作。舞蹈样动作是一种无目的、没有预兆、没规律、不对称、幅度不等的快速不自主运动。表现形式复杂多样，如张口、噘嘴、伸舌、扮鬼脸、耸肩、头前屈后仰、手足舞动等，情绪激动时加重，睡眠时消失。语言、书写功能常受影响。舞蹈病分为原发性舞蹈病和继发性舞蹈病两个类型。本节重点介绍小舞蹈病。现代医学认为：该病与风湿病有关，是风湿热的一种表现，其主要病理改变为基底核、大脑皮质、脑干和小脑等处出现散在的动脉炎和神经细胞变性。这种病理改变可能与纹状体、多巴胺功能亢进有关。

中医学认为：该病主要由于先天之气不足，后天将宜失度，以致脾、肾两亏，精、气、血化生之源不足，肝不藏血，筋脉失去濡养而致病。因肝虚内风发动，每于外感风邪侵入、发热时，常内外风合而发病。该病除与肝脏功能失调有关外，还与脑心有密切关系。脑为元神之府，心主神明。表现为神不守舍，神明失用。针刺治疗可调节脑血管及脑神经、改善脑部血液循环，以改善动脉炎症及神经细胞变性状况。石学敏院士在治疗舞蹈病过程中，根据肝主筋，肾藏精，脑为元神之府的理论，制订了针灸治疗舞蹈病的治疗方案，临床收到了理想的效果。

【临床表现与诊断】

1. 西医诊断 小舞蹈病又称风湿性舞蹈病，是风湿热在神经系统的常见表现。该病多见于儿童和青少年。与A族溶血性链球菌感染有关。

（1）临床表现：不自主的舞蹈样动作，肌张力降低，肌力减弱，自主运动障碍和情绪改变。

1）约2/3患者为5～15岁儿童，女多于男，男女之比为1∶1.5～1∶3.2。大多数为亚急性或隐匿起病，少数可急性起病。早期症状表现为情绪激动、行为变化、易激惹、注意力散漫和学业退步，还可有手足活动不协调、字迹歪斜、手持物体易失落、行走摇晃不稳等。其后症状日趋明显，表现为舞蹈样动作和肌张力改变等。

2）舞蹈样动作常为双侧性，约20%患者可偏侧或甚至更为局限。舞蹈样动作以面部最明显，表现为挤眉、弄眼、撅嘴、吐舌、扮鬼脸等，变幻莫测；肢体表现为一种极快的不规则无目的的不自主运动，常起于一肢，逐渐累及一侧或对侧，上肢比下肢明显，上肢各关节交替伸直、屈曲、内收等动作，下肢步态颠簸、行走摇晃、易跌倒；躯干表现为脊柱不停地弯、伸或扭转，呼吸也可变得不规则。伸舌时很难维持，舌部不停地扭动，软腭或其他咽肌的不自主运动可致构音、吞咽障碍。以上均在情绪紧张时加重，安静时减轻，睡眠时消失。常在2～4周内加重，3～6个月内自行缓解。

3）肌张力及肌力减退肢体软弱无力，与舞蹈样动作、共济失调一起构成小舞蹈病的三联征。由于肌张力和肌力减退导致特征性的旋前肌征，即当患者举臂过头时，手掌旋前；当手臂前伸时，因张力过低而呈腕屈、掌指关节过伸，称舞蹈病手姿，可伴手指弹钢琴样小幅舞动。若令患者紧握检查者第二三手指时，检查者能感到患者的手时紧时松，是为挤奶妇手法（milkmaid grip），或称盈亏征（wax-waning sign）。膝反射常减弱或消失。该病变异型可表现为偏侧小舞蹈病征或局限性小舞蹈病征外，极少数患者可因锥体束损害发生瘫痪，称麻痹性舞蹈病。

4）精神症状可有失眠、躁动、不安、精神错乱、幻觉、妄想等精神症状，称为躁狂性舞蹈病。有些病例精神症状可与躯体症状同样显著，以致呈现舞蹈性精神病。随着舞蹈样动作消除，精神症状很快缓解。

5）1/3患者会有心脏病征，包括风湿性心肌炎、二尖瓣回流或主动脉瓣关闭不全。可有风湿热的其他表现，如发热、风湿性关节炎、皮下结节、红细胞沉降率（简称血沉）增快、白细胞增多、血清黏蛋白和抗链球菌溶血素“O”滴定度增加等。

（2）诊断要点：依据起病年龄、特征性舞蹈样动作、随意运动不协调、肌张力降低、肌力减退等，可诊断。

如有急性风湿病的其他表现［关节炎、扁桃体炎、心脏病、红细胞沉降率（简称血沉）增快等］可确诊。

2. 中医辨证分型表现

（1）肝风内动：肢体不规则的舞蹈样动作，头动项摇，或皱额，口歪，泛眼，吐舌，情绪波动时加重，睡眠时消失，情绪不稳，可有狂躁、幻觉或发热，舌红，脉数等。

（2）血虚生风：平素气血不足，渐发头动项摇，或挤眉弄眼，噘嘴弄舌，或四肢不自主舞动，心悸失眠，烦躁不安，神疲纳少，口干津少，舌淡，脉细。

【鉴别诊断】

舞蹈病作为一种症状出现于临床。但一些其他疾病也时而出现类似舞蹈样症状，因此，在治疗舞蹈病患者时应认真进行鉴别诊断。

（1）抽动秽语综合征：多见儿童，表现为持久性多发性面、躯干、四肢的抽动和发出如犬吠、猪嚎的怪声，或模仿他人的语言或动作等行为。

（2）药物诱发的多动症：亦可出现舞蹈样动作，在服用强安定剂特别是酚噻嗪类，或丁酰本类后发生。有在服药后即时发生和服药或停药后发生之分，凭有服药史可鉴别。

（3）脑血管性舞蹈症：一些老年脑血管病中，常出现半身舞蹈样动作，多因为苍白球、纹状体、尾状核变性而发生。可做颅脑 CT 进行诊断。

（4）妊娠舞蹈病：妊娠舞蹈症的临床表现与较重型舞蹈病类似，多见于年轻的初产妇，而且多半是在妊娠期的前半期发病。舞蹈症可于妊娠中期或分娩后自行停止，也可于人工流产后立即停止。因此，妊娠是最好的鉴别点。

（5）Huntington 氏舞蹈病：属于常染色体显性遗传病变，患者的发病年龄多在 30～45 岁以后，少数发生在儿童期。舞蹈动作较缓慢，早期即有智能减退，并呈进行性痴呆。患者常有明显家族史。气脑造影可见双侧的侧脑室呈均匀性扩大，显示有普遍脑萎缩。病程为进行性发展，少有缓解。

（6）习惯性抽搐：是颜面部或颈、肩等处有些肌群的急促的、刻板式的抽动，属于功能性，有时颇难与舞蹈病相鉴别。两者的区别在于习惯性抽搐常局限于同一肌肉或同一肌群的抽动短时间内可加以控制，注意时或情绪紧张时可增剧，症状为长年累月，少有缓解或发展，肌张力通常无改变，少有精神障碍。

【针灸治疗】

1. 治则 醒脑安神息风。

2. 配方

（1）经穴刺法

1）主穴：内关、人中、风府、后溪、申脉。

2）配穴：肝风内动者，加风池、合谷、太冲。阴血不足、血虚生风者，加足三里、复溜、脾俞、胃俞。

（2）耳针疗法：脑点、神门、手、胫、口、躯干。

（3）头针疗法：舞蹈震颤控制区。

3. 操作

（1）经穴刺法：先令患者坐位，垂头取风府穴，直刺约 1 寸，施雀啄手法，当电击感达全头或上肢后即刻出针；复令患者仰卧，直刺双侧内关穴，施捻转提插泻法；人中穴针尖刺向鼻中隔，施雀啄手法，以眼球湿润为度；后溪、申脉穴直刺，施捻转、提插泻法。合谷、太冲、足三里可加电针，各穴在进针得气后接脉冲电，频率以患者可耐受为度，10～15min，每日1次。

肝风内动：风池穴向对侧眼球斜刺，进针1寸，施捻转补法1min。太冲、合谷穴直刺0.5寸，施捻转泻法。

血虚生风：足三里穴直刺1～1.5寸，施捻转补法；复溜穴直刺1寸，施捻转补法；脾俞、胃俞、均向脊柱方向斜刺施捻转补法。

（2）耳针疗法：王不留行籽以胶布粘贴于上选穴上，每日按压2～3次。

（3）头针疗法：一侧症状者针刺健侧，双侧症状者针刺两侧，每日1次。

4. 疗程 （1）急性期：经穴刺法，每日两次；耳针疗法隔日1次；头针、电针每日1次。15日后视其症状改善程度，经穴刺法每日1次；耳针每周2次；其他刺法隔日1次。

（2）稳定期：经穴刺法每日1次，耳针、头针、电针隔日1次，疗程一般为1个月。

（3）后遗症期（45日以上）：治疗方法同症状改善后的治疗，但疗程长，预后不可估测。

【配方理论】

舞蹈病，祖国医学归属于瘛疭范畴，是临床常见病之一。古代有很多记载。《温病条辨·痉病瘛病总论》：“瘛者，蠕动引缩之谓，后人所谓抽挚、抽搦、古代所谓瘛也。”《张氏医通》：“瘛者，筋脉拘急也，疭者，筋脉弛纵也，俗谓之搐。”后又有一些医家多有论述，如《温病条辨白话解》“瘛者，蠕动引缩之谓，后人所谓抽挚抽搦，古人所谓瘛也”。石学敏院士：舞蹈病的发生一为感受热邪，同气相感，引动肝风，上扰神明，引起肢体不规则舞蹈样动作。二为筋膜不能直接受肝之阴血滋养有关。当肝之阴血不足，经脉筋骨失养，可致筋脉及关节运动失常。关于针刺治疗舞蹈病相关症状早于《针灸大成》等书中就有记载，如“眼睑瞤动，头维、攒竹”等。石学敏院士在前人基础上，注重醒神开窍，在平肝息风、养血息风的基础上制订了以醒脑为主的治疗原则。以内关、人中作为主穴，取得了很好的效果，针刺治疗舞蹈病更加具有完整性和科学性。我们通过多年的临床治疗及研究认为：舞蹈病是针刺治疗较好的适应证之一。

【预后】

舞蹈病预后与病因相关。小舞蹈病为自限性，3～6个月后也可自行缓解；适当治疗可缩短病程。约1/4患者可复发。亨廷顿舞蹈病患者一般在症状出现后15～20年死亡。针刺治疗能够有效缓解舞蹈样症状，提高生活质量。

（二）帕金森病

帕金森病又称震颤麻痹，是发生于中老年人群的进展性神经系统变性疾病。其主要病理改变为以黑质部位为主的多巴胺能神经元的进行性丢失，以及残存神经元内路易氏包涵体的形成。确切病因尚不清楚，可能与遗传因素、环境因素、免疫学异常、线粒体功能障碍和氧化应激过度、年龄老化、细胞凋亡等诸多因素有关。主要临床特征为静止性震颤、肌强直、运动迟缓和姿势反射障碍。震颤麻痹中医称之为“瘛疭”。

中医认为年老体虚、或情志过极、饮食不节和劳逸失当等致肝肾亏虚、脑髓失养、气血不足致瘀血阻滞、痰热内积、虚风内动，发为颤证。该病病位在脑，病变脏腑主要在肾、脾，涉及肝。

石学敏院士在治疗震颤麻痹的过程中，注重肝风内动而致发病，且重视心主神志，为五脏六腑之大主的理论，制订了以醒脑开窍、息风为主的针刺治疗方案，临床收到了较好的治疗效果。

【临床表现与诊断】

1. 西医诊断

（1）临床表现：帕金森病起病隐袭，进展缓慢。首发症状通常是一侧肢体的震颤或活动笨拙，进而累及对侧肢体。临床上主要表现为静止性震颤、运动迟缓、肌强直和姿势步态障碍。近年来，人们越来越多地注意到抑郁、便秘和睡眠障碍等非运动症状也是帕金森病患者常见的主诉，它们对患者生活质量的影响甚至超过运动症状。

（2）诊断：主要依靠病史、临床症状及体征。根据隐袭起病、逐渐不对称性进展的特点，临床表现为静止性震颤和行动迟缓，排除非典型帕金森病样症状即可做出临床诊断。对左旋多巴治疗有效则更加支持诊断。英国脑库帕金森病诊断标准见表 8-1-6。

表 8-1-6　UK 脑库帕金森病诊断标准

第一步：诊断帕金森综合征 运动减少：随意运动在始动时缓慢，重复性动作胡运动速度及幅度逐渐降低至少具有以下一个症状：①肌肉强直；②静止性震颤；③直立不稳（非原发性视觉，前庭功能、小脑及本体感觉功能障碍造成）
第二步：帕金森病排除标准 反复的脑卒中病史，伴阶梯式进展的帕金森症状； 反复的脑损伤史； 确切的脑炎病史； 动眼危象； 在症状出现时，正在接受神经安定药治疗； 1 个以上的亲属患病：病情持续性缓解；发病 3 年后，仍是严格的单侧受累；核上性凝视麻痹；小脑征 早期即有严重的自主神经受累； 早期即有严重的痴呆，伴有记忆力、语言和行为障碍； 锥状束征阳性； CT 扫描可见颅内肿瘤或交通性脑积水； 用大剂量左旋多巴治疗无效（除外吸收障碍）
第三步：帕金森病的支持诊断标准。具有三个或以上者可确诊：①单侧起病；②存在静止性震颤；③疾病逐渐进展；④症状持续的不对称，首发侧较重；⑤对左旋多巴的治疗反应非常好（70%～100%）；⑥应用左旋多巴导致的严重异动症；⑦左旋多巴的治疗效果持续 5 年以上（含 5 年）；⑧临床病程 10 年以上（含 10 年）

符合第一步帕金森综合征诊断标准的患者，若不具备第二步中的任何一项，同时满足第三步中三项及以上者即可临床确诊为帕金森病 。

2. 中医辨证分型诊断　该病主要症状为肢体震颤，齿轮样强直，手呈搓丸样动作，表情呆板等。中医根据兼有症状不同分为四型。

（1）肝风内动：眩晕欲仆，头摇耳痛，项强肢颤，语言謇涩，手足麻木，行步不稳，舌红苔白，或腻，脉弦有力。

（2）痰热动风：形体丰腴，神呆懒动，胸脘痞闷，头晕项强，肢体颤动，舌红，苔黄腻或白腻，脉弦滑或数。

（3）肾阴不足：形体消瘦，头晕耳鸣，失眠多梦，盗汗，急躁易怒，腰膝酸软，肢体麻木，项背拘急，头项摇动，肢颤日久不愈，步行不稳，动作迟缓，舌暗红，少苔，脉弦细。

（4）气血两虚：肢体震颤，久不得解，程度或轻或重，面色不华，神呆懒言，心悸失眠，肢软无力，颈项拘强，头晕自汗，步态不稳，舌淡伴齿痕，苔薄白，脉沉细无力。

【鉴别诊断】

（1）精神性震颤：特点是震颤的节律性不明显，时轻时重，时而较粗大，时而较细微，患者在注意时震颤常加重，用暗示方法也可使震颤减轻或加剧，并通常无肌张力改变和运动减少的特点，也不具有震颤麻痹面容和姿态。

（2）老年性震颤：是细微的震颤，初期只有在运动时出现震颤，以后在静止时也有出现，患者并无肌张力增强和运动减少的特点。

（3）家族性震颤：（遗传性震颤、原发性震颤）是常染色体显性遗传病，常发生于一个家族的几代成员中，震颤是该病的唯一症状，其速度快于帕金森病震颤，大多在25岁前发作，震颤在一生中均存在。无肌强直和特殊姿态、运动减少等症状。

（4）甲状腺功能亢进性震颤：震颤通常很微细，多局限于手指，两手平伸或用力时才明显，由于患者有甲状腺功能亢进症等其他病证，故易与震颤麻痹相鉴别。

（5）脑炎后震颤麻痹综合征：首先有脑炎病史，常见动眼危象，皮脂溢出及流涎增多。见于腔隙状态的血管性震颤麻痹综合征，是由纹状体的腔隙中风引起，以步态障碍为突出，可有痴呆和锥体束征，而震颤、运动徐缓少见，可由MRI或CT扫描确诊。

（6）多系统变性：由多系统变性引起的帕金森叠加综合征、不自主运动、眼球运动障碍、直立性低血压、运动神经元病及痴呆等方面的表现。

（7）中毒性：一氧化碳中毒、乙醇中毒、安定剂过量等均可引起震颤，表现为记忆力减退、定向力丧失或减弱、智力衰退、痴呆等。部分因药物中毒造成震颤的患者在停药后症状可缓解。

（8）动脉硬化性：多起自一侧。患者常伴有大脑皮质供血不足的表现，如头晕、睡眠障碍、记忆力锐减等症状，并可有单侧或双侧的锥体束征、假性延髓麻痹等现象。

【针灸治疗】

1. 治则 培元固本，宁神定颤。

2. 配方

（1）经穴刺法

1）主穴：关元、中脘、天枢、列缺、照海、后溪、申脉、百会。

2）辅穴：肝风内动者，加风府、合谷。痰热动风者，加合谷、丰隆、中脘。肾阴不足者，加复溜、后溪、三阴交。气血两虚者，加足三里、三阴交、血海。

（2）头针疗法：取前神聪到悬厘连线，此线称顶颞前斜线，此线上1/5段主治下肢震颤，中2/5段主治上肢震颤，下2/5主治头摇、嘴震颤。一侧震颤针对侧顶颞前斜线，双侧震颤针顶颞前斜线。

3. 操作

（1）经穴刺法：关元，直刺1寸，捻转补法。中脘，直刺1.5寸，呼吸补法。天枢，直刺1.5寸，捻转泻法。列缺平刺，照海、后溪、申脉直刺0.5～1寸，捻转补法。百会直刺0.2寸，捻转补法。风府穴，直刺1～1.5寸，施捻转泻法，令针感向局部或四肢放射；合谷穴，直刺0.5～1寸，提插泻法，令针感向手指传导；丰隆穴，直刺1～1.5寸，施提插泻法；中脘穴，直刺1～1.5寸，施捻转泻法；三阴交穴，直刺1～1.5寸，施提插补法；复溜穴，直刺1～1.5寸，提插补法；太溪穴，直刺1寸，施捻转补法；足三里穴，直刺1～1.5寸，施捻转补法；血海穴，直刺1～1.5寸，施捻转补法。百会可加电针，进针后稍捻转，得气后连接电极，刺激强度以患者感觉适宜为止，通电20～30min。

（2）头针疗法：一般斜刺进针，进针深度为0.5～1寸，进针后捻转3～5min，留针5min，再捻转、再留针，反复3次，即可出针。

4. 疗程

（1）初期：经穴刺法，每日2次；其他刺法每日1次；2周内应不间断治疗。2周后视其症状可改为经穴刺法每日1次，其他刺法每日1次，或隔日1次。初期疗程一般为1个月。

（2）稳定期：经穴刺法每日1次；其他刺法隔日交替使用，疗程2～3个月。

（3）后遗症期：经穴刺法每日1次，但疗程延长，愈后较前两期差。

【配方理论】

帕金森病在祖国医学中归属于“瘛疭”范畴，是临床常见病种之一。该病相关最早记载源于《黄帝内经》。经曰：“诸风掉眩，皆属于肝。”《张氏医通·卷六》：“有头动而手足不动者，盖木生风生火，上冲于头，故为颤振，若散于四末，则手足动而头不动也。”《医宗·已任》：“大抵气血俱虚，不能荣养筋骨，故为之振摇，而不能主持也。”年老体虚、或情志过极、饮食不节和劳逸失当等致肝肾亏虚、脑髓失养，气血不足致瘀血阻滞、痰热内积、虚风内动，发为颤证。该病病位在脑，病变脏腑主要在肾、脾，涉及肝。“脑为元神之府”为五脏六腑之大主，脑神不足，调控失司，神不导气，震颤不得自控。针刺治疗震颤在古代有很多记载，如《普济方》“曲池……主手不得举，瘛疭癫疾”。

石学敏院士在汲取传统的治疗方法上提出培元固本、宁神定颤的治疗原则。以任脉、督脉、足阳明胃经经穴、八脉交会穴为主。关元，任脉经穴，足三阴、任脉之会，别称为“丹田”，为“生气之原”，取之培补元气。中脘，任脉经穴，胃经募穴，天枢，足阳明胃经经穴，两穴配伍，补益脾胃，升降气机。后溪、列缺、申脉、照海为八脉交会穴，后溪通于督脉，列缺通于任脉，取之通调阴阳之气，宁神止颤。跷脉从下肢内、外侧上行头面，具有交通一身阴阳之气，调节肢体运动的功用，且阴阳跷脉交会于目内眦，入属于脑。申脉通于阳跷，照海通于阴跷，取之息风定颤。百会，督脉经穴，安神定颤。诸穴配伍，以培元固本，宁神定颤。该病的选穴及操作方法是石学敏院士根据多年临床经验及丰富的医学理论知识在针刺治疗帕金森病方面的创新。

【预后】

帕金森病是一种慢性进展性疾病，具有高度异质性。不同患者疾病进展的速度不同。目前尚不能治愈。早期患者通过药物治疗多可很好地控制症状，疾病中期虽然药物仍有一定的作用，但常因运动并发症的出现导致生活质量的下降。疾病晚期由于患者对药物反应差，症状不能得到控制，患者可全身僵硬，生活不能自理，甚至长期卧床，最终多死于肺炎等并发症。针灸治疗能在一定程度上控制病情进展，改善运动和非运动症状。可能有控制神经变性的作用。对病程短者疗效较好，须坚持较长时间治疗。

九、面神经麻痹

面神经麻痹分为中枢性面神经麻痹和周围性面神经麻痹，本节主要介绍原发性周围性面神经麻痹。中枢性面神经麻痹可参照治疗。周围性面神经麻痹又称为周围性面瘫，是指各种原因致面神经核或面神经核以下的面神经损伤，致同侧面神经支配的表情肌弛缓性瘫痪并出现相应的临床表现。茎乳孔内面神经非特异性炎症导致的周围性面瘫称为特发性面神经麻痹或Bell氏麻痹。特发性面神经麻痹占所有面神经麻痹病例的60%～75%。感染（病毒、螺旋体及细菌等）、肿瘤、神经源性、创伤也是周围性面神经麻痹的主要病因。

该病中医称之为“面瘫”、“卒口僻”、“口眼歪斜”等。中医学认为该病病因病机为，正气不足，络脉空虚，外邪乘虚侵入面部，痹阻经气，尤其是阳经经筋，使面部经筋失于濡养，肌肉纵缓不收。病位在面部，与阳明、太阳经筋相关。

该病早期以神经水肿、缺血、缺氧为主，后期则会发生神经变性、脱髓鞘改变。针刺治疗在促进局部血液循环，改善局部供氧需求，加速神经水肿吸收方面效果卓著。因此，针刺是治疗原发性周围性面神经麻痹最有效的疗法之一。石学敏院士在治疗原发性周围性面神经麻痹过程中，注重经筋发病的理论，制订了经筋针刺加刺络疗法治疗方案，临床收到更为理想的疗效。

【临床表现与诊断】

1. 临床表现 主症：任何年龄均可发病。突发面部紧张、呆滞，同侧额纹消失、闭目露睛和流泪、鼻唇沟变浅、鼓腮漏气、口角下垂，流涎，部分患者出现同侧耳后乳突部疼痛。若病程久之不愈，面部肌肉出现挛缩，口角反牵向患侧，形成“倒错”现象。当用力闭眼时眼球向上外方转动，暴露出白色巩膜，称为Bell征。

因面神经病变部位不同，可伴随不同症状：①面神经核受损：周围性面神经麻痹伴有展神经麻痹，对侧锥体束征，病变在脑桥，常见于脑干肿瘤及血管病。②面神经管内受损：周围性面神经麻痹伴有舌前2/3味觉障碍及唾液腺分泌障碍，为面神经管内鼓索神经受累；如还伴有听觉过敏，则病变多在镫骨神经以上；③膝状神经节受损：周围面神经麻痹伴有同侧乳突部疼痛和外耳道及耳郭痛觉减退、外耳道及鼓膜出现疱疹，可伴有舌前2/3味觉障碍及泪腺、唾液腺分泌障碍（亨特综合征）。④岩浅大神经受损：周围面神经麻痹，伴有病侧出现泪液分泌减少，及面部出汗障碍。⑤茎乳孔以外病变：只表现周围性面神经麻痹。

2. 诊断要点

（1）突发一侧完全或部分性周围性面瘫。

（2）排除中枢神经系统疾病的症状与体征（如脑卒中）。

（3）排除耳及耳后颅窝疾病与体征。

（4）肌电图检查、神经电图、运动诱发电位有助于诊断病变性质和程度。

【鉴别诊断】

（1）脑干病变：可见于桥脑血管病、桥脑小脑脚肿瘤、桥脑部炎症等疾病。主要鉴别特点为交叉性麻痹。病灶同侧周围性面瘫、展神经瘫、位听神经功能障碍；病灶对侧舌下神经瘫、肢体中枢性瘫痪。部分患者因病灶较为局限，波及范围较小，发病早期交叉性麻痹并非典型。因此，注重面神经自主神经功能及面神经味觉功能的检查是此类疾病鉴别诊断的关键。局灶性桥脑病变出现的周围性面瘫，以一侧面部表情肌瘫痪为主，而自主神经功能及舌前2/3的味觉障碍不明显。

（2）急性化脓性乳突炎：乳突比邻茎乳孔，化脓性炎症可以造成面神经的炎性浸润，发生周围性面神经麻痹。其主要鉴别是：在面瘫发生的同时或之前，耳后乳突部可见红、肿、热、痛等急性炎性病变，同时亦应伴随全身炎性疾病的体征，如发热、白细胞计数增高等。

（3）内耳、中耳病变：面神经出脑后与听神经并行，并一起进入内听道。在内听道底部，面神经与听神经分道而入面神经管，循行中面神经在中耳有一段暴露。因此，内耳及中耳病变，尤其是炎性病变与占位性病变均可能伴有周围性面瘫的发生。其主要鉴别在于以下几方面。

1）周围性面瘫合并耳鸣、耳聋、味觉消失、前庭神经功能紊乱，并有唾液及泪腺分泌障碍。表示病变位于颅后凹或内听道，侵及中间神经及听神经。

2）周围性面瘫合并耳痛、鼓膜穿孔、耳道流脓。说明是化脓性中耳炎对面神经的炎性浸润。

A. 面颌手术及外伤：面颌手术及外伤均可造成面神经的损伤或断损，而发生周围性面瘫。其鉴别主要依据病史。

B. 腮腺病变：面神经穿过腮腺，但不支配腮腺。腮腺病灶如化脓性炎症、肿瘤均可造成面神经的损害，而发生周围性面瘫。其鉴别主要为腮腺的肿大。

【针灸治疗】

1. 治则　活血祛风、疏理经筋。

2. 配方

（1）刺络疗法：分别位于瘫痪侧太阳经、阳明经、少阳经经筋所过之处的阳白、颧髎、下关、颊车等部位刺络拔罐。

（2）经筋刺法：以面部瘫痪肌群的经筋透刺和排刺为主，如阳白四透、太阳透地仓、承浆透地仓、颊车地仓互透、颊肌排刺、瘫痪肌群围刺等。

（3）经穴刺法：取双侧风池；瘫痪侧完骨、下关、颧髎、迎香、睛明、攒竹、丝竹空；瘫痪对侧合谷；久病加双侧太冲。

3. 操作

（1）刺络疗法：每次选取两个部位，用三棱针点刺3～5点，速用闪火罐法，观察其出血情况，令每个部位出血3～5ml，留罐时间不得超过5min。以上部位交替使用。

（2）经筋刺法：以瘫痪经筋透刺、排刺、围刺为主。阳白穴以四枚针分别向上星、头维、丝竹空、攒竹方向透刺，进针1～1.5寸，施捻转平补平泻1min；攒竹透向睛明，进针0.5寸，手法同前，施术轻柔，以免皮下出血；丝竹空沿眉横刺，进针1.5寸，施术同前；四白、迎香分别透向睛明，进针1.5寸，施术同前；太阳向下穿颧弓透向地仓，进针2.5～3寸，施术同前；人中、承浆、颊车分别透向地仓，进针1.5～2寸，施术同前；沿颊车至地仓，下关至迎香每间隔1寸刺入1针，以进入皮内为度（浅刺），施捻转平补平泻，总计施术2min。以上针刺施术后留针20min。

（3）经穴刺法：双侧风池向对侧眼角斜刺，进针1～1.5寸，施捻转泻法1min；完骨直刺1～1.5寸，施术同前；翳风直刺1.5寸，施术同前；合谷直刺1.5寸，施术同前。诸穴施术后留针20min。

4. 疗程

（1）急性期（发病7日之内）：刺络法每日1次；其他刺法每日两次；15日内不可间断治疗，15日后，视其症状可以改为：刺络法每日1次或隔日1次；其他刺法每日1次，急性期疗程一般为1～3个月。

（2）稳定期（发病1周～45日）：治疗时间同急性期，但疗程可能延长。

（3）神经变性期及后遗症期（发病超过45日以上）：治疗时间基本相同，疗程将延长，预后不可估测。

【配方理论】

面瘫是临床多发病种之一。该病源于《灵枢·经筋》，经曰："其病……卒口僻，急者目不合……引颊移口。"周围性面瘫中原发性周围性面神经麻痹是针灸的最佳适应证。我们通过多年的临床及研究认为：针刺治疗原发性周围性面神经麻痹时可以明显地改善局部的微循环，改变面神经缺血、缺氧的病理因素，促进神经水肿的吸收和消退。同时，针刺直接刺激面神经，提高面神经的兴奋度，改善神经抑制状态，促进病损神经的修复。

石学敏院士认为：面瘫系属经筋发病。或因劳汗当风，或因贪凉喜冷，嗜卧风口，或因腠理开泄，卫外不固，风寒之邪趁虚直中面部经筋，致使外邪瘀阻，经筋失利，纵缓不收。所以三阳经经筋受阻，是该病的关键。《灵枢·经筋》记载着手足三阳之筋均上行于面，额为太阳所系；目下属阳明所主；耳前、耳后系少阳所过。我们采用面部经筋的透刺、排刺法，额部瘫主取阳白四透（阳白穴向上星、头维、丝竹空、攒竹方向透刺）；闭目露睛主取睛明、四白；口歪主取下关、太阳、地仓颊车的透穴刺法，多针浅刺，旨在疏调三阳经经筋。刺络法源于《灵枢·官针》经云："络刺者，刺小络之血脉也……始刺浅之，以逐邪气，而来血气。"刺络法即为络刺，刺小络之血脉，令血出邪尽、血气复行。配以拔罐，主要是以此控制出血量，使之达到血出邪尽、血气复行的治疗目的。三阳经经筋均上行于面，多结于頄（即颧部）、颔（即下颌）、颊等处。取颊、颧、额等处为刺络法的重点部位，配合经筋透刺、排刺法以疏导结聚，疏理经筋，散风祛邪。辅以散风活血的经穴，诸法配合，共奏活血祛风、梳理经筋之效。经筋透刺、排刺法配合刺络法是石学敏院士根据多年临床经验及丰富的医学理论知识在针刺治疗原发性周围性面神经麻痹方面的创新。该法对原发性周围性面神经麻痹的各期均可获得较好的疗效。

【预后】

该病预后良好。通常在几个星期或一二个月内恢复。面神经出现变性反应预后较差。肌电图对判断预后有帮助，发病后2周内肌电图无变性反应，可完全恢复；呈部分变性反应3～6个月可恢复；发病后2个月完全性变性反应者，恢复期在1年以上；发病半年仍呈完全性变性反应者，极可能无法完全恢复。针刺对周围性面神经麻痹有显著的临床疗效，及时针刺治疗多可痊愈。对于存在原发病灶的周围性面神经麻痹，应及时治疗原发病，待原发病灶得以控制，针刺治疗才能得以获效。对于手术、外伤后遗症造成的面神经损伤或断裂，针刺亦有一定疗效，可减轻面神经麻痹程度，恢复面部感觉，疗程需较长时间。

十、三叉神经痛

三叉神经痛是颜面部三叉神经分布区内反复发作的、短暂的、阵发性剧痛，又称痛性抽搐。目前认为三叉神经痛是由于各种原因引起三叉神经局部脱髓鞘产生异位冲动，相邻轴索纤维伪突触形成或产生短路，轻微痛觉刺激通过短路传入中枢，中枢传出冲动亦通过短路传入，叠加造成三叉神经痛发作。原发性三叉神经痛病因未明确，继发性三叉神经痛多由肿瘤、血管畸形、动脉瘤、蛛网膜炎、多发性硬化等引起。

三叉神经痛属于中医“面痛”、“面颊痛”范畴。中医认为风寒或风热之邪袭于阳明、少阳经脉，致气血运行不畅，血气痹阻而致面痛。病位在面部，与阳明、少阳经脉相关。石学敏院士采用针刺及刺络疗法治疗该病，临床疗效满意。

【临床表现与诊断】

1. 临床表现 多见于成年及老年，常在40～50岁以后发病，但很少超过70岁，女性多于男性，少数病例有家族史。大多为单侧，极少双侧。

（1）疼痛的特征：突发的（发作前无先兆，如闪电式）、短暂的（历时数秒钟，最多不超过2min）、剧烈的（如电击样、针刺样、刀划样、撕裂样、烧灼样）疼痛，发作间歇期完全正常。一日可发生多次，发作间歇期完全正常。无疼痛发作的时间间隔之间随着时间逐渐缩短。早期的发作次数较少，可数日1次，大多数病情逐渐加重。疼痛发作频繁。甚至数分钟1次，病程可呈周期性发作，每次发作持续数周至数月，缓解期可数日至几年。以后再发，越到后期缓解期越短。不经过治疗很少自愈。少数患者可以有痛性抽搐，疼痛发作时反射性面肌抽搐，口角牵向患侧，并有面部发红，眼结膜和鼻黏膜充血、流涕、流泪和流涎。

（2）疼痛的部位：可以长期固定在三叉神经的某一支，而以第Ⅱ～Ⅲ支的发生率最高。第Ⅰ支很少发生，仅占5%左右。亦可第Ⅱ～Ⅲ支同时受累。多为单侧，以面颊、上颌、下颌及舌部最明显，尤以上唇外侧、鼻翼、颊部、口角、犬齿、舌等处最敏感，稍触动即可诱发，所以称为“触发点”或“扳机点”。严重者刷牙、洗脸、讲话、咀嚼、吞咽均可诱发，给生活带来严重的不便。

（3）诱发因素：上唇外侧、鼻翼、颊部、口角、犬齿、舌等处最敏感，稍触动即可诱发，称为“触发点”或“扳机点”。严重者刷牙、洗脸、讲话、咀嚼、吞咽均可诱发，给生活带来严重的不便。

2. 诊断要点 根据疼痛的部位、疼痛发作性、诱发疼痛的因素，神经系统无阳性体征，排除引起面部疼痛的其他疾患可临床确诊原发性三叉神经痛。

【鉴别诊断】

（1）继发性三叉神经痛：疼痛多为持续性，更为剧烈，神经系统检查有三叉神经损害的阳性体征。此外，还伴有其他脑神经损害的表现。最常见病因是肿瘤性病变。

（2）牙痛：多为持续性钝痛，疼痛局限于牙根部，在进食冷热性食物时疼痛加剧，牙有叩击痛。口腔科检查及X线照片可以鉴别。

（3）额窦或上颌窦炎：为持续性钝痛，局部有压痛，有脓性鼻涕，当脓性分泌物排泄（引流）后痛可减轻。外周血白细胞数可以增高。鼻窦X片、CT、MRI等可呈炎症改变。

（4）颞颌关节综合征：见于咀嚼进食时引起颞部和上颌部和颞颌关节的疼痛，检查颞颌关节有压痛，关节活动受限，是由于上下颌牙齿咬合不正所致。

(5) 蝶腭神经痛：又称不典型面部神经痛或 Sluder 病，主要在下半面部的烧灼或钻样疼痛，可由牙部发出，放射至鼻、颧、上颌、眼眶甚至耳、枕、颈肩部。伴眶部压痛、病侧鼻黏膜充血、鼻塞、流泪。疼痛可阵发性或持续性，每次数分钟至几小时，反复发作。蝶腭神经节封闭有效。

(6) 舌咽神经痛：疼痛位于舌根、软腭、扁桃体、咽部、外耳道等，常在进食时吞咽诱发，在咽、舌根、扁桃体窝等有痛的触发点，这些部位喷涂局部麻醉药可止痛。

【针灸治疗】

1. 治则 活血化瘀、通络止痛。

2. 配方

1）主穴：下关、太阳、四白、风池、翳风。

2）配穴：第Ⅰ支痛加攒竹；第Ⅱ支痛加颧髎；第Ⅲ支痛加颊车、迎香；

疼痛甚可加内关、人中加强止痛效果。

3. 操作 下关刺向太阳，1～1.5 寸，捻转泻法 1min，面部胀感。太阳刺向颊车，从患侧太阳穴处进针，针与皮肤约呈 45°，向下斜刺，穿过颧骨内孔至颊车穴，进针 2.5 寸左右，捻转泻法 1min。四白直刺 1～1.5 寸，直达眶下孔，捻转泻法，针感至面颊。风池针患侧，针尖向舌根方向进针 1.5 寸，翳风张口取穴，向面颊方向沿皮刺 1.5～2 寸，捻转泻法 1min，令面颊胀麻感。攒竹横刺 1～1.5 寸，直透鱼腰，捻转泻法 1min，针感至眉弓、上额。每次选取痛点 1～2 个部位，用三棱针点刺 3～5 点，速用闪火罐法，令每个部位出血 3～5ml，留罐时间 5～10min。下关、太阳、四白可加电针。

4. 疗程 每日针刺 2 次，刺络拔罐每日 1 次，30 日为 1 个疗程。

【配方理论】

中医学虽无三叉神经痛之病名，但在历代文献中有“面痛”、“齿痛”、“颧骨痛”、“偏头痛”等类似该病的论述。如清·陈士择在《辨证录》中说：“人有患半边头风者，或痛在左或痛在右，百药治之罔效，此症得之郁气不宣，有加风邪袭之于少阳之经络，遂致中半边头痛也……大约遇顺境则痛轻，遇逆境则痛重，遇拂郁之事而更加之风寒之天则大痛而不能出乎……。”王清任在《医林改错·血府逐瘀汤所治之症目》中说：查患者头痛者，无表症、无里症、无气虚、痰饮等症，时犯时好，百方不效，用此方一剂愈等。不仅描述了该病的表现，而且指出治疗原则和方法。中医认为该病多为风寒或风热之邪袭于阳明、少阳经脉，致气血运行不畅，血气痹阻而致面痛。正如《张氏医通》云：“面痛……不能张口言语，手触之即痛，此是阳明经络受风毒，传入经络，血凝滞而不行。”

下关是足阳明、足少阳交会穴，又是足阳明经筋所结之处，可以疏风活络而舒筋止痛。太阳为治头面痛之要穴，疏风散热、清头明目；颊车为治疗面痛之效穴，清热消肿、通经止痛。太阳经过下关透向颊车，一针三穴可直达病所，增强通络止痛之效。四白是治疗面痛常用穴，解剖位置在三叉神经区眶下神经点处，行气活血。风池、翳风疏风清热疏风。配以面部阳明经穴，行气活血通络。诸穴配伍以达行气活血、通络止痛之效。石学敏院士治疗三叉神经痛强调透刺与行针所达针感要求是取得良好疗效的重要条件。

【预后】

原发性三叉神经痛易在春季和冬季复发，很少有自愈者。针刺治疗三叉神经痛有良好的止痛效果，能够减轻疼痛程度、减少发作次数。针刺达到量学要求，多可一次即减轻发作程度。

十一、痿　证

以肢体筋脉弛缓，软弱无力，甚至不能随意运动，日久出现肌肉萎缩的一类病证。中医学认为外感温热毒邪，五志过极、郁而化火消铄肺津；或湿热之邪蕴结阳明；或肝肾精血亏虚而致筋脉失于濡润，肌肉弛纵不收，发为痿证。病位在筋脉肌肉，与肺、脾胃、肝肾相关。

该病与现代医学瘫痪范畴相近。随意运动的功能减弱或丧失，称为瘫痪，临床将其分为中枢性瘫痪、周围性瘫痪、肌病性瘫痪。现代医学认为，中枢性瘫痪是锥体束受损的结果，周围性瘫痪是由于脊髓前角或脑神经运动核前根及周围神经受损而致，肌病性瘫痪是神经肌肉接头处及随意肌本身的病变所致的运动障碍。

针刺治疗对于营养肌肉组织、促进血液循环、改善肌肉的运动功能有一定的疗效，石学敏院士根据痿证发病原因的不同采取相应的治疗配方，临床上收到了较为理想的疗效。

（一）急性脊髓炎

急性脊髓炎是各种感染后引起自身免疫反应所致的急性横贯性脊髓炎性病变，又称急性横贯性脊髓炎，是临床上最常见的一种脊髓炎，以病损平面以下肢体瘫痪、传导束性感觉障碍和尿便障碍为特征。

【临床表现与诊断】

1. 发病急剧　多在数小时到1周内发展到高峰。发病前数天或1～2周可有上呼吸道或肠道感染，或中毒、外伤及疫苗接触史。

2. 运动障碍　运动障碍依受损阶段而定，若颈髓受损则出现四肢瘫，腱反射消失，病理反射不能引出，3～4周后，肢体由弛缓性瘫痪过渡为痉挛性瘫痪，肌张力增高。若呼吸肌受累则出现呼吸困难。

3. 感觉障碍　常先有脊部疼痛，腹痛或胸部束带感。病变水平以下所有深浅感觉均缺失。

4. 自主神经障碍　早期有大小便潴留。渡过脊髓休克期后，潴留程度减轻，转入充盈性尿失禁。继而可转变为反射性膀胱，此外，病变水平以下皮肤干燥无汗，肢体水肿，趾甲脆弱及肠麻痹。

5. 辅助检查　①血常规可见早期白细胞数正常或稍高。②脑脊液检查，一般压力正常，但个别急性期患者可有压力增高，白细胞可有不同程度的增高，主要为淋巴细胞，蛋白量可轻度增高。少数患者脑脊液完全正常。③MRI检查可见脊髓内阶段性长 T_1、长 T_2 信号。

根据病史、临床表现及辅助检查可确诊。

【鉴别诊断】

（1）急性脊髓硬膜外脓肿：可有躯体其他部位感染灶。急性起病、发热及其他全身中毒症状明显。受损脊髓局部压痛、叩击痛明显，局部试验穿刺可抽出脓液，腰椎穿刺检查常有椎管内梗阻，脑脊液检测可见中性粒细胞及蛋白增高明显。

（2）视神经脊髓炎：除了有横断性脊髓损害外，尚有视力减退等视神经炎表现，脑脊液蛋白电泳可出现寡克隆带。

（3）脊髓血管病：有出血与缺血之分。其发病更为突然，脊髓血管数字减影（DSA）及MRI检查有助于鉴别诊断。

（4）其他：如格林-巴利综合征、周期性瘫痪等均以运动障碍为主，无明显感觉障碍，临床鉴别并不困难。

【针灸治疗】

1. 治则

（1）急性期：清热利湿，通调经脉。

（2）后遗症期：疏调督脉，调养脾胃。

2. 配方

（1）经穴刺法

1）急性期：华佗夹脊、秩边、委中、中极、水道、阳陵泉、足三里。

2）后遗症期：华佗夹脊、气海、三阴交、足三里、阳陵泉、双下肢脾胃经经脉排刺。二便障碍者加刺关元、中极。

（2）梅花针刺法：督脉旁开5分、1.5寸、3寸、手足阳明经循经、萎缩肌肉局部。

（3）耳针治疗：肝、脾、肺、肾、胃、三焦。

（4）头针疗法：双侧足运感区、运动区上3/5。

3. 操作

（1）经穴刺法：华佗夹脊穴在棘突旁开5分进针，进针1~1.5寸，施平补平泻手法；秩边直刺2.5~3寸，施提插之泻法；委中仰卧抬腿取穴，直刺1~1.5寸，施提插之泻法，令下肢连续抽动3次为度；中极、水道直刺进针1.5~2寸，施提插泻法；阳陵泉、足三里直刺1.5寸，均施捻转补法。三阴交直刺1.5寸，施提插补法，关元、气海直刺1~1.5寸，施提插补法；阳明经排刺，每穴间隔1寸，直刺1~1.5寸，施平补平泻手法。对瘫痪肢体肌肉循经、局部和损伤平面上下华佗夹脊穴可针刺后加脉冲电极，每次10min。电流强度以患者能耐受为度。

（2）梅花针刺法：华佗夹脊及膀胱经背部第一二侧线为皮肤针常规叩刺部位，自上至下反复轻叩打刺3次。

（3）耳针治疗：用0.5~1寸毫针直刺达软骨，施小幅度捻转，每穴1min，留针30min。

（4）头针疗法：沿刺激区平刺，强刺激，留针30min，留针时每10min强捻转1次，每日1次。

4. 疗程 每日均采用上午、下午各针刺治疗1次的方法，上午以肢体穴位为主，下午予华佗夹脊穴。1个月为1个疗程。

【配方理论】

该病急性期，表现为湿热侵淫、经脉受损的证候，以“邪实”为主要特征；后遗症期，表现为肝肾精血亏虚、脾胃运动功能失调、筋脉失养的证候，以“正虚”为主要特征。根据“虚则补之”、“实则泻之”的治疗大法，分别采取清热利湿、疏调督脉及调补脾胃的法则。在针刺选穴上，前者以“泻”为主，后者以“补”为主，切中要害，有的放矢。

【预后】

该病预后取决于急性脊髓损害程度、病变范围及并发症情况。如无严重并发症，多于3~6个月内基本恢复。完全性截瘫6个月后肌电图仍为视神经改变、MRI显示髓内广泛信号改变、病变范围累及脊髓节段多且弥漫者预后不良。可合并泌尿系统感染、压疮、肺部感染。急性上升性脊髓炎和高颈段脊髓炎预后差。针刺可显著提高肢体肌力，改善感觉障碍和二便障碍。

（二）吉兰-巴雷综合征

吉兰-巴雷综合征，又名急性炎症性脱髓鞘性多发性神经病、急性炎性脱髓鞘性多发性神经根神经炎。其是免疫介导的急性炎性周围神经病。病变主要侵犯脊神经根、脊神经节、脊神经和脑神经。临床以四肢软瘫，可以合并脑神经麻痹、脑脊液蛋白和细胞离解为特征。该病属于中医“痿证”范畴，其病机多由湿热之邪侵淫筋脉所致。因为该病的发展过程，有不同的阶段特点，按急则治标、缓则治本的原则，分为急性期和恢复期辨证论治。

【临床表现与诊断】

急性或亚急性起病，病前1~3周常有呼吸道或胃肠道感染症状或疫苗接种史。症状在一周左右发展至高峰。部分患者在24小时发展至高峰，称为暴发型。也有患者症状在两周前后发展至高峰。再发型急性感染性多发性神经炎，临床罕见，病情急剧，预后不良。

1. 临床表现

（1）运动障碍：首发症状常为双下肢无力，从远端开始逐渐向上发展，四肢呈对称性弛缓性瘫痪。轻者尚可行走，重者四肢完全性瘫痪，肌张力低，腱反射减弱或消失。急性重症患者，起病后很快出现呼吸肌麻痹，表现呼吸困难，声音低哑，咳嗽无力，缺氧、发绀，甚者因完全性呼吸肌麻痹而丧失自主呼吸。

（2）脑神经损害：舌咽-迷走神经受损较为常见，表现吞咽困难，饮水呛咳，构音障碍，咽反射减弱或消失；其次是面神经受损，表现为周围性面瘫；动眼神经亦可受累，表现眼球运动受限；三叉神经受损较少，张口困难及面部感觉减退。单纯脑神经受累较少，多与脊神经同时受损。

（3）感觉障碍：主观感觉异常较少见，可有异物感、蚁行感、烧灼感、针刺感及酸痛感等。客观感觉障碍不明显，或有轻微的手套样、袜套样四肢末端感觉障碍，少数患者有关节位置觉障碍，及感觉性共济失调。常有拉塞格征阳性及腓肠肌压痛。

（4）自主神经障碍：表现皮肤潮红或苍白，多汗，四肢末梢发凉；血压、心率、二便异常。

（5）其他：少数患者有精神症状；或有头痛、呕吐、视盘水肿；或一过性下肢病理征；或有脑膜刺激征。

2. 辅助检查　脑脊液检查特征性表现为蛋白-细胞分离即蛋白含量增高而细胞数目正常。发病数日内蛋白正常，1～2 周后蛋白质开始升高，4～6 周后可达峰值。肌电图最初改变是运动单位动作电位降低，发病 2～5 周可见纤颤电位或正相波。神经传导速度（NCV）检查早期可仅有 F 波或 H 反射延迟或消失，F 波异常示神经近端或神经根损害，对 GBS 诊断有重要意义；晚期可见 NCV 减慢，运动潜伏期延长，波幅正常或轻度异常，提示脱髓鞘改变，轴索受损波幅明显减低。

3. 诊断　根据急性起病的、对称性的四肢弛缓性瘫痪，可伴有双侧第Ⅶ或Ⅸ、Ⅹ脑神经麻痹，CSF 有蛋白细胞分离现象，神经电生理检查有神经传导速度的减慢即可诊断该病。

【鉴别诊断】

（1）多发性周围神经病：缓慢起病；感觉、运动、自主神经同时受累远端重于近端；无呼吸肌麻痹；无神经根刺激症；脑脊液正常；多能查到病因，如代谢障碍、营养缺乏、药物中毒，或有重金属及化学药品接触史等。

（2）周期麻痹：急性起病，四肢瘫痪，有近端重远端轻，下肢重上肢轻；有反复发作史或家族史；无脑神经损害；无感觉障碍；脑脊液正常；发作时可有血清钾低；心电图出现 Q-T 间期延长，ST 段下移，T 波低平或倒置，可出现宽大的 U 波或 T、U 融合，补钾后症状迅速改善。

（3）全身型重症肌无力：四肢无力，晨轻夕重，活动后加重，休息后症状减轻；无感觉障碍；常有眼外肌受累，表现上睑下垂、复视等；新斯的明试验阳性；肌电图重复刺激波幅减低；脑脊液正常。

（4）急性脊髓炎：先驱症状发热；急性起病，数小时或数日达高峰；脊髓横断性损害，有明显的阶段性感觉平面，有传导束性感觉障碍；脊髓休克期后应出现上单位瘫痪；括约肌症状明显；脑脊液多正常，或有轻度的细胞和蛋白增加。

（5）多发性肌炎：常有发热、皮疹、全身不适等症状；全身肌肉广泛受累，以近端多见，表现酸痛无力；无感觉障碍；血常规：白细胞增高，血沉快；血清肌酸磷酸激酶、醛缩酶和谷丙转氨酶明显增高；肌电图示肌源性改变；病理活检示肌纤维溶解断裂，炎细胞浸润，毛细血管内皮细胞增厚。

（6）血卟啉：急性发作性弛缓性瘫痪；急性腹痛伴有恶心、呕吐；有光感性皮肤损害；尿呈琥珀色，暴露在日光下呈深黄色。

（7）肉毒中毒：有进食物史，如吃家制豆腐乳、豆瓣酱后发病，与同食者一起发病；有眼肌麻痹、吞咽困难、呼吸肌麻痹、心动过缓；肢体瘫痪轻；感觉无异常；脑脊液正常。

（8）脊髓肿瘤：起病缓慢；常有单侧神经根痛，后期可双侧持续痛；早期一侧肢体无力，后期双侧受损或出现脊髓横断型损害；腰穿椎管梗阻；脊髓 MRI 可显示占位性病变。

【针灸治疗】

1. 治则

（1）急性期：清热利湿，通经活络。

（2）恢复期：扶正培本，疏络和营。

2. 配方

（1）经穴刺法

1）急性期：华佗夹脊、大椎、阴陵泉、足三里、三阴交、极泉、委中、合谷、外关、太溪、环跳等，另辅以肩髃、曲池等局部阳明经穴。

2）恢复期：华佗夹脊、大杼、阳陵泉、绝骨、足三里、血海、大包，佐以局部循经取穴。

（2）梅花针刺法：督脉旁开 5 分、1.5 寸、3 寸，手足阳明经循经，萎缩肌肉局部。

（3）耳针治疗：脾、胃、肺、肾、内分泌等。

（4）水针疗法：药物选用维生素 B_1、维生素 B_{12}、当归注射液等。

3. 操作

（1）经穴刺法：华佗夹脊穴针向棘突，进针 1～1.5 寸，施捻转泻法；大椎取坐位低头取穴，稍向上直刺 1.5 寸，用捻转泻法，使针感向下及两臂扩散为度；阴陵泉沿胫骨后缘进针，直刺 2 寸，用捻转泻法，令针感放散至腓肠肌为度；极泉直刺 1～1.5 寸，用提插泻法，使上肢抽动 3 次为宜；委中穴采取仰卧位直腿抬高取穴，进针 1 寸，用提插泻法，使下肢抽动 3 次即可；环跳针感要求放散至足心；肩髃抬臂直刺向极泉，进针 2.5 寸，令针感向前臂放射；外关针感麻散至手腕，上穴均施用提插泻法；合谷直刺 1 寸，用捻转泻法；曲池直刺 1.5 寸，用捻转提插相结合泻法。大杼斜刺 0.5 寸，大包穴斜刺 1 寸，均施捻转补法；三阴交向后斜刺 1.5 寸，施提插补法，以麻电感向下串到足心为度；足三里直刺进针 1.5 寸，施捻转之补法；绝骨直刺进针 0.5～1 寸，阳陵泉、血海进针 1～1.5 寸，施捻转之补法。对瘫痪肢体穴位针刺后加脉冲电极，每次 10min。电流强度以患者能耐受为度。

（2）梅花针刺法：华佗夹脊及膀胱经背部第一二侧线为皮肤针常规叩刺部位，自上至下反复轻叩打刺 3 次。

（3）耳针治疗：用 0.5～1 寸毫针直刺达软骨，施小幅度捻转，每穴 1min，留针 30min。

（4）水针疗法：用其中 1 种药物每次选 2～3 穴，针刺后有针感可回吸无血推药，每穴注射 0.5ml，隔日 1 次。

4. 疗程 每日均采用上午、下午各针刺治疗 1 次的方法，上午以肢体穴位为主，下午予华佗夹脊穴。2 个月为 1 个疗程。

【配方理论】

该病急性期以肢体痿软无力、头身沉重、胸脘满闷、咳痰不爽、小便赤黄、苔白腻、脉滑数为特点，属湿热侵淫，熏蒸脾胃，流溢四肢，经络壅滞。其病机特点是“邪气实”。治疗当以清热利湿、通经活络、驱除实邪为主。常用穴位有华佗夹脊穴、大椎、阴陵泉、足三里、三阴交、极泉、合谷、太溪等，另辅以肩髃、曲池等局部阳明经穴。华佗夹脊刺可直接刺激脊神经根，改善神经根的代谢，减轻水肿状态，从而促进脑脊液循环，加速神经功能的恢复。大椎为督脉及手足三阳之会，泻之可清热透邪。阴陵泉为足太阴脾经合穴，泻之可利湿运脾。三阴交通调三阴化湿清热。极泉通经除湿。足三里为胃经下合穴，取之通腑利湿。合谷为手阳明原穴，取之疏通阳明，以宁宗筋。取足少阴肾之原穴太溪，疏利水之下源，兼固筋骨。取局部诸穴疏导阳明以利筋脉。诸穴相伍共奏祛湿逐邪治标之效。

恢复期以四肢软瘫为主症。因病邪化热伤阴，经络久滞，血失濡润故筋脉失养、气血不足。病机以虚为主，故治疗以扶正培本为大法，兼以疏络和营。主要穴位有大杼、阳陵泉、绝骨、足三里、血海、大包，佐以局部循经取穴。方中大杼为骨之会，阳陵泉为筋之会，绝骨为髓之会，血海调血补血，足三里培补后天水谷之海，以化生气血、补虚益损。诸穴可达培元固本、益气养血、生精补髓、强筋健骨、振颓扶痿之效。大包穴为脾之大络，主网罗全身诸络之气，如其不足，则诸络陷下不举，四肢百节尽纵而不收，故取之可督统诸络，强筋利节。总之体现扶正为主、通络和营为辅的治则。对肌肉萎缩明显者，可行肌肉、肌群排刺，以改善局部经气运行，从而达到增加肌营养、促进肌肉萎缩的恢复。

【预后】

该病具有自限性，预后较好。瘫痪多在3周后开始恢复，多数患者2个月~1年内恢复正常，约10%患者遗留较严重后遗症，如足下垂、手肌萎缩、自主神经功能障碍等。年龄60岁以上，病情发展迅速并需要辅助呼吸者预后不良，部分患者死于并发症。针刺治疗可加速神经功能的恢复，减少后遗症，降低致残率，提高患者生活质量。

（三）重症肌无力

重症肌无力是自身抗体所致的免疫性疾病，病变主要累及神经肌肉接头处突触后膜乙酰胆碱受体，致神经肌肉接头处传递功能障碍。临床表现为异常疲乏无力，受累的骨骼肌如眼肌、咀嚼肌、咽喉肌、肋间肌、四肢肌等活动后极易疲劳，出现眼睑下垂、吞咽无力、呼吸困难等症状；其临床特点是朝轻暮重，经休息或服用抗胆碱酯酶药物治疗后症状暂时减轻或消失。

根据该病的主要症状，眼睑下垂、吞咽困难、四肢无力等属中医“痿证”范畴，其病机在脾、肾、肝三脏，脾胃虚弱，气血生化不足，四肢百骸失于濡养；肾主骨，生髓，肝藏血，主筋，肝肾不足，筋脉失养，而致大筋软短，小筋弛长。

【临床表现与诊断】

1. 临床表现

（1）全身骨骼肌（包括眼外肌、面肌、延髓肌、颈肌和肢带肌）均可受累，但以脑神经支配肌（眼外肌、面肌、延髓肌）受累较脊神经支配肌受累更为多见。受累骨骼肌病情朝轻夕重，疲劳加重。

（2）早期常可自发缓解与恢复，晚期患者运动障碍较严重，虽经休息也不能完全恢复。

（3）以眼外肌受累为首发症状者最为常见，表现为眼睑下垂，复视，逐渐出现构音困难，进食呛咳，表情呆板，吹气困难，屈颈、抬头无力，四肢疲软等。

（4）部分患者可伴发眼外肌、舌肌、肩胛肌、肱三头肌、股四头肌等肌肉萎缩。

2. 辅助检查　①血清中抗 AChR 抗体增高，部分患者血清中还可测到抗核抗体。②胸部X线摄片或胸腺CT检查，常可见胸腺增生或伴发胸腺肿瘤。③合并甲亢者可有 T_3、T_4 增高。④新斯的明试验，肌内注射后15~30min受累肌无力症状改善者，即可诊断。⑤重复电刺激试验，若刺激后动作电位幅度衰减10%以上即为阳性。

根据临床表现及辅助检查可确诊。

【鉴别诊断】

（1）肌营养不良：肌营养不良眼肌型为隐匿发病；青年男性多发；病情逐渐加重，无朝轻暮重之病情波动特点；抗胆碱酯酶药物治疗无效。

（2）进行性延髓性麻痹：有舌肌萎缩，舌肌纤颤；肌肉跳动或肌束颤动；伴有强哭强笑；抗胆碱酯酶药物治疗无效。

(3) 周期性瘫痪：有家族史或反复发作史；四肢肌张力低，迟缓性瘫痪，腱反射低下；多数患者血钾低，静脉输钾症状很快改善；抗胆碱酯酶药物治疗无效；肌电图无改变。

(4) 肌无力综合征：与某些恶性肿瘤有关，尤其是燕麦细胞型支气管肺癌患者多见；男性多于女性；以下肢近端肌无力为主，活动后即疲劳，继续活动后症状减轻；肌电图以10Hz以上反复刺激后，肌肉收缩幅度增大等可鉴别之。

(5) 癔病性肌无力：青年女性多见；与情绪变化有关；易接受暗示；病情变化无规律；借助疲劳试验或抗胆碱酯酶药物等可见鉴别。

【针灸治疗】

1. 治则 健脾补肾，安神定志，疏通经脉。

2. 配方

(1) 经穴刺法：关元、气海、中脘、足三里、肾俞、肝俞、三阴交、血海。

配穴：眼睑下垂者，加鱼腰、睛明、攒竹、四白。吞咽困难者，加风池、完骨、翳风、廉泉。全身无力者，加肩髃、曲池、外关、合谷、环跳、委中、阳陵泉、太冲。重症者，加神门、内关、四神聪太冲。

(2) 耳针治疗：脾、胃、肝、肾、内分泌、皮质下等。

3. 操作

(1) 经穴刺法：关元、气海、中脘直刺进针1～1.5寸，施呼吸补泻补法；足三里直刺进针1.5寸，施捻转之补法，针后加艾灸1～2壮；肾俞、肝俞均刺向横突进针1～1.5寸，施捻转补法，令局部酸胀感为度；三阴交向后斜刺1.5寸，施提插补法，以麻电感向下串到足心为度；血海进针1～1.5寸，施捻转之补法。

鱼腰横刺进针0.5寸，施平补平泻法，令眼球胀感为度；攒竹向鱼腰方向横刺0.5寸，手法同鱼腰穴；取睛明穴嘱患者闭目，将眼球推向外侧，然后沿眼眶上缘缓慢进针1～1.5寸，施小幅度捻转手法，令局部及眼球发胀为度，行针15min将针取下；四白向下斜刺，进针1寸，施平补平泻手法。

风池穴向结喉方向深刺2.5～3寸深，施捻转补法1～3min，以咽部麻胀为得气针感。完骨、翳风穴同风池穴；廉泉在舌骨体上缘取穴，针向咽部，进针2～3寸，以咽部酸胀为度。

肩髃抬臂直刺向极泉，进针2.5寸，令针感向前臂放射；外关直刺1.5寸，针感麻散至手腕，两穴均施用提插泻法；合谷直刺1寸，用捻转泻法；曲池直刺1.5寸，用捻转提插相结合泻法；环跳侧卧屈腿，股骨大转子最高点与骶骨裂孔连线外1/3与内2/3交界处取穴，针2.5寸，施提插泻法；委中仰卧抬腿取穴，进针1.5寸，施提插泻法，令麻电感窜至足，使下肢连续抽动3次为度；阳陵泉直刺2寸，施提插泻法，酸胀感向下放散至足跟；太冲直刺0.5～1寸，施提插泻法。

(2) 耳针治疗：用0.5～1寸毫针直刺达软骨，施小幅度捻转，每穴1min，留针30min。

4. 疗程 每日均采用上午、下午各针刺治疗1次的方法，1个月为1个疗程。

【配方理论】

重症肌无力是神经肌肉间兴奋传递发生障碍所引起的疾病，以横纹肌的异常疲劳为特点，临床上首先出现脑神经症状，然后逐步累及脊神经和全身肌肉，根据受累肌肉的范围，严重程度不同，虽可分为眼肌型、延髓肌型、全身肌型，但其病因基本相同。

根据该病的主要症状，眼睑下垂、吞咽困难、四肢无力等属中医“痿证”范畴，其病机在脾、肾、肝三脏。脾主肌肉，主四肢，眼睑在五轮中为肉轮属脾，中焦脾胃又为后天之本，生化之源，脾虚不能化生精微则气血不足，四肢百骸失于濡养则肌肉痿弱无力、眼睑下垂。肾主骨，生髓，肾阳虚则四肢不温。肝藏血，主筋，肝血不足，筋脉失养，而致大筋软短、小筋弛长。

石学敏院士认为该病症状的核心为“疲倦乏力”。力由气生，而气又来源于脾肾，所以治疗上要以健脾补肾为主。故以关元、气海、中脘、足三里补脾益气，肾俞、三阴交、血海、肝俞滋补肝肾。治疗上除根据辨证论治的原则，健脾补肾之外，选用一些安神定志、疏肝理气穴如神门、内关、四神聪、太冲等，可加强疗效。

【预后】

该病缓解与复发交替。晚期患者休息后不能完全恢复。多数病例迁延数年至数十年，靠药物维持。少数病例可自然缓解。当呼吸肌受累需用呼吸机辅助通气时，多预后不良，是致死的主要原因。针刺可调控机体免疫功能，提高神经肌肉接头的传递，有效改善肌肉运动功能，显著缓解重症肌无力症状，改善患者生活质量。

（四）运动神经元病

运动神经元疾病是一组病因未明的选择性损害脊髓前角细胞、脑干运动神经元（或）锥体束的慢性进行性疾病。主要表现为受累部位的肌肉无力、萎缩和（或）锥体束损害征。感觉系统一般不受侵犯。临床上有进行性脊肌萎缩、进行性延髓麻痹、原发性侧索硬化和肌萎缩侧索硬化等类型。

发病原因未明。有报告认为可能与某些自主毒素或重金属中毒、慢病毒感染、遗传、免疫功能异常等因素有关。通常在40~50岁起病，30岁以前少见，男女比约为2∶1。起病隐匿，缓慢进展，偶见亚急性进展者。

根据临床表现主要是肌无力与肌萎缩，因此基本上属于中医“痿证”范畴，但其同时有上运动神经元病变的表现如下肢肌张力增高、反射亢进等尚需考虑兼有“痉证”的病机。

在此章节仅讨论损害脊髓前角细胞，表现为无力和肌萎缩而无锥体束征的进行性脊肌萎缩及上运动神经元、下运动神经元均有损害，表现为肌无力、肌萎缩和锥体束征的肌萎缩侧束硬化。单独损害延髓运动神经核而表现为咽喉肌和舌肌无力、萎缩的进行性延髓麻痹在吞咽障碍章节中论述。

【临床表现与诊断】

1. 临床表现

（1）进行性脊肌萎缩：常见首发症状为双上肢远端肌肉萎缩、无力，也可由一侧开始，再发展到对侧。逐渐波及前臂、上臂和肩部肌群。少数病例肌萎缩从下肢开始。受累肌肉萎缩明显，肌张力降低，可见肌束颤动，腱反射减弱，病理反射阴性。感觉和括约肌功能一般无障碍。晚期发展至全身肌肉萎缩、无力，生活不能自理，最后因呼吸肌麻痹或肺部感染而死亡。少数早期波及延髓肌者，可并发肺部感染而死亡。

（2）肌萎缩侧索硬化：常见首发症状为一侧或双侧手指活动笨拙、无力，随后出现手部小肌肉萎缩，以大鱼际肌、小鱼际肌、骨间肌、蚓状肌为明显，双手呈鹰爪形。逐渐延及前臂、上臂和肩胛带肌群。随着病程的延长，肌无力和萎缩扩展至躯干和颈部，最后到面肌和咽喉肌。少数病例肌萎缩和无力从下肢或躯干肌开始。受累部位常有明显的肌束颤动。双上肢肌萎缩，肌张力不高，但腱反射亢进，霍夫曼征（+）。双下肢痉挛性瘫痪，肌张力高，腱反射亢进，病理反射阳性。下肢肌萎缩和肌束颤动较轻。患者一般无客观的感觉障碍，但常有主观的感觉症状，如麻木等。括约肌功能常保持良好。患者意识始终保持清醒。延髓麻痹一般发生在该病的晚期，在少数病例可为首发症状。舌肌常先受累，表现为舌肌萎缩、震颤和伸舌无力。随后出现腭、咽、喉、咀嚼肌萎缩无力，以致患者构音不清，吞咽困难，咀嚼无力。由于同时有双侧皮质延髓束受损，故可并有假性延髓麻痹。面肌中口轮匝肌受累最明显。眼外肌一般不受影响。

2. 辅助检查

肌电图主要表现为病变处肌肉插入电位延长，纤颤电位，动作电位时限增宽、波幅增高、波型以混合相或单纯相多见，可见巨大电位。运动神经传导速度可能下降或正常，而感觉神经传导速度正常。ALS 患者往往在延髓、颈、胸与腰骶不同节段神经支配的 2 块或 3 块以上的肌肉出现失神经支配现象。

根据运动系统损害，即有上运动神经元、下运动神经元病变的症状和体征，感觉正常。肌电图有收缩时运动单位明显减少，呈单纯相和混合相，而波幅明显增高，时限延长，甚至为巨大电位，有明显纤颤波出现，周围神经的运动传导速度正常，可做出运动神经元病诊断。

【鉴别诊断】

依据中年期隐匿起病，逐渐进展，以上运动神经元或下运动神经元瘫痪或两者并存为主要表现，伴肌跳而无感觉障碍，一般不难做出诊断。但在疾病早期或不典型病例，应注意与下列疾病鉴别。

（1）颈椎病：可有手肌萎缩，四肢腱反射亢进，双侧病理反射阳性。且有上肢或肩部疼痛，客观检查有感觉障碍，无延髓麻痹表现。颈椎 X 片、CT 或 MRI 显示颈椎骨质增生、椎间孔变窄、椎间盘变性或脱出，甚至脊膜囊受压。

（2）颈段脊髓肿瘤：因脊髓受压，可有上肢肌萎缩和四肢腱反射亢进，双侧病理反射阳性。又有神经根痛和感觉障碍。一般无肌跳。腰椎穿刺可有椎管阻塞，椎管造影、CT 或 MRI 显示椎管内占位性病变。

（3）脊髓空洞症：因其临床表现有不对称性、节段型分离性感觉障碍及皮肤关节的营养障碍，结合 MRI 检查可见空洞影像，有助确诊。

（4）颈段脊髓蛛网膜炎：临床表现为不对称、有节段性感觉障碍和病程的反复发作性及椎管造影的梗阻或黏连表现可作为鉴别诊断的依据。

（5）上肢周围神经损伤：有上肢的肌无力和肌萎缩，但多为一侧性，且有感觉障碍而与之鉴别。

【针灸治疗】

1. 治则 滋补肝肾，疏通经脉。

2. 配方

（1）经穴刺法

1）主穴：风池、完骨、翳风、华佗夹脊、大椎、肝俞、肾俞、阳陵泉、绝骨、血海、足三里、极泉、合谷、曲池。

2）配穴：根据影响的不同肌肉、部位，可局部取穴。

（2）梅花针刺法：督脉旁开 5 分、1.5 寸、3 寸，手足阳明经循经，萎缩肌肉局部。

（3）耳针治疗：肝、肾、脾、胃、内分泌等。

（4）水针疗法：药物选用维生素 B_1、维生素 B_{12}、当归注射液等。

3. 操作

（1）经穴刺法：风池、完骨、翳风向结喉方向刺 1.5～3 寸，施捻转补法 3min，以咽部麻胀为得气针感；华佗夹脊针向棘突，进针 1～1.5 寸，施捻转泻法；大椎取坐位低头取穴，稍向上直刺 1.5 寸，用捻转泻法，使针感向下及两臂扩散为度；肝俞、肾俞均刺向横突进针 1～1.5 寸，施捻转补法，令局部酸胀感为度；绝骨直刺进针 0.5～1 寸，阳陵泉、血海进针 1～1.5 寸，施捻转之补法；足三里直刺进针 1.5 寸，施捻转之补法；极泉直刺 1～1.5 寸，用提插泻法，使上肢抽动 3 次为宜；合谷直刺 1 寸，用捻转泻法；曲池直刺 1.5 寸，用捻转提插相结合泻法。肢体穴位、华佗夹脊穴，针刺后可加脉冲电极，每次 10min。电流强度以患者能耐受为度。

（2）梅花针刺法：华佗夹脊及膀胱经背部第一二侧线为皮肤针常规叩刺部位，自上至下反复轻叩打刺3次。

（3）耳针疗法：用0.5～1寸毫针直刺达软骨，施小幅度捻转，每穴1min，留针30min。

（4）水针疗法：用其中1种药物每次选2～3穴，针刺后有针感可回吸无血推药，每穴注射0.5ml，隔日1次。

4. 疗程 每日均采用上午、下午各针刺治疗1次的方法，上午以肢体穴位为主，下午予华佗夹脊穴。2个月为1个疗程。

【配方理论】

石学敏院士认为肝肾之阴血内耗，肝主筋为藏血之脏，肾主骨乃藏精之所，肝肾精血亏损，筋骨经脉失养，故肢体废痿不用。治以滋补肝肾，疏通经脉，以风池、完骨、翳风补益脑髓，通关利窍，改善吞咽功能、舌肌功能；华佗夹脊穴可直接刺激脊神经根，改善神经根的代谢，加速神经功能的恢复。大椎为督脉及手足三阳之会，阳陵泉为筋之会，绝骨为髓之会，血海调血补血，足三里培补后天水谷之海，以化生气血、补虚益损。极泉、合谷为手阳明原穴，取之疏通阳明，以宁宗筋。取局部诸穴疏导阳明以利筋脉。诸穴可达生精补髓、强筋健骨、疏通经脉之效。对肌肉萎缩明显者，可行肌肉、肌群排刺，以改善局部经气运行，从而达到增加肌营养、促进肌肉萎缩的恢复。

【预后】

运动神经元病的预后因不同的疾病类型和发病年龄而不同。进行性脊肌萎缩病程可达10年以上，晚期发展至全身肌肉萎缩、无力，生活不能自理，最后因呼吸肌麻痹或肺部感染而死亡。少数早期波及延髓肌者，1～2年内可并发肺部感染而死亡。肌萎缩侧索硬化预后不良，多在3～5年内呼吸肌受累，死于呼吸肌麻痹或肺部感染。该病早期针刺治疗，每年针刺8个月，连续5年，可达到治愈效果。晚期针刺长期治疗，可改善肌力，一定程度上减轻症状，提高生存质量。呼吸肌已受影响者，针刺效果不佳。

（五）周围神经损伤

周围神经由31对脊神经组成，是运动纤维、感觉纤维、交感纤维组成的混合神经，共组成四大丛（颈丛、臂丛、腰丛、骶丛）。外伤、产伤、药物损及周围神经，引起神经刺激、神经失用、轴突断裂或神经断裂，受该神经支配区的运动，感觉和营养也均将发生障碍，临床上表现为感觉障碍、运动障碍和营养障碍。表现为与该神经相关的肌群瘫痪和斑片样的感觉障碍，出现下运动神经单位瘫痪，有关的运动功能减退或丧失，肌张力减低，有关的腱反射消失，其感觉障碍多限于皮肤所支配的范围，以疼痛、感觉过敏为特点。其神经的定位可根据损伤的肌群与神经的关系及皮肤感觉障碍区与神经的关系判断为某神经的损伤。本节仅就常见的周围神经损伤加以讨论。

【临床表现与诊断】

1. 臂丛神经损伤 主要表现为神经根性分布的运动、感觉障碍。臂丛上部损伤表现为整个上肢下垂，上臂内收，不能外展外旋，前臂内收伸直，不能旋前旋后或弯曲。肩胛、上臂和前臂外侧有一狭长的感觉障碍区。臂丛下部损伤表现为手部小肌肉全部萎缩而呈爪形，手部尺侧及前臂内侧有感觉缺失，有时出现霍纳综合征。

2. 桡神经损伤 桡神经损伤后，腕关节不能背屈致腕下垂，掌指关节不能伸直，拇指不能背直和桡侧外展。

3. 尺神经损伤 典型的变化为手部小肌肉运动丧失，手指精细动作受影响，形成爪形手，感觉丧失主要在手背尺侧。

4. 正中神经损伤 握力及前臂旋前功能丧失，手掌形成平坦状态，并且手指大部分感觉缺失。

5. 坐骨神经损伤 坐骨神经完全损伤时，临床表现与胫腓神经联合损伤时类同。踝关节与趾关节无自主活动，足下垂而呈马蹄形，踝关节可随患肢移动呈摇摆样运动。小腿肌肉萎缩，跟腱反射消失，膝关节屈曲力弱，伸膝正常。小腿皮肤感觉除内侧外，常因压迫皮神经代偿而仅表现为感觉减退，坐骨神经部分受伤时，股二头肌常麻痹，而半腱肌和半膜肌则很少受累。另外，小腿或足底常伴有跳痛、麻痛或灼痛。

根据临床表现及肌电图检查可确诊。

【鉴别诊断】

周围神经损伤有上肢或下肢的肌无力和肌萎缩，但多为一侧性，且有感觉障碍。应与周围神经疾病、运动神经元疾病、肌源性疾病相鉴别。

（1）多发性周围神经病：缓慢起病；感觉神经、运动神经、自主神经同时受累远端重于近端；无神经根刺激症；多能查到病因，如代谢障碍、营养缺乏、药物中毒，或有重金属及化学药品接触史等。

（2）运动神经元疾病：依据中年期隐匿起病，逐渐进展，以上运动神经元或下运动神经元瘫痪或两者并存为主要表现，伴肌跳而无感觉障碍。

（3）重症肌无力：四肢无力，晨轻夕重，活动后加重，休息后症状减轻；无感觉障碍；常有眼外肌受累，表现上睑下垂、复视等；新斯的明试验阳性；肌电图重复刺激波幅减低。

【针灸治疗】

1. 治则 行气活血、疏通经脉。

2. 配方

（1）经穴刺法

1）臂丛神经损伤：颈夹脊、极泉、肩髃、肩贞、肩中俞、肩外俞、天宗。

2）桡神经损伤：颈4～胸夹脊、极泉、曲池、外关、手三里、阳溪、合谷。

3）尺神经损伤：颈7～胸夹脊、极泉、少海、小海、支正、神门、腕骨。

4）正中神经损伤：颈5～胸夹脊、极泉、曲泽、间使、内关、大陵。

5）坐骨神经损伤：大肠俞、秩边、环跳、委中、阳陵泉、解溪。

（2）拔罐治疗：在肌肉萎缩部位拔罐。

3. 操作

（1）经穴刺法：夹脊刺，斜刺1～1.5寸，刺至脊柱横突，施小幅度捻转；极泉上肢外展取穴，直刺进针1寸，施提插泻法，令其手指麻木为度；肩髃抬臂直刺向极泉，进针2.5寸，令针感向前臂放射；肩外俞、肩中俞均向棘突方向斜刺0.5～1寸，天宗直刺0.5寸，肩贞直刺1～1.5寸，均施平补平泻手法。曲池屈肘取穴，直刺1.5寸，施提插泻法；外关直刺1～1.5寸，提插泻法；手三里、阳溪、合谷直刺进针0.5～1寸，均平补平泻，令局部酸、麻、重、胀为度。曲泽直刺1～1.5寸，间使、内关、少海、支正直刺0.5～1寸，大陵、小海、神门、腕骨直刺0.3～0.5寸，均施平补平泻手法，令局部酸、麻、重、胀为度。大肠俞在第4腰椎棘突旁开1.5寸处取穴，略向内斜刺2.5寸，施提插泻法，令麻电感下窜至足尖为度；秩边在第4骶椎旁开3寸处取穴，直刺3寸，施提插泻法，令麻电感下窜至足底；环跳侧卧屈腿，股骨大转子最高点与骶骨裂孔连线外1/3与内2/3交界处取穴，针2.5寸，施提插泻法，针感同大肠俞；委中仰卧抬腿取穴，进针1.5寸，施提插泻法，令麻电感窜至足，使下肢连续抽动3次为度；阳陵泉直刺2寸，施提插泻法，酸胀感向下放散至足跟；解溪直刺，进针0.5～1寸，施平补平泻手法。针刺后可选择2～4个穴位加脉冲电极，每次20min。在上述穴位中可选阳经穴1～2个，针后加艾灸。

（2）拔罐治疗：在肌肉萎缩部位闪火拔罐，每次5min。

4. 疗程 每日均采用上午、下午各针刺治疗1次的方法，1个月为1个疗程。

【配方理论】

该病属于祖国医学“痿证”范畴，其病变不累及脏腑，为经络及经筋发病，为外伤损伤经脉，气血阻滞、筋肉失于温煦濡养所致。治疗上以行气活血化瘀、疏通经脉为法则，循经取穴，或沿损害神经的支配部位之萎缩肌肉围刺、排刺，以改善局部经气运行，从而达到增加肌营养，促进肌肉萎缩的恢复，可收到满意效果。华佗夹脊穴可直接刺激脊神经根，改善神经根的代谢，减轻水肿状态，从而促进脑脊液循环，加速神经功能的恢复。同时夹脊穴能疏通督脉，统理阴阳，起到运行气血，营阴阳、濡筋骨之效。

【预后】

周围神经损伤致神经刺激、神经失用预后较好，轴突断裂或神经断裂预后较差。针刺对周围神经损伤有良好疗效，能有效改善运动、感觉障碍，病程愈越者，疗效越佳。另外注意保持肢体功能位置，加强肢体功能活动，以助恢复。

（六）外伤性截瘫

外伤性截瘫系因脊柱在外界暴力作用下，致使脊椎骨折，脱位引起脊髓损伤而成。是以肢体麻痹及二便功能障碍为主要的一种疾病。

该病祖国医学古称“体隋”，如《灵枢·寒热》曰：“若有所堕坠，四肢懈惰不收，名曰体隋。”《素问·缪刺》也有“人有堕坠，恶血留内，腹中胀满，不得前后”的记述。该病病机为气血瘀滞，经络痹阻，督统失职，筋骨失濡等。

【临床表现与诊断】

1. 临床表现 完全或不完全性的四肢瘫、截瘫，可为弛缓性或痉挛性的，有或无不同程度的肌肉萎缩、肌肉疼痛、感觉障碍。

2. 诊断 根据病史、临床表现、MRI检查可诊断。

【鉴别诊断】

截瘫较常见的为外伤或肿瘤压迫而致的脊髓病变，也可见于脊髓前动脉血栓形成、横贯性脊髓炎、脊髓前角灰白质炎等，其临床特点为损伤平面以下的运动及感觉障碍，并有不同程度的二便功能障碍。

（1）脊髓缺血性疾患：脊髓动脉血栓形成或栓塞均可造成脊髓软化，一般起病急骤，临床表现分离性感觉障碍，截瘫。在运动系统方面，病灶节段所支配的肌群表现无力、瘫痪、萎缩，也可出现肌纤维或肌束震颤，病灶以下则为中枢性瘫痪。由于起病急骤，开始往往有脊髓休克期，一般表现为软瘫，以后才逐渐出现下肢肌张力、腱反射增高与病理反射。

（2）脊髓压迫：因疾病的性质、压迫的进展速度及病变所在部位等而有所不同，症状多缓慢发生，一般病程多为数月，甚至长达数年。因肿瘤压迫，可出现疼痛及感觉异常，运动功能的障碍同时出现，或较感觉障碍晚发。膀胱、直肠的功能紊乱颇多常见，腱反射的减弱或亢进及病理反射是否出现，取决于压迫的位置，X线片及CT检查可协助诊断。

【针灸治疗】

1. 治则 益气养血、荣润筋脉。

2. 配方

（1）经穴刺法：华佗夹脊、阳明经排刺（根据病变肢体，选择上肢或下肢排刺），上肢自肩髃穴至合谷穴，下肢自髀关穴至解溪穴，二便障碍者加刺关元、中极。

（2）梅花针刺法：督脉旁开5分、1.5寸、3寸，手足阳明经循经，萎缩肌肉局部。

（3）耳针治疗：肝、脾、肺、肾、胃、三焦。

3. 操作

（1）经穴刺法：华佗夹脊，直刺 1.5～2.5 寸，刺至脊柱横突，施小幅度捻转从上至下共 3 次。阳明经排刺，每穴间隔 1 寸，刺 0.5～0.8 寸，施捻转补法，从上至下反复 3 次，关元、中极直刺 1～1.5 寸，施提插补法 1～3min。针刺后华佗夹脊可加脉冲电极，每次 10min。

（2）梅花针刺法：华佗夹脊及膀胱经背部第一二侧线为皮肤针常规叩刺部位，自上至下反复轻叩打刺 3 次。

（3）耳针治疗：用 0.5～1 寸毫针直刺达软骨，施小幅度捻转，每穴 1min，留针 30min。

4. 疗程 每日均采用上午、下午各针刺治疗 1 次的方法，上午以肢体穴位为主，下午予华佗夹脊穴。2 个月为 1 个疗程。

【配方理论】

外伤性截瘫的治疗以损伤节段的督脉穴或夹脊穴为主，因该病系不内外因所致，故局部取穴尤为重要。同时督脉穴有通调督脉、统理阴阳的作用。夹脊穴夹督脉，循膀胱，有通调十二经水、疏通诸经的作用。故取之可收行气血、营阴阳、濡筋骨之功。针刺时，督脉穴位的手法操作甚为重要，一般进针深度为 1.5～2.5 寸，针刺至黄韧带时，执针手下出现一种弹性阻力，患者针下局部出现酸、重、胀感。此时可继续下针，当出现穿透感或患者产生麻电感时，立即停止进针，这时的效果最佳，如再深刺则可刺伤脊髓。

【预后】

该病预后与脊髓损伤程度相关。针刺治疗外伤性截瘫，针感的强弱、有无是该病预后的标志。得气快、针感强表明经络功能未完全受损，其病易治，预后较好。反之则为预后不良。另外有的个别患者有幻觉、似有针感，或者针刺有客观反应而患者无感觉，此两者均为经络完全受损之假得气，为脊髓横贯性损伤之象，预后不佳。针刺可改善损伤脊髓微循环，减轻脊髓继发性损伤，促进神经元及神经纤维的修复、再生。

十二、雷　诺　病

雷诺病是一种遇冷或情绪紧张后，以阵发性肢端小动脉强烈收缩引起肢端缺血改变为特征的疾病，又称肢端血管痉挛症。发作时，肢端皮肤由苍白变为青紫，而后转为潮红。由于 1862 年 Maurice Raynaud 首先描述顾得名。该病无其他相关疾病和明确病因（原发）时称雷诺病；与某些疾病相关（继发）称雷诺现象。雷诺病女性患者多见，男女比例为 1∶10，发病年龄多在 20～30 岁。

中医认为该病属“脉痹”的范畴，诱发因素与寒冷和情绪刺激有关。为寒湿之邪，客于经脉，气滞血凝，阳气不能通达四末，或肝郁气滞，抑郁不乐，以致条达失司，脉络痹阻，气血运行失调发为该病。《素问·举痛论》云：“寒气入经而稽迟，泣而不行，客于脉外则血少，客于脉中则气不通，故卒然而痛。”石学敏院士对该病的治疗以活血通脉、祛瘀止痛为原则，重视手法量学的操作，获得了较好的效果。

【临床表现与诊断】

1. 临床表现 好发于女性，年龄一般在 20～40 岁；寒冷或情绪波动后临床出现阵发性肢端皮肤苍白、发绀及潮红，伴刺痛和麻木感，并在温暖后恢复正常。肢端皮肤在发作时有间歇性颜色变化；一般为双手受累，呈对称性；寒冷刺激可诱发症状发作；少数晚期病例可有指动脉闭塞，和（或）有手指皮肤硬化、指端浅在性溃疡或坏疽。

2. 诊断 根据临床表现，排除雷诺现象和其他类似疾病可诊断。

【鉴别诊断】

（1）手足发绀症：是自主神经紊乱所致的血管痉挛性疾病，无苍白、发绀、潮红的阶段，与情绪激动和精神紧张无关。

（2）网状青斑：皮肤呈持续性网状或斑点状发绀，多发于下肢，下垂较为明显。

（3）红斑性肢痛证：肢端对称、阵发性血管扩张，甚至灼热，下垂、直立时诱发。

（4）硬皮病：胶原结缔组织的增生和水肿，皮肤弹性纤维的断裂和水肿，皮肤发紧或僵硬感，皮肤活组织检查有助于鉴别。

（5）红斑性狼疮：有长期、反复、不规则的发热表现，关节酸痛、贫血、肾功能损害，周围血液或骨髓中可找到红斑狼疮细胞。

【针灸治疗】

1. 治则　活血通脉、温经止痛。

2. 配方

（1）经穴刺法

1）上肢：内关、曲池、外关、合谷、八邪。

2）下肢：足三里、三阴交、绝骨、血海。

（2）穴位注射法：丹参注射液 2ml；维生素 B_1 50～100mg；当归注射液 2ml。

3. 操作

（1）经穴刺法：内关、曲池、外关、合谷进针 1～1.5 寸，施提插捻转泻法 1min。足三里进针 1.5 寸，施提插捻转补法 1min；三阴交进针 1 寸，施提插捻转补法 1min；绝骨、血海进针 1 寸左右，施提插捻转泻法 1min。

（2）穴位注射：选患肢的 2 个穴位交替轮流注射前述药液，每日 1 次，30 日为 1 个疗程。

4. 疗程

（1）体针：15 日 1 个疗程，需 2 个疗程。

（2）穴位注射：30 日 1 个疗程。

【配方理论】

该病属中医“痹证”，辨证重点在于分清寒、热、虚、实。寒者喜暖怕凉，手指皮色苍白或紫，苔白，脉细；热者指端肿胀潮红，指尖破溃，疼痛难忍，苔黄，脉细数；虚者病久，精神委靡，乏力自汗，指端苍白充血，创面苍白，肉芽水肿经久不愈；实者指端感染，灼热作痛，昼夜难眠，指端肿胀溃破脓水多，苔黄燥，脉数。方中足三里、三阴交施用补法以温经止痛，其余穴位为局部取穴以活血通络，该病多与寒凉和情绪刺激有关，因此在治疗调护方面应注重调情志，防止感情冲动和其他精神因素的干扰，以嘱患者戒烟酒的同时，注意保暖、御寒。

【预后】

该病预后相对良好，约 15% 患者可自然缓解，30% 逐渐加重。长期持续动脉痉挛可致动脉器质性狭窄而不可逆，但极少需要截指（趾）。针刺可有效缓解动脉痉挛，调节患者情绪。

十三、大动脉炎

大动脉炎是常见的血管疾病，是指累及主动脉及其主要分支的慢性非特异性炎症引起的不同部位动脉狭窄或闭塞，出现相应部位缺血表现，少数也可引起动脉扩张或动脉瘤。因病变侵犯的位置不同，临床表现亦不同。其中以头和臂部动脉受累引起的上肢无脉症为常见。该病多见于女性青少年。该病在中医学属“臂厥、骭厥”范畴，多因血脉不通，血瘀为主要矛盾，但其本质为虚证，以肾阴虚为主，故遇寒则加剧。石学敏院士经多年的临床及实践研究，对于臂厥的治疗总结出一套针刺配方，临床疗效满意。

【临床表现及诊断】

1. 有下列表现一种以上者应怀疑该病

（1）全身症状：活动期有发热、全身不适、食欲不振、出汗。

（2）头臂动脉型：头晕、头昏、记忆力减退、上肢单侧或双侧上肢乏力、发凉、酸痛、麻木等。

（3）胸、腹主动脉型：下肢无力、酸麻、易疲劳、跛行等。

（4）肾动脉型：持续顽固的高血压。

（5）混合型：此型较常见，为广泛、多发性病变。

2. 诊断要点

（1）发病年龄≤40岁。

（2）肢体间歇性跛行。

（3）一侧或双侧肱动脉搏动减弱。

（4）双上肢收缩压差>10mmHg。

（5）一侧或双侧锁骨下动脉或腹主动脉区闻及血管杂音。

（6）动脉造影异常。

符合上述6条中3条者可诊断该病。

【鉴别诊断】

（1）先天性动脉缩窄：多见于男性，常在动脉导管相接处形成局限缩窄，血管杂音限于心前区或背部。全身症状不明显。主动脉造影有助于鉴别诊断。

（2）动脉粥样硬化：也可引起上下肢动脉闭塞或狭窄，多见中年以上，伴有动脉粥样硬化的其他表现，血脂增高。

（3）血栓闭塞性脉管炎：多见于男性，以四肢末端血管及静脉内膜炎为主，常发生于肢端，剧痛、溃烂、游走性静脉炎。

【针灸治疗】

1. 治则 益气养血、通痹复脉。

2. 配方

（1）经穴刺法

1）上肢无脉：人迎斜刺，心肺经排刺。

2）下肢无脉：胃脾经排刺。

（2）耳针疗法：交感、心、肝、肺、肾、皮质下、内分泌。

3. 操作

（1）经穴刺法：人迎直刺1～1.5寸，雀啄泻法1min；太渊直刺0.3寸，施捻转补法3min；心、肺经排刺，针距1～2寸，直刺1寸，施捻转补法，针感循经而行；脾、胃经排刺，针距1～2寸，直刺1寸，施捻转补法。以上诸穴施术后均留针20min。选取上述穴位施手法治疗后选4～8个穴，加以电针10min左右。

（2）耳针疗法：交感、心、肝、肺、肾、皮质下、内分泌穴埋针，或用王不留行籽压法。每日1次。

4. 疗程 每日针刺2次，上午、下午各1次，1个月为1个疗程。

【配方理论】

该病患者常因发现一侧或双侧桡动脉搏动减弱或消失而就医，故名为无脉症。其病理基础常常是大动脉非特异性炎症所致，虽临床表现不尽相同，但有着共同的病理基础，只是病变部位不同。中医学认为该病属于手太阴肺经及手少阴心经是动病之“臂厥”（上肢无脉），及足阳明胃经是动病“骭厥”症（下肢无脉）。系因寒湿邪侵袭经脉，致使经脉气血运行不畅，气虚血滞经脉失利，本经循行部位失其气血的温煦濡养而致。久之可累及内脏，出现心悸、气短、胸闷、眩晕证。方中人迎为主穴，取其足阳明胃经脉气所发之处，为阳明、少阳之会，阳明多气多血，针之调气血、通脉络；太渊为肺之原穴，又为脉会，补之可益气通脉，心肺二经排刺和脾胃经排刺以疏通经脉气血，气行血行，气血通畅，经脉通利，则阳气外达，邪以外泄；诸穴相配，使气血得复，病邪得除，经脉气血顺调，病安而愈。

【预后】

该病多缓慢起病，受累动脉易形成侧支循环，多数患者预后良好。针刺能有效缓解由于狭窄和闭塞引起的缺血症状。

十四、心　悸

心悸是自觉心中悸动，惊惕不安，甚则不能自主的一类病症。又称“惊悸”、“怔忡”。各种心律失常（窦性心律失常、房性心律失常、房室交界区性心律失常、室性心律失常、心脏传导阻滞、心功能不全、神经）、某些器质性或功能性疾病（冠状动脉硬化性心脏病、风湿性心脏病、高血压性心脏病、肺源性心脏病）、贫血、低钾血症等可出现心悸。本节重点介绍心房颤动、心动过速、心动过缓（窦房结传导阻滞）、期前收缩、传导阻滞。

（一）心房颤动

心房颤动是常见心律失常之一，大多数病例由于心肌缺血，心肌炎或因心脏传导系统异常改变出现了心脏器质性改变，临床出现心中剧烈跳动、惊慌不安、不能自已的症状；常伴有气短、胸闷；甚至眩晕、喘促、晕厥等症状。

石学敏院士根据中医学辨证施治的原则认为该病的发生由于心血虚、心失所养而致，提出以益心气、养心血为治疗大法，随症加减穴位，收到了良好的效果。

【临床表现与诊断】

1. 临床表现 心室率较慢时可以无自觉症状，心室率较快或阵发性发作时，有心悸、胸闷、头晕、乏力、气促；严重者恶心、呕吐、晕厥；甚至诱发心绞痛及心力衰竭，心室率在100～160次/分，心音强弱不一，脉搏短绌。

2. 辅助检查 心电图表现为正常窦性P波消失，由大小不等的f波代之，心室率绝对不规则。

根据临床表现及心电图可诊断。

【鉴别诊断】

（1）病窦综合征：病变进展缓慢，发病高峰在60岁以上，可引起：①器官灌注不足的表现，轻型病例因脑血流减少而有烦躁间歇性记忆障碍、失眠。病情发展有语言不清、轻瘫、判断错误、头晕等，严重时晕厥。②心律失常表现，其特点为多样性，心动过缓、心动过速交替出现。

（2）窦性心动过速：心率在100～150次/分范围内可无症状，或心悸乏力、易激动等，心音响亮、心律整齐，有时心尖部可闻及收缩期杂音。

（3）窦性心动过缓：心率低于60次/分，一般无特殊症状但心率减慢显著时可有头昏、乏力、胸闷、低血压；甚至昏厥、心绞痛发作；或诱发心功能不全或短暂脑缺血发作。

（4）窦性心律不齐：心律快慢不等交替出现，一般患者无症状，少数患者有眩晕、乏力等。

（5）期前收缩：可无症状或有心悸、心前区不适、胸闷、心前区有间歇感、频发期前收缩，由于心输血量减少，有心慌头晕，心前区疼痛，甚至昏厥，期前收缩可发生在心脏的不同部位，心电图可做出明确的鉴别。

（6）阵发性心动过速：发病突然无先兆性，终止也突然，发作时间一般在数秒到数日，主要症状为心悸、头晕、头颈部发胀、胸闷、乏力、出汗、多尿、呕吐、四肢发麻等，室上性心动过速发作时心率在160～220次/分，心律绝对规则，不因呼吸和运动而变化，心脏原有杂音可减弱或消失。室性阵发性心动过速心率在140～180次/分，心律可以略不规则。

（7）房室传导阻滞：Ⅰ度房室传导阻滞可无明显症状，Ⅱ度房室传导阻滞时可有心悸、头晕、乏力、劳动后疲惫等，Ⅲ度房室传导阻滞常有心悸头晕、疲惫、昏厥、心室率在40次/分左右，由于心室率突然减慢停搏，脑缺血而引起昏厥、抽搐等症状称为急性心源性脑缺血综合征（阿斯综合征）。

【针灸治疗】

1. 治则 养心血、敛心阳、安心神。

2. 配方 内关、郄门、大陵、神门、厥阴俞、心俞、膈俞、合谷、太冲。

3. 操作 内关、郄门直刺1.5寸，施捻转补法1min，令针感向肘部放散，大陵、神门向掌斜刺0.5寸，施捻转补法，针感向掌部放散，厥阴俞、心俞、膈俞向椎体方向斜刺1.5寸，施捻转补法1min，使针感沿肋向前胸放散，合谷、太冲直刺1.5寸，施捻转泻法1min，以上诸穴施术后留针20min。

4. 疗程 针刺每日2次，10次为1个疗程。

【配方理论】

心房颤动临床上常以心中悸动不宁、短气、胸闷为主要症状，中医学将其归属于“心悸”、“怔忡”范畴，《张氏医通·悸》曰“悸即怔忡之谓，心下惕惕然跳，筑筑然动，怔怔忡忡，本无所惊，自心动而不宁，即所谓悸也”。其病机多属气血不足，心失所养，心神失舍，心阳妄动而成。所以《证治汇补》云“人之所主者心，心之所养者血，心血虚，神气失宁，神去则舍空，舍空则郁而停痰，痰居心位，此惊悸之所以肇端也”。方中取心包经原穴大陵与心经原穴神门补之是谓大法，内关、厥阴俞、心俞、膈俞可以调脏腑经气、养血活血、补心安神，该组俞穴有良好地减低心率的作用。

【预后】

心房颤动并发体循环栓塞的危险性大。针刺可减慢心房颤动患者心室律，治疗2日后心悸、头晕、胸闷症状可以消失。心房颤动初期，经1周的治疗心房颤动可以转复。慢性心房颤动可减慢心室律，减轻心悸、头晕、胸闷等临床症状。

（二）心动过速

心动过速可分为窦性心动过速、室上性心动过速、室性心动过速，一般用针刺治疗取得疗效满意的为室上性心动过速。室上性心动过速其病因一般由于迷走神经张力降低，交感神经兴奋加强所引起；生理因素：情绪波动、体力劳动过度、吸烟、饮酒、喝茶过多。病理因素：贫血、感染、发热、心肌炎、心功能不全、甲状腺功能亢进、先天性心脏病、电解质紊乱也可诱发。石学敏院士多年来在临床以养心安神为治疗法则。随症加减穴位，收到了满意疗效。

【临床表现】

发病突然无先兆性，终止也突然，发作时间一般在数秒到数日，心率在100～150次/分的窦性心动过速可以无任何症状，心率加快时主要症状有心悸、头晕、头颈部发胀、胸闷、乏力、出汗、呕吐、四肢麻木，严重可出现低血压休克、心功能不全、心肌梗死或猝死。

【鉴别诊断】

（1）病态窦房结综合征：病变进展缓慢，发病高峰在60岁以上，可引起：①器官灌注不足的表现，轻型因脑血流减少而烦躁，间歇性记忆力障碍，失眠，病情发展有语言不清，轻瘫，判断错误，头晕，昏厥。②心律失常表现特点为多样性，心动过速与心动过缓交替出现。

（2）心房颤动：心室率较快或阵发性发作时，有心悸胸闷，头晕乏力，气促，严重者恶心，呕吐，晕厥，甚至诱发心绞痛及心力衰竭。心房颤动时心律绝对不规则，心率在100～160次/分，心音强弱不等，脉搏短绌。

【针灸治疗】

1. 治则 益气养血、安心宁神。

2. 配方

1）主穴：内关、神门、大陵、厥阴俞、心俞、膈俞。

2）配穴：失眠加百会、四神聪。烦躁加太冲、三阴交。

3. 操作 内关直刺1.5寸，施捻转补法1min，令针感向肘部放散；大陵、神门向掌斜刺0.5寸，施捻转补法1min，令针感向掌放散；厥阴俞、心俞、膈俞向椎体方向斜刺1.5寸，施捻转补法1min，令针感沿肋向前胸放散，以上诸穴针刺后留针20min。

4. 疗程 每日针刺2次，7次为1个疗程。

【配方理论】

心动过速属中医学“心悸”范畴，以心动悸、心神不安、胸闷、气短为主要症状，其病机与心失所养、心神妄动有关。石学敏院士根据其发病机理治以养心安神为主的治疗大法，选用心包经、心经原穴，神门、大陵以养心安神；内关穴、背部俞穴可以调补脏腑经穴，养血活血，根据中医学辨证施治原则随症加减配穴灵活运用取得较为满意的疗效。

【预后】

心动过速预后好。针刺治疗室上性心动过速，可恢复至正常心室律。每日针刺2次，持续1周治疗一般可以治愈。

（三）窦性心动过缓

窦性心动过缓是窦房结自律性降低所致的窦性心律失常，其心率在60次/分以下。窦性心动过缓常见于健康的青年人、运动员与睡眠状态。其他原因包括颅内疾患、严重缺氧、低温、甲状腺功能减退、阻塞性黄疸，以及应用拟胆碱药物、胺碘酮、β受体阻滞剂、非二氢吡啶类的钙通道阻滞剂或洋地黄等药物。窦房结病变和急性下壁心肌梗死亦常发生窦性心动过缓。石学敏院士在心动过缓的治疗中采用补心气助心阳的方法，使得气血通畅，心搏恢复正常。

【临床表现与诊断】

1. 临床表现 多数无明显临床症状，但当心率持续而显著减慢可表现气短、疲劳、头晕、胸闷等症状，严重时可出现晕厥，冠心病患者可出现心绞痛。这多见于器质性心脏病。

2. 心电图 窦性P波：频率<60次/分，一般不低于40次/分，24小时动态心电图窦性心搏<8万次。P-R间期：0.12～0.25s。QRS波：正常。

根据症状及心电图可诊断。

【鉴别诊断】

（1）心动过速：同时均可出现心悸、胸闷乏力汗出症状，但脉象为数脉，心电图可以做出明确诊断。

（2）病态窦房结综合征：病变进展缓慢，发病高峰在60岁以上，有烦躁、间歇性记忆力障碍、头晕昏厥、心律失常，特点为多样性，心动过速与心动过缓交替出现。

（3）心房颤动伴Ⅲ度房室传导阻滞：心房颤动伴Ⅲ度房室传导阻滞时，心律变化为比较规则的心率减慢，有心中惕惕不安、头晕、胸闷憋气症状，脉为迟缓，心电图可以做出明确诊断。

【针灸治疗】

1. 治则 补益心气、宁神定悸。

2. 配方 内关、郄门、足三里、心俞。

3. 操作 内关、郄门、足三里均直刺进针 1 寸，施捻转补法 1min，心俞向脊柱方向斜刺，进针 1 ~ 1.5 寸，施捻转补法 1min，以上穴位施术后均留针 20min。

4. 疗程 每日针刺 2 次，7 次为 1 个疗程。

【配方理论】

有心悸症状但脉象反应为细缓结代时，一般为心气虚弱，不能推动血液运行而致。石学敏院士认为：心俞为心脏之背俞穴，脏病取俞，阴病治阳，起到益心气、宁心神的功效；足三里是足阳明经之合穴，阳明经别“通于心”具有补益心气的作用。内关为心包经之络穴，郄门为心包经之郄穴，都具有安神定悸之功。另外石教授又提出针刺具有双向调节作用，根据不同病因及不同的临床表现用同一穴位采用不同的针刺手法，可以收到不同的临床效果。例如，内关、郄门两穴可以减慢心律，也可以使心率加快。临床遵照此法治疗心动过缓收到较为满意的疗效。

【预后】

该病预后较好。针刺后心悸等症状可以明显减轻，心率可以提高 10 次/分左右，经 1 周治疗，心律多可以恢复正常。

（四）期前收缩

期前收缩包括房性期前收缩、室性期前收缩。房性期前收缩又称房性期前收缩，是指起源于窦房结以外心房的任何部位的心房激动。室性期前收缩亦称室性期前收缩简称室性早搏，是指在窦性激动尚未到达之前，自心室中某一起搏点提前发生激动，引起心室除极。期前收缩可发生于任何年龄，以老年人多见。功能性见于情绪激动，精神紧张，过度疲劳，消化不良，或吸烟，饮酒，喝茶过多均可引起；器质性心脏病如冠心病，风湿性心脏病，心肌病，心功能不全；有一些药物也可引发，另外有些感染，如上呼吸道感染、泌尿系感染、白喉、猩红热等，电解质紊乱也可引发。中医学将此症归属于“心悸”、“怔忡”的范畴。期前收缩除有心悸、气短的主要临床症状外，脉为结代脉，古人认为“结”脉、“代”脉多由于气血虚弱所致。如《素问·脉要精微论》曰：“代则气衰。”成无已说：“结代之脉……由血气虚衰。”石学敏院士在指导临床医师治疗期前收缩时使用之大法为在心房颤动一症中益心气、养心血的基础上配以活血、安神，采用补泻兼施的方法从而收到很好的疗效。

【临床表现与诊断】

1. 临床表现 不频繁的期前收缩可以无明显症状，频繁的期前收缩由于心输血量的减少有心悸、心前区不适、胸闷，心前区有间歇感，头晕、心前区疼痛，甚至昏厥。

2. 诊断 根据临床表现及心电图可诊断。

【鉴别诊断】

（1）窦性心律不齐：心率不规则，心电图表现为 P-P 间期不等，P-R 间期正常范围，QRS 波群正常。一般无明显临床症状，少数病例有眩晕、乏力等。

（2）病态窦房结综合征：病情进展缓慢，心律失常表现特点为多样性，心电图表现为心动过速和心动过缓交替出现，也可以有逸搏心律，合并传导阻滞。临床有头晕、失眠、烦躁，病情加重可有语言不清、轻瘫，再严重可以出现昏厥。

（3）房室传导阻滞

1）Ⅱ度房室传导阻滞：临床症状可以有心悸、头晕、乏力、劳动后气急等，心电图可以明确鉴别。

2）Ⅲ度房室传导阻滞：常有心悸，头晕，气急，或由于脑缺血出现昏厥，抽搐（阿-斯综合征）。心率在40次/分左右，心律规整，心电图表现为心房波与心室波没有传导关系。

【针灸治疗】

1. 治则　益气养血、通脉养心、宁心安神。

2. 配方

（1）主穴：内关、大陵、神门、厥阴俞、心俞、膈俞。

（2）配穴：足三里、膻中、脾俞、百会、四神聪。

3. 操作　内关，直刺1.5寸，施捻转补法1min，令针感向肘部放散；大陵、神门，向掌斜刺0.5寸，施捻转补法1min，针感向掌部放散；厥阴俞、心俞、膈俞、脾俞，向椎体方向斜刺1.5寸，施捻转补法1min，针感沿肋向前胸放散；足三里，直刺1.5寸，施捻转补法1min；膻中，迎经斜刺1寸，施捻转泻法1min；百会、四神聪，向后斜刺0.3寸，施平补平泻手法各1min；针刺诸穴后留针20min。

4. 疗程　每日1次，10次为1个疗程。

【配方理论】

期前收缩是心律失常中最常见的病种，临床以心悸、气短、脉结代为其主症，归属于中医学的“心悸”、“怔忡”范畴，古人认为结代脉多由于气血虚弱而致，所以临床取穴在用心经、心包经的内关、神门、大陵穴以养心安神以外，加用脾俞、足三里以调补脾胃，脾胃为后天之本，气血生化之源，调补脾胃以达补益气血，由于气血亏虚，心脉失养出现的心悸，失眠取膻中穴有助于通心阳，配百会、四神聪穴可以起到安心宁神之功效。

【预后】

功能性期前收缩预后良好。器质性期前收缩与原发病性质、程度相关。针刺对功能性和器质性期前收缩都有较好疗效，可消除或减少期前收缩，祛除或减轻心悸、头晕等临床症状。

（五）传导阻滞

心脏传导阻滞多由于缺血或器质性病变所引起的心脏传导系统的损伤而出现的阻滞现象。临床有心惕惕不安表现的同时可有胸闷、憋气、头晕等伴随症状，所以仍属中医学“心悸”范畴，其病因由于气血不足，心脉失养，在临床治疗上仍采用石学敏院士提出的益气养阴，也就是采用补益气血改善心脏供血情况起到安神定悸之功效。

【临床表现与诊断】

1. 临床表现　有心悸气短，症情较重时有烦躁不安症状，脉象为明显结代脉或迟缓脉。

2. 诊断　根据临床表现及心电图可确诊。

【鉴别诊断】

（1）心动过缓：心率减慢但整齐，心电图可以明确诊断。

（2）病态窦房结综合征：心律失常特点为快、慢交替的出现，心电图可明确诊断。

【针灸治疗】

1. 治则　益气养阴、安神定悸。

2. 配方　内关、郄门、足三里、三阴交、心俞。

3. 操作　内关、郄门、足三里、三阴交，均直刺进针1寸左右，施捻转补法1min；以上诸穴施术后均留针20min。心俞，向脊柱方向斜刺0.5～0.8寸，施捻转补法，施手法1min后徐徐出针可以不留针。

4. 疗程　每日1次，10次为1个疗程。

【配方理论】

中医认为，造成心脏传导发生病变的因素为气血亏虚，取心俞以益心气、安心神，取内关、郄门用以安神定悸，足三里穴可以补益气血，因阳明经别“通于心”有补益心气的作用，三阴交可以养阴安神，诸穴合用临床收到满意疗效。

【预后】

传导阻滞预后与原发病和病情程度相关。Ⅰ度房室传导阻滞针刺后心率可以改善，同时阻滞现象可以消失；Ⅱ度、Ⅲ度、左束支传导阻滞、右束支传导阻滞针刺后临床症状有明显改善，但心电图改变不明显。

十五、咳　　嗽

肺气上逆，有声无痰为咳；咯吐痰液，有痰无声为嗽。临床一般声痰并见，故并称咳嗽。咳嗽多见于西医学的上呼吸道感染、急慢性支气管炎、支气管扩张、肺炎等。本节重点论述慢性支气管炎和肺炎。

（一）慢性气管炎

慢性气管炎是气管、支气管黏膜及其周围组织的慢性非特异性炎症。临床上以咳嗽、咳痰为主要症状，每年发病持续3个月，连续2年或2年以上。慢性气管炎病程长，咳嗽痰多，喘息乏力，反复发作，属中医学“咳嗽”、“哮喘”、“痰饮”等范畴。慢性气管炎病情复杂，往往寒热交错，虚实夹杂，所以治疗时尚需灵活应变。

石学敏院士通过多年临床研究指出：慢性气管炎属于本虚标实证而且以本虚为重。提出温肾运脾、宣肺疏邪的治疗法则，临床收到了较为理想的效果。

【临床表现】

1. 临床表现　缓慢起病，病程长，反复急性发作而病情加重。主要症状为咳嗽、咳痰，或伴有喘息。急性加重系指咳嗽、咳痰、喘息等症状突然加重。急性加重的主要原因是呼吸道感染，病原体可以是病毒、细菌、支原体和衣原体等。

（1）咳嗽：一般晨间咳嗽为主，睡眠时有阵咳或排痰。

（2）咳痰：一般为白色黏液和浆液泡沫性，偶可带血。清晨排痰较多，起床后或体位变动可刺激排痰。

（3）喘息或气急：喘息明显者常称为喘息性支气管炎，部分可能合伴支气管哮喘。若伴肺气肿时可表现为劳动或活动后气急。

2. 诊断　依据咳嗽、咳痰，或伴有喘息，每年发病持续3个月，并连续2年或2年以上，并排除其他慢性气道疾病可诊断。

【鉴别诊断】

咳嗽、咯痰、喘息等临床表现在肺系病证均可见，因此在治疗慢性气管炎时必须认真加以鉴别。

（1）哮喘：中医学将哮喘分为哮症和喘症，两证均兼有咳嗽但各以哮、喘为其主要临床表现。哮病主要表现为喉中哮鸣有声，呼吸气促困难，甚则喘息不能平卧，发生与缓解均迅速，喘证主要表现为呼吸困难甚至张口抬肩，鼻翼煽动，不能平卧，临床多以哮喘症状同时存在。

（2）肺结核：咳嗽，咯痰，咯血痰，甚则喘息，有低热周身乏力，盗汗等，X线可以明确诊断。

（3）肺癌：常以咳嗽、咯痰为主要症状，多发于40岁以上吸烟者，咳嗽多为刺激性呛咳，病情严重时有喘息，病情发展迅速，呈恶病质，肺部X线检查，痰细胞学检查有助于明确诊断。

【针灸治疗】

1. 治则　温肾运脾、宣肺疏邪。

2. 配方

（1）刺络法：肺俞。

（2）经穴刺法：尺泽、天突、膻中、肾俞、丰隆、太溪、足三里。

3. 操作

（1）刺络法：肺俞处取三棱针点刺3～5针后，深达皮下，后拔罐，令出血量5～10ml为度。

（2）经穴刺法：尺泽穴在肘横纹近桡侧端取穴，直刺1寸，施提插泻法1min，令针感向拇指放射后留针；天突沿胸骨柄后缘向下刺1.5寸，位于气管前缘处针刺；膻中穴针尖向上针1寸深，施捻转平补平泻手法；肾俞针向横突斜刺进针1～1.5寸，施捻转补法1min；丰隆穴直刺进针1寸，施捻转泻法，施手法1min；太溪、足三里直刺进针1寸，施捻转补法1min，以上穴位施术后均留针20min，可以采用整体俞募配穴法。

4. 疗程

（1）刺络法：每日1次，10日为1个疗程。

（2）经穴刺法：每日针刺2次，10日为1个疗程。

【配方理论】

慢性支气管炎为邪实正虚之候，属中医学“咳嗽”、“哮喘”、“痰饮”的范畴，故在治疗过程中应辨证施治，虚实兼顾，补泻并施。肺俞穴刺络拔罐为止咳平喘的要穴，尺泽为肺之合穴，泻之为实则泻其子之法，天突穴为任脉、阴维之会，有降气平喘之效，二穴共奏祛邪、肃肺、止喘之效，取肾俞穴和肾经之原穴太溪以固本纳气，因咳嗽病久损伤肾气，加用足三里以健胃益气，资生化源，为补土生金之法，三穴相伍补肺固肾共奏扶正驱邪之功，故使喘得速愈。

石学敏院士在治疗急慢性气管炎的过程中，其独到之处为采用肺俞穴刺络拔罐之法，应用此法不仅使患者从临床症状上有明显改善，并且使肺部啰音明显改善或消失，此法在多年的临床实践中确实收到了满意效果。

【预后】

慢性支气管炎病程长，一般预后良好。病情迁延，可并发肺不张、肺气肿、支气管扩张等。针刺即刻，呼吸道症状即可减轻或缓解，呼吸急促、胸闷、憋气症状、肺部啰音可以明显缓解或消失，连续治疗1周后症状可有明显减轻，连续治疗10日左右症状可以完全缓解，后可巩固治疗或在夏季和入冬前进行预防性治疗。

（二）肺炎

肺炎指终末气道、肺泡和肺间质的炎症，细菌性肺炎是最常见的肺炎，也是最常见的感染性疾病之一。该病可由病原微生物、理化因素、免疫损伤、过敏及药物所致。中医认为一般由于起居不慎或素体不足，正气内夺，复感风寒；风寒之邪入表滞肺化热阻塞气道，肺失清肃故咳嗽，肺气壅滞不宣故胸痛，邪热盛实可见有发热不退的症状，为此石学敏院士制订了清泻肺热、益气活血的治疗方案，临床收到极为理想的疗效。

【临床表现】

1. 临床表现

（1）主症：细菌性肺炎常见症状为咳嗽、咳痰，或原有呼吸道症状加重，并出现脓性痰或血痰，伴或不伴胸痛。病变范围大者可有呼吸困难，呼吸窘迫。大多数患者有发热。

（2）体征：早期肺部体征无明显异常，肺实变时有典型的体征，如叩诊浊音、语颤增强和支气管呼吸音等，也可闻及湿啰音。

2. 诊断 根据临床表现及胸部X线可确诊。

【鉴别诊断】

咳嗽是许多急慢性肺系病的临床主要症状，肺炎咳嗽需与以下疾病鉴别。

（1）哮喘：中医学将哮喘分为哮症和喘症，两证均兼有咳嗽但各以哮，喘为其主要临床表现。哮证主要表现为喉中哮鸣有声，呼吸气促困难，甚则喘息不能平卧，发作与缓解均迅速。喘证主要表现为呼吸困难甚至张口抬肩，鼻翼煽动，不能平卧，临床多以哮喘症状同时存在。

（2）肺气肿：有长期咳、哮、喘等病证不愈病史，在咳嗽的同时，并有胸部膨满，喘咳上气，烦躁心慌，甚至面目紫暗，肢体浮肿，病情缠绵，经久难愈。

（3）肺结核：咳嗽是肺结核的主要症状之一，其特点为干咳或痰中带血，或咯血痰，伴有低热盗汗，消瘦，周身乏力等，胸部X线有明显结核病灶。

（4）肺癌：常以咳嗽或咯血为主要症状，多发于40岁以上吸烟者，咳嗽多为刺激性呛咳，病情发展迅速，呈恶液质，肺部X线检查及痰细胞学检查有助于明确诊断。

【针灸治疗】

1. 治则 清泻肺热、益气凉血。

2. 配方

（1）刺络疗法：大椎穴刺络拔罐。

（2）经穴刺法：鱼际、曲池、肺俞、膈俞。

3. 操作

（1）刺络疗法：大椎穴三棱针点刺3～5针，深达皮下，然后加火罐，令其出血量为5～10ml为宜。

（2）经穴刺法：鱼际，直刺5～7分，施捻转泻法1min；曲池，直刺1～1.5寸施捻转泻法1min；肺俞、膈俞，均针向横突斜刺进针1.5寸，施捻转补法1min，令针感向前胸放射，诸穴施术后留针20min。

4. 疗程

（1）刺络法：每日1次，5日为1个疗程。

（2）经穴刺法：每日针刺2次，10日为1个疗程。

【配方理论】

肺炎的主要症状为咳嗽咯痰、发热恶寒、胸痛，一般属中医学的“咳嗽”范畴，咳嗽可分为外感、内伤两大类，外感为六淫犯肺，内伤为脏腑功能失调，肺感染由于外邪犯肺属于外感病变，由于外邪入侵，邪气滞留或患者有复感外邪而致热壅肺卫属实热症，故治疗取手太阴肺经荥穴鱼际专攻泻热清肺，配大椎、曲池皆为泻热要穴，大椎刺络拔罐更进一步增加泻热功效，大椎为督脉及手足三阳经会穴，清热疏解外邪尤佳，曲池为阳明之合，大肠与肺为表里，故泻大肠既可通腑清热且使邪有出路。三穴配伍，有通达内外之作用使肺热可清，肺俞可扶正益气，膈俞可宽胸利膈，以缓肺之急，并能行血以利气。石学敏院士认为：在清泻肺热的方面，大椎刺络拔罐的方法，优于其他治疗方法。通过临床多年的实践证明确有明显疗效。

【预后】

细菌性肺炎的症状可轻可重，决定于病原体和宿主的状态。肺炎及时、正确治疗预后尚佳。重症肺炎预后不良。病死率高与老龄化、吸烟、伴有基础疾病和免疫功能低下有关。针刺及时治疗，一般治疗2日后体温恢复正常，咳嗽、痰多、痰量黄稠、胸痛等症状无明显改变，1周以后咳嗽、胸痛明显减轻，痰液减少，10日以后咳嗽基本停止，无咯痰，体温保持正常，血常规检查基本正常，X线检查肺部感染明显吸收。

十六、支气管哮喘

支气管哮喘是由多种细胞（如嗜酸粒细胞、肥大细胞、T 淋巴细胞、中性粒细胞、气道上皮细胞等）和细胞组分参与的气道慢性炎症性疾病。这种慢性炎症与气道高反应性相关，通常出现广泛多变的可逆性气流受限，并引起反复发作性的喘息、气急、胸闷或咳嗽等症状。

中医学认为哮喘是一种突然发作并且以呼吸喘促、喉间哮鸣有声为临床特点的肺系疾患，哮者有声，喘者无声。该病一年四季均可发生，男女老幼皆可，患者多由于气候与环境的变化而发作，如天气寒冷、异味刺激、情绪变化、饮食不节、劳累等均可诱发，中医认为患者多因平素脾虚失运，水谷不能化为精微，久之宿痰内伏，加之感受外邪，发作初期邪气偏盛，气郁血滞，哮喘有反复性阵发性特点，病程较长，致使肺肾皆虚，摄纳失司，所以哮喘的发作与肺、肾、脾三脏有密切关系。

石学敏院士在治疗哮喘的过程中注重该病的病因病机属本虚标实证的特点，而且以本虚为主，所以治疗时着重扶阳固本，扶正祛邪，收到良好效果。

【临床表现与诊断】

1. 临床表现　多数患者在发作前可出现鼻咽发痒、咳嗽、喷嚏、胸闷等先兆症状。典型发作时突然胸闷、呼吸困难，喉中哮鸣，呼气延长，不得平卧，烦躁、汗出，甚则发绀，发作可持续数分钟，数小时或更长时间。发作将停时，常咯出较多稀薄痰液，随之气促减轻，哮喘缓减。发作时胸部多较饱满，叩诊呈过度反响，听诊两肺布满哮鸣音。

2. 诊断依据

（1）反复发作喘息、气急、胸闷或咳嗽，多与接触变应原，冷空气，物理、化学性刺激，病毒性上呼吸道感染，运动等有关。

（2）发作时在双肺可闻及散在或弥漫性，以呼吸相为主的哮鸣音，呼气相延长。

（3）上述症状可经治疗缓解或自行缓解。

（4）除外其他疾病所引起的喘息、气急、胸闷和咳嗽。

（5）临床表现不典型者（如无明显喘息或体征）应有下列三项中至少一项阳性：①支气管激发试验阳性；②支气管舒张实验阳性，FEV_1 增加≥12%，且 FEV_1 增加绝对值≥200 ml；③昼夜 PEF 变异率≥20%。

符合（1）~（4）条或（4）、（5）条者，可以诊断为支气管哮喘。

【鉴别诊断】

（1）肺感染：有恶寒发热，头痛胸闷，胸痛，食欲不振，气促流涕，咽喉发痒，咳嗽有痰，化验室检查白细胞升高，X 线肺部有炎症表现。

（2）肺气肿：有久咳、哮喘等症状并且有病久不愈病史，在咳嗽的同时有胸部膨满，咳嗽上气，烦躁心慌，面目紫暗肢体浮肿，病情缠绵不愈，X 线可见肺气肿改变。

（3）肺癌：肺癌晚期可见喘息、咳嗽、咯血、呼吸急促并有明显恶病质改变，细胞学检查，胸部 X 线及胸部 CT 可以明确诊断。

【针灸治疗】

1. 治则　宣肺散邪、固肾宣气。

2. 配方

（1）刺络疗法：选华佗夹脊穴（2、3、5、7 对）。

（2）温灸法：肺俞、风门、厥阴俞。

（3）经穴刺法：尺泽、天突、膻中、太溪、足三里、丰隆、肾俞。

3. 操作

(1) 刺络疗法：华佗夹脊刺穴（2、3、5、7对）直刺1～1.5寸，令针感向前胸或上、下放散，施捻转补法1～3min，继而在相当于风门、肺俞、膈俞穴部位选两对，用三棱针点刺3～5下，深达皮下，然后加火罐令出血5～10ml为度。

(2) 温灸法：选肺俞、风门、厥阴俞部位做麦粒灸3壮，令其皮肤表层起水疱泡呈现Ⅱ度烫伤后，再用无菌纱布敷盖待其自行愈合。

(3) 经穴刺法：尺泽施提插泻法1min，令针感向拇指放散后留针；天突沿胸骨柄向下沿皮刺1.5寸有针感后留针；膻中针尖向上1寸施捻转平补平泻手法1min，肾俞针向横突斜刺进针1～1.5寸，施捻转补法1min；丰隆直刺进针1寸，施捻转泻法1min；太溪、足三里均直刺1寸施捻转提插补法1min，以上诸穴施术后留针20min，在哮喘比较严重时可以刺络拔罐、温灸法同时使用，缓解期可以任选一种方法，刺络拔罐出血量应视病情轻重掌握其出血量，哮喘严重时出血量可以稍多一些，缓解期出血量为3～5ml。

4. 疗程

(1) 刺络疗法：每日1次，部位交替使用，15日为1个疗程。

(2) 温灸法：2周1次，2次为1个疗程。

(3) 经穴刺法：每日2次，15日为1个疗程。

【配穴理论】

哮喘多因风寒、郁热、痰湿郁久壅阻肺气，肺失肃降，逆而作喘，与肺、脾、肾三脏有关，哮喘久不得愈，肺肾皆虚，摄纳失司。反复发作的患者，在发作期多为邪气偏盛，气郁血滞，本虚标实之证。华佗夹脊穴为督脉之络，旁通脏腑背俞，刺第2、3、5、7对可以宣肺益气，解表祛邪，刺络拔罐可活血行气，泻血祛邪肃肺，《医学源流论》云："凡血络有邪者，必尽去之。"故泻血祛邪应务求其尽，单纯刺络不能使血尽邪出，加拔罐控制出血量，可以使血尽邪出。本证多由于外感风寒之邪在肺，取肺俞穴采用温灸法祛其客于肺之风寒之邪，哮喘具有反复发作病程长久的特点，故为邪实正虚，治疗时当虚实兼顾，补泻兼施，补虚泻实。尺泽为肺之合穴泻之为实则泻其子之法，天突为任脉、阴维之会，泻之有降火平喘之功效，膻中泻之有宽胸利膈、降气逆的作用，进一步增强平喘功效，丰隆用以利湿祛痰。由于哮喘患者病久损伤肾气故取肾之原穴太溪，肾俞以固本纳气，加用足三里以健胃益气，资生化源。此配方可以起到祛邪而不伤正，标本兼顾的作用。

石学敏院士在治疗哮喘病多年实践中的独到之处在于用肺俞穴温灸法与华佗夹脊穴刺络拔罐法以祛邪扶正，使邪有出处，应用此方法治疗绝大多数患者哮喘可立即得到缓解，多年临床实践证明此法疗效甚佳。

【预后】

支气管哮喘易反复发作，无特效的治疗方法，尚不能根治。长期规范化治疗哮喘症状可得到控制。轻症易恢复；病情重气道反应性增高明显，或伴有其他过敏性疾病不易控制。若长期发作并发慢性阻塞性肺气肿、肺源性心脏病者，预后不良。针刺疗法治疗支气管哮喘即刻疗效显著，绝大多数患者哮喘发作时可立即得到缓解，肺部听诊确认肺部啰音有明显减轻或消失。2日后呼吸平稳，治疗20日以后痰液明显减少，活动后无喘息发作，精力充沛，饮食正常，发绀症状明显消失，可以平卧。即刻疗效与针刺能够控制炎症反应和改善通气功能相关。哮喘缓解期针刺治疗有助于提高免疫功能，预防复发。

十七、呃　逆

呃逆多数为生理性呃逆，严重的脑部疾病、尿毒症、胸腹疾病亦可引起呃逆。中医认为，凡杂证之呃，虽有气逆，有因于寒，因于热，因于食滞，因于气滞，实者多气疾火郁；虚者有脾肾阳虚与胃阴不足之别。针灸在治疗该病上有可靠的疗效。重在以醒脑调神之法，关键在于手法及施术的量学要求，止呃尤佳。

【临床表现与诊断】

呃逆主要表现为喉间呃逆连声，声音短促，频频发出，患者不能自制。临床上以偶然发生者居多，也有屡屡发生，持续时间较长者。伴有胸膈痞闷，脘中不适，情绪不安等。

根据临床表现并排除继发于某些器质性病变即可诊断。

【鉴别诊断】

呃逆有偶发，亦有持续发生的。持续发生并伴有心、脑、肺、肾病变者应注意加以鉴别。并应认真与干呕、嗳气等病鉴别。

（1）干呕：与呃逆同属胃气上逆的表现，干呕属于有声无物的呕吐，乃胃气上逆，冲咽而出，发出呕吐之声。

（2）嗳气：乃胃气阻滞，气逆于上，冲咽而出，发出沉缓的嗳气声，多伴有酸腐气味，食后多发。

（3）持续顽固性呃逆：伴有便血、呕血及神志不清者当属脑病所发，非简单的呃逆一症。

【针灸治疗】

1. 治则　降逆上呃、宽胸利膈。

2. 配方

（1）经穴刺法：内关、膈俞、内庭、太冲、中脘。

（2）温灸法：膈俞麦粒灸。

（3）刺络法：双膈俞穴刺络拔罐。

（4）点刺法：咽后壁点刺。

3. 操作

（1）经穴刺法：双内关为远道取穴，针 1 寸左右，施捻转泻法，运针 1～3min；双侧内庭穴，进针 1 寸左右，手法同内关穴；膈俞穴取双侧向脊柱斜刺 1.5 寸，使针感沿胁肋方向前胸感传，予捻转泻法施术 1～3min；太冲穴取双侧进针 1 寸左右，施捻转泻法，运针 1～3min；中脘穴直刺 2 寸，用呼吸补泻之补法，运针 1～3min，使针感向腹四周放射。

（2）温灸法：寒邪内袭呃逆顽固者，可在膈俞穴加麦粒灸 2～3 壮。

（3）刺络疗法：双侧膈俞穴的位置用三棱针点刺 3～5 点，速用闪火拔罐法，观察其出血情况，令每个部位出血 3～5ml，留罐时间不得超过 5min。

（4）点刺法：用长 3 寸的芒针在咽后壁点刺 3～5 点，令咽后壁充血红润，并放血 2ml 左右。

4. 疗程

（1）经穴刺法：每日 2 次，上午、下午各 1 次，15 日为 1 个疗程。

（2）灸法：每日 2 次，上午、下午各 1 次，15 日为 1 个疗程。

（3）刺络法：每日或隔日 1 次，15 日为 1 个疗程。

（4）点刺法：每日 1 次，15 日为 1 个疗程。

【配方理论】

呃逆俗语称“打咯”，金元之前的医籍中，呃逆与“哕”同义。内关为宽胸利膈、降逆止呃之要穴；膈俞相辅效专力宏，太冲疏肝理气，膈俞宽胸理气，灸之温中散寒，中脘调补脾胃，条畅气机。内关、人中二穴，醒脑调神，镇静止呃。刺络疗法源于《灵枢·官针》经云：“刺络者，刺小络之血脉也……始刺浅之，以逐邪而来血气。”配以拔罐，使之血出邪尽，气行呃止。对危重患者出现的呃逆必求其病因，免贻误之虞。

【预后】

生理性呃逆预后良好。继发性呃逆预后与原发病相关。针刺可迅速止呃，对继发性呃逆亦有较好疗效。

十八、功能性胃肠病

功能性胃肠病是一组功能性胃肠道疾病，是生理、精神心理和社会因素相互作用而产生的消化系统疾病。主要包括功能性食管病、功能性胃十二指肠病、功能性肠病等。本节重点介绍恶心与呕吐症。恶心与呕吐症属于功能性胃十二指肠病的一种。心理、社会因素是发病的主要原因，生活应激事件常常诱发或加重该病。中医认为该病多因外邪侵袭，饮食不节，情志不和，脾胃虚弱而致脾失健运，胃气下降，食停难化，上逆而发为呕吐。石学敏院士在治疗该病的过程中，在调神的基础上加以配方，注重辨证取穴，标本兼顾，疗效显著。

【临床表现与诊断】

1. 慢性特发性恶心　必需包括以下所有条件。

(1) 每周至少发生数次恶心。

(2) 不经常伴有呕吐。

(3) 胃镜检查无异常或不存在可以解释恶心的代谢性疾病。

诊断前症状出现至少 6 个月，近 3 个月满足以上标准。

2. 功能性呕吐　必须包括以下所有条件。

(1) 呕吐平均每周发生 1 次或 1 次以上。

(2) 不存在进食障碍、反刍或主要精神疾病（依据 DSM-Ⅳ）。

(3) 不存在自行诱导或长期应用大麻素，且不存在可以解释反复呕吐的中枢神经系统疾病或代谢性疾病。

诊断前症状出现至少 6 个月，近 3 个月满足以上标准。

3. 周期性呕吐综合征　必须包括以下所有条件。

(1) 同样的呕吐症状反复急性发作，每次发作持续不超过 1 周。

(2) 在前 1 年有 3 次或多次间断发作。

(3) 在发作间期无恶心和呕吐。

诊断前症状出现至少 6 个月，近 3 个月满足以上标准。

支持诊断的标准：有偏头痛病史或家族史。

【鉴别诊断】

在治疗此病之前，必须排除器质性疾病。

(1) 慢性胃炎：胃痛、恶心、呕吐等症，查胃镜可见黏膜充血，水肿，可有局限性糜烂和出血点。

(2) 妊娠呕吐：女性闭经史，泌尿系统 B 超及尿妊娠试验可提示早孕。

(3) 尿毒症：除恶心呕吐外，周身浮肿，血清提示肌酐、尿素氮增高。

(4) 颅内占位性病变：除恶心、呕吐外，头痛明显，头 CT 可见颅内占位性病变。

【针灸治疗】

1. 治则　调神理气、和胃止呕。

2. 配方　内关、足三里、天枢、上巨虚。

3. 操作　内关取双侧，直刺 1 寸左右，采用捻转提插泻法，施术 1min；使针感传到指端，足三里取双侧，直刺 2 寸，用捻转补法，施手法 1min；上巨虚直刺 2 寸，用提插泻法，施术 1min；

天枢可用呼吸补泻之泻法，直刺2寸左右，施手法1min。

4. 疗程　每日针刺2次，上午、下午各1次，15日为1个疗程，共治疗2个疗程。

【配方理论】

该病在调神基础上调补脾胃，标本兼顾，方可奏效。因此，取内关穴以调神镇静。足三里调补脾胃，胃经合穴天枢调理肠府，升降气机，大肠下合穴上巨虚调理肠胃，共达调神理气、和胃止呕之功效。该病在中医辨证中常考虑为食滞、气虚、血瘀、痰积等证型，治疗时在主方基础上应审病求因，灵活运用。

【预后】

该病预后良好。针刺治疗恶心与呕吐症等功能性胃十二指肠病有显著疗效。

十九、慢性胃炎

慢性胃炎，是指不同病因引起的各种慢性胃黏膜炎性病变，是一种常见病，其发病率在各种胃病中居首位。包括非萎缩性胃炎、萎缩性胃炎和特殊类型。现代医学认为幽门螺杆菌感染、饮食、环境、自身免疫、胆汁和胰液反流、酗酒、服用NSAID等药物等是该病的发病原因。中医学认为，外感寒邪、内客于胃，或过食生冷，寒凝则胃失温煦；或饮食不节、或过食肥甘等伤及胃气，胃气不和；情志不遂，肝气犯胃，则胃络不通；劳倦过度，或久病脾胃受伤等，均可导致脾阳不足，中焦虚寒，或胃阴受损，失其濡养；均可致胃失和降，而导致胃痛。该病的病位在胃，与肝脾关系密切。本节着重介绍慢性胃炎所引起的胃脘痛的针灸治疗。

【临床表现与诊断】

该病在临床上缺乏特异性症状，一般的常见症状为上腹疼痛、上腹胀、食欲不振、恶心、嗳气等。

由幽门螺杆菌引起的慢性胃炎多数患者无症状；有症状者表现为上腹痛或不适、上腹胀、早饱、嗳气、恶心等消化不良症状。

确诊必须依靠胃镜检查及胃黏膜活组织病理学检查。幽门螺杆菌检测有助于病因诊断。怀疑自身免疫性胃炎应检测相关自身抗体及血清胃泌素。

【鉴别诊断】

慢性胃炎的症状与其他疾病常有类似之处，如消化性溃疡、胃癌及胃肠神经症，在临床上为避免发生误治，应做好鉴别。

（1）消化性溃疡：此病的症状与慢性肥厚性胃炎相似，均为进食后疼痛。但消化性溃疡疼痛有一定周期的节律性，且通过胃镜和X线也可将两者区别。

（2）胃癌：胃窦部发生炎症时幽门区狭窄，于X线检查易被误认为胃窦癌，必须根据胃镜及胃黏膜活检进行鉴别；萎缩性胃炎时常伴有消瘦、食欲低下、贫血及胃酸缺乏等与胃癌的表现相似，也必须依靠X线及胃镜检查相鉴别。

（3）胃肠神经症：慢性胃炎如伴有神经症时，极难与胃肠神经症相区别，亦需通过胃镜及胃黏膜活检来鉴别。结果如为胃肠神经症，胃镜及胃黏膜活检均无病理改变。

【针灸治疗】

1. 治则　健脾养胃、化瘀止痛。

2. 配方

（1）主方一：足三里、左梁门、左天枢、关元、中脘、血海。

（2）主方二：膈俞、肝俞、胆俞、脾俞、胃俞、夹脊刺。

3. 操作　足三里直刺2寸，施捻转提插补法，令酸胀感向四周扩散为度。左侧梁丘、天枢向关元方向斜刺，针3～4寸，施捻转补法，令酸胀感向全腹放射为度。令患者自觉有收缩感为宜。关元直刺2寸，施提插捻转补法，令针感向腹四周放射，针后灸3壮。血海直刺1～1.5寸，提插捻转泻法，背俞穴斜刺0.5～0.8寸，捻转以平补平泻，夹脊刺均直刺微偏内侧，捻转补法，针2寸，令酸胀感向前腹放散为度。

4. 疗程 每日针刺2次，2组穴上午、下午各针1组，10日为1个疗程，连续治疗3～5个疗程。

【配方理论】

该病为慢性病，亦属胃脘痛范畴。且病程较长，在胃肠病中较为多见。主因饮食伤胃，心情不舒，脾胃虚弱所致。正如《素问·痹论》曰："饮食自倍，肠胃乃伤。"或五味过极，辛辣无度，肥厚味腻，饮酒如浆，则蕴湿生热，伤脾碍胃，气机壅滞，脘闷胀痛。正如《沈氏尊生书·胃痛》曰："胃痛，邪干胃脘痛病也。……唯肝气相乘为尤甚以木归暴，且正克血。"该病早期为实证，日久则损伤脾胃，多为虚证。

治疗该病应以健脾养胃、化瘀止痛为主。方中足三里为胃经之合穴，合治内腑；中脘为胃之募穴，募治本脏，针刺以中脘、足三里健运脾胃，补益中气。关元为元气之根，故可培土固本。血海、膈俞活血止血，祛腐生新，并配合背俞穴肝、胆、脾、胃俞以调整气机，华佗夹脊统调全身之元阳，以固中焦。

【预后】

慢性胃炎病程长。由幽门螺杆菌感染引起的胃炎15%～20%会发生消化性溃疡。少部分慢性非萎缩性胃炎可发展为慢性多灶萎缩性胃炎。极少数慢性多灶萎缩性胃炎经长期演变可发展为胃癌。该病临床针灸治疗效果较好，能显著改善上腹疼痛、上腹胀、食欲不振、恶心、嗳气等症状。

二十、泄 泻

泄泻亦称"腹泻"，是指排便次数增多，粪便稀薄，或泻出如水样。古人将大便溏薄者称为"泄"，大便如水注者称为"泻"。该病一年四季均可发生，但以夏秋两季多见。泄泻可见于西医学的痢疾、急性胃肠炎、溃疡性结肠炎、肠易激综合征、过敏性肠炎、吸收不良综合征、肠结核等。本节主要介绍细菌性痢疾、急性胃肠炎和溃疡性结肠炎。

（一）细菌性痢疾

细菌性痢疾，是由志贺菌引起的常见急性肠道传染病，以结肠黏膜化脓性溃疡性炎症为主要病变，以发热、腹泻、腹痛、里急后重、黏液脓血便为主要临床表现，可伴全身毒血症症状，严重者可有感染性休克和（或）中毒性脑病。该病为常见的肠道传染病，多发生于夏、秋两季。中医古代文献将该病之传染性强而病情危重者称为"时疫痢"和"疫毒痢"。临床一般分为湿热痢、寒湿痢、噤口痢及休息痢等。石学敏院士在多年的临床实践中体会到治疗痢疾的原则可概括为："初痢宜通，久痢宜止，通以清热利湿为先，止以培固脾土为本；然通腑除滞贯彻始终。"由此制订出一套完整的治疗该病的针刺方法，疗效迅速，没有不良反应，它通过调动机体的防卫功能，达到祛病除邪效果。

【临床表现与诊断】

1. 临床表现及体征 起病急骤，畏寒、寒战伴高热，继以腹痛、腹泻和里急后重，每日排便10～20次，但量不多，呈脓血便，并有中度全身中毒症状。重症患者伴有惊厥、头痛、全身肌肉酸痛，也可引起脱水和电解质紊乱，可有左下腹压痛伴肠鸣音亢进。

（1）普通型：起病急骤，畏寒，伴高热，继以腹痛、腹泻和里急后重，每日排便10～20次，呈脓血便，量少，左下腹压痛伴肠鸣音亢进。一般 1 ~ 2 周内逐渐恢复或转为慢性。

（2）轻型：全身毒血症状和肠道表现均较轻，腹痛不著，腹泻次数每日不超过 10 次，大便呈糊状或水样，含少量黏液，里急后重感也不明显，可有呕吐，病程 3 ~ 6 日，易误为肠炎或结肠炎。

（3）重型：多见于老年、体弱、营养不良患者，急起发热，腹泻每日 30 次以上，为稀水脓血便，偶尔排出片状假膜，甚至大便失禁、腹痛、里急后重明显。后期可出现严重腹胀及中毒性肠麻痹，常伴呕吐，严重失水可引起外周循环衰竭。部分病例表现为中毒性休克，体温不升，常有酸中毒和水、电解质平衡失调，少数患者可出现心、肾功能不全。

（4）中毒型：多见于 2 ~ 7 岁体质较好的儿童，起病急骤，病初即可有高热，精神委靡，面色青灰，四肢厥冷，呼吸微弱，神志不清。采集大便检查可见黏脓便，镜下可见大量脓细胞和红细胞。

2. 诊断

具体内容如表 8-1-7。

表 8-1-7　细菌性痢疾诊断标准

（1）临床诊断：符合下述（2） ~ （5）项；确定诊断：符合下述（2） ~ （6）项；
（2）流行病学史：患者有不洁饮食和（或）与细菌性痢疾患者接触史；
（3）潜伏期：数小时至 7 日，一般 1 ~ 3 日；
（4）临床症状和体征：起病急骤，畏寒、寒战伴高热，继以腹痛、腹泻和里急后重，每日排便 10 ~ 20 次，但量不多，呈脓血便，并有中度全身中毒症状。重症患者伴有惊厥、头痛、全身肌肉酸痛，也可引起脱水和电解质紊乱，可有左下腹压痛伴肠鸣音亢进；
（5）粪便常规检查，白细胞或脓细胞≥15 个/HP（400 倍），可见红细胞、吞噬细胞；
（6）病原学检查，粪便培养志贺菌阳性；
（7）不能归因于其他疾病

【鉴别诊断】

（1）阿米巴痢疾：起病一般缓慢，少有毒血症的表现，里急后重感较轻，大便次数亦较少，腹痛多在右侧，典型者粪便呈果酱样，有腐臭，镜检仅见少许的白细胞，红细胞凝聚成团，常有夏科-凡登结晶体，可找到阿米巴滋养体，乙状结肠镜检查，黏膜大多正常，有散在深切溃疡，其周围有红晕，病变主要在盲肠、升结肠，其次为乙状结肠和直肠。

（2）流行性乙型肝炎：该病表现和流行季节与细菌性痢疾（重型或中毒型）相似，后者发病更急，进展迅猛，且易并发休克，可以盐水灌肠并镜检及细菌培养。

【针灸治疗】

1. 治则　清热解表、通腑利湿。

2. 配方　上巨虚、天枢、曲池、内关、足三里、关元、脾俞。

3. 操作　上巨虚直刺 1 寸，使针感向小腿放射，施捻转提插的泻法；天枢穴直刺 1 寸，使针感向小腹部放射，施呼吸补泻的泻法；曲池、内关直刺 1 寸，令酸胀感向前臂感传，提插捻转的泻法，均施手法 1min。足三里、关元采用平补平泻的捻转手法，施手法 1min。

4. 疗程　每日针刺 2 次，10 次为 1 个疗程。

【配方理论】

古人对痢疾早有认识，如“肠澼下脓血”，“下利便脓血”。《诸病源候论》中有：“赤白痢”、“脓血痢”之谓。《济生方》曰：“今之所谓痢者，古所谓滞下也。”现统称“痢疾”。患者以发热、腹痛、里急后重、便脓血为主证。倘若患者正气不足加之失治、误治可迁延成慢性过程，形成

"久痢"、"休息痢"。治应清热解毒，通腑利湿，并根据中医辨证施治原则，根据急缓虚实，当泻则泻，当补则补，调其虚实，顾其标本，以变达常。方中上巨虚、曲池、天枢为其主穴，主治肠腑之病，以达清热除湿之功；关元为小肠募穴，可疏调脾胃；中冲要道得展，后天之水得以充实，气血生化之源盈满，正气存内，邪气自退。

管理传染源急慢性患者和带菌者应隔离治疗，养成良好的卫生习惯，特别注意饮食和饮水卫生。

【预后】

急性细菌性痢疾少数迁延成慢性，严重者可出现感染性休克和（或）中毒性脑病。早期针刺治疗急性细菌性痢疾可获得良好疗效。

（二）急性胃肠炎

急性胃肠炎多发于夏秋两季，如以呕吐、胃痛为主者为急性胃炎；以腹泻、脐周疼痛为主者为急性肠炎；吐泻均明显者为急性胃肠炎。现代医学认为是由于细菌感染而致的炎症性水泻。多在暴饮暴食、饮食不规律，饮食不洁或食用腐败变质食物，在进食不洁食物后短期内突然发病。在祖国医学中属"泄泻"、"吐泻"、"腹痛"、"霍乱"范畴。多因饮食不节（洁），暴饮暴食，加之感受寒湿或因热贪凉，重湿内蕴，以致胃肠运化功能失调，水系清浊不分，而呕吐泄泻之证。从中医角度认识泄泻，古医籍中名目繁多，分类不一。张景岳云："泄泻之本，无不由脾胃"、"久泻无火，多因脾胃之虚空也"。《难经》则以脏腑主病，分胃泻、小肠泻、大肠泻等。后世医家从内伤分型，如脾虚腹泻、肝脾不和腹泻、食积腹泻等。石学敏院士采用针灸治疗该症时，以健脾和中、除湿理肠为治疗原则，严谨配方，取得了明显的疗效。

【临床表现与诊断】

1. 临床表现 发病较急，频繁恶心和呕吐，腹痛剧烈，腹泻频繁，粪便多为水样便或黏液脓血性便，含有未消化食物。

2. 体征 常有发热、头痛及不同程度的中毒症状，严重者可有脱水甚至休克现象。上腹及脐周有压痛，肠鸣音多亢进。

3. 血常规检查 血常规检查中白细胞轻度增加，血沉略有增快。大便常规检查多为正常，有少量白细胞和红细胞出现。

根据临床表现、体征、实验室检查多可确诊。

【鉴别诊断】

（1）急性痢疾：流行季节有腹痛，脓血样大便，灼热，里急后重明显，甚至神志不清，粪便镜检可见大量的脓细胞和红细胞。

（2）阿米巴痢疾：里急后重较坠，粪便呈现果酱样，粪便检查可见阿米巴滋养体。

（3）流行性乙型脑炎：发病急，除有高热、腹泻、呕吐外，头痛明显，易并发休克。

（4）急性阑尾炎：呕吐泄泻明显，右下腹压痛明显，发热，粪便检查阴性。

【针灸治疗】

1. 治则 健脾和中、除湿理肠。

2. 配方

（1）经穴刺法：上巨虚、天枢、关元、梁门、足三里、脾俞、胃俞。

（2）温针法：关元、足三里、肾俞、分别针后加灸或直接灸。

3. 操作

（1）经穴刺法：上巨虚直刺 1.5 寸，针感沿经下行，施捻转泻法 1min；天枢直刺 1.5 寸，施提插泻法局部酸胀为度；关元直刺 2 寸，梁门直刺 1.5 寸，采用呼吸补泻之补法，令酸胀感由局部向四周放散，施手法1min；足三里针2寸，令针感沿经上传，施捻转补法，做手法1min；脾俞、胃俞均取双侧，向脊柱方向斜刺进针1～1.5寸，施捻转补法，手法实施1min。

（2）温针法：关元、足三里、肾俞，对于重湿型泄泻在针刺手法实施后加上艾灸或直接用艾条灸上述穴位以局部皮肤潮红为度。

4. 疗程　每日针刺2次，上下午各1次，7日为1个疗程，一般1个疗程后巩固治疗再需1个疗程。

【配方理论】

从中医角度认识腹泻又称泄泻，古医籍中名目繁多，分类不一。湿为泄泻的主要因素。即脾虚湿盛为其发病关键。古今在治疗中以运脾化湿为原则，体虚者兼以温肾补脾，配方中应用天枢取其为大肠募穴之特性，意在调整脾胃，加之与脾俞、胃俞相配为俞募配穴法，可达通调胃肠之功。上巨虚为手阳明之下合穴，合治腑病。重湿盛者以足三里、关元、肾俞行温针灸意达温补脾肾、祛湿止泄之功。《医学中读》谈到泄泻治法有九种，其中之一为祛湿。石学敏院士在针刺治疗急性胃肠炎时注重手法量学。

【预后】

该病一般预后良好。病重、体弱、年幼或年长患者不及时治疗，易致脱水和电解质紊乱。针刺及时治疗可迅速止泻、解热镇痛，缓解恶心、呕吐等症状。

（三）溃疡性结肠炎

溃疡性结肠炎是一种病因尚不十分清楚的直肠和结肠慢性非特异性炎症性疾病，多呈反复发作的慢性病程。该病可见于任何年龄，但以青壮年最多见，男性多于女性。现代医学认为该病可能与遗传、感染、免疫、精神因素等有关，亦有因过敏引起。目前大多数学者认为，自身免疫机制的参与、遗传因素作为背景，至于其他因素则为诱发因素。中医认为该病多因精神刺激和饮食不节所致，石学敏院士在多年的临床实践中发现针刺治疗该病可获良效。

【临床表现与诊断】

（1）血性腹泻：粪中含血、脓和黏液，每日2～4次。

（2）腹痛：呈阵发性痉挛性绞痛，排便后疼痛可缓解。

（3）伴有上腹部饱胀不适，恶心、呕吐等。

（4）厌食，体重下降，可有发热。

根据以上表现，排除克罗恩病、细菌性痢疾、阿米巴痢疾、肠结核、结肠癌等，便常规未发现病原体可诊断。

【鉴别诊断】

（1）慢性细菌性痢疾：有明确的细菌性痢疾史，从粪便、直肠或内镜检查时所反馈的渗出物进行培养，可分离出痢疾杆菌。

（2）慢性阿米巴肠病：以近端结肠为主，溃疡的边缘为潜行性，介于溃疡之间的结肠黏膜正常，粪便中可找到该组织阿米巴包囊或滋养体。

（3）血吸虫病：有与流行疫水接触史，粪便可见血吸虫印或孵化生蚴阳性，肝脾肿大。

（4）结肠癌：直肠指诊和内镜检查可见癌肿。

【针灸治疗】

1. 治则　健脾和胃、除湿理肠。

2. 配方

（1）经穴刺法：上巨虚、天枢、关元、梁门、足三里、三阴交、脾俞、胃俞。

（2）灸法：足三里、关元、天枢麦粒灸。

（3）拔罐法：天枢、关元、足三里、大肠俞、小肠俞，该法通用于各型泄泻。

（4）耳针疗法：选大肠、小肠、下脚端，肺、脾中的2～3穴捻转中强刺激。

3. 操作

（1）经穴刺法：梁门直刺1.5寸，关元直刺2寸，令酸胀感由局部向四周放射，采用呼吸补泻之补法，施手法1min；足三里针2寸，令针感沿经上传，三阴交针1.5寸，二穴施捻转补法，做手法1min；天枢直刺1.5寸，施提插泻法局部酸胀为度；上巨虚直刺1.5寸，针感沿经下传，施捻转泻法1min；脾俞、胃俞向脊柱方向斜刺1寸，施捻转补法1min。

（2）灸法：足三里、关元、天枢穴用艾条温灸，每对穴各灸2min，以局部皮肤潮红为度。

（3）拔罐法：天枢、关元、足三里、大肠俞、小肠俞，用不同口径的罐施拔罐法，时间为10min。

（4）耳针疗法：选大肠、小肠下脚端，肺、脾中的2～3个穴施中强度刺激，留针20～30min。

4. 疗程 每日2次，上午、下午各1次，10次为1个疗程。

【配方理论】

天枢为大肠募穴，上巨虚为手阳明下合穴，可达通调胃肠气机之功。脾俞、胃俞调补中气，以资生化之源；关元、足三里针刺或灸，培补肾中之阳，以化病滞。虚重者灸疗取其温养脾肾、熟腐水谷之功，属治本之法。石学敏院士认为在针刺选穴及手法操作中应遵循温补脾肾为主，祛邪除湿为辅这一原则，有别于痢疾的治法。

【预后】

该病易反复发作，轻度及长期缓解者预后较好。急性暴发型、有并发症、反复发作频繁或年龄超过60岁者预后不良。重型患者必要时需手术治疗。针刺能有效改善腹泻、腹痛等临床症状，减少复发。

二十一、便　　秘

便秘是指粪便在肠内滞留过久，秘结不通，排便周期延长，或周期不长，但粪质干结，排出艰难，或粪质不硬，虽有便意，但便而不畅的病证。通常分为器质性和功能性两种，本节主要介绍习惯性便秘、老年性便秘、体虚性便秘。现代医学认为：该病常继发于不良的饮食习惯、生活习惯。由腹肌、肛提肌及肠壁平滑肌收缩力减弱造成。中医学认为：该病多由脾胃失运和大肠传导失司所致，并与饮食劳倦、年老津衰、久病体弱等多种因素有关。针刺治疗在促进肠蠕动，增加直肠收缩力方面效果卓著。因此，针刺是治疗便秘的有效方法之一。石学敏院士在治疗便秘的过程中，注重腑气不通、传导失司的发病理论，制订了以宣通腑气、以助传导的治疗方案，临床收到了更为理想的效果。

【临床表现与诊断】

粪便干结，排便费力，或无力排出，甚至粪便呈羊粪状。由于用力排出坚硬的粪块，可引起肛门疼痛、肛裂，甚至诱发痔疮，常伴有腹痛腹胀，恶心，食欲减退，疲乏无力表8-1-8。

表8-1-8　功能性便秘的诊断标准

（1）	必须包括以下2项或2项以上：①至少25%的排便感到费力；②至少25%的排便为干球状便或硬便；③至少25%的排便有不尽感；④至少25%的排便有肛门直肠梗阻感或阻塞感；⑤至少25%的排便需要手法帮助（如用手指帮助排便、盆底支持）；⑥排便次数<3次/周
（2）	在不使用泻药时很少出现稀便；
（3）	没有足够的证据诊断肠易激综合征；
	诊断前症状出现至少6个月，且近3个月症状符合以上诊断标准

【鉴别诊断】

习惯性便秘、体虚性便秘、老年性便秘是便秘中较常见的几种类型，还有一些疾病也可以出现便秘的特有症状，在此应进行认真鉴别。

（1）直肠和肛门的病变：其排便困难是由于直肠炎、痔疮、肛裂、肛周脓肿引起肛门疼痛和痉挛造成，应以资鉴别。

（2）结肠病变：由于结肠的良性肿瘤、恶性肿瘤、肠梗阻、肠黏连、先天性巨结肠症等影响了粪便的推进机制而造成的便秘，应与该病鉴别。

（3）内分泌、代谢障碍性疾病：甲状旁腺功能亢进时，肠肌松弛，张力减低；甲状腺功能减退时，肠动力减弱，尿崩症伴失水，糖尿病并发神经病变时均可出现便秘。如便秘症状发生于上述疾病之后，则应诊断为上述相应疾病。

（4）神经系统疾病：如截瘫、多发性神经根炎等累及支配肠的神经时可发生便秘。注意其特殊的原发病，将不难与本节介绍的几种便秘相鉴别。

【针灸治疗】

1. 治则 疏通脾胃、通便导滞。

2. 配方

（1）经穴刺法

1）主穴：丰隆、左水道、左归来、左外水道、左外归来。

2）配穴：腹中冷痛，大便艰涩不易排出者，加气海、关元，针后加灸。有便意，努责乏力者，加脾俞、胃俞、足三里。腹胀、便秘口干者，加合谷、天枢、内庭。

（2）耳针疗法：大肠、直肠下段、交感、小肠、神门。

（3）灸法：对老年、体虚便秘者可温灸神阙、气海、关元。

3. 操作

（1）经穴刺法：先针双侧丰隆穴，进针 1～1.5 寸，施捻转泻法 1min。左水道、左归来及左外水道、左外归来均直刺 1～1.5 寸，施捻转泻法 1min，留针 20min。

（2）耳针疗法：强刺激留针 1～2 小时，留针期间捻转 2 次。

（3）灸法：气海、关元针后加灸，以提插补法针刺得气后，用 1 寸艾炷置针柄上灸之，燃尽为度，神阙灸而不针，医生持艾炷温灸 15～20min。

4. 疗程 针灸每日 2 次，耳针每日 1 次，以上各型便秘疗程均为 1 个月。

【配方理论】

便秘属祖国医学“脾约”、“大便难”范畴，是临床较多见病种之一。该病源于《金匮要略·五脏风寒积聚》：“趺阳脉浮而涩，浮则胃气强，涩则小便数，浮涩相搏，大便则坚，其脾为约……。”究其病机《景岳全书·秘结》云：“秘结一证，在古方书有虚秘、风秘、气秘、热秘、寒秘、湿秘等说。而东垣又有热燥、风燥、阳结、阴结之说，此其主名太烦，又无确据，不得其委，而徒滋疑惑，无不为将证之害也，不知此证之当辨者，则曰阴结、阳结而尽之矣。”根据“阴结”、“阳结”这个总病机，我们通过多年的临床研究认为：针刺能通过调整阴阳来通便开结，具体表现在针刺能明显增加肠蠕动，增强大脑皮质和腰骶部脊髓内低级中枢对排便反射的调节，提高腹肌、肛提肌、结肠平滑肌的紧张性，而逐渐改善胃肠道平滑肌的运动障碍，以达到加速肠内废物的排泄作用。

石学敏院士认为：该病的关键在于腑气不通，传导失司，治疗当责之于足阳明胃、足太阴脾与足少阴肾。《灵枢·杂病》：“腹满、食不化，腹响响然，不能大便，取足太阳”，“腹满，大便不利，腹大，亦在走胸嗌，喘息喝喝然，取足少阴”。该法中的丰隆，为胃之络穴，别走太阴，能调节脾胃功能；水道、归来、外水道、外归来，为脾胃经脉所过，有调节脾胃、宣通三焦气机之功能。三焦通利，脾胃运化功能正常，则大肠腑气通调，便结自解。故可用于各证型之便秘。配以气海、关元针而灸之，可助阳导滞，温煦下焦以散凝结，使“肾阳复振，秘结自通”。

【预后】

功能性便秘预后良好。器质性便秘预后与原发病相关。长期便秘可引发肛裂。针刺能够显著促进胃肠蠕动，有效改善腹胀、肛门坠胀等症状，解除对泻药的依赖。对各型便秘均有良好效果。

二十二、胃　下　垂

胃下垂是指站立位时，胃位置下降，胃小弯最低点在髂嵴水平连线以下。本症是内脏下垂的一部分，多见于瘦长无力体型者、久病体弱者、经产妇、多次腹部手术有切口疝者和长期卧床少动者。多表现于剑突下胀痛、胁满胸闷、腹胀、腹坠，该病多因腹壁的紧张度降低，腹壁脂肪缺乏和肌肉松弛，腹压减低所引起。平素体弱者，体质素胖而骤瘦者，生育过多的妇女易患此病。该病属中医学“腹胀”的范围。病因病机为脾失健运，脾胃升降失司，中气下陷或因肝气横逆犯胃，肝木克脾土，损伤脾胃，胃失和调及久病不愈，耗伤正气，中阳不振，气机升降功能异常等所致。石学敏院士采用升举中气、健脾和胃的方法治疗该病，可获得满意疗效。

【临床表现与诊断】

1. 临床表现　食欲不振、食后胃脘胀满、呕吐、嗳气、腹胀、腹坠、冷酸、乏力。

2. 诱发因素　发病常与情志不适、饮食不节、劳累、受寒等因素有关。

3. 病程　起病缓慢，可反复发作。

4. X 线检查　胃下极髂嵴联线以下超过 5cm 者。

根据病史、临床表现及 X 线检查可诊断。

【鉴别诊断】

（1）慢性胃炎：主要表现食后饱胀、上腹部钝痛，胃液分析空腹胃液中黏液含量增多。

（2）胃黏膜脱垂症：无周期性、节律性胃痛，无胃病发炎史、消化道出血或幽门梗阻症状。X 线钡餐检查球部呈“蕈状”或“降落伞状”变形，胃黏膜向球部突出。

（3）胃十二指肠球部溃疡：有节律性疼痛，上腹部压痛，X 线检查可发现溃疡龛影。

（4）胃癌：上腹部疼痛，进行性体重减轻、贫血、黑便，X 线检查为癌性龛影。

【针灸治疗】

1. 治则　升举中气、健脾和胃。

2. 配方

（1）经穴刺法

1）主方一：足三里、中脘、左梁门、左天枢、气海或关元。

2）主方二：华佗夹脊穴（第 9 ~ 12 胸椎）。

（2）耳针疗法：选胃、脾、交感、神门、皮质下。

3. 操作

（1）经穴刺法：上午先取足三里，后依次取中脘、左梁门、左天枢、气海或关元；下午取主方二。足三里直刺 2 寸，施捻转提插补法，令酸胀感向四周扩散为度；左梁门及左天枢向气海、关元方向斜刺，针 3 ~ 4 寸，施捻转补法，令患者自觉胃有收缩感为宜；气海或关元直刺 2 寸，施捻转提插之补法，令酸胀感向全腹放射为度。华佗夹脊穴，均直刺微微偏内侧，针 2 寸，捻转补法，令酸胀感向前腹部放散为度。

（2）耳针疗法：选胃、脾、交感、神门，皮质下取 2 ~ 3 穴，留针 20 ~ 30min，或埋针 24 小时更换1次。

4. 疗程

（1）经穴刺法：每日2次，两组穴上下午交替使用，每20日为1个疗程，共治疗2个疗程。

（2）耳针疗法：每24小时重新埋针1次，45日为1个疗程。

【配方理论】

该病属祖国医学“胃脘痛”、“腹胀”、“呕吐”范围，多由脾胃虚弱、中气下陷所致，我们经过多年的临床及研究认为：针刺（经上述方法治疗）治疗胃下垂后，X线检查胃大弯水平恢复至髂嵴线下不足3cm，临床症状消失。方中足三里为胃经的合穴，合治内腑；中脘为胃之募穴，募治本脏，二穴可健运脾胃、补益中气。关元、气海为元气之根，故可培元固本、升阳举陷，华佗夹脊穴可统调全身之阳，以固中州。

【预后】

胃下垂预后较好。体质虚弱患者可能出现直立性晕厥、心悸、低血压等并发症。针刺对胃下垂有良好疗效，在治疗中患者密切配合，加强腹肌锻炼，可缩短疗程，提高疗效。

二十三、糖 尿 病

糖尿病是一组以慢性血葡萄糖（简称血糖）水平增高为特征的代谢性疾病，分原发性及继发性两类。该病发生与胰岛素绝对或相对分泌不足所引起的代谢紊乱有关。其病理改变为糖、蛋白质、脂肪、水及电解质等代谢紊乱，严重失常导致酸碱平衡失常，致酮症酸中毒、高渗昏迷、乳酸性酸中毒而威胁生命。常易发生化脓性感染、尿路感染等。久病者常伴发心脑血管、肾、眼及神经病变。中医称之为消渴病，并具体将其分为“上消”、“中消”、“下消”，但又因临床上多互见，难以截然区分，所以统称为“三消”或“消渴”。中医学认为；长期过食肥甘醇酒厚味、辛辣刺激饮食、房劳、五志、药害等引起湿热或燥热内盛，肺、脾、肾阴亏，布津、受纳、运化、滋润的功能失常、出现消渴症。针刺治疗该病是有效疗法之一。石学敏院士在治疗该病过程中，注重肾虚发病为主的理论，制订了调节肾之阴阳为主、调整五脏为辅的治疗方案，临床收到了满意的疗效。

【临床表现与诊断】

1. 阳消证（阴虚内热） 烦渴引饮、消谷善饥、小便频数；或混浊如膏、形体消瘦；或大便秘结、腰膝酸软、头昏、耳鸣；舌红少苔、脉细或滑、。

2. 阴消证（气虚阳衰） 口渴引饮，或饮而渴不解、多食；或饮食减少、小便频数或混浊如脂膏、神疲乏力、畏寒肢冷或面黑耳焦；舌淡苔白而干、脉细无力（表8-1-9）。

表8-1-9 糖尿病诊断标准

	静脉血浆葡萄糖值 mmol/L（mg/dl）		
	空腹血糖	随机血糖	葡萄糖负荷后2小时（OGTT2h）血糖
糖尿病	≥7.0（126）或	≥11.1（200）或	≥11.1（200）
空腹血糖受损	≥6.1（110）～＜7.0（126）		＜7.8
糖耐量减退	＜7.0		≥7.8（140）～＜11.1（200）
正常	＜6.1（110）		＜7.8

【鉴别诊断】

糖尿病属新陈代谢性疾病。但有不少疾病，与糖尿病的某些症状、体征相近，因此对糖尿病患者进行治疗时，应认真进行鉴别诊断。

（1）非葡萄糖尿：如乳糖尿见于哺乳或孕妇或幼儿。果糖及戊糖偶见于进食大量水果后，为非常罕见的先天性疾患。发现糖尿阳性时，应联系临床情况分析判断，不宜立即肯定为糖尿病。

（2）非糖尿病性葡萄糖尿

1）饥饿性糖尿：当饥饿相当时，日后突进大量糖类食物，胰岛素分泌一时不能适应，可产生糖尿及葡萄糖耐量减低。鉴别时注意分析病情，注意饮食史、进食总量，以及空腹血糖正常甚至可偏低，必要时可每日给糖类250g以上，3日后重复糖耐量试验，可明确诊断。

2）食后糖尿：糖尿发生于摄食大量糖类食物后，或因吸收太快，但血糖及糖耐量试验正常。

3）肾性糖尿病：由于肾小管再吸收糖的能力减低，肾糖阈低下，血糖虽正常而有糖尿，可根据肾功能情况加以区别。

4）妊娠性糖尿病：见于少数妊娠期妇女，有暂时性肾糖阈降低时，可出现糖尿，应进行产后随访，以资鉴别。

5）神经性糖尿：见于脑出血、脑瘤、颅脑骨折、窒息、麻醉时，有时血糖呈暂时性过高伴糖尿，可于病情随访中加以鉴别。

6）甲状腺功能亢进：甲状腺功能亢进时，体重明显下降，是因过多甲状腺素可兴奋肠蠕动以致大便次数增多，有时因脂肪吸收不良而呈脂肪痢引起。还伴有心血管系统及眼突、眼颤、甲状腺上发现血管杂音。应与糖尿病的体重下降加以区别。

【针灸治疗】

1. 治则

（1）阴虚内热型：益阴泻热。

（2）气虚阳衰型：温阳益气。

2. 配方

（1）经穴刺法

1）阴虚内热型：脾俞、肾俞、足三里、曲池、太溪、列缺、照海、胰俞。

2）气虚阳衰型：气海、中脘、足三里、尺泽、三阴交、列缺、照海、胰俞。

（2）耳针疗法：胰、内分泌、肾、三焦、神门、心、肝、肺、胃。

3. 操作

（1）经穴刺法

1）阴虚内热型：膈俞、脾俞、肾俞、胰俞，均向脊柱方向斜刺0.5~1.5寸，施捻转平补平泻法，以得气为度；曲池直刺1~1.5寸，列缺向肘部斜刺1寸，均施捻转补法。均留针20min。太溪直刺0.5~1寸，施捻转补法；照海直刺0.3~0. 5寸，施捻转补法；足三里直刺1~1.5寸，施捻转补法。

2）气虚阳衰型：三阴交、气海、中脘直刺1~1.5寸，均施捻转或呼吸补法，亦可灸5壮。余穴均施捻转补法，得气后诸穴留针30min。

（2）耳针疗法：诸穴以毫针轻刺激，或皮内针埋针法。每次取3~5穴，留针20min。隔日1次。或以王不留行籽贴压法。隔日更换1次。

4. 疗程

（1）初期：经穴刺法每日1~2次，耳针疗法每日1次。1个月内不可间断治疗。1个月后，可视其症状改善情况，改为经穴刺法每日或隔日1次，其他刺法隔日或每周2次。疗程一般为1~2个月。

(2) 稳定期：经穴刺法隔日 1 次，耳针疗法每周 2 次。疗程一般为 3～6 个月。

【配方理论】

糖尿病，祖国医学归属于“消渴”的范畴，是临床多发病种之一。《素问·奇病论》曰：“此肥美之所发也，此人数食甘美而多肥也，肥者令人内热，甘者令人中满，故其气上溢，转为消渴。”《灵枢·五变》曰：“五脏皆柔弱者，善病消瘅。”明确指出了消渴病的病因。另外，《外台秘要·消渴》篇引《古今录验》说“渴而饮水多，小便数，有脂，似麦片甜者，皆是消渴病也”，并有“每发即小便至甜”、“焦枯消瘦”等记载。非胰岛素依赖型糖尿病是针灸治疗较好的适应证之一。通过多年的临床实践及研究，我们认为针刺治疗非胰岛素依赖型糖尿病可以明显调节胰岛功能，改善体内代谢状况，使病情得到一定程度的缓解。

石学敏院士认为，糖尿病的发生是由于饮食不节、禀赋不足、劳欲过度等所引起的燥热内盛。肺、脾、胃、肾阴亏虚使布津受纳、运化、滋润功能失常，从而导致阳消之症。其中脏腑阴亏为本，燥热为标。燥热盛而致阴液越亏，阴液越亏则燥热越盛。日久阴病及阳，致气虚阳衰的消渴阴消之症。消渴虽有在肺、脾、肾的不同，但常相互影响，导致数个脏腑病变同时出现。肾为阴阳之根，肾虚则易使肺、脾的输布、运化功能受到不利的影响。肾阴虚则虚火内生，灼伤心肺及脾胃，造成阴消；肾阳虚则阴寒内生，形成火不暖土，阳消常发之势。因此，在上、中、下三消的肺、脾、肾三脏中，乃以肾为根本。因此，本方配穴选用了肾俞、太溪、气海、三阴交等穴以调理肾阴肾阳，收到了满意疗效。通过针灸的作用，能改善患者体内的输布、运化等功能，使病情得到控制和缓解，从而达到治疗糖尿病的目的。

【预后】

长期血糖增高，可导致眼、肾、神经、心脏、血管等组织器官的慢性进行性病变、功能减退及衰竭。病情严重时可发生急性严重代谢紊乱，如糖尿病酮症酸中毒、高血糖高渗状态等。针刺可辅助治疗糖尿病，调控饮食摄入、减轻体重、调节脏、腑阴阳、从而改善症状，降低血糖。针刺对糖尿病所致神经并发症亦有良好疗效。

二十四、泌尿系统感染

泌尿系统感染又称尿路感染，是肾脏、输尿管、膀胱和尿道等泌尿系统各个部位感染的总称。可分为单纯性尿路感染（单纯下尿路感染和单纯上尿路感染）、复杂性尿路感染（包括导管相关的感染等）、尿脓毒血症、男性生殖系统感染（前列腺炎、附睾炎、睾丸炎、精囊炎等）。本节重点介绍单纯性尿路感染。该病属于中医学“淋证”范畴。中医学认为：主因湿热蕴结下焦，膀胱气化不利；或年老体弱，肾虚不固；或阴虚火旺，虚火灼伤脉络所致。针刺治疗该病具有迅速止痛、消炎、止血、止淋的良好疗效。

【临床表现与诊断】

1. 临床表现　膀胱炎主要表现为尿频、尿急、尿痛、排尿不适、下腹部疼痛等，部分患者迅速出现排尿困难。尿液常混浊，并有异味，约 30% 可出现血尿。一般无全身感染症状，少数患者出现腰痛、发热，但体温常不超过 38.0℃。急性肾盂肾炎表现为尿频、尿急、尿痛、排尿困难、下腹部疼痛、腰痛等。腰痛程度不一，多为钝痛或酸痛。部分患者下尿路症状不典型或缺如。全身症状为发热、寒战、头痛、全身酸痛、恶心、呕吐等，体温多在 38.0℃以上。一侧或两侧肋脊角或输尿管点压痛和（或）肾区叩击痛。

2. 诊断　女性有明显尿频、尿急、尿痛，尿白细胞增多，尿细菌定量培养≥102/ml，并为常见致病菌时，可拟诊为尿路感染。根据尿培养、尿沉渣、肾功能检查及影像学可进行定位诊断。

【鉴别诊断】

（1）肾结核：尿频、尿急、尿痛、血尿、腰痛、发热等症状与泌尿系感染相同，其主要鉴别点在于，肾部X线可见结核病灶，尿结核培养及尿PCR检测常为阳性。

（2）慢性肾小球肾炎：如有浮肿、大量蛋白尿则鉴别不难。但泌尿系感染的肾盂肾炎尿蛋白量一般在1～2g/d以下，若大于3g则多数肾小球病变。但该病与隐匿性肾炎较难鉴别，后者尿常规中有较多红细胞，而泌尿系感染则以白细胞为主。

（3）前列腺炎：50岁以上的男性因有前列腺增生，肥大，易得此病。急性前列腺炎恶寒发热伴腰及会阴部疼痛，尿频、尿痛，尿液检查有脓细胞，与急性泌尿系感染易相混淆，其鉴别点在于B超显示的前列腺改变和前列腺液检查白细胞数>10个/HP。

（4）泌尿系肿瘤：其特点是无痛性血尿，无明显尿频、尿急症状。其诊断主要依靠影像学检查，如腹部X线平片，泌尿B超，CT或磁共振，膀胱镜和尿液细胞学检查也可以资鉴别诊断。

【针灸治疗】

1. 治则 疏利膀胱、通淋止痛。

2. 配方

（1）经穴刺法

1）主穴：膀胱俞、肾俞、三焦俞、次髎、中极、秩边透水道。

2）配穴：发热者，加合谷、外关；结石者，加委阳、然谷；尿血者，加血海、三阴交；排尿困难者，加气海、关元，可针后加灸。

（2）耳针疗法：膀胱、肾、交感、枕、肾上腺。

3. 操作

（1）经穴刺法：膀胱俞、肾俞、三焦俞、次髎、俯卧位直刺，提插泻法；中极、提插泻法，令麻电感达前阴。秩边透水道：侧卧位进针3～4寸，令麻电感到达前阴。每次可选取2个穴位，用脉冲电针仪通电10min。

（2）耳针疗法：用0.5～1寸毫针强刺激，每次2～4穴，留针20～30min，对于疼痛明显者有速效。疼痛缓解后可改用王不留行籽穴位按压。

4. 疗程 针刺每日2次；耳针每日1次；15日为1个疗程。症状改善后，针刺、电针可每日1次；耳针或耳压隔日1次，连续治疗1个月。

【配方理论】

泌尿系统感染属于中医“淋证”范畴。《金匮要略·消渴小便不利淋证》篇云：“淋之为病，小便如粟状，小腹弦急，痛引脐中。”生动地描述了淋病的特征。就其病机《金匮要略·五脏风寒积聚病脉证》篇说：“热在下焦者，则溺尿血，亦令淋泌不通。”淋证的治法古有忌补之说，如《证治汇补》就有“气得补而愈胀，气得补而愈涩，热得补而愈盛”之戒。但石学敏院士认为：该病初起多为实热，治宜通利，忌用补法；后期多虚或虚中夹实，治宜兼用补法；若脾虚气陷应补脾益气，肾元虚衰当补肾固气，切忌大利大下。通利可局部取穴为主，配合俞募穴中极、膀胱俞，以达利尿、排石、定痛、清淋之功。益气固元可用关元，针后加灸以振奋元阳，助气化利排石。总之该证病程有长有短，体质有强有弱，或泻或补，或攻补兼施，须因人而异、因证而异灵活加减，方能获效。

【预后】

泌尿系感染及时治疗，预后良好。患有糖尿病、尿路梗阻等疾病的患者可能出现并发症如肾乳头坏死、肾周围脓肿等。针刺能快速解除输尿管痉挛，使输尿管蠕动波幅增大而缓解疼痛，尿流量亦随之增多，达到止痛、利尿的作用。

二十五、神经性尿潴留

尿潴留是指膀胱内充满尿液而不能排出，常常由排尿困难发展到一定程度引起。病因主要包括梗阻性、神经源性和肌源性三大类。本节主要介绍神经源性尿潴留的针灸配方。现代医学认为：与中枢和周围神经系统损伤后，膀胱-尿道神经调节功能失调有关。多因中枢神经疾患、周围神经损伤、尿道、前列腺或肛门周围疾患、癔病、结石引起的神经性、反射性、机械性尿潴留。该病属于中医“癃闭”范畴。癃者小便不利，闭者小便不通、点滴难下，总称“癃闭”。对于该病的病因，中医学认为：多由肾气虚损、真阳下竭、命火不足，气化不利或瘀血气结，致水道闭遏不通。

【临床表现与诊断】

急性尿潴留发病突然，膀胱内充满尿液不能排出，胀痛难忍，辗转不安，有时从尿道溢出部分尿液，但不能减轻下腹疼痛。慢性尿潴留多表现为排尿不畅、尿频，常有排尿不尽感，有时出现尿失禁现象。

根据病史及典型临床表现，体格检查时耻骨上区常可见到半球形膨胀的膀胱，用手按压有明显尿意，叩诊为浊音。B 超检查可以明确诊断。

【鉴别诊断】

（1）无尿（尿闭）：不能排出尿液，似与尿潴留相似。但有急性创伤、灼伤、大手术、大出血、严重感染、各种休克病史，尿量减少在 50ml/日以下，膀胱空虚。

（2）前列腺增生：肿大的前列腺可使后尿道弯曲、受压而引起尿潴留。但其特点是多发于 50 岁以上的男性，症状缓慢出现，B 超显示前列腺体明显增大，可以资鉴别。

（3）膀胱或尿道肿瘤：肿瘤较大者或肿瘤坏死组织脱落均可发生排尿困难，尿潴留。与该病的鉴别点在于：无痛血尿，缓慢形成，尿液晚落，细胞学检查可发现癌细胞，尿道镜检查可以见到肿瘤组织。

（4）膀胱结石：当结石长期梗阻膀胱出口时，可引起排尿困难，尿潴留。其典型症状是：排尿时尿流突然中断，尿道剧痛，腹平片可显示结石阴影。

【针灸治疗】

1. 治则 调神通闭、利尿。

2. 配方

（1）主穴：内关、人中、秩边透水道、中极、归来、关元。

（2）配穴：脾肾阳虚者，加肾俞、脾俞、三阴交；膀胱积热者，刺阴陵泉、膀胱俞、复溜。横贯性脊髓损伤或不完全脊髓损伤者，在损伤平面上一个椎体行夹脊刺、八髎。

3. 操作 内关直刺，捻转提插泻法，施术 1min；人中，针尖方向刺向鼻中隔，施雀啄手法，以眼球湿润为度；秩边透水道，令患者侧卧位，双腿屈膝，以 6 寸针向秩边进针，迅速的提插泻法透向水道，至麻电感达到前阴及肛门会阴为度；中极、归来，令患者仰卧位，均直刺，提插泻法，令针感向前阴部放射；关元直刺，针后加灸，以提插补法得气后，用 1 寸艾炷置针柄上做温针灸，燃尽为度。

4. 疗程 每日针刺 1 次，10 次为 1 个疗程。

【配方理论】

《素问・宣明五气》经曰：“膀胱不利为癃，不约为遗溺。”《灵枢・本输》曰：“实则闭癃，虚则遗溺，遗溺则补之，闭癃则泻之。”关于该病病机，古人多责于膀胱，认为：“膀胱者，州都之官，津液藏焉，气化则能出矣。”膀胱气化不利，则小便不能排出。故治疗上多以通为主。多年的临床研究认为，针刺治疗癃闭的通利作用表现在：①针刺能够直接引起膀胱收缩并增加收缩力；②针刺对下丘脑后部及延髓网状结构排尿中枢有一定的影响，可引起下丘脑后部及延髓网状结构单位放电频率增加，随后发生膀胱反应，表明针效是通过排尿中枢而实现的；③针刺对脑桥排尿中枢的影响，针刺可使脑桥排尿中枢单位放电和膀胱压力增加，通过兴奋脑桥排尿中枢来调节膀胱的功能。

石学敏院士认为：对该病的治疗，应强调对病机的认识，不能仅仅着眼于膀胱，而是要从整体出发，从对该病起主导作用的因素出发，神不导气是该病的关键。神者，五脏六腑之大主，治癃闭当首先调神，立意在于使元神之府——脑或脊髓指挥排尿的功能恢复正常运转，主明则下安矣。故首取内关、人中以醒脑调神。秩边透水道，取膀胱经俞穴以治本脏腑；中极、归来分别为任脉与足阳明胃经之穴，以建中州、利水、通便；关元为人身元气之根，补元气、助气化、利小便，九穴合用，标本兼治，疗效立竿见影。实践证明，针刺是治疗癃闭的快捷有效方法。

【预后】

尿潴留预后与原发病相关。针刺能够兴奋排尿中枢，而调节膀胱的排尿功能，临床疗效显著。

第二节　骨伤、风湿免疫科疾病

一、颈　椎　病

颈椎病系指颈椎间盘退行性变，及其继发性椎间关节退行性变所致脊髓、神经、血管损害而表现的相应症状和体征。颈椎病可分为：颈型颈椎病、神经根型颈椎病、脊髓型颈椎病、椎动脉型颈椎病、交感神经型颈椎病、食管压迫型颈椎病。其病因是随着年龄的增长或长期被动体位使椎间盘髓核部分所含水分不断减少，由于脱水造成髓核弹力减低，收缩变小，同时环状纤维呈玻璃样变致其向外膨出并变得粗糙，于是在椎间盘与椎体之间发生摩擦，产生骨质增生。其次由于椎间盘退化造成椎间隙狭窄，因而出现神经根受压及缺血等改变。该病属于中医学“项痹”范畴。中医学认为项部感受风寒、痹阻经脉；或劳作过度、外伤，损及筋脉，气滞血瘀，“不通则痛”；或年老肝血亏虚、肾精不足，致筋骨失养，“不荣则痛”。石学敏院士以“活血通络、祛风止痛”为治疗原则治疗颈椎病，临床疗效显著。

【临床表现】

1. 症状　在病史采取时要注意颈椎病症状是根据其类型不同表现各异。一般颈型颈椎病其疼痛多限于颈部为主；神经根型颈椎病有颈痛并放射至肩、上肢、手，加上肢无力等现象；椎动脉型颈椎病多有头晕、猝倒发作史，可有头痛、偏头痛、视力模糊症状；交感型颈椎病有头痛、头晕、心动过速或心动徐缓等自主神经系统功能失调症状，但在旋转和睡眠时无症状加重；脊髓型颈椎病可有四肢无力、手笨拙、步态蹒跚、易跌倒等表现，可有胸腹束带感或二便障碍。当上述各型或某几型的症状同时出现时，则属于混合型。

2. 体征　神经根型颈椎病其神经根放射痛范围与受累推节的脊神经分布区相一致；前屈旋转试验阳性是颈椎骨关节病变；臂丛神经达拉试验及压颈试验有助神经根型颈椎病诊断；旋转试验对椎动脉型颈椎病诊断有意义；对运动障碍的检查如肌肉张力、肌力、步态、肢体运动及病理反射如霍夫曼征和巴宾斯基征等，对脊髓型颈椎病诊断有帮助。

3. 辅助检查

（1）X线正侧位和斜位片，明确是否有椎间隙狭窄、增生，是否有椎管狭窄；是否有后纵韧带骨化；动力位片是否存在病变节段不稳。

（2）MRI 或 CTM 检查是否存在脊髓受压、椎间盘突出、骨赘、韧带钙化。

（3）肌电图检查是否存在周围神经或中枢神经感觉障碍，是颈椎病引起肌肉萎缩还是肌萎缩性侧索硬化。

（4）诱发电位检查有利于排除脑干性或周围性病变。

根据症状、体征和辅助检查可确诊。

【鉴别诊断】

（1）臂丛神经痛：臂丛的功能主要是支配上肢。患病时疼痛首先在臂和手，疼痛初期呈间歇性，但可迅速变为持续性而影响整个上肢，锁骨上窝及神经干，有压痛，牵引上肢向外后上方活动时疼痛加剧，而不同于颈椎病的颈部活动受限，也无头晕症状，臂丛神经损害多因感染、外伤所致，颈椎 X 线检查可协助鉴别。

（2）颈胸神经根炎：发病年龄往往较轻，常由病毒感染所致，发病前多有上呼吸道感染史，其主要症状为一侧或双侧颈、上胸、背、肩、臂部或肘、腕、指部放射性疼痛或麻木感。疼痛时轻时重，性质以酸痛、钝痛，也可为刀割样痛，患肢可有感觉减退、运动障碍、腱反射减弱或消失。而颈椎病发病于中年以上，有颈后痛和活动受限，而无颈神经根与椎动脉压迫症状，X 线片有颈椎增生的改变。

【针灸治疗】

1. 治则　活血通络、祛风止痛。

2. 配方　风池、完骨、天柱、颈椎夹脊穴。

3. 操作　风池直刺 1.5 寸；完骨、天柱均直刺 1 寸，三穴均施捻转补法 1min；颈椎夹脊刺，斜刺进针 0.5 寸，施捻转补法 1min。各穴均留针 20min。颈椎夹脊穴得气后，选首尾两穴通脉冲电针，以患者可以耐受为度，治疗 3min。

4. 疗程　每日针刺 1 次，10 日为 1 个疗程。

【配方理论】

中医学认为该病与肝肾亏损、气血不足、筋骨濡养失调、复感风寒湿邪有关。致使经气痹阻，血脉不和，引发颈项强痛。取风池、完骨、天柱施捻转补法，有补益脑髓之功效；颈椎夹脊穴具有行气血、营阴阳、濡筋骨的作用。

【预后】

颈椎病预后一般较好，但病情易反复者应加强预防性治疗。神经根型颈椎病如出现肌肉萎缩治疗效果较差。椎动脉型颈椎病如椎-基底动脉供血不足引起脑干及延髓损害预后不良。重度脊髓型颈椎病预后差。针灸治疗颈型、神经根型、椎动脉型、交感型和轻中度的脊髓型颈椎病效果良好。能够有效改善神经根水肿、椎动脉供血及增强颈椎的稳定性和颈背肌肌力。

二、落　　枕

落枕是指急性颈项强痛，活动受限的一种病证，是各种原因导致颈部肌肉痉挛所致，中医俗称“伤筋”。轻者 4～5 日自愈，重者可延至数周不愈；睡眠姿势不正，或枕头高低不适，或因负重颈部过度扭转，使颈部脉络受损；或风寒侵袭颈背部，使筋脉拘急；颈部筋脉失和，气血运行不畅，不通则痛，发为该病。

【临床表现与诊断】

颈项强痛，活动受限，头向患侧倾斜，项背牵拉痛，甚则向同侧肩部和上肢放射，颈项部压痛明显。

根据临床症状多可诊断。

【针灸治疗】

1. 治则 舒筋通络、活血止痛。

2. 配方

（1）经穴刺法：落枕、阿是穴、风池、颈椎夹脊穴、悬钟、后溪。

（2）刺络拔罐法：阿是穴刺络拔罐。

3. 操作

（1）经穴刺法：先远部取穴落枕、悬钟、后溪，持续捻转，嘱患者慢慢活动颈部，一般疼痛可立即缓解。再针局部的穴位，风池直刺1.5寸，施捻转补法1min；颈椎夹脊穴，斜刺进针0.5寸，施捻转补法1min。各穴均留针20min。

（2）刺络拔罐法 每次取1～2穴，用三棱针点刺3～5点，取罐闪火法拔之，出血量5～10ml，留罐时间不得超过5min。

4. 疗程 轻者1次即可痊愈，重者每日针刺1次，5日为1个疗程。

【配方理论】

颈项侧部主要由手三阳和足少阳所主，因此，手三阳和足少阳筋络受损，气血阻滞，为该病的主要病机。落枕穴是治疗该病的经验穴，手太阳、足少阳循行于颈项侧部，悬钟、后溪分属两经腧穴，与局部阿是穴，远近相配，可疏调颈项部经络气血，舒筋通络止痛。针灸治疗该病疗效极好，常立即取效，针后可配合推拿和热敷。中老年人反复出现落枕时，应考虑颈椎病。针灸治疗落枕，多可1次见效。易落枕者，应注意睡眠姿势及避风寒。

【预后】

该病预后良好。多数患者针刺治疗可1～3次痊愈。

三、退行性脊柱炎

退行性脊柱炎亦称脊椎骨性关节炎、肥大性脊椎炎、增生性脊椎炎等，是中年以后发生的一种慢性退行性病变。一般以负重和活动范围较大的关节（如颈椎和腰椎）常累及。退行性变发生于椎体、椎间盘和小关节。椎体边缘的唇形变或骨刺形成，是诊断名称的由来，也是诊断该病的标志。不同部位的骨刺，皆易发生于生理曲线的凹侧，脊椎曲线凹侧的椎体缘，由于杠杆作用，所受的压力较大，年龄越大，椎体所受压迫和磨损的时间也较长，因而骨刺的形成亦较多，压力可能是引起骨刺的主要因素，骨刺则是椎体对于压力的反应，是骨组织对压力所产生出的代偿性产物，是一种对脊柱的保护性作用。中医学认为该症是因人过中年，肾气渐亏，复感风寒外邪，邪气留滞经络或复因伤力，气血瘀阻，血脉凝涩不得宣通所致。

【临床表现与诊断】

1. 临床表现 患者多在40岁以上，男性多于女性。早期症状是整个脊柱僵硬酸痛，尤以腰部或颈部为甚，不能久坐，久坐时必须频频更换体位。晨起症状较重，稍活动则症减，但活动稍久，尤其是在疲劳后，症状又加重。一般该症不会发展得很严重，亦不会造成严重的畸形，少数患者可有脊髓或脊神经根受压症状。

2. 体格检查 腰椎生理前凸曲线弧度减少或消失，弯腰受限。局部有压痛和肌肉痉挛。下肢后伸试验可见阳性；直腿抬高一般接近正常。

3. X线检查 可见脊椎增生及脊柱正常生理弧度的改变，同时亦可排除其他骨质病变。

根据临床表现、体征及X线检查多可诊断。

【鉴别诊断】

由于该病在颈部或腰部的脊柱部位会出现疼痛，故主要应与颈椎病或腰椎间盘突出症相鉴别。

（1）颈椎病：是由于颈椎增生刺激或压迫颈神经根、颈部脊髓、椎动脉或交感神经而引起的综合症候群。轻者头、颈、肩臂麻木疼痛，重者可致肢体酸软无力，甚至大小便失禁、瘫痪。病变累及椎动脉及交感神经时，则可出现头晕、心慌等相应的临床表现。X线检查，可以发现大多数患者在正位片上有椎间隙变窄、钩椎关节增生等病变，侧位片上可见到颈椎生理前凸消失、变直或轻度成角反张，椎体排列异常，椎体和关节突向前滑脱，受累椎间隙变窄，相邻两椎体的前缘或后缘有唇样增生，项韧带钙化等；斜位片上可见到唇形骨刺伸入椎间孔，椎间孔前后径变窄等。

（2）腰椎间盘突出症：又名“腰椎间盘纤维环破裂症”，以 $L_{4\sim5}$ 和 L_5、S_1 之间的椎间盘最易发生病变。临床表现为腰部疼痛，下肢放射痛，腰部活动障碍，脊柱侧弯，主观麻木感，患肢温度下降。

（3）类风湿关节炎：该病是一种病因尚未明确、具有关节炎变的慢性全身性疾病。早期有游走性的关节疼痛和功能障碍，晚期则关节僵硬和畸形，功能丧失，并有骨和骨骼肌的萎缩。患者以青壮年为多，女性为男性三倍，儿童和老年少见。

（4）强直性脊柱炎：最初病变是在骶髂关节，以后有骨凸炎及肋椎关节炎。脊柱的其他关节由下而上相继受累。正常脊柱的腰段弯曲消失，脊柱胸段弯曲则呈显著的后凸，胸廓也成扁平。又因各肋椎关节强硬，胸廓的扩张运动受限，肺活量显著减少。X线片可见关节面模糊不整，关节附近有骨质疏松，前后纵韧带及其他脊椎间的韧带钙化或骨化，使脊柱呈竹节样畸形。

【针灸治疗】

1. 治则 祛瘀通络、通调督脉、膀胱经气。

2. 配方

（1）刺络拔罐法：双侧环跳、大肠俞、委中、阳陵泉刺络拔罐。

（2）经穴刺法：水沟、肾俞、大肠俞、腰阳关、委中、养老及阿是穴。

3. 操作

（1）刺络拔罐法：每次取1～2穴，用三棱针点刺3～5点，取罐闪火法拔之，出血量5～10ml，留罐时间不得超过5min。

（2）经穴刺法：人中施雀啄手法，以眼球流泪或湿润为度。腰阳关及阿是穴均用捻转提插泻法，施术1～3min。大肠俞深刺2～3寸，委中仰卧位，抬腿取穴，使触电感放射到足部下肢抽动3次为度。养老捻转泻法。

4. 疗程

（1）急性疼痛期：刺络法每日1次，经穴刺法每日2次，疗程一般为2～3个月。

（2）稳定期：治疗同上，疗程延长。

【配方理论】

该证经脉辨证主要责之于足太阳膀胱经、足少阴肾与督脉三经。肾俞、大肠俞、腰阳关为俞穴的近治作用，配膀胱经之合穴委中，以疏调督脉和膀胱经气，“腰背委中求”使其通则不痛。水沟有“全身止痛穴”之说，对强烈疼痛，重雀啄有迅速止痛之效。养老为手太阳小肠经之郄穴，郄治急性病，小肠经病候以痛为著，故取本经之郄治其急性疼痛。

【预后】

该病预后良好。针刺能有效缓解疼痛。

四、臂丛神经痛

臂丛由 $C_5 \sim T_1$ 脊神经前支组成，主要支配上肢运动及感觉，受损时常产生神经支配区疼痛，故称为“臂丛神经痛” 通常分为特发性和继发性两类，以后者多见。特发性臂丛神经痛病因未明，可能是一种变态反应性疾病，与病毒感染、疫苗接种、分娩、外科手术等有关。继发性臂丛神经痛多由臂丛邻近组织病变压迫所致，分为根性臂丛神经痛和干性臂丛神经痛，前者常见病因有颈椎病、颈椎结核、骨折、脱位、颈髓肿瘤等，后者常由胸廓出口综合征、外伤、锁骨骨折、肺沟瘤、转移性癌肿等引起。该病属中医学“痹证”、“肩臂痛” 范畴。其病机为经脉所过之处气血运行不畅，经气瘀滞，脉络痹阻，不通则痛。治疗以祛邪、通络、止痛为主。

【临床表现与诊断】

1. 主症 特发性臂丛神经痛多见于成年人，急性或亚急性起病，病前或发病早期可有发热、乏力、肌肉酸痛等全身症状，继之出现肩、上肢疼痛，数日内出现上肢肌无力，腱反射改变和感觉障碍。

继发性臂丛神经痛表现为肩、上肢出现不同程度的针刺样、烧灼样或酸胀感，始于肩、颈部，向同侧上肢扩散，持续性或阵发性加剧，夜间或上肢活动时明显，臂丛分布区运动、感觉障碍，局限性肌萎缩，腱反射减弱或消失。病程长可有自主神经功能障碍。

2. 体征 臂丛神经牵拉试验和直臂抬高试验多呈阳性。

根据临床表现结合肌电图、神经传导速度等神经电生理检查可诊断。

【鉴别诊断】

（1）肩周炎：疼痛以肩关节为主，昼轻夜重，但无针刺样或过电样串麻感，肩关节运动逐渐受限，肩关节活动到受限区域时出现疼痛。

（2）锁骨上肿物：因肺尖部原发肿瘤或转移瘤、锁骨上淋巴结节增生或浸润造成臂丛神经的压迫而产生疼痛、感觉障碍及肌肉萎缩等症状。锁骨上可触及肿物。

（3）风湿性关节炎：临床表现为关节部位的疼痛、活动受限，甚至关节红肿，没有肢体放射痛，可伴发热等症。实验室检查见血沉增快，抗链球菌溶血素“O” 阳性。

【针灸治疗】

1. 治则 行气散瘀、通经止痛。

2. 配方 极泉、臑俞、后溪、外关、肩外俞、肩中俞、天宗、曲垣、秉风、肩贞、痛点。

3. 操作 取患侧极泉直刺 1 ~ 1.5 寸，施提插泻法，使针感向手放散，手臂抽动 3 ~ 5 次为度；后溪直刺 2 寸，施提插泻法 3min，使针感放散到手指，二穴均不留针；外关直刺 1 ~ 1.5 寸，施提插泻法 1min；肩外俞、肩中俞均向棘突方向斜刺 0.5 ~ 1 寸；秉风、臑俞直刺 0.5 ~ 1 寸；肩贞直刺 1 ~ 1.5 寸，以上诸穴均施平补平泻手法 1min，施术后均留针 20min。然后自肩至手选取 3 ~ 5 个痛点，刺络拔罐，令出血量达 5 ~ 10ml，留罐 5min。

4. 疗程 每日治疗 1 次，10 次为 1 个疗程。

【配方理论】

臂丛神经痛属于中医学“痹证” 范畴。《灵枢·经脉》有“臑臂内前廉痛厥”，“肩前臑痛”，“肩臑肘臂外皆痛” 等记载。病因病机为外邪侵袭手三阳经，经气闭阻，不通则痛。针刺治疗需辨明邪气客于手太阳经，症见“肩似拔，臑似折”，“颈颔肩臑肘臂外后廉痛”。邪中于手阳明经则症见“肩前臑痛，大指次指痛不用”。邪中于手少阳经则症见“肩臑肘臂外皆痛，小指次指不用”。可见臂丛神经痛属于经筋发病，多相当于经络病变中的手太阳小肠经的是动病。治疗取极泉，为心经要穴，针感放散，可疏通肩臂血脉，行气活血。后溪为手太阳经原穴，小肠经循臂、过肩、上项，为臂丛神经通路，有疏通经络、和气止痛之功。外关为上肢止痛要穴，疗效显著。“七星台”诸穴为治疗肩臂痛之验穴。痛点刺络拔罐直抵经络病所，祛菀陈莝，直折病邪，以缓急止痛。该疗法实施中务求针感到位，手法达到量学要求，使气至病所，经络得通，止痛乃效。

【预后】

原发性臂丛神经痛预后良好。继发性臂丛神经痛预后与原发病相关。针刺止痛效果显著。

五、肩关节周围炎

肩关节周围炎，简称“肩周炎”。是一类引起肩关节僵硬的粘连性关节囊炎。表现为肩关节周围酸重疼痛、肩关节各个方向主动和被动活动度降低，影像学检查除骨量减少外无明显异常。现代医学认为该病是多种原因所致的肩部肌肉、肌腱、滑囊和关节囊等软组织的无菌性炎症，日久造成肩关节周围疼痛，肩关节内外粘连，活动受限。中医称为“肩凝症”、“漏肩风”、“肩痹”、“冻结肩”，俗称“五十肩”。中医认为其发病多因营卫虚弱，筋骨衰颓，复因局部感受风寒，或劳累闪挫，或习惯偏侧而卧，筋脉受到长期压迫，遂致气血阻滞而成肩痛。肩痛日久，由于局部气血运动不畅，蕴郁而生湿热，以致患处发生轻度肿胀，甚则关节僵直，肘臂不能举动，故治疗以活血通络止痛为大法。

【临床表现与诊断】

1. 临床表现

（1）肩部疼痛：早期呈阵发性、慢性发作，后疼痛逐渐加剧或呈顿痛或刀割样痛。昼轻夜重尤其不能向患侧卧，气候变化或劳累后疼痛明显。当肩部受到碰撞或牵拉时常引起撕裂样剧痛。

（2）肩关节活动受限：肩关节向各方向活动受限，以上举、外展、外旋、后伸更为明显，特别是梳头、穿衣、洗脸、叉腰等动作均难以完成，严重时牵扯肘关节功能受影响，手臂后伸时不能完成屈肘动作。

（3）压痛：多数患者在肩关节周围可触及明显压痛点，大多在肱二头肌长头腱沟、肩峰下滑囊、喙突、冈上肌附着点等处，疼痛可放射至前臂或手部、颈、背部。少数呈肩周软组织广泛性压痛，无压痛点者少见。

（4）肌肉痉挛与萎缩：三角肌、冈上肌等肩周围肌肉早期可出现痉挛，后期可发生失用性肌萎缩，出现肩峰突起、上举不便、后伸不利等症状，当出现肌肉萎缩时疼痛反而会减轻。

（5）怕冷：患肩怕冷，即使在暑天，肩部也不敢吹风受凉。

2. 诊断要点

（1）中老年，常有风湿寒邪侵袭史或外伤史。

（2）肩部疼痛及活动痛，夜间加重，可放射到手，但无感觉异常。

（3）肩关节活动受限，上举、外展、外旋、后伸受限尤为明显。

（4）肩周压痛，特别是肱二头肌长头腱沟。

（5）肩周肌肉痉挛或肌萎缩。

（6）X线及化验检查一般无异常发现。后期出现肩部肌肉萎缩，X线检查可见肱骨头上移。

【鉴别诊断】

（1）肩关节脱臼：肩关节脱臼时外观呈方肩畸形，肩肿胀，失去膨隆丰满的外形。肘关节屈曲时，肘尖内收不能接近肋部，患侧上举不能搭在健侧背后（即搭肩试验阳性），并有明显外伤史。

（2）肱骨外髁颈骨折：局部肿胀并有青紫云斑，肩关节活动功能丧失，患肢较健侧短，其骨折处有压痛。在上臂做纵向叩击时，骨折处有锐痛。触摸时，在骨折处可有骨擦音，并外伤史。

(3) 颈椎综合征：主要为眩晕，颈项、肩背部疼痛如烧灼样刀割样，向枕部或上肢放射呈针刺样或过电样串麻感。查体：击顶试验阳性，臂丛神经牵拉试验阳性。

【针灸治疗】

1. 治则 活血祛瘀、通络止痛。

2. 配方

(1) 刺络疗法：患侧肩髃、肩贞、臑俞、天宗、曲垣、肩外俞或以痛为腧刺络拔罐。

(2) 经穴刺法：取患侧肩髃、肩贞、臑俞、天宗、秉风、曲垣、肩外俞、肩中俞、条口。

3. 操作

(1) 刺络疗法：每次选取2~3个穴位或令患肩运动，在肩臂运动中取最痛点。常规消毒，以三棱针每处速刺3~5点，再用闪火法拔罐5~7min，令每罐出血5~10ml为宜，以上穴位交替使用。

(2) 经穴刺法：先取条口穴进针2~2.5寸，向承山方向透刺，施捻转提插相结合的泻法1min，同时令患肩运动，活动范围由大到小，以患者能够耐受为度。然后，针其余诸穴，进针1寸，均施捻转提插泻法1min，令针感向四周传导，以上诸穴施术后均留针20min。

4. 疗程 刺络法每日1次，经穴刺法每日2次，15日为1个疗程。

【配方理论】

肩周炎以单侧或双肩关节酸重疼痛、运动受限为主证。风盛者多伤于筋，肩痛可牵扯项背手指；寒盛者多伤于骨，肩痛较剧，深按乃得，得热则舒；湿盛者多伤于肉，肩痛固定不移，局部肿胀拒按。三邪痹阻经络、气血凝滞不通则痛。方中条口透承山为治疗肩臂痛的经验穴，肩髃为手阳明经经穴，有祛风通络之功。肩贞至肩外俞七穴，为手太阳小肠经穴，又名“七星台”，对缓解肩胛部疼痛有特效。刺络拔罐意在祛其邪气瘀血，使经络气血运行通畅，达到祛瘀生新、行气活血、通络止痛的目的，瘀去络畅则疼痛自消。本配方所取腧穴均位于肩背部，其穴位深层有大圆肌、冈上肌、冈下肌、斜方肌、肩胛提肌、小菱形肌；分布着桡神经、腋神经、肩胛上神经、肩胛背神经。这些肌肉和神经有支配上臂外旋、内旋、外展、内收及肩胛上举的作用。通过针刺及刺络拔罐，促进筋肉内血液循环代谢，增加关节的血流，达到活血散瘀、消肿止痛的目的；另外，还可以缓解肌肉痉挛，从而改善肩关节的运动功能。

【预后】

该病预后良好。寒凉、肩关节劳累后易复发。针灸治疗肩关节周围炎有显著疗效，治疗首次即可显著减轻疼痛、增大活动幅度。多数患者可治愈。

六、肱骨外上髁炎

肱骨外上髁炎又称“网球肘”，是肱骨外上髁处，伸肌总腱起点附近的慢性损伤性炎症。该病好发于前臂劳动强度较大的中老年人，多见于木工、钳工、泥瓦工和网球运动员等职业。临床表现为肘部外侧疼痛无力，不能提取重物；较重者，可反复发作，疼痛呈持续性，无力，甚至持物掉落，在前臂旋前伸肘时，疼痛加剧，且活动受限。该病大多发生在前臂旋前，腕关节主动背伸时的急性扭伤或慢性劳损。可由用力不当突然诱发，但多属于劳损性病变。属于中医学“肘劳”范畴。中医学认为该病多由气血虚弱、血不荣筋、肌肉失去温煦、筋骨失去濡养，加之肘部过劳或用力不当，伤及肘部筋脉，筋脉损伤，气血凝滞而发病。治疗以活血化瘀、通络止痛为法。

【临床表现】

1. 临床表现　肱骨外上髁炎多见于长期从事某些需反复屈伸腕关节、伸指、前臂旋转活动的中年人。起病缓慢。初起劳累后偶感肘外侧疼痛，利用伸腕动作做端提物件时疼痛加剧，但利用屈腕动作做端提物件时则不痛。日久则加重，如提水、拧毛巾、扫地等动作均感疼痛乏力，疼痛甚至向上臂及前臂放射，呈持续性。重者肘关节僵硬、活动受限、无力，甚至持物坠落。

2. 诊断要点

（1）职业：从事前臂劳动强度较大的工作。

（2）既往史：劳损史，寒凉史，部分有外伤史。

（3）症状：肘关节外侧疼痛，端物、拧衣服时疼痛加重。

（4）查体：肱骨外上髁处隆起，扪之约有豌豆大小筋结，压痛明显，前臂伸肌牵拉试验（Mills 征）阳性。

（5）X 线片：无异常表现。

【鉴别诊断】

（1）肱骨内上髁炎：肘部疼痛部位在肘关节内侧肱骨内上髁，抗阻力屈腕时疼痛较明显，由屈肌群劳损引起。

（2）骨化性肌炎：肘关节疼痛部位比较广泛，并伴有功能障碍，X 线示关节及关节周围有骨化物形成。

（3）尺骨鹰嘴滑囊炎：病变在尺骨鹰嘴，肿痛和压痛点在肘内侧，伸屈轻度受限。

（4）肘关节尺侧副韧带损伤：关节肿胀，内侧间隙压痛，伸肘、屈肘、外翻疼痛加重，X 线检查见关节间隙增大。

【针灸治疗】

1. 治则　舒筋活血、通络止痛。

2. 配方　曲池、肘髎、手三里、合谷、阿是穴。

3. 操作　诸穴新病宜浅刺，久病宜深刺。曲池、肘髎、手三里直刺 0.5～1 寸，施提插泻法，令局部酸胀或有麻电感向前臂放射；合谷直刺 0.3～0.5 寸，施提插泻法 1min，令针感向上传导；阿是穴针刺可做多向透刺。可针刺与温灸并施。诸穴施术后均留针 20min。对肘部痛甚者，可在痛点刺络拔罐，出血量 5～10ml。

4. 疗程　每日治疗 1 次，10 次为 1 个疗程。

【配方理论】

肱骨外上髁炎属于“肘劳”、“伤筋”范畴。早在隋唐时期，伤筋即形成了独立的病证概念，并从整体观念出发，认为筋与骨骼、脏腑、经络、气血等密切相关。故筋虽伤于外，必内损气血经络而发病。其主要病因病机为肘关节长期劳作，以致劳伤气血，血不荣筋，筋骨失去濡养，风寒之邪乘虚侵袭所致。阳明为多气多血之经，又“主润宗筋”，对于劳损引起的肘关节痛，取阳明大肠经曲池、肘髎、手三里、合谷，并配以温灸方法，旨在疏通经络气血，温经散寒止痛。阿是穴针灸并用，以疏风散寒、通络定痛，使筋脉通畅，气血调和，疼痛可除。在肘关节疼痛之处，采用刺络拔罐疗法，不论是新病、宿瘀，都能达到活血通络、祛瘀生新之效用。

【预后】

肱骨外上髁炎预后一般良好。肘关节是人体活动重要部位，应积极早期治疗，延误治疗可因疼痛而影响功能活动致关节僵硬乃致畸形。针刺治疗该病的可有效缓解疼痛，改善关节活动。

七、腰　　痛

腰部一侧/两侧疼痛、或腰脊正中疼痛为主要临床症状的一类病证。根据腰痛范围有腰背痛（腰痛引及背部）、腰脊痛（腰痛引及脊柱）、腰椎痛（腰痛引及臀部）、腰尻痛（腰痛引及脊骨之末端，即尾骶部）、腰股痛（腰痛引及股部）、腰腹痛（腰痛引及少腹）、腰胁痛（腰痛引及季肋部）等。脊椎疾病、脊椎旁软组织疾病、脊神经根及皮神经病损和内脏疾病等均可所致腰痛。本节主要讨论急性腰扭伤、腰椎间盘突出症、增生性脊椎炎、慢性腰肌劳损。

（一）急性腰扭伤

在腰部活动中突然超出腰部正常活动范围，而造成腰部剧烈疼痛、活动受限者多为急性腰扭伤。腰部脊柱承担着人体二分之一以上的重量，从事着复杂的运动，是日常生活和劳动中活动最多，最易受损伤部位之一。该病有明显的外伤史，或在运动中感到腰部有“咯嗒”声响，即产生腰部一侧或两侧剧烈疼痛，活动受限。该病主要是由于活动时超过了腰部正常的活动范围造成经筋、筋膜的损伤所致。该病应包括肌肉韧带及筋膜牵拉伤或撕裂伤，多在弯腰屈髋伸膝姿势下，或搬运，或抬起重物扭伤骶棘肌和腰棘间韧带。因此，该病临床常见于建筑、搬运、铸造工人和长期从事弯腰工作，平素缺乏体育锻炼的人，或剧烈超常的运动也可造成该病。所以，在运动员中也多发此病。20～40岁者发病率为50%以上，儿童及老人少见。针刺治疗对该证有较好的疗效，能起到行气血、通经络、迅速止痛的作用，使受伤的筋肉功能恢复正常。

【临床表现与诊断】

1. 临床表现　突然发生腰部一侧或两侧剧烈疼痛，活动受限。深呼吸、咳嗽后疼痛加重，并常伴有牵扯性下肢痛，牵扯的部位多为臀部、大腿后部。患者常为痛苦面容，病情严重者头面汗出，不能站立。

2. 诊断要点

（1）有明确外伤、负重、活动史。

（2）临床表现如上所述。

（3）查体所见，损伤肌群常伴有保护性腰肌痉挛，可有压痛、叩击痛。

（4）X排除骨折、肿瘤、结核等。

【鉴别诊断】

（1）关节突骨折、横突骨折、腰椎椎体压缩骨折：以上诸病，虽都有明显外伤史，而引起腰部剧烈疼痛，但通过X线片检查，即可以显示上述病理改变。

（2）棘上韧带、棘间韧带断裂：此两者都有明显外伤史，而引起腰部剧烈疼痛，拍X线片检查，即可显示棘间隙加宽。

（3）腰椎间盘突出症：详见本节相关内容。

【针灸治疗】

1. 治则　行气活血、通络止痛。

2. 配方

（1）刺络疗法：对于急性腰扭伤患者可采取委中刺血和攒竹放血的刺络疗法，效果明显；还可在损伤肌群，或明显压痛点部位刺络，在缓解疼痛方面疗效卓著。

（2）阻力针法：腰部压痛点。

（3）经穴刺法：以局部腧穴和循经取穴为主，采用后溪、委中、大肠俞、肾俞。疼痛甚者，取内关、人中。

（4）手针刺法：手针腰腿点。

3. 操作

（1）刺络疗法：委中刺血：患者直立，挺直膝关节，足跟用力着地，两手扶于桌上，术者左手张开，用四指握于患者膝部，拇指压于腘窝静脉下方2～3cm处，右手以三棱针点刺放血，出血2～3ml为度；用消毒干棉球压迫止血。攒竹用较粗毫针刺入0.3寸，不留针，出针后以手指捏挤出血1～2滴；腰部最明显的压痛点处，常规皮肤消毒后，用三棱针点刺3～5点，加用闪火罐，视出血3～5ml为度。

（2）阻力针法：令患者活动腰部，寻找最痛苦的体态和腰部最明显的压痛点。保持最痛苦体态，在最明显的压痛点部位直刺0.5～1寸，施雀啄泻法，施术同时，令患者进行腰部活动，直至活动中疼痛缓解为度。

（3）经穴刺法：后溪直刺1寸，施用捻转泻法，并令其进行腰部活动，至腰部疼痛缓解为度；委中俯卧位直刺1寸，施用捻转泻法1min；腰痛牵及腿者，委中仰卧直腿曲髋直刺1寸，施提插泻法，令疼痛下肢抽动三次为度；大肠俞直刺2～2.5寸，施提插泻法针感放散至足；肾俞直刺1～1.5寸，施捻转平补平泻1min；以上诸穴均不留针。如扭伤时间短，患侧运动功能受限，宜针刺扭伤对侧的相应腧穴，针刺得气后，让患者活动扭伤部位，直至疼痛明显减轻。急性扭伤早期，腰痛严重，坐卧不宁，可取内关直刺1寸，施捻转提插相结合泻法1min；人中向鼻中隔方向斜刺0.3寸，施雀啄泻法，至眼球湿润或流泪为度。

（4）手针刺法：腰腿点为第四五掌骨和二三掌骨间下1/3处，取扭伤同侧手穴，直刺0.5寸，施雀啄泻法，随针刺施术进行腰部活动，至疼痛明显减轻为度，往往立竿见影。

4. 疗程　每日针刺1～2次，疼痛严重时可随时针刺，每日可达数次。

【配方理论】

腰部脊柱承担着人体1/2以上的重量，从事着复杂的运动，是日常生活和劳动中活动最多、最易损伤的部位之一。临床以近刺和循经远刺相结合的原则选穴，后溪和腰腿点强调施术时活动腰部，委中、大肠俞应达到要求的针感，配合痛点针刺后刺络拔罐，可立即解除疼痛。剧痛难忍时可加人中、内关醒脑开窍，镇痛效果佳。

【预后】

该病预后良好。延误治疗，可变为慢性病程。腰扭伤当日或早期针刺治疗多可一次治愈。

（二）腰椎间盘脱出症

腰椎间盘突出症是因椎间盘变性，纤维环破裂，髓核突出刺激或压迫神经根、马尾神经所表现的一种综合征。常见于20～50岁患者，男性较女性多。由于腰椎的负重量及活动度较胸椎为大，尤以$L_{4\sim5}$及S_1椎是全身应力的中点，负重及活动度更大，故最易引起腰椎间盘突出症，若突出椎管内的髓核或纤维破裂片未压迫神经根时，只有后纵韧带受刺激，则以腰痛为主；若髓核向后外侧突出，可引起单侧腰腿痛；若伴有后纵韧带完全破裂，髓核若向椎管中心突出，可引起马尾神经受压，出现马鞍区麻痹和大小便功能障碍；少数患者纤维破裂口大而后纵韧带未破裂者，髓核可因体位不同而左右移动，造成两侧下肢交替性疼痛，此病往往伴有不同程度的感觉障碍。该病多因椎间盘退行性变和长期累积性损伤造成。该病属于中医“腰痛”、“腰腿痛”的范畴。中医学认为成年人随着年龄的增加，肝肾亏虚、气血失养，以及不断遭受挤压、牵引和扭转等外力作用，使椎间盘逐渐变性，弹性减少，在外力的作用下，容易发生纤维破裂和髓核向后外侧突出，造成腰腿疼痛。

【临床表现与诊断】

1. 临床表现　腰痛为大多数腰椎间盘突出症患者最先出现的症状。其次为坐骨神经痛，典型坐骨神经痛是从下腰部向臀部、大腿后方、小腿外侧直到足部的放射痛。约 60% 患者在喷嚏或咳嗽时由于增加腹压而使疼痛加剧。早期为痛觉过敏，病情较重者出现感觉迟钝或麻木。少数患者可有双侧坐骨神经痛。少数出现大小便障碍，鞍区感觉异常等马尾神经受压症状。

2. 诊断要点

（1）腰痛、下肢痛呈典型腰骶神经根分部区域疼痛，常表现下肢重于腰痛。

（2）按神经根分布区域表现肌肉萎缩、肌力减退、感觉异常。

（3）直腿抬高试验、加强试验阳性。

（4）X 线、CT、MRI 检查与临床表现一致。

【鉴别诊断】

（1）急性腰肌筋膜、韧带扭伤和小关节滑膜嵌顿症：这些病都有腰痛剧烈，活动受限及腰肌痉挛等，同时可有臀及下肢牵扯性疼痛，这种牵扯性疼痛与腰椎间盘突出的坐骨神经痛有实质不同。椎间盘突出是因突出物直接压迫神经根而引起的根性神经痛，具有典型阳性体征。而该病是因分布于腰部软组织的神经与坐骨神经有牵连关系，故引起的是牵扯性疼痛，临床上缺乏阳性体征，直腿抬高试验阳性，无感觉和反射改变，局部压痛点封闭可使疼痛消失。

（2）慢性腰肌劳损：该病病程较长，症状较轻，压痛点广泛，腰痛与劳累、休息、风寒湿关系密切，可有骶棘肌板硬和下肢放射性疼痛，经休息、理疗、推拿可以治愈。

（3）腰椎结核：也可产生腰痛和坐骨神经痛，特别是腰椎后缘和关节突结核，干酪样物可以突向椎管或直接压迫神经根。有时难以鉴别，但结核一般有午后低热，腰部强直，体重逐渐减轻，乏力，血沉加快，肺部多有原发性病变。腰椎拍片可以发现间隙变窄，椎管边缘模糊不清，有骨质破坏，寒性脓肿，也可发现腰椎小关节破坏。

（4）腰椎管狭窄症：该病可引起神经根压迫症状，表现为马尾神经间歇性跛行，站立行走时症状加重；卧床、下蹲时症状减轻。X 线拍片可发现：椎板间隙减小，关节突肥大而靠近中线，椎管的矢状径和冠状径缩短，必要时行椎管内造影，CT 和磁共振常可明确诊断。

（5）增生性脊柱炎：详见本节腰痛相关内容。

（6）强直性脊柱炎：有受寒湿病史，腰背及骶髂关节疼痛，脊柱强硬，脊柱各面活动受限制，症状与天气变化有关系，X 线拍片，早期骶髂关节和小关节模糊，后期脊柱可呈竹节样改变。

（7）梨状肌综合征：该病主要由于梨状肌损伤所致该肌的痉挛、充血和水肿等，压迫坐骨神经，或由坐骨神经在解剖上的变异而引起，但患者无腰痛或腰部阳性体征。主要在梨状肌局部有明显压痛或放射痛，而且可扪及该肌肿胀和痉挛。局部封闭后，症状和体征立即减轻或消失。

（8）坐骨神经炎：该病与风、寒、湿及药物有关，无外伤劳损病史，呈持续性腰痛，夜间加重。腰部检查无阳性体征。活动和卧床休息后疼痛无变化。

（9）妇科及泌尿系统疾患：腰骶部疼痛，常与下腹部疼痛同时存在，并与月经期有明显关系。泌尿系统疾患伴有尿频、尿急、尿血、脓尿或发热，肾区叩击痛，X 线检查多无异常发现，但 B 超检查及化验则可明确诊断。

【针灸治疗】

1. 治则 活血化瘀、舒经活络、消肿止痛。

2. 配方

（1）刺络疗法：病变对应华佗夹脊穴及阿是穴。

（2）经穴刺法：取患侧华佗夹脊、阿是穴、环跳、殷门、阳陵泉、足三里、委中、承山、悬钟等。

3. 操作

（1）刺络疗法：患者采取俯卧位，对于腰部对应华佗夹脊穴及重点疼痛部位，用三棱针点刺

3～5 点，加用闪火罐，每罐出血 3～5ml。

（2）经穴刺法：患者侧卧位，以 0.30mm×75mm 毫针针刺环跳，针感传至腿部。患者俯卧位，以 0.30mm×75mm 毫针针刺华佗夹脊、殷门，提插泻法；以 0.25mm×40mm 针刺患侧阿是穴、阳陵泉、足三里、承山、悬钟，捻转泻法；患者仰卧位，以 0.25mm×40mm 针刺委中，下肢抽动为度，捻转泻法；寒痛者加用温针灸。

4. 疗程

（1）刺络法：每日 1 次，部位交替使用，10 日为 1 个疗程。

（2）经穴刺法：每日针刺 1 次，15 次为 1 个疗程。

【配方理论】

《灵枢·本藏》曰："经脉者，所以行气血而营阴阳，濡筋骨利关节者也。"在针灸配方选穴上，以局部华佗夹脊、阿是穴及循经远取穴位为主，通经活络，配合刺络拔罐，以达舒筋活络、活血化瘀、消肿止痛之效。

【预后】

腰椎间盘突出症预后较好。保守治疗 3 个月无效者可手术治疗。该病易复发，保持良好的姿势，加强腰背肌训练有助于防止复发。针刺治疗腰椎间盘突出症有良好疗效，治疗数次即可明显改善症状。病程长、感觉异常显著者、合并严重椎管狭窄者，治疗期需延长。腰椎间盘突出症患者长期坐位工作者需注意桌、椅高度，且保持良好姿势。如需弯腰活动，最好采用屈髋、屈膝下蹲方式，减少对椎间盘后方的压力。

（三）增生性脊柱炎

增生性脊柱炎是脊椎退行性改变，腰椎骨与关节广泛性增生改变，并继发一系列临床症状与体征的一种骨关节炎。凡在中年以上（重体力劳动者或运动员可以较早发病），一般状况良好，出现慢性腰背痛者，应首先考虑增生性脊柱炎，该病以腰椎发病率最高，其次为胸椎和颈椎，早期往往缺乏症状易于忽视，起病十分缓慢，腰背疼痛一般不甚严重，每因外伤、某些体位、受凉等因素而加剧，经长时间休息后或关节不活动（在夜间或凌晨时）疼痛较明显，常并发一侧或双侧神经根激惹症状。属于中医学"腰腿"范畴。中医学认为：腰为肾之府，督脉并于脊里，肾附其两旁，膀胱经挟脊络肾，故腰痛与肾和膀胱经的关系最为密切，中老年肾气虚惫，精血不足，筋骨缺乏充分濡养，以致筋骨衰颓而作痛，针刺治疗可以补肾强壮筋骨，缓解腰背部紧张肌肉，缓解疼痛，使患者尽快康复。

【临床表现与诊断】

1. 临床表现　起病缓慢，腰痛不甚严重，受凉、外伤等诱因可使疼痛加剧，常并发一侧或双侧神经根激惹症状，神经根痛沿脊神经后根分布区域放射，脊柱活动引起疼痛及活动受限。无全身症状和肌肉萎缩，血沉正常。

2. X 线检查　脊椎边缘唇状增生或骨刺形成，脊椎小关节边缘锐利，关节面骨质致密，关节间隙变窄。

根据临床表现和 X 线表现可确诊。

【鉴别诊断】

（1）类风湿脊椎炎：该病与增生性脊柱炎极为相似，应注意鉴别。该病多发于 20～30 岁，病变主要发生在骶髂、脊椎小关节，引起周围韧带钙化，整个脊柱均可受累，故又称强直性脊椎炎，病者全身症状如消瘦、贫血、乏力十分显著，伴有四肢关节病变，X 线表现脊椎小关节腔狭窄，模糊不清，骨质普遍疏松，纵韧带钙化，呈竹节样改变。

（2）结核性脊椎炎：结核性脊椎炎年轻人多见，有不同程度的全身中毒症状，如微热、消瘦、疲乏等。血沉增快，X线表现，椎体边缘模糊，邻近椎体骨质疏松，骨质破坏，空洞形成，脊椎椎体呈楔形，两个椎体互相融合。

(3) 脊椎肿瘤：脊椎肿瘤多数是转移癌，最常见是前列腺癌，其次甲状腺癌，脊椎转移瘤首先表现的是顽固性腰背痛和放射性神经根痛，疼痛特点是剧烈而呈持续性，休息、药物、理疗等都不能使疼痛缓解，最重要的诊断方法为X线摄片检查，早期有骨质疏松的表现，晚期出现骨质破坏。

(4) 脊椎骨折：脊椎骨折多为青壮年的体力劳动者，常因由高空跌下、足部或臀部首先着地，脊椎突然过度前屈，而发生脊椎压缩性楔形骨折，X线检查是诊断该病的可靠方法。

(5) 腰椎间盘突出：该病主要为腰腿痛、麻木、下肢放射性疼痛多放射至大腿后侧、小腿外侧，足跟部或足跟外侧，多为一侧腰腿窜痛，若椎间盘突出较大或位于椎管中央时，可为双侧下肢疼痛或麻木、咳嗽、喷嚏、用力排便时，均可使神经根受压更加紧张而加重症状，步行、弯腰、屈颈、伸膝起坐、挺腹时疼痛加剧，腰部活动受限，腰椎姿势异常，跛行，重则不能翻身，屈髋、屈膝卧床休息时疼痛减轻。病程日久，可有患肢肌肉萎缩，下肢放射痛部位感觉麻木，另外有的患者便后有腻而不净之感。CT、MR可确诊。

【针灸治疗】

1. 治则 滋补肝肾、舒筋活络、强壮筋骨。

2. 配方

(1) 刺络疗法：可采用沿膀胱经两侧夹脊刺络法，重点在疼痛部位施强刺激。

(2) 经穴刺法：以局部腧穴和阿是穴为主，重点取大肠俞、肾俞、委中、足三里、三阴交等穴。

3. 操作

(1) 刺络疗法：患者采取俯卧位，沿两侧膀胱经施刺络法，对于重点疼痛部位，可用三棱针挑刺3～5点，速用闪火拔罐，令出血2～3ml为宜。

(2) 经穴刺法：针施补法，久病针后加灸。患者仍采用俯卧位，以背部俞穴和背部阿是穴为主，可配合取足三里、三阴交、委中等下肢穴位，可采用补法施针，针后留针30～40min。对于背部阿是穴可采取强刺激手法，以期迅速缓解患者病痛。还可于腰背肌肉紧张处施排刺，每隔1～2寸选择一俞穴针刺，针刺手法同上。

4. 疗程

(1) 刺络法：每日或隔日1次，15日为1个疗程。

(2) 经穴刺法：每日针刺2次，15日为1个疗程。

【配方理论】

《仁斋直指附遗方》云："腰者，肾之外候一身所恃，以转移关辟者也。盖诸经皆贯于肾而络于腰脊，肾气一虚，凡冲风受湿伤冷，蓄热血沥，气滞水积，堕伤与夫失志作劳种种，腰疼叠见而层出矣。"充分说明了肾虚与腰痛的关系。因此在针灸配方中，强调选择肾与膀胱经的局部及远端穴位为主。远端尤以委中为重。以达行气血、通经络、补肝肾、止痛的目的，可有效恢复患者的腰背部功能，缓解患者的腰背部肌肉紧张。

【预后】

该病预后良好。针灸可显著缓解疼痛。

（四）腰肌劳损

腰肌劳损，又称功能性腰痛、慢性下腰损伤、腰臀肌筋膜炎等，为腰部肌肉及其附着点筋膜或骨膜的慢性损伤性炎症。是腰痛的常见原因之一，腰肌劳损可为急性腰扭伤后治疗不彻底所致的后遗症，也可因持续弯腰劳动引起腰部经筋、筋膜的慢性损伤所致。临床特点为慢性、间歇性或持续性腰肌周围酸痛，劳累时疼痛加重，休息后好转，疼痛不剧烈，但可持续数月或数年之久。该病多见于青壮年，无明显外伤史，常与职业和工作环境有一定关系。属于中医学“腰痛”范畴。认为多因寒湿之邪，客于经络，气血阻滞，负重闪挫，弯腰劳作过累，气血运行不利，老年肾气虚惫，筋骨缺乏充分濡养所致。

【临床表现与诊断】

1. 临床表现 起病缓慢，无明显诱因的慢性疼痛，多为酸胀痛。时轻时重，经常反复发作，休息则轻，劳累后加重，经常改变体位症状稍减，气候变化也可加重。在疼痛区有固定压痛点，该点位置常在肌肉起止点附近，或神经肌肉结合点。在压痛点进行叩击，疼痛可减轻。有单侧或双侧骶棘肌痉挛征。可能有脊柱后凸、侧凸或长期坐位、弯腰工作史。

2. 检查 X线片多数无异常，少数显示轻度骨质增生、骨质疏松、脊柱畸形。

根据临床表现和体征和病史可诊断。

【鉴别诊断】

（1）纤维组织炎：主要为肌膜、肌腱、韧带和脂肪组织内的纤维组织病变，病因未明，寒冷，过度疲劳，精神创伤可诱发，起病可缓可急，好发部位为腰背、颈、肩和胸部。病变在腰部可产生腰背痛，腰部僵硬感，弯腰困难，该病常于清晨时发生，活动后，热敷或服用止痛药后，疼痛明显减轻或消失。

（2）结核性脊椎炎：该病腰痛轻微起病缓慢，疗程较长，有微热、盗汗消瘦等结核中毒症状，血沉增快。X线表现：椎体边缘模糊，邻近椎体骨质疏松，骨质破坏，空洞形成，脊椎椎体呈楔形，两个椎体互相融合。

（3）脊椎肿瘤：脊椎肿瘤多数是转移瘤，主要表现为顽固性腰背痛和放射性神经根痛，疼痛特点是剧烈而呈持续性，休息、药物、理疗都不能使疼痛缓解，最重要的诊断方法为X线片检查，早期有骨质疏松的表现，晚期出现骨质破坏。

（4）妇科疾病：妇科病证是女性腰骶部酸痛的常见原因，其主要特点是腰骶部疼痛并伴有下腹重坠感和压痛，除子宫后倾后屈者外，往往有月经不调、白带增多和不孕的表现，腰部运动不受限，妇科检查可发现阳性体征。

（5）脊椎骨折：此病有明显外伤史，拍X线片可显示脊椎骨折。

【针灸治疗】

1. 治则 舒筋活血、通经活络、祛寒止痛。

2. 配方

（1）刺络疗法：对于腰肌劳损患者，可采用沿膀胱经两侧取穴法，或刺络拔罐法治疗。效果明显。

（2）经穴刺法：局部腧穴和阿是穴为主，重点取肾俞、关元俞、膀胱俞等。

3. 操作

（1）刺络疗法：沿膀胱经两侧，选取1～2个腧穴，特别在重点疼痛部位，施刺络拔罐法，以三棱针挑刺3～5点，速用闪火拔罐，令出血3～5ml，留罐时间5～10min。如患者寒邪较重，可单独应用拔罐或走罐疗法，效果更佳。

（2）经穴刺法：针施补法，久病针后加灸。进针得气后留针30～40min。

4. 疗程

（1）刺络疗法：每日或隔日1次，15日为1个疗程。

（2）经穴刺法：每日针刺2次，15日为1个疗程。

【配方理论】

刺络疗法及经穴刺法，所取穴位均在膀胱经上，因肾与膀胱相表里，以达到补益肾气、通经活络止痛作用。拔罐疗法可增加疗效，达到迅速缓解腰肌及腰部酸痛的目的。

【预后】

该病预后良好。气候变化或劳累后易加重。针灸对腰肌劳损有良好的治疗效果，可有效缓解疼痛。积极治疗急性腰扭伤、注意运动前准备、运动防护及运动适量。避免受寒，避免不良姿势，控制体重。

八、坐骨神经痛

坐骨神经痛是指沿坐骨神经（$L_4\sim S_3$）通路及其分布区的疼痛综合征。根据病因可分为原发性（少见）和继发性坐骨神经痛。根据病变部位可分为根性坐骨神经痛和干性坐骨神经痛。根性坐骨神经痛多见，主要是椎管内和脊髓病变，如腰椎间盘突出（常见）、腰椎肥大性脊柱炎、脊柱结核、椎管狭窄、血管畸形、腰骶段椎管内肿瘤或蛛网膜炎等；干性多为腰骶丛和神经干邻近病变，如骶髂关节炎、结核或半脱位、腰大肌脓肿、盆腔肿瘤、子宫附件炎、妊娠子宫压迫、臀肌注射不当等。属于中医“腰腿痛”、“坐臀风”、“痹证”等范畴。本节重点讨论根性坐骨神经痛。中医学认为：素体肝肾阴虚、气血虚弱，风寒湿热等邪气痹阻经脉，或跌仆闪挫，败血瘀结于腰部、足太阳膀胱经及足少阳胆经，致气血运行不畅，经气闭阻，“不通则痛”。针刺治疗在促进局部血液循环、改善局部供氧、加速神经根水肿吸收方面效果显著。故针刺是治疗根性坐骨神经痛的有效方法之一。尤其在急性期内，石学敏院士在治疗根性坐骨神经痛过程中，注重经气闭阻而致病的理论，采取针刺配合刺络拔罐的方法，临床收到了较为理想的疗效。

【临床表现】

1. 临床表现 多急性或亚急性起病。开始常有腰部酸痛，疼痛自腰部向一侧臀部及大腿后侧、腘窝、小腿外侧和足部放射，呈烧灼样或刀割样疼痛，夜间更甚。咳嗽喷嚏、用力排便时疼痛加剧。患者常取特殊的减痛姿势，日久造成脊柱侧弯，多弯向患侧。

2. 诊断要点 依据病史、疼痛特征和体格检查可诊断，必要时做影像检查。

（1）腰痛、下肢痛呈典型腰骶神经根分部区域疼痛，常表现下肢重于腰痛。

（2）按神经根分布区域可出现肌肉萎缩、肌力减退、感觉异常。

（3）体格检查：直腿抬高试验、直腿抬高加强试验多阳性，踝反射减低或消失。根性痛患者病变水平腰椎棘突和横突多有压痛。干性痛腰椎旁点、臀点、腘点、腓肠肌点和踝点可有压痛。

（4）X线、CT、MRI检查有助于区分根性疼痛、干性疼痛，明确诊断。

【鉴别诊断】

（1）骶髂关节炎或髋关节炎：多为亚急性或慢性起病，疼痛部位主要沿坐骨神经通路，腰部不适不明显，坐骨孔点、转子点、腘点压痛明显，感觉障碍明显，踝反射常减弱或消失，肌肉松弛，轻微肌萎缩等均可与该病鉴别。

（2）妊娠子宫压迫：多由妊娠月份增加，子宫压迫坐骨神经所致，特点是随着子宫增大，疼痛逐渐明显，其鉴别主要依据病史。

（3）糖尿病：由糖尿病引起的神经根病变，症状与该病相似，早期以感觉障碍为主，如严格控制糖尿病平均7个月以上，大多病情好转甚可恢复，其鉴别主要为糖尿病病史在先，周围神经损害在后。

【针灸治疗】

1. 治则 活血止痛、疏通经络。

2. 配方

(1) 刺络疗法：分别于疼痛侧太阳经、少阳经经络所过之处的大肠俞、环跳、风市、承山等部位刺络拔罐。

(2) 经穴刺法：大肠俞、环跳、委中、阳陵泉、风市、飞扬、昆仑、承山，肾虚者加刺肾俞、太溪，血瘀者加刺血海、膈俞，风寒者加刺风池。

(3) 温针疗法：穴位同上，每次选疼痛明显处穴位针后针柄加灸。

3. 操作　(1) 刺络疗法：每次选取 2～4 个部位，用三棱针点刺 3～5 点，取大号玻璃罐闪火法拔之，令每个部位出血 3～5ml，留罐时间为 5～10min，用于疼痛急性发作。

(2) 经穴刺法：大肠俞俯卧位，针刺深度 2～2.5 寸，提插泻法 1min，以麻电感到达足趾为度；委中仰卧位，抬腿取穴，深度 0.5～1 寸，提插泻法 1min，以下肢抽动为度；昆仑、承山直刺 1～1.5 寸，施捻转泻法 1min，风市、阳陵泉、飞扬直刺 1～1.5 寸，施提插泻法 1min，针感均要求到达足趾，以上针刺施术后留针 20min。局部穴位可加电针。

(3) 温针疗法：每次取疼痛处 2～4 个穴位，针后加以 1 寸艾炷置针柄上灸之，燃尽为度。有较好的温经散寒之功效。

4. 疗程

(1) 急性期（发病 10 日以内）：刺络每日 1 次，其他针法每日 2 次，15 日以内不可间断治疗。15 日后视病情可改为刺络隔日 1 次，其他针法每日 1 次，急性期疗程为 1 个月。

(2) 稳定期（发病 10～45 日）：刺络隔日 1 次，其他针法每日 1 次，疗程 1～3 个月。

(3) 后遗症（发病超过 45 日）：刺络隔日 1 次，连续 15 次，其他针法每日 1 次，疗程延长。

【配方理论】

坐骨神经痛是临床多发病种之一。属于中医"腰腿痛"，又称"坐臀风"亦属于"痹证"范畴。《金匮要略》有"肾着"的记载，其特点为"腰以下冷痛，腰重如带五千钱"。《素问·举通论》曰："寒气客于脉外则脉寒，脉寒则缩倦，缩倦则脉绌急，绌急则外引小络，故卒然而痛。"《灵枢·经脉》云："腰似折，髀不可以曲，腘如结，腨如裂……"，"腰、尻、腘、腨、脚皆痛"。刺络法源于《灵枢·官针》："络刺者，刺小络之血脉也–始刺浅之，以逐邪气，而来血气。"刺络法即为络刺，刺小络之血脉，令血出邪尽，血气复行。配以拔罐，主要是以此控制出血量，使之达到血出邪尽、血气复行、祛瘀止痛的治疗目的。坐骨神经痛是针灸的最佳适应证。我们通过多年的临床及实验研究认为：针刺治疗该病的作用在于能够改善局部微循环，改变受压神经根的缺血缺氧及水肿状态，而达到缓解疾病的目的；另一方面在于调整了背侧丘脑和内侧丘脑非特异投射系统，激活内啡呔物质和抑制了大脑皮质对体感皮层的疼痛反应，而出现镇痛效果。

石学敏院士认为：坐骨神经痛系属膀胱和胆经发病。太阳和少阳经脉受阻是该病的关键，治疗当以疏导经气为主，根据循经取穴法，宗"经脉所过，主治所及"之理，选用大肠俞、环跳、委中、阳陵泉等穴可以疏通太阳、少阳经脉，驱邪外出，通经活络。针后加灸加电针，能增加温通和疏通之力，以增加疗效。

【预后】

该病预后良好。针刺对坐骨神经痛疗效显著，可迅速有效缓解疼痛。继发者应积极治疗原发病。

九、膝关节骨性关节炎

骨性关节炎是以关节软骨的变性、破坏及骨质增生为特征的关节退行性疾病，常引起关节疼痛反复发作和不同程度的活动障碍。该病与衰老、肥胖、炎症、创伤、关节过度使用、代谢障碍及遗传等有关，由于构成关节的软骨、韧带等软组织变性、退化，关节边缘骨增生，软骨下骨硬化及滑膜炎症所致。临床上以膝关节骨关节炎较为常见，故本节重点论述膝关节骨性关节炎的诊断治疗。该病与中医“骨痹”相关。中医认为年老肾虚、劳损过度、骨节外伤等原因致气血不和、筋骨失养；或因饮食不节，痰浊内生，复感外邪，致经络、筋骨、关节气血凝滞，痹阻不通，发为骨痹。

【临床表现与诊断】

1. 临床表现 40岁以上的绝经期女性及中老年人多见。膝关节局部疼痛和压痛，早期为间断性隐痛，休息时好转，活动后加重，随病情进展转变为持续性疼痛。关节肿大常由骨质增生，亦可由少量渗液所致，早期为关节局限性肿胀，可有关节弥漫性肿胀、滑囊增厚或伴关节积液，后期可触及骨赘，甚至因关节内的游离体或软骨碎片出现活动时的“绞锁”现象。患者自觉晨起或久坐久站后关节僵硬感，活动后可缓解，可伴有关节摩擦音（感），均由于软骨破坏、关节表面粗糙所致。病情迁延进展，出现关节活动受限，肌肉萎缩，软组织挛缩等引起关节无力，甚至导致膝内翻或外翻畸形。

2. 诊断标准 目前采用美国风湿病协会1995年修订的诊断标准，见表8-2-1。

表8-2-1 膝关节骨性关节炎分类标准

临床标准	（1）近1个月大多数时间有膝关节疼痛； （2）有骨摩擦音； （3）晨僵时间≤30min； （4）年龄≥38岁； （5）有骨性膨大 满足（1）+（2）+（3）+（4）条或（1）+（2）+（5）条或（1）+（4）+（5）条可诊断膝骨关节炎
临床+放射学+实验室标准	（1）近1个月大多数时间有膝关节疼痛； （2）X线示骨赘形成； （3）关节液检查符合OA； （4）年龄≥40岁； （5）晨僵≤30min； （6）有骨摩擦音 满足（1）+（2）条或（1）+（3）+（5）+（6）条或（1）+（4）+（5）+（6）条可诊断膝骨关节炎

【鉴别诊断】

具体见表8-2-2。

表8-2-2 膝关节骨性关节炎鉴别诊断

	膝关节骨性关节炎	类风湿关节炎	强直性脊柱炎
发病年龄	40岁以上，随年龄增长而发病增加	30～50岁为发病高峰	15～30岁为高峰年龄
性别	女性多于男性	女性多于男性	男性多于女性

续表

	膝关节骨性关节炎	类风湿关节炎	强直性脊柱炎
受累关节	好发于膝关节	多为多发性、对称性四肢大小关节，以近端指间关节、腕关节为主	主要侵犯骶髂关节和脊柱，亦可累及膝关节、踝关节、髋关节，常伴有肌腱端炎
晨僵特点	时间<30min	时间>30min，明显	明显
皮下结节	无	有	无
Heberden 结节	有	无	无
Bouchard 结节	有	无	无
活动加重关节疼痛	多有	多无	多无
实验室检查	无特异性指标	类风湿因子（RF）阳性	常有易感基因人类白细胞抗原（*HLA*）-*B*27 阳性
X 线特征	软骨下骨质硬化、软骨下囊性变、骨赘形成、关节间隙变窄，甚者关节变形及半脱位。	关节周围软组织肿胀、关节附近骨质疏松，骨质破坏、关节畸形或骨性强直。	骶髂关节软骨下骨缘模糊，骨质糜烂，关节间隙模糊，骨密度增高及关节融合。

【针灸治疗】

1. 治则 行气活血、疏通经络。

2. 配方

（1）耳针疗法：肝、肾。

（2）经穴刺法：阴谷、阳陵泉、阴陵泉、梁丘、膝阳关、膝眼。

（3）梅花针法：疼痛部位周围穴位及阿是穴。

（4）温针灸：肾俞、脾俞、血海、、三阴交、足三里、犊鼻。

3. 操作

（1）耳针疗法：每穴进针后，施以捻转泻法，每隔 10min 施术 1 次，留针 20min。

（2）经穴刺法：阴谷直刺 0.5～1.2 寸，施以提插补法 1min；阳陵泉、阴陵泉直刺 1 寸，施以捻转补法 1min；梁丘直刺 1 寸，施以平补平泻 1min；膝阳关直刺 0.8 寸，施以捻转补法 1min；膝眼稍向髌韧带内方斜刺 0.5～1.2 寸，施以捻转泻法 1min。诸穴施术后留针 20min。

（3）梅花针法：在消毒无菌条件下用梅花针叩刺疼痛局部，叩完后再拔火罐。

（4）温针灸：患者俯卧位，取肾俞、脾俞，局部常规消毒后，毫针直刺 1～1.5 寸，得气后将 2cm 长艾柱套在针柄上点燃施行温针灸，每次每穴 2 壮为宜，约 40cm。后改为仰卧位，取血海、三阴交、足三里、犊鼻，行温针灸。

4. 疗程

（1）耳针疗法：急性疼痛期每日针刺 1 次，稳定期每隔 2～3 日进行 1 次，疗程稍延长。

（2）经穴刺法：急性疼痛期每日 2 次，稳定期每日 1 次，14 次为 1 个疗程。

（3）梅花针法：隔日 1 次，10 次为 1 个疗程。

（4）温针灸：每日 1 次，14 次为 1 个疗程。

【配方理论】

中医该病多由肝肾亏损、筋骨失养或气血郁滞，脉络瘀阻而致，故治疗宜养宜通。阴谷为足少阴肾经合穴，能补肾壮阳、祛风除湿，《针灸大成》："主膝痛如锥，不得屈伸。"足太阴脾经血海、阴陵泉、三阴交，有疏经通络、利水消肿之功，血海为"通血之要路"，养血活血、舒筋活络；脾胃为后天之本，调理后天以养先天，三阴交、阴陵泉具有健脾祛湿、散寒止痛之功。阳明经多气多血，主润宗筋以束骨而利关节，足阳明胃经梁丘、犊鼻、足三里益气养血、健脾补虚。阳陵泉、膝阳关均属于足少阳胆经，阳陵泉为合穴，八脉交会之筋会，而膝为筋之府，故能舒筋健膝；膝阳关又名"寒府"，主"胫痹不仁"，可散寒止痛、通利关节。膝眼为经外奇穴与关节疼痛局部的阿是穴，是膝骨关节炎最常见的压痛点，针至病所，疏通气血。脾俞和肾俞归属足太阳膀胱经，能够健脾利湿、补肾填精。诸穴配合，共奏疏通气血、通络止痛之效。

【预后】

骨性关节炎属增龄性疾病，60 岁以上人群发病率达 50%，75 岁以上人群发病率达 80%，最终致残率为 53%，严重影响患者的生活质量。针灸治疗骨性关节炎临床疗效显著。针灸治疗骨性关节炎，单独应用即可发挥有效治疗作用，可明显减轻关节疼痛症状，改善关节活动障碍，延缓病情的发展。

十、类风湿关节炎

类风湿关节炎是以侵蚀性关节炎为主要表现的全身性自身免疫病。该病由于炎性细胞浸润、滑膜增生、血管翳形成、侵蚀性软骨及骨组织损伤，导致进行性、不可逆性的关节结构破坏，造成关节畸形。与中医的"痹证"、"尪痹"、"历节"等病证相关。中医认为先天禀赋不足，感受风、寒、湿、热诸邪，邪阻经络，凝滞关节，不通则痛；或劳逸不当、病后失调致气虚血弱，血行不畅，经络闭阻，深入骨骱，造成关节畸形，屈伸不利，甚则累及脏腑。

【临床表现与诊断】

1. 临床表现 该病女性多发，以 30 ~ 50 岁为发病的高峰年龄。对称性、持续性关节肿胀和疼痛，常伴有晨僵，受累关节以近端指间、掌指关节、腕关节、肘关节、膝关节和足趾关节最为多见，中晚期可出现手指的"天鹅颈"、"纽扣花"样畸形，关节强直和尺侧偏斜的掌指关节半脱位。除关节症状外，还可出现皮下类风湿结节，心、肺、消化、血液、血管和神经等多系统均可受累。

2. 诊断标准 典型的类风湿关节炎诊断依靠临床表现、实验室检查及影像学检查，按 1987 年美国风湿病学会（ACR）的分类标准（表 8-2-3）诊断并不困难，但对于不典型的早期类风湿关节炎患者易出现漏诊，因此 2009 年美国风湿病学会（ACR）和欧洲抗风湿病联盟（EULAR）提出了新的类风湿关节炎分类标准（表 8-2-4）

表 8-2-3 1987 年美国风湿病学会的分类标准

条件	定义
1. 晨僵	关节及其周围僵硬感至少持续 1 小时
2. ≥3 个以上关节区的关节炎	医生观察到下列 14 个关节区（两侧的近端之间关节、掌指关节、腕关节、肘关节、膝关节、踝关节及跖趾关节）中至少 3 个有软组织肿胀或积液（不是单纯骨隆起）
3. 手关节炎	腕、掌指或近端之间关节区中，至少有一个关节区肿胀

续表

条件	定义
4. 对称性关节炎	左右两侧关节同时受累（两侧近端指间关节、掌指关节及跖趾关节受累时，不一定绝对对称）
5. 类风湿结节	医生观察到在骨突部位、伸肌表面或关节周围有皮下结节
6. 类风湿因子阳性	任何检测方法证明血清中类风湿因子含量升高（该方法在健康人群中的阳性率<5%）
7. 影像学改变	在手和腕的后前位相上有典型的类风湿关节炎影像学改变：必须包括骨质侵蚀或受累关节及其邻近部位有明确的骨质脱钙

注：以上7条满足4条或4条以上并排除其他关节炎可诊断类风湿关节炎，条件1.～4.必须持续至少6周（引自Arthritis Rheum，1988，31：315-324）

2009年ACR和EULAR提出了新的RA分类标准和评分系统，即：至少1个关节肿痛，并有滑膜炎的证据（临床或超声或MRI）；同时排除了其他疾病引起的关节炎，并有典型的常规放射学类风湿关节炎骨破坏的改变，可诊断为类风湿关节炎。另外，该标准对关节受累情况、血清学指标、滑膜炎持续时间和急性时相反应物4个部分进行评分，总得分6分以上也可诊断类风湿关节炎（表8-2-4）。

表8-2-4 ACR/EULAR 2009年类风湿关节炎分类标准和评分系统（一）

关节受累情况		
受累关节情况	受累关节数	得分（0～5分）
中大关节	1	0
	2～10	1
小关节	1～3	2
	4～10	3
至少1个为小关节	>10	5
血清学		得分（0～3分）
RF或抗CCP抗体均阴性		0
RF或抗CCP抗体至少1项低滴度阳性		2
RF或抗CCP抗体至少1项高滴度（>正常上限3倍）阳性		3
滑膜炎持续时间		得分（0～1分）
<6周		0
>6周		1
急性时相反应物		得分（0～1分）
CRP或ESR均正常		0
CRP或ESR增高		1

【鉴别诊断】

（1）痛风：多见于中年以上男性，起病急骤，常突然发生趾关节、跖关节、踝关节、膝关节等处的红肿热痛，数小时内症状即可发展至高峰，疼痛剧烈，甚至不能触碰，血尿酸增高。急性发作持续数天或数周，大多可自行缓解，常呈反复发作。慢性痛风性关节炎关节和耳郭等部位可出现痛风石，甚至关节畸形。

（2）反应性关节炎：青年男性多见，起病急，常有肠道或泌尿道感染病史，以外周大关节

（尤其下肢关节）非对称性肿痛为主，关节外表现包括发热、倦怠、乏力、眼炎、尿道炎、溢脓性皮肤角化病等，类风湿因子阴性，部分患者 *HLA-B*27 阳性，炎症部位非对称性骨化是具有诊断价值的放射学特征。

【针灸治疗】

1. 治则 祛风除湿、活血通络。

2. 配方

（1）经穴刺法

1）主穴：风池、曲池、血海、合谷、太冲。

2）配穴：下颌关节：下关、翳风。

颈、胸椎关节：完骨、天柱、华佗夹脊穴。

腰椎关节：大肠俞、命门、八髎、委中。

肩关节：肩髃、肩贞、肩中俞、肩外俞、臂臑、天宗透肩峰。

肘关节：小海、肘髎、手三里。

腕关节：外关、阳池、阳谷、阳溪、腕骨。

掌指关节：八邪、后溪。

骶髂关节：关元俞、小肠俞、白环俞、环跳、秩边。

髋关节：环跳、阳陵泉、髋关节围刺。

膝关节：鹤顶、犊鼻、膝眼、曲泉、委中。

踝关节：解溪、商丘、丘墟、昆仑、太溪、申脉、照海。

跖趾关节：公孙、太冲、足临泣、八风。

（2）刺络疗法：关节附近疼痛明显的部位或压痛点。

（3）耳针疗法：神门、皮质下、相应关节点。

3. 操作

（1）经穴刺法

1）主穴：风池向对侧眼角斜刺 1.5 寸，施捻转泻法 1min；曲池直刺 1～1.5 寸，施提插泻法 1min；血海直刺 1～1.5 寸，施捻转补法 1min；合谷、太冲均直刺 1 寸，施捻转泻法每穴 1min。

2）配穴：下关闭口取穴，直刺 1 寸，翳风直刺 1～1.5 寸，施捻转平补平泻 30s；华佗夹脊穴、完骨、天柱直刺 1 寸，施捻转泻法 1min。大肠俞、命门、八髎分别直刺 1.5～2 寸，施提插捻转结合泻法 30s，针后加灸；委中俯卧位直刺 0.5～1 寸，施提插捻转结合泻法 30s，不留针。肩髃向臂斜刺 1.5 寸，肩贞、肩中俞、肩外俞、臂臑直刺 1～1.5 寸，施捻转提插结合泻法 30s，针后加灸；天宗透向肩峰平刺 2～2.5 寸，施捻转泻法。手三里直刺 1.5 寸，施捻转提插结合补法 30s，针后加灸；曲池直刺 1.5 寸，施捻转提插结合泻法 30s，针后加灸；小海、肘髎直刺 0.5 寸，施捻转提插结合泻法 30s。外关直刺 1 寸，阳池、阳谷、阳溪、腕骨直刺 0.5 寸，施捻转泻法 30s，针后加灸。八邪向上斜刺 0.5～1 寸，合谷直刺 1.5 寸，后溪直刺 1 寸，施捻转泻法 30s，针后加灸。关元俞、小肠俞、白环俞直刺 1.5～2 寸，施提插捻转泻法 30s，针后加灸；环跳、秩边直刺 3～4 寸，施提插泻法，针感放散至足为度。阳陵泉直刺 1.5 寸，平补平泻 30s；髋关节周围痛处围刺，针间距为 1 寸，针刺深度 2 寸，施捻转泻法 30s，针后加灸。鹤顶、犊鼻、膝眼向膝关节中部斜刺 0.5～1.5 寸，施捻转泻法 30s，针后加灸；曲泉直刺 0.5～1 寸，施提插捻转结合泻法 30s，不留针。解溪、商丘、丘墟、昆仑、太溪、申脉、照海直刺 0.5～1 寸，施捻转泻法 30s，针后选择性加灸。公孙、太冲、足临泣、八风直刺 1 寸，施捻转泻法 30s，针后加灸。留针 20～30min。

（2）刺络疗法：选择关节附近疼痛明显的部位或压痛点，常规消毒，用三棱针点刺 3～5 点，加用闪火罐，至出血 3 ~5ml 为度。

（3）耳针疗法：治疗前先行耳穴探测，寻找敏感点。直刺 0.2 ~0.3 寸，施捻转强刺激 30s，留针 30min，每 10min 施手法 1 次。病情缓解后，改用耳压法治疗，以王不留行籽贴压耳穴敏感点，每日按压 3 ~5 次，每次每穴按揉 30s，24 ~48 小时更换 1 次。

4. 疗程

（1）经穴刺法：每日针灸 2 次，上下午各 1 次，14 日为 1 个疗程。

（2）刺络疗法：每日 1 次或隔日 1 次，14 日为 1 个疗程。

（3）耳针疗法：14 日为 1 个疗程。

【配方理论】

类风湿关节炎属中医"痹证"范畴。《素问·痹论》曰："风、寒、湿三气合而为痹。"足少阳胆经风池是足少阳与阳维脉的交会穴，为治风要穴，具有祛风除湿、通络止痛之功效。曲池为手阳明大肠经合穴，能调和营卫、活血止痛，合谷为手阳明大肠经原穴，具有疏风止痛、通经活络的作用。足太阴脾经血海，为脾经所生之血的聚集之地，养血活血、舒筋活络。太冲为足厥阴肝经的原穴，具有疏肝理气、通经活络的作用，与手阳明大肠经合谷相配，一阴一阳，一升一降，上下配穴，行气活血，使气血升降协调，阴阳顺接，共同发挥调理脏腑、平衡阴阳、祛风止痛、通达气血的功效。诸穴相配共奏祛风散寒除湿、养血活血、通络止痛之效。并根据疼痛部位，选择局部腧穴或阿是穴，共奏通络活血止痛之效。

【预后】

大多数类风湿关节炎患者病程迁延，反复发作，如不及早合理治疗，3 年内关节破坏达 70%，属高致残性疾病，且累及肺、心、血管等重要器官。目前尚不能被根治。治疗原则是进行目标治疗，关键在于早期诊断，早期治疗。通过控制症状，达到临床缓解，防止关节破坏及脏器损害。大部分患者经早期正规治疗可以达到症状缓解和延缓病情进展。若经过积极正规的治疗，病情仍不能控制时，可考虑手术治疗，如滑膜切除术、软组织松解术、关节置换术等。但手术并不能根治类风湿关节炎，术后仍要坚持长期服药，以控制病情进展。针灸作为类风湿关节炎的辅助疗法，可达到疏通经络、扶助正气、驱除病邪的作用，改善患者关节疼痛肿胀及晨僵等症状。

十一、强直性脊柱炎

强直性脊柱炎是以侵犯骶髂关节、脊柱骨突、脊柱旁软组织及外周关节为主，甚者出现脊柱畸形和强直的一种慢性炎症性疾病。该病由于肌腱端炎症引起关节周围软组织钙化和骨化、骨赘形成、骨质破坏。与中医的"脊痹"、"大偻"、"龟背风"、"竹节风"等病证相关。中医认为先天禀赋不足，复感风寒湿热等邪气或房劳过度伤肾、饮食不节或跌扑损伤，邪滞筋骨，肾督失养，引发该病。

【临床表现与诊断】

1. 临床表现　主症：多见于青年男性，发病隐袭，逐渐出现腰背部、骶髂关节疼痛，半夜痛醒，翻身困难，晨起或久坐后起立时僵硬感明显，活动后可缓解；随病情进展，可由腰椎向胸椎、颈椎发展，出现相应部位的疼痛、僵硬、活动受限及强直畸形。外周关节多为非对称性或少数单关节受累，以髋关节、膝关节、踝关节和肩关节居多。该病常见肌腱端炎，如跟腱炎、跖底筋膜炎等。

全身表现可见发热、疲倦和贫血；还可出现急性前葡萄膜炎或虹膜睫状体炎，单侧或双侧交替，反复发作甚至可致视力障碍；神经系统症状来自压迫性脊神经炎或坐骨神经痛、椎骨骨折或不全脱位及马尾综合征；重者可累及心、肺等器官。

2. 诊断标准 1984 年修订的强直性脊柱炎纽约标准如下所述。

（1）腰背痛持续至少 3 个月，疼痛随活动改善，但休息不减轻。

（2）腰椎在前后和侧屈方向活动受限。

（3）胸廓扩展范围小于同年龄和性别的正常值。

（4）双侧骶髂关节炎Ⅱ～Ⅳ级，或单侧骶髂关节炎Ⅲ～Ⅳ级。

如果患者具备（4）并分别附加（1）～（3）条中的任何 1 条可确诊为强直性脊柱炎。

【鉴别诊断】

1. 腰椎间盘突出症 多为急性发病，腰痛和一侧下肢放射痛，活动后加重，休息可缓解，腰部活动受限，腰椎姿势代偿性侧凸，上身侧弯（髓核突出在神经根外侧时上身向健侧弯曲，腰椎凸向患侧；髓核在神经根内侧时，上身向患侧弯曲，腰椎凸向健侧），脊柱骨突有 1～2 个触痛扳机点，腰部 X 线示椎间隙狭窄或前窄后宽或前后等宽，椎体缘后上或下角唇样增生或有游离小骨块，可通过 CT、MRI 或椎管造影检查确诊。

2. 弥漫性特发性骨肥厚综合征 50 岁以上男性多发，晨僵不明显，红细胞沉降率（ESR）正常，HLA-B27 阴性，X 线可见韧带钙化，常累及颈椎和低位胸椎，以前纵韧带和肌腱、韧带骨附着处的层状骨肥厚为特征，骨赘连接多个椎体形成骨脊，而骶髂关节和脊椎骨突关节无侵蚀。

3. 髂骨致密性骨炎 多见于青年女性，慢性腰骶部疼痛，劳累后加重，腰部肌肉紧张，有自限性，影像学检查可确诊，X 线典型表现髂骨沿骶髂关节的中下 2/3 部位有明显的骨硬化区，密度均匀，界限清楚，不侵犯骶髂关节面，无关节间隙狭窄或糜烂。

【针灸治疗】

1. 治则 补肾强督、祛邪通络。

2. 配方

（1）经穴刺法

1）主穴：肾俞、命门、腰阳关、夹脊、委中。

2）配穴：寒湿明显者加风府、关元；风热明显者加风池；疼痛走窜者加膈俞、血海；关节疼痛者加大椎、环跳。

（2）温针灸法

1）主穴：大椎、筋缩、至阳、命门、腰阳关、长强。

2）配穴：脊柱受侵部位的督脉穴、夹脊穴，有外周关节受累的关节周围局部。

3. 操作

（1）经穴刺法

1）主穴：肾俞直刺 1～1.5 寸，施以捻转平补平泻 30s；命门向上斜刺 0.5～1 寸，施以捻转平补平泻 1min；腰阳关向上斜刺 0.5～1 寸，施以捻转平补平泻 1min；夹脊沿督脉旁开 0.5 寸，椎体棘突旁直刺 1～1.5 寸，上下反复 3 次，施捻转平补平泻 30s；委中直刺 1～1.5 寸，施捻转平补平泻 1min。留针 20～30min。

2）配穴：风府正坐位，头微前倾，项部放松，向下颌方向缓慢刺入 0.5～1 寸，施以泻法 1min；关元直刺 1～1.5 寸，施以补法 1min；风池针尖微下，向鼻尖斜刺 0.8～1.2 寸，施以泻法，浅刺 1min；膈俞斜刺 0.5～0.8 寸，施以泻法 30s；血海屈膝直刺 1～1.5 寸，施以补法 1min；环跳侧卧屈股，直刺 2～3 寸，诸穴留针 30min。大椎叩刺放血。

（2）温针灸法：根据病情选取主穴 3～4 穴，针上加灸，脊柱疼痛节段夹脊穴排刺，针尖斜向脊柱方向，进针 20～40mm，针尖如能触及椎体横突为最好，最痛处针上加灸。艾条长 1～1.5cm，待艾绒自然燃尽，小心把灰取下。

4. 疗程

（1）经穴刺法：每日2次，15日为1个疗程。

（2）温针灸法：每日1次，每次30min，30日为1个疗程。

【配方理论】

强直性脊柱炎病位多在脊柱、腰骶。经脉辨证主要责之于足太阳膀胱经和督脉。督脉总督诸阳经，是阳经的统领，足太阳膀胱经乃经脉的核心，督脉其经脉与足太阳膀胱经同行，络脉深入在脊柱的两旁，与足太阳膀胱经的循行相互贯通，二脉行于人体阳中之阳背部。夹脊穴于此联络沟通二脉，具有调控二脉的作用，针灸夹脊穴时能起到调节两经的整合作用，活血通络。肾俞和委中穴归属于足太阳膀胱经，肾俞为肾虚腰脊痛之要穴，针刺重在补肾壮阳，温灸作用持久，直接激发经气；大椎、筋缩、至阳、命门、腰阳关、长强均归属督脉，大椎为手足六阳经的交会穴，宣通背部经气；至阳配筋缩具有疏通脊背中部经气的作用；命门配腰阳关能振奋腰部阳气；腰阳关配合膀胱经之合穴委中，以疏调督脉和膀胱经气，“腰背委中求”使其通则不痛；长强为督脉络穴，能起到激发督脉经气上行，提升阳气。诸穴配伍达到疏通督脉、温通阳经、除痹止痛的功效。

【预后】

强直性脊柱炎是慢性进展性疾病，不同患者预后差异较大，20岁之前发病、有家族史、髋关节受累、反复发作虹膜睫状体炎、诊断延迟、治疗不及时或不合理、常规治疗反应欠佳及不坚持长期功能锻炼者预后差。目前尚无根治方法，治疗目标在于缓解疼痛和僵硬感，改善功能，提高生活质量，阻止病情进展。对于晚期重度畸形患者，可进行人工关节置换术或脊柱矫形术。针灸在该病治疗中能够起到疏通经络、强筋壮骨的作用，缓解患者关节疼痛与僵硬的症状，起到辅助治疗作用，延缓病情进展，与药物配合治疗可达到最佳疗效。锻炼在强直性脊柱炎的康复过程中非常重要，从发病初期就应重视脊柱和关节功能的锻炼，应循序渐进，坚持不懈，如太极拳、八段锦、五禽戏等，特别注意通过深呼吸加强胸廓活动度的锻炼，转颈、摇腰、保持正确的坐姿，以维持脊柱正常的活动度及生理曲度。

第三节　妇科疾病

一、月经失调

月经失调也称月经不调，是以月经的周期、经期、经量、经色、经质等发生异常，是妇科临床的多发病。主要病机是脏腑功能的失常，气血不和，冲任二脉损伤及肾-冲任-天癸-胞宫轴失调。西医学功能失调性子宫出血、闭经、生殖器炎症、肿瘤（如卵巢肿瘤、子宫肌瘤）、多囊卵巢综合征等均可引起月经异常。正常月经是女性青春期以后子宫的周期性出血，系通过神经体液来进行调整。性腺受下丘脑-垂体的支配并相互制约，故任何因素导致这一系统功能异常均可以影响性腺内分泌的靶器官——子宫内膜而致月经失调。

【临床表现及诊断】

月经周期正常者为28日左右，但在21～35日也属正常范围；经期，正常者3～7日；经量，一般行经总量为50～80ml。若超出此正常范围，即可作为中医诊断。

1. 月经先期　月经周期提前7日以上，月经量基本正常，连续出现2个月经周期以上。

2. 月经后期 月经周期延后7日以上，月经量基本正常，连续出现2个月经周期以上。

3. 月经先后无定期 月经周期或前或后1～2周者，经期长而经量不太多，连续出现2个月经周期以上。

4. 月经过少 月经周期正常，经量明显少于既往，不足2日，甚或点滴即静者。

5. 经期延长 月经周期正常，经期超过7日以上，甚或2周才净者。

6. 月经过多 月经周期规则，经量多，>80ml。月经中期出血指两次正常规律月经之间少量子宫出血。

【鉴别诊断】

（1）月经先期当与经期间出血相鉴别。

（2）月经后期当与早孕、妊娠期出血病证相鉴别。

（3）月经先后无定期当与崩漏相鉴别。

（4）月经过多当与崩漏相鉴别。

（5）月经过少当与经间期出血、激经相鉴别。

（6）经期延长当与崩漏相鉴别。

【针灸治疗】

1. 治则 养血调经，调补冲任。

2. 配方

（1）主穴：关元、气海、中极、三阴交、足三里。

（2）配穴：肝郁气滞者加行间、太冲。气血不足者，加脾俞、胃俞。气血瘀滞者，加血海、地机、合谷。痰湿阻滞者，加丰隆、阴陵泉。

3. 操作 关元、气海均直刺1～1.5寸，使局部有酸胀感或向耻骨联合方向传导，气穴直刺1寸，均施提插补法；中极直刺，进针1～1.5寸，施提插泻法；足三里直刺，进针1～1.5寸，三阴交沿胫骨后缘直刺，进针0.8～1寸，均施捻转补法。膈俞、脾俞均呈45°斜向督脉进针，针深约1寸，施捻转补法；合谷向第二掌骨后缘直刺，进针约1寸，施捻转补法；三阴交向胫骨后缘直刺，施提插泻法；血海直刺，进针1～1.5寸，施提插泻法；太冲直刺0.5～1寸，施提插泻法。

4. 疗程 每日针刺1次，30次为1个疗程，连续观察3～5个疗程。

【配方理论】

该病病因病机较为复杂，临床兼证亦较多，故辨证选穴即显得十分重要。脾肾气虚者气海与关元相配，共奏调补冲任之功；气为血之帅，气充则血足，足三里为补气强身之要穴，补之可收益气养血之效；三阴交能调整三阴经脉，又为妇科调经之要穴。脾气虚弱者加脾俞以补脾摄血，肾气虚弱兼刺肾俞，配合关元、气海，以补养肾气。阴血不足者用气海能峻补中下二焦气虚，调养冲任；膈俞为八会穴之一，乃血会，能治血虚、出血诸症，证之临床，尤以补血见长；脾俞补脾，配以足三里、三阴交，共收补益中气、生血补血之效。寒凝经脉者用气海为补气要穴，配以大赫温肾壮阳，子宫穴温养子宫，三阴交调经活血止痛，共收补气壮阳通经之效。寒自外侵、凝于经脉，兼用天枢、归来施灸，针刺地机以散寒活血；肾阳不足、虚寒内生，加灸命门、关元以助命火。血分蕴热应重在调理冲任，凉血养阴。气穴为肾经要穴，又为足少阴经与冲脉之会，能养阴固冲；气海为任脉穴，与气穴配合能调整冲任；血海能凉血止血，三阴交则养阴清热。血热实证，热邪迫血妄行，加太冲、行间，以清肝凉血；肾水不足，阴虚内热，则加然谷、太溪以滋养肾水。因肝气之郁而致月经失调，用俞募配穴法，取肝俞配肝之募穴期门，共奏疏肝解郁之效；行间为肝经荥穴，主理气泄肝；蠡沟为肝之络穴，疏泄肝气为其所长；中极为任脉要穴，能和冲任以调经，三阴交为三阴之会。诸穴合用，肝郁平复，气机条达，冲任和调，经水才能应时而下。瘀血内停用合谷为手阳明之原穴，有化瘀破血之功，配三阴交，可活血化瘀，逐下胞宫有形积滞；太冲为足厥阴之原输穴，理气活血为其所长；血海亦为活血调经之要穴。小腹部可扪及有形癥积者，加泻子宫、中极、气穴、气门等局部穴。下焦湿痰阻络者用中极为任脉要穴，可调整冲任、疏理下焦、和血调经；白环俞既可调经化瘀，又能清下焦湿浊；中脘和中理气，为利湿祛痰之要穴；足三里为足阳明之合，阴陵泉为足太阴之合，二穴相配，共施培补中土、利湿化浊、止带调经之功。

【预后】

月经不调疾病经过治疗后，绝大多数患者会得到康复，少数患者病程迁延。月经先期、月经过多、经期延长、经间期出血、月经先后不定期患者如果失治、延治，病症相互夹杂，常可发展为崩漏，使病情反复难愈。月经后期、月经过少患者如若两证同时出现，治疗及时得当，一般预后较好，否则常可发展为闭经或者导致不孕。崩漏的预后与发育的治疗有关，青春期、生育期崩漏患者经治疗大多可恢复或建立正常月经周期，围绝经期崩漏患者需排除恶性病变，少数需要手术治疗。病因简单、病损脏腑单一、病程短患者一般预后稍好，否则疗效难尽如人意。针灸治疗此病有一定疗效，可有效调节经期。

二、痛　　经

妇女正值经期或经行前后，出现周期性小腹疼痛，或痛引腰膝，甚则剧痛晕厥者，称为“痛经”。西医妇产科学将痛经划分为原发性和继发性痛经两类。原发性痛经又称功能性痛经，是指生殖器无器质性病变者。继发性痛经是指由于盆腔器质性疾病如子宫内膜异位证、子宫腺肌病、盆腔炎或宫颈狭窄等所引起。原发性痛经以青少年女性多见，继发性痛经则常见于育龄期妇女。痛经病位在子宫、冲任，中医认为该病发病机理主要是在整个月经期间受到致病因素的影响，导致冲任瘀阻或寒凝静脉，使气血运行不畅，胞宫经血流通受碍，以致“不通则痛”；或冲任、胞宫失于濡养，不荣则痛。

【临床表现及诊断】

1. 临床表现　原发性痛经多见于青春期少女，初潮后 1～2 年内发病。继发性痛经多见于育龄期妇女。正值经期或经期前后 7 日内下腹疼痛明显，以致影响工作、生活。疼痛多呈阵发性、痉挛性，或呈胀痛或伴下坠感。疼痛常可放射到腰骶部、肛门、阴道及大腿内侧。痛甚者可伴面色苍白出冷汗，手足发凉，恶心呕吐，甚至晕厥等。继发性痛经是由于盆腔器质性病变，如子宫内膜异位症、子宫腺肌病、盆腔炎、子宫发育异常、子宫过度前屈或后倾、宫腔狭窄，膜样排经等所致，原发性痛经以青少年多见，继发性则常见于育龄期妇女。以下讨论痛经，包括原发性痛经和继发性痛经。

2. 诊断要点

（1）症状：同临床表现。

（2）体征：下腹部有轻压痛，无肌紧张，无反跳痛。原发性痛经在发作时做双合诊或肛腹诊检查可有子宫压痛，但无严重的宫颈举摆痛和附件增厚、压痛。

（3）辅助检查：B 超检查有助于原发性痛经和继发性痛经的鉴别。

【鉴别诊断】

1. 卵巢囊肿蒂扭转　常有卵巢囊肿病史，经期或经行前后突发一侧下腹疼痛，B 超检查有助于诊断。

2. 异位妊娠　有停经史或月经量少，若输卵管妊娠破裂出血，则伴发下腹部剧烈疼痛拒按，肌紧张，血 HCG 及 B 超检查有助于诊断。

3. 急性阑尾炎 经期或经行前后发生的急性阑尾炎可出现下腹部疼痛，伴发热，麦氏点压痛、反跳痛、肌紧张，血常规示白细胞增高。

4. 膀胱炎 经期或经行前后发生的膀胱炎出现下腹部疼痛，伴发热、尿急、尿频、尿痛或尿常规异常。

5. 结肠炎 经期或经行前后发生的结肠炎除下腹疼痛外，常伴大便溏稀，次数增加，便常规、结肠镜等有助于诊断。

【针灸治疗】

1. 治则 调补冲任，益气养血。

2. 配方

（1）主穴：关元、三阴交、地机、次髎。

（2）配穴：气滞血瘀者，加气海、气穴、合谷、太冲；寒湿凝滞者，加命门、阴陵泉、水道；气血虚弱者，加气海、肾俞、足三里；肾虚血瘀者，加肝俞、肾俞、足三里；气虚血瘀者，加足三里、血海、脾俞、气海；热灼血瘀者，加中极、行间。

3. 操作

（1）主穴：关元直刺，进针1～1.5寸，施捻转补法；三阴交沿胫骨后缘直刺，进针0.8～1寸，施捻转补法；地机直刺1～1.5寸，使局部酸胀，施捻转泻法；次髎直刺0.8～1寸，使局部酸胀，有麻电感向骶部传导。

（2）配穴：合谷、太冲均用泻法，合谷向第2掌骨后进针1～1.5寸，施捻转泻法；太冲直刺0.5～1寸，施提插泻法。气海直刺，进针1.5寸，施提插泻法，使脐上下至耻骨联合均出现酸重感为佳；气穴直刺0.5～1寸，施提插泻法。命门沿棘突向上斜刺，针深1～1.5寸，施捻转补法；阴陵泉直刺，进针1～1.5寸，施捻转补法；水道直刺，进针1寸左右，施提插平补平泻法。以上三穴均可在针刺的同时于针柄施灸，或起针后艾条悬灸每次每穴20min。气海直刺，进针1～1.5寸，施捻转补法；肾俞直刺或向督脉方向斜刺，进针1寸，施捻转补法；足三里直刺，进针1寸，施捻转补法。诸穴均宜并用灸法，行经之后仍须坚持灸疗至下一次月经来潮。肾俞直刺或向督脉方向斜刺，进针1寸，施捻转补法；肝俞向督脉方向斜刺，进针0.8～1.2寸，施捻转泻法；足三里直刺，进针1寸，施捻转补法；诸穴均宜并用灸法，行经之后仍须坚持灸疗至下一次月经来潮。血海直刺，进针1～2寸，施提插兼捻转之补法；脾俞呈45°斜向督脉进针，针深约1寸，施捻转补法；气海直刺1～1.5寸，使局部有酸胀感或向耻骨联合方向传导，施提插补法。中极直刺，进针1～1.5寸，施提插泻法，使针感传至外阴部为佳；行间直刺或稍向上斜刺，进针0.7～1寸，施提插泻法。

4. 疗程 每日针刺1次，15次为1个疗程。

【配方理论】

关元，任脉穴，补肾培元，温阳止痛。三阴交，足三阴经交会穴，调补肝肾，行气活血。地机，足太阴脾经穴，健脾调经。次髎，足太阳膀胱经穴，健脾除湿。诸穴配伍共奏调补冲任、益气养血之效。在此基础上重视辨证选穴。气海、气穴，调整下焦气分，使冲任之气调畅，气行则血行，合谷、太冲行气化瘀，治疗气滞血瘀者。命门温补下焦，阴陵泉、水道健脾利湿，治疗寒湿凝滞者。气海、肾俞、足三里补脾肾气血，治疗气血虚弱者。足三里、脾俞调补脾胃，气海补下焦之气，血海活血化瘀，治疗气虚血瘀者。中极为暖胞宫、调任脉，行间行气泻热，治疗热灼血瘀者。

【预后】

原发性痛经多见于青春期少女，有部分患者随着治疗或生育后痛经疼痛程度缓解，一般预后较好。继发性痛经病因复杂，一般需积极治疗原发病，有些原发病如盆腔炎性疾病治疗预后较好，痛经症状也较易缓解；有些原发性如子宫内膜异位症、子宫发育异常、子宫过度倾屈治疗较为困难或治疗后易复发，痛经治疗效果较差或症状反复发作，针灸缓解疼痛疗效显著。

三、绝经综合征

绝经综合征指妇女绝经前后出现性激素波动或减少所致的一系列躯体及精神心理症状，称为绝经综合征。西医学认为此病主要是由于绝经前后卵巢功能衰退，下丘脑-垂体功能退化而致。绝经分为自然绝经和人工绝经，自然绝经指卵巢内卵泡生殖性耗竭所致的绝经，人工绝经指两侧卵巢经手术切除或放射线照射所致的绝经，人工绝经者更容易发生绝经综合征。中医称此病为绝经前后诸证，《素问·上古天真论》曰："女子七岁肾气盛，齿更发长；二七而天癸至……天癸竭，地道不通，故形坏而无子也。"这是女性生长发育、生殖与衰老的自然规律，多数妇女可顺利渡过，部分妇女不能很好地调节这一生理变化，肾阴阳平衡失调而导致该病。

【临床表现及诊断】

1. 临床表现

（1）月经紊乱：表现为月经周期不规则、经期持续时间长及经量增多或减少。

（2）血管舒缩症状：主要表现烘热汗出、潮热面红。

（3）自主神经失调症状：常出现心悸、眩晕、头痛、失眠、耳鸣等。

（4）精神神经症状：常表现为注意力不集中，情绪波动大，激动易怒，焦虑不安或情绪低落、抑郁，不能自我控制等情绪症状，记忆力减退也较常见。

（5）骨质疏松：易引起压缩性骨折，脊柱弯曲和关节变形；容易引起外伤性骨折；全身肌肉酸痛，颈背部和腰腿痛，常常伴有夜间抽搐。

（6）皮肤感觉异常；外表出现老年斑、水肿和肥胖；乳房萎缩。

2. 诊断

（1）病史：45～55岁的妇女，出现月经紊乱或停闭；或40岁前卵巢功能早衰；或有手术切除双侧卵巢及其他因素损伤双侧卵巢功能病史。

（2）临床表现如上。

（3）检查

1）妇科检查：子宫大小尚正常或偏小。

2）辅助检查：雌激素、卵泡刺激素、黄体生成素（E_2、LH、FSH）等，出现LH、FSH升高，绝经后FSH增加20倍，LH增加5～10倍，FSH/LH>1，E_2水平降低，典型者呈现两高一低（高FSH、LH，低E_2）的内分泌改变，绝经后E_2水平周期性变化消失。

【鉴别诊断】

该病症状表现可与某些内科疾病如头晕、心律不齐等相类似，临证时应注意鉴别。

【针灸治疗】

1. 治则 安神定志，益气补血，调补肝肾。

2. 配方

（1）经穴刺法

1）主穴：四神聪、神门、关元、太溪、三阴交、足三里、太冲。

2）配穴：肾阴虚者，加照海、阴谷；肾阳虚者，加肾俞、命门、腰阳关；心悸失眠加内关、心俞；脾肾阳虚，加脾俞、肾俞。

（2）耳针疗法：内分泌、卵巢、神门、交感、皮质下、心、肝、脾。

3. 操作

（1）经穴刺法：四神聪直刺0.1～0.3寸，施捻转补法；神门直刺0.1寸，施捻转补法；关元直刺1～1.5寸，使局部有酸胀感或向耻骨联合方向传导；太溪直刺0.5～1寸；三阴交直刺，针1～1.5寸，施提插捻转补法；足三里直刺1～1.5寸，施捻转补法；太冲直刺0.5寸，施平补平泻法；肾俞直刺或向督脉方向斜刺，进针1寸，施捻转补法；照海进针0.5～1寸，施捻转补法；阴谷直刺0.8～1.2寸，局部酸胀，有麻电感向腘窝及足部放射；命门沿棘突向上斜刺，针深1～1.5寸，施捻转补法；腰阳关直刺0.5～1寸；脾俞、心俞向脊柱方向斜刺0.5～1寸，施捻转补法。

（2）耳针疗法：每次选3～4穴，中等刺激，隔日针1次。或以王不留行籽贴于橡皮膏上，粘贴在耳穴上，每日自行按压3次，每穴按压1min。

4. 疗程

（1）发病初期，经穴刺法每日1～2次，耳针疗法隔日1次。2周后可视其症状改善程度，改为经穴刺法，每日1次或隔日1次；耳针疗法每周2～3次。

（2）病情稳定后仍应坚持1个月的巩固治疗，经穴刺法隔日1次或每周2次，耳针刺法每周2次。

【配方理论】

该病多存在自主神经和精神神经症状，因此取四神聪、神门安神定志，太冲疏肝行气。关元补益元气，调理冲任，太溪、三阴交滋阴补肾，足三里益气补血。关元补益元气，调理冲任，太溪、三阴交滋阴补肾，足三里益气补血。共奏安神定志、益气补血、调补肝肾之效。肾阴虚者加照海、阴谷加强补肾之功；肾阳虚加命门、腰阳关灸之，加强温肾阳之效；脾肾阳虚，加脾俞、肾俞加强补益脾肾，心悸失眠者加内关、心俞、神门，益气安神。

【预后】

该病持续时间长短不一，短则几个月或2～3年，严重者可长达5～10年，该阶段若未引起足够重视，施以必要的改善措施，或因长期失治或误治等，易发生情志异常、心悸、心痛、贫血、骨质疏松等疾患，针灸治疗绝经综合征在改善患者症状方面疗效显著。

四、多囊卵巢综合征

多囊卵巢综合征是一种最常见的妇科内分泌疾病之一。在临床上以雄激素过高的临床或生化表现、持续无排卵、卵巢多囊改变为特征，常伴有胰岛素抵抗和肥胖。其病因至今尚未阐明，目前研究认为，可能由于某些遗传基因与环境因素相互作用所致。中医虽无多囊卵巢综合征病名，根据其临床症状，与月经后期、闭经、癥瘕等病证相关。

【临床表现及诊断】

1. 临床表现 多囊卵巢综合征多起病于青春期，主要临床表现包括月经失调、雄激素过量和肥胖。

（1）月经失调：为最主要症状。多表现为月经稀发或闭经，闭经前常有经量过少或月经稀发。也可表现为不规则子宫出血，月经周期或经期或经量无规律性。

（2）不孕：生育期妇女因排卵障碍导致不孕。

（3）多毛，痤疮：是高雄激素血症最常见的表现 出现不同程度多毛，以性毛为主，阴毛浓密，呈男性型倾向，延长至肛周、腹股沟或腹中线，也有上唇细须或乳晕周围长毛出现等。

2. 诊断 欧洲人类生殖与胚胎学会与美国生殖医学会2003年提出的鹿特丹标准，如下所述。

（1）稀发排卵或无排卵。

（2）高雄激素的临床表现和高雄激素血症。

（3）卵巢多囊改变：超声提示一侧或双侧卵巢直径2～9mm的卵泡≥12个，和（或）卵巢体积≥10ml。

（4）3项中符合2项病排出其他高雄激素病因，如先天性肾上腺皮质增生、库欣综合征等。

【鉴别诊断】

（1）卵泡膜细胞增殖症：临床和内分泌征象与多囊卵巢综合征相似，但更严重，患者比多囊卵巢综合征更肥胖，男性化更明显，睾酮水平也高于多囊卵巢综合征，可高达5.2～6.9mmol/L。血清硫酸脱氢表雄酮正常，LH/FSH比值可正常。腹腔镜下可见卵巢皮质黄素化的卵泡膜细胞群，皮质下无类似多囊卵巢综合征的多个小卵泡。

（2）卵巢雄激素肿瘤：卵巢睾丸母细胞瘤等均可产生大量雄激素，但多为单侧实性肿瘤，可通过B超、CT或MRI协助鉴别。

（3）肾上腺皮质增生或肿瘤：血清硫酸脱氢表雄酮超过正常范围上限2倍时，应与肾上腺皮质增生或肿瘤相鉴别。肾上腺皮质增生患者17-α羟孕酮明显增高，ACTH兴奋试验反应亢进，地塞米松抑制率≤0.70；肾上腺皮质肿瘤患者则对这两项试验均无明显反应。

【针灸治疗】

1. 治则 益肾调冲，理气活血。

2. 配方

1）主穴：关元、肾俞、三阴交、合谷、归来。

2）配穴：肾虚者，加太溪、气海、阴谷，痰湿阻滞者，加脾俞、阴陵泉、丰隆，气滞血瘀者，加中极、太冲、血海、地机，肝经湿热者，加大敦、行间、太冲。

3. 操作 关元直刺1～1.5寸，使局部有酸胀感或向耻骨联合方向传导；肾俞直刺或向督脉方向斜刺，进针1寸，施捻转补法；三阴交向胫骨后缘直刺，进针0.8～1.2寸，施捻转补法；合谷向第2掌骨后进针1～1.5寸；归来直刺1～1.5寸；太溪直刺0.5～1寸；气海直刺1～2寸；阴谷直刺0.8～1.2寸，局部酸胀，有麻电感向腘窝及足部放散。脾俞呈45°斜向督脉进针，针深约1寸，施捻转补法；阴陵泉直刺，进针1～1.5寸，施捻转泻法；丰隆直刺，进针1～1.5寸，施提插泻法，腹部诸穴均宜并用灸法。地机直刺1～1.5寸，使局部酸胀，施捻转泻法；太冲直刺或稍向上斜刺，进针0.5～1寸，施捻转泻法；中极直刺，进针1～1.5寸，施提插泻法，使针感传至外阴部为佳；血海直刺，进针1～2寸，施提插兼捻转之泻法。大敦浅刺0.1～0.2寸；行间直刺或稍向上斜刺，进针0.7～1寸，施提插泻法；太冲直刺或稍向上斜刺，进针0.5～1寸，施捻转泻法。

4. 疗程 每日针刺1次，15次为1个疗程。

【配方理论】

该病以关元、肾俞、三阴交、合谷、归来为主穴。方中关元属任脉，通于胞宫，与足三阴经交会，可调补冲任、行气活血；三阴交为足三阴经的交会穴，能调理肝、脾、肾三脏；肾为先天之本、元气之根，取肾俞，可补肾气、益精血；归来位于下腹部，可活血通经；合谷配三阴交能通经活血，促使经血来潮。若肾虚者，加太溪、气海、阴谷，以补肾气、调冲任；痰湿阻滞者，加脾俞、阴陵泉、丰隆，可加灸法，以祛湿化痰、活血通经；气滞血瘀者，加中极、太冲、血海、地机，以疏理肝气、行气活血；肝经湿热者、加大敦、行间、太冲，以清利湿热、调血痛经。

【预后】

多囊卵巢综合征是病因复杂，发病机理暂不明确的妇科内分泌疾病，一般多起病于青春期，如治疗及时，有些患者逐渐建立正常的排卵、月经周期，如若失治、延治或者患者病情顽固，则易导致不孕甚至子宫内膜癌变，给患者造成严重精神压力，带来沉重精神和社会负担。对于多囊卵巢综合征患者，针刺在恢复患者排卵功能方面有较好疗效，针刺配合氯米芬可显著提高患者妊娠率。

五、卵巢早衰

卵巢早衰（POF）：指女性在40岁之前出现闭经，卵泡刺激素（FSH）及黄体生成素（LH）水平升高（FSH>40IU/L），雌激素水平降低的一种综合征。卵巢早衰的发病率为0.3%～3%。占原发性闭经的20%～25%，继发性闭经10%～20%。无遗传因素、无医源性因素的POF在青少年中也不少见。

卵巢早衰的本质是卵巢功能衰退，卵泡不能发育。中医无卵巢早衰之名，与古籍记载的“月水先闭”、“经水早断”最为相似。卵泡属生殖之精，肾主生殖，卵泡的发育有赖于肾精、肾气的正常功能。生殖之精的生成有赖于肾精的充盛，而卵泡的发育成熟、排出需肾阳之鼓动。无论是肾精亏虚还是肾阳虚惫均可影响卵泡发育、成熟及排出，出现月经稀发，继而出现闭经、不孕及雌激素缺乏症状。

【临床表现及诊断】

1. 临床表现 月经不规则是首要线索，患者一般是先出现月经周期延后、经期缩短、经量减少、不规则子宫出血而后逐渐发展为闭经；少数患者月经可正常，突然出现闭经；部分患者可出现潮热等绝经过渡期症状，如由自身免疫性疾病引起的卵巢早衰可出现相关疾病的表现。

2. 诊断

（1）病史：多数患者无明显诱因，少数可有家族遗传史；自身免疫性疾病引起的免疫性卵巢炎病史；幼时腮腺炎及结核、脑炎、盆腔器官感染病史；盆腔放射、全身化疗、服用免疫抑制剂及生殖器官手术等医源性损伤史；吸烟饮酒、有毒有害物质接触史；或在发病前有突发的惊恐或持续不良的精神刺激。

（2）临床症状如上。

（3）体征：妇产科检查生殖器萎缩，阴道黏膜充血、皱襞消失。

（4）辅助检查：生殖内分泌激素测定：间隔一个月持续2次以上FSH≥40IU/L，E_2≤7pmol/L。

（5）诊断标准：具有以下三条则可诊断：①40岁前闭经；②两次以上血清FSH≥40IU/L；③E_2≤7pmol/L。

【鉴别诊断】

（1）高泌乳素血症：临床表现是月经稀发、闭经及非哺乳期乳汁自溢。PRL≥25μg/L。B超可见卵巢内有发育的卵泡，血清LH、FSH及TSH水平均正常。

（2）多囊卵巢综合征：可出现月经稀发或闭经、不孕，但以高雄血症、高胰岛素血症及代谢综合征为其特征，血清FSH水平在正常范围，常伴有肥胖、多毛、痤疮及黑棘皮征。

（3）希恩综合征：产后大出血和休克时间持续时间过长导致腺垂体急性梗塞和坏死，引起低促性腺激素性闭经，同时伴有肾上腺皮质、甲状腺功能减退。临床表现为闭经、脱发、阴毛和腋毛脱落、低血压、畏寒、嗜睡、贫血、消瘦等症状。

（4）抵抗性卵巢综合征：又称卵巢不敏感综合征，属FSH升高之高促性腺闭经。

（5）中枢神经-下丘脑性闭经：包括精神应激性、神经性厌食、体重下降、剧烈体育运动、药物等引起的下丘脑分泌促性腺激素释放激素功能失调或抑制引起的闭经。

【针灸治疗】

1. 治则 益气补肾，养血通经。

2. 配方

（1）主穴：肾俞、关元、中极。

（2）配穴：气虚血少者，加膈俞、肝俞、脾俞、气海、足三里。气滞血瘀者，加中极、血海、三阴交、合谷、太冲、丰隆。

3. 操作　肾俞穴，针尖朝督脉方向斜刺，进针约 1 寸，施捻转补法；关元向下斜刺，深约 1.5 寸，捻转补法；中极向耻骨联合方向斜刺，进针 1～1.5 寸，使针感传至会阴部，施提插泻法；取背俞穴，针尖朝督脉方向斜刺，进针约 1 寸，施捻转补法；气海略向下斜刺，深 1～1.5 寸，施提插补法；足三里直刺，施捻转补法。血海、三阴交均直刺，进针 1.5 寸，施提插泻法；合谷、太冲均直刺，施提插泻法；丰隆直刺，进针 1.5～2 寸，用捻转泻法。诸穴均可施用灸法，或针后加灸。

4. 疗程　每日针刺 1 次，15 次为 1 个疗程。

【配方理论】

该病以肾俞、关元、中极为主穴。肾为先天之根，肾气充则太冲脉盛，月经应时而下；故取肾俞峻补肾气；关元为任脉经穴，是任脉与足三阴经的交会穴，可益元气，调理冲任，为强壮补虚之要穴；中极为任脉穴，调理冲任，化瘀通经。气血不足者以补益气血调整冲任为首务。膈俞为血之会，肝为藏血之脏，故取膈俞、肝俞以补阴血。脾胃为后天之本、气血生化之源，故取脾俞、足三里以健运后天之气，脾气充、化源足，则经自通。相反，血滞宜通，通则经水可调。气滞血瘀者重在化瘀痛经，血海为活血化瘀要穴；太冲、合谷二穴《针灸大成》称为“四关”，功擅舒肝理气，调经活血；三阴交为脾经穴，既可调经活血，又能健脾祛湿化痰；且三阴交与合谷亦为对穴，常配合用于血瘀不行之证，《杂病穴法歌》说：“脾病血气先合谷，后刺三阴交莫迟。”丰隆功专祛湿化痰。诸穴配伍，达益气补肾、养血通经之效。

【预后】

卵巢早衰是中西医妇科疑难杂症，大多数治疗疗程长，疗效不尽如人意，针灸和中药治疗也是如此，部分患者卵巢功能会有所改善。

六、女性不孕

凡女子婚后未避孕，有正常性生活，配偶生殖功能正常，同居 1 年，而未受孕者或曾孕育过，而后未避孕，而又连续 1 年未再受孕者。前者为原发性不孕，后者为继发性不孕。西医认为受孕是一个复杂而又协调的生理过程，必须具备下列条件：卵巢排出正常卵子；精液正常，有正常性生活；卵子和精子能在输卵管内相遇并结合成为受精卵，并能顺利地输入子宫腔内；子宫内膜已准备充分，适合于受精卵着床。此环节中任何一个异常，便可导致不孕症。临床常见女性不孕的原因有：排卵功能障碍主要表现为无排卵或黄体功能不全。先天卵巢发育不良，卵巢早衰，席汉综合征，多囊卵巢综合征，卵巢子宫内膜异位症，功能性卵巢肿瘤，下丘脑-垂体-卵巢轴的功能失调引起无排卵性月经、闭经等；全身性的疾病如重度营养不良、甲状腺功能异常影响卵巢排卵功能。黄体功能不全则可引起分泌期子宫内膜发育不良而致孕卵不易着床而不孕。夫妇双方一方因为有先天或后天生殖器官解剖生理方面的缺陷，无法纠正而不能妊娠者，称为绝对性不孕；夫妇一方，因某些因素阻碍受孕，一旦纠正仍能受孕者，称为相对性不孕。

中医学认为不孕主要与肾及冲任二脉有关，因肾主藏精，为先天元气之本，主生殖；冲为血海，任主胞胎。主要病因病机为肾虚、冲任虚衰不能摄精成孕；或肝气郁结，以致冲任不能相资，任、带失调，胎孕不受；或瘀滞胞宫，日久成癥；或痰湿内阻，气滞血瘀，痰瘀互结，不能启动氤氲乐育之气而致不孕。原发性不孕古称“全不产”，继发性不孕古称“断绪”。

不孕症的原因，女方因素占60%、男方占30%，男女双方因素占10%。总发病率10% ~ 15%。中医针对该病起辅助治疗作用，应在明确病因后选择对应的治疗方法。

【临床表现及诊断】

1. 临床表现 婚后未避孕，有正常性生活，配偶生殖功能正常，同居1年，而未受孕者或曾孕育过，而后未避孕，而又连续1年未再受孕。

2. 诊断

（1）病史：应详细询问婚育史、同居时间、性生活情况、避孕情况、月经史、结核病史、生殖道炎症病史、其他内分泌疾病史、手术史、免疫性疾病史、家族史。

（2）临床表现如上。

（3）体征：注意身高与体重，生长发育，第二性征发育情况，有无泌乳，甲状腺大小，毛发分布情况等。

（4）检查

1）妇科检查：注意内生殖器、外生殖器的发育，有无畸形，炎症及肿瘤等。

2）辅助检查：卵巢功能检查、输卵管通畅试验及其他检查，如免疫学检查，性交后试验，甲状腺功能检查，肾上腺皮质功能检查，宫腔镜、腹腔镜检查，影像学检查等。

【鉴别诊断】

（1）先天生理及解剖缺陷所致不孕：不孕有因女子先天生理或解剖缺陷导致者，如阴道狭窄、处女膜肥厚、阴道有横膈等而致不孕者，应予手术治疗。

（2）精子、卵子结合通路受阻所致不孕症：输卵管阻塞而致通路障碍所致不孕与子宫内膜异位证之鉴别应借助实验室诊断。可采用输卵管通气术、通液术和子宫输卵管碘油照影术等试验来检查输卵管通畅情况。

（3）子宫内膜异位症所致不孕：是指子宫内膜生长在子宫腔以外的组织。这种异位的内膜随着卵巢激素的周期性变化而发生增殖、分泌与出血。临床分两种类型，即外在型与内在型。外在型指子宫内膜异位在子宫以外的组织内，最常见的部位是卵巢，其次为子宫直肠窝及子宫骶骨韧带。在卵巢内可随月经周期变化而逐渐增大，形成囊肿，又称巧克力囊肿。在子宫直肠窝的病灶则可形成致密粘连硬结，有时可侵犯直肠或膀胱。内在型指子宫内膜样组织出现在子宫肌层，呈弥散性分布者称子宫肌腺病，亦有局限性分布呈肿瘤样，称子宫肌腺瘤。子宫内膜异位症可导致不孕，宜通过输卵管通畅试验、盆腔脏器B型超声波检查予以确诊。

（4）内分泌失调所致不孕症：受孕的条件，必须有正常发育的卵子和精子，且精子和卵子能在输卵管内相遇而受精，受精卵能及时种植于子宫内膜中，并有正常的内分泌以维持胚胎的发育。因此卵巢内分泌失调可导致不孕症。可通过各种内分泌检查及B型超声波检查予以鉴别。

【针灸治疗】

1. 治则

（1）输卵管堵塞：理气通经，启宫种子。

（2）子宫内膜异位症：理气活血、通经止痛；或活血通络、消癥破积。

2. 配方

（1）输卵管阻塞

1）主穴：子宫、中极、气海、三阴交。

2）配穴：肝郁气滞者加四满、太冲。痰湿阻滞者，加气冲、丰隆、阴陵泉。血瘀胞脉者，加归来、气穴。

（2）子宫内膜异位症

1）主穴：气滞血瘀者中极、气海、子宫、血海、三阴交、太冲；癥瘕内存者中极、气穴、气海、气门、三阴交、行间。

2）配穴：痛连骶部者，加秩边、次髎、中髎。

3. 操作　中极向曲骨方向斜刺，针深1～1.5寸，施提插泻法，以针感向会阴传导为佳；气海直刺或呈60°向下斜刺，进针1～1.5寸，施提插泻法；三阴交直刺，进针1寸。四满直刺，进针1～1.5寸，施捻转平补平泻法；太冲直刺，进针0.5～0.8寸，施捻转泻法；气冲直刺或稍向上斜刺，进针0.5～1寸，施捻转泻法；丰隆直刺，进针1～1.5寸，施提插泻法；阴陵泉直刺，进针1～1.5寸，施捻转平补平泻法；归来、气穴、子宫均直刺，可刺1～2寸，施捻转泻法。血海直刺，进针1～2寸，施提插兼捻转之泻法。秩边直刺2～3寸，次髎、中髎斜刺1.5～2寸，施捻转泻法。腹部穴可配合灸法。

4. 疗程　每日针刺1次，30日为1个疗程。

【配方理论】

子宫、气穴均为治疗不孕证的经验穴。中极为任脉要穴，调理冲任、胞宫，化瘀通经。气海益气调经。三阴交为调经活血第一要穴。四满为肾经穴，与中极相合能理气通经。太冲为足厥阴肝经原穴，可疏肝解郁，配三阴交可养血调经。气冲虽为足阳明经穴，然冲脉起于气冲，又为水谷之海的上输穴，与中极相配，可调理冲任，理气调经。丰隆为足阳明之络穴，阴陵泉为足太阴之合穴，均为祛湿化痰之要穴，配三阴交可调理三阴，理气和血。归来、血海活血化瘀，配三阴交可和血调经。秩边、次髎、中髎，局部取穴，活血止痛。诸穴相合，共收调理冲任、调经启宫之效。

【预后】

不孕症预后与患者年龄、发育、不孕原因、病程长短有关等密切相关。一般而言，年龄较轻、发育正常、功能性不孕、病程短者，预后较好；反之年龄大、发育欠佳、器质性病变不孕症、病程长者，疗效较差。针灸在治疗卵巢排卵障碍、输卵管通而不畅、免疫性不孕、子宫内膜异位症性不孕等有一定疗效，对于输卵管完全梗阻等病因导致不孕临床效果欠佳。

七、子宫脱垂

子宫脱垂是指子宫从正常位置沿阴道下降，宫颈外口达坐骨棘水平以下，甚至子宫全部脱出阴道口外。其病因为妊娠、分娩，特别是产钳或胎吸困难的阴道分娩；慢性咳嗽、腹腔积液、频繁地剧中或便秘而造成腹腔内压力增加；医源性原因，包括没有充分纠正手术所造成的盆腔支持结构的缺损。中医称该病为阴挺，又称阴脱、阴菌、阴滞等，为妇女子宫下脱，甚则脱出阴户之外，或阴道壁膨出。中医认为该病与分娩损伤有关，产伤未复，中气不足，或肾气不固，带脉失约，日渐下垂脱出。亦见于长期慢性咳嗽、便秘、年老体衰之体，冲任不固，带脉提摄无力而子宫脱出。

【临床表现及诊断】

1. 临床表现　自觉小腹隐痛，阴道口有物脱出，持重、站立则脱出加重，卧床休息则可缩复还纳。腰骶部有疼痛感或下坠感，带下淋漓，排尿困难甚至尿潴留，或尿频尿急，或张力性尿失禁。

2. 诊断要点

（1）病史：多有分娩损伤史，或产后过早操劳负重失于调护史；长时间腹压增加史；盆底组织先天发育不良或退行性变史；卵巢功能减退史；营养不良史。

（2）临床表现：自觉小腹隐痛，阴道口有物脱出，持重、站立则脱出加重，卧床休息则可缩复还纳。腰骶部有疼痛感或下坠感，带下淋漓，排尿困难甚至尿潴留，或尿频尿急，或张力性尿失禁。

（3）妇科检查：患者取膀胱膀胱结石位后，检查判断子宫脱垂的程度、阴道前后壁膨出及会阴撕裂的程度。

目前国际上较为广泛接受和采用的是1996年Bump提出盆腔脏器脱垂定量分期法（表8-3-1，表8-3-2）。

表8-3-1　盆腔脏器脱垂评估指示点（POP-Q）

指示点	内容描述	范围
Aa	距处女膜3cm的阴道前壁处	-3，+3
Ba	阴道前壁脱出离处女膜最远处	-3，+TVL
C	宫颈或子宫切除的阴道残端	±TVL
D	后穹隆	±TVL或空缺
Ap	距处女膜3cm的阴道后壁	-3，+3
Bp	阴道后壁脱出离处女膜最远处	-3，+TVL

表8-3-2　盆腔器官脱垂分度（POP-Q分类法）

分度	内容
0	无脱垂Aa、Ap、Ba、Bp均在-3cm处，C、D两点在阴道总长度和阴道总长度-2cm之间，即C或D点量化值<（TVL-2）cm
I	脱垂最远端在处女膜平面>1cm，即量化值<-1cm
II	脱垂最远端在处女膜平面>1cm，即量化值>-1cm，但<+1cm
III	脱垂最远端超过处女膜平面>1cm，但阴道总长度-2cm，即量化值>+1cm，但<（TVL-2）cm
IV	下生殖道呈全长外翻，脱垂最远端即宫颈或阴道残端脱垂超过阴道总长-2cm，即量化值>（TVL-2）cm

【鉴别诊断】

（1）宫颈延长：宫体仍在盆腔内，宫颈细长如柱状，阴道前后壁无膨出，前后穹隆位置无下降。妇科B超检查可明确诊断。

（2）慢性子宫内翻症：脱出物找不到子宫颈口，但可找到输卵管开口，表面被覆红绒样子宫内膜，双合诊时盆腔内空虚，找不到宫体。

（3）宫颈息肉、宫颈肌瘤、子宫黏膜下肌瘤：脱出物表面见不到宫颈外口，阴道内可触及宫颈，妇科及B超检查可协助诊断。

（4）阴道壁囊肿或肿瘤：肿物在阴道壁内，不能移动，宫颈和宫体可触及。妇科检查可协助诊断。

【针灸治疗】

1. 治则　补气升阳、提摄子宫。

2. 配方

（1）主穴：百会、关元、维胞、维道、维宫。

（2）配穴：中气下陷者，加气海、足三里；肾气不固者，加大赫、照海。

3. 操作　百会针尖朝前沿皮平刺，进针约1寸，施捻转补法。气海、关元针尖朝下斜刺，针深1～1.5寸，施提插捻转补法。维胞、维道、维宫每次选择一穴，6寸芒针进针3～4寸，针刺时针尖朝耻骨联合方向，深达脂肪下层，行强刺激手法，使会阴部和小腹部有明显的抽动感。足三里直刺，进针 1～1.5 寸，施提插补法。以上各穴均可针后施灸。大赫直刺，进针 1～1.5 寸，施提插或捻转补法。照海进针 0.5～1 寸，施捻转补法。以上各穴均可针后加灸。

4. 疗程　每日 1 次，15 次为 1 个疗程。

【配方理论】

百会为督脉穴，督脉总督一身阳气，取之可收升阳举陷之功。气海、关元为任脉穴，可通冲任而补下焦阳气。维胞为经外奇穴，穴下解剖为子宫阔韧带，故有提摄子宫之作用，为治子宫脱垂的经验效穴。维道为足少阳、带脉之交会穴，调理冲任。维宫为经外奇穴，亦为治子宫脱垂的经验效穴。足三里为足阳明之合穴，又为全身强壮要穴，可补中益气。大赫、照海与关元相配合，能补益肾气，升阳举陷。

【预后】

轻度子宫脱垂者，坚持保健、中医药、针灸治疗，病情可好转或治愈；较重者，尤其是合并阴道前后壁膨出者，药物治疗效果欠佳；随着年龄的增长，子宫脱出常加重，易伴小便失禁，影响身心健康，轻度子宫脱垂针刺配合锻炼，可收到一定效果，重度患者中医药治疗效果不佳，需手术治疗。

八、缺　乳

产后乳汁甚少，或全无，称为“缺乳”，亦称“乳汁不足”或“乳汁不行”。乳汁缺乏，多因身体虚弱，气血生化之源不足；或肝郁气滞，乳汁运行受阻所致。缺乳的主要病机为乳汁生化不足或乳络不畅，常见病因有气血虚弱和肝气郁结或痰浊阻络。

【临床表现及诊断】

1. 临床表现　产后排出的乳汁量少，甚或全无，不够喂养胎儿。

2. 诊断要点

（1）病史：先天乳腺发育不良；产后失血过多；产后情志不畅；产后过食肥甘；劳逸失常；哺乳不当。

（2）症状：产妇在哺乳期内，乳汁排出量少，或逐渐减少甚或全无。

（3）体征：检查时，乳腺发育正常或欠佳，乳房柔软，挤压乳汁点滴而出，质稀；或乳房胀硬，或有积块，皮色不变，挤压乳汁疼痛难出，质稠；或乳房丰满，按质松软，乳汁不多，质稀。

（4）辅助检查：血常规检查了解有无贫血及感染。

【鉴别诊断】

乳痈：可表现为乳汁缺少，但初期恶寒发热，乳房红肿热痛，有块或有波动感，继而化脓溃破成痈，缺乳则无此症，可资鉴别。

【针灸治疗】

1. 治则　通络下乳。

2. 配方

（1）主穴：乳根、膻中、少泽。

（2）配穴：气血虚弱者，加脾俞、足三里。肝郁气滞者，加内关、太冲。痰浊阻滞者，加阴陵泉、丰隆。

3. 操作　乳根向外斜刺或向上斜刺 0.5～0.8 寸，局部酸胀，可扩散至乳房；膻中平刺 0.3～0.5 寸；少泽浅刺 0.1～0.2 寸，局部胀痛；脾俞呈 45°斜向督脉进针，针深约 1 寸，施捻转补法；足三里直刺，进针 1 寸，施捻转补法。内关直刺 0.5～1 寸，捻转可有向指端放射的触电感；太冲直刺 0.5～0.8 寸阴陵泉直刺，进针 1～1.5 寸，施捻转泻法；丰隆直刺，进针 1～1.5 寸，施提插泻法；余穴刺法同上。

4. 疗程 每日针刺1次，15次为1个疗程。

【配方理论】

该病以乳根、膻中、少泽为主穴。乳根为阳明经穴，又位于乳房部，可疏通阳明经气血以催乳，属局部取穴。膻中为气会，功在调气通络。少泽点刺出血，为通乳的经验效穴。三穴合用达催乳、通乳之功。若气血亏虚加脾俞、足三里，补益脾胃，生化气血，使乳汁化生有源；若肝气郁滞加内关、太冲，疏肝解郁，理气行滞，使乳汁运行通畅；若痰浊阻滞加阴陵泉、丰隆，健脾燥湿化痰。

【预后】

该病若能及时治疗，脾胃功能、气血津液恢复如常，则乳汁可下；若身体虚弱，虽经治疗，乳汁无明显增加或先天乳腺发育不良“本生无乳者”，则预后较差；若乳汁壅滞，经治疗乳汁仍然排出不畅，可转化为乳痈。针灸在治疗该病方面疗效显著，尤其是治疗肝气郁结证效果较好，可单独针刺治疗，也可配合中药治疗。

九、盆腔炎性疾病后遗症

盆腔炎性疾病未得到及时正确的诊断或治疗，可能会发生盆腔炎性疾病后遗症，既往称为慢性盆腔炎。中医认为经行产后，胞门未闭，风寒湿热之邪，或虫毒乘虚内侵，与冲任气血相搏结，蓄积于胞宫，反复进退，耗伤气血，虚实错杂，缠绵难愈。

【临床表现及诊断】

1. 临床表现 小腹坠胀痛，腰骶酸痛，白带黄稠，量多有异味，月经不调，可出现尿频、尿急等症状，或有腹泻，可有低热，易感疲劳，周身不适，失眠，劳累、性交后及经期前后症状加重。并可有不孕的表现。

2. 诊断

（1）病史：曾有盆腔炎性疾病病史，盆腔炎反复发作史；不孕史；盆腔急性感染病史及急性阑尾炎、慢性肠炎等。

（2）临床表现如上。

（3）体征：妇产科检查子宫常呈后位，活动受限甚至粘连固定，在子宫一侧或两侧可以触及条索状物或有片状增厚、压痛，或可触及囊性肿物。

（4）辅助检查

1）B超：盆腔附件区可见不规则囊性、实性、囊实性包块及炎性渗出。

2）病原体培养：宫颈分泌物培养可找到致病的病原体。白带常规检查，了解阴道有无菌群失调及病原体。

3）血常规检查：了解有无全身感染、盆腔感染及感染程度。

【鉴别诊断】

（1）慢性阑尾炎：反复发作右下腹疼痛并查及包块，急性发作时可有转移性右下腹痛，伴有恶心呕吐，麦氏点压痛、反跳痛及肌紧张。

（2）卵巢囊肿：腹胀或查及囊性包块。输卵管积水或输卵管、盆腔炎性囊肿肿块呈腊肠形，囊壁较薄，周围有粘连；卵巢囊肿一般以圆形或椭圆形较多，周围无粘连，活动自如。B超检查，组织学检查有助于诊断。

（3）子宫内膜异位症：以进行性加重的痛经为特征，病程长，与慢性盆腔炎相似。后者特点是长期慢性疼痛，可有反复急性发作，低热，经行、性交、劳累后疼痛加重。子宫内膜异位症平时不痛，或仅有轻微疼痛不适，经期则腹痛难忍，并呈进行性加重。腹腔镜、B超及抗子宫内膜抗体等有助于确诊。

【针灸治疗】

1. 治则　清热利湿。

2. 配方

（1）主穴：中极、气海、归来、三阴交。

（2）配穴：湿热瘀结者，加阴陵泉、曲泉；气滞血瘀者加太冲、血海；寒湿凝滞者加关元、肾俞；气虚血瘀者，加足三里、脾俞。

3. 操作

（1）主穴：中极、气海均直刺1～1.5寸，使局部有酸胀感或向耻骨联合方向传导，施捻转泻法；归来直刺1～1.5寸；三阴交沿胫骨后缘直刺，进针0.8～1寸，施捻转泻法；中极、气海可针上加灸。

（2）配穴：阴陵泉均直刺1～1.5寸，施提插泻法；曲泉取屈膝位向腘窝方向直刺1～1.5寸，如觉针下有搏动感时，应停止刺入，以免损伤动脉。血海直刺，进针1～1.5寸，施提插泻法；太冲直刺0.5～1寸，施提插泻法。关元直刺1～1.5寸，使局部有酸胀感或向耻骨联合方向传导；肾俞直刺或向督脉方向斜刺，进针1寸，施平补平泻；腹部诸穴均宜并用灸法。足三里直刺，进针1～1.5寸，脾俞均呈45°斜向督脉进针，针深约1寸，均施捻转补法。

4. 疗程　每日针刺1次，15次为1个疗程。

【配方理论】

该病以中极、气海、归来、三阴交为主穴。任脉起于胞中，故取中极通调任脉经气，畅行胞脉气血，祛除胞宫阻滞，并具有清利膀胱下焦湿热、温散下焦寒湿、缓解痉挛等功效；气海为人身气之大会，虚可补气养气，以充养冲任、胞脉而止痛，实可行气调气，以散寒除湿活血而止痛；胞脉隶属阳明，阳明经多气多血，取阳明经归来滋养气血，通调胞脉以止痛；足三阴经从腹走足，皆会胞宫，故取三阴交调理足三阴经经气，活血化瘀，畅行胞脉而止痛。湿热瘀结者，加阴陵泉、曲泉，加强清利下焦湿热之效；气滞血瘀者，加太冲、血海，以加强行气活血化瘀之效；寒湿凝滞者，加关元、肾俞，可加灸法，以加强温肾壮阳、散寒除湿之效；气虚血瘀者，加太冲、血海，以加强行气活血化瘀之效。

【预后】

盆腔炎性疾病后遗症积极有效的治疗，大多数可好转或治愈，但是该病易反复，治疗周期较长，未愈者常伴失眠、疲劳、周身不适等症状，同时可影响患者精神状态，长期反复发作不愈者常引起患者焦虑、抑郁，对患者生活质量有一定影响。针灸治疗该病疗效显著，可迅速有效缓解症状。

第四节　男科疾病

一、勃起功能障碍

勃起功能障碍指持续或反复不能达到或维持足够阴茎勃起以完成满意性生活。按病因可分为心理性和器质性。本节主要介绍心理性勃起功能障碍。心理性勃起功能障碍是指非器质性原因所致大脑皮质对性兴奋的抑制作用加强和脊髓勃起中枢兴奋性减退所致。现代医学认为由于长期的精神紧张，致使大脑皮质对性兴奋的抑制作用加强，或神经系统经常处于高度兴奋状态而致衰竭，脊髓勃起中枢兴奋性减退，在一般刺激下，阴茎动脉血管不能扩张而致。中医称该病为“筋痿”、“阴痿”、“阳痿”、“阴器不用”等。祖国医学认为该病的形成与肾、肝、脾三脏功能失调有重要关系，以肾虚、宗筋失养为发病之关键。

【临床表现与诊断】

1. 临床表现 男子在有性欲和性兴奋的状态下，阴茎不能勃起，或阴茎虽能勃起，但勃而不坚，或坚而不久，以致不能插入阴道完成正常性交。

2. 诊断 病程3个月以上。根据性生活史、既往病史及心理社会史，夜间阴茎勃起试验多可诊断。

【鉴别诊断】

（1）糖尿病：糖尿病的神经病变造成支配会阴部的副交感神经受损而致阳痿；动脉血管的狭窄，影响了性兴奋时阴茎的血液供应；限制饮食，依赖药物，体力减退等造成严重的精神负担而影响性功能。糖尿病患者的阳痿常常伴有性欲减退，且有糖尿病的其他系统表现。

（2）血管性疾病：腹主动脉血管狭窄、腹主动脉瘤、动脉硬化等，使供应阴茎的动脉狭窄，致阴茎供血不足；或阴茎海绵体与龟头之间的瘘管，白膜的静脉畸形使静脉引流障碍；阴茎内血管的动静脉瘘等使海绵体不能充盈。这些因素可致勃起的启动和维持障碍而发生阳痿，这类患者往往伴有全身性动脉硬化的其他表现。

（3）外伤与手术：如脑外伤、脊椎骨折截瘫、骨盆骨折、阴茎损伤等，膀胱或前列腺手术、直肠手术等。这些创伤与手术可损伤支配性活动的神经与血管功能，使勃起功能发生障碍，其主要鉴别在于有创伤及手术史。

（4）生殖器官局部病变：阴茎畸形、尿道上裂或下裂、鞘膜积液、精囊炎、重度精索静脉曲张、严重包茎等。这些疾病可因生殖器官的解剖异常及心理上的原因使性功能受到影响，这类疾病都可通过生殖器官的检查，即可明确诊断。

（5）神经系统疾病及精神障碍：如多发性硬化症、颅内损伤综合征、脊髓损伤、脊髓肿瘤、腰椎间盘突出症、重症肌无力、交感神经切除术等，使传导兴奋的神经发生障碍而致阳痿。此外抑郁症、躁狂症、精神分裂症等精神疾病亦可致阳痿发生。

（6）药物：患者有其他系统疾病，曾分别服用过抗高血压药、利尿药、镇静药、抗精神病等药，而导致阳痿。此外酗酒、吸毒也可导致阳痿发生。

【针灸治疗】

1. 治则 调神益志、益肾培元、振阳起痿。

2. 配方

（1）经穴刺法

1）主穴：中极、关元、命门、神庭、印堂。

2）配穴：命门火衰者，加肾俞、太溪、三阴交。心脾受损者，加脾俞、足三里、神门。七情所伤者，加志室、肝俞、太溪、阳陵泉、心俞、神门。湿热下注者，加肾俞、足三里、三阴交、膀胱俞、丰隆。

（2）耳针疗法：取精宫、外生殖器、睾丸、内分泌、皮质下、命门。

（3）电针疗法：取中极、次髎、命门、肾俞、太溪。

（4）穴位注射疗法：取中极、关元、肾俞、三阴交。

（5）穴位敷贴疗法：乌附子15g、阿片1.5g、穿山甲3g、土硫磺6g、土鳖虫0.3g，敷贴神阙、曲骨。

3. 操作

(1) 经穴刺法

1) 主穴：中极、关元直刺1.5寸，命门直刺1寸，得气后施捻转补法1min。关元针感达前阴。命门针感传至尾骶或会阴部，神庭沿皮斜刺0.5寸，施捻转平补平泻30s；印堂向鼻根斜刺0.3寸，施雀啄平补平泻30s；留针20min。

2) 配穴：命门火衰：主穴均加灸。肾俞直刺1.5寸，太溪直刺0.8寸，三阴交直刺1.5寸，施捻转补法1min，留针20min。心脾受损：脾俞直刺1寸，足三里直刺1.5寸，神门直刺0.5寸，施捻转平补平泻1min，留针20min。七情所伤：志室、心俞直刺1寸，施捻转补法1min；肝俞直刺1寸，阳陵泉直刺1.5寸，施捻转平补平泻1min；太溪直刺0.8寸，神门直刺0.5寸，施捻转补法1min；留针20min。湿热下注：肾俞、膀胱俞直刺1寸，施捻转补法1min；足三里、三阴交直刺1.5寸，施捻转平补平泻1min；丰隆直刺1.5寸，用捻转泻法1min。

(2) 耳针疗法：每次选用2～3穴，中等刺激，留针15min。

(3) 电针疗法：中极直刺1.5寸，施捻转补法，使针感传至前阴，2～3min后出针。次髎直刺3～4寸，施提插补法1min，针感传至前阴或会阴部；余穴用捻转平补平泻，使针感向远处扩散，然后加电刺激，电极接同侧肾俞、次髎二穴，刺激量由小到大，至患者不能耐受时为止，留针20min。

(4) 穴位注射疗法：维生素$B_1$1ml或丙酸睾酮5mg。每次选1～2穴，每穴以注射针刺，得气后推入维生素$B_1$0.5ml或丙酸睾酮2.5mg。

(5) 穴位敷贴疗法：制法先将乌附子挖去内部成一空壳，将挖出的附子末和其他三味药混合粉碎为末，过筛，填入附子壳内，用酒250ml，放锅内入附子加热，用文武火煎熬至酒干，将附子取出，和土鳖虫混合，捣融如膏。取药膏如黄豆大一块，放穴位上，上盖纱布，胶布固定。

4. 疗程

(1) 经穴刺法：每日1次，10日为疗程，连续治疗3～5个疗程。

(2) 耳针疗法：每日或隔日1次，或作耳穴皮内埋针，隔日更换1次。

(3) 电针疗法：每日1次，10日为1个疗程，连续治疗3～5个疗程。

(4) 穴位注射疗法：每周注射2～3次，4周为1个疗程。

(5) 穴位敷贴疗法：每3日更换1次，10日为1个疗程。

【配方理论】

勃起功能障碍是男科性功能障碍的常见病之一，大多数为功能性，多由大脑皮质或脊髓中枢功能紊乱，性神经衰弱所致。石学敏院士针对其病因病机，采用调神安志、益肾培元为主，同时命门火衰者温补下元，心脾受损者补益心脾，七情所伤者益肾疏肝、宁心安神。湿热下注者清利湿热。并配合心理治疗。在治疗中因人而异地进行心理调整，解除患者焦虑情绪，消除恐惧心理，使之与医生密切合作，是治疗成功的前提。针灸配穴中取命门、关元、中极以温补肾阳，培元固本，使元气得充，肾气壮盛；神庭、印堂可调神导气，令气易行，以意通经，此本于"凡刺之法，必先本于神"之理；三阴交为三阴经之会穴，可滋阴补肾，益肾填精。在施用针法时更注重针感传导及手法量化指标，在针刺关元、中极等穴时，应重视针刺手法的运用，使针感沿着经脉的循行路线达前阴、阴茎、龟头部，是获取疗效的关键。

【预后】

该病多为心理因素所致，积极的家庭调护尤为重要。节制性欲，鼓励戒除手淫，房事有度，劳逸结合，以利于疾病的恢复。针灸对心理性阳勃起功能障碍有确切的疗效。针灸可以调节大脑皮质或脊髓中枢的功能，并调节局部神经。

二、早　　泄

早泄是男性性功能障碍最常见的一个症状。其发病与年龄无明显关系，成年男性均可发生该病证。早泄病因主要包括心理性和阴茎局部性因素，还可能涉及泌尿、内分泌及神经等系统疾病因素。本节主要介绍心理因素所致早泄的针灸治疗。中医将该病归为“鸡精”病范畴。中医学认为该病的形成主要为心、肝、肾功能失调所致，与先天不足，房事不节，情志所伤，湿热流注诸因素有关。针刺治疗该病主要在于补肾摄精，清利湿热。石学敏院士在治疗该病时，注重抓住该病的关键在于精神神经因素，因而在补肾摄精、清利湿热的同时，注意舒理气机，调神安志，以增强疗效。

【临床表现与诊断】

1. 临床表现　在与伴侣的性生活中，插入阴道后大约1min之内射精及个体不希望射精前就射精。随后阴茎萎软，不能正常维持性生活的一种病证。

2. 诊断

（1）在伴侣的性生活中，插入阴道后大约1min之内射精及个体不希望射精前就射精，这种情况持续存在或反复发生。

（2）症状一定要存在至少6个月，在几乎所有或所有（75%～100%）性活动场合（在特定环境或在所有环境）。

（3）症状在临床上造成明显的个体痛苦。

（4）用非性的精神障碍、严重的关系痛苦及其他显著压力不能更好地解释性功能障碍，且性功能障碍不是物质/药物或另一种疾病的作用所致。

【鉴别诊断】

（1）遗精：遗精是在没有性交、手淫或其他性刺激的情况下射精，其有生理性与病理性之分。临床有时早泄与遗精并见。

（2）精浊：尿道口常有薄水样分泌或较厚的乳白色分泌黏液，尤以清晨明显；大便时，尿道口有白色黏液流出，此多见于慢性前列腺炎，往往同时伴有排尿异常及局部症状，放射痛及性功能障碍等。

（3）注意精神性早泄与器质性早泄的鉴别，精神性早泄的首次性交或手淫常在仓促中完成，后者无特殊；对性的认识前者有错误的理解，后者基本正常；心理状态上前者往往有恐惧、焦虑、自卑等，后者基本正常；早泄发生的特点，前者时轻时重，随情绪及体力状态而有所变化，而后者病情逐渐加重，或从未有过正常的性生活。

【针灸治疗】

1. 治则　益肾固精、调神止泄。

2. 配方

（1）经穴刺法

1）主穴：肾俞、关元、中极、上星、印堂。

2）配穴：肾气不固者，加命门、太溪、三阴交；阴虚火旺者，加复溜、太溪、三阴交；心脾两虚者，加心俞、脾俞、足三里、神门；肝经湿热者，加三阴交、阴陵泉、丰隆、太冲。

（2）耳针疗法：肾、精宫、神门、内分泌等。

（3）穴位注射疗法：关元、中极。

（4）按摩疗法：关元、气海、中极、肾俞。

3. 操作

（1）经穴刺法

1）主穴：肾俞直刺1.5寸，施捻转补法1min，不留针；关元直刺1.5寸，中极直刺1.5寸，施捻转补法1min，针感向阴部放散；上星沿皮斜刺1寸，施捻转平补平泻30s；印堂向鼻根斜刺0.3寸，施雀啄泻法30s，诸穴留针20min。

2）配穴：肾气不固：命门直刺1寸，施捻转补法1min，不留针；太溪直刺0.8寸，三阴交直刺1.5寸，施捻转补法1min，加灸，或独用灸法。诸穴留针20min。阴虚火旺：复溜直刺0.8寸，太溪直刺0.8寸，三阴交直刺1.5寸，施捻转补法1min；留针20min。心脾两虚：心俞直刺1寸，脾俞直刺1.5寸，足三里直刺1.5寸，神门直刺0.5寸，施捻转补法1min，留针20min。肝经湿热：三阴交、阴陵泉直刺1.5寸，施捻转平补平泻1min；丰隆直刺1.5寸，太冲直刺1寸，施捻转泻法1min；留针20min。

（2）耳针疗法：每次选穴2~3穴，用皮内针埋藏，或王不留行籽贴压，每日按压贴压耳穴3次，每次每穴按揉30s。

（3）穴位注射疗法：用维生素$B_1$50mg或黄芪当归注射液2mg。

（4）按摩疗法：患者每晚临睡前用手指按压关元、气海、中极、肾俞等穴，并用双手依次揉按足内、外踝下后方、足心涌泉及大𧿹趾，亦可按顺时针方向旋转两足大𧿹趾各10次。或用按摩器，或自身按摩阴茎，每次30min。

4. 疗程

（1）经穴刺法：每日1次，10日为1个疗程，连续治疗3~5个疗程。

（2）耳针疗法：每日针1次或以王不留行籽贴压，3~5日更换1次，10日为1个疗程。

（3）穴位注射疗法：隔日1次，10次为1个疗程。

【配方理论】

早泄即性交时男子阴茎尚未进入女性阴道，即已经射精；或刚刚性交便发生射精。《沈氏尊生书》曰："未交即泄，或乍交即泄。"即为此意。早泄在一定时间内表现为勃起迅速，射精过早、过快，因而影响性生活，影响男女双方的性满足，有的影响生育，如果长时间得不到正确治疗，可导致阳痿。该病的发病机理多由疏泄失常，约束无能；或肾虚封藏失职，固摄无权所致，临床以肝经湿热、阴虚火旺、肾气不固、心脾虚损为常见。西医认为早泄的发生，主要与精神因素有关，如精神过度紧张，情绪过分激动，恐惧性交不能成功及身体疲劳、精力不足，或长期手淫，引起神经衰弱等。因此，取肾俞、关元、中极，温补肾阳、培元固本；中极，补益肾气、清利湿热；上星、印堂调神定志，疏导气机；命门、太溪、三阴交补肾固本；复溜、太溪、三阴交，滋阴补肾；心俞、脾俞、足三里、神门，益气补血；三阴交、阴陵泉、丰隆、太冲，清热利湿。诸穴配伍，益肾固精，调神止泄。

【预后】

该病一般预后良好。针刺能有效调节不良情绪，减轻心理压力，使性功能恢复正常，提高性生活质量。

三、男性不育

凡生育年龄的夫妇，婚后同居1年以上，未采取避孕措施而未受孕，其原因属于男方者，称男性不育症。男性不育症可分为绝对不育症和相对不育症，绝对不育症指有先天或后天解剖生理缺陷；相对不育症指因某种原因使男性生育能力降低，致使女方不能受孕，但仍有受孕的可能。精子的质或量的异常是导致男性相对不育证的重要原因。

【临床表现与诊断】

婚后同居1年以上，未采取避孕措施而未受孕，其原因属于男方者即为男性不育症，经精液检查（宜停止性生活5～7日，再行检查），出现阳性者可诊断为该病。

其阳性表现为以下内容。

（1）无精子：经三次以上检查均未发现精子。

（2）精子稀少：经多次检查精子数均在60×10^9/L以下。

（3）精液不液化：正常精液排出体外30min左右液化，若排出1小时不液化即属病态。

（4）死精子过多：死精子超过40%。

（5）精液量少：每次排精量若小于2亿，则不足以稀释阴道的酸性分泌物，可影响生育。

【鉴别诊断】

（1）男性绝对不育症：男科检查发现患者的睾丸、附睾、输精管及外生殖器有先天异常，或后天不可弥补的器质性改变。

（2）可治疗的器质性不育症：如阴囊内有精索静脉曲张及鞘膜积液。或指肛检查前列腺有急慢性炎症为可治疗的器质性不育症。

【针灸治疗】

1. 治则 补肾壮阳、或滋养肾阴、或补益气血。

2. 配方

（1）肾阳虚：命门、关元、大赫、气海、足三里。

（2）肾阴虚：肾俞、关元、气海、精宫、三阴交、太溪。

（3）气血亏虚：关元、气海、脾俞、胃俞、肾俞、足三里、三阴交。

3. 操作

（1）肾阳虚：命门直刺进针1～2寸，施提插补法1min；关元、大赫、气海，均为腹部穴，进针1～2寸；足三里直刺，进针1.5～2寸，施捻转补法1～2min。

（2）肾阴虚：肾俞向脊柱方向斜刺，进针1～2寸，施捻转补法1min；关元、气海均直刺，进针约1.5寸，施提插补法1min；精宫直刺进针2寸，施提插补法1min；三阴交、太溪均直刺，三阴交进针1寸，太溪进针0.5寸，均施捻转补法1min。

（3）气血亏虚：关元、气海刺法同前；脾俞、胃俞、肾俞均向脊柱方向斜刺，进针约1.5寸，施捻转补法1min；足三里、三阴交均直刺，进针1～2寸，施捻转补法1min。

4. 疗程 每日针刺1次，10次为1个疗程，一般治疗2～3个疗程。

【配方理论】

西医将男性不育症按病因归纳为三类，即性功能障碍，精液异常，先后天器质性病变等。其中以性功能障碍和精液异常所致的男性不育症最多。针灸所治的男性不育症多指性功能障碍及精液异常而言。中医治疗该病宜据具体情况辨证选穴，以虚证为主，一般可分为肾阳虚、肾阴虚、气血不足。肾之阴阳不足，故取命门、肾俞、关元、气海、精宫、大赫、三阴交、太溪等穴补养肾之阴阳。若气血不足，体质虚弱，后天之气亦虚者，宜取关元、气海、脾俞、胃俞、肾俞、足三里、三阴交等穴先后天同补。

【预后】

针刺能够促进增加精子数目，提高精子活动力，有助于受孕。

第五节　儿科疾病

一、脑性瘫痪

脑性瘫痪（简称脑瘫）是自受孕开始至婴儿期非进行性脑损伤和发育缺陷所导致的综合征，主要表现为运动障碍及姿势异常等。脑瘫的直接病因是在脑发育成熟前，脑损伤和（或）发育缺陷导致以运动障碍和姿势异常为主的综合征。脑损伤和发育缺陷的时间可划分为三个阶段，即出生前、围生期和出生后。近来认为，70%～80%的脑瘫发生于出生前，其中相当大的比例原因不明。

中医学中没有脑性瘫痪这一病名，根据其临床表现，处于中医“五迟”、“五软”的范畴。五迟、五软的病因主要有先天禀赋不足，或后天失于调养者，以及患儿有难产窒息史、药物损害因素、家族史或其他疾病史等。病机可概括为正虚和邪实两方面。正虚是肝肾不足，元气不充，而致脉络不畅，肢体不用，脑髓空虚；邪实为痰瘀阻滞经络，而致心脑神明失主。

【临床表现与诊断】

1. 临床表现

（1）中枢性运动功能障碍和运动发育落后。

1）粗大运动发育落后：抬头、翻身、坐、爬、站立等发育明显落后。

2）精细运动发育落后：见物主动伸手、伸手主动抓物、手指捏物等精细动作明显落后。

3）自主运动困难：动作僵硬，肌张力过高或过低，不能完成自主运动模式，出现异常运动模式。

4）主动运动减少：①新生儿期吸吮能力差，很少啼哭；②2～3个月双腿蹬踢少或单腿蹬，手活动少和无爬行等基本动作。

（2）异常姿势：如持续头易背屈、斜颈、四肢痉挛、手喜握拳、拇指内收、上臂常后伸、尖足、剪刀步和角弓反张等。

（3）肌力低和肌张力改变：肌张力增高、降低或混乱。

（4）异常反射：原始反射延迟消失、保护性反射不出现或减弱，可出现病理反射。

2. 诊断

（1）必备条件：①中枢性运动功能障碍和运动发育落后；②姿势异常，包括动态和静态情况下的姿势异常；③肌力和肌张力的改变。

（2）参考条件：①反射异常；②引起脑瘫的病因学依据；③头颅影像学佐证；④排外遗传代谢病和进行性疾病。

【鉴别诊断】

（1）智力低下：出现在发育年龄阶段，即18岁以下，智能明显低于同龄儿童正常水平，即智商低于均值以下两个标准差，在70岁以下，并同时存在适应功能缺陷或损害。

（2）脑白质营养不良：为常染色体隐性遗传性疾病。表现为步态不稳、语言障碍、视神经萎缩，1～2岁发病前运动发育正常，病情呈进行性加重，白细胞或皮肤成纤维细胞中芳香脂酶A活性明显降低是该病的特异性诊断指标。

（3）婴儿型脊髓性肌萎缩症：出生时一般情况良好，3～6个月后出现症状，肢体活动减少，上下肢呈对称性无力，进行性加重，膝腱反射减弱或难以引出，肌张力低下，肌肉萎缩，智力正常。

【针灸治疗】

1. 治则 开窍益智，培补肝肾，补益气血。

2. 配方

（1）经穴刺法

1）主穴：百会、四神聪、头维、风池、华佗夹脊穴、关元、足三里、三阴交。

2）配穴：脾肾虚弱者，加脾俞、肾俞、气海；阴虚风动者，加肝俞、肾俞、太溪；控头不佳者，加大椎、天柱、完骨；语言不利、吞咽障碍者，加地仓、廉泉、承浆；上肢活动不利者，加肩髃、臂臑、外关、合谷；下肢活动障碍者，加环跳、阳陵泉、解溪、太冲。

（2）头皮针疗法：额中线、顶中线、顶颞前斜线、顶旁1线、顶旁2线、颞前线、颞后线、枕下旁线。

（3）舌针疗法

1）主穴：附蒂穴、襞中穴、脑枢穴、脑灵穴、脑明穴。

2）配穴：选取与患病部位相应的舌针穴位。如见四肢症状严重者，加手穴、前臂穴、肘穴、肩穴、足穴、小腿穴、大腿穴等；如见腰脊胸骶症状者，加腰穴、胸穴、骶穴、尾穴等。

（4）耳针疗法

1）主穴：交感、神门、脑干、枕、肾、脾、皮质下、心、肝、肾上腺、小肠、胃。

2）配穴：上肢瘫痪者，加肩、肘、腕、指；下肢瘫痪，加髋、膝、踝、跟。

3. 操作

（1）经穴刺法：局部消毒后，以0.25mm×25mm一次性不锈钢毫针进行针刺，百会、四神聪直刺0.1～0.3寸，平补平泻法；头维平刺0.3～0.5寸，平补平泻；风池向喉结方向斜刺2寸，捻转补法；华佗夹脊自第1颈椎至第5腰椎旁开5分，向椎体方向稍斜刺，进针1.5寸，捻转补法；关元直刺1.5寸，温针灸。曲池直刺0.5寸，捻转泻法；足三里、三阴交直刺1～1.5寸，捻转补法。留针30min。

（2）头皮针疗法：穴区局部常规消毒后，以0.25mm×25mm一次性不锈钢毫针与头皮呈15°～30°夹角进针，留针30min。

（3）舌针疗法：毫针快速点刺，不留针。

（4）耳针疗法：常规消毒后，选用0.5寸短柄毫针或用特定图钉型揿针。毫针进针时以左手固定耳郭，右手进针。进针深度可以穿破软骨但不透过对侧皮肤为度。也可用磁珠、王不留行籽等做压迫刺激。出针后用消毒干棉球压迫针孔，防止出血。必要时再涂以乙醇或碘酒，预防感染。每次选用4～6穴，采用毫针针刺，每次留针20～30min。用王不留行籽贴压，每日按压刺激2～3次。

4. 疗程 经穴刺法及头皮针疗法每日1次，每周5次，3个月为1个疗程。舌针每日1次，20次为一疗程，疗程间隔3～5日。耳针每日1次或隔日1次；每周贴压2～3次，10次为1个疗程，疗程间隔3～5日。

【配方理论】

脑性瘫痪患儿的损伤，病位在脑，与肝肾密切相关。表现为肢体功能障碍，肌力、肌张力的异常，治疗应开窍益智，培补肝肾。百会为诸阳之会，通督一身之阳气，四神聪为经外奇穴，头维为足阳明经穴，是足阳明胃经与足少阳胆经、阳维脉之交会穴，为阳明脉气所发，与百会、四神聪共奏疏通脑络、醒神开窍、益智之功效；风池，补益脑髓；华佗夹脊穴补益督脉，壮身之阳；关元，培元固本；足三里为足阳明经穴，可健补脾胃，脾胃为后天之本，是气血生化之源。三阴交调补三阴。诸穴配伍，开窍益智、培补肝肾、补益气血。

【预后】

脑瘫患儿预后与脑损伤程度、治疗时机、康复相关，亦与社会因素相关。重症脑瘫有合并症者，预后差。该病应早期发现、早期干预、综合康复治疗。针灸治疗在提高脑瘫患儿智力，改善脑瘫患儿的肌张力、肌力方面具有明显的治疗作用。

二、多发性抽搐症

多发性抽搐症又称抽动-秽语综合征。其临床特征为慢性、波动性、多发性运动肌快速抽搐，并伴有不自主发声和语言障碍。起病在 2～12 岁，病程持续时间长。抽动障碍的病因和发病机制尚未明了，其发病与遗传因素、神经递质失衡、心理因素和环境因素等诸多方面有关，可能是多种因素在发育过程中相互作用所致的结果。基底核、额叶皮层和边缘系统是抽动障碍的主要病变部位。抽动障碍涉及基底核功能障碍，存在基底核纹状体的神经突触多巴胺活动过度及多巴胺受体超敏感。

该病以肢体抽掣及喉中发出怪声或口出秽语为主要临床表现，属于中医“瘛疭”、“搐搦”范畴。其病因是多方面的，与先天禀赋不足、产伤、窒息、感受外邪、情志失调等有关，多由五志过极，风痰内扰所引发。病位主要在肝，与心、脾、肾密切相关。

【临床表现与诊断】

1. 临床表现　主要表现为多部位、不自主、突发性肌肉抽动。通常头面部先累及，如眨眼、撅嘴、喷鼻、点头、耸肩，逐渐发展到四肢和躯干，可出现一侧投掷运动、转圈、踢腿、腹肌收缩等。抽动发作频繁，一日十几次至数百次。30%～40% 患者抽动时伴爆发性异常喉音，如犬吠声、吼叫声、喉鸣声、嘿嘿声等，或刻板地发出咒骂和淫秽词句，并有强迫性意向。85% 患者可有轻至中度行为紊乱，如躁动不安、过分敏感、易激惹和行为退缩、注意力缺乏、多动症、破坏行为、学习差等。上述症状在睡眠时消失，精神松弛时减轻，紧张、疲劳或压力增大时加重。患儿可有一定的自控能力（半自主），例如，在上学期间压制抽动的欲望和不舒服感觉，放学回家后则通过抽动来释放自己的情绪和精神压力。因此，自我控制能力、与抽动相关的情感和冲动释放，明显的暗示性是该病区别于其他运动过度性疾病的临床特点。神经系统检查一般无阳性体征。

2. 诊断要点

（1）病史：起病年龄在 2～12 岁，可有病后失养及情志失调的诱因或者有家族史。

（2）症状：不自主的眼、面、颈、肩及上下肢肌肉快速收缩，如眨眼、挤眉弄眼、努嘴、摇头、扭腰、捏指等症状，以固定方式重复出现，无节律性，入睡后消失。在抽动时，可出现异常的发音，如咯咯、咳声、呻吟或粗言秽语。抽动能受意志遏制，可暂时不发作。

（3）病程：病程呈慢性过程，但病程呈明显波动性。

（4）检查：实验室检查多无特殊异常，脑电图、脑 CT 多为正常或非特异性异常。智力测试基本正常。

【鉴别诊断】

（1）习惯性抽搐：多见于 4～6 岁小儿。往往只有一组肌肉抽搐，如眨眼、皱眉、龇牙或咳嗽。发病前常有某些诱因，症状一般较轻，预后较好。但此症与多发性抽搐症并无严格的界限，有些患儿可能发展为多发性抽搐症。

（2）肌阵挛：肌阵挛是癫痫中常见的一个类型，多表现为一组肌群突然抽动，患儿可表现突然的前倾和后到，肢体或屈或伸。脑电图检查可作为鉴别的主要依据。

（3）风湿性舞蹈病：好发于 6 岁以后，女孩为多，是风湿热主要表现之一。表现为四肢较大幅度的无目的而不规则的舞蹈样动作，生活经常不能自理，常伴肌力及肌张力减低，并可有风湿热其他症状。

【针灸治疗】

1. 治则 宁心安神、平肝息风、化痰开窍。

2. 配方

（1）经穴刺法

1）主穴：百会、人中、风池、印堂、四白、地仓、合谷、太冲。

2）配穴：气郁化火者，加行间、神门；脾虚痰聚者，加内关、丰隆、足三里；阴虚风动者，加肝俞、肾俞、太溪。

（2）头皮针疗法

1）主穴：顶颞前斜线、额中线、顶中线、颞前线。

2）配穴：频繁眨眼配枕上正中线，额旁1线；肢体抽动配顶颞前斜线；异常发音配颞后线。

（3）耳针疗法：皮质下、神门、心、肝、脾、肾。

3. 操作

（1）经穴刺法：局部消毒后，以0.25mm×25mm一次性不锈钢毫针进行针刺，百会直刺0.1～0.3寸，印堂平刺1寸，平补平泻；风池直刺1.5寸，捻转补法；四白向下斜刺0.3～0.5寸，捻转补法；地仓直刺0.1寸，平补平泻；人中直刺0.1寸，雀啄泻法；太冲，直刺0.3寸，捻转泻法。留针30min。

（2）头皮针疗法：穴区局部常规消毒后，以0.25mm×25mm一次性不锈钢毫针与头皮呈15°～30°夹角进针，留针30min。

（3）耳针疗法：常规消毒后，用磁珠、王不留行籽等做压迫刺激。

4. 疗程

（1）经穴刺法：每日1次，每周5次，3个月为1个疗程。

（2）头皮针疗法：每日1次，每周5次，3个月为1个疗程。

（3）耳针疗法：每日按压刺激2～3次，每周贴压2～3次，10次为1个疗程，疗程间隔3～5日。

【配方理论】

多发性抽搐症为儿童和青少年常见的心理障碍疾病之一，石学敏院士认为，其治疗以平肝息风、宁心安神为原则，适当的心理疏导也可调节气机，对该病的恢复具有一定的作用。百会为督脉之腧穴，位居头顶，能健脑、益智、宁神；人中，醒脑开窍要穴；风池为胆经腧穴，又位居头项部，为祛风之要穴，能息风宁神；印堂、四白、地仓、人中为局部取穴，舒经活络，息风制动，遏制眨眼、挤眉弄眼、努嘴等眼、面及上下肢肌肉的抽搐瞬动。合谷手阳明大肠经穴，清热化痰，太冲为肝经原穴，平肝、潜阳、息风。诸穴配伍，凝心安神、平肝息风、化痰开窍。

【预后】

儿童多发性抽搐症为一种慢性神经精神障碍疾病，若不积极治疗，大部分患儿到少年后期症状好转，也有部分患儿症状持续到成年，甚至终生。服用西药治疗，复发率高，且不良反应明显，如：氟哌啶醇鼻临床上治疗抽动症的首选药物，但其具有较多的锥体外系、镇静、头昏、排尿困难等不良反应。针灸治疗该病有良好疗效，能够显著降低发作频率、减轻发作程度、缩短病程。是治疗儿童多发性抽搐症的有效治疗手段之一对于重症患儿可针药结合治疗。

三、儿童多动综合征

儿童多动综合征简称多动症，又称为注意力缺陷多动障碍或轻微脑功能障碍综合征，是一种较常见的儿童时期行为障碍性疾病。主要表现为与年龄不相称的注意力易分散，注意广度缩小，不分场合的过度活动，情绪冲动并伴有认知障碍和学习困难，智力正常或接近正常。该证于学前起病，呈慢性过程。不仅影响儿童的学校、家庭和校外生活，而且容易导致儿童持久的学习困难、行为问题和低的自尊心。

该病属于中医学“瘛疭”范畴。小儿稚阴稚阳，由于先天禀赋不足，或产后护养不当，外伤，病后失养，忧思、惊恐过度等致阴阳失调，元神失养发为该病。该病以虚为主，主要是肝肾阴虚和心脾两虚，疾病过程中也可有痰浊、湿热、瘀血等实证出现。

【临床表现与诊断】

1. 临床表现 多动症的症状多种多样，并常因年龄、所处环境和周围人对待态度的不同而有所不同。

活动过度：活动过度大都开始于幼儿早期，进入小学后因受到各种限制，表现得更为显著。

注意力集中困难：这种小儿的注意易受环境的影响而分散，因而注意力集中的时间短暂。他们在玩积木或其他游戏时，往往也显得不专心。

情绪不稳、冲动任性：多动儿童由于缺乏克制能力，常对一些不愉快刺激，做出过分反应，以致在冲动之下伤人或破坏东西。

学习困难：多动症儿童的智力水平大都正常或接近正常。然而由于以上症状，仍给学习带来一定困难。

此外，多动症儿童有30%～60%伴有对抗障碍，20%～30%的患儿伴有品行障碍，20%～30%的患儿伴有焦虑障碍，20%～60%伴有学校技能障碍。

2. 诊断要点 症状：注意力涣散，上课时思想不集中，坐立不安，喜欢做小动作，活动过度，情绪不稳定，冲动任性，动作笨拙，学习成绩差，但智力正常。

年龄：多见于学龄期儿童，男性多于女性。

检查：翻手试验、指鼻试验、指-指试验均阳性。

【鉴别诊断】

（1）正常顽皮儿童：虽有时出现注意力不集中，但大部分时间仍能正常学习，功课作业完成迅速。能遵守纪律，上课一旦出现小动作，经指出即能自我制约而停止。

（2）多发性抽搐症：也有多动表现，如眨眼、弄眉、耸肩、弄舌等，但常见头部、躯干、上下肢肌肉抽动，且抽动的同时口内发出异常叫声或咒骂的秽语。

（3）儿童焦虑症：常由各种精神紧张刺激所引起。小儿表现坐立不安，注意力集中困难，脾气暴躁和冲动等，但突出症状是焦虑。如仔细了解，可见这些情绪反应有明显的心理社会因素，并与外界环境有密切关系。

（4）精神发育迟缓：也有动作过多现象，但突出的是智力低下，情绪反应与年龄不符，动作笨拙等。

【针灸治疗】

1. 治则 醒神调督、调和阴阳。

2. 配方

（1）经穴刺法

1）主穴：内关、人中、神门、大椎、百会、太溪。

2）配穴：肝肾阴虚者，加肝俞、肾俞、太冲；心脾两虚者，加心俞、脾俞、足三里、三阴交；痰火内扰者，加丰隆、曲池。

（2）头皮针疗法：额中线、顶中线。

（3）耳针疗法：心、神门、交感、脑点。

（4）舌针疗法

1）主穴：脑源穴、脑明穴、脑枢穴、襞中穴。

2）配穴：肝肾阴虚者，加肝穴、肾穴；心脾两虚者，加心穴、脾穴；并可加配四支部的舌穴。

3. 操作

（1）经穴刺法：局部消毒后，以0.25mm×25mm一次性不锈钢毫针进行针刺，头部穴位采用斜刺或平刺法（针体与头皮呈15°～30°夹角），经穴刺法采用直刺法。留针30min。

（2）头皮针疗法：穴区局部常规消毒后，以0.25mm×25mm一次性不锈钢毫针与头皮呈15°～30°夹角进针，留针30min。

（3）耳针疗法：消毒后，选用0.5寸短柄毫针或用特定图钉型揿针。毫针进针时以左手固定耳郭，右手进针。进针深度可以穿破软骨但不透过对侧皮肤为度。也可用磁珠、王不留行籽等做压迫刺激。出针后用消毒干棉球压迫针孔，防止出血。必要时再涂以乙醇或碘酒，预防感染。每次选用4～6穴，采用毫针针刺，每次留针20～30min，每日1次或隔日1次；用王不留行籽贴压。

（4）舌针疗法：毫针快速点刺，不留针。

4. 疗程

（1）经穴刺法：每日1次，每周5次，2个月为1个疗程。

（2）头皮针疗法：每日1次，每周5次，2个月为1个疗程。

（3）耳针疗法：每日1次或隔日1次；用王不留行籽贴压，每日按压刺激2～3次，每周贴压2～3次，10次为1个疗程，休息3～5日后，进行下一个疗程。

（4）舌针疗法：每日1次，20次为一个疗程，疗程间隔3～5日。

【配方理论】

该病由于阴阳失调、元神失养所致。石学敏院士确立醒神调督、调和阴阳为其治疗法则。内关、人中醒脑开窍、理气宽胸；督脉经的大椎、百会为诸阳之会，“督脉总督一身之阳经”，“督脉属脑络肾”，有升阳清窍、健脑宁神、理气降逆之功。神门为手少阴心经之原穴，善宁神定志；太溪，补肾益精。诸穴合用，具有调和阴阳、安神定志的作用。

【预后】

儿童多动症经治疗预后较好。但如不治疗，多动症儿童到成人时，大约有1/3的人符合DSM-Ⅲ-R轴Ⅰ上的诊断。主要有四大类：①多动症的残留症状；②反社会人格障碍；③乙醇依赖；④癔病、焦虑症和一些类精神分裂症。很多有人格障碍的成人有儿童多动症史，有难以控制的冲动行为障碍，忍受应激的阈值低，情绪不稳和长期不满情绪。早期干预是影响预后的重要因素之一。该病针灸治疗可获显著的临床疗效，能够有效改善活动过度、注意力不集中、情绪不稳定等症状，建议治疗时间至少为8个月，能够达到临床基本治愈的效果。

四、再发性腹痛

小儿再发性腹痛，一般指发作性腹痛，3 个月内至少有 3 次发作，发作严重时可影响小儿正常活动，而在发作间歇期，表现正常。再发性腹痛是小儿时期常见的症状，占腹痛患儿总数的 50% ~70%，可见于任何年龄与季节，多发于学龄前及学龄儿童，此年龄段人群的发病率为 10% ~20%。女孩多于男孩，比例为 5∶3。

该病归属中医"腹痛"病范畴，指胃脘以下、脐之四旁及耻骨以上部位发生的疼痛。由于小儿脾胃薄弱，经脉未盛，易为各种病邪所干扰。六腑以通降为顺，经脉以流通为畅，感受寒邪、乳食积滞、脾胃虚寒、情志刺激、外伤等，皆可使气滞于脾胃肠腑，六腑不通则腹痛。

【临床表现及诊断】

1. 临床表现　再发性腹痛常有反复史，发作时可以自行缓解。疼痛的性质，有钝痛、胀痛、刺痛、掣痛等不同，但在小儿常难以诉说清楚。部分小儿啼哭、弯腰捧腹，或呻吟不已、时缓时急者，多为腹痛。其部位划分，包括大腹痛、脐腹痛、少腹痛和小腹痛。

体检时要使患儿合作以便检查出是否有压痛、肌紧张或肿物、年长儿童通常可配合良好，能够合作而年龄较小者往往不能合作，这时就要依靠突然发生的反常的哭闹、面色苍白、出汗、精神差和特殊体位来判断。对不合作的患儿最好采用对比法进行腹部检查、由母亲引逗使患儿不哭，或由母亲抱着喂奶，医生从侧面或背面以温和的手摸肚子，动作要轻柔缓慢，使孩子习惯于这种检查然后反复比较各部位的反应、如仍哭闹不合作，可以给一次水合氯醛口服，剂量：每次 30 ~ 50mg/kg，口服或灌肠，灌肠时用水稀释一倍。待患儿睡眠后再检查。同时要了解患儿的饮食、呕吐及大便情况等消化系统症状，有助于判断病因。

2. 诊断要点

（1）腹痛突然发作，持续时间不太长，能自行缓解。

（2）腹痛以脐周为主，疼痛可轻可重，但腹部无明显体征。

（3）无伴随的病灶器官症状，如发热、呕吐、腹泻、咳嗽、气喘、尿频、尿急、尿痛等。

（4）有反复发作的特点，每次发作时症状相似。

【鉴别诊断】

（1）全身性疾病及腹部以外器官疾病产生的腹痛：①呼吸系统疾病引起的腹痛常有咳嗽，或扁桃体红肿，肺部听诊有啰音等。②心血管系统疾病引起的腹痛常伴有心悸，心脏杂音，心电图异常。③神经系统疾病引起的腹痛常反复发作，脑电图异常，腹型癫痫服抗癫痫药有效。④血液系统疾病引起的腹痛常伴有血常规及骨髓象异常。⑤代谢性疾病引起的腹痛，如糖尿病有血糖、尿糖增高，铅中毒有指甲、牙齿染黑色，卟啉病有尿呈红色，曝光后色更深等可帮助诊断。

（2）腹部脏器的器质性病变：①胃肠道感染如急性阑尾炎、结肠炎、腹泻、急性坏死性肠炎、肠寄生虫病，除有腹痛外，还有饮食不调史及感染病史，大便及血常规化验有助于诊断。②胃肠道梗阻、肠套叠、嵌顿性腹股沟疝，有腹痛及腹胀和梗阻现象，全腹压痛，腹肌紧张，肠鸣音消失，X 线检查可助诊断。③肝胆疾病如胆道蛔虫、肝炎、胆囊炎、胆结石症，常有右上腹阵痛和压痛，肝功能异常及 B 超检查等可助诊断。④泌尿系统疾病如感染、结石、尿路畸形、急性肾炎等，常有腰痛、下腹痛、尿道刺激症状，尿检异常、X 检查可助诊断。⑤下腹痛对少女要注意是否为卵巢囊肿蒂扭转、痛经。⑥内脏肝脾破裂，有外伤史，常伴有休克等。配合实验室及医学影像诊断技术检查，可以做出诊断。

【针灸治疗】

1. 治则　行气活血、通络止痛。

2. 配方

（1）主穴：足三里、合谷、三阴交。

（2）配穴：脐上痛加中脘；脐下痛加关元、中极；脐周痛加天枢、气海，侧腹痛加阳陵泉。

3. 操作 合谷、足三里、中脘、关元、天枢、气海、阳陵泉均可直刺0.5～1寸，施用平补平泻法，三阴交斜刺0.5～1寸，施用平补平泻法，得气后不再行针。可选取疼痛局部腧穴，采用艾条温灸，腹痛明显时可采用雀啄灸法，平日可采用回旋灸法。

4. 疗程 针刺法留针15min，疗程5日。温灸每穴5～10min，疗程10日。

【配方理论】

该病属于中医腹痛的范畴，《婴童百问》曰："夫腹痛者，多因正邪交攻，与脏气相击而作也。"小儿脏腑娇嫩，经脉未盛，易为六淫侵袭，加之脾常不足，肝常有余，土健木疏乃中焦气机和畅的关键，中焦气机郁滞，脉络气血瘀滞，不通则痛。小儿饮食不能自制，恣食厚腻，贪凉喜冷，脾胃自虚；加之诸多患儿平素娇惯溺爱，稍不遂愿，即吵闹不依，木虚土乘，肝盛凌脾，气机不调则痛。

石学敏院士认为，该病治疗关键在于健脾和中、行气止痛。足三里是足阳明胃经合穴，胃之下合穴，为强壮要穴，具有调节机体免疫力、增强抗病能力、调理脾胃、补中益气、通经活络、疏风化湿、扶正祛邪的功效。合谷是手阳明大肠经的原穴，偏于补气、泻气、活血，而《内经》云："大、小肠皆属于胃。"大肠经与足阳明胃经相接，因此合谷穴对胃肠道疾病有一定的治疗作用。通过合谷穴治疗，能调经气、和胃腑，以达到安和脏腑之功效。三阴交为足三阴经交会穴。三穴同用有清热除湿、健脾和中、疏通经络、调整阴阳、促进气血运行之功效。而治疗后调护也尤为重要。患儿一定禁寒凉、不洁饮食，防止暴饮暴食。且应注意气候变化，避免感受外邪，注意腹部保暖。加强体育锻炼，增强体质。

【预后】

目前认为功能性再发性腹痛发病与社会家庭心理因素，自主神经功能失调及儿童胃肠动力功能失调等诸多因素有关，西医无特异性治疗方案，通过对症处理，仅可近期缓解，但容易复发。针灸治疗再发性腹痛止痛效果较好，通过临床观察，近期疗效显著，且疗后不易复发。

五、消 化 不 良

食积是由乳食喂养不当所致食积胃脘，脾胃运化失调引起的一种病证。食积又称积、积滞。该病现代医学称消化不良。祖国医学认为，乳食内伤，脾受寒凉；或小儿素禀脾胃不足、病后体虚，脾胃功能未复，运化无权，致乳食停滞不化，气滞不行。现代医学认为：小儿越小，生长发育越快，新陈代谢越旺盛，能量与蛋白质等营养物质及水的需要量也越多，但消化潜力却有限，若喂养不当，容易发生消化功能紊乱，同时亦与小儿消化系统解剖生理特点有关。故该病在临床上各年龄小儿均可罹患，但以婴幼儿时期为多见。针刺治疗该病，有明显调补脾胃、消积导滞之功效。因此，针灸是治疗食积较为有效的治疗方法之一。

【临床表现及诊断】

不思饮食，脘腹胀满疼痛，呕吐酸馊，大便溏泄，臭如败卵或秘结不通。时伴烦躁不安，夜间啼哭不宁或有发热等症，多有伤乳、伤食病史。实验室检查：大便常规为不消化食物残渣或脂肪球。

【鉴别诊断】

该病应与小儿疳症及厌食相鉴别。

（1）疳证：相当于现代医学所称小儿营养不良及多种维生素缺乏症。疳证是由喂养不当或多种疾病的影响，导致脾胃功能严重受损，气液耗伤而出现的慢性病证。以形体消瘦，面黄发枯，精神委靡或烦躁，饮食异常为特征。

（2）厌食：也称食积不振，亦属小儿常见的脾胃病证。由于喂养不当，脾胃运化功能失调所致，主要症状为：长期食欲不振，无明显消瘦，精神状态尚好，一般病在脾胃，不涉及他脏，预后良好。

【针灸治疗】

1. 治则 消积化滞、调补脾胃。

2. 配方

（1）经穴刺法

1）主穴：足三里、中脘、建里、气海、四缝。

2）配穴：脾俞、胃俞、公孙。

（2）耳针疗法：脾、胃、肝、小肠、心、交感。

3. 操作

（1）经穴刺法：足三里直刺1寸，施捻转补法20s；中脘、建里、气海直刺1寸，施呼吸平补平泻20s；公孙直刺0.5寸，施捻转平补平泻20s；诸穴施术后不留针。脾俞、胃俞向脊柱正中或向下斜刺0.5～0.8寸，施捻转补法20s，不留针。四缝常规皮肤消毒后，以三棱针或粗毫针直刺1～2分深，刺后挤出黄白色透明样黏液或出血为度。

（2）耳针疗法：采用王不留行籽贴压耳穴，用0.4mm×0.4mm大小医用胶布贴敷固定。每次选穴2～3对，每日按压贴敷耳穴3～4次，每次按压2min左右，两耳腧穴交替贴压。

4. 疗程

（1）经穴刺法：每日1次或隔日1次，10次为1个疗程。

（2）耳针疗法：每隔1～2天更换1次，10次为1个疗程。

【配方理论】

食积相当于现代医学的消化不良。祖国医学曾对该病有所记载：《诸病源候论·小儿杂病诸候》记载的“食不消候”、“伤饱候”等概括该病为乳食喂养不当，停积脾胃而引起的脾胃疾患。我们通过多年的临床研究认为，针刺治疗该证，具有健脾消积之功效。

食积为脾胃运化失常所致。脾胃功能旺盛，则食积得以化除。生化之源得以恢复，故取足三里为足阳明经之合穴，健脾益气，为治脾胃疾患之要穴；建里、气海具有理气化滞之效，以解脾胃之郁滞；公孙为脾经之络穴，别走胃经，有健脾和胃之效。脾俞、胃俞、中脘为脾胃经之俞募穴，俞募相配以健脾助运、益气养胃，诸穴合用，共奏消积导滞、调补脾胃之效。四缝穴是经外奇穴，可以通畅百脉，调合脏腑。据报道，针刺四缝穴可使肠中胰蛋白酶、胰淀粉酶和胰脂肪酶的含量（消化强度）增加。

【预后】

消化不良预后较好。针刺可健脾强胃，加强胃肠蠕动，有助于胃肠消化。

六、厌 食 症

厌食症是指较长时期的食欲减退或消失、食量较少为主要症状。是小儿常见病证之一。严重者可造成营养不良及多种维生素与微量元素缺乏，影响小儿生长发育。该病可发生于任何季节，但夏季暑湿当令之时，可使症状加重。城市儿童发病率较高。

小儿脏腑清灵，形气未充，脾常不足，故易为饮食所伤。该病多由喂养不当、它病伤脾、先天不足、情志失调引起。盖胃主受纳，脾主运化，若脾胃不和，纳化失职，则造成厌食。其病变脏腑主要在脾胃。

【临床表现及诊断】

1. 临床表现 主症：各年龄儿童均可发病，以 1 ~ 6 岁为多见。多表现为食欲不振，厌恶进食。中医辨证常分为 3 型：①脾失健运：为厌食症初期表现，常见厌恶进食，食而乏味，或伴胸脘痞闷，嗳气泛恶，大便不调，偶尔多食后则脘腹饱胀，形体尚可，精神正常。②脾胃气虚：多见于脾胃素虚，或脾运失健迁延失治者，临床表现为不思进食，食而不化，大便偏稀夹不消化食物，面色少华，形体偏瘦，肢倦乏力。③脾胃阴虚：见于温热病后或素体阴虚，多表现为不思进食，食少饮多，皮肤失润，大便偏干，小便短黄，手足心热等症。

2. 诊断要点

（1）有喂养不当、病后失调、先天不足或情志失调史。

（2）食欲减退，见食不贪，食量减少 1 /3 ~ 1 /2 以上，并持续 4 周以上。

（3）面色少华，形体偏瘦，但精神尚好，活动如常。

（4）除外其他外感、内伤慢性疾病。

【鉴别诊断】

（1）积滞：有伤乳伤食史，除不思乳食外，应有脘腹胀满、嗳吐酸腐、大便酸臭等乳食停聚，积而不消，气滞不行之症。

（2）疰夏：为季节性疾病，有“春夏剧，秋冬瘥”的发病特点，临床表现除食欲不振外，可见精神倦怠，大便不调，或有发热等症。

【针灸治疗】

1. 治则 行气导滞，健脾和胃。

2. 配方

（1）经穴刺法

1）主穴：足三里、脾俞、胃俞、中脘、四缝。

2）配穴：脾失健运者加阴陵泉、三阴交；脾胃气虚者加章门、公孙；脾胃阴虚可加内庭、太溪；大便干结加支沟、天枢。

（2）耳针疗法：胃、脾、肝、交感、神门、饥点、大肠、小肠、皮质下。

3. 操作

（1）经穴刺法：足三里、中脘直刺 0.5 ~ 1 寸，平补平泻法；脾俞、胃俞直刺 0.5 ~ 1 寸，平补平泻法或捻转补法；四缝穴用三棱针点刺穴位，深约 0.5mm，刺后用手挤出少许淡黄色或透明黏液，或者少许血液，然后用消毒干棉球拭干，按压片刻。

（2）耳针疗法：耳郭用 75% 乙醇常规消毒后，用 0.5cm×0.5cm 胶布贴压经消毒后的王不留行，每日饭前按压，力度适中，以患儿耐受为度，耳朵出现微红即可。

4. 疗程 经穴刺法中等刺激不留针，每日 1 次，10 次为 1 个疗程。针四缝每周 1 次，4 次为 1 个疗程。耳穴双耳交替隔日换贴，10 次为 1 个疗程。

【配方理论】

厌食早在《灵枢·经脉》篇称：“不欲食”、“食不下”、“食则呕”。而《临证指南医案·卷四》称“不食”、“不饥不食”、“不欲食谷”，其病机为脾胃失调，影响运化，导致脾胃虚弱。石学敏院士认为在针刺选穴及手法操作中应遵循行气导滞，健脾和胃为主，用于小儿治疗。足三里为阳明胃经之下合穴，中脘为胃募穴及诸腑相会穴，针刺二穴可调理阳明胃肠气机，畅顺通降功能，升发脾胃经之气，而健脾助运；脾俞、胃俞为脾胃脏腑经气输注之穴，具有醒脾健运、开胃助化之功；四缝穴为经外奇穴，是治疗疳证之经验效穴。不宜留针过久，针刺手法不宜过重。

【预后】

该病预后良好。长期不愈者，可使身体素质下降，而易罹患其他病证，甚或影响生长发育。该病通过针灸治疗，疗效良好。

七、遗 尿 症

遗尿症是指5岁以上儿童不能从睡眠中醒来而反复发生无意识排尿行为。轻者数日遗尿一次，重者每夜自遗。小儿遗尿可影响患者自尊心与自信心，引起注意力不集中、焦躁、多动、空想与幻觉等心理异常。该病如经久不愈，可迁延至成年，严重影响患者的精神和生活，最终导致人格障碍，是目前严重威胁儿童身心健康的疾病之一。又称“遗溺”，俗称“尿床”。多因脾肺气虚，先天不足，或下元虚冷，导致肺脾肾三脏脏腑功能失调；或因湿热下注膀胱，不能通调水道，膀胱气化功能失调，闭藏失职，不能制约水道而导致遗尿。该病病位在膀胱，与脾、肾、肺关系密切。

神经性尿失禁、尿崩症等也可参照该节治疗。现代医学认为：夜尿症是由于神经系统发育不全或排尿训练不够，条件反射不完善所致，多为功能性改变。神经性尿失禁，是由于逼尿肌强直性痉挛，膀胱内压超过括约肌收缩所致，多见于脑血管病和脊髓损伤。尿崩症是由于抗利尿激素分泌不足或肾脏对血管加压素反应缺陷而引起的以多尿、低比重尿为特征的一组症候群。针刺在促进神经系统发育、缓解逼尿肌强直性痉挛方面效果显著，能够从根本上调整脏腑功能，促进排尿功能的恢复。

【临床表现及诊断】

5岁以上幼童不能自主控制排尿，经常入睡后遗尿者，或尿量多，尿色清，熟睡，不易叫醒，面色淡白，精神不振，形寒肢冷，舌质淡，苔白，脉沉迟无力；或尿频而量多，面色无华，神疲乏力，食欲不振，大便溏薄，舌偏淡，脉缓细；或尿频量少，性情急躁，手足心热，唇红而干，舌质红，苔黄，脉弦滑。有少数患者遗尿症状持续到成年期。

诊断依据如下所述。

(1) 睡眠较深，不易唤醒，每夜或隔几日发生尿床，甚则一夜尿床数次。

(2) 发病年龄在5周岁以上。

(3) 小便常规及尿培养多无异常发现。

(4) X线摄片检查，部分患儿可发现有隐性脊柱裂，泌尿系X线造影可见其结构异常。

【鉴别诊断】

(1) 神经性尿失禁：不自主地经常性滴尿，多继发于脊髓排尿中枢以上部位的中枢神经病变，如全阴部感觉减退，肛门括约肌松弛，反射性膀胱海绵体肌反射亢进。

(2) 尿崩症：多尿、烦渴、多饮、低比重尿和低渗尿、夜尿显著，尿量比较固定>4L/d。

(3) 原发性多饮：由于长期大量饮水，导致低渗性多尿与尿崩。常无夜间多尿。

【针灸治疗】

1. 治则 益肾固摄。

2. 配方

(1) 主穴：肾俞、膀胱俞、关元、中极、百会、三阴交。

(2) 配穴：脑血管病所致神经性尿失禁加内关、人中。脊髓损伤所致神经性尿失禁加华佗夹脊穴。

3. 操作 肾俞、膀胱俞直刺1～1.5寸，施捻转补法1min；关元、中极直刺1～1.5寸，施呼吸补法1min，令酸胀感放射至前阴，针后加灸；三阴交直刺1寸，百会斜刺0.5寸，施捻转补法

1min，留针20min；内关直刺1寸，提插捻转泻法1min；人中：雀啄泻法，眼球湿润为度；华佗夹脊刺在棘突旁开5分处进针1～1.5寸，施平补平泻手法。

4. 疗程 1个月为1个疗程，一般治疗1～2个疗程。

【配方理论】

祖国医学对该病早有记载，如《内经·宣明五气论》："膀胱不约为遗尿"，"肝所生病者遗尿"。以后，《诸病源候论》对此又进行了较详细的阐述："遗尿者，此由膀胱虚冷、不能约水故也。膀胱为足太阳，肾为足少阴，二经为表里。肾主水，肾气不通于阴，小便者水液之余也，膀胱为津液之腑，脏既虚冷阳气衰弱，不能约于水，故令遗尿也。"明·张景岳则明确指出："曰睡中遗阴者，此下元虚寒，所以不固。"

石学敏院士认为：该病的发生多与脾、肾、膀胱的功能失调有关，在八纲辨证多属虚寒性病变。故在治疗中提出：温补脾肾，益气固摄的原则。在针刺手法上掌握以"温补"为主，根据"任为阴脉之海，总任一身之阴"的理论，主要选用任脉和三阴经的穴位，以补元气、培肾气、益脾气，使三焦气化通调膀胱功能恢复，以达到控制尿液，约束有权的效果。

【预后】

该病预后良好。针刺治疗遗尿临床疗效显著。可完全治愈。

第六节　皮肤科疾病

一、网状淋巴管炎

网状淋巴管炎是是由乙型溶血性链球菌侵犯皮肤和黏膜的网状淋巴管及周围软组织所致急性炎症性皮肤病。主要表现为皮肤突然变赤，色如涂丹，焮热疼痛，伴发热、恶寒等全身症状。因其特点是患部皮肤或黏膜发红，状如涂丹之色而称"丹毒"。大多由于发生部位不同，名称各异，如生于面部，称之为"抱头火丹"；生于胁下、腰髋部，称之为"内发火丹"；生于两腿部，称之为"腿游风"；生于胫踝部，称之为"流火"；游行于周身的称之为"赤游丹毒"等。石学敏院士治疗该病强调重在泄血去邪，疏经祛风，取得良好效果。

【临床表现及诊断】

该病常发于春秋两季，潜伏期2～5日，发病前数小时常有周身不适感、畏寒、头痛、口渴、关节疼痛等症，在发作时体温可突然升高（39～41℃），严重者可有惊厥、呕吐、谵妄等，皮肤症状开始出现局部红、肿、热、痛，逐渐呈大片猩红色皮肤损害，按之褪色，与正常皮肤界限清楚。向外蔓延时皮疹中央的红色逐渐消退，成棕黄色，并有轻度脱屑，有些患者受累的皮肤可发生含有浆液或脓性分泌物的水疱。严重者可迅速发生坏疽成为坏疽性丹毒。丹毒最常发部位小腿、面部、头皮和小儿的腹部等处。丹毒经治疗好转后，可因病变复发而导致淋巴管阻塞、淋巴瘀滞。下肢丹毒反复发作导致淋巴水肿，在含高蛋白淋巴液刺激下局部皮肤粗厚，肢体肿胀，甚至发展成"象皮肿"。

根据临床表现，多可诊断。

【鉴别诊断】

（1）接触性皮炎：有接触刺激物史而发生的皮肤炎性反应。临床特点为：接触部位出现边缘鲜明的皮损，轻者为水肿性红斑，重者有丘疹、水疱，甚至大疱。接触物较多见药物、植物类、动物皮毛、化妆品中含的香料、染料、人造纤维等。与丹毒的鉴别要点：病因常由接触外界刺激物所引起，无球菌感染史针对性发作，无潜伏期，如能及早祛除病因，正确处理，轻者可不医自愈，重者及时治疗亦不会延长病程及演变其他皮肤病。发病部位常为暴露或接触部位，皮肤损害程度与接触物的性质、浓度、时间久暂等有关，皮肤损害边缘鲜明，隔离刺激物则不再复发。

（2）蜂窝组织炎：通常认为与链球菌感染有关，但葡萄球菌、流感杆菌、大肠杆菌、厌氧杆菌亦可致病，该病是一种疏松结缔组织炎症，可发生在正常皮肤，也可继发于创伤和溃疡之后。临床特点为：感染局部红、肿、热、痛，皮损色暗红，边界局限而不清楚，可沿创伤或溃疡扩散。若病变部位较浅，且组织较疏松的损害，肿胀明显而疼痛较轻。若病变部位较深，组织致密的损害则肿胀不明显而疼痛剧烈。

（3）类丹毒：类丹毒是由猪丹毒杆菌感染引起，多发生于接触鱼肉的手部引起类似丹毒的损害，其特点以青壮年男性为多见，手指有刺伤史，皮损微高而边缘清楚，中央区为退色的紫红色斑片，局部肿胀，活动受限，常伴有低热或指关节活动障碍，各例出现败血症型红色盘型红斑或紫癜样皮疹，需根据临床症状及血培养确定诊断。

（4）癣菌疹：由皮肤癣菌感染引起的癣菌疹，其特点：急性发作，可见发热、全身不适、厌食、全身淋巴肿大、脾肿大等症，临床分型丹毒样型为其鉴别诊断的要点。该型发生于原发足癣病灶同侧下肢，常伴寒战、高热（达40℃），皮损为鲜红色急性红斑，边缘鲜明，比较规则，呈掌心大小多片缠连，从小腿上部发展至上股部，肿硬不著，亦无痛感。

【针灸治疗】

1. 治则 清热解毒、活血通络、祛瘀生新。

2. 配方

（1）刺络疗法：局部刺络。分别按其发病部位，进行皮损部位中央与周围交替刺络拔罐。

（2）经穴刺法：大椎、双侧曲池；若丹毒生于面部，取双侧风池、中渚、外关；若生于胁下、腰胯部，取双侧支沟、血海、委中；若生于胫踝部，取双侧丰隆、太冲。

3. 操作

（1）刺络疗法：局部常规清毒，在中央部或周围部用三棱针点刺3～5点，加用闪火罐，令其出血4～5ml，以出血见赤为度，留罐时间不宜过长，5～8min即可。

（2）经穴刺法：大椎直刺1寸，施捻转提插泻法1min；风池向对侧眼球方向水平直刺1～1.5寸，施捻转平补平泻法1min；中渚直刺0.5～1寸，施捻转泻法1min；外关直刺1～1.5寸，施提插捻转泻法1min；支沟、血海均直刺1～1.5寸，施捻转提插泻法1min；委中可点刺放血，用三棱针在委中处点刺，医者以手加压放血，令出血2～4ml；丰隆直刺1～1.5寸，施捻转泻法1min。诸穴针刺施术后，均留针20min。

4. 疗程

（1）刺络疗法：每日或隔日1次，更换刺络部位。1周为1个疗程。

（2）经穴刺法：每日2次，10日为1个疗程。

【配方理论】

此症最早记载见于《素问·至真要大论》称为“丹熛疮疡”。孙思邈《备急千金要方》称为“天火”。《外科大成》中说：“丹毒者为肌表突然变色，如丹涂之状也。”祖国医学对该病的病因、辨证、诊断与治疗都有较明确的认识和详细的论述。宋代《圣济总录》论曰：“热毒之气爆发于皮肤间，不得外泄，则蓄热为丹毒。”《医宗金鉴·外科心法要诀》中云：“丹名虽多，其理则一也……。诸丹毒总属心火、三焦风邪而成，如色赤而干，发热作痒，形如云片者，即名赤游丹，属血分有火而受风也……。”

历经多年针灸治疗该病，我们积累出临床行之有效的治疗手段——刺络疗法。石学敏院士认为：丹毒是火热毒邪郁于血分，发于肌肤而成，临床上大多是营卫失调、气血凝滞、毒邪壅聚、蒸腾于外的表现，抓住火热毒邪和气血郁滞的关键，以清热解毒、活血通络、祛瘀生新为治疗原则，运用刺络疗法及针灸配伍相结合，以达到血去邪出、祛瘀生新之目的。正如《灵枢·官针》所云："络刺者，刺小络之血脉也……始刺浅之，以逐邪气，而来血气。"《灵枢·小针解》篇云："满则泄者，气口盛当泻也，宛陈则除之，去血脉也。"刺络疗法应用，控制出血量是一关键，若单纯刺络不用加火罐，往往瘀血留驻不消，贼邪伏而不退，以致"在浅不疗，遂生大病"。刺络拔罐以"宛陈者除之"为原则，是泻瘀血邪气的最佳方法，即"视其血络，刺出其血，无恶血得入于经，以成其疾"。并针刺大椎、曲池、局部腧穴以清血分毒邪壅聚。

【预后】

该病及时治疗，5～6 日可好转。与该病相关的足癣、溃疡、鼻窦炎等应积极治疗以避免复发。刺络放血疗法治疗该病可明显缩短疗程。

二、神经性皮炎

神经性皮炎是一种常见的慢性皮肤神经功能障碍性皮肤病，又称为慢性单纯苔藓。多发于颈、肘、膝及尾骶等处，以皮肤表面粗糙、纹理加深、瘙痒剧烈为其特点。病因尚不清楚，可能与神经精神因素、胃肠道功能障碍、内分泌失调、饮食（如饮酒、进食辛辣食物和鱼虾等）、局部刺激等诸多内外因素有关。搔抓及慢性摩擦可能是主要的诱因或加重因素。中医学根据其症状如牛颈之皮，厚而且坚，称之为"牛皮癣"；根据其发病病程缓慢称之为"顽癣"；根据其好发颈项部称之为"摄领疮"。中医学认为发病主要由于七情内伤，耗伤阴液，营血不足，生风化燥，肌肤失养或外受风邪侵扰，以致营血失和，经脉失疏所致。石学敏院士采用针灸治疗，重点在于平衡阴阳，调神养血，祛风止痒。

【临床表现及诊断】

1. 临床表现 该病好发于颈、肩、背、肘、膝和尾骶及四肢的伸侧，往往呈对称性发病，瘙痒剧烈。多发于青壮年，老人和儿童则很少发病，病程缓慢，常年不愈。基本皮损为针头至米粒大小的多角形扁平丘疹，淡红、淡褐色或正常肤色，质地较为坚实而有光泽，表面可覆有少量糠秕状鳞屑，久之皮损渐融合扩大，形成苔藓样变，中央皮损较大且明显，边缘仍可见散在的扁平丘疹，部分患者皮损分布广泛。自觉阵发性瘙痒，常于局部刺激、精神烦躁时加剧，夜间明显。皮损及其周围常见抓痕或血痂。

（1）局限型：初起局部皮肤瘙痒，由于搔抓或长期摩擦，出现聚集的扁平丘疹，干燥而硬实，皮色正常或呈淡褐色。日久皮疹可融合成片，皮肤增厚，纹理粗糙或加深，呈席纹状或苔藓样，有细薄的鳞屑，伴有抓痕和血痂，斑片的界限清晰，范围可大可小。

（2）播散型：皮疹泛发多处，既可有淡红色扁平丘疹，也可有大小不等的苔藓样斑片，有些皮损呈条索状排列，自觉瘙痒无度，晚间尤甚。患者常因剧烈瘙痒影响睡眠而烦躁不安。

2. 诊断 根据发病年龄、部位、皮肤改变、诱发及加重因素可诊断。

【鉴别诊断】

（1）慢性湿疹：由各种内外因素如过敏素质和外在的物理化学性刺激引起的慢性皮肤病。常有皮疹发红、渗出较多等急性湿疹的病史。发病常呈对称性，可以发生在身体的任何部位。皮疹的损害多种多样，如斑丘疹、鳞屑、浸润、水疱、肥厚、色素沉着等，且呈慢性损害。

（2）扁平苔藓：典型的损害为暗红色或紫红色的扁平多角形发亮的丘疹，丘疹表面有一层光滑发亮的蜡样薄膜，并有细的白色条纹，搔抓后可出现条状损害，由远端向近心发展。损害常见于皮肤，也可见于黏膜部位。病理检查可有特异性诊断价值。

（3）原发性皮肤淀粉样变：皮肤损害好发于两小腿的伸侧及颈背部。皮疹为绿豆大小，可密集成片形成边界清楚的隆起性斑块，表面粗糙不平成疣状。常见于中年以上男性，皮疹剧痒，组织病理切片有特异性。

（4）异位性皮炎：皮疹表现多种多样，丘疹、水泡、干燥、肥厚可同时出现，且有年龄阶段性的皮疹表现和好发部位。如婴儿期多发于两颊和额部，儿童期多发于肘窝、腘窝，青少年和成人则范围广泛、反复发作、经久不愈。患者常为先天过敏体质，家族中常有哮喘、荨麻疹、过敏性鼻炎病史。由此可见该病的发生与遗传和免疫等有关。

【针灸治疗】

1. 治则 平衡阴阳、调神养血、祛风止痒。

2. 配方

（1）刺络疗法：用皮肤针移动叩刺皮疹局部，或用皮肤针沿华佗夹脊叩击。

（2）经筋刺法：对局限性皮损可用毫针围刺。

（3）经穴刺法

1）风热袭表：大椎、曲池、列缺、合谷。

2）情志内伤：神门、四神聪、上星、百会。

3）血虚生风：血海、三阴交、足三里、风市。

3. 操作

（1）刺络疗法：用皮肤针叩刺皮疹局部，采用移动叩刺法。视其皮疹损害程度而定轻重。皮疹越肥厚者，叩刺越应加重，以局部皮疹轻度出血为度；用皮肤针沿华佗夹脊穴依次叩刺，以皮肤潮红为度。

（2）经筋刺法：用毫针将局限皮疹围刺。

（3）经穴刺法：大椎向上斜刺0.5寸，不施手法；曲池直刺1～1.5寸，施捻转泻法1min；列缺向肘部斜刺1寸，施捻转泻法1min；合谷直刺1寸，施提插泻法1min；神门直刺0.5寸，施捻转补法0.5min；四神聪、上星、百会：沿头皮向后斜刺0.5寸，施捻转手法平补平泻1min；血海直刺1～1.5寸，施捻转补法1min；三阴交直刺1～1.5寸，施捻转泻法1min；足三里直刺1～2寸，施捻转补法1min；风市直刺1～1.5寸，施捻转补法1min。

4. 疗程

（1）刺络疗法：隔日1次，10次为1个疗程。两种方法可交替使用，即1个疗程叩刺局部，1个疗程华佗夹脊叩刺。

（2）经筋刺法：每日1次，10次为1个疗程。停1周后再进行下1个疗程。

（3）经穴刺法：每日1次，10次为1个疗程。停1周后再进行下1个疗程。

【配方理论】

中医有关神经性皮炎早有记载。《外科正宗》云："牛皮癣如牛项之皮，顽硬且坚，抓之如朽木。"《诸病源候论》云："牛癣，其状皮厚，抓之韧强而痒是也。"该病与情志因素关系密切。情绪波动、精神抑郁或长期处于紧张状态、性情急躁，这些情志变化最易内伤气血，化热生火，热伏营血则血热，日久耗伤阴液生风化燥。肌肤失去润养则皮肤干燥、粗糙，瘙痒无度。因此情志内伤、营血失和、经脉失疏是该病的内因，也是发病的关键。风邪侵扰蕴于肌肤是该病的外因。《灵枢·本脏》云："血和则经脉流行。"针刺的治疗在于改善局部血液循环，疏通经络，调和气血，养心调神。气血和则经脉通，血随气行内养脏腑、外荣肌肤以达到神清痒止。大椎穴调阴阳、和气血、泻风热；列缺为肺之络穴，宣肺理气，疏风解表；合谷为手阳明经穴，有散风泻热之效，风去则痒止；神门镇静而安神，配四神聪以清脑定志；百会为督脉与足太阳经交会穴，配上星以安神定志而止痒；风市亦可祛风止痒。诸穴合用可祛风止痒，调神安志，养其阴，润其肤而使疾病得愈。

【预后】

该病较难痊愈，易反复发作，需坚持治疗。针刺治疗能够减少皮损范围、减轻瘙痒感，舒缓情绪紧张，提高治疗该病的有效率和痊愈率。

三、荨　麻　疹

荨麻疹是一种常见的皮肤病，是由于各种原因引起的皮肤黏膜、血管扩张及渗透性增加而发生的暂时性局部水肿性损害。以皮肤出现鲜红色或苍白色风团、时隐时现、瘙痒无度，消退后不留痕迹为特点。该病发病因素比较复杂，多数病因不明，已知病因有如药物，尤其是青霉素类、磺胺类等，如食物，主要是动物蛋白食物，鱼、虾、蟹或食物添加剂等，慢性感染如咽炎、中耳炎、肠炎等也可成为发病的原因，精神紧张、内分泌的改变也可发生荨麻疹。属于中医学“瘾疹”、“风疹块”、“风团”、“风疙瘩”范畴。认为该病的发生由禀赋不足，素体虚弱，卫外不固，外受虚邪贼风侵袭而致，或因食物、药物七情变化、病灶感染导致营卫失和，内不得疏，外不得泄，郁于皮毛腠理而发。针灸治疗在于清热疏风、卫外固表。是治疗该病很好的方法之一。

【临床表现】

皮肤常有瘙痒，迅速出现风团，呈鲜红、淡红色或苍白色，形态大小不等。有时风团表面可出现水疱，风团可以互相融合成片。数分钟或数小时后消退，消退后不留痕迹。也有少数人数日后消失，也可反复发作。皮疹可局限，也可泛及全身。如消化道受累，可出现恶心、呕吐、腹痛、腹泻，如喉头和支气管受累可出现咽喉发堵、憋气、呼吸困难甚至窒息的喉头水肿的一系列症状。病程可长可短。

临床可分为以下几种类型。

（1）急性荨麻疹：常常是急性发作，有大小不等的风团发生。风团成回状、环状或地图样损害，有些风团则融合成大片。风团上可有水疱、大疱、皮疹，可骤起骤消，也可以此消彼发。全身有发热，有些伴有腹痛腹泻和喉头水肿的症状，严重泛发全身者，可有血压下降，头晕、胸闷等症状。病程可在1～2周内痊愈。

（2）慢性荨麻疹：持续1～3个月以上可称为慢性荨麻疹。皮疹反复发生、瘙痒时轻时重，有些劳累或失眠后加重，由于经常搔抓，皮肤可有抓痕或色素沉着。此类患者可并发人工荨麻疹即受到钝性物刺激时，如用指甲划过，在受刺激的部位出现线状风团样损害，泛水后在接触部位出现风团。

（3）血管神经性水肿：此类损害常单发于口唇，侧面部出现正常颜色的肿胀，由于压迫皮肤浅表的毛细血管，肿胀常为白色，边界不清。又称巨大荨麻疹，瘙痒不明显，数天内可自然消失，可以反复发生，一般无全身症状。少数患者如发生在咽喉部而造成窒息，可发生危险。

（4）丘疹性荨麻疹：皮疹多为丘疹样红色风团样损害，丘疹顶端有小水疱，可散在发生，也可群集发生，数目不定，一般不融合，瘙痒较重，新旧皮疹可同时存在。儿童多发，成人也可发生。春秋季节为多发季节，许多患者与虫咬有关，皮疹10日左右可消退，退后可有短暂的色素沉着，以腰、四肢为多发部位。

根据发生及消退迅速的风团，消退后不留痕迹等临床特点，可临床诊断。病因诊断相对困难。

【鉴别诊断】

（1）阑尾炎、胆囊炎：阑尾炎以转移性右下腹痛、反跳痛为特点，血常规白细胞总数和中性粒细胞增加。胆囊炎则有发热、右上腹部压痛，体位改变或呼吸时疼痛加重，常向右肩及背部放射，白细胞总数增高。可与伴有腹痛的荨麻疹相鉴别。

（2）接触性皮炎：虽有肿胀，但只局限于暴露或接触部位有皮炎的改变。血管神经性水肿可与之相鉴别。

（3）水痘：后者病程短，有发热、水疱性皮疹，主要分布在头面躯干部、口腔及咽峡部黏膜有红斑水痘样损害。可与丘疹性荨麻疹鉴别。

【针灸治疗】

1. 治则 疏风固表、调和营卫、清营止痒。

2. 配方

（1）刺络疗法：沿脊椎旁开左右各 2 寸刺络拔罐。

（2）经穴刺法

1）风寒型：大椎、风池、肺俞、曲池、足三里。

2）风热型：大椎、风池、血海、神门。

3）气血两虚型：曲池、血海、郄门、三阴交、气海、关元。

3. 操作

（1）刺络疗法：沿脊椎旁开左右 2 寸用三棱针点刺，出血为度，后闪火拔罐，每次左右各两罐。

（2）经穴刺法：大椎向上斜刺 0.5～1 寸，不施手法；风池针尖微下，向鼻尖斜刺 0.8～1.2 寸施平补平泻 1min；肺俞斜刺 0.5～0.8 寸，施呼吸补法 1min；曲池直刺 0.5～1 寸，施提插泻法 1min；足三里直刺 0.5～1 寸，施捻转补法 1min；血海直刺 1～1.5 寸，施提插泻法 1min；神门直刺 0.3～0.5 寸，施捻转补法 0.5min；郄门直刺 0.8～1.2 寸，施提插补法 0.5min；三阴交直刺 1～1.5 寸，施提插补法 1min；气海直刺 1～2 寸，施呼吸补法 1min；关元直刺 1～2 寸，施呼吸补法 1min。

4. 疗程

（1）刺络疗法：每日 1 次，10 次为 1 个疗程，间隔 1 周后可进行下个疗程。

（2）经穴刺法：每日 2 次，10 次为 1 个疗程，1 个疗程后停 1 周可进行下个疗程。

【配方理论】

荨麻疹是临床常见的皮肤病之一，是暂时性水肿的一种皮肤血管反应，临床呈风团样损害，急性者突然发作，时隐时现，瘙痒无度，可以迅速消退，慢性者反复发作，可达数日或数月。中医学对此病论述较多，如《金匮要略》中讲述“风气相搏，风强则为瘾疹，身体发痒”。《儒门事亲·小儿疮疱丹·瘾疹旧蔽》云：“凡胎生血气之属，皆有蕴蓄浊恶热毒之气。有一、二岁而发者，有三、五岁至七、八岁而作者，有老年而发丹，瘾疹者。”说明了该病禀赋不耐是根本的原因，加之腠理不密，卫外不固，风邪外袭，或寒、或热，或湿相兼郁于肌肤而发，故采用刺络法，刺络以祛邪拔罐以温通经络，以达疏风固表之功，经穴刺法所取大椎调阴阳、和气血、泻热以固表，风池为足少阳胆与阳维的交会穴，有疏风清热之功，风池、肺俞、血海三穴相配可健中养血、温中实脾，尤其对气血两虚能起益阴养血、补气强身之功，郄门为手厥阴的郄穴，可清营祛风以止痒，气海、关元同属任脉，通于三阴，有补气养血、调冲任的作用。经穴刺法诸穴相合共奏疏风固表、调和营卫之功，腠理密，营卫和则风消痒止。

【预后】

该病大多数预后良好。慢性荨麻疹易反复发作、病程迁延。极少数并发呼吸道或其他系统症状。初诊时的病程越长，预后越差。对于慢性荨麻疹，年龄和性别因素也会影响预后，年龄越大预后越差，女性预后优于男性。针灸治疗该病效果较好，尤其治疗慢性、顽固性荨麻疹更有优势，疗效显著。

四、湿　　疹

湿疹由多种内外因素引起的一种具有明显渗出倾向的炎症性皮肤病。在急性期可出现红斑、丘疹、水疱、糜烂等炎症反应。在慢性或静止期患处皮肤干燥、鳞屑、粗糙及苔藓样改变。以对称性、复发性，慢性病程及瘙痒为其特点。发病的原因很复杂，一般认为与遗传基因过敏体质有关。精神紧张，过度疲劳可引发湿疹或使湿疹加重，消化功能失调造成胃肠吸收功能紊乱也常常引发湿疹，另外病灶的感染，内分泌失调和血液循环障碍都是湿疹发病的原因。

中医学称此病为“湿疮”、“浸淫疮”，也因发病部位的不同而称之为“四弯风”、“旋耳疮”、“苔病疮”等。认为该病的发生主要责之于风、湿、热，而风、湿又分为内风、内湿和感受的外风和外湿。外因方面如气候的变化，风邪外袭，腠理不固，或坐卧湿地，感受雾露水浸。内因则以脾虚不运湿从内生，心主火，或由于精神紧张，情绪烦扰导致血热，湿热互结日久而发病或过食辛辣之品伤阴耗血，血虚生风，风盛则燥，燥则生风，复感风邪则皮疹瘙痒无度，石学敏院士用针灸治疗该病主要原则在于健脾利湿、养血润燥、祛风止痒。

【临床表现及诊断】

1. 临床表现　临床皮疹表现多种多样，可以有红斑、丘疹、水疱、糜烂、结痂、鳞屑、肥厚和皲裂等。按其病程和皮疹表现分为以下三种。

（1）急性者多为密集的丘疹或水疱、界限不清、面积大小不等，基底部潮红常因搔抓合并感染而出现渗出、糜烂，可以合并毛囊炎，疖肿及同侧的颈部、腋窝及腹股沟处的淋巴结肿大，皮疹可以发生在任何部位，亦可泛发全身，一般以四肢屈侧为多，自觉瘙痒。

（2）亚急性湿疹多由急性湿疹迁延而来。皮损以丘疹、红斑、鳞屑和结痂为主，自觉剧烈瘙痒。

（3）慢性湿疹多由急性、亚急性湿疹反复发作而成，也有少数患者开始发病即为慢性者。患处皮肤增厚，粗糙，纹理增厚，皮色呈暗红或紫褐色。常伴有抓痕、血痂，愈后常留有色素沉着。患者自觉瘙痒无度。病程很长，此慢性皮疹多见于小腿、手、足、腘窝、外阴、肛门等处。

根据病史、皮疹形态及病程，可诊断。

【鉴别诊断】

（1）接触性皮炎：有比较明显的接触史，病变局限于接触的部位，皮疹比较单一，易起水疱，界限清楚，祛除病因，避免接触很快痊愈，且不易复发。

（2）神经性皮炎：有明显的神经衰弱表现，如失眠、多梦、烦躁，皮疹好发于颈背、肘、膝、尾骶部等摩擦部位，皮疹以皮肤肥厚、粗糙和苔藓样变为多见，而一般无水疱、湿润和糜烂。

（3）手足癣：常发生在一个部位，界限清楚，指（趾）间皮肤多有浸渍、糜烂，常伴有灰指（趾）甲，夏季症多加重，实验室检查可有菌丝。

（4）多形性红斑：皮疹多发生在四肢末端的伸侧面，为水肿性的斑丘疹呈红色，或顶端为扁平的丘疹，或呈虹膜红斑，发病后可伴有发热，关节及肌肉酸痛，病程为两周至一个月，愈后不留痕迹，可以有复发。

（5）疥疮：多发于指缝，腕部的屈侧，阴部或腋窝等处，皮疹为红疱疹，晚间瘙痒加重，镜下可查到疥虫，常常全家或集体发病。

【针灸治疗】

1. 治则　健脾利湿、养血祛风、安神止痒。

2. 配方

（1）刺络疗法：脊柱旁开左右 2 寸刺络拔罐。

（2）皮部刺法：梅花针叩打局部皮疹。

（3）经穴刺法

1）脾虚湿重：大椎、足三里、阴陵泉、合谷、曲池、丰隆、神门、四神聪。

2）血虚风燥：足三里、血海、三阴交、曲池、神门、四神聪。

3. 操作

（1）刺络疗法：脊柱两旁左右各2寸，用三棱针点刺以出血为度，后加闪火拔罐，每次左右各5罐，每罐出血2～3ml为宜。

（2）皮部刺法：用梅花针叩打慢性肥厚性皮疹，以轻度出血为度。

（3）经穴刺法：大椎直刺0.5～1寸，施捻转泻法1min；足三里直刺1.5寸，施捻转补法1min；阴陵泉、合谷、曲池、丰隆均直刺1～1.5寸，施捻转泻法各1min；神门直刺0.3～0.5寸，施捻转补法1min；四神聪沿皮向后平刺，进针0.5～1寸，施捻转平补平泻1min；血海直刺1寸，施捻转泻法1min。

4. 疗程

（1）刺络疗法：隔日1次，5次为1个疗程。

（2）皮部刺法：每日1次，10次为1个疗程。

（3）经穴刺法：每日针刺2次，10次为1个疗程。

【配穴理论】

湿疹是临床常见的皮肤病之一，中医学认为该病的发生主要责之于风、湿、热等。外因为外风内袭，腠理不固；内因为内伤阴耗血，血虚生风，风盛则燥，复感风邪，则皮疹瘙痒无度。该病治疗当健脾利湿，养血润燥，祛风止痒。取胃经之下合穴足三里，配合脾经合穴阴陵泉，脾胃相合，纳运枢转，水湿得利；曲池、丰隆除湿泻热；神门、四神聪清心宁志；血海，养血以润燥，活血。诸穴配伍，共奏祛风、安神、止痒之功。

【预后】

该病易反复发作，病程长。针灸尤其是刺络拔罐法治疗对慢性湿疹皮损肥厚者效果较好。可配合汤药治疗，增加疗效。

五、痒　疹

痒疹是以风团样丘疹、结节、奇痒为特征的瘙痒性炎症性皮肤病。好发于四肢伸侧的瘙痒性皮肤病，病程长，皮损大多是孤立的丘疹或结节，伴有剧烈瘙痒。愈后常留有色素沉着。病因未知。与超敏反应、神经精神因素、遗传过敏体质、内分泌日光、虫咬、消化系统、各种化脓性感染、体内的恶性肿瘤都可能有关。中医学称之为“顽湿结节”。认为与风、湿、毒、虫与血瘀等相关。为感受风湿热毒虫，经络受阻，气血不畅，致血瘀痰凝，或忧思恼怒，脾虚不运，湿阻于络而致。风盛则痒重，湿瘀热结常凝聚于局部不愈、虫毒顽固难愈、剧痒不止。

【临床表现及诊断】

该病主要好发于成人，以女性患者为多，大多发于四肢的伸侧，也可发生在背部和其他部位，初起为淡红色丘疹，质地比较坚硬，剧痒，可迅速变为半球形结节，呈黄豆至蚕豆大小，由于瘙痒皮损由粗糙变为疣状，损害的周围常伴有色素沉着及苔藓样变。相邻的损害可以融合成斑块。病程往往很长，可达数月或数年之久，消退后也可复发。临床可分为以下几种类型。

（1）小儿痒疹：多在儿童期发病，又称早发性痒疹。皮损初起为红色小丘疹，也可为孤立的小结节。多发于四肢伸侧，头面部和背部也可发生，瘙痒剧烈，同侧腋窝和腹股沟淋巴结可以肿大但不痛、不红也不化脓。由于瘙痒，皮疹消退后留有色素沉着。

（2）寻常痒疹：多见于成年人，以女性为多见。皮肤损害呈半球形结节，豌豆至蚕豆大小，常因反复搔抓，皮肤增厚粗糙，成为疣状外观，有时可出现苔藓样变和色素沉着，也可伴有同侧的颈、腋窝和腹股沟淋巴结肿大。皮疹数月不定，反复发作，病程缓慢，或经久不愈。常发生在四肢，尤以小腿伸侧多见，也可发生于背部及其他部位。

（3）妊娠痒疹：多发于妊娠后的3～4个月，尤其是第二次妊娠的妇女，初起为淡红色或正常皮色的丘疹，或者为风团样损害。散在分布在躯干的上部及股部等处，两侧对称，瘙痒剧烈。也有在妊娠最后两个月内出现皮疹的，常在腹壁的妊娠纹处，发生皮疹，因剧烈瘙痒而搔抓而出现抓痕和血痂等继发损害。妊娠瘙痒多在分娩后自行消退，亦有持续数月或数年之久。皮疹严重者可出现死胎。

根据皮损特征等临床表现可确诊。

【鉴别诊断】

（1）丘疹样荨麻疹：多发于夏秋季节，皮疹为红色梭型的小风团，顶部有小疱疹，多为蚊虫叮咬后发病，病程短，亦无淋巴结肿大。

（2）扁平苔藓：钝角扁平苔藓有圆形隆起性丘疹，并伴有典型的扁平苔藓的损害，扁平苔藓表面有凹凸不平的带有糠状鳞屑的斑块，组织病理可以帮助诊断。

（3）疱疹样皮炎：皮疹损害为多形性，但以水疱和大疱为主，组织病理有特异性改变。

【针灸治疗】

1. 治则 宁心止痒、除湿解毒、活血散结。

2. 配方

（1）刺络疗法：脊柱旁开左右2寸刺络拔罐。

（2）经筋刺法：皮损局部可用毫针围刺。

（3）经穴刺法

1）脾虚湿盛：足三里、阴陵泉、曲池、丰隆。

2）心神不宁：神门、三阴交、四神聪、太冲。

3）瘀血阻滞：血海、膈俞、足三里、丰隆、行间。

3. 操作

（1）刺络疗法：沿脊柱旁开左右2寸用三棱针点刺出血为度，后闪火拔罐，每次左右各两罐。

（2）经筋刺法：视皮疹面积大小，沿皮疹边缘向内斜刺。

（3）经穴刺法：足三里直刺1～2寸，施捻转补法1min；阴陵泉直刺1～1.5寸，施提插补法1min；曲池直刺1～1.5寸，施提插补法1min；丰隆直刺1～1.5寸，施捻转补法1min；神门直刺0.3～0.5寸，施捻转补法1min；四神聪平刺0.5寸，施捻转补法1min；三阴交直刺1寸，施提插补法1min；太冲直刺0.5～0.8寸，施提插泻法0.5min；血海直刺1～1.5寸，施提插泻法1min；膈俞斜刺0.5寸，不施手法；行间斜刺0.5～0.8寸，施提插泻法0.5min。

4. 疗程

（1）刺络疗法：每日1次，10次为1个疗程。

（2）经筋刺法：每日1次，10次为1个疗程。

（3）经穴刺法：每日1～2次，10次为1个疗程。1个疗程后间隔1周进行下疗程。

【配方理论】

西医学认为该病属于神经功能障碍性皮肤病，与变态反应有关。有些学者认为与内分泌的改变、消化功能障碍、体内的恶性肿瘤、神经精神等因素有关。临床该病多发于成人女性。中医认为多由脾虚湿盛，复感外界风、毒、虫咬等所致。湿邪风毒凝聚，经络阻隔，气血凝滞形成硬结而痒。湿为重浊之邪，故发病往往先发于下肢，又湿性黏腻，故缠绵不愈，所以治疗该病当先健脾，脾运湿消。取足阳明经下合穴的足三里配以足太阴脾经合穴的阴陵泉穴，脾胃相合，一纳一运，水湿得运；曲池、丰隆除湿泻热，湿消聚散而痒止；由于痒甚不得眠，日久生烦者，临床表现剧痒，当给予宁心安神，神门、四神聪、太冲清心宁志，三阴交、神门相配又可养血安神，再配丰隆和足三里可健脾利湿而除烦止痒。由于湿邪黏腻与风毒凝滞，阻隔经络，日久气血凝滞形成结节，血海、膈俞、行间可养血以润燥，活血以散节。诸穴配合使用，共奏宁心止痒、除湿解毒、活血散结之功。

【预后】

该病病程长，可反复发作。针灸治疗止痒效果良好。针灸配合中药治疗，能够缩短病程。

六、带状疱疹

带状疱疹是由水痘-带状疱疹病毒感染所引起的急性疱疹性皮肤病。其是潜伏于感觉神经节的水痘-带状疱疹病毒再激活后发生的皮肤感染。以沿身体一侧周围神经出现呈带状分布的、成簇出现的疱疹为特征，多见于成人。中医学称为“缠腰火丹”、“甑带疮”、“火带疮”、“蛇窠疮”、“蛇串疮”、“蛇丹”、“蜘蛛疮” 等。认为该病由于情志不畅，肝经郁火；或过食辛辣厚味、脾经湿热内蕴；又复感火热时毒，以致引动肝火，湿热蕴蒸，浸淫肌肤、经络而发为疱疹。该病病位在肌肤，与肝脾密切相关。

【临床表现及诊断】

1. 临床表现　该病初起，局部皮肤有烧灼或刺痛感，皮肤感觉过敏，其中绝大多数于刺痛后1～4日出现皮疹，极少数患者无前驱症状即发疹。常有轻度全身症状，如低热、食欲不振、周身不舒等。疱疹呈粟粒状，绿豆大的水疱，累累如串珠，常呈条带状排列，疱液先为透明，后转混浊。各簇水疱群之间隔，皮肤正常。有时可相互融合成为弥漫的一大片损害，附近淋巴结常肿痛，数日后水疱可混浊化脓，或部分破裂，露出糜烂面，最后干燥结痂，痂皮脱落后，遗留暂时性淡红色斑或色素沉着，若无继发感染，愈后不留瘢痕，病程为2～4周。

2. 诊断要点

（1）皮疹为单侧性。

（2）沿周围神经分布而排列成带状、簇集成群的水疱。

（3）可伴有神经痛。

【鉴别诊断】

（1）单纯疱疹：该病是因感染单纯疱疹病毒引起的，常围绕口、鼻腔及生殖器分布的群集性疱疹，故亦称面部疱疹、唇疱疹、生殖器疱疹、冷疱、水疱热。其临床表现根据疱疹发生部位不同症状各异，疱疹发生在口唇、颊黏膜、上腭等部位，多见于1～5岁儿童，水疱较小，局部炎症显著，有流涎、呼吸时口臭，可伴发热、倦怠、食欲不振等全身症状。疱疹发生在生殖器部位较少见，多由性交感染引起。疱疹发生在角膜易引起角膜穿孔、前房积脓等症，可导致失明。总之单纯疱疹好发于皮肤与黏膜交界处，分布无一定规律，水疱较小易破，疼痛不显著，常易复发。

（2）接触性皮炎：由于接触外界物质而发生的皮肤炎性反应，其临床特点在接触部位发生边缘鲜明皮肤损害，轻者为水肿性红斑，重者可见丘疹、水疱、大疱、表皮松懈，甚至坏死，形态比较一致，瘙痒但痛不明显。

【针灸治疗】

1. 治则　祛湿清热、消疹止痛。

2. 配方

（1）刺络疗法：在疱疹发生部位，分别于2～3处刺络拔罐。

（2）经穴刺法：选双侧丰隆、阴陵泉。

3. 操作

（1）刺络疗法：局部皮肤常规消毒，以三棱针点刺在疱疹间隙处（轻者皮内，重者皮下），刺4～5点，加以闪火罐放血5～10ml，注意不要点在疱疹上，拔罐部位应交替进行，留罐时间不得超过8min。

（2）经穴刺法：丰隆直刺进针1～1.5寸，施捻转提插泻法1min；阴陵泉直刺1～1.5寸，施捻转平补平泻法1min，二穴施术后均留针20min。

4. 疗程

（1）刺络法：每日或隔日1次，7次为1个疗程。

（2）经穴刺法：每日2次，10日为1个疗程，疗程中不得中断治疗。

【配方理论】

《医宗金鉴·外科心法要诀》中曰："缠腰火丹蛇串名，干湿红黄似珠形，肝心脾肺风热湿，缠腰已遍不能坐。"该病多因脾胃运化失常，水湿停滞，久而化热；或肝胆湿热，郁而化火；或湿热毒邪侵及经脉；湿热内蕴，壅阻脉络，发于腠理，外达皮部，故见疱疹簇生瘙痒而痛甚。治疗上常以清热泻火，解毒利湿为法。基于中医理论，究其病因病机，邪阻经脉，壅结于皮部，而皮部者以"经脉为纪"，循其皮部发病部位，刺之于血即可通过皮部以疏调本经气血，引邪外出。再配合针刺丰隆、阴陵泉祛湿清热、通调经脉瘀阻。即"菀陈则除之，去血脉也"。石学敏院士运用刺络疗法配合针灸，有卓著疗效，且取效快，不使用任何药物可痊愈。刺络拔罐具有促进血液循环，增强代谢，以改善局部免疫状态的功能，并可提高痛阈，产生镇痛作用，抑制炎性物质渗出从而起到杀灭病毒，抑制细菌的继发感染，加速带状疱疹痊愈的作用。临床积累了数百例病例，与普通针刺方法比较疗效显著，有立即止痛消疹之功。应用时应注意刺络放血的量，对获得良好的临床疗效至关重要。

【预后】

该病易遗留神经痛。刺络法对该病有良好疗效，一次治疗即可大幅度减轻神经痛、促进愈合。该病单独应用刺络疗法即可取得疗效，治愈带状疱疹，缩短疗程。

七、寻常痤疮

寻常痤疮是一种常见的毛囊皮脂腺炎症性的皮肤病，主要发生于青年男女，发育期后大部分患者可以逐渐自愈或减轻。好发于面部、胸背部，皮肤损害的特点为丘疹、脓疱、结节、囊肿与瘢痕，常伴有皮脂溢出。痤疮的发病率很高，是一种多因素的疾病，一般认为该病的发生和内分泌有关。当雄性激素分泌增多时，则使皮脂腺肥大，皮脂分泌增多，皮脂腺管与毛孔堵塞，致使皮脂外流不畅而生粉刺。其他如遗传、精神紧张、饮食习惯、化学刺激都可能与该病有关。中医称之为"肺风粉刺"、"面疱"、"酒刺"等。年轻生机旺盛之际，营血偏热，脉络充盈，气血郁滞而发病，或过食肥甘油腻之品，中焦运化不利，日久化生火热，亦有感受风热之邪及不洁尘埃附着出现黑头，日久不愈使气血郁滞，经脉失畅，肺胃积热，化湿生痰，使病情加重且顽固。针灸治疗可泻肺清胃、凉血解毒，以疏通经脉，气行瘀消。

【临床表现及诊断】

该病好发于青壮年，损害主要在面部，也可见于胸背部及肩部，偶尔发生于其他部位，大部分患者皮损处油脂较多，可以有丘疹、脓疱，严重者可发生脓肿，症状时轻时重，女性患者经期前后皮损可增多或减少，病程很长，有些到达中年时期，病情才逐渐缓解或消失，或多或少地留下萎缩性瘢痕或瘢痕疙瘩样损害。大部分患者只有轻微瘙痒。炎症剧烈时可以引起触痛及疼痛，由于每个人的皮损种类不同，可分为以下几种类型。

（1）丘疹性痤疮：主要在面部、胸、背、肩等处，有炎性小丘疹，呈淡红或紫红色，丘疹中央有皮脂角粒，初发和症状较轻的患者常见只有这种损害。

（2）脓疱性痤疮：丘疹因继发感染而形成脓疱，顶端破溃后可有脓疱，结痂后一般不留瘢痕，但较深的脓疱性损害，痊愈后可留浅瘢痕。

（3）结节性痤疮：当皮损炎症部位较深时，脓疱性痤疮可以逐渐发展成壁厚的结节，大小不等，一般呈淡红色和暗红色，有的破溃后可留瘢痕，有些皮损可慢慢吸收，不留瘢痕，有少数患者在鼻尖部反复出现米粒至豌豆大小的结节，红肿而疼痛。经过治疗可以慢慢吸收痊愈，少数也可破溃留下浅瘢痕，此类症状易在中年或老年人患有糖尿病患者中发生。

（4）萎缩性痤疮：由于丘疹或脓疱的损害破坏腺体，引起凹坑状萎缩性瘢痕，溃破的脓疱或是自然吸收的丘疹及脓疱都可以引起纤维性变及萎缩。

（5）囊肿性痤疮：这类皮损主要在面部及前胸、后背发生深部的脓肿，这些囊肿一般红肿，炎症反应不明显，病程较慢。这类损害可发生在各类痤疮的患者，往往形成很明显的瘢痕或瘢痕疙瘩。

（6）聚合性痤疮：是痤疮中损害最严重的一种。皮损呈多形，有粉刺、丘疹、脓疱、脓肿、囊肿、窦道、瘢痕和瘢痕疙瘩，相互融合、破溃，病程缓慢。此类症状常发生在有病灶感染或慢性消耗性疾病的患者。

（7）恶病质性痤疮：损害的特点为小米至蚕豆大的青红色或紫红色丘疹、脓疱或结节，较柔软，并且含有脓液及血液，长久不愈，也不疼痛，浸润也很少。病程缓慢，可能与慢性消耗疾病身体虚弱的患者有关。

根据年龄、临床表现可确诊。

【鉴别诊断】

（1）药物引起的痤疮样药疹：溴化物及碘化物及长期服用皮质激素所致的痤疮，一般有服药史而无年龄限制，没有典型的黑头粉刺，皮疹一般为全身性。

（2）职业性痤疮：有接触煤焦油、石油产品、机器油和氯萘等化合物的病史，皮损一般多发生于只接触的部位。皮损很密，同工种的人员中有相同的损害，也无年龄限制。

（3）颜面播散性粟粒狼疮：本病损害多为暗红色或棕黄色的丘疹及小结节，在眼睑下缘皮损呈堤状排列，用玻璃片压诊可见苹果酱色的改变，损害与毛囊不一致。

【针灸治方】

1. 治则 疏风通络、泻肺清胃、凉血解毒。

2. 配方

（1）刺络疗法：沿华佗夹脊用三棱针挑刺放血，脊柱左右旁开2寸刺络拔罐。

（2）经穴刺法

1）肺胃蕴热：尺泽、列缺、太渊、大椎。

2）气血郁滞：少商、尺泽、太白、足三里。

3）痰瘀结聚：血海、曲池、足三里、太溪。

3. 操作

（1）刺络疗法：华佗夹脊每隔1寸用三棱针挑刺放血1滴即可，脊柱两旁左右2寸，用三棱针点刺以出血为度，后加闪火拔罐，每次左右各5罐，每罐出血2～3ml为宜。

（2）经穴刺法：大椎向上斜刺0.5寸，不施手法；尺泽直刺0.8～1.2寸，或点刺放血，直刺时施提插泻法半分钟；列缺向上斜刺0.3～0.5寸，施提插泻法半分钟；太渊直刺0.3～0.5寸，施捻转泻法半分钟；少商浅刺0.1寸，或点刺放血，不施手法；太白直刺0.5～0.8寸，不施手法；足三里直刺1～2寸，施捻转补法1min；血海直刺1～1.5寸，施提插泻法1min；曲池直刺1～1.5寸，施提插泻法1min；太溪直刺1～1.5寸，施提插泻法1min。

4. 疗程

（1）刺络法：每日1次，10次为1个疗程。

（2）经穴刺法：每日1～2次，10次为1个疗程。

【配方理论】

《肘后备急方》一书中有“年少气充，面生疱疮”的记载。由于过食辛辣油腻之品，中焦运化不周，积久化湿生热，湿热循经熏蒸，蕴阻于面，加之青少年生机旺盛，阳热偏盛，血热外壅，络脉充盈血随热行，上壅于面，因此皮疹多发于颜面及胸背。日久不愈，使气血郁滞，络脉壅阻，或肺胃积热日久，化湿生痰，痰热互结，致使皮疹日久不消，或出现囊肿。由此可见，素体的血热是发病的根本。过食腥发肥甘之品，血郁痰结是该病的病机变化。《医学金鉴》提出“此证由肺经血热而成”，针刺治疗在于疏通经脉，络脉通则气行瘀消，泻肺清胃，痰消结散，瘀消而面清。肺胃蕴热所取大椎穴为手、足三阳、督脉之会，有清热、散风、通阳之功。尺泽为手太阴经之合穴，列缺为手太阴经络穴，太渊为肺经之原穴，三穴同用泻热肃肺而消痰化热。气血郁滞型所取少商、太白两穴，一为手太阴经所出为“井”，一为足太阴经所注为“输”，活血行滞；尺泽、足三里健脾疏络、行气活血。痰瘀结聚所取足三里、太溪可温阳助气、消痰化湿而散结；曲池、血海二穴并用具有散风活血、消瘀除斑之功。

【预后】

青春期内易反复发作，青春期后往往能自然减轻或痊愈。针刺治疗痤疮疗效满意，可以有效改善症状，缩短病程，且安全性高，无不良反应。研究显示针灸可以协调人体雄激素的分泌，抑制毛囊皮脂腺的过度分泌；还可促进局部血液循环和皮脂腺的活动，使局部毛囊皮脂腺滤泡分泌物正常排泄；可以抑制炎性反应，有助于炎症的减轻和痤疮的修复。

第七节　外科疾病

一、急性淋巴管炎

急性淋巴管炎，是由细菌引起的皮内或皮下淋巴管的急性炎症。主要通过局部创口或溃疡感染细菌，也有一些患者没有明确的细菌侵入口。现代医学认为：淋巴管炎是由链球菌、葡萄球菌或其他类球菌、杆菌感染造成淋巴管炎性改变。细菌感染的途径是由皮肤部位各种伤口、溃疡，以及非目力所能见的皮肤裂口，侵入淋巴系统，感染从淋巴管传播到局部的淋巴结，皮肤出现纵行红线，硬而压痛。中医称之为“红丝疔”、“红丝疮”。中医认为该病所发是由于内有火毒凝聚，外有手足部疔疮，脚湿气糜烂，致使湿热与火毒之邪搏结于肌肤而发；或由于外伤，皮肤破损，感染毒邪，热毒郁于肌肤，客于脉络，向上走窜而成疔。针刺治疗在于清热解毒、活血化瘀。石学敏院士认为治疗此病应鉴别火毒在经在腑，在表在里，以确定各期的治则，该病多属实证，针刺多用泻法，临床上除了经穴刺法外，配合刺络放血拔罐法，临床收到良好效果。

【临床表现及诊断】

1. 西医诊断　感染病灶近侧皮肤沿淋巴管走行可见一条或数条红线，并向近心端延伸，局部较硬，有压痛。所属淋巴结可肿大，疼痛，严重者常伴有发热，头痛，全身不适，食欲不振。严重者伴发冷、发热症状。

根据临床表现、血常规、生化检查等可诊断。

2. 中医辨证分型

（1）火毒在经：多发生于肌肤之中，在原发病位处红肿热痛，继之有红丝迅速呈现向心性蔓延，常在肘、腋或股内侧有压结硬结，按之而痛。多伴有周身不适、发热、恶寒、舌红、脉数。

（2）热毒攻里：红丝色深红而粗，内陷肉腠或沿经有条索硬结，按之剧痛。伴壮热、头痛，甚则神昏谵语。舌红绛苔黄脉数。

【鉴别诊断】

（1）丹毒：系急性进行性的皮肤和黏膜炎症。好发于下肢和面部，临床鉴别主要该病起病急，局部皮肤出现红、肿、热、痛，高热寒战，全身不适。继而在皮肤上出现界限分明的小片红斑样或红色区，蔓延成片，焮热疼痛，压之退色，放手后又复原状，舌红、脉数。

（2）血栓性浅静脉炎：多发于胸壁、四肢及颈部表浅静脉，临床鉴别点：该病沿病变浅静脉及周围组织红、肿、热、痛，呈现条索状上下蔓延。红、肿、热、痛消退时，病变静脉皮肤呈现浅褐色和无痛性条索状物。常有外伤感染，静脉给药等病史。

（3）蜂窝组织炎：多发于皮肤的感染，主要鉴别：局部无明显红肿。剧痛，并向四周迅速扩大，病变区与正常皮肤无明显分界，局部水肿、深部压痛。伴高热、寒战。

【针灸治疗】

Ⅰ. 火热在经

1. 治则　清热解毒、凉血行疗。

2. 配方

（1）经穴刺法：灵台、身柱、郄门、委中、曲池、合谷。

（2）放血法：委中、曲泽。

Ⅱ. 热毒攻里

1. 治则　清热凉血、解毒开窍。

2. 配方

（1）经穴刺法：灵台、身柱、郄门、曲池、尺泽、十宣。

（2）刺络拔罐法：大椎，红丝沿线的起始点，淋巴管炎所属经脉的郄穴或井穴。

（3）挑刺疗法：沿红丝行走路径。

3. 操作

（1）经穴刺法：灵台属督脉，取穴时俯伏位，直刺0.5～0.8寸，捻转泻法1min；身柱刺法同灵台。郄门直刺0.8～1寸，捻转泻法1min；合谷直刺1寸，捻转泻法1min；曲池直刺1寸，提插泻法1min，留针20min；尺泽直刺1寸，提插泻法。红丝两旁排刺，平补平泻法。

（2）放血法：委中、曲泽三棱针点刺放血1～2滴即可。

（3）刺络拔罐法：大椎，三棱针刺达皮下3～4处后拔罐，放血3～5ml。淋巴管炎所过所属经脉的郄穴或井穴常规消毒后，刺其出血，后加拔罐。放血1～2ml；红丝沿线的起始点，点刺放血拔罐。

（4）挑刺疗法：患部消毒，先以三棱针或粗毫针，于红丝尽处刺之，微令出血，继沿红丝行走路径，寸寸挑断，亦微令出血，泻其毒气，然后外敷金黄膏等清热解毒、消肿止痛类药膏。

4. 疗程

（1）急性期（发病3～7日之内）：每日针刺2次，不间断治疗，刺络放血拔罐法，每周3次。

（2）稳定期（发病1～3周）：治疗同急性期，主以针刺治疗为主。

【配方理论】

中医学对“红丝疔”早有论述。《济生方·疔肿论治》“有红丝疮证及疔疮之类，其疮生手足间……即有一条红丝……其红丝或生三二条者，治法以针横断红丝所至之处，刺之止使出血……”我们通过临床观察，患者经过针刺及刺络拔罐疗法、挑刺法，疗效较为理想，尤其对初期轻症者可以起明显的消炎止痛作用。

石学敏院士认为此病主要由于火毒之邪，走于经络，气血凝滞而成，病因多是由于邪毒走散，流注经络发为疔疮，或因皮肤破伤、感染邪热毒气或因情志抑郁，心火内盛，血气逆行而生。该病多属于急性发病，治疗宜清热解毒，活血化瘀。灵台，督脉穴，为治疗疔疮的有效验穴；身柱，督脉穴，清热宣肺；郄门，手厥阴心包经郄穴，清心理气，凉血止血；尺泽，手太阴经合穴，清热解毒凉血；曲池、合谷，手阳明大肠经穴，疏风解表，清热止痛；委中，足太阳膀胱经穴，理血泻热；十宣，清热开窍醒神。治疗除经穴刺法外，石教授特别指出治疗红丝疔要配以刺络拔罐法，刺络法源于《灵枢·官针》曰：“络刺者，刺小络之血脉也……始刺浅之，以逐邪气，而来血气。”根据“菀陈则除之”的治疗原则，刺络法配合拔火罐，可以达到血出邪消，血气复行。

【预后】

该病及时治疗1～2日可愈。如患者伴有高热、胸痛、咳血等症状病情可迁延。如治疗不及时，局部感染处易形成脓肿，必要时需切开引流。针刺配合刺络早期应用可获得良好效果，显著缩短病程。

二、急性乳腺炎

急性乳腺炎是急性化脓性炎症。现代医学认为急性乳腺炎是由于乳房不清洁，乳头被婴儿咬破，以及乳腺管阻塞，排乳不畅，细菌入侵乳管，而后进入腺小叶，停留在瘀积的乳汁中繁殖，乳腺组织受到破坏。中医称之为“乳痈”。认为由于乳房不清洁，毒邪外侵，邪毒由乳络进入乳房，乳汁壅滞，乳络不畅，乳管阻塞，乳汁郁阻于乳络，郁久化热发为乳痈。

【临床表现及诊断】

1. 临床表现　患者乳房肿胀疼痛，皮肤发红，皮温增高，排乳不畅，局部压痛，有界限不清的肿块，患处腋窝淋巴结常肿大，全身不适，可出现发热、寒战等全身症状，严重时炎症局限而形成脓肿。

2. 辅助检查　血常规白细胞增高，核左移。

根据病史、临床症状、体征和血常规可诊断。

【鉴别诊断】

（1）乳房结核：是结核杆菌侵犯乳腺组织而引起乳房部分硬化，可使乳房发生严重变形及乳头内缩，以妊娠期和哺乳期发病率较高，乳房结核大多系结核杆菌血源性传播，原发病灶多为肺或肠系膜淋巴结核。疼痛不重，局部不红，午后低热，结核菌素试验阳性，活组织检查有助于诊断。

（2）乳房纤维腺瘤：是一种生于乳房的良性肿瘤，主要鉴别点是发病年龄在30岁左右，青年妇女多见，多为单侧乳房内出现单个无痛性肿块，少数有局部微刺痛，病程一般发展缓慢，不溃破质坚韧，肿物表面色正常，多无压痛，无发热、寒战等全身中毒反应。

（3）炎性乳癌：多发生于年轻妇女，尤其在妊娠期或哺乳期，由于癌细胞侵袭乳房，因而引起局部炎症，主要鉴别点是常伴有皮肤红肿，局部温度增高，水肿等改变，同时腋下淋巴结肿大，发展快，预后差。

【针灸治疗】

1. 治则 清泻肝胃郁热、疏通经络。

2. 配方

（1）经穴刺法：肩井、膻中、乳根、少泽、足三里、合谷、足临泣、外关。

（2）火针疗法：取患乳肿之低位，用火针穿刺排脓。

3. 操作

（1）经穴刺法：肩井针尖向后斜刺1寸，捻转泻法1min，膻中向下斜刺，先向下刺1～1.5寸，捻转泻法，然后左右侧施捻转泻法，共计1min；乳根向下斜刺5～8分，捻转泻法1min，少泽直刺2～3分，捻转泻法，出针时挤压针孔，放血2滴；合谷直刺1寸，捻转泻法1min；外关直刺0.8～1寸，捻转泻法1min，足三里直刺1～1.5寸，捻转泻法1min，足临泣直刺0.5～0.8寸，捻转泻法1min；以上针刺施术后，留针20min。

（2）火针疗法：取患乳脓肿之低位，局部皮肤乙醇消毒后用2%普鲁卡因注射液局部麻醉，取三棱针用酒精灯烧红或使用电火针治疗仪接通电流，针头烧红后，迅速刺入脓腔，缓慢稍加转动退出，脓液随之而出，轻按患乳，排净脓汁，外盖敷料，每日排脓汁，更换敷料一次，直至伤口愈合。

4. 疗程

（1）急性期（发病7天之内）：针刺每日2次，2周之内不可间断治疗，2周后可针刺每日1次，乳腺炎晚期或为脓肿者，可使用火针排脓法，1周2次，预后较好。

（2）稳定期（发病1～3周）：治疗同急性期，主以针刺治疗为主，无脓肿者不使用火针排脓法，疗程延长。

【配方理论】

乳痈《外科证治全书》记载："所乳之子，口气焮热，含乳而肿，热气鼻风吹入乳孔，气递乳凝，遂致结肿。"石学敏院士认为，乳腺炎是由于乳汁瘀滞，乳络不畅，乳管阻塞，败乳蓄积，化热而成痛肿，或因情志不畅，肝气不舒，气机失于疏泄，邪热蕴蒸阳明，胃热壅滞，以致经络阻塞，气血瘀滞而成乳痈。散解、透脓、调理气血。足阳明胃经过乳头、乳根，乳房位于肝胃经走行处，故取厥阴、阳明之穴，消肿散结，调理气血；乳痈后期残余毒热，深入血络，故宜清解阳明、疏达脉络，使余邪得散。

石学敏院士治疗急性乳腺炎，使用火针治疗，疗效较为理想。火针源于《灵枢·官针》中记有："焠刺者，刺燔针则取痹也。"火针引流古称燔针焠刺，是用来取脓，代替开刀的一种方法。使用火针治疗急性乳腺炎，关键在于引流口通畅。火针疗法创口小，不易闭塞，排脓通畅。且操作简便、患者痛苦小，缩短疗程，疗效良好。在临床上火针疗法是治疗乳痈的常用有效方法。

【预后】

该病早期未形成脓肿时应用抗生素可获得良好效果。未及时治疗，炎症范围继续扩大，可破坏更多的乳腺小叶组织，使病程延长。脓肿形成后视情况做脓肿切开引流。针刺治疗急性乳腺炎，可明显促使炎症消散，加速脓液排出。

三、肠 梗 阻

肠梗阻是临床常见的急腹症。是由多种不同疾病，引起的肠道不同部位的阻塞和阻塞后引起的肠管膨胀。可造成液体和电解质丧失，以及腹腔感染和全身毒血症等一系列全身性病理改变。

中医学将此病归为“腹胀”、“关格”、“肠结”等范畴。认为病因多由于饮食不节或暴饮暴食、食物积滞于肠、阻塞肠道、腑气不通或热结于肠；热久伤津、燥屎内结、阻于肠道、肠管气机痞塞；血行瘀结、通降下行功能失常、清浊不分、滞塞上逆而发病。机械性、动力性及血运性肠梗阻中单纯性肠梗阻为针刺治疗范围。

【临床表现及诊断】

1. 临床表现

（1）主症：腹痛、呕吐、腹胀为该病的主要临床表现。腹痛特点以脐周阵发性绞痛或窜痛，腹痛发作时伴有肠鸣或气过水声。反射性呕吐，梗阻部位越高，呕吐出现的越早、越频繁；腹胀，腹周膨隆显著。完全梗阻发生后，患者排气排便消失，高位梗阻早期可有少量排便。

（2）体征：腹壁可见肠型和肠蠕动波；腹部听诊可闻及肠鸣音亢进，有气过水声或金属音，为机械性肠梗阻表现。麻痹性肠梗阻时，则肠鸣音减弱或消失。直肠指检如触及肿块，可能为直肠肿瘤、极度发展的肠套叠的套头、或低位肠腔外肿瘤。

2. 辅助检查 腹平片可见肠腔积气，积液。

根据年龄、病史、体征、X 线、CT 等影像学检查可确定肠梗阻类型、病因。

【鉴别诊断】

（1）急性肠胃炎：有饮食不洁史，有腹痛、呕吐或腹泻，腹痛可为阵发性绞痛，亦可有肠鸣音活跃，肠蠕动增强。主要鉴别点：病史为饮食不洁，可见腹痛、呕吐，但无腹胀、便闭，腹平片检查无积液或积气。

（2）急性胆囊炎、胆绞痛：有反复发作史，腹痛为阵发性绞痛，主要鉴别点：疼痛以右上腹为主，向右肩部放射，呕吐但无明显腹胀，无肠鸣音亢进，B 超检查为主要依据。

（3）肾绞痛：发病急骤，腹痛。主要鉴别点：腰部绞痛牵制于腹，大多向生殖器或大腿部放射，肉眼血尿，X 线检查可在肾区发现密度增高影像，但无肠管扩张和液平面，B 超检查可见肾结石影像或肾盂、输尿管扩张。

（4）胃十二指肠溃疡穿孔：起病突然，上腹部剧烈疼痛，很快涉及全腹。主要鉴别点：多有典型溃疡病史，腹肌紧张，腹部压痛，反跳痛，肠鸣音消失，X 线可见膈下游离气体和腹腔积液，B 超检查腹腔液性暗区，无肠管扩张。

【针灸治疗】

1. 治则 开闭止痛、通利腑气。

2. 配方

（1）经穴刺法

1）主穴一：大肠俞、小肠俞、天枢、关元、足三里、上巨虚。

2）主穴二：水道（左）、归来（左）、外水道（左）、外归来（左）、丰隆，蛔虫扰动加四缝、中脘。

（2）穴位注射疗法：新斯的明注射足三里。

（3）耳针疗法：神门、交感、枕、便秘点、大肠、小肠、胃。

3. 操作

（1）经穴刺法：大肠俞、小肠俞直刺 2 寸，施提插捻转泻法，针感达于骶部；天枢、关元直刺 2 寸，施捻转泻法，针感达于小腹部；曲池、上巨虚直刺 1.5～2 寸，施提插捻转泻法 1min；水道、归来、外水道、外归来，直刺进针 2.5 寸，呼吸泻法 1min；丰隆直刺 2 寸，施提插捻转泻法 1min；四缝用三棱针点刺挤出白色黏液，不留针。其他穴位留针 30min。每隔 10min 施手法 1 次，每次 5min。同侧大肠俞和小肠俞，上巨虚和丰隆应用疏密波或断续波电针刺激，电流量为强刺激，以患者能耐受为度，每次 30～60min，以达到腹痛、腹胀缓解。

（2）穴位注射：新斯的明 0.5mg，分注于两侧足三里穴内，适用于肠麻痹患者。

（3）耳针疗法：先施耳穴探察，选反应明显的穴 2～3 个，给予强刺激，留针 20min，每 10min 捻转一次，症状缓解后改用耳穴贴压法。

4. 疗程　每日针刺 2 次，配合电针、耳针，穴位注射每日 1 次，7 日为 1 个疗程；病情稳定后，治疗改为每日 1 次，耳针改用耳穴贴压法，隔日更换 1 次，直至完全康复。

【配方理论】

肠梗阻为外科常见病，隶属于祖国医学“腹胀”、“肠结”、“关格”范畴，该病最早记载见于《内经》。经曰：“饮食不下，膈塞不通，邪在胃脘。”明代《医贯》曰：“关者下不得出也，格者上不得入也。”我们通过多年临床实践认为：针刺治疗肠梗阻，可以增强胃肠蠕动功能，改善肠道血液运行，促进胃肠道吸收功能，针刺对肠梗阻止痛效果较好，针刺可以迅速达到排便排气。

石学敏院士认为：急性肠梗阻病变主要在大肠、小肠，故取大肠俞、小肠俞、天枢、关元为俞募配穴法，以通利腑气；足三里为胃经下合穴，可加强胃肠功能，以达行气、活血、止痛；上巨虚为大肠经合穴，合治内腑；中脘为腑之会穴，以达祛食滞、通腑气；石教授治疗大便闭塞不通拟定配方：丰隆、水道、归来、外水道、外归来，可达降逆攻下、清泻实热之功。临床疗效较为理想。他指出治疗肠梗阻应严格掌握适应证。机械性、动力性、单纯性肠梗阻均为针刺治疗范围，治疗中必须分清轻重缓急，严格按照手法量学要求施术。对病情变化者，不能采取保守治疗的，应尽快手术治疗，以免贻误病机。

【预后】

肠梗阻具有高发病率和死亡率的特点。其预后与患者年龄及全身状况等因素有关。年龄较大患者死亡概率较高，有其他系统疾病者预后较差，尤其是肾功能与预后密切相关。60%～70% 的患者不需要手术治疗可缓解，需要接受手术治疗的患者在术前的保守治疗也必不可少。针刺治疗肠梗阻可以显著改善肠鸣音恢复、肛门排气时间及排便功能。研究显示针刺能够增强肠道黏膜的屏障作用，降低炎症反应，并改善肠道运动功能。

四、阑　尾　炎

阑尾炎是外科常见病，在急腹症中占首位，主要是由于阑尾管腔阻塞和细菌感染引起的急性右下腹疼痛为主的疾病。祖国医学称为“肠痈”；为肠腑内外发生痈肿之疾患，病因多由饮食不节，劳伤过度或湿热郁结，气血凝滞肠间形成肠痈，大肠为传导之官，故以通为顺。若因恣食生冷，聚湿生热，壅塞肠道或因暴饮暴食，食后做剧烈运动伤及肠络，致血瘀停聚化热，积而成痈。石学敏院士根据病因病机，拟定治疗法则，以通腑除热、化瘀消痈、行气止痛为大法。并强调针刺治疗急性阑尾炎，应严格掌握适应证，急性单纯性阑尾炎，化脓性阑尾炎初起，急性阑尾炎穿孔已形成包块均为针刺治疗范围之列，治疗过程中要密切观察病情，特别注意特定穴配伍治疗，临床收到较好疗效

【临床表现及诊断】

1. 临床表现

（1）急性阑尾炎

1）主症：典型的急性阑尾炎初期有中上腹或脐周疼痛，数小时后腹痛转移并固定于右下腹。可有恶心、呕吐。盆腔位阑尾炎或阑尾坏疽穿孔可有排便次数增多。发热：一般只有低热，无寒战，化脓性阑尾炎一般亦不超过 38℃。高热多见于阑尾坏疽、穿孔或已并发腹膜炎。有时伴皮肤感觉过敏。

2）体征：右下腹存在压痛及反跳痛。存在腹肌紧张，阑尾化脓即有此体征，坏疽穿孔并发腹

膜炎时腹肌紧张尤为显著。

（2）慢性阑尾炎

1）主症：右下腹部间断性隐痛或胀痛，时重时轻，部位比较固定。常有轻重不等的消化不良、食欲下降。

2）体征：有下腹压痛，无肌紧张和反跳痛。

2. 诊断 根据主症、体征、血常规检查、腹部超声可诊断。

【中医辨证分期】

1. 瘀滞期（初期） 腹痛出现于上腹或脐周围，持续数小时至一二日转于右下腹，呈持续性钝痛或胀痛，可有阵发性加剧，右下腹阑尾点有局限性压痛或轻度拒按，脘腹胀闷，嗳气纳呆，恶心欲吐，大便正常或秘结，舌苔白腻，脉弦滑。

2. 蕴热期（酿脓期） 若病情发展，腹痛加剧，右下腹明显压痛，反跳痛，右下腹可扪及包块，壮热不退，恶心呕吐，纳呆，便秘或腹泻，小便短赤，舌苔厚腻而黄，脉洪数。

3. 毒热期（溃脓期） 脓成不能局限者，腹痛从右下腹扩展到全腹，全腹压痛、反跳痛，腹胀、恶心呕吐，大便秘结，尿痛，舌红苔黄糙，脉洪数或弦数。

【鉴别诊断】

（1）急性出血性坏死性肠炎：起病多急骤，腹痛为首发症状者约占90%，脐周或中上腹阵发性绞痛，其后可转为全腹持续性疼痛，腹膜刺激征。主要鉴别点：腹痛伴有腹泻，每日数次至数十次，或果酱色便，肠鸣音亢进或减弱。

（2）急性胰腺炎：起病突然，常于饱餐和饮酒后发病，腹痛位于左上腹、中上腹或右上腹。主要鉴别：疼痛位于左上腹，并向腰部放射，恶心呕吐。实验室检查：血尿淀粉酶升高，舌红，苔黄厚腻，脉滑数。

（3）右侧输尿管结石：结石在输尿管内下降时可引起绞痛，输尿管上段的结石疼痛常位于脊肋角，腰部或腹部，输尿管中段或下段结石沿输尿管常向下放射。主要鉴别是：下腹部疼痛伴尿频、尿急、尿痛，排尿困难，肉眼血尿，泌尿系X线检查是最主要的诊断方法。

（4）急性胆囊炎：多发于饱餐或进食油腻后，开始疼痛主要位于上腹部逐渐转至右上腹，主要鉴别：右上腹疼痛可放射至右肩胛下角，胆囊区压痛明显，恶心、呕吐，大便秘结或呈灰白色，舌苔黄腻，脉弦滑数，胆囊B超对此病诊断意义大。

【针灸治疗】

Ⅰ. 瘀滞期（初期）

1. 治则 通腑、清热、导滞。

2. 配方

（1）经穴刺法：上巨虚、曲池、天枢、足三里、内关、中脘、合谷、丰隆、腹部压痛点。

（2）电针疗法：足三里、阑尾穴、阿是穴。

3. 操作

（1）经穴刺法：上巨虚为大肠经下合穴，曲池为大肠经合穴，合治内腑，上巨虚，曲池直刺进针1.5～2寸，施提插捻转之泻法，施手法20min，留针1小时，每20min施手法一次；天枢为大肠经募穴，用30号毫针深刺2～2.5寸，捻转泻法；足三里、内关施捻转提插泻法；丰隆、合谷施捻转泻法。中脘进针2寸，呼吸泻法。腹部压痛点，进针1.5～2寸，施呼吸泻法。

（2）电针疗法：每次选一对穴，进针得气后分别接电针仪正负极，用可调波，强度以能耐受为度，每次20～30min。

Ⅱ. 蕴热期（酿脓期）

1. 治则 通腑、清热、散瘀。

2. 配方

（1）经穴刺法：上巨虚、天枢、曲池、大椎、内庭、丰隆、腹部压痛点。

（2）刺络疗法：大椎。

3. 操作

（1）经穴刺法：上巨虚、天枢、曲池、丰隆同上述。内庭为足阳明荥穴，进针 1 寸，施呼吸泻法。

（2）刺络疗法：大椎穴常规消毒后，用三棱针点刺 3～5 点，加拔火罐，出血量 5～10ml。

Ⅲ. 毒热期（清脓期）

1. 治则 清热解毒、行气化瘀。

2. 配方

（1）经穴刺法：上巨虚、曲池、天枢、人中、支沟、阴陵泉、腹部压痛点。

（2）芒针疗法：阑尾穴、天枢、气海。

3. 操作

（1）经穴刺法：上巨虚、曲池、天枢同上述。人中用重雀啄手法，以眼球充满泪水为度；支沟、阴陵泉施提插泻法，行针 20min，每 5min 施手法 1 次。

（2）芒针疗法：阑尾穴在右侧的足三里和上巨虚之间，以压痛点为准，强刺激捻转，留针 20min。

4. 疗程

（1）急性期（发病 7 日之内）：针刺每日 2 次，疼痛剧烈时可再加 1 次针刺，配合电针、芒针，治疗不可间断，手法量学必须达到要求。

（2）稳定期（发病 2～4 周）：针刺治疗每日 1～2 次。

【配方理论】

中医学将阑尾炎归属于肠痈范畴，是外科急腹症之一。《金匮要略》云："肠痈之为病，其身甲错，腹皮急，按之濡，如肿状，腹无积聚，身无热，脉数，此为肠内有痈脓。"后世医家结合临床，从病因病机，成脓后病理机转，以及治疗法则，选方用药，将该病分为大肠痈、小肠痈，我们认为急性阑尾炎似从属大肠痈范畴。

石学敏院士根据病因病机，拟定通腑除热、化瘀消痈、行气止痛为其治疗大法。临床将此病分三期治疗，并特别强调特定穴的使用，足三里为阳明经合穴，上巨虚为大肠经合穴，合治内腑达运气止痛之效，腹部压痛点具有以痛为腧的作用，内庭、曲池一荥一合，可清肠胃积热、消痈化坚。石教授强调针刺治疗急性阑尾炎，应严格掌握适应证。急性单纯性阑尾炎、化脓性阑尾炎初起、急性阑尾炎穿孔已形成包块均为针刺治疗范围。治疗过程中必须密切观察病情变化，注意疾病转归，既不能放弃治疗法则，也不贻误病情，针刺治疗过程中，要按操作要领实施。

【预后】

阑尾炎及时内科或外科治疗，预后良好。若阑尾炎未及时治疗，穿孔后可合并局限性腹膜炎。针刺治疗急性阑尾炎具有止痛快、控制炎症、免受手术之苦等优点。研究显示针灸可改善阑尾的血液供应，增强机体的免疫功能，促进炎症吸收。针灸治疗单纯性阑尾炎疗效较好。若症状严重，考虑有阑尾穿孔的可能，应及时转外科手术处理。

第八节 五官科疾病

一、感音神经性耳聋

感音神经性耳聋是指病变位于螺旋器的毛细胞、听神经或各级听中枢，对声音的感受与神经冲动的传导发生障碍，所引起的听力下降。其基本特征为气导、骨导听力同时下降。其病因包括噪声损伤、药物中毒、高热、脑炎、自身免疫机制、遗传因素致耳聋及突发性耳聋等。属于中医的“久聋”、“暴聋”范畴。中医认为该病有虚、实之分，实者多因外邪或脏腑实火上扰清窍，抑或瘀血、痰饮蒙蔽清窍；虚者多为脏腑虚损、清窍失养。

【临床表现与诊断】

该病高发于中年人，但近年来有逐渐年轻化的趋势，无性别差异，无明显季节性。多为单侧耳发病。

1. 病史 患者在发病前大多无明显的全身不适感，但许多患者往往过度劳累、用脑过度、精神抑郁、情绪激动等状态，有些患者有链霉素使用史、感冒和受凉史。

2. 临床表现 以单耳或双耳听力下降，或伴有耳鸣、眩晕、耳内胀满感为主要表现，其症状如下所述。

（1）耳聋：多为单侧耳发病双耳同时发病者少见。由于多数患者是单侧发病，一侧耳聋，另一侧耳的听力尚好，所以有的患者不明显感到听力减退，这时如果伴有耳鸣或眩晕，反而感到耳鸣和眩晕是主要症状。

（2）耳鸣：患侧耳发生耳鸣，音调高，同时或相继出现听力下降。经治疗后，听力虽已提高，耳鸣往往长期不易消失。

（3）眩晕：约半数患者在发生听力下降前后出现眩晕。这种眩晕多为旋转性眩晕，少数为颠簸不稳定感，患者多伴有恶心、呕吐、出冷汗等症状，常于睡眠中突然发生。

（4）伴随症状：部分患者有患耳堵塞感、压迫感，或耳周围麻木感、沉重感等。

3. 检查

（1）一般检查：外耳道、鼓膜无明显病变。

（2）听力学检查

1）纯音听阈测试：气导听阈和骨导听阈一致性下降，无气-骨导差（<10dB）。

2）声导抗测试：A 型鼓室导抗图；镫骨肌反射存在，反射阈和纯音气导听阈差值<60dB（Metz 试验阳性）；声反射衰减（-）。

3）音叉试验：Rinne 试验 AC>BC（+）；Weber 试验→健侧；Schwabach 试验 BC 缩短（-）。

4）响度重振试验：双耳交替响度平衡试验（ABLB）有重振。Metz 试验（见上）。短量敏感指数试验（SISI 试验）：高的分值（80%～100%）。

5）音衰变实验：轻中度异常。

6）bekesy 试验：Ⅱ型曲线。

7）ABR 因纯音听力图不同而有所差异，可出现波Ⅰ或（和）Ⅴ波潜伏期延长；Ⅴ波潜伏期强度函数曲线陡峭；Ⅰ～Ⅴ波间期正常、缩短或延长。

8）OAE 中度。以下听力损失的耳蜗性聋可记录到 DPOAE，但幅值降低。听力损失>40dB HL 时，TEOAE 消失。

根据病史、临床表现、检查可诊断。

【鉴别诊断】

具体内容见表 8-8-1

表 8-8-1　感音神经性耳聋与传导性、混合性耳聋的鉴别要点

耳聋分类	纯音听阈检查
感音神经性耳聋	气导、骨导同时下降，且骨导、气导没有分离
传导性耳聋	骨导正常，气导下降，骨导、气导分离>10dB
混合性耳聋	气导、骨导同时下降，且骨导、气导分离>10dB

【针灸治疗】

1. 治则　疏通经络，聪耳开窍。

2. 配方

（1）经穴刺法

1）主穴：百会、四神聪、风池、完骨、天柱、耳门、听宫、听会、翳风、合谷。

2）配穴：风热侵袭，可加外关、曲池、大椎；肝火上扰者加太冲、丘墟、中渚；痰火郁结者，可加丰隆、大椎；气血瘀滞者，可加肾俞、关元；肾精亏损者，加肾俞、悬钟；气血亏虚者，加足三里、气海。

（2）耳针疗法：外耳、内耳、神门、肝阳 1、肝阳 2、肾。

3. 操作

（1）经穴刺法：百会横刺 0.5～1 寸，捻转泻法；四神聪平刺 0.5～0.8 寸，捻转泻法，风池下颌方向直刺 0.5～0.8 寸，捻转泻法；完骨直刺 0.5～1 寸，捻转泻法；天柱直刺 0.5～0.8 寸，捻转泻法；耳门直刺 0.5～1 寸，捻转泻法；听宫直刺 1～1.5 寸，捻转泻法；听会直刺 0.5～1 寸，捻转泻法；翳风向内上方刺入 0.5～1 寸，捻转泻法；合谷直刺 0.5～1 寸，捻转泻法。

（2）耳针疗法：一手固定患者的耳郭，另一手持镊子由上而下，寻找压痛点，压痛最明显处即为耳穴治疗点。用医用胶布将王不留行籽贴于耳穴上，以贴压处感到胀而略感沉重刺痛为度。嘱患者采用点压法，即用指尖一压一松，间断地按压，每小时一次，每次每穴点压 5～10 下，24 小时后摘除。

4. 疗程

（1）经穴刺法：留针 20min，每日一次，12 次为 1 个疗程。

（2）耳针疗法：每次贴 24 小时，双耳轮换贴压。12 次为 1 个疗程。

【配方理论】

百会为督脉穴，联系心脑肾，合四神聪调和营卫，平衡阴阳；风池、完骨、天柱分别属于足少阳胆经和足太阳膀胱经，胆经腧穴可清头目、利官窍；膀胱经“起于目内眦，上额，交巅。其支者：从巅至耳上角。其直者：从巅入络脑……”，可益气调血，补益脑髓。三经配合使用，共奏疏通经络、行气活血、滋补脑髓之效；耳门、听宫、听会又合称为耳前三针，与翳风同位于耳周，其经络走行分别为手太阳小肠经、足少阳胆经、手少阳三焦经，此三经皆是直接循行于耳的主要经脉。正所谓“经穴所在，主治所及”，为治疗耳聋耳鸣的重要取穴；合谷为四总穴之一，“面口合谷收”，其为治疗颜面五官疾患要穴之一。各穴相配，疏通经络，聪耳开窍。

耳针疗法是对耳郭特定点刺激来防治疾病的一种治疗方法，是中医学的一个重要组成部分。《灵枢》：“耳者，宗脉之所聚也”，又“十二经脉，三百六十五络，其血气皆上于面而走空窍……

其别气走于耳而为听”。表明了耳与全身经络、脏腑关系相当密切，可以达到治疗相应部位疾病的目的。通过按压耳穴，肾有益肾降火、强腰壮骨的功效；肝可疏肝利胆，清头明目；内耳可清头目，利耳窍；皮质下可醒脑开窍，镇静安神；神门可清热解毒，醒脑开窍，镇静安神，祛风止痛；外耳有通经络、开耳窍的作用。诸穴相合调节肝肾，疏通经络，安神定志。现代研究表明，中医耳穴压豆能使内耳毛细血管壁渗透压增强，可加快耳部的血液循环，为耳神经的康复提供了物质基础，特别是耳穴贴压操作简单，使用安全，没有药物的毒不良反应。

【预后】

该病属于耳鼻喉科常见病、难治病，长期发展耳聋程度会逐渐加重。患者听力损失程度越轻、治疗越及时效果越好。大部分患者经针灸治疗听力能够得以改善甚至完全康复，中度、重度患者可配合中药、声信息等综合治疗。

二、急性鼻炎

急性鼻炎是由病毒感染引起的鼻黏膜的急性炎性疾病，症状包括鼻塞、流涕、发热等，病程通常在7～10日。200种以上的病毒和急性鼻炎相关。四季均可发病，冬季更为多见。该病属于中医“伤风鼻塞”的范畴，中医认为该病的发生多因气候变化，寒热不调，或生活起居不慎，过度疲劳，风邪侵袭鼻窍而为病。因风为百病之长，常夹寒、夹热侵袭人体，故该病之发，又有风寒、风热之分。

【临床表现及诊断】

1. 临床表现 潜伏期1～3日。整个病程可分为3期，具体如下所述。

（1）前驱期：数小时或1～2日。鼻内有干燥、灼热感或异物感，痒感，少数患者结膜亦有异物感，患者畏寒，全身不适。鼻黏膜充血，干燥。

（2）卡他期：为2～7日。此期出现鼻塞，逐渐加重，频频打喷嚏，流清水样鼻涕伴嗅觉减退，说话时有闭塞性鼻音，还可能出现鼻出血；同时全身症状达高峰，如发热（大多为低热），倦怠，食欲减退及头痛等，如并发急性鼻窦炎则头痛加重。鼻黏膜弥漫性出血，肿胀，鼻道或鼻腔底充满水样或黏液性分泌物。由于大量分泌物刺激和炎性刺激反应，鼻前庭可发生红肿，皲裂。

（3）恢复期：清鼻涕减少，逐渐变为黏液脓性，合并细菌感染时，鼻涕变为脓性，全身症状逐渐减轻。

2. 检查

（1）两侧鼻孔是否有破损、结痂、肿瘤或存在其他异物的现象。

（2）检查鼻中隔，检查鼻中隔是否出现糜烂或严重鼻中隔完全畸形的现象。

（3）观察鼻腔内鼻黏膜是否充血、肿胀或鼻甲肥厚，鼻甲是否充血、肥大增生或鼻息肉者。

（4）鼻腔内是否出现分泌物或分泌物的颜色、性质等部位的病变。

（5）鼻后孔、鼻咽镜、鼻分泌物的检查。

3. 诊断

（1）发病前可能有接触急性鼻炎患者、受凉、过度疲劳等病史。

（2）自觉咽干、四肢倦怠、头胀痛、发热及全身不适。

（3）鼻内干燥、烧灼和发痒感。打喷嚏，流大量清涕，鼻塞，嗅觉减退。

（4）鼻黏膜弥漫充血肿胀，有大量水样或其他样分泌物（后期可为脓性）。

【鉴别诊断】

（1）流行性感冒：简称流感，是由流感病毒引起的一种急性呼吸道传染病，传染性强，发病率高，容易引起暴发流行或大流行。典型的临床特点是急起高热、显著乏力，全身肌肉酸痛，而鼻塞、流涕和喷嚏等上呼吸卡他症状相对较轻。可追踪到与流感相关的流行病学史，流感病毒分离为实验室检测的“金标准”，病毒的抗原和核酸检测可以用于早期诊断。

（2）变应性鼻炎：又称过敏性鼻炎，是特应性个体接触变应原后由 IgE 介导的介质释放、并有多种免疫活性细胞和细胞因子等参与的鼻黏膜反应性疾病，非自限性，病程一般较急性鼻炎长。无发热等全身症状。鼻部症状的发作与接触一定的过敏原有关。专科检查可见鼻黏膜苍白，水肿，鼻涕如清水样。可有鼻、眼、腭部瘙痒。可合并支气管哮喘等Ⅰ型变应性疾病，鼻腔分泌物细胞学检查、皮肤试验、激发试验及特异性 IgE 抗体测定等有助于鉴别。

（3）急性鼻窦炎：为急性化脓性鼻窦炎，是鼻窦黏膜的一种急性化脓性感染。常可由急性鼻炎继发而来。急性鼻炎病程延长，恢复期内症状不减轻，反而加重应考虑急性鼻窦炎可能。其头痛明显，可有大量脓涕，中鼻道或嗅裂有脓，局部出现压痛；血中白细胞计数增多，中性粒细胞比率增加。行鼻窦影像学检查示窦腔密度高，黏膜增厚，甚至可见液平面。

（4）急性传染病：许多呼吸道急性传染病的早期可出现类似急性鼻炎的症状，如麻疹、猩红热、百日咳等。麻疹从发病至出疹前，可有发热、流涕等与急性鼻炎相似的症状。但可有特异的麻疹黏膜斑（Koplik 斑）存在，在口腔黏膜第一齿处，可见 0.5～1mm 大小细砂样灰白色小点，绕以红晕。该黏膜斑亦可见于唇内，出现 2～3 日即可消失，发病 3～4 日后，自耳后至四肢逐渐出现特异性的皮疹。猩红热，为 A 组 β 型溶血性链球菌（也称为化脓链球菌）感染引起的急性呼吸道传染病，可有发热、全身不适等表现。患者可有特异性皮疹、“草莓舌”、口周苍白圈、帕氏线等特异性体征。百日咳最初有咳嗽、打喷嚏，伴低热约 3 日，以后咳嗽日渐加重，常日轻夜重，表现为阵发性痉挛性咳嗽，一般为 7～10 日。此类疾病需要通过详细的体格检查和对病程的严密观察以鉴别。

【针灸治疗】

1. 治则 宣通鼻窍，祛风散寒。

2. 配方

1）主穴：大椎、肺俞、风池、迎香、百会、迎香、上迎香、印堂、风池。

2）配穴：风热犯鼻者，加曲池；风寒犯鼻者，加大椎、肺俞。

3. 操作 大椎穴消毒后用三棱针点刺 3～5 点，再用闪火法拔罐，令出血 5～10ml；肺俞进针 0.5 寸，施捻转补法；风池向对侧眼球方向斜刺 1～1.5 寸，施捻转泻法；迎香向内斜刺 0.3～0.5 寸，施捻转泻法。以上施手法 1min 后，再留针 20min。百会斜刺 0.5～0.8 寸，捻转补法。迎香穴及上迎香向内上方斜刺 0.3～0.5 寸，捻转泻法。印堂向下平刺 0.5～0.8 寸，捻转泻法。

4. 疗程 留针 20min，每日 1 次，10 次为 1 个疗程。

【配方理论】

急性鼻炎系由病毒感染引起的急性鼻黏膜炎症，属于中医学的伤风鼻塞范畴，以鼻塞、流涕、喷嚏为主症，常伴恶寒、发热、头痛等症。《内经》中指出：“正气存内、邪不可干”，“邪之所凑，其气必虚”。《杂病源流犀烛·卷十二·感冒源流》曰：“感冒，肺病也，元气虚而腠理疏也。”说明急性鼻炎之发与脏腑元气不足，尤其是肺虚卫弱，卫外失固，致风邪得以侵袭人体有密切关系。鼻为清阳之窍，喜清恶浊，喜温而恶寒，以通为用；同时鼻为阳中之阳窍，且督脉终止于鼻，其脉总督一身之阳，故鼻受阳气最为厚重，其窍内阳气充盛，卫气敷布丰盈，而有生发清气之能。故治疗取大椎穴，为手足三阳经与督脉之会，督脉主一身之阳，具有扶正、清热之功。现代研究表明针刺大椎穴可提高机体的免疫力，增强白细胞对病菌的吞噬能力；风池为足少阳经与阳维脉之会，有疏风解表祛邪利窍之功；肺俞居足太阳膀胱经、主一身之表，具有宣肺之功；百会以升提阳气，印堂、迎香、上迎香宣通鼻窍。该法治疗急性鼻炎迅速有效。

【预后】

该病预后较好，如无并发症，7～10日后痊愈。及时针灸治疗，能够缩短疾病病程，预防并发症。

三、慢性鼻炎

慢性鼻炎是鼻黏膜及黏膜下层的慢性炎症。其主要特点是炎症持续三个月以上或反复发作，迁延不愈，间歇期亦不能恢复正常，且无明确的致病微生物，伴有不同程度的鼻塞，分泌物增多，鼻黏膜肿胀或增厚等障碍。根据慢性鼻炎的病理和功能紊乱的程度，可分为慢性单纯性鼻炎和慢性肥厚性鼻炎，前者是以鼻黏膜肿胀、分泌物增多为特征的鼻黏膜慢性炎症，后者是以黏膜、黏膜下层甚至骨质的局限性或弥漫性增生肥厚为特点的鼻腔慢性炎症。该病中医属于“鼻窒”的范畴。中医认为该病多因正气虚弱，伤风鼻塞反复发作，余邪未清而致；鼻窍及邻近部位病灶的影响，不洁空气等亦可导致该病的发生。其病机多与肺、脾二脏失调，气滞血瘀有关。

【临床表现及诊断】

1. 临床表现

（1）慢性单纯性鼻炎

1）鼻塞特点为：①间歇性：白天、夏季、劳动或运动时鼻塞减轻，而夜间、静坐或寒冷时鼻塞加重；②交替性：侧卧时下侧鼻腔阻塞，上侧鼻腔通气较好，当转向另一侧卧位时，另一侧鼻腔又出现鼻塞。

2）多为半透明的黏液性鼻涕，继发感染后可有脓涕。鼻涕可向后经后鼻孔流入咽喉部，引起咽喉不适、多“痰”及咳嗽等症状。小儿患者由于鼻涕长期刺激鼻前庭及上唇，可出现鼻前庭炎及湿疹。

3）由于鼻塞，可有间断嗅觉减退、头痛不适及说话时鼻音等。

（2）慢性肥厚性鼻炎

1）鼻塞较重，多为持续性。有闭塞性鼻音，嗅觉减退。鼻涕不多，为黏液性或黏脓性，不易擤出。

2）肥大的下鼻甲后端如压迫咽鼓管咽口，可出现耳鸣及听力下降。

3）由于长时间的张口呼吸及鼻腔分泌物的刺激，易发生慢性咽喉炎。

4）多伴有头痛、头昏、失眠及精神委靡等症状。

2. 检查

（1）慢性单纯性鼻炎

1）体征：鼻黏膜肿胀，表面光滑，以下鼻甲最为明显，鼻甲柔软，富有弹性，用探针轻压成凹陷，移开后立即恢复。

2）辅助检查：鼻黏膜对血管收缩剂敏感，滴用后下鼻甲肿胀可在3～5min内消退。鼻腔内有较黏稠的黏液性分泌物，多聚集于鼻底、总鼻道或下鼻道。

（2）慢性肥厚性鼻炎

1）体征：长时间炎症可导致鼻黏膜增生、肥厚，成暗红色或淡紫色。下鼻甲黏膜肥厚，下鼻甲骨亦可肥大，下鼻甲表面不平呈结节状或桑葚状。探针轻压下鼻甲有硬实感并且不易出现凹陷，或凹陷出现但不易恢复。

2）辅助检查：对血管收缩剂反应差，鼻黏膜不收缩或收缩甚微。有时鼻底或下鼻道可见黏液或黏脓性分泌物。

3. 诊断　根据症状、鼻镜检查及鼻黏膜对小檗碱等血管收缩剂的反应，诊断多无困难。

【鉴别诊断】

应注意与结构性鼻炎鉴别，结构性鼻炎是鼻腔存在一种或几种鼻腔结构解剖异常，如鼻中隔偏曲、中鼻甲反向弯曲及下鼻甲内展等结构异常，常常会引起鼻腔通气及功能异常。

【针灸治疗】

1. 治则　补脾益肺、活血通窍。

2. 配方

（1）主穴：迎香、印堂、百会、合谷、足三里、大椎。

（2）配穴：肺经蕴热者，加风池、曲池；肺脾气虚者，加肺俞、脾俞；血瘀鼻窍明显者，加上迎香、气海、三阴交。

3. 操作　百会斜刺0.5～0.8寸，捻转补法。迎香穴及上迎香向内上方斜刺0.3～0.5寸，捻转泻法。印堂向下平刺0.5～0.8寸，捻转泻法。合谷直刺0.5～0.8寸，捻转泻法。足三里直刺1～2寸，捻转补法。大椎点刺放血。

4. 疗程　留针20min，每日1次，10次为1个疗程。

【配方理论】

慢性鼻炎是鼻腔黏膜和黏膜下层的慢性炎症。在中医学属于“鼻窒”范畴，多为肺脾气虚或气滞血瘀、肺经蕴热、邪壅鼻窍所致。中医认为，鼻为肺窍，肺脏的功能强健与否，可反应于鼻。脾为肺之母脏，母子同病，故肺脾气虚时必然引起气道不通，气不摄津，表现为鼻塞、流涕，甚则久治不愈，气滞血瘀，可引起头闷、头痛、嗅觉减退或丧失等症状。治当培土生金，疏通经络。《针灸甲乙经》记载：“鼻鼽不利，窒洞气塞……迎香主之。”《针灸大成》记载：“鼻塞……合谷、迎香。”合谷、迎香均为大肠经经穴，可疏调阳明经气，因手阳明经循鼻旁而又与肺经相表里，肺开窍于鼻，因此取此穴治疗鼻炎有良好的效果；印堂位于鼻根，与迎香配合，为“鼻三针”之组合，治疗鼻炎效专力宏；百会升提阳气，醒脑开窍；足三里补益脾气，培土生金。诸穴合用，共奏宣通鼻窍、补脾益肺之功效。大椎为手足三阳与督脉之会，主一身之表，主一身之阳，点刺放血而达泻热益气之功。

【预后】

慢性鼻炎患者多有持续鼻塞，常张口呼吸，引起口腔及咽部黏膜干燥，导致咽喉炎，甚至引发下呼吸道感染或支气管肺炎。对小儿患者的身体、智力发育亦有影响。此外，炎症向后可侵及咽鼓管，发生耳部症状。如蔓延到鼻泪管，可使其狭窄、阻塞。鼻分泌物较多者，易刺激鼻前庭皮肤，引起鼻前庭炎、皲裂、湿疹及毛囊炎等并发症。在发作间歇期，可继续予针刺治疗，长期治疗可有效预防复发。慢性鼻炎可减轻鼻塞，减少鼻涕，减少发作。

四、变应性鼻炎

变应性鼻炎是发生在鼻黏膜的变态反应性疾病，在普通人群的患病率为10%～25%，以鼻痒、喷嚏、鼻分泌亢进、鼻黏膜肿胀等为其主要特点。变应性鼻炎分为常年性变应性鼻炎和季节性变应性鼻炎，后者又称“花粉症”。根据WHO颁布的《变应性鼻炎及其对哮喘的影响》（ARIA）指南中建议，根据发病时间特点将AR分为间歇性鼻炎和持续性鼻炎。根据症状对生活质量的影响将AR按严重程度划分为轻度和中/重度。其发病机制属Ⅰ型变态反应，与细胞因子、细胞间黏附分子-1及部分神经肽的相互作用密切相关。该病属于中医“鼻鼽”范畴，中医认为该病的发生多有肺脾肾脏腑虚损、正气不足、腠理疏松、卫表不固，风邪、寒邪或异气侵袭，寒邪束于皮毛，阳气无从泄越，故而上出为涕。

【临床表现及诊断】

1. 临床表现 该病以鼻痒、阵发性喷嚏、大量水样鼻涕和鼻塞为主要特征。

（1）鼻痒：是鼻黏膜感觉神经末梢受到刺激后发生于局部的特殊感觉。季节性鼻炎尚有眼痒和结膜充血。

（2）喷嚏：为反射性动作。呈阵发性发作，从几个、十几个或数十个不等。

（3）鼻涕：大量清水样鼻涕，是鼻分泌亢进的特征性表现。

（4）鼻塞：程度轻重不一，季节性变应性鼻炎由于鼻黏膜水肿明显，鼻塞常很重。

（5）嗅觉减退：由于鼻黏膜水肿明显，部分患者尚有嗅觉减退。

2. 检查 鼻镜可见常年性者的鼻黏膜可为苍白、淡白、灰白或浅紫色，双下甲水肿总鼻道及鼻腔底可见清涕或黏涕。如合并感染，则黏膜充血，双下鼻甲暗红，分泌物呈黏脓性或脓性。特异性 IgE 检查阳性。

3. 诊断 根据个人或家族过敏性疾病史、呼吸道及皮肤变应性疾病史、发作期典型症状及时间、检查可诊断（表 8-8-2）。

表 8-8-2 变应性鼻炎分类

分 类	间歇性 症状发生天数<4 日/周或病程<4 周	持续性 症状发生天数>4 日/周或病程>4 周
季节性鼻炎 每年发病季节基本一致，且与致敏花粉传播期相符合，致敏原以室外变应原为主	季节间歇性	季节持续性
常年性鼻炎 在一年内半数以上日子里有上述症状，致敏原以室内致敏原为主	常年间歇性	常年持续性

【鉴别诊断】

根据患者症状能够区分季节性变应性鼻炎与常年性变应性鼻炎。常年性变应性鼻炎须与其他类型的非变应原性的常年性鼻炎相鉴别，见表 8-8-3。

表 8-8-3 不同类型常年性鼻炎的鉴别要点

		嗜酸粒细胞增多性非变应性	
	常年性变应性鼻炎	鼻炎	血管运动性鼻炎
病因	Ⅰ型变态反应	不清楚	血管反应增强
鼻痒和喷嚏	+++	++++	+
鼻分泌物量	+++	++++	+
鼻涕倒流	+ −	+ −	++
鼻黏膜充血	−	−	++
鼻黏膜苍白	++	++	−
鼻黏膜水肿	+++	+++	+ −
鼻分泌物嗜酸粒细胞	+	+	−
特异性皮肤试验	阳性	阴性	阴性
特异性 IgE	升高	升高	正常
个人及家族病史	+	−	−

【针灸治疗】

1. 治则　散风祛邪，宣通鼻窍，补益脾肺。

2. 配方

（1）经穴刺法

1）主穴：蝶腭神经节、迎香、上迎香、印堂、足三里、合谷。

2）配穴：肺气虚寒加肺俞；脾气虚弱加脾俞；肾阳不足加肾俞；肺经伏热加大椎。

（2）穴位拔罐敷贴法：大椎、肺俞、脾俞、肾俞。

（3）灸法：足三里、三阴交、涌泉、百会。

（4）耳针疗法：神门、内鼻、肺、脾、肾。

3. 操作

（1）经穴刺法：蝶腭神经节进针点可选在颧骨弓的下沿，约相当于颞骨颧突和颧骨颞突合缝线部位稍显膨大处。在皮面取穴时，首先应找到颧颞结节这个最明显的标志，然后以左手示指在此结节的稍后方向上轻轻按压，就可触摸到颧骨弓一弯向前上方的最高点，即弓形切迹，左手示指尖的宽度正好与弓形切迹的宽度差不多，只要将指头对准压满弓形切迹，并轻轻将该处皮肤向下按压1～2mm，使其离开颧骨弓下沿，露出进针的缝隙，然后，右手拇指、示指持针，把针尖对准放在左手指甲尖中央的前上方，也就是弓形切迹骨缘下方中央最高点处，把针尖先刺进皮肤，再调整针身方向，瞄准前上方蝶腭神经节所在的位置，徐徐送入。针尖朝向对侧眼角或额角的方向，进针55mm左右，患者感面部麻胀或出现放电感为宜，施以捻转泻法。迎香穴及上迎香向内上方斜刺0.3～0.5寸，捻转泻法。印堂向下平刺0.5～0.8寸，捻转泻法。足三里直刺1～2寸，捻转补法。合谷：直刺0.5～1寸，捻转平补平泻。

（2）穴位拔罐敷贴：在选取穴位处拔火罐，留罐10min。将白芥子、细辛等药研成粉末混合，调以姜汁制成糊状，取一分硬币大小置于专用敷贴中央，起罐后贴在上述穴位上。贴药后皮肤有微微发痒、灼痛感，切勿即去，一般敷贴2～6小时。

（3）灸法：以艾条悬灸上述穴位。

（4）耳针疗法 一手固定患者的耳郭，另一手持镊子由上而下，寻找压痛点，压痛最明显处即为耳穴治疗点。用医用胶布将王不留行籽贴于耳穴上，以贴压处感到胀而略感沉重刺痛为度。嘱患者采用点压法，即用指尖一压一松，间断地按压，每小时一次，每次每穴点压5～10下，24小时后摘除。

4. 疗程

（1）经穴刺法：留针20min，每日1次，12次为1个疗程。

（2）穴位拔罐敷贴：每次留罐10min，敷贴2～6小时。隔日一次，12次为1个疗程。

（3）灸法：每次15～20min，每日1次，12次为1个疗程。

（4）耳针疗法：每次贴压24小时，双耳轮换贴压。12次为1个疗程。

【配方理论】

蝶腭神经节为近年来被发现的治疗PAR非常有效的刺激点，此穴从现代解剖学的角度看，不仅集中了源于三叉神经的感觉支，还有来自翼神经的交感和副交感神经支等，针刺此点通过刺激鼻腔内的自主神经可以使其恢复平衡而达到治疗目的。迎香穴位于鼻孔两旁，为手足阳明之会，手阳明之脉，上挟鼻孔。足阳明起于鼻，两脉相接于本穴。大肠与肺相表里，肺卫不固等肺经疾病选此穴，具有宣通鼻窍之功效。上迎香位于迎香穴上方，两穴相合，清风热，通鼻窍。印堂为督脉之穴，督脉沿额正中下行至鼻柱，至鼻尖端，为通利鼻窍之要穴。合谷为四总穴之一，所谓“面口合谷收”，其为治疗颜面五官疾患要穴之一，且为手阳明大肠经之原穴，肺与大肠相表里，手阳明大肠经“络肺下膈属大肠”，“最后抵于鼻旁”，可解表祛邪，治疗外感鼻疾等与肺相关的疾病。根据循经选穴的原则，足三里为足阳明胃经的经穴，其经脉起于鼻之交頞中，旁约太阳之脉，因脾胃相表里，脾胃后天水谷生化之源，生发不足，其营运之气不能上升，邪塞孔窍，则发为鼻部疾病。据五行相生而言，脾土生肺金，故针刺或者灸该穴可达到补脾益肺、疏风和营、宣通鼻窍的作用，即所谓“正气存内，邪不可干”。大椎为一身阳气之总汇，能够调节全身阳气，沟通气血，祛风散邪。变应性鼻炎发病与肺、脾、肾密切相关，因此治疗以调节脏腑为主，在肺俞、脾俞、肾俞拔罐能够活血通络，趁腠理张开之时贴上治疗变应性鼻炎的膏药，攻补兼施。灸法能够补益脾肾、调节气血。中医认为变应性鼻炎发病属气虚无以抗邪，灸百会能够提升一身之阳气。耳针取穴调节肺脾肾脏，变应性鼻炎影响生活，患者多伴有烦躁，焦虑，因此配合神门、内分泌安神调志。诸法合用，治疗变应性鼻炎疗效显著。

【预后】

变应性鼻炎发作期严重影响患者生活质量，并可诱发支气管哮喘、鼻窦炎、鼻息肉、中耳炎等。中医针灸该病能显著改善症状、减少发作。对于病情较重者可酌情添加药物治疗。

五、急慢性鼻窦炎

鼻窦炎是指一个或多个鼻旁窦发生炎症，是一种在人群中发病率较高的疾病。鼻窦炎可分为急性、亚急性、慢性和复发性鼻窦炎4种。急性鼻窦炎病程<4周，主要表现为持续上呼吸道感染症状。亚急性鼻窦炎的病程为4～8周，表现为持续存在的轻至中度鼻窦炎症状。慢性鼻窦炎的病程>8周，此外，在排除急性发作后，仍有影像学证据表明鼻窦炎症持续>4周，也可考虑为慢性鼻窦炎。复发性鼻窦炎是指每年鼻窦炎急性发作≥3次。该病与中医的“鼻渊”病证相关，中医认为肺热、湿热、外感风寒、风热等因素均可致该病发生。

【临床表现及诊断】

1. 临床表现

（1）主要症状：鼻塞，黏性或黏脓性鼻涕。

（2）次要症状：头面部胀痛，嗅觉减退或丧失。

2. 检查

（1）鼻内镜检查：来源于中鼻道、嗅裂的黏性或黏脓性分泌物，鼻黏膜充血、水肿或有息肉。

（2）影像学检查：鼻窦CT扫描显示窦口鼻道复合体和（或）鼻窦黏膜炎性病变。

3. 诊断要点 依据临床症状、鼻内镜检查和（或）鼻窦CT扫描结果进行诊断。诊断时以上述两种或两种以上相关症状为依据，其中主要症状中的鼻塞、黏性或黏脓性鼻涕必具其一。

【鉴别诊断】

（1）急性鼻炎：急性鼻炎也可见鼻塞、流涕、头痛等症，但鼻涕清稀或为黏涕，检查见下鼻甲肿胀，中鼻甲不肿，鼻窦CT无明显鼻窦黏膜炎性病变。

（2）慢性鼻炎：慢性鼻炎也可见鼻塞，有浊涕、嗅觉减退等症，但鼻涕量较少，多位于下鼻道，检查见下鼻甲肿胀，中鼻甲不肿，鼻窦CT无明显异常。

【针灸治疗】

1. 治则 宣通鼻窍，化浊排脓。

2. 配方

（1）经穴刺法

1）主穴：迎香、上星、禾髎、印堂、阳白、行间。

2）配穴：流涕不止者，可加用合谷、足三里、三阴交等穴位；鼻塞较重者，可加用百会、囟会等穴位；病久不愈者，可加脾俞、肺俞等穴位。

（2）灸法

1）主穴：前顶、迎香、四白、上星、风池等。

2）配穴：足三里、三阴交、肺俞、脾俞、肾俞、命门等。每次选取主穴及配穴各1～2穴。

（3）穴位按摩：迎香，攒竹、太阳。

3. 操作

（1）经穴刺法：迎香、禾髎斜刺或平刺0.3～0.5寸，上星平刺0.5～0.8寸，印堂提捏局部皮肤，向下平刺0.3～0.5寸，阳白沿皮向眉中透刺0.3～0.5寸，合谷直刺0.5～1寸，阴陵泉直刺1.0～2.0寸，均行泻法1min。风池针尖微下，向鼻尖方向斜刺0.5～0.8寸，平补平泻。百会平刺0.5～1寸；足三里直刺1～2寸，三阴交直刺1～1.5寸，脾俞、肺俞斜刺0.5～0.8寸，捻转行补法1min。

（2）灸法：将艾条燃着的一端对准施灸部位，间隔一定距离（距0.5～1寸左右），进行熏灸，使患者有温热感而无灼痛，皮肤潮红发热为度。

（3）穴位按摩：鼻背按摩方法以两手鱼际部搓热，分别于鼻背由鼻根向迎香穴往返按摩，至有热感为度，然后再分别由攒竹向太阳穴推按，使局部有热感。迎香穴按摩用示指于迎香穴上点、压、揉、按，以鼻内舒适为度。

4. 疗程　毫针每日1次，每次留针20min；艾灸每日或隔日1次，每次15min；穴位按摩每日3次，10次为1个疗程。

【配方理论】

关于鼻渊的最早记载见于《内经》。《素问·气厥论》说“胆移热于脑，则辛頞鼻渊。鼻渊者，浊涕下不止也”。这也是关于鼻渊的最早定义，后世医家多从此说。至明代以后在理论和治疗上都有明显突破，如《证治要诀·卷十》中指出鼻渊不仅有胆热，还可由于肾虚：“涕或黄或白，或时带血如脑髓状，此由肾虚所生。”《赤水玄珠·卷三》曰：“鼻流浊涕者，必肾阳虚而不能纳气归元，故火无所谓，上迫肺金，是津液之气不得降下，并于空窍，转浊为涕，而为逆流矣。”《医学摘粹·杂证要法·七窍病类》提出“土湿胃逆，浊气填塞于上”；《辨证录·卷三》有“人有鼻塞不通，浊涕稠粘，已经数年……是肺经郁火”。明清医家多认为鼻渊日久多为肾虚所致，也有气虚、湿浊及肺热等观点。

鼻渊的针灸治疗以手太阴肺经、足阳明胃经、足少阳胆经穴位及鼻部穴位为主，迎香穴位于鼻孔两旁，为手足阳明之会，手阳明之脉，上挟鼻孔，具有宣通鼻窍之功效，为治疗鼻部疾病之要穴；禾髎穴为大肠经穴位，与迎香穴毗邻，与迎香穴合用，增强宣通鼻窍之力；上星、印堂为督脉之穴，督脉沿额正中下行至鼻柱，至鼻尖端，具有通利鼻窍之功。阳白为足少阳胆经、阳维脉交会穴，胆经腧穴可清头目、利官窍，正所谓“经穴所在，主治所及”，为治疗鼻渊的重要取穴。行间为足厥阴肝经的荥穴，有清泻肝经实热之功。诸穴合用，共奏宣通鼻窍、化浊排脓之功效。

【预后】

急性起病者，经及时、恰当的治疗，可获痊愈。病程较长者，易致迁延难愈。鼻腔与口腔、咽喉及下呼吸道与消化道直接相通，鼻窦炎分泌物向下引流，直接刺激这些组织，可引起各种病变。炎症亦可通过骨壁、血液、淋巴引起其他部分、器官感染。针灸治疗可减轻或治愈该病，对于急性起病者，可有效控制症状，避免进一步发展为慢性鼻窦炎；对于慢性起病者，可缩短治疗时间，改善临床症状。

六、萎缩性鼻炎

萎缩性鼻炎是一种缓慢发生的弥漫性、进行性鼻腔萎缩性病变。鼻腔黏膜，包括黏膜下血管、腺体、骨质，特别是鼻甲会出现萎缩。该病可分为原发性与继发性，前者病因不明，多认为是多种内因、外因协同作用的结果。后者常继发于长期鼻炎与鼻腔手术中切除的组织过多有关。该病属于中医的“鼻槁”范畴，中医认为燥邪、阴虚、气虚等因素引起津液耗伤而致该病。

【临床表现及诊断】

1. 临床表现

（1）鼻及鼻咽部干燥，鼻内常有结痂，有时带血，甚至鼻出血。

（2）鼻塞和嗅觉减退或失嗅，因鼻内痂皮阻塞鼻腔；或因鼻黏膜萎缩，神经感觉迟钝，不能察觉气流通过。嗅区黏膜萎缩或被痂皮堵塞导致嗅觉减退甚至消失。

（3）头痛、头昏，多位于前额、颞侧或后枕部。因鼻黏膜萎缩，鼻腔过度通气，鼻腔保温调湿功能减退，大量冷空气刺激所致；或因鼻内脓痂压迫鼻黏膜之故。

（4）恶臭，多见于病情严重和晚期患者。

（5）耳鸣、听力下降，病变波及咽鼓管引起咽鼓管功能障碍。

（6）咽干、声嘶及刺激性干咳，病变累及咽喉所致。

2. 检查 鼻内镜检查：鼻腔宽大，鼻黏膜明显干燥，鼻腔内有黄绿色或灰绿色结痂，有恶臭味，除去痂皮后可有出血。鼻甲萎缩，明显缩小，有时甚至无法辨认下鼻甲。中鼻甲可出现代偿性肥大。

3. 诊断要点 依据临床症状、鼻内镜检查结果进行诊断。

【鉴别诊断】

（1）干燥性鼻炎：有鼻腔干燥感，易出血，下鼻甲前端可能有少许干痂黏附。但无嗅觉障碍及鼻甲萎缩，鼻腔内无大量脓痂。

（2）鼻硬结症：有鼻黏膜枯萎，鼻甲变小，鼻腔内大量脓痂覆盖。但无鼻内恶臭气，并在鼻前庭、鼻小柱、上唇甚至鼻尖等处可见多呈对称性的结节，结节大小不一，可互相融合成肿块，表面发光，红紫色，有血管扩张；若感染后可形成难以愈合的局限性溃疡及瘢痕畸形。

【针灸治疗】

1. 治则 养阴润燥，宣肺散邪。

2. 配方

（1）经穴刺法

1）主穴：迎香、禾髎、足三里、三阴交、脾俞、肺俞。

2）配穴：鼻塞较重者，可加用百会等穴位；鼻干较甚者，可加用绝骨、太溪等穴位；鼻腔出血者，可加用列缺、合谷等穴位；久病不愈者可加用肾俞、阴陵泉等穴位。

（2）耳针疗法：内鼻、内分泌、皮质下、肺、脾、肾等耳穴。

（3）灸法：百会、迎香、上星、足三里、肺俞等穴位。

（4）埋线疗法：迎香。

3. 操作

（1）经穴刺法：迎香、禾髎斜刺或平刺0.3～0.5寸；足三里直刺1～2寸；三阴交直刺1～1.5寸；阴陵泉直刺1.0～2.0寸；脾俞、肺俞斜刺0.5～0.8寸，不宜深刺；合谷直刺0.5～1寸；百会平刺0.5～1寸；列缺向上斜刺0.2～0.3寸；肾俞直刺0.5～1寸；手法以捻转补法为主。

（2）耳针疗法：取王不留行贴压。

（3）灸法：将艾条燃着的一端对准施灸部位，间隔一定距离（距 0.5 ~ 1 寸），进行熏灸，使患者有温热感而无灼痛，皮肤潮红发热为度。

（4）埋线疗法：按外科原则消毒后，铺小孔巾，在迎香穴局部注入 1% 普鲁卡因，每侧 1 ~ 2ml，用带有羊肠线的三角缝针，穿过穴位内，埋线长约 0.5cm，剪去露出皮肤外面的线头，如有出血，稍加压迫止血，不必包扎。

4. 疗程 毫针每日 1 次，每次留针 20min；耳针每日自行按压 3 ~ 4 次，每周换压 2 次；艾灸每日或隔日 1 次，每次 15min，10 次为 1 个疗程。迎香穴埋线每月 1 次，连续 3 ~ 6 次为 1 个疗程。

【配方理论】

关于鼻槁的最早记载见于《灵枢·寒热》篇，其曰："皮寒热者，不可附席，毛发焦，鼻槁腊，不得汗。取三阳之络，补手太阴。"汉代《难经·五十八难》亦同样提到此病。此后，历代医著很少论及"鼻槁腊"者，但有"鼻干"、"鼻燥"的论述，数量亦很少。如宋《太平圣惠方·第三十七卷》有云："夫鼻干无涕者，由脏腑壅滞、内有积热攻于上焦之所致也。凡肺气通于鼻，主于涕，若其脏挟于风热，则津液不通，皮毛枯燥，两颊时赤，头痛鼻干，故令无涕也。"在古代医集的记载中，缺少对"鼻槁"的系统论治，从历代医家论治燥症的治法中来看，主要采用甘寒滋润、养阴生津、养血润燥等法则。如《张氏医通·卷二·诸伤门·燥》有云："燥之病，皆属燥金之化……阴中伏火，日渐煎熬，血液衰微，使燥热转甚，而为诸病，在外则皮肤皴揭，在上则咽鼻干燥……在脉则细涩而微，此皆阴血为火热所伤，法当治以甘润滋养之剂。"现代对于鼻槁的辨证施治主要从燥邪犯肺、肺肾阴虚、脾气虚弱论治，治疗采用清燥散邪、滋养肺肾、健脾益气等治法。

针灸治疗以鼻部穴位为主，配以足阳明胃经、足太阴脾经穴位及背俞穴。迎香穴位于鼻孔两侧，可通调气血，宣通鼻窍，取此穴治疗鼻炎有良好的效果。禾髎穴与迎香穴毗邻，同为手阳明经经穴，手阳明经上挟鼻孔，两穴合用，增强宣通鼻窍之功效；足三里为足阳明胃经穴位，肺俞、脾俞为背俞穴，脾胃为后天之本，水谷生化之源，脾胃不足，其营运之气不能上升，邪塞孔窍，则发为鼻部疾病，足三里、脾俞、肺俞三穴合用，补益肺脾之气，培土生金；三阴交为足三阴经交会穴，该病病机为津伤而致鼻窍失养，三阴交滋补三阴，生津润燥。诸穴合用，养阴润燥，宣肺散邪。

【预后】

该病一般病程较长，缠绵难愈。部分患者可并发萎缩性咽炎、萎缩性喉炎、耳鸣及听力减退。年幼患病，长期不愈者，可致外鼻畸形。该病无特效疗法，病程短者采用针灸治疗多能治愈，病程长者能够有效控制疾病发展，避免鼻黏膜进一步萎缩。

七、急慢性咽炎

急慢性咽炎是咽部黏膜、黏膜下及淋巴组织的急慢性炎症。急性咽炎起病较急，一般 1 周内可愈。慢性咽炎病程长，症状顽固，较难治愈。该病常年发病，以秋、冬、春季多见，多发于成年人。中医称之为"喉痹"。其发病多因外邪侵袭、饮食失调、情志所伤、环境污染及粉尘刺激，而使火热之邪壅滞咽部，灼伤肌膜所致。

【临床表现与诊断】

1. 临床表现 急性咽炎，初起时咽部干燥，灼热。继有咽痛，空咽时咽痛往往比进食时更加明显，疼痛科放射到耳部。全身情况一般较轻，严重者表现为发热、头痛、食欲减退和四肢酸痛等。

慢性咽炎，咽部可有各种不适感，如异物感、灼热感、干燥感、痒感、刺激感和轻微的疼痛等。由于咽后壁常有较黏稠的分泌物刺激，常在晨起时出现较频繁的刺激性咳嗽，严重时可引起恶心，咳嗽时常无分泌物咳出。上述症状因人而异，轻重不一，往往在用嗓过度、受凉或疲劳时加重。全身症状一般均不明显。

2. 检查 急性咽炎口咽及鼻咽黏膜呈急性弥漫性充血，腭弓，腭垂水肿，咽后壁淋巴滤泡和咽侧索红肿。

慢性咽炎口咽及鼻咽黏膜弥漫性充血，血管扩张，呈暗红色，咽后壁常有少量黏稠分泌物附着，腭垂可增粗，呈蚯蚓状下垂，有时与舌根接触；或黏膜肥厚，弥漫充血，咽后壁较多颗粒状隆起的淋巴滤泡，可散在分布或融合成块。

3. 诊断要点 依据病史、症状及局部检查所见，可以诊断。为明确致病因素，可进行咽部细菌培养。

【鉴别诊断】

该病主要与扁桃体炎相鉴别，扁桃体炎咽痛明显，起病急骤者，扁桃体红肿，连及咽喉，扁桃体上可有黄白色脓点，重者表面腐脓成片，但不超出扁桃体范围，且易拭去。迁延日久可见扁桃体暗红，肥大或干瘪，表面凹凸不平，色暗红，上有白星点，挤压可有白色腐物自扁桃体隐窝口溢出。

【针灸治疗】

1. 急性咽炎

（1）治则：宣泻邪热，通利咽喉。

（2）配方：廉泉、合谷、内庭、曲池、风池、少商、商阳。

（3）操作：廉泉直刺进针1寸，合谷直刺0.5～1寸，内庭直刺或斜刺0.3～0.5寸，曲池直刺1～1.5寸，捻转泻法1min。风池向对侧眼方向斜刺，进针1.5寸，足三里直刺1～2寸，肺俞斜刺0.5～0.8寸，太溪直刺0.5～1寸，捻转补法1min，留针20min。少商、商阳消毒后用三棱针迅速点刺一下，放血5～10滴。

2. 慢性咽炎

（1）治则：滋阴、降火、利咽。

（2）配方：

1）经穴刺法：廉泉、列缺、照海、太溪、三阴交、足三里、肺俞。

2）耳针疗法：取咽喉、肺、心、肾上腺、神门等。

3）灸法：合谷、足三里、肺俞。

（3）操作

1）经穴刺法：廉泉直刺进针1寸，捻转泻法1min。列缺平刺0.3寸，照海、太溪、三阴交直刺0.5～1寸，足三里直刺1～2寸，肺俞斜刺0.5～0.8寸，太溪直刺0.5～1寸，捻转补法1min。

2）耳针疗法：取王不留行贴压。

3）灸法：将艾条燃着的一端对准施灸部位，间隔一定距离（距0.5～1寸），进行熏灸，使患者有温热感而无灼痛，皮肤潮红发热为度。

（4）疗程：经穴刺法每日1次，每次留针20min；耳针每日自行按压3～4次，每周换压2次；艾灸每日或隔日1次，每次15min；穴位注射每隔3日1次，10次为1个疗程。

【配方理论】

急慢性咽炎属中医“喉痹”范畴。关于喉痹的最早记载见于《五十二病方》。此后，该病发生的原因，早在《素问·阴阳别论》即有“一阴一阳结，谓之喉痹”的记载。喉在古代文献中所指的解剖范围包括咽部与喉部。痹者闭塞不通也。《素问玄机原病式·六气为病·火类·喉痹》曰“喉痹，痹，不仁也，俗作闭，犹鼻塞也”。“痹”指闭塞不通，一阴指少阴，一阳指少阳，此为喉痹的脏腑经络辨证的梗概。喉痹多属火热，有实火、虚火之分。治疗应辨明虚实，确立补泻大法。

急性咽炎起病急，红肿疼痛明显，故属实证，当以泻火为主。风池为足少阳与阳维脉之交会穴，有疏风清热之功；配手阳明大肠经之曲池、合谷、内庭清泻肠胃之火；少商、商阳点刺放血，增强泻火解毒之力；廉泉为阴维与任脉之会穴，有清利咽喉之效。以上诸穴配伍泻火利咽之效显著，为治疗急性咽炎的验方。慢性咽炎为久病渐起，反复发作，红肿疼痛微轻，且日久难消，故属虚证，治疗以降火为法。列缺、照海为八脉交会穴中的一对。列缺任脉行肺系，阴跷、照海膈喉咙，二穴相伍可滋补肺肾之阴，清降虚浮之相火；三阴交为三阴经之会，太溪为足少阴肾经之原穴，二穴施以补法可滋补阴精、引虚火下行；廉泉有利咽消肿之功，足三里、肺俞补脾益肺，补气补血。以上配方实为治疗慢性咽炎之良方。临床对于急慢性咽炎采用上述方法治疗，疗效肯定，简单易行。

【预后】

起病急者，若得到及时恰当的治疗，多可痊愈。病久而反复发作者，往往症状顽固，较难治愈。针灸治疗该病疗效显著，病急者多可痊愈，病久者可有效缓解或消除临床症状。在发作间歇期亦可做预防性治疗。

八、急性扁桃体炎

急性扁桃体炎为腭扁桃体的急性非特异性炎症，常伴有不同程度的咽黏膜和淋巴组织炎症，是一种很常见的咽部疾病。分为急性卡他性扁桃体炎和急性化脓性扁桃体炎，后者包括急性滤泡性扁桃体炎和急性隐窝性扁桃体炎两种类型。多发生于儿童及青年，在春秋两季温度变化时最易发病。属中医学“急乳蛾”、“烂乳蛾”、“喉蛾风”。中医认为该病属实证、热证。风热外袭，肺气不宣，肺经风热循经上犯，结聚于咽喉，气血不畅，与邪毒互结；外邪壅盛，乘势传里，肺胃受之，肺胃热盛，火热上蒸，灼腐喉核，或饮食炙煿，脾胃蕴热，热毒上攻，蒸灼喉核均可发病。

【临床表现及诊断】

1. 临床表现 各种类型扁桃体炎的症状相似，急性卡他性扁桃体炎的全身症状和局部症状均较轻。

全身症状：多见于急性化脓性扁桃体炎。起病急，可有畏寒、高热、头痛、食欲下降、乏力、全身不适、便秘等。小儿可因高热而引起抽搐、呕吐及昏睡。

局部症状：剧烈咽痛为主，常放射至耳部，伴有吞咽困难。下颌淋巴结肿大，有时感到转头不适。葡萄球菌感染者，扁桃体肿大较显著，在幼儿还可引起呼吸困难。

2. 诊断要点

（1）患者呈急性病容。

（2）咽部黏膜呈弥漫性充血，以扁桃体及两腭弓最为严重。腭扁桃体肿大，在其表面可显黄白色脓点，或在隐窝口处有黄白色或灰白色点状豆渣样渗出物，可连成一片形似假膜，下颌淋巴结常肿大。

【鉴别诊断】

具体内容见表8-8-4。

表 8-8-4　急性扁桃体炎的鉴别诊断

	咽痛	咽部所见	颈淋巴结	全身情况	化验室检查
急性扁桃体炎	咽痛剧烈，咽下困难	两侧扁桃体表面覆盖白色或黄色点状渗出物。渗出物有时连成膜状，容易擦去	下颌下淋巴结肿大，压痛	急性病容、高热、寒战	涂片：多为链球菌、葡萄球菌、肺炎球菌 血液：白细胞明显增多
咽白喉	咽痛轻	灰白色假膜常超出扁桃体范围。假膜坚韧，不易擦去，强剥易出血。	有时肿大，呈"牛颈"状	精神委靡，低热，面色苍白，脉搏微弱，呈现中毒症状	涂片：白喉杆菌 血液：白细胞一般无变化
樊尚咽喉炎	单侧咽痛	一侧扁桃体覆盖灰色或黄色假膜，擦去后可见下面有溃疡。牙龈常见类似病变	患侧有时肿大	全身症状较轻	涂片：索性杆菌及樊尚螺旋菌 血液：白细胞略增多

【针灸治疗】

1. 治则　疏风清热，泻热解毒，利咽消肿。

2. 配方

（1）经穴刺法：以局部腧穴和循经取穴结合，天突、合谷、内庭、曲池、大椎、少泽、鱼际。

（2）刺血疗法：少商、商阳点刺出血。

（3）耳穴疗法：取扁桃体、咽喉、肺、胃、肾上腺。

3. 操作

（1）经穴刺法：合谷、曲池、鱼际直刺0.5～1寸。内庭斜刺0.5～0.8寸。天突先直刺0.2～0.3寸，然后将针尖向下，紧靠胸骨柄后方刺入1～1.5寸。少泽浅刺0.1寸。均用泻法。

（2）刺血疗法：少商、商阳点刺放血，以每穴放血1～2滴为度。

（3）耳穴疗法：将王不留行籽消毒后晒干，取胶布粘贴于相应耳穴上。

4. 疗程

（1）经穴刺法：留针30min，每日1次，12次为1个疗程。

（2）刺血疗法：每日1次，12次为1个疗程。

（3）耳穴疗法：每日1次，12次为1个疗程。

【配方理论】

古人认为：乳蛾的发病有急慢之分，急性发病急，病程短，以风热外侵、内热上炎所致。究其病机《疡科心得集·卷上》云："夫风温客热，首先犯肺，化火循经上逆入络，结聚咽喉……。"《咽喉脉证通论·乳蛾第》云："此证因嗜酒肉热物过多，热毒积于血分……。"

石学敏院士认为：该病的关键在于肺胃，治疗当责之于手太阴肺、足阳明胃、足三阴经。该法中的天突为近处取穴；合谷、曲池同属手阳明大肠经，内庭为足阳明胃经荥穴，阳明经多血多热，此三穴能泻热解毒；大椎属督脉，主热证，针之可泻热；少泽为手太阳小肠经井穴，以清热；鱼际为手太阴肺经荥穴，以清热祛风，蠲除上焦风热，诸穴共奏清热祛风、泻毒利咽之功。以上穴位均以泻法，以泻肺胃之实热。少商、商阳分别为手少阴、手阳明井穴，刺其出血以起清肃肺热、泻毒利咽之效。耳与五脏六腑关系密切，如《厘正按摩要术》云："耳珠属肾，耳轮属脾，耳上轮属心，耳皮肉属肺，耳背玉楼属肝。"进一步将而耳郭分为心、肝、脾、肺、肾五部，取扁桃体、咽喉、肺、胃、肾上腺等耳穴以泻肺胃之火，达到治疗急性扁桃体炎的目的。

【预后】

该病及时治疗，预后良好。若炎症直接波及临近组织，常导致扁桃体周围脓肿；也可引起急性中耳炎、急性鼻炎及鼻窦炎、急性喉炎、急性淋巴结炎、咽旁脓肿等；可也引起全身各系统许多疾病，如急性风湿热、急性关节炎、急性骨髓炎、心肌炎及急性肾炎等。针灸治疗急性扁桃体炎，可迅速缓解局部及全身症状，临床疗效显著。

九、慢性扁桃体炎

慢性扁桃体炎多由急性扁桃体炎反复发作或因扁桃体隐窝引流不畅，窝内细菌、病毒滋生感染而演变为慢性炎症。链球菌和葡萄球菌为该病的主要致病菌。分为增生型、纤维型和隐窝型。任何年龄均可发病。属中医学“慢乳蛾”。中医认为该病属虚证。邪毒滞留，灼伤阴津，或温热病后，肺肾亏损，津液不足，不能上输滋养咽喉，阴虚内热，虚火上炎，与余邪互结；素体脾胃虚弱，不能运化水谷精微，气血化生不足，喉核失养，或脾不化湿，湿浊内生，结聚于喉；余邪滞留，日久不去，气机阻滞，痰浊内生，气滞血瘀，痰瘀互结于喉核，脉络闭阻均可发为该病。

【临床表现及诊断】

1. 临床表现 患者常有咽痛，易感冒及急性扁桃体炎发作史，平时自觉症状少，可有咽内发干、发痒、异物感、刺激性咳嗽等轻微症状。

2. 诊断要点

（1）常有急性扁桃体炎反复发作史。

（2）扁桃体和舌腭弓呈慢性充血，黏膜呈暗红色，用压舌板挤压舌腭弓时，隐窝口有时可见黄、白色干酪样点状物溢出。扁桃体大小不定，成人扁桃体多已缩小，但可见瘢痕，凹凸不平，常与周围组织粘连。患者常有下颌下淋巴结肿大。

【鉴别诊断】

（1）扁桃体生理性肥大：多见于小儿和青少年，无自觉症状，扁桃体光滑、色淡，隐窝口清洁，无分泌物潴留，与周围组织无粘连，触之柔软，无反复炎症发作病史。

（2）扁桃体角化症：角化症为扁桃体隐窝口上皮过度角化所致，而出现白色尖形砂粒样物，触之坚硬，附着牢固，不宜擦拭掉，如用力擦之，则留有出血创面。类似角化物可也见于咽后壁和舌根等处。

【针灸治疗】

1. 治则 滋阴润肺，健脾和胃，利咽消肿。

2. 配方

（1）经穴刺法：取太溪、三阴交、足三里。

（2）耳穴疗法：取咽喉、肾上腺、皮质下、脾、肾等。

3. 操作

（1）经穴刺法：太溪、鱼际直刺0.5～0.8寸。三阴交直刺1～1.5寸。足三里直刺1～2寸。均用补法。

（2）耳穴疗法：将王不留行籽消毒后晒干，取胶布粘贴于相应耳穴上。

4. 疗程

（1）经穴刺法：留针30min，每日1次，12次为1个疗程。

（2）耳穴疗法：每日1次，12次为1个疗程。

【配方理论】

古人认为：乳蛾的发病有急慢之分，慢性者，反复发作，病程长，多为阴虚、脾胃虚、血瘀所致。究其病机《疡科心得集·卷上》云："……亦有虚火上炎而发者，以其人肾水下亏，肾中元阳不藏，上越逆于喉中而结……。"《咽喉脉证通论·乳蛾第》云："……兼之房事太过，肾水亏竭，致有此发。"

石学敏院士认为：该病的关键在于虚证主要责之脾肾。太溪属足太阴肾经，三阴交属足太阴脾经，足三里为足阳明经合穴、为胃下合穴、为强壮保健穴，以补法，三穴补肺脾肾，滋阴润燥，活血化瘀，利咽消肿。耳与五脏六腑关系密切，如《厘正按摩要术》云："耳珠属肾，耳轮属脾，耳上轮属心，耳皮肉属肺，耳背玉楼属肝。"进一步将耳郭分为心、肝、脾、肺、肾五部，说明耳与脏腑在生理功能上是息息相关的；取咽喉、肾上腺、皮质下、脾、肾等耳穴以滋养脾肾，达到治疗慢性扁桃体炎的目的。

【预后】

慢性扁桃体炎在寒湿环境、全身衰弱、内分泌紊乱、自主功能系统失调或生活及劳动环境不良等情况下，容易形成病灶，发生变态反应。可能产生的并发症，如风湿性关节炎、风湿热、心脏病、肾炎等。针灸治疗慢性扁桃体炎，可明显减少其复发，临床疗效显著。

十、喉　　喑

喉喑指以声音嘶哑为主要特征的一类病证。咽是气息出入及饮食水谷的共同通道；手太阴肺、足阳明胃、足三阴经均循行于咽喉，与该病密切相关。因此，外感和内伤因素导致咽部经络功能失常、气血失调致脉络不通或咽部失养等，均可导致该症。喉的急慢性炎症性疾病、喉肌无力、声带麻痹等可有此症。

【临床表现及诊断】

1. 临床表现　以声音嘶哑为主症。

2. 诊断要点

（1）多有受凉感冒或过度用声史，或声音嘶哑反复发作史。

（2）轻者，仅声音发毛、变粗或声音不扬；程度较重者，可有明显的声嘶，甚至完全失音。可伴有咽喉不适。

（3）喉黏膜及声带鲜血肿胀；或声带淡红、肥厚，边缘有小结或息肉，声门闭合不全；或喉黏膜及声带干燥、变薄；或声带活动受限、固定；或声带松弛无力。

【鉴别诊断】

（1）白喉：均可出现声音嘶哑。白喉还可见咽痛，犬吠样咳嗽，饮水反呛，或见吸气性呼吸困难，喘鸣，甚则心悸怔忡仲，专科检查可见喉核灰白色假膜，由此可鉴别。

（2）喉癣：均可出现声音嘶哑。喉癣还可见咽干燥疼痛，如有芒刺，吞咽尤甚，全身可有咳嗽、低热等症，专科检查见咽部或喉部黏膜灰白色或红色斑点状溃疡，边缘不整齐，且有肺痨病史，由此可鉴别。

【针灸处方】

1. 治则　疏风宣肺，补肺脾肾，利喉开音。

2. 配方

（1）经穴刺法

1）局部取穴：人迎、水突、廉泉、扶突、天鼎。

2）远端取穴：病初起者，可取列缺、合谷、商阳、少商、尺泽；病久者，取足三里、三阴交。

（2）刺血疗法：选少商、商阳、三商等穴，适用于喉喑实热证。

（3）耳穴疗法：取咽喉、声带、肺、大肠、内分泌、皮质下、平喘等穴。脾虚者加取脾、胃，肾虚者加取肾。

（4）灸法：病久者取足三里、三阴交。

3. 操作

（1）经穴刺法

1）局部取穴：人迎穴，避开颈总动脉，直刺0.3～0.8寸。水突穴直刺0.3～0.5寸。廉泉穴，针尖向上刺至舌根部0.5～0.8寸，令患者做吞咽动作，轻微提插，至异物感减轻或消失时出针。扶突、天鼎直刺0.5～0.8寸。

2）病初起者：合谷直刺0.5～1寸。商阳、少商浅刺0.1寸。尺泽直刺0.8～1.2寸。用泻法。病久者：足三里直刺1～2寸。三阴交直刺1～1.5寸。用补法。

（2）刺血疗法：用三棱针刺少商、商阳、三商等穴，每穴放血1～2滴，每日1次，有泻热开窍、利喉开音的作用。

（3）刺络拔罐法：大椎。

（4）耳穴疗法：取咽喉、声带、肺、大肠、内分泌、皮质下、平喘等穴。脾虚者加取脾胃，肾虚者加取肾。将王不留行籽消毒后晾干，取胶布粘贴于以上耳穴上，每次10穴。

（5）灸法：取足三里、三阴交，以艾柱灸之，三柱为1壮。

4. 疗程

（1）经穴刺法：留针30min，每日1次，12次为1个疗程。

（2）刺血疗法：每日1次，12次为1个疗程。

（3）刺络拔罐：急性每日1次，连续3次。

（4）耳穴疗法：病初起者，每日1次；病久者，隔日1次。

（5）灸法：每日1次，12次为1个疗程。

【配方理论】

古人认为：喉喑的发病有急慢之分，急喉喑发病急，病程短，以风寒、风热、火热之邪外侵为多；慢喉喑则发病缓慢，病程长，多为阴虚、气（阳）虚、痰瘀所致。如《景岳全书》所言："喑哑之病，当知虚实。实者，其病在标，因窍闭而喑也；虚者，其病在本，因内夺而喑也。"究其病机《灵枢·忧恚无言》云："人卒然无音者，寒气客于厌，则厌不能发，发不能下，至其开阖不致，故无音。"《景岳全书·卷二十八》云："风寒袭于皮毛，则热郁于内，肺金不清而闭塞喉窍……。"《张氏医通·卷四》云："若咽破声嘶而痛，是火邪遏闭伤肺……。"

石学敏院士认为：喉属手太阴肺经，又为手、足阳明经，手、足少阴经，手、足厥阴经等经脉所过。局部取穴人迎穴为足阳明、足少阳之会，位于颈部动脉应手处，有理气开瘀、通脉利咽之效，主治咽部疾病；水突穴、扶突穴均位于咽喉两侧，亦有利咽宣肺之功。廉泉穴乃阴维脉、任脉之会，任脉上行经咽喉，阴维脉上达咽喉及舌根，加之该穴位于喉结上方，故为治疗喉喑的要穴之一，有清利咽喉、通调脉络之功。天鼎属手阳明大肠经，以清泻大肠之火邪。该病初起的关键在于肺卫，治疗当责之于手太阴。合谷、商阳属手阳明大肠经，列缺、少商、尺泽属手太阴肺经，以清泻肺、大肠之火邪而蠲除咽喉之热毒，开喉利咽。脾胃为后天之本，气血生化之源，久病脾胃虚弱，则气血不足，故取胃经之合穴足三里，脾经之交会穴三阴交，针而补之，旨在健脾益胃，使气血生化有源。

【预后】

起病急骤者，经及时适当治疗，一般可恢复，小儿患者治疗不及时，可并发急喉风危及生命。反复发作者，则病程迁延，缠绵难愈。针灸治疗该病，对急性发作者可迅速缓解咽喉部症状，对慢性发病者则需要长期治疗方可取得疗效。

十一、梅　核　气

梅核气指患者自觉咽部异物感如梅核梗阻，咯之不出，咽之不下的一类病证。咽是气息出入及饮食水谷的共同通道；手太阴肺、足阳明胃、足三阴经均循行于咽喉，与该病密切相关。因此，外感和内伤因素导致咽部经络功能失常、气血失调致脉络不通或咽部失养等，均可导致该病。相当于西医学咽部神经症。

【临床表现及诊断】

1. 临床表现　多见于中年妇女。以咽部异物阻塞感如梅核梗阻，咯之不出，咽之不下为主要症状，或抑郁多疑，胸胁脘腹胀满，心烦郁怒，善太息；或自觉喉间多痰，咳吐不爽，时轻时重，或见咳嗽痰白，肢倦纳呆，脘腹胀满，嗳气。

2. 诊断要点

（1）以咽部异物阻塞感为主要症状。其状或如梅核，或如炙脔，或如贴棉絮，或如虫扰，或如丝如发，或如痰阻，或如球如气，咯之不出，咽之不下，不痛不痒，不碍饮食及呼吸。多于情志不舒、心情郁闷时症状加重。

（2）咽喉各部所见正常，纤维喉镜及食管钡餐或食管镜检查亦无异常发现。

【鉴别诊断】

（1）喉痹：均可出现咽部异物感。喉痹还可见咽痛，专科检查见咽黏膜充血、肿胀，咽后壁或见脓点；或见咽黏膜肥厚增生，咽后壁颗粒状隆起；或见咽黏膜干燥，由此可鉴别。

（2）乳蛾：均可出现咽部异物感。乳蛾还可见剧烈咽痛，吞咽困难，痛连耳窍；全身可伴有畏寒、高热等，专科检查见咽黏膜充血，扁桃体充血、肿胀，或有脓性分泌物附着，由此可鉴别。

【针灸治疗】

1. 治则　疏肝解郁，行气散结。

2. 配方

（1）经穴刺法：太冲、合谷、内关、廉泉、天突、百会、四神聪。

（2）耳穴疗法：肝、肺、咽喉、内分泌、肾上腺。

3. 操作

（1）经穴刺法：太冲，直刺0.3～0.5寸，合谷，嘱患者半握拳状，直刺0.5～1寸，捻转泻法。内关，直刺0.5～1寸，捻转补法法。廉泉，针尖向上刺至舌根部0.5～0.8寸，令患者做吞咽动作，轻微提插，至异物感减轻或消失时出针。天突，先直刺0.2～0.3寸，然后将针尖向下，紧靠胸骨柄后方刺入1～1.5寸。百会、四神聪，平刺0.5～0.8寸。百会、四神聪（取其一）加电针灸。

（2）耳针疗法：将王不留行籽消毒晒干后，取胶布粘贴于相应耳穴上。

4. 疗程

（1）经穴刺法：留针30min，每日1次，12次为1个疗程。

（2）耳穴疗法：每日1次，12次为1个疗程。

【配方理论】

关于梅核气最早记载见于《古今医鉴》："梅核气者，窒碍于咽喉之间，咯之不出，咽之不下，核之状者是也。"《金匮要略·妇人杂病脉证并治》："妇人咽中如有炙脔……。"究其病机《诸病源候论·卷三十九》云："……此是胸膈痰结，与气相搏，逆上，咽喉之间结聚……。"《太平惠民和剂局方·卷之四》云："……或如梅核，在咽喉之间，咯不出，咽不下，此七气所为也。"《证治汇补·卷之五》云："……此因湿热内郁，痰气凝结……。"根据"气滞"、"痰结"这个总病机。我们通过多年的临床研究认为：针刺能通过调整阴阳来理气化痰散结，具体表现在针刺能增强舌下神经、舌咽神经反射，从而逐渐改善咽异感症。

石学敏院士认为：该病的关键在于肝胃，治疗当责之于足厥阴肝经、足阳明胃、足三阴经。太冲属厥阴肝经，疏肝利胆，宽胸理气。合谷属手阳明大肠经，清泻胃热。内关属厥阴经，为心经之穴，可通达上中下三焦，降逆散结，镇心安神。廉泉与天突属任脉、联系三阴脉，为局部取穴，可疏通局部气血，以缓其标；百会穴为诸阳之会，为三阳五会之所，可以使人体气血趋于调达平衡，使一身之阳气复原，沟通阴阳。诸穴合用，阴平阳秘，肝气调达，脾胃运化正常，则气畅痰消结散，郁即得除，症状可缓。耳穴取肝、肺、咽喉、内分泌、肾上腺等耳穴以疏肝理气，达到治疗梅核气的目的。

【预后】

该病一般预后良好。若症状长期反复发作，且合并其他如精神抑郁、情绪低落等症应积极综合治疗。针灸治疗该病，可快速解除异物感，疗效显著。

十二、近　视

眼在调节松弛状态下，平行光线经眼的屈光系统的折射后焦点落在视网膜之前，称为近视。近视的发生与遗传、发育、环境、进化等诸多因素有关，近年来在青少年中发病率不断上升，与阅读等用眼过久有关，但确切的发病机理仍在研究中。中医称为“目不能远视”、“能近怯远症”等，至《目经大成》始称“近视”。由先天生成，近视程度较高者又称“近觑”。

【临床表现及诊断】

1. 临床表现　远距离视物模糊，近距离视物清晰，常移近所视目标，或眯眼视物。近视度数较高者，除远视力差外，常伴有夜间视力差、飞蚊症、闪光感等症状。部分患者可有视疲劳症状。

2. 眼部检查　远视力减退，近视力正常；验光为近视屈光状态，远视力可用负球镜矫正。可伴有外隐斜或外斜视或眼球突出；高度近视可发生程度不等的眼底退行性改变，如玻璃体变性、视盘近视弧形斑、豹纹状视网膜、黄斑病变等。

3. 诊断要点

（1）视远模糊，视近清晰。远视力可用负镜片矫正。

（2）验光为近视性屈光状态。

【针灸治疗】

1. 治则　行气活血明目。

2. 配方

（1）经穴刺法

1）主穴一：承泣、翳明、四白、肩中俞。

2）主穴二：头维、攒竹、球后、风池。

3）主穴三：睛明、光明、太阳、太冲。

4）主穴四：百会、鱼腰、丝竹空、完骨。

（2）耳针疗法：常取耳穴之神门、肝、脾、肾、眼、目 1、目 2；或在耳区寻找病理性压痛点为穴。

（3）梅花针疗法：太阳穴、眶周；或背部脊椎两侧（华佗夹脊穴）。

3. 操作

（1）经穴刺法：眼局部穴一般不施补泻手法，进针后留针 30min。肢体及躯干穴施平补平泄捻转手法后留针 30min。每日针刺 1 组，轮换取穴。

（2）耳针疗法：以皮内针或用王不留行籽等贴压于穴位，每日自行揉按3～4次，每次5min。

（3）梅花针疗法：用梅花针轻轻打刺相应穴位或部位，每日1次，每次5～10min。

4. 疗程 一般10日为1个疗程，疗程间隔3～4日。

【配方理论】

近视古代称为"能近怯远"。《审视瑶函》有"肝经不足肾经病，光华咫尺视模糊"及"阳不足，病于少火者也"的论述。多认为与阳气不足或肝肾亏虚有关。现代眼科临床观察，该病与长时间连续近距离用眼密切相关。久读书、凝神久视，局部气滞血阻，眼络壅滞不畅为主要病机。因此治当行气活血，畅达目络，舒缓眼筋，恢复神光。体针局部诸穴均可使眼部经络气血和畅，涵盖手足太阳、阳明、少阳诸经，使阳气上达，发于目窍。

【预后】

该病初起治疗及时可恢复良好，若病程日久，屈光不正定型则难于治疗。针灸治疗近视对青少年假性近视及轻度真性近视疗效良好，常可立竿见影地提高视力。中度以上近视当配镜矫治，并注意用眼卫生，防止继续发展。

十三、麻痹性斜视

麻痹性斜视是各种原因导致的眼外肌麻痹，以发病突然，眼球转动受限，双眼复视为临床特征。临床分为先天性、后天性两类，前者由先天发育异常、产伤等引起；后者可由外伤、炎症、血管性疾病、肿瘤和代谢性疾病（如糖尿病）等引起。近年来在糖尿病、高血压等疾病中高发。中医称该病为"视一为二"，又称为"风牵偏视"、"视歧"、"目偏视"等，其中下斜视称"坠睛"，偏视较甚者称"神珠将反"。认为该病主要因肝风内动或风痰上扰，阻于目络，眼筋弛纵失度、目珠偏斜所致。

【临床表现及诊断】

1. 临床表现

（1）主症：好发于中老年人，常猝然发病，视一为二；常伴有视物模糊，眩晕，恶心，步态不稳等。

（2）眼部检查：眼珠偏斜，斜向麻痹肌作用方向的对侧，运动受限。外展肌群麻痹时眼位向鼻侧偏斜，产生同侧性复视；内转肌群麻痹时，眼位向颞侧偏斜，产生水平交叉性复视。上下转肌群麻痹时产生垂直复视。一般头向麻痹肌作用方向偏斜，可伴有上睑下垂、瞳孔散大。

2. 实验室及特殊检查

（1）周边弧形视野计检查：第二斜视角大于第一斜视角，即麻痹眼注视时，健眼的偏斜度大。

（2）同视机检查：可确定麻痹肌、斜视度数等。

（3）影像学检查：X线眶片、颅脑CT或MRI检查，以排除眶骨折、颅脑出血及占位性病变等。

3. 诊断要点

（1）复视突然发生。

（2）眼球斜向麻痹肌作用方向的对侧，出现不同程度的转动受限。

（3）第二斜视角大于第一斜视角。

【针灸治疗】

1. 治则 祛风通络、活血牵正。

2. 配方

（1）经穴刺法

1）主穴：风池、完骨、天柱、太阳、百会、肝俞、肾俞、足三里、阳陵泉。

2）配穴：眼局部与麻痹肌相对应的穴位，如内直肌麻痹选睛明，外直肌麻痹选瞳子髎，下直肌麻痹选承泣，上直肌麻痹选鱼腰等。轮流选穴，平补平泻手法，每日针 1～2 次，留针 30min。10 日为 1 个疗程。

（2）眼外肌直接针刺法：眼外肌附着点。

3. 操作

（1）经穴刺法 眼局部穴一般不施补泻手法，进针后留针 30min。肢体及躯干穴施平补平泄捻转手法后留针 30min。

（2）眼外肌直接针刺法眼结膜囊点表面麻醉剂（如丙美卡因、丁卡因等）后，以 0. 25mm×40mm 针灸针直接针刺相应麻痹肌之眼球附着点后 1～3mm 处，每条肌肉可轻轻推刺数十下，刺后点抗生素眼药。

4. 疗程 每日针刺 2 次，10 日为 1 个疗程，疗程间隔 3 日。眼外肌直刺可隔日 1 次或每周 2 次。

【配方理论】

麻痹性斜视属祖国医学“视一为二”范畴，又名目偏视、坠睛、坠睛眼等，是临床中老年多见病种之一。坠睛之记载首见于《太平圣惠方・治坠睛诸方》：“坠睛眼者，由眼中贼风所吹故也……则瞳人牵拽向下。”而《诸病源候论・目病诸候》谓：“人脏腑虚而风邪入于目，而瞳子被风所射，睛不正则偏视。”均视眼珠偏斜为其主症。该病主要因肝风内动或风痰上扰，阻于目络，眼筋弛纵失度、目珠偏斜所致。恶心、头晕等皆为目珠偏斜之并发症状。虽有部分患者会自发痊愈，但周期较久，且部分患者病变日久，经脉瘀阻日久，眼筋挛缩，后期非但不能自愈，针药亦无疗效，必须手术治疗方可。故临症应尽早积极治疗，促其尽快康复。针刺治疗对该病有良好疗效，特别是体针与眼肌直刺配合，患者多在一二个月内恢复。

石学敏院士认为：该病病机类似于中风，故有“眼中风”之称。治疗及时可是绝大部分患者痊愈。针刺取穴除常规的局部穴外，要结合眼科检查准确判断麻痹肌，然后根据不同麻痹肌取相应穴位。临床上外直肌麻痹，可取瞳子髎或球后；上直肌麻痹可取下鱼腰（或称向明）；下直肌麻痹可取承泣、球后；内直肌麻痹可取睛明、上睛明。此诸穴多为眶内穴，针刺可行气活血、激活经气、活络眼筋、调节驰纵。配合眼肌直刺法，直接振奋麻痹之眼肌，临床证实，疗效良好。

【预后】

该病虽有自愈倾向，但自愈期多长达 6 个月之久；且复视造成的头晕等不适严重干扰正常生活，临床还应积极治疗。针灸治疗麻痹性斜视临床疗效较好，因疲劳及病毒感染而致者，一二周即可治愈。糖尿病等内科疾病所致者多需一二个月治疗，但多可痊愈。外伤所致者疗效参差，与外伤部位、程度、治疗是否及时相关。若久治不愈且病情渐重，应复查颅脑 CT、MRI 等，以排除脑占位病变。

十四、视神经萎缩

视神经萎缩是因视神经退行性病变而致的视功能严重受损并见眼底视盘颜色变淡或苍白。临床上习惯将所有视盘颜色变淡均称为视神经萎缩，而实际上有时视盘颜色变淡可由其表面血管减少等而致，视力、视野等均无异常。视神经萎缩是多种眼及全身病变对神经损伤的最终结果，亦可由遗传、外伤等导致。属中医“青盲”范畴（《诸病源候论》），又名“黑盲”（《外台秘要》）。

中医认为多由先天禀赋不足、或久病体虚，气血不足，或劳伤肝肾，精气亏虚而目系失养；或肝郁气滞，气机不达；或外伤头目，经络受损，气滞血阻等而致目络瘀滞，玄府闭塞导致。

【临床表现及诊断】

1. 临床表现

（1）主症：视力明显下降，严重者无光感；眼外观无异常。

（2）体征

1）瞳孔光反射正常、迟钝或消失。

2）视野可为向心性缩小、中心暗点、双颞侧偏盲、同侧偏盲等。

3）眼底检查：视盘色淡或苍白、灰白、蜡黄。视盘边界清楚，生理凹陷稍扩大、加深，视网膜及血管均无异常者，称原发性视神经萎缩（又称下行性视神经萎缩）；视盘边界模糊，动脉变细，血管旁可有白鞘者，称继发性视神经萎缩；除视盘颜色改变外，尚有严重的视网膜、血管、脉络膜病变（原发病）表现者，为上行性视神经萎缩。

2. 诊断要点

（1）视功能明显损害（视力下降、视野缩小、色觉损害等）。

（2）视盘颜色变淡。

【针灸治疗】

1. 治则 活血通络、开窍明目。

2. 配方

1）主穴一：睛明、承泣、鱼腰、风池；配穴：太阳、百会、四白、合谷、脾腧、关元。

2）主穴二：上睛明、球后、瞳子髎、完骨；配穴：太阳、外关、肝俞、肾俞。

3）主穴三：下睛明、四白、丝竹空、天柱；配穴：太阳、臂臑、足三里、三阴交。

3. 操作 以上各组交替轮流应用。眼周穴不施手法，留针30min。项部、背腧、四肢穴可施捻转提插之补法。虚证明显著可于背俞穴、下肢穴加灸。

4. 疗程 每日1～2次，留针30min，30次为1个疗程，根据病情坚持治疗3～10个疗程。

【配方理论】

该病属中医青盲范畴，多由先天禀赋不足，或久病体虚，气血不足，或劳伤肝肾，精气亏虚而目系失养；或肝郁气滞，气机不达；或外伤头目，经络受损，气滞血阻等而致目络瘀滞，玄府闭塞导致。病因病机虽有多端，但最终病机主要有二：一为目系失养，一为目络瘀阻。故石学敏院士强调，该病针刺治疗着重在调补肝肾、活血通窍。而且治疗周期较久。临床常见坚持数月甚至数年而获效者。背俞穴之肝俞、脾俞、肾俞，分别具有补肝肾、补气血等作用；关元培补元气；百会提升气血元气，诸穴补虚填精，上输于目，滋养目系。局部诸穴活血通窍，行气明目。其他诸穴亦辅助气血循行于目。

【预后】

该病发病率高，治疗困难，为常见的致盲或低视力的主要病种之一。针灸治疗视神经萎缩应在解除或控制原发病基础上进行，如因青光眼而致者，必须手术或药物将眼压控制在理想水平；脑部肿瘤等占位病变而致者必须手术后病情稳定；中毒性者应停止毒性药物接触等。大多视神经萎缩经针灸治疗可提高视力、改善视野。但因遗传而致者因遗传基因位点不同而疗效差异很大。外伤而致者因外伤部位、程度、治疗是否及时等疗效差异较大。因多发性硬化、视神经脊髓炎而致者容易反复，需与服用激素或免疫抑制剂等联合治疗。

十五、青 光 眼

青光眼是因眼压绝对或相对升高而导致视神经损害、视功能下降的一类疾病。临床发病率较高，危害严重，是主要的致盲眼病之一。青光眼大体分为原发性和继发性两类，原发性青光眼又分开角型、闭角型两类；闭角型青光眼有急性者称为“急性充血性青光眼”，可在短时间内严重损害视功能，伴头眼剧痛、恶心呕吐为特征，属眼科急重症。慢性闭角型青光眼及开角型青光眼发病缓慢、早期临床症状不明显，视力视野渐渐受损，针灸治疗主要应用于此类青光眼和手术后青光眼，本节主要讨论此种情况。中医称该病为“绿风内障”、“青风内障”，认为该病病机为“内肝管缺，神水不畅”。

【临床表现及诊断】

1. 临床表现 早期眼无不适，或偶有视物昏朦、目珠发胀，休息后即可缓解。视力渐降，或偶有虹视。视野渐窄，常不自觉；晚期常视物不清，易撞人碰物，甚者失明。

2. 眼部检查

（1）早期可无明显异常。闭角型者可有前房周边狭窄。典型患者视盘生理凹陷加深扩大，视乳头杯/盘比（C/D）加大，常>0.5；或双眼视盘比值不等，双眼 C/D 差值>0.2；后期视盘色苍白，视盘血管向鼻侧移位，呈屈膝状。

（2）眼压：病变早期眼压不稳定，时有升高，随病变发展眼压渐高，但多为中等度升高。检测 24 小时眼压可发现眼压高峰及较大波动值。一般以清晨、上午较高，午后渐降。

（3）视野：①中心视野：早期可见典型的孤立的旁中心暗点和鼻侧阶梯；中期可见旁中心暗点渐渐扩大，多个暗点融合成弓形暗点，后逐渐发展形成较大的鼻侧阶梯；若上方和下方弓形暗点相接即成环形暗点。②周边视野：早期视野缩小常先见于鼻上方，渐次为鼻下方、颞侧，进行性向心性缩小，最后视野仅存中央部 5～10 度的管状视野。

3. 诊断要点

（1）视野缺损、视力下降。

（2）眼压升高，或眼压在正常范围而昼夜波动增大。

（3）视盘特有的形态改变。

【鉴别诊断】

原发性青光眼需与继发性青光眼（如外伤后房角后退性青光眼、激素性青光眼）相鉴别，依据病史采集和临床表现，鉴别一般不难。

【针灸治疗】

1. 治则 行气利水、开窍明目。

2. 配方

（1）主穴：百会、太阳、风池、头维、上星、目窗、太冲、三阴交。

（2）配穴：足三里、上巨虚、丰隆、内关、太溪、肝俞、肾俞。

主配穴各选 3～5 个，轮流使用。

3. 操作 眼局部穴不施补泻手法，进针后留针 30min。肢体及躯干穴根据辨证施捻转提插之补法或泻法，并留针 30min。

4. 疗程 每日针刺 1～2 次，10 日为 1 个疗程，疗程间隔 3 日。

【配方理论】

青风内障病名出自《太平圣惠方·治眼内障诸方》：“青风内障，瞳人虽在，昏暗渐不见物，状如青盲。”《证治准绳·杂病·七窍门》还论及了治疗和预后，谓：“青风内障证，视瞳神内有气色，昏蒙如晴山笼淡烟也。然自视尚见，但比平时光华则昏蒙日进。急宜治之……不知其危而不急救者，盲在旦夕耳。”另外古今中医均认为该病病机关键在于“内肝管缺，神水不畅”，故治疗当行气以利水，开通玄府目窍。主穴均为眼及眼局部穴，通畅目络，运行经气以促神水代谢流畅；肝、胆经穴直通目系，通畅眼络、行气化湿；配穴以脾胃经为主，健脾行气利水；肝俞肾俞随证补泻，即可行气明目又可引肝肾经气上养于目。石学敏院士认为：该病当早发现、早治疗，病至晚期演变成青盲则治疗更为困难。除针灸治疗外，还当结合眼压检查等注意应用中西药物，综合治疗方可取得较好疗效。

【预后】

针灸青光眼适用于经手术或药物治疗眼压控制良好者，其视力视野损害明显但尚未完全失明。一般经数疗程治疗视力可有一定提高，受损视野可有改善，但很难达到患病前水平。若已完全失明则难于治疗。青光眼急性发作时行针灸治疗可减轻症状，但对控制眼压疗效不可靠。

十六、前部缺血性视神经病变

前部缺血性视神经病变是供给视神经的一支或数支睫状后短动脉阻塞或灌注不足，导致筛板前后的视神经缺血而致的眼病。原因有多种，如视神经局部血管狭窄或阻塞（高血压、动脉硬化、糖尿病、颞动脉炎等）、血液成分及流变性异常、血压过低（如失血、休克等）、眼压升高使眼压与灌注失去平衡等。其临床表现为视力损害，轻则仅在视野某象限表现为“发黑”，重则视力明显下降直至失明。临床分前部和后部缺血两种，后部缺血罕见。本处以讨论前部缺血为主。该病过去曾称“血管性假性视神经乳头炎”，因发病较急，现亦称“急性前段缺血性视神经病变”。临床多为双眼先后发生，相隔数周、数月或数年不等；发病以中老年多见，男女无明显差异。该病属中医“暴盲”（《证治准绳》）、“视瞻昏渺”（《证治准绳》）等范畴。中医认为该病多因素体肝旺，或暴怒伤肝，情志过激化火，气火上攻；或嗜食肥甘辛辣，痰热内生，上壅目窍；或年老久病，肝肾不足，阴虚火旺，虚火灼伤目络等所致。

【临床表现及诊断】

1. 临床表现

（1）主症：好发于中老年人。发病前可有一过性视物朦胧。轻者自述患眼视野中某一范围“发黑”，重者突然视力明显下降，甚至失明。另一眼可正常，或以前曾有类似情况。颞动脉炎而致者，伴同侧头痛史，按压颞动脉及咀嚼时有疼痛感。

（2）眼部检查

1）眼底：视盘在缺血侧水肿，边界不清，严重者全视盘水肿，盘缘及周围网膜有少量出血。1～2个月后视神经出现萎缩，表现为开始水肿的一侧视盘颜色变淡。双眼先后发病者，先发眼为视神经萎缩，后发眼为视盘水肿。

2）视野改变：多为与生理盲点相连的扇形缺损，亦可见水平或垂直性偏盲。

3）瞳孔：直接光反射迟钝或消失。

2. 诊断要点

（1）中老年人突然视力下降或眼前黑影。

（2）眼底有视盘水肿及与生理盲点相连的扇形（或象限性）视野缺损。

（3）视网膜血管荧光造影（FFA）检查可帮助诊断。

【鉴别诊断】

视神经炎（视盘炎）患者年龄较轻，非急性发作，有眼球转动痛，因此此病多见于小视盘无视杯者，视盘水肿更明显，视网膜出血。往往有后玻璃体细胞。

【针灸治疗】

1. 治则 活血化瘀、通络明目。

2. 配方

（1）主穴：风池、完骨、天柱、上睛明、承泣、球后。

（2）配穴：太阳、头维、合谷、四白、百会、攒竹、上星。

每次选主穴 2～3 个，配穴 3～4 个，交替应用。

3. 操作　眼局部穴不施补泻手法，进针后留针 30min。肢体及躯干穴施平补平泄捻转手法后留针 30min。

4. 疗程　每日针刺 2 次，10 日为 1 个疗程，疗程间隔 3 日。

【配方理论】

中医认为该病多因素体肝旺，或暴怒伤肝，情志过激化火，气火上攻；或嗜食肥甘辛辣，痰热内生，上壅目窍；或年老久病，肝肾不足，阴虚火旺，虚火灼伤目络等所致。病因虽有多端，但病已形成则病机必是目络瘀阻、局部血瘀。因此治疗当以活血化瘀疏通目络为要。项后风池、完骨、天柱虽分属太阳、少阳等经，但均为目系“上通于脑，后出于项中”之所，现代研究亦证实诸穴可改善颈内动脉、眼动脉供血，针刺诸穴对各类眼部缺血类眼病均有良效。眼区穴直接通畅眼络，改善局部循环。配穴均为眼病常用穴位。

石学敏院士认为：该病发病虽缓于视网膜中央动脉阻塞，但亦为眼科急重症范围。针灸治疗药及早介入，与药物治疗相互配合，尽快解除眼局部缺血状态，提升视力，防止形成视神经萎缩。治疗以局部取穴为主，素有高血压、糖尿病等基础疾病者应辨证取全身穴位，配合治疗。

【预后】

病变程度与原发病相关。需及时治疗，以防止形成视神经萎缩。针灸治疗缺血性视神经病变有一定疗效，早期针刺配合应用皮质激素、改善循环药、活血化瘀中药等预后较好；患者视力改善相对明显，视野改善较困难。

第九节　精神科疾病

一、失　眠　症

失眠症是一种以失眠为主的睡眠质量不满意状况，其他症状均继发于失眠，包括难以入睡、睡眠不深、易醒、多梦、早醒、醒后不易再睡、醒后不适感、疲乏，或白天困倦。失眠可引起患者焦虑、抑郁，或恐惧心理，并导致精神活动效率下降，妨碍社会功能。失眠症的病因较为复杂，一方面与自身的易感素质包括性别、年龄、个性和遗传素质等密切相关；另一方面则与外界的特定条件，如生活质量、经济条件、人际关系、睡眠环境等有关。较为常见的原因分为：心理因素，生理因素，环境因素，躯体疾病，精神疾病，药物应用或戒断等，醒眠节律失调。失眠的发病机制则与睡眠觉醒周期密切相关。

中医将失眠称为“不寐”、“目不瞑”、“不得眠”、“不得卧”。认为饮食不节，情志失常，劳倦、思虑过度及病后、年迈体虚等因素，导致心脾肝肾的阴阳失调，气血失和，以致心神失养或心神不安而发失眠。

【临床表现及诊断】

1. 临床表现　失眠按临床常见的表现形式有：①睡眠潜伏期延长：入睡时间超过 30min；②睡眠维持障碍：夜间觉醒次数≥2 次或凌晨早醒；③睡眠质量下降：睡眠浅、多梦；④总睡眠时间缩短：通常少于 6h；⑤日间残留效应：次晨感到头昏、精神不振、嗜睡、乏力等。

2. 诊断

（1）症状标准

1）几乎以失眠为唯一的症状，包括难以入睡、睡眠不深、多梦、早醒，或醒后不易再睡，醒后不适感、疲乏，或白天困倦等。

2）具有失眠和极度关注失眠结果的优势观念。

（2）严重标准：对睡眠数量、质量的不满引起明显的苦恼或社会功能受损。

（3）病程标准：至少每周发生 3 次，并至少已 1 个月。

（4）排除标准：排除躯体疾病或精神障碍症状导致的继发性失眠。

（5）说明：如果失眠是某种躯体疾病或精神障碍（如神经衰弱、抑郁症）症状的一个组成部分，不另诊断为失眠症。

【鉴别诊断】

（1）神经衰弱：以衰弱症状为主要特征，表现脑力疲乏，用脑迟钝，注意力不集中或不能持久，记忆力减退，情绪易激惹，烦恼，往往因并有某种症状而发生继发性焦急苦恼；或容易精神兴奋，回忆和联想增多，且难以自控，但没有言语运动增多；或并有紧张性头痛，或肢体肌肉疼痛。睡眠障碍，主要表现入睡困难，夜梦纷纭或似睡非睡，自感未睡，而实际已睡，醒后疲乏，白天无精打采或打瞌睡。

（2）抑郁性神经症：指一种以持久心境低落状态为特征的神经症，临床主要表现为：兴趣减退但未丧失，对前途悲观失望，但不绝望，自觉疲乏无力，精神不振，思考能力显著下降；自我评价过低，或自责，或有内疚感；有想死的念头，但又矛盾重重；失眠、早醒，或睡眠过多。

（3）焦虑症：以持久的广泛焦虑不安为临床主要特征，经常无明确对象或无固定内容的精神紧张，惊恐，惧怕，提心吊胆，甚至坐立不安。或无明显原因突然发生强烈惊恐，并濒死感，或失控感。

（4）药源性综合征：指一组以精神呆滞、动作迟缓、表情淡漠，面色黯暗，面容呆板，失眠，心烦不安，手足颤抖，周身肌肉不固定抖动，心动过速，便秘，停经等综合症候群为特征的临床表现，常于服用大量安眠药、抗精神病药后发生，而又难以摆脱这些药物的继续服用，患者和医生都处于十分矛盾之中。

（5）相关躯体疾病：躯体疾病以失眠为主症前来就诊者，常见有脑血管病（如脑动脉硬化、高血压、脑梗死、脑萎缩、血管性头痛、血管性眩晕等），面瘫，颈椎病，慢性咽喉炎，梅核气，上感后，干燥性气管炎（燥咳），甲亢，心血管病（心肌炎、心动过速、期前收缩、冠心病等），肋间神经痛，肋软骨炎，肝气横逆综合征，胃病（如慢性胃炎、消化性溃疡），慢性肠炎（肠功能紊乱），肝炎（急慢性肝炎、肝硬化）等。除询问失眠病史及有关症状表现外，必须注意相关躯体疾病的病史询问和有关体格检查和理化检查，明确躯体疾病的性质，严重程度。并在临床诊断时认真区别主次，以发病先后及诱发因素不同而做出诊断，如目前躯体疾病处于稳定期，当以失眠症为第一诊断，相关躯体疾病为第二诊断。如目前躯体疾病正在发病期或者新发躯体疾病并失眠症，当以新发躯体疾病为第一诊断，失眠症为第二诊断。

【针灸治疗】

1. 治则 调整阴阳，安神定志。

2. 配方

（1）经穴刺法

1）主穴：神门、内关、百会、四神聪、三阴交、申脉、照海。

2）配穴：心脾亏虚者，加心俞、脾俞、中脘、足三里；心肾不交者，加心俞、肾俞、内关、太溪、大陵；心胆气虚者，加心俞、胆俞、大陵、丘墟；肝阳上扰者，加太冲、侠溪、足窍阴、风池；脾胃不和者，加脾俞、胃俞、血海、肝俞；痰热内扰者，加丰隆、中脘、内庭。

（2）耳针疗法：心、脾、肾、神门、交感、皮质下。

（3）灸法：百会、涌泉、三阴交、足三里。

3. 操作

（1）经穴刺法：百会直刺0.5寸，四神聪以15°夹角刺向百会0.5寸，捻转平补平泻；神门、内关直刺0.5～1寸，捻转补法；三阴交与皮肤成45°斜刺0.5～1寸，申脉、照海直刺0.5寸，运用提插和捻转相结合的补泻手法。申脉穴用泻法，三阴交、照海穴用补法。头部穴位可加电针。留针30min。

（2）耳针疗法：将王不留行籽用胶布贴压在所选耳部穴位上，刺激强度以患者感觉酸胀、麻木、灼热、能耐受为度。

（3）灸法：每晚临睡前用艾条温和灸百会、涌泉、三阴交、足三里各15min。

4. 疗程　每日1次，10次为1个疗程。

【配方理论】

睡眠科学已在全球引起各国的重视，特别美国、欧洲各国、日本和我国等已经进入老龄社会的国家，睡眠和免疫、长寿相关的研究将更加突出，如何调控睡眠已越来越引起人们的重视。

对于失眠症的治疗，针灸是一种非常有效、简便、安全无不良反应的方法。石学敏院士认为其优势在于在养心安神的基础上整体调理，在改善睡眠的同时，其他伴随症状也可得到改善。神门乃手少阴心经原穴，可调整虚实，补益心气，养心安神，使心有所主；内关为手厥阴心包经络穴，有宽胸解郁、宁心安神之效；百会为督脉穴，可畅达督脉之气，镇静安神；四神聪为经外奇穴，有疏通经络、宣导气血、安神镇静之效；三阴交是肝、脾、肾三经之交会穴，有健脾养肝强肾、清心醒脑、养血安神之效。申脉、照海能调节人体阴阳，人体阴阳调和，则心有所养，神有所藏。诸穴配伍具有养心安神之功。石学敏院士强调施治中要环境安静、患者心境平和。

【预后】

失眠症预后多为良好，但易复发。针灸治疗失眠症临床疗效较好，能促进入睡，延长睡眠时间，提高睡眠质量，同时改善失眠患者的躯体不适。养成良好的生活习惯，如按时睡觉，不经常熬夜，睡前不饮浓茶、咖啡和抽烟等，保持心情愉快及加强体质锻炼等对失眠症的防治有重要作用。

二、分离性障碍

分离性障碍是一类由明显精神因素如重大生活事件、内心冲突、情绪激动、暗示或自我暗示，和作用于易病个体所导致的以解离和转换症状为主的精神疾病。既往称为“癔症”。该病的发生与遗传因素、心理因素、社会文化因素有关。疾病特征为丧失了对过去的记忆、身份意识、即刻感觉及身体运动控制四个方面的正常整合。临床表现为分离性遗忘、分离性漫游、分离性木僵、出神与附体、分离性运动障碍、分离性抽搐、分离性感觉障碍。该症多于青壮年期发病，起病突然，可有多次发作，尤多见于女性。

该病属于中医“百合病”范畴。百合病病名出自《金匮要略》，历代医家有各种不同的解释：《诸病源候论》认为，百合病是百脉一宗悉致其病，不限于某一固定经络的病变。《金匮要略·方论本义》认为，因用百合为主的药治疗该病有效，故名；又说：肺朝百脉，百合病即肺病。《金匮要略·浅注补正》也认为百合病是邪热伤肺证。《张氏医通》认为，百合病即痿证之暴者，伤寒后得此为百合，肺病日久而得者为痿。《医垒元戎》则认为，百合病即《素问·平人气象论》指肢体困倦，少气懒言，消瘦烦疼等证。石学敏院士在治疗该病过程中，总结出该病关键在于心窍闭阻，心神郁逆，治疗以醒脑开窍为主则，在临床上取得满意疗效。

【临床表现及诊断】

1. 临床表现 可以表现为分离性遗忘、分离性漫游、分离性木僵、出神与附体、分离性运动障碍、分离性抽搐、分离性感觉障碍。

2. 诊断

（1）具有分离（转换）性障碍中各种障碍的临床特征。

（2）不存在可以解释症状的躯体障碍的证据。

（3）有心理致病的证据，表现在时间上与应激性事件、问题或紊乱的关系有明确的联系（即使患者否认这一点）。

【鉴别诊断】

（1）癫痫大发作：癔症性的抽搐应与癫痫大发作相鉴别。癫痫大发作时意识完全丧失，瞳孔多散大且对光反应消失，可发病于夜间；发作有强直、痉挛和恢复三个阶段，痉挛时四肢呈有规则的抽搐，常有咬破唇舌，跌伤和大小便失禁，发作后完全不能回忆；脑电图检查有特征变化。如有癫痫和癔症共存，应下两个诊断。

（2）急性应激反应：急性应激反应症状的发生、发展与精神刺激因素的关系密切，患者在强烈的应激性事件后立即发病，病程短暂，一般不超过3日，无反复发作史，预后良好。

【针灸治疗】

1. 治则 醒脑开窍。

2. 配方

（1）主穴：内关、人中、风府。

（2）配穴：运动障碍加上星、委中、三阴交，癫痫加风池、太冲、百会、阳陵泉，吞咽障碍加天突，晕厥加合谷、太冲，心情抑郁加百会、四神聪，呕吐加天突、中脘。

3. 操作方法 先刺双侧内关，直刺0.5～1寸，捻转提插泻法1min，继刺人中，向鼻中隔方向斜刺0.3～0.5寸，然后向一方向捻转3～4圈，再做重雀啄手法，至眼球湿润或流泪为度。风府坐位低头取穴，针尖向喉结方向进针1.5～2寸，轻提插泻法，针感放散到肘和手指。

4. 疗程 每日1次，5次为1个疗程。

【配方理论】

各种精神活动都和心神密切相关，同时也都必然会影响躯体的各种功能。《内经》云："心者，生之本，神之变也"，"心者，五脏六腑之主也，故悲哀愁忧则心动，心动则五脏六腑皆摇"。因该病症状繁杂，临床辨证类型较多，故历代治疗立法各异。石学敏院士认为该病的发生，神志所伤为重要内因。病机关键在于心窍闭阻、心神郁逆，治疗当以醒脑开窍为主。以人中、内关为主穴，辅以对症选穴。

人中为督脉之会，督脉为阳经之海，主一身阳气，人体正常活动全赖阳气维持。针人中有清心益脑、通阳疏气、调理神机之功。风府穴为督脉和膀胱经阳维脉之会，通脑府、开机窍、通达阳气，故在取人中不宜或效微时选用。内关为手厥阴之络，有宽胸利气、开郁调神之效，三穴合用，有开窍醒神，健脑益智，通调机体内外之作用。三阴交为足太阴、少阴、厥阴之会，针用补法，达滋补肝肾之功效。委中为足太阳膀胱经所入为合，为经气充盈，由此进入而汇合入脏腑，针委中可疏经通络。风池、太冲镇肝息风。阳陵泉疏筋通络。百会、四神聪、安神镇静。天突通咽利窍。诸穴合用，共奏醒脑开窍、疏通经络之功。该病针刺治疗多一次见效或痊愈，疗效显著。

石学敏院士强调，该病需与器质性感觉和运动障碍、癫痫、急性应激反应等进行仔细鉴别，以免误诊。另外，医生对病因进行合理解释并给予患者一个安全、安静的治疗环境有利于治疗。

【预后】

该病预后良好。早期充分治疗对防止症状反复发作和疾病的慢性化十分重要。针灸早期及时治疗，针刺达到量学要求，可短时间内痊愈。

三、抑 郁 症

抑郁症是一种常见的精神障碍，表现为情感低落、兴趣下降、感到罪恶感或较低的自我价值观、睡眠和食欲的紊乱、没有活力、注意力减弱等。对个体来说，这一问题可能是长期或多次复发的，从而严重影响其正常生活和工作，更严重的还会导致自杀行为的发生。根据世界卫生组织的资料显示，全球约有1.2亿人遭受这一疾病的困扰。抑郁症的发病机制至今仍未彻底明确，许多学说提出了可能的病因，如遗传基础、环境的影响等。应激事件及个体对应激的反应也与抑郁症的发病有着紧密关系。现在普遍认为，抑郁症的发病是上述几个因素共同作用的结果。该病属于中医学“郁证”范畴。中医学认为：“气血冲和，万病不生，一有情郁，百病生焉，故人身诸病，多生于郁。”该病病因病机为因郁怒、思虑、悲哀、忧愁七情之所伤，导致肝失疏泄，脾失运化，心神失常，脏腑阴阳气血失调所致。

【临床表现及诊断】

1. 临床表现 抑郁症的临床表现主要分为以下几点。

（1）抑郁心境：是抑郁症患者最主要的特征，轻者心情不佳、苦恼、忧伤，终日唉声叹气；重者情绪低沉、悲观、绝望，有自杀倾向。

（2）快感缺失：对日常生活的兴趣丧失，对各种娱乐或令人高兴的事体验不到乐趣。轻者尽量回避社交活动；重者闭门独居、疏远亲友、杜绝社交。

（3）疲劳感：无明显原因的持续疲劳感。轻者感觉自己身体疲倦，力不从心，生活和工作丧失积极性和主动性；重者甚至连吃、喝、个人卫生都不能顾及。

（4）睡眠障碍：有70%～80%的抑郁症患者伴有睡眠障碍，患者通常入睡无困难，但几小时后即醒，故称为清晨失眠症、中途觉醒及末期失眠症，醒后又处于抑郁心情之中。伴有焦虑症者表现为入睡困难和恶梦多，还有少数的抑郁症患者睡眠过多，称为“多睡性抑郁”。

（5）食欲改变：表现为进食减少，体重减轻，重者则终日不思茶饭，但也有少数患者有食欲增强的现象。

（6）躯体不适：抑郁症患者普遍有躯体不适的表现。患者常检查和治疗不明原因的疼痛、疲劳、睡眠障碍、喉头及胸部的紧迫感、便秘、消化不良、肠胃胀气、心悸、气短等病症，但多数对症治疗无效。

（7）自我评价低：轻者有自卑感、无用感、有无价值感；重者把自己说得一无是处，有强烈的内疚感和自责感，甚至选择自杀作为自我惩罚的途径。

（8）自杀观念和行为：是抑郁症最危险的行为。患有严重抑郁症的患者常选择自杀来摆脱自己的痛苦。

（9）其他：老年抑郁症患者还可能有激越、焦虑、性欲低下、记忆力减退等症状。

2. 诊断要点 《中国精神疾病分类方案与诊断标准》第3版有关抑郁症的诊断标准是目前我国诊断抑郁症的首选标准。持续情绪低落2周以上，同时具备以下9项中的4项，就可诊断为抑郁症。具体内容如下。

（1）症状标准

1）对日常活动兴趣丧失、无愉快感。

2）精力减退或无原因的疲乏感。

3）精神运动性迟滞或激越。

4）自我评价过低、自责，或有内疚感。

5）联想困难或自觉思考能力下降。

6）反复出现轻生的念头或有自杀、自伤行为。

7）睡眠障碍，如失眠、早醒，或睡眠过多、醒后难以再次入睡。

8）食欲不振或体重明显减轻。

9）性欲减退。

上述表现需排除器质性精神障碍，或精神活性物质和非成瘾物质所致抑郁。

（2）严重标准：社会功能受损，给本人造成痛苦或不良后果。

（3）病程标准：符合症状严重程度和严重标准持续2周以上。

【鉴别诊断】

（1）内源性抑郁症存在下列症状之一者，应考虑内源性抑郁症的可能：①既往有躁狂或抑郁发病史；②家族中有躁狂或抑郁病史；③本次病程过程中躁狂表现；④有精神运动性迟滞；⑤早醒或症状有晨轻晚重的变化；⑥内脏功能低下，食欲减退或体重减轻，而无躯体疾病的存在；⑦自罪观念，任何幻想或妄想；⑧严重的自杀企图或多次自杀未遂；⑨生活不能自理，自知力严重缺乏。

（2）反应抑郁症存在下列情况之一者，应考虑反应性抑郁症的可能：①急性起病，病程不到半年；②由明显环境因素诱发，且症状与环境因素有关；③精神创伤常萦绕于脑际，难以摆脱。

（3）药物所致的抑郁状态患者可能找到使用药物病史。

（4）器质性疾病或躯体伴发的抑郁状态有器质性病变。

（5）其他神经症和精神病伴发的抑郁状态、抑郁症状外，患者存在神经症和精神病其他症。

【针灸治疗】

1. 治则 疏肝解郁、安神定志。

2. 配方

（1）经穴刺法：内关、人中、神门、百会、四神聪、太冲、足三里、三阴交、心俞、肝俞、脾俞、膈俞。

（2）耳针疗法：可取肝、胆、心、脾、肾、神门、内分泌、皮质下、交感、小肠、胃、三焦、肝阳等穴。

3. 操作

（1）经穴刺法：主要以辨证论治取穴为主。根据疾病的虚实采用补法、泻法及平补平泻等方法。可取穴位：五脏俞加膈俞；及神庭、百会、安眠、神门、三阴交等穴位。滋肾疏肝、宁心安神、健脾理气法：可选肝俞、肾俞、心俞、神门、内关、风池为主穴；调理髓海法：主穴为百会、风池、风府、印堂。风痰上扰型加太冲、风隆；肝肾阴虚型加太溪、肝俞；气虚血瘀型加中脘、血海。头部穴位可加电针。

（2）耳针疗法每次取5～6穴，左右耳穴交替使用。

4. 疗程 每日针刺2次，10日为1个疗程，抑郁严重时可随时针刺。

【配方理论】

中医学认为“郁病虽多，皆因气不周流，法当顺气为先”、“凡郁病必先气病，气得流通，郁于何有”因此疏通气机为郁证总的治则。内关为心包经之络穴，可振奋心阳，人中为督脉，手足阳明之会穴，为人体阳经之总汇，又为诸阳之首，二穴合用可振奋人体阳气，以达醒神之功；百会、四神聪亦可外提阳气、镇静安神；足三里为阳明经下合穴，阳明经为多气多血之经，针之可补血安神；太冲为肝经原穴，可疏理气机，心俞、肝俞、脾俞、膈俞为背俞穴，针之亦可养心补血。诸穴相配以达治疗目的。

【预后】

该病病程长短不一，复发率高。有家族史、女性、产后、慢性躯体疾病、生活负担重、精神压力大、缺乏社会支持和物质依赖的患者复发率更高。其自杀率为10% ~15%，治疗可降低病残率和自杀率。单纯针灸治疗与单纯药物治疗效果相当，使用针灸配合药物治疗，疗效可明显提高。

四、焦虑症

焦虑症是一组以焦虑为主要临床相的精神障碍。病因尚不明确，可能与遗传因素、个性特点、认知过程、不良生活事件、生化、躯体疾病等有关。属于中医“惊悸”、“郁证”、“不寐”、“脏躁”、“胸痹”、“心悸”、“怔忡”等范畴。七情所伤，情志不遂，肝气郁结，郁而化热；或肝郁克脾，脾虚不运，炼津为痰，痰气交阻；或忧思气结，气滞血瘀，致扰乱心神等实证或阴血不足无以藏魂，气血不足无以养心，肾损精伤无以养脑髓，水火失济，心肾不交等虚证均可导致该病。

【临床表现及诊断】

1. 临床表现

（1）情感症状：患者体验为过分担心、不安、着急、容易心烦、紧张、害怕或恐惧。

（2）躯体症状：又称自主（或植物）神经症状，可涉及呼吸、心血管、消化、神经、泌尿等多个系统，包括：口干、出汗、心悸、呼吸困难、喉部堵塞感，面色潮红或苍白、阵发性发冷发热，四肢酸软、乏力，腹部不适、恶心、呕吐、腹泻及各种躯体疼痛等。

（3）运动症状：患者动作多，难以安静落座、经常变换姿位，躯干四肢震颤、发抖，深长呼吸、过度换气或经常叹气，捶打胸口，甚至搓手顿足，也会感觉头颈身体发紧僵硬、无法放松等。即如常说的“坐卧不宁”。

2. 诊断要点 焦虑症主要分为惊恐障碍和广泛性焦虑两种。

（1）惊恐障碍诊断标准

1）症状标准：①符合神经症的诊断标准；②惊恐发作需符合以下4项：发作无明显诱因、无相关的特定情境，发作不可预测；在发作间歇期，除害怕再发作外，无明显症状；发作时表现强烈的恐惧、焦虑，及明显的自主神经症状，并常有人格解体、现实解体、濒死恐惧，或失控感等痛苦体验；发作突然开始，迅速达到高峰，发作时意识清晰，事后能回忆。

2）严重标准：患者因难以忍受又无法解脱，而感到痛苦。

3）病程标准：在1个月内至少有3次惊恐发作，或在首次发作后继发害怕再发作的焦虑持续1个月。

4）排除标准：排除其他精神障碍，如恐惧症、抑郁症，或躯体形式障碍等继发的惊恐发作。

（2）广泛性焦虑诊断标准

1）症状标准：①符合神经症的诊断标准；②以持续的原发性焦虑症状为主，并符合下列2项：常常或持续的无明确对象和固定内容的恐惧或提心吊胆；伴自主神经症状或运动性不安。

2）严重标准：社会功能受损，患者因难以忍受又无法解脱，而感到痛苦。

3）病程标准：符合症状标准至少已6个月。

4）排除标准：①排除甲状腺功能亢进、高血压、冠心病等躯体疾病的继发性焦虑；②排除兴奋药物过量、催眠镇静药物，或抗焦虑药的戒断反应，强迫症、恐惧症、疑病症、神经衰弱、躁狂症、抑郁症，或精神分裂症等伴发的焦虑。

【鉴别诊断】

（1）躯体疾病伴发的焦虑症状：凡继发于躯体疾病的焦虑应诊断为焦虑综合征。多种内科疾病可有焦虑表现，尤以心血管疾病和内分泌疾病多见。躯体疾病伴发的焦虑状态可见于急性心肌梗死、冠心病、高血压、甲状腺功能亢进、库欣综合征、脑血管疾病、痴呆、更年期综合征、肺栓塞等。类惊恐发作可见于阵发性心动过速、嗜铬细胞瘤、二尖瓣脱垂、甲状腺功能亢进、自发性低血糖、颞叶癫痫等。必须熟悉这些疾病的特有症状和体征，详细询问病史、仔细体格检查、必要的实验室检查有助于明确诊断。

（2）使用药物伴发的焦虑症状：临床上广泛使用激素类药物后，药物引起的焦虑症状不再罕见，只要询问时不忽略服药史，鉴别不难。如果诊断可疑，激素应减量或停用进行观察。可卡因、大麻、海洛因的服用或戒断都可引起焦虑状态及自主神经功能紊乱，甚至出现典型的类惊恐发作。抗精神病药可引起焦虑，因此在精神科临床工作中时刻要记住药源性焦虑的可能。

（3）精神疾病伴发的焦虑症状：焦虑可见于任何精神疾病，这种焦虑情绪是原发精神疾病的症状之一。通过病史采集及精神检查发现，除了焦虑之外还伴有其他精神病性症状，能够获取原发疾病的依据，此时不应诊断为焦虑症。

（4）抑郁：焦虑和抑郁是有密切关系的两种精神病理状态。慢性焦虑患者可有继发性抑郁，慢性抑郁症患者可有继发性焦虑。按照等级制诊断原则，抑郁症是较高等级，焦虑症是较低等级。诊断焦虑症必须排除抑郁症，而诊断抑郁症时无需排除焦虑症。焦虑症与抑郁常常同时存在，有时难分伯仲，而鉴别时完全不必考虑以何者为主而定诊断。一个病例即使焦虑症更明显，只要它符合抑郁症的诊断标准，就应该诊断为抑郁症。理由之一是抑郁更易导致绝望、自杀，后果严重。也有人诊断为焦虑抑郁混合状态。

（5）神经衰弱：广泛性焦虑可以有神经衰弱的各种症状（如紧张性头痛、失眠），常被误诊为神经衰弱，这种现象在我国综合医院中比较普遍。神经衰弱可以有焦虑症状，但不突出，不持久。神经衰弱最基本的症状是脑力活动减弱，注意力不集中，记忆力下降，易兴奋又易疲劳。而焦虑症突出的却是焦虑情绪的体验，明显的自主神经功能失调及运动性不安。

（6）创伤后应激障碍：有学者认为，称为精神创伤后迟发的焦虑障碍更为恰当，由此可见两者存在许多相似的表现。关键是创伤后应激障碍所遭受的精神创伤是异乎寻常的，如突然发生的地震、火灾、洪水、战争场面、重大交通事故、暴力犯罪中幸免于难等。事情发生后几个星期至几个月才起病，这种潜伏期是特征性的。如果没有潜伏期，那就是一般的应激反应，而非创伤后应激障碍。

【针灸治疗】

1. 治则 疏肝理气，清心除烦，滋阴健脾。

2. 配方

（1）经穴刺法

1）主穴：百会、四神聪、上星、内关、合谷、足三里、三阴交、太冲、丰隆。

2）配穴：心悸、失眠、心烦加心俞、神堂、神门；胃痛、食少、腹胀加配脾俞、胃俞、意舍。

（2）耳针疗法：心、脾、肾、内分泌、神门、皮质下、交感。

3. 操作

（1）经穴刺法：百会、四神聪、上星用平补平泻法；内关、合谷、太冲、丰隆用泻法；足三里、三阴交用补法；以上取穴得气后，行针治疗30min。电刺激频率40次/min，留针30min，每日1次，10日为1个疗程。

（2）耳针疗法：每次选3～4次（双侧）。先于一侧耳穴区，找到敏感点后用毫针捻转刺激，手法宜强，留针30min，并行间断刺激。针后，于另一侧耳穴，以王不留行籽压丸刺激。

4. 疗程 经穴刺法每日针刺1次，10次为1个疗程。耳针疗法针刺每日或隔日1次，压丸1周1次。

【配方理论】

脑为髓海，主神明，百会穴为诸阳之会，系督脉与太阳经的交会处，入络人脑，是调节大脑功能之要穴，具有较明显的调节情志、醒脑开窍、安神定志功用，与足三里穴相配可补中益气，与三阴交穴相配可补益心脾；四神聪为安神醒脑、开窍解郁的要穴；印堂穴为督脉循行线上的经外奇穴，可醒脑调神、宁心益智；内关穴属厥阴心包经的“络穴”，八脉交会穴之一，通于阴维脉，其主治功能较广，常有“胸胁内关谋”之说，其功用可宁心安神，理气止痛，对于胃、心、心包及情志失和，气机阻滞所致的脏腑、器官、肢体诸疾，均有较好的疗效，对于焦虑症的自主神经症状及运动性不安有很好的抑制作用；神门则为心经之原穴，具有调神定志、宁心安眠之效；三阴交为足太阴、足少阴、足厥阴交会穴，其功用可调脾胃，益肝肾。足三里穴，为足阳明胃经的“合”穴，亦可调理脾胃，扶正培元，通经活络。总之，通过针刺穴治疗焦虑性神经症，可使紊乱的脑功能达到平衡协调状态，对应的自主神经得以调理使其敏感性降低，从而达到治疗焦虑的目的。

【预后】

焦虑症的预后较好，经过治疗后，绝大多数患者会得到康复，一般41% ~59%的患者痊愈或好转。少数患者预后缓慢。女性、年轻、病程短、病前性格良好者预后较好，反之预后缓慢。但焦虑症患病率高，复发率高，易形成慢性病程，严重损害患者的社会功能，给家庭和社会带来负担。越早诊断，越早治疗，焦虑症的预后越良。针刺可有效缓解焦虑症状。

五、精神分裂症

精神分裂症是一种常见的病因未完全阐明的精神疾病。多起病于青壮年，常有知觉、思维、情感和行为等方面的障碍，一般无意识及智能障碍。遗传和环境共同起作用导致了精神分裂症的发生，有关精神分裂症发病的危险因素及相关因素包括生物学因素和社会环境因素。精神分裂症属于中医学“癫狂”范畴。认为癫狂发病与七情内伤密切相关，气、血失调致火、痰、瘀蒙蔽心窍致神机逆乱。主要病位在脑，涉及心、肝、脾、肾诸脏。发病机理中尤其重视“气”和“痰”致病作用，新病以实为主，以气郁、痰结、血瘀、火盛为致病因素，病久则以虚或虚中夹实为主，以心脾两虚、脾肾阳虚为主。

【临床表现及诊断】

1. 临床表现

（1）前驱症状：在出现典型的精神分裂症症状前，患者常常伴有不寻常的行为方式和态度的变化。由于这种变化较缓慢，可能持续几个月甚至数年，或者这些变化不太引人注目，一般并没有马上被看做是病态的变化，有时是在回溯病史时才能发现。

前驱症状的发展形式主要归纳为3种：①非特异性变化斗特异性的精神病前症状——精神病；②特异性变化——对此变化的神经症性反应（症状）啼精神病；③前哨综合征这些前驱症状可自动缓解，并不直接发展至精神病。主要的前驱症状按出现频度递减：注意减退、动力和动机下降、精力缺乏、精神病性症状、睡眠障碍、焦虑、社交退缩、猜疑、角色功能受损和易激惹。

（2）精神症状

1）思维障碍：精神分裂症的众多症状中，思维障碍是最主要、最本质的症状，往往因此导致患者认知、情感、意志和行为等精神活动的不协调与脱离现实，即所谓“精神分裂”。

A. 思维形式障碍：又称联想障碍。主要表现为思维联想过程缺乏连贯性和逻辑性，这是精神分裂症最具有特征性的症状。与精神分裂症患者的交谈多有难以理解和无法深入的感觉。阅读患者书写的文字材料，也常不知所云。在交谈时，患者说话毫无意义地绕圈子，经常游移于主题之外，尤其是在回答医生的问题时，句句说不到点子上，但句句似乎又都沾点儿边，令听者抓不住要点（思维散漫）。病情严重者，言语支离破碎，根本无法交谈（思维破裂）。

有时患者会对事物做一些不必要的、过度具体化的描述，或是不恰当地运用词句。有的患者使用普通的词句、符号甚至动作来表达某些特殊的、只有患者本人才能理解的意义（病理性象征性思维）。有时患者创造新词或符号，赋予特殊的意义（词语新作）。

有时患者逻辑推理荒谬离奇（逻辑倒错性思维）；或者中心思想无法捉摸，缺乏实效的空洞议论（诡辩症）；或者终日沉湎于毫无现实意义的幻想、宏伟计划或理论探讨，不与外界接触（内向性思维）。有时患者脑中出现两种相反的、矛盾对立的观念，无法判断对错，影响行为取舍（矛盾思维）。

有的患者可在无外界因素影响下思维突然出现停顿、空白（思维中断），或同时感到思维被抽走（思维被夺）。有的患者可涌现大量思维并伴有明显的不自主感、强制感（思维云集或强制性思维），有时患者会感到某种不属于自己的，别人或外界强行塞入的思想（思维插入）。

慢性患者可表现为语量贫乏，缺乏主动言语，对问题只能在表面上产生反应，缺乏进一步的联想（思维贫乏）。

B. 思维内容障碍：主要是指妄想。精神分裂症的妄想往往荒谬离奇、易于泛化。在疾病的初期，患者对自己的某些明显不合常理的想法可能持将信将疑的态度，但随着疾病的进展，患者逐渐与病态的信念融为一体。妄想的发生可以突然出现，与患者的既往经历、现实处境及当时的心理活动无关（原发性妄想）。也可以逐渐形成，或是继发于幻觉、内感性不适和被动体验。最多见的妄想是被害妄想与关系妄想。妄想有时表现为被动体验，这往往是精神分裂症的典型症状。患者丧失了支配感，感到自己的躯体运动、思维活动、情感活动、冲动都是受人或受外界控制的。被动体验常常会与被害妄想联系起来，或描述为影响妄想（被控制感）、被洞悉感。其他多见的妄想还有释义妄想、嫉妒或钟情妄想、非血统妄想等。

2）感知觉障碍：精神分裂症最突出的感知觉障碍是幻觉，以言语性幻听最为常见。精神分裂症的幻听内容可以是争论性的或评论性的，也可以是命令性的。幻听有时以思维鸣响的方式表现出来。患者行为常受幻听支配，如与声音长时间对话，或因声音而发怒、大笑、恐惧，或喃喃自语，或作侧耳倾听，或沉湎于幻听中自语自笑。其他类型的幻觉虽然少见，但也可在精神分裂症患者身上见到。如一位患者拒绝进食，因为她看见盘子里装有碎玻璃（幻视）；一位患者感到有人拿手术刀切割自己的身体，并有电流烧灼伤口的感觉（幻触）等。

3）情感障碍：主要表现为情感迟钝或平淡。情感平淡并不仅仅以表情呆板、缺乏变化为表现，患者同时还有自发动作减少、缺乏体态语言。在谈话中很少或几乎根本不使用任何辅助表达思想的手势和肢体姿势，讲话语调很单调、缺乏抑扬顿挫，同人交谈时很少与对方有眼神接触，多茫然凝视前方。患者丧失了幽默感及对幽默的反应，检查者的诙谐很难引起患者会心的微笑。

情感淡漠最早涉及较细腻的情感，如对亲人的体贴，对同事的关心、同情等。以后，患者对周围事物的情感反应变得迟钝，对生活、学习或工作的兴趣减少。随着疾病进一步发展，患者的情感日益淡漠，对一切无动于衷，丧失了与周围环境的情感联系。

患者的情感反应可表现为与内在思维或外界环境的不协调。有的患者在谈及自己不幸遭遇或妄想内容时，缺乏应有的情感体验，或表现出不相称的情感。少数患者出现情感倒错，如获悉亲人病故却表现欣喜。

抑郁与焦虑情绪在精神分裂症患者中也并不少见，有时导致诊断困难。

4）意志与行为障碍：患者的活动减少，缺乏主动性，行为变得孤僻、被动、退缩（意志减退）。患者在坚持工作、完成学业、料理家务方面有很大困难，往往对自己的前途毫不关心、没有任何打算，或者虽有计划，却从不施行。患者可以连坐几个小时而没有任何自发活动，或表现为忽视自己的仪表，不知料理个人卫生。有的患者吃一些不能吃的东西，如喝尿，吃粪便、昆虫、草木，或伤害自己的身体（意向倒错）。有时患者可出现愚蠢、幼稚的作态行为，或突然的、无目的性的冲动行为，甚至感到行为不受自己意愿支配。有的患者表现为紧张综合征：以全身肌张力增高而得名，包括紧张性木僵和紧张性兴奋两种状态，两者可交替出现，是精神分裂症紧张型的典型表现。木僵时以缄默、随意运动减少或缺失及精神运动无反应为特征。木僵患者有时可以突然出现冲动行为，即紧张性兴奋。

2. 诊断要点

（1）症状标准：至少有以下 2 项，并非继发于意识障碍、智能障碍、情感高涨或低落，单纯型分裂症另规定。

1）反复出现的言语性幻听。

2）明显的思维松弛、思维破裂、言语不连贯，或思维贫乏或思维内容贫乏。

3）思想被插入、被撤走、被播散、思维中断，或强制性思维。

4）被动、被控制，或被洞悉体验。

5）原发性妄想（包括妄想知觉，妄想心境）或其他荒谬的妄想。

6）思维逻辑倒错、病理性象征性思维，或语词新作。

7）情感倒错，或明显的情感淡漠。

8）紧张综合征、怪异行为，或愚蠢行为。

9）明显的意志减退或缺乏。

（2）严重标准：自知力障碍，并有社会功能严重受损或无法进行有效交谈。

（3）病程标准

1）符合症状标准和严重标准至少已持续 1 个月，单纯型另有规定。

2）若同时符合精神分裂症和情感性精神障碍的症状标准，当情感症状减轻到能满足情感性精神障碍标准时，精神分裂症状需继续满足精神分裂症的症状标准至少 2 周以上，方可诊断为精神分裂症。

（4）排除标准：排除器质性精神障碍，及精神活性物质和非成瘾物质所致精神障碍。尚未缓解的分裂症患者，若又罹患本项中前述两类疾病，应并列诊断。

【鉴别诊断】

具有典型精神分裂症的病例，按操作性诊断标准，诊断一般不困难。当症状表现不典型、不明确时，需要与下列疾病鉴别。

（1）神经衰弱：神经衰弱患者的自知力是完整的，患者完全了解自己病情变化和处境；有时还对自己的病情做出过重的估价，情感反应强烈，积极要求治疗。

（2）强迫性神经症：精神分裂症强迫状态具有内容离奇、荒谬和不可理解的特点，自知力一般不完整，患者摆脱强迫状态的愿望不强烈，为强迫症状纠缠的痛苦体验也不深刻，这些都与强迫性神经症不同。

（3）抑郁症，抑郁发作：精神分裂症早期症状中，按 Hafner 的资料，慢性起病的精神分裂症中，抑郁情绪的累计患病率可高达 80%，需要引起临床的重视，以期早期发现，避免漏诊，或诊断为神经衰弱。

（4）躁狂症，躁狂发作：躁狂症患者的情感活跃、生动、有感染力，情感表现，不论喜怒哀乐，均与思维内容相一致，与周围环境协调配合，保留着与人情感上的交往。精神分裂症患者虽然活动增多，但患者与环境接触不好，情感变化与环境也不配合，且动作较单调刻板。

（5）创伤后应激障碍：在精神创伤直接影响下发病的精神分裂症患者，随着病情的发展，妄想的内容离精神因素越来越远，日益脱离现实，在结构和逻辑推理上越来越荒谬。患者不主动暴露内心体验和缺乏相应的情感反应。

（6）偏执性精神障碍：这类患者多具有特殊的性格缺陷，表现为主观、固执、敏感、多疑、自尊心强、自我中心和自命不凡的特点，尤其在偏执狂更为突出。妄想是在对事实片面评价的基础上发展起来，思维始终保持有条理和有逻辑，情感和行为与妄想相一致，无精神衰退是与精神分裂症不同，在鉴别上有重要意义。

（7）躯体疾病所致的精神障碍：起病急，早期可出现意识障碍、定向错误、幻视等症状，但这些症状是在意识障碍的背景上出现的，幻觉以恐怖性幻视为主，且有昼轻夜重的波动性。当意识障碍减轻或消失时，患者与环境接触良好，情感反应保存，没有精神分裂症的特征性症状。

（8）脑器质性精神病：脑器质性精神病多具有智能障碍和神经系统阳性体征，患者有定向、记忆和注意障碍，以及大小便失禁等脑器质性损害症状，可资鉴别。如果有脑电图异常及脑脊液改变，则可作为诊断的重要依据。

（9）脑肿瘤：患者的精神症状表现为：丰富的幻觉、妄想、木僵或抑郁伴有自杀企图。详细检查时，则可发现不同程度的记忆障碍和智能障碍，以及淡漠、呆滞等慢性脑器质性综合征，并可见嗜睡或亚急性意识模糊状态。

（10）病态人格：此时鉴别诊断必须详细了解患者的生活经历，在家庭、学校各方面的表现，以及个性发展经过。病态人格是个性发展的偏离，不是一个疾病的过程，在不顺利的环境下个性缺陷可以更为明显，属量的变化。

【针灸治疗】

1. 治则 醒脑开窍，宁心化痰。

2. 配方

（1）经穴刺法

1）主穴：人中、内关、风府、百会、神门、中脘、合谷、丰隆、太冲、三阴交。

2）配穴：躁狂加大椎、强间、鸠尾、合谷透后溪、太溪透涌泉、十二井穴；抑郁加巨阙、大陵、劳宫、涌泉、膻中、内关透外关，合谷透劳宫；妄想加臂中、神庭、间使透支沟。

（2）电针疗法

1）主穴：水沟、头颞、百会、素髎。

2）配穴：翳风、听宫、神庭、颅息、风池、本神、临泣、上星、合谷、间使、内关。

3）头颞穴位置：太阳穴后上1寸，与耳尖平行，咬牙时颞部突出处。

（3）耳针法：神门、缘中、皮质下、心、肾、肾上腺、外耳、内耳。

3. 操作

（1）经穴刺法：人中行雀啄泻法，中脘呼吸泻法，神门、内关平补平泻法，三阴交捻转补法，其余均用提插捻转泻法。每次治疗留针20min。躁狂者采取泻法，用强刺激；抑郁，多用补法，中强刺激；妄想宜补法。十二井穴用毫针刺或三棱针点刺放血。

（2）电针疗法：以主穴为主，每次取1～2对，输流使用，另可据症状配配穴1对。接通电针仪（电压6V），以高频率断续通电（即冲击法）。每次冲击时间3s～10min，冲击强度分：轻度（面肌抽搐）、中度（头面颈肌抽搐）、强度（全身强直或抽搐）。使用强度大小按症情而定。某些穴位，冲击时可发生癫痫样抽搐，翳风穴冲击，有时会造成口腔损害和发绀，应注意避免。

（3）耳针疗法：每次选3～4次（双侧）。先于一侧耳穴区，找到敏感点后用毫针捻转刺激，手法宜强，留针30min，并行间断刺激。针后，于另一侧耳穴，以王不留行籽压丸刺激。

4. 疗程

（1）经穴刺法：开始每日针刺1次，20次为1个疗程，停针1周，继续治疗。症情好转，改为隔日1次。

（2）电针疗法：每次治疗，通电 20min，一般冲击 3 次。每日治疗 1 ~ 2 次，20 次为 1 个疗程。

（3）耳针疗法：针刺每日或隔日 1 次，压丸一周 1 次。

【配方理论】

精神分裂症属于中医“癫狂”范畴。癫证以沉默痴呆，语无伦次，静而多喜为特征。中医学认为癫证“由积忧积郁”、“因谋望失志”等情志因素所致，指出病因“多因痰结心胸间”。狂证以喧扰不宁，躁妄打骂，动而多怒为特征。多因“心火旺肾阴衰乃失志而狂越”。可见七情所伤为该病发病基础，痰、火、瘀为重要的致病因素。因此治疗以醒脑开窍、宁心化痰为治疗原则。人中、内关，醒脑开窍；脑为髓海，元神之府，其俞上在于其盖，下在风府，故百会合风府配合水沟而醒神开窍；合谷配太冲为四关穴，可通关开窍，清心醒神；神门为心之原穴，安心宁神；中脘和胃健脾、降逆化痰；丰隆健胃化痰；三阴交健脾益血、调补肝肾。

【预后】

该病病程多迁延，约占精神科住院患者的一半以上，最终结局一半左右患者出现精神残疾。分裂症自然预后较差，在缺乏治疗的情况下，自然好转及痊愈患者仅为 17.9%，大约 2/3 精神分裂症患者保留有明显的精神病性症状，社会功能损害明显，残疾率高。对于某一具体的患者，在患病初期确定预后比较困难。有利于预后的一些非治疗性因素是：起病年龄较晚，急性起病，发作短暂，阳性症状为主或伴明显的情感症状，病前人格正常，病前社交与适应能力良好，病情发作与心因关系密切，家族中无典型精神分裂症患者，已婚及家庭关系和睦等。通常女性的预后要好于男性。针刺能够辅助治疗精神分裂症患者各种症状。

第十节　急　　症

一、中枢性呼吸衰竭

中枢性呼吸衰竭指因颅脑疾患或对中枢神经有影响的疾病或药物中毒等，致呼吸中枢功能障碍发生的呼吸衰竭。中医学属中风“脱证”范畴，病属元阳气脱。西医学认为其致病原因多为感染如脑炎、脑膜炎等，颅脑非感染性疾病如脑血管意外、颅脑外伤、脑瘤等可致脑水肿和脑疝的疾病。这些疾病，不同程度地损害了中脑、脑桥、延髓等部位，从而出现呼吸衰竭的危象。石学敏院士采用针刺方法在治疗原发病的同时，改善肺部的通气功能，临床收到了较理想的效果。

【临床表现与诊断】

1. 临床表现　神志障碍，肢体运动功能障碍，呼吸频率的改变及呼吸节律不规则。

2. 诊断　动脉血气分析：在海平面、静息状态、呼吸空气条件下，动脉血氧分压（PaO_2）$<$ 60mmHg，伴或不伴二氧化碳分压（$PaCO_2$）$>$50mmHg，可诊断为呼吸衰竭。

【鉴别诊断】

由于原发病变损害的部位不同，因此其呼吸衰竭的表现形式也各不相同。

（1）干上型：系大脑和皮质-脑干束的弥漫性损害，使大脑对延髓呼吸调节功能发生障碍所致。因此临床上可出现各种类型的呼吸，但早期表现为均匀稍深大的过度通气后出现呼吸暂停，呈周而复始地发作，或出现潮式呼吸，此为通气量逐渐增大达到顶峰后又渐次降低，继而出现呼吸暂停。

（2）脑干型：为病变直接侵犯脑干，尤其延髓所致，使呼吸中枢受累，而出现过度呼吸、密集性呼吸、抽泣式呼吸且呼吸道分泌物一般较多。

（3）脑疝型：以呼吸多较深而慢继之呼吸骤停为特点或出现脑干型呼吸特点，并伴有一侧瞳孔的改变。

【针灸治疗】

1. 治则 补气固脱。

2. 配方 气舍、内关、人中。

3. 操作 气舍取双侧，针1～1.5寸，施捻转补法，（连续做手法3min，5～20min针刺1次）；内关取双侧直刺1寸，施捻转提插泻法1min；人中进针0.1寸，采用雀啄泻法，以眼球湿润或流泪为度。

【配方理论】

脑卒中的急性期，常因并发中枢性呼吸衰竭而导致患者死亡。石学敏院士采用醒脑开窍法针刺内关、人中治疗原发病，而气舍为气之所舍与气冲相应，是肺张气足之标界，其位置恰在膈神经上，刺后有增加肺之呼吸动度与提高肺活量之效，从而达到补气固脱的作用。

【预后】

该病预后不良。针刺能够在一定程度上增加肺的呼吸动度，提高肺活量，起到治疗作用。

二、高　　热

凡体温超过39°C均称为高热。高热是临床上的一种常见症状，可以发生许多疾病之中。引起高热的原因很多，这里主要指外感所引起的高热。西医学认为发热有感染性和非感染性两大类。外感性高热即急性感染性发热的一种。主要是感染病毒、细菌、支原体、立克次体等，在人体形成炎性病灶，大量的白细胞包裹吞噬病菌直至杀灭，使机体康复。中医学认为引起外感高热为风热之邪从口鼻或皮毛侵袭人体，致肺失清肃，卫失宣散，而见发热、恶寒等症；或温邪在表不解，内入气分；或内陷营血，亦可引起高热；或外感暑热，内犯心包，可见壮热神昏；或外感疫毒郁于肌肤，内陷脏腑，也可引起壮热之证。针刺治疗可提高机体免疫力，促使炎症吸收，驱邪外出。

【临床表现及诊断】

高热、恶寒、无汗或大汗、气粗、面赤、头痛、小便黄、大便秘、舌红、苔黄、脉浮。

体温超过39°C可诊断。

【鉴别诊断】

（1）急性病毒性肝炎：急性病毒性肝炎的黄疸前期，患者以畏寒、发热起病。发热一般不高，多呈弛张型。有些病例多出现关节痛，类似风湿热。有些病例有头痛、上呼吸道炎症等，类似流感。这种情况最易误诊。在本病流行期间，患者出现上述症状，应立即做血清转氨酶活性测定以协助诊断。

（2）流行性乙型脑炎：轻型流行性乙型脑炎及初期的中型流行性乙型脑炎，患者仅有头痛、发热、嗜睡等症状，而无明显的意识障碍，诊断常致困难。流行病学史、脑脊液检查与血清补体结合试验有重要诊断意义。

（3）脊髓灰质炎：脊髓灰质炎发病初期的症状主要是发热、头痛、全身不适、食欲不振等；血常规白细胞轻度增高或正常，分类中性粒细胞百分比增高。这些表现与许多其他急性感染甚相似。在此病流行的夏秋季节（6～9月份为发病高峰），发现患者（尤其1～5岁儿童）有上述表现，应有所警惕。如具有特征性的颈背肌强直等，则可能性更大。

（4）流行性出血热：流行性出血热流行地区主要是丘陵溪流附近有小灌木丛和草原的潮湿地带，在新开垦的土地或野外的环境中较易发生。有明显的季节性，某些地区的流行高峰在5～6月及10～11月。发病急骤，以畏寒、寒战、高热开始，全身症状较重，尤以头痛、腰背肌痛最为突出。发热、出血、肾脏损害是主要临床特征。据此不难做出正确诊断。

（5）钩端螺旋体病：本病发病急骤、有恶寒或寒战、高热、头痛、剧烈的肌痛，结膜充血、出血倾向，以及肝、肾、肺等多器官损害症状。然而本病有严格的地区性，多发生于夏、秋收割季节，患者多为农民，以发热与剧烈的腓肠肌痛为特点。

【针灸治疗】

1. 治则　疏风、清热、解表。

2. 配方

（1）刺络疗法：取大椎穴刺络拔罐；或十宣点刺放血。

（2）经穴刺法：取双侧风池、曲池、合谷穴。神昏者加人中；咽喉肿痛者加少商；烦躁者加印堂、神门。

3. 操作

（1）刺络疗法：取大椎穴常规消毒后，用三棱针点刺3～5点，速用闪火法拔罐，令出血5ml，留罐时间不得超过5min；取十宣穴消毒后，用三棱针每穴点刺一下，轻轻挤压手指令每穴出血7～10滴为宜。

（2）经穴刺法：取双侧风池穴，针向对侧眼球，进针1.5寸，施捻转泻法1min，使针感向上传至前额及颞部；取双侧曲池、合谷进针1～1.5寸，用提插泻法，使针感向指端放射为度。神昏者，加人中进针0.5寸，施雀啄泻法，以流泪或眼球湿润为度。咽喉肿痛者，加双侧少商穴点刺放血5～7滴。烦躁者，加印堂进针0.5寸，雀啄泻法，双侧神门进针1寸，施捻转泻法1min。以上诸穴施术后均留针20min。

4. 疗程　刺络法每日1次，经穴针刺法每日2次，3～7日为1个疗程。

【配方理论】

高热，中医又称壮热、大热、炙热等。分为外感与内伤两大类。外感性高热其病机为外感六淫之邪，或束于肌表，邪客肺卫；或表邪不解，入里化热；或内入营血；或内犯心包；或内陷脏腑而引起高热等系列症候。治以解表清热为大法。通过针刺、刺络、放血等治疗达到提高机体免疫力，通过神经、体液调节达到降温的目的。其中大椎穴为手足三阳与督脉之会，督脉主一身之阳，有清热殊效；风池为足少阳、阳维之会，有疏风解表之功；曲池、合谷乃手阳明之合穴、原穴，辅之以解表清热，其效卓著；十宣为经外奇穴，具有泻热启闭之功。神昏者配人中穴醒神开窍；咽喉肿痛者加少商穴以清肺热；烦躁者加印堂、神门以宁心安神。石学敏院士经过多年临床经验总结出来的治疗方法疗效确切、退热效果明显。

【预后】

外感高热及时治疗预后良好。如高热不退，可并发肺炎、脑膜炎、惊厥等疾病。针灸疗法退热疗效确切。

三、一氧化碳中毒

一氧化碳中毒又称为煤气中毒，是一氧化碳经呼吸道进入人体内与血红蛋白结合形成碳氧血红蛋白，使正常血红蛋白的携氧能力下降或丧失，引起全身组织缺氧，但以大脑组织缺氧致高级神经功能障碍为主的疾病。当一氧化碳进入人体后，与血红蛋白亲和，形成碳氧血红蛋白，使其不能携氧而造成组织缺氧。由于中枢神经系统对缺氧最敏感，所以在中毒后首先受累，并可导致脑水肿，脑血液循环障碍，血栓形成，缺血软化、广泛的脱髓鞘改变等病理改变。一氧化碳中毒后遗症，属于中医“痉证”范畴。中医学认为，疫毒之气自鼻直驱入肺，肺朝百脉，则毒遍全身。此气峻烈，最易耗气血，伤元神，损其阴而劫其精血。针刺治疗一氧化碳中毒，无论在急性期和后遗症期内，均是最有效的治疗方法之一。石学敏院士在针刺治疗一氧化碳中毒后遗症，制订了以醒神开窍为主的一套完整的治疗方案，临床收到了理想的疗效。

【临床表现及诊断】

1. 临床表现

（1）轻度中毒：头晕、头痛、恶心、呕吐、四肢无力、心悸。

（2）中重度中毒：中度胸闷、气短、呼吸困难、幻觉、视物不清、判断力降低、运动失调、嗜睡、意识模糊或浅昏迷。重度中毒患者迅速出现昏迷、呼吸抑制、肺水肿、心律失常或心力衰竭。

（3）急性一氧化碳中毒迟发脑病：急性一氧化碳中毒患者在意识障碍恢复后，经过2～60日的“假愈期”，可出现下列临床表现之一：精神意识障碍、锥体外系神经障碍、锥体系神经损害、大脑皮质局灶性功能障碍、脑神经及周围神经损害等。

2. 诊断 根据吸入较高浓度一氧化碳的接触史，血液一氧化碳血红蛋白测定的结果可诊断一氧化碳中毒。根据病史及中枢神经损害的症状和体征，可诊断急性一氧化碳中毒迟发脑病。

【鉴别诊断】

（1）脑出血：几乎都是在清醒、活动时发病。可能有情绪激动、费劲用力的诱因。出血严重的患者发生头痛、呕吐后，短时间内进入昏迷。因此，常易与重度一氧化碳中毒相混淆，可根据有无一氧化碳环境进行鉴别。

（2）头痛：头痛常易与轻度一氧化碳中毒出现的头痛症状类似，但头痛常有外伤、高血压、发热、家族、眼疾等原因。另外，可根据室内环境加以鉴别。

（3）药物中毒：药物中毒后常有头痛、头晕、恶心、呕吐、反应迟钝、沉睡或昏迷状态，但应有服用药物史，因此仍可进行区别。

【针灸治疗】

1. 治则

（1）轻度中毒：调神、清脑、解毒。

（2）中重度中毒：醒脑开窍、解毒苏厥。

2. 配方

（1）经穴刺法。

轻度中毒：①素髎、印堂、上星透百会、内关。②风池、太阳、中脘、天枢。

中重度中毒：①内关、人中、十二井穴。②素髎、神厥、气海。

（2）刺络疗法：十宣、曲泽。

（3）头针疗法：精神情感区。

3. 操作

（1）经穴刺法：素髎针尖向上斜刺，施雀啄手法，至眼球充满泪水为度；印堂向鼻根部斜刺0.5寸，施雀啄法；上星透百会平刺，2.5～3寸，施捻转泻法；内关直刺0.5～1寸，施捻转提插泻法。风池向对侧眼角斜刺、太阳向下斜刺，施捻转泻法；中脘直刺1～1.5寸，施呼吸泻法。天枢直刺1～1.5寸，施提插泻法。人中针尖刺向鼻中隔，施雀啄法至眼球湿润或流泪。十二井穴点刺放血。素髎穴刺法同上。气舍穴斜刺0.5寸，施捻转泻法，可持续捻转1～3min。百会、神阙、气海可用大艾炷直接灸至苏醒为度。

（2）刺络疗法：先刺十宣穴放血，可用三棱针或注射器针头刺入，放血10滴，一般刺一侧，较重者刺双侧。

（3）头针疗法：用直径0.30的毫针，快速刺入皮下，针体沿肌层向后进针1寸左右，捻转针柄后接通电针仪，电流强度以患者最大耐受力为度，每次20min。

4. 疗程

（1）急性期（发病3日～1周内）：经穴刺法每日2次，其他刺法每日1次，15日内不可间断治疗。15日后视其症状可改为经穴刺法每日1次；其他刺法隔日1次。急性期重症者疗程一般为2～2.5个月。

（2）稳定期（发病1周～2个月）：经穴刺法，每日1次；其他刺法隔日1次。疗程一般需要1～3个月。

（3）后遗症期（发病超过2个月以上）：经穴刺法每日1次；其他刺法隔日1次，疗程将延长，预后不可估计。

【配方理论】

一氧化碳中毒是临床尤其是初春及冬季较为常见病种之一。一氧化碳中毒是针灸治疗较好的适应证。石学敏院士认为：该病是因口鼻吸入疫毒之气，毒邪内攻，致气血逆乱，心窍被蒙，气机升降失调，浊气上逆，上扰神明而致，故治疗应以醒神开窍为主，方中选用心包经之络穴内关、督脉的人中，有良好的醒神开窍的作用，配用督脉阳维之会风府，共同起到通脑窍、醒元神、利机关、通经络之效，共为治疗该病的主穴 。石院士通过多年的临床实践究认为：针刺治疗一氧化碳中毒，可醒神开窍、解毒增加一氧化碳中毒的治愈率，并可防止假愈期后迟发性脑病的发生。该治疗方法是石学敏院士根据多年的实践经验及丰富的医学理论知识，对该病治疗方面的创新，对一氧化碳中毒各期均能获得较好的疗效。

【预后】

一氧化碳轻度中毒可完全恢复。昏迷时间过长者预后严重。迟发脑病恢复较慢，少数可留有永久性症状。针刺治疗一氧化碳中毒，可醒神开窍、解毒，增加一氧化碳中毒的治愈率，并可防止假愈期后迟发性脑病的发生。

四、脏腑痛证

（一）心脏绞痛

心脏绞痛是冠状动脉供血不足，心肌急剧的、暂时缺血与缺氧所引起的以发作性胸痛或胸部不适为主要表现的临床综合征。非ST段抬高急性冠状动脉综合征是冠状动脉粥样硬化性心脏病之一，包括不稳定性心绞痛和非ST段抬高心肌梗死。轻者偶发短暂轻微的胸部沉闷或隐痛；重者疼痛剧烈或呈压榨样绞痛，常伴有心悸、气短、呼吸不畅甚至喘促、惊恐不安、面色苍白、冷汗自出等，由于劳累发作者居多，有些安静时也可发病。该病属于中医“胸痹”、“真心痛”、“厥心痛”范畴。中医学认为寒凝、气滞、血瘀、痰浊等因素痹阻胸阳、阻滞心脉，或气虚、阴亏、阳衰（肺、脾、肝、肾亏虚）等因素致心脉失养均可导致心脉痹阻，发为胸痹。病位在心，与肝、脾、肾密切相关。石学敏院士在治疗急性冠状动脉供血不足的过程中注重调气，通脉，镇痛，临床收到肯定疗效。

【临床表现及诊断】

1. 临床表现

（1）静息性心绞痛：心绞痛发作在休息时，并且持续时间通常在20min以上。

（2）初发心绞痛：1个月内新发心绞痛，可表现为自发性发作与劳力性发作并存，疼痛分级在Ⅲ级以上。

（3）恶化劳力型心绞痛：既往有心绞痛病史，近1个月内心绞痛恶化加重，发作次数频繁、时间延长或痛阈降低。

非ST段抬高心肌梗死的临床表现与不稳定性心绞痛相似，但是比UA更严重，持续时间更长。也有一些患者尤其是老年人症状不典型，以较严重的胸闷、气短为症状。

2. 体征 常伴随胸痛出现心率加快或血压增高。高危患者心肌缺血引起的心功能不全可有新出现的肺部啰音或原有啰音增加，出现第三心音（S_3）、心动过缓或心动过速，以及新出现二尖瓣关闭不全等体征。

3. 诊断

（1）典型缺血性胸痛等临床表现。

（2）典型缺血心电图改变（新发生或一过性ST段下移≥0.1mV或T波倒置≥0.2mV）

（3）如果心脏标志物肌钙蛋白T（cTnT）/肌钙蛋白I（cTnI）或肌酸激酶同工酶（CK-MB）水平升高，可以诊断非ST段抬高心肌梗死，如果标志物水平没有超过正常范围，为不稳定性心绞痛。

【鉴别诊断】

（1）急性心肌梗死：急性心肌梗死的发病一般是相当突然的，主要症状为剧烈胸痛，持续半小时乃至几小时，甚者可十几小时不缓解，疼痛也可反复出现持续1～2日或更长时间，心肌梗死时由于部分心肌血流供应急剧减少或中断，从而发生了持久而严重的缺氧，故此产生的心绞痛更加剧烈和持久，并有明显心肌酶谱的改变，心电图可由明显的心肌缺血发展到明显的内膜下缺血，最终出现坏死性Q波，也有一些急性心梗的心电图立即出现坏死性Q波，所以诊断心肌梗死时心电图可以作出充分的诊断。

（2）胃痛：疼痛部位在上腹部，局部有压痛以胀痛为主，持续时间较长，合并纳呆、恶心、呕吐等消化系统症状，配合B超和一些物理检查可以诊断，变异性心绞痛经常出现胃痛症状，应予以警惕。

（3）胸痛：疼痛在呼吸运动，转侧时加剧，常合并咳嗽、喘息、喉鸣等呼吸系统症状，胸部X线检查可助鉴别。

（4）胁痛：以肋缘下疼痛明显为主，多有压痛，可合并厌油腻、黄疸、发热等症，可通过肝功能、胆囊造影、胃镜、血淀粉酶、尿淀粉酶检查以助区别。

【针灸治疗】

1. 治则 通心阳、益心气、养心血。

2. 配方

1）主穴：郄门，内关、膻中。

2）配穴：阴虚：三阴交、太溪、肾俞；阳虚：关元、大椎；气滞：太冲、中冲、少冲；血瘀：血海、膈俞；痰浊：丰隆、肺俞。

3. 操作 郄门，直刺0.5～1寸，施捻转泻法1～3min，每隔10min施手法1次至疼痛缓解为止；内关，直刺进针0.5～1寸，捻转补法1～3min；膻中，向心尖部斜刺0.5～1寸，捻转泻法1～3min；其他配穴可按不同部位，根据不同证型，采用虚补实泻的各种补泻手法。

4. 疗程 急性冠状动脉供血不足多以急症、重症、危症而就诊，随时发作随时对症予以针刺治疗，观察患者病情，可根据情况每日2～3次或每隔6～8小时1次，无论是发作即刻还是缓解期均有一定疗效。治疗时密切观察生命指征，观察心电图，血清酶学等变化情况。

【配方理论】

真心痛病位在心，表现为本虚标实，其急性发作期以标实为主，是中老年多发病种之一，其临床表现多为胸闷，憋气，心悸，阵发性心前区疼痛，甚则汗出，肢冷，手足青至节，不能平卧，喘息，心痛彻背，牵臂至手。《灵枢·厥病》："真心痛，手足青至节，心痛甚，旦发夕死，夕发旦死。”“胸痹”病名最早见于《内经》，并将其分为心痹和肺痹两种。对该病的病因，在《素问·藏气法时论》中有“心病者，胸中痛，肋支满，胁下痛，膺背肩甲间痛，两臂内痛”的描述，一般症状及真心痛的表现均有记载。石学敏院士认为针刺可治疗真心痛即西医学的急性冠状动脉供血不足，大量的临床研究认为该病病机以虚为本，以实为标，心气不足，胸阳不振，推动无利，血行不畅是该病病机的关键。在治疗上则应扶正祛邪，标本兼治。以调心气，疏通经脉，以达止痛之功。根据中医辨证原则，随症加减用穴，可以收到较好疗效。该病以心前区疼痛为明显症状，所以治疗应以急则治其标为原则，先予止痛，取心包经郄穴郄门穴，配以内关、膻中穴以益正气通心阳除心痹。

【预后】

该病患者短期死亡及风险评估与年龄、胸痛时间、心电图、心脏损伤标志物、缺血程度等多因素相关。针刺能够明显改善胸闷、心悸症状，病情初期、病程短、急性期者疗效和即刻疗效较好。

（二）胆绞痛

胆绞痛是以右上腹胁肋区绞痛、阵发性加剧或痛无休止为主要特征的一种临床常见急腹症。胆囊炎、胆管炎、胆石症、胆道蛔虫病等均可发生胆绞痛。是由于细菌侵袭或胆石的阻塞而引发。属于中医学“胁痛”的范畴。该病多由情志不遂致肝胆气滞；或饮食不节，伤及脾胃，湿热互结，熬津炼液，日久成石；或蛔虫妄动，误入胆道，瘀遏气机所致。针刺治疗胆囊炎、胆结石对于止痛及排石均有一定的疗效。石学敏院士在治疗该病的过程中，注重辨证取穴的同时，经多年的逐穴筛选发现胆俞、日月等穴有明显的止痛及排石作用，并在X线屏幕下观察胆囊的变化，发现针刺后胆囊由原来的梨形变细拉长，呈现哑铃型变化，胆囊体积缩小1/3～1/2。由此制订了针刺的治疗方案，临床效果颇佳。

【临床表现及诊断】

1. 临床表现 该病常发病突然，可在饱餐或进食油腻食物后的夜间出现，表现为中上腹或右上腹，偶见左上腹、心前区及下腹的剧烈绞痛，可放射至肩胛区，较少见的情况下可放射至右肩，常伴有恶心呕吐及恶寒发热，或可见轻度黄疸，胆道蛔虫病者呈剑突下钻顶样疼痛，吐出物中可含黄染蛔虫。

查体可有右上腹肌紧张、压痛、反跳痛、墨菲征阳性，可扪及肿大的胆囊、肝脏及痛性包块。

2. 诊断 胆绞痛的诊断除发作时的典型临床表现外主要依赖于实验室及影像学检查，B超常作为首选检查。急性胆道感染可单独存在，但多与结石病同时并存，互为因果。急性胆囊炎、胆管炎诊断标准见表8-10-1、表8-10-2。

表8-10-1 急性胆囊炎的诊断标准

诊断依据	诊断标准
症状和体征	右上腹疼痛（可向右肩背部放射），墨菲征阳性、右上腹包块/压痛/肌紧张/反跳痛
全身反应	发热，C反应蛋白升高（≥30mg/L）白细胞升高
影像学检查	超声、CT、MRI检查发现胆囊增大，胆囊壁增厚，胆囊颈部结石嵌顿、胆囊周围积液等表现

注：确诊急性胆囊炎：症状和体征及全身反应中至少各有1项为阳性；疑似急性胆囊炎：仅有影像学证据支持

表 8-10-2 急性胆管炎的诊断标准

诊断依据	诊断标准
症状和体征	胆道疾病史，高热和（或）寒战，黄疸，腹痛及腹部压痛（右上腹或中上腹）
全身反应	炎症反应指标（白细胞/C 反应蛋白升高等），肝功能异常
影像学检查	胆管扩张或狭窄、肿瘤、结石等

注：确诊急性胆管炎：症状和体征中≥2 项+实验室检查+影像学检查；疑似急性胆囊炎：仅症状和体征中≥2 项

【鉴别诊断】

（1）肾结石：下腹部疼痛，伴血尿。

（2）胆道蛔虫：右上腹疼痛，有钻顶感，可突然发生疼痛，也可突然痛止。

（3）急性胰腺炎：胃脘部束带状疼痛，发热，血尿淀粉酶增高。

（4）急性心肌梗死：胸腹部疼痛外，有胸部压榨感，同时伴有心电图的异常变化。

【针灸治疗】

1. 治则 疏肝利胆、理气止痛。

2. 配方 胆俞、膈俞、日月、阳陵泉、中脘。

3. 操作 膈俞、胆俞针右侧，向脊柱方向斜刺 1～1.5 寸，捻转泻法，施手法 1min，令针感沿背部向右胁肋部感传；日月针右侧，沿肋骨斜刺 1～1.5 寸，以雀啄泻法，施术 1min，使针感抵右上腹；阳陵泉针双侧，直刺 2～3 寸，捻转泻法，使针感沿经上传，做手法 1min；中脘穴用呼吸补泻手法的泻法，直刺 2～3 寸，施术 1min。

4. 疗程 每日针刺 2 次，上午、下午各 1 次，15 日为 1 个疗程，共治疗 2 个疗程。

【配方理论】

该病属中医的“胁痛”范畴，肝居胁下，肝与胆相附，胁肋为两经循行所过，故胁痛多责之肝胆。正如《内经》中记载：“邪在肝，则两胁中痛”，“邪客于足少阳之络，胁痛不得息”。所以胁痛之证，当以气血为主，疼痛多为气郁，刺痛及血络也。多因情志不舒、肝气郁结，脾失健运，湿邪内蕴，热侵肝胆等致疏泄失职，肝胆经脉被阻，经气运行不畅，肝火盛，胆气实，流于胁肋间而作痛。临床上所见的胁痛多为实证。

通过大量的临床实践表明，以疏肝利胆、通经止痛为大法，在选穴配方上各有所主，胆俞、膈俞重在止痛，日月、阳陵泉、中脘专利排石。日月为胆经的募穴，阳陵泉为下合穴，合治腑病，胆俞、日月为输募配穴法调治本脏腑，中脘可通调肝脾行气止痛。在急性胆绞痛发作时，经针刺治疗可迅速缓解疼痛，属简便的首选治疗。

【预后】

该病及时治疗一般预后良好。坏疽性胆囊炎或胆囊炎穿孔、化脓性胆管炎多需手术治疗。针刺能够促进胆囊的收缩及舒张、松弛胆总管平滑肌，有较好的即刻缓解疼痛作用，并有排石、驱虫的作用，尤对急性发作、病程短、无严重并发症者疗效佳。

（三）肾绞痛

肾绞痛以阵发性剧烈腰部或侧腹部绞痛为主要特征，多见于泌尿系结石，结石可发生于泌尿系统的任何部位，但多源于肾脏。任何年龄均可发生，但多在 20～50 岁发病，男性多于女性。多出现突发性肾区绞痛。该病属于中医学“石淋”、“砂淋”、“腰痛”、“血淋”等范畴。该病多由下焦湿热，或气滞血瘀，或肾气亏虚导致膀胱气化不利，尿液停聚，日久成石，结石与湿热互结，闭阻尿路，损伤血络而发为该病。该病病变初期多实多热，久则伤及肾阳，形成虚实夹杂之证。

该症病在膀胱与肾，且与肝脾有关。针刺治疗该症，可促进局部血液循环，缓解平滑肌、括约肌痉挛，促进结石排出体外。因此，这种治疗方法对减轻患者的痛苦，消除患者的症状有着较为积极的治疗意义，较之其他治疗方法，方便、快捷、有效，不失为治疗泌尿系结石首选的重要治疗方法之一。

【临床表现及诊断】

1. 临床表现　肾、输尿管结石为肾绞痛最常见的病因，该病发病突然，常无任何前驱症状，疼痛程度与结石部位、大小、活动与否及有无损伤、感染、梗阻等有关。表现为突发的一侧腰部或上腹部剧烈疼痛，如刀割样，绞痛可沿输尿管走形放射至下腹部、大腿内侧及会阴部。疼痛持续时间长短不一，可伴有频繁的恶心、呕吐及膀胱刺激征。

2. 诊断

（1）符合上述临床表现。

（2）体征：肾区和同侧腹部常有明显肌紧张，有压痛，无反跳痛，腹部触诊偶可触及肿大的肾脏，肾区叩击痛明显。

（3）实验室检查：尿常规可见红细胞显著增加，伴有炎症时可见白细胞增加。

（4）影像学检查：泌尿 B 超。

【鉴别诊断】

（1）急性或慢性肾炎：急性或慢性肾炎发作时均可以出现血尿，重者呈肉眼血尿，但无典型肾区绞痛，尿液中除红细胞外，还有蛋白质、白细胞和各种管型。并应根据病程的长短区分出急性或慢性肾炎。

（2）肾结核：少数无痛性血尿的肾结石须与肾结核相区别。两者虽只一字之差，但从症状、治法上却差之千里，特别应提起医者注意。肾结核发病过程比较缓慢，早期常无特殊不适，只在尿常规检查时发现异常，多呈“终末血尿”，少数患者可呈大量全程血尿，血尿和尿频对本病的诊断相当重要，同时伴有不同程度的全身性中毒症状，如微热、盗汗、贫血等。

（3）肾肿瘤：少数无痛性血尿的肾结石须与肾肿瘤相区别，肾肿瘤临床上比较少见，40～60岁发病率最高，早期无特殊症状，典型症状为血尿、腰痛与腰部肿块三大主证，常以血尿为首发症状，腰痛多为持续性钝痛，有时可因血块通过输尿管引起剧烈的肾绞痛，注意与肾、输尿管结石相区别。

（4）运动后血尿：有时健康的运动员，在剧烈运动后可以出现血尿，特点为经休息后肉眼血尿很快转为镜下血尿和恢复正常，除血尿外自觉良好，无肾脏疾病的表现。

（5）急性阑尾炎、胆石症：有时不典型的右侧肾、输尿管结石的临床表现与胆石症和急性阑尾炎相似，甚至误诊，在临床上应仔细加以区分，以明确诊断，对症治疗。

【针灸治疗】

1. 治则　通淋排石、实则清利、虚则补益。

2. 配方　以足太阳膀胱经和足阳明胃经及背俞穴为主。重点取膀胱俞、肾俞、三焦俞、次髎、中极、秩边透水道等。

3. 操作　患者采取俯卧位，膀胱俞、肾俞、三焦俞、次髎直刺针法，提插泻法。中极直刺1寸，提插泻法，令触电感达到前阴。秩边透水道，侧卧位进针3～4寸，令触电感到达前阴。留针30～40min，观察排石。

4. 疗程　每日针刺2次，10次为1个疗程；肾绞痛发作时，随时针刺，该组腧穴有很好的镇痛、排石的疗效。

【配方理论】

膀胱俞配中极为俞募配穴法，治疗膀胱本腑疾病。肾俞、次髎、三焦俞通利水道，秩边透水道通淋排石。尿路中段结石，针肾俞、三焦俞、京门、天枢、气海均施提插泻法。尿路中下段结石针肾俞、次髎、膀胱俞、中极、水道均施提插泻法。结石导致腹部急痛者，水沟用重雀啄手法，至眼睛流泪为度。

【预后】

肾绞痛预后一般良好。针灸对泌尿系结石所致的肾绞痛有迅速止痛解痉的作用。

第十一节 其他病症

一、慢性疲劳综合征

慢性疲劳综合综合征是以疲劳、低热或自觉发热、咽喉痛、肌痛、关节痛、头痛、神经精神症状、睡眠障碍等非特异性表现为主的综合征。该病的发病机制比较复杂，多数认为其发生可能是病毒感染、应激等多种因素引起神经内分泌免疫网络功能紊乱的结果。该病属于中医学的“虚劳”、“郁证”、“脾胃内伤病”、“百合病”、“脏躁症”等病证范畴。石学敏院士结合现代医学紧紧抓住心、肝、脾、肾（脑）的功能失调来探求该病的治疗途径。

【临床表现及诊断】

1. 临床表现 该病症状大多是无法客观量化的主观感觉，如疲劳、头痛、咽喉痛、肌痛、睡眠障碍等，但具有四个识别特征：①症状呈持续性；②个体有明显的疾病表现；③一些症状普通临床很少遇到（如精神错乱、短期记忆丧失）；④很少有症状被客观证实。

2. 诊断 现代医学大都采用美国疾病控制中心（CDC）1994 年拟订的诊断标准。

经临床评价后无法解释的持续或反复发作的严重慢性疲劳，病史不少于6 个月，疲劳是新发生或有明确的开始（ 即没有生命期长），这种疲劳不是由于正在从事的劳动引起的，经过休息不能得到缓解。目前患者的职业能力、接受教育能力、社会活动能力及个人生活等各方面较患病前有实质性下降，并同时至少具备下列 8 项中的 4 项。

（1）记忆力或注意力下降，其严重程度导致职业能力、接受教育能力、社会活动能力及个人生活等各方面较患病前有实质性下降。

（2）咽痛。

（3）颈部或腋窝淋巴结触痛。

（4）肌肉疼痛。

（5）不伴有红肿的多关节疼痛。

（6）发作方式、类型及严重程度与以前不同的头痛。

（7）睡眠后不能恢复精力。

（8）劳累后肌痛超过 24 h。

【鉴别诊断】

（1）原发病的存在能够解释的慢性疲劳，如甲状腺功能减退症，失眠，药物不良反应所致的医源性疲劳。

（2）临床诊断明确，现有医疗条件下治疗困难的一些疾病持续存在引起的慢性疲劳，如乙型肝炎病毒或丙型肝炎病毒感染患者。

（3）过去或现在主要诊断为精神抑郁性情绪失调或具有抑郁性特征的双极情绪失调，各类精神分裂症、妄想症、痴呆，神经性厌食或神经性贪食。

（4）病前2年至今有各种不良嗜好，嗜烟、酗酒等。

（5）严重肥胖，身材指数=体重（kg）/身高（m）>45。

CFS的诊断应在确信排除了其他疾病的基础上进行，不能以病史、体格检查或实验室检查作为特异性诊断依据。

【针灸治疗】

1. 治则 调和五脏、补益脑髓、益气补血、通调气机。

2. 配方

（1）经穴刺法：五脏背腧穴、风池、完骨、天柱、百会、四神聪、印堂、膻中、气海、关元、足三里、三阴交为主穴。并根据辨证配用其他穴位。

若气虚明显可加温针灸，头痛加太阳或风池，咽痛取合谷或曲池，关节痛取阿是穴，肝郁加太冲或期门，肾虚加太溪或肾俞，脾损加中脘或脾俞等。

（2）灸法：选穴以五脏背腧穴、百会、关元、足三里为主穴，施以温针灸、艾炷灸、温和灸等。

（3）拔罐疗法：由于脏腑背腧穴均位于人体背部足太阳膀胱经循行线的第一侧线上，故在背部沿足太阳膀胱经的循行线从上至下施以闪罐或走罐法。

（4）耳针疗法：常用主穴为神门、交感、内分泌、皮质下、枕，另据辨证配以心、肝、脾、肾、胃等穴。

3. 操作 五脏背腧穴直刺1寸，施捻转补法1min。风池、完骨、天柱直刺1～1.5寸，百会、四神聪向后平刺1寸，均用小幅度高频率（小于90°、120转/min以上）捻转补法；印堂横刺0.3寸，施雀啄手法1min；膻中，向心尖部斜刺0.5～1寸，捻转泻法1～3min；气海直刺1～2寸，施呼吸补法1min；关元直刺1～2寸，施呼吸补法1min。足三里直刺1.5寸，施捻转补法1min；三阴交直刺1～1.5寸，施用提插补法1min。余穴针用补法或平补平泻手法。

4. 疗程 针刺每日1次，10次为1个疗程。灸法每次选5～7个穴，每穴灸10min。拔罐每次留罐10～15min，隔日1次。可在耳穴上采用针刺、埋针或压豆的方法调节人体的功能，隔日1次。各法均10次为1个疗程。

【配方理论】

五脏背俞穴为五脏之气输注于背腰部的腧穴，针刺五脏背俞穴可直接针对慢性疲劳综合征五脏气化功能失调的病机而通调五脏气机，五脏气机条达则气血运行正常，四肢百骸得到营养濡润则疲劳不复。颈部的天柱、风池、完骨及四神聪、百会、印堂共奏醒脑开窍之功，起到调理脑神的作用。膻中、气海既升胸中郁闷之气，又益全身之元气，共同调理一身之气机。关元、足三里、三阴交益气补虚、养阴活血、补益全身之气血。以五脏背腧穴、百会、关元、足三里为主穴，施以温针灸、艾炷灸、温和灸等。以上述穴位所具有的通调脏腑气机、补益人体正气的作用，结合艾灸的温通、补益作用，补益气血、调理脏腑，使得气血充沛、脏腑气机条达，从而缓解患者的疲劳、肌痛、睡眠障碍等症状。闪罐或走罐法，可借助火罐的温热及负压等物理刺激，激发脏腑气机，调节脏腑功能，鼓舞气血运行，从而可以解除以疲劳为主的慢性疲劳综合征的诸多症状。同时闪罐或走罐可造成局部皮肤潮红、充血、轻微皮下瘀血，皮下瘀血的吸收、清除过程激发人体的免疫功能，增强人体的抗疲劳能力。耳与脏腑经络有着密切的联系，分布于耳郭上的穴位能够调节脏腑经络的功能，治疗人体的各种疾病。

【预后】

该病预后目前不确切。已有研究显示病程短并得到基本医疗治疗的患者预后较好，年老、病程长、疲劳程度严重、合并精神疾病等患者预后不好。针灸可减轻症状、改善功能。

二、戒断综合征

(一) 阿片类毒品戒断综合征

阿片类毒品戒断综合征是由于阿片类药物的长期使用导致神经细胞发生一系列适应性改变，这些改变与药物一起使机体保持生理状态，当体内药物突然撤除或减少，使神经细胞的代偿平衡被破坏后出现的一组症候群。在中医学理论中，虽无“戒断综合征”一词，但与之相似的病名有“大烟瘾”、“脱瘾”、“阿片烟瘾”、“发瘾”、“瘾发”、“瘾脱证”、“脱烟”等，对其形成原因的认识较为一致，乃是“阿片……吸之入口，直行清道，顷刻而遍一身。壅者能宣，郁者能舒，陷者能升，脱者能收。凡它药所不能治之病，间有一吸而暂效者，人不知其为劫剂，遂诧以为神丹……迨瘾既成，脏气已与相习，嗣后旧疾复作，必较前更剧……”可见“烟瘾”之成在于“脏气”与药物的“相习”。有研究表明针刺后可诱发体内产生大量的内源性阿片类物质，从而弥补因外源性成瘾物质供应的中断而造成的阿片类物质匮乏的状态有关。针灸对海洛因成瘾及戒断综合征的效果是可以肯定和不容忽视的。

【临床表现及诊断】

1. 临床表现 戒断综合征一般在停用海洛因 8～12 小时出现。最初表现为哈欠，流泪，流涕，出汗等类似感冒的卡他症状，随后各种戒断症状陆续出现，包括瞳孔扩大，打喷嚏，起鸡皮疙瘩，寒战，震颤，厌食，恶心呕吐，腹痛，腹泻，全身骨和肌肉酸痛及肌肉抽动，骨中蚁走虫爬感，软弱无力，失眠易醒，心跳加快，呼吸频率和深度增加，血压升高，猫抓心感，情绪恶劣易激惹，烦躁不安，抑郁，蜷曲身体，体重下降，还伴有强烈的心理渴求。这些戒断症状通常在 36～72 小时达到高峰。

2. 诊断 临床表现及吸毒史可诊断。

【鉴别诊断】

(1) 精神错乱或精神分裂症：患者往往具有某种性格倾向或素质，在某种精神创伤或刺激下而发病，持续时间较长，经过心理性治疗可恢复。

(2) 癫痫：多发生于青少年，尤其是儿童，而戒断综合征患者多为成年人，且为阿片类物质依赖者。

【针灸治疗】

1. 治则 补益正气，疏泄邪气，调整阴阳，戒毒除瘾。

2. 配方 主穴取内关、大椎，每次必取一穴。第 1 日配少冲、神门，第 2 日配商阳、足临泣，第 3 日根据病情而定，如胃肠道功能紊乱加合谷、足三里或公孙、支沟；失眠者加神门、三阴交或百会、涌泉；神志不清者取水沟、涌泉；极度烦躁者取中冲、劳宫或十宣、大椎。

3. 操作 进针后，做大幅度捻转 2～5min，留针 10～20min，其间再作 1～2 次捻转手法，十宣或大椎用点刺放血法。

4. 疗程 每日 1 次，连续治疗 1～3 日，10 日为 1 个疗程。

【配方理论】

内关为手厥阴心包经络穴，通于阴维脉，有良好的宁心安神，宽胸降逆和胃止呕的作用；大椎属督脉，为诸阳之会，可升阳益气、退热补虚；少冲为手少阴心经井穴，可开心窍、清神志、泻邪热；神门为手少阴心经原穴，可安神宁心、清火凉营；商阳为手阳明大肠经井穴，可开窍、泻热、止痉；足临泣为足少阳胆经输穴，可祛风泻火、清利头目；合谷为手阳明大肠经原穴，可和胃通肠；足三里为胃之合穴，可调理肠胃、扶正培元；公孙为足太阴脾经络穴，通于冲脉，可理脾胃、调冲脉；支沟为手少阳三焦经经穴，清热通下；三阴交为足三阴之会，可健脾安神；百会属督脉，为三阳五会，可安神平肝；水沟、涌泉、中冲、劳宫、十宣均可开窍苏厥、清心泻火。以上诸穴配伍，标本兼顾，能激发经气，补益正气，疏泄邪气，调整阴阳，戒除毒瘾。

【预后】

阿片类毒品戒断后复吸率高。针刺可减轻症状，降低复吸率。

（二）戒烟综合征

烟草中含有大量的有害物质，如尼古丁、一氧化碳氰化物、烟焦油等。一旦人体吸入这些物质，轻者会感头痛、咳嗽，严重者会对人的心、肺、肝、脑等器官造成侵害容易引发各种疾病。尤其是在室内抽烟者，空气不流通烟雾中大量的有害物质会直接刺激人的肺部。如果室内的被动吸烟者为儿童、妇女、老人，他们患病的概率比普通常人要高几倍。室内呛人的烟雾被儿童吸入后可使其易患呼吸系统疾病，孕妇被动吸烟可致胎儿早产、流产。老年人被动吸烟可刺激心、肺疾病的发作。长期吸烟可诱发多种癌症、心脑血管疾病、呼吸道和消化道疾病。

戒烟综合征迄今已日趋受到医学界的重视，国外医学杂志有关报道屡见不鲜。石学敏院士认为吸烟易耗肺阴伤肺气，肺阴虚损日久可累及于肾，同时子虚及母，常导致脾土亦虚。针灸可以调节阴阳、补虚泻实，从而实现戒烟。

【临床表现及诊断】

1. 临床表现　焦虑、激动不安、注意力不易集中、睡眠障碍，以及抑郁等。以突然出现神疲乏力，纳食乏味，厌食，动则汗出，性格改变，情绪不稳，重者出现精神症状甚或有杀人之念头等为特点。

2. 诊断　根据临床表现及吸烟史可诊断。

【鉴别诊断】

（1）精神错乱或精神分裂症：患者往往具有某种性格倾向或素质，在某种精神创伤或刺激下而发病，持续时间较长，经过心理性治疗可恢复。

（2）围绝经期综合征：由育龄过渡到失去生殖功能的时期，由于丧失卵巢功能而引起的自主神经功能紊乱的一组症候群。发生于50岁左右的人群，常以类似自主神经功能紊乱的症状出现。

（3）神经衰弱：以衰弱综合征为主要表现的患者，经过问病史和检查排除躯体疾病、脑器质疾病及排除抑郁症和焦虑症后，患者又有用脑后出现持续的令人烦恼的渐增性疲劳；或在轻度活动后出现持续的或令人烦恼的身体无力或筋疲力尽感，并伴不快的躯体感觉（如肌肉酸痛）和不能松弛，则可诊断为神经衰弱。

（4）分离性障碍：通常是由精神刺激或不良暗示引起的一类神经精神障碍。多数突然发病，表现为短暂的精神失常或感觉、运动障碍，但无器质性病变基础。这些症状可在暗示影响下产生，亦可在暗示影响下改变或消失。

【针灸治疗】

1. 治则　健脾益肾、升清降浊、宣肺利咽。

2. 配方

（1）主穴：百会、列缺、照海、关元、足三里。

（2）配穴：脾气虚弱型配关元加温灸；肝郁气滞型加膻中、太冲；心火亢盛型加神门、行间、复溜、四神聪。

3. 操作　百会斜刺0.3～0.5寸，施平捻转补法1min；列缺向肘部斜刺1寸，施捻转补法；照海直刺0.3～0.5寸，施捻转补法；关元进针1～2寸，呼吸补法1min；足三里进针1～1.5寸，捻转补法1min。

膻中行逆而夺之手法，进针 1 寸；太冲直刺 1 寸，施提插泻法 1min；神门直刺 0.3 寸，施捻转平补平泻 30s；行间进针 0.5 寸，捻转泻法 1min；复溜穴直刺 1 寸，施捻转补法；四神聪穴斜刺，捻转泻法。

4. 疗程 每日治疗 1 次，10 次为 1 个疗程。

【配方理论】

吸烟易耗肺阴伤肺气，肺阴虚损日久可累及于肾，同时子虚及母，常导致脾土亦虚。故治疗以宣肺益肾、健脾补中为宗旨。处方百会补法以升清阳降浊气；列缺配照海有金水相济、宣肺利咽益肾水之功能；关元穴为人体元阴元阳所寄之处，补法则能益肾固本；足三里可理脾胃调气、补虚弱。诸穴合用，共奏健脾益肾、升清降浊、宣肺利咽之功效。

随症加减：脾气虚弱型，关元穴加艾温针灸，可增强振奋阳气、补益脾土之功；肝郁气滞型加膻中穴可宽胸理气，配太冲泻之，达到疏肝解郁、调畅情志功能；心火亢盛型，因心火亢盛常致肾水暗耗，肾水不足，肝木失涵，则肝阳上亢，所以泻少阴心经神门，补少阴肾经复溜，两穴合用，交通心肾、水火相济，同时泻行间以泻上亢之肝阳，再配四神聪镇静安神，四穴合用则能起到清心泻肝益肾作用。

【预后】

吸烟戒断预后良好。针灸可有效帮助戒烟，改善吸烟戒断综合征。

三、肥　胖　症

肥胖就是机体脂肪绝对增多或其比例过高。肥胖症包括脂肪细胞体积的肥大脂肪细胞数目的增多和体脂分布异常。肥胖症是一组异质性疾病，病因未明，被认为是包括遗传和环境因素在内的多种因素相互作用的结果。脂肪的积聚总是由于摄入的能量超过消耗的能量，即无论多食或消耗减少，或两者兼有，均可引起肥胖。早在 1948 年肥胖就被国际疾病分类体系定义为一种疾病。但在 1997 年世界卫生组织肥胖问题报告发表以前，它没有被认为是一严重公共卫生及医疗问题。1997 年 WHO 宣布肥胖已成为全球的流行病。

【临床表现及诊断】

1. 临床表现 肥胖的临床表现包括肥胖本身的症状和肥胖并发症的症状。轻度肥胖者无明显自觉症状，中度和重度肥胖者自觉气促，尤其是上楼或运动后，易疲劳，不愿活动及运动，儿童更甚。肥胖病严重者，腰腿痛，行动困难，气短，疲乏无力，怕热多汗，嗜睡酣眠，女性月经稀少，甚至闭经不育，男性性欲减退，尿失禁。重度肥胖者生活自理困难、憋气、嗜睡、紫绀，睡眠时呼吸暂停。儿童肥胖，多食善饮，喜甜食，少活动，多见于颈部、腋下、外阴、腹股沟处皮肤粗糙，明显色素沉着，男外生殖器发育差，阴茎极短，睾丸较同年龄者小。

2. 诊断 2003 年《中国成人超重和肥胖症预防控制指南（试用）》以：BMI 值≥24 为超重，≥28 为肥胖；男性腰围≥85cm 和女性腰围≥80cm 为腹型肥胖。2004 年中华医学会糖尿病学分会建议代谢综合征中肥胖的标准定义为 BMI≥25。

【鉴别诊断】

（1）库欣综合征：表现为向心性肥胖、紫纹、多毛等，但轻度的早期的库欣综合征患者可以没有上述体征。查血、尿皮质醇、ACTH、尿 17-羟皮质类固醇、17-酮皮质类固醇，过夜地塞米松抑制试验、大小剂量地塞米松抑制试验，垂体及肾上腺 CT，可鉴别。

（2）下丘脑性肥胖：下丘脑的炎症、肿瘤、创伤、肉芽肿及退行性变、某些药物、精神创伤等导致的下丘脑综合征，多有神经系统表现，体温调节异常，汗液分泌异常，并伴有内分泌功能的异常，垂体激素和下丘脑激素兴奋试验及影像学检查可鉴别。

（3）甲状腺功能减退症：多伴有黏液性水肿、怕冷、皮肤干燥、表情淡漠、反应迟钝等，查FT_3、FT_4、sTSH可鉴别。

（4）药物相关性肥胖：因某些疾病长期使用氯丙嗪、糖皮质激素、胰岛素、促进蛋白合成制剂、阿司咪唑等药物者，食欲亢进导致肥胖。有相关的药物服用史可资鉴别。

（5）遗传病相关的肥胖Laurence-Moon-Biedl综合征、Prader-Labhart-Willi综合征、Alstron综合征等，在肥胖的同时有各病的特征性表现。

（6）多囊卵巢综合征：多囊卵巢综合征可伴有肥胖、多毛、胰岛素抵抗、月经不规则或闭经、不育，基础体温呈单相，长期不排卵。双侧卵巢增大。血浆LH水平增高，FSH水平较低，LH与FSH比值>3。可通过B型超声、CT、腹腔镜检查确诊。

【针灸治疗】

1. 治则 醒脑通阳、健脾祛湿、清胃泻热、舒肝解郁。

2. 配方

（1）经穴刺法

1）主穴：内关、中脘、上星、百会、神门。

2）配穴：胃肠实热：内庭、曲池、小海、二间、上巨虚。脾虚湿阻：阴陵泉、足三里、三阴交、中脘、丰隆、脾俞。肝气郁结：太冲、期门、膻中、支沟、三阴交。

（2）耳针疗法

1）胃肠实热：外鼻（饥点）、胃、小肠、大肠、三焦、内分泌。配穴为脾、肺、神门、心、膀胱等。

2）脾虚湿阻：脾、胃、膀胱、肾、三焦、内分泌。配穴为肺、皮质下、交感、神门。

3）肝气郁结：肝、胆、内分泌、神门、皮质下。配穴为三焦、子宫、卵巢、内生殖器、交感等。

3. 操作

（1）经穴刺法：刺灸法为毫针刺，内关直刺1.5寸，施捻转补法1min，令针感向肘部放散；中脘穴直刺2寸，用呼吸补泻之补法，运针1～3min，使针感向腹四周放射；上星、百合：沿头皮向后斜刺0.5寸，施捻转手法平补平泻1min；神门直刺0.5寸，施捻转补法0.5min。胃肠实热多用泻法，中或强刺激为宜；脾虚湿阻以平补平泻施治，虚寒者可加灸；肝气郁结以泻法施治，中强刺激量为宜，肝俞穴宜平补平泻为佳。

（2）耳针疗法：胃肠实热：每次取单侧或双侧3～5个耳穴；脾虚湿阻以脾、胃、三焦为主穴，每次必用，余穴酌情使用；肝气郁结以肝、胆、内分泌、皮质下为主穴，每次必取，余穴酌情应用。耳穴依次碘酒、乙醇消毒后将针具刺入或耳穴贴压王不留行籽敷在耳穴上，用胶布固定，定期给以按压刺激。两耳交替进行。

4. 疗程 经穴刺法每次留针30min，隔日1次，10次为1个疗程。耳针疗法3～5日更换1次，1个月为1个疗程。

【配方理论】

祖国医学称肥胖症患者为“肥人”，古典医籍中有“肥者令人内热”，“肥人之病，皆因脾湿致生胃痰”，“肥人多湿”，“肥人多痰而经阻，气不运也”等记载。故治疗多取脾胃二经腧穴。石学敏院士认为肥胖多由神失调摄、阳气内闭引起，故治疗以醒脑通阳为主。内关心包经之络穴，以开窍启闭，可奏醒神开窍之功。中脘为胃之募穴，刺之可加强脾胃的消化功能；上星、百会均为任脉腧穴，也是历代已确认的调神益志的有效穴位；神门以宁心安神。五穴合用可起到醒神开窍、理气通阳的功效。内庭可清胃热，曲池可清大肠湿热，小海可清小肠湿热，二间、上巨虚可通畅肠道，泻热通腑。故五穴配用，可清除胃肠实热。阴陵泉为脾经合穴，可化脾湿，足三里、三阴交配用可健运脾胃，中脘、脾俞配用可加强健脾益胃化湿作用，丰隆可化痰利湿。故六穴配用，共奏健运脾胃、化痰利湿之功效。肝失疏泄则影响脾胃运化功能，治疗在疏肝理气的同时兼顾脾胃运化功能，故取足厥阴、少阳经穴为主，任脉及太阴为辅。太冲为肝经原穴，有疏肝理气之功，支沟、期门分别为手足少阳腧穴，有疏利肝胆、清热除烦的功效，膻中为任脉经穴，为气会，可调理气机，三阴交为足太阴经穴，为足三阴交会穴，可健脾疏肝、滋补肝肾。故五穴共用，可起到舒肝解郁、健脾化湿的效果。

【预后】

肥胖经常伴发的高血压、高血脂、糖尿病、冠心病、脑卒中，肥胖增加了高血压、冠心病和2型糖尿病等相关伴发疾病的危险性。肥胖是仅次于吸烟的第二个可以预防的致死原因。针灸可显著减轻体重，减少可复围，且无不良反应，不易反弹。

第四部分 临床医案

第九章 内科疾病

第一节 脑 卒 中

一、脑 梗 死

(一) 肢体障碍

病例1

张某 男 67岁 退休工人 入院日期：1980年9月23日

主诉 左半身不遂伴语言欠流利13日。

病史 患者于9月12日夜间感受风寒，翌日晨出现左半身不遂。神清，肢麻言謇，足不能行，遂送某医院观察室观察。腰椎穿刺简称腰穿报告：脑脊液无色透明，糖五管（+），诊为“脑意外”。予脉通、抗感染治疗。12日后病情稳定，当时神清，口歪，患肢无自主运动，语言欠流畅，无头痛、头晕，二便可控。既往否认高血压病史。9月23日收住我科治疗。

查体和实验室检查 血压240/120mmHg，脉搏60次/分，神情体瘦，左侧中枢性面瘫，语言欠流利，双侧颈动脉搏动对称；心音低钝，$A_2>P_2$，律齐，左肺呼吸音粗；腹软，肠鸣音低；左上、下肢弛缓性瘫，生理反射均（+），右掌颌反射（+），左巴宾斯基征（+）；舌质红，苔黄腻而干，脉弦细。

中医诊断 中风（中经络）。

西医诊断 脑梗死，高血压。

辨证 患者年过八八，正气不足，肝肾已虚，肝阳偏亢，值感风寒，引动内风，上扰清窍，窍闭神匿，神不导气，故见口歪不遂。风邪引动痰湿，流窜舌络，则舌强语涩。

治则 醒脑开窍，滋补肝肾，疏通经络。

选穴 内关、人中、三阴交、极泉、尺泽、委中、风池、上星透百会。

操作 先针双侧内关，进针1寸，施捻转提插复式泻法，施术1min；继刺人中，进针5分，采用雀啄泻法，以眼球湿润或流泪为度；三阴交沿胫骨后缘与皮肤呈45°，进针1~1.5寸，用提插之补法，使下肢抽动3次为度；极泉直刺1~1.5寸，用提插泻法，使上肢抽动3次为宜；尺泽操作及量学要求同极泉；委中穴采取仰卧位直腿抬高取穴，进针1寸，用提插泻法，使下肢抽动3次即可；风池针向结喉，针2~2.5寸，采用小幅度高频率捻转补法，施手法1min；上星透百合沿头皮向百会方向透刺，用捻转补法，以局部酸胀为度。

治疗经过 治疗一周后，左下肢直腿抬高40°，左上肢能屈肘，上举平胸，语音清。两周后搀扶行走，继之独立行走，左上肢抬举过头，唯左手握力稍差。四周后左右四肢功能如常，语音清楚，痊愈出院。

附：治疗前后脑血流图（图9-1-1，图9-1-2）。

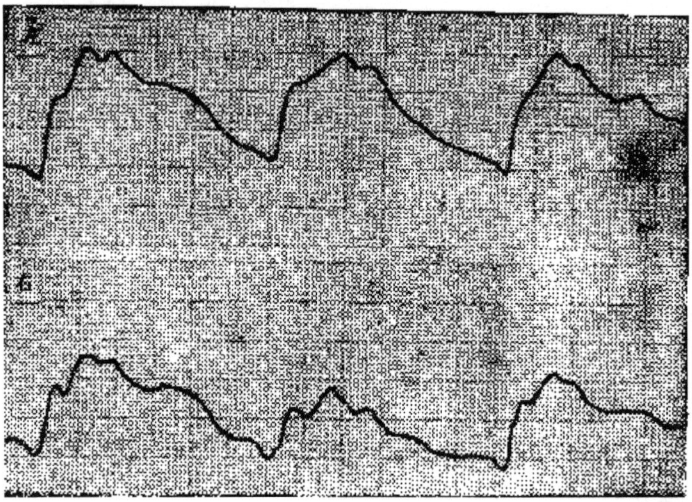

图9-1-1　治疗前：（额-乳导联）波幅不稳定，左侧波幅为0.10Ω，右侧波幅为0.066Ω，波幅差为34%

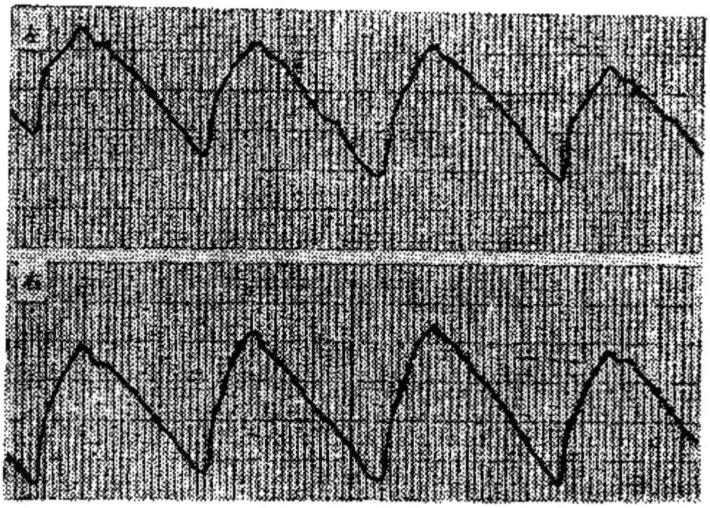

图9-1-2　治疗后：（额-乳导联）波形波幅基本稳定，双侧波幅差缩小，双侧均为0.11Ω

病例2

张某　男　56岁　工人　入院日期：1980年9月9日

主诉　右半身不遂半天。

病史　患者高血压3年余，血压持续在160/90mmHg。近5日自觉双目视物模糊，曾去眼科诊治，未发现异常。9月9日午觉醒后自觉周身倦怠，继而右侧肢体运动不灵活，右手持物不稳，右下肢不能支撑身体，急来我院，由门诊收入院。

查体和实验室检查　神清，语言清晰，饮水偶呛；瞳孔等大等圆，光反射存在；无明显面瘫，伸舌偏右，咽反射存在；颈内动脉搏动左较右侧弱；胸廓对称，两肺未见异常，心音有力，各瓣膜区未闻及病理性杂音，心界不大，腹软，肝脾未触及；右上肢运动不灵活，右手指无自主运动，右下肢不能站立，肌力右上肢Ⅳ级，右下肢Ⅲ级，肌张力正常；腹壁反射消失，右腱反射（+++），右霍夫曼征（+），右巴宾斯基征（+）。苔黄腻，脉弦滑。

中医诊断　中风（中经络）。

西医诊断　脑梗死，高血压。

辨证　患者体胖，喜食肥甘厚味，痰湿内伏。兼午睡贪凉，风邪内侵，引动痰湿，流窜经络，上扰清空，则神匿窍闭，神不导气，偏瘫乃发。

治则　醒脑开窍，滋补肝肾，疏通经络。

选穴　内关、人中、三阴交、极泉、委中、上星透百会。

操作　同前。

治疗经过　治疗2日后，可搀扶行走，右上肢抬举平胸，肘关节可屈伸，手指无主动运动。治疗10日后，右上肢抬举过头，右手指可见微屈。1个月左右肢体运动功能基本恢复，可独立行走，肩关节、肘关节活动灵活，手指握拳有力。

附：治疗前后脑血流图（图9-1-3，图9-1-4）。

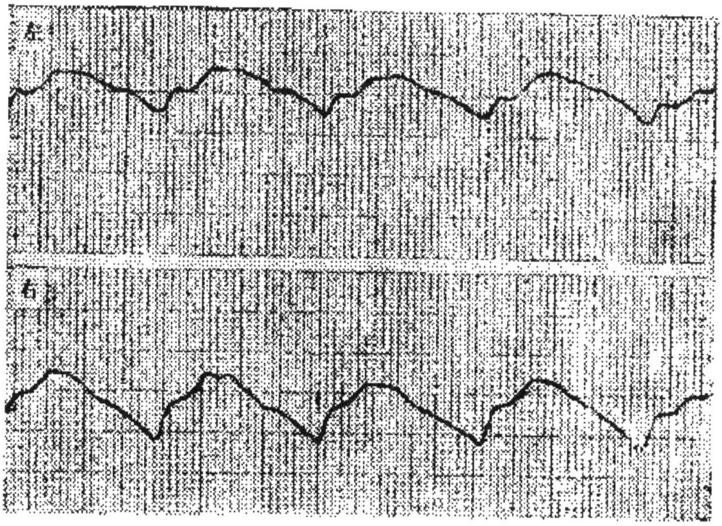

图9-1-3　治疗前：左侧额-乳波幅为0.04Ω，右侧额-乳波幅为0.046Ω

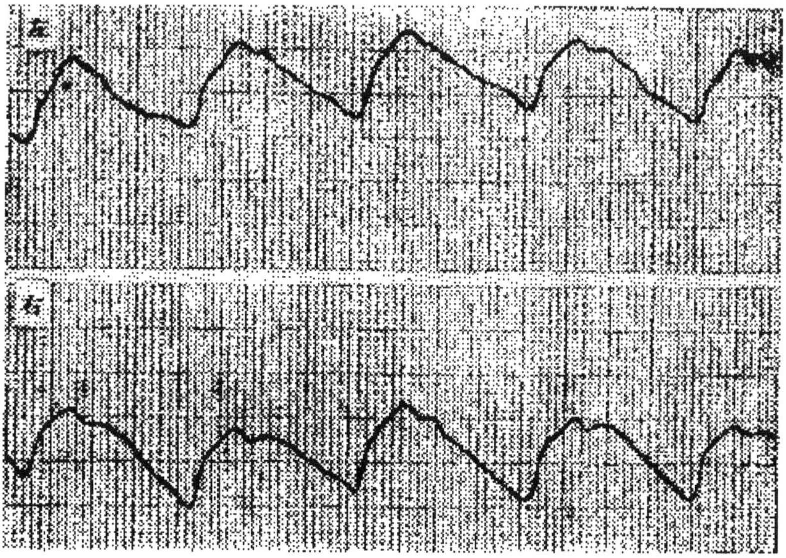

图9-1-4　治疗后：左侧额-乳波幅为0.053Ω，右侧额-乳波幅为0.06Ω。双侧波幅较治疗前明显增高，供血有明显改善

病例3

阎某　男　59岁　干部　入院日期：1980年7月25日

主诉（代述）　右半身不遂伴语言不利3日。

病史　患者原有高血压史，平素血压140/100mmHg，最高达180/110mmHg。于发病前3日自觉神疲乏力，9月23日晨起发现右侧肢体不遂，当时神清，语言含糊不清，无呕吐，血压140/90mmHg。自服安宫牛黄丸2剂，后又经针灸治疗，症状相对平稳。9月25日来我院，收住院治疗。

查体和实验室检查　神清语涩，语声低微，颅神经检查未见明显异常；右上肢能抬举，但活动笨拙，右手指能屈伸，握力差，右下肢能屈伸，能站立但无力举步；右肱二头肌反射（+++），肱三头肌反射（+++），桡骨膜反射（+++），右膝腱反射（++），右巴宾斯基征（+），夏道克征（+）；舌质淡，苔薄白，脉沉细无力。

中医诊断　中风（中经络）。

西医诊断　脑梗死，高血压。

辨证　患者体胖多湿，痰湿内伏，脾气虚馁，臂麻体软，兼之肾精肝血不充，气血远行无力，阳气不举，清窍空虚，神匿则窍闭，致肢体不遂，语言不利。

治则　醒脑开窍，滋补肝肾，疏通经络。

选穴　内关、人中、三阴交、极泉、尺泽、委中、金津、玉液。

操作　金津、玉液点刺放血，余穴同前。

治疗经过　治疗2日后肢体活动有所恢复，手指能屈伸，行走稍有跛行，语言清晰。治疗一周后肢体功能完全恢复。

附：治疗前后脑血流图（图9-1-5，图9-1-6）。

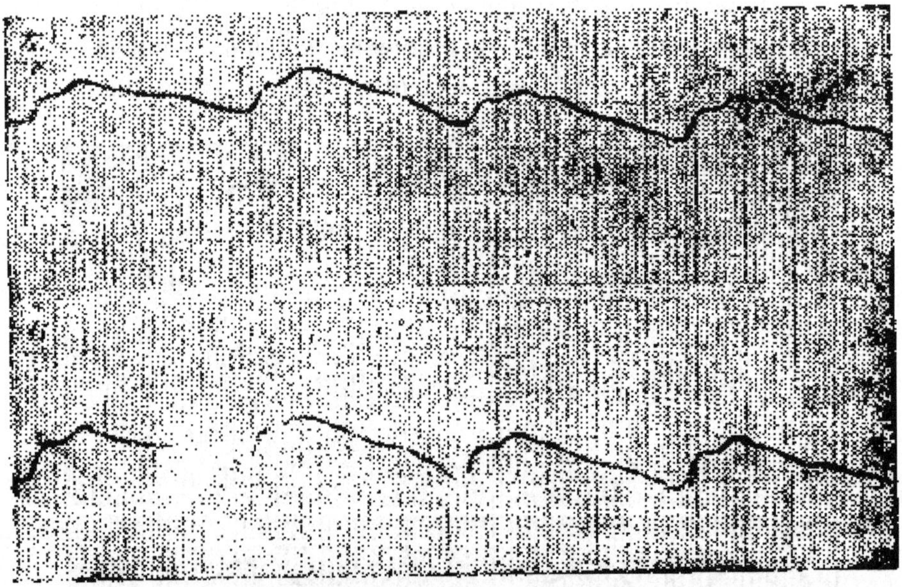

图9-1-5　治疗前：双侧额-乳导联波幅均为0.033Ω

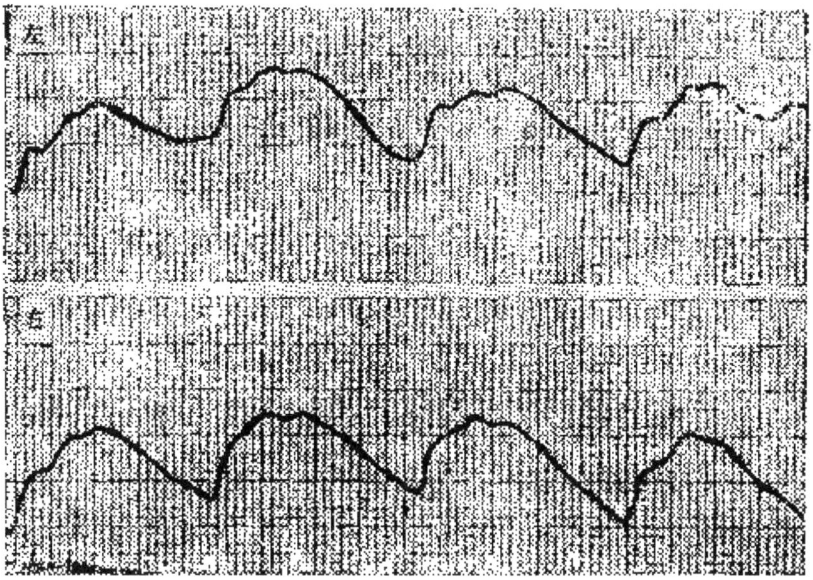

图9-1-6 治疗后额-乳导联左侧波幅为0.046Ω，右侧波幅为0.053Ω。双侧波幅较治疗前明显增高

病例4

孙某 男 49岁 干部 入院日期：1980年9月29日

主诉 右半身不遂25日。

病史 患者素有高血压史，9月4日在工作中自觉右上肢运动不灵活，渐至右上肢瘫，右下肢尚能行走，无头痛、呕吐。翌日到某市医院就诊，做腰穿脑脊液清亮透明，诊为“脑梗死”。予静脉滴注脉通液治疗，20日后患侧上肢仍无自主运动，右下肢搀扶可行走。于9月29日由门诊收住院治疗。

查体和实验室检查 神清合作，体胖形盛；右侧中枢性面瘫，伸舌右偏，语言欠流利；右上肢瘫，右下肢能做屈伸运动，右下肢生理反射（+++），右上肢生理反射（+++），右霍夫曼征（+），余病理反射未引出，血压140/90mmHg。舌红，苔黄腻，脉弦。

中医诊断 中风（中经络）。

西医诊断 脑梗死，高血压。

辨证 平素形体胖盛，时有眩晕，阴虚于下，阳亢于上，水不涵木，则阳化风动，上扰清空，窍闭神匿，神不导气，中风遂发。

治则 醒脑开窍，滋补肝肾，疏通经络。

选穴 内关、人中、三阴交、极泉、尺泽、委中、金津、玉液。

操作 同前。

治疗经过 治疗10日后右上肢能屈肘抬肩，右下肢行走自如，但语言不利。20日后语言基本清楚，右上肢可抬举过头，手指稍有屈伸动作。1个月后，手指功能恢复，能拿碗持筷夹菜，生活自理。

附：治疗前后脑血流图（图9-1-7～图9-1-11）。

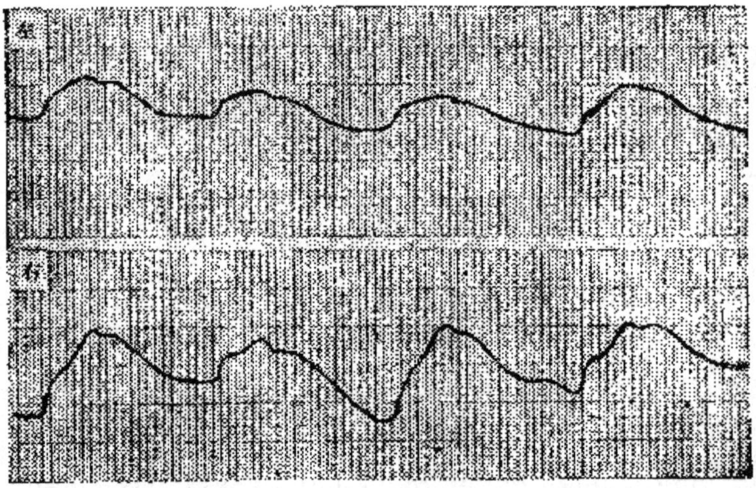

图 9-1-7　治疗前：额-乳导联波幅左侧为 0.033Ω，重搏波不明显；右侧波幅为 0.06Ω，两侧波幅差为 45%

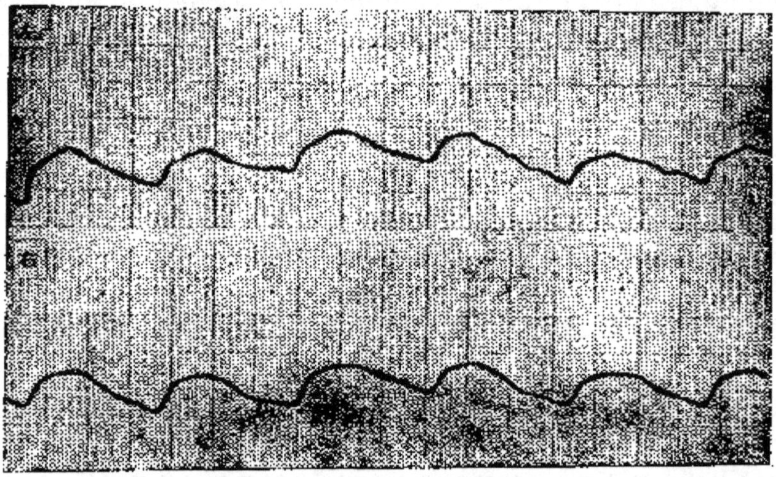

图 9-1-8　治疗前：枕-乳导联左、右侧波幅均为 0.33Ω，为转折波形，重搏波不明显

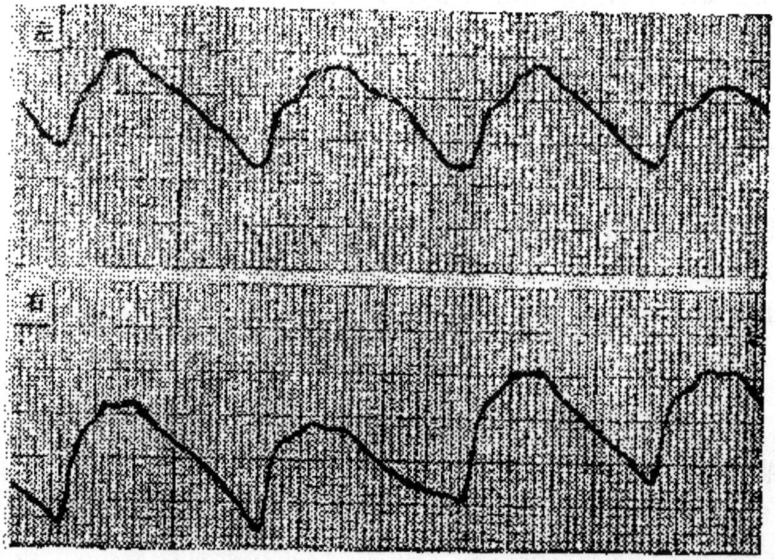

图 9-1-9　治疗 10 日后：额-乳导联左侧波幅为 0.08Ω，右侧波幅为 0.086Ω，波幅差明显缩小为 7%

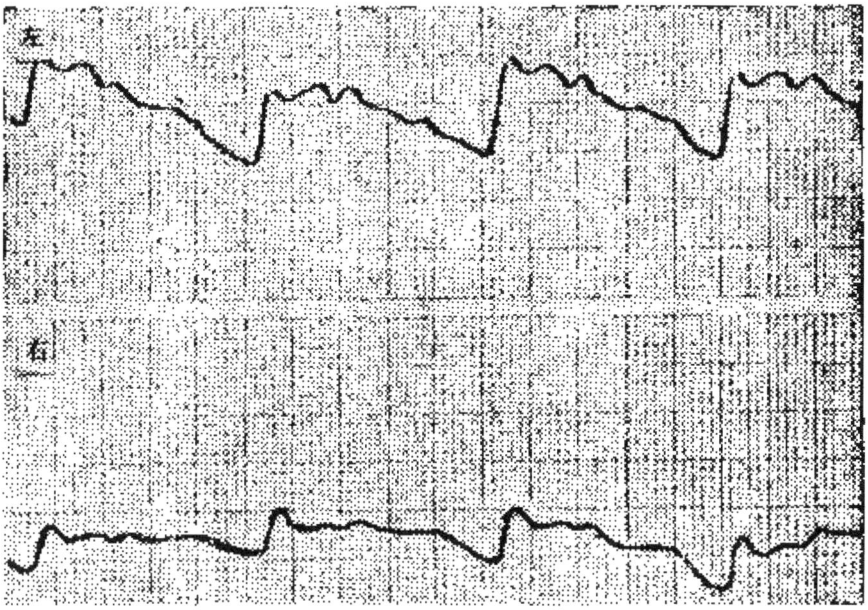

图 9-1-10 治疗 10 日后：枕-乳导联左侧波幅为 0.053Ω，右侧波幅为 0.033Ω，双侧波形由转折波变为陡直波，血管弹性明显改善

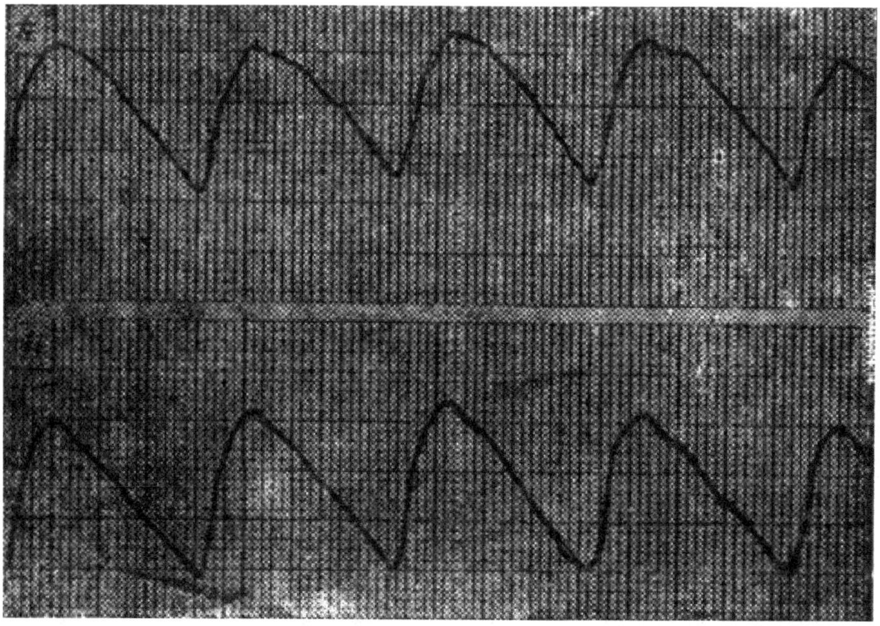

图 9-1-11 痊愈后：额-乳导联左侧波幅为 0.086Ω，右侧波幅为 0.093Ω

病例 5

龙某 男 48 岁 干部 入院日期：1980 年 11 月 25 日

主诉 左半身不遂 16 日。

病史 患者平素性情急躁易怒，发病前曾下车间劳动，工作劳累且改变了生活规律（每晚 7

时上班，次日凌晨2时下班），11月10日早9时起床时，右半身不能活动，当时神清，无呕吐及二便失禁，急请厂保健站医生诊视，测血压为170/110mmHg，予安宫牛黄丸一剂，遂送往天津市第二中心医院就诊，诊断为“脑梗死”，连续8日静脉滴注脉通液，左侧肢体稍有活动。后回家请私人医生针灸治疗，其运动功能无明显恢复，又来我院门诊即收入院。患者进水偶有发呛，大便3日一行。

查体和实验室检查　血压140/100mmHg；脉搏80次/分；神清合作，语言清楚，左侧中枢性面瘫，伸舌左偏，瞳孔等大等圆；两肺呼吸音清，心尖部第一心音增强，心律齐，心界不大；腹软，肝脾未触及；左下肢直腿抬高约30°，可屈伸，肌力约Ⅱ～Ⅲ级，左上肢亦可屈伸，肌力Ⅱ级，左手指稍能屈；左肱二三头肌反射，左跟、膝腱反射均（+++），左巴宾斯基征（+），左夏道克征（+），左踝阵挛（+），舌质红，苔薄黄，脉弦。

中医诊断　中风（中经络）。

西医诊断　脑梗死。

辨证　患者秉性急躁易怒，值六八肾气始衰，加之劳累起居失常，则耗气伤阴。阴陷于下，阳亢于上，兼之风木过动，中土受伐，阴阳气血失调，气血上冲清空，窍闭神匿，神不导气，而发歪僻不遂。

治则　醒脑开窍，滋补肝肾，疏通经络。

选穴　内关、人中、三阴交、极泉、委中、合谷、太冲。

操作　合谷针向三间，采用提插泻法，使示指抽动为度，太冲直刺1寸左右，施捻转泻法，做手法1min，其他穴位操作同前。

治疗经过　治疗4日后肢体运动功能明显恢复，搀扶可下地行走，左上肢抬举过头，左示指微屈。10日后独立行走，左手指可屈伸，但无握力。一个月左手对指尚可，左下肢活动自如，生活能基本自理。

附：治疗前后脑血流图（图9-1-12、图9-1-13）。

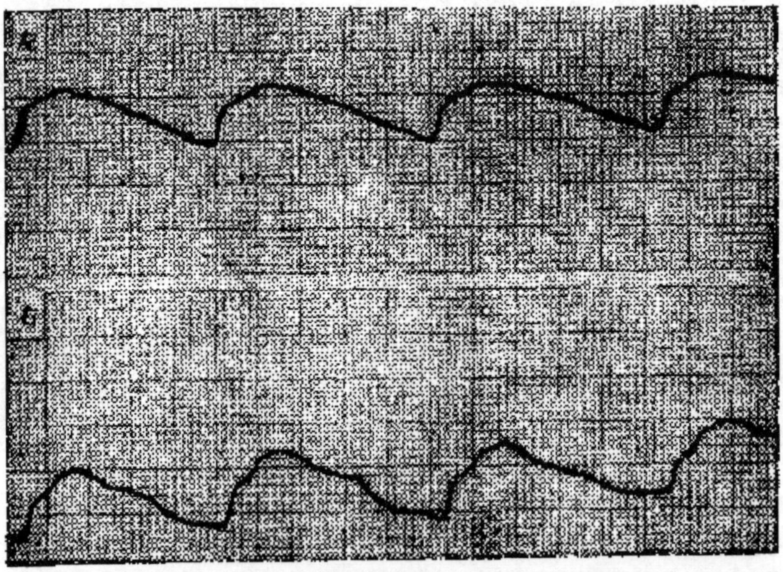

图9-1-12　治疗前：额-乳导联左侧波幅为0.04Ω，右侧波幅为0.053Ω

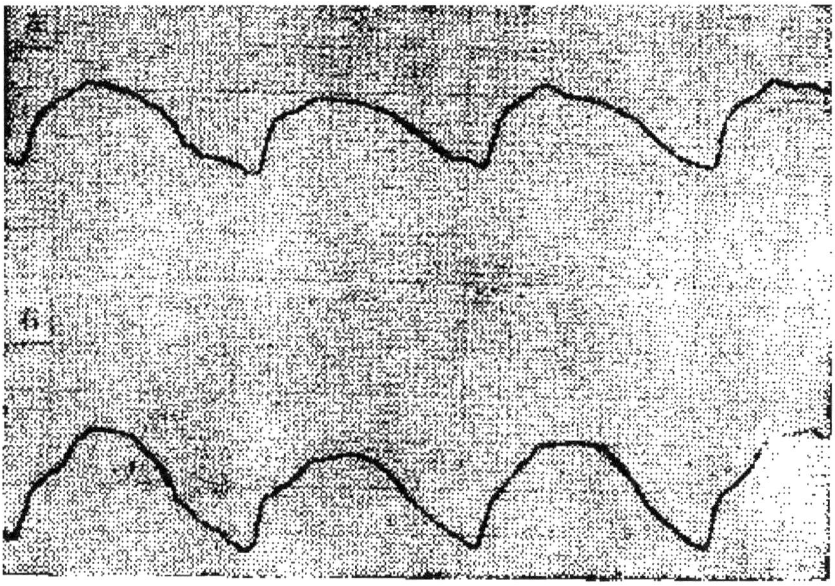

图 9-1-13 治疗后：额-乳导联左侧波幅为 0.053Ω，右侧波幅为 0.066Ω

病例 6

陈某 男 66 岁 退休干部 入院日期：1981 年 12 月 22 日

主诉 左半身不遂 1 个月。

病史 患者素无头痛、眩晕，但心胸狭窄，病前因退休问题思虑过度。11 月 22 日上午在散步时自觉左半身酸软无力，险些跌倒，幸被路人扶住，当时面出冷汗，左半身运动不灵活，神清，自觉头胀，急送中国人民解放军第 464 医院，测血压高达 260/160mmHg，做腰穿后诊为“脑梗死”。予脉通液，同时口服西药（药名不详），经半个月治疗症状无明显改善，后来我科门诊，遂收入院治疗。

查体和实验室检查 神清，左中枢性面瘫，瞳孔等大等圆。光反射存在，眼球运动灵活，软腭上提对称，咽反射存在；双侧颈动脉搏动对称，颈无抵抗；心音低钝，未闻及杂音，律整，两肺呼吸音清晰，肝脾未触及；肌力左上肢Ⅰ级，左下肢Ⅳ级，肌张力高，左腱反射（+++），左巴宾斯基征、霍夫曼征（+），左踝阵挛（+）。

中医诊断 中风（中经络）。

西医诊断 脑梗死，高血压。

辨证 患者年过八八，多欲寡欢，忧思过度乃为诱因，精血虚耗，肝阳暴张，肝风内动，气血逆乱，上扰清空，窍闭神匿，神不导气，而发中风，故歪僻不遂。

治则 醒脑开窍，滋补肝肾，疏通经络。

选穴 内关、人中、三阴交、极泉、尺泽、委中。

操作 同前。

治疗经过 治疗 3 日后可搀扶行走，一周后下肢功能基本恢复，左上肢可抬举至胸，左手精细动作差。

附：治疗前后脑血流图（图 9-1-14、图 9-1-15）。

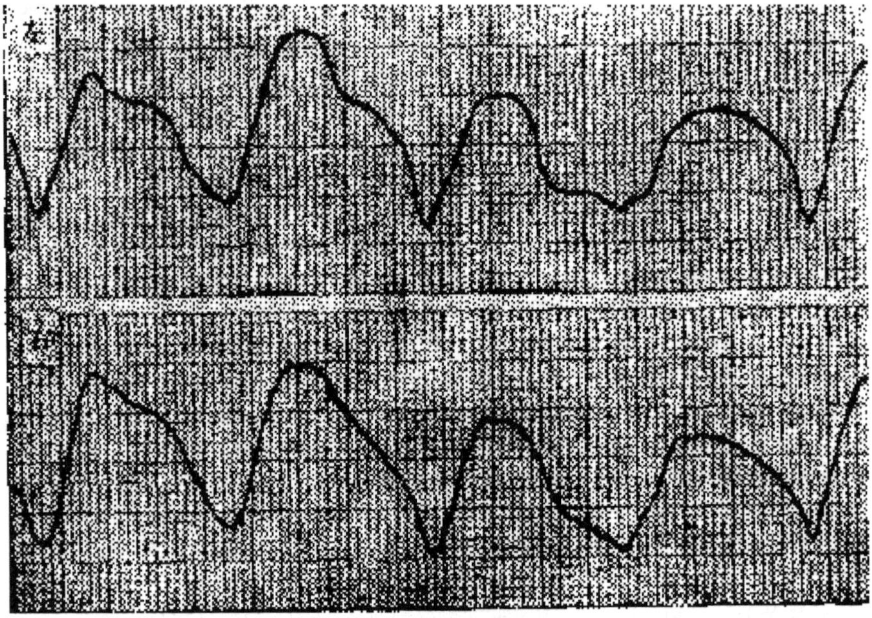

图 9-1-14　治疗前：额–乳导联双侧血管紧张度不稳

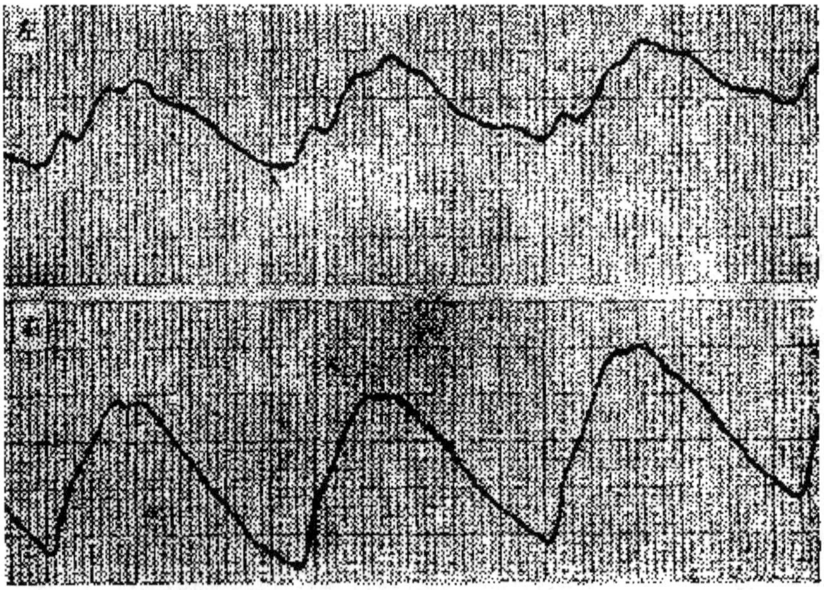

图 9-1-15　治疗后：额–乳导联血管紧张度较前稳定

病例 7

贾某　男　52 岁　干部　入院日期：1980 年 12 月 16 日

主诉（代述）　右半身不遂伴失语 14 日。

病史　患者有高血压史 10 余年，素日经常头晕。秉性急躁，发病前未曾劳累。9 月 2 日晚在家中看电视时，突然右手麻木无力，随之右腿亦感无力，自服半剂安宫牛黄丸，半小时后语言含糊不清，渐舌强语无所出，右半身瘫痪。急送市某医院就诊，测血压170/110mmHg，做腰穿后诊断为“脑血栓”。自发病患者神志清楚，无呕吐及二便失禁，经用脱水剂及降压药，症状不见好转，后转我院收住院治疗。

查体和实验室检查　血压130/80mmHg；神清合作，表情呆滞，运动性失语，瞳孔等大等圆，对光反射存在，眼球转动不能配合，无眼睑下垂，右中枢性面瘫，伸舌偏右；颈软无抵抗，两侧颈动脉搏动对称；两肺呼吸音清，心音有力规整，心界不大；右上肢、下肢完全瘫痪，右手腕下垂，手指握固，右足内翻，右侧生理反射均活跃，右巴宾斯基征（+）；舌红，苔黄厚，脉弦滑。

中医诊断　中风（中经络）。

西医诊断　脑梗死，高血压。

辨证　患者素疾眩晕，体胖性躁，乃阳气偏盛之体。阳气久郁化热，风自内生，肝风夹痰夹火，上扰清窍，窍闭神匿，神不导气，气血经络被遏，症见口歪、失语、半身不遂。舌红苔黄厚，脉弦滑均为痰火内聚之象。

治则　醒脑开窍，滋补肝肾，疏通经络。

选穴　内关、人中、三阴交、极泉、尺泽、合谷、委中、风池、金津、玉液。

操作　同前。

治疗经过　针刺治疗10日后，患者可数1～10的发音，右下肢可抬离床面；右上肢能屈肘，右手指可微屈。15日后语言有所恢复，可说单字。20日时语言明显好转，能正确回答问题，右下肢可屈膝抬高90°。1个月后患者语言较流利，右上肢可抬举过头，右手可屈伸，但精细动作差，右下肢行走较稳。

附：治疗前后脑血流图（图9-1-16、图9-1-17）。

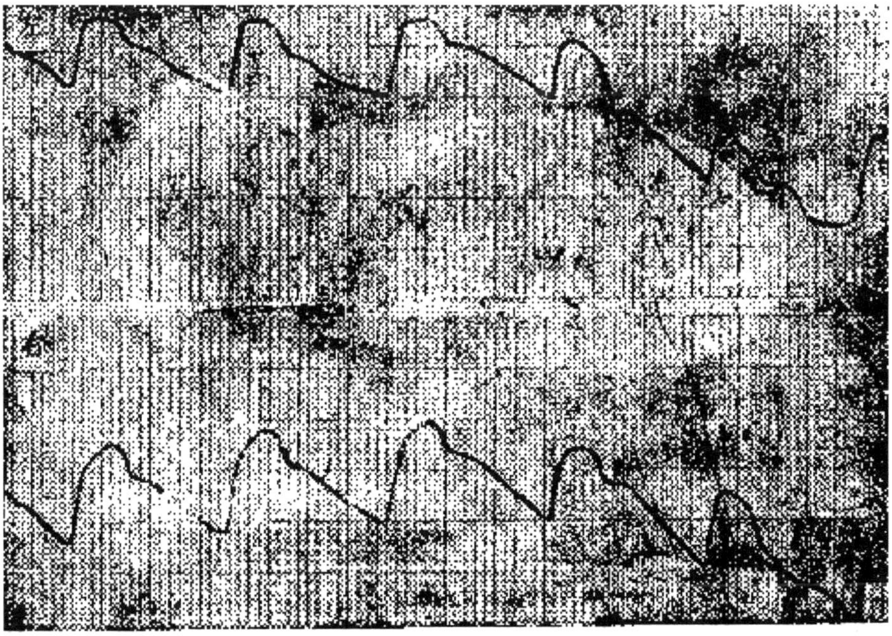

图9-1-16　治疗前：额-乳导联，左侧波幅为0.053Ω，右侧波幅为0.053Ω，双侧均为转折波

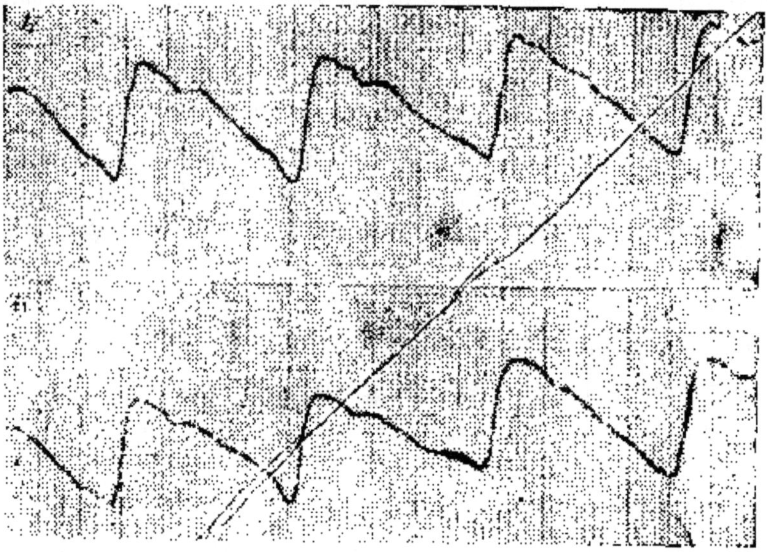

图 9-1-17　治疗后：额-乳导联双侧波幅较前增高，均为 0.08Ω，波形由转折波变为陡直波

病例 8

白某　男　50 岁　木工　入院日期：1980 年 4 月 8 日

主诉　右侧肢体无力伴语言欠流利 3 日。

病史　患者 3 日前干木工活时，出汗较多，脱衣后自觉皮肤冷瑟，并未在意，继续干活。夜间睡眠中小腿抽痛，轻揉后缓解。晨起觉头晕无力，当即摔倒，但神清，无头痛、呕吐等，到当地卫生院就诊时，语言含糊，吐字不清，右侧肢体无力，沉重麻木，肢体屈伸尚可。诊断为“高血压”、“脑梗死”。予针刺治疗 1 次，给中药活络丹、天麻丸、再造丸等。连服药 3 日，上述症状无改善，遂来我院门诊收住院治疗。

查体和实验室检查　血压 130/80mmHg；脉率 80 次/分；神清，面红，右侧轻度中枢性面瘫，咽反射存在，两侧颈动脉搏动对称，表浅淋巴结未触及；心音有力律整，心界不大，两肺底可闻及散在细小水泡音；腹平软，肝脾未触及；四肢关节活动正常，仅右手握力差，生理反射存在，病理反射未引出；舌质红，苔薄白，脉弦滑。

中医诊断　中风（中经络）。

西医诊断　脑梗死。

辨证　患者年已花甲，肝肾阴虚，肾水不滋，肝阳偏亢，兼形体肥胖，喜食肥甘，痰湿内盛。加之劳汗当风，风邪侵袭，引动内风，夹痰流阻经络，神不导气，故见口歪、语言不利，肢体麻木无力沉重之症。

治则　醒脑开窍，滋补肝肾，疏通经络。

选穴　内关、人中、三阴交、极泉、尺泽、合谷、委中、风池、金津、玉液。

操作　同前。

治疗经过　针刺 2 日后，患者独立行走，麻木无力感消失，第 3 日语言恢复正常。住院 10 日诸症基本消失，四肢活动如常人，临床治愈出院静息。

附：治疗前后脑血流图（图 9-1-18，图 9-1-19）。

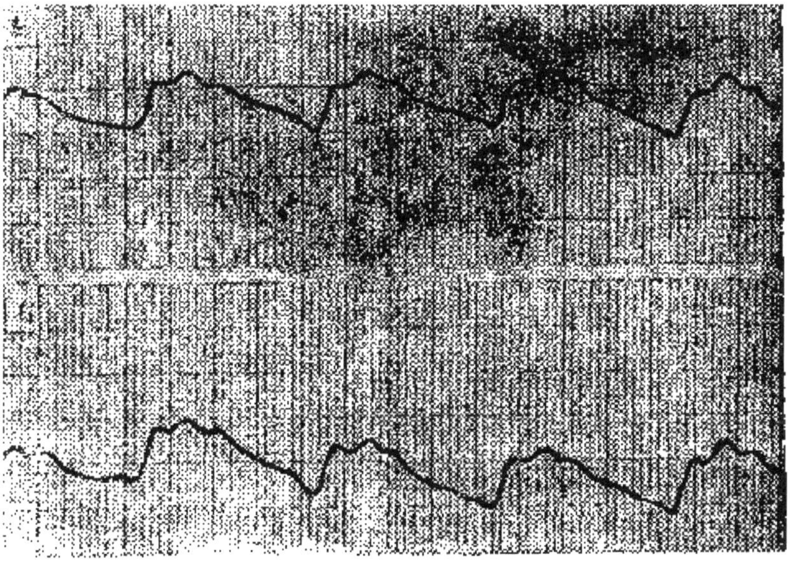

图 9-1-18 治疗前：额-乳导联，双侧波幅均为 0.046Ω

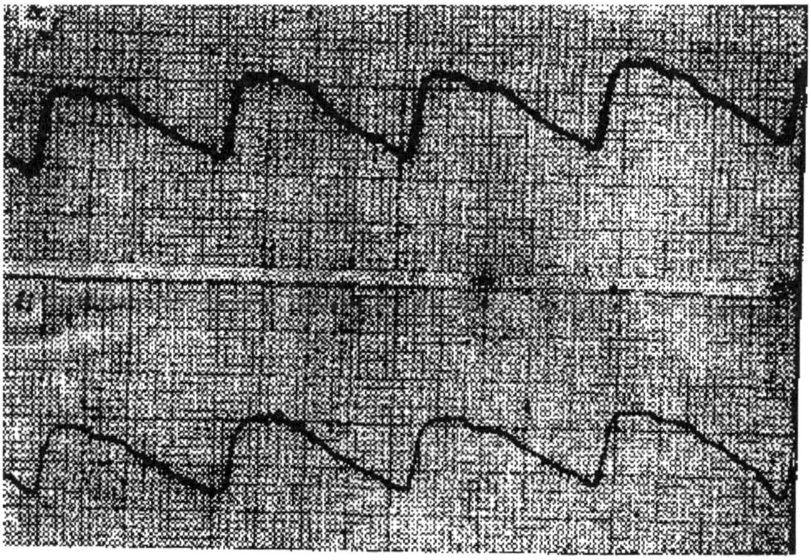

图 9-1-19 治疗后：额-乳导联，双侧波幅较治疗前增高，为 0.06Ω

病例 9

刘某 男 64 岁 工人 入院日期：1981 年 4 月 7 日

主诉 左半身麻木无力 18 小时。

病史 患者于昨日下午 5 时工作时受风，突觉左面部麻木，左侧肢体无力而瘫软在地，口歪、左口角流涎，当时神清语晰，随即送往天津市第一中心医院，测血压 170/100mmHg，诊断为“高血压、脑梗死”，予降压及其他药物（药名不祥），回家服药 1 次。翌日，来我院针灸治疗，遂收入院。

查体和实验室检查 血压 140/80mmHg；脉搏 80 次/分；神清合作，瞳孔等大等圆，光反射存在，左鼻唇沟变浅；颈软，颈动脉搏动对称；胸廓对称、两肺呼吸音正常，心音有力律整，肝脾未触及；左侧肢体均可屈伸，左侧生理反射均低下，左霍夫曼征（-），左巴宾斯基征（+）、夏道克征（+）；舌质暗红，苔黄厚而腻，脉沉弦有力。

中医诊断　中风（中经络）。

西医诊断　脑梗死。

辨证　患者平素劳累过度，真阴亏耗，肝肾阴虚，水不涵木，肝阳偏亢，阳亢生风；兼之风寒侵袭皮毛，内外合邪，经脉闭阻，上扰清空，神明失司，故见肢麻口歪。

治则　醒脑开窍，滋补肝肾，疏通经络。

选穴　内关、人中、极泉、尺泽、委中、三阴交。

操作　同前。

治疗经过　针刺4次后，左侧肢体麻木无力感消失，行走自如。

附：治疗前后脑血流图（图9-1-20～图9-1-23）。

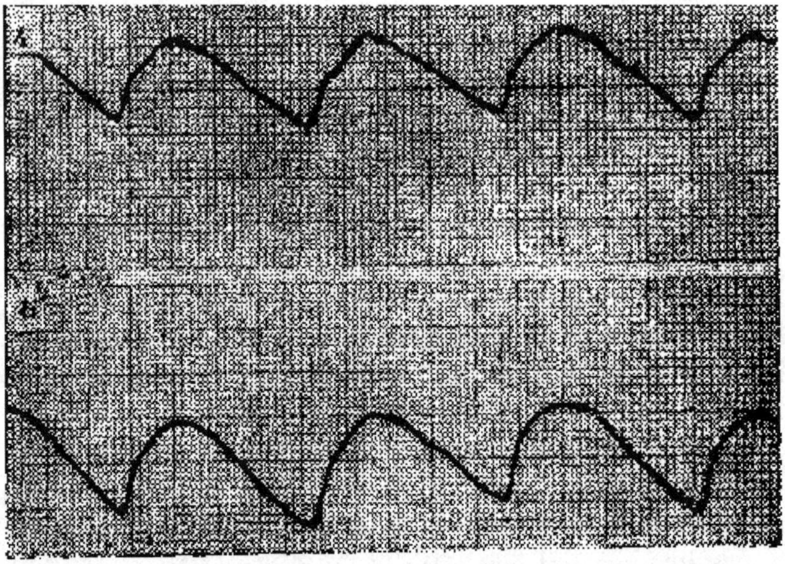

图9-1-20　治疗前：额-乳导联双侧波幅为0.06Ω，重搏波不明显，提示血管弹性差

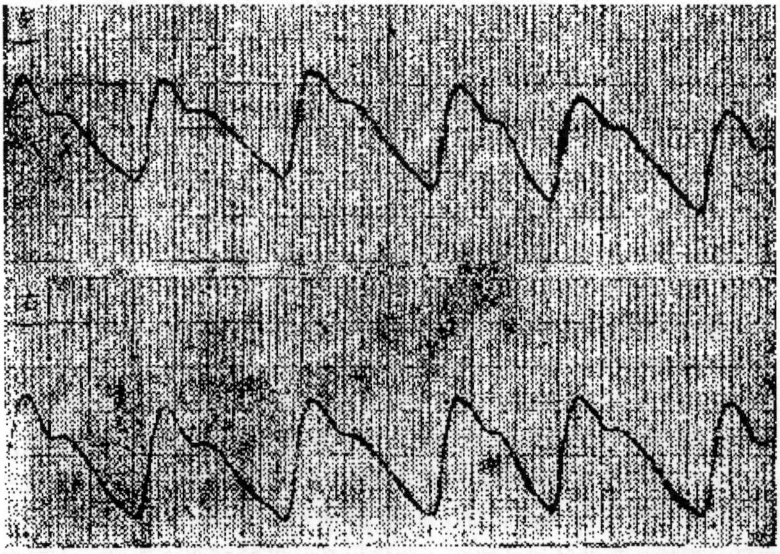

图9-1-21　治疗后即刻：额-乳导联双侧波幅明显增高为0.08Ω，血管弹亦有明显改善

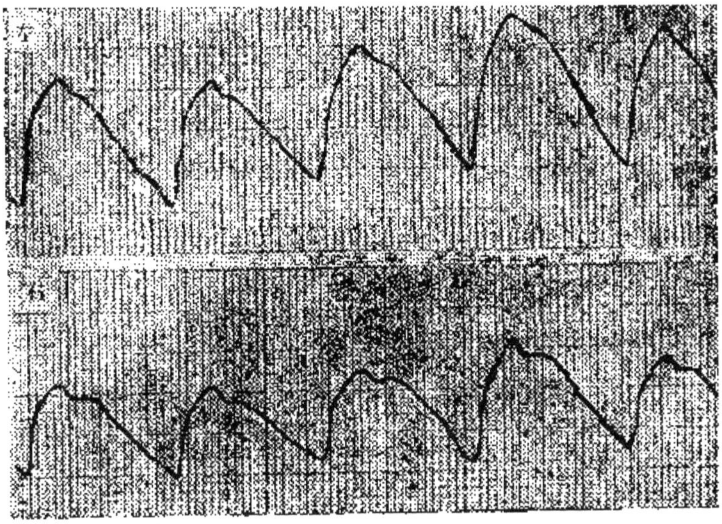

图 9-1-22　治疗后 4 天：额-乳导联，左侧波幅为 0.10Ω，右侧波幅为 0.08Ω，两侧波幅差为 20%

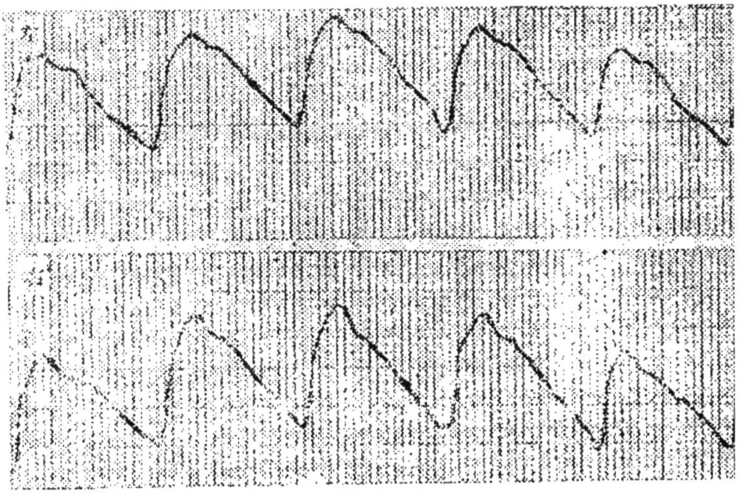

图 9-1-23　痊愈后：额-乳导联，双侧波幅均为 0.10Ω，血管弹性好，波幅差消失

病例 10

赵某　男　76 岁　退休工人　入院日期：1981 年 2 月 2 日

主诉（代述）　右半身不遂，语言謇涩 1 日。

病史　患者于 1981 年 1 月 31 日洗澡后受风，当时未觉不适，2 月 1 日下午排便用力过度，突然摔倒，右半身不能活动，当时神情，无头痛头晕，语涩舌强。晚 6 时送某市医院门诊，诊为“脑梗死”，当时测血压 180/110mmHg，给予口服脉通、地巴唑等药物，症状渐重，次日来我院收住院治疗。

查体和实验室检查　血压 170/110mmHg；心率 80 次/分；患者神清合作，瞳孔等大等圆，光反射存在，两侧额纹对称，眼裂及鼻唇沟对称，伸舌向右上偏斜；颈软，左侧颈内动脉搏动较右侧弱，表浅淋巴结未触及；胸廓对称，心音有力律整，两肺呼吸音尚清；腹软，肝脾未触及，右侧腹壁反射（+），右侧肢体不能活动，但右手稍可屈曲，右肱二头肌反射（+++），桡骨膜反射（++），右膝腱反射（+++），右巴宾斯基征（+）；舌淡，苔黄，脉弦。

中医诊断　中风（中经络）。

西医诊断　脑梗死。

辨证　患者年近八旬，肝肾阴虚，肝阳偏亢，阳亢则内风萌动，又有吸烟饮酒史，酒能助湿、生痰、动火，加之热浴后当风，外风引动内风，横窜经络，气血运行被遏，清空被扰，窍闭神匿，神不导气，发为中风。

治则　醒脑开窍，滋补肝肾，疏通经络。

选穴　内关、人中、三阴交、极泉、尺泽、委中、金津、玉液。

操作　同前。

治疗经过　经2次针刺治疗后，右上肢可抬举至胸部，手指可屈曲，右下肢直腿抬高40°，1周后可搀扶行走，2周后右上肢抬举至头，右手指可屈伸，3周时肢体运动功能基本恢复，语言也逐渐恢复正常。

附　治疗前后脑血流图（图9-1-24，图9-1-25）。

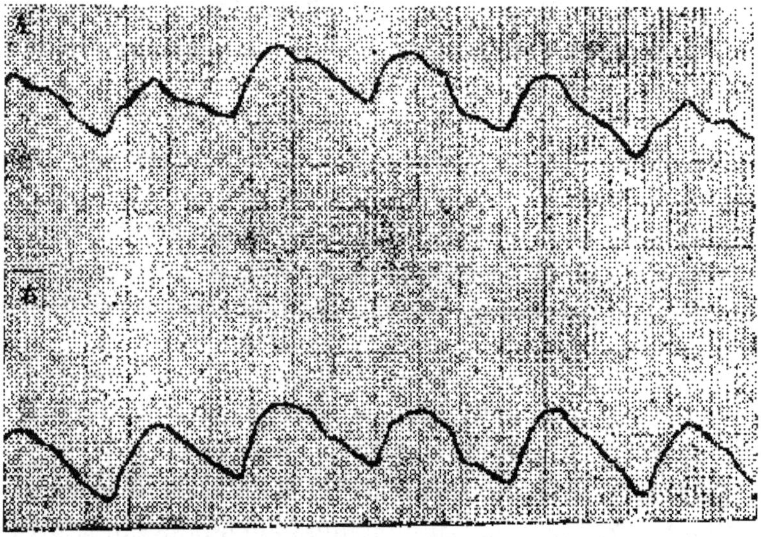

图9-1-24　治疗前：额-乳导联，双侧波形不稳定，左侧波幅为0.046Ω，右侧波幅为0.053Ω

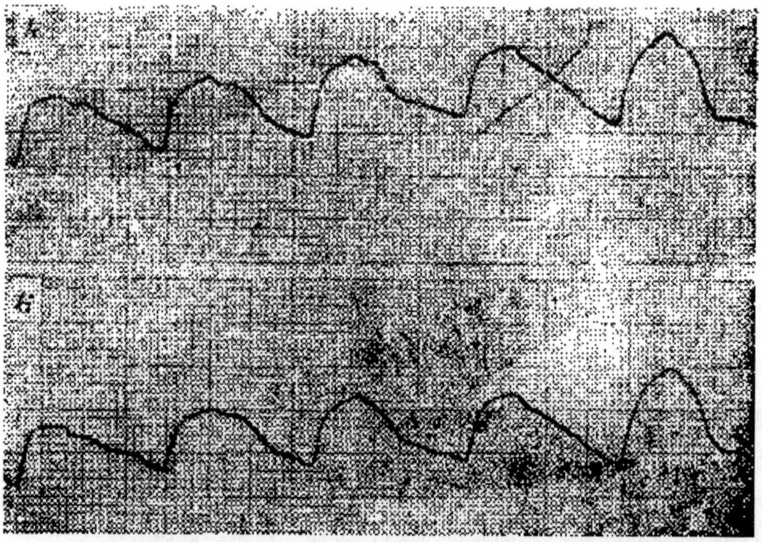

图9-1-25　治疗后：额-乳导联，双侧波形基本稳定，双侧波幅均为0.053Ω

病例11

张某 男 40岁 工人 入院日期：1981年3月13日

主诉 左半身不遂10日。

病史 患者于3月2日夜间排便后，自觉头晕，舌体欠爽，晨起左半身瘫痪。请本单位保健站医生予针灸治疗，并服用牛黄降压丸、天麻丸等，症状相对稳定，左侧肢体能屈伸，自觉无力麻木伴肢痛，不能下地行走。3月8日到天津市某医院就诊，诊为“脑梗死”，未经任何治疗，于3月13日由门诊收入院治疗。

查体和实验室检查 血压150/100mmHg；脉搏72次/分；神清语晰，瞳孔等大等圆，光反射存在，左侧鼻唇沟变浅，口角向右上歪斜，额纹对称；胸廓呈桶状，心肺未见明显异常，左上肢肌力Ⅳ级，左手指稍能屈伸，左下肢直腿抬高70°，行走步态不稳，左侧生理反射低下，病理反射未引出，舌质红，苔黄腻，脉弦滑。

中医诊断 中风（中经络）。

西医诊断 脑梗死，高血压。

辨证 患者素疾眩晕，为阴虚阳亢之体，痰浊内伏有舌脉为佐。盖因失于调摄，起居无常，以致阴阳失调，阳化风动，气血逆乱，气血并走于上，夹痰浊阻闭脉络，上蒙清空，乃发中风。

治则 醒脑开窍，滋补肝肾，疏通经络。

选穴 内关、人中、三阴交、极泉、尺泽、合谷、委中。

操作 同前。

治疗经过 经1次治疗，左侧肢体明显恢复，手指能屈伸，下地可自己举步。1周后肢体功能基本恢复，行走自如，唯左手精细动作稍差。

附 治疗前后脑血流图（图9-1-26，图9-1-27）。

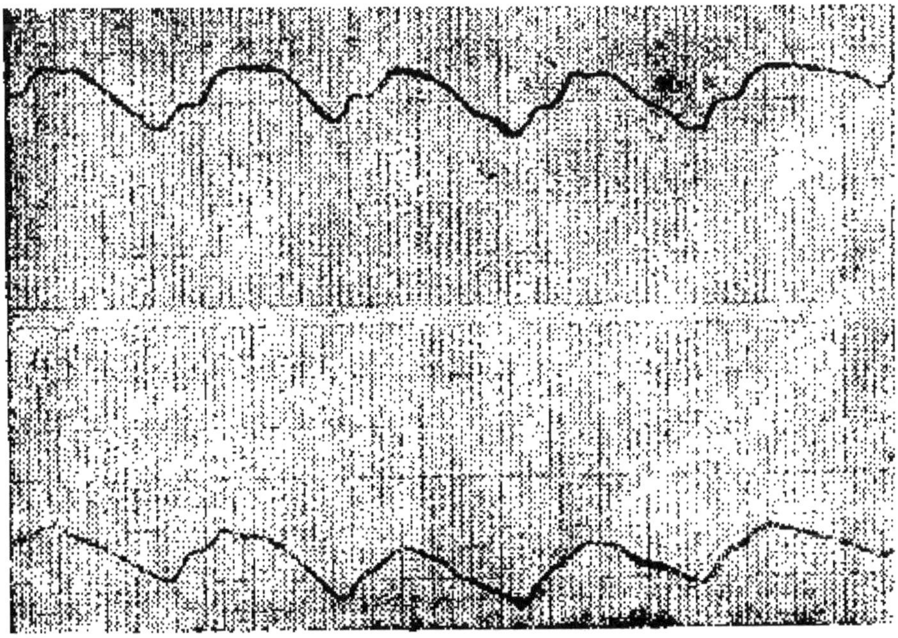

图9-1-26 治疗前：额-乳导联，双侧为递增波，波幅均为0.04Ω

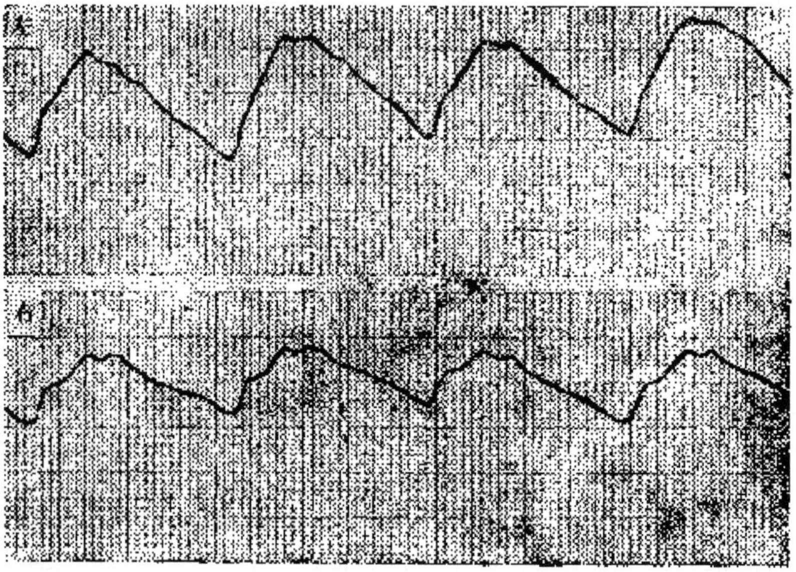

图 9-1-27　治疗后：额-乳导联，波幅明显增高，左侧为 0.08Ω，右侧为 0.053Ω

病例 12

刘某　男　67 岁　退休工人　入院日期：1980 年 11 月 10 日

主诉　右半身不遂 1 日。

病史　患者有高血压 10 余年，近 2 年血压基本稳定于正常范围。昨天夜间突然右侧肢体活动不灵活，当时神清，语言流利，无头痛、头晕等症状，曾去某医院诊治，带药回家治疗，今来我院针灸治疗遂收入院。

查体和实验室检查　血压 150/90mmHg；脉搏 80 次/分，神清合作，语言清楚，语音低；瞳孔等大等圆，对光反射存在，伸舌居中，鼻唇沟对称；颈软，颈内动脉搏动左侧稍弱；胸廓对称，两肺呼吸音粗，心音有力，偶闻期前收缩，未闻病理性杂音，心界向左侧扩大（第五肋间锁骨中线外 1cm）；腹软，肝脾未触及；右侧肢体活动无力，右上肢可屈肘，抬举至胸，手指可微屈，无握力，右下肢可屈伸，足可背屈，生理反射存在，病理反射未引出；舌淡，苔白腻，脉弦。

中医诊断　中风（中经络）。

西医诊断　脑梗死，高血压。

辨证　患者年近古稀，肾气不足，水不涵木，肝阳偏亢，虚风内动，上扰清窍，心神失司，乃发中风。

治则　醒脑开窍，滋补肝肾，疏通经络。

选穴　内关、人中、三阴交、极泉、尺泽、委中、风池。

操作　同前。

治疗经过　经 2 周针刺治疗后，右侧肢体功能基本恢复，行走自如，手握拳有力。又治疗 1 周痊愈出院。

附　治疗前后脑血流图（图 9-1-28，图 9-1-29）。

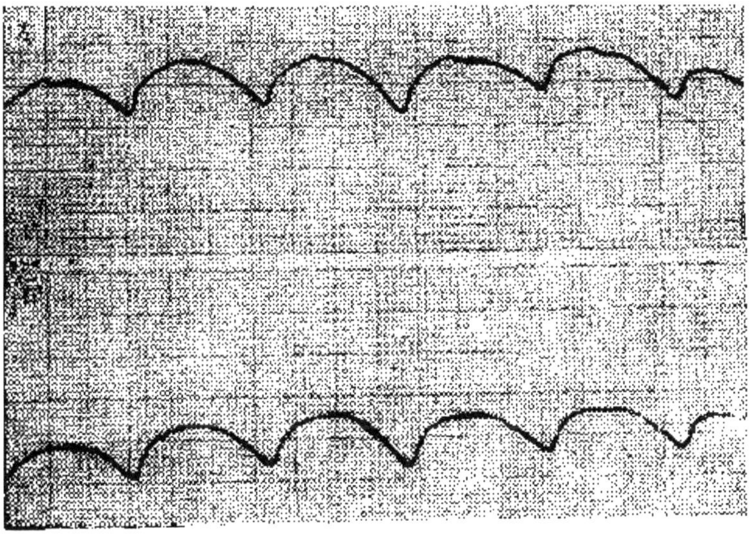

图 9-1-28　治疗前：额-乳导联，双侧近于正弦波，血管弹性差，波幅均降低为 0.033Ω

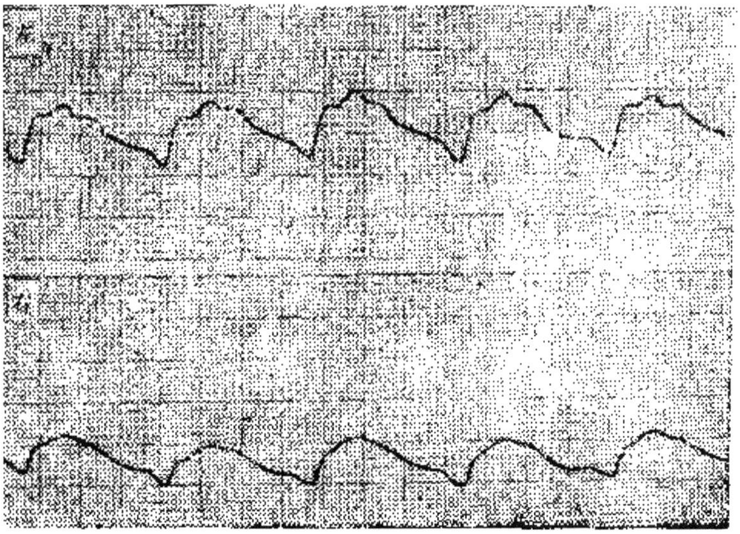

图 9-1-29　治疗后：额-乳导联，波形转为三峰波，波幅增高，左侧为 0.053Ω，右侧为 0.033Ω

病例 13

邹某　男　50 岁　干部　入院日期：1981 年 2 月 27 日

主诉　右半身不遂伴语言謇涩 4 日。

病史　患者有高血压史 20 年，发病前曾参加工厂拆房劳动。2 月 23 日晨觉右半身不能活动，语言不清，当时无头痛、头晕，随即来我院门诊，测血压 160/120mmHg，予针灸及口服中药，症状明显好转，可下地行走，语言尚请。2 月 24 日晨，右半身不遂，语涩舌强，至晚上症状持续加重，继服中药也未见好转，于 2 月 27 日上午再来我院门诊，遂收入院。

查体和实验室检查　血压 170/94mmHg；脉搏 76 次/分；神清合作，精神可；瞳孔等大等圆，光反射存在，无明显口歪，伸舌居中；颈软，左侧颈内动脉搏动稍弱；胸廓对称，两肺呼吸音粗，心音有力律整，腹膨隆，皮下脂肪丰满，触之坚挺，全腹无压痛，肝脾触诊不满意，右上肢稍可抬举至胸，右手握力差，右下肢直腿抬高约30°，生理反射存在，病理反射未引出；舌红，苔黄腻，脉弦滑。

中医诊断　中风（中经络）。

西医诊断　脑梗死，高血压。

辨证　患者头晕久宿，为阴虚阳亢之体，兼形肥多湿，加之劳累伤精耗血，肾水不足，无以滋荣肝木，肝阳更张，内风萌发，夹痰上扰清空，阻于脑窍，络脉被阻，神不导气，症见半身不遂，语言不利。

治则　醒脑开窍，滋补肝肾，疏通经络。

选穴　内关、人中、三阴交、极泉、尺泽、委中、风池、金津、玉液。

操作　同前。

治疗经过　经1周治疗，右侧肢体功能恢复，可独立行走，右上肢抬举过头，右手指能屈伸，握力差，回答问题准确，但欠流利。

附　治疗前后脑血流图（图9-1-30～图9-1-33）。

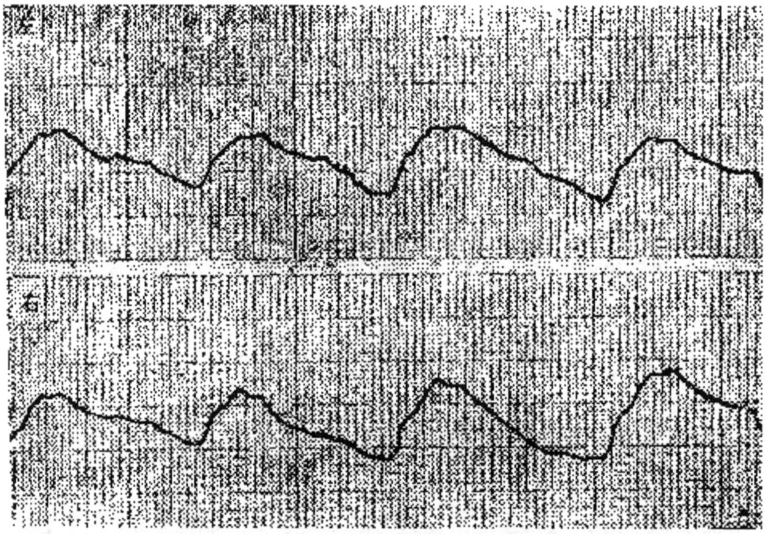

图9-1-30　治疗前：额-乳导联，双侧波幅不稳定，波幅均为0.046Ω

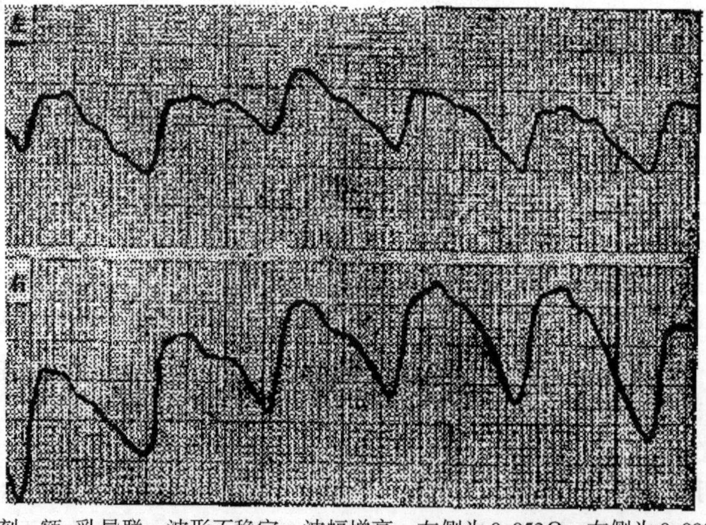

图9-1-31　治疗即刻：额-乳导联，波形不稳定，波幅增高，左侧为0.053Ω，右侧为0.093Ω，波幅差为43%

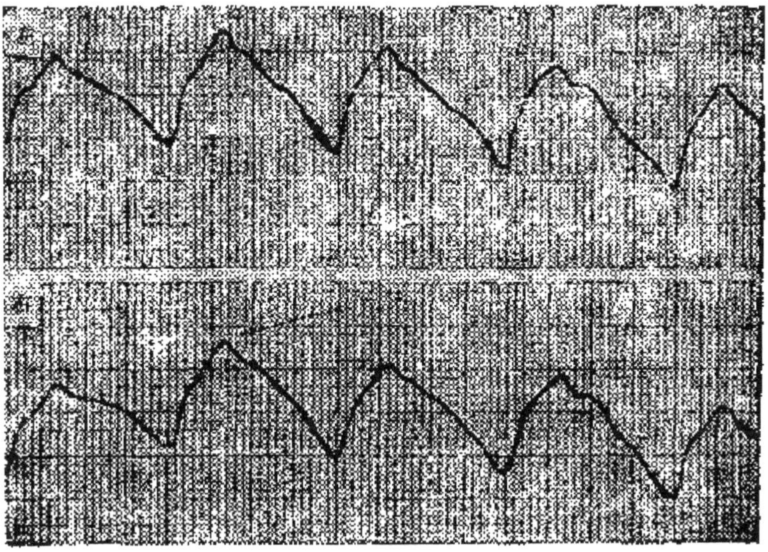

图 9-1-32 治疗后 3 日：额-乳导联，波形基本稳定，为转折波，双侧波幅均为 0.06Ω

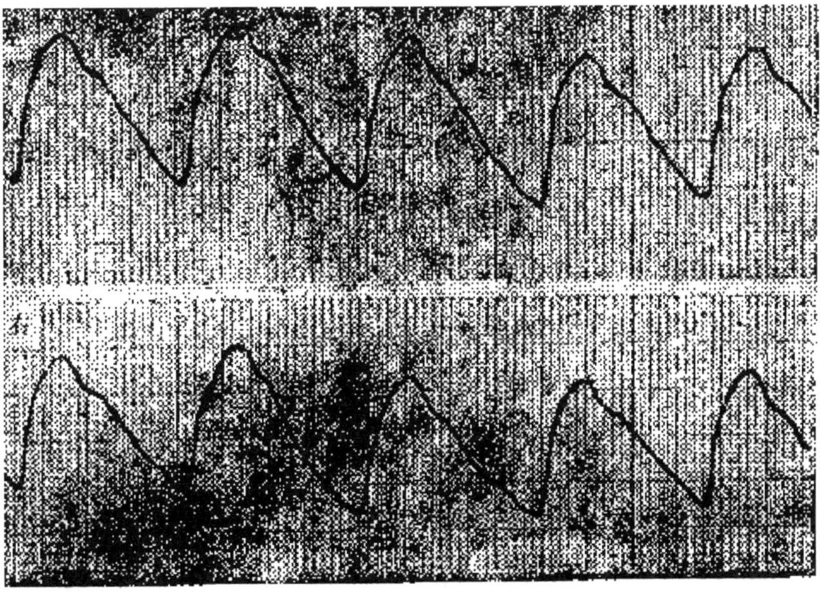

图 9-1-33 痊愈后：额-乳导联，血流图基本正常

病例 14

王某 男 65 岁 退休工人 入院日期：1981 年 1 月 30 日

主诉 左半身不遂伴语言謇涩 3 日。

病史 患者有高血压史 20 余年，血压经常波动在 160～230/100～120mmHg，不时头昏、脑胀、目眩，一直服用中西药物调治，1 月 27 日晨起自觉头晕，随即出现左半身不遂，同时语言含糊不清。次日下午去市工人医院就诊，当时神清，精神弱，测血压 230/120mmHg，诊为“脑梗死”，曾静脉滴注 1 瓶甘露醇观察几小时，带再造丸、牛黄清心丸等回家养治，来我院前曾针灸 2 次，右半身稍可活动，但语言无明显恢复，舌强，饮水咳呛。1 月 30 日来我院门诊收住院治疗。

查体和实验室检查　神清合作，营养良好，语言謇涩，咽反射左侧迟钝；左半身呈不全瘫，上肢缓慢抬举至下颌部，手指握力差，下肢直腿抬高50°，足不能背屈，左侧生理反射均（+++），左霍夫曼征（+）；舌红，苔黄腻，脉弦滑。

中医诊断　中风（中经络）。

西医诊断　脑梗死，高血压。

辨证　患者体瘦，素有头晕，为阴虚阳亢之体。盖起居无节，调摄不周，阴虚于下，阳亢于上，阳化风动，上扰清空，气血逆乱，脑络被阻，神气不使，乃致中风。

治则　醒脑开窍，滋补肝肾，疏通经络。

选穴　内关、人中、三阴交、极泉、尺泽、委中、风池。

操作　同前。

治疗经过　治疗1周患者语言清楚，左手握力增加，舌体运动较前灵活。10日后左侧肢体运动功能基本恢复，行走自如，语言清晰，饮水无咳呛。

附　治疗前后脑血流图（图9-1-34，图9-1-35）。

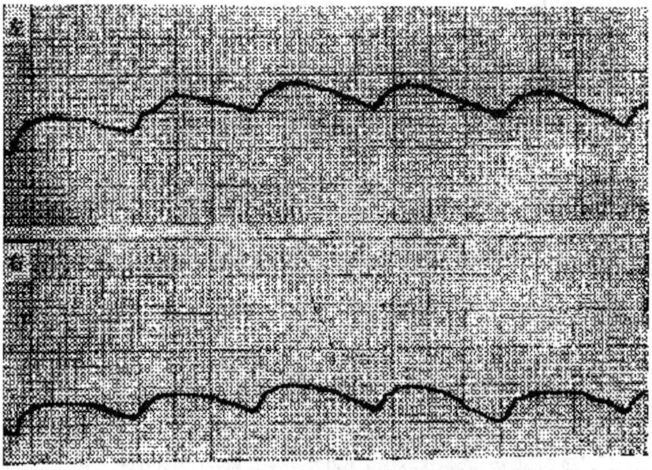

图9-1-34　治疗前：额-乳导联，双侧为低平波，波幅为0.026Ω，重波不明显，血管弹性差

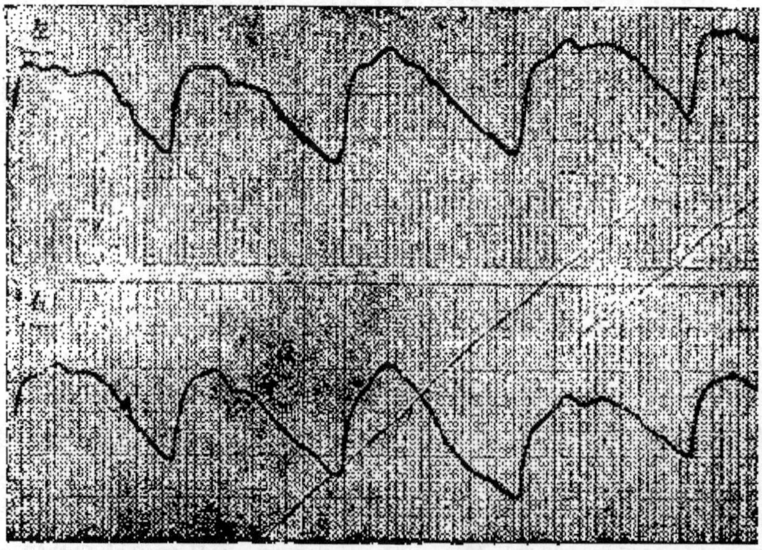

图9-1-35　治疗后：额-乳导联，波幅明显增高，双侧均为0.073Ω，血管弹性也有明显改善

病例15

刘某 男 54岁 工人 入院日期：1982年11月12日

主诉 右半身不遂伴头晕5日。

病史 患者高血压史近17年，间断出现头晕、双下肢无力，曾服用牛黄降压丸、牛黄清心丸、降压片等药物，每当劳累或情绪波动后，上述症状加重，血压最高达200/130mmHg。1982年11月8日，患者在劳动中突感头晕，心中不适，双下肢无力，右半身麻木，右侧肢体运动不灵活，伴舌强语蹇、口歪流涎，无头痛、呕吐、二便失禁等症状，一直神志清楚。即去某市医院就医，查血压220/130mmHg，考虑“高血压”，予肌内注射硫酸镁、利血平后症状有所缓解。次日晨右半身瘫痪、语言不清，遂来我院收住院治疗。

查体和实验室检查 血压180/100mmHg；脉搏76次/分；神清合作，体位自如，瞳孔等大等圆，光反射存在，眼球转动灵活，右鼻唇沟变浅，右口角低，伸舌偏右，示齿口向左歪；颈软，双侧颈动脉搏动对称；胸廓对称，两肺叩清音，呼吸音清，心音有力律整，$A_2>P_2$，心界无明显扩大；腹软，肝脾未触及；右半身痛觉减弱，深感觉存在，肌张力右侧偏高，右侧肢体无主动运动，右侧腹壁反射消失，双侧膝腱反射（+++），右巴宾斯基征（+），右霍夫曼征（+）；舌红，苔白微腻，脉弦滑。

中医诊断 中风（中经络）。

西医诊断 脑梗死，高血压。

辨证 患者因生活操劳，伤阳耗阴，肝血不足，肾精不充，木失涵养，肝阳则亢盛，故间断发作头晕、双下肢无力。加之不善调养，强力过劳，阳气暴张，阳化风动，窍闭神匿，神不导气，发为中风。

治则 醒脑开窍，滋补肝肾，疏通经络。

选穴 内关、人中、三阴交、极泉、尺泽、合谷、委中、金津、玉液。

操作 同前。

治疗经过 上穴每日针2次，经1次治疗右下肢直腿抬高70°，右上肢可抬举，手指活动差。5日后患者精神好，血压稳定。7日后右侧肢体运动功能基本恢复，语言清楚，血压160/90mmHg，痊愈出院。

附 治疗前后脑血流图（图9-1-36～图9-1-40）。

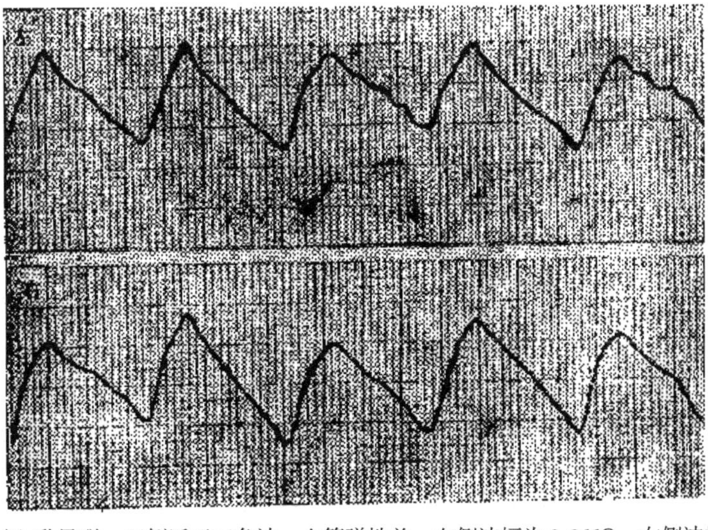

图9-1-36 治疗前：额-乳导联，双侧近于三角波，血管弹性差，左侧波幅为0.066Ω，右侧波幅0.073Ω，供血尚可

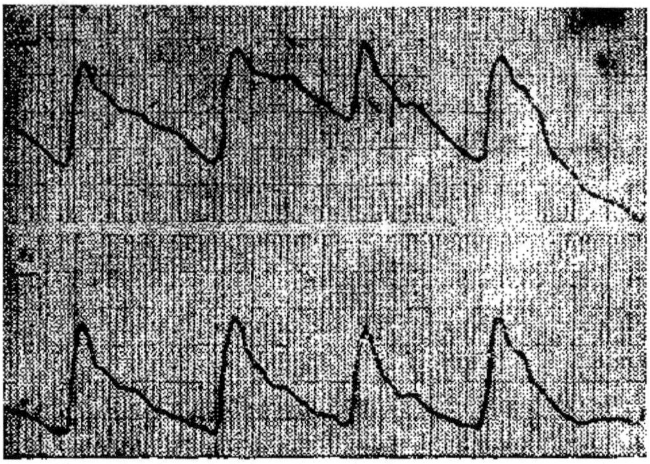

图 9-1-37　治疗后即刻：额-乳导联，针刺即刻出现低张波

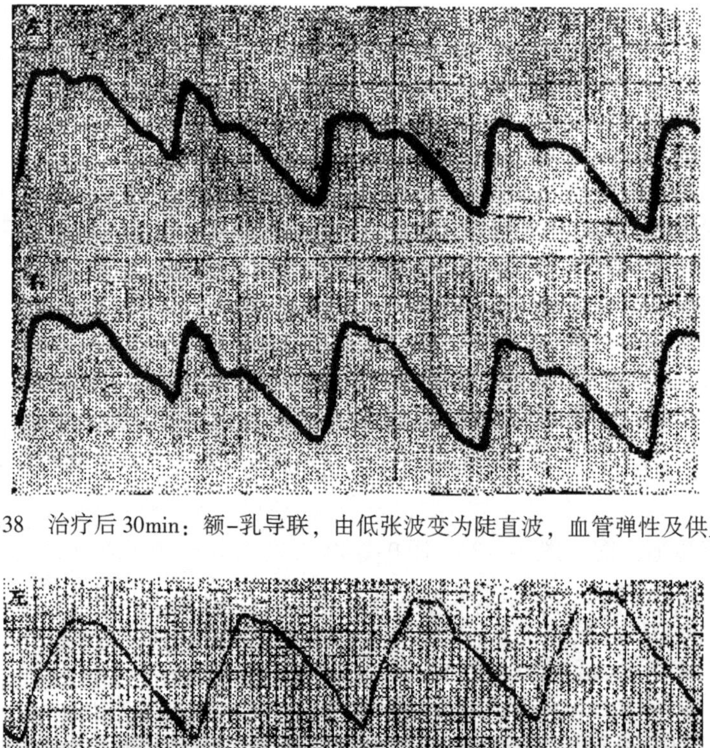

图 9-1-38　治疗后 30min：额-乳导联，由低张波变为陡直波，血管弹性及供血均好

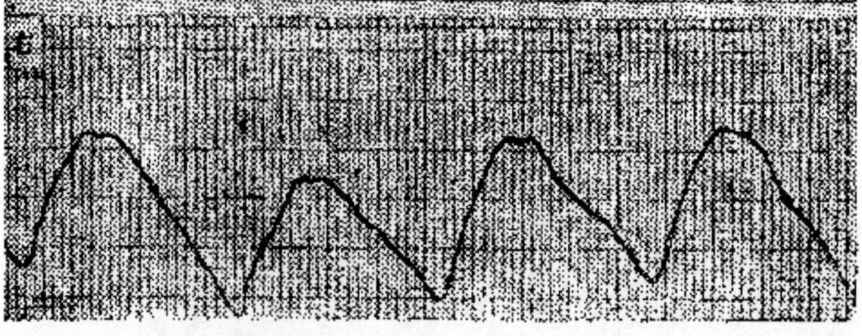

图 9-1-39　治疗一周后：额-乳导联，为转折波，双侧波幅均为 0.10Ω，血管弹性稍差

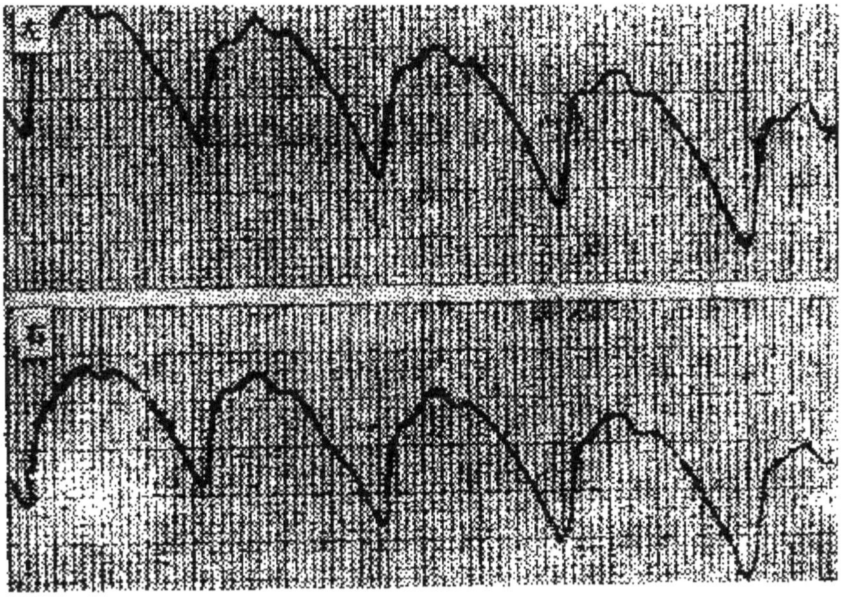

图 9-1-40 痊愈后：额-乳导联，为三峰波，波幅为 0.08Ω，重搏波尚可，血管弹性及供血均恢复正常

病例 16

李某 男 59 岁 工人 入院日期：1982 年 10 月 26 日

主诉 左侧肢体不全瘫伴语言謇涩 1 日。

病史 患者既往无眩晕史，平素操劳过度，发病前半个月自觉左半身拘紧不舒，肌肉酸痛，未做任何治疗。10 月 25 日在匆忙而紧张的工作中劳累过度，下午 2 时在小便后感左半身无力、伴头痛、头晕，语言含混不清，当时神清，精神弱，无恶心、呕吐、二便失禁，急送某医院脑系科，予输液治疗（具体药物不详），病情呈渐进发展，左侧肢体运动不灵活，昏昏欲睡，呼之能醒，言语不清。次日晨转我院收入院治疗。

查体和实验室检查 血压 150/100mmHg；脉搏 72 次/分；嗜睡，呼之能应，语言謇涩；瞳孔等大等圆，光反射存在，额纹对称，左鼻唇沟变浅，左口角低，伸舌居中，软腭上提灵活；颈稍有抵抗，双侧颈动脉搏动对称；两肺叩清音，呼吸音清晰，心音有力律整，心界不大；腹软无压痛，肝脾未触及；左半身痛觉减弱，肌张力偏低，肌力左上肢Ⅲ级，左下肢Ⅲ级，左侧腹壁反射，提睾反射，上肢、下肢肌腱反射均低下，左巴宾斯基征（+），右掌颌反射（+），舌红微胖，苔黄燥，脉沉弦滑。

中医诊断 中风（中经络）。

西医诊断 脑梗死。

辨证 患者秉性抑郁，肝气郁结，失于条达，郁久化热；加之年近花甲，操劳过度，耗血伤阴，则阴亏于下，肝阳偏亢，阳化风动，上扰清空，窍闭神匿，神不导气，故见头痛、头晕，口歪，肢软不遂；闭阻舌窍，机关不利见语涩舌强。

治则 醒脑开窍，滋补肝肾，疏通经络。

选穴 内关、人中、三阴交、极泉、尺泽、合谷、委中、金津、玉液。

操作 同前。

治疗经过 上述穴位，每日针 2 次，经 3 日治疗精神好，左上肢可抬举至头，左下肢直腿抬高约90°，可独立行走。5日后患者语言清楚。治疗10日患者语言流利，左侧肢体活动基本正常，唯左手指精细动作差，头痛、头晕症状消失。

附 治疗前后脑血流图（图9-1-41～图9-1-44）。

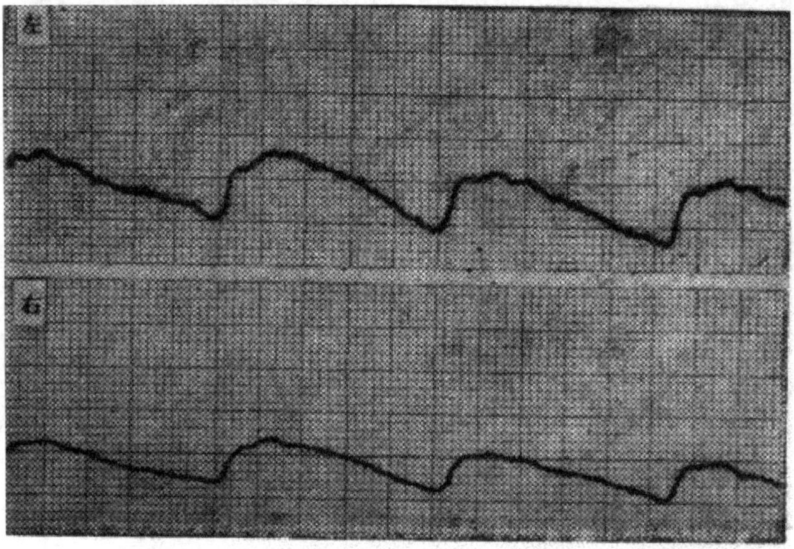

图9-1-41 治疗前：枕-乳导联，左侧波幅为0.04Ω，右侧波幅为0.038Ω

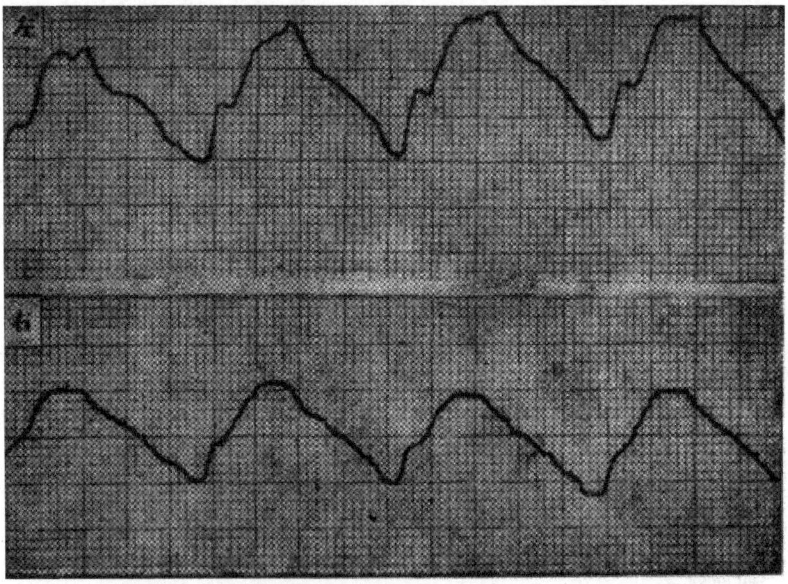

图9-1-42 治疗后：枕-乳导联，波幅明显增高，左侧0.10Ω，右侧0.066Ω

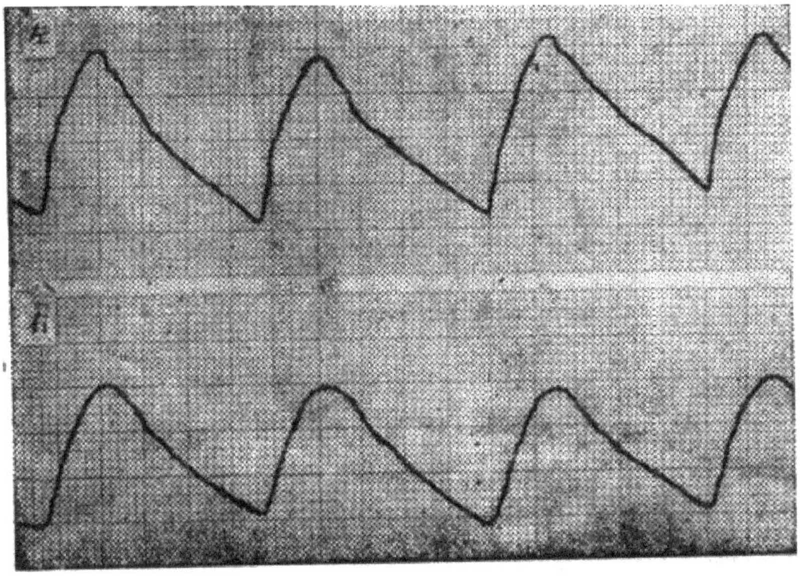

图 9-1-43　治疗前：额-乳导联，双侧波幅为 0.10Ω，血管弹性差

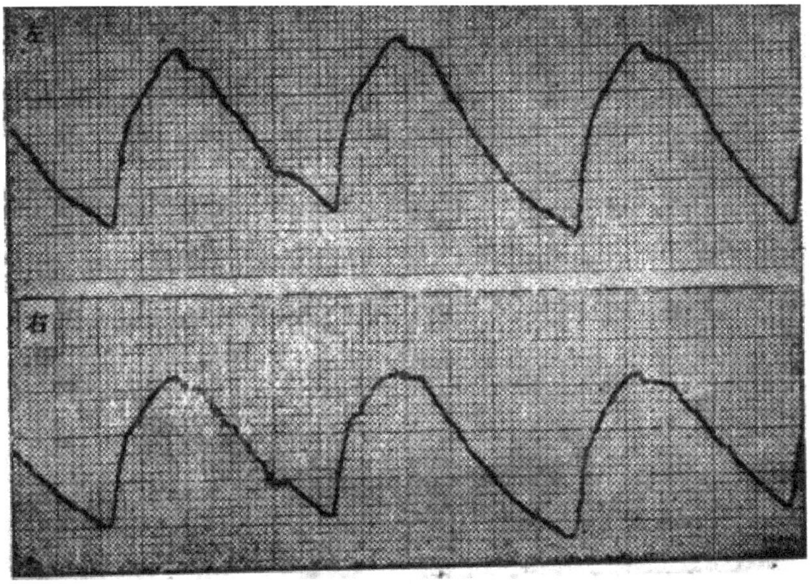

图 9-1-44　治疗后：额-乳导联，双侧波幅较治疗前增高为 0.12Ω，血管弹性有改善

病例 17

田某　男　60 岁　工人　入院日期：1982 年 10 月 15 日

主诉　左半身不遂 24 日。

病史　患者平素性情急躁，无高血压史。1961 年曾患风湿性关节炎，未做过系统治疗。于 1967 年出现胸闷、心悸，曾去某医院诊治，诊为“风湿性心脏病”，予口服西药（药名不详），没有心力衰竭史。1982 年 8 月底曾出现口角流涎，未曾理会。9 月 22 日夜间去厕所小解，回屋后觉左侧肢体麻木无力，但能行走。晨起时跌倒在地，当时神清，口歪流涎，恶心眩晕，左半身不遂。

在外地某医院住院，测血压200/110mmHg，拒做腰穿，当时诊断为“风心病，脑栓塞”，予静脉滴注脉通、甘露醇及细胞活化剂等，血压仍波动在140～200/80～110mmHg，左侧肢体稍能活动。10月11日出院来我院门诊就医，做4次针刺治疗，患肢功能明显恢复，左下肢抬高70°，左上肢能缓慢抬举至胸，后收入院治疗。

查体　血压180/90mmHg；脉搏80次/分；神清合作，体瘦，面色微黄少华；瞳孔等大等圆；对光反射存在，眼球运动灵活，无视野缺损、复视及眼颤，咽部轻度充血，咽反射迟钝，腭垂偏左，软腭上提良好，轻度左侧中枢性面瘫；颈软，颈动脉搏动对称，颈静脉无怒张；胸廓对称，呼吸均匀，两肺呼吸音清，心音有力，律齐，心尖部可闻及Ⅲ级收缩期吹风样杂音及舒张期隆隆样杂音，心界不大；腹软，肝脾未触及；两下肢无指凹性浮肿，左下肢直腿抬高60°，左上肢抬举迟缓无力，左手指无主动运动，双膝关节可闻骨摩擦音，左侧痛觉减弱，生理反射存在，病理反射未引出；舌红无苔，脉弦滑。

中医诊断　中风（中经络）。

西医诊断　脑梗死，高血压，慢性风湿性心瓣膜病。

辨证　患者年已花甲，平素性情急躁，为肝肾阴虚之体。水不涵木，肝失所养，阴虚于下，阳亢于上，虚风内起，上扰清空，窍闭神匿，神不导气，而发中风。舌红无苔，脉弦滑均为阴虚阳亢之象。

治则　醒脑开窍，滋补肝肾，疏通经络。

选穴　内关、人中、三阴交、极泉、尺泽、合谷、委中。

操作　同前。

治疗经过　经2日治疗后患者左上肢可缓慢抬举至头，左下肢直腿抬高80°，但不能行走。7日后左下肢直腿抬高90°，因膝关节疼痛仍不能行走，加针内膝眼、外膝眼、阳陵泉。10日后双膝关节疼痛明显减轻，经人搀扶可下地行走。20日后左上肢抬举至头，除手指活动差外，诸关节活动自如，可以独立行走。患者虽有风湿性心脏病病史，但从发病全过程，仍考虑“脑梗死”，其鉴别诊断在此不多赘述。

病例18

赵某　男　53岁　工人　入院日期：1981年5月14日

主诉　右半身不遂21日。

病史　患者平素血压波动在140～150/90～100mmHg。4月23日因与同事争吵，情绪波动，自觉右上肢活动不利，渐波及下肢，伴头痛、恶心。经某医院予针刺、中药治疗，病情毫无转机。7日后右侧肢体呈完全性瘫痪，其间头痛、恶心、呕吐4次，均为胃内容物。经某医院神经科检查，考虑“脑梗死”。后转我院求治，由门诊收住院治疗。

查体和实验室检查　血压140/90mmHg；脉搏88次/分；患者神清，慢性病容；被动体位，瞳孔等大等圆，对光反射存在，无口歪，伸舌居中，咽反射存在，颈软，心肺未见明显异常；腹平软，肝脾未触及，右侧肢体全瘫，肌力0级，生理反射存在，右霍夫曼征、右巴宾斯基征（+）；舌质淡，苔薄黄，脉弦细。眼底检查：视盘边缘欠清。

中医诊断　中风（中经络）。

西医诊断　脑梗死。

辨证　肝肾阴虚，阴虚阳亢，情志不遂，引动肝风，夹痰火上扰清空，窍闭神匿，神不导气，中风乃发。

治则　醒脑开窍，滋补肝肾，疏通经络。

选穴　内关、人中、三阴交、极泉、尺泽、合谷、委中。

操作　同前。

治疗经过　用上述穴位治疗1周，病情不见好转，后做脑电图提示：八导大量病理性δ活动，眼底可见视盘轻度水肿，并伴有少量出血，再结合病情发展缓慢逐渐加重的特点，考虑为“颅内占位性病变”，遂建议家属转天津医学院附属医院神经科，经CT检查确诊为脑瘤，患者于术后10日死亡。

病例19

岳某　男　49岁　工人　入院日期：1981年9月24日

主诉　左半身活动不利24日。

病史　患者平素血压正常。8月中旬曾有头痛、轻微恶心等症状，经服去痛片疼痛缓解，故未引起注意。9月1日不明原因出现左半身活动无力，动作迟缓，渐不能持物、行走。经某医院神经科检查，考虑“脑梗死”，予脉通、地巴唑等药治疗，无明显效果，患者出现头痛、恶心等症状，遂来我院行针灸治疗，由门诊收入院。

查体和实验室检查　血压120/80mmHg；脉搏78次/分；患者神清，精神弱，表情淡漠，双侧瞳孔等大等圆，光反射存在，轻度左侧中枢性面瘫，伸舌居中；颈软，胸廓对称，两肺呼吸音略粗，未闻干湿啰音，心音有力律整；腹平软，肝脾未触及；左上肢可屈肘，上举平胸，手指无握力，左下肢直腿抬高50°，肌力均在Ⅲ级，肌张力正常，生理反射存在，左巴宾斯基征（+），深感觉、浅感觉无障碍；舌质淡，脉弦细。眼底检查：未见明显异常。脑血流图：提示血管弹性减弱，右额-乳导联波幅低。

中医诊断　中风（中经络）。

西医诊断　脑梗死。

辨证　肝肾阴虚，水不涵木，木少滋荣，内风肆起，上扰清窍，窍闭神匿，神不导气，症见歪僻不遂。

治则　醒脑开窍，滋补肝肾，疏通经络。

选穴　内关、人中、三阴交、极泉、尺泽、合谷、委中。

操作　同前。

治疗经过　经10日治疗，虽然肢体功能稍有缓解，但患者头痛转剧，胀痛持久，伴恶心呕吐，予20%甘露醇250ml，每8小时一次速滴，头痛方可暂缓，停药头痛复发，患者表情淡漠，反应迟钝，故考虑“颅内占位性病变”。建议行CT检查，后证实为脑瘤，遂转外院治疗，患者于术后半个月死亡。

病例20

于某　女　56岁　工人　入院日期：1988年11月12日

主诉　右下肢不遂9日。

病史　高血压20余年，11月3日夜间与人争吵后出现右踝活动不利，伴头痛头胀，次日右下肢完全瘫痪，环湖医院脑CT检查“左额叶基底节梗塞，左侧丘脑外侧脑梗塞”。来我院治疗，收入住院（图9-1-45）。

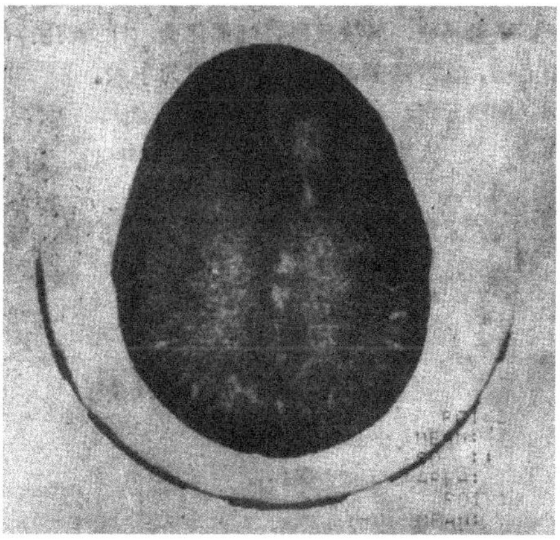

图9-1-45　1988年11月9日CT结果：左侧叶基底核梗死，左侧丘脑外侧脑梗死

查体　神清合作，发育正常，营养中等，皮肤巩膜无黄染，表浅淋巴结未触及，心肺（-），肝脾无肿大，右上肢肌力Ⅴ级，右下肢肌力0级，肌张力偏高，生理反射（+++），霍夫曼征（-），右巴宾斯基征（+）。

中医诊断　中风单瘫。

西医诊断　脑梗死，高血压。

辨证　平素易怒，肝失疏泄，气郁化火，日久伤阴，肝阳偏亢，风阳上扰，清窍被蒙，神不导气，发为中风。

治则　醒脑开窍，疏通经络。

选穴　内关、人中、三阴交、委中。

操作　同前。

治疗经过　采用上法治疗2周后，右下肢肌力Ⅱ级，3周后，肌力Ⅳ级，可独立行走，4周后，可上下楼，临床治愈出院。

病例21

王某　男　47岁　干部　入院日期：2003年9月16日

主诉　左侧肢体活动不利半年余。

病史　患者高血压病史6年，素服蒙诺、络活喜维持血压于130/80 mmHg，3月8日工作时受风，自觉头胀，予单位保健室测血压200/130 mmHg，自服寿比山1片，略见好转，次日晨起又感眩晕，到保健室静脉滴注血塞通，下午突觉左侧肢体活动不利而瘫软在地，当时神清语晰，由同事送往红桥医院，查头CT示：右基底核小缺血灶，收住院治疗2月，曾静脉滴注曲克芦丁、硝酸甘油等，病情稳定，出院后间断到社区医院行针灸治疗，仍遗留左侧肢体活动不利，今慕名赴我院就诊，由门诊收住院。

查体和实验室检查　血压130/80mmHg，脉搏80次/分，神清语晰，双瞳孔等大，右：左约2.5：2.5mm，光反射存在，无眼颤及复视，颈软，双侧颈动脉搏动对称，心肺未见异常，腹软，肠鸣音低，左侧轻度中枢性面瘫，饮水不呛，咽反射正常，左侧肢体活动不利，肌张力略高，左上肢可移至腹，精细动作差，可缓慢行走几步，偏瘫步态，左足轻度内翻，肌容量左右对称，左侧生理反射（+++），左巴宾斯基征（+），夏道克征（+），余病理反射未引出，舌暗红，苔黄腻，脉弦。

中医诊断　中风（中经络）。

西医诊断　脑梗死，高血压。

辨证　患者平素劳累过度，真阴亏耗，肝肾阴虚，水不涵木，肝阳偏亢，阳亢生风，兼之风寒侵袭皮毛，内外合邪，经脉闭阻，上扰清空，神明失司，中风乃发。

治则　醒脑开窍，滋补肝肾，疏通经络。

选穴　内关、人中、三阴交、极泉、尺泽、委中、风池、完骨、翳风、解溪、丘墟透照海。

操作　解溪直刺0.5寸，施捻转泻法；丘墟透照海2.5~3寸，施捻转泻法；余穴同前。

治疗经过　经5次治疗，患者左上肢可抬至头，左足内翻减轻，10日后，左手可做梳头、对指等动作，行走距离较长，继续治疗1个月余，生活可自理，好转出院。

病例22

苏某　男　52岁　干部　入院日期：2003年5月22日

主诉　右侧肢体全瘫伴语言不清，饮水咳呛30小时。

病史　患者近日烦劳，昨夜如厕后跌倒，右侧肢体无自主活动，呈全瘫，语言含混，当时神清，无头痛头晕，急于天津市环湖医院查头 CT 示未见出血，血纤维蛋白质 2.16g/L，予溶栓脱水降颅压支持疗法，症状未见缓解，于今日收入我科治疗。

查体和实验室检查　血压 120/80mmHg，脉搏 76 次/分，神清，无头晕头痛，右侧肢体全瘫，肌力 0 级，语言含混不清，饮水呛咳，伸舌右偏，右侧鼻唇沟变浅，额纹对称，右侧生理反射减弱，肌张力较左侧低，肌容量左右对称，右巴宾斯基征（+），余病理反射未引出，双侧颈动脉搏动对称，心音低钝，双肺呼吸音清，腹软，肠鸣音低，舌暗苔白腻，脉弦滑。颅脑磁共振示(009961)：左基底核区脑梗死灶；两基底核、右背侧丘脑、脑干区软化灶；脑萎缩；右侧上颌窦炎。

中医诊断　中风（中经络）。

西医诊断　脑梗死。

辨证　患者年近花甲，平素性情急躁，为肝肾阴虚之体。水不涵木，肝失所养，阴虚于下，阳亢于上，虚风内起，上扰清空，窍闭神匿，神不导气，而发中风。

治则　醒脑开窍，滋补肝肾，疏通经络。

选穴　内关、人中、三阴交、极泉、尺泽、委中、风池、完骨、翳风、金津、玉液。

操作　同前。

治疗经过　治疗 7 日后肢体运动功能明显恢复，右上肢可微内收，右下肢可抬离床面 30°。20 日后可搀扶下缓慢行走，右上肢肌力Ⅱ级。3 个月左右可独立行走，生活简单自理。

病例 23

贺某　男　57 岁　干部　入院日期：2003 年 7 月 15 日

主诉　右侧肢体不遂 1 个月余。

病史　患者高血压病史 5 年，未系统治疗，最高达 160/100 mmHg，6 月 9 日晨起如厕后突发右侧肢体无力，当时神清，无头晕及恶心呕吐，急就诊于天津市环湖医院查头 CT 示：未见异常。未经治疗，回家途中肢体症状加重，就诊于附近医院，考虑脑血管病，收住院治疗，静脉滴注灯盏花、血塞通等，未见明显好转，6 月 18 日转诊于环湖医院查头 MR 示：左侧额顶叶交界部新鲜梗死灶，于收住院治疗，静脉滴注胞二磷胆碱等，病情尚稳定，今为进一步治疗收入我科。

查体和实验室检查　血压 120/90mmHg，脉搏 84 次/分，神清合作，语言尚流利，胸廓对称，两肺未见异常，心音有力，各瓣膜区未闻病理性杂音，腹软，肝脾未及，肠鸣音存，右侧中枢性面瘫，双瞳孔等大等圆，约 2.5 ∶ 2.5mm，光反射存在，无眼颤及复视，饮水不呛，咽反射存在，右上肢可抬至腹，握力差，右下肢可抬离床面 20°，肌力Ⅲ级，生理反射存在，右巴宾斯基征(+)，舌淡红，苔白，脉沉细。

中医诊断　中风（中经络）。

西医诊断　脑梗死，高血压。

辨证　患者年近花甲，肝肾阴虚，肾水不滋，肝阳偏亢，兼形体肥胖，喜食肥甘，痰湿内盛，引动内风，夹痰流窜经络，上蒙清空，神不导气，而发中风。

治则　醒脑开窍，滋补肝肾，疏通经络。

选穴　内关、人中、三阴交、极泉、尺泽、委中、风池、完骨、翳风。

操作　同前。

治疗经过　5 日后患者肢体症状较前减轻，右上肢可抬至头，右下肢可抬离床面 50°，动作较前灵活，10日后右肩关节活动时疼痛，加刺肩贞、肩内陵、肩外陵3日，症状减轻，连续治疗1个月，可独立行走，但精细动作欠佳，好转出院。

病例24

李某　男　53岁　工人　入院日期：2004年12月27日

主诉　左侧肢体活动无力1日。

病史　患者高血压病史1年，平素无头晕头痛，昨晚看电视时自觉头痛，双下肢无力，未予重视，服艾司唑仑后休息，晨起头疼加重，左侧肢体活动无力，就诊于附近卫生院，测血压160/90 mmHg，予口服硝苯地平、安宫牛黄丸后，回家休息，至下午肢体症状明显加重，就诊于我院，由门诊收入我科。

查体和实验室检查　血压140/85mmHg，脉搏62次/分，神清语晰，情绪烦躁，头痛，无恶心呕吐，胸廓对称，两肺未见异常，心音有力，各瓣膜区未闻病理性杂音，腹软，肝脾未及，肠鸣音低，双瞳孔等大，右：左约2.5：2.5mm，光反射存在，左侧肢体微可内收，肌力Ⅱ级，饮水不呛，咽反射存在，生理反射存在，左巴宾斯基征（+），左霍夫曼征（+），颅脑CT示：右基底核缺血灶，舌暗，苔黄腻，脉弦滑。

中医诊断　中风（中经络）。

西医诊断　脑梗死，高血压。

辨证　患者年近花甲，肝肾阴虚，水不涵木，肝失所养，阴虚于下，阳亢于上，虚风内起，上扰清空，窍闭神匿，神不导气，而发中风。

治则　醒脑开窍，滋补肝肾，疏通经络。

选穴　内关、人中、三阴交、极泉、尺泽、委中、风池、完骨、翳风。

操作　同前。

治疗经过　患者入院后予脱水降颅压，维持电解质平衡，采用以上方法治疗5日后，患者肢体症状较前减轻，左上肢可抬至胸，左下肢可抬离床面30°，头痛缓解，20日后可缓慢独立行走，治疗一个月痊愈出院，未遗留明显后遗症。

病例25

邓某　男　57岁　干部　入院日期：2004年11月17日

主诉　右侧肢体活动欠灵活伴头晕2日。

病史　患者平素性情急躁，2日前因琐事与同事争吵后，自觉右侧肢体活动欠灵活，进餐时不能使用筷子，穿衣系扣费力，时有头晕，无恶心呕吐，就诊于单位保健站，考虑脑血管病，未经治疗，急赴我院就诊，由门诊收入我科。

查体和实验室检查　神清合作，头晕，无头痛及恶心呕吐，血压130/80mmHg，脉搏80次/分，双瞳孔等大等圆，右：左约2.5：2.5mm，光反射存在，轻度水平眼颤，颈软，双侧颈动脉搏动对称，心音低钝，双肺呼吸音清，腹软，肠鸣音存，饮水偶呛，咽反射减弱，右侧肢体活动欠灵活，精细动作差，肌力Ⅳ级，肌张力、肌容量正常，左侧肢体痛温觉减弱，共济运动可，步态欠稳，生理反射存在，病理反射未引出，查颅脑MR示：右侧小脑缺血灶。舌淡，苔白，脉沉细。

中医诊断　中风（中经络）。

西医诊断　脑梗死。

辨证　患者年近花甲，平素性情急躁，为肝肾阴虚之体。水不涵木，肝阳偏亢，情志不遂，引动内风，上扰清空，阻于脑窍，络脉被阻，神明失司，而发中风。

治则　醒脑开窍，滋补肝肾，疏通经络。

选穴　内关、人中、三阴交、极泉、尺泽、委中、风池、完骨、翳风。

操作　同前。

治疗经过　5 日后患者头晕减轻，右手精细动作较前灵活，10 日后左侧肢体痛温觉较前恢复，头晕好转，治疗 15 日出院，未遗留明显症状。

颅脑 MR 示（014613）：右侧小脑缺血灶。

病例 26

苗某　男　42 岁　干部　入院日期：2002 年 11 月 6 日

主诉　右侧肢体活动不遂 19 日。

病史　患者高血压病史 1 年，血压维持于 130/80 mmHg，10 月 19 日工作中自觉头晕，右侧肢体无力，语言欠清，就诊于单位医务室，测血压 180/100 mmHg，肌内注射硫酸镁后，症状无缓解，急送至总医院，考虑脑血管病，查颅脑 MR 示：脑梗死，予收住院治疗，静脉滴注甘露醇、美络宁等液体，效果不显，今为进一步治疗转诊于我院，收入我科。

查体和实验室检查　神清，无恶心呕吐，站立时头晕，语言尚清，右侧中枢性面瘫，右侧肢体活动不遂，右上肢微可内收，腕指无功能，肌力Ⅱ级，右下肢可直腿抬高 20°，肌力Ⅲ级，血压 140/90mmHg，脉搏 75 次/分，双瞳孔等大，右：左约 2.5 ：2.5mm，光反射存在，双侧颈动脉搏动对称，心音低钝，双肺呼吸音清，腹软，肠鸣音存，右侧生理反射（++），肌张力、肌容量左右对称，右巴宾斯基征（+），余病理反射未引出，舌暗淡，苔薄黄，脉沉细。

中医诊断　中风（中经络）。

西医诊断　脑梗死，高血压。

辨证　患者平素劳累，伤阴耗液，肝失所养，阴虚于下，阳亢于上，虚风内起，上扰清空，窍闭神匿，神不导气，而发中风。

治则　醒脑开窍，滋补肝肾，疏通经络。

选穴　内关、人中、三阴交、极泉、尺泽、委中、风池、完骨、翳风。

操作　同前。

治疗经过　采用以上方法治疗 3 次，患者头晕缓解，肢体症状较前减轻，右上肢抬至腹，腕指可微动，可独立行走，10 次后右上肢可抬举过头，握力差，至 1 个月后右侧肢体肌力Ⅴ级，痊愈出院，未遗留明显后遗症。

病例 27

张某　女　61 岁　干部　入院日期：2005 年 3 月 9 日

主诉　右侧肢体活动不遂伴语言不清近 1 个月。

病史　患者高血压病史 5 年，因近日忙于过年，操劳过度，起居失常，2 月 11 日出现头晕，语言欠清，右侧肢体活动无力，急就诊于沧州市人民医院，查颅脑 CT 示：左基底核腔梗死，予收住院治疗 1 个月，静脉滴注液体（不详），病情好转，仍见右侧肢体活动不遂，就诊于我院门诊，收入我科。

查体和实验室检查　神清，无头晕头痛，右侧肢体活动不遂，搀扶下可站立约 20min，肌力Ⅲ级，精细动作欠灵活，语言欠清，饮水偶呛，右侧鼻唇沟略浅，额纹对称，双瞳孔等大等圆，光反射存在，眼球运动灵活，血压 130/80mmHg，脉搏 80 次/分，颈软，心肺未见异常，饮水不呛，咽反射存在，右侧腱反射（++），右巴宾斯基征（+），舌暗，苔白腻，脉弦滑。颅脑 CT 示 121047：2005 年 3 月 10 日：脑干区缺血灶，脑萎缩。

中医诊断　中风（中经络）。

西医诊断　脑梗死。

辨证　患者因生活操劳，伤阳耗阴，肝血不足，肾精不充，木失涵养，肝阳亢盛，加之起居失常，强力过劳，阳气暴张，阳化风动，窍闭神匿，神不导气，而发中风。

治则　醒脑开窍，滋补肝肾，疏通经络。

选穴　内关、人中、三阴交、极泉、尺泽、委中、风池、完骨、翳风、金津、玉液。

操作　同前。

治疗经过　治疗 7 日后肢体无力感明显减轻，下地可自己举步，精细动作较灵活，可对指、握笔，14 日后基本恢复，行走自如，语言较流利，临床痊愈出院。

病例 28

何某　男　48 岁　干部　入院日期：2005 年 3 月 4 日

主诉　右侧肢体不遂伴语言不利 22 日。

病史　患者高血压病史 20 年，血压波动于 150～170/90～100mmHg，间断眩晕，2 月 10 日无明显诱因出现头晕，右侧肢体不遂，语言不利，当时神清，无恶心呕吐，就诊于河南省人民医院，查颅脑 MR 示：左顶枕叶梗死灶，脑桥、两基底核多发腔梗死。予脱水降颅压及改善脑代谢等治疗，略见好转，为进一步治疗慕名来我院，收入我科。

查体和实验室检查　血压 150/100mmHg，脉搏 80 次/分，神清，无头痛及恶心呕吐，右侧肢体不遂，右手精细动作差，手指握固，搀扶下短时间站立，肌力Ⅲ级，语言不利，可发简单音节，理解力差，双瞳孔等大，右∶左约 2.5 ∶ 2.5mm，光反射存在，无眼颤及复视，咽反射正常，心肺未见明显异常，右侧生理反射（++），病理反射未引出，舌暗，苔白，脉弦滑。颅脑 MR 示 017298：2005 年 3 月 4 日：左侧颞顶枕、基底核区梗死灶，脑萎缩。

中医诊断　中风（中经络）。

西医诊断　脑梗死，高血压。

辨证　患者头晕久作，为阴虚阳亢之体，值六八肾气始衰，加之劳累耗气伤阴，阴虚于下，阳亢于上，阴阳气血失调，气血上冲清空，窍闭神匿，神不导气，而发中风。

治则　醒脑开窍，滋补肝肾，疏通经络。

选穴　内关、人中、三阴交、极泉、尺泽、委中、风池、完骨、翳风、金津、玉液、合谷、八邪。

操作　合谷刺向三间 1～1.5 寸，用提插泻法，以患侧示指伸直为度，八邪直刺 0.5～1 寸，用提插泻法，以患侧手指抽动为度；余穴同前。

治疗经过　5 日后患者右侧肢体不遂症状较前减轻，右手精细动作较前灵活，握力可，搀扶下缓慢行走，偏瘫步态，右侧足内翻，加刺解溪、丘虚透照海，20 日后足内翻好转，可回答简单问题，仍欠清晰，巩固治疗 56 日出院，临床好转出院。

病例 29

闫某　女　72 岁　工人　入院日期：2004 年 9 月 3 日

主诉　左半身不遂 13 日。

病史　患者高血压病史 10 年，素无头痛头晕，但心胸狭窄，病前因家庭琐事思虑过度。8 月

21 日因生气后出现头晕，未予重视，2 日后症状加重，出现左半身不遂，于天津医科大学总医院住院治疗，查头 MR 示：右顶枕叶脑梗死，予静脉滴注灯盏花、曲克芦丁、甘露醇等，10 余日后病情稳定，仍见左半身不遂，今为进一步治疗收入我科。

查体和实验室检查　神清，时有头晕，左半身不遂，左上肢可抬至胸，手指可微屈伸，精细动作差，左下肢可抬离床面 30°，肌力Ⅲ级，血压 130/80mmHg，脉搏 76 次/分，双瞳孔等大，右：左约 2.5 ：2.5mm，光反射存在，无眼颤及复视，饮水不呛，咽反射正常，心肺未见明显异常，左侧腱反射（++），左巴宾斯基征（+），余病理反射未引出，舌暗红，苔白腻，脉弦滑。

中医诊断　中风（中经络）。

西医诊断　脑梗死，高血压。

辨证　患者年过古稀，多欲寡欢。忧思过度乃为诱因，精血虚耗，肝阳暴张，肝风内动，气血逆乱，上扰清空，窍闭神匿，神不导气，而发中风。

治则　醒脑开窍，滋补肝肾，疏通经络。

选穴　内关、人中、三阴交、极泉、尺泽、委中、风池、完骨、翳风。

操作　同前。

治疗经过　治疗 5 日，左上肢可上抬至头，左下肢可抬离床面 50°，搀扶下缓慢行走，继续治疗 30 日，左手指动作较前灵活，可自行走路，临床好转出院。

颅脑 CT 示 114752：右顶枕叶及双基底核缺血灶并软化灶，脑萎缩。

病例 30

张某　男　52 岁　干部　入院日期：2004 年 7 月 12 日

主诉　右侧肢体活动不利 30 小时。

病史　患者高血压病史 5 年，血压波动于 150 ~ 160/100 ~ 110 mmHg，时有眩晕，7 月 11 日晨起如厕，因排便过力，便后自觉眩晕，右侧肢体活动欠灵活，语言欠清，口服牛黄清心丸后未见明显好转且渐进加重，就诊于我院门诊，收入我科。

查体和实验室检查　血压 150/90mmHg，脉搏 72 次/分，神清，无头晕头痛，右侧肢体活动不利，右上肢平移至腹，右手麻木，精细动作差，右下肢可屈腿立于床面，肌力Ⅱ ~ Ⅲ级，语言欠清，饮水不呛，右侧鼻唇沟变浅，额纹对称，瞳孔等大等圆，光反射存在，颈软，心肺未见明显异常，肌张力、肌容量左右对称，生理反射存在，右巴宾斯基征（+），查头 CT 示：双基底核、左丘脑缺血灶，舌暗，苔白腻，脉弦滑。

中医诊断　中风（中经络）。

西医诊断　脑梗死。

辨证　患者素有眩晕，兼形体肥盛，为阴虚火旺、痰湿内蕴之体。且五旬过半，肾气本衰，肾亏于下，肝阳独亢，加之排便用力过猛为诱因，内风萌动，夹痰火上扰清窍，窍闭神匿，神不导气，而发中风。

治则　醒脑开窍，滋补肝肾，疏通经络。

选穴　内关、人中、三阴交、极泉、尺泽、委中、风池、完骨、翳风、金津、玉液。

操作　同前。

治疗经过　治疗 3 日后语言较前清晰，可回答简单问题，右侧鼻唇沟明显，肢体运动功能明显恢复，右上肢上举过头，右下肢可直腿抬高 30°，治疗 30 日好转出院，可自行行走，生活简单自理，右手可屈伸，精细动作差。

病例 31

常某　男　85 岁　退休　入院日期：2004 年 11 月 28 日

主诉　右下肢活动不利伴语言欠清 2 日。

病史　患者高血压病史 10 余年，未系统治疗，血压最高达 170/100 mmHg，间断发作眩晕，昨日晨起无明显诱因自觉右下肢无力，行走偏斜，舌僵，无头痛头晕及恶心呕吐，未予重视，今晨自觉症状加重，不能行走，难以站立，语言欠清，急就诊于我院急症，收入我科。

查体和实验室检查　神清，无头晕及恶心呕吐，右下肢活动不利，语言欠清，肌力Ⅲ级，左侧肢体及右下肢活动可，肌力Ⅴ级，右侧轻度中枢性面瘫，饮水不呛，伸舌右偏，血压 150/80mmHg，脉搏 76 次/分，双瞳孔等大，右：左约 2 ∶ 2mm，光反射存在，无眼颤及复视，咽反射正常，心肺未见明显异常，生理反射存在，右巴宾斯基征（+），余病理反射未引出，查颅脑 CT 示：左基底核、左额点状缺血灶。舌暗红，苔薄黄，脉弦滑。

中医诊断　中风（中经络）。

西医诊断　脑梗死，高血压。

辨证　患者素疾眩晕，为阴虚阳亢之体，加之年过古稀，不善调养，肾水不足，无以滋荣肝木，肝阳更张，内风萌发，上蒙清空，阻闭脑窍，络脉被阻，神不导气，而发中风。

治则　醒脑开窍，滋补肝肾，疏通经络。

选穴　内关、人中、三阴交、极泉、尺泽、委中、风池、完骨、翳风、金津、玉液。

操作　同前。

治疗经过　患者入院后 1 周，肢体症状渐进性加重，出现右侧上肢活动不利，肌力Ⅱ级，右下肢由Ⅴ级降为Ⅱ级，语言欠清晰，饮水咳呛，咳嗽痰多，复查颅脑 MR 示脑干梗死，予脱水降颅压抗感染，维持电解质平衡，并下胃管，予针刺治疗，20 日后，右上肢可抬至腹，右下肢可抬离床面 20°，搀扶下可站立，咳呛减轻，继续治疗 3 个月余，胃管拔除，饮水不呛，搀扶下可缓慢行走，语言较前清晰流利，右手精细动作差。

病例 32

于某　男　78 岁　干部　入院日期：2004 年 3 月 24 日

主诉　左半身不遂伴语言不清 7 日。

病史　患者高血压病史 10 年，未系统监测及治疗，平素偶发头胀、目眩，7 日前突发左半身活动不遂，语言不清，当时神清，小便失禁，无头痛呕吐，就诊于社区医院，考虑脑血管病，静脉滴注甘露醇等液体，并口服安宫牛黄丸，症状无明显好转，今特来我病区住院治疗。

查体和实验室检查　血压 135/90mmHg，脉搏 88 次/分，神清，反应迟钝，时有思维混乱，语言欠清，左侧轻度中枢性面瘫，双侧颈动脉搏动对称，心音低钝，双肺呼吸音粗，腹软，肠鸣音存，双瞳孔等大，右：左约 2.5 ∶ 2.5mm，光反射存在，无眼颤及复视，饮水偶呛，咽反射正常，左半身不遂，左上肢微可内收，左手无功能，左下肢可平移，肌力Ⅱ级，查头 CT 示：右基底核缺血灶，左侧生理反射（+++），左巴宾斯基征（+），余病理反射未引出，舌暗红，苔白腻，脉沉细。

中医诊断　中风（中经络）。

西医诊断　脑梗死，高血压。

辨证　患者年过古稀，肾气不足，水不涵木，加之久病调摄不周，阴虚于下，阳亢于上，阳化风动，上扰清空，气血逆乱，脑络被阻，神气不使，乃至中风。

治则 醒脑开窍，滋补肝肾，疏通经络。

选穴 内关、人中、三阴交、极泉、尺泽、委中、风池、完骨、翳风、金津、玉液。

操作 同前。

治疗经过 患者入院后病情加重，出现咳嗽发热嗜睡等症，经脱水、降颅压、抗感染等治疗，渐趋稳定，经10次治疗，左下肢可屈腿立于床面，左上肢可抬至胸，1个月后可直腿抬高30°，左上肢抬至头，搀扶下可短距离行走，巩固治疗半年余，肢体功能基本恢复，遗留语言欠清。

颅脑CT示107396：右基底核缺血灶，脑萎缩。

病例33

张某 男 75岁 退休 入院日期：2003年9月3日

主诉 右侧肢体全瘫伴失语6小时。

病史 患者高血压病史10年，素服硝苯地平维持血压于140/80 mmHg左右，今晨因琐事与家人争吵，情绪激动，突发右半身活动无力，语言不清，自服硝苯地平后卧床休息，症状未见缓解，1小时后出现右侧肢体全瘫，失语，当时神清，无头痛呕吐，就诊于静海县医院，查颅脑CT示：左颞额及双基底核区梗死，为进一步治疗，急赴我院就诊，由门诊收住院。

查体和实验室检查 血压140/90mmHg，脉搏92次/分，神清，失语，右侧轻度中枢性面瘫，颈软，双侧颈动脉搏动对称，心肺未见异常，腹软，肠鸣音存，双瞳孔等大，右：左约2.5 ：2.5mm，光反射存在，无眼颤及复视，饮水不呛，咽反射正常，右侧肢体全瘫，肌力0级，右上肢时有不自主抽动，肌张力、肌容量左右对称，右侧生理反射（++），右巴宾斯基征（+），余病理反射未引出，舌暗红，苔白腻，脉弦数。

中医诊断 中风（中经络）。

西医诊断 脑梗死，高血压。

辨证 肝肾阴虚，阴虚于下，阳亢于上，情志不遂，引动肝风，夹痰火上扰清空，气血逆乱，神不导气，中风乃发。

治则 醒脑开窍，滋补肝肾，疏通经络。

选穴 内关、人中、三阴交、极泉、尺泽、委中、风池、完骨、翳风、金津、玉液。

操作 同前。

治疗经过 经3次治疗，患者可发简单音节，右上下肢可水平移动，10日后，右下肢可直腿抬高20°，右上肢可抬至胸，继续治疗2个月余，搀扶下可缓慢行走，生活可自理，但遗留语言欠流利。

病例34

徐某 女 85岁 入院日期：2009年11月20日

主诉 右侧肢体活动不利伴右口歪19日。

病史 患者于2009年11月1日下午6时许，无明显诱因，突然出现右侧肢体活动不利，伴语言不利，当时神清，无头痛头晕及胸闷憋气，就诊于中国人民解放军464医院，查颅脑CT示：脑梗死，予输液治疗（具体治疗不详），于3日转诊于天津市环湖医院，复查颅脑CT：左侧额顶低密度影，考虑脑梗死；左丘脑及基底核腔梗，血压190/100mmHg，予收住院治疗，住院期间予降颅压、抗凝、降脂、控制血压、改善脑循环治疗，静脉滴注甘油果糖、红花（黄色素）、马来酸桂哌齐特注射液等，口服阿司匹林肠溶片、辛伐他汀、左旋氨氯地平等，经19日治疗，病情好转，为进一步治疗收入我病区。

查体和实验室检查 右侧肢体痛温觉减弱，右侧肢体全瘫，右侧掌颌试验（+）、巴宾斯基征（+）、查多克征（+），二便失禁。颅脑MRI（2009年11月4，中国人民解放军464医院）：左侧额顶低密度影，考虑脑梗死；左丘脑及基底核腔梗。舌红，苔微黄，脉弦。

辨证 肝肾阴虚，阴虚于下，阳亢于上，情志不遂，引动肝风，夹痰火上扰清空，气血逆乱，神不导气，中风乃发。

中医诊断 中风（中经络）。

西医诊断 脑梗死。

治则 醒脑开窍，疏通经络。

选穴 内关（双）、人中、三阴交（右）、极泉（右）、尺泽（右）、委中（右）、天枢（双）、水道（左）、归来（左）、外水道（左）、外归来（左）、中极、水分。

操作 内关捻转提插泻法，人中雀啄泻法，以眼球充满泪水为度，三阴交提插补法，风池向结喉方向深度2.5~3寸，捻转补法施术1~3min，极泉、尺泽、委中均做提插泻法，以肢体抽动3次为度，天枢、水道、归来、外水道、外归来、中极、水分均采用呼吸泻法。

治疗经过 采用上述方法治疗1周，患者肢体症状好转，右上肢肌力Ⅱ级，右下肢肌力Ⅱ级，二便自知，但二便自控力差；治疗2周后，右上肢肌力Ⅲ级，右手活动笨拙，右下肢肌力Ⅲ级，搀扶下可站立及短距离行走，二便自控力差；治疗3周后，右上肢肌力Ⅲ级，右手可持物，右下肢肌力Ⅲ级，持杖可自行站立，小便自控，大便自控力稍差，巩固治疗1周后转门诊继续治疗。

病例35

王某 女 56岁 初诊日期：2010年12月19日

主诉 左侧半身瘫痪6日。

病史 患者于2010年12月14日凌晨3时许，无明显诱因突然出现持续左侧半身活动不利伴左口歪，当时神清，无头痛头晕，及无胸闷憋气、二便失禁等症，就诊于当地医院，查颅脑CT示：两基底核脑梗死，予静脉滴注磷酸川芎嗪粉针剂，经治病情逐渐加重，以致左侧半身全瘫，为进一步治疗收入我病区。现症：神清，精神弱，语言不利，持续左侧半身瘫痪，左口歪、饮水呛咳，纳好，小便频数，尿急，大便已行。

查体和实验室检查 左侧中枢性面瘫，左侧肌力上肢0级，下肢0级，左侧巴宾斯基征、夏道克征（+）。颅脑MR：右额、半卵圆中心、胼胝体及右基底核脑梗死。ECG（2010年12月19日，天津中医药大学第一附属医院）：窦性心律、心肌缺血。舌暗红，苔薄白，脉弦细。

中医诊断 中风（中经络）；证型：肝肾阴虚证。

西医诊断 脑梗死，高血压Ⅲ期，冠心病。

治则 醒脑开窍，滋补肝肾，疏通经络，补益脑髓。

选穴 内关（双）、人中、上星、百会、三阴交（左）、极泉（左）、尺泽（左）、委中（左）、风池（双）、完骨（双）、天柱（双）。

操作 常规消毒，取双侧内关，进针1~1.5寸，施捻转提插泻法；继刺人中，向鼻中隔方向针刺0.3~0.5寸，用雀啄泻法，至眼球湿润或流泪为度，上星沿头皮刺向百会，捻转泻法；三阴交，提插补法至肢体抽动3次为度；委中、极泉、尺泽提插泻法至肢体抽动3次为度，留针30min。风池、完骨、天柱直刺1.5寸，采用小幅度高频率捻转补法，施手法1min。

经过 住院期间患者两次发作左下肢深静脉血栓形成，转往天和医院，行深静脉滤网植入术，并予抗凝治疗，病情稳定后，于我院继续针灸治疗，治疗30日好转出院，出院时见，神清，精神可，语言清晰流利，左侧肢体活动不利，上肢肌力Ⅲ级，下肢肌力Ⅰ级，手活动不灵活、足趾无功能，纳可，寐安，二便调。舌暗红，苔薄白，脉弦细。

病例36

史某　男　45岁　初诊日期：2011年4月7日

主诉　左侧肢体活动不利伴语言不利3个月，加重5日。

病史　患者于2011年1月8下午6时许，突然出现语言不利，伴左侧肢体活动不利，当时神清，无胸闷憋气、二便失禁等症，就诊于大港医院，查颅脑MRI示：脑干梗死，为进一步治疗，转至环湖医院，查DSA示：基底动脉闭塞，于2月23日行桡-右颈内-大脑后动脉搭桥术，术后予解痉、抗感染、抗血小板、改善脑循环、脑代谢等治疗，予静脉滴注奥拉西坦、小牛血去蛋白提取物注射液、万古霉素等药物，经治病情平稳出院。而后于我院住院治疗，住院期间施以醒脑开窍针刺法，静脉滴注奥拉西坦，红花黄色素，灯盏花素粉针等药物，症状好转出院。5日前患者无明显诱因，自觉左侧肢体活动不利较前加重，行走较前困难。为进一步治疗，再次就诊于我院门诊，并收入我病区。现症：神清，精神可，语言不利，左口歪，左侧肢体不遂，左上肢可稍抬高于床面，手指微屈曲，左下肢可抬离床面约30°，搀扶下可行走，纳可，饮水不呛，寐安，二便调。

查体和实验室检查　面色淡白无华，左侧中枢性面瘫，左上肢肌力Ⅲ⁻级，左下肢肌力Ⅲ级，左上肢肌张力增高，左下肢肌张力正常，肩关节、肘关节活动受限，左侧巴宾斯基征、查多克征、霍夫曼征、奥本海姆征、戈登征（+）。舌淡红，苔薄白，脉弦细。

中医诊断　中风（中经络）；证型：肝肾阴虚证。

西医诊断　脑梗死。

治则　醒脑开窍，滋补肝肾，疏通经络，补益脑髓。

选穴　内关（双）、人中、三阴交（左）、风池（双）、完骨（双）、天柱（双）、极泉（左）、尺泽（左）、委中（左）、太冲（左）、太溪（左）、金津、玉液。

操作　醒脑开窍法按照量学要求操作，手法同前。太冲捻转泻法、太溪捻转补法、金津、玉液点刺放血。

治疗过程　采用上法，每日1次，治疗5日后，肘关节活动范围较前扩大，手指微屈曲，语言不利好转；治疗23日出院时，肩关节、肘关节活动范围较前明显扩大，左侧肢体活动不利，上肢肌力Ⅲ⁻级，下肢肌力Ⅲ级，搀扶下可行走，语言不利明显好转，可进行日常交流。

病例37

韩某　女　73岁　入院日期：2011年4月16日

主诉　双下肢无力10日。

病史　患者于2011年4月6日上午9时许，无明显诱因突然出现双下肢无力，就诊于天津市第三中心医院，查颅脑MRI示脑梗死，经治病情无明显变化，为获进一步治疗收入我病区。现症：神清，精神可，语言清晰流利，双下肢无力，纳好，寐安，二便调。

查体和实验室检查　双侧下肢肌力Ⅱ级。舌淡红，苔薄白，脉弦细。

中医诊断　中风（中经络）；证型：肝肾阴虚证。

西医诊断　脑梗死，高血压Ⅲ期，冠心病。

治则　醒脑开窍，活血化瘀，滋补肝肾。

选穴　内关（双）、人中、三阴交（双）、极泉（双）、尺泽（双）、委中（双）、风池（双）、完骨（双）、天柱（双）、顶颞前斜线（双）、顶颞后斜线（双）、肩髃、臂臑、腿部三阳经排刺。

操作　醒脑开窍针法操作手法同前；顶颞前斜线、顶颞后斜线、腿部三阳经排刺；余穴采用常规刺法。

住院期间患者肌酶升高，经总医院会诊考虑：自免性疾病；多发性肌炎；副肿瘤肌病。建议查肌肉组织活检及PET-CT以明确诊断，采用：丙种球蛋白10g静脉滴注甲强龙40mg静脉滴注。因患者家属拒绝采用丙种球蛋白治疗，仅采用甲强龙静脉滴注。

治疗经过　治疗14日病情好转出院，治疗后，患者可于床边站立片刻，下肢较前有力。双侧下肢肌力Ⅲ级。

病例38

胡某　女　72岁　入院日期：2011年5月6日

主诉　左侧肢体活动不利伴右口歪、头晕4月，加重1周。

病史　患者于2011年1月5日上午8时许，无明显诱因突然出现左侧肢体无力伴右口歪，当时神清，有头晕，无胸闷憋气、二便失禁等症，就诊于天津市第三中心医院，查颅脑MRI示脑梗死，具体用药不详，经治病情平稳，既往高血压病史，近一周自觉肢体症状加重，为进一步治疗收入我病区。现症：语言欠流利，持续左侧肢体活动不利，感觉减弱，右口歪、头晕。

查体和实验室检查　右侧中枢性面瘫，左侧肌力上肢Ⅲ级，下肢Ⅲ级，左侧查多克征（+）。舌淡红，苔白厚，脉结代。

中医诊断　中风（中经络）；证型：肝阳上亢证。

西医诊断　脑干梗死，高血压Ⅲ期。

治则　醒脑开窍，滋补肝肾，疏通经络，补益脑髓，平肝潜阳。

选穴　内关（双）、人中、三阴交（左）、极泉（左）、尺泽（左）、委中（左）、风池（双）、完骨（双）、天柱（双）、人迎（双）、曲池（双）、合谷（双）、足三里（双）、太冲（双）、头维（双）。

操作　内关（双）捻转提插泻法1min；人中雀啄泻法至眼球湿润为度；三阴交提插补法至肢体抽动3次为度；极泉、尺泽、委中（左）提插泻法至肢体抽动3次为度（不留针）；风池、完骨、天柱（双）捻转补法1min；人迎（双）捻转补法1min；曲池（双）捻转补法1min；合谷（双）捻转泻法1min；足三里（双）捻转补法1min；太冲（双）捻转泻法1min；头维（双）平补平泻1min。上述针法每日1次。

治疗经过　治疗3日后，头晕较前明显好转；治疗1周后，患者左侧肢体较前有力，可下地行走；治疗2周后，患者未发头晕，下肢功能基本恢复。

病例39

戴某　男　入院日期：2011年5月20日

主诉　左侧肢体活动不利1年加重7日，伴双下肢疼痛半年。

病史　患者曾于2009年11月患脑梗死，经治疗遗有左侧肢体活动不利，生活可半自理。近半年出现双下肢疼痛发胀，小腿及足部麻木疼痛明显，患者于1周前，无明显诱因出现左侧肢体活动不利，较以前明显，双下肢麻木加重，未予系统诊治，遂于今日就诊于我院门诊，为进一步治疗收入我病区。现症：神清，精神可，语言清晰流利，左侧肢体活动不利，左上下肢均可抬离床面，手指功能差，双下肢麻木疼痛，纳可，寐安，二便调。

查体和实验室检查　左侧中枢性面瘫，左侧肌力上肢Ⅲ级，下肢Ⅴ级，四肢生理反射存在。左侧巴宾斯基征（+），双足背动脉搏动对称，双下肢皮温正常，双下肢深感觉正常，浅感觉减退。舌暗红，苔薄白，脉弦细。颅脑 CT（既往，天津市环湖医院）：脑梗死；双下肢血管彩超：双下肢动脉硬化闭塞症。

中医诊断　中风（中经络）；证型：气虚血瘀证。

西医诊断　脑梗死，双下肢动脉硬化闭塞症。

痹症，证型：瘀血阻络证。

治则　醒脑开窍，疏通经络，活血止痛。

选穴　内关（双）、人中、三阴交（双）、极泉（左）、尺泽（左）、委中（双）、风池（双）、完骨（双）、天柱（双）、太溪（双）。

操作　内关捻转提插泻法 1min；人中雀啄泻法至眼球湿润为度；三阴交提插补法至肢体抽动 3 次为度；极泉、尺泽、委中提插泻法至肢体抽动 3 次为度（不留针）；风池、完骨、天柱捻转补法 1min；太溪捻转补泻 1min。

其他辅助治疗：穴位拔罐。

治疗经过　患者经针刺加拔罐治疗 1 周后，下肢疼痛麻木略有好转，左下肢较前有力，肌力达Ⅴ级左右，继续针刺 1 周，配合口服活血化瘀疏通经络中药治疗后，双下肢疼痛及麻木感明显消失。

病例 40

王某　女　46 岁　入院日期：2011 年 5 月 30 日

主诉　头晕、右侧肢体活动不利渐进加重 20 小时。

病史　患者于 2011 年 5 月 29 日下午 2 时许无明显诱因出现右上肢麻木伴头晕，当时神清，无胸闷憋气、二便失禁等症，经休息未缓解，头晕加重伴视物旋转，遂就诊于天津中医药大学第二附属医院，查颅脑 CT 示左基底核区低密度影，予天麻素等静脉滴注治疗，经治病情未见减轻。5 月 30 日 4 时许发现右侧肢体活动不利，仍头晕不能睁目，遂由 120 送往我院急诊，查颅脑 MR 示脑干梗死，予静脉滴注醒脑静治疗，为进一步治疗收入我病区。现症：神清，精神可，语言清晰流利，右口歪，持续右半身活动不利，右手握力差，感觉减弱，头晕，视物旋转，伴头痛，性情急躁易怒，无胸闷憋气，纳可，寐安，二便调。

查体和实验室检查　右侧中枢性面瘫，右侧肌力上肢Ⅲ级，下肢Ⅲ级，双下肢微肿。颅脑 MR：脑干梗死灶。舌淡白，苔薄白，脉弦细。

中医诊断　中风（中经络）；证型：肝肾阴虚，肝阳上亢证。

西医诊断　脑梗死。

治则　醒脑开窍，滋补肝肾，疏通经络，补益脑髓。

选穴　内关（双）、人中、三阴交（右）、极泉（右）、尺泽（右）、委中（右）、风池（双）、完骨（双）、天柱（双）。

操作　醒脑开窍针法操作手法同前。

予丹芪偏瘫胶囊、益肾养肝合剂活血化瘀、滋补肝肾。

西药原则　抗血小板聚集、清除自由基。

治疗经过　患者经 14 日治疗后症状好转，出院时神清，精神可，语言清晰流利，右侧肢体活动不利好转，右手精细动作欠灵活，上肢肌力Ⅳ级，下肢肌力Ⅴ级，纳可，寐安，二便调。

病例41

刘某　男　53岁　入院日期：2011年6月9日

主诉　患者主因左侧肢体不遂7小时。

病史　患者于2011年6月9日上午8时许，无明显诱因出现左侧肢体活动不利，当时神清，有头晕，及无胸闷憋气、二便失禁等症，就诊于社区医院，经针灸及静脉滴注银杏叶提取物、长春西汀，病情无明显变化，为进一步治疗收入我病区。既往高血压、糖尿病、冠心病病史。现症：神清，精神可，语言清晰流利，左侧肢体不遂，感觉减弱，左口歪、头晕，纳可，寐安，二便调。

查体和实验室检查　左侧中枢性面瘫，左侧肌力左上肢Ⅱ级，下肢Ⅲ级，左侧左巴宾斯基征、查多克征（+），舌红，苔黄，脉弦细。

中医诊断　中风（中经络）；证型：气虚血瘀证。

西医诊断　脑梗死？高血压Ⅲ期，糖尿病，冠心病。

治则　醒脑开窍，滋补肝肾，疏通经络，益气活血。

选穴　内关（双）、人中、三阴交（左）、极泉（左）、尺泽（左）、委中（左）、风池（双）、完骨（双）、天柱（双）、肩髃（左）、阳陵泉（左）、人迎（双）、曲池（双）、合谷（双）、太冲（双）、足三里（双）；头皮针：顶颞前（右）、后斜线（右）。

操作　内关捻转提插泻法1min，醒脑开窍；人中雀啄泻法至眼球湿润为度，醒脑开窍；三阴交提插补法至肢体抽动3次为度，滋补肝肾；极泉、尺泽、委中提插泻法至肢体抽动3次为度，疏通经络（不留针）；风池、完骨、天柱捻转补法1min，补益脑髓；头皮针：顶颞前、后斜线；芒针：肩髃、阳陵泉，另予双侧人迎、曲池、合谷、太冲、足三里降压，留针30min。

其他辅助疗法　耳针穴位治疗、直流电药物透入疗法、穴位拔罐、温灸。

予丹芪偏瘫胶囊、扶正合剂以活血化瘀、益气扶正、改善脑代谢。

西药原则　改善脑代谢。

中药　炒酸枣仁20g，丹参20g，炒杜仲20g，煅牡蛎30g，葛根15g，钩藤15g，怀牛膝30g，黄芩15g，火麻仁20g，槲桑寄生15g，桑枝15g，生石决明15g，生栀子15g，天麻15g，何首乌藤20g，炙鳖甲15g，炙甘草10g。水煎服，150ml，日1剂。

治疗经过　第5日左口歪、头晕症状好转；第12日左侧肢体不遂症状好转。治疗18日病情好转出院，治疗后，神清，精神可，语言清晰流利，左侧肢体不遂，左上肢肌力Ⅳ级，左下肢肌力Ⅳ级，纳可，寐安，二便调。

（二）意识障碍

病例1

患者　男　40岁　初诊日期：2008年9月22日

主诉　头痛伴恶心、呕吐2日。

病史　因突发头痛、恶心、呕吐被他院诊断为颈椎病，经治疗效欠佳。于2008年9月22日转入我院针灸科病房治疗，后因躁动及剧烈呕吐，病情加重转入急症部ICU病房。9月24日患者出现深昏迷，血压升高至170/120mmHg，双侧瞳孔不等大，对光反射消失，并出现2次呼吸暂停。石学敏院士在查房中发现患者的情况后，急查颅脑MR证实患者为双侧小脑多发性梗死，脑组织极度肿胀，压力极高，已出现脑干损伤症状，病情危重，必须尽快手术。当天由脑外科为患者实施了后颅窝开颅减压术。术后患者嗜睡，双目向左侧凝视，左侧肢体全瘫，右侧肢体功能障碍，大便失控，鼻饲流质，尿管插管。遂转入针灸特需病房进行康复治疗，予以醒脑开窍法针刺治疗。

查体和实验室检查　MR证实患者为双侧小脑多发性梗死，右侧小脑半球完全梗死，左侧小脑半球大面积梗死，脑组织极度肿胀，压力极高；头颅CT示：脑干、双侧小脑半球、小脑蚓、右颞、枕叶区梗死灶，脑干、双侧丘脑、左侧基底核区多发缺血灶并软化灶。

中医诊断　中风（中脏腑）；证型：脱证。

西医诊断　脑梗死。

治则　醒脑开窍，启闭固脱。

选穴　内关（双）、水沟、三阴交（双）、极泉（双）、尺泽（双）、委中（双）、风池（双）、完骨（双）、天柱（双）、合谷（双）、八邪（双）、曲池（双）、风池（双）、上星、百会、金津、玉液、廉泉、通里（双）、翳风（双）、中极、关元、水道（左）、归来（左）、头针平衡区后颅部排刺（双）。

操作　内关直刺15～25mm，提插捻转1min；水沟向鼻中隔下斜刺10mm，施雀啄手法，以眼球湿润或充满泪水为度；三阴交沿胫骨后缘进针15～25mm，施提插泻法，至患侧下肢抽动3次为度；极泉在原定位处下1寸，直刺15～25mm，施提插泻法，以患侧上肢抽动3次为度；尺泽直刺15～25mm，施提插泻法，以患侧前臂及示指抽动3次为度；委中仰卧位直腿抬高取穴，直刺15～25mm，施提插泻法，以患侧下肢3次抽动为度；合谷直刺25～40mm，刺向三间，施提插泻法，以患侧示指伸直为度；八邪直刺15～25mm，施提插泻法，以患侧手指抽动为度；曲池屈肘取穴，直刺25～40mm，施提插泻法，以麻胀感到达示指为度；风池、完骨、天柱直刺25～40mm，施捻转补法1min；上星平刺15～25mm，施平补平泻手法1min；百会斜刺5～8mm，施平补平泻手法1min；金津、玉液用三棱针点刺放血；舌面用毫针点刺出血；廉泉直刺25～40mm，施合谷刺法，以胀感到达舌根及喉咽部为度；通里直刺15mm，施捻转泻法；翳风向咽喉方向刺入40mm左右，施捻转补法1min，针感到达舌根及喉咽部；中极直刺40～50mm，施提插泻法；关元、水道、归来直刺40～50mm，施提插补法。头针平衡区后颅部排刺，均斜刺15mm，施平补平泻手法。督脉、膀胱经拔罐。其他：配合营养餐、特需护理、心理康复、健康教育等。

中药　鼻饲中药安宫牛黄丸、丹芪偏瘫胶囊等。

西药原则　补液、抑酸、抗凝、化痰、抗炎、营养脑细胞等药物。

治疗经过　患者于10月11日拔去尿管，自行排尿，减去治疗小便失控穴位；于10月19日神志清醒，并开口讲话，语言含混不清，故继续使用治疗失语的穴位；于11月11日拔除胃管，可自行饮食、吞咽，减去翳风穴，并于2008年12月17日停病危。患者语言能力逐渐恢复，心理趋向正常，于2009年2月2日开始接受康复训练。患者目前神志清楚，精神好，语言欠清，能完全表达自己意愿，情感恢复，饮食正常，二便正常，双目无凝视，右侧肢体肌力Ⅳ级，左侧肢体肌力Ⅲ级，双侧肢体肌张力正常，无肌萎缩，搀扶下可行走，剪刀步态。目前患者仍在进行康复训练，症状日趋好转。

病例2

张某　男　81岁　入院日期：2011年5月6日

主诉　双下肢活动不利伴行走不稳10个月，加重半月。

病史　患者于2010年7月8日上午5时许，无明显诱因突然出现持续双下肢活动不利伴行走不稳，当时神清，无头痛头晕，及无胸闷憋气、二便失禁等症，就诊于天津市第一中心医院，查MR示：脑梗死，经治病情平稳，因近半月病情加重，为进一步治疗收入我病区，既往高血压病、冠心病病史，水肿10余年病因未明。现症：精神弱，反应较差，近期记忆力减退，语言清晰流利，持续双下肢活动不利，行走不稳，周身肿胀，饮水咳呛，流涎，纳可，嗜睡，小便频、大便调。

查体和实验室检查　双巴宾斯基征、掌颌试验（+）。上肢肌力Ⅴ级，下肢肌力Ⅳ级。甲状腺功能检查结果：血清 TT_3 1.5nmol / L、TT_4 40nmol / L，FT_3 3pmol / L、FT_4 5.5pmol / L、rT_3 0.1nmol / L 均下降。

中医诊断　中风；证型：肝肾阴虚证。

西医诊断　脑梗死，高血压Ⅲ期，冠心病，甲状腺功能减退。

治则　醒脑开窍，滋补肝肾，疏通经络，补益脑髓。

选穴　内关（双）、人中、风池（双）、完骨（双）、天柱（双）。

操作　醒脑开窍针法操作同前。

其他辅助疗法　温灸、湿敷治疗、微波治疗、脑反射治疗、头皮针。

予益肾养肝合剂以滋补肝肾、改善脑循环。

西药原则　改善脑循环。

治疗经过　第2日患者嗜睡，周身肿胀，呼吸平稳，肢体症状同前；第16日患者思睡较前好转，周身肿胀较前好转，无心慌等不适，症状好转；第24日患者神清，精神可，呼吸平稳，周身肿胀明显较前好转；第31日症状继续好转，无心慌等症；第50日患者神清，精神可，呼吸平稳，周身基本无明显水肿，双下眼睑水肿好转。

按语　意识障碍是指个体对自身周围环境及自身状态的感知发生障碍的一种状态。它包括觉醒度下降和意识内容变化两方面。觉醒度下降表现为嗜睡、昏睡和昏迷；意识内容变化表现为意识模糊和谵妄。除此之外去皮质综合征、无动性缄默症、植物状态亦属于意识障碍范围。

中风后意识障碍患者，属中医“中风”、“中脏腑”范畴，其病机多为窍闭神匿，神不导气。故用醒脑开窍法，醒神开窍，益髓导气。重用人中、内关，佐用印堂、百会、上星等救逆醒神的奇穴、要穴和风池、完骨、天柱等头项部诸阳交汇的效穴。共达救神、醒神、导神之功用。

（三）视野缺损、视力下降和眼球运动障碍

病例1

王某　男　57岁　医生　初诊日期：1979年3月6日

主诉　左侧视野缺损，步态蹒跚2日。

病史　两日前曾因家务与爱人生气争执，内心焦躁，在上班路上突觉眩晕，眼前发黑，双下肢无力，步态蹒跚，行路欠稳，无意识地与人、车相撞，遂被路人送往家中，翌日，头晕消失，但走路仍欠稳妥，自觉眼前如雾如蒙。去某医院检查，发现左侧视野缺损，该院脑系科考虑“大脑后动脉梗死”，认为无治疗价值，建议长期休养。后来我院门诊求医。

查体和实验室检查　血压140/80mmHg；脉搏82次/分；神清合作，瞳孔等大等圆，光反射存在，左眼颞侧视野缺损，颈软；心肺未见异常；腹软，肝脾未触及；两下肢肌力稍减，步态欠稳，昂伯试验（-），共济运动尚可，生理反射存在，病理反射未引出；舌红，苔薄黄，脉弦。眼底检查：眼底Ⅱ动脉硬化。脑血流图：提示右侧枕乳供血差。

中医诊断　中风（中经络）。

西医诊断　脑梗死（大脑后动脉血栓形成）。

辨证　肝肾阴虚，水不涵木，木少滋荣，内风萌发，上扰清窍，闭阻肝窍。

治则　醒脑开窍，滋补肝肾，通络明目。

选穴　内关、人中、三阴交、风池、睛明、球后。

操作　取睛明穴时，令患者闭眼，将眼球轻推向外侧固定，沿目眶鼻骨边缘缓缓直刺1～1.5寸，切忌提插捻转，局部酸胀并向眼球周围扩散。取球后穴时，令患者眼向上看，固定眼球，在眶下缘外侧1/4与内侧3/4交界处进针，针尖向上朝视神经方向针1～1.5寸，勿做手法，使眼球有酸胀及外凸之感。两穴在起针时要徐徐拔出，针出后用棉球轻压局部，避免眶内出血。余穴操作同前。

治疗经过　上穴在门诊隔日针一次，1个月后双下肢走路平稳，视野增大，经2个月的治疗以痊愈告终。

病例2

王某　男59岁　入院日期：2011年6月7日

主诉　右侧肢体活动不利、麻木伴右侧偏盲7日。

病史　患者于2011年5月31上午，无明显诱因突然出现一过性意识模糊伴右侧肢体麻木无力，当时神清，伴头痛头晕，无胸闷憋气、二便失禁等症，2011年6月5日病情加重出现持续右侧肢体活动不利，就诊于天津中医药大学第一附属医院急诊，在我院查颅脑MRI示左侧颞枕叶、左侧丘脑及胼胝体压部左侧多发脑梗死，脑白质少许脱髓鞘斑，双侧上颌窦轻度炎性改变。予控制血压、改善脑代谢、改善脑循环的醒脑静注射液、盐酸法舒地尔注射液、依达拉奉注射液，经治病情无明显变化，为进一步治疗收入我病区。现症：神清，精神可，时头痛，语言欠流利，右口歪，持续右侧肢体活动不利，麻木，右眼颞侧视野缺损，纳少，寐欠安，二便调。

查体和实验室检查　巴宾斯基征（+），下肢可抬离床面20°左右。颅脑MRI示左侧颞枕叶、左侧丘脑及胼胝体压部左侧多发脑梗死，脑白质少许脱髓鞘斑，双侧上颌窦轻度炎性改变。舌暗红，苔白，脉弦。

中医诊断　中风（中经络）。

西医诊断　脑梗死，高血压Ⅲ期，失眠。

证型：肝肾阴虚证。

治则　醒脑开窍，补益肝肾。

选穴　内关、人中、风池、完骨、天柱、极泉、尺泽、委中、人迎、合谷、太冲、睛明。

经过　内关（双）捻转提插泻法1min；人中雀啄泻法至眼球湿润为度；三阴交（右）提插补法至肢体抽动3次为度；风池、完骨、天柱（双）捻转补法1min；极泉、尺泽、委中（右）提插泻法至肢体抽动3次为度（不留针）；人迎直刺0.5～1寸，提插泻法，使针感向头部放散，留针时针柄应随动脉搏动；合谷、太冲直刺进针0.5～1寸，捻转泻法1min；睛明直刺进针0.5～1寸，不提插捻转。

其他辅助疗法：直流电药物透入疗法、脑反射治疗、微波治疗、湿敷治疗、温灸、穴位拔罐。

配合中、西药以活血化瘀、滋补肝肾、抗血小板聚集、清除自由基。予丹芪偏瘫胶囊、益肾养肝合剂、依达拉奉注射液、奥扎格雷钠注射液等药物。

中药　川芎10g，丹参15g，当归15g，党参20g，甘松10g，威灵仙15g，络石藤15g，木瓜10g，全蝎10g，槲寄生15g，桑枝15g，生黄芪30g，秦艽15g，制水蛭5g。水煎服，150ml，日1剂。

治疗经过　入院后第4日下肢可抬离床面30°左右头痛症状减轻；入院后第14日右眼视野缺

损好转，下肢可抬离床面45°左右，右口歪较前减轻，头痛症状明显减轻，睡眠症状明显改善；入院后第18日右眼视野无缺损，下肢可抬离床面60°左右，头痛症状消失，寐安；入院后第21日右眼视野正常，下肢可抬离床面90°左右，肌力Ⅴ级，右口歪较前明显减轻，无流口水，示齿右口角稍下垂。治疗后，神清，精神可，无头晕头痛，语言欠流利，右口歪较前明显减轻，右侧肢体肌力Ⅴ级，麻木减轻，纳可，寐安，二便调，舌淡红，苔薄白，脉弦。

病例3

刘某　女　55岁　入院日期：2011年7月7日

主诉　右口歪伴右侧偏盲2日。

病史　患者既往脑梗死病史，遗留视物模糊，平素生活自理。昨日晨起时无明显诱因突发右口歪、右侧偏盲、视物模糊较前加重，当时神清，无头晕、头痛及胸闷憋气、二便失禁等症，未予重视，经休息症状未见缓解。今日就诊于我院门诊，考虑“中风”，未予特殊治疗，收入我病区。现症：神清，精神可，语言欠清，右口歪，视物模糊，右侧偏盲，四肢活动较灵活，行走不稳，咳嗽，咳白色痰，纳可，寐欠安，二便调。

查体和实验室检查　右口歪，右鼻唇沟变浅，伸舌右偏，右眼睑下垂，右眼颞侧视野缺损，右上下肢肌力Ⅳ级，右巴宾斯基征（+），舌红，苔薄黄，脉弦细。

中医诊断　中风（中经络），偏盲（阴虚风动证）。

西医诊断　脑梗死。

治则　醒脑开窍，滋补肝肾，疏通经络，补益脑髓，益气活血。

选穴　内关、人中、三阴交、风池、完骨、天柱、足三里、气海、阳白、瞳子髎、丝竹空、上星、百会。

操作　内关捻转提插泻法1min；人中雀啄泻法至眼球湿润为度；三阴交提插补法至肢体抽动3次为度；风池、完骨、天柱捻转补法1min；上星、百会沿头皮向后斜刺0.5寸，施捻转手法平补平泻1min；瞳子髎捻转补法；丝竹空沿眉横刺1.5寸，施捻转平补平泻1min；阳白向眼球方向平刺0.3～0.5寸，施捻转平补平泻法1min；余穴均采用常规刺法。

其他辅助治疗　穴位拔罐、温灸、耳针治疗。

配合西医以抗血小板聚集、改善脑代谢、改善脑循环。予阿司匹林肠溶片、长春西汀注射液、前列地尔注射液等药物。

治疗经过　患者经针刺加药物治疗及温灸拔罐等综合治疗2周后，右眼视物不清及眼睑下垂症状消失，临床治愈。

病例4

魏某　女　63岁　退休工人　入院日期：1988年9月30日

主诉　左半身不遂伴暴盲一日。

病史　高血压10余年，平素性情急躁易怒，1988年9月27日突发左半身不遂，脑CT示右侧基底核及枕叶梗死。9月29日出现头痛，左目失明，来我科求治，收入住院。

查体　神清合作，发育正常，营养中等，皮肤巩膜无黄染，表浅淋巴结未触及，头颅大小正常，两目转动灵活，左目失明，无眼球震颤，左侧肢体肌力均0级，腱反射（+++），左巴宾斯基征（+），霍夫曼征（+），心肺（-），血压150/110mmHg。

中医诊断　中风暴盲。

西医诊断　脑梗死，高血压。

辨证　患者平素急躁易怒，怒则伤肝，肝体阴而用阳，肝阳偏亢，亢极生风，上冲于脑，窍闭神匿，发为中风，肝开窍于目，肝阴不足，目失所荣，发为暴盲。

治则　醒脑开窍，益髓明目。

选穴　内关、人中、三阴交、极泉、尺泽、委中、风池、完骨、天柱。

操作　风池、完骨、天柱用捻转补法，每日2次，每穴施术1min，余穴同前。

治疗经过　经1次治疗，患者头痛减轻，2次治疗头痛消失，左目可模糊视物，1周后，可视近距离物体，2周后，远近物体均可看视清晰，经1个月治疗，视力正常，肢体运动功能正常，痊愈出院。

病例5

周某　女　73岁　初诊日期：2008年10月30日

主诉　左侧肢体活动不利伴视物模糊2日。

病史　患者于2008年10月28日无明显诱因突然出现头晕、左侧肢体无力，当时神清、语清、无肢体抽搐及二便失禁等症，未予重视，今左侧肢体无力加重，就诊于我院针灸门诊，查颅脑MRI示：脑干梗死，为进一步治疗收入我病区，由平车推入病房。现症：神清，精神可，语言清晰流利，头胀，无头痛头晕，左侧肢体活动不利，左上肢抬举至肩，左手握力弱，左下肢抬离床面约10°，站立及行走困难，视物模糊，纳可，长期寐欠安，小便调，大便干燥。

查体和实验室检查　神志清楚，精神可，面色少华，头胀，左侧肢体活动不利，左侧中枢性面舌瘫，左上下肢肌力Ⅲ级，左巴宾斯基征、查多克征（+）。舌淡红，苔薄白，脉弦细。

中医诊断　中风（中经络）；证型：阴虚风动证。

西医诊断　脑干梗死。

治则　醒脑开窍，滋补肝肾，疏通经络，补益脑髓，滋阴息风。

选穴　内关、人中、三阴交、风池、完骨、天柱、极泉、尺泽、委中、太溪、睛明、攒竹。

操作　内关（双）捻转提插泻法1min；人中雀啄泻法至眼球湿润为度；三阴交（左）提插补法至肢体抽动3次为度；风池、完骨、天柱（双）捻转补法1min；极泉、尺泽、委中（左）提插泻法至肢体抽动3次为度（不留针）；太溪（双）捻转补泻1min；睛明用0.25mm×40mm针进针1寸，以得气为度不施手法；攒竹捻转泻法。采用上法，每日1次。

治疗经过　治疗1周后，患者视物较前清晰，左上肢可抬举过头，左下肢可抬离床面30°，并坚持10s不下落，治疗2周后，患者左侧肢体功能基本恢复，好转出院。

病例6

侯某　男　72岁　初诊日期：2009年12月8日

主诉　右侧肢体活动不利伴语言欠利、视物模糊14日。

病史　患者于2009年11月24日下午6时许，无明显诱因突然出现持续右侧肢体不遂伴语言欠利、视物模糊，当时神清，无头痛头晕，无胸闷憋气、二便失禁症状，就诊于天津市环湖医院，查颅脑CT示未见脑出血，次日查颅脑MR示左侧颞枕区、左背侧丘脑梗死灶，遂住院治疗，予清除自由基、抗凝、抗血小板、改善脑代谢、改善脑循环治疗，静脉滴注长春西汀注射液、依达拉奉注射液、前列地尔注射液，经治病情平稳，为进一步治疗收入我病区。现症：神清，精神可，语言欠流利，右侧肢体活动不利，行走右偏，视物模糊，视野缺损，纳可，寐安，二便调。

查体和实验室检查　右侧中枢性面瘫，右侧肌力上肢Ⅳ级，下肢Ⅳ级，右侧巴宾基征（+）。颅脑MRI（2009年11月25日，天津市环湖医院）：左侧颞枕区、左背侧丘脑梗死灶。ECG（2009

年12月8日，我院)：窦缓伴偶发室性期前收缩。舌暗红，苔薄白，脉沉弦细。

中医诊断　中风（中经络)；证型：肝肾阴虚证。

西医诊断　脑梗死，窦缓伴偶发室性期前收缩。

治则　醒脑开窍，滋补肝肾，疏通经络，补益脑髓。

选穴　内关、人中、三阴交、极泉、尺泽、委中、风池、完骨、天柱、四白、球后、瞳子髎。

操作　常规消毒，取双侧内关，进针1～1.5寸，施捻转提插泻法；继刺人中，向鼻中隔方向针刺0.3～0.5寸，用雀啄泻法，至眼球湿润或流泪为度，上星沿头皮刺向百会，捻转泻法；三阴交，提插补法至肢体抽动3次为度；委中、极泉提插泻法至肢体抽动3次为度，留针30min。

治疗经过　患者神清，精神可，语言清晰流利，右侧肢体活动不利，上肢肌力Ⅳ级，下肢肌力Ⅴ级，行走无明显右偏，视物模糊较前好转，视野基本恢复，纳可，寐安，二便调。舌暗红，苔薄白，脉弦。

按语　该患者入院时肢体运动障碍较轻，主要矛盾在视觉上，出现视物模糊，视野缺损，责任病灶在枕区，这与颅脑MR所示相吻合，眼周局部取穴和头皮针的应用是有效的。对于针灸科医生，神经定位诊断及中医辨证同等重要，针刺手法量学的掌握也是至关重要的。

病例7

张某　男　66岁　入院日期：2010年6月22日

主诉　视物模糊2日。

病史　患者于2010年6月20日晚上，无明显诱因突然出现视物模糊，当时神清，有头晕，无胸闷憋气、二便失禁等症，就诊于中国人民解放军464医院，眼科检查排除眼部疾病，查颅脑CT示双侧基底核多发梗死灶，予改善脑代谢、改善脑循环治疗，经治病情平稳，为进一步治疗收入我病区。现症：神清，精神可，语言清晰流利，视物模糊，时有重影，纳可，寐安，二便调。

查体和实验室检查　血压150/90mmHg，双目视物模糊，时有复视，左侧鼻唇沟变浅，左侧口角歪斜，左右侧肢体肌力Ⅴ级，巴宾斯基征（±)。颅脑CT（2010年6月21日，中国人民解放军464医院)：双侧基底核区脑梗死。颅脑MRI（2010年6月24日，本院)：脑干、两侧基底核、背侧丘脑、右额叶区软化灶。血糖8.94mmol/L；三酰甘油2.21mmol/L；血沉25.00mm/小时。舌淡白，苔白腻，脉弦滑。

中医诊断　中风（中经络)；证型：风痰阻络证。

西医诊断　脑梗死，高血压。

治则　醒脑开窍，平肝息风，化痰通络。

选穴　内关、人中、三阴交、极泉、尺泽、委中、风池、完骨、天柱、阴陵泉、丰隆、头维、人迎、曲池、合谷、足三里、太冲。

操作　内关捻转提插泻法1min以醒脑开窍，人中雀啄泻法至眼球湿润为度以醒脑开窍，三阴交提插补法至肢体抽动3次为度以滋补肝肾，极泉、尺泽、委中提插泻法至肢体抽动3次为度以疏通经络（不留针)，风池、完骨、天柱捻转补法1min以补益脑髓，阴陵泉、丰隆提插泻法以化痰，头维、人迎、曲池、合谷、足三里、太冲以祛风。

其他辅助疗法　耳针穴位治疗、温灸。

配合中、西药以活血化瘀、滋补肝肾、抗血小板聚集、改善脑循环。予丹芪偏瘫胶囊、益肾养肝合剂、奥扎格雷钠粉针剂、盐酸法舒地尔注射液等药物。

治疗经过　第5日患者精神好，视物模糊较入院好转，复视较前减轻，四肢活动可，呼吸平稳。纳好，寐安，二便调。查：心率68次/分，血压140/80mmHg；第10日患者精神可，呼吸平稳，视物较前清楚，无复视，纳好，寐安，二便调，查：心率 80 次/分，律齐，血压 130/80mmHg；第 16 日神志神清，精神好，语言清晰流利，视物模糊较前明显好转，无复视，双侧上下肢肌力Ⅴ级，纳好，寐安，二便调。

病例 8

于某　男　51 岁　工人　初诊日期：2011 年 5 月 19 日

主诉　右侧肢体麻木无力伴视物模糊 2 周。

病史　患者于 2011 年 5 月 4 上午 9 时许，无明显诱因突然出现持续右侧肢体麻木伴右口歪、视物模糊，当时神清，头痛，无头晕，及无胸闷憋气、二便失禁症状，休息后未缓解，就诊于天津市红桥医院，查颅脑 CT 示：左基底核脑缺血软化灶，予改善脑循环治疗，静脉滴注银杏达莫注射液，经治病情未见减轻，为进一步治疗今来我院，由门诊收入我病区。现症：神清，精神可，左侧头痛，无头晕及心前区不适，视物模糊，视一为二，语言清晰流利，持续右侧肢体麻木无力，右口歪，纳可，寐安，二便调。

查体和实验室检查　神志清楚，精神可，面色正常，语言不利、视一为二，右侧肌力上肢Ⅲ级，下肢Ⅲ级，右侧巴宾斯基征（+）。舌红，苔黄，脉弦滑。

中医诊断　中风（中经络）；证型：肝肾阴虚证。

西医诊断　脑梗死。

治则　醒脑开窍，滋补肝肾，疏通经络，补益脑髓。

选穴　内关、人中、三阴交、风池、完骨、天柱、极泉、尺泽、委中、攒竹、睛明、鱼腰。

操作　内关捻转提插泻法 1min；人中雀啄泻法至眼球湿润为度；三阴交提插补法至肢体抽动 3 次为度；风池、完骨、天柱捻转补法 1min；极泉、尺泽、委中提插泻法至肢体抽动 3 次为度（不留针）；攒竹、鱼腰捻转泻法；睛明用 0. 25mm×40mm 针进针 1 寸，捻转补法。

治疗过程　采用上法，每日 1 次，经治 2 周，患者复视范围缩小，视物较前清晰，左侧肢体麻木减轻。

病例 9

齐某　男　59 岁　入院日期：2011 年 6 月 21 日

主诉　右侧肢体无力伴头晕头痛、视物模糊 1 个月余。

病史　患者于 2011 年 5 月 6 日突然出现右侧肢体无力伴头痛、头晕，当时神清，无胸闷憋气、二便失禁等症，就诊于天津医科大学总医院，查颅脑 MR 示颞顶枕脑梗死，经住院治疗病情平稳后转入我院。现症：神清，精神可，面红，语言欠流利，右侧肢体无力，左下肢乏力，视物模糊，头晕时发头痛，情绪急躁，纳可，寐安，二便调。

查体和实验室检查　舌红绛，苔黄腻，脉弦。

中医诊断　中风（中经络）；证型：肝阳暴亢证。

西医诊断　脑梗死。

治则　醒脑开窍，平肝潜阳，活血通络。

选穴　内关、水沟、三阴交、极泉、尺泽、委中、百会、太冲、合谷、太溪、四白、头维、通里、照海。

操作　内关捻转提插泻法 1min；水沟雀啄泻法至眼球湿润为度；三阴交提插补法至肢体抽动 3 次为度；极泉、尺泽、委中提插泻法至肢体抽动 3 次为度（不留针）；合谷、太冲直刺进针 0. 5 ~1 寸，捻转泻法 1min；太溪（双）捻转补泻 1min；四白直刺 0. 3 ~ 0. 5 寸，施捻转泻法 1min；

头维平刺 0.5～1 寸，施捻转平补平泻 1min；余穴采用常规刺法。

中药　半夏白术天麻汤加减。

治疗经过　5 日头痛、头晕好转；10 日视物模糊好转；14 日语言不利，情绪急躁易怒好转。治疗 14 日后未再发头痛，视物模糊症状明显转。

按语　该患者平素忧郁恼怒，情志不畅，肝气不舒，气郁化火，致肝阳暴亢，引动心火，气血上冲与脑，神窍闭阻，遂发为中风，半身不遂；肝风横窜经络，风阳上扰，致脑缺血，而扰乱神机，精神失守，形成精神、意识、情感及肢体的病理状态。肝气上逆，血气并走于上，气血郁滞于上，同时痰浊瘀血等病理产物亦常可阻滞肝气，肝失疏泄，“肝气实则怒”，故患者时发头痛，视物模糊，急躁易怒。脑为元神之府，督脉入络脑，水沟、百会为督脉之穴，可醒脑开窍，调神导气；内关为心包络穴，可调理心气，促进气血的运行；三阴交为足三阴经之交会穴，太溪为肾经原穴，两穴配合可滋补肝肾；风池可疏散内风，与太溪、三阴交合用，滋补肝肾，平肝潜阳；极泉、委中、尺泽可疏通肢体经络；通里为心经的络穴，通于舌；照海为八脉交会穴，通于阴跷脉，又是肾经的穴位，肾经挟舌本，两者上下配穴，濡养清窍，治疗言语不利；头维是治疗头晕目眩经验要穴，四白可改善眼部供血，与头维合用治疗头晕目眩之症。

病例 10

张某　男　83 岁　初诊日期：2011 年 7 月 11 日

主诉　双目视物不能伴左侧肢体活动不利 3 日。

病史　患者于 2011 年 7 月 8 日上午 8 时许，无明显诱因突然出现双目视物不清，左侧肢体活动不利，当时神清，无头晕头痛，及无胸闷憋气、二便失禁等症，就诊于社区医院，具体用药不详，经治病情未见减轻，2011 年 7 月 9 日就诊于我院急症，查颅脑 MRI 示：右侧顶枕叶区梗死灶，予抗血小板、改善脑代谢、改善脑循环治疗，药物予醒脑静注射液、银杏达莫注射液、拜阿司匹林肠溶片等，经治病情无明显变化，为进一步治疗收入我病区。现症：神清，精神可，语言清晰流利，反应欠灵活，查体欠合作，双目不能视物，左侧肢体活动不利，双耳听力差，纳少，多寐，小便排出不畅，有尿等待，大便 3～4 日 1 行。

查体和实验室检查　神清，精神可，语言清晰流利，双目不能视物，左侧肢体活动不利，双耳听力差，左侧肌力上肢Ⅲ级，下肢Ⅲ级，右侧霍夫曼征（+）。舌淡红，苔薄白，脉弦细。

中医诊断　中风（中经络），暴盲；证型：肝肾阴虚证。

西医诊断　右顶枕叶梗死。

治则　醒脑开窍，滋补肝肾，疏通经络，益髓明目。

选穴　内关、人中 、三阴交、极泉、尺泽、委中、风池、完骨、天柱、睛明。

操作　内关捻转提插泻法 1min；人中雀啄泻法至眼球湿润为度；三阴交提插补法至肢体抽动 3 次为度；极泉、尺泽、委中提插泻法至肢体抽动 3 次为度（不留针）；风池、完骨、天柱捻转补法 1min；睛明进针 1 寸，捻转补法。

治疗经过　以上述针法每日 1 次，经治 1 周，双目可模糊视物，治疗 2 周后，可视近距离物体，左侧肢体活动较前灵活。

按语　患者年老体衰，肝肾阴虚，水不涵木，肝阳偏亢，阳亢化风，上扰清窍，窍闭神匿，神不导气，发为中风；肝开窍于目，肝阴不足，目失所荣，发为暴盲。

病例 11

路某　女　48 岁　工人　入院日期：1987 年 11 月 19 日

主诉 右半身不遂，双眼向右侧斜视9日。

病史 患者孕产后出现高血压，距今20余年，血压常波动在170～200/90～110mmHg，病前时有头痛、头晕、视物昏花、耳鸣等。患者于1987年11月9日操持家务过劳，自觉疲劳困乏思睡，10日晨起出现语言不清，右半身麻木，运动功能障碍，眼球向右侧斜视，口歪等。当时患者神清，遂请私人医生治疗，测血压为180/100mmHg，针刺治疗2次，右侧肢体渐至不遂。11月11日来我院急诊观察治疗，症状相对稳定，由急诊转病房治疗。

查体和实验室检查 血压170/100mmHg；脉搏84次/分；神清，精神弱，语言謇涩，瞳孔等大等圆，对光反射存在，眼球向右侧凝视，向左侧运动障碍，上、下可活动，无眼球震颤，眼睑下垂，舌稍卷，舌中线居中，咽反射迟钝；颈软，胸廓对称，两肺呼吸音清，心音有力，律齐，$A_2>P_2$；小腹膨隆，压之稍有疼痛，局部叩浊音，肝脏未触及，肠鸣音存在；四肢均能活动，左侧肢体肌力Ⅳ～Ⅴ级，右侧Ⅲ～Ⅳ级，右手精细动作差，不能下地行走，深浅感觉无障碍，共济运动尚可，双侧生理反射活跃，双霍夫曼征（+），双巴宾斯基征（+），双掌颌反射（+）；舌边尖红，苔黄腻，脉弦滑。

中医诊断 中风（中经络）。

西医诊断 脑梗死，高血压。

辨证 患者先天秉赋不足，后天失养，早婚多产致肝血肾精亏损，肝肾阴虚，肝阳偏亢，加之操劳过度，肝阳暴张，肝风内动，气血逆乱，上冲清空诸窍，神匿窍闭，神气失导，中风使然，诸症俱见。

治则 醒脑开窍，滋补肝肾，疏通经络。

选穴 内关、人中、三阴交、极泉、尺泽、合谷、委中、睛明、风池、天柱、完骨、翳风。

操作 翳风张口取穴，针向结喉，针2寸左右，采用小幅度高频率捻转补法，施手法1min。余穴操作同前。

治疗经过 入院予针刺、按摩排尿后，以后未再出现尿潴留。饮食水发呛加针风池、翳风等穴。11月18日做CT提示左基底核区梗死。斜视加用睛明穴。经过上述处方治疗，每日2次，1周后，经人搀扶可行走，步态欠稳。19日时双目可向左侧稍微转动，饮食水已不呛，可独立行走。治疗1个半月后，眼球转动灵活，肢体功能明显恢复。

病例12

赵某 女 54岁 工人 入院时间：1989年5月11日

主诉 右眼内斜，右上肢麻木1个月余。

病史 高血压20余年，1989年初发作左半身活动欠灵活已愈，1989年3月右上肢麻木，服“大活络丹”无效，1989年4月右眼内斜视，伴头痛，复视，右侧尤甚。天津医科大学总医院查脑CT示“腔隙性脑梗死”。眼科诊断：“展神经麻痹”。治疗效果不显著，来我科求治，收入住院。

查体和实验室检查 神清合作，发育正常，营养中等，皮肤巩膜无黄染，表浅淋巴结未触及，双瞳孔等大等圆，光反射存在，双眼同向运动正常，右眼外展时复视，眼睑无下垂，眼球无震颤，心肺（-），肝脾无肿大，四肢肌力均Ⅴ级，生理反射存在，病理反射未引出，血压120/70mmHg。

中医诊断 中风。

西医诊断 腔隙性脑梗死。

辨证 患者高血压病史20年，肝阳偏亢，肝阴不足，虚阳上越，上冲于脑，发为头痛；肝主筋，肝阴不足，血不荣筋，故肢体麻木；肝开窍于目，肝不藏血，目失所养，发为复视。

治则　醒脑开窍，滋补肝肾，疏通经络。

选穴　内关、人中、三阴交、极泉、尺泽、合谷、风池、完骨、天柱、攒竹、睛明、鱼腰。

操作　攒竹捻转泻法，鱼腰捻转泻法，睛明用32号针进针1寸，捻转补法，余穴同前。

治疗经过　采用上法1周，右上肢麻木减轻，2周后，右上肢麻木明显减轻，头痛减轻。3周后，右眼复视范围缩小。4周后，外展复视明显减轻。经6周治疗，患者视物如常，右上肢麻木缓解、无头痛，临床治愈。

（四）失语

病例1

魏某　女　46岁　工人　入院时间：1988年11月4日

主诉　右手拇指、示指无力伴语言障碍10日。

病史　高血压病史3年，时发头晕、颈项强痛，恶心欲呕，1988年10月25日午睡后出现右上额部疼痛，语言障碍，不能说出物体具体名称，经某医院脑CT检查，示“左侧颞叶梗死”，来我院治疗，收入住院（图9-1-46）。

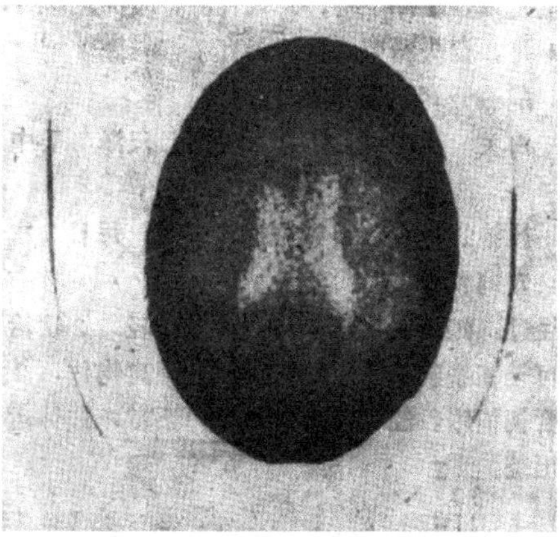

图9-1-46　1988年10月29日CT结果：左侧颞叶梗死

查体和实验室检查　神清合作，发育正常，营养中等，皮肤巩膜无黄染，表浅淋巴结未触及，心肺（-），肝脾无肿大，四肢运动功能正常，生理反射存在，病理反射未引出，舌红，苔薄白，脉弦滑，血压170/100mmHg。

中医诊断　中风错语。

西医诊断　脑梗死，命名性失语，高血压。

辨证　平素急躁易怒，肝失疏泄，郁久化火，阴亏于下，肝阳鸱张，上扰清窍，神明失司，发为中风错语，气血上逆，经脉不通，而致头痛。

治则　醒脑开窍，通利神机。

选穴　内关、人中、三阴交、风池、完骨、天柱。

操作　同前。

治疗经过　采用上法针刺1周后，头痛消失。2周后，患者可说出部分物体名称。1个月后，可说出家人名字，并能与人进行简单交谈。6周后，语言功能基本正常。

病例2

肖某　男　42岁　干部　入院日期：2004年10月9日

主诉　语言不利4小时。

病史　患者平素体健，今日晨起无明显诱因突发语言不利，伴头晕头痛，当时神清，四肢活动可，急赴天津医科大学总医院就诊，测血压160/90mmHg，颅脑CT示：左颞枕区缺血灶。为进一步治疗，收入我科。

查体和实验室检查　神清，精神可，四肢活动可，肌力Ⅴ级，混合性失语，可发简单音节，双瞳孔等大等圆，光反射存在，眼球运动灵活，软腭上提对称，咽反射存在，生理反射存在，病理反射未引出。舌暗，苔白腻，脉弦滑。颅脑磁共振示（015454）：左颞枕区梗死灶。

中医诊断　中风错语。

西医诊断　脑梗死。

辨证　患者年过四十，肾水渐亏，无以滋荣肝木，肝阳鸱张，加之形肥多湿，内风萌发，夹痰上扰清空，阻于脑窍，窍闭神匿，神明失司，发为中风错语，语言不利。

治则　醒脑开窍，滋补肝肾，疏通经络。

选穴　内关、人中、三阴交、风池、完骨、翳风、金津、玉液。

操作　同前。

治疗经过　10 日后患者发音较前清楚，可回答简单问题。20 日后语言基本清楚，计算、命名仍有障碍。继续治疗 1 个月，语言功能基本恢复。

病例3

谢某　男　40 岁　干部　入院日期：2003 年 1 月 16 日

主诉　右侧肢体全瘫伴失语 34 日。

病史　患者于 2002 年 12 月 13 日因劳累突发右侧肢体全瘫伴失语，当时神清，无头晕及恶心呕吐，急就诊于天津市南开医院查头 CT 示：未见异常，考虑脑血管病，当日下午转诊于天津市环湖医院查颅脑 MR 示：左侧额叶、颞叶、岛叶新鲜梗死灶。于收住院治疗，3 日后患者出现神昏，双瞳孔不等大，行开颅去骨瓣减压术，术后 3 日瞳孔等大，静脉滴注甘露醇、GM-1 等液体，神志渐清，病情尚稳定，为进一步治疗，于今日收入我科。

查体和实验室检查　血压 120/80mmHg，脉搏 58 次/分，神清欠合作，反应迟钝，失语，双瞳孔等大，约 3.5 ∶ 3.5mm，光反射存在，颈软，双侧颈动脉搏动对称，心音低钝，双肺呼吸音粗，腹软，肠鸣音存，右侧肢体全瘫，三角肌轻度萎缩，肌力 0 级，肌张力偏高，右侧腱反射（+++），右巴宾斯基征（+），右霍夫曼征（+），舌暗苔白，脉沉缓。颅脑 CT 示（089128）：颅脑术后改变，左基底核-额-颞-顶区大面积软化灶。

中医诊断　中风（中脏腑转中经络）。

西医诊断　脑梗死。

辨证　患者形体肥盛，嗜食肥甘厚味，痰浊内阻，加之平素烦劳，伤津耗液，水不涵木，肝失所养，阳亢化风，夹痰上蒙清空，窍闭神匿，神不导气，而发中风。

治则　醒脑开窍，滋补肝肾，疏通经络。

选穴　内关、人中、三阴交、极泉、尺泽、委中、风池、完骨、翳风、金津、玉液。

操作　同前。

治疗经过　3 日后患者肢体症状较前减轻，右上肢可移至腹，右下肢微可内收，加刺内外膝眼 3 日，可抬离床面 30°，1 个月后右上肢可抬至胸，反应较前灵敏，可发 1～10 的音，搀扶下可站立，连续治疗 5 个月，可独立行走，偏瘫步态，可回答简单问题，但精细动作欠佳，好转出院。

病例4

李某　男　57 岁　入院日期：2011 年 3 月 10 日

主诉　语言不利，答非所问 15 日。

病史　患者于 2011 年 2 月 24 日上午无明显诱因突然出现语言不利、答非所问伴头晕，当时神清，无头痛、胸闷憋气、二便失禁等症，就诊于天津医科大学总医院，查颅脑磁共振示额叶、颞叶梗死病灶，予降颅压、抗凝、清除自由基、控制血压、改善脑代谢药物治疗，经治病情减轻，为进一步治疗收入我病区。现症：神清，精神可，语言不利、答非所问，阅读障碍，四肢运动正常，纳可，寐安，二便调。既往史：高血压、糖尿病。高血压病史 20 余年，现服缬沙坦 80mg、每日 1 次，美托洛尔 12. 5mg、每日 2 次，血压高达 180 ~ 170/100 ~ 90mmHg。糖尿病史 10 余年，用精蛋白生物合成人胰岛素注射液 30R 笔芯早餐前 12IU、午餐前 12IU、晚餐前 12IU 皮下注射，血糖水平不详。

查体和实验室检查　左上下肢肌力Ⅴ级，右上下肢肌力Ⅴ级。生理反射存在，病理反射未引出。

中医诊断　中风（中经络）；证型：肝肾阴虚证。

西医诊断　脑梗死，高血压病，糖尿病。

治则　醒脑开窍，滋补肝肾，疏通经络，益气活血，补益脑髓。

选穴　醒脑开窍针刺治疗（每日 1 次），内关、人中、三阴交、极泉、尺泽、委中（右）、风池、完骨、天柱。

操作　醒脑开窍针刺法操作同前。

其他辅助疗法　温灸、湿敷治疗、微波治疗、脑反射治疗、电针灸、穴位拔罐。

配合中西药以活血化瘀、滋补肝肾、抗血小板聚集、降脂。予丹芪偏瘫胶囊、益肾养肝合剂等药物。

治疗经过　入院后第 11 日症状：答非所问情况好转；入院后第 18 日症状：语言不利、答非所问情况好转；入院后第 29 日症状：能简单书写，字迹不好辨认，不能写在一条横线上，可做简单加减法；入院后第 43 日症状：语言不利、答非所问情况好转，能简单书写，字迹较好辨认，可在字框内书写，可做两位数加减法和简单乘除法；入院后第 60 日症状：语言不利、答非所问情况好转，能回答出简单问题，会认表，会命名日常用品，能简单念诗，哼唱歌曲，能简单书写，字迹较好辨认，可在字框内书写，可做两位数加减法和简单乘除法；入院治疗 78 日，出院时症状：患者神清，精神可，语言蹇涩、答非所问改善，阅读理解障碍较前减轻，能回答出简单问题，能哼唱歌曲，辨认 90% 的歌词内容，右侧肢体无力，持物不稳，纳可，寐安，小便正常，大便日一行，舌红，苔薄白，脉弦。血压 125/80mmHg。

病例 5

张某　女　72 岁　入院日期：2011 年 5 月 11 日

主诉　双侧肢体活动不利伴失语 27 日入院。

病史　患者于 2011 年 3 月 31 日以冠心病于中国人民解放军 464 医院住院治疗。4 月 14 出院后未见明显诱因出现四肢少力，活动迟缓，语言謇涩难出，未予治疗。今日患者四肢活动不利，不能行走持物，失语，可简单发音，反应迟钝。整个病情发展过程中患者神清，无头痛头晕及胸闷憋气、二便失禁等症，今日为进一步治疗收入我病区，既往右腿股骨骨折，不能站立行走。现症：神清，精神可，失语，双侧肢体活动不利，纳少，寐差，二便自控差。

查体和实验室检查　双侧上肢肌力Ⅲ级，左下肢Ⅲ级，左巴宾斯基征、查多克征、掌颌试验（+）。ECG（2011 年 5 月 11 日，天津中医药大学第一附属医院）：窦性心律、心肌缺血。舌暗红，苔薄白，脉弦细。

中医诊断　中风（中经络）；证型：肝肾阴虚证。

西医诊断　脑梗死，心肌缺血。

治则　醒脑开窍，滋补肝肾，疏通经络，补益脑髓。

选穴　内关、人中、三阴交、风池、完骨、天柱、极泉、尺泽、委中、翳风、廉泉、金津、玉液。

操作　醒脑开窍针刺法操作同前，每日 1 次。翳风向结喉方向深刺 2. 5 ~ 3 寸，做捻转补法 1 ~ 3min，针感要求咽喉部麻胀；廉泉向舌根部斜刺，进针 2 寸，施用提插泻法，以舌根部麻胀感为度；金津、玉液用三棱针点刺舌下静脉，以出血1～3ml为度，不留针。

其他辅助疗法　温灸。

配合中西药以活血化瘀、滋补肝肾、抗血小板聚集。予丹芪偏瘫胶囊、益肾养肝合剂、阿司匹林肠溶片等药物。

治疗经过　入院后第5日失语，反应迟钝，双上肢活动不利较前略好转，下肢如故，纳少，寐欠安，小便尚可，大便干；入院后第7日失语有所改善，偶尔能发简单词语，反应同前，上肢能持轻便物品，左侧下肢肢体活动不利改善不明显，纳少，夜间间断入睡，小便尚可，大便需服润肠药；入院后第12日偶尔能发简单词语，上肢能持轻便物品，左侧下肢肢体活动不利较前略好转，可抬离床面，纳食偏少，夜间睡眠质量一般，小便尚可，大便需服润肠药；入院后第16日偶尔能发简单词语，反应较前明显改善，上肢能持轻便物品，左侧下肢肢体活动不利较前略好转，可抬离床面，纳食尚可，夜间睡眠较前明显好转，苔薄白，脉弦细。

按语　失语是指在神志清楚，意识正常，发音和构音没有障碍的情况下，大脑皮质语言功能区病变导致的言语交流能力障碍，表现为自发谈话、听理解、复述、命名、阅读和书写六个基本方面能力残缺或丧失，如患者构音正常但表达障碍，肢体运动功能正常但书写障碍，视力正常但阅读障碍，听力正常但言语理解障碍等。不同的大脑语言功能区受损可有不同的临床表现。对于失语症的分类尚没有统一的意见。国内外目前通用以解剖-临床为基础进行分类。一般分为：①外侧裂周围是语综合征：包括Broca失语（表达性失语或运动性失语）、Wernicke失语（听觉性失语或感觉性失语）、传导性失语。三者共同点是病灶位于外侧裂周围，均有复述障碍。Broca失语特点是口语表达障碍突出，电报式表达，只能讲简单的一两个词或个别语音，简单词或简单陈述句理解，复杂时出现困难。复述、命名、阅读、书写均有不同程度障碍。Wernicke失语特点：口语流利，听理解严重障碍，表现为答非所问。复述障碍因听理解障碍造成。命名、书写、阅读存在一定障碍。传导性失语特点：复述障碍较自发谈话和听理解障碍严重。表现为流利性口语，但有大量错词，可自觉纠正但纠正时表现口吃。②经皮质性失语综合征：包括经皮质性运动失语、经皮质性感觉失语、经皮质性混合失语。共同特点是病灶位于分水岭区，复述功能相对保留。失语程度较外侧裂失语轻。③完全性失语：也称混合性失语，语言功能均严重障碍或完全丧失，表现为刻板语言、听理解严重障碍、命名、复述、书写、阅读不能。④命名性失语：又称遗忘性失语。特点是命名不能，可理解，不可命名，不能给出物体名称，能给出物体用途。⑤皮质下失语：包括背侧丘脑性失语，内囊、基底核损伤所致失语。背侧丘脑失语急性期常表现为缄默或不语。后期表现为语言交流、阅读理解障碍，语言流利性受损，音量减小，复述功能可保留，伴有重复性语言、模仿性语言、错语、命名不能等。内囊、壳核受损时表现为类Broca失语；壳核后部病变是表现类Wernicke失语。

按语　本病例为脑梗死，中医属于中风（中经络）范畴，究其病机，患者肝肾阴虚，水不涵木，肝阳偏亢，阳亢化风，上扰清窍，窍闭神匿，神不导气，发为中风。该病采用中西医结合的方法进行治疗，针刺运用醒脑开窍法，取穴以内关、人中、三阴交、极泉、尺泽等阴经穴为主，以醒神开窍，滋阴通阳，神复肢应。研究表明：风池、完骨、天柱规范手法操作有非常显著地改善椎-基底动脉血液运行的作用，对颅内血流动力学具有良好的调整功效。

（五）假性延髓麻痹

病例1

候某　男　55岁　干部　入院日期：1986年6月2日

主诉　语言不清，吞咽困难，右侧肢体瘫痪5日。

病史　素患眩晕，头胀。1986年1月因急躁患“中风”，颅脑CT报告“右侧内囊前支低密度灶”，在我科住院治疗而愈。此次发病为5日前因腰部扭伤，心情郁闷不舒，突发头胀，牙关紧闭，张口不能，语言不清，吞咽困难，右侧肢体活动不利，今日收入病房。

查体和实验室检查　精神倦怠，尚可合作，头颅大小正常，软腭右侧偏低，腭垂左偏，咽部色泽暗红，咽反射迟顿，颈无抵抗，吞咽发呛，右半身痛温觉减弱，肌张力右侧增强，双侧掌颌试验（+），夏道克征双侧（+）。

中医诊断　中风，喉痹。

西医诊断　脑梗死，假性延髓麻痹。

辨证　摄生不慎，屡发中风，阴虚阳亢，肝风内旋，上扰清窍，窍闭神匿，发为中风，喉痹。

治则　醒脑开窍，利机关，通经络。

选穴　①内关、人中、三阴交、风池；②极泉、尺泽、委中。

操作　内关捻转提插泻法，人中施雀啄手法，以眼球充满泪水为度，三阴交提插补法，风池向结喉方向深度2.5～3寸，捻转补法施术1min。余穴同前。

治疗经过　采用上法治疗1周，患者可从口中进半流质，日3两，张口较前增大，2周后，可讲简单字句，从口中进稀饭面汤日800ml，经1个月治疗，进食饮水基本不呛，可讲简单字句，声音低哑，后巩固治疗2周，显效出院。

病例2

李某　男　47岁　干部　入院日期：1978年3月22日

主诉　饮食发呛，语言不利1个月。

病史　患者发现高血压病4年余，左侧偏头痛1年余。1978年2月21日晨起突然左侧头痛，呕吐1次，随即出现右肢无力，不能抬举，饮食咳呛，经卫生院诊断脑血栓形成，口服大活络丹等无效。后经某院脑系科诊为假性球麻痹，予静脉滴注、鼻饲及针灸治疗，效果不佳，而带胃管转入我科病房。

查体和实验室检查　神清，伸舌略偏右，语音沙哑，右肢可动，但肌力约Ⅲ级，右肢肌张力略高，软腭上提不灵活，软腭反射消失，咽反射存在，心尖部可闻双期隆隆样杂音，心律不齐，心电图报告心房颤动。

中医诊断　中风，喉痹。

西医诊断　脑栓塞，假性延髓麻痹，风湿性心脏病（心房颤动）。

辨证　患者素体不健，心悸虚烦，为阴血不足之象，久则阴阳相失，阴陷于下，阳亢于上，风阳上扰清窍，经络阻滞，窍络闭塞故现饮食不下，肢体瘫软。

治则　醒脑开窍，利咽通痹。

选穴　同前。

操作　同前。

治疗经过　以上法治疗7次即能食入半流质，遂将胃管取下，锻炼进食。经12次针刺后，自觉吞咽畅利，能进食鸡蛋、蛋糕等，共治疗18次后吞咽基本正常，痊愈出院。

病例3

张某　男　69岁　业务员　入院日期：1981年12月1日

主诉 饮水发呛伴失语，右半身不遂6日。

病史 患者曾于2年前患左半身不遂，经某院诊断为“脑梗死”，用中药、针灸等治愈。今年11月25日上午10时，口服“小檗碱”、肌内注射“复方氨林巴比妥注射液”后昏迷，被送往天津医院，考虑“脑出血”，经治疗次日清醒，但失语，右偏瘫，饮水咳呛而转来我院住院治疗。

查体 神清不合作，轻度右中枢性面瘫，饮水咳呛，瞳孔正常，伸舌略偏右，右半身主动运动受限，肌力Ⅲ级，肌张力略增高，感觉无异常，右肢腱反射均活跃，右夏道克征（+），软腭反射迟钝，咽反射存在，血压140/180mmHg，舌红，苔黄而干，脉弦。

中医诊断 中风，喉痹。

西医诊断 脑梗死，假性延髓麻痹。

辨证 患者宿疾中风，阴阳相失，经络阻滞，今感外邪，内外相引，肝风发动，蒙闭清窍，机关不利，窍络闭塞故见失语、咳呛、肢软诸症。舌红苔黄而干者，阳亢热盛伤阴之故，脉弦者，肝风内动之象也。

治则 醒脑开窍，通经利咽。

选穴 内关、人中、风池、翳风、极泉、尺泽、委中、三阴交、廉泉、金津、玉液。

操作 廉泉在舌骨体上缘取穴，针向咽部，进针2～3寸，以咽部酸胀为度。金津、玉液用三棱针点刺放血4～8滴，余穴同前。

治疗经过 上穴日针2次，经3日治疗，可进半流质；经2周治疗，可正常饮食，饮水偶呛；经24次治疗，临床痊愈出院。

病例4

赵某 男 50岁 保管员 入院日期：1981年2月2日

主诉（家属代述） 右半身不遂伴饮食返呛，语言不清55日。

病史 患有高血压史10余年，1980年12月9日下午，其妻发现患者口向右歪，未予注意。患者户外散步后，自觉右半身无力，晚9时许症状加重，并出现语言含糊而就诊于天津市总医院，因拒绝腰椎穿刺而回家。次日晨起发现右半身不能活动，软弱无力，语言不清，饮水则呛，即再赴天津市总医院急诊，化验脑脊液后，诊为“脑梗死”，经用脉通液、硫酸镁等药治疗1个月余，症状无变化。2月2日来我院门诊，收入病房。

查体和实验室检查 神清，瞳孔正常，不自主哭笑，伸舌略偏左，余颅神经未见异常，运动性失语及轻度构音障碍。右上肢及下肢中枢性瘫，肌力0级。咽反射存在，软腭反射消失，右侧腱反射活跃，右霍夫曼征、夏道克征均（+）。

中医诊断 中风，风喑。

西医诊断 脑梗死，假性延髓麻痹，高血压。

辨证 患者素患眩晕，常不治而愈，实为阴虚火旺之象，日久阴阳失调，阳化风动，气血冲逆于上，则清空被蒙，神机不行而生偏瘫，不语，返呛等中风之候。

治则 同前。

选穴 同前。

操作 同前。

治疗经过 每日针刺2次，经1周治疗，即可正常饮水进食，假性延髓性麻痹告愈。

（六）缺血性真性延髓麻痹

病例1

王某　女　69岁　工人　入院日期：2004年6月28日

主诉　语言不利伴饮食水呛咳1日。

病史　患者高血压病史10余年，平素无头晕头痛，一周前感寒出现鼻塞、流涕、咽痛等症状，就诊于附近医院，诊为气管炎、化脓性扁桃体炎，予静脉滴注抗生素，未见明显好转，昨日患者出现语言欠清晰，饮食水呛咳，遂转诊于我院，由门诊收住院。

查体和实验室检查　血压140/80mmHg，脉率70次/分，神清，精神弱，语言欠清晰，肢体活动欠灵活，肌力Ⅳ级，步态欠稳，深浅感觉无障碍，胸廓对称，两肺呼吸音粗，心音有力，心脏各瓣膜听诊区未闻病理性杂音，腹软，肝脾未及，肠鸣音活跃，咳嗽有痰，咽痛，饮食水呛咳，体温37.6℃，咽红肿，扁桃体Ⅱ度肿大，咽反射减弱，可见脓性分泌物，双瞳孔等大等圆，右：左约2.5：2.5mm，光反射存在，眼球运动灵活，无眼颤及复视，生理反射存在，病理反射未引出，指鼻试验欠准确，共济运动可，舌暗，苔白，脉弦滑，查颅脑MR示：延髓、右小脑多发梗死灶。

中医诊断　中风（中经络）。

西医诊断　脑梗死（缺血性真性延髓麻痹），高血压，肺感染，化脓性扁桃体炎。

辨证　患者年近古稀，肾水渐亏，加之久病伤阴，则阴亏于下，肝阳执狂，阳化风动，上扰清空，窍闭神匿，神不导气，而发中风。

治则　醒脑开窍，滋补肝肾，疏通经络。

选穴　内关、人中、三阴交、风池、完骨、翳风、廉泉、金津、玉液，咽部点刺放血。

操作　先针双侧内关，进针1寸，施捻转提插复式泻法，施术1min；继则人中，进针5分，采用雀啄泻法，以眼球湿润或流泪为度；三阴交沿胫骨内侧后缘与皮肤呈45°，进针1～1.5寸，用提插之补法，使下肢抽动3次为度，风池、完骨针向结喉，针2～2.5寸，采用小幅度高频率捻转补法，施手法1min；翳风向咽喉方向缓慢进针2.5～3寸，手法同风池；廉泉针刺向舌根部，进针2～2.5寸，施提插泻法1min；金津、玉液、咽部点刺放血。

治疗经过　入院后患者鼻饲饮食，经3次治疗，患者发音较前清楚，肢体活动较灵活，20日后拔除胃管，语言较前流利，40日痊愈出院。

病例2

朱某　男　57岁　干部　入院日期：2004年1月14日

主诉　右侧肢体麻木伴语言不利6小时。

病史　患者高血压病史20年，糖尿病史2年，今日下午1点左右无明显诱因突发头晕，恶心呕吐，急就诊于天津市和平区劝业医院测血压180/110mmHg，静脉滴注硫酸镁、维生素B_6，肌内注射甲氧氯普胺，当时自觉右侧肢体麻木伴语言不利，左口角下垂，急转至我院急症治疗，查颅脑CT示：右基底核、额区腔梗。为进一步治疗收入我科。

查体和实验室检查　血压140/90mmHg，脉率76次/分，神清，头晕，无头痛及恶心呕吐，双瞳孔等大，右：左约2.5：2.5mm，光反射存在，无眼颤及复视，咽反射正常，左侧中枢性面瘫，右侧肢体麻木感，力量稍弱，肌力Ⅳ级，语言欠流利，颈软，心肺未见明显异常，生理反射存在，病理反射未引出，舌暗，苔白，脉弦滑。入院后出现饮水咳呛，吞咽困难，声音嘶哑，痰涎较多，复查颅脑 MR 示：延髓梗死；右基底核及脑干多发软化灶。

中医诊断　中风（中经络）。

西医诊断　脑梗死（缺血性真性延髓麻痹），高血压，糖尿病。

辨证　患者年近花甲，肝肾阴虚，久病肾阴渐亏，水不涵木，肝失所养，阴虚于下，阳亢于上，虚风内起，上扰清空，窍闭神匿，神不导气，而发中风。

治则　醒脑开窍，滋补肝肾，疏通经络。

选穴　内关、人中、三阴交、极泉、尺泽、委中、风池、完骨、翳风、金津、玉液。

操作　同前。

治疗经过　患者予鼻饲饮食，脱水降颅压，维持电解质平衡并告病危，10 日后患者语言较前清晰，痰涎分泌减少，头晕好转，30 日后症状较前减轻，可从口中进食，拔除胃管，无呛咳，右侧肢体麻木好转，治疗至 42 日痊愈出院。

病例 3

霍某　男　53 岁　农民　入院日期：2003 年 6 月 23 日

主诉　左侧肢体麻木无力伴吞咽困难 5 日。

病史　患者高血压病史 2 年，5 日前因劳累突发左侧肢体麻木无力，头晕，恶心呕吐，急就诊于当地医院查颅脑 CT 示：未见异常。考虑脑血管病，静脉滴注甘露醇等液体，无明显好转，次日就诊于天津市第三中心医院查颅脑 MR 示：小脑、脑干多发梗死灶。又回当地医院静脉滴注甘露醇、血塞通等液体，病情尚稳定，为进一步治疗，于今日收入我科。

查体和实验室检查　血压 180/120mmHg，脉搏 95 次/分，神清，头晕，无头痛及恶心呕吐，吞咽困难，语声嘶哑，双瞳孔不等大，右>左约 2.5 ∶ 2mm，光反射存在，双眼球水平震颤，左眼睑轻度下垂，左侧面部少汗，咽反射减弱，左侧肢体肌力Ⅳ级，右侧肢体肌力Ⅴ级，痛温觉消失，双侧颈内动脉搏动对称，心音低钝，双肺呼吸音清，腹软，肠鸣音低，生理反射存在，左巴宾斯基征（+），舌暗，苔黄腻，脉弦滑。

中医诊断　中风（中经络）。

西医诊断　脑梗死（延髓背外侧综合征），高血压。

辨证　患者年近花甲，肾阴渐亏，水不涵木，肝失所养，阴虚于下，阳亢于上，虚风内起，上扰清空，窍闭神匿，神不导气，而发中风。

治则　醒脑开窍，滋补肝肾，疏通经络。

选穴　内关、人中、三阴交、极泉、尺泽、委中、风池、完骨、翳风。

操作　同前。

治疗经过　7 日后患者饮水呛咳，吞咽困难症状较前减轻，20 日后左侧肢体无力较前减轻，头晕好转，治疗 1 个月出院，吞咽及肢体运动功能好转，但仍遗留痛温觉障碍，好转出院。

吞咽障碍是神经系统疾病中常见的合并症。验案列举了由脑卒中引起的缺血性延髓麻痹、进行性延髓麻痹及鼻咽癌术后延髓性麻痹所致的吞咽困难、声音嘶哑，针灸疗效显著。由延髓空洞症、脱髓鞘疾病、周围神经损害和肿瘤术后所致的延髓麻痹针灸也有良好疗效。

缺血性延髓麻痹是脑卒中重要的并发症之一，假性延髓麻痹多是由双侧上运动神经元病损所造成的，以构音言语障碍、咀嚼吞咽困难及情感异常甚至完全不能发音摄食为临床特点。真性延髓麻痹多是由于脑干病变损及舌咽迷走神经的核和脑干内的纤维所造成的，表现为后组脑神经的下运动神经元瘫及感觉障碍。

石学敏院士认为，缺血性延髓麻痹是中风类疾病的一个相对独立的病候，表现为口、舌、咽喉等关窍痹阻所致的言语吞咽障碍。临床上，一方面表现为“神”的异常，如发音，语言不能，表情淡漠或呆滞，强哭强笑；一方面表现为关窍运动失调，如舌强口歪、咀嚼吞咽困难等。中风后，若脑窍蒙闭，神不导气于口舌咽喉等关窍，使之不能发挥正常言语吞咽功能，就可导致关窍痹阻而发为延髓麻痹，即瘖痱、中风、喉痹之症状。故该病的病理机制可概括为“窍闭神匿，神不导气，关窍痹阻”。治疗关键应施以醒脑开窍、通关利窍、疏理经筋之法。调神导气可调动机体内在的积极因素，使咽喉部诸症由病理状态向生理功能方面转换。在针刺治疗中突出“调神”是石学敏院士针灸学术思想的重要组成部分。

现代医学证实缺血性延髓麻痹（延髓背外侧综合征）常由小脑后下动脉闭塞及部分基底动脉或一侧椎动脉病变引起所引起，导致舌咽神经、迷走神经和舌下神经的核性或核下性损害，出现以舌、咽喉为主的一组症候群。微循环障碍，血液流变学异常和椎-基底动脉硬化，脑供血不足是其发生的主要病理学基础，醒脑开窍法可有效地祛除这些病理因素，从而达到改善症状的效果。在临床中，对部分患者进行治疗前后经颅超声多普勒、血液流变学、微循环等各项指标的观察对比，结果表明：针刺风池穴可改善椎-基底动脉的血流供应、降低外周阻力、降低颈部软组织的紧张状态。同时针刺可改善微循环，降低血液黏、稠、聚状态，对增加脑组织血流起到良性调节作用。

所以，取内关、人中调神导气，三阴交以滋补三阴；加之风池、翳风、完骨可改善椎-基底动脉的血流供应、降低外周阻力、降低颈部软组织的紧张状态，从而改善脑干延髓的血液循环，恢复脑干的传导和反射功能；廉泉、金津、玉液、咽部点刺具有利机关、息风通窍之作用，配以口轮匝肌、眼肌、颊肌的经筋透刺和排刺，疏理经筋，临床取得显著疗效。

（七）闭锁综合征

病例1

李某　男　56岁　工人　入院日期：1988年10月26日

主诉　四肢瘫痪，语言謇涩4个半月。

病史　高血压20余年，1988年6月11日劳累过度出现头晕呕吐，某医院诊断“梅尼埃综合征”予“甲氧氯普胺”肌内注射。12日晚头晕呕吐再发作，去天津医科大学总医院就诊，予降颅压、抗感染治疗，2个月后，四肢全瘫，失语，不能进食，颅脑CT检查未见异常，诊断为“闭锁综合征”，治疗4个月肢体功能无改善，转入我院（图9-1-47）。

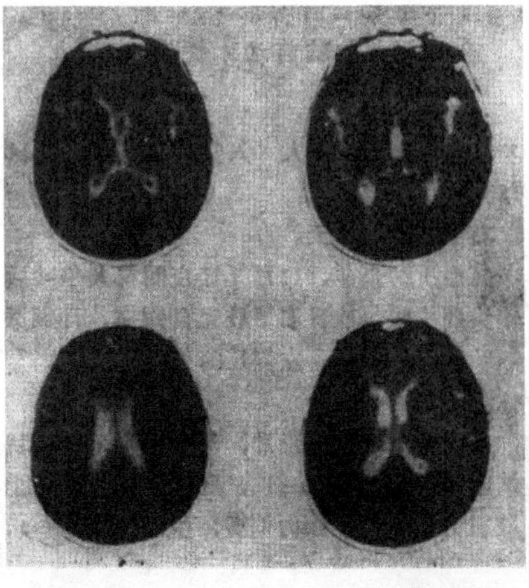

图9-1-47　1988年6月11日颅脑CT结果未见异常

查体和实验室检查　神情，目光呆滞，反应迟钝，语言含糊欠清，喉中痰鸣，呼吸略促，饮水咳呛，心肺(-)，四肢全瘫，肌力匀0级；腱反射左(+++)，右(++)；霍夫曼征左(++)，右(+)；双侧巴宾斯基征(+)，小便偶有失控。

中医诊断　中风。

西医诊断　闭锁综合征。

辨证　劳累过度，损耗肾阴，阴精不足，水不涵木，肝阳上亢，上扰清窍，窍闭神匿，发为中风。

治则　醒脑开窍，滋补肝肾。

选穴　内关、人中、三阴交、极泉、尺泽、合谷、委中、风池、完骨、天柱。

操作　内关捻转提插泻法，人中重雀啄，以眼球充满泪水为度；三阴交提插补法，极泉、尺泽、委中提插泻法；合谷刺向三间处，提插补法；风池、完骨、天柱捻转补法。

治疗经过　治疗1周后，小便可自控，饮水咳呛减轻，2周后，饮水无发呛，右侧肢体肌力达Ⅱ级，3周后，患者可进普食，右上肢可抬离床面，右手指可见轻度屈伸，右下肢抬高30°，肌力Ⅲ级，左侧肢体肌力均达Ⅱ级，5周后，右侧肢体肌力Ⅳ～Ⅴ级，左侧肢体肌力Ⅲ～Ⅳ级。显效出院。

病例2

患者　男　51岁　初诊日期：2011年10月22日

主诉　双侧肢体瘫痪伴吞咽困难1年。

病史　患者于1年前脑梗死后双侧肢体瘫痪，吞咽困难，依靠胃造瘘进食营养餐，尿管通常，气管切开手术处置管，长期吸氧，寐安。

查体和实验室检查　神清，精神弱，失语，持续双侧肢体瘫痪，吞咽困难，舌淡红，苔白少津，脉弦弱。

MR示：脑桥基底部双侧梗死。

中医诊断　中风（中经络）。

西医诊断　脑梗死（闭锁综合征）。

辨证　肾阴渐亏，水不涵木，肝失所养，阴虚于下，阳亢于上，虚风内起，上扰清空，窍闭神匿，神不导气，而发中风。窍络闭塞故现饮食不下，肢体瘫软。

治则　醒脑开窍，滋补肝肾，疏通经络。

选穴　内关、人中、三阴交、极泉、尺泽、委中、百会、风池、完骨、天柱、翳风等。

操作　同前。

治疗经过　配合中药予丹芪偏瘫胶囊，补阳还五汤加减治疗。经针药并用每日两次治疗、持续3个月，吞咽功能好转，可口中进食土豆泥和巧克力布丁，头部可转动。精神状态明显好转。

按语　“闭锁综合征”临床罕见，主证为四肢完全瘫痪，为运动性失语。法国作家大仲马在《基督山伯爵》一书中对此病的症状做了生动、形象的描述，故有人称之为“基督山综合征”。其病位多在脑桥，病因多为基底动脉血栓形成造成双侧皮质脊髓束和皮质脑桥延髓束受损所致。目前尚属不治之症。该病急性期通过降颅压可以控制，对其后遗症则无能为力。

《诸病源候论》将此症列入“风痱候篇”，并指出：“风痱之状，身体无痛，四肢不收，神智不乱，一臂不随者，风痱也；时而能语者可治，不能言者不可治。”但对其病因及治疗未做明确交待。后世医家对此症论述极少，我们认为，风痱一证，属中风范畴，总由神明失司所致，故采用醒脑开窍针刺法而获效。

（八）共济失调

病例1

韩某　男　54岁　初诊日期：2009年6月10日

主诉　眩晕伴右侧肢体活动不利20日。

病史　患者于2009年5月14日下午2时许，无明显诱因突然出现恶心呕吐及颈项部不适，就诊于私人诊所，予中药汤药5剂，于家中观察，症状缓解，2009年5月22日下午3时，患者突发右侧肢体活动不利伴眩晕，当时神清，有头晕，无胸闷憋气、二便失禁症状，就诊于天津市第一中心医院，查颅脑MRI示：右侧小脑半球梗死，予脱水、清除自由基、降脂、控制血压、控制血糖、改善脑代谢、改善脑循环治疗，静脉滴注长春西汀注射液、甘油果糖、马来酸桂哌齐特注射液、小牛血去蛋白提取物注射液、银杏达莫注射液，经治病情平稳，为进一步治疗收入我病区。现症：神清，精神可，语言清晰流利，眩晕，视物旋转，动则加剧，不敢转身、起坐，右侧肢体活动不利，纳可，寐安，二便调。

查体和实验室检查　右侧肌力上肢Ⅲ级，下肢Ⅲ级，右侧巴宾斯基征（+）。颅脑 MRI（2009年6月22日，天津市第一中心医院）：右侧小脑脑梗死。舌淡红，苔薄白，脉弦细。

中医诊断　中风（中经络），眩晕；证型：肝肾阴虚证。

西医诊断　小脑梗死，高血压Ⅲ期，糖尿病。

治则　醒脑开窍，滋补肝肾，疏经通络，补益脑髓。

选穴　内关（双）、人中、三阴交（右）、极泉（右）、尺泽（右）、委中（右）、风池（双）、完骨（双），天柱（双）。

操作　内关捻转提插泻法 1min；人中雀啄泻法至眼球湿润为度；三阴交提插补法至肢体抽动3次为度；极泉、尺泽、委中提插泻法至肢体抽动3次为度（不留针）；风池、完骨、天柱捻转补法 1min。

其他辅助疗法　加用“枕三经”排刺。即沿风池、完骨、天柱三穴向上取穴2排，沿头皮向下进针平刺约0.5寸，捻转补法 1min。

治疗经过　经治3周，出院时，神清，精神好，语言清晰流利，右侧肢体活动较灵活，上肢肌力Ⅴ级，下肢肌力Ⅴ级，无头晕，纳好，寐安，二便调。舌淡红，苔薄白，脉弦细。

病例2

李某　男　81岁　入院日期：2010年7月29日

主诉　头晕恶心伴行走不稳1日余。

病史　患者于2010年7月28日上午，无明显诱因突然出现持续头晕恶心伴行走不稳，当时神清，无胸闷憋气、二便失禁症状，自行口服降压药，病情未见好转，于今日就诊于我院门诊，查颅脑 CT 示右小脑半球、左基底核区缺血灶及软化灶，查血压 162/100mmHg，自服降压药（药名不详）。为求系统治疗收入我病区。现症：神清，精神可，语言欠流利，右侧肢体活动无力，头晕，恶心欲吐，行走不稳，纳可，寐安，二便调。

查体和实验室检查　血压 150/90mmHg，语言欠流利，右侧鼻唇沟变浅，右侧口角歪斜，左侧肢体肌力Ⅴ级，右上肢、下肢肌力均Ⅳ级，偏瘫步态，指鼻试验、跟膝胫试验、轮替试验缓慢不协调。颅脑 CT：右小脑半球，左基底核区缺血灶及软化灶。舌淡，苔白腻，脉弦滑。

中医诊断　中风（中经络）；证型：风痰阻络证。

西医诊断　脑梗死。

治则　醒脑开窍，化痰息风，健脾和胃，疏通经络。

选穴　内关（双）、人中、三阴交（右）、极泉（右）、尺泽（右）、委中（右）、风池（双）、完骨（双）、天柱（双）、丰隆（右）、头维（双）、人迎（双）、曲池（双）、合谷（双）、足三里（双）、太冲（双）。

操作　内关捻转提插泻法 1min 以醒脑开窍，人中雀啄泻法至眼球湿润为度以醒脑开窍，三阴交提插补法至肢体抽动3次为度以滋补肝肾，极泉、尺泽、委中提插泻法至肢体抽动3次为度以疏通经络（不留针），风池、完骨、天柱捻转补法 1min 以补益脑髓，丰隆提插泻法，头维、人迎、曲池、合谷、足三里、太冲平补平泻。

其他辅助疗法　温灸、直流电药物透入疗法。

予中风丸、益肾养肝合剂以活血通络、滋补肝肾。

西药原则 改善脑循环。

治疗经过 第2日神清，精神可，语言欠流利，右侧肢体活动不利，头晕，走路不稳，纳可，寐安，二便调。右侧上下肢肌力Ⅳ级，心率66次/分，律不齐，血压120/70mmHg；第5日神清，精神可，头晕，行走不稳，语言欠流利，右侧肢体活动不利，纳可，寐安，二便调。右侧上下肢肌力Ⅳ级，心率62次/分，律齐，血压140/70mmHg，舌淡，苔白腻，脉弦滑；第9日神清，精神可，头晕较前好转，行走较前稳定，右侧肢体活动不利，纳可，寐安，二便调。右侧上下肢肌力Ⅳ级，心率76次/分，律齐，血压120/80mmHg；第12日神清，精神可，头晕较前好转，行走较前平稳，右侧肢体活动较前好转，纳可，寐安，二便调。右侧上下肢肌力Ⅳ级，心率76次/分，律齐，血压120/80mmHg；第17日出院患者精神可，无头痛，时有头晕，右侧肢体较前有力，上下肢肌力Ⅳ级，纳好，寐安，二便调。心率72次/分，律齐，血压120/70mmHg。

病例3

杨某 男 57岁 入院日期：2011年4月16日

主诉 右侧肢体麻木无力伴头晕、行走不稳8小时。

病史 患者于2011年4月16日凌晨6时许，无明显诱因突然出现持续右侧肢体麻木无力伴头晕，当时神清，无胸闷憋气、二便失禁等症，就诊于天津市第一中心医院，查颅脑CT示双侧小脑半球、双侧基底核缺血灶，予改善脑代谢、改善脑循环治疗，静脉滴注小牛血、小牛血去蛋白提取物，经治病情无明显变化，为进一步治疗转诊于我院并收入我病区。现症：神清，精神可，持续右侧肢体活动不利，搀扶行走，右上肢麻木，头晕恶心。

查体和实验室检查 右侧肢体活动不利，右上肢麻木，查CT示：双侧小脑半球、双侧基底核缺血灶，右巴宾斯基征、查多克征（+），指鼻不稳，跟膝胫试验无法检查。舌红，苔白腻，脉弦滑。

中医诊断 中风（中经络）；证型：风痰阻络证。

西医诊断 脑梗死。

治则 醒脑开窍，化痰息风，疏通经络。

选穴 内关（双）、人中、三阴交（右）、极泉（右）、尺泽（右）、委中（右）、风池（双）、太冲（右）、侠溪（右）、丰隆（右）、足三里（右）、解溪（右）。

操作 内关捻转提插泻法1min；人中雀啄泻法至眼球湿润为度；三阴交提插补法至肢体抽动3次为度；风池、侠溪、太冲直刺1寸，捻转提插泻法，刺风池穴，令针感达眼球；丰隆、足三里、解溪平补平泻，令针感达足跗；极泉、尺泽、委中（右）提插泻法至肢体抽动3次为度（不留针）。

治疗经过 经治2日右侧肢体活动不利好转；经治5日手指麻木较前好转伴胀感；经治10日手脚麻木范围较前减小，胀感明显较前减轻，可下地站立，诉轻度头晕，较前明显好转，搀扶行走较稳。经治好转于2011年5月9日出院。

病例4

蔡某 男 入院日期：2011年5月29日

主诉 左侧肢体无力伴头晕，行走不稳2日。

病史 患者于2011年5月28日上午9时许，无明显诱因突然出现持续左侧肢体无力伴头晕，当时神清，无头痛头晕，及无胸闷憋气、二便失禁等症，就诊于我院急症，查颅脑CT示脑梗死，予改善脑循环的奥扎格雷钠注射液等，经治病情平稳，为进一步治疗收入我病区。现症：神清，精神可，语言清晰流利，左侧肢体无力，头晕，行走及坐位不稳，纳可，寐安，二便调。

查体和实验室检查　心电图：窦性心律，心肌缺血；颅脑磁共振示：右侧小脑梗死灶，双基底核、脑干区软化灶。左上肢肌力Ⅳ级、左下肢肌力Ⅳ级，左指鼻试验（+），左轮替试验：缓慢不协调，左跟膝胫试验（+）。舌胖大，苔白滑，脉弦细。

中医诊断　中风（中经络）；证型：肝肾阴虚兼风痰阻络证。

西医诊断　脑梗死，高血压病Ⅲ级，冠心病。

治则　醒脑开窍，滋补肝肾，疏通经络，补益脑髓。

选穴　内关（双）、人中、三阴交（左）、极泉（左）、尺泽（左）、委中（左）、风池（双）、完骨（双）、天柱（双）。

操作　内关捻转提插泻法1min；人中雀啄泻法至眼球湿润为度；三阴交提插补法至肢体抽动3次为度；极泉、尺泽、委中提插泻法至肢体抽动3次为度（不留针）；风池、完骨、天柱捻转补法1min。

治疗经过　治疗后2日，患者头晕次数减少，病床呈30°抬起后，患者未发头晕；治疗后7日，患者可直立坐位，未发头晕；治疗后10日，患者可搀扶行走，但独立行走仍不稳，未发头晕；治疗后12日，患者可独立行走，偶需搀扶；治疗后14日，患者可独立行走，无需搀扶。经治病情好转出院。

按语　共济失调是指小脑、本体感觉及前庭功能障碍导致的运动笨拙和不协调，累及躯干，四肢和咽喉肌时可引起身体平衡、姿势、步态及言语障碍。临床依据病损部位分为小脑性共济失调、大脑性共济失调、感觉性共济失调、前庭性共济失调4个类型。脑血管病以前两种共济失调多见。

脊髓的前角细胞接受大脑皮质、大脑皮质下底核、小脑、前庭迷路系统、深感觉等上行、下行传导束的调节与控制，使人体保持一定的姿势来恰当地完成随意运动，保持平衡。若上述部位发生病变，导致协调作用障碍。共济失调主要反映小脑半球及其与对侧额叶皮质间联系的损害，小脑、脊髓、前庭和锥体外系共同参与完成精确、协调运动。小脑对执行精巧动作起重要作用。每当大脑皮质发出随意运动指令，小脑总是伴随发出制动性冲动，如影随形，以完成准确的动作。小脑是重要的运动调节中枢，对维持身体平衡，调节肌张力及平衡，协调肢体运动（新小脑-半球）有重要作用。共济失调是小脑病变的主要症状，急性小脑病变（脑卒中、炎症）因无代偿，临床症状较慢性病变明显。该患者为急性小脑梗死，其表现为头晕，行走及坐位不稳，存在平衡障碍及共济失调综合征。应用醒脑开窍针刺及针刺枕后线可改善颅脑后循环供血，有效治疗平衡障碍、共济失调综合征。

（九）中枢性面瘫

病例1

刘某　男　68岁　初诊日期：2005年5月4日

主诉　右侧肢体不遂伴右口歪，语言不利28日。

病史　患者于28日前无明显诱因突然出现右侧肢体无力伴口歪、语言不利，当时神清，无头痛头晕，及无胸闷憋气、二便失禁等症，就诊于某医院，诊为大面积脑梗死，予相关治疗，经治病情平稳，为进一步治疗就诊于我处。既往高血压病史，糖尿病史。查颅脑MRI示左侧大脑半球大面积梗死伴渗血。现神清，精神可，纳可，寐欠安，二便尚可。

查体和实验室检查　右侧中枢性面瘫，右侧肌力上肢0级，下肢Ⅰ级，右侧巴宾斯基征（+）。语言不利，右侧肢体无力，右口歪，舌红，少苔，脉弦细。

中医诊断　中风（中经络）；证型：肝肾阴虚证。

西医诊断 脑梗死，高血压Ⅲ级，糖尿病。

治则 醒脑开窍，滋补肝肾，疏通经络，补益脑髓。

选穴 三阴交（右）、极泉（右）、尺泽（右）、委中（右）、风池（双）、完骨（双）、天柱（双）、百会、四神聪、神庭、上星、头维、印堂、四白（双）、廉泉，下关（右）、颊车（右）、地仓（右）、迎香（右）、合谷（右）、曲池（右）、手三里（右）、八邪（右）、肩髃（右）、肩髎（右）、臂臑（右），太冲（右）、解溪（右）、丘虚（右）、太溪（右）、阴陵泉（右）、阳陵泉（右）、足三里（右）、血海（右）、梁丘（右）。

操作 三阴交提插补法至肢体抽动3次为度，以滋补肝肾；极泉、尺泽、委中提插泻法至肢体抽动3次为度，以疏通经络（不留针）；风池、完骨、天柱（双），捻转补法1min，以补益脑髓。百会、四神聪、神庭、上星、头维、头皮针运动区、头皮针语言区，印堂、四白、廉泉，右侧下关、颊车、地仓、迎香，针刺0.5～1寸，平补平泻；右侧合谷、曲池、手三里、八邪、肩髃、肩髎、臂臑，右侧太冲、解溪、丘墟、太溪、阴陵泉、阳陵泉、足三里、血海、梁丘，针刺1寸左右，平补平泻。留针半小时，每日1次。

治疗经过 治疗半月后，下肢肌力Ⅲ级，上肢肌力Ⅰ级，语言欠流利。经治1个月后出院，出院时下肢肌力为Ⅳ级，可独立行走，上肢肌力Ⅲ级，可抬举，腕关节、指关节活动不利，语言欠流利，但无表达障碍，口不歪。

病例2

贾某 男 49岁 初诊日期：2010年12月6日

主诉 左侧口角歪斜半月余。

病史 患者半月前觉左肢体无力，曾就诊天津市环湖医院，查颅脑CT示：脑梗死，予输液治疗后，自觉肢体无力好转，口角歪斜未见改善。今日来我院就诊。现症：口角右歪，左眼睑闭合正常，纳可，睡眠可。

查体和实验室检查 左鼻唇沟浅，示齿不全，口角左低右高，舌淡红，苔薄白，脉弦滑。

中医诊断 中风，证型：风痰阻络证。

西医诊断 脑梗死。

治则 醒脑开窍，疏通经络。

选穴 内关（双）、人中、三阴交（左）、风池（双）、完骨（双）、天柱（双）、下关（左）、迎香（左）、地仓（左）、颊车（左）、颧髎（左）、巨髎（左）、口和髎（左）。

操作 内关捻转提插泻法，施术1min。人中向鼻中隔方向斜刺0.5寸，雀啄手法，以眼球湿润或流泪为度。三阴交与胫骨呈45°，斜刺进针1～1.5寸，提插补法，针感传至足，以下肢抽动3次为度。风池、完骨、天柱：直刺1～1.5寸，捻转平补平泻法。14日为1个疗程，一日1次。

治疗结果 经两个疗程治疗左右鼻唇沟对称，两侧口角等高。

病例3

王某 男 62岁 入院日期：2011年7月8日

主诉 左侧肢体活动不利伴左口歪半月余。

病史 患者于2011年6月25日晨起如厕后，突然出现左侧肢体活动不利伴左口歪，当时神清，伴头晕，无头痛、胸闷憋气、二便失禁等症，遂就诊于中国人民解放军464医院。查颅脑MRI示脑梗死，予脱水、降颅压治疗，具体用药不详，经治病情逐渐加重，遂转诊至天津市环湖医院，予改善脑代谢、改善脑循环的长春西汀、脑蛋白注射液等药物治疗，经治病情好转，今日为进一步康复治疗遂转入我院，收入我病区进行康复治疗。现症：神清，精神可，语言清晰流利，左侧肢体活动不利，感觉减弱，左口歪，纳可，寐安，二便调。

查体和实验室检查　左鼻唇沟略浅，示齿左侧力弱，左面部感觉减退；左侧浅感觉、痛觉减退；左侧肌力上肢Ⅲ级，下肢Ⅲ级，左侧指鼻试验、轮替实验不配合，左侧巴宾斯基征（+），霍夫曼征（+）。头颅 MR 示：考虑右基底核区梗死灶伴有少量渗血；两侧基底核区小软化灶；脑白质微小脱髓鞘斑并轻度脑萎缩；可疑右眶尖异常信号；筛小房、左侧上颌窦少许炎症；综合心电图：窦性心律、心电轴轻度左偏、临界心电图；大致正常频域心电；正常变异心向量图；经颅多普勒：血管频谱形态尚可；右侧大脑中动脉流速稍减低；左侧颈内动脉系流速未见异常；双侧椎-基底动脉流速稍减慢；颈动脉彩超：双侧颈动脉硬化；心脏彩超：主动脉硬化；左室舒张功能减低；二尖瓣反流Ⅰ度。舌暗红，苔白厚，脉弦滑。

中医诊断　中风（中经络）；证型：风痰阻络证。

西医诊断　脑梗死，中枢性面瘫，心脏病。

治则　醒脑开窍，滋补肝肾，疏通经络，祛风涤痰。

选穴　内关（双）、人中、三阴交（左）、极泉（左）、尺泽（双）、委中（双）、风池（双）、完骨（双）、天柱（双）。

操作　先刺左侧内关，直刺 0.5～1 寸，采用捻转提插结合泻法，施手法 1min；继刺人中，向鼻中隔方向斜刺 0.3～0.5 寸，用重雀啄法，至眼球湿润或流泪为度；再刺左侧三阴交，沿胫骨内侧缘与皮肤呈 45°斜刺，进针 1～1.5 寸，用提插补法，使患侧下肢抽动 3 次为度。左侧极泉，原穴沿经下移 1 寸，避开腋毛，直刺 1～1.5 寸，用提插泻法，以患侧上肢抽动 3 次为度；左侧尺泽，屈肘呈 120°，直刺 1 寸，用提插泻法，使患者前臂、手指抽动 3 次为度；左侧委中，仰卧直腿抬高取穴，直刺 0.5～1 寸，施提插泻法，使患侧下肢抽动 3 次为度。双侧风池、完骨、天柱垂直进针 1～1.5 寸，采用小幅度高频率捻转补法，每穴施手法 1min；左侧地仓、牵正、颊车、迎香、承浆、阿是穴垂直进针 0.5 寸，平补平泻法。每日针 2 次，每次 20min。

其他辅助疗法　温灸、耳针穴位治疗。

予丹芪偏瘫胶囊、益肾养肝合剂以活血化瘀、滋补肝肾。

西药原则　改善脑代谢。

治疗经过　第 2 日神清，精神可，语言清晰流利，左侧肢体活动不利，感觉减弱，左口歪，纳可，寐安，二便调。舌淡红，苔黄腻，脉弦滑；第 6 日神清，精神可，语言清晰流利，左侧肢体活动不利，感觉减弱，自觉左面部症状缓解，血压 130/80mmHg；第 12 日神清，精神可，语言清晰流利，左侧肢体活动不利较前好转，肌力上肢Ⅲ级，下肢Ⅲ级，感觉减弱，左面部肌力较前好转，纳可，寐欠安，二便调，舌暗，苔黄腻，脉细。血压 110/70mmHg；第 15 日神清，精神可，语言清晰流利，左侧肢体活动不利，上肢肌力Ⅲ级，下肢肌力Ⅳ级，行走需搀扶，纳可，寐欠安，二便调。舌淡红，苔黄腻，脉弦滑。

按语　中枢性面瘫是指面神经核上行通路损伤而引起面部筋肉瘫痪综合征。它为脑血管病中较为常伴有的并发疾患，特别病损累及基底核区核团及内囊时，常常发生。中医属于“中风”范畴。目前治疗中枢面瘫的疗法很多，针刺就是其中已证实有一定疗效的疗法之一。治病求于本，醒脑开窍针法，基于其病变位置在于脑的基本病机，选用内关、人中、三阴交等穴醒神导气，疏经通络。并在辨证基础上适当配穴，同时博采诸家治疗面瘫效穴局部对病治疗，效如桴鼓。如取下关、颊车、地仓、迎香、牵正、迎香、承浆、阿是穴等穴。更重要的石学敏院士师古而又创新，在传统急性期“平肝潜阳、镇肝息风”为原则、稳定期及后遗症为“疏通经络”并多用“风取三阳”、“治痿独取阳明”的理论的基础上开展了大量临床研究和基础实验，创立了确定的有效腧穴位置、进针深度、针刺方向、施术手法、施术时间、针刺效应及针刺最佳间隔时间等规范化、剂量化、科学化的特色量效学针刺法。为今后治疗中枢性面瘫的标准化治疗指明了方向。

（十）卒中后尿便障碍

病例1

徐某 女 85岁 入院日期：2009年11月20日

主诉 右侧肢体活动不利伴右口歪19日。

病史 患者于2009年11月1下午6时许，无明显诱因，突然出现右侧肢体活动不利，伴语言不利，当时神清，无头痛头晕及胸闷憋气，就诊于中国人民解放军464医院，查颅脑CT示：脑梗死，予输液治疗（具体治疗不详），于3日转诊于天津市环湖医院，复查颅脑CT：左侧额顶低密度影，考虑脑梗死；左背侧丘脑及基底核腔梗，血压190/100mmHg，予收住院治疗，住院期间予降颅压、抗凝、降脂、控制血压、改善脑循环治疗，静脉滴注甘油果糖、红花（黄色素）（150mg）、马来酸桂哌齐特注射液等，口服阿司匹林肠溶片、辛伐他汀、左旋氨氯地平等，经19日治疗，病情好转，为进一步治疗收入我病区。

查体和实验室检查 右侧肢体痛温觉减弱，右侧肢体全瘫，右侧掌颌试验（+）、巴宾斯基征（+）、查多克征（+），二便失禁。颅脑MRI（2009年11月4日，中国人民解放军464医院）：左侧额顶低密度影，考虑脑梗死；左丘脑及基底核腔梗。舌红，苔微黄，脉弦。

中医诊断 中风（肝肾阴虚，肝阳上亢证）。

西医诊断 脑梗死。

治则 醒脑开窍，疏通经络。

选穴 内关（双）、人中、三阴交（右）、极泉（右）、尺泽（右）、委中（右）、天枢（双）、水道（左）、归来（左）、外水道（左）、外归来（左）、中极、水分。

操作 内关捻转提插泻法，人中雀啄泻法，以眼球充满泪水为度，三阴交提插补法，风池向结喉方向深度2.5～3寸，捻转补法施术1～3min，极泉、尺泽、委中均做提插泻法，以肢体抽动3次为度，天枢、水道、归来、外水道、外归来、中极、水分均采用呼吸泻法。

治疗经过 采用上述方法治疗1周，患者肢体症状好转，右上肢肌力Ⅱ级，右下肢肌力Ⅱ级，二便自知，但二便自控力差；治疗2周后，右上肢肌力Ⅲ级，右手活动笨拙，右下肢肌力Ⅲ级，搀扶下可站立及短距离行走，二便自控力差；治疗3周后，右上肢肌力Ⅲ级，右手可持物，右下肢肌力Ⅲ级，持杖可自行站立，小便自控，大便自控力稍差，巩固治疗1周后转门诊继续治疗。

按语 对于伴有大便控制功能障碍的中风后患者，在醒脑开窍针刺法的基础上多配用天枢、水道、归来、水分等控便效穴。

病例2

龙某 男 77岁 入院日期：2010年6月27日

主诉 右侧肢体活动不利伴语言不利、小便失禁2日。

病史 患者于2010年6月26日上午9时许，无明显诱因突然出现持续右侧肢体无力，当时神清，无头痛头晕，胸闷憋气、二便失禁症状，下午5：40时就诊于天津医科大学总医院，查颅脑CT示未见出血，予抗血小板、改善脑代谢治疗，静脉滴注奥扎格雷钠注射液、小牛血去蛋白提取物注射液，今天上午继续静脉滴注，经治病情加重，下午2时到我院急诊测血压220/120mmHg，为进一步治疗收入我病区。现症：神清，精神可，语言不利，右侧肢体活动不利，感觉减弱，右口歪，纳好，寐安，小便失禁，大便调。

查体和实验室检查　语言不利，右侧鼻唇沟变浅，右侧口角歪斜，左侧肢体肌力Ⅴ级，右上肢肌力Ⅱ级，右下肢肌力Ⅲ级，右侧指鼻试验、轮替试验不稳，双侧巴宾斯基征（+）。颅脑MRI：脑干梗死灶；脑干、两基底核、丘脑区多发软化灶；脑白质脱髓鞘斑并脑萎缩；糖化血红蛋白6.20%，纤维蛋白原5.42g/L，D-二聚体定量610.05 ng/mlFEU，尿素8.04mmol/L，肌酐100.20μmol/L。舌淡红，苔少，脉弦细。

中医诊断　中风（中经络）；证型：阴虚风动证。

西医诊断　脑梗死。

治则　醒脑开窍，滋阴潜阳，平肝息风。

选穴　内关（双）、人中、三阴交（右）、极泉（右）、尺泽（右）、委中（右）、风池（双）、完骨（双）、天柱（双）、水道（左）、归来（左）、外水道（左）、外归来、中极、关元。

操作　内关捻转提插泻法1min以醒脑开窍，人中雀啄泻法至眼球湿润为度以醒脑开窍，三阴交提插补法至肢体抽动3次为度以滋补肝肾，极泉、尺泽、委中提插泻法至肢体抽动3次为度以疏通经络（不留针），风池、完骨、天柱捻转补法1min以补益脑髓，水道、归来、外水道、外归来、中级、关元以行气通腑。

其他辅助疗法　耳针穴位治疗、温灸、直流电药物透入疗法。

予丹芪偏瘫胶囊、益肾养肝合剂以活血化瘀、滋补肝肾。

西药原则　抗血小板聚集、改善脑循环。

治疗经过　治疗第4日患者精神可，呼吸平稳，右侧肢体不利，语言不利，上肢肌力0级，下肢肌力Ⅱ级。纳好寐安，小便控制差，大便干。监护下心率60次/分，律齐，血压130/80mmHg，24小时入量3510ml，出量3150ml；第8日B超回报：肠管积气，脂肪肝，胆囊壁欠光滑，进食后检查。外科会诊印象：肠道积气。处理：①可予灌肠，肛管排气；②必要时查立位腹平片；第9日患者神清，精神可，呼吸平稳，右侧肢体活动不利，腹胀明显减轻，心电监护下心率84次/分，律齐，体温36.8°C，血压126/67mmHg。24小时入量约4000ml，出量约1990ml；第11日患者精神可，呼吸平稳，语言不利，右侧肢体不遂，无身热。纳可，寐安，二便调，监护下心率90次/分，律齐，血压130/70mmHg；第15日患者精神可，呼吸平稳，语言不利，右侧肢体不利，上肢全瘫，下肢不能抬离床面，右足疼痛较前缓解，纳可，寐安，二便调。心率78次/分，律齐。血压120/80mmHg；第18日出院神清，精神好，语言不利，右侧肢体不遂，上肢肌力0级，下肢肌力Ⅱ级，卧床不能行走，纳可，寐安，二便调。舌红，苔白，脉弦细。

按语　小便失禁是指由于脑、脊髓或周围神经病变引起膀胱贮尿功能障碍而造成的不自主的排尿状态，是神经系统疾病的常见的症状之一。多见于脑血管病、脑炎、脑外伤、癫痫发作、脊髓病变等。相当于中医学的“小便数”、“失溲”范畴。本病例为脑梗死患者伴小便失禁症状，属中医“中风（中经络）”阴虚风动证。醒脑开窍针刺法具有醒神开窍、滋阴潜阳、平肝息风作用。通过疏通经脉，运行气血能够改善脑代谢、改善脑循环，加速神经功能的恢复，加快患者各种症状的恢复。此病例通过采用醒脑开窍针刺法治疗取得了良好的效果。

病例3

王某　男　82岁　初诊日期：2010年8月21日

主诉　左侧肢体活动不利伴左口歪2日。

病史　患者于2010年8月21日无明显诱因突然出现左手精细动作差，左侧肢体无力伴头晕、语言欠清，当时神清，无胸闷憋气、二便失禁症状，家属予查血压110/70mmHg，口服“血栓通”，在家中休息后未见好转，今日就诊于我院急症，查颅脑CT示（口述）：脑干、右侧基底核区、两背侧丘脑区缺血灶并软化灶，为进一步治疗收入我病区。现症：神清，精神可，语言欠流利，左侧轻度口歪，左侧肢体无力，左上肢可抬离床面15°，左手握力及精细动作差，左下肢可抬离床面45°，无力感，饮食水不呛，隐隐心前区不适，未发头痛头晕，纳食好，寐欠安，大便时干，小便困难。

查体和实验室检查　神志清楚，精神可，面色正常，左侧中枢性面瘫，左侧肌力上肢Ⅲ级，下肢Ⅲ级，左侧巴宾斯基征（+）。舌红，苔少，脉弦细。

中医诊断　中风（中经络），癃闭（肝肾阴虚证）。

西医诊断　脑梗死，前列腺肥大。

治则　醒脑开窍，滋补肝肾，疏通经络，补益脑髓，温阳化气，通调水道。

选穴　内关（双）、人中、三阴交（左）、极泉（左）、尺泽（左）、委中（左）、风池（双）、完骨（双）、天柱（双）、命门、气海、中极。

操作　内关捻转提插泻法1min；人中雀啄泻法至眼球湿润为度；三阴交（右）提插补法至肢体抽动3次为度；极泉、尺泽、委中（右）提插泻法至肢体抽动3次为度（不留针）；风池、完骨、天柱捻转补法1min；命门直刺1.5寸，施烧山火手法，使局部温度上升0.5～1℃；气海直刺2寸，施捻转补法，令酸麻感向会阴部放散；中极手法同气海。

治疗经过　以上治疗每日1次，治疗2日后，小便稍见通畅，治疗5日后，小便日渐畅行，治疗10日后，小便正常，左上肢可抬离床面30°，左手握力及精细动作较强增强，左下肢力量增强，可搀扶下地行走。

按语　患者年老体衰，肝肾阴虚，水不涵木，肝阳偏亢，阳亢化风，上扰清窍，窍闭神匿，神不导气，发为中风。患者肾阳亏虚，气化无力，水湿内停，蓄积于膀胱则小便不通。治疗本症中极、气海等穴为醒脑开窍法中常用配穴，在针刺前一定先检测膀胱的充盈程度，并根据膀胱的充盈程度选取适当角度进针，以免发生意外。

（十一）感觉障碍

病例1

孟某　男　42岁　初诊日期：2010年2月13日

主诉　头晕、头痛伴语言不利3日，阵发右臂蚁行感。

病史　既往高血压、脑梗死病史。患者于3日前无明显诱因出现头晕、头痛、语言欠利，当时神清，无胸闷憋气、二便失禁症状，就诊于我院急症，查血压250/120mmHg，查颅脑CT示：右侧基底核区缺血灶并软化灶，右小脑及脑干局部密度不均，复查颅脑MRI示："脑干梗死灶并脑干铁质成分沉积"，予控制血压、活血化瘀、改善脑代谢等治疗，肌内注射"硫酸镁"，静脉滴注"奥拉西坦注射液、甘油果糖、红花（黄色素）（150mg）、依达拉奉注射液、小牛血清、醒脑静注射液"等，为进一步治疗收入我病区。现症：神清，精神可，语言不利，左侧轻度口歪，头晕、头痛，项痛，四肢活动可，阵发右臂蚁行感，无胸闷憋气等不适，纳食可，寐安，二便调。

查体和实验室检查　神志清楚，精神可，面色淡白无华，左侧中枢性面瘫，双侧肌力上肢Ⅴ级，下肢Ⅴ级，双侧巴宾斯基征（+）。舌淡红，苔少，脉弦细。

中医诊断　中风（中经络）；证型：肝肾阴虚证。

西医诊断　高血压，脑梗死。

治则　醒脑开窍，滋补肝肾，补益脑髓，平肝潜阳。

选穴　人迎、曲池、合谷、足三里、太冲、头维、内关、三阴交、风池、完骨、天柱、翳风、金津、玉液。

操作　人迎捻转补法1min；曲池捻转补法1min；合谷捻转泻法1min；足三里捻转补法1min；太冲捻转泻法1min；头维平补平泻1min；内关捻转提插泻法1min；三阴交提插补法至肢体抽动3次为度；风池、完骨、天柱捻转补法1min；翳风穴向结喉方向深刺2.5～3寸，做捻转补法1～3min，针感要求咽喉部麻胀；金津、玉液点刺放血。

治疗经过　以上方法每日1次，治疗1次后，患者头晕、头痛明显好转，测血压140/90mmHg，治疗1周后，语言较前清晰，头痛、头晕基本消失，治疗2周后，未发头痛、头晕，测血压130/80mmHg，右臂蚁行感消失。

病例2

马某　男　65岁　入院日期：2011年3月22日

主诉　左侧肢体麻木无力18日。

病史　患者于2011年3月4日中午12时许，劳累、受凉后突然出现持续左侧肢体麻木无力，未及时就诊治疗，至下午5时许患者出现呕吐、出冷汗，仍未就诊治疗，患者自服尼莫地平片、尼群地平片、谷维素、维生素B_1等，至次日上午病情未见缓解，患者就诊于当地中医诊所，予针灸及中药汤剂治疗，具体用药不详，病情仍未缓解，遂于中午13时许就诊于天津市人民医院门诊，查颅脑MRI示脑桥急性梗死；双侧额叶皮层下、半卵圆中心区、基底核区、脑桥及两侧小脑半球腔隙性梗死，伴部分软化灶形成；当时患者神清，有头晕，无头痛及胸闷憋气、二便失禁等症，予抗血小板、控制血压、改善脑循环、改善脑代谢治疗，静脉滴注奥拉西坦注射液、依达拉奉注射液、法舒地尔注射液、疏血通注射液等，经治病情好转，但遗留左侧肢体麻木无力，为进一步治疗收入我病区。现症：神清，精神可，语言清晰流利，持续左侧肢体麻木无力，感觉减弱，左侧上下肢肌力均为Ⅳ级，阵发左肩胛内侧、T_6、T_7棘突旁隐隐疼痛，伴憋气、心前区不适感，纳可，寐欠安，二便调。

查体和实验室检查　左侧巴宾斯基征（+）；舌暗红，苔薄黄，脉弦细。

中医诊断　中风（中经络）；证型：风痰阻络证。

西医诊断　脑梗死。

治则　醒脑开窍，滋补肝肾，化痰通络，补益脑髓。

选穴　内关、人中、三阴交、极泉、尺泽、委中、风池、完骨、天柱、丰隆、合谷。

操作　内关（双）捻转提插泻法1min，醒脑开窍；人中雀啄泻法至眼球湿润为度，醒脑开窍；三阴交（左）提插补法至肢体抽动3次为度，滋补肝肾；极泉、尺泽、委中（左）提插泻法至肢体抽动3次为度，疏通经络（不留针）；风池、完骨、天柱（双）捻转补法1min，补益脑髓；丰隆、合谷（双）捻转泻法1min，化痰通络。

配合中西药以活血通络、滋补肝肾、抗血小板聚集、改善脑循环。予丹芪偏瘫胶囊、益肾养肝合剂、阿司匹林肠溶片、长春西汀注射液等药物。

治疗经过　第2日左上肢前臂麻木，症状好转；第7日左手麻木感减轻，左下肢无力好转，行走较前平稳，症状好转；第10日左手拇指、示指轻微麻木，余手指感觉正常，左下肢无力，症状好转；第14日左手拇指、示指指尖轻微麻木，余手指感觉正常，行走平稳，症状好转。

病例3

杜某　女　72岁　入院日期：2011年8月3日

主诉 左侧肢体麻木无力伴语言欠利19日。

病史 患者于2011年7月14日无明显诱因突然出现左侧肢体麻木无力，当时头晕、呕吐，无胸闷憋气、二便失禁等症，经休息后未缓解，遂就诊于天津市环湖医院，查头颅MR示：右小脑、脑桥梗死，予静脉滴注银杏达莫、奥拉西坦注射液、丹参多酚注射液等，经治病情好转，为进一步系统诊治收入我病区。患者搀扶下缓慢步行入病房，现症：神志清楚，精神好，呼吸平稳，语言欠利，左侧肢体麻木无力，左侧肢体可对抗阻力，但较正常差，精细动作差。左侧肢体及左头面部麻木，伴饮水偶呛，右眼球向右转动受限，复视，纳食好，睡眠正常，二便调。

查体和实验室检查 左侧肢体肌力Ⅳ级，左巴宾斯基征（+），左奥本海姆征（+），左查多克征（+）。（2011年8月15日于天津市环湖医院）查颅脑MRI示右小脑、右脑桥、右桥臂急性脑梗死。舌淡暗，苔薄白，脉弦细。

中医诊断 中风（中经络）；证型：肝肾阴虚证。

西医诊断 脑梗死。

治疗原则 醒脑开窍，滋补肝肾。

选穴 内关、三阴交、风池、完骨、天柱、四白、睛明、太阳、上星、百会。

操作 内关（双）捻转提插泻法1min；三阴交（左）提插补法至肢体抽动3次为度；风池、完骨、天柱（双）捻转补法1min；四白向下斜刺0.3～0.5寸，施捻转之平补平泻法1min；睛明直刺进针0.5～1寸，不提插捻转；太阳直刺0.5寸，上星、百会沿头皮向后斜刺0.5寸，施捻转手法平补平泻1min。

其他辅助疗法 脑反射治疗。

配合中西药以活血化瘀、滋补肝肾、改善脑循环、改善脑代谢。予丹芪偏瘫胶囊、阿司匹林肠溶片、小牛血清去蛋白提取物注射液、前列地尔注射液等药物。

治疗经过 入院第3日神志清楚，精神好，呼吸平稳，语言欠利，左侧肢体麻木无力，左侧肢体可对抗阻力，但较正常差，精细动作差。左侧肢体及左头面部麻木，伴饮水偶呛，右眼球向右转动受限，复视，纳食好，睡眠正常，二便调。舌淡暗，苔薄白，脉细弦；入院第7日神志清楚，精神好，呼吸平稳，语言较前流利，左侧肢体麻木无力较前好转，余症同前；入院第14日神志清楚，精神好，呼吸平稳，语言较前流利，左侧肢体运动功能较前好转，可在搀扶下行走100m左右，肢体麻木较前好转，饮水无咳呛，余症同前；入院第20日神志清楚，精神好，呼吸平稳，语言清晰流利，左侧肢体运动功能明显好转，可独立行走，面部及肢体麻木较前明显改善，饮水无咳呛，余症同前。治疗后，神志清楚，精神好，呼吸平稳，语言清晰流利，左侧肢体运动功能明显好转，可独立行走，面部及肢体麻木较前明显改善，饮水无咳呛，纳食好，睡眠正常，二便调。舌淡暗苔薄白，脉细弦。

病例4

杜某 男 80岁 初诊日期：2011年12月9日

主诉 间断眩晕，呕吐4日，伴右上肢麻木1日。

病史 主因间断眩晕，呕吐4日，伴右上肢麻木1日，于2011年12月9日入院于急症病房，后经颅脑MRI示：延髓梗死，转入我病区。转入时患者神清，精神可，呼吸平稳，语言清，眩晕，呕吐，右上肢麻木，以肩膀及上臂外侧为著，右下肢活动不利，左眼斜视，视物不清，纳差，寐欠安，二便自控。

查体和实验室检查 舌淡暗，苔白，脉弦。

中医诊断 中风（中经络）；证型：气虚血瘀证；痹症，证型：气虚血瘀证。

西医诊断　脑梗死。

治则　醒脑开窍，益气活血，疏通经络。

选穴　内关、人中、足三里、血海、肩髃、臑腧。

操作　内关捻转泻法；人中雀啄泻法，二穴共奏开窍醒神；足三里提插补法，补益中气；血海提插泻法，活血祛瘀。配合肩膀部穴位围刺，以肩膀部麻木边缘与正常皮肤边缘为界，围刺20余针，针刺肩髃、臑俞疏通经络。以肩膀部麻木边缘与正常皮肤边缘为界，围刺20余针。

治疗经过　治疗1周后，患者麻木程度略改善；治疗2周后，患者肢体麻木面积较前减小一半，麻木程度进一步减轻。

按语　感觉障碍是指在反映刺激物个别属性的过程中出现困难和异常的变态心理现象。常见的感觉障碍有：①感觉过敏。对外界刺激的感受能力异常增高。②感觉减退和感觉缺失。对外界刺激的感受能力异常下降。③感觉倒错。对外界刺激物的性质产生错误的感觉。④内感性不适。对来自躯体内部的刺激产生异样的不适感。患者于脑血管病后出现肢体麻木不仁，与传统意义上的痹症有所不同。在治疗时要以醒神开窍为总则，兼顾局部针刺治疗，总体病机与局部治疗相结合，疗效明显。

（十二）痉挛性瘫痪

病例1

患者　女　66岁　初诊日期：2009年3月11日

主诉　左侧肢体无力4年，加重38日。

病史　患者于2005年10月下旬因脑出血致左侧肢体瘫痪，经某医院西医治疗后病情好转出院，遗有左上肢活动不利。2009年2月1日患者自觉肢体活动不利较前加重，于当地医院间断于西医治疗。为进一步诊治特来我院治疗。

查体和实验室检查　左侧上肢肌张力增高，左上肢可内收不能抬举，手指严重掌屈，拘挛不开，尤以拇指、示指两指为甚，左下肢可内收抬举，左侧上肢肌力Ⅱ级，左侧下肢肌力Ⅳ级，左霍夫曼征（+），左巴宾斯基征（+）。2009年2月1日遵义医院颅脑CT示：右侧额颞顶枕叶、基底核脑梗死、脑软化。

中医诊断　中风（中经络）；证型：阳虚阴盛证。

西医诊断　脑梗死。

治则　醒脑开窍，泻阴补阳，疏通经络。

选穴　内关、人中、印堂、百会、三阴交、合谷穴，上八邪、极泉、尺泽、曲池、外关。

操作　先刺双侧内关，直刺0.5～1寸，施捻转提插相结合泻法；急性期前3日针刺水沟，向鼻中隔斜刺0.5寸，雀啄手法，致眼球湿润为度，后改为针百会、印堂，百会向后平刺0.5寸，小幅度高频率捻转补法；针印堂时捏起皮肤，向下斜刺0.5寸，小幅度高频率捻转补法；三阴交直刺0.5～1寸，施捻转提插补法，以上各穴均施术1min；极泉、尺泽，直刺0.5～1寸，施捻转提插相结合泻法，以肢体抽动3次为度，不留针。患侧合谷穴透向后溪方向，施以提插泻法待患手四指由拘挛转为迟缓后，复取两根针自合谷穴分别向拇指、三间穴方向透刺，行提插泻法，以拇指、示指抽动为度。针上八邪、曲池、外关，直刺0.5～1寸，施提插泻法1min，留针20min。疗程：每日针刺治疗1次，10次为1个疗程。

治疗经过　经用上述方法治疗10次后，拘挛、掌屈症状明显缓解。经针刺20次后，原来僵直的拇示二指可以屈伸活动，并有一定的握力，上肢肌张力基本恢复正常，肘关节伸屈自如，五指可全部伸张开来。嘱患者进一步加强左侧手指功能锻炼，以巩固疗效。

病例2

刘某　男　初诊日期：2011年5月31日

主诉　左侧肢体不遂伴语言欠利10日。

病史　患者于2011年5月21日下午1时许，无明显诱因突然出现持续左上肢麻木，且呈渐进性加重，出现左侧肢体瘫痪，当时神清，无头痛头晕，及无胸闷憋气、二便失禁等症，分别于2011年5月21日晚10：00和2011年5月22日上午7：00两次就诊于天津市环湖医院，查颅脑CT及颅脑MR示脑梗死，予血栓通注射液以改善脑循环，经治病情加重，为进一步治疗收入我病区。现症：神清，精神可，语言欠流利，持续左侧肢体不遂伴肢体痉挛及不随意颤动，左口歪，纳可，寐安，二便调。

查体和实验室检查　颅脑磁共振：①右侧基底核区、右侧脑室旁、右侧额颞枕顶异常信号，考虑脑梗死（急性期）；②左侧脑室旁腔隙灶；③脑白质轻度脱髓鞘改变；④轻度脑萎缩。语言欠利，左口歪，左侧肢体肌张力增高伴不随意颤动，左侧上肢肌力0级，下肢肌力Ⅲ级，左侧巴宾斯基征、掌颌试验（+）。舌红，苔黄腻，脉弦滑。

中医诊断　中风（中经络）；证型：肝肾阴虚兼肝阳上亢。

西医诊断　脑梗死。

治则　醒脑开窍，滋补肝肾，疏通经络，补益脑髓。

选穴　内关、人中、三阴交、极泉、尺泽、委中（左）、风池、完骨、天柱（双）；上肢痉挛性瘫痪：肩髃（左）、合谷（左）、八邪（左）；下肢痉挛性瘫痪：阳陵泉（左）、丘墟（左）透照海。

操作　醒脑开窍针法操作同前；肩髃直刺1.5寸，施提插泻法；合谷进针1～1.5寸，针尖刺向三间处，施提插泻法；八邪直刺5分，施捻转补法，以局部酸胀为度；阳陵泉直刺1寸，施捻转补法；丘墟透照海进针1.5～2寸，以局部酸胀为度。

中药　丹芪偏瘫胶囊。

治疗经过　针刺后第2日，左侧肢体痉挛及不自主运动好转，针刺后7日，患者已无不自主运动。出院时情况：神清，精神可，语言欠利好转，左侧肢体不遂及痉挛性瘫痪较入院前好转，上肢肌力Ⅰ级，下肢肌力Ⅲ级，上肢肌张力略高，下肢肌张力正常，纳可，寐安，二便调。

病例3

徐某　男　66岁　初诊日期：2009年6月1日

主诉　左侧肢体活动不遂半年余伴左足内翻。

病史　患者半年前因脑梗死住院治疗。现症：左侧半身不遂，左足背曲，外翻困难，行走时足外侧着地，纳可，睡眠可。

查体和实验室检查　偏瘫步态，肌力左上肢Ⅳ级，左手无功能，左下肢Ⅲ级，肌容量正常，肌张力下肢增高（++）。舌淡红，苔薄白，脉细。

中医诊断　中风（阴虚阳亢证）。

西医诊断　脑梗死。

治则　醒脑开窍，疏通经络，平衡阴阳。

选穴　内关、人中、三阴交、风池、完骨、天柱、足三里、丰隆、太冲、足临泣、大钟。

操作　内关捻转提插泻法，施术1min。人中向鼻中隔方向斜刺0.5寸，雀啄手法，以眼球湿润为度。三阴交斜刺进针 1 ~ 1.5 寸，提插补法。风池、完骨、天柱直刺 1 ~ 1.5 寸，捻转平补平泻法，每穴施手法 1min。三里、丰隆、太冲、足临泣直刺 1 ~ 1.5 寸，提插平补平泻法。大钟直刺 0.5 ~ 0.8 寸，提插泻法。

治疗经过　14 日为 1 个疗程，一日 1 次。经 1 个疗程治疗，行走时左足可平放着地。

病例 4

时某　男　68 岁　初诊日期：2009 年 10 月 16 日

主诉　左侧肢体不遂伴左口歪 18 个月。

病史　患者主因左侧肢体不遂伴左口歪 18 个月入院。患者于 2008 年 5 月 13 日晚上 5 时许，饮酒后出现持续左侧肢体不遂伴左口歪、饮水呛咳，当时嗜睡，无头痛头晕，无胸闷憋气，出现小便失禁症状，于当晚就诊于天津市总医院查颅脑 CT 未见出血，于静脉输液治疗，具体用药不详，病情未见明显好转，后就诊于天津市环湖医院，查颅脑 MRI 示脑梗死，予抗血小板、控制血压、改善脑代谢、改善脑循环治疗，具体用药不详，经治病情平稳，遗有左侧肢体瘫痪，来我院继续针灸治疗，经治好转出院，遗留左侧肢体不遂，今为进一步治疗收入我病区。现症：神清，精神可，语言清晰流利，左侧肢体不遂，左上肢屈曲，无自主运动，左肩疼痛，被动牵拉时明显，左口歪，纳可，寐欠安，二便调。

查体和实验室检查　左侧中枢性面瘫，左侧肌力上肢Ⅰ级，下肢Ⅲ级，左上肢肌张力增高，左侧巴宾斯基征（+）。颅脑 MRI（天津环湖医院）：右基底核颞顶区脑梗死。ECG（2009 年 10 月 16 日，天津中医药大学第一附属医院）：窦性心律伴偶发室性期前收缩。舌暗红，苔薄白，脉弦细。

中医诊断　中风后遗症（肝肾阴虚证）。

西医诊断　脑梗死后遗症，高血压Ⅲ期，冠心病，左肩关节炎。

治则　醒脑开窍，滋补肝肾，疏通经络，补益脑髓。

选穴　内关、人中、三阴交、极泉、尺泽、委中、风池、完骨、天柱、合谷。

操作　常规消毒，取双侧内关，进针 1 ~ 1.5 寸，施捻转提插泻法；继刺人中，向鼻中隔方向针刺 0.3 ~ 0.5 寸，用雀啄泻法，至眼球湿润或流泪为度；三阴交，提插补法至肢体抽动 3 次为度；委中、尺泽、极泉提插泻法至肢体抽动 3 次为度，留针 30min。风池、完骨、天柱直刺 1 ~ 1.5 寸，捻转平补平泻法，每穴施手法 1min；合谷进针 1 ~ 1.5 针，针尖刺向三间处，施提插泻法。

治疗经过　患者神清，精神可，语言清晰流利，左侧肢体不遂，持杖行走，呈偏瘫步态，左上肢屈曲，可微抬高，远端无运动功能，左肩疼痛较前减轻，左上肢肌力Ⅱ级，下肢Ⅲ级，左口歪，纳可，寐欠安，二便调。舌暗红，苔薄白，脉弦细。

按语　痉挛性瘫痪又称上运动神经元瘫、中枢性瘫痪。是指由于各种原因造成上运动神经元损伤导致上运动神经元系统对其所支配的肌肉失去或减弱控制，表现以肌肉的不自主收缩反应和速度依赖性的牵张反射亢进为特征的运动障碍。临床常表现为患肢肌张力增高，腱反射亢进；浅反射减弱或消失，病理反射阳性；无肌萎缩和肌束震颤，长期可见失用性肌萎缩等症状。多出现在首发脑血管病后 2 周左右。

急性期及恢复期尽可能地积极治疗、功能锻炼，有助于减少后遗症。针刺对脑梗死后遗症期肌张力增高有一定的治疗作用，病程过长、肌张力增高显著者效果一般。

（十三）情志障碍

病例

梁某　女　54岁　入院日期：2010年7月29日

主诉　右半身瘫痪伴情绪低落1个月。

病史　患者自2011年5月突然出现右半身瘫痪，3周后出现情绪低落，兴趣缺乏，食欲减退，不欲与人交流，时有焦躁不安，伴随症状：乏力，盗汗，五心潮热，口干，纳少，寐差，二便调。

查体和实验室检查　舌干红少苔，脉细数。

中医诊断　中风，郁证（肝肾阴虚证）。

西医诊断　脑血管病后抑郁焦虑障碍。

治则　醒脑开窍，醒神调神，滋补肝肾。

选穴　内关、人中、三阴交、上星透百会、印堂、极泉、尺泽、委中、风池、完骨、天柱。吞咽障碍加翳风；手指握固加合谷；语言不利加上廉泉，金津、玉液放血；足内翻加丘墟透照海；肩-手综合征加肩髃、肩髎、肩贞、阳池，局部刺络、拔罐。

操作　患者仰卧位，先刺双侧内关，直刺15～25mm，施捻转与提插相结合泻法，捻针角度大于180°，捻转频率控制在40～60转/分，施术1min。治疗前7日，针刺人中，向鼻中隔斜刺5～7mm后，捻转针柄360°，施雀啄泻法，以流泪或眼球湿润为度；治疗7日后不针刺人中穴，改针刺上星透百会、印堂，用0.30mm×75mm毫针针刺上星穴，向百会穴方向平刺40～65mm，施以小幅度高频率平补平泻法，捻针角度为90°左右，捻转频率120～160次/分，施术1min。刺印堂时捏起皮肤，向下斜刺15mm，均施以小幅度高频率捻转补法，捻针角度为90°左右，捻转频率120～160次/分，施术1min。针刺三阴交，沿胫骨内侧缘与皮肤呈45°斜刺，针尖刺到原三阴交穴的位置上，进针15～30mm，采用提插补法，针感至足趾，下肢出现不能自控的运动，以患肢抽动3次为度。

极泉穴在原穴沿经下移40～55mm的手少阴心经上取穴，避开腋毛，施术者用手固定患肢肘关节，使其外展，直刺进针10～25mm，用提插泻法，患者有手麻胀并抽动的感觉，以患肢抽动3次为度。针刺尺泽穴时，应使患者屈肘为内角120°，术者用手握住患者腕关节加以固定，直刺20～25mm，针尖向内偏斜，做提插泻法，针感从肘关节传导至手指或手臂外旋，以手动3次为度。仰卧直腿屈髋取委中穴，针尖稍向外偏斜，进针25～30mm，采用提插泻法，以下肢抽动3次为度。患者取坐位，针刺风池、完骨、天柱穴，进针15～25mm，采用小幅度高频率捻转补法，捻针角度为90°左右，捻针频率120～160次/分，每穴施手法1min。随证加减穴位，得气后极泉、尺泽、委中不留针，其余均留针30min。每日1次。以上治疗4周为1个疗程。

治疗7日后，焦躁好转；治疗10日后，情绪低落好转；治疗20日后，不欲与人交流症状好转。

其他辅助疗法　心理疏导。

治疗经过　治疗1个疗程后：患者开始可以主动与人交谈，情绪平稳，对看书、听相声感兴趣，并从中得到快乐，未再出现焦躁不安，有食欲，饮食量可，盗汗及五心潮热等症状缓解。

（十四）丘脑痛

病例1

邢某　女　67岁　初诊日期：2010年10月12日

主诉　右侧肢体不遂伴失语、抑郁1个月余。

病史　患者因脑梗死，2010年9月20日于我院针灸科住院治疗，以抗血小板、改善脑代谢、改善脑循环为则，予奥扎格雷钠注射液、小牛血去蛋白提取物注射液等药物治疗，经治病情好转，于2010年10月12日出院。出院后患者未继续治疗，于2010年10月12日再次入院，收入我病区。现症：神清，精神可，语言混合性失语，反应迟钝，右侧肢体不遂，右口歪，未诉头痛头晕、胸闷憋气、二便失禁等不适，纳食自胃管注入，寐安，小便调，大便溏泄。

查体和实验室检查　神志清楚，精神弱，失语，右侧肢体活动不利。右侧肌力上肢Ⅰ级，下肢Ⅰ级，右巴宾斯基征（+）。舌淡红，苔少，脉弦细。

中医诊断　中风（中经络），郁证（阴虚风动证）。

西医诊断　脑梗死。

治则　醒脑开窍，滋补肝肾，疏通经络，补益脑髓。

选穴　内关、人中、三阴交、风池、完骨、天柱、极泉、尺泽、委中、四神聪、风府。

操作　内关捻转提插泻法1min；人中雀啄泻法至眼球湿润为度；三阴交提插补法至肢体抽动3次为度；风池、完骨、天柱捻转补法1min；极泉、尺泽、委中提插泻法至肢体抽动3次为度（不留针）；四神聪沿皮向前后左右刺2～3分，使局部有胀重或痛感，施捻转补法；风府垂头取穴直刺0.5～1寸，施捻转补法。

治疗经过　采用上法，每日1次，治疗1周后，反应较前灵敏，可数简单数字，情绪较前好转。治疗20日后，患者语言较前清晰，右侧肢体活动较前好转，情绪较稳定。

按语　脑卒中后抑郁焦虑是脑卒中后常见并且容易漏诊的并发症，其直接脑卒中患者的生活质量及躯体、认知功能的恢复，甚至可引起脑卒中的再发。

中国传统医学并无“抑郁”、“焦虑症”之名，从临床表现看，两者应属于情志病范畴，归为“郁证”。现代医学对于脑卒中后抑郁焦虑障碍确切的发病机制目前尚不明确，目前普遍认为其发生与多种因素有关，其中包括神经递质、性别、病灶部位、病灶数量、神经功能缺损严重程度、认知功能、合并病程、躯体疾病、脑卒中前患者个性、不良的家庭、社会、心理等，而神经功能缺损严重程度与脑卒中后焦虑、抑郁的发病呈正相关，而当前常用的抗抑郁药物、抗焦虑药物存在起效慢、疗程长、不良反应大、价格昂贵等问题，患者常难以坚持。

脑卒中后抑郁焦虑是以脑卒中为因，抑郁、焦虑为果，属因病而郁，故治郁必先治病。郁证病位在脑，其病机为清窍蒙浊，脑主神明功能的失常，故治郁重调神。醒脑开窍针刺法是经临床、基础研究验证的治疗中风的有效方法，具有“醒脑开窍、滋补肝肾、疏通经络”的功效，在有效改善中风患者肢体功能的同时，重在调神，改善患者的心理状态。主穴：内关属厥阴心包经络穴，为八脉交会穴之一，通于阴维脉，有养心安神、疏通气血之功；人中为督脉穴，手足阳明经之交会穴，起于胞中，上行入脑达巅，故泻之可调督脉、开窍启闭、健脑宁神。辅以辨证配穴，有效改善患者的抑郁状态。

病例2

宋某　男　57岁　初诊日期：2010年11月15日

主诉　右下肢疼痛、发紧1个月。

病史　患者8个月前患脑梗死，经治疗留有右侧肢体活动不利，言语不清后遗症。脑磁共振示：左侧基底核及背侧丘脑梗死灶。1个月前出现右下肢疼痛、发紧，夜间尤甚，影响睡眠，无腰痛，无放射感，口干喜饮，纳可，二便调。

查体和实验室检查　神志清楚，语言不清，右上肢肌力Ⅳ级，右下肢肌力Ⅲ级，右侧肢体感觉过敏，右巴宾斯基征（+）。舌质暗、边有瘀点，苔薄黄，脉涩。

中医诊断　痹证（瘀血阻络证）。

西医诊断　背侧丘脑痛。

治则　醒神开窍，活血化瘀，通络止痛。

选穴　人中、内关、三阴交、极泉、委中、尺泽为主穴；下肢加足三里、阳陵泉、太冲、阿是穴；上肢加手三里、曲池、外关、合谷。

操作　先针双侧内关，进针1寸，施捻转提插复式泻法，施术1min；继刺人中，进针5分，采用雀啄泻法，以眼球湿润或流泪为度；三阴交沿胫骨后缘与皮肤呈45°，进针1~1.5寸，用提插之补法，使下肢抽动3次为度；极泉直刺1~1.5寸，用提插泻法，使上肢抽动3次为宜；尺泽操作及量学要求同极泉；委中穴采取仰卧位直腿抬高取穴，进针1寸，用提插泻法，使下肢抽动3次即可；余穴进针1~1.5寸，平补平泻。

每日针刺1次，配合身痛逐瘀汤。根据患者情况加减中药，寐差加合欢皮、何首乌藤，大便干燥加麻仁。

中药　身痛逐瘀汤加减。

治疗经过　10日后患者右下肢疼痛有所缓解，睡眠时间较前延长，30日后右下肢疼痛减轻，夜间睡眠改善明显，50日后疼痛基本消失，夜寐安。60日后患者疼痛完全消失。

按语　背侧丘脑痛多继发于脑血管疾病，属中医的“痛症”，其病机在于“心神被扰，瘀血阻络”，故治疗以“醒脑开窍，活血通络”为法。疼痛病在经脉气血不通，经脉气血的流行与心和神关系密切，因此用“醒脑开窍法”先醒其神，神能导气，气畅则道通，通则不痛。局部取穴，以促进局部气血流通。配以中药身痛逐瘀汤共奏活血化瘀、通络止痛之效。

（十五）Weber综合征

病例1

马某　女　64岁　初诊日期：1999年6月10日

主诉　右侧眼睑下垂、复视伴左侧肢体无力5日。

病史　患者入院前曾静脉滴注曲克芦丁，肌内注射维生素B_{12}、口服维生素B_1，疗效不显。为求系统治疗，遂收入我病区。现症：神清，精神可，右侧眼睑下垂，复视，左侧肢体无力，夜寐安，二便可。

查体和实验室检查　神志清，右上眼睑下垂，遮盖瞳孔，无力睁开，眼球向内、上、下活动受限，瞳孔右>左，光感弱。复视，左上肢肌力Ⅱ级，左下肢肌力Ⅲ~Ⅳ级，生理反射活跃，左巴宾斯基征（+）。舌红苔薄白，脉弦细。

中医诊断　中风（肝肾阴虚证）。

西医诊断　Weber综合征。

治则　醒脑开窍，补益肝肾，舒筋活络。

选穴　风池（双）、丝竹空（右）、四白（右）、三阴交（左）、极泉（左）、尺泽（左）、委中（左）。

操作　风池向对侧眼球方向斜刺1~1.5寸，施捻转补法1min；上睛明直刺0.5~1寸，禁提插捻转，令局部出现酸胀感即可；四白向下斜刺0.5~1寸，做小幅度高频率的捻转补法1min；三阴交直刺0.5~1寸，提插补法1min；极泉、尺泽、委中提插泻法，令肢体抽动3次为度，不留针。每日1次，10次为1个疗程，2个疗程后统计疗效。

治疗经过　针后患者即诉上眼睑有酸胀感。经治疗3次，右上眼睑可用力睁开，微露白睛；治疗1周后上睑可上抬，并有眨眼动作，复视减轻，对侧患肢较前有力；经治15次后，眼睑恢复正常，眼球运动自如，双瞳孔等大，光感灵敏，复视消失，左侧肢体运动功能恢复。

按语　大脑脚（Weber）综合征，又称大脑脚内侧综合征，是指中脑腹侧部，即大脑脚内侧出现病灶，损害了同侧动眼神经与位于脚底中部3/5的锥体束，而出现的动眼神经麻痹与偏瘫同时存在的一种特殊症候群。主要表现为病灶侧眼睑下垂，瞳孔散大，眼球运动受限，复视，伴对侧肢体运动障碍。该病在临床上不甚多见，其治疗目前尚无疗效肯定的方法。多年来笔者针刺治疗该病35例，疗效显著。该病临床上属中风范畴，多由脾虚水不涵木所致，使窍闭神匿。针刺治疗该病的优势在于：既注重局部，也注重整体，通过体表内脏相关原理，以脏腑经络辨证为指导，标本兼治而取得较好疗效，体现了传统医学辨证论治和整体观念的学术特长。通过病程与疗效的观察，我们发现患者恢复速度与病程有直接关系，病程越短，疗效越好；病程越长，疗效越差，以早期治疗为佳。

病例2

张某　男　56岁　初诊日期：2011年8月7日

主诉　左侧上眼睑下垂1个月余。

病史　患者于2011年6月无明显诱因渐进出现左侧上眼睑下垂，眼球向内侧及上方凝视不能，伴右侧肢体无力，活动无明显障碍，无明显头痛头晕、无饮水呛咳及吞咽障碍、无恶心呕吐及二便失禁，遂就诊于天津市环湖医院，查颅脑MR未见明显异常，不除外患者存在脑梗死灶，收入院并予奥扎格雷钠注射液、长春西汀注射液治疗，患者经治病情无明显变化出院，后未继续康复治疗，因病情影响日常生活，经家人劝说来我门诊就诊。现症：神清，精神好，左侧上眼睑下垂，左眼向内侧及上方凝视不能并视野缺损，右侧肢体无力，语言清晰流利，饮食正常，夜寐安，二便调。

查体和实验室检查　左侧眼球运动障碍，内收及向上运动障碍合并视野缺损，左侧瞳孔散大并眼裂缩小（5mm）；右上肢肌力Ⅳ级，右下肢肌力Ⅳ级，肌张力正常，双侧病理反射未引出。于我院复查颅脑MR显示：大脑脚区异常信号，考虑梗死灶。舌黯，苔薄白，脉弦细。

中医诊断　中风（中经络）；证型：阴虚风动证。

西医诊断　脑梗死（大脑脚综合征）。

治则　醒脑开窍，舒通经络。

选穴　内关（双）、水沟、尺泽（右）、三阴交（右）、委中（右）、百会、四神聪、风池（双）、完骨（双）、天柱（双）、合谷（右）、足三里（右）、阳陵泉（右）、太冲（右）。

操作　取双侧内关，直刺0.5～1寸，同时采用捻转提插泻法，施手法1min；水沟，雀啄手法，以眼球湿润为度；尺泽、三阴交、委中，以产生走窜针感，使肢体抽动3次为度；同时配以百会、四神聪、风池、完骨、天柱、合谷、足三里、阳陵泉、太冲，局部产生酸胀感即可。为改善患者上眼睑下垂的症状，选取睛明、攒竹，直刺0.5～1寸，瞳子髎和鱼腰两穴采取沿皮透刺法，同时再配合上眼睑梅花针点刺放血法，以较轻力度轻叩上眼睑，以局部皮肤红润可见点状出血点为度。

中药　生地20g，麦冬10g，五味子8g，天麻15g，阿胶15g，龟甲10g，白芍12g，川芎10g，钩藤15g，地龙6g，黄芪15g，甘草8g。

以此为主方，随证变化略施调整，共服用2个月。

治疗经过　以上方法针刺持续治疗2个月。3日肢体无力症状好转；14日上眼睑下垂症状好转；50 日眼球运动障碍症状好转。患者经治后，肢体无力症状较前好转，右上肢肌力Ⅳ级，右下肢肌力Ⅴ级，左侧眼裂增大至 1cm，鼓励下可继续增大至 1.3cm；左眼球运动障碍改善，眼球内收幅度增大，较前增加 2mm 活动度，向上运动宜有所改善，活动度较前明显增大，左眼视野较治疗前向内侧及上方略有扩大。

按语　患者发病以上眼睑下垂及眼球运动障碍为主要表现，提示动眼神经麻痹，虽肢体功能障碍不明显，但其主要症状支持大脑脚综合征的诊断，后于我院复查颅脑 MR，影像学结果支持上述诊断，遂明确患者为大脑脚梗死；患者突然发病，后出现肢体无力及一系列动眼神经麻痹表现，属中医“中风”，因患者发病未出现神志障碍及二便失禁，遂归为“中风（中经络）”。治疗以祛风通络、养阴荣筋为原则，针灸配合中药联合治疗，同时配合上眼睑局部点刺放血，加强局部去瘀生新、活血通络之功，对改善患者中风后遗症状取得了明显且确切的疗效。中医理论认为中风是风、火、痰、虚、瘀所致的“营卫稍衰而真气去发为偏枯”或“血宛于上使人薄厥”，石院士结合多年临床经验，提出中风是肝风、瘀血、痰浊蒙蔽清窍所致窍闭神匿、神不导气而神无所依、肢无所用，提出以“调神醒神”为宗旨、“醒脑开窍、滋补肝肾、疏通经络”为治则的醒脑开窍针刺法。中医理论认为“神”是人体生命活动现象的总称，是大脑的精神、意识思维活动及机体生理活动和其外在表现，与五脏六腑的病理生理密切相关。醒脑开窍法将中风病机高度概括为“神乱”。《素问·移精变气论》云：“得神者昌，失神者亡。”表明神在人体生命活动中占重要地位，神乱则可致精神和肢体功能障碍。中风后脑府受损，受其支配的器官和肢体相应产生功能障碍，醒脑开窍法首创以督脉穴位和四肢内侧阴经穴位为主、阳经穴位为辅的选穴组方法，先恢复脑的生理功能，继而恢复肢体功能。诸穴合用，共奏“醒脑开窍、补益肝肾、疏通经络”之效。醒脑开窍法以“调神”为旨，对中风后导致的多种后遗症均具有良好的疗效，并在临床中得到了广泛的证实。脑络是全身络脉的一部分，其病变往往是全身络脉病变的反映、重点反映之处。脑络的病变是与全身络脉病变密切相关的，是整体络脉病变的一个十分重要的部分。脑络的损伤是脑血管病迁延和深化的关键。其中“瘀血”是络病，也是脑络病变至关重要的病理因素。叶天士认为“经主气，络主血”，《素问·调经论》亦有“病在脉，调之血；病在血，调之络”的相关论述可知。络与血之间在生理功能和治疗机制方面的密切关系。既然“瘀阻”是络病病机的主要方面，那么治疗络病就应当以通络活血为法，即畅达气血，疏通络脉，涤除病邪，恢复络脉正常功能。遂针对该病，我们针对患者眼睑下垂症状采取了局部点刺放血法，旨在祛瘀生新，活血通络，络脉通则病自除，并取得了良好的临床疗效。

（十六）瓦伦泊综合征

病例 1

霍某　男　53 岁　初诊日期：2003 年 6 月 23 日

主诉　头晕，左侧肢体麻木无力，语言不清，声音嘶哑，吞咽困难 5 日。

病史　患者既往有高血压病史 3 年。昨日无明显诱因出现头晕，左侧肢体麻木无力，语言不清，声音嘶哑，吞咽困难，遂就诊于我院急诊，查 MRI 示：延髓左侧梗死，小脑胼胝体膝部左侧梗死。为进一步治疗，收入我病区。现症：神清，精神可，头晕，左侧肢体不遂，语言不清，声音嘶哑，吞咽困难，夜寐安，二便调。

查体和实验室检查　神清，双瞳孔不等大，右>左，光感存在，双眼水平震颤，左眼裂变小，咽反射减弱，左侧面部出汗减少，左侧面部及右侧肢体痛温觉消失，左侧肢体肌力均为Ⅳ级，右侧肢体肌力均为Ⅴ级，左侧巴宾斯基征（+），左侧指鼻试验不满意。MRI 示：延髓左侧梗死，小脑胼胝体膝部左侧梗死。喉科检查提示：左声带不全麻痹。

中医诊断　中风（痰浊中阻证）。

西医诊断　脑梗死（瓦仑泊综合征）。

治则　醒脑开窍，疏通经络，利关通窍。

选穴　内关、水沟、三阴交、下极泉、尺泽、合谷、委中、风池、完骨、天柱、翳风、廉泉、睛明、四白、阳白、攒竹、太阳、头皮针晕听区。

操作　严格按照醒脑开窍针刺法要求规范操作。先取双侧内关，直刺0.5～1寸，采用捻转提插泻法，捻转频率为50～60次/分，施手法1min；继刺水沟，向鼻中隔方向斜刺0.3～0.5寸，用重雀啄法，直至眼球湿润或流泪为度；再刺三阴交，沿胫骨后缘与皮肤呈45°斜刺，进针1～1.5寸，用提插补法，使患者下肢抽动3次为度；下极泉（极泉穴沿经下移2寸，避开腋毛）直刺1～1.5寸，用提插泻法，使患侧上肢抽动3次为度；尺泽曲肘120°取穴，直刺1寸，用提插泻法，使患者的前臂及手指抽动3次为度；委中，仰卧直腿屈髋取穴，直刺1寸，用提插泻法，使患者下肢抽动3次为度；风池、完骨、天柱、翳风针向结喉，进针2～2.5寸，施小幅度高频率捻转补法3min，捻转频率为120次/分；睛明穴常规消毒后，令其目睛下视，从目内眦角1分处垂直进针0.5～1寸，平补平泻捻转手法，以眼球酸胀为度；攒竹穴沿皮刺向鱼腰穴，捻转泻法，以酸胀为度；阳白沿皮刺向睛明穴，捻转平补平泻手法；太阳直刺0.5～1寸，捻转平补平泻手法，以酸胀为度；廉泉垂直进针1～1.5寸，捻转平补平泻手法，令局部酸胀为度；头皮针晕听区，在晕听区间隔1寸布针，斜刺至帽状腱膜，均施小幅度高频率捻转补法，捻转频率为120次/分，施术3min，接低频脉冲电刺激30min。每日针2次，45日为1个疗程，治疗1个疗程判断疗效。

治疗经过　治疗15日语言及吞咽功能恢复，诸症减轻；1个疗程后诸症明显改善，生活自理，临床痊愈。

按语　瓦仑泊综合征临床症状较为复杂，属中医学的“中风”“眩晕”“痱”等范畴，其病因病机为窍闭神逆，神不导气。脑为元神之府，醒脑开窍针刺法治疗该病，体现了祖国医学“治病必本于神”的宗旨。因该病为小脑后下动脉闭阻所致，因此改善椎-基底动脉及病变组织供血至关重要。近代研究证实，风池、完骨、天柱、翳风穴有很好的改善椎-基底动脉血流的作用。同时配合眼周穴位的针刺，可促进眼部血液循环，消除眼肌痉挛，调节神经功能，利于病变组织恢复正常，共奏开窍启闭、调神益智之效。且严格按照针刺的手法量学操作是取得疗效的关键。

病例2

祁某　男　68岁　入院日期：2009年11月8日

主诉　左侧半身不遂伴吞咽困难、声音嘶哑6小时。

病史　患者既往有高血压病史15年。于6小时前出现头晕、左侧肢体不遂、语言不清、声音嘶哑、吞咽困难，遂就诊于我院急诊，查颅脑MRI（口述）：延髓及小脑梗死。为进一步治疗，收入我病区。现症：神清，精神可，呼吸平稳，语言不清，声音嘶哑，头晕，左侧肢体不遂，吞咽困难，纳食饮水呛，左侧口歪。

查体和实验室检查　神清，双瞳孔不等大：左<右约2∶3mm，光感存在，右眼裂变小，双眼水平震颤，咽反射减弱，左半身痛温觉消失，左侧肢体肌力Ⅲ级，右侧肢体肌力Ⅴ级，左巴宾斯基征（+）。查颅脑MRI示：延髓及小脑梗死。喉科检查提示：左声带不全麻痹。舌红，苔白，脉弦细。

中医诊断　中风（中经络）；证型：肝阳上亢，肝肾阴虚证。

西医诊断　脑干延髓梗死。

治则 醒脑开窍，疏通经络，利关通窍。

选穴 内关、人中、三阴交、极泉、尺泽、委中、风池，翳风、完骨、天柱、合谷、四白、廉泉、金津、玉液。

操作 内关直刺1~1.5寸，捻转提插泻法1min，醒脑开窍；人中向鼻中隔下斜刺0.5寸，用雀啄泻法，以眼球湿润为度，醒脑开窍；三阴交直刺进针1~1.5寸，行提插补法1min，翳风、风池、完骨、天柱针向喉结，震颤徐入2~2.5寸，施小幅度高频率捻转补法1min，通关开窍；滋补肝肾；极泉、尺泽、委中提插泻法，令肢体抽动3次为度；合谷直刺1~1.5寸，施捻转补法1min；四白向下斜刺0.5~1寸，捻转平补平泻手法1min；廉泉垂直进针1~1.5寸，捻转平补平泻手法，令局部酸胀为度；金津、玉液，嘱患者张口卷舌，不能配合者可用舌钳将舌体提起，暴露舌底部，用三棱针点刺以出血2ml以上为宜。

中药 天麻钩藤饮加减。

天麻15g，钩藤15g，石决明15g，桑寄生10g，杜仲10g，黄芩15g，茯神15g，牛膝15g，何首乌藤30g，当归15g，鸡血藤25g，葛根20g，地龙15g，酸枣仁30g，炙甘草6g。日1剂，水煎服，150ml每日2次。

治疗经过 第1周，患者神清，精神可，呼吸平稳，语言不清，声音嘶哑稍好转，仍头晕，左侧肢体不遂，吞咽困难，纳食饮水呛，纳差，睡眠一般，二便调，舌红，苔白，脉弦细；第2周患者神清，精神可，呼吸平稳，语言较前清晰，声音嘶哑明显好转。偶有头晕，左侧肢体不遂好转，精细活动差；行走不稳，蹒跚步态，平衡性差。左侧面部及右侧肢体痛温觉较前有所恢复。吞咽困难减轻，饮水呛咳，纳食好转，睡眠一般，二便调，舌红，苔白，脉弦细；治疗1个月患者神清，精神可，呼吸平稳，语言清晰，声音嘶哑明显好转。偶有头晕，左侧肢体不遂明显好转，精细活动好转，自行行走，步态较前平稳，平衡性好转，右侧肢体痛温觉较前有所恢复。吞咽功能基本恢复，饮水偶呛咳，二便调，舌红，苔白，脉弦细；45日出院，患者神清，精神可，呼吸平稳，语言清晰，声音嘶哑明显好转。头晕症状消失，左侧肢体不遂明显好转，精细活动可；自行行走，步态较前平稳，平衡性好转，左侧面部及左侧肢体痛温觉较前明显好转。吞咽功能基本恢复，纳可，睡眠好，二便调，舌红，苔白，脉弦细。诸症较前明显改善，生活可自理。患者45日临床治愈出院。

按语 该病例为延髓麻痹患者，该病为延髓背外侧综合征，又称瓦伦泊综合征，病情较重，主要是由小脑后下动脉闭塞所致。病因病机为肝风、痰浊为标，肝肾阴虚为本，本虚标实，脑窍蒙蔽致窍闭神匿，神不导气。治疗上采用石学敏院士所创立的“醒脑开窍”针刺法，重在突出“治病本于神”，达醒神开窍、调神导气、通关启闭之功。先应解决吞咽障碍，取风池、翳风、完骨、天柱穴均针向结喉方向，进针2~2.5寸，施小幅度高频率捻转补法1~3min，严格按针刺手法的量化规范操作，是治疗效果的关键。醒脑开窍针刺法是石院士在辨证辨病相结合的指导思想下，立足于中医“神”的学说而建立的治疗中风病的大法，他提出中风病的根本病因病机为“窍闭神匿、神不导气”，确立了中风病的治疗法则以醒脑开窍、滋补肝肾为主，疏通经络为辅，这表明针对缺血性延髓麻痹的针刺治疗已形成了成熟完整有效的治疗体系。

病例3

王某 女 46岁 初诊日期：2010年8月10日

主诉 语言不利，饮水呛咳，吞咽困难4个月余。

病史 4个月前因脑梗死（延髓背外侧综合征）于首都医科大学宣武医院住院治疗，经治疗症状好转（具体治疗不详）。为求系统治疗于2010年8月10日来我院高血压门诊治疗。现症见：

神清，精神可，语言不利，饮水咳呛，吞咽困难，右侧半身无汗，左侧肢体感觉障碍，以麻木为主，偶有眼胀不舒。纳可，寐安，二便调。血压：145/98mmHg，心率 73 次/分。既往：高血压病史 10 年，予氨氯地平，1 片，每日 1 次；肥厚性心肌病 4 年，予单硝酸异山梨酯缓释片，1 片，每日 2 次；颅脑 MRI（2010 年 4 月 20 日）示：右侧延髓梗死。

查体和实验室检查　颅脑 MRI（2010 年 4 月 20 日）示：右侧延髓梗死。舌暗，苔黄厚，脉弦细。

中医诊断　中风（肝肾阴虚证）。

西医诊断　脑梗死。

治则　醒脑开窍。

选穴　内关、人中、三阴交、风池、翳风、完骨、天柱、廉泉、金津、玉液。

操作　以醒脑开窍针法（每日 1 次）为主，配合语言功能训练。操作手法：内关：直刺 1 ~ 1.5 寸，捻转提插泻法 1min，醒脑开窍；人中：向鼻中隔下斜刺 0.5 寸，用雀啄泻法，以眼球湿润为度，醒脑开窍；三阴交：直刺进针 1 ~ 1.5 寸，行提插补法 1min，滋补肝肾；翳风、风池、完骨、天柱：针向喉结，震颤徐入 2 ~ 2.5 寸，施小幅度高频率捻转补法 1min，通关开窍；金津、玉液：嘱患者张口卷舌，不能配合者可用舌钳将舌体提起，暴露舌底部，用三棱针点刺金津、玉液，以出血 2ml 以上为宜。咽后壁、舌面：用 2 寸毫针快速点刺舌面十余下，以微见细小出血为宜。语言功能训练：每日要求患者大声朗诵唐诗 3 ~ 5 首。不求读快，但求每个字每个音必须清晰发出。坚持每天至少 1h。同时建议家属多与患者聊聊感兴趣的话题，尽量配合医生强化这种语言功能的训练。

治疗经过　1 周后血压明显下降 5 ~ 10mmHg，复方降压制剂 1 片，每日 2 次。患者可张口发音，例如，简单的“啊”音可以完全清楚的发出，但舌肌伸缩僵硬，咀嚼仍然困难。半个月后血压下降 15mmHg，已经由复方降压制剂改为单一成分降压药 1 片，每日 2 次。患者上下颌关节的运动幅度明显改善，可伸舌至唇外，舌面可上卷舔上腭，阿拉伯数字“2”的音可清楚发出，舌肌的灵活性较前明显改善。双侧咬肌亦有轻微的运动。1 个月后上述降压药改为 1 片，每日 1 次。患者可以断断续续说出自己的名字，可以发出简单的汉语拼音“a、o、e”等，并且对方可以明白其表达的意思。1 个半月后血压平稳，控制在 130 ~ 140/80 ~ 90mmHg。患者可清晰地从 1 数到 10，能简单地与人交流。可用单侧咬肌咀嚼食物，若缓慢进食，吞咽困难、咳呛基本消失。

按语　中医学对此病无专论，但从症状上可归属于“瘖痱”、“中风”、“喉痹”等。古代医籍也有记载，如《素问·脉解》首次提出瘖痱病：“所谓入中而瘖者，阳气已衰，故为瘖也。内夺而厥，则为瘖痱。此肾虚也，少阴不至者厥也。”该篇概要提出其病机为肾虚。西医认为此上述病例均为不同原因引起的典型的真性延髓麻痹。脑梗死出现的语言障碍主要由单侧皮质核束损害引起；运动神经元病出现的语言障碍是该病发展过程中必然出现的临床症状。两者虽然机制不同，但均是由于语言中枢受到破坏而引起的混合性失语及由于舌体运动功能障碍造成的程度不同的构音障碍。脑梗死引起的语言障碍临床特征表现为构音不良、声音嘶哑、鼻音、饮水呛咳、吞咽困难及流涎等；运动神经元病出现的语言障碍除上述表现外，检查时可见软腭活动和咽喉肌无力，咽反射消失，舌肌明显萎缩，舌肌束颤似蚯蚓蠕动。下部面肌受累可表现为表情淡漠、呆板。以上 3 例典型病例均为由于舌体运动功能障碍而造成的构音障碍。真性延髓麻痹是疾病发展过程中一个独立病候，表现为口、舌、咽喉等官窍痹阻所致的言语吞咽障碍。均由不同原因引起的大脑主管语言中枢的功能降低或者消失出现的脑窍被蒙，神明散乱，机关不利，故出现舌强不语、舌体收缩、不能伸舌、不能上卷舌体等症状。由于舌体的运动功能障碍，直接影响患者的发声、语言及咀嚼，成为临床中的疑难病症。临床治疗该病的关键是施以醒脑开窍、通关利窍、疏理经筋之法，即在醒脑开窍主穴内关、人中的基础上，加风池、翳风、廉泉、金津、玉液，具有利机关、息风通窍之作用，配以科学合理的语言功能训练，可获得良好的临床疗效。

（十七）烟雾病

病例

患者　男　46 岁　初诊日期：2010 年 3 月 5 日

主诉　头晕伴复视 2 个月余。

病史　2 个月前，患者无明显诱因出现头晕伴视物不清就诊某医院，MRI 示：左侧颞叶、顶叶、枕叶梗死灶。住院治疗 15 日后，头晕症状缓解。为求中医治疗就诊于我院门诊，就诊时神清，精神可，头晕，视物模糊，近远期记忆力均差，纳可，夜寐欠安，时有盗汗。

查体和实验室检查　舌红，少苔，弦细数。

中医诊断　中风（中经络）；证型：窍闭神匿，肝肾阴虚证。

西医诊断　烟雾病。

治则　醒神开窍，滋补肝肾。

选穴　内关、水沟、三阴交、风池、完骨、天柱、四白、人迎、太冲、太溪、人迎。

操作　先针刺双侧内关，进针 20～25mm，施捻转提插复式泻法，施术 1 min；继则水沟，进针 10～15mm，采用雀啄泻法，以眼球湿润或流泪为度；人迎穴直刺 1～1.5 寸，采用小幅度、高频率、捻转补法；双侧风池，向对侧眼角直刺 1～1.5 寸；双侧完骨、双侧天柱，直刺 1～1.5 寸，采用小幅度（捻转幅度小于 90°）、高频率（120～160 次/分）捻转补法，要求双手操作，每穴施手法 1min，余穴常规操作。留针 30min，每日 1 次治疗。

治疗经过　治疗 1 周后，患者头晕症状明显缓解可独自就诊；12 日后患者能看清较远处的广告标识，夜寐差，盗汗症均较前好转；1 个月后患者能回忆起部分先前熟悉的文字，能清楚记得治疗医生的姓名，余症又见缓解；2 个月后，患者已无头晕症状，夜寐较好，情绪较稳定，近远期记忆已无大碍，又巩固治疗一周。随诊 3 个月，患者诸症未见复发。

按语　烟雾病（moyamoya disease，MMD）又称脑底动脉闭塞症，是一种原因不明的慢性进行性的脑血管闭塞性疾病，主要表现为颈内动脉远端、大脑中动脉和大脑前动脉近端狭窄或闭塞伴脑底部和软脑膜烟雾状细小血管形成。传统中医古籍对此缺乏系统论述，但据其临床表现与文献中的“中风”、“中经络”等病症颇为类似。临证根据标本同治原则，临床上选用针刺醒脑开窍主方内关、人中、三阴交穴以醒神开窍；辅穴风池、天柱、完骨改善椎-基底动脉供血。因椎-基底动脉系统负责颅内 1/3 的血供，与颈内动脉系统有丰富的吻合支，是脑卒中患者侧支循环建立的重要组成部分。且大量针刺研究表明：醒脑开窍针刺法，能有效改善血流指标，减低血黏度，增加大脑血流量，保护和修复脑神经细胞。故窍通则神有所主，见记忆力恢复；文献报道称：针刺人迎穴，可增加脑血流量，部分改善脑血管的病理状态，扩张颈内动脉系统脑血管，增加血管弹性，改善脑组织血流循环，该病应用人迎穴起到了防止病情进展的作用；取四白穴，疏通眼周局部气血经络，助于睛明络通；取肝、肾经原穴太冲与太溪，以息肝风、补肾水，故见情绪稳定，夜寐安，盗汗少。诸穴合用起到窍通、神复、目明、记忆力恢复等疗效。针刺治疗缓解了患者脑灌注的储备，改善了临床症状，实践证明运用醒脑开窍针刺法配合人迎穴治疗烟雾病是科学有效的。

按语　脑梗死即缺血性脑卒中，由于脑部血液循环障碍，缺血、缺氧所致的局限性脑组织的缺血性坏死或软化。造成脑梗死最常见的原因为动脉粥样硬化性血栓形成，即血栓性梗死，这是临床上最为多见的证型；而单纯由于缺氧（如窒息、一氧化碳中毒）引起的所谓非血栓性梗塞及因固体、气体或液体栓子致脑部血液循环障碍的脑栓塞的病例相对较少。我们收住院治疗的患者

90%以上系动脉粥样硬化所致的血栓性梗死。从定位上以大脑中动脉及分支的梗死占绝大比重，依次为大脑前动脉、大脑后动脉及其分支的梗死，椎-基底动脉分支梗死造成的脑干、小脑病变也占一定比例。患者普遍存在着血液高黏、高凝、高聚的“三高”不良病理因素，通过微循环测定及血液流变学指标，完全反应了这一客观现状。

我们应用严格、统一的诊断标准和国际公认的爱丁堡斯堪的纳维亚疗效评定标准，采用“醒脑开窍”针刺法治疗中风患者9005例，其中脑梗死5928例，经3～5个疗程（每个疗程10日）观察，痊愈3582例，占60.42%；显效1274例，占21.49%；好转989例，占16.68%；无效29例，占0.49%；死亡54例，占0.19%，总有效率为98.59%。并对临床实验室有关指标进行了观察，治疗前后比较，差异有显著性意义（$P<0.05$，$P<0.01$）。

脑梗死属中医“中风”范畴，从临床表现看以中经络居多。患者以肝肾阴虚、阴虚阳亢、痰湿内蕴为其内在病理基础，加之诸如六淫、五志、七情、饮食、劳倦、房劳等诱因引动内风萌起。目前比较一致的看法是阴虚阳亢，肝风内动，夹气、血、痰、火上侮清窍，神明被扰，窍闭神匿，神不导气，中风乃发。故立“醒脑开窍、滋补肝肾为主，疏通经络为辅”为醒脑开窍针刺法之治疗原则，并筛选了相应穴位，规定了规范操作程序及量学指标。经临床实践表明，必须严格按照规范的要求去做，才能取得满意的临床效果。很多患者经本法治疗1次，即能产生立竿见影的效果，对初发病例而且病程越短者，效果越显著。

目前该病有年龄组向前推移的趋势，我们见到1例最年轻的患者系26岁，40岁左右患病的为数甚多。梗死后出血或梗死同时伴有不同程度出血性改变的患者也屡有发现，三次乃至多次脑卒中的概率也在逐年增加。另外，在治疗中也存在某些特殊病例，给脑梗死的诊断、鉴别诊断及治疗带来了问题。貌似脑梗死的颅内占位性病变其发病率极低，50岁以上颅脑肿瘤患者多伴有动脉硬化，在疾病的一定阶段，颅压高或有定位意义的体征均不出现，随着肿瘤体积的增大，影响到锥体束或直接压迫大脑中动脉，方可出现偏瘫等症状，而适当的脱水疗法又往往减轻瘤体的充血与水肿，使得偏瘫的肢体和其他症状得到缓解，易给人以脑血管病之假象。所以对于治疗过程中有视盘水肿，渐进性颅内压增高，偏瘫时有好转，而表情淡漠、反应迟钝、精神错乱等精神症状加重者，经醒脑开窍针刺治疗无效者应高度怀疑颅内占位性病变的可能。

脑栓塞多系风湿性心脏瓣膜疾患伴心房颤动的患者，冠心病患者为数较少，乃左房附壁血栓脱落所致。脑栓塞在治疗上难度较大，同时要顾及心脏情况，这类患者常有多次心力衰竭史，针刺刺激量及恢复期的功能锻炼均受到影响，故对脑栓塞的治疗效果受到影响。解决大脑后动脉梗塞的视野缺损或偏盲有一定效果，7例单侧偏盲全部治愈。对椎-基底动脉及其分支梗死的病例也有所见，患者多有脑动脉硬化及颈椎病的病理基础。头部的骤然转动及颈部过伸往往是诱发因素，此时使通过椎动脉的血流减少，头晕常是首发症状，随之而来的为脑神经核受损及共济障碍等。在治疗时常取风池、天柱、完骨，实验证明此三穴可明显改善椎-基底动脉供血，治疗后脑血流图枕乳导联波幅得到明显改善即是佐证。

回顾醒脑开窍针刺法系石学敏院士首先创立提出的，又经全科同志多年共同努力研究探讨，逐步形成的一整套科学的、系统的、规范的治疗中风病的针刺方法。从临床积累了大量资料，并做了多方面的基础实验加以证实。它的实用价值及临床可重复性，已为海内外针灸学者所公认。由于近些年来，以针刺量学观的更新认识，使该法更趋完善，这是在继承和发扬祖国古老传统医学的基础上，结合现代科学技术手段进行实验研究的结晶。该法在1981年被授于天津市科学技术成果二等奖，获1995国家科技进步三等奖，为新中国建国以来中医临床研究所获国家级最高奖项，1997再获国家教委科技进步（丙类）二等奖，1998被国家中医药管理局确定为全国10大科技成果推广项目之一在全国推广应用，2000年再次荣获天津市科技兴市突出贡献奖。

醒脑开窍针刺法有以下三个特点：首先，在病因病机上的继承与发展。历代医家对中风病因病机的认识，从外风转向内风立论，有一循序渐进过程。金元以来，各家从辨证角度悟出中风病为“内风固非外来风邪，乃脏气自病”的道理。直至明清以后中风病机以内风立论才逐渐得以确立，叶桂的“精血衰耗，水不涵木，木少滋荣，故肝阳偏亢，内风时起”；张伯龙的“阴虚阳亢，水不涵木，木旺生风，而气升、火升、痰升上冲所致”等观点，已接近现代中医学对中风病的认识，我们对此解释没有非议。但从现代医学看，造成急性脑血管循环障碍的两大症状意识障碍和肢体瘫痪，皆为脑实质损害所致。而人的意识、思维能力及机体运动功能等生命活动现象，又赖于中枢神经系统的正常调节来实现。中医立论谓之“神”，李时珍反对“心主神明”的经论，提出“脑为元神之府”的论点，将神的功能与脑加以联系，由于历史的局限性，“元神”乃是狭义“神”的概念。中风病的临床实践提示，不管有无神志障碍，其口眼歪斜、语言不利、半身不遂等，亦应为“神”的失常所致，这是从广义“神”的概念加以理解，《内经》中对“神”的广狭论述虽多，仍尊心为主，仅提“脑为髓之海”，鉴于此，特提出“窍闭神匿”为中风病的总病机。脑窍闭塞则神无所附，肢无所用，语无所出。而运用“醒脑（神）开窍”针刺大法，能达治病必求其本的目的。选择“醒脑开窍”四字，正是对中风总病机认识的深化。其次，在选穴及配方上的继承与创新。历代治疗中风，多宗散风活络之法，常循阳明多气多血之经取穴，而该法以取阴经穴为主，阳经穴为辅，改变了过去常规取穴。从主治功能上，以开窍启闭为主，疏通经络为辅，也有别于阳明主一身之经筋及治痿独取阳明的理论。再次，在针刺方向、深浅及施针手法上的继承与创新。“虚则补之，实则泻之”为祖国医学辨证论治之大法，针灸疗法亦宗其理。由于针灸治疗的特殊性，同一配方中，对穴位针刺的深浅、进针方向及采用手法的不同，其临床效应及治疗结果也有差异，这是有实验依据的。醒脑开窍针刺法对穴位、进针方向及深度做了相应规定，并从针刺量学提出所要达到的指标，这无疑是发展创新。基于对中风病的病因病机内核的认识，醒脑开窍，滋补肝肾，疏通经络，有补有泻，补泻兼施，则收到标本兼顾、相得益彰之效。

为了验证醒脑开窍法的临床效果，探讨其作用机理，开展了广泛而细致基础研究，先后做了针刺前后电生理测定，动物实验，针刺对体外血栓的影响，以及该法与传统针刺手法相对照，分别测定中风患者微循环及血液流变学指标治疗前后的观察对比，各项指标经统计学处理，治疗后诸项指标较治疗前均有显著性差异。从而证明该法有复苏、解痉、镇静、改善脑供血及改变血液黏稠度等作用，这为该法在临床运用打下坚实基础。从细胞到分子，从宏观到微观的基础研究，丰富了传统中医针灸理论，为醒脑开窍针法奠定了坚实的理论基础，为该针法的推广和普及提供了客观的科学依据。

二、脑　出　血

病例1

刘某　男　62岁　干部　入院日期：1978年8月10日

主诉　头痛、头晕站立不稳15日。

病史　患者于7月26日晚7时左右吃饭时，自觉头痛如裂，伴头晕、视物模糊，呕吐一次为胃内容物。其子是医生，急测血压200/150mmHg，服降压灵、利血平等药物，2小时后血压降至200/100mmHg。当时神清，烦躁不安，头痛，语言含糊不清，站立不稳，身体向左倾斜。7月27日到某院诊治，患者示意头痛，用右手不时抚摸枕部，呕吐频频，呕吐物呈咖啡色，排柏油样大便，神志一直清楚，做腰椎穿刺为血性脑脊液，诊断为“小脑实质出血”，给予输葡萄糖、酚磺乙胺等药物治疗，2 周后病情稍稳定，遂转我院住院治疗。

查体和实验室检查　血压 160/90mmHg，脉搏 84 次/分，神清，精神弱，强迫体位，闭目不欲睁，瞳孔等大等圆，对光反射存在，眼球转动尚可，可见水平性震颤，左侧中枢性面瘫，软腭上提灵活，咽反射存在，伸舌无偏斜；颈有抵抗，颈内动脉搏动右侧较弱；桶状胸，两肺叩过清音，两肺底可闻小水泡音，其余肺野呼吸音稍粗，心音遥远，心律齐，心界不大；腹平软无压痛，肝脾未触及，肠鸣音存在；四肢运动尚可，肌力均在Ⅴ级，昂白氏试验（+），左侧指鼻试验（+），跟膝胫试验（+），生理反射存在，病理反射未引出，舌质紫红，苔薄黄，脉弦滑。眼底检查：视盘边缘不清。超声波检查：中线无移位，侧脑室扩大。

中医诊断　中风。

西医诊断　小脑出血。

辨证　患者年近八八，肾气已衰，水涸木枯，为阴虚阳亢之体。偶触情怀，肝阳鸱张，虚风内动，夹痰夹火上扰清空，窍闭神匿，神不导气，发为中风，症见口歪语涩，头痛项强，肢软无力。肝木乘土，脾胃受伐，胃气上逆，则呕吐频频。阴虚生内热，迫血妄行，致呕血便血，热扰神明，则烦躁不安，舌脉均符阴虚内热、痰浊蕴盛之象。

治则　醒脑开窍，滋补肝肾，疏通经络。

选穴　内关、人中、三阴交、极泉、尺泽、合谷、委中、风池、天柱、完骨。

操作　先针双侧内关，针 1～1.5 寸，施捻转提插复式手法之泻法 1min；继刺人中，向鼻中隔下斜刺 0.5 寸，用雀啄泻法，至流泪或眼球湿润为度；三阴交沿胫骨后缘与皮肤呈 45°进针，针 1～1.5 寸，用提插之补法使下肢连续抽动 3 次为度；极泉在腋横纹下 1 寸，肱二头肌内侧缘向下向内斜刺，进针 1～1.5 寸，用提插泻法，有触电感直达手指，并见手指抽动 3 次；尺泽直刺 1 寸，操作手法及量学要求同极泉；合谷针向三间穴方向，用提插法使示指抽动为度；委中穴采取仰卧直腿抬高体位取穴，进针 1 寸，用提插泻法，使下肢抽动 3 次即可，风池、天柱、完骨三穴，均针向结喉，进针 2 寸左右，用小幅度高频率捻转补法，每对穴分别施手法 1min。

治疗经过　住院后上消化道出血已得到控制，无呕吐情况。经 1 周治疗头痛大减，夜寐安，仍站立不稳，时有眩晕。4 周后未再出现头痛，两下肢可平稳站立，经别人搀扶能行走，偶有头晕，语言欠流利。经 45 日治疗患者无头痛、头晕，语言清楚，可独立行走，步态平稳，生活可自理。

病例 2

王某　女　54 岁　农民　入院日期：1978 年 10 月 30 日

主诉　右半身不遂 19 日，面肌瞤动 7 日。

病史　10 月 11 日负重步行，自觉右面部麻木，口角抽动，旋即右侧肢体麻木无力，而后跌仆昏迷不醒，呕吐两次，均为胃内容物。急送某医院脑系科诊治，作腰椎穿刺为血性脑脊液，予甘露醇等药，次日神志清楚，自述颞部、枕部疼痛，10 月 13 日症状明显好转，肢体运动功能无障碍，仅饮水偶有发呛，在我院门诊做针刺治疗。10 月 23 日突然头痛、全身肢体抖动，意识不清，服用十香丹，次日又复苏醒，此后右眼睑及面肌常有抽动，后经门诊收住院治疗。

查体和实验室检查　血压 150/90mmHg；脉搏 80 次/分；神清合作，慢性病容，瞳孔等大等圆，对光反射存在，轻度右中枢性面瘫，伸舌偏右，咽反射存在，软腭上提两侧对称，腭垂居中；颈软，气管居中；胸廓对称，心音有力律整，心界不大，两肺叩清，左肺下部呼吸音粗，偶有干鸣；腹软，肝下缘于肋下触及，质软无触痛，脾未触及；右侧肢体均能活动，但不能行走，共济检查未见异常，深感觉、浅感觉无障碍，生理反射存在，右巴宾斯基征（+）；舌苔黄腻，脉弦滑。

中医诊断　中风（中经络）。

西医诊断　脑出血。

辨证　患者年过七七，为肝肾阴虚之体。肾水不足，木少滋荣，有内风萌发之虞。兼之操劳家务，负力过度，致肝阳暴张，气血逆乱，络破血溢，清空被扰，窍闭神匿，发为中风，症见昏蒙不识人，风痰阻络，则肢体失用，口歪，风痰夹咽，故饮水偶呛，面肌瞤动，乃肝风所使。

治则　醒脑开窍，滋补肝肾，疏通经络。

选穴　内关、人中、三阴交、极泉、尺泽、合谷、委中、风池、翳风。

操作　翳风张口取穴，向结喉方向进针2～2.5寸，采用小幅度高频率捻转补法，施术1min，余穴操作同前。

治疗经过　住院后病情基本稳定，经1周治疗，患者由家属搀扶行走，握拳有力，饮水无发呛，面肌瞤动得到控制。2周后痊愈出院。患者原考虑“脑干出血”，在定位上还缺乏依据，但该患者经腰椎穿刺证实为出血性改变是确定无疑的。

病例3

王某　男　54岁　干部　入院日期：1977年6月24日

主诉　左半身不遂40日。

病史　患者原有高血压史10余年，血压波动在170/120mmHg左右。1975年因公出差，乘汽车发生车祸，经检查为“脑震荡”，从此经常头痛，头晕，足轻，血压仍保持在原水平。间断到医院治疗，服用中西药物，病情基本稳定。1977年5月15日夜间房事后发病，起初神志尚清，右侧头痛剧烈、恶心、呕吐频频，左半身瘫痪。须臾，患者神志不清，二便失禁，当时测血压为260/180mmHg。翌日晨急送某市医院就医，做腰椎穿刺为血性脑脊液，诊为“脑出血”，遂留急诊观察室治疗，经多方抢救，患者转危为安，但左侧肢体无自主运动。6月24日转来我院。

查体和实验室检查　血压150/110mmHg，脉搏80次/分，神清，语言流利，被动体位，瞳孔等大等圆，对光反射存在，眼球转动灵活，轻度左侧中枢性面瘫，舌能伸出唇外，向左偏斜；颈软，双侧颈动脉搏动对称；气管居中；胸廓对称，两肺呼吸音清晰，心音有力律整，心尖部可闻Ⅱ级收缩期吹风样杂音，$A_2>P_2$，心界向左下扩大；腹软无压痛，肝在剑突下2cm可触及，质软无触痛，脾未触及，肠鸣音弱；左侧肢体瘫痪，肌张力稍低，生理反射低下，左巴宾斯基征（+）；舌红苔黄，脉弦细。

中医诊断　中风（中经络）。

西医诊断　脑出血（恢复期）。

辨证　患者乃肝肾阴虚之体，水不涵木，阳亢于上，阴亏于下，有内风萌发之弊。四诊合参，似阳化风动之证型，但从病史看为肝阳暴张，致清空被扰，神匿窍闭，而见突然昏仆，半身不遂，二便失禁等。中风日久，气血亏虚，肾精肝血不充，气血运行不畅，瘀血内阻，神气失导使然。

治则　醒脑开窍，滋补肝肾，疏通经络。

选穴　内关、人中、三阴交、极泉、尺泽、合谷。

操作　同前。

治疗经过　患者经3次治疗后，可由人搀扶行走，左上肢抬举至胸，手指可见屈伸动作。经10日治疗下肢功能基本恢复，左上肢抬举至头。15日后唯左手握力差，可独立行走，生活基本自理。

病例4

阎某 男 53岁 工人 入院日期：1978年8月5日

主诉 右半身不遂、语言謇涩2个月余。

病史 患者于1978年5月29日上夜班时，突然昏仆，神志不清，眼球向右侧斜视，口歪，右半身不遂。急进某医院诊治，当时测血压210/120mmHg，做脑动脉造影，诊断为“左颞叶深部血肿”。6月3日行血肿清除术，抽出约40ml血液。术后患者神志始清，但语言含混不清，对问话不知其意，右侧肢体无主动运动。病情稳定后转我院行针刺治疗。

查体和实验室检查 血压210/120mmHg，脉搏84次/分，神清，被动体位，语言含混，常常答非所问，且言语混乱；瞳孔等大等圆，对光反射存在，右侧中枢性面瘫，咽反射存在，伸舌向右偏斜；颈软，胸廓对称，两肺呼吸音清，心音有力律整，$A_2>P_2$，心界无明显扩大；腹软，肝脾未触及；右侧肢体瘫，肌张力高，右侧腱反射均（+++），右霍夫曼征（+），右巴宾斯基征（+），舌绛，脉弦细。

中医诊断 中风（中经络）。

西医诊断 脑出血清除术后遗证，高血压。

辨证 病初乃肝阳暴张，气血上逆，致络破血溢，清空被扰，窍闭神匿，而发中风。术后元气大伤，肾精肝血更亏，筋脉失于濡养，故筋脉拘急，瘀血闭阻廉泉，则语言謇涩，气血虚衰，神气未复，肢体仍偏废不用。

治则 醒脑开窍，滋补肝肾，疏通经络。

选穴 内关、人中、三阴交、极泉、尺泽、委中、风池、廉泉、上星透百会。

操作 上星透百会，沿头皮向百会方向透刺，用捻转补法，以局部酸胀为度；廉泉向舌根直刺，用提插泻法，使舌体酸胀即可。余穴操作同前。

治疗经过 针刺治疗3日后，语言较前清楚，答话切题，可由人搀扶行走。7日后右上肢可内收。经20日治疗右上肢肩关节、肘关节功能恢复，腕关节背屈差，手指能屈，伸指功能差，继续治疗至1个月，患者独立行走，呈跛形步态，右手可伸屈，精细动作差，语言清楚，思维正常，以痊愈出院。

病例5

刘某 女 58岁 干部 入院日期：1978年7月24日

主诉 左半身不遂9日。

病史 患者发病前2日出现右侧头痛，自服药物得以缓解，7月16日晚做饭时感觉左半身麻木，头痛剧烈，身体倾斜，幸家人发现搀扶坐下。倾刻，左半身不遂，神志朦胧，语涩舌强，二便失禁。当即送某医院脑系科急救，测血压200/120mmHg，做腰椎穿刺为血性脑脊液，诊断为“脑血管意外”，遂留院观察治疗，予甘露醇、卡巴克络、利血平等药物，家属自给安宫牛黄丸4丸分服，次日清醒，但头痛仍甚，不时用右手抚摸额部，偶有恶心，未吐，腰椎穿刺后体温曾一度升高，左半身瘫痪，大便、小便不能自控。继续观察，病情相对稳定，8日后转来我院住院治疗。

查体和实验室检查 血压190/100mmHg；脉搏84次/分；神清，精神弱，语音低微，回答问题准确；瞳孔等大等圆，光反射存在，左侧中枢性面瘫，伸舌稍向左偏斜，咽反射存在；颈稍有抵抗；胸廓对称，心音有力律整，两肺偶闻干鸣音；腹软，肝脾未触及；左侧肢体呈完全性瘫痪，肌力0级，肌张力低，左膝腱反射、跟腱反射（+），左巴宾斯基征（+）；舌红，苔黄，脉弦数。

中医诊断 中风（中脏腑）。

西医诊断 脑出血，高血压。

辨证 患者年逾花甲，肾气已衰，阴虚内热，虚火内蕴。加之操劳过度，阴精暗耗，肝阳肆虐，风火相煽，气血逆乱，上冲清空，窍闭神匿，神不导气，中风突发。舌脉与证相符。

治则 醒脑开窍，滋补肝肾，疏通经络。

选穴 内关、人中、三阴交、极泉、尺泽、委中、合谷。

操作 同前。

治疗经过 治疗15日左侧肢体稍有活动，左下肢直腿抬高30°，左上肢可内收。1个月左右，左上肢可抬举过头，肘关节可屈伸，腕关节可背屈，手指可握拳，但伸指无力，左下肢直腿抬高达70°，因头痛曾取太阳、太冲等穴。共治疗两个月，患者可独立行走，为跛形步态，左手精细动作稍差，痊愈出院。

病例6

王某 女 55岁 退休工人 入院日期：1987年1月23日

主诉 左半身不遂28日。

病史 患者有高血压史15年之久，血压经常波动在230/130mmHg左右，时常头胀，眩晕，视物模糊，两下肢痿软无力，半身不遂。曾到附近卫生院接受针灸治疗，并服用中药，病情未见缓解。12月30日患者头痛剧烈，无恶心呕吐，急送某医院诊治，做腰椎穿刺为粉红色脑脊液，诊为“脑出血”，留院观察。自发病起患者神志清楚，但情绪低沉，见人即泣，语言不畅，纳呆，便干，小便有时不能自控，睡眠欠佳。于1978年1月23日转来我院。

查体和实验室检查 血压200/120mmHg，脉搏72次/分，神清，体胖，语言欠流利；瞳孔等大等圆，光反射存在，左侧中枢性面瘫，伸舌向左偏斜，咽反射存在，颈无明显抵抗；胸廓对称，心肺未见明显异常；腹软无压痛，腹膨隆，皮下脂肪丰满，肠鸣音减弱，左侧肢体完全性瘫痪，肌张力稍高，左侧生理反射（+++），左巴宾斯基征（+），舌胖，苔黄腻，脉弦滑。

中医诊断 中风（中经络）。

西医诊断 脑出血（恢复期），高血压。

辨证 患者素有眩晕，性情急躁，兼形体肥盛，乃阴虚火旺、痰湿内蕴之躯。患者五旬过半，肾气本衰，肾亏于下，肝阳独亢，加之排便用力过猛为诱因，内风萌动，内风夹痰火上扰清窍，窍闭神匿，神不导气，发为中风。证见半身不遂，肢体失用。患者舌苔脉象与证相符。

治则 醒脑开窍，滋补肝肾，疏通经络。

选穴 内关、人中、三阴交、极泉、尺泽、委中、合谷、风池、天柱、完骨。

操作 同前。

治疗经过 经5次治疗左下肢可屈伸，左上肢可屈肘，头痛、头晕明显好转，夜寐安。治疗第10日，患者经人搀扶可行走，左上肢抬举过头，手指稍能屈伸。1个月后患者可独立行走，呈偏瘫步态，右手指精细动作差。

病例7

孙某 男 69岁 农民 入院日期：1978年11月20日

主诉（代述） 右半身不遂2日。

病史 患者平素脾气暴躁，发病前曾与家人争执动怒。11月18日上午在菜窖劳动，自觉右半身无力，休息片刻继续干活。下午1时许出现右侧肢体不遂，而后语言含糊不清，口歪流涎，神志恍惚。请当地红医站医生诊视，测血压110/70mmHg，自服安宫牛黄丸1剂，1小时后，右上下肢稍可活动，但仍舌强语涩，精神委靡，似睡非睡，问话能应。又请医生测血压为160/100mmHg，家人认为病情好转，未到医院就医。此后病情加重，昏睡，呼之不应，烦躁不安，去当地卫生院诊治，几经辗转后于11月20日方来我院，遂收入院治疗。

查体和实验室检查　体温37.4℃；脉搏68次/分；呼吸18次/分；血压180/100mmHg；意识不清，压眶反应存在，闭目不欲睁，躁动不安，呼吸尚均匀，无发绀，瞳孔右>左，约2：1mm，光反射左侧迟钝，右侧存在，左侧中枢性面瘫，咽反射存在，口唇紧闭，舌卷缩，口有臭味；颈稍有抵抗，双侧颈动脉搏动对称，胸廓对称，两肺呼吸音尚清，心音稍弱，心律齐；腹软，皮肤松弛，生理反射低下，病理反射未引出；舌红，苔黄燥，脉弦滑。腰椎穿刺结果：血性脑脊液。

中医诊断　中风（中脏腑、闭证）。

西医诊断　脑出血。

辨证　患者肝阳暴张，阳亢风动，气血上逆，窍闭神匿，中风使然。皆因痰火内作，忽而僵仆，少顷即苏，半身不能举动，此病因于火而急者；后又神识不清，口歪舌缩，口唇紧闭，舌红，苔黄燥，脉弦滑，均为痰火内闭之象。

治则　醒脑开窍，疏通经络。

选穴　内关、人中、三阴交、极泉、尺泽、委中、合谷、十二井穴、丰隆。

操作　丰隆直刺1.5～2寸，用捻转泻法，每穴施术1min，十二井穴，用三棱针点刺放血，余穴操作同前。

治疗经过　开始针刺内关、人中、丰隆以及十二井穴点刺放血，同时予输液等支持疗法，8日后病情稳定，精神弱，多眠，呼之能应，能回答简单问话，可进半流饮食，停输液继续针刺治疗。10日后神清，精神好，语言清楚，右侧肢体可见主动运动。又经20日治疗，患者可独自行走，右上肢抬举过头，右手指稍可屈伸。

病例8

刘某　女　54岁　家庭主妇　入院日期：1978年11月6日

主诉（代述）　左半身不遂伴头痛、头晕7日。

病史　患者原无高血压史，1978年10月31日晨在家中干家务，突然感觉右面部麻木，随之左半身无力，跌倒在地，自述头痛、头晕，被送往群防站，测血压160/90mmHg，自服安宫牛黄丸1剂，服用即吐，头痛剧烈，头晕不愿睁目，时恶心未吐，11时许送某医院脑系科诊治，此时患者嗜睡，途中呕吐2次，做腰椎穿刺为血性脑脊液，诊断“脑出血”，遂留急诊观察，予甘露醇、细胞色素C、三磷腺苷等药物治疗，观察7日患者仍处于嗜睡状态，呼之能应，左半身呈弛缓性瘫痪，右手不时抚摸头部，时烦躁，喂水无咳呛，1周内大便1次。后由该院转我科住院治疗。

查体和实验室检查　血压160/90mmHg；脉搏90次/分；嗜睡，压眶反应迟钝，呼之能醒，口中噫噫有声，瞳孔等大等圆，对光反射存在，眼球左右转动，视野检查不合作，右侧中枢性面瘫，咽反射迟钝，舌体可伸出唇外，舌体向右偏移；颈软，颈动脉搏动对称；两肺呼吸音清晰，心音有力律整，心界不大；腹软，肝脾未触及，肠鸣音活跃，左侧肢体完全性瘫痪，深、浅感觉检查不满意，右侧肌腱反射存在，左侧肌腱反射均低下，左巴宾斯基征（+），舌红，苔黄腻，脉弦滑。

中医诊断 中风（中经络）。

西医诊断 脑出血（内囊出血）。

辨证 患者七七已过，肾气已衰，兼操劳务，精血暗耗，阴亏于下，肝阳偏亢。劳累所伤，肝风肆起，气血逆乱，并走于上，清窍被蒙，神匿窍闭，发为中风。

治则 醒脑开窍，滋补肝肾，疏通经络。

选穴 内关、人中、三阴交、极泉、尺泽、委中、合谷。

操作 同前。

治疗经过 入院后患者病情不稳定，予支持疗法，3 日后病势转危，神昏不语，烦躁不安，右手不时抚摸头额，面色无华，四肢厥冷，呼吸浅表，喉中无痰，二便失控。予降颅压、支持疗法等，配合灸关元、气海、足三里等穴，刺内关、人中以醒神，经 1 周抢救，患者转危为安，神清能语，自述头痛，偶有眩晕，左颜面麻木，左侧肢体沉重酸痛，无自主运动，检查左侧视野缺损，左侧痛温触觉障碍，遂定位“内囊出血”。后用醒脑开窍法诸穴继续治疗，3 日后左下肢能屈伸，左上肢可见内收动作，入院 2 周后手指略见屈伸，左下肢屈伸自如，视野无缺损，左侧浅感觉有所恢复。3 周后经人搀扶可行走，左上肢抬举至胸，共住院 2 个月，下肢行路留有跛形步态，左上肢抬举过头，手指精细动作差，患者无不适感出院回家休养，继续门诊治疗。

病例 9

陆某 男 57 岁 售货员 入院日期：1976 年 3 月 26 日

主诉（代述） 昏迷、右半身不遂 6 小时。

病史 患者于 3 月 26 日晨 5 时，在外售货觉饥饿，9 时许回家，进食中突然右半身不遂，当即摔倒在床上，不省人事，口歪流涎，无呕吐及二便失禁。送某医院脑系科诊治，腰椎穿刺为血性脑脊液，诊为“脑出血”，予甘露醇、止血药等治疗，病情无转机，下午 3 时又转我院收住院治疗。

查体和实验室检查 血压 180/100mmHg；心率 84 次/分；急性病容，面红气粗，神昏不语，喉中漉漉有声，压眶无反应，瞳孔小且不等大，左：右为 1：2mm，对光反射迟钝，右侧中枢性面瘫，牙关紧闭，舌缩，口唇未见发绀，颈稍有抵抗；胸廓对称，两肺呼吸音粗，心音有力，心律齐；腹软，肝脾未触及；右侧肢体瘫痪，肌张力高，右肱二三头肌腱反射、膝腱反射（+++），右巴宾斯基征（+），右夏道克征（+）；舌质红，苔黄，脉弦滑。

中医诊断 中风（中脏腑）。

西医诊断 脑出血，高血压。

辨证 患者平素起居失宜，饮食不节，脾运不健，聚湿生痰。兼之肝肾不足，水不涵木，则阴亏于下，阳亢于上，以致肝风内动，夹痰上扰清空，阳气不能运行，则窍闭神匿，症见神昏，歪僻不遂。

治则 醒脑开窍，滋补肝肾，疏通经络。

选穴 内关、人中、三阴交、极泉、尺泽、委中、合谷、十二井穴、丰隆。

操作 同前。

治疗经过 患者入院后处于昏迷状态，呼之不应，时有躁动，面红气粗，喉中有痰，曾呕吐浅褐色稀水样液体，大便潜血强阳性，予氧气吸入，输液，鼻饲三七粉，并针内关、人中醒神开窍，丰隆以豁痰，三棱针点刺十二井穴出血，泻热启闭。经 5 日抢救治疗后，神志清，问话能答，呼吸平稳，未再便血，病情趋于稳定。改用醒脑开窍针刺法继续治疗，入院 25 日时右上肢可屈伸，右下肢直腿抬高 50°。又经 1 个月治疗，患者可自行举步，右上肢抬举平胸，手指可屈伸，握力差。

病例10

陈某 女 57岁 干部 入院日期：1977年10月4日

主诉（代述） 左半身不遂1日。

病史 患者高血压6年，血压一般波动在150～160/100～110mmHg。10月3日下午在工作中，突觉头痛，随即口角歪斜，言语含糊不清，左半身瘫痪，当时神清，二便能控；无恶心呕吐。遂送某市医院脑系科诊治，家属拒做腰椎穿刺，诊断未明，输甘露醇、葡萄糖等药，并口服安宫牛黄丸1剂，随之呕吐2次，呕吐物均为食物，嗜睡，呼之能应，言语不清。翌日，头痛剧烈，烦躁不安，呕吐2次，病势加重而转我院，收住院治疗。

查体和实验室检查 血压160/100mmHg；脉搏100次/分；嗜睡，压眶反射存在，体胖，面红气粗，呼吸稍促；瞳孔等大等圆，光反射存在，右侧中枢性面瘫，舌向右偏，咽反射存在；颈稍有抵抗；胸廓对称，两肺可闻鼾鸣，未闻干湿啰音，心音有力律整，$A_2>P_2$，腹软膨隆，皮下脂肪丰满，无压痛，肝脾未触及；左侧肢体呈弛缓性瘫痪，右侧肢体时有躁动，生理反射均低下，左巴宾斯基征（+）；舌红，苔白腻，脉弦滑数。

中医诊断 中风（中脏腑）。

西医诊断 脑出血，高血压。

辨证 患者平素头痛，肝阳偏亢，而肥人又多痰湿，兼之工作劳累，致肝阳暴张，痰湿生热，热亦生风，内风夹痰火上扰清空，窍闭神匿，故见口歪肢废，神疲嗜睡。

治则 醒脑开窍，滋补肝肾，疏通经络。

选穴 内关、人中、三阴交、极泉、尺泽、合谷、委中。

操作 同前。

治疗经过 予降颅压及支持疗法，同时针刺内关、人中以醒神开窍，15日后病情稳定，患者神清语晰，无头痛、呕吐情况。继续针刺治疗1个月，左上肢抬举至胸，肘可屈伸，左手无自主运动，左下肢直腿抬高达80°，由人搀扶可行走，以显效出院，继续到门诊治疗。

病例11

姜某 男 54岁 干部 入院日期：1978年10月13日

主诉 右半身不遂6日。

病史 患者于10月7日工作紧张，劳累过度，坐位时突感心中不适，右侧肢体无力，而后瘫痪，当时神清能言，无头痛、呕吐情况。遂送某医院诊治，测血压为190/110mmHg，做腰椎穿刺为血性脑脊液，予甘露醇、硫酸镁等药物治疗，观察6日病情无发展，神情，语言思维正常，仅右侧肢体无自主运动，由该院来我院治疗。患者有高血压史多年，从未治疗。

查体和实验室检查 血压130/90mmHg；脉搏72次/分；神清合作，语言流利，被动体位，形体肥胖，呼吸均匀，瞳孔等大等圆，光反应存在，右侧轻度中枢性面瘫，伸舌居中，咽微红，咽反射存在；颈软，颈动脉搏动对称，心肺未见明显异常；腹部无压痛，肝脾未触及；右侧肢体瘫痪，下肢肌力Ⅰ～Ⅱ级，上肢肌力Ⅰ级，肌张力低，右侧生理反射减弱，右巴宾斯基征及奥本海姆征（+）；舌胖淡，苔白腻，脉弦滑。

中医诊断 中风（中经络）。

西医诊断 脑出血。

辨证 患者五旬已过，思虑神伤，精血耗衰，肝肾不足，兼体胖内蕴痰湿。情志过激，损及五脏，本肾亏于下，木失涵养，肝风内动，夹痰湿上侮清空，窍闭神匿，神不导气，经络闭阻，中风乃发。

治则　醒脑开窍，滋补肝肾，疏通经络。

选穴　内关、人中、三阴交、极泉、尺泽、合谷、委中。

操作　同前。

治疗经过　治疗10日患者右下肢活动自如，可独立行走，右上肢可抬举至胸，肘可屈伸，手指稍能掌握，30日后下肢功能完全恢复，行走无跛行步态，右上肢抬举过头，右手握力差。

病例12

王某　男　57岁　干部　入院日期：1982年12月1日

主诉　口歪、右半身不遂45日。

病史　患者既往间断发作头痛、头晕，颈项不适，双下肢软而无力，每于劳累后上述症状加重。1979年体检时发现血压高，当时血压170/90mmHg，先后服用中西药物，血压仍有波动，不时头胀肢软。1982年10月初工作繁忙频频外出开会，自觉疲劳乏力。中旬去北京开会，突然觉右上肢无力，手指不用，右下肢萎软，口歪语涩，当时神清，自己示意头胀痛，无恶心呕吐，去北京某医院诊治，血压200/100mmHg，做腰椎穿刺提示：压力246mmH_2O，脑脊液无色透明，常规、生化检查均正常，诊断为“脑梗死”。予烟酸、激素等药物治疗，无明显效果。10月18日患者恶心、呕吐，继而昏迷，右侧肢体瘫，口歪流涎，小便失禁，经抢救1日后，神志转清，语言含糊不清，右侧肢体瘫痪。经CT检查提示：右外囊血肿，一肾形高密度影像延及内囊后肢，左侧脑室受压。行针刺治疗后，语言清楚，右上肢可内收，右下肢直腿抬高10°。11月26日回津来我院门诊，经醒脑开窍针刺法治疗1次，右上肢可上举屈伸，右下肢直腿抬高50°，12月1日由门诊收住院治疗。

查体和实验室检查　血压150/100mmHg；心率84次/分；神清合作，语言清晰，表情稍呆，形体胖盛，面黄无华，瞳孔等大等圆，光反射存在，右侧轻度中枢性面瘫，咽反射存在，伸舌居中，颈软；胸廓对称，两肺呼吸音清晰，心音有力律整，心界不大；腹软，肝脾未触及；右上肢可上举屈伸，右手握力差，右下肢直腿抬高50°，足背屈无力，右半身浅感觉减弱，右侧诸肌腱反射均（+++），右霍夫曼征（+），右巴宾斯基征（+）；舌红，苔黄腻，脉弦滑。

中医诊断　中风（由中脏腑转中经络）。

西医诊断　脑出血恢复期，高血压。

辨证　患者年近六旬，肝肾已亏，工作繁劳，精损神耗，加之形肥嗜酒，痰湿内蕴。阳气者，烦劳则张，肝阳冲逆，气血逆乱，上侮清空诸窍，则窍闭神匿，神不导气，发为中风。中风日久，气血必虚，神气未复，症仍见歪僻不遂。

治则　醒脑开窍，滋补肝肾，疏通经络。

选穴　内关、人中、三阴交、极泉、尺泽、合谷、委中、风池。

操作　同前。

治疗经过　经1日治疗患者右上肢伸屈抬举自如，右下肢直腿抬高70°，唯右手精细动作差。一周后右侧肢体功能恢复正常，可独立行走，右手能对指持筷，生活基本自理。患者连同门诊共经2周治疗，以临床治愈出院。

病例13

孟某　女　59岁　干部　入院日期：1982年11月19日

主诉　右半身不遂13日。

病史　患者素有高血压史11年，血压波动在170～190/100～110mmHg。11月6日晨起，自觉双下肢无力，自行到卫生院就医。后病情逐渐加重，右上肢不全瘫。中午到某医院脑系科诊治，当时神清，精神弱，无头痛、呕吐，测血压180/110mmHg。翌日，做CT检查，提示右额后及顶部脑血肿，经用甘露醇、卡巴克络等药物输液治疗，12日后病情稍稳定，但右半身不遂，口歪，遂转我院收住院治疗。

查体和实验室检查　血压160/100mmHg；脉搏80次/分，神清，语言流利，被动体位，瞳孔等大等圆，光反射存在，右侧中枢性面瘫，咽反射存在，伸舌偏右；颈软无抵抗；胸廓对称，心肺未见明显异常；腹平软，肝脾未触及，右侧肢体瘫痪，肌力均为0级，肌张力低下，右侧生理反射（+），右巴宾斯基征（+）；舌质红，少苔，脉弦滑。

中医诊断　中风（中经络）。

西医诊断　脑出血。

辨证　患者为阴虚阳亢之体，水不涵木则风阳内动，气血上逆，清空被扰，窍闭神匿，神不导气，中风而至。证见歪僻不遂，舌脉均为阴虚阳亢之象。

治则　醒脑开窍，滋补肝肾，疏通经络。

选穴　内关、人中、三阴交、极泉、尺泽、合谷、委中。

操作　同前。

治疗经过　采用本法每日针刺2次，未用任何中西药物，1周后右上肢可抬举，右下肢直腿抬高60°。3周后右上肢活动自如，右下肢可站立，经入搀扶举步可行走。4周后右手精细动作良好，可自行走路，达临床治愈标准。1982年12月20日复查CT，提示出血灶基本吸收。

病例14

王某　男　61岁　干部　入院日期：1983年3月19日

主诉　右侧肢体麻木无力、不任步履2日。

病史　患者平素急躁，有高血压病史3年，血压经常波动在210～260/110～130mmHg。3月18日在单位看电视，因情绪过于激动，加之工作劳累，晚上出现右侧肢体麻木无力，继而活动不利，不任步履。发病过程中无神昏、跌仆、呕吐及二便障碍。翌日来我院诊治，考虑"脑梗死"收入院治疗。

查体和实验室检查　血压180/130mmHg；脉搏80次/分；神清合作，精神可，言清语晰；瞳孔等大等圆，光反射存在，右侧轻度中枢性面瘫，伸舌偏向右侧；颈软；胸廓对称，心肺未发现明显异常；腹软，肝脾未触及；右侧肢体均能活动，因协调运动差不敢行走，肌力均在Ⅴ级，肌张力正常，右侧指鼻试验欠准确，右侧浅感觉减弱，右侧腱反射均减弱，病理反射未引出；舌红，少苔，脉弦有力。

中医诊断　中风（中经络）。

西医诊断　脑梗死，高血压。

辨证　患者为阴虚阳亢之体，阴虚于下，阳亢于上，水涸木枯，风阳肆虐，加之情志过激诱发，气血逆乱，脑络被阻，窍闭神匿，神不导气，中风而渐至矣。

治则　醒脑开窍，滋补肝肾，疏通经络。

选穴　内关、人中、三阴交、极泉、尺泽、合谷、委中。

操作　同前。

治疗经过　以上诸穴每日针刺2次，1周左右，即可下地行走。1983年3月29做CT检查，左基底核区可见一长圆形高密度区，大小约 3cm×1cm×2cm，周围有片状低密度灶，同侧脑室受压，考虑左基底核出血吸收期（图 9-1-48）。共住院 48 日，患者肢体功能恢复如常，未留任何后遗症，以临床治愈出院，出院时诊断为脑出血（左基底核区）。1983 年 5 月 26 日患者复查 CT，提示血肿吸收，侧脑室恢复正常，存有部分低密度灶（图 9-1-49）。出院后，患者已回原单位正常工作。

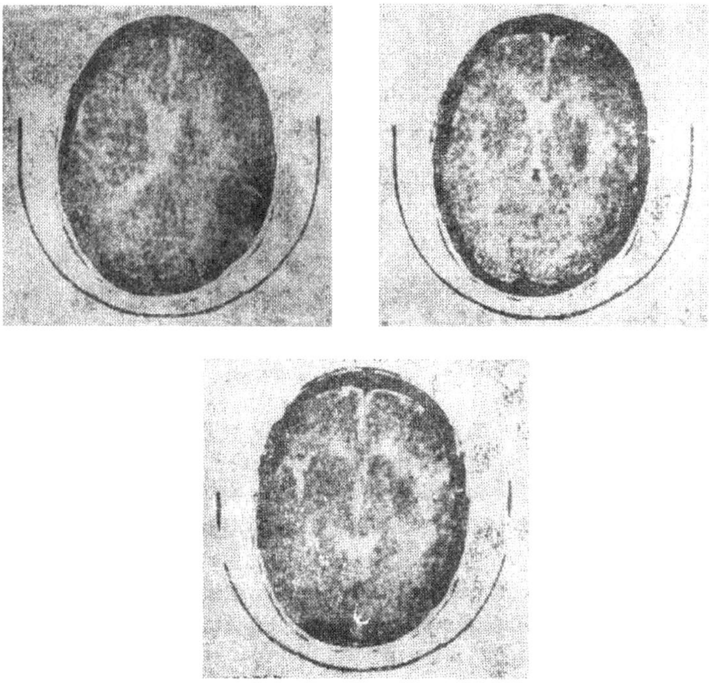

图 9-1-48　治疗前 CT 扫描，左基底核可见一长圆形高密度灶，3cm×1cm×2cm，周围有片状低密度灶，同侧脑室受压

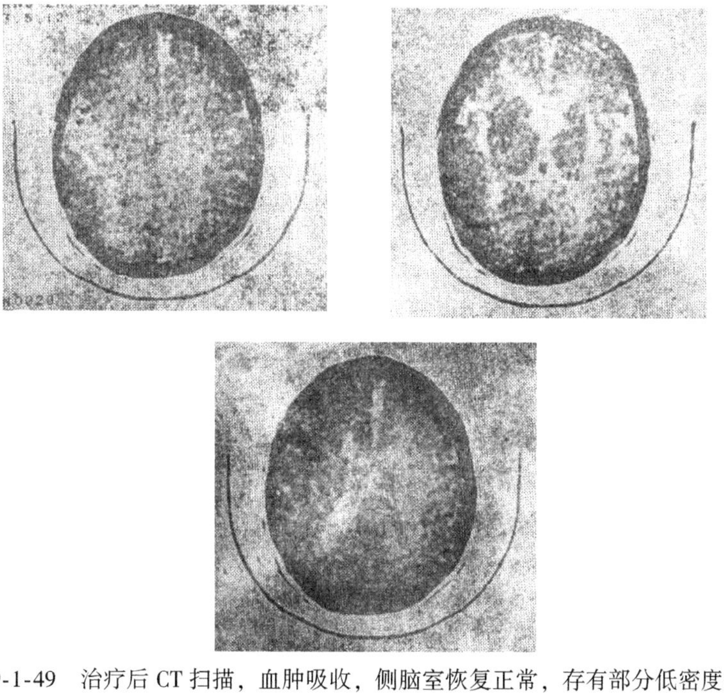

图 9-1-49　治疗后 CT 扫描，血肿吸收，侧脑室恢复正常，存有部分低密度灶

病例15

房某　女　40岁　工人　入院日期：1983年3月18日

主诉　左半身不遂16日。

病史　患者平素性情急躁，有高血压史10余年，血压波动在160～250/110～140mmHg，1983年3月2日下夜班，自觉疲劳乏力，当日下午5时头痛剧烈，恶心呕吐，随即跌仆在地，神昏，左半身不遂，二便失禁。即送天津医科大学总医院，腰椎穿刺为血性脑脊液，予输液、吸氧抢救，10日后病情稳定。3月12日做CT检查，诊断为“右基底核出血破入脑室”（图9-1-50），18日转来我院住院治疗。

查体和实验室检查　血压160/110mmHg；脉搏84次/分；患者神清，精神好，被动体位，右眼睑下垂，瞳孔右>左，约4∶3.5mm，对光反应存在，眼球转动尚灵活，无视野缺损，左侧中枢性面瘫，伸舌左偏；颈软，胸廓对称，两肺呼吸音清，心尖部可闻Ⅱ级收缩期吹风样杂音，主动脉瓣区有Ⅱ～Ⅲ级收缩期吹风样杂音，$A_2>P_2$，律齐；腹平软，肝脾未触及；左侧肢体完全性瘫痪，肌张力低下，左侧生理反射减弱，左巴宾斯基征（+），舌红，苔黄，脉弦。

中医诊断　中风（中脏腑）。

西医诊断　脑出血，高血压。

辨证　患者乃肝肾阴虚之体，平素焦躁，兼之过劳，阴竭于下，孤阳上越，阴脱阳浮，神匿窍闭，中风遂发。后病势转缓，但气血仍虚，神气未复，肢软不用依然。

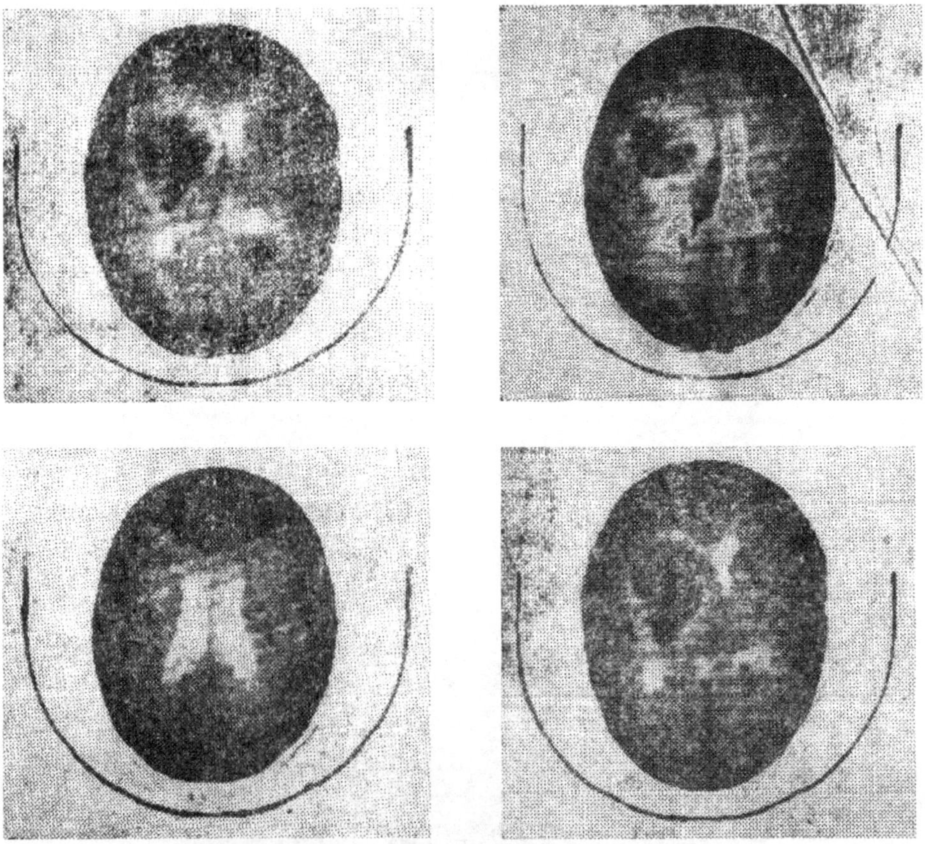

图9-1-50　治疗前，提示右基底核出血，破入脑室

治则　醒脑开窍，滋补肝肾，疏通经络。

选穴　内关、人中、三阴交、极泉、尺泽、合谷、委中。

操作　同前。

治疗经过　每日治疗2次，经69日治疗左上肢可抬举平肩，左手稍能屈曲，思维正常，语言清楚，能下地独立行走。5月26日复查CT，提示血肿完全吸收，留有低密度软化灶（图9-1-51），5月27日以显效出院。

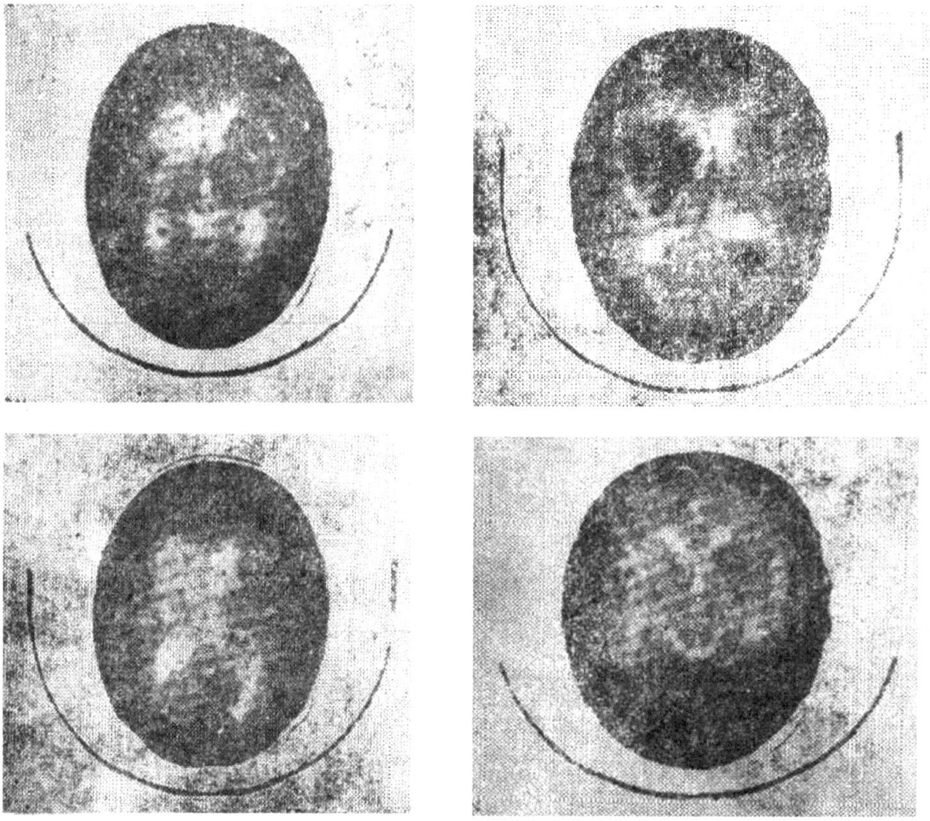

图9-1-51　治疗后，提示血肿吸收，留有低密度灶

病例16

崔某　女　70岁　工人　入院日期：1989年1月26日

主诉　右半身不遂8日。

病史　患者5年前左侧顶枕部出血，经治疗已愈，1989年1月17日因情志不遂，晚饭后洗脚时突发右侧肢体不遂，当时神清，无头痛呕吐及二便失禁，天津医科大学总医院脑CT诊断："左顶叶血肿"。观察治疗1周后转我院治疗。

查体和实验室检查　神清，精神好，发育正常，营养中等，被动体位，皮肤巩膜无黄染，表浅淋巴结未触及，双瞳孔等大等圆，对光反射存在，颈无抵抗，舌体居中，咽反射存在，心肺（-），肌力左侧上下肢均Ⅴ级，右侧上下肢均0级，生理反射右侧减弱，左侧正常，右巴宾斯基征（+），右夏道克征（+）。

中医诊断　中风（中经络）。

西医诊断　脑出血（左顶叶部）。

辨证　肝气不舒，肝阳上亢，至血气上逆，清窍被蒙，神窍闭匿，发为中风。

治则　醒脑开窍，滋补肝肾，疏通经络。

选穴　内关、人中、三阴交、极泉、尺泽、合谷、委中、风池、完骨、天柱。

操作　同前。

治疗经过　采用上法经10日治疗，右侧肢体肌力Ⅱ级，2周后，肌力达Ⅲ级，右上肢可抬至颏，右下肢直腿抬高40°，经人搀扶可行走，4周后，患侧上肢可抬至头，下肢直腿抬高50°，但足背屈不完全，6周后，患侧肢体肌力达Ⅳ～Ⅴ级，右上肢可抬举过头，手指精细动作可完成，右下肢直腿抬高80°，后经巩固治疗2周，右侧肢体运动功能恢复，临床治愈。

病例17

林某　男　67岁　干部　入院日期：1987年11月21日

主诉　眩晕、左侧肢体运动功能障碍26日。

病史　患者有高血压史，平素性情急躁易怒，时有头晕、耳鸣，视物昏花，腰膝酸软等症。10月26日晚情绪激动，饮酒后夜不能寐，子夜时分突然出现头晕，自觉身如舟摇，伴恶心呕吐，呕吐物为黄绿色液体，继而出现左侧肢体强硬，运动功能障碍，患者当时神清语晰，目不欲睁，头不敢转动，动则晕甚，呕恶频频，无昏迷及二便异常。遂送往天津市第二中心医院诊治，测血压220/110mmHg，患者神清，双下肢无力，步态蹒跚，头晕时止时作，未做明确诊断，予甘露醇等药物治疗，自觉症状稍减，10月28日去天津医科大学总医院就医，治疗及诊断不详。11月2日行CT扫描提示：左侧小脑半球近中线部位血肿，11月16日患者进食后呕吐，饮水偶咳呛伴呃逆，又转我院急诊观察，患者仍有头晕，左侧肢体运动功能障碍，于11月21日收入病房继续治疗。

查体和实验室检查　血压190/110mmHg；脉搏84次/分；神清，精神弱，表情淡漠，面色晦暗透红，瞳孔等大等圆，光反射存在，右眼翼状胬肉，未见眼颤，无口歪，伸舌居中，咽反射存在；颈软；胸廓对称，两肺呼吸音清，心音有力律整，$A_2>P_2$。腹平软，肝脾未触及；左侧肌力Ⅳ级，肌张力稍高，四肢关节均可屈伸，左手握力稍差，左侧指鼻试验、跟膝胫试验（+），昂伯征（+），双侧掌颌试验（+），余病理反射未引出，深浅感觉未见明显异常；舌暗红，苔微黄腻，脉弦滑。

中医诊断　中风（中经络）。

西医诊断　脑出血（左小脑半球出血）。

辨证　患者年近古稀，肾阴阳俱虚，肝失濡养，水涸木枯，又偏肥嗜酒，则痰湿内蕴，加之情绪波动，肝阳暴张，肝风萌发，夹痰上冲，气血逆乱，神识昏蒙，窍闭神匿，神不导气，中风乃发。

治则　醒脑开窍，滋补肝肾，疏通经络。

选穴　内关、人中、三阴交、极泉、尺泽、合谷、委中、风池、天柱、完骨。

操作　同前。

治疗经过　治疗4日后，患者精神好，平卧位不觉头晕，可目睁转头。7日后患者能下地坐椅，无任何不适感，但血压仍波动。14日后经人搀扶可行走，步态欠稳，左手精细动作仍差。治疗24日后，患者拄杖独立行走，步态蹒跚。共治疗2个月，双下肢行走较稳，无头晕，共济功能明显恢复，左手精细动作正常。12月30日复查CT，左小脑血肿吸收（图9-1-52，图9-1-53）。

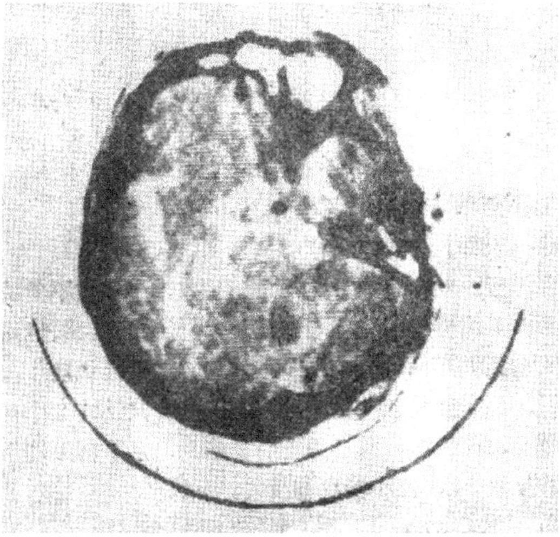

图 9-1-52　1987 年 11 月 2 日 CT 扫描提示：左小脑半球靠中线处血肿

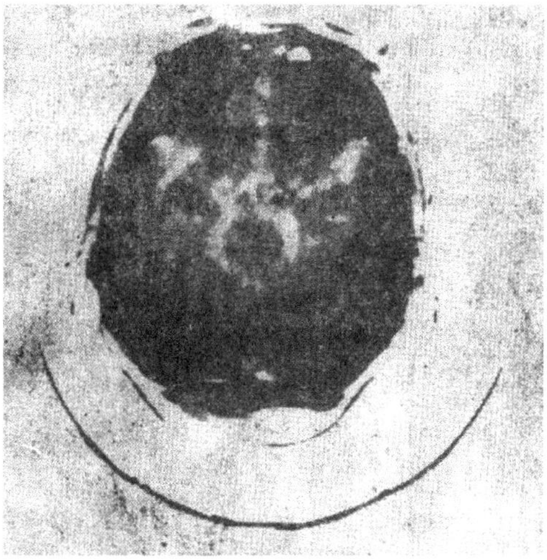

图 9-1-53　1987 年 12 月 3 日 CT 扫描提示：血肿全部吸收

病例 18

谷某　男　37 岁　干部　入院日期：2003 年 8 月 16 日

主诉　右侧肢体全瘫伴失语 2 个月余。

病史　患者高血压病史 3 年，2 个月前因劳累驾车时突发右侧肢体活动无力，由朋友送至沧州县医院，当时神昏，右侧肢体全瘫，查颅脑 CT 示：左基底核区血肿约 50ml。住院治疗，予脱水降颅压，维持电解质平衡，12 日后无明显好转，转至天津医科大学总医院治疗，当时仍神志恍惚，静脉滴注降颅压，抗感染，改善脑代谢药物，病情尚稳定，50 日后神志转清，今为进一步治疗收入我科。

查体和实验室检查　神清，精神弱，反应迟钝，失语，能发简单音节，右侧肢体全瘫，肌力 0 级，右侧腱反射亢进，右侧深浅感觉减弱，右巴宾斯基征（+），双瞳孔等大等圆，约 2.5 ∶ 2.5mm，光反射存在，眼球运动灵活，血压 135/100 mmHg，胸廓对称，两肺呼吸音清，舌红苔薄白，脉弦细。颅脑 CT（103072）示：左基底核区软化灶。

中医诊断　中风（中脏腑转中经络）。

西医诊断　脑出血，高血压。

辨证　患者年近四十，为肝肾阴虚之体，肾水渐亏，无以滋荣肝木，阴虚于下，阳亢于上，加之近日劳累，引动内风，上扰清空，阻于脑窍，窍闭神匿，神不导气，而发中风。

治则　醒脑开窍，滋补肝肾，疏通经络。

选穴　内关、人中、三阴交、极泉、尺泽、委中、风池、完骨、翳风、金津、玉液。

操作　金津、玉液点刺放血，余穴同前。

治疗经过　40 日后患者右侧肢体活动不利较前减轻，搀扶下可站立，发音较前清晰，4 个月后搀扶下缓慢行走，右上肢微可内收，治疗 1 年余，左上肢可抬至头，精细动作欠准确，可独立行走，偏瘫步态，好转出院。

病例 19

白某　男　72 岁　工人　入院日期：2005 年 1 月 5 日

主诉　左侧肢体活动不利3小时。

病史　患者去年9月患脑梗死，经治未遗留明显症状，今日下午无明显诱因突发左侧肢体活动不遂，当时神清，无恶心呕吐，急就诊于我院，查颅脑CT示：右基底核区脑出血（约18ml）。今为进一步治疗收入我科。

查体和实验室检查　神清，精神弱，表情淡漠，反应迟钝，左侧中枢性面瘫，左侧肢体活动不遂，左上肢可抬离床面30°，手指屈伸缓慢，左下肢可平移，肌力Ⅱ级，生理反射减弱，左巴宾斯基征（+），语言欠流利，可回答简单问题，双瞳孔等大等圆，约2.5∶2.5mm，光反射存在，血压160/100 mmHg，胸廓对称，两肺呼吸音粗，舌暗苔薄白，脉弦细。颅脑CT（119553）示：右基底核区脑血肿吸收期，两基底核及脑干缺血灶并软化灶。

中医诊断　中风（中经络）。

西医诊断　脑出血。

辨证　患者年近六旬，肝肾阴虚，加之久病，肾水渐亏，无以滋荣肝木，阴虚于下，阳亢于上，虚风内起，上扰清空，阻于脑窍，窍闭神匿，神不导气，而发中风。

治则　醒脑开窍，滋补肝肾，疏通经络。

选穴　内关、人中、三阴交、极泉、尺泽、委中、风池、完骨、翳风。

操作　同前。

治疗经过　入院后患者嗜睡，治疗10日后患者神志渐清，可正确回答问题，左侧肢体活动不利较前减轻，左上肢可抬至头，握力可，左下肢可抬离床面30°，30日后搀扶下可站立及缓慢行走，治疗48日，语言较前流利，可独立行走，痊愈出院。

病例20

吴某　男　46岁　司机　入院日期：2003年2月7日

主诉　右侧肢体活动不利伴失语4个月余。

病史　患者高血压病史2年，平素工作繁忙，2002年10月5日开车途中出现头晕，右侧肢体活动欠灵活，语言欠清，恰行至天津医科大学总医院，就诊于急症，查颅脑CT示：左颞部及左基底核区血肿，遂收入脑外科，当时症状加重至右侧肢体全瘫，神志不清，当日下午行左颞区血肿引流术，术中引流约40ml血肿，残存约20ml，半个月后患者神志转清，仍遗留右侧肢体全瘫，失语，继予降颅压、抗感染等治疗2个月，复查颅脑CT示：血肿基本吸收形成软化灶，后间断于我院门诊行针刺治疗，今为进一步康复收入我科。

查体和实验室检查　血压140/90 mmHg，脉搏65次/分，神清，精神可，右侧中枢性面瘫，右侧肢体活动不遂，右上肢微可内收，手指无功能，右下肢可屈膝立于床面，肌力Ⅱ级，肌张力不高，右侧肢体肌肉轻度萎缩，腘横纹上10cm肌容量左为42cm，右为40cm，腘横纹下10cm肌容量左为31cm，右为30cm，右侧生理反射减弱，右巴宾斯基征（+）。混合性失语，可发简单音节，理解力差，饮水不呛，咽反射存在，双瞳孔等大等圆，约2.5∶2.5mm，光反射存在，眼球运动灵活，无视野缺损，胸廓对称，两肺呼吸音清，心界不大，心音有力，腹软，肝脾未及，左颞顶部术后瘢痕，舌红苔黄，脉弦数。颅脑CT（085031）示：左基底核颞顶区血肿术后改变，血肿囊变期。

中医诊断　中风（中脏腑转中经络）。

西医诊断　脑出血术后。

辨证　患者乃肝肾阴虚之体，兼之过劳，阴竭于下，孤阳上越，阴脱阳浮，神匿窍闭，中风乃发。

治则 醒脑开窍，滋补肝肾，疏通经络。

选穴 内关、人中、三阴交、极泉、尺泽、委中、风池、完骨、翳风、金津、玉液。

操作 同前。

治疗经过 经3次治疗，患者右上肢可抬至胸，右手拇指可动，右下肢直腿抬高20°，可扶床站立20min，15日后可自行举步，右上肢可抬至头，可回答简单问题，继续治疗30日，生活可简单自理，精细动作稍差。

病例21

付某 男 51岁 干部 入院日期：2003年7月7日

主诉 右半身不遂，语言謇涩2个月余。

病史 患者高血压病史6年，平素口服洛丁新，血压维持于130～140/80～90 mmHg，4月7日出差开会时突觉右侧肢体活动不利，跌扑倒地，继之神昏，由同事送至郑州第二医院，查颅脑CT示：左基底核区血肿，予开颅去骨瓣减压术，术后第2日患者神清，右侧肢体全瘫，继予降颅压、抗感染、改善脑代谢等治疗，2个月后复查颅脑CT示：血肿完全吸收，遂转往附近医院行康复治疗，仍遗留右半身不遂，语言謇涩，今为进一步康复收入我科。

查体和实验室检查 血压120/90 mmHg，脉搏70次/分，神清，精神好，右侧中枢性面瘫，右侧肢体活动不遂，右上肢屈曲内收位，肩关节肌肉萎缩，时有疼痛，手指握固，无自主运动，肌张力高，右下肢可抬离床面20°，肌力Ⅲ级，偏瘫步态，右足内翻，右侧生理反射（+++），右巴宾斯基征（+），语言謇涩，可发简单音节，双瞳孔等大等圆，约2.5 ∶ 2.5mm，光反射存在，眼球运动灵活，胸廓对称，两肺呼吸音清，心界不大，心音有力，腹软，肝脾未及，左颞顶部术后瘢痕，局部颅骨缺如，舌红苔黄，脉弦数。颅脑CT示（097837）：颅脑术后改变，左基底核区、颞顶区软化灶。

中医诊断 中风（中脏腑转中经络）。

西医诊断 脑出血术后，高血压。

辨证 患者年逾花甲，肾气已衰，阴虚内热，虚火内蕴，加之劳累过度，阴精暗耗，肝阳肆虐，风火相煽，气血逆乱，上冲清空，窍闭神匿，神不导气，中风乃发。

治则 醒脑开窍，滋补肝肾，疏通经络。

选穴 内关、人中、三阴交、风池、完骨、翳风、金津、玉液、肩内陵、肩外陵、肩贞、合谷、八邪、解溪、丘墟透照海。

操作 肩内陵、肩外陵、肩贞直刺1～1.5寸，施捻转提插泻法，合谷针向三间1～1.5寸，用提插泻法，以患侧示指伸直为度；八邪直刺0.5～1寸，用提插泻法，以患侧手指抽动为度；解溪直刺0.5寸，施捻转泻法；丘墟透照海2.5～3寸，施捻转泻法；余穴同前。

治疗经过 10日后患者右侧肢体活动不利较前减轻，右手指可微动，足内翻好转，20日后，发音较前清晰，可回答简单问题，右上肢可抬至头，肩关节疼痛减轻，右手可持物，右下肢可抬离床面40°，继续治疗1个月，生活可自理，好转出院。

病例22

闫某 男 52岁 干部 入院日期：2004年9月10日

主诉 左侧肢体不遂22日。

病史 患者平素性情急躁，8月18日因琐事与同事争执动怒后，自觉左侧肢体活动欠灵活，头胀，左口角下垂，急送至天津市环湖医院，查颅脑CT示：右基底核、顶区血肿。予收住院治疗，静脉滴注降颅压，改善脑代谢药物，20日后病情尚稳定，仍遗留左侧肢体不遂，今为进一步治疗收入我科。

查体和实验室检查　神清，精神可，颈软，双侧颈动脉搏动对称，心肺未见异常，腹软，肠鸣音存，左侧肢体不遂，左手精细动作欠灵活，搀扶下可站立10min，肌力Ⅲ级，左侧中枢性面瘫，语言清晰，饮水不呛，咽反射存在，左巴宾斯基征（+），双瞳孔等大等圆，约2.5∶2.5mm，光反射存在，眼球运动灵活，血压135/80 mmHg，心率76次/分，舌红苔薄白，脉弦细。颅脑CT示（114521）：右基底核血肿基本吸收。

中医诊断　中风（中经络）。

西医诊断　脑出血。

辨证　患者性情急躁，肝阳暴张，阳亢风动，气血上逆，窍闭神匿，神不导气，而发中风。

治则　醒脑开窍，滋补肝肾，疏通经络。

选穴　内关、人中、三阴交、极泉、尺泽、委中、风池、完骨、翳风。

操作　同前。

治疗经过　10日后患者左侧肢体活动不利较前减轻，左上肢可抬至头，左手可对指，行走较前有力，治疗30日，生活可自理，好转出院。

病例23

刘某　女　50岁　干部　入院日期：2004年10月14日

主诉　右侧肢体活动不利伴失语23日。

病史　患者风湿性心脏病病史，平素烦劳，9月21日下午驾车时突觉眩晕，呕吐一次，几分钟后神昏，被同事送至天津市北辰医院，查颅脑CT示：左脑大面积出血约90ml，急转至天津市环湖医院行开颅血肿清除术，术后经脱水、抗炎、止血等治疗，10月6日患者神志转清，右侧肢体全瘫，失语，经针灸、高压氧治疗，病情尚稳定，今为进一步治疗收入我科。

查体和实验室检查　神清，精神可，反应迟钝，右侧肢体全瘫，肌力0级，右侧腱反射（+++），右巴宾斯基征（+），失语，双瞳孔等大等圆，约2.5∶2.5mm，光反射存在，眼球运动灵活，血压135/85 mmHg，胸廓对称，两肺呼吸音清，心音有力，各瓣膜听诊区未闻及病理性杂音，腹软，肝脾未及，左颞顶部术后瘢痕，颅骨缺如，舌暗苔薄白，脉弦滑。颅脑CT示（115793）：左侧额顶区脑血肿吸收期，残血量1ml，左侧额顶区脑出血术后改变。

中医诊断　中风（中脏腑转中经络）。

西医诊断　脑出血术后。

辨证　患者七七已过，肾气渐衰，平素烦劳，精血暗耗，阴亏于下，肝阳偏亢，劳累所伤，肝风四起，气血逆乱，并走于上，致络破血溢，清空被扰，窍闭神匿，而发中风。

治则　醒脑开窍，滋补肝肾，疏通经络。

选穴　内关、人中、三阴交、极泉、尺泽、委中、风池、完骨、翳风、金津、玉液。

操作　金津、玉液点刺放血；余穴同前。

治疗经过　10日后患者右侧肢体活动不遂较前减轻，右上肢可抬至腹，右下肢可屈膝，搀扶下可站立，可发简单音节，治疗71日，右上肢可抬至头，可自行缓慢行走，回答简单问题，临床好转出院。

病例24

于某　男　45岁　干部　入院日期：2004年10月9日

主诉　右侧肢体活动不利1个月余。

病史　患者高血压病史20余年，平素血压维持于150～160/90～100 mmHg，9月6日无明显诱因出现右侧肢体活动不利，头痛，当时神清，无恶心呕吐，于天津市环湖医院住院治疗，查颅脑CT示：左基底核区脑出血12ml，静脉滴注甘露醇等液体，2小时后症状加重，神昏，复查颅脑CT示：左基底核区出血约60ml，破入脑室，9月7日行开颅去骨瓣减压术，术后患者神清，经脱水降颅压、抗感染、改善脑代谢等治疗，病情尚稳定，仍遗留右侧肢体活动不利，今为进一步治疗收入我科。

查体和实验室检查　神清，精神弱，反应迟钝，右侧中枢性面瘫，右侧肢体活动不遂，右上肢可移至腹，腕指可微动，肌力Ⅱ级，右下肢可抬离床面20°，肌力Ⅲ级，生理反射减弱，右巴宾斯基征（+），语言謇涩，可发简单音节，双瞳孔等大等圆，约2.5∶2.5mm，光反射存在，眼球运动灵活，血压120/90 mmHg，胸廓对称，两肺呼吸音清，左颞顶部术后瘢痕，颅骨缺如，舌暗苔薄白，脉弦滑。

中医诊断　中风（中脏腑转中经络）。

西医诊断　脑出血术后，高血压。

辨证　病初肝阳暴张，气血上逆，致络破血溢，清空被扰，窍闭神匿，而发中风。术后元气大伤，肾精肝血更亏，筋脉失于濡养，气血虚衰，神气未复，肢体偏废不用。颅脑CT示（116574）：颅脑术后改变，左基底核区、颞顶区软化灶。

治则　醒脑开窍，滋补肝肾，疏通经络。

选穴　内关、人中、三阴交、极泉、尺泽、委中、风池、完骨、翳风、金津、玉液。

操作　同前。

治疗经过　10日后患者发音较前清晰，可回答简单问题，右侧肢体活动不利较前减轻，右上肢可抬至头，右下肢可抬离床面30°，30日后搀扶下可站立及缓慢行走，治疗41日好转出院。

病例25

患者　女　45岁　外宾　入院日期：2004年6月14日

主诉　右半身活动欠灵活伴感觉麻木3年余。

病史　患者高血压病史6年，血压维持于140/90 mmHg，素日经常头晕，2001年11月11日无明显诱因突发右半身无力，当时头晕，无头痛及恶心呕吐，就诊于当地医院，查颅脑CT示脑出血约10ml，测血压180/120 mmHg，予收住院治疗，期间症状渐进性加重，出现四肢全瘫，音哑，复视，予静脉滴注液体（不详）治疗1个月，左侧肢体功能恢复，右侧仍活动不遂伴感觉麻木，复查头MR示左桥脑出血吸收期，间断予康复治疗，未见明显好转，今慕名就诊于我院，收入我科。

查体和实验室检查　血压120/80 mmHg，脉搏72次/分，神清，偶有头晕，右侧肢体活动欠灵活，不能持物，可自行缓慢行走，偏瘫步态，肌力Ⅲ～Ⅳ级，左侧肢体活动如常，语言清晰，饮食水不呛，双瞳孔等大等圆，光反射存在，眼球运动灵活，偶有复视，右侧腱反射（+++），右巴宾斯基征（±），余病理反射未引出，深感觉左右对称，浅感觉较左侧减弱，舌暗红苔少，脉弦滑。颅脑MR示（013871）：脑桥软化灶并含铁血黄素沉着，右基底核脑软化灶。

中医诊断　中风后遗症（中经络）。

西医诊断　脑出血后遗症，高血压。

辨证　患者素疾眩晕，体胖性躁，乃阳气偏盛之体，阳气久郁化热，风自内生，肝风夹痰夹火，上扰清窍，窍闭神匿，神不导气，气血经络被遏，而发中风。

治则　醒脑开窍，滋补肝肾，疏通经络。

选穴　内关、人中、三阴交、极泉、尺泽、委中、风池、完骨、翳风。

操作　同前。

治疗经过　20日后患者肢体症状较前减轻，右上肢可上举至头，手指可对指，2个月后深浅感觉左右基本对称，右手可持物，复视好转，巩固治疗4个月余，右手可缓慢敲击电脑键盘，走路稳而有力，好转出院。

病例26

王某　女　35岁　工人　入院日期：2004年2月16日

主诉　左侧肢体活动不利1个月余。

病史　患者高血压病史10余年，平素烦劳，1个月前突发神昏，左侧肢体活动不遂（独居，具体过程不详），由邻居送至天津市咸水沽医院住院治疗，查颅脑CT示：右基底核区脑出血破入脑室。局麻下行脑室穿刺引流术，1周后因身热，神昏转至天津医科大学总医院治疗，复查颅脑CT示：血肿较前增大中线结构移位，静脉滴注降颅压，抗感染，改善脑代谢药物，病情尚稳定，今为进一步治疗收入我科。

查体和实验室检查　神清，精神弱，表情淡漠，反应迟钝，右侧颅骨缺如，术后瘢痕，左侧中枢性面瘫，左侧肢体活动不遂，左上肢可移至腹，肩部肌肉萎缩，时有疼痛，手指屈伸缓慢，精细动作差，左下肢可平移，肌力Ⅱ级，生理反射减弱，肌张力不高，左巴宾斯基征（+），语言欠流利，可回答简单问题，双瞳孔等大等圆，约2.5 ∶ 2.5mm，光反射存在，眼球运动灵活，无视野缺损，血压135/95 mmHg，心率72次/分，颈软，胸廓对称，两肺呼吸音清，心音有力，舌暗苔薄白，脉弦细。

中医诊断　中风（中经络）。

西医诊断　脑出血引流术后，高血压。

辨证　患者为肝肾阴虚之体，肾水渐亏，无以滋荣肝木，肝阳弛张，加之平素烦劳，引动内风，上扰清空，阻于脑窍，窍闭神匿，神不导气，而发中风。

治则　醒脑开窍，滋补肝肾，疏通经络。

选穴　内关、人中、三阴交、极泉、尺泽、委中、风池、完骨、翳风、肩内陵、肩贞、肩外陵。

操作　肩内陵、肩贞、肩外陵直刺1～1.5寸，施捻转提插泻法；余穴同前。

治疗经过　7日后患者左侧肢体活动不利较前减轻，左上肢可抬至头，握力可，左下肢可抬离床面30°，20日后搀扶下可站立及缓慢行走，治疗50日，语言较前流利，左侧肢体肌力Ⅳ级，好转出院。

病例27

戴某　女　54岁　退休　入院日期：2004年6月15日

主诉　左侧颜面及左前臂麻木3小时。

病史　患者高血压病史10年。昨日劳累，今晨起床自觉左侧颜面及左前臂麻木不适，无头痛头晕，遂于我院就诊，查颅脑CT示右背侧丘脑区小血肿约1ml。为进一步治疗收入我科。

查体和实验室检查　血压160/100 mmHg，脉搏84次/分，神清，无头晕头痛，左侧颜面及左前臂麻木不适，无口眼歪斜，四肢活动如常，语言清晰，饮食水不呛，双瞳孔等大等圆，光反射存在，眼球运动灵活，生理反射存在，病理反射未引出。舌暗红苔少，脉弦滑。颅脑CT示

(111025)：右背侧脑区小血肿吸收期。

中医诊断 中风（中经络）。

西医诊断 脑出血，高血压。

辨证 患者年近花甲，肾水渐亏，加之劳力过度，耗血伤阴，则阴亏于下，肝阳执狂，阳化风动，上扰清空，窍闭神匿，神不导气，而发中风。

治则 醒脑开窍，滋补肝肾，疏通经络。

选穴 内关、人中、三阴交、极泉、尺泽、委中、风池、完骨、翳风。

操作 同前。

治疗经过 7日后患者麻木感较前减轻，左前臂肘横纹下10cm处及鼻旁仍麻木，20日后麻木感基本消失，痊愈出院。

按语 脑出血系脑实质出血，75%～80%发生在大脑半球，其余可发生于脑干、小脑部位。血压的急骤增高，脑血管破裂、脑血管间质损害、脑血管壁通道性增高，为其发病的病理基础。脑出血好发部位为基底核、壳核、背侧丘脑区，其次为小脑、脑桥，目前CT、MR技术的应用证实了这一点。患者病情之轻重与出血量的多少成正比，这反映了全脑症状的严重程度；另外与出血部位也密切相关，小脑出血、桥脑出血或脑出血破入脑室，其死亡率甚高。脑疝、脑干的呼吸循环中枢衰竭，下丘脑功能紊乱、急性肺水肿，常是造成患者死亡的重要原因。

过去认为该病多在运动中发病，据我们观察分析，安静中发病为数不少。脑出血的诱发因素颇多，诸如情志不遂、不慎房事、疲劳过度、生活无节、暴饮暴食、吸烟及排便用力过猛等。倘若患者有动脉粥样硬化病理基础，加之血压持续性增高，一旦发生“中风”，应注意脑出血的可能性。

有一些脑出血的患者其临床表现酷似脑梗死，以致造成临床诊断的错误，病例14就属此情况。在急性脑血管循环障碍的患者中，尽管脑梗死比例占绝大多数，但现在某些学者提出一些新的见解，即有不少脑梗死患者存在着不同程度的出血性改变，或梗死后出血；而单纯出血病势较轻，可能与出血量少有关。随着CT、MR技术的普遍运用，为我们提供了佐证。所以，在认识脑出血的一般规律的同时，还应注意它的特殊规律。对于脑出血的危重阶段，我们倡导中西医结合治疗方法，我们收治不少危急患者，在抢救过程中也积累不少经验。全脑症状明显时，给予氧气吸入、降颅压及必要的支持疗法，并且密切观察生命指标的微细变化，并设专护以减少和避免合并症的发生。如有合并症发生，如肺感染、上消化道出血、中枢性呼吸衰竭、休克、心律紊乱、褥疮等，也运用中西药物给予相应治疗，中风急性期，中医治疗也有其独到之处，从中医理论看，神昏不语，口眼歪斜，两手握固，牙关紧闭，面红目赤，痰涎壅盛，喘促躁动，半身不遂等从属闭证；突然昏仆，昏不识人，舌强语涩，目合口开，四肢厥冷，手撒遗尿，半身不遂等从属脱证，然均属中风中脏腑之危重证型。从临床上脱、闭实难相分，常常表现脱中有闭，或闭中有脱。其病机多为痰火内闭、湿痰内闭；或元气衰微，孤阳上越。痰湿内盛，肝阳暴张，气血逆乱均可上侮清空诸窍，阴阳离决，阴阳不相续结，则孤阳外越，均致窍闭神匿。此时宜醒脑开窍，启闭固脱。内关、人中、十二井穴点刺放血，能开窍启闭泻热；灸关元、气海、足三里可达回阳固脱之功。肺感染高热，痰壅气道，可鼻饲安宫牛黄丸、猴枣散等，豁痰开窍以除热。上消化道出血，启用黄土汤、伏龙肝、三七二味可奏奇效。近年来，我科在针刺治疗急性病的研究中出现可喜苗头，如针刺心脏复苏，针刺调整心律失常，针刺抢救休克均有成功病例报告，尤其针刺气舍、足三里抢救中枢性呼吸衰竭11例，成功6例，受到针灸界的关注，大面积褥疮，运用中药生肌橡皮膏等药物外敷换药多获良效。凡此种种，说明中西医结合治疗脑血管病前途大有可为。

急性期过后，病势由危转安，疾病的传变则由重变轻，由深到浅，即病由中脏转腑乃至经络。此时气血仍虚，神气未复，神气不使，则肢无所用，语无所出，患者又多阴虚阳亢。根据我们对中风病总病机为“窍闭神匿”的认识，当以醒脑开窍、滋补肝肾为主，疏通经络为辅为其治疗法则，故采用醒脑开窍针刺法是适宜的。

传统观念认为脑出血早期不宜接受针刺治疗，根据我们的临床经验，不仅可以，而且必须。病程越短，疗效越高。肢体功能的恢复尤为明显，可避免或减少后遗症的发生。治疗期间对不同阶段的中风患者，进行相应护理及指导其功能锻炼也是很重要的。

三、蛛网膜下腔出血

病例1

王某　男　52岁　干部　入院日期：1980年11月20日

主诉（代述）　右半身不遂伴语言謇涩24日。

病史　素患高血压史10年，发病前曾因劳累及情绪波动，于10月27日上午在从车间回办公室途中，突然感觉头痛，随即右半身不能动，语言不清，急送某院脑系科，途中出现呕吐。经腰椎穿刺诊断为“脑出血”，测血压200/140mmHg，颈项发硬，伴短暂意识丧失，醒后无二便失禁，予输液治疗4日（用药不详）后，右侧肢体能微动，语言謇涩，经我科医生会诊收入院。

查体和实验室检查　精神弱，形体肥胖，喜食肥甘之品，面色潮红，两目少神，右侧肢体软弱无力，手不能持物，足不任步履，语言謇涩，舌质红，苔白腻，脉弦滑。双瞳孔（-），无面瘫，软腭上提灵活，咽反射存在，颈动脉搏动对称，颈抵抗（+），心界向左扩大1cm，心音低钝，律整，两肺（-），肝脾未触及，右半身触觉消失，痛觉存在，位置觉不准确，两点辨别觉清楚，肌力右侧均Ⅱ级，肌张力正常，右上下肢腱反射均（+++），腹壁反射（+），病理反射未引出。

中医诊断　中风（中经络）。

西医诊断　蛛网膜下腔出血恢复期，高血压，冠心病。

辨证　素体肥胖，恣食厚味，胖者多湿盛，日久蕴湿化热。然不慎起居，风阳内动，夹痰上扰，清窍被蒙，窍闭神匿，症见神昏，头痛，神不导气，气血逆乱，痹阻经脉，症见歪僻不遂，痰湿内聚，脾不健运，故舌红，苔白腻，脉弦滑。

治则　醒脑开窍，祛湿通络。

选穴　内关、人中、极泉、委中、三阴交、丰隆、合谷。

操作　先刺双侧内关，直刺1寸，施捻转提插泻法；人中向鼻中隔下斜刺0.5寸，施雀啄手法，至流泪或眼球湿润为度；三阴交沿胫骨内侧后缘进针，针尖向后斜刺与皮肤呈45°，进针1～1.5寸，施提插补法，至下肢抽动3次为度；极泉循经离原穴1寸处进针0.5～1寸，施提插泻法，至患侧上肢连续抽动3次为度；委中仰卧抬腿取穴，进针1～1.5寸，施提插泻法，以患侧下肢抽动3次为度；合谷针向三间处，施提插泻法，以患侧示指抽动3次为度；丰隆直刺1寸，施捻转泻法，以局部酸胀为度。

治疗经过　上述穴位每日针2次，经5日治疗后，患者可被人搀扶行走，右上肢可抬举至头，右下肢直腿抬高约70°，治疗10日后患者右上肢活动自如，但手指精细动作差，右下肢直腿抬高约80°，语言较前清楚，经21日治疗，右侧肢体运动功能基本恢复，语言清楚，无头痛项强等证，可独自行走，生活自理。

病例2

梁某 男 55岁 工人 入院日期：1978年3月6日

主诉（代述） 烦躁不安、右半身不遂5日。

病史 有高血压史10年，波动于170～220/120～160mmHg之间。于3月1日晚恼怒后，头痛难忍，口服去痛片仍不缓解，随即呕吐，口眼歪斜，右半身不遂，急送某院脑系科，经腰椎穿刺，为血性脑脊液，予甘露醇等药物静脉滴注，2日后病情加重，嗜睡，肢体躁动，咳嗽，痰带血丝，高热，合并肺感染，于3月6日转入我院住院治疗。

查体和实验室检查 精神恍惚，体胖，面赤气粗，双目无神，右上下肢瘫痪，烦躁不安，牙关紧闭，舌卷缩，瞳孔左>右，约2.5∶2mm，光反射迟钝，颈抵抗（+），右中枢性面瘫，心界不大，律齐，未闻及杂音，左肺可闻及干鸣音，肝脾未触及，四肢生理反射低下，双巴宾斯基征、布鲁津斯基征（+）。右侧肌力Ⅲ级。脉弦滑。血压180/110mmHg。

中医诊断 中风（中脏腑）。

西医诊断 蛛网膜下腔出血，高血压，动脉硬化。

辨证 平素体胖多湿，头晕，烦躁，遇有激怒，风阳内动，阳气鸱张，上冲于脑，蒙蔽清窍则神志昏瞀。风阳夹痰扰窜经络，气血阻滞经脉则肢体瘫痪。血菀于上，痰浊壅盛则面赤气粗、牙关紧闭。

治则 醒脑开窍，祛湿通络。

选穴 内关、人中、三阴交、极泉、委中、合谷、丰隆、尺泽。

操作 尺泽直刺1寸，施提插泻法，以手指抽动为度。余穴同前。

治疗经过 上穴每日针2次，配合抗生素治疗，一周后患者神志清楚，回答问题正确，无烦躁头痛，右上下肢可随意运动，但肌力欠佳。肺感染已被控制。经3周治疗，右侧肢体功能恢复正常，脑膜刺激征及病理反射均消失，出院时除有轻度口歪，余均正常。

病例3

宋某 男 64岁 退休工人 入院日期：1978年3月22日

主诉（代述） 嗜睡，语言不利、左半身不遂16小时。

病史 患者于21日夜间小解时突然摔倒在床上，当时语言不清，左半身运动不灵活，无昏迷及二便失禁，自服安宫牛黄丸1剂，后呕吐，此后嗜睡，呼之即醒，伴头痛及眼眶压痛，即来我院急诊室收入院。

查体和实验室检查 精神委靡，面色潮红，目光无神，闭目不欲睁，左上下肢不完全瘫痪，语言謇涩，舌苔白，脉弦数。瞳孔（-），咽反射存在，轻度面瘫（左），颈抵抗（+），两肺（-），心界不大，心音有力，律齐，心尖部可闻及Ⅱ级收缩期吹风样杂音，肝脾未触及，左上肢可抬举15°，握力差，左下肢直腿抬高约30°，左腹壁反射减弱，左侧健反射均正常，病理反射未引出，腰椎穿刺为血性脑脊液。血压170/100mmHg。

中医诊断 中风（中脏腑）。

西医诊断 蛛网膜下腔出血，高血压。

辨证 患者年至八八肾脏衰，形体皆极，正气不足，脉络空虚，因起居失慎，阴阳失衡，阴竭于下，孤阳上越，气血冲逆，蒙闭清窍，窍闭神匿，神不导气，发为中风，症见神志昏瞀，歪僻不遂。

治则　醒脑开窍，疏通经络。

选穴　内关、人中、三阴交、极泉、委中、合谷、四神聪。

操作　四神聪斜刺进针0.5寸，施平补平泻法，行手法1min，余穴同前。

治疗经过　上穴每日针2次，经3日治疗后，患者神清语明，8日后左上肢可高举至头，下肢可直腿抬高70°，15日后左侧肢体运动功能恢复，唯左手精细动作稍差。

病例4

于某　男　59岁　工人　入院日期：1979年8月24日

主诉（代述）　精神恍惚，右偏瘫10日。

病史　有高血压史7年之久。于8月14日在厂生气后，骑车回家至门口时，从车上摔下，当时神清，流涎，右半身运动不灵活。急送某院急诊室，测血压230/110mmHg，于硫酸镁10ml肌内注射，注射后血压骤降，患者面色苍白，汗出，遗溺，神志委靡，喃喃自语。8月15日做腰椎穿刺检查，压力300mmH_2O，外观混浊微红，予输液治疗（用药不详）病情稳定后，8月24日转入我院治疗。

查体和实验室检查　神志呆痴，反应迟钝，面色无华，目光无神，语言欠流利，偶有答非所问，右侧肢体不完全性瘫痪，上肢可屈肘，下肢直腿抬高约20°，舌苔黄，脉弦缓。瞳孔右>左，约2.5∶2mm，光反射迟钝，颈抵抗（+），咽反射存在，心界不大，心音有力，主动脉瓣第二心音亢进，两肺（-），肝脾（-），腹壁反射减弱，四肢生理反射存在，左侧巴宾斯基征、夏道克征（+）。血压180/110mmHg。

中医诊断　中风（中经络）。

西医诊断　蛛网膜下腔出血，高血压。

辨证　素体属阴虚阳亢之体，复因恼怒劳累过极，致风阳潜移，心火暴盛，血气并之于上，则窍闭神匿，神不导气，脏气逆乱，痰浊阻塞经络而发中风。

治则　醒脑开窍，涤痰通络。

选穴　内关、人中、三阴交、委中、合谷、四神聪、丰隆。

操作　同前。

治疗经过　上穴每日针2次，5日后患者神清语畅，回答问题准确，8日后右侧肢体运动功能恢复，可生活自理，临床治愈。

病例5

王某　男　50岁　会计　入院日期：1978年8月2日

主诉　头痛、头晕、恶心、行走不利78小时。

病史　患者于8月1日夜间小解时突然感到剧烈头痛，出虚汗，恶心呕吐，吐后周身乏力，头晕，两腿软弱无力，自服避瘟散仍不缓解，又服安宫牛黄丸1剂，后卧床休息。次日晨7时，头晕加重，请厂卫生室医生诊治，查血压180/120mmHg，予牛黄清心丸等药物，症状仍不减轻，即来我院诊治，经门诊收入院。

查体和实验室检查　精神弱，面色无华，两目有神，头痛欲裂，并眩晕，双下肢软弱，不能独立行走，舌红，苔黄厚，脉弦。瞳孔（-），咽反射存在，软腭上提灵活，颈抵抗（+），两肺（-），心界不大，律齐，肝脾未及，双下肢肌力Ⅱ级，生理反射存在，克尼格征（+），腰椎穿刺：血性脑脊液。血压160/100mmHg。

中医诊断　中风（中经络）。

西医诊断 蛛网膜下腔出血，高血压。

辨证 患者年已五旬，肾阴亏损，肾阴不足，不能养肝，致肝阴亏虚，肝阳上亢，引动内风，风阳上扰清空，髓海空虚故作眩晕头痛；肝气横逆犯胃，而致恶心呕吐，肾阴不足，水不涵木，经脉无以所养，气血流行不畅则肢体软弱无力，肝火旺盛见舌红，苔黄，脉沉弦。

治则 醒脑开窍，疏通经络，平肝潜阳。

选穴 内关、人中、三阴交、极泉、尺泽、委中、合谷、太冲。

操作 太冲进针1寸，施捻转泻法，令局部酸胀为度。余穴同前。

治疗经过 上穴每日针2次，2日后头痛明显减轻，无头晕、恶心、呕吐症状，10日后双下肢力量恢复，运动自如如常人，头痛消失。

病例6

欧阳某 男 59岁 工人 入院日期：1977年6月6日

主诉 左半身不遂40日。

病史 素患高血压史8年，波动于140～180/110～130mmHg之间，偶有眩晕。4月2日晚8时，突然感到左半身麻木，立即卧床休息，10min后口角歪斜，左半身不能动，呕吐一次为食物。急送某院脑系科，做腰椎穿刺后诊为“蛛网膜下腔出血”，予甘露醇、酚磺乙胺等药静脉滴注。后觉枕部及颈部疼痛，2日后呕吐频频，呕吐咖啡色分泌物，经1周治疗消化道症状消失，10日后再次做腰椎穿刺，脑脊液为橘黄色，头痛稍减轻，左侧肢体稍能活动，5月23日再做腰椎穿刺时正常脑脊液，病情稳定，转入我院住院治疗。

查体和实验室检查 精神尚好，面色萎黄，两目有神，语言清楚，左上下肢不完全瘫痪，握力差，舌苔白微腻，脉弦，瞳孔（-），咽反射存在，颈抵抗（-），颈动脉搏动对称，两肺（-），心界不大，律齐，未闻杂音，肝脾未触及，四肢生理反射存在，左巴宾斯基征（+）。血压170/100mmHg。左上下肢肌力均Ⅱ～Ⅲ级。

中医诊断 中风（中经络）。

西医诊断 蛛网膜下腔出血恢复期，高血压。

辨证 肝藏血，主筋，肾藏精，主骨。年逾六旬，乃肾气已衰，精血亏损则肝肾阴虚，阴虚阳亢，肝阳暴张，气血逆乱，上冲于脑，致窍闭神匿，神不导气而发中风。

治则 醒脑开窍，滋补肝肾，疏通经脉。

选穴 内关、人中、三阴交、极泉、委中、合谷、太冲。

操作 同前。

治疗经过 上穴每日针2次，1周后患者主诉头痛大减，左下肢可直腿抬高约50°，可独自行走短距离。2周治疗后左侧肢体运动功能基本恢复，一般生活可自理。头痛消失，血压稳定，临床治愈。

病例7

张某 女 53岁 工人 入院日期：1976年3月4日

主诉（代述） 右半身不遂伴吞咽困难1个月。

病史 素有高血压史10年，神经症3年。今年2月4日晚突然头痛呕吐，随即不省人事，急送某卫生院未予确诊，又转至某院脑系科，做腰椎穿刺及脑室造影后，诊断“蛛网膜下腔出血”于止血及降压药治疗（血压210/110mmHg）。6日后神志清醒，发现右半身不遂，饮水发呛，语言謇涩，于鼻饲及液体维持，病情稳定后转入我院住院。

查体和实验室检查　精神弱，面色无华，目光呆滞，语言謇涩，右上肢可屈肘至胸，握力不足，右下肢直腿抬高约30°，饮水发呛，舌苔薄黄，脉弦细。瞳孔（-），咽反射存在，软腭上提欠灵活，颈抵抗（-），颈动脉搏动对称，两肺（-），心音有力，律齐，肝脾未触及，右侧肢体肌力Ⅲ级，轻度中枢性面瘫，生理反射存在，右巴宾斯基征（+），血压180/100mmHg。

中医诊断　中风（中经络）。

西医诊断　蛛网膜下腔出血恢复期，假性延髓性麻痹，高血压。

辨证　患者素为阴虚阳亢之体，病久风自内生，肝风内动。气血壅郁于上，蒙蔽清窍，窍闭神匿则见神昏，风中于经，即重不胜；风中于腑，目不识人。神明受邪，经脉瘀阻则肢体不用，吞咽困难，苔薄黄，脉弦细，为肝阳上亢之象。

治则　醒脑开窍，疏通经脉。

选穴　内关、人中、三阴交、极泉、委中、尺泽、合谷、廉泉、翳风、风池。

操作　风池向结喉刺进针2寸，施小幅度高频率之捻转补法，行手法1min；翳风同风池；廉泉针向舌根方向进针1.5~2寸，施捻转平补平泻法，行手法1min，余穴同前。

治疗经过　上穴每日针2次，1周治疗后语言清楚，搀扶可行走，饮水偶呛，14日治疗后，右上下肢运动功能基本恢复，20日后吞咽正常，右侧肢体功能完全恢复，生活可自理，临床治愈。

病例8

房某　男　62岁　工人　入院日期：1976年1月17日

主诉　突然昏厥、呕吐后头痛15日。

病史　患者从事高温工作。于1976年1月2日上午突然昏倒，大汗淋漓，呕吐，厂医测血压240/140mmHg，即送某院脑系科，测血压150/80mmHg，意识不清，四肢躁动，二便失禁，予甘露醇等治疗，1月5日做腰椎穿刺诊断“蛛网膜下腔出血”，予酚磺乙胺、卡巴克络、细胞色素C等药物治疗，1月9日神志清醒，头痛，周身无力，项强，1月17日转我科收住院。

查体和实验室检查　精神弱，面色润泽，目光有神，头痛如裹，周身软弱无力，四肢运动欠灵活，语言清楚，舌干无苔，脉弦滑。瞳孔（-），咽反射存在，软腭上提灵活，无面瘫，颈抵抗（-），颈动脉搏动对称，心肺（-），肝脾未触及，四肢生理反射存在，病理反射未引出。血压140/90mmHg。

中医诊断　中风（中脏腑）。

西医诊断　蛛网膜下腔出血。

辨证　患者平素膏粱厚味，滋腻伤脾，脾虚生痰，痰郁化火。更因劳倦，长期热邪缠身，耗伤阴液，津亏火旺，肝火夹痰上逆，痰浊蒙闭清窍，窍闭神匿则昏仆，造成饮食不进，津液耗尽，阴竭于下，阳亢于上，故头痛。

治则　醒脑开窍，滋阴柔肝。

选穴　内关、人中、四神聪、合谷、太冲。

操作　同前。

治疗经过　上穴每日针1次，10次治疗后患者头痛消失，四肢活动如常，可生活自理，临床治愈。

按语　蛛网膜下腔出血是指脑表面血管破裂后，血液流入蛛网膜下腔而言。青壮年易罹患，常见病因为颅内动脉瘤，其次为脑血管畸形，还有高血压性动脉硬化，其血压常波动在高水平，也可见于动脉炎、脑底异常血管网、结缔组织病、血液病、抗凝治疗并发症等。该病的发生最常见的信号是普遍性头痛，继而呈局限性头痛，眼球运动障碍，视野缺损，颈背疼痛和嗜睡等。发病特点为起病急骤，来势迅猛，头痛剧烈，枕颈部尤甚，呕吐频频；明显的脑膜刺激征；CT 显示蛛网膜下腔内高密度影；一般情况下没有肢体瘫痪，若伴有脑实质点状或片状出血时，则可出现偏瘫及神经系统局灶性体征；可有明显的精神症状。头颅 CT 是诊断蛛网膜下腔出血的首选方法，通常 CT 检查已确诊者，腰椎穿刺不作为临床常规检查。如果出血量少或距起病时间较长，CT 检查可无阳性发现，而临床可疑者可行腰椎穿刺检查脑脊液。脑血管影像学检查有助于发现颅内的异常血管。

我们临床所见多为由外院转诊而来的患者，由于病程已久，出血部分或大部分已吸收，典型症状特点表现不甚明显。就病案中病例而言，病例 2、3、5 为急性期外，其余病例均在病情相对稳定后入院的。出血原因均为高血压、动脉硬化，患者普遍头痛、项强，血压波动在高水平，并有脑实质的损害。

蛛网膜下腔出血也属“中风”范畴，其病机多为肝肾阴虚，肝阳暴张，阳化风动，夹痰、气、火上扰清窍，络破血溢，窍闭神匿，神不导气，遂发中风。治疗时采用醒脑开窍针刺法，达醒脑开窍、滋补肝肾、疏通经络之功。对于兼证多取除湿涤痰、平肝潜阳诸穴，经治疗头痛、项强诸症可解，一般不遗留肢体后遗症状。

第二节　吞咽障碍

一、进行性延髓麻痹

病例

段某　女　67 岁　干部　入院日期：2005 年 1 月 4 日

主诉　吞咽困难，声音嘶哑一年半。

病史　患者高血压病史 30 年，一年半前进餐时不慎堵塞气道，后自觉发音嘶哑，经首都医科大学附属北京同仁医院耳鼻喉科检查，诊为声带肥厚，一年来自觉舌体运动不灵活，麻木感，饮水咳呛，吞咽困难，发音不清，咳痰不利，就诊于贵阳中山大学医院及北京宣武医院，查颅脑 MR 示：双侧大脑半球多发腔隙灶，脑干（-），确诊为运动神经元病，进行性延髓麻痹，服用利鲁唑等药物，未见明显好转，今收入我科治疗。

查体和实验室检查　血压 130/80 mmHg，心率 70 次/分，神清合作，颈软，双侧颈内动脉搏动对称，胸廓对称，两肺呼吸音粗，心音有力律整，腹软，肝脾未及，四肢活动可，饮水咳呛，吞咽困难，语言含混不清，双瞳孔等大等圆，光反射存在，眼球运动灵活，咽反射减弱，软腭反射存在，生理反射存在，病理反射未引出，舌肌萎缩，可见肌束震颤，舌体僵直，伸缩困难，质暗淡，呈地图样，苔白腻，脉沉。

中医诊断　喑痱（肝肾阴虚证）。

西医诊断　进行性延髓麻痹，高血压。

辨证　患者年近花甲，肝肾阴虚，无以滋荣肝木，加之久病，肾水渐亏，气血生化无源，筋脉失养，机关不利，窍络闭塞，故见语言不利，咳呛诸症。

治则　醒脑开窍，滋补肝肾，利咽通痹。

选穴　内关、人中、三阴交、风池、完骨翳风、廉泉、金津、玉液、咽后壁点刺。

操作　先针双侧内关，进针1寸，施捻转提插复式泻法，施术1min；继则人中，进针5分，采用雀啄泻法，以眼球湿润或流泪为度；三阴交沿胫骨后缘与皮肤呈45°，进针1～1.5寸，用提插之补法，风池、完骨针向结喉，针2～2.5寸，采用小幅度高频率捻转补法，施手法1min；翳风向咽喉方向缓慢进针2.5～3寸，手法同风池。金津、玉液、咽后壁点刺放血。廉泉在舌骨体上缘取穴，针向咽部，进针2～3寸，以咽部酸胀感为度。配合眼部、唇部、面部颊肌排刺。

治疗经过　每日针刺2次，2次后患者自觉吞咽较前好转，7日后舌体活动较前灵活，吞咽困难明显减轻，150ml液体可一次喝完，无呛咳，每餐进食量增加，15日后语声较前洪亮，治疗1个月可简单对话，好转出院。随访一年，疗效巩固。

二、鼻咽癌术后延髓性麻痹

病例

张某　男　55岁　新加坡商人　入院日期：2004年6月9日

主诉　语言不清，吞咽困难10余年，近2年加重。

病史　患者1986年1月无明显诱因出现鼻腔不规则出血，就诊于新加坡医院确诊为鼻咽癌（初期），予放疗治疗，3个月后复查示痊愈，但放疗后出现味觉减退，面部皮肤瘢痕化，口干，唾液分泌减少，至2002年症状加重，出现构音障碍，吞咽困难，曾就诊于当地医院，效果不显，今慕名来我院进一步治疗。

查体和实验室检查　血压120/85mmHg，脉搏72次/分，神清，无头痛及恶心呕吐，语言不清，呈吟诗样，吞咽困难，以固体食物为主，饮水偶呛，四肢活动可，心肺未见明显异常，生理反射存在，病理反射未引出，双瞳孔等大，右：左约2.5：2.5mm，光反射存在，无眼颤及复视，咽反射消失，软腭上提可，舌肌萎缩，可见肌束震颤，舌质暗红，呈地图样，舌体僵直，伸缩困难，苔白腻，脉弦细。MR示：延髓区梗死灶；右基底核及脑干多发软化灶。

中医诊断　喑痱（肝肾阴虚证）。

西医诊断　鼻咽癌术后延髓性麻痹。

辨证　患者年近花甲，肝肾阴虚，久病阴阳相失，阴陷于下，阳化风动，气血冲逆于上，则神机不行，窍络闭塞，而发此证。

治则　醒脑开窍，利咽通痹。

选穴　内关、人中、风池、翳风、金津、玉液、廉泉。

操作　内关施捻转提插泻法；人中施雀啄手法泻法，以眼球湿润或流泪为度；风池针向结喉，针2.5～3寸，采用小幅度高频率捻转补法，施手法1～3min，以咽部麻胀感为度；翳风向咽喉方向缓慢进针2.5～3寸，手法同风池；金津、玉液点刺放血；廉泉在舌骨体上缘取穴，针向咽部，进针2～3寸，以咽部酸胀感为度。

治疗经过　治疗10日后，患者语言较前清晰，舌体活动较前灵活，仍觉口干，进食以固体为主，无咳呛，因工作原因放弃治疗，临床显效出院。

按语　进行性延髓麻痹为运动神经元疾病的一个类型，主要累及后组脑神经，病变侵及脑桥和延髓运动神经核，出现构音不清、饮水呛咳、吞咽困难等症。

延髓的肿瘤、炎症、血管病、多发性硬化可累及舌咽迷走神经的核团及脑干内的纤维，出现舌咽神经、迷走神经麻痹。

祖国医学对此病无专论，但从症状表现上可归属于“喉痹”、“瘖痱”、“中风”、“类噎膈”

等范畴。古代医籍中也有不少类似该病的记载。如《素问·脉解》云："所谓入中为瘖者，阳气已衰，故为喑也。内夺而厥为瘖痱，此肾虚也。"《景岳全书》也有过"故凡五脏为病，皆能为瘖"的论述。

目前医学界对该病尚无特殊疗法，只采用输液，鼻饲等支持疗法。石学敏院士在治疗此病过程中，注重各种病理因素导致的"窍闭神匿、神不导气、关窍痹阻"的基本病机，制订了"醒脑导气，通关利窍"之法，严格掌握手法量学标准，临床收到更为理想的疗效。

第三节　头　　痛

一、偏　头　痛

病例1

何某　女　34岁　教师　初诊日期：1978年4月12日

主诉　阵发性右颞部疼痛10年。

病史　自24岁时经常右侧头痛，多在月经周期前或经间加重，疼痛前视物昏花，自觉目"抽"约20min后，眼症状消失后出现搏动性右颞部疼痛，疼痛甚则恶心、呕吐，可持续2～3日。曾在某院做脑电图、颅平片，眼底检查均正常，服麦角胺、咖啡因可使头痛减轻，但不能控制复发。故来我科就医。

查体和实验室检查　精神尚好，痛苦表情，右颞部疼痛固定，面色苍白，舌质淡，苔薄白，脉弦细，脑神经检查（－），血压120/80mmHg，急查脑血流图报告：双侧额－乳导联均呈低张波。

中医诊断　头痛（少阴经证）。

西医诊断　偏头痛。

辨证　久病入络，每于经期头痛不已，痛有定处，乃血瘀结于脉络，不通则痛。而头为诸阳之会，少阳经循行："起于目锐眦，上抵头角，下耳后……"其所生病："头痛，颔痛，目锐眦痛。"由此可见，少阳经血滞不行，则颞部疼痛，目痛，舌质淡，苔薄白，脉弦细为血瘀阻络之象。

治则　疏解少阳经气，活血化瘀通络。

选穴　风池、阳辅、率谷、合谷、太冲、肝俞、脾俞、肾俞。

操作　先针风池，进针1.5寸，施捻转补法，行手法1min；阳辅针尖向上斜刺1.5寸，施捻转泻法，令针感向膝部放射；率谷沿皮刺进针0.5寸，施平补平泻法，局部胀感为度；合谷直刺1寸，施捻转泻法，局部酸胀为度；太冲直刺1寸，施捻转泻法，局部酸胀为度；肝俞、脾俞、肾俞均向脊柱斜刺进针0.5～1寸，施捻转补法，令针感向胸廓放散为度。

治疗经过　每日针1次，3次后头痛消失，为防止复发，嘱其在下次月经前来院治疗，连续8次治疗，月经前后已无头痛，为巩固疗效，隔日针1次，至第3次月经周期后，头痛止，未见复发，复查脑血流图报告：正常。

附：治疗前后脑血流图对比（图9-3-1，图9-3-2）。

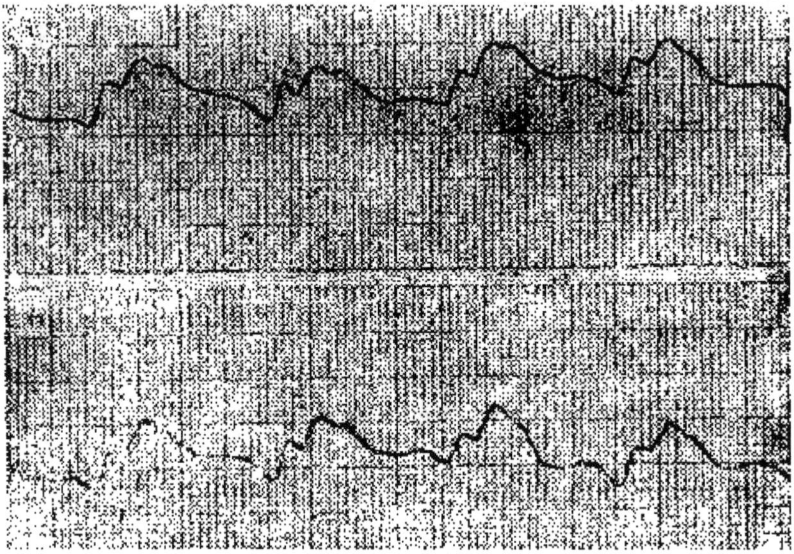

图 9-3-1　治疗前脑血流图

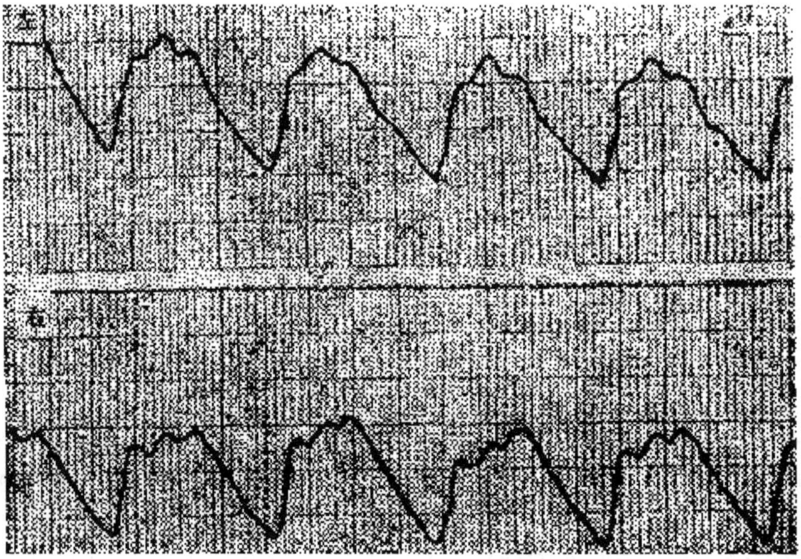

图 9-3-2　治疗后脑血流图

病例 2

张某　女　21 岁　学生　入院日期：1981 年 11 月 18 日

主诉　阵发头痛 3 年，加重 10 个月。

病史　患者于 1978 年 11 月因恼怒后，出现头痛，半小时后自行缓解，未引起重视。予 1980 年 12 月工作时因情绪激动后，又出现头痛，头胀，负重感，口服氟桂利嗪 1 个月，仍无明显好转。1981 年 2 月去某部队医院，做脑电图诊断“脑神经痛”予西药口服（不详）不见缓解，自觉以前额及两眉间疼痛，怕光，怕烟，见光遇烟后，眼球灼热。8 月去上海诊治，于镇静剂等药物治疗，病情无好转趋势，回津后即来我院就诊，并收住院。

查体和实验室检查　精神弱，痛苦面容，阵发前额部、眉棱骨疼痛，舌质红，少苔，脉细数，体温 36.3℃，脉搏 98 次/分，呼吸 24 次/分，血压 100/60mmHg。脑神经（-），心肺（-），肝脾未触及，生理反射存在，病理反射未引出。

中医诊断　头痛（阴虚阳亢证）。

西医诊断　偏头痛。

辨证　患者由于情志不畅，肝失条达，郁而化火，上扰清窍致头痛，且以前额及两眉之疼痛为主，此为阳明头痛，阳明经："……循发际，至额颅。"阳明经多气多血，今气血瘀结，不通则痛，舌红少苔，脉细数为肝胆火邪心经，心阴被耗所致。

治则　平肝清火，化瘀止痛。

选穴　太冲、攒竹、合谷、风池、阳辅。

操作　太冲直刺 1 寸，施捻转呼吸泻法，攒竹直刺 0.5 寸，施捻转平补平泻法，二穴均令局部酸胀重为度。余穴同前。

治疗经过　上穴每日针 2 次，4 日治疗后，头痛减轻，但觉眨眼时眼球酸痛，入院 40 日后头痛缓解，1 个半月时头痛症状完全消失，临床治愈。

病例 3

于某　女　30 岁　工人　入院日期：1984 年 8 月 24 日

主诉　右侧偏头痛 20 余年，近 2 个月加重。

病史　20 年来经常头痛、恶心、呕吐，多方治疗无效，近几年以前额跳痛为主，痛甚则不省人事，脑超声波，颅平片均未见异常，脑血流示：额乳波幅低，近 2 个月右额持续疼痛，伴恶心、呕吐，今来门诊治疗，收入住院。

查体和实验室检查　神清合作，发育正常，营养中等，形体消瘦，面色无华，精神倦怠，皮肤巩膜无黄染，颌下淋巴结如蚕豆大，头颅大小正常，双瞳孔等大等圆，对光反射存在，视野无缺失，心肺（-），肝脾正常，脑血流图：双侧枕-乳波幅不对称，相差 33%。

中医诊断　头痛（少阳、阳明经）。

西医诊断　偏头痛。

辨证　患者平素情志不遂，气郁伤肝，肝气上逆犯胃，循少阳、阳明经上扰，而发为前额痛。伴呕吐、恶心，是为胃不受纳之故。

治则　疏肝和胃，通经止痛。

选穴

（1）阳白、太阳、合谷、太冲、外关、足临泣。

（2）风池、完骨、天柱。

操作　阳白、外关、足临泣均提插泻法，合谷、太冲呼吸泻法，太阳刺络拔罐，风池、完骨、天柱捻转补法。

治疗经过　采用上法治疗 4 次，头痛减轻，可安静入睡，食欲好转，经 1 个月治疗，头痛基本控制，后转门诊继续治疗 3 个月，临床治愈。

病例 4

李某　女　34 岁　工人　入院日期：1984 年 6 月 11 日

主诉　头痛头胀半年余，近 3 个月加重。

病史　1983 年 5 月 19 日夜突发头痛，目胀，心中不适，不省人事，片刻即醒，次日去天津市南开医院就诊，查心电图示"冠心病"，于"普尼拉明"，"降压灵"等药，服后症状可缓解。1984 年 4 月 8 日因生气夜间突发头胀痛，以双太阳穴为甚，头颈发紧发胀，胸闷，在甘肃路卫生院予药同前，服后好转，23 日来我院就诊，脑血流示：双枕－乳波幅不对称，相差 45%，收入住院。

查体和实验室检查　神清合作，发育正常，营养中等，皮肤巩膜无黄染，右颌下淋巴结黄豆大稍痛，神经系统查体未见异常，心肺（－），肝脾正常，患者头胀痛，巅顶痛，头晕，胸闷，目胀，恶心，乏力，食欲不振，夜眠不安，舌淡红，苔薄白，脉沉细无力。

中医诊断　头痛（厥阴、少阳经）。

西医诊断　偏头痛。

辨证　患者平素肝气不舒，郁而化火，循经上逆，而见巅顶及两侧偏头痛，肝开窍于目，肝气上逆，故目胀，阳不入阴，故夜不能寐，木横克土故食欲不振。

治则　舒肝理气，滋阴潜阳。

选穴

（1）太冲、足三里、三阴交、阴陵泉、太阳。

（2）风池、完骨、天柱。

操作　太冲呼吸泻法，足三里、三阴交提插补法，阴陵泉提插泻法，风池、完骨、天柱捻转补法，太阳刺络拔罐。

治疗经过　采用上法治疗 2 次头痛减轻，10 次后，症状明显减轻，可正常入睡，饮食量增大，经 3 周治疗，症状缓解，临床治愈。

病例 5

许某　男　54 岁 干部　入院日期：1988 年 4 月 12 日

主诉　左侧偏头痛一年余，近 1 个月加重。

病史　平素性情急躁，1987 年 4 月无诱因左侧偏头痛，为阵发性，未治疗。7 月在中国人民解放军二五四医院做 CT 检查，未见异常。8 月 13 日头痛鼻塞且流黄涕，天津市南开医院行鼻下胛电烧术，予“庆大霉素”、“小檗碱”滴鼻，症状缓解，1988 年 3 月复发左侧偏头痛，天津医科大学总医院查脑血流示“双侧血流速度高于正常，右侧血管扩张度高于正常”，诊为“血管性头痛”，予“苯噻啶”、“去痛片”、“麦角胺咖啡因”口服，效果不显，4 月 6 日来我院门诊治疗，X 线报告：“颈椎增生性关节炎”。今日收入住院。

查体和实验室检查　神清合作，发育正常，营养一般，头颅大小适中，神经系统查体未见异常，心肺（－），肝脾正常，左侧偏头痛，为跳动胀痛，时有头晕，眼花目涩，无恶心呕吐，夜寐不安，失眠健忘，口干口渴，口苦，舌暗红，苔薄白，脉弦细。

中医诊断　头痛（肝郁化火证）。

西医诊断　偏头痛。

辨证　患者性情急躁，肝失疏泄，郁而化火，耗伤津液，肝阴不足，肝阳上亢，上扰清空，发为头痛。

治则　平肝潜阳，清胆泻热。

选穴　百会、风池、太阳、丝竹空透率谷、丘墟、太冲、四神聪、三阴交、外关。

操作　百会捻转补法，风池捻转补法，太阳刺络拔罐，丝竹空透率谷捻转泻法，丘墟捻转泻法，太冲呼吸泻法，四神聪捻转补法，三阴交捻转提插补法，外关捻转泻法。

治疗经过　采用上法经 10 次治疗头痛减轻，13 次治疗后只在转头时左侧偏头痛，3 周治疗后唯觉头部重、麻木，4 周后已无不适感觉，临床治愈。

病例6

邵某　女　61岁　干部　入院日期：2003年12月5日

主诉　头痛1个月，近一周加重。

病史　患者平素性情急躁，1月前因与同事争吵而发巅顶疼痛，自测血压130/80 mmHg，未予重视及治疗，此后间断发作，每遇情绪激动时明显，持续几小时，口服镇静药及去痛片未见缓解，1周前又因琐事生气，症状加重，今为进一步治疗收入我科。

查体和实验室检查　神清合作，痛苦面容，阵发巅顶疼痛，无头晕及恶心呕吐，四肢活动可，血压120/80mmHg，脉搏68次/分，颈软，浅表淋巴结未触及，脑神经（-），心肺（-），腹软，肝脾未及，生理反射存在，病理反射未引出，舌暗红，苔白，脉弦。

中医诊断　头痛（肝郁化火证）。

西医诊断　偏头痛。

辨证　患者情志不畅，肝失条达，郁而化火，循经上扰至巅顶头痛。

治则　疏肝理气，滋阴潜阳。

选穴　风池、完骨、天柱、太冲、足三里、三阴交、阴陵泉、百会、太阳。

操作　风池、完骨、天柱、百会施捻转补法，太冲呼吸泻法，足三里、三阴交提插补法，阴陵泉提插泻法，太阳刺络拔罐。

治疗经过　采用上法治疗5次，疼痛减轻，15日后，症状好转，临床治愈出院。

病例7

李某　女　21岁　初诊日期：2011年6月21日

主诉　剧烈性头痛间作10余年。

病史　患者无明显诱因和规律反复性剧烈头痛，不伴有恶心、呕吐，无视物模糊。疼痛呈紧束感，无搏动感。平均每个月发作1次，每次持续4、5日，保暖可缓解，口服止痛药治疗无效。月经色暗无血块，量正常，四肢易出汗，发凉畏寒，大便秘结2~3日1次，睡眠可。

查体和实验室检查　瘦小舌，白苔，苔根黄厚腻，脉沉细。

中医诊断　头痛。(气滞血瘀证)

西医诊断　偏头痛。

辨证　肝郁气滞，气滞血瘀，闭阻经络，头部经络气血淤滞不通所，发为头痛。

治则　疏经活络，通行气血。

选穴　主穴：百会、外关、太冲、阳陵泉、三阴交、血海、天枢、风池、角孙、期门、日月；配穴：悬颅、悬厘、四神聪、阳白、丝竹空、足三里、血海、支沟、丰隆。

操作　头部穴位均平刺，余穴直刺，足三里、三阴交、血海平补平泻，余穴用泄法，留针30min，10次1个疗程。

其他辅助疗法　刺络拔罐、耳穴。

中药　桃红四物汤合柴胡疏肝散加减。

治疗经过　针刺2次后，大便调；针刺5次后，头痛程度减轻；针刺10次后，头痛时间和程度都有缓解，畏寒减轻。

二、高颅压性头痛

病例

吴某　男　48岁　干部　入院日期：2001年8月17日

主诉　阵发头痛10日。

病史　患者高血压病史5年，间断服用降压药，血压波动于120～150/80～100 mmHg，近日工作繁忙，10日前出现头胀头痛，自测血压150/100 mmHg，曾就诊于天津医科大学总医院，予贝那普利、每日5mg，非洛地平、每日5mg，美吒洛尔、每日25mg，血压仍不稳定，下午及晚间头部胀痛不舒，以枕部为主，伴有血压升高，今就诊于我院，收入我科。

查体和实验室检查　神清合作，发育正常，营养一般，面色红润，皮肤巩膜无黄染，颈软，浅表淋巴结未触及，四肢活动可，下午及晚间头部胀痛不舒，无头晕及恶心呕吐，血压120/80mmHg，脉搏88次/分，脑神经（-），心肺（-），腹软，肝脾未及，生理反射存在，病理反射未引出，舌红，苔薄黄，脉弦数。

中医诊断　头痛（肝阳上亢证）。

西医诊断　高颅压性头痛。

辨证　患者为肝肾阴虚之体，久病调摄不周致肾阴渐亏，阴不敛阳，风阳上扰清窍，而发头痛。

治则　平肝潜阳，清利头目。

选穴　风池、完骨、太冲、合谷、三阴交、印堂、太阳、上星透百会。

操作　风池、完骨进针1寸，施捻转补法，每穴1min；太冲、合谷进针1寸，捻转泻法，每穴1min；三阴交直刺1寸，捻转补法1min；印堂斜刺，进针0.2寸，雀啄泻法；太阳进针0.5寸，捻转泻法1min；上星透百会，平刺进针3寸，平补平泻。

治疗经过　采用上法治疗3次，头胀痛缓解，巩固治疗15日，症状好转，血压稳定，临床治愈出院。

三、蛛网膜下腔出血后遗症

病例

沈某　男　62岁　干部　入院日期：2004年3月29日

主诉　阵发性头痛3个月，近一周加重。

病史　患者于2004年1月3日晚突发剧烈头痛，以项部后枕为主，伴恶心呕吐，当时无肢体及意识障碍，就诊于天津医科大学总医院，测血压170/95 mmHg，查颅脑CT示：蛛网膜下腔出血，予收住院治疗，静脉滴注甘露醇等液体，至夜间症状略有好转，为进一步治疗于1月6日转往天津市环湖医院，继予降颅压及改善血管痉挛药物治疗半个月，出血基本吸收，但仍遗留头痛症状，后间断行针刺治疗，略有好转出院，3月初出差至昆明，又发头痛，常于晚间发作，以胀痛为主，自测血压正常，口服尼莫同无好转，返津后赴我院就诊，收入我科。

查体和实验室检查　精神尚好，语言清晰，面色萎黄，阵发性头痛，常于晚间发作，以枕部为主，无头晕及恶心呕吐，四肢活动可，颈软无抵抗，颈动脉搏动对称，浅表淋巴结未触及，脑神经（-），血压150/80mmHg，心率76次/分，心音有力，律整，两肺呼吸音清，腹软，肝脾未及，生理反射存在，病理反射未引出，舌红，苔薄白，脉弦。

中医诊断　头痛（肝肾阴虚证）。

西医诊断　蛛网膜下腔出血后遗症。

辨证　患者年逾六旬，肾气已衰，精血亏损则阴虚阳亢，气血逆乱，上冲于脑，致络破血溢，清空被扰，窍闭神匿，而发中风；病后失于调摄，至瘀血阻络，气血不畅，不通则痛故见头痛。

治则　醒神通络，活血化瘀。

选穴　内关、人中、三阴交、合谷、太冲、风池、完骨、百会、神门。

操作　内关直刺1寸，施捻转提插泻法；人中斜刺5分，采用雀啄泻法，以眼球湿润或流泪为度；三阴交直刺1寸，捻转补法1min；合谷直刺1寸，施捻转提插泻法；太冲直刺1寸，施捻转泻法；风池、完骨进针1寸，施捻转补法，每穴1min；百会斜刺5分，捻转平补平泻法；神门直刺0.5寸，施捻转补法。

治疗经过　采用上法治疗3次，疼痛减轻，继续治疗15日后，痊愈出院。

四、脑外伤综合征

病例1

冯某　男　33岁　农民　初诊日期：1980年4月17日

主诉　头痛、头晕，记忆力减退3个月。

病史　患者3个月前，头部外伤，当即昏迷，约半小时后苏醒，经某院神经科诊为“脑震荡”，以后遗留头痛头晕，记忆力减退，睡眠欠佳，周身无力等症状，经多方治疗疗效不显，来我院求治。

查体和实验室检查　精神尚好，面色萎黄，目光有神，头痛，头晕如行舟，健忘，周身乏力，舌淡，苔薄白，边有齿痕，脉沉细无力。眼底视盘无水肿，脑神经（-），四肢肌力正常，生理反射存在，病理反射未引出，脑电图：八导低平记录。脑血流图：正常。血压140/90mmHg。

中医诊断　头痛（气滞血瘀证）。

西医诊断　脑外伤综合征。

辨证　患者因头部外伤，损及脉络，气滞不行，血瘀凝涩，脉络不通，而发头痛。《灵枢·厥病》曰：“头痛不可取于腧者，有所击堕，恶血在于内。”气滞血瘀，不能上充于脑，故见头晕，四肢百骸无所秉属，则周身乏力。舌淡，苔薄白，脉沉细无力为气血阻络之证。

治则　醒神通络，活血化瘀。

选穴　内关、人中、合谷、太冲、风池、百会、神门。

操作　内关直刺1寸，施捻转提插泻法；人中斜刺0.5寸，雀啄泻法，令眼球湿润为度；合谷直刺1寸，施捻转提插泻法；太冲直刺1寸，施捻转泻法；风池直刺1.5寸，施捻转补法，行手法1min；百会斜刺0.5寸，捻转平补平泻法；神门直刺0.5寸，施捻转补法。

治疗经过　上穴隔日针1次，8次治疗后，自觉头痛，头晕有所好转，继针20次，诸症消失，记忆力恢复。

病例2

冼某　男　42岁　工人　初诊日期：1979年9月3日

主诉　头痛，头晕伴右耳听力减退9个月。

病史　患者一年前从2m高楼梯上摔下，当即昏迷，右耳道出血。经某院神经科诊断“后颅凹颅底骨折”、“脑挫伤”，昏迷长达12日，3个月后出院，留有头痛头晕，右耳听力减退，故来我院就诊。

查体和实验室检查　精神尚好，面色无华，头痛头晕，右侧耳聋，舌淡，苔白，有瘀点，脉细弦。脑神经（-），眼底视盘无水肿，心肺（-），脑电图：轻度不正常。脑血流图：正常范围。血压150/90mmHg。

中医诊断　头痛，耳聋（阴虚血瘀证）。

西医诊断　脑外伤综合征。

辨证　因高处坠落，损伤督脉，督主一身之阳，贯脊，上项达巅，与足太阳之脉相交连，经脉损伤，瘀血内停，不能上达于头面，故见耳不聪，目不明，头痛眩晕。

治则　通阳化瘀，疏经活络。

选穴　内关、人中、风池、天柱、百会、三阴交、肾俞。

操作　天柱直刺1寸，施捻转补法；肾俞直刺2寸，施捻转提插补法。余穴向前。

治疗经过　上穴每日针1次，4次治疗后头痛头晕减轻，12次治疗后右耳听力恢复，22次后诸症消失，继续巩固治疗10日，临床治愈。2个月后复查脑电完全正常。

附：治疗前后脑电图对照（图9-3-3，图9-3-4）。

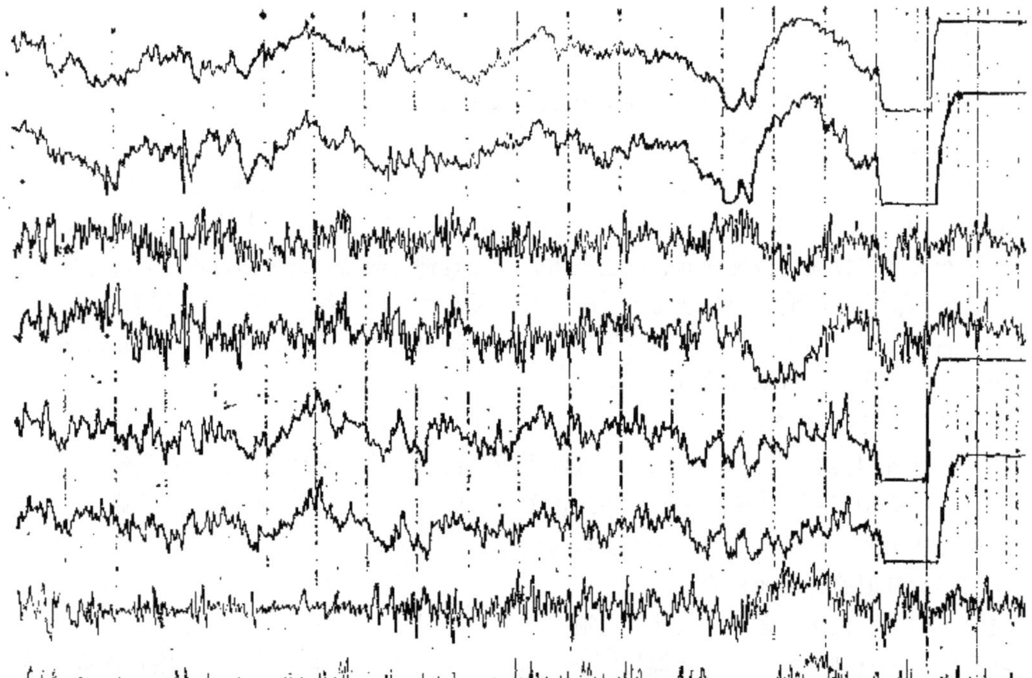

图9-3-3　治疗前脑电图

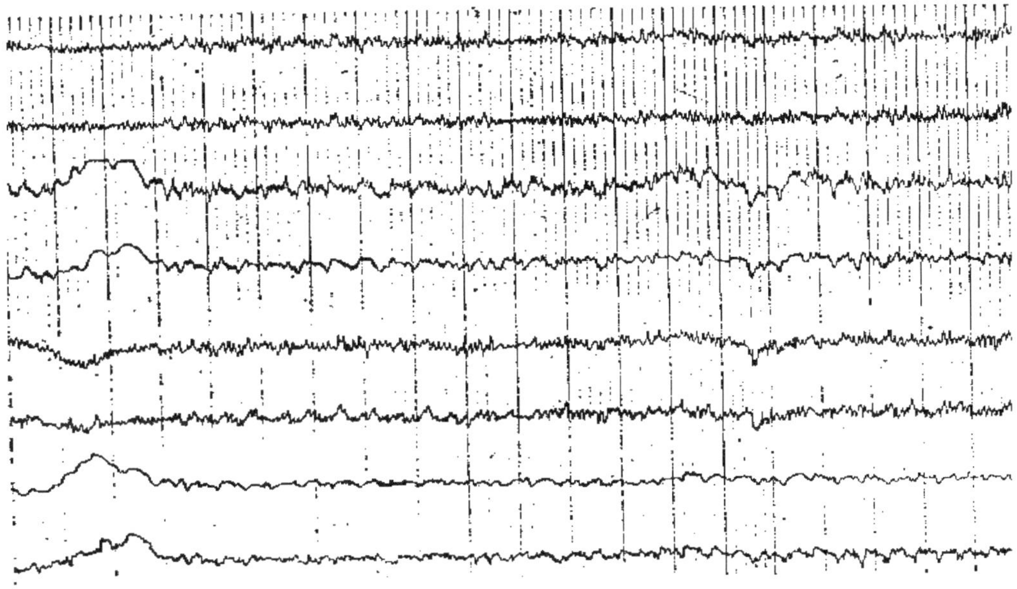

图 9-3-4　治疗后脑电图

病例 3

王某　男　56 岁　军人　入院日期：1977 年 9 月 16 日

主诉　头胀痛 10 日。

病史　患者 1946 年因炮震后头部受伤，受伤后时有语言不清，诊断“轻度神经障碍”，以后遗留头胀痛，经疗养头痛减轻，可坚持一般工作。今年 9 月 6 日再次外伤后，头痛加重，伴有恶心，呕吐，坐卧不宁，在某县医院治疗效果不显，故来我院诊治并收住院。

查体和实验室检查　精神尚好，面色少华，两目有神，头胀痛，昼轻夜重，夜寐不安，舌暗红，苔白，脉弦。脑神经（-），两肺（-），心脏可闻收缩期吹风样杂音Ⅱ级，心音有力，律齐，四肢运动如常，生理反射存在，病理反射未引出，血压 170/110mmHg。

中医诊断　头痛（肝阳上亢证）。

西医诊断　脑外伤后遗症。

辨证　早年头部外伤，连及经脉筋骨受损，脑为髓海，脏腑经脉之气，皆达于头面。外伤日久耗伤精血，而致阴虚，今复因脑外伤，精血更虚，阴津不足，水不涵木，肝阳上亢，故发头痛。阳亢则肝火旺，肝木克脾土，致使脾胃升清降浊失常，故恶心呕吐，综其脉证，舌暗红，苔白，脉弦为阴虚阳亢之象。

治则　滋阴潜阳，通络止痛。

选穴　内关、人中、合谷、足三里、太冲、风池、太溪、三阴交、中脘。

操作　太溪直刺 0.5 寸，施捻转呼吸补法，中脘直刺 2.5～3 寸，施捻转呼吸补法，余穴同前。

治疗经过　上穴每日针 2 次，经 7 日治疗，头痛明显减轻，无呕恶症状，10 日后头痛消失，临床治愈。

病例 4

胡某　男　26 岁　工人　入院日期：1979 年 4 月 29 日

主诉　头痛，右半身不遂伴恶心3个月。

病史　患者于1月23日在走路时被一根约40kg重铁管砸伤左侧头部，当即昏不知人，左头部突起约拳头大小肿块，半小时后苏醒，出现左半身运动不灵活，搀扶可行走。急送内蒙地区医院，拍颅平片及颈椎片报告：颅骨正常，颈椎4～5轻度错位。诊断“脑震荡综合征”，予输液及口服谷维素、氨咖甘片、维生素B_{12}等药物，服药后症状无好转趋势，且右上下肢逐渐不能运动，头痛，伴恶心欲吐。于3月12日来津到我院就医，经门诊收住院。

查体和实验室检查　精神弱，语音低微，面色少华，两目有神，头痛，恶心欲呕，右半身不遂，舌红苔白，脉有力。瞳孔（-），无面瘫，脑神经（-），心肺（-），右侧肌张力正常，肌力均Ⅰ～Ⅱ级，右侧浅感觉减弱，生理反射存在，右霍夫曼征（+），巴宾斯基征（-），血压130/80mmHg。

中医诊断　头痛，半身不遂（气滞血瘀证）。

西医诊断　脑挫伤后遗症。

辨证　患者脑部铁器损伤，瘀血阻络，伤及脑腑，脑为神明之府，故扰乱神明致神昏，神不导气，“主不明，使道闭塞不通”而经脉气血流行不畅，不通则痛故见头痛，瘀血阻于经脉可见半身不遂。

治则　活血化瘀，醒脑通络。

选穴　内关、人中、合谷、太冲、风池、极泉、三阴交。

操作　同前。

治疗经过　上穴每日针2次，15日治疗后患者精神较前振奋，右上下肢可在床上小幅度运动，25日治疗能独立站起，坐卧，但力弱，1个月后可伸展上肢并能独自行走，头痛大减，继针2周诸症消失，唯右手精细动作稍差，临床治愈。

按语　头痛是神经科常见的一种症状，偏头痛是一种反复发作的神经血管性头痛，多在单侧，每次发作性质与过程相似，间歇期正常。而脑外伤因损伤程度与病理不同，可遗留各种各样的症状，其中头痛最为常见。

头痛在祖国医学中，亦有“真头痛”、“脑痛”之称，中医认为：头为诸阳之会，脑为清灵之腑，五脏六腑之精血皆上注于此。故七情六欲，劳倦内伤或久病不复等皆可导致气血逆乱，升降失常，清阳不达，脑络受阻而发生头痛。正如《类证治裁》一书所说：“头为天象，诸阳经会焉，若六气外侵，精华内痹，郁于空窍，清阳不运，其痛乃作。”

针刺治疗头痛，历代医家多有论述。如《备急千金要方》：“厥头痛，面肿起，商丘主之。”《医学纲目》：“痰厥头痛取丰隆。”《歌赋·百症赋》：“悬颅、颔厌之中偏头痛止。”《席弘赋》：“列缺头痛及偏正，重泻太渊无不应。”

根据该病大多具有病程缠绵，迁延日久的特点，我们提出“不通则痛，久痛必瘀”为其主要病理机转，“活血化瘀”为其主要治则。并根据“经脉所过，主治所及”的道理，以取少阳、阳明经穴为主，辅以“调神法”重用内关、人中理气调神，“调其神，令气易行”能收“以意通经”而镇痛之效。

方中“风池”系足少阳胆经与阳维脉之会穴，有通经活络、清头开窍、调和气血、明目益聪作用，采用捻转补法，施手法1min，可改善脑供血，更有活血化瘀之效。合谷为大肠经原穴，太冲为肝经原穴，二穴相配具有调和阴阳、清心醒脑的作用，即“四关主治五脏”。百会可清脑安神定志，调和一身之经气；太溪、肾俞、三阴交可滋补肾阴，肾藏精生髓，脑为髓海，肾水得补则脑髓可充。中脘、足三里可调和胃气，降逆止呕，故可随症选用。神门为心经原穴，可调神宁志“心寂则痛微”。诸穴共配，临床效果甚佳。

另外，我们通过对头痛患者针刺前后的脑血流图描记结果表明，上述穴位可有效地改善颈动脉及椎动脉系统的血流量，增加脑的灌注量，治疗前大多数急者呈低张波（发作期描记），治疗后随着病情好转，症状消失，波形多变为转折及三峰波，有的可见明显的静脉波，提示血管的舒张功能恢复正常。

第四节 眩　晕

一、后循环缺血

病例1

韩某　男　54岁　初诊日期：2009年6月10日

主诉　眩晕伴右侧肢体活动不利20日。

病史　患者于2009年5月14日下午2时许，无明显诱因突然出现恶心呕吐及颈项部不适，就诊于私人诊所，予中药汤药5剂，于家中观察，症状缓解，2009年5月22日下午3时，患者突发右侧肢体活动不利伴眩晕，当时神清，有头晕，无胸闷憋气、二便失禁症状，就诊于天津市第一中心医院，查颅脑MRI示：右侧小脑半球梗死，予脱水、清除自由基、降脂、控制血压、控制血糖、改善脑代谢、改善脑循环治疗，静脉滴注长春西汀注射液、甘油果糖、马来酸桂哌齐特注射液、小牛血去蛋白提取物注射液、银杏达莫注射液，经治病情平稳，为进一步治疗收入我病区。现症：神清，精神可，语言清晰流利，眩晕，视物旋转，动则加剧，不敢转身、起坐，右侧肢体活动不利，纳可，寐安，二便调。

查体和实验室检查　右侧肌力上肢Ⅲ级，下肢Ⅲ级，右侧巴宾斯基征（+）。颅脑MRI（2009年6月22日，天津市第一中心医院）：右侧小脑脑梗死。舌淡红，苔薄白，脉弦细。

中医诊断　中风（中经络），眩晕。

西医诊断　小脑梗死，高血压Ⅲ期，糖尿病。

辨证　患者肝阳偏亢，引动内风，上扰清窍，神不导气，发为中风，髓海不足，脑失所养，发为眩晕。

治则　醒脑开窍，滋补肝肾，疏经通络，补益脑髓。

选穴　内关（双）、人中、三阴交（右）、极泉（右）、尺泽（右）、委中（右）、风池（双）、完骨（双），天柱（双）。

操作　内关捻转提插泻法1min；人中雀啄泻法至眼球湿润为度；三阴交提插补法至肢体抽动3次为度；极泉、尺泽、委中提插泻法至肢体抽动3次为度（不留针）；风池、完骨、天柱捻转补法1min。加用“枕三经”排刺。即沿风池、完骨、天柱三穴向上取穴2排，沿头皮向下进针平刺约0.5寸，捻转补法1min。

治疗经过　经治3周，出院时，神清，精神好，语言清晰流利，右侧肢体活动较灵活，上肢肌力Ⅴ级，下肢肌力Ⅴ级，无头晕，纳好，寐安，二便调。舌淡红，苔薄白，脉弦细。

病例2

李某　男　81岁　入院日期：2010年7月29日

主诉　头晕恶心伴行走不稳1日余。

病史　患者于2010年7月28日上午，无明显诱因突然出现持续头晕恶心伴行走不稳，当时神清，无胸闷憋气、二便失禁症状，自行口服降压药，病情未见好转，于今日就诊于我院门诊，查颅脑CT示右小脑半球、左基底核区缺血灶及软化灶，查血压162/100mmHg，自服降压药（药名不详）。为求系统治疗收入我病区。现症：神清，精神可，语言欠流利，右侧肢体活动无力，头晕，恶心欲吐，行走不稳，纳可，寐安，二便调。

查体和实验室检查　血压150/90mmHg，语言欠流利，右侧鼻唇沟变浅，右侧口角歪斜，左侧肢体肌力Ⅴ级，右上肢、下肢肌力Ⅳ级，偏瘫步态，指鼻试验、跟膝胫试验、轮替试验缓慢不协调。颅脑CT：右小脑半球，左基底核区缺血灶及软化灶。舌淡，苔白腻，脉弦滑。

中医诊断　中风（中经络）。

西医诊断　小脑梗死。

辨证　患者年过八十，正气不足，肝肾已虚，肝阳偏亢，引动内风，上扰清窍，神不导气，发为中风。髓海不足，脑失所养，发为眩晕。

治则　醒脑开窍，化痰息风，补益脑髓。

选穴　内关（双）、人中、三阴交（右）、极泉（右）、尺泽（右）、委中（右）、风池（双）、完骨（双）、天柱（双）、丰隆（右）、头维（双）、人迎（双）、曲池（双）、合谷（双）、足三里（双）、太冲（双）。

操作　内关捻转提插泻法1min以醒脑开窍，人中雀啄泻法至眼球湿润为度以醒脑开窍，三阴交提插补法至肢体抽动3次为度以滋补肝肾，极泉、尺泽、委中提插泻法至肢体抽动3次为度以疏通经络（不留针），风池、完骨、天柱捻转补法1min以补益脑髓，丰隆提插泻法，头维、人迎、曲池、合谷、足三里、太冲平补平泻。

其他疗法　西药改善脑循环。温灸、直流电药物透入疗法。予中风丸、益肾养肝合剂以活血通络、滋补肝肾。

治疗经过　第2日神清，精神可，语言欠流利，右侧肢体活动不利，头晕，走路不稳，纳可，寐安，二便调。右侧上下肢肌力Ⅳ级，心率66次/分，律不齐，血压120/70mmHg；第5日神清，精神可，头晕，行走不稳，语言欠流利，右侧肢体活动不利，纳可，寐安，二便调。右侧上下肢肌力Ⅳ级，心率62次/分，律齐，血压140/70mmHg，舌淡，苔白腻，脉弦滑；第9日神清，精神可，头晕较前好转，行走较前稳定，右侧肢体活动不利，纳可，寐安，二便调。右侧上下肢肌力Ⅳ级，心率76次/分，律齐，血压120/80mmHg；第12日神清，精神可，头晕较前好转，行走较前平稳，右侧肢体活动较前好转，纳可，寐安，二便调。右侧上下肢肌力Ⅳ级，心率76次/分，律齐，血压120/80mmHg；第17日出院患者精神可，无头痛，时有头晕，右侧肢体较前有力，上下肢肌力Ⅳ级，纳好，寐安，二便调。心率72次/分，律齐，血压120/70mmHg。

按语　后循环又称椎-基底动脉系统，由椎动脉、基底动脉和大脑后动脉组成，主要供血给脑干、小脑、背侧丘脑、枕叶、部分颞叶及上段脊髓。后循环缺血是常见的缺血性脑血管病，临床表现多种多样，主要表现是内耳、脑干、小脑、间脑、枕叶、颞叶等组织的功能缺损。对后循环缺血所致眩晕，中医责之髓海不足、脑失所养，故我们在醒脑开窍基础上，采用“益髓充脑”为主要治则，以取风池、完骨、天柱为主穴，其他穴位随症加减，治病求本，故取得较好疗效。

二、高　血　压

病例1

孟某　男　42岁　初诊时间：2010年2月13日

主诉 头晕头痛伴语言不利3日。

病史 患者于3日前无明显诱因出现头晕、头痛、语言欠利，当时神清，无胸闷憋气、二便失禁症状，就诊于我院急症，查血压250/120mmHg，查颅脑CT示：右侧基底核区缺血灶并软化灶，右小脑及脑干局部密度不均，复查颅脑MRI示："脑干梗死灶并脑干铁质成分沉积"，予控制血压、活血化瘀、改善脑代谢等治疗，肌内注射"硫酸镁"，静脉滴注"奥拉西坦注射液、甘油果糖、红花（黄色素）（150mg）、依达拉奉注射液、小牛血清、醒脑静"等，为进一步治疗收入我病区。现症：神清，精神可，语言不利，左侧轻度口歪，头晕、头痛，项痛，四肢活动可，阵发右臂蚁行感，无胸闷憋气等不适，纳食可，寐安，二便调。

查体和实验室检查 神志清楚，精神可，面色淡白无华，左侧中枢性面瘫，双侧肌力上肢Ⅴ级，下肢Ⅴ级，双侧巴宾斯基征（+）。血压160/100mmHg。舌淡红，苔少，脉弦细。

中医诊断 中风（中经络）

西医诊断 脑梗死，高血压。

治则 醒脑开窍，滋补肝肾，补益脑髓，平肝潜阳。

选穴 人迎、曲池、合谷、足三里、太冲、头维、内关、三阴交、风池、完骨、天柱、翳风、金津、玉液。

操作 人迎捻转补法1min；曲池捻转补法1min；合谷捻转泻法1min；足三里捻转补法1min；太冲捻转泻法1min；头维平补平泻1min；内关捻转提插泻法1min；三阴交提插补法至肢体抽动3次为度；风池、完骨、天柱捻转补法1min；翳风穴向结喉方向深刺2.5～3寸，行捻转补法1～3min，针感要求咽喉部麻胀；金津、玉液点刺放血。以上方法每日1次，留针30min。

治疗经过 治疗1次后，患者头晕、头痛明显好转，血压140/90mmHg；治疗1周后，语言较前清晰，头痛、头晕基本消失。共治疗2周，患者未发头痛、头晕，血压130/80mmHg，右臂蚁行感消失。

病例2

张某 男 50岁 初诊日期：2010年11月18日

主诉 头晕伴右下肢乏力1日。

病史 患者高血压病史8年，口服用硝苯地平每日1片，血压维持在140～150/100mmHg。此次因饮酒过量诱发头晕，自觉天旋地转1日，晨起右腿发软，MRI示：左侧基底核梗死。于我院住院治疗，症状明显改善，未遗留肢体活动不利。现来我门诊复查，自述稍有头晕，不伴随恶心呕吐、颈项强硬，饮食可，二便调，眠差，多梦、盗汗。

查体和实验室检查 血压145/98mmHg。颈动脉彩超示：双侧颈动脉硬化改变，供血不足。椎动脉彩超示：左侧椎动脉走形迂曲。经颅多普勒示：血管阻力增大，左侧椎-基底动脉系血流速度减慢。淡红舌，薄白苔，舌根稍腻，脉弦。

中医诊断 眩晕（肝风内扰证）。

西医诊断 脑梗死，高血压。

治则 醒脑开窍，平肝息风，调和肝脾。

选穴 主穴：人迎、合谷、曲池、太冲、足三里、风池；配穴：太溪、丰隆、三阴交、翳风、照海、大柱、颈部夹脊穴。

操作 直刺人迎1～1.5寸，见针体随动脉搏动而摆动，施用捻转补法1min；合谷、太冲均直刺0.8～1寸，施用捻转泻法1min；曲池、足三里直刺1寸，施用捻转补法1min。三阴交取胫骨前缘内侧45°进针，余穴均直刺，平补平泻，留针时间30min。患者取俯卧位或俯坐立位针刺肩背部穴位，风池朝下颌方向针刺 1～1.5 寸，余穴进针勿深。留针 20min 左右。

西药　拜新同每日 1 片，测血压每日 3 次，密切观察血压变化。

治疗经过　针刺 2 日后，头晕消失；针刺 10 日后，血压控制稳定在 140/95mmHg 左右，睡眠明显改善；针刺 30 日后，颈部明显轻松感，期间拜新同减量半片，血压稳定。共针刺 60 日，维持每日服用半片拜新同，血压稳定，未出现明显不适。

病例 3

王某　女　59 岁　初诊日期：2011 年 3 月 25 日

主诉　头胀头晕 2 日。

病史　患者两天前无明显诱因出现头胀头晕，伴视物不清，颈项强硬，无恶心呕吐，即时血压为 165/98mmHg。患者有高血压病史 10 余年，口服硝苯地平每日 1 片，血压维持在 130/90mmHg 左右。后自行加服尼福达每日两片，上述症状缓解不明显。今日就诊，头胀头晕，头重脚轻，两颧潮红，血压 170/100mmHg，下肢未见水肿，纳可，睡眠可，二便调。淡红舌，舌尖红，苔薄白稍腻，脉弦微滑。

中医诊断　眩晕（肝阳上亢证）。

西医诊断　高血压。

辨证　患者 60 岁，老年女性，体型偏胖，高血压病史 10 余年，肝肾亏虚兼痰湿，又正值春分时节，厥阴风木妄动，遂出现头痛头晕、头重脚轻等证。

治则　平肝潜阳，清上实下。

选穴　主穴：百会、太冲（右）、合谷（双）、曲池（双）（因其人惧针，未施“人迎”穴）；配穴：三阴交（双）、足三里（双）。

操作　以 0.25×40mm 规格的毫针，斜刺百会，直刺左合谷、两侧曲池、右太冲，有局部酸胀感时行泻法 1min，直刺两侧三阴交，向上巨虚方向斜刺足三里，平补平泻，留针时间 30min。针刺前血压 170/102mmHg，针刺 10min 后血压 155/92mmHg，留针过程患者渐渐入睡 20min，起针后患者自述头晕头胀明显减轻。由于患者畏惧针，针刺 1 次后未再针刺治疗。

西药　硝苯地平每日 1 片，测血压每日 3 次，密切观察血压变化。

治疗经过　数日后来门诊随访，针刺后下午头晕头胀消失，两颧潮红逐渐好转，后续数日血压稳定到原来水平，仍服硝苯地平每日 1 片。

病例 4

刘某　男　63 岁　入院日期：2011 年 4 月 25 日

主诉　血压高 10 年。

病史　患者“高血压病”10 年，无头晕，头痛，仅见右眼角巩膜处出现绿豆大小的黑曚，偶有耳鸣。平素性情急躁，饮食不慎即出现便溏，纳可，睡眠佳。

查体和实验室检查　血压 150/90mmHg，心脏彩超：左心室壁增厚；左心室舒张功能降低；主动脉硬化。颈动脉彩超：双侧颈动脉硬化伴斑块形成；右颈外动脉血流速度增高。心电图：窦性心律，下壁心肌梗死，异常 ECG。舌质淡红，苔白腻，脉细数。

中医诊断　眩晕（风痰上扰证）。

西医诊断　高血压。

辨证　患者因情志不遂，加之体虚年高致痰浊壅遏，化火上蒙，或脑失所养，而形成眩晕。

治则　醒脑开窍，祛风豁痰，调整阴阳。

选穴　主穴：人迎、百会、风池、头维、太阳、合谷、悬钟、太溪、太冲；配穴：颈针、耳门、听宫、听会、足三里、天枢、气海、关元、阳陵泉。

操作　各部位腧穴按常规针刺，采用平补平泻手法，留针30min，每日1次，14日为1个疗程，共2个疗程。

治疗经过　治疗14日后，针刺前血压145/87mmHg，血压波动较小，全身感觉轻松。共治疗28日，针刺前血压140/85mmHg，血压逐渐稳定，其余症状消失。

病例5

赵某　男　48岁　入院日期：2011年12月26日

主诉　头晕1日。

病史　患者于2011年12月26上午8时，无明显诱因突然出现头晕症状，无明显恶心呕吐，当时自测血压230/120mmHg，自硝苯地平舌下含服，复测血压170/110mmHg，休息后症状逐渐缓解，后来我院门诊就诊，测血压190/110mmHg，考虑高血压，为进一步治疗收治我病区。现症：患者神清，精神可，呼吸平稳，语言清晰流利，无明显头晕，四肢活动尚可，纳可，寐欠安，二便调。

查体和实验室检查　舌淡红，苔黄腻，脉弦。

中医诊断　眩晕（肝阳上亢证）。

西医诊断　高血压。

辨证　患者48岁，平时性情急躁，五志过极，肝阳上亢，引动心火，肝肾阴虚，肝风妄动，气血上冲，上扰清窍，窍欲闭，神欲匿，神不导气，发为眩晕。

治则　醒脑开窍，平肝潜阳。

选穴　醒脑开窍针刺法加人迎（双）、曲池（双）、合谷（双）、足三里（双）、太冲（双）。

操作　醒脑开窍针法操作同前，人迎直刺0.5～1寸，提插泻法，使针感向头部放散，留针时应见针柄随动脉搏动。太冲进针0.5寸，捻转泻法各1次。曲池、合谷进针1寸，捻转泻法各1次。

其他辅助疗法　测血压（每日4次）；微波治疗（每日2次）；温灸（每日1次）；拔罐（每日1次）。

中药　丹芪偏瘫胶囊，中药汤剂。

天麻20g，钩藤20g，石决明30g，茺蔚子15g，栀子10g，黄芩10g，川牛膝15g，杜仲10g，益母草20g，桑寄生20g，夜交藤30g，茯神15g，珍珠母30g，煅龙骨30g，煅牡蛎30g，水煎服，150ml，日1剂。

西医原则　控制血压、改善脑循环。

治疗经过　治疗第4日，血压维持在190/120 mmHg左右，无明显波动；治疗第10日，血压降至：150/100mmHg，基本维持在这一水平；治疗第14日，血压降至：130 /80mmHg，患者无头晕现象。停止服用降压药，血压稳定，控制在正常范围。

按语　高血压是一种主要由于高级神经中枢功能失调引起的全身性疾病。临床表现为血压升高，神经功能失调症状群，晚期可导致心、脑、肾器官病变。头晕为1～2期高血压的主要临床表现，针刺对于改善各期高血压头晕症状及对1～2期高血压的降压作用卓有成效。各种原因引起的气海功能失司，导致气血运行异常是高血压的主要病理机制。以“活血散风，调和肝脾”为治则，以人迎穴为主穴，通过作用于颈动脉窦的压力感受器达到稳定、长效的降压作用。合谷、太冲开四关，清利头目、平肝潜阳，调畅全身气血运行；曲池、足三里调节阳明，祛瘀除浊；风池、翳风、大柱及颈部夹脊穴疏理颈部气血，改善后椎-基底循环，三穴共用可改善大脑中动脉循环。诸穴合用，共奏平肝息风、调和肝脾、除湿化浊之效。

针刺对原发性高血压有独特的疗效，可分为即刻效应和长期效应。此例中针刺即刻可清利头目，血压有所下降。长期配合西药和中药，和缓降低血压并维持血压的平稳，在此基础上进一步减少口服药的剂量，降低不良反应。

三、梅尼埃病

病例1

訾某　女　45岁　干部　初诊日期　1980年7月24日

主诉　耳鸣，眩晕，呕吐2日。

病史　患者体胖，性情耿直，因与人争论而情志不畅，2日前突发耳鸣轰轰不止，目不能睁，自觉天旋地转，头晕，呕吐，不能进食，卧床不能转侧，请求针灸治疗。

查体和实验室检查　体胖，面黄，两目微闭不睁，左侧卧不得转动，动则眩而呕吐，颈软，舌红苔白腻，脉弦滑。

中医诊断　眩晕（肝郁脾虚证）。

西医诊断　梅尼埃综合征。

辨证　患者体胖痰浊内蕴，因脾失健运，久则化热，与人争论，肝气不舒，气机逆乱而上扰清明，兼夹痰浊，痹阻于耳，因耳为宗脉之所聚，肝经系于耳之故。耳窍经脉瘀阻，窍道闭塞，症见耳鸣头眩，气逆上冲故见呕吐。

治则　健脾利湿，疏肝理气。

选穴　耳针：肝、脾、三焦、内耳（双侧）。

操作　5分毫针直刺耳穴0.2~0.5分，均施小幅度高频率捻转手法，每穴1min，留针30min，每隔10min捻转1次。

治疗经过　经1次针后，耳鸣止，头眩轻，能转侧，不呕吐，当晚进食，第2日复诊又针1次，诸症消失。半年内又小发作1次，经针上穴1次而缓解，追访3年，未复发作。

病例2

张某　女　36岁　农妇　初诊日期：1986年8月12日

主诉　耳鸣，眩晕，恶心5日。

病史　患者素有耳鸣头晕病史，间断发作。本次发病5日前夜寐欠佳，晨起突发耳鸣头晕，泛恶欲吐，喜卧，动则晕甚，行动不稳，目不欲睁，在当地医治，服药无效，前来就诊。

查体和实验室检查　体瘦，面色萎黄无华，行走步态不稳，左右倾斜欲倒，双眼球轻度水平震颤，口苦咽干，心烦胸闷，夜寐欠佳，纳差，舌红苔薄黄，脉弦数。

中医诊断　眩晕（肝阳上亢证）。

西医诊断　梅尼埃综合征。

辨证　患者操劳家务，农活劳作，而谋虑太过，肝阴暗耗，肝阳偏亢，风阳升动上扰清空，闭阻清窍，肝阳偏旺，扰乱心神而不寐。风扰清空，而致头晕目眩，闭阻清窍而致耳鸣，肝风动扰，横逆犯胃，胃气不降而致呕恶。

治则　平肝息风，疏经通络。

选穴 风池、听宫、印堂、合谷、太冲。

操作 风池向外耳道斜刺1～1.5寸，施捻转泻法1min；听宫张口取穴，直刺1～1.5寸，施捻转泻法1min；印堂向下斜刺0.3～0.5寸，施雀啄泻法1min；合谷直刺1寸，施捻转泻法1min；太冲直刺0.5～0.8寸，施捻转泻法1min，留针15min。每日1次。

治疗经过 经过1次针刺后，行走平稳，两目可睁，头晕减轻，仍耳鸣，恶心止，3次后耳鸣眩晕症状消失，再针2次，诸症消失而愈，间断治疗3次，追访3个月，未再发作。

病例3

李某 女 49岁 会计 就诊日期：2013年4月5日

主诉 头晕耳鸣反复发作3日。

病史 患者素体虚弱，4年前开始出现劳累头晕，未经系统诊治。患者于2013年4月3日起突然出现旋转性眩晕，患者睁眼时感周围物体绕自身水平旋转。闭目时症状可减轻。伴耳鸣，耳胀闷感，听力下降，喉间痰多，胸闷泛恶，呕吐胃容物，意识清楚，眩晕持续数小时，反复发作。舌淡红苔白腻，脉濡滑。检查：双外耳道畅，耳膜正常。电测听检查：右耳低频感音神经性耳聋。声阻抗：双耳A型图。甘油实验阳性。

中医诊断 耳眩晕（脾虚湿盛证）。

西医诊断 梅尼埃病。

辨证 患者痰浊中阻，清阳不升，浊阴不降，清窍为之蒙蔽，故眩晕、耳鸣、耳聋、耳胀闷感。痰湿困脾，脾胃升降失常，故胸闷泛恶、呕吐胃容物。脾为生痰之源，肺为储痰之器，故喉间痰多。舌淡红苔白腻，脉濡滑均为脾虚湿盛的表现。

治则 燥湿健脾、安神止晕。

处方

（1）毫针刺法：取穴：百会、四神聪、头维、风府、神门、内关、丰隆、中脘。

（2）耳针：取穴：肾、肝、脾、内耳、神门、皮质下、交感。

（3）头皮针：取双侧晕听区。

操作

（1）毫针刺法：百会横刺0.5寸，四神聪、头维平刺0.5寸，风府向下斜刺0.5寸，神门直刺0.5寸，内关直刺0.5寸。百会和四神聪实证者用泻法，虚证者用补法。余穴以毫针泻法为主。

（2）耳针：以王不留行籽贴压。

（3）头皮针：平刺1寸。

治疗经过 如上法治疗一次眩晕即缓解，连续治疗5日后眩晕发作症状明显减轻，持续时间减短，胸闷减轻，未犯呕吐。续治疗6次，症状完全消失。

按语 耳眩晕发病与脾脏密切相关，脾虚生痰，清阳不升，浊阴不降，上犯清窍，发为眩晕，故治疗从脾着手，“急则治其标，缓则治其本”，取百会、四神聪、头维、风府、神门、内关、双侧晕听区安神止晕，取丰隆、中脘健脾化痰。标本同治，攻补兼施，眩晕得愈。患者在平时生活中应低盐饮食，建议每日摄入盐量<1.0g。适当控制摄入水量。避免劳累及生活不规律。保持心情舒畅，避免抑郁等不良情绪。保证充足睡眠。疾病发作期应卧床休息。尽量避免灯光照射及强声刺激。疾病间歇期建议加强锻炼，增强体质。忌烟、酒、浓茶、咖啡等。避免接触过敏源，控制全身过敏性疾病。积极治疗全身伴随疾病。

四、颈 椎 病

病例1

刘某　女　53岁　工人　入院日期：1985年11月9日

主诉　眩晕3个月，近半月加重。

病史　8月份因家事生气出现眩晕，眼前发黑，不能睁目，伴双上肢麻木，经治疗好转，10月底再次生气，复发眩晕不能自持，恶心、呕吐，颈部僵直疼痛，双上肢无力麻木，肩背疼痛，来我院门诊查血压170/120mmHg，颈椎正侧斜位示：颈椎骨质增生，收入住院。

查体和实验室检查　神清合作，发育正常，营养中等，皮肤巩膜无黄染，颌下淋巴结1cm×1cm，活动无压痛，神经系统查体未见异常，心尖部可闻收缩期吹风样杂音Ⅱ级，椎间孔压缩试验（+），臂丛牵拉试验右（+）、左（-）。

中医诊断　眩晕（阴虚阳亢证）。

西医诊断　颈椎综合征。

辨证　患者年过五旬，曾孕育六胎，操劳过度，情志不遂，肝气郁滞，上扰清空，而发本证。

治则　平肝潜阳，补益脑髓。

选穴　三阴交、太冲、风池、完骨、颈椎夹脊刺。

操作　三阴交提插补法，太冲呼吸泻法，风池、完骨捻转补法，颈椎夹脊刺平补平泻。

治疗经过　采用上法治疗3次头晕减轻，8次后头晕缓解，颈、头部无不适感觉，饮食、睡眠正常，后巩固治疗2周，临床治愈出院。

病例2

曹某　男　34岁　工人　入院日期：1983年9月19日

主诉　头晕，左肩背酸胀，左上肢麻木无力疼痛伴恶心半月余。

病史　下乡10年，睡卧冰雪寒湿之地，1979年自觉项强不适，左上肢时有放射样麻木感，近2年加重，半月前突发头晕，左肩背酸胀，麻木，自颈部向左上肢放射，伴恶心，就诊某卫生院，X线示“颈椎增生性关节病”，脑血流示“双枕、额-乳波幅低”。今来我科治疗，收入住院。

查体和实验室检查　神清合作，发育正常，营养中等，皮肤巩膜无黄染，表浅淋巴结未触及，神经系统查体未见异常，双侧胸锁乳突肌张力不等，左略低于右，自颈3～胸10椎及脊柱两侧均有压痛，颈间孔压缩试验（+），臂丛牵拉试验（+），诸肌群无萎缩，舌红，苔薄白，脉弦。

中医诊断　眩晕（寒湿阻络证）。

西医诊断　颈椎增生性关节病。

辨证　患者年少务农，起居无常，阳损阴耗，气血不足，加之久卧寒湿之地，风寒湿三气客于肌腠，侵于筋骨，骨失所荣，发而为痹。

治则　温经散寒，通痹止痛。

选穴　天柱、风池、完骨、肩贞极泉、尺泽、外关、合谷、后溪、臑俞、秉风、天宗、曲垣、肩外俞、肩中俞、颈椎夹脊刺。

操作　极泉提插泻法，至麻电感到达手指，余用捻转提插相综合泻法。

治疗经过　采用上法治疗5次，头晕减轻，上肢麻木减轻，10次后，左上肢麻木症状消失，无头晕及恶心之症，后经1个月治疗，诸症悉除，临床治愈。

病例3

王某　女　58岁　干部　入院日期：2003年1月14日

主诉　头晕8日。

病史　患者1月6日因家事生气后出现头晕，眼前发黑，不能睁眼，伴双上肢麻木，休息后无缓解，遂就诊于中国人民解放军二七二医院，查颈椎X线片示：颈椎骨质增生，血流变示：三酰甘油2.67mmol/L，胆固醇6.33mmol/L，诊断为：①颈椎病；②高黏滞血症。予口服中药汤剂及针灸按摩治疗1周，症状略见好转，昨日又因琐事生气，自觉眩晕不能自持，时有恶心欲呕，颈项部僵直疼痛，双上肢麻木，就诊于我院门诊，收入住院。

查体　血压120/80mmHg，脉搏60次/分，神清合作，发育正常，营养中等，皮肤巩膜无黄染，颈下淋巴结无肿大，神经系统查体未见异常，双肺呼吸音清，心尖部可闻收缩期吹风样杂音，臂丛牵拉试验（+），椎间孔压缩试验（+），头晕，无头痛，双上肢麻木，肌力Ⅴ级，深浅感觉正常，生理反射正常，病理反射未引出，舌暗红，苔白，脉弦滑。颈椎CT示：颈椎骨质增生，$C_{2/3}$～$C_{5/6}$椎间盘后突出。

中医诊断　眩晕（阴虚阳亢证）。

西医诊断　颈椎关节病。

辨证　患者年过五旬，操劳过度，情志不遂，肝气郁滞，上扰清空，而发眩晕。

治则　平肝潜阳，补益脑髓。

选穴　风池、完骨、三阴交、太冲、颈椎夹脊刺。

操作　三阴交提插补法，太冲呼吸泻法，风池、完骨捻转补法，颈椎夹脊刺平补平泻。

治疗经过　采用上法治疗3次头晕减轻，8次后头晕缓解，双上肢麻木减轻，15日后临床治愈出院。

病例4

贾某　女　52岁　干部　入院日期：2003年7月30日

主诉　头晕伴右上肢麻木20日。

病史　患者平素工作繁忙，20日前在单位开会时自觉头晕，时有恶心欲呕及右上肢麻木，次日就诊附近医院，查颈椎X线片示：颈椎病。予口服地芬尼多及按摩治疗，症状时轻时重，今日就诊于我科，收入住院。

查体和实验室检查　血压150/90mmHg，脉搏76次/分，神清合作，头晕，视物无旋转，无头痛及恶心欲呕，右上肢体麻木，肌力Ⅴ级，深浅感觉无异常，语言清，生理反射正常，臂丛牵拉试验（+），双侧胸锁乳突肌张力不等，左略低于右，肌肉无萎缩，自颈3～胸2椎及脊柱两侧均有压痛，舌暗红，苔白，脉弦滑。

中医诊断　眩晕（肾气虚证）。

西医诊断　颈椎关节病。

辨证　患者年过半百，肾气已衰，加之平素用脑过度，髓海空虚，脑失所养，发为眩晕。

治则　滋肾生髓。

选穴　天柱、风池、完骨、太阳、肩贞、臑俞、天宗、秉风、曲垣、肩中俞、肩外俞、极泉、后溪、尺泽、颈椎夹脊刺。

操作　极泉提插泻法，至麻电感到达手指，余用捻转提插相结合泻法。

治疗经过　采用上法治疗3次，头晕减轻，右上肢麻木减轻，14日后诸症悉除，临床治愈出院。

病例5

居某　女　61岁　初诊日期：2011年1月7日

主诉　头晕恶心伴有颈肩部不适5日。

病史　患者5日前无明显诱因出现头晕恶心伴有颈肩部不适，未经治疗。既往高血压病史，否认心脑血管病史，否认外伤史，否认过敏史。就诊时自觉头晕恶心间断发作，时有站立不稳，颈部转侧活动时症状明显，颈肩部疼痛，板滞感，活动僵硬。纳可，寐欠安，小便可，大便干燥。

查体和实验室检查　CT示：颈椎曲度变直；双侧斜方肌中段压痛，颈部肌肉板滞，双侧胸锁乳突肌$C_{5\sim7}$水平压痛，双霍夫曼征（-），双肱二头肌腱、桡骨膜反射均正常引出，双侧屈颈旋转试验（+），血压140/80mmHg。苔白，舌淡，脉沉。

中医诊断　眩晕（肝肾阴虚）。

西医诊断　椎动脉型颈椎病。

辨证　肝肾阴虚，髓海不足，脑失所养，发为眩晕。

治则　醒脑开窍，补益肝肾。

选穴　百会、四神聪、头维（双）、上星、风池（双）、内关（双）、人中。

操作　内关、风池用泻法，余穴平补平泻。常规消毒，采用0.35mm×25mm毫针刺入0.2～1.2寸，行平补平泻手法，针刺得气后留针30min，每10min行针1次。每周针灸3次，10次为1个疗程。连续治疗2个疗程。

治疗经过　治疗5次后，颈肩部疼痛症状好转；治疗10次后，头晕恶心症状好转；治疗15次后，寐欠安、大便干燥、血压症状好转。共治疗3个疗程治疗，患者头晕、恶心症状消失，颈肩部不适明显减轻，已基本不妨碍生活及活动。

按语　颈性眩晕也称椎动脉压迫综合征。其发病原因可能有以下几个方面：颈椎骨质增生、颈肌及颈部软组织的病变等引起颈动脉受压而发生缺血；颈交感神经丛受直接或间接刺激，引起椎动脉痉挛或反射性引起内耳微循环障碍；颈反射异常等。该病属祖国医学眩晕的范畴，《灵枢·海论》篇说："脑为髓之海"，"髓海不足，则脑转耳鸣，胫痠眩冒，目无所见，懈怠安卧"。《景岳全书·眩晕》也强调了"无虚不能作眩"。其病机主要是由于肝肾阴虚，髓海不足，脑失所养而致。方中取风池、完骨、天柱补益脑髓，颈椎夹脊穴疏通经络。针刺治疗该病在改善椎动脉供血方面卓有成效。

第五节　痴　　呆

病例1

张某　男性　65岁　退休　入院日期：2002年12月3日

主诉　右半身不遂，语言不利16日。

病史　患者于2002年11月18日晨起，无明显诱因突发右侧肢体无力，遂就近就诊于天津市和平区四面钟医院，当时血压160/110㎜Hg，考虑脑血管病，建议外院行CT检查（遂至天津医科大学总医院查颅脑CT示"双侧基底核区梗死灶"），后继诊治于天津市和平区四面钟医院，静脉滴注甘露醇、灯盏花注射液等未见好转，故又入天津医科大学总医院治疗，住院期间呈进展性脑卒中，肢体症状逐渐加重，语言不利，并出现记忆、认知、定向等能力的减退，人格行为发生改变，情绪不稳，强哭强笑等，予以脑代谢活化剂、血管扩张剂等治疗，症状亦未见明显改善，故转入我院寻求针灸治疗。

查体和实验室检查　神清，精神可，双瞳孔等大等圆，左：右=2.5：2.5mm，对光反射存在，右侧中枢性面瘫，运动性失语，右上肢肌力0级，右下肢肌力Ⅰ级，右巴宾斯基征（+），右侧生理反射亢进，肌张力增高，肌容量尚可。床旁认知及行为量表评分示：MMSE评分9分，HDS-R评分8分，ADL评分67分。舌质暗红，少苔，脉沉弦有力。血压140/80mmHg。

中医诊断　中风（中经络），中风后痴呆。

西医诊断　脑梗死，血管性痴呆（中度）。

辨证　患者年过6旬，《内经》云“年四十而阴气自半”，阴气已衰，肾精不足，水不涵木，肝阳偏亢，致使肝阳化风，夹气血痰瘀上冲清窍，阻滞脑络，发为中风。脑属清灵之窍、髓海之居，为精明、元神之府。年高积损、肾虚髓空则元神之府失于充养而神明无主，蕴湿积热、痰浊内生、邪扰清窍而神志逆乱，如《内经》所说“血并于下，气并于上，乱而善忘”，故见不识人、善忘、计算不能及情绪不稳、强哭强笑等各种痴呆症状。

治则　醒脑开窍，益气调血，扶本培元。

选穴　人中、内关、三阴交、膻中、中脘、气海、血海、足三里、太溪、太冲。

操作　人中向鼻中隔方向斜刺，进针0.5寸，施用雀啄泻法，以眼球湿润为度；内关施用捻转泻法1min；三阴交直刺1～1.5寸，施用提插补法1min；膻中、中脘行提插捻转补法；气海、太溪、足三里行捻转补法；太冲行提插泻法，血海为平补平泻，每穴行针时间不少于3min。每日针1次，留针30min。

治疗经过　针刺3周后，MMSE量表评分12分，HDS-R评分13分，ADL评分47分；针刺6周后，MMSE量表评分17分，HDS-R评分18分，ADL评分38分，患者精神心理状态明显好转，记忆、定向、判断理解等能力明显提高，情绪趋于稳定。患者出院半年后随访，患者精神心理状态良好，病情稳定，未出现反复。

病例2

刘某　男　55岁　退休　初诊日期：2003年3月10日

主诉　右侧肢体活动不利，记忆力减退4年。

病史　患者既往有高血压病史，血压平时为150/90mmHg，曾于1999年突发中风而住院，现遗留有右侧肢体活动不利，行动迟缓，言语不清，记忆力减退等症状，今来我科治疗。

查体和实验室检查　神清合作，语言不清，表情淡漠，右侧肢体活动不利，肌力Ⅳ级，掌颌反射（+），霍夫曼征（-），生理反射存在。脑CT示：左基底核区脑梗死，脑萎缩。

中医诊断　中风后遗症，呆傻（阴虚阳亢证）。

西医诊断　脑梗死，血管性痴呆。

辨证　患者年过半百，阴气已衰，肝肾阴虚，水不涵木，肝阳上亢，阳动化风，风痰瘀火上扰清窍，窍闭神匿，神不导气，发为中风，呆傻。

治则　醒脑开窍，滋补肝肾，补益脑髓，疏通经络。

选穴　内关、人中、三阴交、风池、完骨、天柱、合谷、太冲。

操作　内关、人中、三阴交操作同前；风池、完骨、天柱直刺1.5寸，均用小幅度高频率捻转补法；合谷、太冲直刺1.5寸，施捻转泻法1min，留针20min。

治疗经过　针刺10次后，患者记忆力明显好转；针刺15次后，患者心理状态明显好转，记忆、理解等能力明显提高，右侧肢体基本恢复。

病例3

常某　女　66岁　退休　初诊日期：2003年5月22日

主诉　嗜睡、呆滞、记忆力差1个月。

病史　患者4月23日因感冒发热到附近医院静脉滴注左氧氟沙星2日、穿琥宁3日后，发现右手指不能持物，神志不清4～5min后恢复正常，呈阵发性发作，持续时间最长10min，共发作4次。天津市环湖医院CT及MR诊断为：多发性梗死，血管性痴呆，TIA。予静脉滴注脑复素注射液、盐酸罂粟碱，口服硝酸异山梨酯、长春西汀等，当时血压100～110/60～65mmHg，右半身不遂逐渐加重，经治疗好转，但仍所答非所问。既往有眼前发黑数min，呈阵发性，已有1年余。现症：精神差，答非所问，性格改变，记忆力差，嗜睡，计算力差，语言差，大便常干，小便及饮食可，可以辨认方向，口臭。

查体和实验室检查　表情呆滞，答非所问，性格改变，记忆力差，口臭，舌苔厚腻，有剥脱，脉弦滑。血压115/70mmHg，心率80次/分。

中医诊断　中风先兆，呆傻（痰浊阻窍证）。

西医诊断　多发性梗死，血管性痴呆，短暂性脑缺血。

辨证　患者年事已高，脏腑之气衰竭，脾失运化，痰浊内生；阴气变衰，肾精不足，水不涵木，肝阳偏亢，阳化风动，夹气血痰浊上冲清窍，阻滞脑络，发为中风。脑属清灵之窍，为精明、元神之府。痰浊内阻、蒙蔽清窍而神志逆乱，如《内经》所说“血并于下，气并于上，乱而善忘”，故记忆力差、计算不能及答非所问、嗜睡等各种痴呆症状。

治则　醒脑开窍，滋补肝肾，填精补髓，化痰祛瘀。

选穴　人中、内关、三阴交、风池、百会、四神聪、太冲、丰隆、足三里。

操作　人中向鼻中隔方向斜刺，进针0.5寸，施用雀啄泻法，以眼球湿润为度；内关、丰隆、太冲直刺1～1.5寸，施用提插泻法1min；风池直刺1.5寸，百会、四神聪向后平刺1寸，均用小幅度高频率捻转补法；三阴交直刺1寸，施用提插补法1min；足三里直刺1寸，施用捻转补法1min。

治疗经过　针刺治疗7次后，患者精神状态好转，嗜睡减轻，可以计算十位数以上加减法。经过15次治疗，患者记忆力明显好转，对答正确。继续巩固治疗5次后，患者基本恢复正常。

第六节　癫　痫

病例1

刘某　男　31岁　工人　入院日期：1978年6月21日

主诉　间断“抽风”2年余。

病史　4年前因车祸撞伤头部，当即昏迷，在某院诊断“脑挫裂伤”，经抢救，转危为安，但遗留头痛、头晕，记忆力减退等症。1976年3月21日夜间刚入睡，突然抽搐，口吐白沫，昏不知人，两目上吊，尿床。约3min后抽搐缓解，醒后觉四肢酸懒乏力，头痛。经某院神经科脑电图检查：可见各导均为9.5～10.5周/秒 α 节律，并夹杂4～6周/秒，电压50μV的 θ 波，过度换气后，各区出现阵发性5～6周/秒，电压80～120μV的 θ 活动，可持续4～6s，HV终末出现每秒20～30次棘慢综合波，持续3～5s。脑电图报告：不正常，支持癫痫。服苯妥英钠及中药后效果不显，每1个月左右发作1次，劳累及情绪波动为诱因，多在夜眠时发作，近日因丧母，心情沉闷发作较频，约10余日发作1次，特来我门诊就医，并收入院。

查体和实验室检查　精神好，面色苍白，两目失神，语言清楚，四肢正常，舌质淡，苔白微腻，脉细弦，神经系统检查未发现阳性体征。

中医诊断　痫证（痰热阻窍证）。

西医诊断　症状性癫痫（脑外伤）。

辨证　偶因车祸，大惊卒恐，惊则气下，恐则气乱，气郁化火，炼液成痰，痰随火升，上扰神明，心神被蒙，则突然昏倒，口吐白沫，四肢抽搐，全然不知。

治则　调理气机，清热涤痰。

选穴　长强、大椎、风府、内关、人中、申脉、后溪。

操作　长强俯卧膝胸位取穴，针尖沿尾骨尖与肛门之中点直刺1寸，施捻转泻法，以酸胀感扩散到肛门为度；大椎坐位低头取穴，针尖微向上斜刺2.5寸，施提插泻法，以过电感放射至肢体为度，不留针；风府在项后两筋间，入发际1寸处取穴，进针2.5～3寸，施雀啄泻法，以出现一侧肢体或四肢触电样感为度，不留针；内关直刺1寸，施捻转提插泻法；人中斜刺0.5寸，施雀啄泻法，以眼球湿润为度；后溪直刺1寸；申脉直刺1寸，均施捻转平补平泻法。

治疗经过　上述穴位每日针一次，连续针30次，抽搐一直未复发，继针1个月后，休息一周，停针第4日，又发作1次，又连续治疗2个月后改隔日1次，发作基本被控制，复查脑电图，可见各区少量散在5～6周/秒，电压100μV左右的θ波，因调往外地工作，不能继续治疗，欲中药配制蜜丸，以巩固疗效。

附：治疗前后脑电图对比（图9-6-1，图9-6-2）。

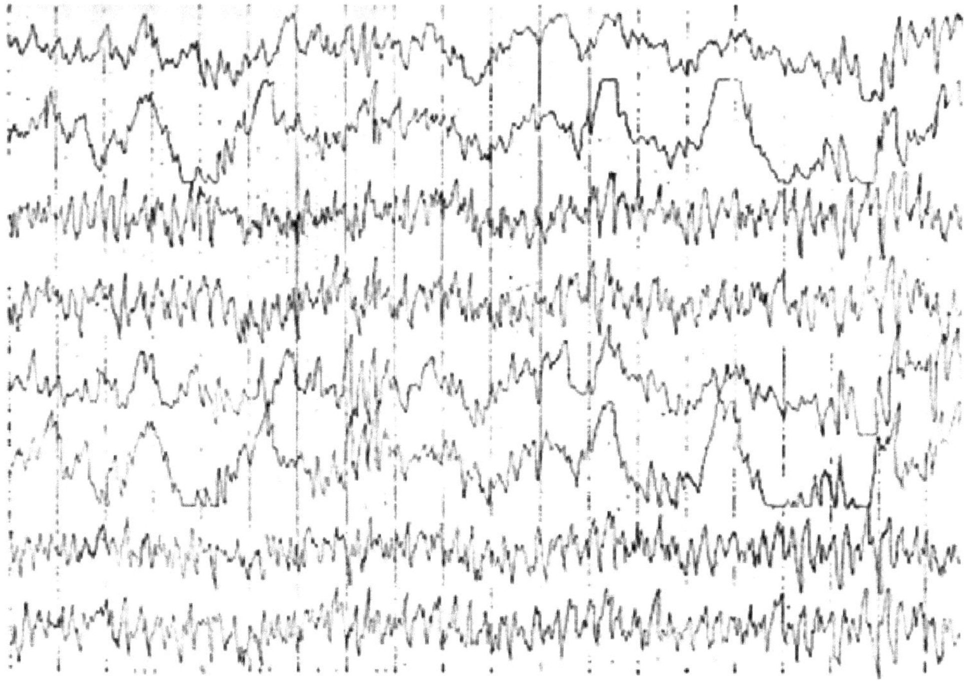

图9-6-1　治疗前脑电图

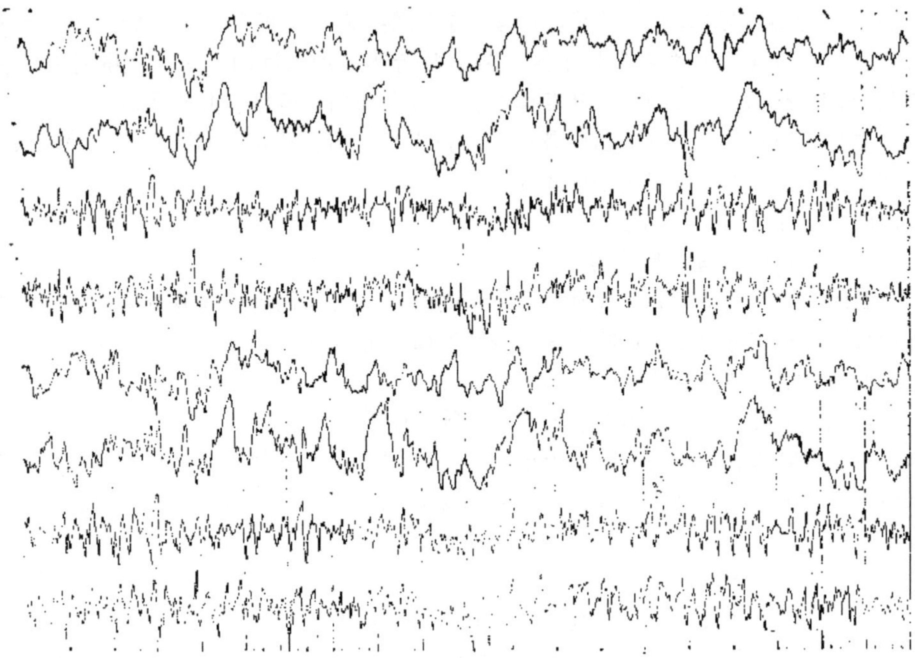

图 9-6-2　治疗后脑电图

病例 2

王某　女　27 岁　工人　入院日期：1978 年 10 月 27 日

主诉　间断头痛伴抽搐 1 年。

病史　患者自 23 岁时经常偏头痛，多在经前发作。近一年来，头痛加重，发作前右眼视觉丧失，随后右偏头痛剧烈，甚则伴有左侧一过性肢体麻木，抽搐，并有短暂的意识丧失，约 5min 缓解，每月发作 1～2 次。近 1 个月来几乎每 2～3 日犯一次，经服止痛片、地巴唑、麦角胺咖啡因等药，无济于事，特来接受针灸治疗。

查体和实验室检查　精神好，面色少泽，目光有神，舌质红，苔薄黄，脉弦细，神经系统查体无阳性体征。脑电图显示：双颞-枕区大量的 2～2.5 次/秒的棘慢综合波，电压可达 100μV 以上，过度换气可加重，睁眼可部分被抑制，支持癫痫诊断。

中医诊断　头痛、痫证（血虚阳亢证）。

西医诊断　癫痫。

辨证　每因月经前则发头痛，乃血虚不能上营于脑，脑为髓之海，神明之府。病延日久，正气日耗，髓海空虚，正不胜邪，血虚风动，神明被扰，则可见昏不识人，清窍蒙闭，气血无以归属，逆乱而凝涩，则见半身麻木，抽搐。《古今医案按》："癫狂实者八九，痫证虚者八九。"

治则　滋阴宁神，养血柔肝。

选穴　大椎、风府、风池、脑户、印堂、长强。

操作　风府直刺 1.5 寸，施捻转补法，行手法 1min；脑户在项后枕骨粗隆下缘取之针尖斜向下颌，直刺 1 寸，施小幅度提插（雀啄）之平补平泻法；印堂位于两目间斜刺 0.5 寸，施捻转之平补平泻法，余穴同前。

治疗经过　上述穴位每日针 1 次，治疗 7 次后，头痛有所减轻，继针 4 次，头痛、肢体麻木及抽搐大减，又 10 次治疗豁然而愈，致隔日治疗 1 次，以巩固疗效，共治疗 4 个月，1 年后追访，未再复发，经当地脑电图检查：正常。

病例3

王某 男 14岁 学生 入院日期：1978年3月4日

主诉 间断发作两目凝视，不识亲疏8年。

病史 患者自6岁经常有呆坐，呆立，行走突然止步现象，未引起重视，以后发现发作时，两目凝视，茫然若失，不识亲疏，手中持物脱落，数秒钟后自行缓解，入学后智力低下。经某院神经科脑电图检查，诊断为“癫痫小发作”，经服苯巴比妥、谷氨酸等药，未能奏效。现每月发作4~5次，其父带患者至我院治疗，并收住院。

查体和实验室检查 精神弱，痴呆面容，目光失神，反应迟钝，舌淡苔白，脉细弱。内科、神经系统检查无阳性体征。脑电图显示：各导大量高电压θ波及δ波，以顶枕颞甚，并夹有阵发性尖慢波发放。

中医诊断 痫证（肾阳亏虚证）。

西医诊断 癫痫（小发作）。

辨证 患儿先天秉禀不足，故自幼痫证频作，久则精气日衰而致肾阴虚损，肾藏精，主骨，生髓，脑为髓聚。肾精不足，髓之生化无源，元神之府无以秉禀，髓海空虚而痫证久不愈。

治则 安神定志，濡养督脉。

选穴 风府、长强、百会、内关、人中、三阴交。

操作 百会沿皮刺0.5寸，施捻转平补平泻法；三阴交直刺1寸，施捻转补法，行手法1min，余穴同前。

治疗经过 上穴每日针1次，10次治疗后发作次数减少，25次治疗基本控制痫证发作，继针44次，临床治愈出院。后因上课打架又发作1次，继用上穴针刺治疗2周，未再复发，改隔日1次治疗半年停诊，复查脑电图：正常。且智力有所恢复。

附：治疗前后脑电图（图9-6-3，图9-6-4）。

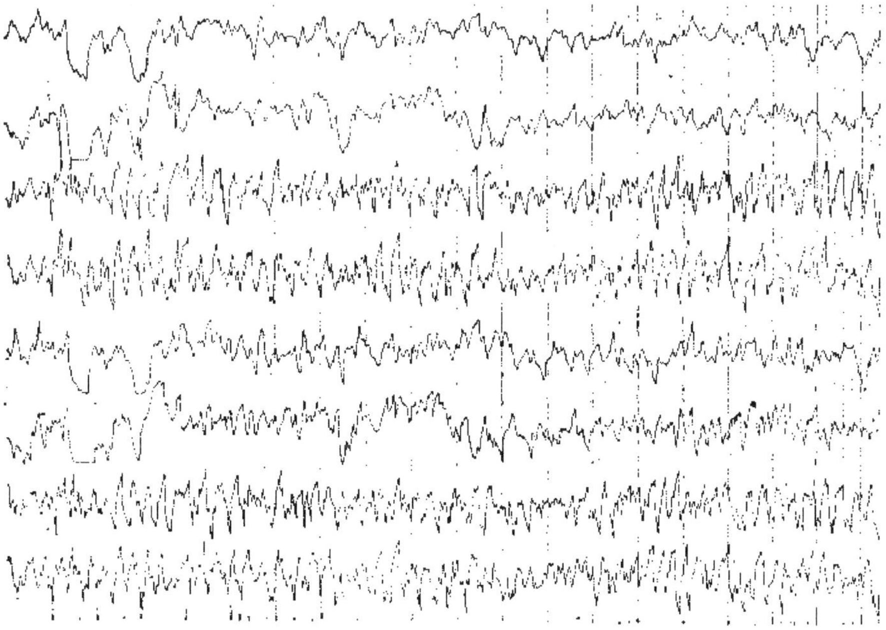

图9-6-3 治疗前脑电图

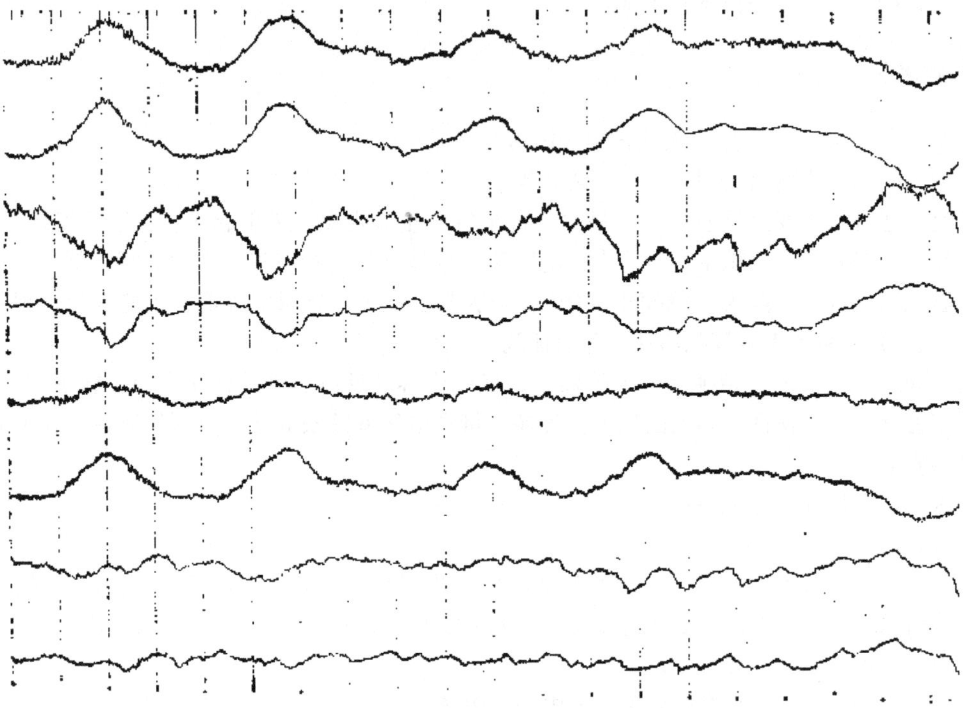

图 9-6-4　治疗后脑电图

病例 4

乌达某　男　52 岁　牧民　入院日期：1978 年 6 月 27 日

主诉　间断“抽风”半年。

病史　患者 8 年前放牧时，因马惊摔伤头部，当即昏迷，经治疗而愈未留后遗症。半年前突然出现不自主地原地转圈后摔倒在地，昏不识人，2 ~ 3min 后苏醒，醒后觉头晕、头痛，四肢酸懒，每月发作五六次。经当地医院脑电图检查，右额有大量尖波放电，电压达 150μV。腰穿及囊虫补体结合试验均（-），服扑米酮、苯妥英钠等药，发作次数减少，故来津到我门诊就医，收入院。

查体和实验室检查　精神尚好，面色萎黄，目光有神，舌苔薄黄，脉弦。神经系统检查无阳性体征。脑电图显示：右额区有 3 ~ 4 次/秒尖慢波，电压 150μV 左右，过度换气后加重，睁眼部分被抑制。

中医诊断　痫证（痰湿蒙窍证）。

西医诊断　癫痫。

辨证　患者以畜牧为生，恣食厚味之品，且嗜酒过度，偶因惊恐，气血逆乱，气滞津聚，结而成痰，痰迷心窍，神明被扰，神不守舍而发癫证。如《景岳全书·癫狂痴呆》说：“癫病多由痰起，入气有所逆，痰有所滞，皆能壅塞经络，格塞心窍。”

治则　涤痰开窍，理气解郁。

选穴　内关、人中、风府、风池、百会、长强、丰隆、四神聪。

操作　丰隆直刺 1.5 寸，施捻转提插泻法，行手法 1min；四神聪斜刺 0.5 寸，施平补平泻法之捻转手法 1min。余穴同前。

治疗经过　上穴每日针1次，治疗第2日时突然发作身体转动，口中“哼哼有声”皆不识人，双瞳仁散大，2min后缓解，对发作时一无所知，连续针30次，一直未发作，继针10次，复查脑电图仍不正常，因患者执意回家，中断治疗，临床显效出院。

病例5

齐某　男　58岁　干部　入院日期：1980年4月30日

主诉（代述）　阵发“抽搐”伴遗尿1年。

病史　患者3年前患“脑梗死”，遗留右偏瘫，失语。1年前因情绪激动突然抽搐，口吐涎沫，尿失禁，约2min自行缓解，以后每半个月左右发作1次，经某院诊断“癫痫大发作”，予苯妥英钠等药治疗，后1个月左右发作1次，因不愿服药，特来我院，接受针灸治疗。

查体和实验室检查　精神尚好，面色无华，目光少神，失语，右半身不遂，舌质红，苔薄黄，脉弦细。瞳孔（-），中枢性右面瘫（轻度），心肺（-），肝脾未触及，右侧肌力Ⅲ级，霍夫曼征、巴宾斯基征（+）。脑电图显示：双侧9～11周/秒α节律，过度换气后各区出阵发5～6周/秒，电压60～110μV的θ活动。脑血流图提示，动脉硬化。颅平片及腰穿均正常。

中医诊断　中风后遗症，痫证（痰水蒙窍证）。

西医诊断　症状性癫痫（大发作）。

辨证　因患㖞僻不遂，经脉气血阻滞不通，日久气郁化火，灼津成痰，适逢情志波动，痰随火升，上扰元神之府，心舍失守，主不明则气血逆乱而突然抽搐，口吐涎沫，心神失守膀胱气化失司则遗尿，舌红，苔薄黄，脉弦细为痰火蒙窍之象。

治则　清热涤痰，开窍宁志。

选穴　大椎、风府、脑户、内关、人中、百会、丰隆。

操作　同前。

治疗经过　上穴日针1次，1个月后未发抽搐，复查脑电图示：慢波活动减少。改隔日针1次，继针1个月后仍未发作痫证，再次复查脑电图，平描时慢波活动消失，α调幅变好，又治疗1个月后改隔日针1次，以巩固疗效。20日后复查脑电图，正常。临床治愈。

病例6

李某　女　15岁　学生　初诊日期：2004年5月19日

主诉　阵发性愣神、自言自语、呕吐、腹痛，醒后遗忘8年。

病史　患者8年前时常出现愣神、自言自语、眩晕、困倦，呈阵发性，每次持续约20s。曾就诊于天津市环湖医院，诊断为癫痫失神小发作，予西药丙戊酸钠、卡马西平、维生素A、丙戌酰胺、麦角胺咖啡因片、氯硝西泮、拉莫三嗪、托吡酯、肌苷等药，症状维持1月1次至1月数次失神小发作。现症：发作前腹痛、恶心，发作时愣神、两眼斜视，自言自语、颈项时有扭转，发作后眩晕、嗜睡，醒后遗忘，每2日1次，纳寐佳，二便可。

查体和实验室检查　精神尚好，面色无华，两目尚有神，舌质淡苔薄黄，脉弦细。脑神经（-），心肺（-），四肢活动如常，腱反射左半身减弱，病理反射未引出。神经系统无阳性体征。脑电图及地形图、EEG示：背景波率调幅欠佳，各导联可见阵发性高幅尖波及慢波，额颞左侧为著，异常EEG。BEAM：δ、θ功率值增高，异常BEAM。心率65次/分，血压110/65mmHg。

中医诊断　痫证（肝肾阴虚证）。

西医诊断　癫痫失神小发作（腹型）。

辨证　患儿先天秉禀不足，故自幼痫证频作，久则精气日衰而致肾阴虚损，肝肾同源，肝主筋藏血，肾主骨藏精生髓，脑为髓聚。肝肾不足，髓之生化无源，元神之府无以秉禀，髓海空虚而痫证经久不愈。

治则　安神定志，调脾补肝益肾。

选穴　百会、四神聪、内关、中脘、梁门、足三里、三阴交、神门、风池、完骨、天柱、太溪。

操作　百会、四神聪、内关、三阴交操作同前。中脘、梁门直刺1.5～2寸，呼吸补法；足三里直刺1.5寸，捻转补法；风池、完骨、天柱施小幅度高频率捻转补法；太溪直刺0.5寸，捻转补法；神门直刺0.4寸，捻转平补平泻手法。各手法均操作1min。

治疗经过　上穴日针1次，20日后未发失神，复查脑电图示：慢波活动减少。改隔日针1次，继针1个月后仍未发作痫证，再次复查脑电图，平描时慢波活动消失，又治疗2个月，以巩固疗效。结果未再发作，临床治愈。

病例7

王某　女　22岁　工人　初诊日期：2003年2月14日

主诉　抽搐后视物不清，四肢不自主抽动近1个月。

病史　患者于2003年1月18日工作中，突然昏倒，不省人事，四肢抽搐，口吐白沫，至天津市第三医院抢救治疗60小时后苏醒，查脑电图可见异常脑电波，查头颅CT未见异常，考虑“甲亢危象”。后至天津市环湖医院诊治考虑“癫痫”。现患者神清，视物模糊，四肢时有不自主抽动，头面部麻木，四肢麻木。

查体和实验室检查　神清，精神弱，视物模糊，有复视，头面五官对称，心肺（-），心率76次/分，律齐。四肢活动正常。生理反射存在，病理反射未引出。

中医诊断　痫证（脾虚湿盛证）。

西医诊断　癫痫。

辨证　患者先天禀赋不足，后天失养，脾胃虚弱，血虚精乏，脑髓失充，神无所归，故而不省人事，抽搐，醒后血不上荣，出现视物不清、头面麻木、四肢麻木等症。

治则　开窍定痫，健脾益气，补益脑髓。

选穴　上星、百会、四神聪、风池、完骨、天柱、后溪、申脉、足三里、三阴交。

操作　上星平刺0.5～1寸，施平补平泻手法1min；余穴操作同前。

治疗经过　上述穴位每日针1次，治疗5次后，患者视物较前清晰，头面、四肢仍有麻木，四肢不自主活动减轻；继续针刺7次后，视物清晰，无复视，麻木减轻，四肢不自主抽动可以控制；又治疗15次，其治疗为隔日1次，临床症状消失，半年后随访，癫痫未再复发。

病例8

患者　男　14岁　初诊日期：2011年6月19日

主诉　癫痫发作半年。

病史　患者于2011年1月突发昏仆，四肢抽搐，口吐白沫，就诊于当地医院诊断为癫痫、脑震荡，服用西药3种，具体药物名称及剂量不祥，此后间断发作四次，发作时间大致在2～3min。现症：神清，形体略瘦，营养中等，情绪急躁，无汗，略感疲乏。

查体和实验室检查　体温：37.8℃，舌边尖红，苔薄白，脉滑数。

中医诊断　痫证，肝肾阴虚证。

西医诊断　癫痫。

辨证 患者由于肝郁不舒导致肝脾肾失调，而致骤然阳升风动，闭阻清窍，而突然发病。而其发热无汗，系肝郁发热，故治疗以舒肝解郁、安神定志、滋补肝肾为主。

治则 舒肝解郁，安神定志，滋补肝肾。

选穴 内关、百会、四神聪、印堂、长强、鸠尾、风池、合谷、太冲、行间。

操作 诸穴常规刺法。

中药 加味逍遥散加减。

治疗经过 经针灸、中药治疗1个月癫痫未发作，将3种西药减为1种每日最低剂量。8月12日复诊，未有明显不适，活动后汗出，体温正常。

病例9

都某 男 77岁 初诊日期：2011年12月23日

主诉 视物不清，四肢不自主抽动近1个月。

病史 患者于2003年1月18日工作中，突然昏倒，不省人事，四肢抽搐，口吐白沫，至天津市第三中心医院抢救治疗，约1min后苏醒，查脑电图可见异常脑电波，查颅脑CT未见异常，考虑“甲亢危象”。后至天津市环湖医院诊治考虑“癫痫”。现患者神清，视物模糊，四肢时有不自主抽动，头面部麻木，四肢麻木。

查体和实验室检查 复视，病理反射存在。

中医诊断 痫症，肝肾阴虚，脾气虚弱证。

西医诊断 癫痫。

辨证 患者先天禀赋不足，后天失养，脾胃虚弱，血虚精乏，年老精气亏虚，脑髓失充，神无所归，故抽搐，头面部麻木，四肢麻木。

治则 开窍定痫，健脾益气，补益脑髓。

选穴 上星、百会、四神聪、风池、完骨、天柱、后溪、申脉、足三里、三阴交。

操作 上星平刺0.5～1寸，施平补平泻手法1min；百会沿皮刺0.5寸，施捻转平补平泻；三阴交直刺1寸，施捻转补法，行手法1min；后溪直刺1寸；申脉直刺1寸，均施捻转平补平泻。

治疗经过 治疗5次后患者视物较前清晰，头面、四肢仍有麻木，四肢不自主活动减轻；针刺7次后视物清晰，无复视，麻木减轻，四肢不自主抽动可以控制。连续治疗15次后，隔日治疗1次，临床症状消失，半年后随访，癫痫未再复发。

按语 癫痫俗称“羊痫风”，是由于大脑灰质突然发生过量放电引起阵发性、短暂的脑功能失调。该病可发生于任何年龄，但以青少年为多见，其发病原因与病变的解剖部位，目前世界尚未统一。我们基本依据我国一直沿用的分类方法，具体内容如下。

（1）大发作（全身强直-阵挛性发作）原发性或继发性。

（2）小发作（全身非惊厥性发作）。

（3）局限性发作（部分性发作）包括扩延型发作。

（4）精神运动性发作（颞叶癫痫）。

（5）自主神经性发作。

（6）癫痫持续状态。

祖国医学认为：“癫”与“痫”并非一种病，“癫”是精神疾病。《寿世保元》曰：“癫者，喜笑不常，癫倒错乱之谓也。”如精神分裂症、反应性精神病，是脑器质性病变所引起的精神障碍及典型的躁郁症。“痫”则指现代医学的“癫痫”，如《医碥》中说：“痫者，发则昏不识人，卒倒无知，口噤牙紧，将醒时吐涎沫，甚则手足抽搐，口眼相引，目睛止视，口作六畜之声，醒后起居饮食皆若常人。”对于该病的病因，祖国医学多有论述，如《古今医鉴》：“原其所由，或由七情之气郁结，或为六淫之邪所干，或受大惊恐，神气不宁，或因自幼受惊，感触而成，皆是痰迷心窍。”《内经·奇病论》：“痫为胎病，此得之在母腹中，其母有大惊，气上而不下，精气并居，故令子发为癫痫也。”《丹溪心法》：“癫痫证……无非痰涎壅塞，迷闷孔窍。”《医学心悟》：“痫者，则疾涎聚于经络也。”针灸治疗癫痫古今文献，各持己见，立法取穴颇不统一，大致分两类，《内经》、《针灸甲乙经》等以取足、手太阳、阳明、太阴六经为主，《针灸大成》则以取任、督二脉为主，兼取它经。

我们根据石学敏院士多年的临床经验，按脏腑经络辨证认为：气血逆乱，督脉失养为该病的主要病机。气郁生痰，血虚生风，风痰上扰，蒙闭清窍则神志皆蒙。督主一身之阳气，为阳脉之海，通脑络肾，“髓海不足，则脑转耳鸣，目无所见，懈怠安卧”。《灵枢·海论》篇：“督脉为病，脊强反折。”故治疗上强调豁痰定惊，调理气血，填精益髓，补养督脉为大法，以督脉为纲。督脉为奇经八脉之一，有督率阳气和统摄真元的功用，其循行部位与现代中枢神经大体一致。督脉经气不通，功能失调则可引起“大人癫疾，小儿惊痫”等神经系统病变。

我们在选穴上以长强、风府、大椎、百会、印堂、脑户为主穴，同时结合发作形势，体质强弱详细辨证，配合内关、人中、合谷、太冲、申脉、照海、郄门、四神聪等穴加减收效甚为满意。

方中长强为督脉之络穴，别走任脉，可通调任督，平衡阴阳；百会为督脉与足太阳经交会穴，能息风豁痰，健脑宁神；大椎为手足三阳与督脉之会穴，可调益气血，填精益髓；脑户为督脉与足太阳经之会穴，与风府相配可疏风，缓筋脉之拘急；印堂为古人治疗惊风的经验穴，六穴相配，主客协同共奏调益气血、补养督脉之功效。

经验表明，各穴的进针深浅，方向、手法及施术时间与疗效关系极大，要严格按“操作”去做，否则事倍功半，甚至有生命危险。

此外，通过癫痫患者治疗前后的脑电图观察，发现虽然出现爆炸样棘波、棘慢综合波及高幅慢波等异常波形或节律，作为诊断癫痫的重要证据。但原发性和症状性癫痫的脑电图对针刺治疗后的反应变化，不尽一致。即有遗传因素的原发性癫痫的临床病情与脑电图改变大体吻合，如病例3尽管治疗前脑电图显示：两侧同步3次/秒的棘慢波，但随症状的消失，临床治愈后，复查脑电图属基本正常。而症状性癫痫在临床症状得以控制后，脑电图往往还是不正常，如病例1。因此，针刺可以完全或部分控制癫痫发作，但不能改变脑部结构的病理变化，不能根治异常放电的病灶，所以，治愈癫痫病的关键在于病因可否去除。

第七节　面　　瘫

一、周围性面神经麻痹

病例1

冉某　男　54岁　干部　入院日期：1987年10月5日

主诉　左侧口歪5日。

病史　患者9月30日晚浴后汗出较多，室外乘凉，入睡前自觉左耳不适感，次日晨起左耳后跳痛，左口角麻木，漱口流涎，至中午左侧闭目露睛，左额纹消失，鼓腮露气，曾予中药、针灸及维生素 B_1，B_{12} 等药肌内注射，症状无好转，今日收入住院治疗。

查体和实验室检查　语言清楚，无头晕，无肢体功能障碍，心肺肝脾正常，口角歪向右侧，左额纹消失，左侧鼻唇沟变浅，左侧闭目露睛，鼓腮露气，不能做蹙额、皱眉、露齿、吹哨等动作，左目痛，无流泪，左耳后轻度疼痛，饮食正常，二便通畅，舌红，苔薄黄微腻，脉滑数。

中医诊断　面瘫（寒邪阻络证）。

西医诊断　周围性面神经麻痹。

辨证　浴后汗出，腠理疏松，经脉空虚，风寒之邪乘虚侵袭阳明、少阳经脉，至气血失和，经筋失养，缓纵不收，发为面瘫。

治则　祛邪疏风，通调经筋。

选穴　风池、翳风、阳白四透、睛明、四白、颧髎、下关、地仓透颊车、健侧合谷。

操作　风池捻转泻法，翳风捻转泻法，阳白四透（阳白穴以四枚针分别向上星、头维、攒竹、丝竹空方向透刺），进针 1～1.5 寸，捻转泻法，睛明捻转补法，四白针向目内眦和目外眦、颧髎捻转泻法，下关捻转补法，地仓透向颊车，捻转泻法，健侧合谷捻转泻法。

治疗经过　采用上法治疗 10 日后，左面颊存食明显好转，14 日后，闭目微露睛，18 日后左眼可完全闭合，左眉微可上举，25 日后，左面颊肿胀不明显，33 日后，鼓腮不漏气，巩固治疗 1 周，显效出院。

病例 2

霍某　男　38 岁　工人　入院日期：1988 年 11 月 25 日

主诉　右侧口歪 1 月。

病史　患者工作劳累，紧张，常发头痛、心悸之症，发病前 1 个月始发失眠、偏头痛，10 月 23 日自觉张口受限，右侧下颌关节处不适，10 月 25 日发作头痛，自服“氨咖甘片”症状稍减，工作中劳累、汗出当风，当日下午 2 点发现口角左偏，右目不能闭合，11 月 11 日曾请医生在太阳穴埋针治疗，次日埋针周围及右侧眼睑、面颊肿胀，11 月 24 日来我科门诊求治，发现埋针处皮肤感染水肿，经外科处理后由门诊收入住院治疗。

查体和实验室检查　神清合作，发育正常，营养中等，皮肤巩膜无黄染，表浅淋巴结未触及，心肺肝脾正常，右侧额纹消失，鼻唇沟变浅，右侧口歪，伸舌不偏，进餐存食，右侧偏头痛，饮食、二便、睡眠正常，舌红，苔薄白，脉弦。

中医诊断　面瘫（寒邪阻络证）。

西医诊断　周围性面神经麻痹。

辨证　劳汗当风，风邪乘虚侵入经脉，客于面部阳明经筋，气血失和，经脉经筋失养，发为面瘫，此正加《灵枢·经筋》云：“足阳明之筋……行缺盆及颊，卒口僻，急则目不合，……颊筋有寒，则急引颊移口……”

治则　疏风散邪，通调经筋。

选穴　风池、翳风、阳白透向上星、头维、丝竹空、睛明、四白、太阳、颧髎、迎香、地仓透颊车、下关、健侧合谷。

操作　同上。

治疗经过　采用该法治疗 10 日后，头痛缓解，眼睑闭合较前好转，基本不流泪，20 日后，进餐基本不存食，出院后继续门诊治疗 20 日，临床治愈。

病例 3

华某　女　55 岁 干部　入院日期：2004 年 8 月 22 日

主诉　左侧口歪1周。

病史　患者于8月15日晚浴后汗出较多，室外乘凉，入睡前自觉左耳后不适感，次日晨起左耳后跳痛，左口角麻木，漱口流涎，至中午左眼闭目露睛，左额纹消失，左侧鼻唇沟变浅，鼓腮漏气，就诊于体育馆医院，诊断为：周围性面神经麻痹，予肌内注射维生素B_{12}及针刺治疗7日，病情未见缓解，今为进一步治疗收入我科。

查体和实验室检查　血压120/80mmHg，脉搏76次/分，神清，无肢体功能障碍，左侧口眼歪斜，左眼睑闭合不全，迎风流泪，结膜充血，左额纹消失，左侧鼻唇沟变浅，鼓腮漏气，不能做皱眉、吹哨、示齿等动作，左耳后疼痛，饮食正常，二便通畅，舌淡红，苔黄腻，脉滑。

中医诊断　面瘫（寒邪阻络证）。

西医诊断　周围性面神经麻痹。

辨证　浴后汗出，腠理疏松，经脉空虚，风寒之邪乘虚侵袭经脉，致气血失和，经筋失养，发为面瘫。

治则　祛邪疏风，通调经筋。

选穴　风池、翳风、阳白透向上星、头维、丝竹空、睛明、四白、太阳、迎香、地仓透颊车、下关、健侧合谷、颧髎、局部刺络拔罐。

操作　同上；太阳、阳白、颊车处三棱针放血后拔罐，出血量3～5ml。

治疗经过　采用上法治疗5日后，耳后疼痛好转，左眉微可上举，闭目露睛明显减轻，左侧鼻唇沟明显，鼓腮不漏气，继续治疗2个月余，未遗留明显后遗症，痊愈出院。

病例4

王某　男　64岁　退休　入院日期：2003年10月20日

主诉　头晕头痛3日伴左侧口歪20小时。

病史　患者高血压病史20余年，3日前工作劳累，自觉头晕头痛，自测血压180/90 mmHg，口服吲达帕胺，症状时轻时重，昨晚外出感寒自觉左侧面部麻木，未予重视，今晨症状加重，出现左侧口眼歪斜，就诊于附近医院，查颅脑CT示：未见异常。诊断为：周围性面神经麻痹，未予治疗，转诊于我院门诊，收入我科。

查体和实验室检查　神清合作，无肢体功能障碍，头痛头晕时轻时重，血压130/90mmHg，心率78次/分，心音有力，两肺呼吸音清，腹软，肝脾未及，左侧口眼歪斜，口角流涎，左眼睑闭合不全，鼓腮漏气，不能做抬眉、吹哨、示齿等动作，耳后无疼痛，饮食睡眠正常，舌暗红，苔白腻，脉弦滑。

中医诊断　面瘫（寒邪阻络证）。

西医诊断　周围性面神经麻痹，高血压。

辨证　患者为肝肾阴虚之体，久病肾阴渐亏，致肝阳上亢，故见眩晕；复又感受风寒，风邪袭络，痹阻气血，致气血失和，筋脉失养，发为面瘫。

治则　疏风通络，清利头目。

选穴　风池、翳风、阳白透向上星、头维、丝竹空、睛明、四白、太阳、迎香、地仓透颊车、下关、健侧合谷、颧髎、三阴交、太冲、局部刺络拔罐。

操作　三阴交进针1寸，捻转补法1min；太冲进针0.5寸，捻转泻法1min；余穴同前。

治疗经过　采用上法治疗3日后，头晕头痛好转，左眼闭合较前有力，15日后左侧鼻唇沟较前明显，30日后闭目完全，可做鼓腮示齿等动作，痊愈出院。

病例5

杨某　男　43岁　干部　入院日期：2004年12月16日

主诉　右侧口歪1周，加重4日。

病史　患者12月9日夜间外出感寒，于次日晨起洗漱时自觉右侧颜面麻木，耳后疼痛，未予重视，3日后症状加重，自觉右口角流涎，右眼闭目露睛，耳后疼痛难忍，右额纹较浅，右侧鼻唇沟变浅，就诊于附近医院，诊断为：周围性面神经麻痹，于中药汤剂及针刺治疗，病情未见缓解，今为进一步治疗收入我科。

查体和实验室检查　神清合作，无肢体功能障碍，无头痛头晕，血压120/80mmHg，脉率76次/分，双瞳孔等大，右：左约2.5：2.5mm，光反射存在，右侧口眼歪斜，右眼睑闭合不全，迎风流泪，右额纹消失，右侧鼻唇沟变浅，鼓腮漏气，进餐存食，不能做皱眉、吹哨、示齿等动作，耳后疼痛拒按，舌体麻木，饮食无味，睡眠正常，舌淡红，苔黄腻，脉浮数。

中医诊断　面瘫（寒邪阻络证）。

西医诊断　周围性面神经麻痹。

辨证　患者平素饮食不节，将息失宣，感受风寒，风寒之邪乘虚侵入经脉，客于面部阳明经筋，致气血失和，肌肉纵缓不收，发为面瘫。

治则　疏风散邪，通调经筋。

选穴　风池、翳风、阳白透向上星、头维、丝竹空、睛明、四白、太阳、迎香、地仓透颊车、下关、健侧合谷、颧髎，局部刺络拔罐。

操作　同上。

治疗经过　采用上法治疗5日后，额纹较前明显，耳后疼痛减轻，10日后闭目露睛明显减轻，右侧鼻唇沟明显，15日后闭目完全，额纹对称，进餐仍有少量存食，好转出院。

病例6

张某　男　64岁　干部　入院日期：2004年1月2日

主诉　右侧口歪12日。

病史　患者高血压病史4年，血压控制于正常范围，12月23日中午与朋友聚会，下午回家途中感受风寒，晚餐时自觉右口角下垂，右颜面麻木，未予重视，口服降压避风片后休息，次日晨起出现右侧口眼歪斜，漱口流涎，急就诊于天津市南开区黄河道医院，诊断为：周围性面神经麻痹，予针刺治疗10日，无明显好转，于今日由门诊收入我科。

查体和实验室检查　血压120/80mmHg，脉搏76次/分，神清合作，无肢体功能障碍，无头痛头晕，浅表淋巴结未触及，心肺未见异常，肝脾未及，右侧口眼歪斜，额纹较浅，右眼睑闭合不全，鼓腮漏气，不能做皱眉、吹哨、示齿等动作，饮食睡眠正常，舌红苔白，脉弦滑。

中医诊断　面瘫（寒邪阻络证）。

西医诊断　周围性面神经麻痹。

辨证　感受风寒，风寒之邪乘虚侵袭阳明，少阳经脉，致气血失和，经脉经筋失养，缓纵不收，发为面瘫。

治则　疏风散邪，通调经筋。

选穴　风池、翳风、阳白透向上星、头维、丝竹空、睛明、四白、太阳、迎香、地仓透颊车、下关、健侧合谷、颧髎，局部刺络拔罐。

操作　同上。

治疗经过　采用上法治疗5日后，额纹鼻唇沟较前明显，10日后闭目完全，可做鼓腮示齿等动作，巩固治疗1个月余，痊愈出院。

病例7

于某　男　48岁　干部　入院日期：2003年9月10日

主诉　左侧口歪1个月。

病史　患者8月6日夜间贪凉，吹空调后出现感冒症状，自服银翘解毒片后略有好转，2日后自觉左口角活动笨拙，未予理会，8月10日症状加重，出现流涎，口角下垂，就诊于天津市中医药研究院附属医院，查颅脑CT示：未见异常。诊断为：周围性面神经麻痹，静脉滴注清开灵、灯盏细辛液，予针刺及拔罐治疗1个月，病情无好转，为进一步治疗，于今日转入我科。

查体和实验室检查　神清合作，无肢体功能障碍，无头痛头晕，血压130/80mmHg，脉搏80次/分，心肺肝脾未见异常，双瞳孔等大，右：左约2.5：2.5mm，光反射存在，左眼睑闭合不全，额纹较浅，左侧鼻唇沟变浅，鼓腮漏气，不能做皱眉、吹哨、示齿等动作，耳后无疼痛，饮食睡眠正常，舌淡红，苔白，脉弦。

中医诊断　面瘫（寒邪阻络证）。

西医诊断　周围性面神经麻痹。

辨证　感受风寒，风寒之邪侵入经脉，客于面部阳明经筋，致气血失和，经筋失养，发为面瘫。

治则　疏风散邪，通调经筋。

选穴　风池、翳风、阳白透向上星、头维、丝竹空、睛明、四白、太阳、迎香、地仓透颊车、下关、健侧合谷、颧髎，局部刺络拔罐。

操作　同上。

治疗经过　采用上法治疗7日后，额纹较前明显，14日后闭目露睛明显减轻，示齿仍轻度右偏，继续治疗40日诸症悉除，痊愈出院。

病例8

魏某　男　63岁　干部　入院日期：2003年2月18日

主诉　左侧口歪1个月。

病史　患者1个月前出差，行车途中开窗感受风寒，次日出现耳后疼痛，左颜面麻木，急就诊于西安某医院，查颅脑CT示：未见异常。诊断为：周围性面神经麻痹，予口服阿昔洛韦及泼尼松，当日下午症状加重，出现左口角下垂，左眼睑闭合无力，又于该院复诊，行针刺治疗1个月，病情无明显好转，2月18日回津后就诊于我院门诊，收入我科。

查体和实验室检查　血压120/80mmHg，脉搏80次/分，神清合作，无肢体功能障碍，无头痛头晕，左侧口眼歪斜，额纹较浅，左眼睑闭合不全，鼓腮漏气，不能做皱眉、吹哨、示齿等动作，耳后乳突处疼痛，饮食睡眠正常，舌红苔白，脉弦滑。

中医诊断　面瘫（寒邪阻络证）。

西医诊断　周围性面神经麻痹。

辨证　感受风寒，风寒之邪乘虚侵入经脉，客于面部阳明经筋，致气血失和，经脉经筋失养，发为面瘫，此正如《灵枢·经筋》云："足阳明之筋……行缺盆及颊，卒口僻，急则目不合……颊筋有寒，则急引颊移口……"

治则　疏风散邪，通调经筋。

选穴　风池、翳风、阳白透向上星、头维、丝竹空、睛明、四白、太阳、迎香、地仓透颊车、下关、健侧合谷、颧髎，局部刺络拔罐。

操作　同上。

治疗经过　采用上法治疗3日后，额纹鼻唇沟较前明显，耳后疼痛减轻，10日后闭目完全，巩固治疗1个月余，痊愈出院。

病例9

周某　女　干部　入院日期：2002年6月14日

主诉　左侧口歪44日。

病史　患者于4月27日晨起无明显诱因出现左耳后乳突部位疼痛，至中午出现左侧头部疼痛，就诊于中山大学附属第三医院、广州医科大学附属第二医院，均诊为神经性头痛、枕大神经痛及慢性化脓性中耳炎，予对症治疗症状无缓解。两日后劳累，汗出当风，出现左侧口眼歪斜，闭目露睛，额纹消失，于东莞市人民医院住院治疗40日，静脉滴注抗病毒、抗炎、激素及营养神经药物，未见明显好转，今日收住我科治疗。

查体和实验室检查　神清合作，无肢体功能障碍，发育正常，营养中等，皮肤巩膜无黄染，浅表淋巴结未触及，心肺肝脾正常，无头痛头晕，左侧口眼歪斜，额纹较浅，闭目露睛，鼓腮漏气，存食较重，不能做皱眉吹哨等动作，饮食睡眠正常，舌红苔白，脉弦细。

中医诊断　面瘫（寒邪阻络证）。

西医诊断　周围性面神经麻痹。

辨证　劳汗当风，风邪乘虚侵入经脉，客于面部阳明经筋，气血失和，经脉经筋失养，缓纵不收，发为面瘫。

治则　疏风散邪，通调经筋。

选穴　风池、翳风、阳白透向上星、头维、丝竹空、睛明、四白、太阳、迎香、地仓透颊车、下关、健侧合谷、颧髎，局部刺络拔罐。

操作　同上。

治疗经过　采用上法治疗7日后，左眉可上举，15日后左颊存食明显减轻，25日后闭目微露睛，35日后鼓腮不漏气，巩固治疗1个月余，痊愈出院。

病例10

高某　男　51岁　干部　入院日期：2003年7月14日

主诉　右侧口歪2个月余，加重5日。

病史　患者因工作繁劳，复又感受风寒，于5月9日自觉右口角下垂，右眼睑闭合不全，流泪，就诊于天津市环湖医院，查头MR示：未见异常，诊断为：周围性面神经麻痹，予口服泼尼松、肌内注射维生素B_{12}，次日又就诊于天津市中医研究院附属医院，予中药汤剂及针刺治疗1个月，无明显好转，出现右耳后持续疼痛，又就诊于天津医科大学总医院，静脉滴注银杏叶提取物等液体治疗20日，于6月20日就诊于我院门诊，予针刺治疗20日，病情未见缓解且渐进性加重，右乳突后疼痛剧烈，右侧口眼歪斜，时有头胀，今为进一步治疗收入我科。

查体和实验室检查　神清合作，无肢体功能障碍，头胀，右侧口眼歪斜，右眼睑闭合不全，迎风流泪，右额纹较浅，右侧鼻唇沟变浅，鼓腮漏气，进餐存食，不能做皱眉、吹哨、示齿等动作，时有面肌痉挛，耳后疼痛，血压110/80mmHg，脉搏78次/分，双瞳孔等大，左：右约2.5 ：

2.5mm，光反射存在，饮食睡眠正常，舌淡红，苔白，脉弦。

中医诊断　面瘫（寒邪阻络证）。

西医诊断　周围性面神经麻痹。

辨证　患者平素工作繁劳，将息失宜，兼感受风寒，风寒之邪乘虚侵入经脉，气血失和，筋脉失养，发为面瘫。

治则　疏风散邪，通调经筋。

选穴　风池、翳风、阳白透向上星、头维、丝竹空、攒竹、睛明、四白、太阳、迎香、地仓透颊车、下关、健侧合谷、颧髎，局部刺络拔罐。

操作　同上。

治疗经过　采用上法治疗3日后，耳后疼痛减轻，额纹较前明显，闭目较前完全，面肌痉挛好转，头胀减轻，20日后右侧鼻唇沟明显，额纹对称，进餐仍有少量存食，继续治疗15日，基本痊愈出院。

病例11

丁某　男　65岁　初诊日期：2010年8月3日

主诉　左侧口眼歪斜2个月余。

病史　患者10年前左侧周围性面瘫病史，经治好转。2个月前因着急、劳累、汗出受凉，出现左侧耳后疼痛2日，左侧口眼歪斜，头痛，面肌拘紧，闭眼露睛，不能皱眉，嘴角麻木、下垂、闭合不全，鼓气不能，刷牙漏水，存食。遂就诊于天津中医院大学第二附属医院，查颅脑CT：未见异常。于就近医院进行针灸治疗，经治耳后疼痛略有好转，余症未有明显改善，遂前来我院治疗。现面肌拘紧，闭眼露睛，不能皱眉，左侧嘴角麻木、下垂、闭合不全，鼓气不能，刷牙露水，存食。纳可，寐安，二便调。舌淡红，苔薄白，脉弦滑。

中医诊断　面瘫（肝郁脾虚，血脉瘀阻证）。

西医诊断　周围性面神经麻痹。

治则　活血祛风，疏理经筋。

辨证　劳累后劳汗当风，风邪乘虚侵入经脉，客于面部阳明经筋，气血失和，经脉经筋失养，发为面瘫，

选穴　阳白四透（左）、攒竹（左）、丝竹空（左）、太阳透地仓（左）、水沟、承浆、颊车透地仓（左），沿颊车至地仓（左），下关至迎香排刺（左），风池（双）、完骨（双）、翳风（双）、合谷（右）、太冲（双）。

操作　阳白穴以四枚针分别向上星、头维、丝竹空、攒竹方向透刺，进针1～1.5寸；攒竹透向睛明，进针0.5寸；太阳向下穿颧弓透向地仓，进针2.5～3寸；丝竹空沿眉横刺，进针1.5寸；水沟、承浆、颊车分别透向地仓，进针1.5～2寸；沿颊车至地仓，下关至迎香排刺，每间隔1寸刺入1针，以进入皮内为度（浅刺），上述诸穴均施捻转平补平泻手法，每施术1min，排刺穴位可适当减少施术时间。余穴均采用常规刺法。以上针刺施术后留针30min。

其他辅助疗法　阳白、太阳、地仓刺络放血拔罐。

治疗过程　经治14日，闭眼露睛好转，漏水、存食好转；经治1个月，头痛减轻，左侧额纹浅显，嘴角麻木、下垂、闭合不全好转，鼓腮漏气好转，已不存食。经治2个月，闭眼已不露睛，左侧额纹渐深，嘴角麻木消失，嘴角下垂、闭合不全好转。

按语　周围性面神经麻痹多为病毒侵犯面神经而致，属中医学“面瘫”、“口歪”、“卒口僻”、“口眼歪斜”等范畴，以口眼歪斜为主要表现，其发生一般认为是经络空虚，气血阴液不足，不

能濡养络脉、经筋，复感风寒之邪，外邪乘虚而入，侵袭阳明、少阳经脉以致经气阻滞，失于营运，经筋失养，遂致局部肌肉弛缓不收，对侧失去平衡而口眼向健侧歪斜。而难治性面瘫由于病程久，正虚邪恋，虚实夹杂，病情更加复杂。石院士指出，该病责之于经筋病变，病本在经脉，病标在经筋。

面部是手足三阳经筋散布结聚之处，凡面部与筋肉有关的疾患皆可从经筋论治。《灵枢·经筋》："经筋之病，寒则筋急，热则筋弛纵不收。"筋急、筋纵均可引起该病。寒为阴邪，其性收引，经筋受寒则收缩而挛急，以致拘急疼痛，运动不利；热为阳邪，易伤筋耗气，气津不足则经筋失于濡养温润，以致纵缓不收。所以该病的治愈关键在于经筋功能的恢复，因此，应以"祛外邪，调气血，通经筋"为治疗原则。针灸治疗面瘫，疗效较好，但难治性面瘫由于病情严重或者病后失治误治，其病程日久，经脉失于濡养，正虚恋邪，经脉阻滞不通，病情复杂，症状较难改善。采用石院士经筋刺法结合经穴刺法，配合刺络拔罐治疗难治性面瘫标本兼治，均取得了显著疗效。额部瘫主取阳白四透；闭目露睛主取睛明、四白；口歪主取下关、太阳、地仓、颊车的透穴刺法，多针浅刺，疏调经筋，疗效较好，很多病史长达数年者经治而愈。

二、脑外伤综合症

病例

韩某　男　21岁　学生　入院日期：2002年10月1日

主诉　右侧口眼歪斜28日。

病史　患者于2002年8月30日因车祸撞伤头部，当时神清，耳鼻流血，左上肢划伤，四肢活动正常，急送至天津市第五中心医院治疗，查颅脑CT示：轻微骨裂，耳后乳突积血，静脉滴注克林霉素、三磷胞苷二纳等液体，住院3日患者出现右侧口眼歪斜，右眼闭合不全，经治疗无明显好转，又出现复视及右枕部、左太阳穴处跳痛，特来我院治疗。

查体和实验室检查　神清合作，发育正常，营养中等，无肢体功能障碍，左上肢片状瘢痕（车祸遗留），右侧口眼歪斜，右眼闭合不全，双瞳孔等大，右：左约2.5：2.5mm，光反射存在，右眼球轻微水平眼颤，左眼球不能外展，复视，右额纹较浅，右侧鼻唇沟变浅，鼓腮漏气，进餐存食，不能做皱眉、吹哨、示齿等动作，右枕部、左太阳穴处跳痛，左耳听力减弱，声阻抗正常，电测听示左耳高频下降8kHz～50db，右耳（-），面肌电图示：右面神经受损。眼球MR平扫：左眼外直肌窄细，考虑萎缩。血压110/80mmHg，脉搏78次/分，饮食睡眠正常，舌淡红，苔白，脉弦。

中医诊断　面瘫（气滞血瘀证）。

西医诊断　脑外伤综合征。

辨证　患者车祸至头部外伤，损及脉络，气滞不行，血瘀凝涩，脉络不通，神明被扰，神不导气，关窍不利，故见诸症。

治则　活血化瘀，疏经通络。

选穴　风池、翳风、阳白透向上星、头维、丝竹空、睛明、太阳、迎香、地仓透颊车、下关、健侧合谷、颧髎、双侧四白、睛明、球后，局部刺络拔罐。

操作　风池捻转泻法，翳风捻转泻法，阳白四透捻转泻法，睛明、球后进针1寸，不做手法，四白刺向眶下孔，提插泻法，颧髎捻转泻法，下关捻转补法，地仓透向颊车，捻转泻法，健侧合谷捻转泻法；太阳、颊车、阳白处三棱针放血后拔罐，出血量3~5ml。

治疗经过　采用上法治疗3日后，右枕部、左太阳穴处疼痛减轻，1个月后额纹较前明显，闭目较前完全，左眼可轻度外展，复视减轻，巩固治疗半年余，右侧鼻唇沟明显，额纹对称，鼓腮不漏气，示齿对称，左眼外展幅度增大，双眼左视时有轻度复视，临床好转出院。

第八节　三叉神经痛

病例1

周某　男　51岁　工人　入院日期：1981年10月8日

主诉　右侧面部疼痛，间断发作2年，近1周加重。

病史　患者2年前因劳累，起居饮食失节而致右侧牙齿酸胀不适，于午餐时，突然右侧由牙槽处起始呈闪电样疼痛，放射至右侧面颊部，发作时疼痛剧烈，不能张口、洗脸。冷热刺激则诱发疼痛，每次发作2~3min，严重时发作呈连续性。经天津市口腔医院检查诊为“三叉神经痛”。经治疗疼痛减轻，发作次数减少，一般每月发作3~5次，发作时口服亚氨二苯乙酰等药物，即可缓解5~6小时。患者7日前因工作劳累，又复感外寒，再次引起疼痛发作，面颊部呈闪电样疼痛，去天津医科大学总医院就诊，仍诊为“三叉神经痛”，经治疗效果不佳，今日收入院。

查体和实验室检查　神清合作，痛苦面容，皮肤粗糙无光泽，颈部后正中线可见手术瘢痕长10cm，右下颌角处有压痛，咽红，扁桃体未见肿大；桶状胸，右侧肋缘隆起，两肺呼吸音清，心率80次/分；腹软，肝脾未触及；右侧面部痛觉减弱，生理反射均正常，病理反射未引出；舌质淡，苔白腻，脉濡。

中医诊断　面颊痛（风邪外袭证）。

西医诊断　三叉神经痛。

辨证　患者素疾多病，正气已衰，气血不足，卫气不固，外邪乘虚而入，侵于皮毛，内入血脉，气血阻滞，经络不通，故面颊疼痛。

治则　疏风通络，活血化瘀。

选穴　四白、下关、合谷、地仓、颊车。

操作　四白刺入眶下孔1.5寸，施捻转泻法；下关直刺1.5寸，令局部麻电感放散下齿槽；地仓进针0.5寸，颊车进针0.5寸，合谷直刺1寸，均用捻转之泻法。针刺后再进行刺络拔罐，以下关、巨髎穴为主，出血量3~5ml，每日1次。

治疗经过　以上穴每日针2次，每次留针1小时，中间作手法2次。1周后右侧面部疼痛明显好转，以后间断发作，但持续时间短，经治疗3周后疼痛缓解，临床治愈。半年后追访，一直未发作。

病例2

董某　男　53岁　工人　入院日期：1982年1月11日

主诉　右面颊部阵发性疼痛11年，近半月加重。

病史　患者1970年春季晨起漱口时用牙刷触及牙周时突然右侧面颊部电击样疼痛数秒钟，痛后如常，随后反复出现疼痛，每日疼痛数10次，经某医院脑系科诊为三叉神经痛（第3支），予乙醇封闭，封闭后舌及口唇出现麻木，右面颊部未发生疼痛。近半月来下颌支未见疼痛，但眉梭骨、太阳穴、鼻旁、迎香穴周围疼痛向头维方向放射，触摸时疼痛加剧，经我院针灸门诊治疗，效果明显，今日收入院。

查体和实验室检查　神清语畅，颈部无抵抗，形体肥胖，右侧眉棱骨及颧骨下有触及痛，感觉未见异常，局部无水肿，心音有力，律整，心率80次/分，血压130/80mmHg，生理反射存在，病理反射未引出，舌淡，边红，苔白腻，脉沉而细。

中医诊断　面颊痛（湿邪阻络证）。

西医诊断　三叉神经痛（Ⅰ~Ⅱ支）。

辨证　素体肥胖，胖人多湿，经久不愈，耗伤经气，而致不畅，足太阳、足阳明之经伤阻遏，气血郁滞，不通则痛，故见眉棱骨、迎香部位疼痛而放射头维处，痛则不能入寐。舌淡、边红，苔白腻，脉沉细均为内虚湿阻经络之象。

治则　利湿通络，祛瘀止痛。

选穴　阴陵泉、攒竹、太阳、四白、阳白、迎香、风池。

操作　阴陵泉直刺1.5寸，施捻转之泻法；攒竹透丝竹空，施捻转之泻法，行手法1min，令眉棱骨酸胀为度；太阳向下斜刺，针体与皮肤呈45°，进针1寸，施捻转泻法；四白、阳白、迎香均直刺5分，施平补平泻手法，行手法1min；风池针尖微向下刺进针1~1.5寸，施捻转泻法。

治疗经过　上穴每日针2次，每次留针1小时，中间做手法2次，经5日治疗，眼眶周围疼痛明显减轻。9次治疗后疼痛时间缩短。经20日的治疗，右侧眉棱骨疼痛明显减轻，1个月后疼痛基本消失，讲话、漱口均正常。

病例3

曹某　男　41岁　干部　初诊日期：1978年6月17日

主诉　右面部阵发性剧痛半年余，加重3个月。

病史　患者半年前因着急受风，突然出现右侧颜面抽痛，开始1个月发作1~2次，每次持续1~2min，疼痛呈刀割样，经服苯妥英钠、亚氨二苯乙酰后2个月未发，近3个月病情突然加重，发作频繁伴眩晕，心烦，口苦，每周发作7~8次，每次可持续5~6min，发作时不能咀嚼、刷牙、洗脸，服西药仅能暂时控制2~3小时。经某医院脑系科检查，颅平片、内听道及腰穿均正常，考虑为“原发性三叉神经痛”，特请针灸治疗。

查体和实验室检查　痛苦面容，面无光泽，张口困难，右侧口角上唇有“过敏点”不能触动，眼底正常，脑神经正常，四肢生理反射均存在，病理反射未引出。舌质红，苔微黄，脉弦数。

中医诊断　面颊痛（肝郁化火证）。

西医诊断　原发性三叉神经痛（Ⅱ~Ⅲ支）。

辨证　肝郁化火，加之风寒侵袭，入侵脉络，闭阻不痛，“不通则痛”，故忽聚忽散，疼痛乍作乍歇。

治则　活血化瘀，通经止痛。

选穴　巨髎、下关、颊车、翳风、太冲。

操作　巨髎直刺1.5寸，施捻转泻法；下关操作同前；颊车针尖向地仓方向透刺，进针1.5~2寸，施捻转泻法；翳风针2寸，使耳内有酸胀感；太冲直刺5分，施呼吸补泻之泻法。

治疗经过　上述穴位每日针2次，经2次治疗患者自觉疼痛明显减轻，1周后可咀嚼食物，经20日治疗疼痛缓解。

病例4

于某　男　55岁　教员　入院日期：1982年11月19日

主诉　右面颊部疼痛1年余，近3个月来加重。

病史　患者于1981年9月自觉牙痛而去口腔医院就诊，经检查考虑为右侧三叉神经痛（第Ⅲ支），给予“卡马西平”等药，连续服用2个月，疼痛明显减轻。1982年8月无明显诱因而突感右面颊部呈电击样疼病，发作骤然，剧烈疼痛，频繁时5～6min发作1次，难以忍受，有时1日发作几十次，又到天津市口腔医院就诊，予西药（药名不祥）服药后症状无明显改善，9月上旬到我科门诊，治疗1个月疼痛略减轻，但仍间断发作，由门诊收入院。

查体和实验室检查　神志清楚，自动体位，口内唾液增多，下关、颊车、迎香、地仓穴压痛明显，咽部无充血，心律整，心率64次/分，腹软，肝脾未触及，右小腿部有片状静脉炎未愈的色素沉着，生理反射存在，病理反射未引出，舌质淡红少苔，脉细数。

中医诊断　面颊痛（阴虚火旺证）。

西医诊断　右三叉神经痛（第Ⅲ支）。

辨证　患者体内素有蕴热，热邪恋而伤津液，阴虚更甚，而致血气不和，气血逆乱，瘀阻于头面部经络，故而不通则痛。

治则　滋阴通络，活血止痛。

选穴　下关、颊车、颧髎、地仓、合谷、三阴交、翳风。

操作　同前。

治疗经过　上述穴位交替使用，每日针2次，经3次治疗患者疼痛较前明显减轻，夜间发作频繁。8日后只是下关处隐隐作痛，经20日的治疗右面颊部疼痛明显减轻，偶有发作，揉按下关、颊车穴尚可缓解疼痛，纳食好，此病例针后采用刺络拔罐。

病例5

侯某　男　79岁　登记号：1068459　初诊日期：2011年3月11日

主诉　右侧面部火烧样疼痛3日。

病史　患者素有三叉神经痛病史，近日因受风诱发右侧面部火烧样疼痛伴有流泪、流涕、面部肌肉抽搐，可持续数分钟，常因刷牙、洗脸冷刺激而诱发。面部扳机点明显。曾服用止痛药后缓解，近日因受寒再次发作遂来就诊。

查体和实验室检查　面部扳机点阳性，舌红，苔白，脉浮紧。

中医诊断　面痛，风邪外袭证。

西医诊断　三叉神经痛。

治则　疏通经络、祛风止痛。

选穴　主穴：四白、下关；配穴：地仓、攒竹、合谷、太冲、内庭。

操作　四白、下关直刺，以有走窜感为宜，采用提插泻法，余穴采用泻法，留针30min，14日为1个疗程。

治疗经过　治疗后3日：右侧面部火烧样疼痛症状明显减轻；治疗后8日：疼痛症状基本消失。

病例6

李某　女　62岁　初诊日期：2011年9月16日

主诉　右颜面疼痛1个月余。

病史　患者于1个月余前因家中变故情绪波动较大，出现右颜面疼痛，不能进食及触摸右面部，在院外曾打封闭及口服止痛药，现用药频繁而疼痛加重，故来我针灸科门诊。现症：神清，精神可，右颜面疼痛，张口及触摸颊车穴附近呈刀割样痛，头痛，无胸闷憋气，每日进食半流质少量，夜寐不安，大便秘结。

查体和实验室检查　舌红，少苔少津，脉弦。

中医诊断　面颊痛，肝郁化火证。

西医诊断　三叉神经痛（第Ⅱ、Ⅲ支）。

治则　醒脑开窍，舒肝解郁，活血止痛。

辨证　肝主疏泄喜调达，肝郁则气机郁滞，郁而化火，肝火上扰头面，故见面部刀割样疼痛。

选穴　内关、人中、三阴交、阿是穴、地仓、颊车、颧髎、四神聪、合谷、太冲、行间、内庭、风池。

操作　内关（双），直刺1～1.5寸，施捻转提插泻法；人中，向鼻中隔斜刺0.5寸，施平补平泻手法；三阴交（双），直刺1～1.5寸，施捻转提插补法。地仓透颊车，透刺时速度宜缓，进针1～1.5寸。合谷、太冲直刺1～1.5寸，捻转泻法。余穴均采用常规刺法。

治疗经过　患者第1日治疗后即可进食，晚上夜寐较安；治疗过程中，止痛药逐渐减量，进食量在逐渐增加；经治20日后，停用止痛药，疼痛症状消失，饮食如常，夜寐安。

病例7

兰某　女　69岁　初诊日期：2011年10月25日

主诉　左侧颧弓至眉、额部阵发性、电击样疼痛4日。

病史　患者4日前受寒后突发左侧面部电击样剧痛，疼痛部位自颧弓至眉、额，呈线状，每因咀嚼、触碰、受风或受凉引发，疼痛时不能睁目，泪流不止，多在1～2min内疼痛缓解，日发十余次，夜晚尤甚，难以入寐。

查体和实验室检查　舌质淡红，苔白腻，脉沉细无力。

中医诊断　面痛，脾气虚兼风邪外袭证。

西医诊断　三叉神经痛。

治则　健脾益气，祛风止痛。

辨证　患者年近七旬，素体脾虚，便溏形瘦，气血虚损，不能上荣于面，血虚生风，面肌痉挛14年，面部血络瘀阻，经脉拘急，不通则痛。患者受凉后发病，恶寒肢冷，身倦乏力，纳呆，便溏，面黄形瘦，舌质淡红，苔白腻，脉沉细无力。为脾气虚兼风邪外袭证。

选穴　头面部（患侧）：攒竹、太阳、四白、迎香、颧髎、下关、翳风、风池；上肢（双）：外关、合谷；下肢（双）：足三里、阳陵泉、阴陵泉、三阴交、解溪、申脉、照海、太冲。

操作　攒竹透鱼腰，进针0.8寸；太阳穴向后斜刺，进针1.5寸；四白穴向下斜刺，进针入眶下孔1.5寸；迎香、颧髎、下关三穴直刺，常规进针深度；余穴均按常规刺法。

中药　肿痛安胶囊。

治疗经过　一诊：留针期间未发疼痛。二诊：疼痛时间、强度、次数较以往没有明显改变，夜寐差。选穴同前。三诊：疼痛强度较以往减轻，疼痛时间没什么变化，次数较以往略减少。夜寐欠佳。四诊：疼痛强度、时间、次数均较以往有明显改善。夜寐良好。三十四诊：疼痛大为减轻，两三日发1次，呈一过性。

按语　三叉神经痛是指面部三叉神经分布区内发生的阵发性烧灼样疼痛，有原发性及继发性两种，一般认为与受寒、病毒、牙齿的感染及某些传染病有关。

祖国医学虽无三叉神经痛这个病名,但在历代文献的“齿痛”、“颧骨病”、“面痛”、“偏头痛”等篇中有类似该病的论述。如清·陈士铎在《辨证录》中说:“人有患半边头风者,或痛在左或痛在右,百药治之罔效,此症得之郁气不宣又加风邪袭之于少阳之经络,遂致中半边头痛也……大约遇顺境则痛轻,遇逆境则病重,遇拂郁之事而更加之风寒之天则大痛而不能出乎……。”王清任在《医林改错·血府逐瘀汤所治之症目》中说:查患者头痛者,无表症、无里症、无气虚、痰饮等症,时犯、时好,百方不效,用此方一剂愈等。不仅描述了该病的表现,而且指出治疗原则和方法。

根据“不通则痛”的论述,以活血化瘀、通络止痛为治疗大法,以下关、四白为基本处方,Ⅰ支痛加攒竹、太阳;Ⅱ支痛加四白、颧髎;Ⅲ支痛加颊车、迎香;除以上治疗外还采用刺络拔罐疗法,经多例原发性三叉神经痛观察,证明效果良好。

风池为手足少阳、阳维之会穴,翳风为手足少阳之会,可活血化瘀,通达诸阳经气。余穴均在面部三叉神经分布区,为局部取穴法,目的活血化瘀,疏通患侧经气以达到“通则不痛”的目的。同时强调要想取得预期效果,恰当的手法及适当的留针时间也是重要的一环,提示手法量学的重要性,穴位施手法均需1min,留针30min。

第九节　舌咽神经痛

病例

刘某　男　34岁　中学教员　初诊日期:1980年9月1日

主诉　右侧咽及舌根部阵发性疼痛20日。

病史　患者于20日前吃冷食时突然右侧咽、舌根出现刀割样疼痛,持续10~15min,骤然停止,而后则较频繁发作,夜间常因无意识咽下唾液招致疼痛发作而被惊醒,间歇期一切如常。曾服止痛药、泼尼松、卡马西平、苯妥英钠等药物,效果不显著,请中医诊治。

查体和实验室检查　痛苦面容,形体消瘦,语言低微,五心发热,张口时极端小心,唾液下咽困难,低头任其自动流出,眼底正常,扁桃体无肿大,表浅淋巴结未触及,四肢生理反射正常,病理反射未引出。颅平片、颈椎片、脑电图、脑血流图均正常,舌质红少苔,脉弦细数无力。

中医诊断　舌根痛(阴虚火旺证)。

西医诊断　舌咽神经痛。

辨证　素体瘦弱,为阴虚之体,因肺脉通会厌,而肾脉夹舌本,阴虚火旺,阴液不能上承,经脉郁阻,乃致舌根痛。

治则　滋阴降火,疏通经络。

选穴　风池、太溪、三阴交、廉泉、翳风。

操作　风池针向喉结进针2~2.5寸,施捻转泻法,令咽喉部酸胀感为度;三阴交直刺进针1.5寸,太溪进针1.5寸,均施捻转补法;廉泉针向舌根部,进针1.5寸,施平补平泻法,翳风同风池。

治疗经过　上穴针后留针40min,中间间隔15min,行手法1次,针2次后疼痛大减,能缓慢咽下唾液及流质饮食,针5次后症状消失,一切如常人,追访3个月未复发。

按语　舌咽神经痛可分为原发性和继发性两种,据文献资料统计,该病发病率较低,临床上相当少见。

根据该病例患者症状:①疼痛主要位于右侧的舌根、咽后部;②疼痛呈爆发性、短暂性、刀割样;③吞咽、讲话、咳嗽等常为诱因;④舌根部有触发点;⑤间歇期如常人;⑥神经系统检查无阳性发现，据此6点明确诊断为原发性舌咽神经痛似无疑问。

该病中医历代文献尚无明确记载，我们根据经脉循行并结合其形体消瘦，五心烦热，脉络不畅所致，故取足少阴原穴太溪，足三阴之会穴三阴交以滋阴。手足少阳、阳维之会穴风池，手足少阳之会穴翳风以通络为主，配以疏解宣通局部经气的上廉泉，标本兼顾，相得益彰，故能效如桴鼓。

第十节　瘈　疭

一、舞蹈病

病例1

张某　男　60岁　农民　入院日期：1981年10月19日

主诉　右上下肢舞动1个月，近半月加重。

病史　患者于9月19日在田间劳动时，突觉头晕，视物模糊，右上肢不自主动作不能控制，约3min后缓解。9月24日，29日相继又出现上述症状，即到县医院就医，未予确诊。以后右上肢舞动频繁出现，发展至右下肢亦有不自主动作，睡眠时消失，且记忆力减退。于10月5日来我院门诊，经10次针灸治疗，患者不自主动作稍有减轻，每一次舞蹈动作间隔时间延长，于10月19日收入住院。

查体和实验室检查　精神好，形体胖盛，面色红润，两目少神，右上下肢舞蹈样不自主动作，以上肢明显，记忆力减退，语言謇涩，舌质红，苔薄黄，脉弦。脑神经（-），四肢肌张力偏高，生理反射存在，病理反射未引出，指鼻试验右侧不准确，心肺（-），肝脾未触及，血压160/100mmHg。

中医诊断　瘈疭（肝阳上亢、痰湿热阻络证）。

西医诊断　老年性舞蹈病。

辨证　患者平素性情郁闷，喜食肥甘之品，久则湿聚生痰。肝为刚脏，喜调达而恶抑郁，情志不舒，郁结化火，火动则阳失潜藏，阳亢则风自内生，风火相煽，夹痰上冲于脑，扰乱清空则头晕，目不明，走窜经络则肢体舞动。舌红，苔薄黄，脉弦为阴虚阳亢之象。

治则　平肝息风，涤痰通络。

选穴　风池、百会、太冲、合谷、丰隆、风府。

操作　风池直刺1.5寸，施捻转补法，行手法1min；百会斜刺0.5寸，施捻转平补平泻法；太冲直刺1寸，施捻转泻法；合谷直刺1寸，施捻转泻法；丰隆直刺1.5寸，施捻转泻法；风府针向下颌方向斜刺2.5寸，施雀啄泻法，以放电感传向一侧或四肢为度。

治疗经过　上穴日针1次，11次治疗后右下肢恢复正常，右上肢不自主动作次数减少，19次后症状完全控制，继续巩固治疗2周，不自主动作完全消失，痊愈出院。

病例2

赵某　男　19岁　学生　入院日期：1981年9月7日

主诉　四肢手舞足蹈，以右侧重3日。

病史　患者8月初感冒发热，一周后热退痊愈。8月中旬无明显原因出现易激动，写字潦草，持筷失落，睡眠后消失。经服镇静药不能缓解。9月4日即出现四肢大幅度乱舞，无规则，不定型，不能自控，以右侧尤甚，伴有头项扭转，头痛，失眠。即来我门诊收入住院。

查体和实验室检查　精神好，面色润泽，两目有神，四肢手舞足蹈，扭头转颈，坐卧不宁，右侧舞动明显，舌淡苔薄白，脉弦细。脑神经（-），四肢肌张力偏低，生理反射减弱，病理反射未引出，易向左倾，腰穿压力175mmH$_2$O，心肺（-），肝脾未触及，易哭泣，注意力不集中。

中医诊断　瘈疭（肝阳上亢证）。

西医诊断　舞蹈病。

辨证　外感风邪，发热后失于调养，正气未复，邪侵入里，耗伤阴液，阴血不足，筋脉失养，继而引动肝风，阳气鸱张，扰窜经络则见手舞足蹈，头项扭转。《素问·至真要大论》："诸暴强直，皆属于风。"故本证属肝风之证。

治则　平肝息风，疏经通络。

选穴　内关、人中、风府、风池、足三里、太冲、百会。

操作　内关直刺1寸，施捻转提插泻法，行手法1min；人中向鼻中隔斜刺0.3寸，施雀啄泻法，至眼球湿润或流泪；足三里直刺1.5寸，捻转补法。余穴同前。

治疗经过　上穴日针1次，3次治疗舞动大减，10次后诸症明显恢复，1个月治疗痊愈。

病例3

荣某　男　67岁　工人　入院日期：1982年1月13日

主诉　左侧肢体舞蹈样动作19日。

病史　患者有高血压史20年，经常服用降压、镇静药物。19日前午睡后发现左手小幅度不自主舞动，逐渐幅度加大，连及左下肢，3日后在某院就医予苯海索治疗，效不显，又转至某院脑系科，诊断"脑动脉硬化，舞蹈病"。予氯丙嗪等口服药，仍未见效，并有语言不清，舞蹈样不自主动作发作频繁，易激动偶有强哭症状。于1月13日来我门诊并收住院。

查体和实验室检查　精神弱，面色无华，目光少神，左上下肢似舞蹈样不自主动作，时时不休，语言謇涩。舌淡，苔白腻，脉弦滑。脑神经（-），四肢肌张力偏高，生理反射存在，病理反射未引出，心肺（-），肝脾未触及，血压170/110mmHg。面部肌肉不自主抽动，时而努嘴吐舌。

中医诊断　瘈疭（阳亢湿盛证）。

西医诊断　舞蹈病。

辨证　患者年过花甲，肾气乃伤，肾阳衰微，不能温煦脾土，脾运失司，聚湿生痰，痰火上乘，引动肝风，夹痰壅闭经络，筋脉失养则见手舞足蹈证，舌淡，苔白腻，脉弦滑为痰湿内蕴之象。

治则　平肝息风，祛湿通络。

选穴　风池、内关、风府、足三里、丰隆、太冲、合谷

操作　同前。

治疗经过　上穴每日针2次，经1日治疗舞动减轻，3日治疗后，舞动次数减少，1周后，静止时舞动消失，活动时舞动明显，2周后面部表情正常，经1个月治疗诸症消失，继针2周以巩固疗效。

病例4

张某　男　68岁　退休　初诊日期：2002年12月30日

主诉　左侧肢体不自主扭转1日余。

病史　患者曾有高血压家族史，自昨天下午发现左侧上、下肢不自主扭转、抽动，不能控制，自服一丸安宫牛黄丸，自觉症状稍微好转，遂于今日来我科治疗，舌苔白滑，脉弦。

查体和实验室检查 患者神清，精神可，步入病室，查体合作，语言流利，心肺（-），生理反射存在，奥本海姆征（+）。血压：130/85mmHg。CT示：考虑左基底核、额区及右基底核区缺血灶。

中医诊断 瘈疭（肝肾阴虚证）。

西医诊断 老年性舞蹈病。

辨证 患者年近七旬，阴气已虚，髓海失充，素体肝阳偏亢，现今阴虚阳亢，肝风内动，故而出现肢体不自主扭转。

治则 醒脑开窍，镇肝息风，补益脑髓。

选穴 内关、人中、百会、四神聪、风池、完骨、天柱、太冲、阳陵泉、足窍阴、曲池、合谷、血海、足三里。

操作 四神聪沿头皮斜刺0.5寸，捻转补法；完骨、天柱进针1寸，施捻转补法1min；阳陵泉、曲池、血海直刺1寸，提插捻转泻法；足窍阴进针0.6寸，提插泻法。余穴同前。

治疗经过 每日1次，经过3次治疗后，患者左侧肢体扭转、抽动减轻，阵发性发作；继续针刺治疗5次后，左侧肢体扭转基本停止；巩固治疗5次后，患者肢体扭转消失。

病例5

焦某 男 49岁 干部 初诊日期：2002年10月23日

主诉 左上肢不自主运动2日。

病史 患者2日前无明显原因出现左上肢不自主运动，诉接电话时明显，每次持续数分钟，每日数次，食欲、睡眠尚可，二便正常。

查体和实验室检查 神清，精神可，查体合作，五官端正，肺部听诊正常，心律齐，肝脾无异常，四肢肌力正常，活动自如。血压：180/110mmHg。舌红苔薄白，脉沉细。

中医诊断 瘈疭（阴虚阳亢证）。

西医诊断 舞蹈病。

辨证 患者年近半百，阴气已虚，阴不敛阳，阳动化风，故而肢体不自主乱动，复因精神紧张而加重，皆因风阳上扰神明、神不导气所致。

治则 镇肝潜阳，息风安神。

选穴 印堂、上星透百会、四神聪、风池、肩髎、肩贞、曲池、手三里、外关、合谷、三阴交、太冲。

操作 印堂横刺0.3寸，施雀啄手法1min；上星向百会斜刺0.5~1寸，施平补平泻手法1min；四神聪直刺0.3~0.5寸，施捻转补法1min；风池直刺0.5~1寸，施捻转补法1min；肩髃、肩贞直刺1~1.5寸，施提插泻法，以麻胀感达肘关节为度；曲池屈肘取穴，直刺1~1.5寸，施提插泻法，以麻胀感到达示指为度；手三里、外关直刺1寸，施提插泻法；三阴交沿胫骨后缘进针1~1.5寸，针尖向后斜刺与皮肤呈45°，施提插泻法，至患侧下肢抽动为度；合谷、太冲直刺0.5~1寸，施呼吸泻法1min。

治疗经过 治疗4次后，患者每日发作次数减少至1~2次，继续针刺治疗5次后，患者肢体不自主运动偶尔发作；又治疗7次后，患者症状得到控制，临床基本痊愈。

病例6

玖某 女 70岁 退休 初诊日期：2003年5月7日

主诉 左侧面部不自主抽动，左上肢麻木10日。

病史　患者10日前因情志刺激后出现左侧面部不自主运动，左上肢麻木，未予处理，病情逐渐加重。5月1日于天津市环湖医院查头颅MRI示：脱髓鞘改变，脑萎缩。于社区静脉滴注“脑络通”病情无明显改善，故来我院就诊。现神清，语言清楚，左面部不自主运动，口部为甚，右上肢时有向后扭转、抽动，左上肢麻木，指尖为重，无头晕头痛，四肢活动可，寐欠安，纳可，二便调。

查体和实验室检查　神清合作，双瞳孔（-），双额纹对称，口角无偏倚，伸舌右偏，四肢肌力可，肌张力正常，腱反射（-），右巴奥斯基征（+），夏道克征（+）。

中医诊断　瘈疭（脾肾两虚证）。

西医诊断　老年性舞蹈病。

辨证　患者年至七旬，肾水亏虚，将息失宜，脾肾两虚，精、气、血生化乏源，肝不藏血，筋脉失于濡养，故而出现左侧面部不自主运动，左上肢麻木。

治则　醒脑安神，补益脑髓。

选穴　内关、人中、百会、上星、风池、完骨、天柱、合谷、地仓、颊车颧髎、太阳、尺泽。

操作　地仓透向颊车部位，平补平泻手法；颧髎直刺0.5寸，捻转补法；太阳斜刺0.5～1寸，平补平泻手法；尺泽直刺0.5～1寸，提插泻法。余穴同前。留针20min。

治疗经过　经过7次治疗后，患者右上肢无扭转抽动，左面部仍时有不自主抽动，左上肢麻木；继续治疗10次后，患者左面部不自主运动可控制，左上肢麻木缓解；巩固治疗5次后，患者症状消失。

病例7

患者　男　59岁　初诊日期：2010年11月1日

主诉　肢体不自主舞蹈样动作7年余，加重半年。

病史　患者于7年前无明显诱因出现四肢肢体扭动，遂就诊于天津医科大学总医院，诊断为Huntingdon舞蹈病。患者有明显的家族遗传史（其外婆及两个兄弟均确诊为此病），服相应西药治疗，症状并未见明显改变。2010年5月，因四肢及头颈、躯干部均出现扭动症状，于天津市环湖医院就诊，颅脑CT示脑萎缩，心电图、血流变等未见明显异常。诊断同前，神经外科医生告知目前已无药物可改善症状。2010年11月前后，因舞蹈样动作幅度加大，生活不能自理并出现了进食困难等症状，求治于我院门诊，刻诊：神清，精神尚可，面部表情无明显异常，入睡后发作停止，夜寐安，吞咽障碍，不能进质地较硬的食物，二便调，记忆力相对较好。

查体和实验室检查　颈部、躯干扭动，四肢持续不自主大幅度舞动，左侧肩部、肘腕及手指不停地抽动，左腿走路拖地较右侧明显，舌淡紫，苔微黄，脉弦缓。

中医诊断　瘛疭（气虚血瘀，肝风内动证）。

西医诊断　舞蹈病。

辨证　患者中老年起病，主因髓海不足，脑神失养，精血亏虚，筋失所养，虚风内动而出现一系列舞蹈样动作。

治则　镇静安神，平肝息风，疏通经络。

选穴　主穴：百会、上星、印堂、头维；配穴：风池、翳风、合谷、外关、中渚、足三里、阴陵泉、丰隆、悬钟、太溪、承山、太冲。

操作　头皮针采用平刺法，余穴均采用直刺法，诸穴均浅刺，采用小幅度、高频率、捻转补法，每个穴位各操作1min，留针30min。

治疗经过　因患者自身原因，治疗仅能隔日1次。首次针刺前因动作幅度大，会从治疗床上滚下；治疗5次后，患者舞蹈样动作减轻，停留在病床上的时间明显增多，行走较前稳定；治疗7次后，自诉可以久坐，但是仍有不自主扭动；两周后，患者能较稳定的行走，四肢摇摆动作幅度较小，病床上观察到躯干及上肢仅见轻微摆动，下肢腓肠肌肌腹时有抽动，诉能亲自穿衣、做饭，且能尝试吃硬质食物。巩固治疗1周，患者舞蹈样动作基本控制，两腿行走较好，进食亦较前增快，已能生活自理。随访至今，诸症均控制良好。

病例8

石某　男　65岁　初诊日期：2010年11月13日

主诉　肢体不自主舞蹈样动作7年余，加重半年。

病史　患者于7年前无明显诱因出现四肢肢体扭动，遂就诊于天津医科大学总医院，诊断为大舞蹈病。有明显的家族遗传史（其外婆及两个兄弟均确诊为此病）。服相应西药治疗，症状并未见明显改变。2010年5月因四肢及头颈、躯干部均出现扭动症状，于天津市环湖医院就诊，头颅CT示脑萎缩，心电图、血流变等未见明显异常。诊断同前，神经外科医生告知目前已无药物可改善症状。2010年11月前后因舞蹈样动作幅度加大，生活不能自理并出现了进食困难等症状，求治于我院门诊，刻诊：神清，精神尚可，面部表情无明显异常，颈部、躯干扭动，四肢持续不自主大幅度舞动，左侧肩部、肘腕及手指不停地抽动，左腿走路拖地较右侧明显，入睡后发作停止，夜寐安，吞咽障碍，不能进食质地较硬的食物；二便调，记忆力相对较好，余神经系统检查未见异常。

查体和实验室检查　神经系统检查未见异常。舌淡紫，苔微黄，脉弦缓

中医诊断　颤证（髓海不足证）。

西医诊断　大舞蹈病。

辨证　此患者中老年起病，主因髓海不足，脑神失养，精血亏虚，筋失所养，虚风内动而出现一系列舞蹈样动作。

治则　镇静安神，益精填髓，平肝息风，疏通经络。

选穴　百会、上星、印堂、双侧头维、风池、翳风、合谷、外关、中渚、足三里、阴陵泉、丰隆、悬钟、太溪、承山、太冲。

操作　诸穴均采用直刺法，诸穴均浅刺，采用小幅度、高频率、捻转补法，每个穴位各操作1min，留针30min，因患者自身原因，治疗仅能隔日1次。

治疗经过　治疗5日，舞蹈样动作减轻、行走不稳症状好转；治疗7日，不能久坐症状好转；治疗14日，饮食、行走症状好转；治疗21日，舞蹈样动作基本控制，两腿行走较好，进食亦较前增快，已能生活自理。

按语　舞蹈病是以头面，四肢无目的，不规则，快速不自主运动为主要临床特点的一种疾患，根据其病因和年龄特点，可分为风湿性舞蹈病、享丁顿氏舞蹈病、老年性舞蹈病、妊娠舞蹈病等。

依据祖国医学理论，人体各关节的运动与筋膜相关，而筋膜直接受肝之阴血滋养，当肝之阴血不足，经脉筋骨失养，可致关节运动失常，经曰："风胜则摇"，"风胜则动"，"厥阴在泉，客胜则大关节不利，内为痉强拘瘈，外为不便"。如病例1年已花甲，形体丰腴，而脉寸关有力而尺弱不应指，为阴精亏耗于下，肝风扶摇而上，上冲巅顶，流窜四肢之症，即风自内起。病例2年方廿，下元充盛，无肝肾见症，邪风自何来？我们综合其病因病史，四诊合参考虑为外风乘虚入络，经气失于宣通，津液停留，聚湿成痰而致。

因病因病机不同，所以虽属现代医学的同一疾病，但治疗上差异很大。病例1用平肝息风，清热化痰之法；病例2则按照徐灵胎的说法，透经入络之痰要用"峻烈制炼之方"。我们选用风

府、风池以疏风通络；丰隆，足三里，列缺以调气化痰；人中为督脉与手足阳明经之会穴，用雀涿泻法，可搜风通络，涤痰；合谷，太冲为“四关”穴，可调和阴阳，清心醒脑。诸穴共配已取得良效，由此可看出，“谨守病机，各司其属”的重要性。

Huntingdon 舞蹈病又称大舞蹈病、慢性进行性舞蹈病，是一种常染色体显性遗传病，首发症状是隐袭地不自主运动，常在不自主运动发作以后数年内发生进行性痴呆。该例患者家族史阳性，以不自主运动为主症，尚未出现明显智能障碍，但 CT 显示有脑萎缩，诊断较为明确。从中医角度分析，此故采用头部穴位平刺法以补益脑髓，临床中发现浅刺得气后采用轻柔手法刺激具有较好的镇静作用。临床选穴百会、上星、印堂、头维合用，具有醒脑神、益精髓的作用；针刺风池、翳风、合谷、外关、中渚，取其镇静息风、通络之效；足三里、阴陵泉属多气多血的脾胃经穴位，针刺可以健脾合胃、补益后天气血，与承山穴合用可提高腿部肌肉力量，防止肌肉萎缩；丰隆穴为足阳明胃经之络穴，可疏通脾、胃表里二经的气血阻滞，自有无虚不作眩、无痰不作眩之说，丰隆为治痰要穴，如《备急千金要方》云：丰隆主狂妄行，登高而歌，弃衣而走等，针刺其可以化痰通络，防止痰阻清窍致神明失用；悬钟为髓之所会，太溪、太冲分别为肝肾经输穴、原穴，因肝肾同源，采用补益之法更增加穴位的填髓益精之效，延缓了痴呆症状。诸穴合用，共奏镇静安神、养血息风通络之功。

二、帕金森病

病例 1

刘某　男　62 岁　退休工人　入院日期：1979 年 6 月 8 日

主诉　四肢肌肉强直伴双手震颤 1 年，近 3 个月加重。

病史　患者平素患高血压，血压波动在 170～190/90～110mmHg 之间，近 1 年来出现四肢肌肉强直，行动迟缓，双手震颤，持物不稳，静止时明显，经治疗效果不显。近 3 月来因丧偶，精神刺激，病情加重，头部时而颤动，在情绪波动时颤动明显加重。

查体和实验室检查　神清尚能合作，面具脸，脑神经均正常，语言迟缓，呈慌张步态，四肢肌肉强直，肌张力呈齿轮状增高，站立时头部及躯干稍向前倾，双上肢肘关节、掌指关节处屈曲，双下肢髋及膝关节微屈，无肌肉萎缩，浅深感觉均正常，生理反射均活跃，病理反射未引出，舌质红，苔薄白，脉弦细。

中医诊断　瘈疭（阴虚风动证）。

西医诊断　帕金森综合征。

辨证　年过半百，精血不足，筋脉失养，血虚生风，约束不住，而莫能任持。脾主四肢，四肢者，诸阳之本，木气鼓之，故动也。

治则　滋补肝肾，息风活络。

选穴　百会、风池、肝俞、膈俞、肾俞、合谷、太冲。

操作　百会进针 0.5 寸，施捻转补法；风池针向结喉，进针 2 寸，施小幅度高频率捻转补法，行手法 1min；肝俞、膈俞、肾俞均刺向横突，进针 1.5 寸，施捻转之补法，行手法 1min；合谷直刺 1 寸，施呼吸泻法，行手法 1min；太冲操作同合谷。

治疗经过　上穴日针 1 次，8 次后，自觉四肢较前有力，走路较平稳。15 次后，双手震颤幅度减小，频率减低。28 次后，面部表情较丰富，除双手在情绪激动时偶有震颤外，余症基本消失。

病例2

钱某 男 59岁 工人 入院日期：1980年9月4日

主诉 头部及双手震颤，行动迟缓3年。

病史 患者平素易怒。8年前出现右手轻微震颤，未被重视，后出现双手震颤，经口服左旋多巴，症状曾一度缓解。近3年因停口服药，头部及双上肢震颤，静止时明显，情绪波动时增强，口服中药效果不显，经门诊检查收入院。

查体和实验室检查 神清，面容呆滞，呈面具脸，头部前倾，躯干向前弯曲，四肢肌肉强直，肌张力呈铅管样增高，站立时腕屈曲，手指内收，拇指对掌，两手置于前胸，膝关节略向前弯曲，双手出现4~5次/秒的节律震颤，头部微颤，感觉系统正常，舌质暗紫，脉弦涩。

中医诊断 瘈疭（气滞血瘀证）。

西医诊断 帕金森病。

辨证 头为诸阳之首，而肝主筋，肝阳亢盛，阳动生风，随风而动，木气上冲，故见头及双手震颤。

治则 镇肝息风，活血化瘀。

选穴 太冲、后溪、申脉、血海、三阴交。

操作 太冲直刺进针1寸，施捻转泻法；后溪，申脉为八脉交会穴之一，采用捻转泻法，行手法1min；血海、三阴交均进针1.5寸，施捻转泻法。

治疗经过 上穴日针1次，经17次治疗后症状减轻，肢体活动较前灵活。31次治疗后症状基本消失，后因巩固疗效又治疗10次。

病例3

武某 男 60岁 干部 入院日期：2000年11月6日

主诉 左上肢不自主震颤1年余。

病史 患者平素患高血压，血压波动在150/80 mmHg，因工作劳累于1年前出现左上肢不自主震颤，持物不稳，静止及情绪激动时明显，未予重视，2个月前又发现头部时有不自主震颤，就诊于我院行针刺治疗3次，症状略见好转，后未能坚持，今为进一步治疗收入我科。

查体和实验室检查 神清合作，反应迟钝，表情淡漠，头部前倾，躯干向前弯曲，四肢肌肉僵直，肌张力呈铅管样增高，站立时腕屈曲，手指内收，拇指对掌，左上肢时有不自主震颤，头部微颤，静止及情绪激动时明显，脑神经（-），语言迟缓，四肢活动可，动作缓慢，慌张步态，血压140/80mmHg，脉搏75次/分，双瞳孔等大，约2.5 ∶ 2.5mm，光反射存在，心肺未见异常，生理反射存在，病理反射未引出，深浅感觉正常，无肌肉萎缩，舌淡苔白，脉弦滑。

中医诊断 瘈疭（阴虚风动证）。

西医诊断 帕金森综合征。

辨证 患者年过花甲，精血不足，筋脉失养，血虚生风，约束不住，而莫能任持，脾主四肢，四肢者，诸阳之本，木气鼓之，故动也。

治则 滋补肝肾，息风活络。

选穴 风池、合谷、太冲、百会、肝俞、膈俞、肾俞。

操作 百会进针0.5寸，施捻转补法；风池针向结喉，进针2寸，采用小幅度高频率捻转补法，施手法1min；肝俞、膈俞、肾俞均刺向横突，进针1.5寸，施捻转补法，施手法1min；合谷、太冲直刺进针1寸，施呼吸泻法，施手法1min。

治疗经过　5日后患者症状较前减轻，仍时有震颤，但幅度减小，15日后症状消失，情绪波动时偶有震颤，好转出院。

病例4

李某　女　66岁　初诊日期：2009年8月25日

主诉　上肢不自主颤动伴无力13年。

病史　患者2008年始服用苯海索（1片，每日3次），未行其他治疗。2009年8月25日为求进一步治疗来针灸高血压门诊就诊，给予针刺、中药治疗，在高血压门诊坚持治疗1年至今，症状明显好转，能独立行走。现症：下肢，上颌颤动基本消失，上肢与之前相比明显减轻，走路步态渐稳，步幅渐大，面部表情较前丰富，寐安，饮食可，二便调。

查体和实验室检查　舌红，苔白，脉弦细。

中医诊断　瘐疭（肝肾阴虚证）。

西医诊断　帕金森病。

治则　醒脑开窍，滋补肝肾，调整阴阳，通调督脉。

辨证　肝肾阴虚，不能滋养肝木、血虚生风，风盛则动，而震颤不已。

选穴　组穴1：水沟、内关、百会、印堂、神庭、风池、后溪、合谷、太冲、三阴交、足三里、复溜、顶颞前斜线等。组穴2：背部夹脊，顶颞前斜线。

操作　组穴1、组穴2隔日交替使用。水沟，向鼻中隔方向斜刺0.3～0.5寸，用重雀啄法，至眼球湿润或流泪为度；再刺内关，直刺0.5～1寸，采用捻转提插泻法；内关三阴交，沿胫骨内侧缘与皮肤呈45°斜刺，进针1～1.5寸，用提插补法，使患侧下肢抽动3次为度；后溪、申脉采用捻转泻法，行手法1min；三阴交均进针1.5寸，施捻转泻法；合谷、太冲直刺1寸，施呼吸泻法，行手法1min。顶颞前斜线，用2寸长针由前神聪沿皮向曲鬓分段接力刺，行快速运针手法。余穴采用平补平泻手法。得气后留针30min，每日1次。

中药　柴胡15g，生龙骨30g（先煎），生牡蛎30g（先煎），炙龟板30g（先煎），珍珠母20g（先煎），琥珀0.5g，天麻20g，钩藤20g，丹参20g，赤芍20g，红花15g，生地黄15g，山茱萸15g，炙甘草10g，水煎150ml，日1剂，分温服。

治疗经过　治疗1年，震颤症状明显好转，能独立行走。随访1年半，患者下肢、上颌颤动基本消失，上肢与之前相比明显减轻，走路步态渐稳，步幅渐大，面部表情较前丰富，寐安，饮食可，二便调。

病例5

成某　男　66岁　初诊日期：2010年9月16日

主诉　肢体震颤4年余，加重1年。

病史　患者肢体震颤4年余，加重1年，伴头晕头痛，动作迟缓，手持重物易掉落，步态不稳，日渐加重。为求系统治疗，遂来我院就诊。

查体和实验室检查　血压：140/100mmHg，表情淡漠，双手呈明显震颤，站立呈前倾。曾于天津某医院诊断为震颤麻痹，经用苯海索、左旋多巴，疗效尚可，唯因视力模糊、口干等毒副反应大，不能坚持服药。现伴见健忘多梦，便干溲黄，舌淡红，少苔，脉弦细。

中医诊断　瘐疭（肝肾不足，虚风内动证）。

西医诊断　帕金森病。

辨证　患者为老年男性，肝肾阴虚，阴血不足，筋脉失养，失于制止风动，散于四末则手足震颤。

治则 益肾柔肝，息风平颤。

选穴 百会、四神聪、曲池、外关、手三里、合谷、阳陵泉、足三里、丰隆、太冲、血海。

操作 诸穴均采用平补平泻手法，得气后留针30min，每日1次。

中药 枸杞子15g，当归15g，制何首乌15g，白芍15g，萸肉15g，珍珠母30g（先煎），生龙骨25g（先煎），生地25g，钩藤18g（后下），全蝎6g，桃仁、红花各10g，水煎150ml，日1剂，分温服。

治疗过程 治疗2日，头晕头痛好转；治疗7日，震颤频率降低好转；治疗20日，走路平稳，震颤偶发好转。共治疗1个月。患者震颤明显好转。

病例6

鄂某 男 62岁 初诊日期：2011年5月21日

主诉 双手震颤、行动迟缓5年，加重3个月。

病史 患者于5年前开始出现右手轻微震颤，行走渐缓，未进行治疗，后症状加重，出现双手震颤，行动迟缓，于当地医院诊治后，坚持口服多巴丝肼治疗。症状逐渐缓解，生活可以自理。近3个月来，发现病情加重，生活渐不能自理，口服多巴丝肼剂量同前，但症状未见减轻。

查体和实验室检查 反应迟钝，面具脸，四肢肌肉僵直，肌张力增高，语言迟缓，动作缓慢，双手拇指及前臂出现有节律震颤。舌淡苔白，脉弦滑。

中医诊断 瘈疭（阴虚风动证）。

西医诊断 帕金森病。

治则 滋补肝肾，息风活络。

选穴 主穴：风池，太冲，合谷，百会，后溪，申脉。配穴：肝俞，肾俞。

操作 风池针向结喉，进针2寸，捻转补法；合谷、太冲直刺进针1寸，呼吸泻法；百会进针0.5寸，捻转补法；后溪、申脉进针1寸捻转泻法。肝俞、肾俞均刺向横突，进针1.5寸，捻转补法。以上治疗，每日1次，每周5次，每次30min，两周1个疗程，共治疗4个疗程。

治疗过程 1个疗程后，自觉症状减轻。4个疗程后，症状基本消失，生活可自理，但于情绪激动时偶有震颤。

按语 “帕金森病”又称震颤麻痹，是一种常见的中枢神经系统变性的锥体外系疾病，以静止性震颤、肌强直、运动迟缓为主症。主要病理改变位于黑质，苍白球及纹状体内，背侧丘脑底核，延髓、侧丘脑下部，导水管周围及第三脑室周围的灰质和大脑皮质亦可偶然受侵。

根据其主要临床征象：震颤，强直，动作减少，石学敏院士从中医理论进行研究，认为该病与祖国医学肝肾有关。尤其与肝的关系更为密切。《内经》云：“诸风掉眩，皆属于肝”，“诸暴强直，皆属于风”，因精血不足，肝阴虚损，筋脉失于濡养所致肢体僵硬，动作迟缓，阴血不足，血虚生风，风盛则动，故震颤不已。所以用滋补肝肾，息风活络之法取得效果。个别病程较长者，在肝肾不足的基础上可出现舌质暗紫，疼痛，麻木等瘀血症状。经采用活血化瘀之法，虽病程较长，症状较重，有的病例亦获得近期显著疗效。体现了祖国医学“治风先治血，血行风自灭”的道理。因此该病治疗注重滋阴、潜阳并举，活血通络结合。该病病位在脑，病脏主要在肝，百会、四神聪位于巅顶部，通过督脉内落于脑，可醒脑定惊；合谷属于手阳明可通经络、行气血，太冲乃肝经原穴，可平肝息风，与合谷相配为四关穴，可通行气血、调和阴阳；曲池，外关，手三里可疏通经络行气血；阳陵泉为筋之会，可养血，舒筋通络；血海为血会，血海、足三里可益气养血。诸穴合用，补肾益髓，髓海充足，肝风自平。后溪、申脉为八脉交会穴，取之镇肝息风。肝俞、肾俞滋水涵木、补益肝肾。

对于该病西医治疗多采用药物及手术治疗，可通过药物控制震颤的发作及发展。以美多巴为最具代表性的药物。但长期服用会有很多不良反应，而且随着服用时间的延长，剂量也随之增加，疗效降低。手术治疗效果不确切。中西医结合治疗该病具有较好的持久的疗效。但是应提出注意的是该病的治疗问题并未完全解决。

三、肝豆状核变性

病例

曹某　女　21岁　学生　入院日期：1980年11月7日

主诉（代述）　逐渐语言不清，口角流涎，伴两手震颤8个月。

病史　患者1978年患肝炎，经治疗症状好转，但肝功能仍不正常，谷丙转氨酶150U/L，麝香草酚浊度试验10U/L。1980年3月开始语言欠流利，逐渐发展至语言不清，口角流涎，双手震颤，乏力等症状。经某院检查发现，双角膜有明显K-F环，诊断“肝豆状核变性”并住院治疗3个月，予西药治疗。效果不佳，特来我院求治，经门诊收住院。

查体和实验室检查　精神好，面色萎黄，目光少神，语言謇涩，舌较不灵，口角流涎，双上肢震动明显，舌红，苔白，脉弦细。瞳孔（-），角膜色素环（+），双上肢大关节震动5～6次/分，规律震颤，活动时加重，睡眠时消失。双下肢可见微震，运动功能正常，四肢肌张力增高，生理反射存在，病理反射未引出，心肺（-），肝下界位于肋缘下1横指。脾（-），四肢关节未见畸形。

中医诊断　瘈疭（阴虚阳亢证）。

西医诊断　肝豆状核变性。

辨证　久患肝疾，耗伤阴精，肝肾之阴血不足，阴虚不能制阳，肝阳偏亢，阳亢风动，扰窜经络，气血无以敷布，筋脉失养，血不养筋则可见肢体颤动；风阳上扰，迫于廉泉，津液外溢故见口角流涎；阳气上逆，闭阻舌脉则语言謇涩。舌红，苔白，脉弦细为阴虚阳亢之象。

治则　养血柔肝，滋阴潜阳。

选穴　太冲、肝俞、足三里、三阴交、廉泉、金津、玉液。

操作　太冲直刺1寸，施捻转泻法，行手法1min；肝俞斜向脊柱进针1寸，施平补平泻之捻转手法；足三里、三阴交均直刺1.5寸，旋捻转提插补法；廉泉向舌根斜刺2寸，施捻转平补平泻法；金津、玉液点刺放血。

治疗经过　上穴日针1次，10次治疗后，语言略见清楚，14次治疗流涎减少，23次治疗后手颤明显减轻，35次后语言渐清，流涎已止，经2个月治疗，手基本不颤，语言清楚。化验血清酮蛋白：0.08光密度，角膜K–F环（+），定为显效出院。

按语　肝豆状核变性是肝脑疾病中的一个特殊类型，为慢性，进行性，有家族遗传倾向的神经系统变性疾病，病变主要累及豆状核及肝脏，临床具备三大主证：震颤、肝硬变、角膜色素环者，即可确诊无疑。

应用中医、中药治疗，国内有数例报道，但针刺治疗该病，尚未见先例。

对该病的病机，石学敏院士做了如下分析：肝阴不足，筋脉失养而生震颤；木郁土壅，脾失健运，聚湿生痰，阻滞经脉，上扰舌系而语言不清，口角流涎，故治疗从肝脾入手。

方中太冲为肝经俞穴，配本经俞穴肝俞，有柔肝养阴、息风活络作用；足三里系胃经合穴，有强健脾胃、调和气血之作用；三阴交为足三阴之会穴，可通调足三阴经脉气血，柔肝健脾补肾，廉泉为任脉与阴维脉交会穴，可通利舌系；金津、玉液点刺放血，可使郁闭之舌脉血去邪出。

结合现代医学知识，这些腧穴通过调整内脏功能，似有促进铜排泄和阻止胃肠道吸收铜的作用，因而取得较为满意的效果。

四、原发性震颤

病例

徐某　男　61 岁　初诊日期：2011 年 7 月 9 日

主诉　双手颤抖 1 年余。

病史　患者于 2010 年 5 月无明显诱因出现双手软弱无力，自觉两手僵硬，写字时发抖，逐渐加剧，尤以紧张时更为明显，无肢体疼痛感。当地医院诊断为“原发性震颤”，经多方治疗病情无明显改善，遂来我院就诊。现该患者双手震颤不已，握物困难，写字不成形，头痛欲裂，寐欠安，二便尚调。

查体和实验室检查　一般情况良好。神经系统检查无阳性体征。甲状腺功能、心电图、脑电图、头 CT 均示正常。舌红稍干，无苔，脉弦细。

中医诊断　瘈疭，肝阴不足，血虚生风证。

西医诊断　原发性震颤。

治则　镇肝息风，滋阴养血。

选穴　百会、三阴交、大陵、太冲、合谷、郄门、内关、太溪。

操作　嘱患者取仰卧位，穴位处常规消毒，百会用 1 寸毫针 15°平刺 0.5～0.8 寸，施以捻转补法，至患者自觉头皮胀紧感为度；合谷、郄门、内关、太溪、三阴交用 1.5 寸毫针直刺 0.5～1 寸，施快速捻转提插补法，得气后缓慢刺入地部留针；大陵用 1 寸毫针，直刺 0.3～0.5 寸，捻转补法；太冲用 1 寸毫针直刺 0.5～0.8 寸，提插捻转泻法，得气后留针。每日 1 次，每次留针 30min，14 次为 1 个疗程，共治疗 2 个疗程。

治疗经过　治疗 6 日后：患者双手震颤有所减轻，头痛症状改善；治疗后 14 日：患者双手震颤大有好转，震颤幅度减轻，右手勉强可以写字，字体歪斜，未再发头痛。共治疗 28 日，患者双手掌震颤停止。

按语　原发性震颤是一种常染色体显性遗传病，为最常见的锥体外系疾病，也是最常见的震颤病症，约 60% 患者有家族史。原发性震颤是单一症状性疾病，姿势性震颤是该病的唯一临床表现。震颤属中医“瘈疭”范畴，明代王肯堂所著《证治准绳》曰：“颤振也，振动也，筋脉约束不住而莫能任持，风之象也。”石院长认为该病的病机为肝肾不足，血虚生风，与肝肾脑有关。肝藏血，主筋；肾藏精，主骨；脑为髓之海，元神之府，筋骨肌肉皆依赖于元神的调节。肝肾亏虚，精血不足，髓海不充，经筋失养，则内风浮动，故见肢体震颤。治疗以镇肝息风、滋阴养血为主。百会亦名三阳五会、泥丸宫，位居巅顶，为足三阳、足厥阴、督脉等诸多经脉的交会穴，为督脉要穴，针刺百会有益气升阳、填髓充脑、息风开窍之功效。太冲与合谷，即四关穴，两者配伍，一气一血、一阳一阴、一升一降，相互为用，协同作用较强，针之可镇肝息风，醒脑开窍，行气活血。郄门、内关、大陵属手厥阴心包经，均为局部取穴，配太溪以滋水涵木，三阴交以滋补肝肾。诸穴合用，共同达到镇肝息风、滋阴养血的功效。

原发性震颤（ET）迄今未有一致公认的确切诊断标准和方法，只能依靠病史及临床特征。在治疗方面，也尚无根治的方法。因为对 ET 的病理生理机制所知甚少，因而药物只能对症。有的患者使用各种药物均无效，或起初有效，而后失效。现治疗以一线药物 β 受体阻断剂和扑米酮为首选。针灸治疗该病，补虚泻实，重在调整人体之阴阳平衡，充养脑髓，以荣脑神，而主四肢百骸，以定颤抖，在改善症状，延缓病情，改善患者生活质量，减少西药不良反应方面，有一定的疗效。针灸对人体具有双向调节作用，故可长期使用。针灸疗法对于该病的康复与治疗，不失为一种积极治疗手段。

第十一节　肋间神经痛

病例 1

马某　女　31 岁　工人　初诊日期：1980 年 9 月 5 日

主诉　两胁窜痛 4 日。

病史　一周前因生闷气，感两胁下胀满，心口发堵，食欲不振。经服中药，症状略见好转。但 4 日前，两胁胀满转变为阵发性刺痛，窜痛，深呼吸、咳嗽或弯腰时，疼痛明显加重，口服西药效果不显，故来我院门诊就医。

查体和实验室检查　神志清，痛苦表情，面色略㿠白。胸胁部刺痛，触之即发，无肌肉枯萎，肢体运动如常，生理反射存在，病理反射未引出。X 线片胸椎正侧位正常，肝功能正常，舌苔薄白，脉弦。

中医诊断　胁痛（肝郁气滞证）。

西医诊断　肋间神经痛。

辨证　因情志不舒，郁闷伤肝，肝居胁下，其经脉布于两胁，肝失条达疏泄，致肝气郁结，阻于胁络则胁肋胀满，气滞血运不畅，致瘀血停涩，痹阻络脉则胸胁刺痛，固定不移，苔薄白，脉弦为肝郁气结之象。

治则　疏肝理气，活血通络。

选穴　支沟、阳陵泉、太冲、三阴交。

操作　太冲直刺 1 寸，支沟直刺 1.5 寸，阳陵泉直刺 2 寸，均施呼吸补泻之泻法，做手法 1min。三阴交直刺 1.5 寸，令局部酸胀为度。

治疗经过　针刺治疗 1 次后，疼痛大减，可弯腰、深吸气。2 次治疗后豁然而愈。根据患者要求，继续治疗 2 次，以巩固疗效。

病例 2

冼某　女　37 岁　售货员　初诊日期：1982 年 4 月 7 日

主诉　顽固性胁痛 3 年。

病史　患者 3 年前因情绪波动，自感两胁作痛，发作不定时，多与情志有关，每次可持续 2～3min，痛如针毡，颇为剧烈，深呼吸、喷嚏时疼痛大作，经多方求医及多种中西药治疗均未奏效，特来我科接受针灸治疗。

查体和实验室检查　神志清，面包㿠白，目光少神，胸胁部刺痛拒按，夜间疼甚，无肌肉枯萎，胸椎 X 线片：正常，腰穿压力：180mmH_2O，常规生化均在正常值。舌质暗，脉细涩。

中医诊断　胁痛（瘀血阻滞证）。

西医诊断　肋间神经痛。

辨证　因七情所伤，肝气不舒，气机升降失调，病久入络。正如《临证指南医案·胁痛》篇曰：“经主气，络主血，久病血瘀。”气机不畅则血运失常，瘀血内停，痹阻络脉，凝滞胁络则胸胁刺痛，痛有定处，舌质暗，脉细涩。

治则　活血化瘀，通络止痛。

选穴　期门、日月、膈俞、丘墟。

操作　期门斜刺0.5分，施捻转泻法，令酸胀感向腹后壁放散；膈俞斜向脊柱进针1.5寸，施捻转之泻法，令局部酸胀或向肋间放电感为度；丘墟直刺1寸，施捻转泻法，做手法1min。

治疗经过　每日针刺1次，3次后疼痛大减，5次后疼痛消失，一切如常。

按语　肋间神经痛，系指胸神经根或肋间神经，由于不同原因受损而产生的一种胸部肋间或腹部呈带状区疼痛综合征。疼痛性质多为刺痛或灼痛，可呈持续性、阵发性表现。

该病属祖国医学“胁痛”范畴。胁部为足厥阴、足少阳经脉所布，肝主疏泄，性喜条达，若因情志抑郁或恼怒伤肝，则气机失畅，经脉郁阻而发病。根据发病时间长短及兼证不同，我们认为一般分两种类型：①肝郁气滞型，症见胁肋疼痛走窜不定，两胁胀满、嗳气等，疼痛程度与情志有关，治宜疏肝理气，可取足厥阴肝经的原穴太冲；三焦经的经穴支沟；足少阳经的合穴阳陵泉，均施呼吸泻法。②淤血阻滞型，症见胁肋刺痛，固定不移，昼轻夜重，脉涩。治宜活血化瘀，可取肝经募穴期门，血会膈俞，足少阳经原穴丘墟，胆经募穴日月，均施捻转泻法。根据多年临床经验看，患病初起多为肝气横逆型，病程日久多为瘀血凝阻型，取胆经原穴丘墟，以泻肝胆之经气，太冲以疏肝调气，取肝俞，膈俞以加强活血祛瘀的力量，诸穴共奏疏肝理气、活血化瘀之功效。

第十二节　痿　　证

一、急性脊髓炎

病例1

袁某　男　29岁　工人　初诊日期：1979年9月21日

主诉　发热5日，双下肢瘫痪伴二便潴留3日。

病史　患者1979年9月17日因劳累后淋雨而发病，初发体温38℃，头痛，恶寒，倦怠，某医院按外感治疗，无效。2日后突然双下肢无力，活动困难，第3日双下肢全瘫并伴有尿潴留，大便秘结，经某院转我科就诊。

查体　神清欠合作，急性病容，营养发育一般，体温38.2℃，脑神经正常，咽部微红，颈软无抵抗，心律齐，心率88次/分，血压140/80mmHg，腹软，膀胱轻度充盈，双下肢肌力0级，肌张力低下。胸10以下深浅感觉消失，上腹壁反射微弱，中下腹壁反射消失，双膝腱反射、跟腱反射消失，病理反射未引出，舌苔黄腻，脉弦滑数。腰穿结果：压力150mmH_2O，蛋白0.45g/L，白细胞18×10^6/L，葡萄糖2.775mmol/L，氯化物173mmol/L。

中医诊断　痿证，癃闭（湿热证）。

西医诊断　急性脊髓炎。

辨证 湿热之邪，侵淫肌肤筋脉，《素问·生气通天论》说：“因于湿，首如裹，湿热不攘，大筋软短，小筋弛长，软短为拘，弛长为痿。”湿郁热蒸，筋脉痹阻，故发为痿躄也，肾司二便，气化失司则小便不畅。

治则 清热利湿，通调经脉。

选穴 夹脊刺、秩边、委中、阳陵泉、足三里、肾俞、中极、水道、三阴交。

操作 夹脊刺在棘突旁开5分进针，进针1.5寸，施平补平泻手法；秩边直刺，进针2.5～3寸，施提插之泻法；委中仰卧抬腿取穴，直刺1～1.5寸，施提插之泻法，令下肢连续抽动3次为度；阳陵泉直刺1.5寸，三阴交直刺1.5寸，均施捻转补法；足三里直刺1.5寸，提插补法，肾俞向棘突方向斜刺1.5寸，施捻转补法；中极、水道进针1.5～2寸，施捻转泻法。

治疗经过 上穴日针1次，17次后二便通畅，原方去中极，关元，继针28次下肢肌力Ⅱ级，转入恢复期，此时舌质淡，脉沉细为肝肾虚损之象，原方加肝俞、膈俞、脾俞，均施捻转之补法。53次后，双下肢可作屈曲动作。68次后可扶床行走3～4m。3个月后，双下肢肌力Ⅳ级。痊愈出院。

病例2

阮某 男 31岁 工人 初诊日期：1979年7月7日

主诉 双下肢瘫痪29日。

病史 患者平素喜食肥甘。1个月前劳累饮酒后，觉周身酸胀乏力，次日感觉恶寒，二便潴留，某医院脑系科做腰穿检查，确诊为“急性脊髓炎”。经用激素、抗生素等药物治疗后热退，但自觉腹胀清冷，腰痛，双下肢全瘫，来门诊就治。

查体和实验室检查 慢性病容，营养发育欠佳，脑神经正常，双下肢肌力0级，肌张力低下，痛温觉减退。中上腹壁反射减弱，下腹壁反射消失，双侧膝腱反射、跟腱反射减弱，双侧巴宾斯基征未引出，舌质淡，苔白，脉弦细无力。

中医诊断 痿证（气血虚弱证）。

西医诊断 急性脊髓炎恢复期。

辨证 脾胃为后天之本，气血生化之源，饮食失调，脾胃运化失常，气血生化无源，筋脉失养，宗筋弛缓，乃致痿废不用。

治则 调养脾胃，调达经脉。

选穴 夹脊刺、气海、三阴交、足三里、阳陵泉，双下肢脾胃经经脉排刺。

操作 双下肢脾经、胃经经脉排刺均直刺1～1.5寸，施平补平泻手法，余穴同上。

治疗经过 上穴日针1次，10次后觉双下肢可屈伸，但不能行走，25次后，右下肢肌力Ⅳ级，左下肢肌力Ⅲ级，痛温觉有所恢复，51次后，可下地扶床行走10m。

按语 急性脊髓炎是指病毒或病毒感染后的自体免疫反应，表现为脊髓病变水平以下的肢体瘫痪，感觉缺失和膀胱、直肠自主神经功能障碍。

病例1为急性期，表现为湿热浸淫、经脉受损的证候，以“邪实”为主要特征。

病例2为后遗症状，表现为脾胃运动失调、筋脉失养的证候，以“正虚”为主要特征。

根据“虚则补之”、“实则泻之”的治疗大法，分别采取清热利湿、疏调督脉及调补脾胃的法则。在针刺选穴上，前者以“泻”为主，后者以“补”为主，切中要害，有的放矢。

此外，应该指出：脊髓炎的急性期及后遗症期一般属“痿证”范畴，可按治疗痿证的几个原则治疗，但脊髓炎如同时波及脑干，大脑可出现精神症状如抽搐、昏迷等，称为脑-脊髓炎。这些病变症状复杂，已超出“痿证”的范畴，故治疗时，要灵活掌握，不能墨守成规。

二、格林-巴利综合征

病例1

方某　男　24岁　干部　入院日期：2003年2月18日

主诉　四肢无力35日。

病史　患者平素体健，2002年12月25日工作后汗出感寒，次日发热，自服对乙酰氨基酚身热渐退，4日后腹泻，口服泻痢停后好转。1月3日出差至武汉，次日出现左手无力，未予重视，逐渐加重至四肢无力，可独立行走，于7日晨返天津，就诊我院门诊，查颅脑CT示：右基底核区低密度灶，血钾3.73mmol/L，考虑格林-巴利综合征，转至天津医科大学总医院住院治疗，静脉滴注甲泼尼龙、小牛血去蛋白提取物、维生素等液体，病情曾加重至不能行走，后渐趋稳定，为进一步治疗，于今日收入我科。

查体和实验室检查　血压120/70mmHg，脉搏84次/分，神清，无头痛及恶心呕吐，双瞳孔等大，光反射存在，双眼睑闭合无力，面部肌肉松弛，不能做鼓腮、吹气等动作，四肢活动不利，均可抬离床面，肌力Ⅲ级，双手指微屈伸，指间肌萎缩，搀扶下可行走，生理反射减弱，病理反射未引出，肌容量低，腘横纹上10cm肌容量左为40cm，右为40cm；腘横纹下10cm肌容量左为31cm，右为31cm，二便可自控，舌暗，苔薄，脉沉。肌电图示：神经源性受损。

中医诊断　痿证（湿热证）。

西医诊断　格林-巴利综合征。

辨证　患者汗出腠理开泄，汗液浸渍，风邪袭扰，风湿郁于肌肤，化热熏蒸，又发腹泻，伤津耗液，热耗阴伤，侵淫筋脉，筋脉弛缓无力故见四肢不用。

治则　清热利湿，通经活络。

选穴　华佗夹脊刺、大椎、合谷、尺泽、极泉、曲池、委中、阴陵泉、肩髃、外关、环跳、十二井穴。

操作　华佗夹脊刺针向棘突，进针1寸，施捻转泻法；大椎取坐位低头取穴，稍向上直刺1.5寸，用捻转泻法，使针感向下及两臂扩散为度；阴陵泉沿胫骨后缘进针，直刺2寸，用捻转泻法，令针感放散至腓肠肌为度；环跳针感要求放散至足心；肩髃抬臂直刺向极泉，进针2.5寸，令针感向前臂放射；外关针感麻散至手腕；尺泽直刺1寸，上穴均施用提插泻法；极泉直刺1～1.5寸，用提插泻法，使上肢抽动3次为宜；委中穴采取仰卧位直腿抬高取穴，进针1寸，用提插泻法，使下肢抽动3次即可；合谷直刺1寸，用捻转泻法；曲池直刺1.5寸，用捻转提插相结合泻法；十二井穴点刺放血。

治疗经过　入院后患者继续口服泼尼松，逐渐减量，静脉滴注三磷胞苷二钠注射液等，采用上述方法治疗1个月，双上肢活动较前有力，可支撑身体由平卧至坐位，可独立缓慢行走，面部表情较前丰富，2个月后可独自上4～5个台阶，站立时双上肢可抬举过肩，治疗3个月余肢体活动明显改善，临床治愈出院。

病例2

邓某 男　42岁　干部　入院日期：2000年1月12日

主诉　四肢无力酸痛4日。

病史　患者平素工作劳累，于2000年1月9日擦车后感寒，自觉四肢无力伴肌肉酸痛，未予重视，4 日来无缓解，行走时欠稳，于我院检查，诊为格林-巴利综合征，收入病房住院治疗。

查体和实验室检查　神清，无头痛及恶心呕吐，四肢无力伴肌肉酸痛，双手握力弱，精细动作差，搀扶下可站立，肌力均为Ⅲ级，血压100/70mmHg，脉搏72 次/分，双瞳孔等大，光反射存在，生理反射减弱，病理反射未引出，指鼻试验、轮替试验、跟膝胫试验均（-），深浅感觉正常，查肌容量，腘横纹上 10cm 肌容量左为 45.5cm，右为 46.5cm；腘横纹下 10cm 肌容量左为34cm，右为 35cm，二便可自控，舌红苔薄，脉沉细。肌电图示：周围神经轻度受损。

中医诊断　痿证（肝肾阴虚证）。

西医诊断　格林-巴利综合征。

辨证　患者年过四十，加之平素烦劳，肝肾之阴渐亏，寒湿之邪乘虚侵袭，郁而化热，侵淫筋脉，筋脉弛缓无力故见此证。

治则　滋补肝肾，通络祛邪。

选穴　华佗夹脊刺，大椎，曲池，阴陵泉，肩髃，外关，环跳，三阴交。

操作　三阴交沿胫骨后缘与皮肤呈45°，进针 1～1.5 寸，用提插之补法，使下肢抽动 3 次为度。余穴针法同前。

治疗经过　入院后患者静脉滴注三磷胞苷二钠注射液、能量合剂等液体，采用上述方法治疗1 个月，四肢活动较前有力，肌肉酸痛减轻，双手腕力弱，3 个月后可独自行走，步态较稳，可持物，巩固治疗半年余，肢体活动明显改善，行走有力，痊愈出院。

病例 3

张某　男　19 岁　学生　入院日期：1982 年 1 月 3 日

主诉　四肢瘫痪 18 小时。

病史　1981 年 12 月 26 日，患者不慎感寒后，鼻塞流涕未予注意。31 日露天锻炼过量，汗出较多后自觉头部发紧，周身疲乏，翌晨即觉四肢无力，由家属搀扶可缓慢行走。1982 年 1 月 2 日病情发展，双上肢无力，双足下垂，足趾丧失运动功能，当晚四肢瘫痪，自觉憋气。3 日去某卫生院，因诊断不明未予治疗，途中呕吐食物一次。其后即来我院门诊，由家属抬入病房住院治疗。

查体和实验室检查　语言清楚，口唇爪甲无发绀，咽红，扁桃体无肿大，心肺正常，腹部胀气，四肢呈完全性瘫，双足下垂，肌张力减低，肌容量正常，肤温正常，深浅感觉无变化，四肢腱反射消失。腹壁反射因患者欠合作，结果不满意，未引出病理反射。舌暗苔白腻，脉细数。

中医诊断　痿证（湿热证）。

西医诊断　急性感染性多发性神经根炎。

辨证　患者酷爱体育，经常汗出，腠理开泄，每受汗液浸渍，风邪袭扰，今外感未愈，复汗出当风，风湿郁于肌肤，化热熏蒸，侵淫筋脉，气血阻滞，热耗阴伤，筋脉弛缓无力故四肢不用。舌脉为湿热壅盛伤阴之象。

治则　清热利湿，通经活络。

选穴　华佗夹脊刺、大椎、鱼际、尺泽、极泉、曲池、委中、阴陵泉、肩髃、外关、环跳、十二井穴。

操作　华佗夹脊刺针向棘突，进针 1 寸，施捻转泻法。十二井点刺放血。大椎取坐位低头取穴，稍向上直刺 1.5 寸，施捻转泻法，以针感向下及两臂扩散为度。阴陵泉沿胫骨后缘进针，直刺 2 寸，施捻转泻法，令针感放散之腓肠肌为度。环跳针感要求麻电感放散至足心。肩髃抬臂直刺向极泉，进针 2.5 寸，使针感向前臂放射。外关针感麻散到手腕。尺泽直刺 1 寸，上穴均施提插泻法。余穴针法同前。

治疗经过　上穴每日轮流针2次，首次治疗后，双下肢屈伸即有力，3日后四肢运动功能恢复。15日后四肢症状完全消失，痊愈出院。

病例4

王某　男　35岁　农民　入院日期：1981年9月16日

主诉　双下肢无力，行走困难53日。

病史　患者于1976年春季挖河时，体力过耗，感受寒凉后发现双髋关节疼痛，弯腰困难，服泼尼松、吲哚美辛等药后疼痛减轻，但时而发作，遇劳则腰髋疼剧。1980年7月在骑自行车时，突然左腿后侧窜痛，卧床一周不能活动，在天津市公安医院拍X线片提示为“右骶髂关节假关节形成，腰椎骶化”。某医院诊断为脊髓神经根刺激征，给予吲哚美辛及中药汤剂治疗半年，症状有所好转，但右腿无力，肌肉出现轻度萎缩。1981年7月22日腰部突然剧痛，活动受限。3日后腰痛减轻而两髋关节疼痛明显，并向两下肢走窜，双足下垂，足趾不能活动，腰部紧束感明显。延至一周，双腿疼痛难忍，彻夜不眠。8月3日住某医院治疗，脑脊液化验蛋白偏高，胸及腰部X线片提示：无新发现，考虑马尾神经刺激症。予吲哚美辛、维生素B_1等药，3周后疼痛减轻，患者可持双拐缓慢行走，呈鸭行步态，双足明显下垂。40日后出院来我科住院治疗。

查体和实验室检查　神清，体温正常，双下肢行走呈鸭行步态，直腿抬高90°，双足下垂，足趾可活动。左侧股四头肌萎缩，腰椎向左侧弯。腰部无叩击痛。大腿内收肌肌力左Ⅳ级、右Ⅴ级。臀大肌肌力左Ⅳ级、右Ⅴ级。足背屈肌力左0级，右Ⅰ级。双下肢肌张力均低，腘横纹上10cm肌容量左为41cm，右为44cm。左侧膝腱及跟腱反射均消失，余正常。未引出病理反射。左膝下5cm以下痛觉消失。

中医诊断　痿证（肝肾阴虚证）。

西医诊断　多发性神经炎。

辨证　患者劳累太过，伤筋动骨，因肾为作强之官，肝为罢极之本故也，筋即被伤则寒湿之邪乘虚侵客，郁而化热，进一步侵淫筋脉则生大筋软短，小筋弛长之变，故左腿及双足萎废不用，正如《内经》所云：“因于湿，首如裹，湿热不攘，大筋软短，小筋弛长，软短为拘，弛长为萎。”

治则　滋补肝肾，通络祛邪。

选穴　三阴交、大杼、阴陵泉、气海、足三里、膈俞、大包、华佗夹脊刺、大肠俞、大椎、肩髃、曲池、外关、八髎、环跳、丘墟、解溪。

操作　三阴交向后斜刺1.5寸，施提插补法，以麻电感向下串到足心为度；气海针后加灸，胀感向下放散至阴部；大包穴斜刺1寸，施捻转补法，余穴同上。

治疗经过　经6日治疗后，双腿较前有力，左足稍可背屈。2周后右下肢行走如常。1个月后症情明显好转，左踝及趾恢复主动运动，走路平稳，无鸭行步态，右下肢完全复原，肌张力正常，唯左胫前肌萎缩，左足尚有轻度下垂，临床治愈出院。

按语　格林-巴利综合征，又名急性感染性多发性神经炎、感染性多发性神经根神经炎。其是一种由不同原因引起的具有共同临床和病理特点的周围神经免疫障碍性脱髓鞘性疾患。临床以四肢软瘫，可以合并脑神经麻痹，脑脊液蛋白和细胞离解为特征。目前病因尚不清，认为该病与感染有关，但并非直接感染而致病，而属于以淋巴细胞为中介的免疫性疾病。这种免疫反应可受许多内、外因素的影响，受凉、疲劳常为该病的诱因。

该病属于中医“痿证”范畴。多由湿热之邪侵淫筋脉所致。因为该病的发展过程，有不同的阶段特点，所以我们认为按“急则治标，缓则治本”的原则，把该病分为急性期和恢复期辨证论治。

1. 急性期的治疗 多数患者呈急性发病，症状在1周左右发展至高峰。部分患者在24小时发展至高峰，称为暴发型。也有患者症状在两周前后发展至高峰。在上述期内病情变化快应严密观察，做好危证的抢救。

该期内以肢体痿软无力，麻木疼痛，不得立行，肌肉疼痛拒按，头身沉重，胸脘满闷，咳痰不爽，小便赤黄，苔白腻，脉滑数为特点，故属湿热侵淫，熏蒸脾胃，流溢四肢，经络壅滞。其病机特点是“邪气实”。治疗当以清热利湿、通经活络、祛除实邪为主。常用穴位有华佗夹脊刺、大椎、阴陵泉、足三里、三阴交、极泉、合谷、太溪等，另辅以肩髃、曲池等局部阳明经穴。

华佗夹脊刺可直接刺激脊神经根，改善神经根的代谢、减轻水肿状态，从而促进脑脊液循环，加速神经功能的恢复。大椎为督脉及手足三阳之会，泻之可清热透邪。阴陵泉为足太阴脾经合穴，泻之可利湿运脾。三阴交通调三阴化湿清热。极泉通经除湿。足三里为胃经下合穴，取之通腑利湿。合谷为手阳明原穴，取之疏通阳明，以宁宗筋。取足少阴肾之原穴太溪，疏利水之下源，兼固筋骨。取局部诸穴疏导阳明以利筋脉。诸穴相伍共奏祛湿达邪治标之效。

急性期如出现声嘶音哑、饮食返呛、气短息微、鼻煽唇青、面色暗灰、四肢逆冷等症为气阴两亏、阴阳俱损、正气欲脱之危象，急当中西医合力抢救。可重灸气海、关元回阳固脱。鼻饲生脉散、参附汤的煎剂。激素、抗生素、氧气、兴奋剂、强心剂及气管切开等均应及时选用。

2. 恢复期的治疗 患者于病后2~3周进入恢复期。如呼吸、吞咽等功能恢复，病情也即稳定，此时唯四肢软瘫为主症。因病邪化热伤阴，经络久滞，血失濡润故筋脉失养、气血不足。病机以虚为主，故治疗以扶正培本为大法，兼以疏络和营。主要穴位有大抒、阳陵泉、绝骨、足三里、血海、大包，佐以局部循经取穴。

方中大抒为骨之会，阳陵泉为筋之会，绝骨为髓之会，血海调血补血，足三里培补后天水谷之海，以化生气血、补虚益损。诸穴可达培元固本、益气养血、生精补髓、强筋健骨、振颓扶痿之效。大包穴为脾之大络，主网罗全身诸络之气，如其不足，则诸络陷下不举，四肢百节尽纵而不收，故取之可督统诸络，强筋利节。总之体现扶正为主、通络和营为辅的治则。

对肌肉萎缩明显者，可行肌肉、肌群排刺，以改善局部经气运行，从而达到增加肌营养、促进肌肉萎缩的恢复。

恢复期影响疗效的关键在于坚持疗程，该病疗程一般在3~4个月，所以要坚持长期治疗，患者及家属密切配合医生，注意功能锻炼对于促进痊愈都是十分重要的。

再发型急性感染性多发性神经炎，临床罕见，但病情急剧、预后不良，须及早发现，积极就治。我院石学敏院士曾经历一位29岁男性患者，因患再发型急性感染性多发性神经炎，病势急骤，出现呼吸麻痹，多方抢救无效而死亡。提醒临床医生，尤应注意。

三、重症肌无力

病例1

袁某　男　17岁　学生　入院日期：1980年4月19日

主诉　双眼睑下垂伴四肢无力半年。

病史　双目睁眼困难半年余，晨轻午后重，某医院神经科诊为重症肌无力（眼肌型）予新斯的明200mg，每日1次，初用有效。近1个月来，疗效不显著，并自觉体力下降，四肢无力明显。

查体和实验室检查　形体消瘦，发育较差，懒言，语言低微，双眼睑下垂，眼裂变小，眼球活动灵活，四肢肌肉萎缩，肌力减弱，肌张力低下，生理反射均减弱，病理反射未引出，舌质淡，苔薄白，脉细弱。

中医诊断　痿证（脾胃气虚证）。

西医诊断　重症肌无力。

辨证　中焦受气取汁化赤而为血，肝主宗筋，筋赖血养，脾胃虚弱，失去约束之力故上胞下垂。脾主四肢，脾运不健，气血生化乏源，不能为胃行其津液，故四肢肌肉消瘦，无力。中气不足乃致神疲乏力，少气懒言，语声低微，舌淡苔白，脉细弱。

治则　健运脾胃，补益中气。

选穴　足三里、脾俞、胃俞、睛明、攒竹、鱼腰、四白、极泉、曲池、委中、三阴交。

操作　足三里直刺进针 1.5 寸，施捻转之补法，针后加艾灸 1～2 壮；脾俞、胃俞均刺向横突进针 1.5 寸，施捻转补法，令局部酸胀感为度；鱼腰横刺进针 0.5 寸，施平补平泻法，令眼球胀感为度；攒竹向鱼腰方向横刺 0.5 寸，手法同鱼腰穴；取睛明穴嘱患者闭目，将眼球推向外侧，然后沿眼眶上缘缓慢进针 1～1.5 寸，施小幅度捻转手法，令局部及眼球发胀为度，行针 15min 将针取下；四白向下斜刺，进针 1 寸，施平补平泻手法，余穴操作同前。

治疗经过　上穴每日针 1 次，治疗 20 次后患者自觉眼睑之重坠感减轻，40 次后双侧眼睑上提较前有力，眼裂变大，针 45 次后双眼睑及眼球活动基本自如，四肢肌力亦明显恢复，取得满意效果。

病例 2

刘某　女　27 岁　教员　入院日期：1979 年 10 月 5 日

主诉　双眼睑下垂 2 个月余。

病史　平素体弱多病，2 个月前出现双眼睑下垂，吞咽及发音困难，经某医院诊为重症肌无力，曾采用新斯的明治疗，效果不佳，但病情逐渐恶化，呼吸极度困难，咳嗽无力而窒息，即予气管切开及人工辅助呼吸，并加大新斯的明的剂量，后又采用激素治疗，经治疗病情逐渐好转。1 个月后，吞咽及四肢功能基本恢复正常，唯双眼睑下垂恢复较差，伴头痛，胸闷，烦躁，今来我院住院治疗。

查体和实验室检查　发育正常，营养中等，双眼睑下垂，眼裂变小，四肢肌力正常，腱反射减弱，病理反射未引出，舌质红苔薄白，脉沉细。

中医诊断　痿证（脾胃虚弱证）。

西医诊断　重症肌无力。

辨证　饮食不节，后天失调，脾胃虚弱，运化失司，筋脉失养乃致上眼胞下垂，舌苔脉象均为气血不足之象。

治则　健脾益气，通调筋脉。

选穴　胃俞、足三里、气海、内关、鱼腰、睛明、四白。

操作　气海施呼吸补泻补法，进针 1.5 寸，内关进针 1.5 寸，施捻转补法；余穴操作同前。

治疗经过　每日针 1 次，针 20 次，眼睑沉重感减轻，后隔日 1 次，60 次后眼睑上提灵活，胸闷、烦躁等症亦消失，后加服滋补肝肾药效果显著。

病例 3

魏某　女　67 岁　干部　入院日期：2003 年 2 月 15 日

主诉　吞咽困难，语言欠清晰 15 日。

病史　患者高血压病史26年，血压波动于140/90 mmHg，2002年9月因颈腰椎病，四肢活动受限于我院推拿科治疗3个月，未见明显减轻，1月28日无明显诱因突发吞咽困难，饮水咳呛，伴语声低微，右眼睑下垂，经天津医科大学总医院神经科确诊为重症肌无力，为进一步治疗，于今日收入我科。

查体和实验室检查　神清，精神弱，周身倦怠乏力，生活不能自理，吞咽困难，语声低微，血压130/75mmHg，脉搏71次/分，双瞳孔等大，右：左约2.5 ：2.5mm，光反射存在，右眼睑轻度下垂，咽反射减弱，四肢无力，腰部活动受限，双上肢肌力Ⅲ级，双下肢肌力Ⅱ～Ⅲ级，生理反射存在，病理反射未引出，肌张力低下，肌肉轻度萎缩，臂丛牵拉（+），舌暗苔白，脉沉细。肌电图示：重复频率刺激检查有明显递减现象，神经肌肉均有受损。

中医诊断　痿证（脾胃虚弱证）。

西医诊断　重症肌无力，高血压，颈腰椎关节病。

辨证　患者年过花甲，平素操劳，脾胃虚弱，运化失司，筋脉失养至上眼胞下垂，舌脉均为气血不足之象。

治则　健脾益气，通调筋脉。

选穴　胃俞、足三里、气海、内关、鱼腰、睛明、四白。

操作　同上。

治疗经过　患者入院后采用上述方法治疗，20日后吞咽及肢体运动功能好转，但家属执意转往总医院治疗，随访半年疗效巩固。

病例4

患者　德国　男　81岁　初诊日期：2010年9月10日

主诉　左侧眼睑抬举无力半年余。

病史　患者左眼睑抬举无力，左眼视物困难，常耸眉，皱额，仰视姿态，晨轻夜重。平素精神抑郁，胸部满闷，嗳气，胁肋胀痛，痛无定处，目眩耳鸣，腰膝酸软。

查体和实验室检查　Jolly试验（+）。舌红，舌苔薄腻，脉弦。

中医诊断　痿证（肝肾亏虚证）；郁证（肝气郁结证）。

西医诊断　重症肌无力，抑郁症。

治则　醒脑开窍，舒肝解郁。

选穴　内关、人中、三阴交、上星、印堂、睛明、四白、百会、四神聪、神门、膻中、太冲。

操作　取双侧内关，进针1～1.5寸，施捻转提插泻法；继刺人中，向鼻中隔方向针刺0.3～0.5寸，用雀啄泻法，至眼球湿润或流泪为度；上星沿头皮刺向百会，捻转泻法；印堂平刺0.3～0.5寸，提插泻法；百会沿头皮针刺0.5～1寸，捻转补法；其余均施以补虚泻实之手法。

其他辅助疗法　音乐疗法，治疗同时给予舒缓的古筝音乐。

中药　柴胡桂枝龙骨牡蛎汤：柴胡12g，龙骨5g，黄芩5g，代赭石5g，人参5g，桂枝5g，茯苓5g，半夏8g，大黄6g，牡蛎5g，生姜3片，大枣6枚，水煎服，150ml，日1剂，每日2次。

治疗经过　治疗7日，胁肋胀痛、胸闷嗳气、症状好转；治疗21日，眩晕耳鸣、腰膝酸软症状好转；治疗28日，眼睑抬举无力症状好转。

患者胸部满闷嗳气，胁肋胀痛，目眩耳鸣，腰膝酸软等症状均好转，情志舒畅，精神可；患者自觉眼睑抬举力量增强，睑裂增大。

按语　重症肌无力是神经肌肉间兴奋传递发生障碍所引起的疾病，以横纹肌的异常疲劳为特点，临床上首先出现脑神经症状，然后逐步累及脊神经和全身肌肉，根据受累肌肉的范围，严重程度不同，虽可分为眼肌型、延髓肌型、全身肌型，但其病因基本相同。

根据该病的主要症状，眼睑下垂、吞咽困难、四肢无力等属中医“痿证”范畴，其病机在脾、肾、肝三脏，脾主肌肉，主四肢，眼睑在五轮中为肉轮属脾，中焦脾胃又为后天之本，生化之源。脾虚不能化生精微则气血不足，四肢百骸失于濡养则肌肉痿弱无力，眼睑下垂。肾主骨，生髓，肾阳虚则四肢不温。肝藏血，主筋，肝血不足，筋脉失养，而致大筋软短，小筋弛长。

我们认为该病证状的核心为“疲倦乏力”。力由气生，而气又来源于脾肾，所以治疗上要以健脾补肾为主。故以关元、气海、中脘、足三里补脾益气，肾俞、三阴交、血海、肝俞滋补肝肾。治疗上除要根据辨证论治的原则，在健脾补肾的基础上，选用一些安神定志、疏肝理气穴如神门、内关、四神聪、太冲等，可获得显著疗效。

四、进行性脊髓性肌萎缩

病例

刘某　男　28岁　工人　初诊日期：1978年4月23日

主诉　右上肢无力伴肌肉萎缩6年。

病史　患者6年前无任何原因出现右手无力，活动笨拙，逐渐出现肌肉萎缩，以后病情呈进行性发展，经多方医治无效，现右上肢肌肉萎缩，活动无力，运动功能基本丧失，今日来我科治疗。

查体和实验室检查　神清合作，颅神经检查正常，右上肢不能抬举，右侧岗上肌、三角肌、肱二头肌、骨间肌、大小鱼际肌明显萎缩，呈鹰爪，无握力，右上肌肌张力低下，肱二头肌腱反射、三头肌腱反射均减弱，病理反射未引出。右上肢深浅感觉减弱，舌质淡苔白，脉细弱。肌电图显示：右侧大鱼际，肱二头肌有纤颤，正相电位，束颤电位。电位同步性增高，多相电位增多。

中医诊断　痿证（肝肾阴虚证）。

西医诊断　进行性脊髓性肌萎缩。

辨证　四诊合参，久病多虚，肝肾之阴血内耗，肝主筋为藏血之脏，肾主骨乃藏精之所，肝肾精血亏损，筋骨经脉失养，故肢体废痿不用。

治则　滋补肝肾，温养经脉。

选穴　风池、大椎、颈椎夹脊刺、肝俞、肾俞、极泉、曲池、合谷。

操作　风池进针1.5寸，施捻转补法；大椎进针1～1.5寸，施提插之补法；颈椎夹脊刺在颈椎旁开5分取穴，针尖向棘突进针1寸，用捻转之补法；肝俞、肾俞进针1.5寸，施捻转补法；极泉直刺进针1～1.5寸，施提插泻法，令上肢触电感为度；曲池、合谷直刺，进针1～1.5寸，施平补平泻手法。

治疗经过　上穴隔日针1次，55次后骨间肌，大小鱼际肌肉有所恢复，握力增强。72次后上肢可抬举过头，复查肌电图显示：右侧失神经波与巨大电位基本消失，电位同步现象较前减少，但平均电压仍增高。

按语　运动神经元疾病是一组病因未明的选择性损害脊髓前角细胞、脑干运动神经元（或）锥体束的慢性进行性疾病。主要表现为受累部位的肌肉无力、萎缩和（或）锥体束损害征。

进行性脊髓性肌萎缩主要病理变化位于脊髓前角运动细胞，目前对该病尚无特效治疗方法，西医用大量维生素、氨基酸制剂、核酸制剂、血管扩张剂及能量合剂等支持和对症治疗，未见痊愈报道。

我们按痿证治疗，以颈椎夹脊刺为主要穴位，配合局部穴位，经过长期治疗，取得较为满意效果，为该病的治疗提供了一个新的线索，值得进一步研究。

五、周围神经损伤

病例1

李某　男　70岁　农民　入院日期：1976年8月25日

主诉　左侧腕下垂伴前臂麻木2个月。

病史　患者于1976年7月28日因地震房屋倒塌将其受压约3小时之久，后觉左侧上肢活动不灵活，左手指屈伸困难，左臂发麻，腕下垂，经某医院内科治疗，上述症状略有好转，左腕关节仍不能背屈，手指握力差，转入我科治疗。

查体和实验室检查　发育正常，营养中等，左侧腕下垂，不能背屈，手指屈伸困难，骨间肌及肱二头肌轻度萎缩，肌张力低下，左前臂对痛觉敏感。左侧肱二头肌腱反射、三头肌腱反射、骨膜反射减弱，病理反射未引出，舌质暗苔薄白，脉沉而无力。

中医诊断　痿证（气滞血瘀证）。

西医诊断　桡神经损伤。

辨证　患者因外伤损伤经脉、气血阻滞，运行不畅，筋肉失去濡养。

治则　行气活血，疏通经络。

选穴　极泉、曲池、阳溪、合谷。

操作　极泉上肢外展取穴，直刺进针1寸，施提插泻法，令其手指麻木为度；曲池屈肘取穴，直刺1.5寸，施提插泻法，针感同极泉穴；阳溪直刺，进针0.5～1寸；合谷直刺进针1寸，以上两穴均平补平泻，令局部酸、重、胀为度。

治疗经过　上述穴位每日针1次，经10日治疗后左腕活动较前好转，背屈有力，20日治疗后腕关节活动自如，握拳有力，前臂麻木消失。

病例2

庞某　女　14岁　学生　入院日期：1976年8月25日

主诉　左手腕下垂1个月。

病史　患者于1976年7月28日地震不慎被大门挤住左上肢，当时局部无红肿，发现腕关节不能抬起，当地医院诊为“神经损伤”，未予治疗，近1个月无变化，于9月25日住我科治疗。

查体和实验室检查　神志清楚，左上肢肌肉轻度萎缩，左腕下垂，背屈受限，肤温偏低，左上肢肱二头肌腱反射、三头肌反射减溺，舌质红苔白，脉沉细。

中医诊断　痿证（气滞血瘀证）。

西医诊断　桡神经损伤。

辨证　经脉瘀阻，运行不通，筋肉失养。

治则　行气活血，疏通经络。

选穴　极泉、曲池、手三里。

操作　同上。

治疗经过　上述穴位每日针2次，经1次治疗后左手指略能屈伸。经3日治疗左手指可分开、握拳、拇指可抬起，手腕不能背屈。10日后左手腕可以背屈，略能抵抗阻力。18日后左手腕活动自如，握拳有力，手指功能基本恢复。

病例3

孙某　女　23岁　农民　入院日期：1976年8月25日

主诉　右腕下垂，感觉障碍1个月。

病史　因1976年7年28日地震，房屋倒塌被砸，当时神志不清，右臂被重物压住，3小时后自觉右臂红肿，功能障碍，现近1个月之久，右肘部红肿消失，唯右手腕下垂，不能屈伸，手指功能丧失，收入我院内科，经治疗效果不明显，转入我科治疗。

查体和实验室检查　患者神清合作，发育营养较好，表浅淋巴结未触及，右臂无红肿，无肌肉萎缩，肘关节活动尚好，腕下垂，腕并节不能背屈，手指不能握物，感觉迟钝，生理反射右上肢均减弱，病理反射未引出，舌质紫暗有瘀斑，脉沉。

中医诊断　痿证（瘀血阻滞证）。

西医诊断　桡神经损伤。

辨证　因外伤而致经脉损伤，瘀阻不通，筋脉失养，故痿废不用。

治则　活血化瘀，疏通经络。

选穴　极泉、曲池、外关、合谷、后溪、中渚。

操作　中渚直刺1寸，后溪直刺1寸，均施平补平泻法，令局部酸胀为度。余穴同上。

治疗经过　上述穴位每日针2次，经7日治疗后右腕稍能背伸、屈腕。10日后右腕下垂明显好转，背屈较有力稍可对指。经1个月的治疗后，右腕活动较自如，可握拳，但稍感无力。

病例4

李某　女　24岁　农民　入院日期：1976年8月26日

主诉　右手指屈伸困难1个月。

病史　患者于1976年7月28日地震时因房屋倒塌被砸伤，屋顶重物砸到颈部，一根房梁砸到右上肢关节部位，1个小时后被人救出，当时神志清楚，发现被砸伤的右上肢红肿胀痛，右上肢不能活动。10日后肿消，右上肢可以随意活动，但手指不能屈伸，腕关节活动无力，被砸伤的颈部不能活动，1976年8月25日由内科收入院，后又转入我科。

查体和实验室检查　发育营养一般，颈软，颈椎关节有压痛，右手指屈伸受限，轻度腕下垂，右手骨间肌、大小鱼际肌萎缩，痛觉减弱；右侧肱二头肌腱反射低下，病理反射未引出，舌质淡，苔白，脉沉。

中医诊断　痿证（瘀血阻络证）。

西医诊断　尺神经、桡神经、正中神经损伤。

辨证　气血瘀滞，经脉不通，失于濡养。

治则　化瘀通络，疏通经脉。

选穴　极泉、尺泽、外关、阳溪、合谷。

操作　尺泽进针1寸，施提插泻法；阳溪直刺进针0.5～1寸，施平补平泻手法，余穴同上。

治疗经过　上述穴位每日针2次，经3日治疗后右腕功能稍有恢复，微能背屈。经7日治疗后右腕可自由活动，但手指屈伸欠灵活。10日后可握物但无力。19日后右腕活动自如，右手可以握物，力量明显增加，可做精细动作，对指功能恢复，颈已不痛。

病例5

李某　男　24岁　农民　入院日期：1976年7月31日

主诉　左下肢麻木无力，伴足下垂3日。

病史　患者于1976年7月28日地震时左下肢被砸伤，后觉左下肢麻木无力，足下垂，走路不稳。经门诊收入院。

查体和实验室检查　神清，脑神经正常，眼底正常，左足下垂，足内翻，左足不能背屈，左膝下外侧痛觉减弱，左下肢胫前肌无明显萎缩，肌力Ⅰ~Ⅱ级，行走呈跨跃步态，双侧膝腱反射、跟腱反射未见异常，舌质红苔薄白，脉和缓有力。

中医诊断　痿证（瘀血阻络证）。

西医诊断　腓总神经损伤。

辨证　瘀血阻络，经脉不通，失于濡养。

治则　活血化瘀，疏通经脉。

选穴　环跳、委中、胫前肌排刺、解溪。

操作　环跳应侧卧位取穴，患肢屈曲，直刺2.5~3寸，施提插泻法，令麻电感达趾端为度；委中仰卧位取穴，患肢直腿抬高，直刺1~1.5寸，施提插泻法，针感同环跳穴；胫前肌排刺直刺进针1寸，施平补平泻手法；解溪直刺，进针5分，施平补平泻手法。

治疗经过　上穴日针1次，27次后左下肢运动功能完全恢复，肌力、肌张力正常，感觉无障碍，临床治愈出院。

病例6

崔某　男　60岁 朝鲜外宾 入院日期：2005年3月29日

主诉　右上肢活动不利伴感觉障碍1年余。

病史　患者于2003年11月底发生车祸，当时昏迷，右锁骨及多处肋骨骨折，急送至平壤医科大学附属医院抢救，予气管切术、呼吸机支持、清除血胸等对症疗法，1周后意识恢复，又行锁骨复位、肋骨固定术，术后右上肢仍活动受限，不能抬举，并自觉有针刺麻木等异常感觉，曾间断行针刺推拿等康复治疗，效果不著，后于2004年底及2005年初就诊于北京医院、上海复旦大学医院、上海华山医院，并于华山医院行右臂丛神经探察术及尺神经部分术支移位肱二头肌肌束术，术后继予康复治疗，未见明显好转，今慕名就诊我院，收入我科。

查体和实验室检查　发育正常，营养中等，右上肢活动不利，不可抬离床面，腕部可做内收、内旋动作，手指微可屈伸，肌力Ⅰ级，自觉针刺麻木感，右肩关节脱位，肌肉轻度萎缩，查肌容量：左上肢肘横纹上10cm为25 cm，下10cm为21 cm，右上肢肘横纹上10cm为21 cm，下10cm为19 cm，肌张力低，右侧肱二头肌腱、肱三头肌腱反射、桡骨膜反射减弱，左上肢及双下肢活动如常，颈抵抗（-），右臂丛牵拉试验（+），深感觉对称，浅感觉右上肢减弱，病理反射未引出，血压120/80mmHg，脉搏72次/分，右上肢肌电图示：右臂丛神经不全性损伤。舌暗红，苔白，脉弦。

中医诊断　痿证（气滞血瘀证）。

西医诊断　右臂丛神经损伤。

辨证　患者因外伤损伤经脉，气血阻滞，运行不畅，筋脉失于濡养，故废痿不用。

治则　行气活血，疏通经络。

选穴　极泉，右上肢阳明经排刺。

操作　极泉上肢外展位取穴，进针 1 寸，施提插泻法；阳明经排刺自肩髃至合谷，每穴间隔 1 寸，直刺 0.5～0.8 寸，均施捻转补法。

治疗经过　采用上法治疗每日 2 次，5 次后右上肢可移至腹，麻木感减轻，手指较前灵活，1 个月后，右上肢可抬至头，肌肉较前丰满，可对指、持物，临床好转出院。

按语　桡神经、尺神经、正中神经及腓神经为周围神经，因其内含有运动、感觉及自主神经纤维，损伤时出现运动、感觉、营养代谢、血管运动等方面障碍。

该病属于祖国医学“痿证”范畴，其病变不累及脏腑，为经络及经筋发病，为外伤损伤经脉、气血阻滞、筋肉失于温煦濡养所致。治疗上以行气活血化瘀、疏通经脉为法则，循经取穴，或沿损害神经的支配部位之萎缩肌肉围刺、排刺，以改善局部经气运行，从而达到增加肌营养，促进肌肉萎缩的恢复，可收到满意效果。另外注意保持肢体功能位置，加强肢体功能活动，以助恢复。

病例 7

袁某　女　55 岁　初诊日期：2010 年 7 月 8 日

主诉　左下肢麻木无力 20 余日。

病史　该患自诉于 20 日前因感受风寒之邪出现左下肢麻木无力，于外院查颅脑 CT 示：脑干密度欠均，不除外腔隙性脑梗死，予多种治疗后自觉无明显改善，为求进一步诊治，遂就诊于我院针灸科门诊。现该患神清，语言清晰流利，无头痛及头晕，左上肢无异常，左下肢麻木无力，左足趾及踝关节不能背屈，呈下垂状，左小腿部肌肉萎缩，左小腿前外侧及足背感觉减退，纳少，寐安，二便尚调。

查体和实验室检查　左小腿肌容量较右侧减少 0.5cm，左下肢肌力Ⅳ级，足下垂，足趾功能丧失，小腿外侧及足背皮肤感觉减退，皮温降低。左下肢肌电图示：左侧腓总神经传导功能障碍。舌胖大，质暗红，苔白，脉细。

中医诊断　痿证（脾胃亏虚证）。

西医诊断　左腓总神经麻痹。

治则　健脾胃，益气血，濡养宗筋。

针灸取穴　血海、梁丘、内膝眼、外膝眼、阴陵泉、三阴交、足三里、解溪、阳陵泉、绝骨、丘墟、中封、八风、足临泣。

操作　嘱患者选取合适体位，选用 30 号 1.5 寸毫针，穴位处皮肤常规消毒后刺入，足三里、三阴交用补法，血海、阳陵泉用泻法，余穴用捻转手法，使针感向整个踝部扩散。两对加电穴位为：①阳陵泉与绝骨；②阴陵泉与三阴交。选用电针治疗仪，采取疏密波，电流量以患者能耐受为度。每日 1 次，每次留针 30min，14 日为一个疗程。

治疗经过　治疗 1 个疗程后：患者症状较前明显改善，2～5 足趾活动趋于正常，踝关节可轻度背屈，感觉有所恢复；治疗 2 个疗程后：皮肤感觉恢复正常，左下肢肌力Ⅴ级，各足趾及踝部活动功能正常。

按语　腓总神经麻痹是临床常见的一种周围神经损伤，其特点是患侧足和足趾不能背屈，足下垂，足跟行走不能，伴小腿前外侧和足背感觉障碍的一组症状和体征。其属于祖国医学“伤筋”、“痿证”、“肉痿”范畴。该疾病或病证的病机认识：祖国医学认为该病多因跌扑损伤、后天不足或感受外来湿邪等而发病。其病因病机有诸多记载，《素问·痿论》曰“阳明者，五脏六腑之海，主润宗筋，宗筋主束骨而利机关也。……故阳明虚，则宗筋纵，带脉不引，故足痿不用也”，并提出“治痞独取阳明”之法，此病机重点主要在脾胃二经；《脾胃论·脾胃虚弱随时为病随病制方》云："夫痿者，湿热乘肾肝也，当急去之，不然则下焦元气竭尽而成软瘫。"以上病机重点又在肝肾；《临证指南医案·痿》指出该病为"肝肾肺胃四经之病"。可见痿症与肝、肾、脾、胃等各脏腑关系密切。根据"经络所通，主治所及"理论选取循经排刺为主，可以疏通经络、运行气血，则气血通畅，郁邪得祛，宗筋得养，痿证可除；"治痿独取阳明"，选取足阳明胃经合穴足三里，"合治内腑"，且从其解剖位置看，深部可直达腓总神经，补之强阳明之脉，补后天之本，充气血之化源，以濡养筋肉，配梁丘、犊鼻以激发阳明经气，补益气血；筋会阳陵泉，髓会绝骨（悬钟），取此二穴旨在补肝肾气血，使筋脉得养；阴陵泉乃脾经合穴，健中焦，生气血，配血海活血化瘀、补血养血，二穴合用共治下肢痿痹；解溪、丘墟、中封等穴位于踝关节处，可治足下垂；八风改善足趾功能。诸穴均位于腓总神经分布区域内，直接刺激腓总神经，达到"气至病所"的目的，且可改善局部血液和淋巴循环，利于损伤神经的恢复。

西医治疗该疾病/病证疗效：现代医学多采用营养神经的药物，如维生素类、神经生长因子类等，然单纯药物效果欠佳，且某些药物有毒副作用，难以达到满意的效果。亦有手术治疗该病者，但手术松解粘连不充分则不能完全解除神经压迫，神经恢复不良；松解过多，又无疑加重神经及周围组织的损伤，因此，对手术的要求很高。

针灸对该疾病/病证的疗效作用特点：现代医学表明，针刺对神经具有良好的双向调节作用。针刺对神经具有兴奋作用，能使麻痹的神经恢复正常。循经排刺意在疏通经气，调畅气机，改善气血运行状况，经筋得养，痿证可愈。同时配合电针治疗，电刺激可以激发失神经支配的肌纤维主动收缩，使肌纤维得到充分的伸展，保证了失神经支配的肌肉的弹性，减轻麻痹的肌肉内的瘀血和淋巴液的瘀积，改善了血液循环，减弱肌纤维变性和肌纤维的结缔组织增生，且疏密波能克服单一波形易产生适应的缺点，动力作用大，作用于神经肌肉时，可使肌肉产生有节律的收缩，改善肌肉的血液循环和组织营养，促进损伤神经的恢复。针刺治疗该病操作简单，疗效好，创伤少，值得推广。

病例8

朱某　男　38岁　初诊日期：2011年8月7日

主诉　左足下垂4年，近两年加重。

病史　左足下垂，不能自主背伸，右足背伸障碍，双足背外侧麻木，双足外翻无力。双腿外踝处感觉麻木。双腓骨外侧无感觉，运动障碍，患者自述劳累后加重。左腿腓骨外侧肌肉萎缩。

查体和实验室检查　舌红，苔腻，脉滑。左腿巴宾斯基征弱阳性，左膝跳反射弱阳性。左腓骨长短肌、左腓肠肌、左胫前肌EMG示：神经源性损伤。$L_2 \sim S_1$椎间盘CT平扫示：$L_{3\sim5}$椎间盘轻度后突。

中医诊断　痿证（湿热浸淫证）。

西医诊断　腓骨肌萎缩症？

治则　清热祛湿，疏筋通络。

选穴　主穴：足三里、三阴交、曲池、腰夹脊、委中；配穴：秩边、丰隆、委中、阳陵泉、照海、申脉、太冲、太溪、足阳明经排刺。

操作　足三里、三阴交、阳陵泉、太溪用捻转提插补法；丰隆、曲池、太冲捻转提插泻法；腰夹脊平补平泻；委中提插泻法，使针感放射下传至足部。诸穴针刺得气后给予较强刺激，提插捻转辅以震颤运针，使气至病所，才能取效。留针30min。每日治疗1次或隔日1次。

治疗经过　首次治疗后，患者双下肢感觉轻松；1周后，感觉双下肢较前有力；15日后，患者自我感觉力量较前大有好转，麻木感较前减轻；第40日，患者自觉活动较前灵活，且对于温度有一定的感觉。复查肌电图（10月29日肌电图与8月11日相比）：①双腓总神经、双胫神经运动传导速度增快；②左胫前肌肌力稍有恢复。

治疗结果　患者自我感觉力量较前大有好转，麻木感较前减轻，对于温度有一定的感觉，左胫前肌肌力稍有恢复。

按语　腓骨肌萎缩症，又称Charcot－Marie－Tooth（CMT）病，是最常见的遗传性周围神经系统疾病。由于运动及感觉神经均可受累，故也归属于遗传性运动感觉神经病的范畴。CMT目前尚无特殊治疗，主要是用对症和支持疗法来提高患者的生活质量。

该病属于中医的“痿躄”范畴。“痿”是指机体微弱不用，“躄”是指下肢软弱无力，不能步履之意。石教授认为该病病变部位在筋脉肌肉，但实则五脏俱虚，且临床常呈现因虚致实、因实致虚和虚实错杂的复杂病机。因此，在施针过程中能够补虚祛实实为机要。《素问·痿论》：“治痿独取阳明。”本证取穴侧重于阳明经，配合其他经穴能使脏腑气血通畅，郁邪得去，宗筋得养，则痿症可去。选胃经合穴足三里、大肠经穴曲池、脾经穴三阴交，既有补益后天气血之功，又达清化阳明湿热之效。又方中的足三里、三阴交等穴可调脾胃，补气血，润宗筋，养肌肉，利关节。夹脊穴位于督脉之旁，又与膀胱经第一侧线的脏腑背俞穴相通，可调理脏腑阴阳，通行气血；阳陵泉为筋会，能通调诸筋。

目前西医学对该病并无特殊治疗，仅为对症治疗及康复治疗。针灸治疗该病有一定的优势，但预后与病因、病程有关。外邪所致，务必及时治疗，以免延误，如若早期失治或治之不当则会使病情缠绵，脏气损伤加倍而加大治疗难度，延长疗程。在“治痿独取阳明”的中医指导原则下，注重个体致病因素，能够中西医结合，对该病的治疗将大有裨益。

六、外伤性截瘫

病例1

李某　男　15岁　农民　入院日期：1976年8月26日

主诉　双下肢瘫痪近1个月。

病史　患者于1976年7月28日，由地震房屋倒塌，砸伤腰部，当即两下肢瘫痪，小便潴留，即送入县医院。经行导尿术（保留尿管）及维生素等治疗后，下肢运动功能无恢复，而收入我科住院治疗。

查体和实验室检查　一般情况良好，双下肢无主动运动，诸肌群肌力均0级，肌张力低下。T_{10}以下浅感觉减退，T_{12}以下消失，髋、膝、踝、趾关节深感觉均消失。腹壁反射、肛门反射、提睾反射均消失。双下肢膝腱反射消失，病理反射未引出。双下肢无汗，二便潴留。尾骶部有Ⅲ^{0}褥疮，面积10cm×11cm。X线片示：T_{12}、L_1压缩性骨折伴侧弯畸形。

中医诊断　痿证（督脉痹阻证）。

西医诊断　T_{12}、L_1压缩性骨折，合并截瘫。

辨证　患者腰部外伤，督脉受损，督脉为阳经之海，而络阴阳诸经，故不能“行气血，而营阴阳，濡筋骨，利关节”，遂下肢筋骨失养，痿废弛软，麻痹不仁。正如《灵枢·寒热》曰：“若有所堕坠，四肢懈惰不收，名曰体隋。”

治则　疏通督脉、强健腰膝。

选穴

（1）主穴：损伤平面上1～2个棘突、下1～2个棘突的督脉穴或夹脊穴。

（2）配穴：二便功能障碍配关元、中极、天枢、丰隆。肢体麻痹配秩边、殷门、委中、昆仑、髀关、伏兔、冲阳、足三里、阳陵泉。

操作　督脉穴直刺1.5寸左右，针至横韧带时，即可有酸胀感觉，如继续进针可有阻力突然减低的感觉，或即出现触电感向二阴及下肢放射，当终止进针。中极、关元可交替进针，针前排空尿液，直刺1.5～2寸，针感可向生殖器放射。余穴同前。

治疗经过　患者经过40次针灸治疗，两下肢可屈曲，肌力达Ⅱ级，每3～4小时可自行排尿。3个月后，两下肢可扶双拐站立，股四头肌肌力Ⅲ级，接近反射性膀胱。4个月后，双下肢肌力达Ⅲ级，大便略有便意。5个月后扶双拐锻炼行走200m，排尿呈反射性膀胱。6个月后，两下肢诸肌群肌力均达Ⅲ级，可扶双拐行走500m，腹壁反射及提睾反射出现，达到显效标准。

病例2

杜某　男　20岁　工人　入院日期：1981年12月25日

主诉　双下肢瘫合并二便潴留3个月余。

病史　患者于1981年9月19日被火车撞伤，当时双腿瘫痪，二便潴留。23日住天津医院诊治，经X线等检查，诊断为T_{12}、L_1压缩性骨折。6周后下肢麻痹无变化，做奎肯试验结果，脑脊液不通畅。于11月12日行椎板减压、脊髓探查术。探后报告“脑脊液溢出不畅，未见搏动，脊髓向前折屈，变性萎缩，外观未见明显断裂”，术后患者感觉及运动障碍无明显好转，故来我科住院治疗。

查体和实验室检查　全身情况尚好，双下肢诸肌群肌力均0级，肌张力低下，L_5以下浅感觉减退，骶$_1$以下消失。趾关节深感觉消失。两下肢腱反射消失。下腹壁反射、提睾反射及肛门反射消失。病理反射未引出。二便潴留，汗少，性功能丧失。

中医诊断　痿证（督脉痹阻证）。

西医诊断　T_{12}、L_1压缩性骨折合并两下肢全瘫。

辨证　同病例1。

治则　同病例1。

选穴　同病例1。

操作　同病例1。

治疗经过　经前法针刺1个月余，可扶床站立，感觉无变化，仍二便失禁。3个月后可扶双拐站立，锻炼固定膝关节行走。4个月后可扶双拐独立行走约5m距离，出现反射性膀胱，半年后可扶双拐独立行走，浅感觉平面降至L_1以下，下肢诸肌群肌力Ⅱ级，达临床治愈标准。

病例3

王某　男　27岁　农民　入院日期：1982年5月7日

主诉　双下肢瘫伴二便失禁7个月。

病史　1981年10月24日，患者被坠落石头砸伤腰部，致使两下肢瘫痪，二便失禁。X线片示：T_{12}、L_1压缩性骨折，经椎板减压脊髓探查术后，肢体运动及感觉功能无恢复，并经中西药治疗7个月无好转，今来我科住院治疗。

查体和实验室检查　一般情况尚好，浅感觉自T_{11}以下消失。深感觉自髋关节以下消失。两下肢肌肉明显萎缩，肌张力低下，诸肌群肌力均0级。下腹壁反射、提睾反射及肛门反射消失。下肢腱反射消失，病理反射未引出。两下肢汗少，二便失禁，性功能丧失。腰椎X线片示：T_{12}、L_1压缩性骨折。

中医诊断 痿证（督脉痹阻证）。

西医诊断 T_{12}、L_1压缩性骨折合并两下肢瘫痪。

辨证、治则、选穴、操作均见病例1。

治疗经过 患者经1个月零5日的治疗，已能在双杠内顶板站立。6周后可固定膝关节行走，但足下垂，小便呈反射性膀胱。3个月后可扶双拐行走，髋关节深感觉出现，浅感觉平面无变化。5个月后可扶双拐行走50m，肌力无恢复，腱反射无变化，达到临床好转标准。

病例4

李某 男 59岁 工人 入院日期：1979年9月3日

主诉 腰背疼伴四肢麻木无力10年，逐渐加重。

病史 患者于1969年1月某日摔倒，当时神志不清，摔伤部位不详，醒后周身疼痛，肿胀1个月，未经治疗。1973年2月开始发现四肢麻木，至1974年底四肢无力、不能正常活动，曾服中药治疗无效。1976年经某部队医院拍X线片，诊为脊髓压迫症。同年5月经北京中医院诊为C_6、L_5错位，用按摩等治疗无好转。而于1979年9月3日到我院门诊治疗，被收入病房。既往曾服刑，刑期有摔伤史。

查体 神清合作，发育正常，营养中等。瞳孔正常，脑神经无异常。心音弱，律齐，心尖部可闻及Ⅱ级吹风样杂音，心率80次/分，两肺正常。脊柱无明显侧弯，四肢运动迟缓，肌力约Ⅳ级。肱二肌腱反射、三头肌腱反射，桡骨膜反射及膝腱反射均亢进。腹壁反射消失，T_6以下浅感觉差，T_{10}以下痛觉消失，双侧霍夫曼征、巴宾斯基征、夏道克征均阳性，双踝阵挛引出。舌质紫暗，苔白，脉沉弦。

中医诊断 痿证，痹证（寒湿阻络证）。

西医诊断 高位脊髓损伤。

辨证 患者服刑后，体力不支，阳气虚衰，寒湿之邪乘虚客之，痹阻经络，筋脉失养故麻木萎软。加之摔伤，损及督脉，使“行气血而营阴阳，濡筋骨，利关节”的作用丧失，故筋肉萎软不仁。

治则、选穴、操作均同病例1。

治疗经过 经1日治疗，自觉症状即减轻。3日后，下肢觉有力，可练习蹲起，步态有进步，肌张力减低。经30日治疗后，四肢功能基本恢复正常，生活自理，感觉障碍平面消失，各生理反射恢复，巴宾斯基征可疑，余病理反射消失。

病例5

张某 男 45岁 建筑工人 入院日期：1979年3月19日

主诉 颈部外伤合并四肢麻痹3年，加重1年。

病史 患者于1976年6月，因触电从2m高处摔下，昏迷达1小时以上，胸背部有外伤，烧伤面积达40%。醒后颈部活动受限，双侧上肢、下肢均麻木，不能活动。曾在当地医院拍X线片诊断为：“C_6棘突骨折”，住院治疗50余日，病情好转出院。4个月后恢复到能参加轻体力劳动。1978年春节后，患者手足麻木发凉，且逐渐向肘膝以上发展，由当地医院转来天津，入我院治疗。

查体和实验室检查 神情，慢性痛苦面容，头颅未见异常，瞳孔正常，脑神经无异常，颌下淋巴结大，心肺正常，脊柱，四肢无畸形，肌容量正常，颈部活动受限，双足皮温略低，四肢肌力减退，肌张力稍高，拄杖跛行。四肢腱反射均活跃，双霍夫曼征引出，双踝阵挛引出。

中医诊断　痿证（督脉痹阻证）。

西医诊断　高颈段脊髓损伤。

辨证、治则、选穴及操作均同前。

治疗经过　按前法，每日针2次，经1个月治疗后，四肢肌张力减低，痉挛缓解，麻木感消失，可稳健独立行走。

病例6

王某　女　28岁　工人　入院日期：2001年10月22日

主诉　双下肢瘫痪伴二便障碍16个月。

病史　患者于2000年6月14日晚不慎被汽车撞伤，伤后觉腰部及左髋部疼痛，双下肢无知觉，急送某医院查CT示：T_{12}、$L_{1\sim2}$椎体爆裂性骨折，多处软组织挫伤，并于6月19日行椎体骨折内固定术，术后予抗炎、止血、脱水治疗，病情稳定，仍遗留双下肢瘫痪，二便障碍，为进一步康复治疗转入我科。

查体和实验室检查　神清合作，一般情况良好，双下肢瘫痪，浅感觉自T_{11}以下消失，深感觉自髋关节以下消失，右下肢缓慢抬离床面20°，左下肢微可内收，肌张力偏高，诸肌群肌肉萎缩，腘横纹上10cm肌容量左为32.5cm，右为33cm；腘横纹下10cm肌容量左为26cm，右为25.5cm，下腹壁反射及肛门反射消失，下肢腱反射减弱，病理反射未引出，尾骶部可见3cm×4cm褥疮，二便失禁，舌红，苔薄白，脉沉细。

中医诊断　痿证（督脉痹阻证）。

西医诊断　T_{12}、$L_{1\sim2}$爆裂性骨折，伴双下肢瘫痪。

辨证　患者腰部外伤，督脉受损，督脉为阳经之海，而络阴阳诸经，故不能“行气血，而营阴阳，濡筋骨，利关节”，遂下肢筋骨失养，萎废弛软，麻痹不仁。

治则　疏通督脉，强健腰膝。

选穴

（1）主穴：华佗夹脊刺。

（2）配穴：阳明经排刺（自髀关至解溪），二便功能障碍配关元、中极。

操作　华佗夹脊直刺1～1.5寸，刺至脊柱横突，施小幅度捻转从上至下共3次，阳明经排刺，每穴间隔1寸，刺0.5～0.8寸，用捻转补法，从上至下反复3次，关元、中极针前排空尿液，直刺1～1.5寸，用提插之补法1～3min。

治疗经过　患者经1个月治疗，左下肢可被动屈腿立于床上，右下肢直腿抬高40°，不能伸展，肌张力明显减低，3个月后肌肉萎缩好转，有排尿感，搀扶下可站立，继续治疗1年，双侧大腿外侧痛温觉恢复，拄拐可短距离行走，显效出院。

按语　外伤性截瘫系因脊柱在外界暴力作用下，致使脊椎骨折，脱位引起脊髓损伤而成。是以肢体麻痹及二便功能障碍为主要表现的一种疾病。

该病祖国医学古称“体隋”，如《灵枢·寒热》曰：“若有所堕坠，四肢懈惰不收，名曰体隋。”《素问·缪刺》也有“人有堕坠，恶血留内，腹中胀满，不得前后”的记述。近来常把该证归属于瘀症、痹症、督脉病候等病证之中。病机则为气血瘀滞，经络痹阻，督统失职，筋骨失濡等。

该病的治疗以损伤节段的督脉穴或夹脊穴为主，因该病系不内外因所致，故局部取穴尤为重要。同时督脉穴有通调督脉，统理阴阳的作用；夹脊穴，夹督脉，循膀胱有通调十二经水，疏通诸经的作用。故取之可收行气血、营阴阳、濡筋骨之功。取秩边、委中、殷门等穴者即有循经取穴之效，又寓膀胱经是主筋所生病之意。另配髀关、足三里等穴为阳明主润宗筋、宗治痿独取阳明之法。配关元、中极、天枢、丰隆化气利水，通腑降浊以为治标之法。

针刺时，督脉穴位的手法操作甚为重要，一般进针深度为1.5～2.5寸，针刺至黄韧带时，执针手下出现一种弹性阻力，患者针下局部出现酸、重、胀感。此时可继续下针，当出现穿透感或患者产生麻电感时，立即停止进针，这时的效果最佳，如再深刺则可刺伤脊髓。

我们观察到，针感的强弱、有无是该病预后的标志。得气快、针感强表明经络功能未完全受损，其病易治，预后较好。反之则为预后不良。另外有的个别患者有幻觉、似有针感，或者针刺有客观反应而患者无感觉，此两者均为经络完全受损之假得气，为脊髓横贯性损伤之象，预后不佳。

在针刺治疗的同时，适当的功能锻炼是必不可少的，可以防止肌肉萎缩和关节强直，为以后的功能恢复奠定基础。对损伤初期或刚施行椎板减压术的患者，脊髓刚刚受到损伤，须要保持脊柱的稳定性，故只宜在床上进行膝关节、髋关节等的被动功能锻炼。脊柱损伤稳定后，逐步开始床上锻炼，由扶坐→自坐→床旁垂足坐→固定膝关节扶持站→固定膝关节双杠内走→去固定双杠内走→去固定架拐走→独立行走。在锻炼过程中，不可过度，活动范围适当，注意防止关节韧带扭伤，脱臼或骨折。

七、多发性硬化

病例1

患者　女　42岁 德国模特　入院日期：2001年5月6日

主诉　四肢无力，行走不稳5年，加重半年。

病史　患者于1993年前自觉四肢无力，偶有肢体抽动，未予治疗，1996年症状明显，于当地医院查颅脑MR，诊为多发性硬化，予干扰素注射治疗4个月，后改用免疫球蛋白，每月10g，连续治疗3年，症状无明显改善，每年发作2～3次，每次持续2～6周，去年年底加重，四肢无力明显，行走不稳，右上肢、左下肢、左侧面部麻木，于12月初注射氢化可的松，每日1000 mg，后继用干扰素，每周3次，未见明显好转，今慕名就医于我院，收入我科。

查体和实验室检查　神清，无头晕头痛，四肢无力，右侧为甚，右上肢、左下肢、左侧面部麻木，行走欠稳，二便自控，右上肢肌力Ⅲ～Ⅳ级，左上肢及双下肢Ⅳ～Ⅴ级，双上肢肌张力偏低，左下肢深浅感觉减弱，生理反射稍活跃，右霍夫曼征（+），指鼻试验（+），跟膝胫试验（+），语言清，双瞳孔等大等圆，光反射存在，眼球运动灵活，血压110/70 mmHg，心率66次/分，胸廓对称，心肺未见异常，舌淡体瘦，苔薄白，脉沉细。

中医诊断　痿证（气血虚弱证）。

西医诊断　多发性硬化。

辨证　患者久病失养，脾胃虚弱，气血生化无源，精血亏虚，筋脉失养，宗筋迟缓，乃致痿废不用。

治则　补益气血，疏通经络。

选穴　足三里、华佗夹脊刺、气海、双下肢阳明经排刺、阳陵泉、血海。

操作　阳陵泉直刺1寸，足三里直刺0.5～1寸，血海进针0.5～1寸，均施捻转补法；气海直刺1寸，施呼吸补法；华佗夹脊刺针向棘突，进针1寸，施捻转泻法；阳明经排刺进针1寸，施平补平泻法。

治疗经过　采用上法治疗 10 次，病情明显好转，四肢活动有力，麻木感减轻，治疗 28 日，肢体运动功能基本恢复，活动自如，麻木感消失，临床治愈出院。

病例 2

路某　男　26 岁　干部　入院日期：2001 年 6 月 9 日

主诉　双下肢无力 1 年。

病史　患者素体虚弱多病，10 年前发现双下肢协调性差，打球时笨拙，跑步慢，1 年前感觉上下楼不稳，右腿抖动，双下肢劳累，2001 年于甘肃人民医院查颅脑 MR 示：多发性硬化，4 月于北京某院住院治疗，复查颅脑 MR 示：双侧基底核节、额顶叶多发异常信号；血清铜 2. 5μmol/L，尿铜 0. 067μmol，铜蓝蛋白 86mg/L 血清，考虑：①脱髓鞘疾病；②铜代谢障碍，予大量激素治疗，后逐渐减量，未见明显好转，现口服泼尼松 60mg/日，环孢素，每日 50 mg，今为进一步诊断，来我院复查血清铜 10. 24μmol/L，腹部 B 超（–），眼部 K–F 环（–），考虑多发性硬化，收入我科治疗。

查体和实验室检查　神清，体瘦倦怠，无头晕头痛，双下肢无力，行走欠稳，上下楼明显，右下肢偶有不自主抖动，四肢肌力Ⅳ级，指鼻试验（–），双侧跟膝胫试验欠稳准，双掌颌试验（+），深浅感觉未见异常，肌张力不高，肌容量左右对称，生理反射减弱，病理反射未引出，语言清，双瞳孔等大等圆，光反射存在，K–F 环（–），眼球运动灵活，血压 110/70 mmHg，心率 70 次/分，胸廓对称，心肺未见异常，舌淡红，苔白，脉弦。

中医诊断　痿证（血虚阳亢证）。

西医诊断　多发性硬化。

辨证　患者素体虚弱多病，后天失调，脾胃虚弱，脾运不健，不能为胃行其津液，致水谷精微不能充养四肢肌肉，故见肢体无力，病久伤阴，暗耗气血，肝藏血主筋，肝阳不足，肝阳上亢，化风掉动则见肢体抖动。

治则　健脾养胃，滋阴益气。

选穴　三阴交、足三里、华佗夹脊刺、气海、双下肢阳明经排刺、阴陵泉、太溪。

操作　阴陵泉直刺 1. 5 寸，施捻转提插补法；太溪直刺 5 分，施捻转补法，令局部酸胀为度；华佗夹脊刺针向棘突，进针 1 寸，施捻转泻法；足三里直刺 2 寸，施捻转补法；三阴交直刺 1. 5 寸，施提插补法；气海穴灸三壮，双下肢阳明经排刺进针 1 寸，施平补平泻法。

治疗经过　采用上法治疗 5 次，双下肢无力较前好转，行走较稳，继续治疗 44 日后，右腿抖动减轻，临床显效出院。

病例 3

患某　女　41 岁　初诊日期：2011 年 4 月 2 日

主诉　进行性双下肢痉挛性瘫痪 2 年余。

病史　患者 2 年前双下肢严重痉挛，无自主运动，大、小便失禁，腱反射亢进，双下肢麻木，深、浅感觉障碍，双巴宾斯基征（+），表情淡漠，情绪低靡，未见视力障碍。患者经激素治疗后未见明显改善，生活质量受到严重影响，并见骨质疏松等不良反应。为求系统治疗，遂到天津中医药大学第一附属医院门诊治疗。

查体和实验室检查　双巴宾斯基征（+）。舌淡，苔薄白，脉弦细。

中医诊断　痿证（肝肾亏虚证）。

西医诊断　多发性硬化症。

治则 醒脑神，益肝肾，调气血，通经筋。

选穴 委中、内关、水沟、合谷、太冲、华佗夹脊、三阴交、太溪、风池、足三里等穴。

操作 直刺委中、内关，提插泻法，以肢体抽动为度；斜刺三阴交，提插捻转，以肢体抽动为度；雀啄水沟，至患者眼球湿润；合谷、太冲、太溪、风池、足三里等穴平补平刺，至出现酸胀感；夹脊穴排刺。留针30min，14日为1个疗程。

治疗经过 1个疗程后，患者下肢痉挛症状缓解，并可自行屈膝动作，大小便失禁亦见改善，可行缩肛动作，下肢痛、温感觉增强。后又巩固治疗2个月。患者下肢痉挛症状明显缓解，可自行膝关节屈、伸动作，二便自控，下肢麻木感消失，感觉明显增强，情绪亦见好转，大大提高了患者的生活质量。

按语 多发性硬化是一种较为常见的中枢神经系统原发性脱髓鞘性疾病。其特点：一是在病程经过上呈现反复缓解与复发；二是在中枢神经系统中有多发性病灶。临床表现复杂多样，早期易误诊。根据其临床表现不同，相当于中医学的不同病证，如以肢体无力或瘫痪为主，相当于祖国医学的“痿证”、“风痱”；如语言障碍伴有肢体无力或瘫痪者，相当于祖国医学的“瘖痱”；以头晕为主者，相当于祖国医学的“眩晕”；走路不稳、共济失调者，相当于祖国医学的“骨繇”；以视力障碍为主者，相当于祖国医学的“视瞻昏渺”、“青盲”等范畴。

本组患者病程较长，呈反复缓解与复发过程，以四肢无力、行走不稳为主症，故属中医学的“痿证”。石学敏院士认为，中医学对该病的认识应责于肝肾及脾胃虚弱，肝肾之精久耗而亏，邪气乘虚而入，以致经脉气血亏虚，筋脉失养，致筋肉挛急，二便失司；久病失养，脾胃虚弱，气血生化无源，精血亏虚，筋脉失养，宗筋迟缓，乃致痿废不用。方中胃经“合”穴足三里，脾经“合”穴阴陵泉，其意在于：脾与胃一纳一运，燥湿相济，升降相因，共同维持人体消化，吸收的功能，若脾气不升，失其健运则肌肉痿废，胃气不降，失其受纳则水谷精微不能得以输布，又因“合”治逆气而泄，可通调气机，二穴配合可使清阳之气输布周身，四肢百骸得以水谷精微之灌溉，则肌肉丰满，四肢轻劲；肾经“输”穴太溪以滋养元阴，强壮筋骨；阳明经排刺取其《内经》“治痿独取阳明”之意，阳明为多气多血之经，主润宗筋，“宗筋主束骨而利关节也”，再以气海、三阴交益气滋阴；配合华佗夹脊穴治疗，因华佗夹脊刺可直接刺激脊神经根，改善神经根的代谢，从而促进循环，加速神经功能的恢复，同时夹脊穴（夹督脉）可疏通督脉、统理阴阳，起到运行气血、营阴阳、濡筋骨之效。针刺内关以开心脉、通关窍、理三焦、畅气机；针水沟达醒脑开窍、升阳调气之功，两穴共用，可调神通窍，使窍通而邪有所出路，气血调而筋脉得养。三阴交为足三阴经的合穴，可调脾胃、益肝肾；太溪穴为肾经原穴，可滋肾养阴；刺合谷、太冲又称开四关，二穴一阳一阴，一气一血，一腑一脏，一升一降以达疏通经络、补益气血之功。诸穴配方在临床上收到显著效果。

西医仅采取对症和支持治疗为主，以糖皮质激素治疗对部分患者虽有利于缩短急性发作期，但不影响病程与长期预后。针灸以益肝肾、健脾养胃、醒脑神、通经筋为法，临床针刺治疗该病疗效显著。另外注意加强肢体功能训练，对瘫痪的肢体可防止肌肉萎缩、关节强直，降低肌张力，加速肢体功能的恢复。

八、视神经脊髓炎

病例

张某 女 17岁 学生 初诊日期：2002年7月6日

主诉　四肢痿软无力10日，加重伴视物模糊、排尿困难2日。

现病史　2周前浴后受风，随即周身酸痛，服用中药后症状消失。10日前四肢软弱无力、麻木，近2日加重，并出现左眼视物模糊，排尿轻度困难。MRI示：C_5～T_1段脊髓条状与T_1等长、稍长于T_2信号影，考虑急性脊髓炎。予泼尼松、能量合剂等西药治疗，病情无明显改善。现四肢痿软、麻木，双下肢为甚，左眼视物模糊，小便排出无力。

查体和实验室检查　左眼视力由1.0急骤降至0.2，左、右瞳孔直径分别为4mm、2.5mm，左眼对光反应迟钝，左肢肌力$Ⅲ^-$～$Ⅳ^-$级，右肢肌力Ⅲ～Ⅳ级，肌张力减低，腱反射上肢对称偏低(+)，腹股沟平面以下浅感觉减退。舌红，苔薄白腻，脉滑数。脑脊液（CSF）常规：总细胞数112×10^6/L，白细胞数112×10^6/L，淋巴细胞、球蛋白（+），糖反应2～5管（+）。CSF生化：微总蛋白0.69g/L。

中医诊断　痿证（湿热浸淫经络证），视瞻昏渺（湿热上壅目系证），癃闭（湿热下注膀胱证）。

西医诊断　视神经脊髓炎。

辨证　患者浴后受风，湿热侵淫经络，上壅目系，下注膀胱，清窍闭阻，气机不通，宗筋弛缓，乃致四肢痿软无力，视物模糊、排尿困难。

治则　醒脑开窍，疏通经络，清热除湿。

选穴　内关、水沟、三阴交、极泉、尺泽、委中、合谷、足三里、光明、太阳、睛明、球后、秩边、阴陵泉、中极、水道、华佗夹脊、风池、完骨、天柱、肾俞。

操作　针刺双侧内关捻转提插泻法，水沟雀啄泻法，C_3～T_3夹脊穴平补平泻，极泉、尺泽、委中、合谷提插泻法，足三里、光明提插捻转泻法，三阴交提插补法，风池、完骨、天柱小幅度、高频率捻转补法，太阳刺络拔罐，睛明、球后平补平泻，秩边、阴陵泉提插泻法，中极、水道捻转泻法，肾俞捻转补法。华佗夹脊、风池、完骨、天柱俯卧位，每日下午针刺1次；余穴仰卧位，每日上午针刺1次。除内关、极泉、三阴交、委中外，诸穴均留针30min。

治疗经过　按上述针刺疗法，配合甲基泼尼松龙1g静脉滴注，每日1次，连用3日；递减为0.75g，每日1次，连用3日。7月12日，四肢无力减轻，左眼视物模糊好转，自行排尿无困难，肢体麻木消失。查体：左眼视力0.4，眼底视盘边界清，颞侧色淡，盘面小血管略减少；左肢肌力Ⅲ～Ⅳ级，右肢肌力$Ⅲ^+$～$Ⅳ^+$级，肌张力略低，浅感觉可，腱反射上肢对称偏低。舌淡，苔薄白，脉濡缓。中医诊断为痿证（脾胃虚弱，精髓不充）；青盲（脾胃虚弱，不荣目系）。治疗：针刺内关、水沟、三阴交、华佗夹脊、风池、完骨、天柱、委中，操作同前，另鱼腰、承泣平补平泻，极泉提插泻法，肩七针（肩髃、肩内陵、肩外陵、肩前、抬肩、臂臑、臑俞）、曲池、手三里、外关、合谷、后溪、足三里、血海、梁丘、四强、阳陵泉提插泻法。配合甲基泼尼松龙0.5g静脉点滴，每日1次，连用3日；逐渐递减至0.25g，每日1次，连用3日；0.12g，每日1次，连用3日；60mg、30mg各10日，8月1日起停，改口服泼尼松，早7.5mg，晚5mg。8月7日，左眼视力0.9，左眼底颞侧色淡；左肢肌力$Ⅳ^-$～$Ⅴ^-$级，右肢肌力$Ⅳ^+$～$Ⅴ^-$级，肌张力下肢稍高，舌红，苔薄白，脉弦细。MRI：原脊髓条状稍长T_2信号影强度减弱，范围缩小。CSF常规：白细胞10×10^6/L，分类淋巴，葡萄糖0.66g/L。目前中医诊断：痿证（水不涵木，虚风内动）；青盲（肝肾阴虚，目系失养）。针刺治疗：先雀啄泻印堂，后上星透百会捻转平补平泻法，肾俞、脾俞、肝俞、风池、完骨、天柱、瞳子髎捻转补法，极泉、少海、肩三针（肩髃、肩内陵、肩外陵）、血海、梁丘、四强、足三里、阳陵泉、复溜、照海、太溪提插泻法，合谷透三间、大钟、太冲提插泻法。除极泉、少海、照海、大钟不留针外，余穴留针30min。每日针1次。泼尼松按上述剂量维持10日，继而减半片又维持10日后停药。8月20日，症状、体征消失，痊愈出院。后分别于出院后14日、28日、6个月随访3次均未复发。

按语　视神经脊髓炎发病机理与病毒触发的自身免疫性脱髓鞘或感染因素有关，属中医“痿证”、“视瞻昏渺”、“暴盲”、“青盲”等范畴。甲基泼尼松龙是急性期视神经脊髓炎首选，但对部分疗效不理想。对于属于禁忌证，或因长期反复的药物治疗产生的毒副作用而无法坚持用药者，探索针刺疗法势在必行。

从本病例可以看出醒脑开窍针法治疗视神经脊髓炎特色在于：①遵循“粗守形，上守神”、“主明则下安，主不明则十二官危，使道闭塞不通”的精神，以“神不导气，髓损目暗”立论。②分期辨证施治，开创了继治痿“独取阳明”、“独取督脉”的第三阶段，确立“调神导气、益髓明目”总则，使主明则下安，神可导气，意可通经。选穴突破以阳经为主的传统治痿配方原则，以阴经和督脉为主，阳经为辅；颈项、头面、五输穴为主，躯干为辅。③手法操作符合量学规定，多用快针、提插刺法寻找激发针感，操作精巧，强调导气，以动治静。

九、脊髓蛛网膜炎

病例

鲍某　男　23岁　学生　初诊日期：1980年4月

主诉　双下肢麻木无力伴肌肉萎缩7个月余。

病史　患者7个月前曾因患“肺炎”住某院内科。经抗生素、输液等治疗，半个月后，胸痛、咳嗽、发热等症消失，但觉双下肢麻木、无力，并逐渐加重。经中药治疗3个月，症状无明显变化，又因淋雨涉水后病情突然加重，至不能独自行走。在某院神经科做脑脊液检查，发现有不全梗阻，经碘油造影确诊为“脊髓蛛网膜炎”，经激素、抗生素、维生素等治疗20日，效果不明显，特来针灸科诊治。

查体和实验室检查　神志清，面色无华，舌质淡，脉细弱，双下肢痿软无力，不任步履，上肢无恙，颅神经检查正常，右下肢肌力Ⅰ级，左下肢肌力Ⅱ级，肌张力增高，下肢浅感觉减退，生理反射存在，病理反射未引出。脑脊液：压力100mmH_2O，无色透明，蛋白0.30g/L，糖、氯化物均正常，白细胞0.12g/L，以淋巴为主。脊髓碘油造影：胸腰段有不定形狭窄，油栓分散，L_1可见阻塞平面。

中医诊断　痿证（湿热阻络证）。

西医诊断　脊髓蛛网膜炎。

辨证　急性热病之后，热邪侵肺，肺热津伤，恰逢雨淋涉水，湿邪侵淫肌肤，如《素问·痿论》说：“有渐于湿，以水为事，若有所留，居处相湿，肌肉濡渍，痹而不仁，发为肉痿。”湿热搏结，灼伤阴精，阴虚不能濡养血脉，精虚不能灌溉血脉，百骸溪谷皆失所养，宗筋弛缓，乃致四肢痿废不用。

治则　滋阴清热，除湿通络。

选穴　华佗夹脊刺、大椎、委中、环跳、足三里、丰隆。

操作　华佗夹脊刺针向棘突，进针1寸，施捻转泻法；大椎直刺0.5寸，施捻转泻法；委中直刺1寸，施提插泻法，环跳直刺2.5寸，施提插泻法，二穴均以下肢抽动3次，针感呈放电样为度；足三里直刺1.5寸，施捻转提插补法，丰隆直刺1.5寸，施捻转泻法，均令局部酸胀为度。

治疗经过　上穴日针1次，16次后双下肢活动能力明显增强，可下地扶床行走，30次后可独立行走10m，肌萎缩也有明显恢复，45次后双下肢行走基本正常，临床治愈。

按语　脊髓蛛网膜炎，亦称粘连性蛛网膜炎，多是继发于某种致病因素的反应性炎症，有局限性和弥漫性之分。前者可发生于脊髓蛛网膜的任何部位，后者往往从胸段开始，且病程缓慢。

本病例初患“肺炎”，肺为水之上源，朝百脉，上源不足，输布无权，筋脉失于濡养，而出现肢体痿软无力，似属“肺热叶焦，发为痿躄”。复因冒雨涉水，湿邪侵淫而宗筋弛缓不收，导致不任步履。治疗上取大椎、丰隆以除湿泻热。取委中、环跳、夹脊刺以疏通经络。足三里为足阳明经强壮要穴，阳明经多气多血，可补益后天之本，故重用足三里，并可针后加灸，采用上述选穴配方，可取得较为满意效果。

十、脊髓空洞症

病例1

金某　女　18岁　工人　初诊日期：1980年9月17日

主诉　右上肢麻木无力伴肌肉萎缩，痛觉消失1年。

病史　患者1年前发现右手肌肉萎缩，逐渐发展至上肢，并且出现因不知冷热而烫伤手指现象及右下肢无力，行走不稳，经某院中西药治疗未见显效，故来我科接受针灸治疗。

查体和实验室检查　精神好，面色润泽，两目有神，右上肢麻木不仁，肌肉枯萎，舌质淡，脉细无力。脑神经正常，眼底视盘无水肿，心肺正常，右上肢肌力Ⅱ级，肌张力低下，右肱二头肌腱反射、肱三头肌腱反射减弱，痛温觉消失，触觉存在，右下肢肌张力偏高，腱反射亢进，巴宾斯基征（+），右侧躯干$T_{3\sim7}$痛温觉减退，触觉存在，脊柱侧弯，无压痛，腰穿压力160mmH_2O，常规及生化检查均正常。

中医诊断　痿证（气血虚弱证）。

西医诊断　脊髓空洞症。

辨证　少壮之年，肌萎肉陷，乃后天调摄失宜，损伤脾胃。脾胃为后天之本，气血生化之源，脾主四肢主肌肉，胃主受纳主运化。《素问·痿论》中有“阳明者，五脏六腑之海，主润宗筋，宗筋主束骨而利关节也”之说，调摄失常，脾胃运化机能衰退，气血生化无源，四肢百骸失其所养，渐至宗筋弛缓不收，故见肌肉枯萎削瘦。舌质淡，脉细无力为脾胃气虚之象。

治则　扶正培土，补益气血。

选穴　华佗夹脊刺、足三里、三阴交、气海、右上肢阳明经排刺。

操作　华佗夹脊刺斜向棘突间韧带进针1.5寸，施捻转补法，令放电感向肋间放散为度；足三里直刺2寸，三阴交直刺1.5寸，均施捻转补法；气海穴灸三壮；排刺均进针1寸，施平补平泻法。

治疗经过　上穴日针1次，20次后，患者自觉右上肢肌力增加，握拳有力，35次后，右上肢略有痛觉，肌肉有所增长，50次后右上肢痛温觉明显恢复，后因随父迁居外地中断治疗。

病例2

刁某　女　17岁　学生　初诊日期：1978年8月4日

主诉　两上肢无力，痛觉丧失1年，肌肉萎缩半年。

病史　患者于1977年2月初双手端锅时被烫伤，但不知疼痛，渐觉双上肢无力。自1978年2月发现双上肢削瘦，经某院脑系科诊为“脊髓空洞症”，曾口服同位素碘-131，效果不显，转我院针灸治疗。

查体和实验室检查　精神好，面色少华，两目有神，双上肢肌无力，不能持重物，可见肌肉震颤，右手可见烫伤斑痕，舌质淡，脉弦细。脑神经正常，眼底视盘无水肿，双上肢痛温觉消失，触觉存在，肱二肌腱反射、肱三头肌腱反射减弱，霍夫曼征（+）。双上肢可见肌肉萎缩及肌纤维震颤，$T_{4\sim7}$椎骨后凸，血压120/80mmHg，心肺正常，腰穿压力，生化检查均正常。

中医诊断　痿证（气阴两虚证）。

西医诊断　脊髓空洞症。

辨证　成长少年饮食不节，后天失调，脾胃虚弱，脾运不健，不能为胃行其津液，致水谷精微不能充养四肢肌肉，则痿软无力。病久伤阴，暗耗气血。肝藏血主筋，肝阴不足，肝阳上亢，化风掉动则筋惕肉瞤。《素问·太阴阳明论》曰："四肢不得禀水谷气，气日以衰，脉道不利，筋骨肌肉，皆无气以生，故不用焉。"舌淡、脉弦细为气阴两虚。

治则　健脾养胃，滋阴益气。

选穴　足三里、三阴交、华佗夹脊刺、气海、阳明经排刺、阴陵泉、太溪。

操作　阴陵泉直刺1.5寸，施捻转提插补法，太溪直刺5分，施呼吸补法，二穴均局部酸胀为度。余穴同前。

治疗经过　上穴日针1次，30次后自觉双上肢力量明显增强，有握力，痛觉有所恢复，可知针刺疼感，后改隔日针1次，20次后肌肉震颤基本消失，临床显效。

按语　脊髓空洞症是一种慢性进行性脊髓退行性病变，好发于脊髓颈下段和胸上段，亦可侵犯延髓及脑桥，脊髓胸下段和腰段受累少见。该病病因尚未探明，基于该病常合并某种发育性畸型，如颅底压进、胸廓异常、颈肋等，故许多人认为脊髓空洞症是先天性神经系统发育异常所致。也有人认为，空洞是继发于脊髓血管畸形、外伤性出血、炎症等，以致脊髓发生灶性软化，坏死而形成。但目前大多认为该病可能是由多种因素引起的临床综合征，而不是一种独立的疾病。

本组患者均具有：①发病年龄早（1例17岁，1例18岁）病情进展缓慢。②有明显的分离感觉障碍。③上肢软瘫，下肢硬瘫。④有轻度脊髓病变（1例侧弯，1例后凸）等特点，确诊为脊髓空洞症似无疑问。

祖国医学称之为"痿"，"痿者手足痿软而无力，百节纵缓而不收也"。《内经》中有"脱肉"、"肌肉萎"、"大肉陷下"等记载，是指肢体肌肉严重萎缩，运动不利而言。

方中胃经"合"穴足三里，脾经"合"穴阴陵泉，其意在于：脾与胃一纳一运，燥湿相济，升降相因，共同维持人体消化、吸收的功能，若脾气不升，失其健运则肌肉痿废，胃气不降，失其受纳则水谷精微不能得以输布，又因"合"治气逆而泄，可通调气机。二穴配合可使清阳之气输布周身，四肢百骸得以水谷精微之灌溉，则肌肉丰满，四肢轻劲。肾经"俞"穴太溪以滋养元阴，强壮筋骨；阳明经排刺取其《内经》"治痿独取阳明"之意，阳明为多气多血之经，主润宗筋，"宗筋主束骨而利关节也"，再配气海，三阴交益气滋阴，诸穴配方在临床上收到显著效果。

但因病例少，时间尚短，能否根治该病，尚待今后进行长期观察和进一步累积病例才能说明。

十一、脊髓前角灰质炎

病例1

李某　男　1岁　初诊日期：1978年5月6日

主诉（其母代述） 右下肢瘫痪5日。

病史 患者5日前发热，嗜睡，无呕吐，腹泻。3日后热退，但出现右下肢瘫痪，不能屈伸。经某医院确诊为小儿麻痹，转我科治疗。

查体和实验室检查 神清，身无发热，右下肢呈弛缓性瘫痪，痛觉存在（用针扎知道哭），右下肢肌力Ⅰ级，左下肢活动自如，右下肢腱反射减弱，病理反射未引出。

中医诊断 痿证（湿热浸淫证）。

西医诊断 脊髓前角灰质炎。

辩证：湿热犯肺，肺热伤津，津液不足以敷布，筋脉失养，故痿软不用。

治则 清热利湿，荣养筋脉，疏通经络。

选穴 华佗夹脊刺、风池、血海、阴陵泉双下肢阳明经排刺。

操作 华佗夹脊刺在督脉旁开5分处，针1寸，均用捻转之补法；风池进针0.5寸，施捻转泻法；血海进针0.5～1寸，阴陵泉进针1寸均用捻转泻法，阳明经排刺进针0.5寸，施平补平泻手法。

治疗经过 上穴每日针1次，8次后患儿右下肢可作屈伸动作，23次后可站立，40次治疗后能行走2～3步。

病例2

赵某 女 7个月 初诊日期：1978年6月13日

主诉（其母代述） 左下肢瘫痪3日。

病史 患儿3日前突然发热，嗜睡，2日后左下肢不能活动，曾去某医院就诊，查血常规：白细胞10×10^9/L，中性粒细胞0.75，淋巴细胞0.24。诊为脊髓前角灰质炎，今日来我院就诊治疗。

查体和实验室检查 神清，双目有神，颈抵抗（－），左下肢肌力Ⅰ级，肌张力低下，跟膝腱反射减弱，病理反射未引出。

中医诊断 痿证（湿热浸淫证）。

西医诊断 脊髓前角灰质炎。

辨证 湿热流注经脉，筋脉失养，痿软不用。

治则 清热利湿，荣养筋脉，疏通经络。

选穴 华佗夹脊刺、风池、血海、阴陵泉、下肢阳明经排刺。

操作 同病例1。

治疗经过 上穴每日针1次，5次后下肢可作屈伸，20次足趾及踝关节亦能活动，28次后基本治愈。

病例3

袁某 女 4岁 初诊日期：1979年3月26日

主诉（其姐代述） 右下肢瘫痪4个月。

病史 发病前曾出麻疹，愈后右下肢无力，继而瘫痪，某医院诊断为“小儿麻痹后遗症”，经中医药物治疗效果不明显，特来我科治疗。

查体和实验室检查 神清合作，右下肢瘫痪，肌力Ⅰ级，肌张力低下，肌萎缩明显，右踝关节畸形，右足内翻，深浅感觉未见异常，右跟膝腱反射减弱，病理反射未引出。

中医诊断 痿证（气血虚弱证）。

西医诊断 脊髓前角灰质炎。

辨证　久病失养，气血生化无源，精血亏损，筋脉失养，宗筋迟缓，乃致痿废不用。

治则；补益气血，疏通经络。

选穴　足三里、阳陵泉、气海、血海、下肢阳明经排刺、华佗夹脊刺。

操作　足三里直刺0.5～1寸，阳陵泉直刺1寸，均用捻转补法；气海直刺1寸，施呼吸补法；其他同病例1。

治疗经过　上穴日针1次，15次后右下肢可屈伸，28次后可直腿抬高10°。45次后肌力为Ⅱ～Ⅲ级，能站立，但不能持久，关节畸形无改变，肌肉萎缩有所恢复。

病例4

仇某　男　17岁　学生　初诊日期：1979年8月7日

主诉　右下肢瘫痪1个月。

病史　患者发病前因淋雨后高热，胸痛，咳嗽，以“肺炎”收入某医院治疗，经用抗生素、输液等热退，但出现右下肢无力，病情呈渐进性发展，继而右下肢瘫痪，特请针灸治疗。

查体和实验室检查　营养发育一般，被动体位，双目有神，面色萎黄无华，身无发热，右下肢软瘫，肌肉萎缩，肌力Ⅰ级，肌张力低下，深浅感觉正常，膝反射、跟腱反射消失，病理反射未引出。舌苔薄黄略腻，脉弦滑。

中医诊断　痿证（湿热浸淫证）。

西医诊断　脊髓灰质炎。

辨证　肺为娇脏，不耐邪侵，湿热犯肺，肺热伤津，津液亏虚，筋脉失养，大筋软短，小筋驰长，故痿废不用。

治则　清热利湿，疏通经络。

选穴　风池、大椎、委中、下肢阳明经排刺、华佗夹脊刺。

操作　大椎直刺0.5～1寸，施捻转泻法，其它腧穴同病例1。

治疗经过　上穴日针1次，20次后，右下肢可屈曲，踝关节略能活动，肌肉萎缩有所恢复；35次后，可下床站立10min；40次后，可下床缓慢行走6m；50次后，活动自如，肌肉萎缩明显恢复。

按语　脊髓前角灰质炎是由灰质炎病毒感染所引起的一种急性传染病。主要侵犯脊髓前角灰质，引起的弛缓性肢体瘫痪。

该病早期症见发热、头痛、全身不适，或咳嗽、咽痛、精神不安，属中医“温病”范畴。肢体瘫痪属“痿证”范畴。多由风邪湿热，侵入肺胃，壅阻经络，气血运行不畅，甚则内陷心包，病久则筋骨肌肉失养，肝胃虚损而致。正如《幼科准绳》说：“凡脾胃之气不足者，长夏暑湿之令，则不能升举清阳，健运中气，又夏少阳相火之时，热伤元气，则肢体倦怠不收，两脚痿弱。”《医林改错》说：“或曰：小儿亦有半身不遂者。余曰：周岁至童年皆有。突然患此症者少，多半由伤寒、温疫、痘疹、吐泻等症，病后元气渐亏，面色清白，渐渐手足不动，甚至手足筋挛，周身如泥塑，皆是气不达于四肢。”明清一些医家还认识到该病具有传染性，如清·戴麟波方：“时疫初起，胫腿痛酸者，太阳经三脉郁也。兼软者属湿温，俗名软脚病。”

结合临床实践我们对该病有如下几点经验体会。

（1）早期清热化湿，祛风通络，以风池、大椎、曲池、孔最为主，配以患肢穴位，方中风池、大椎可散风、清热解表，孔最取其清肺热之功效。其他诸穴均可疏通经气，温养气血。

随症加减：腕下垂加阳池、外关、腕骨；足下垂加解溪、太溪、昆仑；足内翻加丘墟透照海、申脉。

（2）古人有“治痿独取阳明”之说，但实践证明，治疗该病选穴不能只取阳明经穴，因阳明连于带脉和督脉，带脉束于诸脉，督脉为阳经之海，阳明受邪则可涉及诸脉。故治疗上必须在取阳明经穴的同时，配合华佗夹脊刺。

（3）根据“虚则补之”、“实则泻之”等原则，适当地运用各种手法，初期邪热未退时以泻法为主，后遗症期元气大伤，以补法为主，正邪交争时要攻补兼施，根据小儿的特点，在治疗时多不留针，入针后作手法1～2min即可出针。

（4）疗效与针灸治疗开始的早晚关系非常密切，应争取时机，于患儿热退后，及早开始针灸治疗效果更佳。

十二、脊髓瘤术后

病例

患者　俄罗斯　女　57岁　入院日期：2011年3月29日

主诉　双下肢活动不利1年余。

病史　患者于1年前无明显诱因出现胸椎部位疼痛，持续约两周，夜间加剧，之后感到双下肢无力，到俄罗斯当地医院查胸部MR，结果示：T_3～T_4部位有肿瘤，诊为：胸椎肿瘤，予化疗治疗，用药不详，病情无好转，下肢仍无力，活动受限，二便障碍，大便干，外插尿管；2010年3月到以色列治疗，发现T_3～T_5有脊髓软化现象，又予放疗治疗，撤去尿管；于2010年4月18日做T_3～T_5减压手术并进行活检，未发现癌变，T_2～T_6实行了手术，术后症状明显改善，并进行了康复治疗。为获进一步中医专科治疗，今特来我院，并收入我病区。现症：神清，精神可，呼吸平稳，双下肢活动不利，扶助行器行走，双下肢僵硬，可抬离床面15°左右，自肋缘以下感觉减弱，纳食正常，睡眠一般，小便正常，大便需服润肠药，每日1行。

查体和实验室检查　双下肢僵硬，肌张力增高，可抬离床面15°左右，自肋缘住院号：E1127觉减弱，双侧巴宾斯基征（+）。舌淡红，苔薄白，脉细。

中医诊断　痿证（肝肾不足、气滞血瘀证）。

西医诊断　脊髓瘤术后。

治则　补益肝肾，活血通络。

选穴　俯卧位：华佗夹脊刺（胸椎段）、环跳、承扶、委中、承山、合阳；仰卧位：阴陵泉、阳陵泉，双下肢阳明经排刺、八风浅刺。

操作　诸穴均按常规刺法。留针30min，每日1次。

其他辅助疗法　温灸（每日2次）；湿敷治疗（每日2次）；微波治疗（每日2次）；脑反射治疗（每日1次）；单侧肢体推拿治疗；神灯照射（每日1次）。

中药　益肾养肝合剂，补肾强身丸，丹芪偏瘫胶囊，麻仁软胶囊，针灸外洗液。

西药原则　改善神经功能，营养神经。

治疗经过　患者入院后第4日，双下肢僵硬，可抬离床面30°左右，自肋缘以下感觉减弱；入院后第7日，自行行走时蹒跚步态，双下肢僵硬，可抬离床面45°左右，自肋缘以下感觉减弱；入院后第14日，症状双下肢僵硬，可抬离床面60°左右，自肋缘以下感觉减弱；入院后第17日，双下肢僵硬，双下肢可抬离床面60°，在助行器下可自行行走，自肋缘以下感觉减弱较前好转，大便不干、每日1行；入院后第34日，双下肢活动不利改善，蹒跚步态，双下肢僵硬改善，双下肢可抬离床面60°，可自行行走5m左右，自肋缘以下感觉减弱较前好转；入院治疗44日，出院时症状：双下肢活动不利改善，可自行行走，蹒跚步态，双下肢僵硬改善，双下肢可抬离床面60°，可自行行走10m左右，自肋缘以下感觉减弱较前好转，纳食正常，睡眠一般，小便正常，大便正常、每日1行。舌淡红，苔薄白，脉细。

按语　本病例为脊髓瘤术后患者，属中医“痿证”范畴，患者平素起居失宜，多次流产，损耗肾气，加之年逾知命，肝肾亏虚，精血不足，筋脉失养而致痿废不用，发为痿病。醒脑开窍针刺法能醒神开窍，滋补肝肾，活血通络。华佗夹脊刺可直接刺激脊神经根，改善神经代谢，加速神经功能恢复，同时华佗夹脊穴可疏通经脉、统理阴阳，起到运行气血、营阴阳、润筋骨之效。故两者配合可起到整体调理作用，加快患者各种症状的恢复。此病例以中医的整体观念为指导，采用醒脑开窍配合华佗夹脊刺治疗，取得了良好的效果。

十三、乙型脑炎后遗症

病例

续某　男　23岁　农民　入院日期：1978年11月1日

主诉（家属代述）　四肢紧缩不能伸展伴语言謇涩74日。

病史　患者平素体健。1978年8月18日突然高热头痛，大队卫生员诊为感冒，予四环素、复方氨林巴比妥等药，次日仍高热头痛，再次去卫生所看病，测体温39.8℃，诊为“伤寒”，用药不详。患者自午后至夜间体温维持在39.5～39.8℃。于21日晨患者高热神昏，双目上吊，体温40.5℃。急转县医院，诊断“乙型脑炎”。当时患者神昏，项强，四肢抽搐，经针灸，中西药抢救治疗3日，患者神志情，语言謇涩，四肢轻度抽搐，时有躁动不安，自觉肢体收引不适，由县医院转入我院针灸科收住院。

查体和实验室检查　神清，表情呆滞，语言謇涩，易怒，四肢筋肉拘急，不得伸展，腕下垂爪型手，双足下垂。颈抵抗（++），肱二头肌腱反射、肱三头肌腱反射、桡骨膜反射、膝腱反射均活跃，右巴宾斯基征（+），舌苔黄，脉细数。

中医诊断　痿证（筋痿）。

西医诊断　乙型脑炎后遗症。

辨证　正值暑季，高热伤肺，因肺为娇脏，不耐邪侵，其性喜湿恶燥，肺热伤津，津液无以敷布，金燥水亏，水不胜火，则筋骨经脉失其濡养而宗筋弛纵，发为痿证。

治则　醒脑开窍，疏通经络，濡养筋脉。

选穴　内关、人中、风府、风池、天柱、百会、三阴交、华佗夹脊刺。

操作　内关直刺1寸，施捻转提插泻法；人中进针0.3寸，施雀啄泻法；风府直刺2.5寸，施提插之泻法，以全身电击感为度，不留针；风池针向喉结，进针2.5寸，施捻转补法；天柱进针1.5寸，施捻转补法；三阴交沿胫骨后缘45°取穴，施提插补法，以下肢抽动3次为度；华佗夹脊刺向脊柱斜刺1寸，施平补平泻法。

治疗经过　经4日治疗后语言清楚，四肢拘挛明显减轻，6日后行走尚好，腕下垂有所改善。35日后肢体功能基本恢复，但腕活动欠灵活，加中渚、后溪、大陵等穴，以疏通局部经脉，继针22次后，诸症消失，临床治愈。

按语　乙型脑炎是一种嗜神经病毒感染所引起的急性传染病。临床上以高热、抽搐、意识障碍、脑膜刺激征及其他神经症状为主要特征。约有15%的患者可遗留肢体瘫痪、失语、痴呆、吞咽困难、角弓反张等后遗症。

祖国医学将该病归成于“痿证”范畴。《内经》中有“痿躄”之说，并提出“皮痿”、“肉痿”、“筋痿”、“脉痿”、“骨痿”和五脏痿等不同名称。我们根据《内经》中“治痿者视其虚实，调其逆顺，可使立已”的原则，以开窍醒神、温养筋脉、疏通经络之法进行治疗。

方中风府为督脉要穴，《灵枢》曰：“脑为髓之海，其输上在于其盖，下在风府。”“盖”指百会穴而言，说明百会、风府与脑都有密切关系。内关、人中为醒脑开窍的主穴，取之醒神、开窍、镇静、解痉的作用，配华佗夹脊刺，通督一身之阳气，使骨荣髓生，经脉得以温煦，从而收到良好的效果。

十四、多发性肌炎

病例1

赵某　男　20岁　学生　入院日期：1980年4月17日

主诉　四肢肌肉刺痛、无力70日。

病史　患者发病前在室外劳动，汗出当风，后大量喝冷饮，第2日周身肌肉刺痛，活动受限，发热，体温38.7℃，曾去某院就诊，查血沉107mm/小时；肌酐44.2μmol/L；肌酸542mg/24h尿，做股四头肌活检，镜下可见肌纤维变细变曲，肌核增多，确诊为多发性肌炎，经激素治疗1个月，周身肌肉疼痛缓解，四肢肌肉萎缩明显，活动无力，2个月后再次化验均正常，今日收入住院治疗。

查体和实验室检查　体温37.5℃，脉搏100次/分，神清合作，言语清楚，呼吸平稳，四肢肌肉萎缩，以双下肢为甚，行走无力，肌力均Ⅳ级，生理反射均减弱，病理反射未引出，四肢深浅感觉均正常，舌质红，苔薄黄而腻，脉滑数。

中医诊断　痿证（阴虚火旺证）。

西医诊断　多发性肌炎。

辨证　因遇寒气客之，气不得通，寒亦化热，热邪犯肺，肺热伤津，津液不足以敷布全身，筋脉失养，故四肢痿软不用。

治则　清热养阴，疏通经络。

选穴　尺泽、照海、委中、双下肢阳明经筋排刺。

操作　尺泽进针1寸，施捻转泻法；照海直刺，进针0.5～1寸，施捻转补法；委中直刺，进针1～1.5寸，施提插泻法，令下肢麻感为度；双下肢阳明经筋排刺，直刺进针1～1.5寸，施捻转提插相结合的复式手法。

治疗经过　上穴每日针1次连续10次，四肢肌力明显增加，可独立行走30min，经2个月治疗，肌肉萎缩明显恢复，肌力Ⅳ～Ⅴ，生活基本能自理。

病例2

刘某　男　24岁　文书　入院日期：1980年4月4日

主诉　四肢肌肉无力疼痛31日。

病史　平素体弱，发病前自觉四肢无力，肌肉轻度疼痛，卧床休息15日病情仍无好转，近1个月四肢肌肉萎缩，蹲起困难，住进某医院治疗，化验血沉22mm/小时；肝功能：谷丙转氨酶132U/L；腰穿压力185mmH_2O，肌电图表现为运动单位电位时限缩短，电压降低，呈病理干扰相；左腓肠肌肉活检呈现肌纤维萎缩，透明样变及坏死灶，确诊为多发性肌炎。经治疗效果不佳，并伴有腰膝酸软，阵发性耳鸣，今日收入院治疗。

查体和实验室检查　营养发育一般，形体消瘦，步态艰难，心律齐，心率82次/分，四肢近端肌肉萎缩，肌力Ⅲ级，双侧腓肠肌压痛，双下肢呈套式温、痛觉减弱，生理反射均减弱，病理反射未引出，舌红苔白，脉细弱。

中医诊断　痿证（肉痿）。

西医诊断　多发性肌炎。

辨证　素体虚弱，久致脾肾阳虚，脾主运化，肾主温煦，脾运失司则无以输布津液，肾阳不足则无以温腾蒸煦，津液不能滋养四肢肌肉筋骨，故肌肉瘦削，腰膝酸软，耳鸣。

治则　温补脾肾，通调经络。

选穴　三阴交、太溪、肾俞、阳明经筋排刺。

操作　三阴交直刺1.5寸，施捻转补法；太溪进针0.5～1寸，施捻转补法，以上两穴可采用针后加灸方法；肾俞进针1.5寸，针刺向脊柱，施捻转补法；阳明经筋排刺进针1～1.5寸，施平补平泻手法，令其局部酸胀为度。

治疗经过　每日针1次，治疗9次能独立行走8～9m，并配以温针治疗，2个月后痊愈出院。

按语　多发性肌炎是一种肌肉严重变性无力的罕见疾病，病因尚不十分清楚，根据近年来有关免疫学方面的进展，一般认为系为某些诱因（如感染、药物、日晒）所诱发的自体免疫性疾病，免疫反应部位主要是疏松结缔组织后，遍布横纹肌、皮肤、血管壁、心内膜，因而可表现为肌肉、皮肤、关节、胸膜及神经等多系统改变。

根据肌肉萎缩等症，目前大多医家将该病归到“痿证”范畴，但从整个病程似不能完全以痿证概括，病初伴有肌肉疼痛者则与“痹证”相近，后期大部属痿证。测病例均为恢复期，以下肢痿软无力，肌萎缩为主证。病例1证属湿热浸淫筋脉，湿热交蒸，脾胃两伤，生化乏源，不能润宗筋，束骨而利机关。病例2除双下肢痿软无力外尚有眩晕、腰酸、耳鸣等脾肾不足之证，应以温补脾肾、疏筋活络治之。

十五、胫前肌间隔综合征

病例1

王某　女　24岁　学生　初诊日期：1975年1月17日

主诉　扭伤后左小腿前侧肌肉肿胀，左足下垂1年。

病史　患者于1974年冬季扭伤左小腿，当即局部肿痛，保健室予外敷伤湿止痛膏后，局部皮肤过敏，而后在家休养，逐渐发现左小腿外前侧肌肉肿胀，皮肤发亮，肌肉发硬，左足下垂，疼痛消失；经肌电图检查，诊断为胫前肌间隔综合征，某院建议行手术治疗，患者拒绝，今来我院门诊治疗。

查体和实验室检查　左小腿外侧肌肉肿胀，皮肤发亮，微红，按压不痛，腓骨小头前下方及外踝上约3cm×3cm大小范围肌肉僵硬，左足下垂，不能外旋，足趾不能背屈，膝腱反射存在，左侧跟腱反射消失，病理反射未引出，深浅感觉均正常。

中医诊断　痿证（筋痿）。

西医诊断　胫前肌间隔综合征。

辨证　扭伤跌仆，恶血内阻，经脉闭塞，气滞血瘀，经脉失养，废不束骨，发为痿证。

治则　祛瘀血，通经脉，濡经筋，消肿胀。

选穴　委中、解溪、丘墟、商丘、膝下阳明经筋排刺，僵硬肌肉局部围刺加刺络拔罐。

操作　委中仰卧位抬腿取穴，进针1寸，施提插泻法，至下肢抽动3次为度；解溪、丘墟、商丘直刺1寸，施捻转补法1min；膝下阳明经筋排刺，每1寸直刺1针，进针1寸，施捻转补法1min；僵硬肌肉局部围刺，相隔1寸直刺1针，施捻转泻法1min，并在僵硬肌肉表面用三棱针点刺加拔罐，至出血3～5ml为度。

治疗经过　每日针1次，3个月后，小腿外前侧肿胀消失，肤色正常，僵硬肌肉范围缩至1cm左右，足背屈，内外旋运动功能完全恢复，足趾除䟙趾背屈功能稍差外，其余功能均恢复正常，肌电图复查为正常肌电，追访2年未犯。

病例2

周某　男　19岁　工人　入院日期：1975年10月14日

主诉　外伤后左足下垂，左小腿前侧及足背感觉迟钝2个月余。

病史　1975年8月3日左下肢外伤，胫前肌及股四头肌前缘均有开放性伤口，赴加尔格达旗医院治疗，查局部肌肉，血管均有创伤，未发现骨折，经治疗伤口愈合，遗有左足下垂胫前肌部分区域及足背感觉迟钝，今由门诊收住院。

查体和实验室检查　左股四头肌内侧可见34cm×1.5cm“V”形瘢痕，左足背及胫前肌下部可见8cm×1.5cm和2cm×1.5cm的伤痕，局部痛温觉稍差，深感觉正常，左足下垂，足趾不能背屈，行走时足尖拖地，股四头肌下端，胫前肌轻度萎缩，左膝腱反射，跟腱反射减弱，病理反射未引出。

中医诊断　痿证（肉痿、筋痿）。

西医诊断　胫前肌间隔综合征。

辨证　金刃伤于肌肤，经脉受损，气血郁阻，经筋失濡，大肉失养，故发痿证。

治则　活血化瘀，疏通经络。

选穴　委中、解溪、丘墟、商丘，膝下阳明经筋排刺，萎缩肌群排刺加刺络拔罐。

操作　同病例1。

治疗经过　上穴日针2次，上午、下午交替使用；经1个月治疗，下肢运动功能恢复，步态正常，除䟙趾背屈功能稍差外，其余四趾背曲灵活，痛温觉恢复正常，痊愈出院。

按语　胫前肌间隔综合征是小腿前部肌肉缺血引起的急性炎症。发病与外伤或局部肌肉过度疲劳有关。临床上主要表现为胫前肌区肌肉及神经的急性炎症的症状，常波及腓浅神经的内侧皮神经支。该病据其临床表现应归属中医“筋痿”、“肉痿”证范畴，系外伤后经脉受损、气血瘀滞、筋肉失养所致。委中足太阳之合穴，“太阳主筋所生病”，刺之可疏理经筋；阳明经多气多血，《素问·痿论》云：“治痿者，独取阳明。”意在调阳明、补气血、润宗筋；解溪、丘墟、商丘为足踝局部取穴，以达强筋束骨、通利机关的效果，局部瘀血，肿胀、疼痛，加用刺络拔罐，以除瘀血，通经脉，可奏效。

十六、颈椎关节病（脊髓型）

病例

王某　男　77岁 干部 入院日期：2005年1月5日

主诉　四肢痿软无力2个月余。

病史　患者平素工作繁忙，2个月前自觉四肢麻木无力，行走不稳，双手指精细动作差，就诊于天津市环湖医院，查颅脑MR示：未见异常。颈椎MR示：多节段间盘突出合并椎管狭窄。静脉滴注牛痘疫苗接种家兔炎症皮肤提取物片无好转，两周后症状加重，双下肢不能独自行走，于12月10日转住天津市人民医院，诊断为颈椎病（脊髓型），静脉滴注灯盏细辛注射液、甘油果糖，口服尼达尔，治疗1个月略有好转，双下肢可搀扶下行走，今来我科治疗，收入住院。

查体和实验室检查　神清，无头痛头晕，语言清，四肢痿软无力，双手指麻木无力，精细动作欠佳，左下肢可抬离床面40°，右下肢可抬离床面60°，可搀扶下行走几步，四肢肌力Ⅲ～Ⅳ级，颈抵抗（-），臂丛牵拉试验（+），椎间孔压缩试验（+），深浅感觉对称，左下肢腱反射（++），诸肌群无萎缩，左巴宾斯基征（±），余病理反射未引出，血压140/80mmHg，脉搏80次/分，舌暗红苔白，脉弦。

中医诊断　痿证（气血虚弱证）。

西医诊断　颈椎关节病（脊髓型）。

辨证　患者年过古稀，肾气已衰，气血生化无源，精血亏虚，筋脉失养，宗筋迟缓，乃致痿废不用。

治则　补益气血，疏通经络。

选穴　足三里、阳陵泉、气海、血海、华佗夹脊刺、双下肢阳明经排刺、曲池、合谷。

操作　华佗夹脊刺在督脉旁开5分处，针向棘突，进针1寸，施捻转泻法；曲池、合谷直刺1.5寸，血海进针1寸，均施捻转泻法；阳陵泉、足三里直刺2寸，施捻转补法；气海穴灸3壮，排刺进针1寸，施平补平泻法。

治疗经过　采用上法治疗5次，四肢无力症状减轻，双手指麻木无力较前好转，精细动作较前灵活，44日后，活动自如，可缓慢自行行走，临床好转出院。

第十三节　大动脉炎

病例1

李某　女　28岁　工人　入院日期：1983年5月9日

主诉　右缺盆、胸痛10年，两上肢酸软无力，双寸口无脉4年余。

病史　患者1976年5月至1978年12月先后10次发作右缺盆、胸痛、低热、体温37.3℃，由阵发性胀痛发展为持续性胀痛，逐渐加剧为刀割样或烧灼样痛，周身无力，双上肢酸楚，先后在第六医院、和平医院治疗，诊断为“大动脉炎”。至1980年底，右眼视物呈飞蝇或锯齿状闪光感，左目视物时出现叠影，经多处诊治无效，今来我科求治，收入住院。

查体和实验室检查　神清合作，发育中等，营养良好，双瞳孔等大等圆，光感存在，右锁骨宽度较左侧宽约1倍，左胸锁关节和胸骨均有压痛，双颞浅动脉、颈动脉、双腋下动脉、肱动脉搏动减弱，双桡动脉极微，颈部及三角区可闻吹风样杂音，肺动脉听诊区可闻第一心音增强，血压：上肢右90/80mmHg（极微弱搏动三四次），下肢右190/120mmHg，左170/120mmHg。

中医诊断　无脉症（气血虚弱证）。

西医诊断　大动脉炎。

辨证　患者插队务农，居处寒湿，劳倦过度，气血内耗，外邪闭阻，心脉不周，胸阳不振，百脉不畅，发为臂厥。

治则　理气活血，疏通经络，宣痹通阳。

选穴　人迎、太渊、尺泽、少海、神门、曲池、风池、完骨、天柱。

操作　人迎、太渊施捻转补法，尺泽、曲池、少海、神门捻转提插泻法，风池、完骨、天柱捻转补法。

治疗经过　采用该法治疗5次，左上肢血压80/70mmHg之间，可闻轻微搏动，治疗20日后，左上肢血压90/80mmHg，心悸减轻，双目视物闪光感消失，后巩固治疗1个月，左胸锁关节和胸骨均无压痛，双侧颞浅动脉、颈动脉、双腋下动脉，双桡动脉搏动对称，双上肢血压左侧110/40mmHg，右侧110/70mmHg，显效出院。

病例2

武某　女　30岁　工人　入院日期：1976年3月13日

主诉　左上肢麻木无力伴桡动脉搏动微弱6年。

病史　1970年行阑尾手术，入院查体时，发现左上肢桡动脉搏动消失，血压测不到，当时无自觉症状，而后劳累时出现左侧肢体麻木无力，时有头晕心悸，左侧桡动脉搏动时隐时现，存在时触之极微。今来我科住院治疗。

查体和实验室检查　神清合作，营养发育欠佳，面色少华；颈外侧三角区未闻及血管杂音；心肺正常；肝脾不大；血压左上肢70/50mmHg（极微弱），右上肢90/50mmHg，左下肢170/110mmHg，右下肢170/110mmHg，左桡动脉搏动消失，左腋下动脉、肘动脉搏动存在，但较右侧明显减弱，双足背动脉、颞浅动脉搏动存在；四肢皮肤温度色泽无异常；左上肢麻木无力，时有头晕心悸，纳食好，夜寐欠安，二便自调，舌质淡红，苔薄白，右脉沉弱。

中医诊断　无脉症（气虚血瘀证）。

西医诊断　大动脉炎。

辨证　气虚血瘀，经脉失利，心肺经脉闭阻，则发臂厥。

治则　益气养血，疏经通痹。

选穴　人迎、太渊、心俞、心经、肺经排刺、风池。

操作　人迎以雀啄法直刺1～2寸，针感沿下齿上头，向后背、向前胸扩散，或触电感沿肩、上臂直达指端，而后施捻转补法3min；太渊直刺0.3寸，施捻转补法3min；心俞向椎体方向斜刺1.5寸，施捻转补法1min，针感沿肋达前胸；前臂心经、肺经排刺，针距1～2寸，直刺1寸，施捻转补法，针感循经而行；风池向对眼斜刺1寸，施捻转补法1min，针感达巅。

治疗经过　上穴日针2次，2个月治疗，左侧桡动脉搏动完全恢复，左上肢血压90/50mmHg，自觉症状消失，追访4年未犯。

病例3

靳某　女　26岁　工人　入院日期：1976年1月10日

主诉　双上肢桡动脉搏动消失2个月余。

病史　1975年10月因左下肢疾患找中医就诊，发现两上肢无脉，而后逐渐出现双上肢无力，两侧桡动脉时可触及，但极微弱，曾多方治疗，效果甚微，故来住院治疗。

查体和实验室检查　神清合作，营养发育中等，颈外侧三角区未闻及血管杂音；心肺正常，肝脾不大；血压：左上肢80/50mmHg，右上肢110/70mmHg，左下肢140/100mmHg，右下肢160/100mmHg；两侧桡动脉搏动微弱，双侧腋动脉、肘动脉、足背动脉均存在. 四肢皮肤色泽温度正常，自觉双上肢无力，纳食好，夜寐安，二便调，舌淡，苔薄白，脉极微。

中医诊断 无脉症（气虚血瘀证）。

西医诊断 缩窄性大动脉炎。

辨证 气虚血滞，经脉失利，心肺经脉闭阻，发为臂厥。

治则 益气养血，疏经通痹。

选入；人迎、太渊，心经、肺经排刺。

操作 同上。

治疗经过 上穴日针2次，经105日治疗，两侧桡动脉搏动恢复正常，双上肢血压持续在90～120/50～80mmHg，追访2年未再发病。

病例4

赵某 女 37岁 干部 入院日期：1982年9月17日

主诉 四肢无力、麻木、无脉3个月。

病史 患者于半年前劳汗当风，而感发热，四肢酸疼，经治疗好转。3个月前，自觉四肢无力、酸痛，以右侧肢体为甚，伴头昏、心悸、健忘，经多方治疗，效果不佳。

查体和实验室检查 神清合作，营养发育中等，精神倦怠，心肺正常，肝脾不大，双侧颈动脉、桡动脉、足背动脉均消失，双侧腘动脉、股动脉搏动微弱，腹主动脉搏动增强，四肢皮肤颜色正常，肢端皮温偏低，两臂血压均未测到，左下肢血压110/30mmHg，右下肢血压90/20mmHg，四肢无力、麻木，健忘，纳差，少寐多梦，二便调，舌质淡，苔薄白。肢体血流图检查：右侧上下肢血流量明显减少，呈低平波，左侧上下肢血流波幅低于正常。

中医诊断 无脉症（气虚血瘀证）。

西医诊断 大动脉炎。

辨证 劳汗当风，外邪侵袭，闭阻经脉，久之气血被耗，气虚血滞，心、肺、胃经经脉失利，故发臂厥、骭厥。

治则 益气养血，疏经通痹。

选穴 人迎、太渊、心俞、风池，心经、肺经、脾经、胃经排刺。

操作 同上。

治疗经过 上穴日针2次，经35日治疗，自觉四肢酸痛减轻，左上肢肘动脉及双足背动脉可触及轻微搏动，经78日治疗，右上下肢各处动脉搏动均出现，右上肢血压70/50mmHg；继针40日，诸症消失，唯双侧桡动脉沉细无力，复查血流图，较治疗前明显好转（图9-13-1～图9-13-4）。

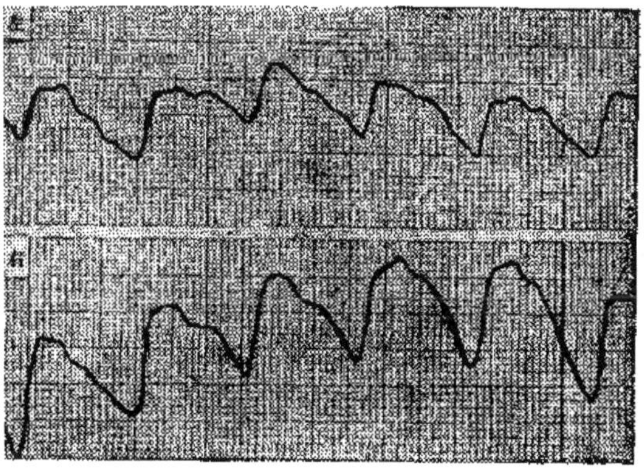

图9-13-1 治疗前（上肢）

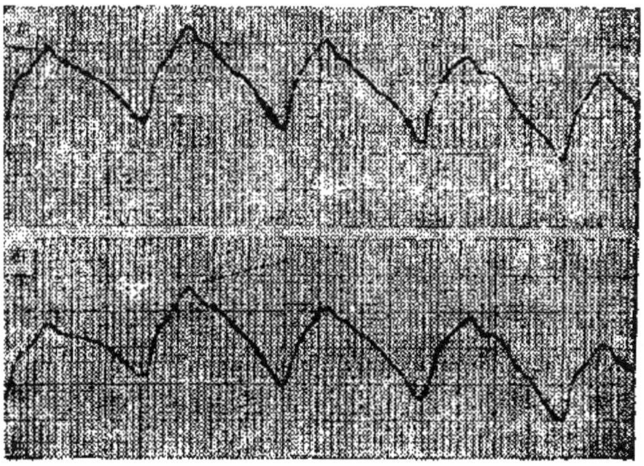

图9-13-2 治疗前（下肢）

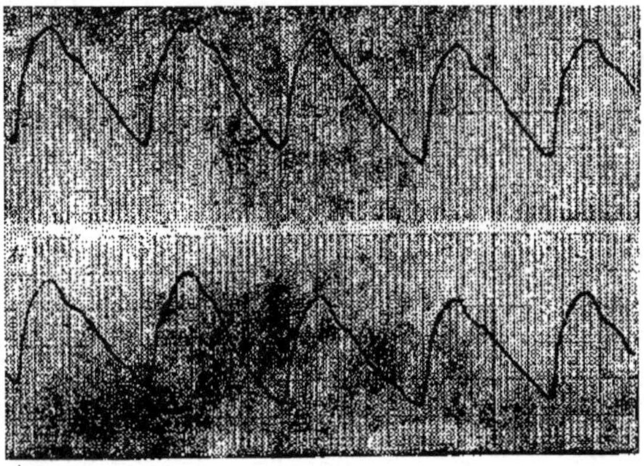

图 9-13-3 治疗后（上肢）

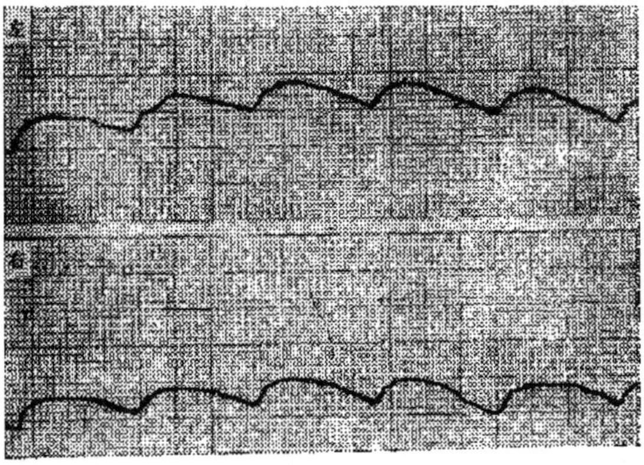

图 9-13-4 治疗后（下肢）

病例 5

武某　女　46 岁　初诊日期：2010 年 9 月 15 日

主诉　双上肢桡动脉搏动消失 1 个月。

病史　患者于 1 月前突然双上肢无力，发凉发麻，畏寒，时有头昏目花，常感疲劳，劳动后其症加重，遂就诊于天津医科大学总医院，确诊为大动脉炎，予口服激素和维生素等后，疗效不明显，为求进一步诊治，今就诊于我门诊。现症：精神弱，双上肢无力，发凉发麻，畏寒，时有头昏目花，神疲乏力，面色少华，劳动后症状加重。

查体和实验室检查　双侧桡动脉搏动微弱，腋动脉及足背动脉搏动存在，血压左上肢 80/50mmHg、右上肢 80/40mmHg、左下肢 140/80mmHg、右下肢 150/90mmHg，双上肢末端皮温低，心电图正常，胸部 X 线片正常。舌质淡，苔薄白，脉微弱。

中医诊断　无脉症，阳虚寒闭证。

西医诊断　大动脉炎。

治则　温阳益气，通经复脉。

辨证　患者心阳不足，心营失和，脾气亏损，阳气衰微，寒湿凝于血脉，血流运行不畅，导致脉络痹阻。

选穴　主穴：太渊、人迎，配穴：心、肺经排刺。

操作　人迎直刺 1.5 寸，以提插进针，针感放散至手，再施捻转补法 1min；太渊直刺 0.3 寸，以捻转补法 1min。心经、肺经每隔 1～2 寸排刺 1 针，每经各施捻转补法 2min。

中药　阳和汤加减：肉桂 10g，炒白芥子 10g，川芎 10g，熟地 25g，鹿角胶 20g，鸡血藤 20g，麻黄 6g，当归 15g，姜炭 5g，酸枣仁 30g，党参 15g，黄芪 25g，生甘草 10g，日一剂，水煎 150ml，分温服。

治疗经过　针刺治疗 20 日，自觉症状好转，精神好转，发凉发麻减轻，无头昏，双侧桡动脉搏动逐渐恢复。针刺治疗 45 日，自觉症状明显好转，双侧桡动脉搏动基本恢复，较正常人稍弱，患者后未复发。共治疗 45 日，患者诸症消失，临床治愈。

按语　该病患者常因发现一侧或双侧桡动脉搏动减弱或消失而就医，故名为无脉症。其病理基础常常是大动脉非特异性炎症所致，虽临床表现不尽相同，但有着共同的病理基础，即动脉炎性缩窄。

祖国医学认为该病属于手太阴肺经及手少阴心经是动病臂厥症（上肢无脉），及足阳明胃经是动病骭厥症（下肢无脉）。多因风寒湿邪侵袭经脉，致使经脉气血运行不畅，气虚血滞经脉失利，本经循行部位失其气血的温煦濡养而致。久之可累及内脏，出现心悸、气短、胸闷、眩晕等证。治疗上应以益气养血、通痹复脉为大法，因此制定了如下配方。

主穴 人迎。

配穴 上肢无脉，太渊，心经、肺经排刺；下肢无脉，胃经、脾经排刺。

对症选穴 头痛、头晕取风池；心悸、胸闷加心俞；视物模糊用睛明。

方中人迎为足阳明胃经脉气所发之处，为阳明、少阳之会。阳明多气多血，针之调气血、通脉络；太渊为肺之原穴，又为脉会，补之可益气通脉，心肺二经排刺和脾胃二经排刺以疏通经脉气血，气行血行，气血通畅，经脉通利，则阳气外达，邪以外泄；取风池以祛风邪，明眼目，清脑窍，利机关；针睛明则可滋阴泻火，明目亮睛。诸穴相配，使气血得复，病邪得除，经脉气血顺调，病安而愈。人迎穴，以雀啄法直刺1～2寸，针感可沿下齿上头，触电感沿肩、上臂直达指端，排刺每隔1～2寸进针，刺1寸深，捻转补法，针感循经而行。注意针刺手法要规范化，是提高疗效的重要环节。石学敏院士自20世纪70年代开始进行大动脉炎的研究工作，经多年临床验证，疗效确切，填补了针灸领域的一项空白，为针灸学科的发展开辟了新的领域。

第十四节 心 悸

一、心房颤动

病例1

刘某 男 47岁 干部 入院日期：1981年12月6日

主诉 胸闷、心悸8日。

病史 平素患高血压，血压经常持续在180/110mmHg左右，经常头眩、心悸、胸闷。8日前因情绪刺激，加之劳累过度，突然心悸加重，胸闷、气短，经某医院诊治，当时平均心率160次/分，心律不齐，诊断为“心房颤动”，服多种西药无效，前来我院就医。

查体和实验室检查 神清合作，精神弱，神经系统查体未见阳性体征，胸廓对称，两肺叩清音，心界不大，两肺呼吸音清晰，未闻干湿啰音；心音低钝，心率154次/分，心律不齐，各瓣膜听诊区未闻及病理性杂音；肝脾不大；自觉心悸、胸闷、气短、乏力、头眩、纳少，夜寐欠安，二便自调，舌质淡，苔薄，脉细数结代。脉搏98次/分，血压170/110mmHg。心电图示：心电轴正常，心率154次/分，各导联P波消失，代之以f波，R-R间期绝对不等，提示心房颤动。胸部X线示：主动脉增宽，各心房室未见异常，肺膈无著变。

中医诊断 心悸，眩晕（阴血方虚证）。

西医诊断 心房颤动，高血压，动脉硬化。

辨证 平素为阴虚阳亢之体，适逢劳累过度，阳气者，烦劳则张，心阳妄动，心阴亏耗，心血不足，神不守舍，故发心悸。

治则 养心血、敛心阳、安心神。

选穴 内关、郄门、大陵、神门、厥阴俞、心俞、膈俞、合谷、太冲。

操作 内关、郄门直刺1.5寸，施捻转补法，令针感向肘部放散，持续手法1min；大陵、神门向掌斜刺0.5寸，施捻转补法，针感向掌部放散，施手法1min；厥阴俞、心俞、膈俞向椎体方向斜刺 1.5 寸，施捻转补法，针感沿肋向前胸放散，施手法 1min；合谷、太冲直刺 1.5 寸，施捻转泻法 1min。

治疗经过　上穴日针 2 次，2 日后，心悸减轻，头晕，胸闷等症状消失，心率 104 次/分，律齐，心电图示：呈窦性心律，心动过速。5 日治疗后，血压下降为 150/95mmHg，诸症消除，心电图示：窦性心律，律齐，心率 86 次/分；巩固治疗 10 日，临床治愈出院。

病例 2

管某　女　47 岁　工人　入院日期：1980 年 10 月 7 日

主诉　胸闷、心悸 3 个月。

病史　患者素患胃病，纳呆，胃脘不适，未做系统诊治，3 个月前，因暴饮暴食突然出现心悸、胸闷等症。经某医院诊断为“心房颤动”，曾服用洋地黄类药物治疗未奏效。又在某院服中药 20 余剂，症状依然如故，特请针刺治疗。

查体和实验室检查　神清合作，精神倦怠，营养中等，发育良好，面色萎黄，形体消瘦，神经系统检查未见明显阳性体征；胸廓对称，两肺叩清音，心界不大，两肺呼吸音清晰，未闻干湿啰音；心音有力，心律不齐，心率 124 次/分，各瓣膜听诊区未闻及病理性杂音；肝脾不大；自觉心动悸、胸闷、短气、不思饮食、大便 3 日 1 行，小便通调，夜寐不安；舌质胖嫩，边有齿痕，苔薄白，脉沉结代。脉搏 76 次/分，血压 150/90mmHg。心电图示：心电轴正常，心率 124 次/分，各导联 P 波消失，代之以 f 波，R-R 间期绝对不等，提示心房颤动。

中医诊断　心悸（气血虚弱证）。

西医诊断　心房颤动。

辨证　平素脾胃不健，运化不利，气血亏耗，适逢暴饮暴食，倍伐中焦，宗气无以生，营血无以化，气血亏少，心失所养，阳无所寄，心阳妄动，则发心悸。

治则　健脾益气，养血安神。

选穴　内关、郄门、大陵、神门、厥阴俞、心俞、膈俞、脾俞、足三里。

操作　脾俞向椎体方向斜刺 1.5 寸，施捻转补法 1min；足三里直刺 1.5 寸，施捻转补法 1min，余穴同上。

治疗经过　上穴日针 2 次，经 4 日治疗后，症状明显改善，胸闷、心悸偶有发生，经 6 日治疗临床症状基本消除，心电图示为窦性心律，心率 80 次/分，巩固治疗 3 日，临床痊愈出院。随访 4 个月未发。

病例 3

王某　男　45 岁　干部　入院日期：1983 年 3 月 3 日

主诉　心悸、气短、憋气、失眠 1 年，近 3 个月加重。

病史　患者自 1970 年开始，间断出现心烦、心悸、夜寐不安及梦状纷纭，每年有 1～2 次“心动过速”。间断服中药数十剂，屡不奏效。因工作繁忙，1982 年 12 月 8 日在开会中突然心中澹澹大动，心如悬、若饥状，急查心率 180 次/分，经保健室大夫紧急处理，症状稍缓解，此后间断发作。1983 年 2 月 26 日在骑车途中突然发病，急送某院诊治，查心率 200 次/分，心电图提示：室上性心动过速。经治疗症状略有好转，但已不能坚持工作，今来我科就医收入院。

查体和实验室检查　神清合作，精神不振，发育正常，营养中等，面色微黄少华，神经系统检查未见明显阳性体征；胸廓对称，两肺叩清音，心界不大，两肺呼吸音清晰，未闻干湿啰音；心音有力，心律齐，心率 80 次/分，各瓣膜听诊区未闻及病理性杂音；肝脾不大；失眠、多梦、胸闷、短气、阵发性心悸、纳少、二便调；舌胖淡，苔薄白，脉沉。血压 130/80mmHg。住院期间曾做心电图，提示：预激综合征，合并阵发性心房颤动。

中医诊断　心悸，失眠（心脾气虚证）。

西医诊断　预激综合征，合并阵发性心房颤动，神经衰弱。

辨证　患者长年从事脑力劳动，思虑过度，劳伤心脾。气血不足，运化失司，心失所养，心神妄动，终发失眠、心悸。

治则　补益心气，健脑安神。

选穴　内关、大陵、神门、上星、百会、四神聪。

操作　上星、百会、四神聪向后斜刺 0.3 寸，施平补平泻手法各 1min。余穴同上。

治疗经过　上穴日针 2 次，曾于入院后第 2 日与第 4 日出现两次阵发性心房颤动，针刺后心律转复。治疗 10 日后，心悸等症减轻，仍失眠、气短、乏力，阵发性心房颤动未再发生，经 1 个月治疗诸症消除，痊愈出院，心电图报告正常。

按语　心房颤动是一种常见心律失常。临床上常以心中悸动不宁、短气、胸闷为主要症状，心电图表现的正常窦性 P 波消失，代之以大小不等形态的 f 波，心室率快而绝对不规则，QRS 波群形态可由于心室内差异传导而改变。该病绝大部分发生在有器质性心脏病的患者，也有少数病历病因不明。

祖国医学将其归属于“心悸”、“怔忡”范畴。《张氏医通・悸》中曰：“悸即怔忡之谓。心下惕惕然跳，筑筑然动，怔怔忡忡，本无所惊，自心动而不宁，即所谓悸也。”其病机多属气血不足，心失所养，心神失舍，心阳妄动而成。所以《证治汇补》中云：“人之所主者心，心之所养者血。心血一虚，神气失宁，神去则舍空，舍空则郁而停痰，痰居心位，心惊悸之所以肇端也。”由此可见，益心气、养心血、安心神是治疗本证的关键，方中取心包经原穴大陵与心经原穴神门，补之是谓主法。内关、厥阴俞、心俞、膈俞可调补脏腑经气，养血活血，补心安神。根据祖国医学辨证施治原则，随症加减，灵活运用，效如桴鼓。心房颤动持续出现超过了 3 个月以上，心室率低于 120 次/分以内的患者，治疗效果则不理想。对于持续性心房颤动，突发心室率加快的患者，该组俞穴有良好减低心室率的作用，但心房颤动转复效果不明显。

二、心动过速

病例 1

钱某　女　51 岁　干部　入院日期：1981 年 3 月 5 日

主诉　心慌不安 4 小时。

病史　患者有甲状腺功能亢进病史 3 年，常感心悸不安、胸闷、乏力，曾在某院住院治疗 1 个月，症状好转出院，但一直不能坚持工作，劳累或紧张后心悸、头晕、乏力等症加剧，常失眠、多梦，今晨因受惊吓突然出现心中悸动不安，冷汗出，胸闷，气短，曾自服镇静剂及压颈、压眼等疗法，效果不佳，故来院就医，收入病房。

查体和实验室检查　神清合作，精神不宁，发育营养一般，形体消瘦，肌肤欠荣；神经系统检查未见明显阳性体征；胸廓对称，两肺叩清音，心界不大，两肺呼吸音清晰，未闻干湿啰音；心音有力，心律齐，心率 134 次/分，各瓣膜听诊区未闻及病理性杂音；肝脾不大；胸闷、气短、头晕，周身自汗出，夜间少寐多梦，纳食，二便均正常；舌质略红，苔薄白，脉细数。血压 132/84mmHg，心电图示：窦性心动过速。

中医诊断　心悸（气血不足证）。

西医诊断　窦性心动过速，甲状腺功能亢进。

辨证　患者平素气血不足，阴液亏少，适逢惊吓，惊则气乱，心神浮越，故发心悸。

治则　益气养血，安心宁神。

选穴　内关、神门、厥阴俞、心俞、膈俞。

操作　同室性期前收缩。

治疗经过　上穴日针 2 次，第一次针刺手法后，患者自觉心悸好转，心率 98 次/分，留针 20min，复查心电图示窦性心律，心率 78 次/分，心悸等症消除，而后继针 1 周，自觉症状良好，痊愈出院。

病例 2

沈某　男　38 岁　工人　入院日期：1982 年 10 月 16 日

主诉　胸闷、心慌 3 小时。

病史　患神经衰弱 8 年，常觉心悸、失眠、多梦、记忆力减退，今晨因生气后，突发胸闷、心慌、心神不安，自服普萘洛尔效果不显，特来门诊就医，收入院。

查体和实验室检查　神清合作，营养发育正常，面色苍白，神经系统检查未见明显阳性体征；胸廓对称，两肺叩清音，心界不大，两肺呼吸音清晰，未闻干湿啰音；心音有力，心律齐，心率 160 次/分，各瓣膜听诊区未闻及病理性杂音；肝脾不大；自觉胸闷、心慌、心中悸动不安，失寐多梦，纳少，二便正常；舌质淡，苔薄白，脉细数。心电图示：阵发性室上性心动过速。

中医诊断　心悸（肝郁气滞证）。

西医诊断　阵发性室上性心动过速。

辨证　长年失眠，夜寐不安，为水火不济之象，适逢怒气伤肝，气机逆乱，相火助君，心神失守，故发心悸。

治则　疏肝理气，养心安神。

选穴　内关、大陵、神门、厥阴俞、心俞、膈俞、合谷、太冲。

操作　合谷、太冲直刺 1.5 寸，施捻转泻法 1min，余穴同上。

治疗经过　上穴日针 2 次，第一次针刺手法后，患者自觉心悸减轻，心率 102 次/分，留针 20min，自觉胸闷，憋气大减，心率 78 次/分，继治疗 1 周巩固疗效，痊愈出院。

按语　心动过速仍属祖国医学“心悸”范畴，以心中悸动不安、胸闷、气短为主证。以阵发性出现居多。病机亦以心失所养、心神妄动有关，治疗则以养心安神为主，随症用穴以奏效。

三、室性期前收缩

病例 1

路某　男　49 岁　教员　入院日期：1981 年 9 月 14 日

主诉　胸闷、心悸 2 个月，近 1 周加重。

病史　2 个月前因劳累过度突发心悸、胸闷。经某院诊治，查心电图示：频发性室性期前收缩，经服用中西药物治疗，症状略见好转，1 周前因大怒后病情加重，服药效果不佳，故来针灸治疗。

查体和实验室检查　神清，查体配合，发育良好，营养中等，形体适中，神经系统检查未见明显阳性体征；胸廓对称，两肺叩清音，心界不大，两肺呼吸音清晰，未闻干湿啰音；心音有力，心律不齐，平均心率 75 次/分，期前收缩 16 ~ 18 次/分，各瓣膜听诊区未闻及病理性杂音；肝脾不大；自觉心动悸，胸闷、短气、乏力，纳少，眠少多梦，二便调；舌质淡，苔薄白，脉细结代。心电图示：频发性室性期前收缩，未形成联律。眼底检查：Ⅱ期动脉硬化。

中医诊断　心悸。

西医诊断　频发性室性期前收缩。

辨证　思虑过度，劳伤心脾，中州失健，气血无源，适逢大怒，怒气伤肝，肝气横逆，克伐中土，化源固绝，阴血耗竭，心失所养，心阳妄动，则发心悸。

治则　益气养血，健脾宁心。

选穴　内关、大陵、神门、厥阴俞、心俞、膈俞、脾俞、足三里。

操作　同心房颤动。

治疗经过　上穴日针2次，经4日治疗，胸闷、心悸减轻；经6日治疗后，查心电图，心率72次/分，期前收缩4次/分。继针1周，临床症状消失，心电图示：期前收缩消失，为正常心电图。临床痊愈出院。

病例2

孙某　男　64岁　干部　入院日期：1986年5月9日

主诉　憋气，阵发性心悸动3个月，近1周加重。

病史　患"冠心病"5年，时有胸闷、憋气，无心前区疼痛，曾间断服用西药，未做系统治疗。3个月前，赴外地出差途中，突然出现胸闷、憋气，心中悸动不安，在某地医院就医，诊断为"冠心病，频发性室性期前收缩"。服用中西药物治疗，症状缓解。而后，间断发生，尚能坚持工作。1986年5月2日，饮酒后再次出现胸闷、憋气、心悸等症。赴某院就医，查心电图示：Ⅰ、AVL、V_5导联T波低平，频发性室性期前收缩，时而形成二联律，诊断"冠心病，频发性室性期前收缩二联律"。服中西药治疗无效，今来我科治疗。

查体和实验室检查　神清，精神好，发育良好，营养中等，形体胖盛，神经系统检查未见明显阳性体征。胸廓对称，两肺叩清音，心界不大，两肺呼吸音清，未闻干湿啰音；心音弱，心律不齐，平均心率83次/分，各瓣膜听诊区未闻及病理性杂音；肝脾不大；自觉胸闷、憋气、心中悸动不安，夜寐差，纳呆，大便不爽，小便调；舌胖淡，边有齿痕，苔白微腻，脉弦滑结代。心电图示：Ⅰ、AVL、V_5导联T波低平，频发性室性期前收缩二联律。

中医诊断　胸痹，心悸。

西医诊断　冠心病，频发性室性期前收缩二联律。

辨证　患者年逾花甲，肾气已衰，劳思过度，损伤心脾，脾失健运，湿痰内生，适逢饮酒，助湿生热，气血不行，宗气阻遏，壅塞而成胸痹，心失所养，心神浮动，故成心悸。

治则　健脾利湿，益气养血，通脉养心。

选穴　内关、大陵、神门、厥阴俞、心俞、膈俞、丰隆、足三里、膻中。

操作　丰隆直刺2寸，施捻转泻法1min，膻中迎经斜刺1寸，施捻转泻法1min，余穴同上。

治疗经过　上穴日针2次，第一次针刺即刻室性期前收缩减少，由室性期前收缩二联律转为偶发性室性期前收缩，持续手法1min后，10min内未发生室性期前收缩。而后，仍为偶发性室性期前收缩，3～5次/分，经7日治疗后，室性期前收缩基本消除，临床症状消失，继针1周，未再复发，临床痊愈出院。

按语　室性期前收缩，是心律失常中最常见的病种。临床亦以心悸、气短、脉结代为其主症，祖国医学亦将其归属于"心悸"、"怔忡"之类。古人认为"结"、"代"脉多由血虚所致。如《素问·脉要精微论》："代则气衰。"成无己说："结代之脉……由血气虚衰。"所以，其治疗大法亦同心房颤动一症，在益心气、养心血的基础上，配以活血、安神，补泻兼施，从而收到较好效果。

四、风湿性心脏病

病例

王某　女　36岁　干部　入院日期：1981年3月26日

方诉：心悸、气短9年，全身浮肿、少尿7日。

病史　患者风湿性心脏病9年，经常胸闷、气短、心悸，未系统有效治疗。1981年2月4日开始低热，服用抗生素、解热药物，6～7日后症状缓解。半月后再次出现高热，咳嗽，呕吐，诊断不详，用抗生素及中药治疗，5日后体温降至正常，但纳食极差，便溏，剑突下痛，7日前晨起脸部肿胀，随即出现小腹、双下肢及双手肿胀，心悸、胸闷、气短、不能平卧，活动则加重，剑突下疼痛加剧，尿少，尿频，痰中带血，夜难入寐。今由门诊收入院。

查体和实验室检查　神清，精神弱，面色㿠白，口唇艳红，两颧微红，如涂胭脂，被动体位，端坐呼吸，难以平卧，卧则喘息，双侧瞳孔等大等圆，光感存在，双侧颈静脉充盈，气管居中，胸廓对称；心音遥远，心律不齐，心率145次/分，心尖部可闻及双期杂音，均在Ⅲ级以上，声音粗糙，向左腋下传导；肺动脉瓣第二心音亢进，两肺下部均可闻及干啰音，腹软，肝大，肋缘下经约5cm，剑突下6～7cm，质软表面光滑，无结节，脾未触及，肝颈试验阳性，双下肢均指凹性水肿，舌暗红，中心苔厚，脉沉细无力。

中医诊断　心悸，水肿。

西医诊断　风湿性心脏病，心力衰竭。

辨证　患者久病缠绵，屡发不愈，致使素体衰弱，心脾两虚，正气不足，卫外不固，适逢冬令，风寒侵袭，发为外感，过服发汗之品，耗津伤阴，以致阴阳俱虚。阳虚则面色㿠白，脉沉细无力；阴虚则颧红如胭；心阳不足，心阴亏损，则胸闷、气短，心悸不安，夜不能寐；脾阳不足，运化失司，水湿四溢，则见身肿少尿，纳呆，便溏。

治则　壮阳益心，健脾行水。

选穴　内关、郄门、膻中、三阴交、足三里、心俞、膈俞、厥阴俞、肺俞。

操作　内关、郄门直刺1.5寸，施捻转补法，令针感向肘部放散，施手法1min；膻中向下斜刺1寸，令针感向两肋放散；三阴交、足三里直刺1.5～2寸，施捻转补法1min；心俞、膈俞、厥阴俞、肺俞向椎体方向斜刺1.5寸，施捻转补法1min。每日针两次，以上腧穴上下午交替使用。

治疗经过　经3日治疗浮肿消退，纳食增加，经5日治疗后仍觉心悸，肝脏位于剑突下3cm可触及；经一周治疗水肿消退，肝脏缩小，安静时无心悸、胸闷、气短等症，可平卧入睡，纳食正常，二便调。

按语　风湿性心脏病容易出现心力衰竭，临床表现为咳嗽、气急、水肿、心悸等症，祖国医学称之为“心水症”。该症最早载于《金匮要略》：“心水者，其身重而少气，不得卧，烦而躁，其人阴肿。”明确论述了心水症的特征：身体沉重，少气息短，不得平卧，烦躁心悸，下肢先肿。其后，《巢氏病源》对水肿进行了更为细致的描述，其中“血水……先从脚肿，上气而咳”及“里水……先从脚趺肿”，均类似于心水症，但纵观全文，似议论散而繁，不得要领。唐末，只载水肿，即将所有以水肿证候为主的疾病列为一症论述，分门别类较差，部分著家以致将《金匮要略》所述的心水症、肾水症、汗水症等疾患混在一起，眉目不清，真伪难辨。刘元素强调了心水症是一个独立的疾病，说：“其肿，有短气，不得卧，为心水。”朱丹溪总结前人的经验，将水肿分为“阴水”、“阳水”以辨证论治，心水症多为阴水。明、清论述心水症者，日渐增多，如明·王肯堂说：“感湿而肿者，其身虽重，而自腰下至脚重，腿胀满尤甚于身……”对心水症虽未列为专名，但对病机证候、论断、治则、方药叙述颇详，尤其是已看到上起心水症的原因是感“湿”而后得之，这是一个可喜的探索。

该病为心之阴阳受损所致，正如《内经》所谓“心动则五脏六腑皆摇”为一危重证候。治当壮阳益心，健脾行水。内关为心包之络，别走少阳；郄门为心包之郄，两者合用，重于补心，可养心安神；膻中为宗气之所聚，泻之可理气机，解胸闷；三阴交为三阴之会，足三里为强壮要穴，两穴共奏补益气血、调补阴阳之功；心俞、膈俞、厥阴俞、肺俞均为足太阳膀胱经的背俞穴，共施补法可壮心阳、温心经，利心水。诸穴合用，标本兼顾，故收到较好效果。

第十五节 咳 嗽

一、慢性气管炎

病例

王某 男 61岁 装卸工 初诊日期：1978年3月2日

主诉 咳喘9年，近10日加重。

病史 患者有慢性支气管炎史9年，每至冬季加重，曾常服抗生素及止喘镇咳药，病情时好时坏。近10日来，因感受寒凉发现咳嗽加重，痰多色白，甚则喘促，神疲乏力，畏风怕凉，腰酸纳少，自服红霉素3日，咳喘不减遂来门诊治疗。

查体和实验室检查 慢性病容，形寒畏风，口唇色暗，心脏听诊无异常，两肺呼吸音粗，可闻散在大、中水泡音，胸部X线片示双肺纹理增加，白细胞计数 $12\times10^9/L$，舌质淡白，脉象沉细。

中医诊断 咳喘。

西医诊断 单纯性慢性支气管炎。

辨证 患者久病不愈，每冬必重，寒盛阳虚故也，脾肾阳虚则神疲乏力，腰酸纳少，畏风怕凉，寒邪凝聚，脾不温运故痰多而白，脾肾两虚故脉沉细。

治则 温肾运脾，宣肺疏邪。

选穴 尺泽、天突、膻中、肺俞、肾俞、丰隆、太溪、足三里。

操作 同前。

治疗经过 上穴交替使用，每日两次针灸，2日后咳喘大减，4日后咳嗽基本停止，呼吸平稳，偶有少量灰痰。后每日改行针灸1次，2个疗程后，精力充沛，饮食增加，8个月后追访，咳喘未复发，彻底治愈。

按语 慢性支气管炎多由急性支气管炎反复发作、治疗不彻底而引起。也可继发于支气管哮喘、支气管扩张等疾患。临床多见于老年体弱者，以病程漫长、咳嗽痰多、喘息乏力，反复发作为特点。属于祖国医学“咳嗽”、“哮喘”、“痰饮”等范围。临床辨证以寒、热、痰、虚为主要类型。

大量的临床病例表明，该病属于本虚标实，而且以本虚为主。祖国医学十分重视阳气对人体的重要作用，故而《内经》说："阳气者若天与日，失其所则折寿而不彰。"景岳也说："死生之本，重在阳气。"可见该病病机在于"阳虚饮停"。风寒伤阳、痰饮阻阳，且老年人之阳气若日垂西，肾为诸阳之本。脾为后天之本，脾气散精以助先天，资肾助阳。所以临床选取肾俞、脾俞、足三里、太溪等穴针而灸之，温阳助气，散寒化湿则肺可肃、咳乃止。此为原则大法，应用时尚需灵活应变，特列举如下。

（1）慢性咳喘伴神疲乏力、面色㿠白、恶寒畏风、手足不温、咳痰稀白，小便清长，舌质淡胖，脉沉弱细迟者皆为脾肾阳虚之候，临床不必悉俱，凡咳喘伴以上2～3个主证者即可应用温补脾肾扶阳之法。

（2）慢性支气管炎有时病情复杂，往往寒热交错，虚实夹杂。发作期常有寒郁化热或痰热蕴肺之候，治疗当先清热化痰、暂顾其标，取肺俞、尺泽、曲池、天突、丰隆等穴疏理肺气、清化痰热。俟症状控制后再行扶阳固本法。

（3）该症多以冬令为发病季节，或病情呈间断发作加重，我们观察到在夏季和秋季，应用该法治疗2～3个疗程（隔日1次，15次为1个疗程），可以起到防止发病或减轻症状的作用。

二、肺　感　染

病例1

丛某　男　46岁　工程师　入院日期：1982年1月17日

主诉　发热、胸痛21日。

病史　患者近半年来，因工作辛劳，自觉精力不支，经常头晕、困倦、无力嗜卧。1981年12月下旬，感受风寒后发热，体温高达39.5℃，持续6～7日，兼有恶寒、头痛，经服中药及退热药后减轻。约一周后，因讲课劳累，复感风寒再次发热，体温在37.8～38℃，未经彻底治疗，发热加剧，体温高达39.8℃，嗜睡，食欲不振，胸闷、胸痛、咳嗽。及至1月15日赴某院诊为"上感"，予输液及肌内注射庆大霉素等治疗，体温下降至38℃，余症未减而来我院住院治疗。

查体和实验室检查　神清，精神弱，急性面容，皮肤巩膜无黄染，浅表淋巴结不大，口唇无发绀，咽稍红，扁桃体不大，颈软，气管居中，胸廓对称，心音正常，律齐，未闻杂音，心率88次/分，呼吸规则，右肺下野呼吸音低，腋后线第9～10肋间可闻水泡音，叩诊心界不大，右前胸第5肋间以下明显压痛及叩击痛，腹软，肝于肋缘下2指可触及，有压痛。舌红苔白略黄，脉弦滑。白细胞计数16×10^9/L。

中医诊断　感冒，咳嗽。

西医诊断　肺炎。

辨证　患者起居不慎，复感外邪，加之素体不足，正气内夺，风寒之邪，入表滞肺，化热阻塞气道、肺失清肃故咳嗽，肺气壅滞不宣故胸痛，邪热盛实故发热不退，苔白为邪留肺卫，苔黄为邪已化热，脉弦滑也为邪盛阳亢之象。

治则　清泻肺热，益气活血。

选穴　鱼际、大椎、曲池、肺俞、膈俞。

操作　鱼际直刺5～7分，施捻转泻法。肺俞、膈俞均针向横突斜刺，进针1.5寸，施捻转补法，令针感向前胸放散。余穴同前。

治疗经过　每日如上法针刺2次，3日后体温恢复正常，咳嗽痰多黄稠，胸痛不减。1周后胸痛大减，白细胞计数降至12.5×10^9/L。继续针刺3日后胸痛消失，咳嗽基本停止，体温保持正常，血常规正常。痊愈出院。

病例2

马某 男 28岁 初诊日期：2009年11月12日

主诉 间断发热一周，咳嗽、咯白痰3日。

病史 患者于1周前无明显诱因出现发热，最高体温达41℃，遂三次就诊于天津市人民医院门诊，予左氧氟沙星、克林霉素、复方氨林巴比妥等静脉滴注，输液后体温能降至正常，回家后病情反复，间断出现发热，3日前出现咳嗽，咯痰，晨起红色痰，后出现白痰，就诊于天津中医药大学第一附属医院，查血常规：大致正常，2009年11月12日查胸部CT示：两下肺肺炎，予中药汤剂治疗，病情无明显改善，为求进一步中西医结合治疗收入我科。现症：神志清晰，精神可，咳嗽，咯白痰，量少易咯，喘息，胸痛，纳呆，寐欠安，二便调。舌淡暗，苔黄，脉滑。

中医诊断 咳嗽（痰热郁肺证）。

西医诊断 肺炎。

治则 清泻肺热，益气活血。

选穴 鱼际（双）、大椎、曲池（双）、肺俞、膈俞。

操作 鱼际直刺5~7分，施捻转泻法；大椎坐位低头取穴，针1.5寸，令麻电感向下放射为度，施捻转泻法；曲池，进针1.5寸，提插捻转泻法；肺俞、膈俞均针向横突斜刺，进针1.5寸，施捻转补法，令针感向前胸放散。每日针刺2次。

中药 麻杏石甘汤加减。

治疗经过 3日后体温恢复正常，咳嗽痰多黄稠，胸痛不减。治疗1周后，胸痛大减。巩固治疗3日，患者后胸痛消失，咳嗽基本停止。

按语 肺炎为常见的呼吸道感染，属急性传染性病，稽留高热，病程较长。祖国医学视为邪热蕴肺，一般归属咳嗽、白虎汤证范畴。治疗取手太阴肺经荥穴鱼际，专功泻热清肺。配大椎、曲池皆泻热要穴，大椎为督脉及手足三阳经会穴，清热疏解外邪尤佳，曲池为手阳明之合，大肠与肺为表里，故泻大肠即可通腑清热，且使邪有出路，三穴相伍，透达内外，肺热可清，取肺俞者扶正益气，安内而攘外也。佐膈俞一则利膈宽胸缓肺之急，二则行血以利气。故此方能清热退热，使肺炎速愈，实配穴精当之力。

第十六节 哮 喘

一、支气管哮喘

病例1

高某 女 61岁 入院日期：1981年7月20日

主诉 喘不得卧5日余。

病史 患者哮喘10年余，常突然发病，每次发作数日至数十日不等，经常服红霉素、复方氨茶碱片等药，甚至吸氧方得缓解。本月17日哮喘发作，动则喘剧，自服氨茶碱、海珠喘息定片等无效，至19日喘剧憋气，脸色发青、呼吸困难、昼夜难眠，而于今晨来我院门诊，收入住院。

查体和实验室检查 神清合作，痛苦面容，呼吸困难，面色晦暗，强迫体位，口唇发绀，心音被掩盖，两肺布满哮鸣音，舌质暗红，苔黄而剥，脉弦细而数。

中医诊断 哮喘。

西医诊断 支气管哮喘。

辨证 患者起居不慎，邪入于肺，郁而生热，肺气为之所闭，肃降失常，故喘息困难。肺主一身之气，朝百脉，故肺气不宣，血脉不行，气不帅血故现青紫舌暗等血瘀之象。

治则 清肺、泻热、平喘。

选穴

(1) 风门、肺俞、膈俞刺络。

(2) 华佗夹脊穴（第2、3、5、7对）。

操作 华佗夹脊穴直刺1～1.5寸，令针感向前胸或上、下方向放射，施捻转补法1～3min。风门、肺俞、膈俞每次选穴1～2对，用三棱针点刺3～5针，深达皮下，然后拔罐，出血量3～5ml为度。

治疗经过 治疗1次即觉胸膈舒畅，2日后喘息减轻，1周后已能平卧，治疗9日后呼吸平稳，发绀消失，心胸宽畅，饮食如常，痊愈出院。

病例2

劳某 女 31岁 驾驶员 初诊日期：1987年4月12日

主诉 哮喘3小时不止。

病史 患者有哮喘史7年，每年至少发作1次，应用氨茶碱及抗生素等药物后缓解，近年来发作频繁，冬春尤甚，今晨外出受风后，突然发作，喘满气急，呼吸困难，不能平卧。使用激素及解痉药后效果不显，求诊于我院内科，邀针灸科会诊。

查体和实验室检查 患者呈强迫坐位，哮喘状态，痛苦面容，面色发青，心率98次/分，律齐，未闻杂音，两肺呼吸音增强，布满哮鸣音，白细胞计数$10.5\times10^9/L$，舌淡苔白腻，脉细而数。

中医诊断 哮喘。

西医诊断 支气管哮喘。

辨证 患者感受风寒之邪，侵于皮表，壅于肌腠，因肺外合皮毛，故风寒迫肺，肺气不得宣降，逆而作喘。

治则 发散风寒，祛邪定喘。

选穴 同前。

操作 同前。

治疗经过 宗前法治疗1次后，症状大减，患者立觉轻快，继续再取第二对俞穴刺络，拔出血2ml后，哮喘缓解，呼吸平稳，听诊哮鸣音消失。

病例3

赵某 男 28岁 干部 初诊日期：1979年2月21日

主诉 哮喘4小时。

病史 患者发现支气管哮喘11年，经常发作，经查对花粉等8种物质过敏，曾服多种中西药物，近2年很少发作，今日游园劳累，回家后即发作哮喘，气促胸闷，不能平卧，服药不能缓解，来我科求治。

查体和实验室检查　痛苦面容，端坐呼吸，张口抬肩，呼吸费力，无明显发绀，两肺均闻哮鸣音，呼吸音强，尚规则，呼吸 22 次/分，体温正常，舌淡苔白，脉数有力。

中医诊断　哮喘。

西医诊断　支气管哮喘。

辨证　患者宿疾哮喘，正气被伤，卫外不固，适遇旅游劳累，风寒邪气壅阻于肺，肺失清肃而气逆喘促，舌淡苔白为风寒袭来，脉数有力为邪实之象。

治则　祛邪行滞，肃肺平喘。

选穴　同前。

操作　同前。

治疗经过　经 1 次治疗后，喘促明显缓解，仍觉胸闷气短。第 2 日复诊治疗 1 次，症状消失，后偶来门诊治疗 1 次，以巩固疗效，预防发作。

病例 4

刘某　女　50 岁　初诊日期：2009 年 10 月 7 日

主诉　间断咳喘 20 余年，加重 1 周。

病史　患者于 20 年前接触敌敌畏，出现咳喘伴胸闷、憋气，当时未引起重视，之后病情反复发作，对异味刺激敏感，每因感冒或季节气候变化诱发加重。1 个月前患者因咳喘就诊于天津医科大学总医院输液治疗，具体用药不详，症状有所改善。后就诊于我院门诊，予二羟丙茶碱 1 片每日 3 次、氨溴索 2 片每日 3 次、清肺化痰胶囊 4 粒每日 3 次等口服药治疗，症状有所缓解。1 周前，患者劳累后出现咳喘加重，为求进一步中西医结合治疗收入我科。现症：神志清晰，咳嗽，喘息不能平卧，咯白痰，纳可、寐安、二便调。舌红，苔薄黄，脉弦数。

中医诊断　哮病，痰热郁肺证。

西医诊断　支气管哮喘。

治则　清肺，泻热，平喘。

选穴　主穴：风门、肺俞、膈俞刺络；配穴：华佗夹脊穴（双）（第 2、3、5、7 对）。

操作　华佗夹脊穴直刺 1 ~ 1.5 寸，令针感向前胸或沿经脉巡行方向放射，施捻转补法 1 ~ 3min。留针 20min。风门、肺俞、膈俞每次选取 1 ~ 2 对，用三棱针点刺 3 ~ 5 针，深达皮下，然后加火罐，出血量 3 ~ 5ml 为度。每日 1 次。

中药　辛夷花 10g（包煎），荆芥 10g，蝉衣 6g，炙麻黄 6g，杏仁 10g，厚朴 10g，芦根 30g，冬瓜子 30g，生石膏 30g，黄芩 10g，郁金 15g，瓜蒌皮 15g，半夏 10g，地龙 10g，甘草 6g。

水煎服，150ml，每日 2 次。

西药原则　抗炎，解痉，止咳为主。

治疗经过　治疗 1 次即觉胸膈舒畅，治疗 2 日后，喘息减轻，治疗 1 周后，患者已能平卧。共治疗 9 日，患者呼吸平稳，紫绀消失，心胸宽畅，饮食如常。

按语　支气管哮喘是一种常见的过敏性疾患，主要表现为阵发性呼吸困难，四季均可发生，多因对某些物质（动物皮毛、花粉等）、食物，及某些疾病产生过敏物刺激小支气管痉挛，而引起哮喘急性发作。

祖国医学统称该病为哮喘，多因风寒、郁热、痰湿壅阻肺气，肺失肃降，逆而作喘，与肺、脾、肾三脏有关。如哮喘久不得愈，肺肾皆虚，摄纳失司。反复发作的患者，在发作期多为邪气偏盛，气郁血滞，本虚标实之征。

华佗夹脊穴为督脉之络，旁通脏腑之背俞，刺第2、3、5、7对可宣肺益气，解表祛邪，兼收扶正祛邪之功。刺络加拔罐活血行气，泄邪肃肺，《医学源流论》说："凡血络有邪者，必尽去之。"故泻血祛邪应务求其尽，单纯刺络，往往不能使血尽邪出，加火罐可控制出血量，使血尽邪出，以提高疗效。我们运用该法，收效甚快，往往有立即止喘的良效。其中针刺手法及量学要求是关键。我们曾统计过160例支气管哮喘患者应用本法的治疗效果，临床治愈54例，占33.75%；控制43例，占26.88%；显效29例，占18.12%；好转27例，占16.88%。无效7例，占4.4%，总有效率95.6%。

二、哮喘性支气管炎

病例

杨某　女　50岁　工人　入院日期：1982年10月28日

主诉　哮喘4年近3个月加重。

病史　患者有慢性支气管炎4年，平素因贪凉经常感冒，1978年10月中旬患者感冒后咳嗽，痰多，因喘息、憋气不能平卧而经某医院治疗，服氨茶碱及中药1个月余痊愈。此后每因气候变化，寒温不适即发生咳嗽、喘满憋气，甚则口唇青紫。1981年9月喘息发作，胸闷憋气、喘息张口抬肩、口唇紫暗、咳嗽不甚，四肢厥冷、周身汗出，自服止喘药无效而住某医院治疗，印象为"喘息性支气管炎、肺气肿"。予地寒米松、二羟丙茶碱及抗生素等药治疗逐渐好转出院。近3个月期间，经常发作哮喘，病情甚重，如上所述。曾先后4次去某医院急症治疗后缓解，今来我院收入我科住院治疗。

查体和实验室检查　神清，慢性病容，口唇发绀，锁骨上淋巴结未及，咽（-），气管居中，胸略呈桶状，两肺布满哮鸣音，左肺下野可闻湿啰音，肺部叩诊呈过清音，心音正常，腹软，四肢无浮肿，甲床发绀，舌暗红，苔剥，右脉弦滑，左沉细。

中医诊断　哮喘。

西医诊断　哮喘性支气管炎，肺气肿。

辨证　患者起居不慎，伤风感寒，邪袭皮腠，肺失清宣故逆而为喘，正如《素问·咳论》云："皮毛者，肺之合也，皮毛先受邪气，邪气以从其合也。"《灵枢·五阅五使》中说："肺病者，喘息鼻张。"其病反复发作，日久不解，肺气被伤，又因肾寄元气，为气之根本，故气虚必累肾，肾虚令咳喘。《灵枢·经脉》篇载："肾足少阴之脉，是动则病，喝喝而喘。"故患者形瘦神疲，呼多吸少，呈气失摄纳之状。舌暗苔剥为正气亏耗之象，右脉见弦滑为邪壅滞于外，左脉沉细为肾失固摄、元气不足故也。

治则　宣肺散邪，固肾宜气。

选穴　肺俞、尺泽、天突、膻中、太溪、足三里。

操作　肺俞穴针同前法加化脓灸3壮；尺泽穴在肘横纹近桡侧端取穴，施提插泻法，令针感向拇指放射；天突穴沿胸骨柄后缘向下横刺1.5寸，位于气管前缘；膻中穴针尖向上针1寸深，施捻转手法平补平泻；太溪直刺1寸，令针感向四周扩散；足三里直刺2寸，令针感放射至踝，二穴均用捻转补法，针后灸2壮。

治疗经过　如上法每日治疗2次，每次针后，哮喘明显减轻，3日后胸闷憋气等症大减。5日后哮喘基本缓解，休息状态下基本不喘，进食增加，每日改行针灸1次，继经8日治疗后呼吸平稳，哮喘音消失，唯活动后气短喘息，上方减天突、尺泽、膻中，继续针刺以治其本。

按语　哮喘性支气管炎为慢性发作性支气管感染。属于祖国医学咳嗽、哮喘范围。本症因于风寒邪伤在肺，又具反复发作、病程长久的特点，故为邪实正伤之候。治疗当虚实兼顾，补泻并施。尺泽为肺之合穴，泻之为实则泻其子之法。天突为任脉、阴维之会，有降气平喘之效。二穴共奏祛邪、肃肺、定喘之效。肺俞补肺气、止咳喘。取肾之原穴太溪以固本纳气。加以足三里健胃益气、资生化源，为补土生金之法。三穴相伍补肺固肾共收扶正祛祛之功，故喘得速愈。

第十七节　呃　　逆

病例 1

张某　男　56 岁　工人　入院日期：1982 年 3 月 12 日

主诉　间断呃逆 13 日，持续加重 2 日。

病史　患者原有呃逆史，经服柿蒂一度未发。自 1981 年无任何诱因呃逆呈间断发作，经针刺治疗即能缓解。1982 年 2 月 28 日，患者情绪波动，是晚饮酒发现不洁之物，当时恶心欲吐，欲饮冷水相约，但呃逆遂发，时作时止，伴胸闷、心烦，保健站医生针刺治疗，亦未得解，并觉咽部堵闷，声音嘶哑，纳呆，睡眠欠佳，无饮水咳呛及噎食现象。呃逆频发，患者苦不堪言，卧位呃逆加剧，熟睡后呃止。3 月 9 日呃逆呈持续性发作，曾去某医院诊治，经肝功能、食管钡餐等检查，未发现异常，药物及针刺治疗，呃逆仍未缓解，3 月 12 日来我科门诊收住院治疗。

查体和实验室检查　神清合作，营养良好，两目有神，瞳孔等大等圆，光反射存在，皮肤及巩膜无黄染，咽红，扁挑体无肿大，颈软，甲状腺不大，气管居中，颈静脉无怒张，颈内动脉搏动对称，胸廓无畸形，心肺正常。腹软，下腹剑突下轻度压痛，肝脾未触及，肠鸣音正常，两下肢无指凹性浮肿，四肢脊柱未见异常，生理反射存在，病理反射未引出，苔白脉沉弦。

中医诊断　呃逆。

西医诊断　膈肌痉挛。

辨证　患者饮食不节，冷热兼杂，寒邪深入胃肠，停滞于胃，胃阳被遏，中冲失和，胃气上冲致呃逆。

治则　温中散寒，降逆止呃。

选穴　内关、腹通谷、膈俞。

操作　内关直刺 1 寸左右，使酸胀感向腕部放射，用捻转泻法施术 1～3min；腹通谷直刺 2 寸，使上腹部重胀，用呼吸补泻之泻法，施术 1～3min；膈俞针向脊柱斜刺 1.5 寸，使针感沿胁肋向前胸感传，予捻转泻法施术 1～3min，寒邪内袭呃逆顽固，可在膈俞穴加麦粒灸 2～3 壮，可获奇效。

治疗经过　经过 1 次治疗，呃逆即止，住院期间又发作 1 次，随针随止，共观察 15 日，呃逆未再出现。

病例 2

杨某　男　49 岁　干部　入院日期：1981 年 6 月 11 日

主诉　阵发性呃逆 20 日。

病史　患者一年前曾有呃逆史，经服中药、针药等治疗，呃逆止发。20 日前其次子患糖尿病住院，患者日夜守护，睡眠不足，饮食不节，呃逆遂发，呈阵发出现，发时频频，伴短气乏力，脘腹胀满，胃纳欠佳，呕吐涎沫，口黏，喜热畏寒，小便清长，便溏每日1行，20日来经多方治疗，未得缓解，今来我院门诊收住院治疗。

查体　神清合作，营养欠佳，慢性病容，皮肤及巩膜无黄染，瞳孔等大等圆，对光反射存在，咽微红，扁桃体无肿大，颈软，气管居中，甲状腺不大，表浅淋巴结未触及，胸廓对称，两肺呼吸音清晰，心音有力规整，腹平软，无压痛，肝脾未触及，肠鸣音正常，四肢及脊柱无畸形，生理反射存在，病理反射未引出，舌淡苔白腻，脉弦细无力。

中医诊断　呃逆。

西医诊断　膈肌痉挛。

辨证　患者忧子染疾，脾胃受伤，加之饮食不节，劳倦内伤，脾失健运，水湿内聚，脘腹胀满，气逆于下，直冲于上，出口作声而呃，舌脉均符脾阳不足之象。

治则　健脾利湿，降逆止呃。

选穴　内关、足三里、膈俞、肾俞、中脘。

操作　足三里直刺2寸，采用捻转补法施术1～3min，中脘直刺2寸，用呼吸补泻之补法，运针1～3min使针感向腹四周放散，肾俞针向脊柱方向斜刺，进针1.5寸，施捻转补法，施手法1～3min；余穴操作同前。

治疗经过　经1次治疗呃逆明显减轻，间隔时间延长，2次后脘闷消失，呃逆偶见。治疗第5日逆止，饮食、二便正常，又过2日未再复发遂痊愈出院。屡呃者脾肾元气大有亏虚，故治疗中加肾俞是必需的。

病例3

杨某　男　42岁　工人　初诊日期：1981年1月13日

主诉　呃逆持续发作31小时。

病史　患者平素血压偏高，一般170/100mmHg，常服用降压药维持，前日曾与家人生气着急，莅夜又受风寒，突然呃逆不止，镪镪有声，彻夜未眠，次日去医院诊治，服用中西药物，均无效验，呃声频频，吃饭、说话均受影响，当夜不能成寐，苦不堪言。今日来我院门诊治疗。

查体和实验室检查　神清，精神委靡，营养可，面色红赤，瞳孔等大等圆，对光反射存在，咽红，颈软，气管居中，甲状腺不大，表浅淋巴结未触及，胸廓对称，两肺呼吸音清，心音有力规整，未闻及杂音，腹平软，腹部无压痛，肝脾未触及，肠鸣音正常，四肢及脊柱无畸形，生理反射存在，病理反射未引出。舌质红，脉弦。

中医诊断　呃逆。

西医诊断　膈肌痉挛。

辨证　肝气不舒，横逆犯胃，加之胃道为寒邪侵袭，寒从热化，胃火上冲，故呃声洪亮，冲逆而出。

治则　疏肝理气，降逆上呃。

选穴　内关、膈俞、内庭、太冲。

操作　内庭、太冲均为远道取穴，针1寸左右，施捻转泻法，运针1～3min，余穴操作同前，但膈俞不加灸。

治疗经过　上穴日针1次，首次呃逆转轻，由持续呈间断发作，第2日针刺后呃逆偶有发作，饮食如常，睡眠安稳，经3次治疗呃止而愈。为巩固疗效，避免复发，继针3次，后追访患者，呃止如常。

病例4

李某　男　45岁　初诊日期：2008年7月18日

主诉　间断呃逆3年余。

病史　患者呃逆时发时止3年余，于某院诊断为轻度贫血、膈肌痉挛，经治疗未见好转。为求系统治疗，遂来我院就诊。症见呃逆连声，头晕心悸，时有寒热，体温不高，口干不渴，脘闷腹胀，溲黄便溏。

查体和实验室检查　时有呃逆，脘闷腹胀，舌尖红，苔白微腻，脉弦细无力。

中医诊断　呃逆（肝气犯胃证）。

西医诊断　膈肌痉挛。

治则　补气健脾，安胃降逆止呕。

选穴　主穴：人中、涌泉（双）。配穴：内关（双）、丰隆（双）。

操作　人中穴向上斜刺0.3~0.5寸，施雀啄泄法，行手法1min；涌泉穴直刺0.5~1寸，施捻转泻法，行手法约1min；内关直刺1寸，行捻转泻法，行手法1~3min；丰隆穴直刺1.5~2寸，施提插泻法，行手法1min。

治疗经过　治疗6日，呃逆症状好转；治疗14日，呃逆、腹胀症状好转；治疗21日，呃逆、腹胀症状好转。治疗过程中其他意外情况及处理：感冒、头痛、失眠、腹泻、便秘等。经治疗后，患者呃逆、胃脘部不适症状消失，未诉其他不适。

按语　呃逆俗称“打咯”，金元之前的医籍中，呃逆与“哕”同义，此后认定哕即干呕，则与呃逆加以鉴别。中医认为：凡杂证之呃，虽有气逆，有因于寒、因于热、因于食滞、因于气滞，实者多气痰火郁，虚证有脾肾阳虚与胃阴不足之别。

呃逆乃膈肌痉挛现象，是一种非特异症状，常为生理性的。在某些病证中，如中枢神经和消化道疾病，心、肺、肝、肾功能衰竭等伴发呃逆，提示预后不良。所以在针刺治疗呃逆时应查明病因。中风急性期患者常伴发呃逆，甚至为胃出血的先驱症状。对危重患者伴呃逆断续不继，半时方呃一声而呃声低微者，乃元气将败预见后不经。

呃逆一证，虽为小恙，一旦举发，频频不已，令人叫苦不迭，欲获佳效，当须辨证准确。内关为宽胸利膈、降逆止呃之要穴；膈俞相辅效专力宏，再根据辨证分型增加适当穴位，或疏肝理气，或温中散寒，或温补脾肾，使气逆平息，寒邪亢盛者，可加用膈俞麦粒灸，疗效卓著。呃逆顽固取内关、人中二穴，以醒脑调神之法，增加止呃。疗效的取得关键在于手法以及施术的量学要求。

第十八节　胃　脘　痛

一、慢性胃炎

病例

牛某　男　47岁　初诊日期：2011年6月1日

主诉　胃脘、心前区痞满疼痛半个月。

病史　患者15日前突发餐后胃脘、心前区刺痛，心下痞满，不思饮食，食之不散，食后尤甚。ECG：心肌缺血。否认外伤史，否认过敏史。曾于外院以心脏疾患对症处理，症状无缓解。为求进一步系统治疗，遂来我院就诊。

查体和实验室检查　舌暗红，苔黄腻，脉弦滑。

中医诊断　胃痛（饮食停滞证）。

西医诊断　慢性胃炎。

治则　和胃健脾，导滞消积。

选穴　膻中、中脘、气海、血海（双）、足三里（双）、天枢（双）。

操作　患者取仰卧位，常规消毒，用长25mm、直径0.35mm毫针，沿任脉走向平刺膻中，行捻转补法1min；取气海、足三里直刺0.5寸，行捻转补法1min；取中脘、天枢，行捻转泻法1min，留针30min；血海行平补平泻手法。针刺得气后留针30min，每10min行针1次。每周6次。每天针灸1次，14次为1个疗程。

中药　六味安消胶囊。

治疗经过　治疗3日，胃脘胀痛程度减轻症状好转；治疗5日，胃脘胀痛频率减少症状好转；治疗7日，未再发胃脘胀痛不适症状。治疗过程中其他意外情况及处理：感冒、失眠、腹泻、便秘等。治疗7日后，胃脘胀痛症状消失，持续4日至出院未再发作胃脘胀痛不适。

按语　慢性胃炎属于中医“胃脘痛”范畴。胃脘痛是以胃脘部疼痛为主症，多伴脘腹痞满、嗳腐吞酸、不思饮食等症状的一种常见病证。早在《素问·至真要大论》中即有“胃脘当心而痛”的描述。《内经》指出外寒侵袭、肝气犯胃及内伤饮食是导致胃脘痛的三大主因。如《素问·至真要大论》云：“寒厥入胃，则内生心痛，心胃生寒，胸膈不利，心痛否（读痞）满。”不仅阐述了寒邪凝胃作痛的机理，还指出素体阳虚也是易发胃脘痛的内在要因。《素问·六元正纪大论》又有“木郁之发……病胃脘，当心而痛，上支两胁，鬲咽不通，食饮不下”的论述，揭示了厥阴风木偏胜，肝胃失和的病机和临床特征。《素问·痹论》所云“饮食自倍，肠胃乃伤”则指出饮食失宜更是胃脘痛不容小视的常见病因。《内经》对胃脘痛的认识为后世胃脘痛研究奠定了坚实的理论基础。历代医家因为胃痛的病机复杂，所以分证繁多，但总起来首先分为虚实两类，实证大致以“寒邪客胃”、“饮食停滞”、“肝气犯胃”、“肝胃郁热”、“瘀血停滞”、“湿热中阻”最为常见。而对于最为常见的实证莫过于“饮食停滞”型的胃痛。“饮食停滞”型的胃痛表现为心腹刺痛，呕吐腹胀，心下痞满，不思饮食，食之不散。中医对于胃痛的辨证论治方面，围绕的是“寒热虚实，缓急气血”，但无论症属何种，都离不开“不通”而引起的“痛”。从首载胃脘痛的《内经》到明清胃脘痛证型、症状的完善与深入，观其变化不难发现，其症状描述一直保留不变的是“胃脘痛、不思饮食”。这充分体现了脾胃为“后天之本”的重要生理功能。脾胃位于中焦，为气机升降的枢纽，主运化腐熟水谷，是气血精微化生之源，脾胃受病则气机失常，“不通则痛”因此则会产生疼痛，运化失司则影响饮食。取穴膻中、中脘、气海、血海、足三里，重在调三焦之气。膻中意在上焦，以补益心肺、调补宗气、行气血；中脘、足三里意在中焦，以补益脾胃之气、扶后天之本、生气血、化痰浊，维持脾升胃降的正常功能；气海意在下焦，以滋补肝肾、培补、振奋和升发元气；血海以行血养血。诸穴合用，可调补上、中、下三焦之气。另取天枢，重在调中焦之气，以调节气机升降的枢纽——脾胃的正常生理功能，取“通则不痛”之意。

二、胃 下 垂

病例1

宋某　男　25岁　工人　入院日期：1982年5月7日

主诉　脘腹疼痛胀满2年余。

病史　患者两年前劳累后饮酒过量，胃脘及腹部疼痛，随即呕吐，呕吐物为食物。当时到某医院就诊，诊为“胃下垂”，未作治疗，只从饮食上调理，疼痛有所减轻，脘腹仍有胀满感觉，饮食量较前减少，每日进食1斤左右。一年半前到某医院就诊，复查上消化道造影仍为胃下垂，只服5剂中药，症状无变化，又肌内注射胎盘组织液30g，用后症状仍无变化，近1年来每天进食0.75kg左右，进食后胃脘及腹部疼痛胀满，需头低脚高位半小时方能缓解，偶有呕吐，大便秘结，今来我院治疗。

查体和实验室检查　神清合作，双目有神，面色微黄，营养发育尚可，毛发分布均匀，皮肤及巩膜无黄染，无出血，颌下淋巴结如蚕豆大小，无压痛，其他部位表浅淋巴结肿大无压痛，头颅正常，颈软，甲状腺不大，气管居中，胸廓对称，心音有力、律齐，心率64次/分，未闻及明显病理性杂音，心界不大，两肺呼吸音清晰，腹平软，肝脾未触及，下腹部有压痛，无反跳痛，腹主动脉搏动增强，肠鸣音亢进，四肢脊柱无畸形，生理反射存在，病理反射未引出，舌质淡，边有齿痕，舌苔薄白。

中医诊断　胃脘痛（中气下陷）。

西医诊断　胃下垂。

辨证　患者嗜食生冷，饥饱无常，伤及脾胃，脾失健运，胃失和降，以致谷食不能消化饮食停留，故出现食后胃脘胀满，终至尽吐而出，吐出宿食即觉舒适，由于久吐伤气，食物又不能生化精微，以致神疲乏力，日久中焦虚弱中气下陷，舌淡苔薄白，脉象迟之症。

治则　升提中气，健脾和胃。

选穴　中脘、左梁门、左天枢、关元、足三里、肝俞至三焦俞夹脊刺。

操作　足三里直刺2寸，施捻转提插补法，令酸胀感向四周扩散为度；左梁门及左天枢向气海、关元方向斜刺，针3～4寸，施捻转补法，令患者自觉胃有收缩感为宜；气海或关元直刺2寸，施捻转提插之补法，令酸胀感向全腹放散为度，针后灸三壮。华佗夹脊穴，均直刺，微偏内侧，针2寸，捻转补法，令酸胀感向前腹放散为度。

治疗经过　经一周治疗患者饭后腹胀减轻，10日后腹痛及腹胀症状消失，饭后不需卧床休息，无明显不适，每日进食约0.75kg，二便正常，以后又治疗3日，以维持疗效，痊愈出院。

病例2

勾某　男　50岁　干部　入院日期：1981年1月6日

主诉　腹胀、嗳气、反酸8年，近3年加重。

病史　患者自1972年开始，经常腹部胀满，不能饱食，且嗳气频繁，反酸水，每于饭后2小时症状明显，喜暖、喜按，曾经多处就证中医，按“脾胃虚弱”给予治疗。8年来未间断中药治疗，症状不见好转，体质逐渐消瘦，大便时而溏泄，时而干燥，每日进食250～300g，腹胀坠感明显，得热则舒。自1977年自感症状加重，尤以夜间为甚，有时因嗳气，反酸而致夜不能寐，腹胀坠感无时不有，但此期间未做过任何西医检查及治疗。于今日上午来我科门诊收入院。

查体和实验室检查　患者神清合作，体质消瘦，慢性病容，面色白而无华，两目有神，又瞳孔等大等圆，光反射存在，脑神经检查正常，胸廓对称，心界不大，心音尚有力，第一心音增强，律整，未闻及病理杂音，两肺呼吸音清晰，腹软，轻度舟状腹，未扪及症瘕痞块，肝脾未触及，可扪及腹主动脉搏动，无震水音，肠鸣音活跃，腹壁反射减弱，四肢运动自如，皮肤无光泽，无水肿，脉弦细，舌质淡边有瘀斑，苔薄白。

中医诊断　胃脘痛（中气下陷）。

西医诊断　胃下垂。

辨证　患者因工作奔波忙碌，饮食不节，冷热无常，日久脾胃升降失常，运化失司，水谷精微不能输布濡养，致使中气不足，下陷而发为腹胀，“脾主升，胃主降”，胃气上逆，故见嗳气、反酸、脾胃运化不利、传导失常，故见大便干燥。

治则　补中益气，升阳举陷。

选穴　左梁门、左天枢、关元、足三里、脾俞、胃俞、三焦俞夹脊穴。

操作　同上。

治疗经过　每日针2次，经3日治疗后患者自觉症状明显减轻。经1周治疗后患者胃脘部已无不适，饮食尚好，大便正常，又经1周稳定治疗后患者面色红润，无其他不适。

病例3

张某　女　31岁　干部　入院日期：1981年3月27日

主诉　胃脘胀坠8年。

病史　患者1966年由于工作关系肝郁不舒所致饮食失调，而出现胃脘部疼痛，某卫生院诊为“慢性胃炎”。1973年在广西自觉胃脘胀闷不舒，腹部坠胀，纳呆，饮食量250~300g，食后加剧，喜热食，喜按揉，嗳气，大便干2~3日1次，体重下降，某医院做上消化道造影，诊断：胃下垂。给予中药口服，并予补中益气丸、人参健脾丸及酵母片等药，服药后症状无明显改善，一直持续至今未愈。由门诊收入院。

查体和实验室检查　神清合作，发育正常，营养中等，面色萎黄，体质消瘦，双侧瞳孔等大等圆，光反射存在，眼球转动灵活，视野无缺损，甲状腺不大，气管居中，咽无红肿，扁桃体不大，颈软，呼吸均匀，两肺呼吸音清，未闻及干湿啰音，心音有力，律整，未闻及器质性杂音，心尖部位于左锁骨中线外第5肋间1cm，腹平坦，叩诊呈鼓音，腹主动脉搏动明显，无明显舟状腹，肠鸣音存在，肝脾未触及，脊柱无侧弯，肢体无浮肿，生理反射存在，病理反射未引出，舌质淡红，苔薄白，脉弦细。

中医诊断　胃脘痛（中气下陷）。

西医诊断　胃下垂。

辨证　患者饥饱无常，肝气横逆犯胃，肝木克脾土，损伤脾胃，脾失健运，胃失和调，则嗳气，脾寒胃弱，运化迟缓，纳食呆少，日久致气血两虚，中气不足，气机下陷则胃脘胀坠，水谷纳少无以化血，冲任不足而见经期错后。

治则　健脾养胃，补中益气。

选穴

（1）足三里、左梁门、左天枢、关元。

（2）膈俞、肝俞、胆俞、脾俞、胃俞、夹脊穴。

操作　同上。

治疗经过　上述两组穴位交替使用，经一周治疗自觉饭后腹胀减少。经1个月治疗后患者胃脘部胀坠感消失，入量较前增加，每日进食0.5kg，二便正常，做上消化道造影无异常。

病例4

吴某　女　28岁　学生　入院日期：1981年1月8日

主诉　胃痛、腹胀2年，近半年加重。

病史　患者1977年自黑龙江建设兵团返回后，由于环境改变，学习紧张，用脑过度所致饮食明显减少，每日进食200～250g，体重日趋下降，左脐下痛，逐渐窜至胃脘疼痛，单位医生考虑蛔虫所致，给予哌嗪3片口服，服后排脓血便，胃痛不减，夜间尤甚。1979年1月19日在某医院照X线片，诊为“胃下垂”，给予中药口服，针刺治疗，病情无明显变化。1980年冬由于天气寒冷，胃痛加剧，得热则舒，大便不成形，每日3～4次，夜眠欠佳。1980年12月5日，第二次在某院做上消化道造影，仍诊断“胃下垂”，由门诊收入院。

查体和实验室检查　神清合作，体质瘦弱，皮肤及巩膜无黄染，腹软，肝脾未触及，胃脘部压痛，腹主动脉搏动较为明显，腹平坦，未见肠型及蠕动波，肠鸣音稍亢进，肢体无浮肿，舌红少苔，脉弦细。

中医诊断　胃脘痛（中气下陷）。

西医诊断　胃下垂。

辨证　患者思考伤脾，脾失健运，脾主升，胃主降，脾胃升降失司，后天生化无权，气血无以充实，中气不足，不能升举，故而胃脏下垂，脾胃虚弱，纳食呆少，运化迟缓，故腹胀，胃脘胀痛。

治则　补益中气，健脾养胃。

选穴　中脘、左梁门、左天枢、关元、气海、足三里、肝俞至肾俞夹脊穴。

操作　同上。

治疗经过　经1次针后患者食欲渐增，但食后胃胀满，2日后饮食量增加至每日300g，有饥饿感，食后胃脘部有轻度腹胀，大便已成形，每日1次，15日治疗后患者胃脘痛、腹痛均消失，食欲好，体重增加1000g，无不适。

病例5

薛某　女　50岁　工人　入院日期：1980年7月3日

主诉　胃脘痛，下坠、腹胀感6年余。

病史　患者于1972年春季自觉胃脘痛，腹胀，食后加重，到当地卫生院就诊查大便潜血阴性，予复方氢氧化铝片、氢氧化铝等药治疗未见好转，后经常反复发作。又于今年5月份胃脘痛加剧，不能进食，食前、食后均疼痛不能缓解，到某医院就诊，诊为胃溃疡，予静脉给液维持，但疼痛仍不能缓解，后到市某医院住院治疗，经X线片示“胃下垂”、“慢性胃炎”，经治疗症状稍有好转，后来我院门诊针灸治疗收入院。

查体和实验室检查　神清合作，形体消瘦，面色萎黄，语言清楚，瞳孔等大等圆，光反射存在，眼球转动灵活，巩膜皮肤无黄染，无面瘫，伸舌居中，舌淡苔薄白，舌边有齿痕，腭垂居中，扁桃体不大，气管居中，颈动脉搏动对称，颈静脉无明显怒张，颈软，胸廓对称，两肺叩音清，心界不大，心音有力，律整，心率88次/分，两肺呼吸音清，腹软呈凹形，脐下中腹可触及包块，肝脾未触及，右下腹麦氏点阑尾手术瘢痕3cm×1cm，四肢运动功能活动自如，二便调，脉沉细，X线片示：“胃下垂”、“慢性胃炎”。

中医诊断　胃脘痛（中气不足证）。

西医诊断　胃下垂、慢性胃炎。

辨证　久病不愈，耗伤正气，故神疲乏力，中阳不振，气机升降功能失常，见有胃痛隐隐，呕吐清水，喜按喜暖；脾阳虚衰，阳气不能达于四肢，则四肢欠温，脾阳虚弱，气化功能失常，故食后腹胀下坠，疼痛加剧。

治则　补中益气，活血止痛。

选穴　中脘、左梁门、左天枢、关元、气海、足三里、肝俞至肾俞夹脊穴。

操作　同上。

治疗经过　经4日治疗后胃脘痛好转，纳食每日0.4kg，食后无不适感觉。6日后胃脘部疼痛消失，脘腹胀满减轻，精神较好，饮食尚可每日0.45kg。10日后患者自觉胃脘已不痛，脘腹已不胀，饮食每日0.5kg，食后无不适感觉，体重增加，精神较好，又观察10日病情无反复，出院。

病例6

王某　男　16岁　学生　入院时间：1979年7月23日

主诉　胃脘部不适，偶有疼痛2个月余。

病史　患者于今年5月份因吃红果片后发觉胃脘部疼痛不适，经服用中药后缓解，又于半月后服用酸性食物后胃脘部疼痛又发作，无呕吐，来我院门诊拍X线片“胃下垂”12cm，收入院。

查体和实验室检查　患者神清合作，面色萎黄，体形消瘦，营养欠佳，双瞳孔等大等圆，光反射存在，气管居中，胸廓对称，心音有力，72次/分，未闻及病理性杂音，呼吸平稳，两肺正常，肠鸣音存在，肝在剑突下3cm，脾未触及，脉弦细。

中医诊断　胃脘痛（中气不足证）。

西医诊断　胃下垂。

辨证　禀赋不足，后天亏虚，饮食所伤，脾胃虚弱，中气下陷。

治则　补中益气，健脾升阳。

选穴　中脘、左梁门、左天枢、关元、气海、足三里、胃俞、脾俞、三焦俞夹脊穴。

操作　同上。

治疗经过　上述诸穴每日针2次，经7日治疗后胃脘部症状减轻。胃下垂经X线拍片为10cm，15日后体重增加3kg，自觉症状消失，腹肌也感有力，饮食量增加，1个月后患者稍胖，饮食量明显增加，每日进食约0.5kg，夜眠好，X线报告胃大弯较前上升6cm，无不适感觉，痊愈出院。

病例7

吴某　女　37岁　初诊日期：2009年10月20日

主诉　患者腹胀，胃脘部隐痛4个月余。

病史　患者4个月前出现食欲不振，食量减少，腹部胀满，嗳气，小腹坠胀，食后加重，心窝部沉重不适及大便秘结等症。同时伴有精神不振，倦怠无力，头昏失眠。就诊于某院，查X线示：胃下垂，予多潘立酮、甲氧氯普胺等药物治疗，效果不显著，特来我院针灸科治疗。

查体和实验室检查　腹胀，食后加重，平卧减轻，伴恶心、纳差、上腹痛、便秘。舌淡，苔薄白，脉细弱。

中医诊断　胃缓（脾胃不和证）。

西医诊断　胃下垂。

治则　健脾益气，升阳举陷。

选穴　中脘、下脘、天枢（双）、足三里（双）；配穴：内关（双）、气海。

操作　中脘、下脘直刺2寸，施提插捻转补法；天枢穴用4寸毫针，针尖呈15°向脐下之气海穴方向斜刺，捻转进针，气海穴直刺2~3寸，天枢、气海采用由浅至深的三刺法：一刺法是针刺入5分左右，施雀啄术，促进经气流动，直至针下得气，然后再将针刺至8分左右，用同样手法，促使酸胀感强烈，并向上、下腹部扩散，然后三刺至所需深度（一般刺至1.2~1.5寸），手法同前，患者觉胃体有酸胀紧缩之感，再向左或右同一方向捻转 3～4 下，稍停半分钟，再捻转 1 次，针感强烈后出针。内关穴直刺 1 寸，施捻转补法，行手法 1min。

治疗经过 针刺 7 日，腹胀症状好转；针刺 14 日，胃脘部隐痛症状好转；针刺 21 日，胃脘部隐痛症状好转。经治疗患者腹胀、胃脘部隐痛症状消失，便秘、失眠、头晕好转，且未诉其他不适。

按语 “胃下垂”多指胃下极 X 线检查在髂嵴联线以下超过 5cm 者，该病多由腹壁的紧张度降低，腹壁脂肪缺乏和肌肉松弛，腹压减低所引起。平素体弱者，体质素胖而骤瘦者，以及生育过多的妇女最易患此病。其临床主要表现为食欲不振，食后胃脘胀满，呕吐，嗳气，腹坠，腰疼，消瘦，乏力等。该病属于祖国医学“胃脘痛”、“腹胀”、“呕吐”范围。多由脾胃虚弱，中气下陷所致。

根据祖国医学理论，采用升举中气，健脾和胃的方法治疗该病，常用以下两组配穴处方。

第一组：足三里、中脘、左梁门、左天枢、气海或关元。

第二组：华佗夹脊穴（第 9～12 胸椎）。

方中足三里为胃经之合穴，合治内腑；中脘为胃之募穴，募治本脏，二穴可健运脾胃，补益中气。关元、气海为元气之根，故可培元固本，升阳举陷，华佗夹脊穴可统调全身之元阳，以固中州。

操作方法：先取足三里，后依次取中脘、左梁门、左天枢、气海或关元。左梁门及左天枢斜刺向气海或关元，得气后用呼吸的补法，令患者自觉胃有收缩感为宜。两组穴位每日交替针刺。

几年来我们先后收治了 89 例胃下垂患者（经用上法治疗后）达到 X 线检查胃大弯水平恢复左髂嵴线下不足 3cm，临床症状消失，取得较为满意的效果。

临床实践表明：在治疗中患者密切配合，坚持治疗，加强腹肌锻炼，可缩短疗程，提高疗效。

三、胰 腺 炎

病例 1

张某 女 51 岁 入院日期：1975 年 5 月 19 日

主诉 胃脘部疼痛反复发作 1 年余。

病史 1974 年 5 月中旬，某夜突觉胃脘部不适，继而疼痛剧烈如刀割样，呈阵发性持续加重，无恶心、呕吐，经当地医生予抗生素、止痛解痉药，疼痛得以缓解，以后每因情志不遂、饮食不节诱发疼痛，经某医院诊为“胰腺炎”。每次发作时服用四环素、丙胺太林，痛即可减，5 月 4 日胃脘部隐隐作痛，食后尤甚，口苦胁胀，5 月 13 日腹痛加剧，恶心欲吐，予抗生素、输液，病情稍减，此后腹痛午后加重，晨起痛减，5 月 19 日收入院治疗。

查体和实验室检查 体温 36.5℃；脉搏 96 次/分；血压 150/90mmHg；神清合作，营养中等，自动体位，表情安静，体瘦面黄颧红，巩膜轻度黄染，瞳孔等大等圆，光反射存在，咽红，扁桃体Ⅰ°肿大，颈软，甲状腺不大，气管居中，胸廓对称，两肺呼吸音清，心音弱，律齐，腹平软，上腹剑突下及左上腹有压痛，稍有抵抗，肝脾未触及，肠鸣音正常，未见肠型及蠕动波，舌红，苔薄黄而干，脉弦数。化验室检查：白细胞 18.3×10^9/L；尿淀粉酶 640U/L。

中医诊断 胃脘痛（肝郁化火证）。

西医诊断 慢性胰腺炎急性发作。

辨证 舌脉俱现热象，乃肝气郁结，久而化火，肝胃不和，热传胃腑，气血失调，或胃疾迁延日久，损及阴血，加之火热之邪侵袭，胃阴更伤，胃失濡养，脉络拘急所致。

治则　疏肝和胃，理气止痛。

选穴　内关、足三里、阴陵泉、中脘、太冲、肝俞、胃俞、脾俞。

操作　内关直刺1寸左右，用捻转泻法使针感向腕指放散；足三里、阴陵泉刺2寸，用提插之泻法，令针感向足踝部放射；中脘直刺2～3寸，用呼吸补泻之泻法，以脐腹酸胀为度；太冲直刺1寸左右，予捻转泻法使针感传向足趾；以上穴位视病情施手法1～3min。肝俞、胃俞、脾俞均针向脊柱横突，深度约1寸，使针感向前胸放射，予捻转泻法。

治疗经过　上述穴位分两组，上午、下午交替使用，经6日治疗腹痛大减，饮食正常。15日巩膜黄疸消退，复查白细胞、尿淀粉酶均在正常范围，食欲大增，二便调，以临床治愈出院。后追访一年，患者未再复发。

病例2

于某　男　45岁　工人　初诊日期：1987年5月27日

主诉　上腹阵发性剧痛2日。

病史　1987年5月25日中午饮酒后2小时，上腹部突然出现持续性疼痛，阵发性加剧，呈绞窄性疼，面色苍白，大汗出，伴恶心、呕吐，呕吐物为胃内容物，自觉脘腹吞酸嘈杂。急送天津市南开医院诊治，诊为“急性胰腺炎，胆石症”。予肌内注射布桂嗪1支，皮下注射阿托品1支，并口服麦迪霉素，腹痛缓解。后又反复出现上腹胀痛，按之不舒，恶心欲吐，在家自服药物，时轻时重。27日上午腹痛偻躯，辗转反侧，遂来我科针灸治疗。

查体和实验室检查　体温37.8℃；脉搏92次/分；血压140/80mmHg；神清合作，面色苍白，形体肥胖，语言低微，痛苦面容，呻吟不止，皮肤潮湿，皮肤及巩膜未见黄染；上腹均有压痛，伴腹肌紧张，无反跳痛，未触及胀大之胆囊，墨菲征（-），肝脾未触及，肠鸣音活跃，未闻及高调肠鸣及气过水声，无肠型及蠕动波，舌红苔黄腻，脉弦滑数。化验室检查：白细胞14.6×10^9/L；尿淀粉酶1280U/L。

中医诊断　胃脘痛（脾胃湿热证）。

西医诊断　急性胰腺炎。

辨证　患者恣饮热酒煎煿，复食寒凉生冷，食滞气滞，脉络受阻，胃禀冲和之气，脾胃虚弱，着而为病，此谓本虚标实，邪与真气相搏而痛也。

治则　健脾和胃，理气止痛。

选穴　大都、足三里、阴陵泉、脾俞、章门。

操作　大都直刺0.5～1寸，施雀啄手法，使踇趾抽动数次；足三里、阴陵泉直刺2寸左右，施提插泻法，针感分别向下放散至足背和足心，做手法1～3min；章门直刺1寸左右，针感向脘腹放射，脾俞向脊柱方向斜刺，使针感向前胸感传，以上两穴均用捻转泻法，运针1～3min。

治疗经过　用上穴治疗1次疼痛大减，翌日又针1次疼痛消失，后未再出现脘腹疼痛。

病例3

张某　男　24岁　工人　入院日期：1982年6月4日

主诉　脘腹疼痛7日，疼痛加剧伴皮肤红色团块，瘙痒1日。

病史　患者于5月29日自觉胃脘部隐隐作痛，未加注意。6月3日脘腹及左胁下痛剧，无恶心、呕吐，皮肤出现片状红色的团块状皮疹，瘙痒难忍，保健站考虑“荨麻疹”，注射苯海拉明1支，回家后腹痛阵发性加剧，呈绞痛，辗转反侧，恶心，饮水即吐，大便1次，为正常软便，曾请人针刺内关，足三里，腹痛仍未缓解，当晚8时腹痛持续加重，伴冷汗出，恶心，呕吐频频，急送天津市公安医院诊治，未确诊仅对症治疗，回家后又请我院外科医生检查，也未做出明确诊断，遂来我院急诊观察，予静脉滴注红霉素，注射复方氯丙嗪1支，患者始安静入睡，此时皮肤红色团块渐消退。6月4日晨7时，脘腹疼痛续发，疼痛拒按，恶心欲吐，腹胀满，检查腹肌无紧张，上腹剑突下及左上腹压痛明显，无反跳痛，叩之如鼓，肠鸣音活跃，考虑“肠梗阻”，急查腹平片，报告小肠充气，未见液平面，予胃肠减压术，后转入病房治疗。

查体和实验室检查　体温36.9℃；脉搏76次/分；血压120/80mmHg；神清，痛苦病容，面色萎黄，皮肤及巩膜未见黄染，皮肤红色团块状皮疹已消失，咽红，表浅淋巴结未触及，心肺未见明显异常，左上腹及剑突下压痛明显，无肌紧张及反跳痛，肝脾未触及，未触及胀大之胆囊，上腹稍膨隆，叩鼓音，未见肠型及蠕动波，肠鸣音活跃，未闻高调肠鸣及气过水声，舌红苔白腻，脉细数。化验室检查，白细胞12.8×10^9/L，中性粒细胞0.85，血淀粉酶640U/L。

中医诊断　胃脘痛，风疹（肝郁脾虚证）。

西医诊断　急性胰腺炎，肠型荨麻疹。

辨证　患者平素脾胃虚弱，中州不运，湿邪内蕴，久而化热，脾胃之气升降失常，肝木乘机侮其所胜，脾胃受克，气机郁滞，故脘腹作痛，内有湿热，与风邪相搏，内不得泻，外不得宣，瘀于肌表风疹四起。

治则　疏肝运脾，理气止痛。

选穴　内关、足三里、阴陵泉、中脘、太冲、肝俞、胃俞、脾俞。

操作　同前。

治疗经过　治疗3日后腹痛缓解，1周后诸症皆无，饮食二便正常，1年后追访未再复发。

按语　急性胰腺炎为胰腺酶消化胰腺腺体本身所引起的急性炎症，病理上可见水肿、出血、坏死等改变，临床以上腹部剧痛、恶心、呕吐为主要症状，严重时可出现腹膜炎，以致休克，常为急腹症的重症，若治疗不当，病情迁延，则反复发作，形成慢性过程。

胰腺古称“膵脏”，其生理功能归附于脾，其病理责之脾、胃、肝、胆。该病隶属于祖国医学“胃脘痛”范畴。多因恣食生冷肥甘，暴饮暴食，脾胃受损；或所欲不遂，伤于七情，肝气郁怫，脾气壅滞，脾胃已虚，肝木乘机侮其所胜，脾胃受克，气机郁滞，遂成该病，急则暴发，缓则反复不已，治疗当以疏肝运脾化郁导滞、理气止痛为主。

临床实践证明针刺对急性胰腺炎致腹痛有明显的止痛效果，我们曾对38例急性胰腺炎做了统计分析，止痛缓解率高达98%。痛止后，或调整脾胃，或疏理肝胆，或清热除湿以治其本。但对腹硬高热、休克等危急情况，应正视勿怠。

在选穴上以阳明、太阴穴为主，辅以厥阴、少阳。足三里、阴陵泉分别为胃经、脾经之合穴，合治本腑，合能利水湿，湿热既除，滞祛气利，通则不痛；俞募配穴则宗阴阳相引之旨，使脏气和调，郁逆自除。疏泻肝胆乃减少肝木克伐脾土之势。

四、食管裂孔疝

病例1

徐某　女　67岁　家庭妇女　初诊日期：1982年12月13日

主诉　胃胀痛2年。

病史　患者近年来经常出现剑突下胀痛，胁满胸闷，痛甚则呈压榨性疼痛，脘腹烧灼感，伴呃逆，每次发作数日，逐渐加剧，食欲减退，严重时滴水不进。曾在某医院诊治考虑为“胃炎”，服用中西药物治疗3个月，病情一直未见好转，后转辗几个医院诊疗，经食管钡餐检查，始确诊为“食管裂孔疝”，患者拒绝手术，继续采用保守疗法，症状有增无减，体重明显减轻，来我院求医予针刺治疗。

查体和实验室检查　脉搏78次/分；血压140/90mmHg；神清，慢性病容，面色萎黄，瞳孔等大等圆，光反应存在，颈软，心音有力规整，未闻杂音，两肺呼吸音清晰，腹软，剑突下偏右有轻微压痛，未触及肿块，肝脾未触及，无震水声，肠鸣音稍活跃，舌质淡，苔白稍腻，脉沉细。

中医诊断　胃脘痛（脾胃虚弱证）。

西医诊断　食管裂孔疝。

辨证　中焦脾胃一升一降，平和为顺，气机失调，胃气上逆，遂发该病。

治则　疏调气机，和胃降逆，活血化瘀。

选穴　膈俞、中脘、内关、足三里、胃俞、脾俞、膻中、公孙。

操作　膻中向下斜刺1寸，令酸胀感向下放散；胃俞微向脊柱方向斜刺1.5寸，令触电感向前胸放散，脾俞、膈俞操作同胃俞，以上四穴均施捻转泻法，每穴施手法1min。中脘直刺2寸，令针感向全腹放散为度；公孙直刺1寸，以局部酸胀为宜；足三里直刺2寸，针感向踝部放散，三穴均施捻转提插之泻法。

治疗经过　上穴日针1次，经8次治疗，胃脘痛明显减轻，脘腹无烧灼感，治疗第13日，无恶心，食欲增加。以后隔日针1次，又经28次治疗，诸证皆消。复查食管钡餐造影，膈上疝影消失。

病例2

吕某　男　66岁　干部　初诊日期：1982年5月17日

主诉　上腹及胸骨后疼痛反复发作7年。

病史　1975年5月间胸骨后出现间断性胀痛，脘腹痛伴胀感，每次疼痛可持续10min，伴恶心欲吐，无胸闷、憋气情况，可自行缓解，一般情况下夜间发作频繁，曾按“心脏病”治疗，服用中西药物（用药不详），未见明显效果。历经多年，反复发作，苦不堪言。直到1981年11月在天津市第一中心医院经食管钡餐造影检查，始发现“食管裂孔疝”，诊断方明。该院动员其手术，患者对手术恐惧，后来我院接受针刺治疗。

查体和实验室检查　脉搏80次/分；血压110/80mmHg；神清合作，慢性病容，面色萎黄；瞳孔等大等圆，光反射存在，咽微红，颈软，甲状腺不大，表浅淋巴结未触及，腹平软，上腹剑突下有轻度压痛，肝脾未触及，舌质淡，苔薄白，脉弦细。

中医诊断　胃脘痛（脾胃虚弱证）。

西医诊断　食管裂孔疝。

辨证　中焦脾胃气机升降失调，胃气上逆，日久气滞血瘀，该病乃发。

治则　疏调气机，和胃降逆，活血化瘀。

选穴　膻中、中脘、内关、足三里、胃俞、脾俞、膈俞、公孙。

操作　同前。

治疗经过　上穴每日针1次，经7次治疗疼痛明显减轻，夜间能安睡，不为胸腹疼痛所扰。以后隔日治疗1次，经2个月治疗诸症皆无，饮食增加，精神大振，复查食管钡餐造影，疝影消失。

按语　食管裂孔疝是食管与胃连接移位到横膈上方，即部分胃经食管裂孔疝入胸腔而引起的一系列症状，临床上主要表现为胸骨后、剑突下或中上腹部隐痛、胀痛，多在用餐、体位变动或用力时诱发，由于胃内容物反流，可引起逆流性食管炎，则出现反酸、吞咽困难，甚则呕血、便血。该病需靠食管钡餐造影检查来确诊。从临床实践该病有几个特点，即吞咽困难发生在下咽之末，而不是开始，可在数年内间歇发作，而不是进行性加重；小口食物比大口食物反易引起吞咽困难；吞咽困难可突然出现，持续数分钟，数小时或数天，亦可突然消失或逐渐缓解，以上可资与食管癌加以鉴别。

根据该病临床表现，基本上归纳到“胃脘痛”范畴。中医认为脾气主升，胃气主降，一升一降，主纳并运化水谷精微，而且维持腹腔脏器正常位置，若脾虚下陷可导致内脏下垂，若胃气上逆，迁延日久则使胃腑上提，凸向膈上形成滑疝。故脾以升为健，胃以降为顺，重用理气降逆之法以调气机之偏升，同时配合活血化瘀，达导滞祛瘀之目的，标本同治，症状可解。

以上两则病例患者均以腹痛为主证，其中病例 2 出现胸骨后疼痛，曾按冠心病调治，说明该病易与冠心病混淆，正如古人对真心痛的描述，有别胃脘痛一样，应加以鉴别。若有吞咽障碍当辨“噎膈”一证，施治方全。

第十九节　泄　　泻

一、细菌性痢疾

病例 1

肖某　男　4 岁　稚儿　入院日期：1981 年 8 月 21 日

主诉　阵发性腹痛，伴呕吐、腹泻 4 日。

病史　患儿于 8 月 18 日午后突然高热 40.5℃，无汗、腹部不适，先后呕吐 6 次，为水和食物，腹泻 3 日，呈稀水样便，未见脓血，在家用退热药，体温不降，遂去天津市儿童医院急诊，经肛门采便化验，诊为“细菌性痢疾”，予静脉滴注氢化可的松、四环素等，次日热退带药回家。19 日中午体温复升至 39℃以上，腹痛即泻，水样便含杂黏液，又来我院输液观察，其间腹痛阵阵加剧，患儿哭闹不休，腹泻不止，一日最多达 20 余次，体温一直持续在 39℃以上，后予氢化可的松、阿托品、四环素等治疗，症状稍有缓解，于 8 月 21 日收入病房治疗。

查体和实验室检查　体温 38.2℃；脉搏 100 次/分；血压 90/60mmHg，患儿神清，精神弱。发育中等，营养欠佳，眼眶凹陷，皮肤皱折，弹性差，咽无红肿，表浅淋巴结未触及，颈软，两肺未见异常，心律规整，心音有力，腹略凹软，无明显压痛，肝脾未触及，肠鸣音活跃，肛门红赤，舌红苔薄黄，脉细数。化验室检查：血常规：白细胞 13.4×10^9/L，中性粒细胞 0.8，淋巴细胞 0.2；便常规：红细胞 10～15 个/HP，脓球满视野。

中医诊断　痢疾（湿热痢）。

西医诊断　细菌性痢疾。

辨证　时值长夏，暑湿盛极，稚体受邪，脾胃受伤，湿热之邪，壅滞肠道，气机阻滞，里急腹痛欲便，湿热熏蒸故见高热，暑湿秽浊郁遏冲和要道，脾胃升降失常而呕，湿热下迫大肠而泻。

治则　清热解毒，通腑利湿。

选穴　上巨虚、天枢、曲池、内关、足三里、关元。

操作　上巨虚直刺 1 寸，使针感向小腿放射；天枢直刺 1 寸，针感向小腹放散；曲池、内关直刺1寸，令酸胀感向前臂感传，以上诸穴均采用捻转提插之泻法，施手法1min。足三里、关元采用平补平泻的捻转手法，施术1min即可。

治疗经过　入院后予支持疗法，解决患儿之脱水状况，未使用抗菌药物。运用上穴治疗1次，腹痛，里急后重消失，治疗2日大便减为每日2～3次，精神好，食欲大振，体温已接近正常水平。后又治疗5次，以巩固疗效。

病例2

魏某　男　21岁　学生　入院日期：1982年10月15日

主诉　腹泻，腹痛3个月。

病史　3个月前在农村劳动，感受风寒加之饮食不当，出现腹痛，腹泻，便中有脓血，腹痛即便，每日10余次。经当地医站予药物治疗，症状稍减，但从此时有腹泻出现。患者时觉乏力、纳呆，腹胀腹冷，少腹疼痛，泻时每日排便7～8次。反复发作，痛苦不已，遂于今日来我院门诊，收住院治疗。

查体和实验室检查　体温36.7℃；脉搏72次/分；血压120/80mmHg；神清合作，营养发育尚好，慢性病容，面色㿠白，咽部未见异常，表浅淋巴结未触及，颈软，胸廓对称，两肺呼吸音清晰，心音有力规整，腹平软，左下腹轻度压痛，未触及包块，肝脾未触及，肠鸣音存在，舌质淡，苔白腻，脉弦细。化验室检查：便常规：白细胞2～4个/HP，红细胞3～5个/HP；血K^+ 4.5mmol/L；血Na^+138mmol/L。心电图：窦性心律，正常心电图。

中医诊断　久痢（寒湿痢）。

西医诊断　慢性细菌性痢疾。

辨证　患者寒湿气滞并存，故腹痛欲便。失治则久痢不愈，气血俱伤，营血损耗，脾气自衰，运化失司，气血生化无源，诸症与舌脉相符。

治则　疏滞利湿，健运中州。

选穴　上巨虚、足三里、曲池、天枢、关元、脾俞。

操作　脾俞针向脊柱斜刺1.5寸，采用捻转补法，施术1min，余穴同前。

治疗经过　上穴每日针两次，行针30min，其间复施手法1次，2日后腹痛减轻，每日便4～5次，4日后大便每日2～3次，1周后大便正常，诸症皆无，复查便常规未见异常。以后去天枢、上巨虚两穴，余穴每日针1次治疗7日巩固疗效，临床痊愈出院。曾追访患者未再复发。

按语　古人对痢疾早有认识，如“肠澼下脓血”，“下利便脓血”。《诸病源候论》中有“赤白痢”，“脓血痢”之谓，《济生方》曰：“今之所谓痢者，古所谓滞下也。”现统称“痢疾”。患者常以发热、腹痛、里急后重、便脓血为主证。倘若患者正气不足加之失治，误治可迁延成慢性过程，形成“久痢”、“休息痢”。该病为现代医学的急性肠道传染病，它由痢疾杆菌感染侵袭所致，夏秋季易罹，重时可出现高热、昏迷、惊厥、休克等危急征象。

针刺治疗痢疾的原则可概括为：“初痢宜通，久痢宜止；通以清热利湿为先，止以培固脾土为本；然通腑除滞贯彻始终。”这体现中医辨证施治法则，根据急缓虚实，当泻则泻，当补则补调其虚实，顾其标本，以变达常。方中上巨虚、曲池、天枢为其主穴，主治肠腑之病达清热除湿之功，关元为小肠经募穴，可疏调脾胃，中冲要道得展，后天之水谷精微得以充实，气血生化之源盈满，正气存内，邪气自退。

从兽收治的13例痢疾患者疗效显示针刺治疗痢疾，方法简便，疗效迅捷，没有不良反应，它通过调动机体的防卫机能，达祛病除邪作用。

二、急性胃肠炎

病例1

梁某　男　64岁　干部　入院日期：1981年6月30日

主诉　腹痛，腹泻伴呕吐36小时。

病史　患者28日晚饮食油腻，夜寐偶感寒凉之邪，6月29日晨5时突然腹痛而后腹泻水样便，量多。自服藿香正气水2瓶，症状未见缓解。24小时先后腹泻10次之多，仍为水样便，每次量多，于晚上5时自服呋喃唑酮2片，服后症状缓解，于晚11时30分病情加重，主诉头晕、腹痛，先后腹泻两次水样便，身热，自行处理予复方氨林巴比妥、庆大霉素肌内注射，经治疗后至今晨8点腹痛、腹泻减轻。同时复查血压200/100mmHg，予利血平1mg肌内注射。于午后1时患者腹痛腹泻加重，呻吟不止，先后腹泻3次，为水样便，同时呕吐4次为食物，静脉补液，经治疗病情稍有缓解，收入院。

现症　胃脘及腹部疼痛，便泻稀水，恶心呕吐，发热恶风寒，腹疼按之不减，得温则舒，舌苔白腻，脉弦缓。

查体和实验室检查　神清合作，发育中等，营养欠佳，体瘦，自动体位，双瞳孔等大等圆，光反射存在，颈软，皮肤及巩膜无黄染，双颈内动脉搏动对称，表浅淋巴结未触及，咽无红肿，扁桃体无肿大，气管居中，胸廓对称，心界不大，心率80次/分，律整，两肺呼吸稍粗，腹平软，无压痛、反跳痛，肠鸣音亢进，肝脾未触及，舌红苔白微腻，脉弦滑。查便常规为黏液样便，白细胞10～12个/HP。血常规：白细胞9.2×10^9/L，中性粒细胞0.75。

中医诊断　泄泻、呕吐（脾胃虚寒证）。

西医诊断　急性胃肠炎。

辨证　患者年事已高，恣食肥甘，又贪凉近冷，克伤脾胃之阳气，胃气受损不能下降，逆上而作恶心、呕吐，脾气受损升清之气失常，下行则腹泻，中焦之气机不畅，水谷不能分别清浊，气血逆乱，故胃脘及腹部疼痛，且呈稀水便，泄泻频作伤及胃阳故喜暖，拒按为实邪未解。

治则　和胃降逆，理气导滞。

选穴　曲池、风池、足三里、中脘、脾俞、公孙、内关。

操作　曲池屈肘直刺1.5寸，令酸胀感向手腕放散；风池直刺1寸，令局部酸胀为度；内关直刺1.5寸，令酸胀感向腕关节放散；公孙直刺0.5寸，令局部酸胀，诸穴均施捻转提插之泻法。脾俞直刺，微斜向横突，施捻转补法，令麻电感向前放射；中脘直刺2寸，二穴均施捻转提插之补法。

治疗经过　经2日治疗后患者已不呕吐，腹痛减轻，大便为水样便，血常规正常，体温37.2℃，4日后，患者自觉腹痛消失，精神较好。查便常规白细胞1～2个/HP，红细胞0～1个/HP，潜血微显，第5日大便一次为黏液，便常规报告为不消化样便，一周后大便已成形，便常规正常，腹未痛，体温正常，其余无不适。

病例2

冯某　女　40岁　干部　入院日期：1980年5月21日

主诉　发热、腹痛、腹泻、呕吐1日。

病史　患者于5月21日突然腹痛伴呕吐，进食即吐，随即寒战，发热，体温38℃，腹泻1次为稀便，伴有脓血，到保健室就医，检查：便常规白细胞 3～4 个/HP，红细胞 0～1 个/HP。血常规报告：白细胞 11.7×10^9/L，收入院。

查体和实验室检查　神清合作，面赤身热、寒战，体温 38℃，血压 150/110mmHg；呼吸平稳，20 次/分；腹部未触及肿物及包块，无压痛，喜按，呕吐物为食物；腹泻 1 次为脓血便，舌红苔薄白，脉浮数。

中医诊断　泄泻、呕吐（湿热证）。

西医诊断　急性胃肠炎。

辨证　患者由于饮食不调，以致损伤脾胃，脾胃升降功能失常，而致呕吐，郁热之邪凝滞，故见腹痛，邪正相争而见寒热，腐物郁结大肠，故见脓血。

治则　和胃止呕，清热止泻。

选穴　大椎、合谷、阴陵泉、上巨虚、内庭、内关、中脘。

操作　大椎坐位低头取穴，针 1.5 寸，令麻电感向下放射为度，施捻转泻法；合谷直刺 1 寸，令酸胀向大指放散；内庭直刺 0.5 寸，令局部酸胀；上巨虚、内关、中脘直刺 1.5 寸，诸穴均施捻转提插之泻法。

治疗经过　经 1 日治疗后腹痛明显减轻，呕吐止。3 日后腹泻止，但微热，经原法 5 日后，热退身凉，诸症消失。

病例 3

曹某　男　42 岁　干部　入院日期：1980 年 8 月 19 日

主诉　腹痛、呕吐、腹泻 2 小时。

病史　患者于中午食昨日剩菜，2 小时后开始出现腹部绞痛，呕吐十余次，初起呕吐为胃内容物，以后吐物为胆汁及水样物，腹痛即欲泻，大便 2 次，为黄色水样便，气味浊秽，腹痛不减，呕吐不止，于下午 4 点 30 分收入病房。

查体和实验室检查　神清合作，发育正常，营养良好，痛苦面容，强迫体位，双侧瞳孔等大等圆，对光反射存在，眼球转动灵活，呼吸均匀，两肺未闻及干湿啰音，心音尚有力，律整，各瓣膜未闻及器质性杂音，腹平软，肝脾未触及，脐周围弥散性疼痛，拒按，压痛明显，无反跳痛，肠鸣音弱，舌质红苔白而干，脉弦细数。

中医诊断　呕吐、泄泻（湿热证）。

西医诊断　急性肠胃炎。

辨证　患者由于饮食不节，食阻肠胃，传化失常，故脘腹痞满，胀痛，食物不化而腐败，故泻下恶臭，嗳气不食；由于宿食停滞于胃，胃气上逆则呕吐不止，吐泻伤津，故而口干，脉弦细数为宿食停滞之证。

治则　清热、泄浊、利湿。

选穴　中脘、上巨虚、内关、大椎、合谷、阴陵泉、内庭。

操作　同上。

治疗经过　经 1 次针刺后患者自觉腹痛好转，但仍腹泻、呕吐。2 次后腹痛明显减轻，3 日后患者自觉腹痛消失，已不呕吐，腹泻，可纳食，睡眠好，观察 2 日后未复发出院。

按语　急性胃肠炎多发于夏秋两季。如以呕吐、胃脘痛为主者，称为急性胃炎；以腹泻，脐周围疼痛为主者，称为急性肠炎；吐泻均明显者，称为急性胃肠炎。属于祖国医学“吐泻”、“腹痛”、“霍乱”等范畴。多因饮食不节（洁），暴饮暴食，加之感受暑湿或因热贪凉，寒湿内蕴，以致胃肠传导运化功能失调，水谷清浊不分，而发生吐泻腹痛。

临床上大致可分为两种类型。

（1）寒湿型：症见呕吐清水或食物，泻下稀薄黄粪便，脘闷，腹胀痛，喜按，得热痛减，恶寒，发热、头痛、身痛，苔白或白腻，脉濡等。治宜温中、燥湿、化浊，可取曲池、足三里、中脘、内关、脾俞、公孙。中脘、足三里可加灸疗。方中公孙属足太阴脾经，为冲脉交会穴，脾胃相表里，故取之可调中焦而平冲逆之气；脾俞用以调补脾气，与足三里合之取其健脾和胃之功；中脘为胃之募穴。内关为心包经穴，又为阴维之交会，手厥阴经脉下膈络三焦，阴维主一身之里，故二穴有贯通上中二焦气机之作用；曲池为大肠经合穴，可和胃渗湿化浊止泻。中脘、足三里灸之可温胃腑以化寒湿。

（2）湿热证：症见呕吐酸腐食物，泻下深黄稀便，多泡沫，有热臭气，或带黏血便，肛门灼热、脘闷、腹痛急迫拒按，口渴心烦，小便黄，伴有发热、苔黄腻、脉数等，治宜清热、泄浊、化湿，可用曲池、合谷、阴陵泉、上巨虚、内庭、中脘、内关。方中内庭、合谷泻手足阳明经之热邪而止呕；曲池为大肠经之合穴，可加强清化湿热功能；阴陵泉为脾经合穴，可利湿止泻；上巨虚为大肠经下合穴，主治胃肠腑病，重在清热，泄浊，利湿。

属湿热者诸穴均施泻法，寒湿者攻补兼施。

本组病例1属寒湿型，病例2、病3属湿热型，均用上述治疗而取效。

三、慢性结肠炎

病例1

张某　女　43岁　工人　初诊日期：1988年3月2日

主诉　大便溏泻偶伴腹痛14年，近两个月加重。

病史　14年前因忧思劳累，饮食不节出现食后腹痛，大便溏泻，尤以进食油腻为甚，有时大便1日数行，食欲不振，2个月前，偶食油腻，旧症又发，多处医治无效，来我科求治。

查体和实验室检查　形体消瘦，呈疲倦面容，查右下腹有压痛，腹胀，便常规未见红细胞、白细胞。舌红苔白微腻，脉沉细。下消化道造影“慢性结肠炎”。

中医诊断　泄泻（脾胃虚弱证）。

西医诊断　慢性结肠炎。

辨证　饮食不节，脾失运化，大肠传导失司，发为泻泄便溏。

治则　健脾运，疏利传导。

选穴　天枢、大横、水道、归来、外水道、外归来、曲池、上巨虚、内关、人中。

操作　天枢取双侧，呼吸泻法；大横、水道、归来、外水道、外归来均取左侧，捻转泻法；曲池，提插捻转泻法；上巨虚提插补法；天枢针而灸之。内关捻转提插泻法，人中施雀啄手法。

治疗经过　采用上法治疗1周，腹痛消失，3周后，大便成形；4周后，大便由饭后即排改为日1行；6周后，食欲正常，经两个月治疗，消化功能正常，体重由43kg增至58kg，可小量进食油腻而大便正常。

病例2

李某　男　48岁　干部　初诊日期：1987年5月12日

主诉　腹泻腹痛间断发作3年半。

病史　3年前新年食油腻加凉菜后，发作腹泻，自服“藿香正气丸”而愈。此后，每进油腻厚味则便溏，伴腹胀，腹痛，多处医治无效，日渐消瘦，神疲乏力。

查体和实验室检查　面黄少华，形体消瘦，腹部鼓之如鼓，左下腹压痛，无反跳痛，便常规未见红细胞、白细胞，舌淡红苔腻，脉沉滑。

中医诊断　泄泻（脾虚湿盛证）。

西医诊断　慢性结肠炎。

辨证　饮食不节，肠胃乃伤，湿热蕴结，至大肠失于传导，而发该症。

治则　健脾利湿，以助传化。

选穴　丰隆、曲池、天枢、大横、水道、归来及水道、归来外开2寸。

操作　丰隆提插捻转泻法，余穴同上。

治疗经过　采用上法治疗2周后，大便由1日数次减至日2次，腹痛减轻，3周后，大便日1次，成形，5周后，诸症悉除，临床治愈。

病例3

姜某　女　43岁　干部　入院日期：1983年7月9日

主诉　泄泻3年，近1个月便中夹血。

病史　患者12年前生育一男胎后已做节育手术，3年前，其男孩因车祸身亡，患者悲痛欲绝，此后则出现大便泻泄，每日2～4次，便前腹痛，便常规未见红白细胞，经某医院诊断“慢性结肠炎”，经多处医院治疗未愈，近1个月因精神刺激，再度加重，便中夹血，不思饮食，到我科求治，收入住院。

查体和实验室检查　面黄肌瘦，精神倦怠，闭目不欲睁，皮肤呈脱水状，左下腹有压痛，无反跳痛，大便日5～7次，便中夹血，下消化道造影：结肠炎。

中医诊断　泄泻（肝郁脾虚证）。

西医诊断　结肠炎。

辨证　患者因悲痛忧恐，伤及心肺，心与小肠相表里，肺与大肠相表里，悲忧过度，由本脏连及表里之腑，致传导失司，而见泄泻，泄泻日久，脾气亏虚，不能统血，血络外溢，而见便血。

治则　调神疏肝，涩肠止泻。

选穴　内关、人中、太冲、合谷、天枢、归来、水道及左侧归来、水道各外开2寸。

操作　内关捻转提插泻法；人中施雀啄手法，令眼球充满泪水为度；合谷、太冲呼吸泻法。余穴同前。

治疗经过　经3日治疗，患者精神较前爽慧，1周后，便血止，3周后大便由日5～7行减至2～3行。6周后，大便每日1～2次，已成形，便前无腹痛，经2个月治疗，大便正常，饮食量增加，临床治愈。

病例4

霍某　女　18岁　学生　初诊日期：2002年12月26日

主诉　慢性腹泻1年余，近日加重，月经错后延期数月。

病史　患者有慢性腹泻病史1年余，自觉腹部胀闷不舒，大便稀溏，每日2～3次，近几日自感加重，遂来我科求治。

查体和实验室检查　患者神清，查体合作，语言流利，心肺检查（-），腹软，无包块，喜按，双肾区无扣击痛，双下肢不肿。

中医诊断　泄泻（脾胃虚弱证）。

西医诊断　慢性肠炎。

辨证　患者先天不足，素体脾虚，脾失运化，水湿不运，停滞肠道，下行为腹泻。脾虚气血生化乏源，冲任不足，故月经错后延期。

治则　补益脾胃，涩肠止泻。

选穴　关元、足三里、阴陵泉、上巨虚、阳陵泉、曲池、太冲。

操作　关元、足三里、阴陵泉针后加灸；上巨虚直刺 1.5 寸，针感沿经下传，施捻转泻法 1min；阳陵泉、曲池、太冲针刺 1 寸，捻转提插泻法。

治疗经过　经过 5 次治疗后，患者大便成形，仍较软，每日 1 ~ 2 次，继续针灸治疗 5 次后，大便成形，腹部无胀感，每日便 1 次，偶有便 2 次；巩固治疗 5 次后，患者大便成形，日 1 次，较为稳定。

按语　慢性结肠炎多为结肠的非特异性炎症，病因多由精神刺激和饮食不节所致，故临床我们注意调神与调理肠胃功能相辅而行，选穴配方首取内关、人中，醒脑调神，同时配合腹部腧穴，总有效率达 97.6% 。

四、溃疡性结肠炎

病例 1

张某　男　49 岁　军人　入院日期：1982 年 5 月 3 日

主诉　腹痛、腹泻 2 个月余。

病史　患者 3 月初出现腹部下坠感，右下腹痛，每日大便 2 ~ 3 次，大便不成形，呈红色含有多量黏液。3 月 19 日去医院就诊，考虑“上消化道出血、肝硬化”予止血药、胃得宁等药物治疗症状无好转。3 月 31 日右下腹疼痛加重，疼时即有便意，里急后重，每日大便 5 ~ 6 次，酱红色混有黏液，量多。遂到医院再诊，查便常规报告：红细胞（++++），白细胞（++），诊为“急性细菌性痢疾”，予合霉素、颠茄等药物，症状未见明显变化，而后多次检验便常规，每次报告均有红细胞、白细胞及脓球，一直未查到阿米巴滋养体，改服中药 10 余剂，腹痛、腹泻仍存，每日泄泻 7 ~ 8 次，甚时达 11 次。4 月 17 日去天津某医院多次查阿米巴滋养体，均为阴性结果，并服用甲硝唑做 1 周试验性治疗，大便次数稍减，后经乙状结肠镜检查，考虑“溃疡性结肠炎”。4 月 25 日去医院取药，嘱服甲硝唑每次 4 片，每日服 3 次，用药后自觉头晕、恶心、脘腹不适，服用 2 日后自行停药，5 月 3 日来我科门诊，收住院治疗。

查体和实验室检查　体温 36.2℃；脉搏 84 次/分；血压 100/70mmHg；神清合作，营养发育尚好，皮肤及巩膜未见黄染，皮肤弹性可，瞳孔等大等圆，光反射存在，咽无充血，扁桃体无肿大，颈软，甲状腺不大，气管居中，胸廓对称，两肺呼吸音清，心音弱、律齐，心尖部可闻及Ⅱ级收缩期吹风样杂音，腹软，右下腹有压痛，肝脾未触及，肠鸣音活跃，未见肠型及蠕动波，指肛检查，肛门有触痛，未触及肿块，生理反射存在，病理反射未引出，舌淡体胖边有齿痕，苔白腻，脉左侧虚大，右侧沉细。化验室检查：便常规：白细胞 3 ~ 5 个/HP，红细胞 10 ~ 20 个/HP，未发现阿米巴滋养体。连续 3 次便培养未发现痢疾杆菌生长。

中医诊断　泄泻（脾虚湿盛证）。

西医诊断　溃疡性结肠炎。

辨证　患者生活饮食不节，伤及脾胃，脾失健运，脾阳不振，大便黏冻血衣，脾虚下陷，固摄无权则滑脱不禁。正如《医宗必读》云：“土德无惭，水邪不滥，故泻皆成于土湿，混皆本于脾虚，仓廪得职，水谷善分，虚而不焙，湿淫转甚……”况病迁延日久，正衰邪恋，脾气更虚，泄泻不已。

治则　健脾和胃，除湿理肠。

选穴　上巨虚、天枢、关元、梁门、足三里、三阴交。

操作　梁门直刺1.5寸，关元直刺2寸，令酸胀感由局部向四周放散，采用呼吸补泻之补法，施手法1min；足三里针2寸，令针感沿经上传；三阴交针1.5寸，二穴施捻转补法，做手法1min；天枢直刺1.5寸，施提插泻法局部酸胀为度；上巨虚直刺1.5寸，针感沿经下行，施捻转泻法1min。

治疗经过　入院后停用任何中西药物，单纯采用针刺疗法，上穴每日治疗2次，3日后大便次数明显减少，肉眼未见脓血，腹痛亦减，治疗1周腹痛及重胀感消失，大便成形，每日1～2次，饮食增加，精神好，复查便常规未见异常。后继续巩固治疗1周，遂出院回家休养。

病例2

张某　男　31岁　农民　入院日期：1981年5月25日

主诉　左下腹疼痛，泄泻脓血5年。

病史　患者在队办企业工作时触冷水，劳动繁重。迄自1976年4月出现腹痛腹泻，未做任何治疗，1个月后自行缓解。以后间断出现左下腹痛，为阵发性绞痛，疼时即有便意，每日泻4～5次，为黏稀便夹有脓血，在大队医院治疗服用中西药物，时好时坏。持续多年，后因腹痛、腹泻，体力不支，纳呆消瘦，曾去某医院住院治疗，经检查考虑为“慢性结肠炎”，住院期间症状一度好转，遂出院回家疗养。后腹痛，泄泻脓血又现，患者痛苦万分，左下腹阵发性绞痛，小腹胀坠感，腰酸膝软，体乏无力，大便每日4～5次，不成形或绿或黄，兼杂黏液脓血，饮食量少，不欲冷饮，畏寒肢冷，自汗，两耳聋闭，耳鸣嗡嗡如蝉。多方治疗无效，后辗转来我院诊治，由门诊收入院治疗。

查体和实验室检查　体温36.3℃；脉搏72次/分，血压120/80mmHg；神清，精神尚好，发育正常，营养一般，面色不华，巩膜皮肤无黄染，咽无充血，扁桃体不大，颈软，甲状腺不大，气管居中，表浅淋巴结未触及；心肺未见明显异常，腹软，肝脾未触及，脘腹及脐周有轻微压痛，左下腹压痛较显，肠鸣音正常，舌质胖淡，苔薄白而腻，脉弦细。

中医诊断　泄泻（脾肾阳虚证）。

西医诊断　溃疡性结肠炎。

辨证　患者久触冷湿，加之饮食不节，寒湿内侵，清阳之气不升，浊阴不降，津液糟粕并趋大肠，泄泻使然，盖久泻无火，多因脾虚寒，或脾阳不振，或肾阳不足，或两者兼而有之，孰主孰辅，当以证辨。此火一衰，脾土何以运行三焦，腐熟水谷，故虚者必夹寒，脾虚者必补肾。

治则　温肾健脾，祛湿理肠。

选穴　梁门、关元、脾俞、肾俞、上巨虚、足三里、天枢。

操作　脾俞微向脊柱方向斜刺1.5～2寸，肾俞如此斜刺2寸左右，行捻转补法1min，余穴操作同上。关元、足三里、肾俞可分别针后加灸或温针灸。

治疗经过　上穴上午、下午治疗，下午以背部俞穴为主，治疗第2日患者左下腹疼痛锐减。10日后诸症消失，大便日一行为成形软便，复查便常规未见异常，患者无不适感，又巩固治疗2周，痊愈出院。

病例3

白某 男 58岁 干部 入院日期：1981年7月4日

主诉 腹泻8个月，近4日加重。

病史 8个月前正值隆冬，患者过食生冷肥甘，出现腹痛，腹泻，每日大便3~4次，为稀水样便，开始未加注重，后越演越烈。腹痛以脐周及左下腹明显，伴里急后重。日排便达8~9次，黏液便有脓血，自觉疲乏无力，不欲饮食，消瘦，服用呋喃唑酮、小檗碱等药，疗效不显，患者于6月初曾在某院做直肠镜检，提示直肠黏膜粗糙，轻度糜烂，黏膜充血水肿，血管纹理不清。考虑为“溃疡性结肠炎”，后改用中药灌肠，病情略有好转。7月1日腹泻次数又增，服药也未见好转。4日来我科做针灸治疗，由门诊收住院。

查体和实验室检查 体温36.1℃；脉搏78次/分；血压130/80mmHg；神清合作，面色萎黄，形体消瘦，皮肤弹性差，瞳孔等大等圆，对光反应存在，巩膜无黄染，心音有力规整，两肺呼吸音清，腹平坦，脐周及左下腹有轻度压痛，肝脾未触及，肠鸣音正常，舌质淡，脉沉细。

中医诊断 泄泻（脾肾阳虚证）。

西医诊断 溃疡性结肠炎。

辨证 患者年近花甲，肾阳不足则命门火衰，釜底无火，水谷难熟，加之不避生冷，更伤脾胃，脾气不升，清浊不分并走肠间发为泄泻。

治则 温肾补脾，调理肠腑。

选穴 梁门、关元、足三里、脾俞、三阴交、肾俞、上巨虚。

操作 同前。

治疗经过 上穴日针2次，治疗第3日腹痛减轻，大便次数减少，1周后日便2~3次，稀便偶有脓血，腹部仍隐隐作痛。又经2周治疗诸症皆消，复查直肠镜提示黏膜正常，溃疡面消失，达临床治愈。

按语 溃疡性结肠炎又名慢性非特异性溃疡性结肠炎，病变以溃疡为主，多累及直肠、乙状结肠、降结肠，也有遍及整个结肠趋势。临床以腹痛、腹泻、粪中含脓血和黏液。病程漫长，常反复发作。病因至今不明，但目前较集中的认识是既有自身免疫机制的参与，也有遗传因素作为背景，而感染和精神状态为该病的诱发因素而已。临床该病多为慢性复发型，慢性持续型、急性暴发型比例甚微，在治疗上目前从西医学尚无肯定疗法。

从中医角度认识腹泻又称泄泻，古医籍中名目繁多，分类不一。《内经》多以泄泻的症情和大便性质分飧泻、洞泻、溏泻、水泻、濡泻等；《难经》则以脏腑立论，分胃泻、小肠泻、大肠泻等。后世医家从内伤分型如脾虚腹泻、肾虚腹泻、肝脾不和腹泻、食积腹泻等。至于溃疡性结肠炎更近似于脾虚、肾虚、寒湿泄泻之列。它与痢疾不同，泻由水谷不分，病在中焦，痢以血脂伤败，病在下焦。张景岳云：“泄泻之本，无不由脾胃”，“久泻无火，多因脾肾之虚寒也”。无论脾阳虚，抑或肾阳不足皆虚寒。中阳素虚，脾阳运化无权，清阳不升，浊阴不降；肾阳不足，命门火衰，不能蒸化，经年累月不愈，脾肾交虚。故在治疗上应以温肾补脾为主，祛邪除湿为辅。在针刺选穴及手法操作也应遵循这一原则，方可取效。它有别于痢疾治法。痢疾乃毒火注入大肠，遂顺其势当清利之，故宜泻不宜补，否则毒热内陷心营，而成危急之候。该病临床所见，多为虚寒，经曰：“虚则补之，寒则温之。”故针予补法或加灸疗是适当的，能奏温肾健脾、祛邪除湿、固涩止泻之功。《医宗必读》谈到泄泻治法有九种，其中之一为固涩，他云：“注泄日久，幽门滑道，虽投温补，未克奏功，须行涩剂，则变化不愆。”这一理法，对运针用药均有指导意义。

第二十节　便　秘

病例1

韦某　女　50岁　初诊日期：2009年6月10日

主诉　便秘2个月，加重2周。

病史　患者2个月前患便秘，3～4日排便1次，粪质干硬，排出困难，曾长期服用芦荟胶囊、番泻叶等药物及开塞露辅助排便，近2周加重，5～6日排便1次，粪质干硬。

查体和实验室检查　舌红，苔黄燥，脉滑数。

中医诊断　便秘（热秘）。

西医诊断　习惯性便秘。

辨证　患者3～4日排便1次，粪质干硬，排出困难，故属于便秘。舌红，苔黄燥，脉滑数，故属于热秘。

治则　通调腹气，润肠通便。

选穴　天枢（双）、上巨虚（双）、大肠俞（双）、内庭（双）、曲池（双）、足三里（双）、肾俞（双）、天枢（双）、支沟（双）、上巨虚（双）、大肠俞（双）、足三里（双）、内庭（双）、曲池（双）。

操作　内庭、曲池用泻法；肾俞用补法；余穴采用平补平泻手法。留针30min，每日1次。

治疗经过　治疗3日时，当日大便两次，排便症状好转；治疗7日时，粪便干燥症状好转；治疗14日时，排便频率和质地症状好转；1个月后，大便2～3日一行。

病例2

范某　女　61岁　初诊日期：2010年9月9日

主诉　大便秘结40余年，甚时半月一行，大便呈羊粪样。

病史　患者自小大便秘结，甚至半月一行，大便呈羊粪样，平素口服复方芦荟胶囊。患者面色晦暗，平素不喜饮水。纳可，寐安，小便调。时查血压：145/80mmHg。高血压、冠心病、血脂异常家族病史。舌胖淡，苔黄腻，脉滑。

中医诊断　便秘（脾虚湿困证）。

西医诊断　便秘。

治则　疏通脾胃，通便导滞。

选穴　丰隆（双）、水道（左）、归来（左）、外水道（左）、外归来（左）。

操作　先针双侧丰隆穴，进针1～1.5寸，施捻转泻法1min。左水道、左归来及左外水道、左外归来均直刺1～1.5寸，施捻转泻法1min，留针30min。

治疗经过　治疗15日，患者大便秘结症状明显改善，大便通畅，每日1行，条状便。

病例3

赵某　男　74岁　初诊日期：2008年4月28日

主诉　便秘2个月余。

病史　患者2个月前患脑梗死，右半身不遂，自患病卧床后逐渐出现大便干燥不畅，数日1

行，伴便后乏力、汗出气短，曾用酚酞、番泻叶等泻药，而引起便泻不止。舌质红，苔黄浊不均，脉弦大少力。

中医诊断 便秘（气阴不足证）。

西医诊断 脑血管病后便秘。

辨证 患者年事已高，加之多病而致阴虚血燥、气虚不运发为便秘。

治则 益气养液，润肠导滞。

选穴 支沟（双）、照海（双）、足三里（双）。

操作 常规消毒皮肤后，选准穴位直刺进针，支沟、照海行补法，足三里行泻法，留针30min。每日针灸1次，10日为1疗程。

中药 黄芪30g，威灵仙15g，白芍20g，麻仁20g，肉苁蓉20g，厚朴10g，当归20g，酒大黄6g。水煎服150ml，每日1剂。

治疗经过 治疗5日，排便无力症状好转；治疗8日，便后乏力、汗出气短症状好转；治疗10日后，患者大便恢复至1～2日1行，排便顺畅，便后无不适。

病例4

殷某 女 76岁 初诊日期：2011年4月21日

主诉 大便难下5日。

病史 患者习惯性便秘10余年，平素隔日服用番泻叶20mg助便。2011年4月18日突发脑梗死，现神清，精神欠佳，呼吸平稳，语言不清，右侧肢体活动不利，右侧肢体可抬离床面45°，腕指活动差，精细动作不能。纳食少，睡眠正常，大便5日未行，口干，口中异味。

查体和实验室检查 查体腹部稍胀满。舌暗，苔薄白，脉迟。

中医诊断 脾约（气阴两虚证）。

西医诊断 便秘。

治则 疏通脾胃，通便导滞。针刺治疗为主，配合中药，促进肠蠕动，润肠通便。

选穴 主穴：丰隆（双）、水道（左）、归来（左）、外水道（左）、外归来（左）；配穴：合谷（双）、天枢（双）、内庭（双）。

操作 先针双侧丰隆穴，进针1～1.5寸，施捻转泻法1min；左水道、左归来及左外水道、左外归来均直刺1～1.5寸，施捻转泻法1min；合谷、天枢、内庭进针1～1.5寸，施捻转泻法1min。留针20min。

中药 麻仁软胶囊。

西药原则 必要时开塞露助便。

治疗经过 入院第2日，神清，精神可，开塞露2支助便；入院第5日，神志清楚，精神可，无需开塞露和番泻叶，能够稍费力自行大便，口干、口臭情况缓解；入院第10日，神志清楚，精神可，无需开塞露和番泻叶，能够顺利自行大便，隔日1次，无口干及口中异味；入院第15日，神志清楚，精神可，无需开塞露、番泻叶及麻仁软胶囊，能够顺利自行大便，隔日1次，无口干及口中异味。

按语 便秘属中医学“脾约”、“大便难”范畴，是临床较多见的病种之一。该病见于《金匮要略·五脏风寒积聚》：“趺阳脉浮而涩，浮则胃气强，涩则小便数，浮涩相搏，大便则坚，其脾为约……。”究其病机，《景岳全书·秘结》云：“秘结一证，在古方书有虚秘、风秘、气秘、热秘、寒秘、湿秘等说，而东垣又有热燥、风燥、阳结、阴结之说，此其主名太烦，又无确据，不得其委，而徒滋疑惑，无不为将证之害也，不知此证之当辩者，则曰阴结、阳结而尽之矣。”故便秘的基本病变属大肠传导失司，与肺、脾、胃、肝、肾等脏腑的功能失调有关。石院士认为其根本在于“腑气不通，传导失司”。取天枢与大肠俞同用，属俞募配穴；再加下合穴足三里、上巨虚，“合治内腑”，四穴共用，更能通调大肠腑气；支沟导引原气出纳运化于一身之中的功能，调理三焦气机以通腑气；内庭、曲池以泻腑热；肾俞养阴以增液行舟。丰隆为胃之络穴，别走太阴，能调节脾胃功能；水道、归来、外水道、外归来，为脾胃经脉所过，有调节脾胃、宣通三焦气机之功能。三焦通利，脾胃运化功能正常，则大肠腑气通调，便结自解。

针刺通过调整阴阳来通便开结，相关研究证明，针刺能明显增加肠蠕动，增强大脑皮质和腰骶部脊髓内低级中枢对排便反射的调节，提高腹肌、肛提肌、结肠平滑肌的紧张性，而逐渐改善胃肠道平滑肌的运动障碍，以达到加速肠内废物排泄的作用。

第二十一节　糖　尿　病

病例1

徐某　男　50岁　干部　入院日期：1982年4月14日

主诉　多饮，多尿，明显消瘦2周。

病史　2周前发现口渴，饮多，尿多，纳食正常，无恶心，厌食，大便每日1次，时感疲倦，少寐多梦，明显消瘦，体重下降，到某院就医，查尿糖（++++），空腹血糖13.4mmol/L，予口服格列本脲、消渴丸，症状减轻，查尿糖仍（++++），今由门诊收住院。

查体和实验室检查　神清合作，面色萎黄，形体消瘦，躯干部皮肤可见散在红痣，神经系统查体未见阳性体征，心肺正常，肝脾不大，舌红，苔薄黄，脉沉细。空腹血糖11.1mmol/L；尿糖（++++）。

中医诊断　消渴病（阴虚火旺型）。

西医诊断　糖尿病。

辨证　患者脑力劳动，工作繁多，伤精耗神，经常彻夜工作，不得入眠，阴液内耗，虚热内生，燥热伤及肺肾，水津不能四布，故发消渴。

治则　滋阴清热，润燥生津。

选穴　列缺、照海、中脘、三阴交、肾俞、膈俞、脾俞、肺俞。

操作　列缺向肘斜刺1寸，照海直刺0.5寸，均施捻转补法1min；中脘直刺2寸，施呼吸泻法1min，针感向全腹放散；三阴交直刺1寸，施捻转补法1min，肾俞直刺1.5寸，膈俞、脾俞、肺俞向椎体方向斜刺，进针1.5寸，均施捻转补法1min，针感向前放散。

治疗经过　上穴日针2次，上午、下午交替使用；经3日治疗，口渴减轻，疲倦感消失，查尿糖（+++）；经2周治疗，诸症消失，查尿糖（+），空腹血糖8.9mmol/L；经4周治疗，查尿糖（±），空腹血糖6.4mmol/L，临床治愈出院。嘱患者自行控制饮食，随访半年，空腹血糖小于8.3mmol/L，尿糖在（++）以内。

病例2

张某　女　47岁　教师　入院日期：1981年6月12日

主诉　患消渴病10余年，近日加重。

病史　1970年初患荨麻疹，同时出现食多、溲多现象，未做系统诊治；1976年自觉头痛、腰痛，乏力，全身红疹，瘙痒，多饮，多食，多尿，在某院就医，查尿糖（++++），空腹血糖15.5mmol/L，肝功能不正常，诊断为“糖尿病”，“肝炎”，住院治疗45日，肝炎基本治愈，糖尿病未完全控制，1981年3月，诸症加重，伴恶心，呕吐，头晕，低热，经某院诊断为“糖尿病酮症酸中毒”，再次住院，经胰岛素、格列本脲、苯乙双脲等药物治疗，酮症酸中毒得以纠正；1981年5月27日，诸症再次加重，查尿酮体（++），尿糖（++++），空腹血糖10.5mmol/L，本人拒绝应用胰岛素，故来我科就医，收住院。

查体和实验室检查　神清合作，精神不振，发育良好，形体稍胖，皮肤巩膜无黄染，出血，皮疹，皮肤划痕试验阳性，面色少华，神经系统查体未见阳性体征；心肺正常，肝脾不大；多饮，多尿，多食，善饥，口渴，时有头晕，头痛，乏力，倦怠，夜寐安，大便干，2～3日1行，舌暗红，边有齿痕，苔薄白而干，脉细无力。查：尿糖（++++），空腹血糖12.2mmol/L，尿酮体（++）。

中医诊断　消渴病（阴虚火旺型）。

西医诊断　糖尿病，轻度酮症酸中毒。

辨证　素喜高梁厚味，过食肥甘，损伤脾胃，运化失司，积聚内蕴，化燥伤津，久之，内热伤阴，损及肺肾，虚热内扰，水津失布，热消食谷，故发消渴。

治则　滋阴清热，润燥生津。

选穴　列缺、照海、中脘、三阴交、肾俞、膈俞、脾俞、肺俞。

操作　同上。

治疗经过　经3日治疗，患者头晕，头痛减轻，经6日治疗，饮水减少，尿量减少，纳食控在0.35kg，但仍有饥饿感，查尿糖（+++），酮体（-），空腹血糖10.2mmol/L；经45日治疗，诸症消失，尿糖（±），酮体（-），空腹血糖8.0mmol/L。

病例3

胡某　女　66岁　初诊日期：2009年9月23日

主诉　口渴多饮、乏力15年，加重1周。

病史　患者于15年前因感冒出现口干、口渴、多饮、乏力等症状，于黄河道医院就诊，查空腹血糖：8.3mmol/L，诊断为“2型糖尿病”，予以二甲双胍、格列吡嗪等药物治疗，并控制饮食。经治疗，前症减轻，空腹血糖控制在7.0mmol/L左右，此后定期复查。1周前出现口干、口渴、多饮、乏力症状加重，伴视物模糊，查空腹血糖16.7mmol/L，餐后血糖：24.61mmol/L，故就诊于我院，为进一步治疗而收住于我内分泌科。现症：神清，精神可，口干、口渴、多饮、乏力、视物模糊，时头晕、头痛，纳食可，大便每日1次，夜寐差。

查体和实验室检查　舌淡红，苔淡黄腻，脉滑、弦。

中医诊断　消渴（胃热炽盛证）。

西医诊断　2型糖尿病合并周围神经病变、周围血管病变、视网膜病变，高血压1级（高危）。

治则　滋阴清热，润燥生津。

选穴　列缺（双）、照海（双）、中脘、三阴交（双）；配穴：肾俞（双）、膈俞（双）、脾俞（双）、肺俞（双）。

操作　列缺向肘斜刺1寸，照海直刺0.5寸，均施捻转补法1min；中脘直刺2寸，施呼吸泻法1min；针感向全腹放散；三阴交直刺1寸，施捻转补法1min，肾俞直刺1.5寸，膈俞、脾俞、肺俞向椎体方向斜刺，进针1.5寸，均施捻转补法1min，针感向前放散。上穴日针2次，上午、下午交替使用。

中药　治以滋阴清热、化浊解毒之法。

生地15g，黄芩10g，麦冬20g，知母10g，黄连6g，当归10g，甘草10g，生石膏30g，牛膝15g，天花粉25g，葛根15g。

水煎300ml，日1剂，分服。

西药原则　肾消颗粒（医院制剂）、盐酸川芎嗪粉针剂等药物。

治疗经过　经3日治疗，口渴减轻，疲倦感消失，尿糖减少；经2周治疗，诸症减轻；经4周治疗，患者口干、口渴、多饮、乏力、视物模糊、头晕、头痛等症状减轻，好转出院。

按语　糖尿病是一种常见的代谢紊乱疾病或内分泌疾病。临床表现为高血糖，尿糖，多饮，多尿，善饥，消瘦无力等。祖国医学将其归属于“消渴病”。早在《素问·奇病论》对其病因病机就有较详细的记载“此肥美之所发也，此人必数食甘美而多肥也，肥者令人内热，甘者令人中满，故其气上溢，转为消渴”。《灵枢·五变》又曰：“刚则多怒，怒则气上，胸中蓄积，血气逆流……转而为热，热则消肌肤，故为消瘅。”而后，《丹溪心法》亦指出：“酒色无节，酷嗜炙煿……脏腑生热；燥热炽盛，津液干焦，渴饮水浆而不能自禁。”祖国医学对其症状描述也非常详细真实。例如，《内经·素问》中说：“肺消者饮一溲二。”《金匮要略》中指出：“男子消渴，小便反多，以饮一斗，小便一斗。”《诸病源候论》中说：“夫消渴者，渴不止，小便多是也。”《今古录验方》记载：“渴而饮水多，小便数，无脂似麸片甜者，皆是消渴病也。”这是世界上第一次发现消渴病尿甜的事实。在治疗方面《医学心悟》则详尽指出：“三消之症皆燥热结聚也。大法治上消者宜润其肺，兼清其胃；治中消者，宜清其胃，兼滋其肾；治下消者，宜滋其肾，兼补其肺；夫上消清胃者，使胃火不得伤肺也；中消滋肾者，使相火不得攻胃也；下消补肺者，滋上源以生水也。三消之治，不必专执本经，但滋其化源，则病易痊愈。”该病有上、中、下三消之分；肺燥，胃热，肾虚之别。但三者有一共同特点，即阴虚燥热，两者相互对立，又互为因果，阴虚而热甚则进一步伤阴，其始则异，其经则同。正如《临证指南》所述：“其实不越阴亏阳亢，津涸热淫而已。”但两者之中，阴虚，特别是肾阴虚是矛盾的主要方面，故治疗上应抓住滋阴这一重要环节，在此基础上，予以清热、润燥。肾俞、三阴交、膈俞可养血、滋阴、生津，三穴共奏滋阴治本之效；列缺、照海为八脉交会穴亦可清热滋阴、润燥生津；中脘为胃之募穴，取之以泻胃热；脾俞、肺俞健脾润肺、行水布津，标本兼顾，恰中病机，故能效验。

第二十二节　淋　　证

一、泌尿系感染

病例1

张某　男　18岁　学生　入院日期：1982年1月29日

主诉　发热、尿痛、尿频、尿急6日。

病史　患者于1982年1月6日患感冒，身热发热，当晚即感尿痛、尿频、尿急，在卫生院予庆大霉素、四环素等药物治疗，3日后好转。于1月23日再次出现尿痛，呈烧灼样刺痛。次日到天津医科大学总医院就医，诊断“膀胱炎”，仍予庆大霉素治疗，症状无好转，小便呈赤黄色，尿痛，尿急，身热，体温37.8℃，小腹疼痛，大便不爽。即到我院就诊，经门诊收住院。

查体和实验室检查　精神弱，面色萎黄，舌质红，苔黄微腻，脉滑数。体温37.5℃，咽无红肿，心肺正常，肝脾未触及，腹软，无压痛，肾区无叩击痛。尿常规：蛋白（-），红细胞10～20个/HP。尿胆原（+），胆红素（-），酮体（-）。血常规：白细胞：14.5×10^9/L。

中医诊断　淋证（湿热证）。

西医诊断　泌尿系感染。

辨证　平素喜食肥甘之品，致湿邪内生，蕴久化热，湿热下注膀胱，膀胱气化不利，热伤血络，血热妄行故小便涩痛而赤，舌红苔黄微腻，脉滑数为下焦湿热之象。

治则　清热祛湿，通利膀胱。

选穴　中极、三阴交、内关太溪、归来、肾俞。

操作　中极直刺3寸，施捻转泻法，令过电感放散至会阴部或尿道；三阴交直刺1.5寸，施捻转平补平泻法，局部酸胀为度；归来直刺1.5寸，施捻转泻法，局部酸胀为度；肾俞直刺2寸，施提插捻转平补平泻法；太溪直刺1寸，施捻转补法；内关直刺1寸，施平补平泻法，均局部酸胀为度。

治疗经过　上穴日针1次，1次治疗已无尿急现象，夜间小便2次均无疼痛。5次治疗后热退身凉，尿痛、尿频、尿急症状消失，大便通畅。尿常规：正常。一周后出院，告愈。

病例2

石某　男　28岁　工人　入院日期：1981年5月6日

主诉　尿痛，尿频，尿急1日。

病史　患者于5月5日晚，自觉左腹疼痛，自行按摩后疼痛加剧，汗出，呃逆，呕吐，随即尿急，尿痛，呕吐物为食物，急来我院就诊，拍腹平片未见异常，并留院观察，5月6日收住院治疗。

查体和实验室检查　精神弱，痛苦面容，舌红苔薄黄，脉弦，心肺正常，肝脾未触及，腹肌紧张，拒按，少腹有压痛，肠鸣存在。尿常规报告：蛋白（±），沉淀白细胞3～5个/HP，红细胞7～10个/HP，血常规：白细胞15.1×10^9/L。

中医诊断　淋证（湿热证）。

西医诊断　急性泌尿系感染。

辨证　少壮气盛且多食肥甘，酿成湿热，注于下焦，致肾气不充，固摄无权，膀胱郁热不清，气机失于宣化，开阖无度，则小溲蓄于膀胱，腐败成疾而见腹痛，尿痛，尿急，舌红苔薄黄，脉弦为湿热内蕴之象。

治则　清热利湿，疏理气机。

选穴　中极、太溪、三阴交、肾俞。

操作　同前。

治疗经过　上穴日针1次，经1次治疗，腹痛明显减轻，3次治疗尿痛、尿急症状消失，继针3次以巩固疗效，排尿正常，腹痛消失，复查尿常规、血常规均正常。

病例3

周某　女　53岁　初诊日期：2011年1月18日

主诉　小便频数半个月。

病史　患者高血压病史2年，服用非洛地平片每日2片，血压控制在130～140/90mmHg。1个月前患者右侧肢体活动不利，于我院诊为脑梗死。住院系统治疗后现症：小便频数，20min1次，色清，畏寒，腰膝酸软，不伴肢体活动不利，病理反射未引出。血压：134/80mmHg，面色淡白，浮肿，神倦乏力，下肢未见水肿，纳可、睡眠差、大便调。

查体和实验室检查　尿常规未见明显异常。淡红舌，舌尖红，薄白苔，沉弦脉。

中医诊断　淋证（脾肾亏虚证）。

西医诊断　泌尿系感染？

辨证　患者53岁，老年女性，体型偏胖，脾虚兼及肾虚，肾失固摄，小便失约。

治则　健脾益肾，疏理膀胱气机。

选穴　中极、关元、膀胱俞（双）、阴陵泉（双）、三阴交（双）、秩边透水道（双）；配穴：太溪（双）、申脉（双）、照海（双）、气海、太渊（双）、肺俞（双）、脾俞（双）、肝俞（双）。

操作　针刺前排空小便，以0.25mm×40mm规格的毫针，刺中极、关元针尖朝向会阴部，施补法，至会阴部产生酸胀感，秩边透水道、膀胱俞、肝俞、肺俞、脾俞斜刺勿深刺，余穴直刺，平补平泻，留针时间30min。10日为1个疗程。

中药　以益肾健脾为主。

西药原则　控制血压。

治疗经过　针刺治疗2日后，小便间期可控制在40min左右；随机延长留针时间，针刺治疗5日后，小便间期可自行控制在1小时左右，精神明显好转；针刺治疗10日后，小便可基本控制，睡眠改善。

按语　泌尿系感染多系大肠杆菌侵犯尿路引起尿道、膀胱、输尿管、肾盂和肾脏发炎所致。祖国医学将该病归属于“淋病”范畴，多为肾虚湿热蕴于下焦，膀胱气化失常为主要原因，故选肾俞调解肾气，通利水道；太溪益肾水而通其源；中极以疏理膀胱气机；三阴交为足三阴经交会穴，通利小便，补阴益肾；关元局部取穴，疏理膀胱局部气机；脾经之合穴阴陵泉健脾益气、除湿去浊；三阴交调理肝脾肾；肺俞、脾俞、肝俞调理全身气机、益气通淋；申脉、照海调理阴阳，改善睡眠。针刺对尿频有良好的疗效，改善松弛的膀胱括约肌，尿次明显减少。

二、术后泌尿系感染

病例1

徐某　男　65岁　干部　入院日期：1984年9月10日

主诉　小便频数灼痛24日。

病史　1984年12月24日行膀胱癌术后9周出现小便频数，淋漓不畅，伴小腹胀痛拒按，查尿常规：尿比重1∶0.14，蛋白（+），红细胞（+），白细胞（+）。天津市人民医院诊断为“尿道炎”，予“呋喃坦丁”、“四环素”等药口服无效，来我科求救，收入住院。

查体和实验室检查　神清，营养中等，形体消瘦，自动体位，表浅淋巴结未触及，心肺（-），小腹正中14cm，手术瘢痕，耻骨联合正中上4cm处有压痛，排尿时尿道灼痛、尿频数、色黄、小腹拘急，拒按，肢体倦息，大便正常，舌红，苔黄垢腻，脉微滑，体温37℃。

中医诊断　淋证（热淋）。

西医诊断　术后泌尿系感染。

辨证　术后膀胱气化不利，都州失司，残余尿积留、搏结形成湿热，下注则小便频数，灼痛；气化不利，津液滞留，故小腹拘急拒按，其病因病机总为湿热蕴结于膀胱。

治则　清泻膀胱湿热，疏理三焦气机。

选穴　中极、京骨、阴陵泉、中渚、复溜、水泉、三阴交、三焦俞。

操作　中极、京骨捻转泻法，阴陵泉捻转泻法，中渚、三焦俞捻转泻法，复溜、水泉、三阴交捻转提插补法。

治疗经过　采用上法治疗3次，排尿时灼痛减轻，1周后，小便频数减轻，经1个月治疗，症状明显好转，出院。

病例2

王某　男　52岁　工人　入院日期：1985年11月9日

主诉　腰痛伴血尿1个月。

病史　10月8日劳累后暴饮暴食，未加衣被而睡，后腹痛难忍，去天津市冶金医院急诊，予山莨菪碱肌内注射，疼痛缓解，次日出现血尿，伴尿热、频、急、涩痛，去厂保健室化验：红细胞满视野，天津市第一中心医院做“B超”、“腹平片”检查，诊断：小骨盆腔左上方输尿管走行区可见不规则形（0.4cm×0.6cm）致密阴影，左输尿管上段可疑结石。今来我科就诊，收入住院。

查体和实验室检查　神清合作，发育正常，营养良好，皮肤巩膜无黄染，表浅淋巴结未触及，心肺肝脾正常，左中腹压痛（+），向左下腹放射，无肌紧张及反跳痛，右中腹、下腹压痛（-），尿道口疼痛，尿频，量少，色黄，左下腹有下坠感，血尿，舌红，苔黄，脉滑细数。

中医诊断　淋证（血淋）。

西医诊断　泌尿系感染，尿路结石。

辨证　烦劳则阳气张，热蕴于内，加之暴饮暴食，食后受凉而生湿，湿热下注膀胱，热伤血络，发为血淋，血瘀于内，不通则痛，故腰、腹胀坠疼痛。

治则　清利湿热，活血化瘀。

选穴　中极、膀胱俞、血海、三阴交、太溪、太冲、气海俞。

操作　中极提插泻法，令麻电感至前阴，气海俞、膀胱俞捻转补法，血海、太溪捻转补法，三阴交提插泻法，太冲呼吸泻法。

治疗经过　采用上法治疗5次腹部无不适，尿频、急、痛减轻，第10日查前列腺肥大，质软，中间沟变浅，前列腺液示：卵磷脂小体少见，红细胞（++++），白细胞0~1个/HP，考虑输尿管结石与前列腺炎合病，增抗生素辅助治疗，两周后尿痛明显减轻，尿液澄清，呈淡黄色，3周治疗无尿频、尿急、尿痛，少腹无坠胀感，尿常规示：蛋白：极微，白细胞0~1个/HP，红细胞（-），上皮细胞1~2个/HP，临床治愈。

三、急性前列腺炎

病例

尚某　男　45岁　初诊日期：2010年11月20日

主诉　尿道灼烧感、尿急尿痛、少腹胀痛5日。

病史　患者4日前因工作压力而疲劳过度，于2010年11月20日晨起突发腰痛、尿急尿痛、少腹疼痛，会阴部坠胀感，遂就诊于我院泌尿外科，诊为急性前列腺炎。既往无相关病史。现无身热，尿频、尿急、尿痛，尿色黄，少腹胀痛，痛引会阴，性功能减弱。纳可，大便困难。

查体和实验室检查　查B超示前列腺肿大，定位分段尿试验正常。舌红，苔黄腻，脉滑数。

西医诊断　急性前列腺炎。

中医诊断　淋证；（热淋）。

治则 清热利湿，通淋止痛。

选穴 中极、关元、秩边透水道（双）、膀胱俞（双）、次髎（双）；外关（双）、曲泉（双）、筑宾（双）、三阴交（双）、太溪（双）、复溜（双）。

操作 中极、关元、秩边透水道、膀胱俞、次髎针用泻法，使针感向下腹部传导；外关、曲泉、筑宾、三阴交、太溪、复溜平补平泻。得气后留针30min，每日1次。嘱禁食辛辣刺激性食物，注意休息。

治疗经过 治疗5日后，患者症状有所缓解，尿频、尿急、尿痛减轻，尿色较前清，偶有少腹胀痛；治疗10日后，症状明显缓解，尿色清，无尿频尿急，尿痛较前好转，偶有少腹胀痛；继续治疗17日，患者自觉尿道灼烧感、尿急尿痛、少腹胀痛等症状消失，前列腺指诊大小形态正常，性功能正常，临床痊愈。

按语 该病多发生于劳累、着凉、长时间骑车、酗酒、性生活过度或不及等局部抵抗力减弱之时。患者青壮年男性，病势急，为实热证，故用清法、泻法。外关既可清热又为三焦络穴，加强膀胱气化之功；三阴交调三经之功，能通利下焦；曲泉、筑宾止痛解毒；中极、膀胱俞为俞募配穴利尿通淋。本病例虽为实证，但因工作压力大疲劳而起，故仍需兼顾补虚，关元既为补虚要穴，又有利尿通淋之功。辨清标本缓急，治以标本兼顾，选穴得当，手法适宜，可获良效。

四、慢性前列腺炎

病例1

刘某 男 47岁 工人 初诊日期：1979年4月4日

主诉 尿频、尿急、尿痛1年。

病史 患者性情急躁，易恼怒。1年前无明显诱因出现尿频、尿急、排尿涩痛，伴腰脊酸痛，少腹、会阴及鼠蹊部胀痛，曾在某院化验尿中红细胞（+），白细胞（+），前列腺液检查白细胞少量，卵磷脂小体少量。尿培养发现有白色葡萄球菌，曾用多种抗生素及中药近百余剂，未能见效，故来我门诊就医。

查体和实验室检查 精神不振，表情痛苦，以手托住会阴部可使坠胀减轻，舌质淡，苔薄黄，脉弦。心肺正常，肝脾未触及，少腹部无压痛及反跳痛。

中医诊断 淋浊（肝郁肾虚证）。

西医诊断 慢性前列腺炎。

辨证 患者壮年气盛，易恼怒而致肝气不舒，郁而化火，气火郁于下焦，膀胱气化失司则尿痛；肾与膀胱相表里，主纳气，肾气不充，肾失封藏，约束无能则尿频，尿急。

治则 疏肝理气通淋。

选穴 气海、关元、肝俞、肾俞、太冲。

操作 气海、关元直刺2寸，施捻转补法；太冲直刺1寸，施捻转泻法；肝俞、肾俞直刺1.5寸，施捻转平补平泻法。

治疗经过 上穴日针1次，7次后排尿通畅，仍有尿频，16次治疗后，少腹及会阴部胀坠感基本消失，改隔日针1次，12次后诸症消失，前列腺液镜检正常，临床治愈。

病例2

冯某 男 51岁 工人 初诊日期：1980年6月27日

主诉 慢性前列腺炎5年。

病史 患者年轻行房时，常忍精不泄，曾两次出现尿痛、尿频。在某院就诊考虑“急性前列腺炎”经治疗而愈。近5年患者早泄滑精，严重时，午睡即有白浊流出，少腹及会阴部坠痛，不能久坐，久行，腰骶酸痛，食欲差，便溏。某院前列腺检查质软，有触痛。前列腺液镜检：卵磷脂小体（++），白细胞20个/HP，红细胞5～6个/HP。考虑为“慢性前列腺炎”，经中西药物治疗3个月，症状稍有控制，但反复发作，经久不愈，特请针灸治疗。

查体和实验室检查 精神不振，面色䏰白，舌质淡，苔薄白，脉沉细无力，心肺正常，肝脾未触及，前列腺检查有轻触痛。

中医诊断 淋浊（脾肾阳虚证）。

西医诊断 慢性前列腺炎。

辨证 患者因房室不节，忍精不泄而损伤肾气，致使相火过炽，热扰精室，热聚生湿，蓄于下焦，膀胱气化失司而见少腹及会阴胀坠，肾阳不足，封藏不固，摄纳无权则早泄，滑精，病久阳气虚衰，不能温煦脾阳，脾阳不振，化源不足，升降失常则食欲不振，面色䏰白，舌质淡，脉沉细无力，腰膝酸软乏力，便溏均为脾肾两虚之象。

治则 温补脾肾，清利湿热。

选穴

（1）主穴：中脘、关元、肾俞、三阴交。

（2）配穴：秩边透水道、天枢。

操作 侧卧位，上腿屈曲，下腿伸直，自秩边进针，针尖刺向水道，进针4～4.5寸，令小腹及尿道有酸胀或过电感为度，施捻转之泻法；天枢直刺2寸，令局部酸胀为度，施呼吸泻法；中脘直刺1.5～2寸，关元直刺2寸，令局部酸胀为度，施捻转补法；肾俞直刺1.5～2寸，令酸胀感向腹部放散，施提插捻转补法；三阴交直刺1.5寸，施捻转平补平泻法，局部酸胀为度。

治疗经过 主穴日针1次，配穴交替日1次，9次治疗后精神振奋，坠感减轻，13次后小便正常，无异常感觉，30次后诸症消失，前列腺液检查正常，临床治愈。

病例3

何某 男 28岁 工人 初诊日期：1980年5月24日

主诉 小便排之不尽、尿道痛1年。

病史 患者自1979年下半年自觉腰部经常酸痛，一次感冒后小便淋漓不尽，常有便意，伴尿液混浊，末段尿呈现米汤样，会阴部及肛门周围有重坠感，曾在某部队医院诊断“附睾炎、前列腺炎”，予青链霉等药物治疗，效不显，继服中药仍无好转。经常腰背酸痛，酸软无力，喜温恶寒，夜眠多梦，偶有遗精，阳痿。检查前列腺液：白细胞20～30个/HP，指检前列腺直径大约4cm，如鸡蛋大小、充血，特来我科求治于针灸治疗。

查体和实验室检查 精神尚好，面色少华，舌质淡红，苔薄白，脉弦缓有力，心肺正常，肝脾未触及，腹软，肾区叩击有酸痛感。

中医诊断 淋浊（脾肾阳虚证）。

西医诊断 前列腺炎。

辨证 由于下焦肾阳不足，命门火衰，所谓“无阳则阴无所化”致胱胱气化无权，真阳不足而传送失职，致排尿不尽，尿道涩痛，腰背酸痛，酸软无力，多梦，遗精，阳痿，诸证皆因命门火衰，气化不得温煦所致。

治则 温阳固涩，滋补脾肾。

选穴

（1）主穴：关元、中脘、肾俞、三阴交。

（2）配穴：秩边透水道、天枢。

操作　同前。

治疗经过　上穴每日针2次，经6日治疗会阴及肛门胀坠感减轻，腰痛稍有缓解，仍有排尿不尽之感，经12日治疗尿液已无混浊现象，22日治疗后诸症消失，临床治愈。

按语　慢性前列腺炎的症状颇不一致。典型症状为会阴、腹股沟、精索、睾丸部不适，腰痛、尿频、尿后余沥，尿道刺痛或尿道口有分泌物渗出，常伴有性欲减退及遗精等，前列脉液检查有脓细胞。

该病多属祖国医学“淋浊”范畴。“淋”是指小便点滴淋沥，兼有痛感，“浊”即白浊，茎中热痛，溺道窍端时有脓状黏液排出。淋病可兼浊，浊症又常夹淋。《诸病源候论》谓：“诸淋者，由肾虚而膀胱热故也……。肾虚则小便数，膀胱热则水下泄，数而且涩，则淋沥不宜。”张景岳谓：“浊在经者，色白如泔，乃湿热内蕴。”我们认为淋浊的病因病机多因于忍精不泄，致败精留阻，或欲心暗动，意淫于外，败精留滞精关溺窍，积久化为瘀腐不散，加之脾肾不足所致，多属于本虚标实之证，标实是败精宿腐，湿热下注。本虚是脾肾两虚，根据“急则治标，缓则治本”原则，对淋浊的急性发作以祛邪治标为主，扶正固本为辅，对缓慢不愈则以固本为主，治标为辅。

固本以取任脉的中脘、关元及膀胱经肾俞为主，温补脾肾之阳。三阴交以调理三阴经气。治标取秩边透水道以清利膀胱经之湿邪，配大肠之募穴天枢以除败精宿腐。

第二十三节　癃　　闭

一、前列腺增生

病例1

杨某　男　58岁　教师　初诊日期：1980年6月1日

主诉　小便不通3日。

病史　患者有喘息性支气管炎8年余，经常服用激素类及抗生素等药，病情发作随气候变化而时轻时重，3日前突然小便不通，少腹膨胀，伴咳嗽气急。经按摩、针刺无效，某院准备行导尿术，患者执意不肯，特请我科会诊。

查体和实验室检查　抬入诊室，痛苦面容，呻吟不止，面色无华，呼吸气粗，舌质淡，苔薄白，脉弦滑，心脏正常，双肺呼吸音粗，可闻及干鸣音，肝脾未触及，腹膨隆，轻度压痛，膀胱充盈，前列腺触诊明显增大，表面光滑，质硬，血常规：白细胞$9.2\times10^9/L$。

中医诊断　癃闭，哮喘（肺气虚证）。

西医诊断　前列腺增生，支气管哮喘。

辨证　患者宿疾喘咳，日久不愈乃伤肺气，肺主宣降，为水之上源，肺气失肃，水道通调不利，治节无权致膀胱气化失调则出现小便不通。

治则　宣通肺气，通利水道。

选穴　列缺、尺泽、天突、丰隆、中极、膀胱俞。

操作 列缺向肘斜刺1寸，尺泽直刺1寸均施提插捻转补法，令酸胀或放电感时向肘、臂放散为度；天突先直刺进针0.3寸，改向下沿胸骨后缘直刺1.5寸，施捻转泻法，令咽部胀感；丰隆直刺1.5寸，施平补平泻法；中极直刺1.5寸，施捻转泻法，令酸麻感向会阴部放散为度；膀胱俞直刺1.5寸，施提插捻转泻法。

治疗经过 上穴针后，留针40min，其间作手法1次，1次治疗咳喘大减，起针20min小便排出，癃闭解除，巩固治疗5次诸症基本消失。

病例2

邹某 男 58岁 退休工人 初诊日期：1979年5月6日

主诉 排尿困难半个月。

病史 患阳痿20余年，常腰酸肢冷。近半个月出现小便不畅，腹胀。初为排尿时间长，排尿后余滴不净，以后则每排尿1次，要分几段方能排净，渐致尿液点滴难出，膀胱胀甚，发病期间曾用中西药治疗，无效，故来我门诊治疗。

查体和实验室检查 精神不振，痛苦面容，舌质淡，脉沉细，双肺正常，心尖部可闻收缩期杂音Ⅱ级，肝脾未触及，前列腺检查示肥大，中央沟消失，轻度压痛。

中医诊断 癃闭，阳痿（肾阳虚证）。

西医诊断 前列腺增生，性神经衰弱。

辨证 患者久罹阳痿，阳气不足，命门火衰，多见于肾阳亏虚之象，肾虚气化无能，水湿内停，蓄积于膀胱，下输不利则腹胀，作强之官无能，排尿无力，则小便不通，见舌质淡脉沉细。

治则 温阳化气，通调水道。

选穴 阴谷、肾俞、命门、气海、中极。

操作 阴谷直刺1寸；肾俞直刺1.5寸；命门直刺1.5寸，均施烧山火手法，使局部温度上升0.5~1℃。气海直刺2寸，施捻转补法，令酸麻感向会阴部放散。中极同前。

治疗经过 上穴日针1次，1次治疗后小便稍见通畅，3次后，小便日渐畅行，5次治疗小便正常，诸症消失（阳痿未愈）。

病例3

钱某 男 63岁 工人 初诊日期：1981年7月4日

主诉 小便困难3日。

病史 平素胃脘不适，纳呆，乏力，某院曾诊断“胃黏膜脱垂”。近3日来突然小便困难，点滴而出，伴小腹坠胀，牵及腰府，经服中西药效果不显，特请针灸治疗。

查体和实验室检查 精神疲惫，痛苦面容，舌质淡，苔薄白，脉沉细，心肺正常，肝脾未触及，少腹膨隆，稍有压痛，指检前列腺增生。

中医诊断 癃闭（中气不足证）。

西医诊断 前列腺增生。

辨证 患者平日纳呆，乏力因脾气素虚而耗伤中气，中气不足脾运不健，清阳不升，浊阴不降，气虚乏力则无力排尿，故小便不通，舌质淡，苔薄白，脉沉细为气虚之象。

治则 补中益气，通利小便。

选穴 中脘、脾俞、足三里、中极。

操作 中脘直刺2寸，足三里直刺2寸，均施捻转提插之补法，令酸胀感向四周扩散，施捻转补法。余穴同前。

治疗经过　上穴日针 1 次，留针 1 小时，其间行手法 2 次，1 次针后小便出，但不畅。3 次后小便正常，改隔日 1 次，继针 5 次，胃部舒适，食欲增加，精神振奋，告临床治愈。

病例 4

李某　男　72 岁　退休工人　入院日期：1982 年 3 月 15 日

主诉　右下腹痛，排尿不畅 15 日。

病史　患者素疾咳喘，1982 年 3 月 1 日，因感冒引起咳喘加剧，来我院内科诊断“咳喘”，予青链霉素肌内注射，用药后大便不通，继出现小便困难，伴小腹胀痛，尤以排尿前后加剧，胀疼向少腹及阴囊放射，引起睾丸抽痛，经服中药效果不显。3 月 13 日去某院做肛门指检：前列腺增生、中央沟消失。因患者拒绝导尿，特来我科接受针灸治疗，于 3 月 15 日收住院。

查体和实验室检查　精神不振，面色无华，双目少神，舌质淡有齿痕，苔薄白，脉沉细弱。心肺正常，肝脾未脾及，腹软，右下腹轻度压痛。肛门指诊：列前腺增大，中央沟消失，中等硬度，未触及结节。

中医诊断　癃闭（肾气不足证）。

西医诊断　前列腺增生。

辨证　年过七旬，肾气虚衰，肾虚不固，下焦气机失于宣化，精血亏损，开合不利，气虚则排尿无力故小便余沥不畅，舌淡有齿痕，脉沉细弱为肾气不足之象。

治则　温阳益气，补肾利尿。

选穴　阴谷、命门、气海、中极。

操作　同前。

治疗经过　上穴日针 1 次，经 2 次治疗，排尿不畅有好转，继针 10 次，小便通畅，巩固治疗 20 次，小便正常，临床治愈出院。

病例 5

都某　男　75 岁　初诊日期：2010 年 4 月 7 日

主诉　小便不通 3 日。

病史　患者有喘息性支气管炎 8 年余，经常服用激素类及抗生素类药，病情发作随气候变化而时轻时重，3 日前突然小便不通，少腹膨胀，伴咳嗽气急。经按摩、针刺无效，患者不愿施导尿术，遂入我院治疗。

查体和实验室检查　痛苦面容，呻吟不止，面色无华，呼吸气粗。舌质淡，苔薄白，脉弦滑。心脏正常，双肺呼吸音粗，可闻及干啰音，肝、脾未触及，腹膨隆、轻度压痛，膀胱充盈，前列腺触及明显增大，表面光滑，质硬。血常规：白细胞 $9.2\times10^9/L$。

中医诊断　癃闭，哮喘（肺气壅滞证）。

西医诊断　前列腺增生，支气管哮喘。

治则　通利水道，宣通肺气。

选穴　列缺（双）、尺泽（双）、天突、丰隆（双）、中极、膀胱俞（双）。

操作　常规消毒，取列缺向肘斜刺 1 寸，尺泽直刺 1 寸，均施提插捻转补法，令酸胀或放电感时向肘、臂放散为度；天突先直刺进针 0.3 寸，改向下沿胸骨后缘直刺 1.5 寸，施捻转泻法，令咽部胀感；丰隆直刺 1.5 寸，施平补平泻法；中极直刺 1.5 寸，施捻转泻法，令酸麻感向会阴部发散为度；膀胱俞直刺 1.5 寸，施提插捻转泻法。留针 40min，期间作手法 1 次。

治疗经过　治疗 1 次后，咳喘大减，起针 20min 小便排出，癃闭解除；巩固治疗 5 次，诸症基本消失。患者小便不通、少腹膨胀、咳嗽气急等症状基本消失。

病例6

傅某　男　73岁　入院日期：2011年12月30日

主诉　小便频数、吞咽困难2年，加重2日。

病史　患者脑梗死病史2年余，前列腺增生病史2年余，现口服非那雄胺，每日1片。现夜尿频，夜间小便6~10次。

查体和实验室检查　泌尿系统B超提示：前列腺增生钙化灶；尿常规：（-）。舌淡，苔白腻，脉细弱。

中医诊断　淋证（脾肾亏虚证）。

西医诊断　前列腺增生，中风后遗症。

治则　醒脑开窍，调神通闭，健脾益肾。

选穴　内关（双）、人中、秩边透水道（双）、中极、归来（双）、关元。

操作　内关直刺，捻转提插泻法，施术1min；人中，针尖方向刺向鼻中隔，施雀啄手法，以眼球湿润为度；秩边透水道，令患者侧卧位，双腿屈膝，以6寸针向秩边进针，迅速提插泻法透向水道，至麻电感达到前阴及肛门会阴为度；中极、归来，令患者仰卧位，均直刺，提插泻法，令针感向前阴部放射；关元直刺，提插补法。留针30min，每日1次。

中药　丹芪偏瘫胶囊，扶正合剂。

酸枣仁30g，川芎10g，厚朴10g，火麻仁30g，麦冬15g，桑螵蛸10g，砂仁6g，生地10g，五味子10g，何首乌藤30g，玉竹10g，郁李仁15g，鳖甲15g（先煎），炙黄芪15g，焦三仙30g。水煎服，日1剂，早晚分服。

治疗经过　治疗第1日，患者夜尿11次；治疗第2日，夜尿频症状已明显改善，夜尿6次；治疗第3日，患者夜尿次数为2~3次。

按语　前列腺增生为老年人所常见。现代医学对该病的治疗，常用性激素取得暂时疗效，最终须手术摘除前列腺体，才能解决问题。

该病属祖国医学“癃闭”范畴。严格讲癃和闭尚不一样。闭指小便不通，欲解不能，病势较急；癃则讲小便不利，点滴而短少，病势较缓，临床上一般统称“癃闭”。《素问·宣明正气》曰：“膀胱不利为癃，不约为遗溺。”《素问·奇病论》：“有癃者，一日数十溲，此不足也。”《灵枢·本输》曰：“实则闭癃，虚则遗溺，遗溺则补之，闭癃则泻之。”张景岳则进而指出此病的严重性说：“小水不通是为癃闭，此最危最急证也……。”关于该病病机，古人多责之于膀胱，认为：“膀胱者，州都之官，津液藏焉，气化则能出矣。”膀胱气化不利，则小便不能排出。故治疗上多以通利为主。

我们治疗该病，首先对病机的认识，不仅仅着眼于膀胱，而从整体出发，从三焦水液代谢的基本原理进行分析辨证，指出肺为水之上源，肾为水之下源，脾为水湿转运之根基。即体内水液的正常进行有赖于肺的通调水道，脾的运化水湿和肾的蒸化水气，若肺、脾、肾气化失常，则水液升降紊乱，转输无权，造成小便不通，于是癃闭作矣。

所以在治疗上不能单纯通利膀胱，而是根据不同病机，抓住理肺、扶脾、治肾三大原则。如病例1原病咳喘，继发癃闭，其闭来自肺气不利，故用“提壶揭盖”之法，取手大阴肺经列缺、尺泽二穴以宣通肺气；天突利咽喉以调肺气；丰隆化痰浊；佐以中极、膀胱俞引水下行，通利小便，故针后1小时即便通癃解。病例3平素脾胃功能低下，加之高年气弱致脾运失司，清气不升，浊气不降，三焦不调，水道不通而致癃闭，故用中脘、脾俞、足三里健脾益气，复其枢机升降之职，佐以中极、膀胱俞调膀胱气机，使清升浊降，水湿健运则溲闭自通。病例2阳痿20余年，常觉形寒肢冷，为命门火衰、肾气不足之象，肾为水脏，与膀胱相表里，膀胱的溺出有赖肾中真阳蒸化，当元阳不足，无以化气，致气化不及州都，开阖失其常象，则小便不利而闭。故用肾之合穴阴谷，俞穴肾俞及命门，用烧山火手法益肾壮阳；佐以膀胱俞、中极疏道腑气，气化则小便出焉。同时要重视“神不导气”对癃闭的影响。神者，五脏六腑之大主，治癃闭当调神，立意在于使元神之府——脑或脊髓指挥排尿的功能恢复正常运转，主明则下安矣。如病例6首取内关、人中以醒脑调神；秩边透水道，取膀胱经俞穴以治本脏腑；中极、归来分别为任脉与足阳明胃经之穴，以建中州、利水、通便；关元为人身元气之根，补元气、助气化、利小便。九穴合用，标本兼治。实践证明，针刺是治疗癃闭的快捷有效方法。

二、尿潴留

病例

李某　男　53岁　初诊日期：2009年4月3日

主诉　小便不通10余日。

病史　自诉行肠梗阻术后10余日，小便一直未行，予保留导尿、腹部热敷、按摩等治疗无效，遂来我院就诊。症见神疲纳呆，胸腹胀满，小便点滴不出，大便正常。

查体和实验室检查　心肺检查无阳性体征，腹部膨隆，手术切口愈合，腹部叩诊鼓音，下腹部叩诊浊音，全腹无压痛。外科肛门指诊前列腺无明显肿大。舌淡，苔白腻，脉细。

中医诊断　癃闭（脾肾气虚证）。

西医诊断　尿潴留。

治则　健脾益肾。

选穴　百会、三阴交（双）。

操作　百会穴用毫针从前向后15°平刺，进针后捻转，有酸麻胀感后留针；三阴交垂直进针，快速刺入1.5寸捻转，针感向上达大腿根部后留针。每隔1～2min，百会与三阴交交替捻转，10min后三阴交出针，再捻转百会穴处针1min后，拔除导尿管并嘱患者排尿，同时在百会处捻针，小便即排出。排尿后百会穴出针。

治疗经过　患者诸症消失，临床治愈。

按语　尿潴留属中医“癃闭”范畴。手术后，大多为气阴两伤，损及脾肾，腹压下降，膀胱无力。百会穴有“三阳五会”之称，能升补清气，配合三阴交穴，使脾肾之气足、气化之能正常，小便即能排出。脾肾之气正常，膀胱气化充足则癃闭之证即除。

第二十四节　乳糜尿

病例1

谭某　男　21岁　工人　初诊日期：1982年6月7日

主诉　小便浑浊2年，尿色乳白4个月。

病史　患者婚后1年开始发现尿液浑浊，初未介意，后出现腰酸、乏力、纳呆等症，经某院中医诊断：肾虚。服中医 30 剂，效果不显。近 4 个月来，尿中又出现乳白凝块，排尿时尿道热灼感。尿常规检查：蛋白（+），白细胞（+ +），黏丝（+ +），红细胞（+），乳糜定性试验（+）。来我院就诊。

查体和实验室检查　精神尚好，面色无华，胸脘满闷，纳呆，舌红黄腻苔，脉滑。心肺正常，肝脾未触及，双肾区无叩击痛。

中医诊断　尿浊（湿热证）。

西医诊断　乳糜尿。

辨证　患者青壮之年，多食肥甘，嗜酒无度，日久酿湿生热，湿热积聚中焦，脾胃升降失常，则脘闷不舒，纳呆；湿热注于下焦，膀胱气化失司，泌别失职，清浊不分而见小便浑浊如泔浆，腰酸无力，舌红苔黄腻，脉滑均为湿热内聚之象。

治则　滋补脾肾，清热利湿。

选穴　关元、命门、三阴交、丰隆、中脘。

操作　关元直刺 2 寸，施捻转补法；中脘直刺 2.5 寸，施捻转补法；命门直刺 1.5 寸，施捻转补法，三穴均令酸胀感向四周放散为度。三阴交直刺 1.5 寸，捻转补法；丰隆直刺 1.5 寸，施提插捻转泻法，令局部酸胀为度。

治疗经过　上穴日针 1 次，8 次后尿中凝块减少，已无灼热感，13 次治疗后，尿液明显转清，后改隔日 1 次，10 次治疗后尿液基本澄清，色正常，腰酸乏力、纳呆等症消失，继针 8 次后，尿常规复查各项指标均为阴性。

病例 2

魏某　男　33 岁　工人　初诊日期：1981 年 3 月 29 日。

主诉　尿道刺痛，尿液白浊 20 日。

病史　患者平素经常腰部酸痛，乏力、食欲不振。20 日前因劳累过度，尿中出现白浊并夹有血块，尿道刺痛，口服西药，未见显效，特来我门诊求治。

查体和实验室检查　精神疲惫，面色萎黄，小便浑浊而有沉淀呈积粉样，食欲不振，舌淡苔白，脉虚无力。心肺正常，肝脾未解及，尿常规化验：蛋白（++），红细胞（++），白细胞（++）。

中医诊断　尿浊（脾肾阳虚证）。

西医诊断　乳糜尿。

辨证　患者腰膝酸软，日久不愈，乃肾阳虚弱之体，恰逢劳累过度损伤脾阳，脾虚气陷，约束无力，精微下流则小便浑浊，脾不升清运化不利，则食欲不振，舌淡苔白，脉虚弱无力为脾肾阳虚之象。

治则　健脾益肾，强壮腰膝。

选穴　三阴交、脾俞、肾俞、关元、足三里

操作　脾俞、肾俞直刺 1.5 寸，施捻转补法；足三里直刺 1.5 寸，施提插捻转补法，均令局部酸胀为度，余穴同前。

治疗经过　上穴日针 1 次，3 次治疗，尿痛消失，尿中沉淀减少，5 次后尿中仍有少量血丝，8 次治疗，小便正常，为巩固疗效，扶正培本，继针 10 次，腰酸、纳呆等症消失，临床治愈。

按语　乳糜尿系指从肠道吸收的乳糜液不能按正常淋巴道引流至血液，而逆流至泌尿系淋巴管中，致该淋巴管内高压，曲张、破裂，乳糜液溢入尿中，使尿呈乳白色，临床上称之为乳糜尿。

该病相当于祖国医学的“尿浊”、“溺浊”、“溺白”、“赤白浊”、“膏淋”等。如《中藏经》中说：“膏淋者，血淋如膏。”对其病因，古人有“阴重火炽，湿热下注”、“肾虚不能制约精液”、“中气不足”等多种说法。我们根据病程缠绵，小便清浊随劳逸和饮食的变化而改变的特点，提出脾肾亏损、气虚下陷为基本病机，亦为病之本，脾乃后天之本，肾为先天之本，脾之虚弱，运化无权，肾之亏损固摄无力，则使精微下流，清浊不分。若长期受戕可致湿热壅滞，湿热相互为患，即湿浊为脾肾阳虚的病理产物。故临床所见尿道刺痛，并夹有凝块、沉淀等湿热下注之证为其标。鉴于上述认识，我们提出培补脾肾、清利湿热的治疗原则。但在培补与清利之间，应根据病情虚实轻重，施标本缓急之法。如突发时，清利以急则治标，向愈时培以缓则治本。

方中取关元、命门以培本固摄；中脘、三阴交以滋补脾肾；丰隆以清利湿热；脾俞、肾俞取其“五脏有病，多取俞穴”之意，故本脏有疾取本脏的背俞穴。足三里为强壮要穴，以充盛后天之本。

第十章　骨伤、风湿免疫科疾病

第一节　颈　椎　病

一、颈型颈椎病

病例1

患者　男　49岁　日本商人　入院日期：2005年4月7日

主诉　颈部不适3个月余，肩背疼痛3日。

病史　患者平素工作繁忙，3个月前出差感寒后，自觉颈项部不适，沉重，活动欠灵活，3日前晨起颈项部不适加重，左侧肩胛、背部疼痛剧烈，就诊于天津市第五中心医院予针刺、推拿、刮痧等治疗，未见明显好转，遂于我院特需门诊，查颈椎MR示：颈椎病。今为进一步治疗收入我科。

查体和实验室检查　神清合作，发育正常，营养中等，皮肤巩膜无黄染，浅表淋巴结未触及，神经系统查体未见异常，无头痛头晕，语言清，颈项部不适，活动受限，左侧肩胛、背部疼痛剧烈，局部皮肤瘀紫，被动体位，不能平卧，四肢活动可，左上肢活动时不适感加重，颈抵抗（-），臂丛牵拉试验（+），血压130/90mmHg，脉搏76次/分，舌暗红，苔白腻，脉弦。

中医诊断　项痹（湿痹）。

西医诊断　颈型颈椎病。

辨证　患者年近半百，肾气已衰，阳气不足，腠理不固，风寒湿邪乘虚侵袭，痹阻于手三阳经经脉，湿气偏盛，其性重着，故肢体沉重不适。

治则　宣痹化湿。

选穴　风池、完骨、颈椎夹脊刺、曲池。

操作　同上。

治疗经过　采用上法治疗3次，疼痛减轻，颈项部活动较前灵活，巩固治疗30日，活动自如，疼痛消失，临床治愈出院。

病例2

邵某　女　35岁　登记号：176356　初诊日期：2012年1月11日

主诉　头昏沉，伴颈、肩、背部酸沉不适十余年。

病史　患者十余年前因劳累导致头昏头沉，伴颈、肩、背部酸沉不适，寐差，多梦，无恶心呕吐症状，纳差，二便调。肢体活动正常，未诉麻木无力等症。

查体和实验室检查　血压105/70mmHg。外院颈部正侧位X线片示：颈椎生理曲度变浅。舌淡，苔薄白，脉细。

中医诊断　项痹（劳伤瘀血证）。

西医诊断　颈型颈椎病。

治则　舒筋活络、调和经气。

选穴　主穴：风池、天柱、完骨、颈椎夹脊、大椎；配穴：百会、四神聪、头维、上星、印堂、率谷、脑户、脑空、玉枕、合谷、列缺。

操作　风池、天柱、完骨、颈椎夹脊刺法同前。大椎令端坐低头取穴，直刺 1.5 寸，施捻转泻法。余穴均采用常规刺法。

治疗经过　治疗 7 日后：肩背部酸沉症状明显改善，颈部时感僵硬，睡眠尚可，时有头昏。治疗 14 日后：面色红润，寐安，颈部僵硬症状缓解。治疗 28 日后：头昏头沉症状得到改善，基本痊愈。

按语　颈椎病，中医称该病为“颈痹”、“颈肩痛”、“痹症”。本病症属气血耗伤导致气血瘀滞，经脉痹阻所致。大椎激发诸阳之气，通经活络；风池、天柱疏通太阳、少阳之气，通络止痛；颈椎夹脊疏理局部气血；风府、完骨、百会、四神聪、头维、上星、印堂、率谷、脑户、脑空、玉枕，均为局部取穴，起到疏通经络、清利头目的功效；合谷、列缺为远端取穴，意在“经脉所过，主治所及”。诸穴合用共奏舒筋活络、调和经气之功。

二、神经根型颈椎病

病例 1

高某　男　51 岁　会计师　入院日期：1980 年 1 月 19 日

主诉　左上肢麻木 3 个月，伴左侧头痛 1 个月。

病史　患者于 1976 年劳累后发现左上肢麻木，颈部活动受限。经某医院诊为颈椎增生并施手术治疗，此后经常因劳累诱发。1979 年 10 月上旬再次发作，右臂麻木、项强、头不能左右回顾，疼痛向左肩放射、夜不能寐而住某院，经 X 线诊断为“颈椎骨质增生，$C_{5\sim6}$椎间孔明显变小”疗效不佳而于 12 月 4 日出院，病情渐发展，左上肢麻木，头不能向患侧回顾，弯腰尤甚，时而出现左偏头痛。1980 年 1 月来我院门诊，查脑血流图报告“双枕-乳导联波幅均降低”收住院。

查体和实验室检查　患者面色黑暗，被动体位，咽部微红，心肺正常，腹中线有手术瘢痕约 10cm 长，肝于剑突下二指可及，有压痛，生理反射存在，病理反射未引出，舌红苔黄，脉弦滑。

中医诊断　项痹，头痛（湿痹）。

西医诊断　神经根型颈椎病。

辨证　患者素体虚弱，阳气不足，腠理不固，风寒湿邪乘虚侵袭，痹阻手三阳经经脉，湿气偏盛，其性重浊，故肢体麻木难愈，疼痛而沉重。手三阳经皆上注于头，经气痹阻，窍络郁塞故头痛，舌脉均湿邪痹阻之象。

治则　宣痹化湿。

选穴　风池、颈椎夹脊刺、曲池、完骨。

操作　端坐低头取风池，直刺 1.5 寸，施捻转泻法，令局部酸胀并向后枕扩散为度，完骨直刺 1 寸，施平补平泻捻转手法，二穴均做手法 1min。曲池直刺 1.5 寸，手法同前，夹脊刺斜刺进针 0.5 寸，施捻转补法 1min。

治疗经过　用上法治疗 1 周后，左上肢麻木减轻，至 15 日头已不痛，偶有头晕，左上肢麻木消失，出院继续门诊治疗，11 次后诸症消失、痊愈。

病例 2

刘某　女　38 岁　初诊日期：2008 年 3 月 11 日

主诉　左侧颈项部疼痛伴左手臂后侧及小指麻木 1 个月。

病史　患者 2008 年 3 月 3 日低头劳累后感觉左颈项部强痛，活动不利，继而左侧肩部酸胀，颈后伸时加重，伴见左侧手臂麻木，放射至左侧小指，无恶心呕吐等。

查体和实验室检查　左侧颈部肌肉紧张，$C_{5\sim7}$棘突左侧压痛明显，压顶、叩顶试验（+），臂丛神经牵拉试验（+）。X 线摄片示：颈椎生理曲度变直，$C_{4\sim7}$椎体骨质增生，$C_{5\sim7}$椎间隙变窄。

中医诊断　项痹（气血失和证）。

西医诊断　神经根型颈椎病。

治则　行气逐瘀，疏通经络。

选穴　主穴：双侧颈椎夹脊穴；配穴：肩髃、曲池、外关、膻中、气海、后溪、悬钟。

操作　患者端坐低头，据患者 X 线片提示病变水平的夹脊穴处，视患者形体胖瘦，沿上下两椎体之间，向脊柱方向缓慢刺入 1.5～2.0 寸，至针下有突破感后，行提插泻法 1～2 次，使患者上肢抽动 1～2 次为度，然后将针提至肌层，使之刺入 0.8～1.5 寸，施捻转泻法至局部酸胀为度；健侧颈椎夹脊穴针尖向脊柱方向稍斜刺，刺入 0.8～1.5 寸，施捻转泻法至局部酸胀为度。肩髃、曲池直刺 0.8～1.5 寸，施捻转泻法，使局部酸胀为度；外关直刺 1～1.5 寸，施提插泻法 1min，使针感放射到手指。膻中顺经斜刺 1 寸，施捻转补法（小幅度高频率）1min；气海直刺 1.5 寸，施提插补法 1～3min，使局部有热胀感为度；后溪直刺 0.5 寸，悬钟直刺 1.5 寸，施捻转泻法，两穴各施术 1min，使局部酸胀感为度。每日针刺 1 次，留针 30min。

其他辅助疗法　推拿。针刺后患者休息 5min，然后取坐位，在患者颈项部双侧斜方肌处施以滚法 10min；用拇指按揉风池、颈夹脊穴、肩井、大椎等穴 5min；拇指弹拨双侧颈部棘肌和项韧带等处；然后行颈椎拔伸法：患者卧位，医者位于患者头前，以左前臂外旋位、前臂前区朝上置于患者颈下，右手掌横向置于下颌部，嘱患者自然闭口，左臂缓慢内旋，同时右手向头上方均匀缓慢用力，直至左臂内旋成中立位，持续 2min 后，缓慢放松。患者俯卧位，拿颈项 2min 以结束治疗。

治疗经过　针灸配合推拿手法治疗 10 日后，患者疼痛症状明显好转，手臂麻木感减轻，治疗 20 日后痊愈，生活如常，随访半年未复发。

按语　针灸结合推拿手法治疗神经根型颈椎病，可弥补单纯针灸和单纯推拿的不足，实现作用互补，提高临床疗效。在患者病变椎体水平的夹脊穴处，使用具有传导感应的针刺手法；使用轻柔和缓的推拿手法。简而言之使用针灸以“疏通经络”，推拿以“调理经筋”。“通络理筋”法在治疗神经根型颈椎病的过程中，充分运用了中医理论中的整体观念和辨证论治的思想，注重个体化治疗。

病例 3

孙某　女　42 岁　入院日期：2011 年 3 月 14 日

主诉　颈项疼痛伴左上肢麻木 3 日。

病史　患者缘于 3 日前因工作劳累出现颈项疼痛，伴左上肢麻木，就诊于我院针灸科门诊，查颈椎 X 线片示考虑颈椎病，予针灸治疗，未见明显好转，今日自觉头晕、颈项疼痛等症状加重，现患者为进一步系统治疗特来我病区住院治疗。现症：神清，精神可，呼吸平稳，颈项疼痛，左上肢麻木无力，时有头晕头痛，无胸闷憋气，纳可，夜寐欠安，二便调。

查体和实验室检查　双侧肢体肌力Ⅴ级，双病理反射未引出。击顶试验：左（+），右（-）；臂丛神经牵拉试验：左（+），右（-）。舌红，苔白，脉弦。

中医诊断　项痹（经脉瘀阻证）。

西医诊断　神经根型颈椎病，腰椎关节病，风湿性关节炎。

治则　醒脑开窍，活血止痛。

选穴　风池、完骨、天柱、颈夹脊穴。

操作　诸穴针刺手法同前，留针20min。

其他辅助疗法　微波治疗（每次1次）；湿敷治疗（每次1次）；温灸（每次2次）；穴位拔罐（每次1次）。

中药　葛根10g，延胡索10g，天麻10g，茺蔚子10g，蜈蚣2（条），怀牛膝20g，菊花10g，荷叶6g，钩藤30g，党参20g，络石藤15g，山茱萸15g。水煎服150ml，日1剂。

西药治则　活血化瘀，营养神经。

治疗经过　入院后第4日颈项部疼痛减轻，时有头晕，未诉头痛；入院后第10日颈项部疼痛减轻，左上肢麻木无力减轻，未诉头晕、头痛；入院后第14日未诉颈项部疼痛，左上肢麻木无力较前好转，未诉头晕、头痛。入院后20日，神清，精神可，呼吸平稳，未诉颈项部疼痛，左上肢麻木无力较前好转，未诉头晕头痛，纳可，夜寐欠安，二便调，舌红，苔白，脉弦。

按语　该病例为颈椎病患者，属中医“项痹病”范畴，患者气血不足，加之久劳，损及颈部筋脉，致局部气血运行不畅，经脉瘀阻，经云“不通则痛”，而见颈项疼痛诸症，舌、脉亦为经脉瘀阻之象。醒脑开窍针刺法能醒神开窍，活血通络；针刺颈夹脊穴能改善颈部血液循环，减轻颈部神经根水肿，缓解疼痛。

病例4

曹某　男　38岁　初诊日期：2011年5月14日

主诉　头晕伴左上肢麻木5日。

病史　患者既往有颈椎病史。5日前因工作劳累出现头晕，颈项疼痛，伴左上肢麻木，就诊于我门诊，查颈椎X线片示考虑颈椎病。现症：神清，精神可，呼吸平稳，头晕，颈项疼痛，左上肢麻木，无胸闷憋气，纳可，夜寐欠安，二便调。

查体和实验室检查　双侧肢体肌力Ⅴ级，双病理反射未引出。叩顶试验：左（+），右（-）；臂丛神经牵拉试验：左（+），右（-），舌红边有瘀斑，苔白，脉弦。

中医诊断　项痹（气虚血瘀证）。

西医诊断　神经根型颈椎病。

治则　醒脑开窍，活血止痛。

选穴　风池、完骨、天柱、颈椎夹脊、印堂、上星、百会、曲池、内关。

操作　风池、完骨、天柱进针1寸，小幅度高频率捻转补法，每穴1min。颈椎夹脊穴进针0.5～1寸，捻转补法，每穴1min。曲池直刺1.5寸，施提插泻法，令麻木感放射至手指。余穴均施常规刺法。

治疗经过　治疗3日，颈项部疼痛减轻，时有头晕，左上肢麻木无力减轻；第10日，颈项部疼痛消失，左上肢麻木无力减轻，未诉头晕、头痛。治疗14日后，患者神清，精神可，呼吸平稳，未诉颈项部疼痛，左上肢麻木较前好转，未诉头晕头痛。

按语　该病例为颈椎病患者，属中医“项痹病”范畴，患者气血不足，加之久劳，损及颈部筋脉，致局部气血运行不畅，经脉瘀阻，气血不能上荣，经云“不通则痛”，而见头晕等症，舌、脉亦为经脉瘀阻之象。醒脑开窍针刺法能醒神开窍，活血通络；针刺夹颈穴能改善颈部血液循环，减轻颈部神经根水肿，缓解疼痛，诸穴合用共奏醒脑开窍、活血止痛之功。

病例5

方某　男　60岁　初诊日期：2011年7月13日

主诉　右上肢麻木疼痛间作5年，加重2个月。

病史　患者常因劳累或感寒诱发颈项疼痛，并牵涉右上肢及肩背疼痛，反复发作。两个月前因感寒而复发，现神清，精神尚可，颈项疼痛牵引右肩背作痛，右上肢疼痛麻木，右手麻木胀痛，咳嗽时麻木加重，纳可，寐安，大便溏薄。

查体和实验室检查　脊柱居中，颈曲变浅，$C_{3\sim5}$棘突及颈肌按之疼痛，击顶试验（+），臂丛神经牵拉试验阳性，舌红，苔薄白，脉沉滑。颈椎MR平扫示：①颈椎骨质增生。②考虑$C_{5/6}$椎体缘终板炎。③$C_{2\sim3}$、$T_{5\sim6}$椎间盘退变。④$C_{3\sim4}$、$C_{4\sim5}$、$C_{6\sim7}$椎间盘后突出，$C_{5\sim6}$椎间盘左后突出。⑤$C_{3\sim4}$、$C_{6\sim7}$水平椎管及$C_{5\sim6}$左侧椎间孔继发性狭窄。

中医诊断　颈痹（肝肾不足，痰湿阻络证）。

西医诊断　神经根型颈椎病。

治则　滋补肝肾，祛湿通络。

选穴　风池、完骨、天柱、颈夹脊穴、天宗、肩中俞、肩外俞、肩井、秉风、肩髃、臂臑、曲池、外关、合谷、八邪。

操作　患者呈侧卧位，患肢在上，常规消毒后，用0.25mm×40mm不锈钢毫针，先取风池、完骨、天柱；风池穴针尖方向朝鼻尖进针，提插捻转泻法，以患者得气为度；颈夹脊穴针尖向颈椎斜刺15°施平补平泻，使针感向颈、肩臂部传导；天宗穴直刺，针感放射至上肢部为佳；肩中俞、肩外俞、肩井斜刺，得气为度，注意进针深度；余穴平补平泻。

其他辅助疗法　TDP治疗：在进针后，同时行TDP照射治疗30min，留针过程中，以TDP灯高度适中，对准颈部照射，以患者耐受为度。穴位拔罐治疗：肩中俞、肩外俞、肩井、天宗、秉风、肩髃等，疏通经络，活血化瘀。

西药　营养神经。

治疗经过　采用上述方法治疗3日，颈项、肩背疼痛明显改善，10日后右上肢麻木减轻，2个疗程后痊愈。

按语　神经根型颈椎病多由感寒或劳累过度，使颈部肌肉劳损。风寒湿邪留滞于经络、肌肉、关节日久不去，使气血不畅，经脉闭塞，不通则通。针灸正是通过经络的传导，促进颈部血液循环，改善组织代谢和营养血管神经，使病灶局部的炎症、水肿吸收，缓解颈、肩、背肌肉痉挛。

三、交感神经型颈椎病

病例

王某　女　69岁　初诊日期：2012年1月29日

主诉　头晕恶心伴耳鸣3个月。

病史　患者素有颈椎病史，近日因劳累突发头晕，未引起重视，3个月前突发恶心呕吐，耳鸣，视物旋转，如坐舟车，睁眼加重，遂来我院门诊治疗，血压140/80mmHg。肢体活动正常，未诉麻木无力等症。

查体和实验室检查　颈椎CT示：颈椎关节病，生理曲度变直。生理反射存在，病理反射未引出，颈部压痛明显伴有活动不利，叩顶试验（+），舌红，苔黄，脉滑数。

中医诊断　项痹（劳伤瘀血证）。

西医诊断　交感神经型颈椎病。

治则　舒筋活络，祛瘀止痛。

选穴　主穴：风池、完骨、天柱、颈夹脊；配穴：四白、太阳、印堂、百会。

操作　选取一次性无菌毫针，常规消毒，直刺风池、完骨、天柱、颈夹脊、四白、太阳、印堂、百会，以有走窜感为宜，采用提插泻法，留针30min，14日为1个疗程。

治疗经过　治疗后3日后，眩晕、恶心症状明显好转；治疗5日后，恶心症状消失，头晕明显好转；治疗10日后，头晕消失，耳鸣症状较前减轻。

按语　颈椎病中医称“颈肩痛”，本病症属气血耗伤，导致气血瘀滞，经脉痹阻所致。风池、完骨、天柱疏通太阳、少阳之气，通络止痛；颈椎夹脊疏理局部气血；四白、太阳、天柱改善头面气血；百会调神。诸穴合用共舒筋活络、祛瘀止痛之功。

四、脊髓型颈椎病

病例

周某　女　72岁　退休教师　初诊日期：2011年10月14日

主诉　左颈肩疼痛伴头痛、头晕、心慌、恶心呕吐两个月余。

病史　患者左颈肩疼痛伴头痛、头晕、心慌、呕吐两个月余，服中药1个月余无效遂来我科就诊。现左颈肩疼痛伴头痛、头晕、心慌、呕吐，面色㿠白，肢体肘膝以下冰冷，便溏。

查体和实验室检查　颈部MR示：①颈部生理曲度变直，颈椎轻度骨质增生；②$C_{2\sim3}\sim C_{6\sim7}$椎间盘退变；③$C_{3\sim4}$、$C_{6\sim7}$椎间盘向后突出（相应水平继发不同程度狭窄）。舌淡白，苔薄白，脉沉细，两尺脉尤甚。

中医诊断　项痹（痛痹）。

西医诊断　脊髓型颈椎病。

治则　温阳散寒，活血通经。

选穴　颈夹脊、风池、完骨、天柱、风府、天宗、肩井、肩外俞、秉风、印堂、内关、列缺。

操作　风池、完骨、天柱进针1寸，小幅度高频率捻转补法，每穴1min。颈椎夹脊穴进针0.5～1寸，捻转补法，每穴1min。风府低头取穴，直刺1.5～2.5寸，施提插泻法，令麻电感到达全头。天宗透向肩峰平刺2～2.5寸；肩井针尖向后斜刺1寸；肩外俞向棘突方向斜刺0.5～1寸；秉风直刺0.5～1寸，以上诸穴均施平补平泻手法1min，施术后均留针20min。余穴均采用常规刺法。

其他辅助疗法　颈肩部拔罐。

治疗经过　患者首次治疗后头痛头晕症状减轻，呕吐止，左颈肩疼痛缓解，治疗13日后自觉头痛眩晕已去十之六七，颈肩痛十去五六。继续针刺以巩固疗效。

按语　痹证是由于风、寒、湿、热等邪气闭阻经络，影响气血运行，导致肢体筋骨、关节、肌肉等处发生疼痛、重着、酸楚、麻木的一种疾病。患者从事教师职业，伏案工作多年，经络阻滞，影响颈部气血运行输布，加之年老体虚，肝肾不足，肢体筋脉失养，督脉空虚，气血不能濡养脑窍而变生诸症。从现代解剖来看，夹脊穴位于脊神经根出口附近，因此对于脊神经根受压引起的外周神经病变尤为合适。风池、完骨、天柱、风府可补益脑髓，温阳通络，另有实验证明，针刺风池、天柱可以改善大脑的缺血缺氧状况，增加脑血流量，提高脑部血液循环功能。脾胃为后天之本，脾主升，胃主降，是全身气机升降运动的枢纽，三焦为元气之别使，而内关穴，通于胃、心、胸，故针之能安神镇痛，降逆止呕。天宗、肩外俞、秉风为小肠经在背部腧穴，《灵枢·杂病》中："颈痛不可以顾，刺手太阳也。"天宗穴属手太阳小肠经之穴，为手太阳经脉气之所发，具有祛风散寒、通经活络之功效。肩井穴属足少阳胆经，为手足少阳、阳维脉交会穴，刺之有活络止痛、疏调气血之功。印堂位于两目之间，重在调神。诸穴合用，气血调畅，筋脉得养，则诸症自消。

五、混合型颈椎病

病例1

王某　女　52岁　初诊日期：2009年6月10日

主诉　颈部疼痛伴左上肢疼麻2周余，加重1周。

病史　患者2周前劳累后出现颈部疼痛伴左上肢疼麻，在天津市第一中心医院就诊，查颈椎CT考虑为颈椎病，并予于口服药物治疗，症状稍缓解，近1周自觉左上肢疼痛减轻，麻木加重，遂来我科就诊，现症：颈部疼痛，伴左上肢疼痛麻木，部位不固定，左面部麻木感，时有乏力、气短，易汗出，纳可，寐欠安，小便可，大便溏。

查体和实验室检查　$C_{4\sim5}$棘间处至$C_{6\sim7}$棘间处及两侧旁开2cm处压痛，左为甚，两侧冈上肌压痛，无放射痛，左上肢桡侧皮肤感觉减退，双手握力肌力Ⅴ级；左椎间孔挤压试验（+），双侧臂丛神经牵拉试验（+）；颈部活动度：前屈30°，后伸10°，左屈15°，右屈15°，左旋40°，右旋40°；双肱二头肌反射、双肱三头肌反射、双桡骨膜反射对称引出，左霍夫曼征（+），右霍夫曼征（-）。苔白，舌淡，脉沉缓。

中医诊断　项痹（脾胃气虚证）。

西医诊断　混合型颈椎病。

治则　补中益气，健脾胜湿。

选穴　取双侧风池、风府、完骨、天柱，左侧合谷、列缺、肩贞、曲池、手三里。

操作　常规消毒，采用0.35mm×25mm，毫针刺入0.2～1.2寸，行平补平泻手法，针刺得气后留针30min，每10min行针1次。每周针灸3次，10次为1个疗程。连续治疗3个疗程。

其他辅助疗法　频谱、直流电等治疗手段。

中药　补中益气汤加减。

生黄芪30g，党参10g，当归10g，陈皮10g，升麻10g，柴胡10g，白术10g，苍术15g，生薏米10g，甘草6g，茯苓10g，鸡血藤10g，半夏10g，砂仁10g，五味子10g。水煎服，150ml，每日1剂。

治疗经过　5次后乏力、气短症状好转；15次后汗出、寐欠安症状好转；20次后大便时有溏稀症状好转。患者经过3个疗程治疗后，患者颈部疼痛伴左上肢疼麻明显减轻，乏力、气短，易汗出减轻，纳可，夜寐安，大小便可。

按语　患者因劳累耗损颈背部筋脉，耗伤气血，致气血瘀滞，阻于脉中而发为疼痛，上肢筋脉失养故有肢体麻木乏力。经云："劳伤筋骨，肩背疼痛，或劳役所损，背肩四肢疼痛。"患者以气短、乏力、易汗出、怕风、嗳气、口渴、寐欠安、大便偶有不成形，舌淡，苔薄白，脉虚弱无力。证属中气不足，脾阳不振，胃气虚弱，经脉闭阻。当益气和中，养血和血。如采用补气养血八珍之味有滋腻碍胃之嫌，单纯固表止汗不能遏制气虚汗出，健脾胜湿不足以培补中气虚损。患者之症状，表现在上焦，实为中焦虚损，阳气困乏不能卫外上达之故。调整前方，加大补益中气之力，从乏力汗出处分析，抓住了患者的中焦关键，所有的伴随症状均来自中焦脾胃气虚，阳气虚损，从舌苔脉象也可得到支持。补中益气汤益气活血、健脾和中、养血通络，现代常用于治疗体弱所致的眩晕、头痛、耳鸣、耳聋、视力模糊等症。重用生黄芪30g，益气固表，升提气机；当归补血和营，升麻入肺、脾、胃经，可发表，提升阳气，配以五味子酸涩收敛，生津敛汗。采用补中益气汤加减，启动了中焦气机升降的枢纽，阳气畅达，卫外得固，血脉复荣，脾胃升降有序，气机畅顺，阳气不复郁闷，其症自消。而针刺是通过刺激腧穴，激发经气的传导，促进颈部血液循环，改善组织代谢和营养血管神经，使病灶局部的炎症、水肿吸收，缓解颈、肩、背肌肉痉挛。针药并用，疗效更加。

病例2

于某　63岁　初诊时间：2011年10月8日

主诉　颈项僵痛、伴右上肢麻木1周。

病史　患者1周前因劳累过度，复感寒凉，出现颈项僵直疼痛，涉及右侧肩背部，自行贴服止痛药膏无效就诊于我院。现症：颈项僵直疼痛，头部转侧不利，痛涉右侧肩背部，得热则舒，右上肢麻木，每于劳累或感受寒凉症状加重。

查体和实验室检查　叩顶试验（+）；臂丛神经牵拉实验（+）。颈椎X线片提示：颈椎生理曲度变直，骨质增生。舌苔薄白，脉浮紧。

中医诊断　项痹（气滞血瘀证）。

西医诊断　混合型颈椎病。

治则　活血化瘀、温经散寒。

选穴　主穴：风池、颈夹脊、天柱、肩井、后溪、合谷、外关；配穴：肩髃、阳池、天宗。

操作　选用1.5寸毫针直刺，局部取穴取患侧，远端取穴取健侧。颈夹脊、肩井不可过深，行提插捻转泻法。留针10～30min，每日1次，7次为1个疗程，疗程间隔2～3日。

治疗经过　治疗5日后，颈项疼痛好转，仍有僵直感，伴有上肢麻木；治疗10日后，患者颈项僵直疼痛明显缓解，右上肢麻木消失。

按语　本病例由于久坐垂首，致气血运行不畅，筋骨失养，加之风寒外侵，致经脉拘急，故出现颈项部僵痛，及肩背部不适。太阳经脉不通，枢机不利，故可见颈部活动受限。治疗当以活血化瘀、温经散寒主之。取颈椎夹脊穴，配合手、足太阳经穴，共达祛风散寒、舒筋活络、活血止痛的功效。

病例3

程某　女　55岁

主诉　头晕、头痛2个月，加重伴右上肢放射样疼痛1日。

病史　患者2个月前无明显诱因开始出现头晕头痛，疲劳时加重，昨日起开始出现头颈部转侧不利，伴右上肢放射样疼痛，为求系统治疗遂就诊于我院。

查体和实验室检查　查体$C_{4\sim5}$棘突压痛，旋颈试验（+），臂丛牵拉试验（+）。查颈椎X线侧位片示：$C_{4\sim5}$骨质增生，项韧带钙化。舌暗，苔白，脉涩。

中医诊断　项痹（气滞血瘀证）。

西医诊断　混合型颈椎病。

治则　活血化瘀，行气通络。

选穴　双侧：风池、完骨、天柱、颈椎夹脊穴；右侧：肩井、肩贞、肩前、肩髎、曲池、手三里、外关、合谷、四邪；头部阿是穴。

操作　风池、完骨、天柱进针 1 寸，小幅度高频率捻转补法，每穴 1min。颈椎夹脊穴进针 0.5 ~1 寸，捻转补法，每穴 1min。余穴常规刺法。

治疗经过　治疗当日头晕消失，头痛减轻；治疗 3 日后，头痛症状消失，肩臂痛减轻；治疗 10 日，肩臂痛消失。

按语　患者主诉头晕头痛，取穴双侧风池、完骨、天柱清利脑窍则眩晕自止；颈椎夹脊穴，以疏通局部经络，通则不痛；因患者有右上肢放射样疼痛，故取穴：右侧肩井、肩贞、肩前、肩髎、曲池、手三里、外关、合谷及四邪穴，取腧穴的近治作用；头部阿是穴，以缓解局部疼痛。

六、颈椎病伴共济失调综合征

病例

耿某　女　66 岁　初诊日期：2011 年 10 月 20 日

主诉　头晕伴双下肢乏力半年余。

病史　患者患颈椎病多年，有过治疗史，但反复发作，于 2011 年 1 月初出现头晕乏力，体位改变加剧，双下肢乏力，步态不稳，如踩棉花状，不敢独立行走，需双手搀扶于他人。曾在某社区医院治疗，服中药，效果不佳。遂来我科室诊治，现症见：头晕，体位改变加剧，血压不稳定，忽高忽低，双下肢乏力若踩棉花状，枕部项部肩部麻木，右肩更重。兼有心悸乏力，寐差，纳呆，腹部怕冷，时有腹泻。

查体和实验室检查　头颅 CT 示：脑萎缩；颈部磁共振示：$C_{6\sim7}$增生，双侧椎间孔狭窄，胸部 X 线片示左房肥大。血压：137/82mmHg。舌质淡，略有齿痕，苔黄腻，脉弦细数。

中医诊断　眩晕，项痹（肝阳偏亢证）。

西医诊断　椎动脉型颈椎病。

治则　平肝息风，清热活血，补益肝肾，温补脾阳。

选穴　仰卧位选穴：百会、承灵、上星、印堂、四白、人迎、曲池、列缺、申脉、合谷、后溪、照海、血海、梁丘、阴陵泉、足三里、丰隆、三阴交、太溪、足临泣、太冲。坐位选穴：哑门、风府、风池、天柱、颈夹脊、天鼎、天容、肩井。

操作　诸穴均采用常规针刺手法。每日 1 次，先仰卧位取穴 20min，后坐位针刺颈夹脊穴 15min。

中药　天麻钩藤饮加减。

天麻 12g，钩藤 10g，煅石决明 30g，栀子 10g，黄芩 10g，川牛膝 30g，杜仲 10g，远志 6g，茯苓 10g，桑枝 20g，煅龙骨 30g，煅牡蛎 30g，当归 10g，桂枝 12g，附片 6g，炒白术 10g，炙甘草 3g。水煎服，每日 1 次。

治疗经过　针刺 1 次即感双下肢轻松，3 次后头晕，枕肩部麻感症状好转，7 次后纳食增加，心悸减轻，大便成形。治疗 19 日后患者头晕乏力、颈肩部麻感、心悸等症消失，双下肢力量明显增强，踩棉感减轻明显，步行较前明显轻松，可独立行走较短距离。继续治疗以巩固疗效。

按语　该患者年岁较高，肝肾不足，肝阳偏亢，加之脾运不健，湿浊内生，风阳夹湿上扰清窍，故眩晕不止。闭阻经络则颈肩部疼痛不舒，肝肾经血亏虚于下，故双下肢乏力，若踩棉感；肝阳有余，化热扰心，故心悸，寐欠佳；该患者同时伴有腹泻，食冷食尤剧，舌质淡，齿痕舌，是肝肾亏虚衰及脾，致脾阳虚的表现。故应平肝息风，清热活血，补益肝肾脾。故取穴以督脉之百会、上星、印堂清利脑窍止眩；太冲、足临泣清泻肝胆，平抑肝阳；手足阳明经之曲池，合谷，人迎降压，疏通局部经络，清热化瘀；“头项寻列缺”，故取列缺行气活血通络；取足阳明经之合穴足三里，足太阴经之三阴交调理脾胃、补益气血；梁丘、阴陵泉、血海调理脾胃，清热活血；丰隆为化痰要穴，可祛痰定眩；肝肾不足，穴取足少阴经之原穴太溪补益肾气，助平抑肝阳；八脉交会穴之照海、申脉调理阴阳跷脉助安眠。颈椎病是指颈椎间盘退行性变及椎间关节退变，刺激或压迫了邻近的脊髓、神经根、血管及交感神经，并由此产生头、颈、肩、上肢等一系列临床表现的疾病。相当于中医的项痹，指项部经络受阻，气血运行不畅。治疗当疏通局部经络，行气活血。取穴以颈夹脊、督脉、手足太阳及足少阳经穴为主。故取头部四大要穴哑门、风府、风池、天柱行气活血，颈夹脊疏通局部经络；大椎清热安神，行气活血；手太阳、手阳明经、手少阳经之天容、天窗、肩中俞、肩外俞、肩井、天宗、秉风、曲垣、天鼎、扶突、肩髃、天髎疏通局部经络以行气活血。同时配合天麻钩藤饮加减，方中加入附子，一则引上亢之阳潜摄，二则温补脾肾，而发挥经络穴位及药物的双重作用。

第二节　落　　枕

病例

吕某　男　28岁　农民　入院日期：1982年5月21日

主诉　颈项疼痛、活动受限1周。

病史　患者长期务农，近年经常发生“落枕”，有时间隔7～8日便发作1次，数日后缓解，与气候变化无关。病前1周晨起即觉右肩、颈项疼痛，经按摩、热敷无效，后来我院按摩科治疗，症情反重，颈部疼痛不能动转，只能左侧卧位，起坐均不能动右臂。颈椎X线片示：颈椎增生。右肩关节活动自如，右上肢并无麻木疼痛，睡眠差，二便通调。

查体和实验室检查　形体消瘦，面色黑黄，颈部向左歪，常以手按揉，咽部微红，扁桃体已切除，右肩部肌肉隆起，肌肉张力增加，第5～6颈椎有压痛，无神经系体征，颈椎X线片示：生理前突消失，颈椎向左侧弯，颈5～6轻度骨质增生。舌暗红、苔白腻，脉紧数。

中医诊断　落枕（气滞气瘀证）。

西医诊断　颈椎骨质增生，斜方肌痉挛。

辨证　患者长期务农，低头劳作，颈部筋脉气血受损，经气不畅，血瘀阻络，不通则痛，适因睡卧姿式不舒，复被风侵，筋脉拘挛，气血痹阻故颈项强痛。

治则　调气活血，疏通经络。

选穴　风池、天柱、完骨、颈椎夹脊穴、绝骨、后溪。

操作　天柱穴直刺1.5寸，施平补平泻法，令手掌酸胀为度；绝骨进针1寸，施捻转泻法1～3min，并令患者活动颈部，如不效再同上法针后溪，余穴如前。

治疗经过　以上穴位交替选用，日针2次，3日后颈项疼减，头仍不能左右回顾。5日后疼痛大减，头颈活动范围增加，经 8 日治疗后，疼痛基本消失，颈项肩臂活动自如，择期出院。

第三节　腕管综合征

病例

袁某　女　34 岁　工人　初诊日期：1981 年 7 月 16 日

主诉　右手掌及手指疼痛、麻木、无力 1 周。

病史　1 周前工作中不慎右手腕被机器挤压，X 线片显示：无骨质损坏。但右手掌和拇指、示指、中指疼痛，麻木、握力差，夜间及用力后尤甚。经服止痛药，效果不显，特请针灸治疗。

查体和实验室检查　神清合作，脑神经正常，右侧中指、示指、拇指痛温觉减退，皮肤发凉，略苍白，拇指外展和对掌运动无力，大小鱼际肌无萎缩，屈伸腕试验（+），舌质淡，苔薄白，脉细弱。

中医诊断　痹证（气滞血瘀证）。

西医诊断　腕管综合征（腕正中神经挤压症）。

辨证　瘀血阻于脉络，滞而不畅，不通则痛。

治则　活血化瘀，通经止痛。

选穴　曲泽、内关、大陵、太渊、鱼际。

操作　内关直刺 1.5 寸，大陵直刺 0.5 寸，均施捻转之泻法，令针感窜到中指、示指端为度；太渊直刺 0.5 寸，令局部酸胀感为度；鱼际直刺 1 寸，施捻转泻法；曲泽直刺 0.5 寸，提插泻法。

治疗经过　上穴日针 1 次，4 次后局部痛、温觉明显恢复。7 次后疼痛大减，18 次后握力正常。

第四节　臂丛神经痛

病例 1

贺某　男　48 岁　工人　入院日期 1981 年 11 月 28 日

主诉　右背部及右上肢疼痛 18 日。

病史　患者于 11 月 10 日中午与人打架后入睡，醒后自觉右肩胛骨内上角部位疼痛，因较轻未予注意。此后每于劳累及睡觉翻身时疼痛，呈酸痛，休息后即能缓解，仍未治疗，至 13 日发展为持续性隐痛，并有阵发性跳痛，4 日后右上肢开始疼痛，难以忍受，伴有手指麻木。曾在某市医院拍颈椎片，无异常发现，给予天麻丸及针灸治疗，疼痛略有缓解，来我院住院治疗。

查体和实验室检查　神清，营养良好，右上肢可以抬举，脊柱无侧弯，颈椎、胸椎无明显压痛，右肩胛骨内上角部位压痛明显，岗上肌、大圆肌、肱二头肌、三角肌、骨间肌轻度萎缩，右上肢浅感觉减退，肌张力正常，肌力减弱，肱二头肌腱、肱三头肌腱反射左侧正常、右侧减弱，病理反射未引出，舌质红苔薄黄，脉弦。

中医诊断　痹证（小肠经病）。

西医诊断　臂丛神经痛。

辨证　大怒伤肝，气滞血瘀，闭阻于太阳小肠经脉，不通则痛，故肩似拔，臑似折。

治则　理气活血，通经止痛。

选穴　肩外俞、肩中俞、天宗、曲垣、秉风、臑俞、肩贞、极泉、外关、支沟。

操作　肩外俞、肩中俞均向棘突方向斜刺0.5～1寸，天宗直刺0.5寸，曲垣直刺或斜刺0.5～1寸，秉风、臑俞均直刺0.5～1寸，肩贞直刺1～1.5寸，以上均施平补平泻手法；极泉直刺1～1.5寸，令上肢触电感为度；外关为上肢止痛之要穴，直刺1～1.5寸，提插泻法；支沟直刺1～1.5寸，施捻转泻法。

治疗经过　上穴日针1次，右肩臂疼痛略减轻，浅感觉有所恢复，8次后浅感觉完全恢复，疼痛大减，10次后诸症消失，临床治愈。

病例2

赵某　女　30岁　干部　入院日期：1983年6月12日

主诉　左肩臂疼痛伴麻木无力1个月。

病史　患者于5月11日劳动时用左手持物过重不慎扭伤，12日晨起自觉左臂不适，当晚即感左手持物无力，夜间左肩胛及上臂剧烈疼痛。经按摩、局部封闭无效，于20日来我门诊针刺治疗，疼痛略缓解，但肩仍不能抬举，手不能持物，于6月12日入院。

查体和实验室检查　神清，痛苦面容，脑神经正常，左侧冈上肌、冈下肌、小圆肌、三角肌可见轻度萎缩，痛温觉减弱，肌张力偏低，生理反射正常，病理反射未引出，舌质紫暗苔白，脉弦紧。X线片显示：第4颈椎增生。肌电图提示周围神经不全损伤。

中医诊断　痛痹（小肠经病）。

西医诊断　臂丛神经痛。

辨证　过度劳累，筋脉受损，郁滞不通，阻于小肠经脉，乃至肩臂疼痛。

治则　行气活血，通经止痛。

选穴　肩外俞、肩中俞、天宗、曲垣、秉风、臑俞、肩贞、极泉、外关。

操作　同上。

治疗经过　上穴日针1次。10次后痛温觉基本恢复，右肩臂疼痛明显减轻，肌电图示：可见新生电位。19次后患者痛温觉已恢复，左肩臂疼痛消失，左臂抬举活动自如，左手可持物。复查肌电图：为正常范围。提示周围神经损伤恢复。

病例3

李某　女　38岁　工人　初诊日期：1983年2月10日

主诉　右肩臂疼痛2个月。

病史　患者2个月前因工作劳累，汗出当风，后出现右肩臂轻度疼痛，未经治疗，以后病情呈渐进性加重，右肩臂疼痛难忍，夜不能眠，经某医院诊为臂丛神经痛，服药后疗效不显，今日来我科门诊治疗。

查体和实验室检查　呈急性痛苦面容，右肩胛、肩周、臂疼痛如折，冈上肌、冈下肌、三角肌肌肉萎缩，$C_{4\sim6}$有按压痛，右上肢痛觉减弱，生理反射均存在，病理反射未引出，舌质红，苔白，脉细数。

中医诊断　痹证（小肠经病）。

西医诊断　臂丛神经痛。

辨证　劳累过度，汗出当风，卫外功能失常，风邪侵袭小肠经脉，故疼痛肩似拔，臑似折。

治则　祛风散寒，通经止痛。

选穴　肩内俞、肩外俞、天宗、曲池、养老。

操作　肩内俞、肩外俞进针 1 寸，施雀啄手法，天宗穴三棱针点刺后加火罐，出血 3～5ml。曲池穴进针 1.5 寸，养老进针 1 寸，均施捻转泻法。

治疗经过　经上穴针刺 1 次后，痛大减，2 次后痊愈。

按语　臂丛神经痛是颈胸神经根组成之臂丛及其周围神经干，由于不同原因损害所致上肢疼痛的总称。在诸神经痛中居第二位，颈椎关节病常为该病最常见的原因，患肢疼痛剧烈，活动受限为其特点。该病隶属中医“痹证”范畴，多因风、寒、湿邪侵袭手三阳经，经气闭阻，不通则痛。治疗时应分经辨证，如手太阳经之“肩似拔、臑似折”、“颈颔肩臑肘臂外后廉痛”，手少阳经之“肩臑肘臂外皆痛，小指次指不用”，可见该病属经筋发病，但以经络病候中的手太阳小肠经的是动病居多。治疗则根据经络辨证循经选穴，达祛邪通经之目的，施用手法，务需足量，经络得通。七星台诸穴为常用腧穴，配以上肢止痛要穴外关，疗效卓著。而采用痛点刺络法治疗时，取穴应少而精，要求针感放射手臂，气至病所乃出针，再于痛点上用三棱针点刺 5～8 点，后闪火拔罐，出血由黑转赤为宜，出血量达 5～10ml 即可。本法直抵经络，去菀除之，直折病邪，以缓痛之急，可收转枢之效。

病例 4

陈某　女　56 岁　初诊日期：2011 年 11 月 27 日

主诉　右侧肩臂疼痛 1 周。

病史　患者 1 周前，因家务劳累，汗出当风，出现右侧肩臂轻度疼痛，未经治疗，病情渐进加重，疼痛难忍，夜不能寐而就诊。

查体和实验室检查　右肩胛、肩周、臂疼痛似折，冈上肌、冈下肌、三角肌轻度萎缩，$C_{4\sim6}$ 有压痛。颈椎 X 线片：生理曲度变直，$C_{4\sim6}$ 椎间孔狭窄。舌淡红，苔薄白，脉弦。

中医诊断　项痹（风寒袭络证）。

西医诊断　颈椎病-臂丛神经痛。

治则　祛风散寒，通经止痛。

选穴　肩内俞、肩外俞、天宗、曲池、养老。

操作　肩内俞、肩外俞进针 1 寸，雀啄泻法，天宗刺络拔罐，出血 3～5ml。曲池、养老进针 1 寸，捻转泻法。

治疗经过　治疗 1 日后，疼痛明显减轻。治疗 5 日后，疼痛消失。

按语　该病属于中医“痹证”范畴，多因风、寒、湿邪侵袭手三阳经，经气痹阻，不通则痛。治疗应分经辨证，如手太阳之“肩似拔，挠似折”，手少阳之“肩挠肘臂肩外皆痛，小指次指不用”。该病属于经筋发病，但是以经络病候中手太阳小肠经的是动病居多。治疗则根据经络辨证循经选穴，达到祛邪通经的目的。七星台诸穴为常用腧穴，配合上肢止痛要穴外关，疗效明显。同时配合痛点刺络拔罐，直抵经络，瘀陈除之，直折病邪，以缓痛之急，可收殊效。

病例 5

刘某　男　56 岁

主诉　颈部、肩部、肩胛部、前胸及双上肢痛 3 个月。

病史　患者长期工作劳累于 3 个月前自觉颈部，肩胛部及双上肢疼痛，每逢活动或劳累后加重，曾在当地医院查颈椎 CT 示，颈椎退行性骨关节病、颈椎间盘突出，虽经药物、按摩治疗均未见明显变化，故来我院诊治。

查体和实验室检查　颈部、锁骨上窝有明显压痛，双上肢外展上举受限，牵引时疼痛加剧，上臂近端肌力减退，双上肢腱反射减弱，未引出病理反射，舌质淡，苔薄白。

中医诊断　痹证（风寒湿痹证）。

西医诊断　臂丛神经痛。

治则　祛风除湿，通络止痛。

其他辅助疗法　拔罐。

选穴　颈椎夹脊穴、大杼、肩髃、曲池、手三里、外关、合谷。

操作　颈椎夹脊穴：进针 0.5～1 寸平补平泻，以颈部酸胀感为度；大杼：向脊柱方向针刺 0.5～0.8 寸；肩髃、曲池：直刺 0.8～1.2 寸；手三里、外关、合谷：直刺 0.5～1 寸。

治疗经过　治疗第 7 日：牵引时疼痛较前减轻；治疗第 14 日：颈部，锁骨上窝压痛减轻，双上肢可小幅度外展上举，牵引时疼痛减轻，双上肢腱反射正常，；治疗第 30 日：颈部，锁骨上窝无明显压痛，双上肢可大幅度外展上举，牵引时无明显疼痛，上臂近端肌力基本正常，双上肢腱反射正常，患者症状好转。

按语　现代医学认为臂丛神经痛的病理改变早期表现为神经间质水肿，髓鞘肿胀，晚期则以细胞浸润和神经组织轴突变性为主。多由邻近组织病变的刺激和本身炎症等原因引起，颈椎关节病常为该病最常见的原因。本案患者颈椎 CT 示，颈椎退行性骨关节病、颈椎间盘突出。由于骨质增生及神经周围结缔组织增生纤维化，刺激或压迫神经根而引起疼痛、麻木，甚至运动功能受限。

臂丛神经痛属祖国医学“痹证”、“筋痹”、“肩臂痛”等范畴。本案患者年过半百，加之长期工作劳累，气血失调，营卫不固，以致风、寒、湿、热诸邪乘虚而入，导致肩臂经脉、经筋、络脉不通，不通而痛。肩髃穴是手少阳经脉气血输注于肩臂部之要穴，其脉循行分布于上肢外侧，取之可疏通肩臂部经脉而镇痛，夹脊穴可治疗局部及上肢部的病证，大杼穴可祛风散寒、舒筋通络，合谷以通经活络，曲池，手三里、外关穴为上肢止痛要穴，疗效显著。诸穴相配，共奏祛风通络之功，辅以拔火罐以祛风除湿，温经活络。

第五节　肩关节周围炎

病例 1

项某　女　54 岁　工人　入院日期：1985 年 6 月 18 日

主诉　左肩臂疼 6 个月余。

病史　患者于 1 月 1 日白天织毛衣时间较长，晚上睡觉时左肩臂疼痛剧烈，如针刺样，在本单位保健站治疗，于口服“泼尼松”、“去痛片”，疼痛有所缓解，但每于过力则诱发疼痛，渐至活动受限，今来我科求治，收入住院。

查体和实验室检查　发育正常，营养中等，神疲乏力，右肩臂疼痛如刺，屈伸不利，后伸 30°，外展 45°活动受限，疼痛得热则舒，与气候变化无关，神经系统查体未见异常，心肺（－），肝脾正常，舌质淡红，苔薄白，脉弦细。

中医诊断　痹证（气滞血瘀证）。

西医诊断　肩关节周围炎。

辨证　患者年过五旬，气血不足，经脉空虚，过度劳累，耗伤气血，筋脉失养，又复令肩臂持续劳累，致气血闭阻不通，不通则痛，血瘀致痛，故其痛如刺。

治则　益气活血，疏通经络。

选穴　肩髃、臑俞、肩内陵、肩外陵、条口，最痛点刺络拔罐。

操作　诸穴均用捻转提插相结合的泻法，针刺后，令患者运动，在肩臂运动中取最痛点，在常规消毒后以三棱针点刺3～5点，用大号玻璃罐拔之，出血量5～10ml为度。

治疗经过　采用该法，治疗即刻疼痛缓解，经1周治疗左上肢可后伸45°、上举90°，又复巩固治疗1周，临床治愈出院。

病例2

毕某　男　52岁　初诊日期：2009年11月5日

主诉　左肩臂疼痛半年余。

病史　患者于半年前感左肩臂疼痛，每于阴天及夜间疼痛加重，抬举困难，肩关节活动受限，尤以臂外展和后背时困难，肩关节周围广泛压痛。纳可，睡眠欠佳，舌淡，苔白腻，脉沉细。

查体和实验室检查　肩关节周围广泛压痛。

中医诊断　肩凝症（寒湿痹阻证）。

西医诊断　肩关节周围炎。

辨证　此患者人过中年，阳气虚弱，正气渐损，肝肾不足，气血虚弱，营卫失调，以致筋脉肌肉失去濡养，遇有风湿寒邪外侵，羁留经络关节之中，使气血凝滞，阳气不布，脉络不通，不通则痛。

治则　祛寒除湿，通经活络。

选穴　条口透承山（左侧）、足三里、肩三针、曲池、手三里、中渚、合谷、后溪、局部阿是穴。

操作　肩髃穴沿三角肌向内下方斜刺2寸，令针感从肩部传至手，有酸胀感，用强提插泻法；肩前穴、肩后穴（奇穴）位于腋前（后）皱襞直上1寸，直刺1～1.5寸，提插捻转泻法，肩部酸胀；条口透承山、足三里，提插补法；手三里、曲池，直刺1寸，提插泻法；合谷、后溪、中渚向上方斜刺，使针感上传，配合肩关节活动；局部压痛点围刺，局部酸胀。

其他辅助疗法　温灸肩部。

治疗经过　每日针灸1次，10日为1个疗程，共治疗9个疗程。1周后肩部疼痛缓解；15日后疼痛明显减轻；3个月后，左上肢可适当外展和后背，偶感轻微疼痛。

病例3

王某　女　56岁　初诊日期：2010年12月11日

主诉　右肩部疼痛2个月，加重1周。

病史　患者无明显诱因发生右肩疼痛并逐渐加重，活动极度受限，右手不能梳头，不能上举、后旋、外展，如一不小心碰一下则剧痛难忍，尤其是夜间剧痛影响睡眠。得热痛减。

查体和实验室检查　痛苦面容，活动受限，上举20°，外展20°，插腰试验不能做，右肱二头肌长头肌附着处压痛非常胆显，喙突下压痛明显，斜方肌有压痛。舌淡，苔薄白，脉弦紧。

中医诊断　痹证（风寒痹廉证）。

西医诊断　肩周炎。

治则　祛风散寒，疏通经络。

辨证　患者年近花甲，肝肾阴虚，身体虚弱，易受外邪侵袭，患者疼痛剧烈，痛有定处，舌淡，苔薄白，脉弦紧，得热痛减，为寒邪侵袭机体所致。

选穴　肩局部阿是穴、肩髃、肩髎、肩贞、臂臑、手三里、曲池、外关、合谷、中渚、后溪、条口透承山。

操作　肩髃穴沿三角肌向内下方斜刺2寸，令针感从肩部传至手，有酸胀感，用强提插泻法；肩髎、肩贞直刺1～1.5寸，施提插泻法，以麻胀感达肘关节为度；臂臑直刺1～1.5寸，施捻转提插相结合泻法30s；条口透承山，提插补法；手三里、曲池，直刺1寸，提插泻法；合谷、中渚、后溪向上方斜刺，使针感上传，配合肩关节活动；局部压痛点围刺，局部酸胀。

其他辅助疗法　加TDP灯照射肩部。加强肩部的活动。摇肩：两下肢前后开立，健侧下肢伸直在前，患侧下肢伸直在后，前后方向摇动肩关节。该练习对肩关节各方向的受限都有治疗作用。摸高：面对墙壁，患肢沿墙壁缓慢向上举起，使患肢尽量触摸高处，然后缓慢向下放回原处，如此反复数次。该法对前屈、上举功能的恢复有益处。也可侧对墙壁，进行摸高练习，用以恢复外展功能。体后拉手：两手置于身后，以健侧手拉患侧手使其逐渐内收并上提。该法有助于肩关节的后伸和内旋功能的恢复。外旋练习：背靠墙而立，患肢握拳屈肘，患侧肘关节贴住胸壁，患肢外旋，尽量使拳背碰到墙壁，该法有助于外旋功能的恢复。

治疗经过　以上治疗2周为1个疗程，1日后疼痛症状好转；5日后夜间疼痛症状好转，易入睡；10日后活动受限症状好转，患肢活动范围扩大，可梳头，夜间疼痛消失，右肱二头肌长头肌附着处、喙突下、斜方肌压痛减轻。

按语　西医学认为肩关节周围炎是多种原因所致的肩部肌肉、肌腱、滑囊和关节囊等软组织的无菌性炎症。日久造成肩关节周围疼痛，肩关节内外粘连，活动受限。中医认为其发病多因营卫虚弱，筋骨衰颓，复因局部感受风寒，或劳累闪挫，或习惯偏侧而卧，筋脉受到长期压迫，遂致气血阻滞而成肩痛。肩痛日久，由于局部气血运动不畅，蕴郁而生湿热，以致患处发生轻度肿胀，甚则关节僵直，肘臂不能举动，故治疗以活血通络止痛为大法。

针灸取穴取手三阳经的穴位，疏通经络。条口透承山为经验取穴，条口和承山一属足阳明胃经，一属足太阳膀胱经。足阳明胃经在肩部的走向路过缺盆而络督脉的大椎，与足太阳膀胱经相交于肩部。两穴经气上行同交于肩，所以治疗肩周炎有奇效。辅助疗法可锻炼患者患侧的肌肉，防止肌肉萎缩。肩三针是治疗肩关节疾病的经验配穴，可通过散寒胜湿、通经活络、散结行血而止痛。条口穴深刺直透承山，这是遵循了上病下取的手足同名经的远道取穴原则。肩周炎的病位以手阳明及手太阳为主，手阳明下接足阳明，经气相通，手太阳下接足太阳，以“病在上，取之下”的取穴法，故取足阳明经的条口，足太阳经的承山。足三里、条口为足阳明胃经之穴，足阳明多气多血，如其平调，内外得养、五脏皆安。故刺之能鼓舞脾胃中焦之气，令其透达四肢，濡筋骨，利关节，祛除留着之风寒湿邪，促使凝滞之经脉畅通。手三里、曲池是手阳明大肠的穴位，具有舒筋活络、散结止痛之效。中渚、后溪，为手三阳经的输穴，因为五腧穴中“输主体重节痛”，善于治疗肢体各种疼痛；此外，选用阳经的输穴具有宣通阳气、散寒止痛的功效。

第六节　肱骨外上髁炎

病例

刘某　女　57岁　初诊日期：2009年10月11日

主诉　右肱骨外上髁疼痛3个月余。

病史　患者于3个月前因劳累过度突发持续右肱骨外上髁疼痛，曾自服解热镇痛类药物治疗疗效不佳，近日因受凉、情绪不舒自觉右肱骨外上髁疼痛加重。来诊时：右肱骨外上髁持续疼痛，压痛明显，持物时加重，因肘部持续疼痛影响睡眠，纳可，二便尚可，月经量少，无其他神经系统阳性体征。

查体和实验室检查　肱骨外上髁处压痛为明显，前臂伸肌群紧张试验、伸肌群抗阻试验阳性。舌暗红，苔薄黄，脉弦细

中医诊断　肘劳（筋络不舒证）。

西医诊断　肱骨外上髁炎。

治则　舒筋养血、通络止痛。

选穴　健侧阿是穴对应穴，取患侧阿是穴、合谷、阳陵泉、足三里。

操作　①患者坐位，做前臂伸肌腱牵引试验征阳性时（嘱患者屈腕屈肘，前臂旋前，试者一手握肘关节上方，另一手握住腕部，被动缓慢伸直肘关节。患者肱骨外上髁处剧痛），选此最明显痛点即为阿是穴，局部常规消毒后，对准阿是穴斜刺，针尖朝向肱骨外上髁，与皮肤呈45°，进针8～15mm，采用提插平补平泻手法，得气后刺激5～10s，不留针。②屈肘，健侧取与患侧阿是穴相同的位置，操作同患侧阿是穴。③在患侧腓骨头近胫骨髁缘周围筋紧处取阳陵泉，向上斜刺，采用捻转提插手法，得气后强刺激，留针30min，每10min行针1次。留针期间，医者不时用拇指按摩患者的肱骨外上髁部位和前臂伸肌疼痛部位，并嘱患者配合做肘关节的屈伸、旋转活动。④在患侧胫骨粗隆近胫骨髁缘周围筋紧处取足三里，操作同阳陵泉。每日治疗1次，10次为1个疗程，1个疗程后统计疗效、治疗起效、改善时间点。

治疗经过　针刺3次后，右侧肘外侧部压痛减轻，前臂伸肌群紧张缓解，经针刺1个疗程后，右肱骨外上髁处压痛基本消失。

按语　在临床观察中该病常可在足三里与阳陵泉附近出现筋紧处，表明该病的疾病反应点也在此位置上，肘劳病在筋，肘对应膝，因此取膝部穴位筋紧处针刺，就是取类比象“以筋治筋”、“以膝治肘”的取穴原则，这一取穴原则对临床治疗经筋病有指导意义。《素问·经脉别论》说：“食气入胃，散精于肝，淫气于筋。”肝胆互为表里，经脉互为络属，脉气息息相通，筋的病变，就可通过针刺胆经阳陵泉而协调阴阳，调和气血，以除筋疾。阳陵泉穴属筋会，为筋气汇聚之处，有舒筋壮筋之效。足三里有健脾养胃、补益气血的功效，可促进脾胃运化，使气血旺盛，筋柔神养，进而使筋的各种功能协调而正常。术者可直接按摩患处，同时嘱患者活动患肢，提供充足之气血到局部，以疏通经络、濡养筋脉，以达扶正祛邪之目的。《灵枢·卫气失常》指出：“筋部无阴无阳，无左无右，候病所在。”故治经筋病证应以痛为腧，取阿是穴，以起到活血通络、温经散寒之作用，另有导气使气血聚于病处以复原祛邪之意。《素问·缪刺论》云：“邪客大络者，左注右，右注左。”人体十二经脉左右相对，阴阳气血相互流动，以使人体产生平衡能抵御外邪，故取健侧阿是穴对应穴以调理左右阴阳气血，使气至病所，气血和则能濡养筋脉。

第七节　腰　痛

一、急性腰扭伤

病例1

王某　男　45岁　初诊日期：2001年9月20日

主诉　腰部扭伤疼痛3小时。

病史　患者在搬动患半身不遂的父亲时，用力不当而致腰部扭伤疼痛3小时。现活动受限，尤其不敢弯腰、下蹲，动则痛剧。

查体和实验室检查　患者呈强迫体位，不敢转侧，右侧腰肌痉挛，平第3腰椎旁开2寸处有压痛点。腰椎X线摄片示：无脊椎骨折及骨质病变。

中医诊断　腰痛（经络痹阻证）。

西医诊断　急性腰扭伤。

治则　舒筋活血止痛。

选穴　委中、阿是穴。

操作　患者俯卧位，用细三棱针点刺委中、腰部阿是穴后，闪火法拔罐10min。

治疗经过　起罐后，患者腰痛明显减轻，可自由弯腰、下蹲，功能活动基本恢复。隔日又巩固治疗1次，活动时腰痛消失而愈。

病例2

洪某　女　32岁　初诊日期：2011年3月9日

主诉　腰痛1日。

病史　患者1日前因抬举重物，扭伤腰部，腰痛不能俯仰或转身，自敷止痛膏，疼痛不解，故前来就诊。

查体和实验室检查　$L_{3\sim5}$椎旁压痛，疼痛拒按，局部肌肉痉挛，舌暗红，苔薄，脉弦紧。

中医诊断　腰痛（经络痹阻证）。

西医诊断　急性腰扭伤。

治则　行气活血通络。

选穴　委中、腰夹脊、后溪、外关、养老。

操作　常规消毒后，针刺委中、腰夹脊，强刺激后出针，再针后溪，外关，最后针刺养老得气后嘱患者活动腰部，均使用泻法，而后留针20min。

治疗经过　针刺1次，起针后，患者感觉腰痛明显减轻。

按语　腰扭伤致急性腰痛临床常见，急性腰扭伤是指腰部近关节部位组织损伤，包括皮肤、肌肉、肌腱、韧带、血管等。临床主要表现为腰部肿胀、疼痛和关节活动受限，甚至导致双下肢活动异常。该病属中医“腰痛”范畴，经络痹阻型。腰部用力不当，导致经络气血阻滞不通，瘀血停留于腰部，不通则痛。故患者感腰痛不适，疼痛难忍。治疗时循经取其同名经，即手太阳小肠经，所谓“太阳同出一源”，取其双侧养老穴，该穴又为手太阳郄穴，用其治疗急症。运动针法对于运动系统软组织病有良好的效果，又因后溪通督脉，可调理督脉气机，腰夹脊为局部取穴。“腰背委中求”，局部点刺委中穴及腰部阿是穴并配合拔罐，可以促进腰部血液循环，缓解肌肉痉挛，抗炎、消肿、止痛，故可缓解和消除腰痛。

二、腰椎间盘脱出症

病例1

梁某　男　45岁　教师　入院日期：1980年10月29日

主诉　腰腿痛20日。

病史 患者有腰痛史10余年，22日前因搬重物滑倒，扭伤腰部引起腰痛，平卧及活动痛剧，影响睡眠，经某院拍X线片，诊断为腰椎增生，施按摩、服药均无效，来我院门诊，收入住院。

查体和实验室检查 腰部外观无红肿，$L_{4\sim5}$间压痛明显，叩击时牵引骶椎疼痛，右坐骨神经通路压痛，大腿前侧及胫前肌痛，右腿直腿抬高25°，分髋试验（-），生理反射无异常，病理反射未引出。拍腰椎正位、侧位X线片示“腰椎侧弯，凸面向右，生理前突变直，4~5椎体间隙变窄，3~5椎体前上缘均有唇状增生”。

中医诊断 痹证（痛痹）。

西医诊断 腰椎间盘脱出，继发坐骨神经痛。

辨证 患者肾气不足，因劳致伤，损及腰部经络，气血瘀阻，经气不畅，痹而作痛。

治则 行气活血，通经益肾。

选穴 肾俞、大肠俞、腰椎夹脊、环跳、阳陵泉、委中。

操作 肾俞直刺1.5寸，稍偏向内侧，施捻转补法1min，大肠俞直刺2.5寸，施提插泻法，令麻电感窜至足趾3次为度，环跳直刺2.5寸，阳陵泉直刺2寸，二穴手法及针感同环跳，委中仰卧位抬腿取穴，施提插泻法，令麻电感放散至足趾3次为度。

治疗经过 经3次治疗后，疼痛减轻，右腿抬高40°，后因阴天疼痛加重，至11日腰腿疼痛消失，患腿可抬高70°，并可行走。继针5日后患腿功能基本恢复，唯腰部不自如，不能久立久行，症属肝肾不足，予治本之法针肝俞、肾俞、大杼、阳陵泉及腰部排刺，诸穴均施补法，15次后症状消失，临床治愈。

病例2

郑某 男 49岁 工人 入院日期：1982年3月4日

主诉 腰及左腿疼痛2周，近1周加重。

病史 患者26年前因练拉力扭伤腰部，后遗有腰部隐痛。半月前搬重物时自觉腰痛不能动转，两日后左腿始痛，以大腿后侧为甚，左足趾麻木。8日前来我院门诊治疗时，自觉受凉，症状加重。左小腿后部剧痛，入夜尤甚，难以入眠，腰及患肢不能活动，饮食减少，大便10日未下，由门诊收入病房，患者以担架抬入。

查体和实验室检查 患者痛苦病容，心音有力，律齐，心率88次/分，心尖部可闻及收缩期Ⅰ级吹风样杂音，两肺正常。四肢脊柱无畸形，第3~4腰椎有轻度压痛，左侧臀肌萎缩伴压痛。左腿直腿抬高10°，臀点、腘点、腓点均有明显压痛，左右分髋试验均阳性，无病理反射。舌红苔黄燥，脉沉弦。X线诊断：$L_{4\sim5}$椎间盘脱出。

中医诊断 痹证（痛痹）。

西医诊断 腰椎间盘脱出，坐骨神经痛。

辨证 腰为肾之府，肾与膀胱相表里，足太阳经脉循腰背，故患者妄自做劳，损伤膀胱经脉，气血瘀阻，经气不畅而现腰似折，髀不可以曲，腘如结、腨如裂等膀胱经是动病候。

治则 疏利膀胱经气，兼益肝肾。

选穴 大肠俞、环跳、委中、秩边、腰部夹脊穴。

操作 秩边针3寸，施提插泻法，令针感麻窜至足趾3次以上，余穴针法同上。

治疗经过 该患者经石学敏院士1次针刺后，腰腿疼痛即明显减轻，能侧身坐起，短距离行走。3日后因活动量过大，腰腿疼痛复剧，治疗1周后，疼痛大减，直腿抬高达70°，继治15日后，腰及左下肢疼痛基本缓解，压痛点消失，直腿抬高达70°以上，可独立行走，生活完全自理。腰酸肢软乏力等症再予肾俞、肝俞、大杼等穴治疗20余日后消失，获愈出院。

病例3

胡某　女　50岁　入院日期：2011年12月05日

主诉　腰部疼痛，伴右下肢酸胀3年余。

病史　患者3年来无明显诱因反复出现腰部疼痛伴右下肢酸胀不适，久坐后加重，近一周因劳累症状加重，由门诊以腰椎间盘突出症入院。现症见：神清，精神好，腰痛，右下肢酸胀不适，久坐后加剧，活动受限。

查体和实验室检查　腰椎CT示（2011年12月5日于天津中医药大学第一附属医院）：腰椎骨质增生，$L_{3\sim4}$、$L_{4\sim5}$、$L_5\sim S_1$椎间盘膨出，$L_{4\sim5}$椎间盘左后突出，L_5/S_1椎间盘略后突出，继发相应水平椎管及两侧椎间孔狭窄，左侧骶髂关节骨质增生、右侧关节部分融合。直腿抬高试验（+），挺腹试验（+），跟臀试验（+）。

中医诊断　腰痹（经脉瘀阻证）。

西医诊断　腰椎间盘突出症。

治则　舒筋通络，益气活血，止痛。

选穴　芒针针刺：环跳（左）、秩边（左）；毫针针刺：阿是穴、殷门（右）、承扶（右）、承山（右）、委中（右）、足三里（右）、三阴交（右）、腰部华佗夹脊穴、肾俞（双）、大肠俞（双）、关元俞（双）、阳陵泉（双）。

操作　刺法：补泻兼施，留针15～20min。

中药　处方如下：白芍10g，薄荷10g，炒白术10g，川芎10g，丹参20g，牡丹皮10g，当归10g，党参10g，茯苓15g，泽泻10g，焦栀子10g，芦根30g，熟地10g，木蝴蝶10g，山萸肉12g，炙甘草10g。150ml，水煎服，每日1剂。

治疗经过　患者3日后右下肢酸胀，腰部不适较前好转；5日后右下肢酸胀较前减轻，腰部不适较前明显好转。

病例4

钱某　女　80岁　入院日期：2011年10月11日

主诉　腰痛伴双下肢疼痛1个月余。

病史　神清，精神可，腰骶部疼痛，伴双下肢放射性疼痛，走路时疼痛加重，卧床休息时疼痛减轻，纳可，寐欠安，二便调。

查体和实验室检查　腰部外观无红肿，肌肉僵硬，L_5/S_1棘突旁压痛明显，叩击时牵引双下肢疼痛，左侧尤甚，大腿后侧疼痛，分髋试验（-），生理反射无异常，左直腿抬高25°，左直腿抬高试验（+），右直腿抬高45°，右直腿抬高试验（+），双“4”字试验（-）。腰椎MR：腰椎骨质增生、考虑L_3椎体略后滑移；$T_9\sim L_5$椎体缘多发许莫氏结节；$L_{2\sim3}\sim L_5\sim S_1$椎体缘终板炎；$L_{1\sim2}\sim L_5\sim S_1$椎间盘退变；$L_{1\sim2}\sim L_5\sim S_1$椎间盘膨出，$L_5\sim S_1$椎间盘左后突出，$L_{1\sim2}\sim L_5\sim S_1$水平黄韧带肥厚；$L_{1\sim2}\sim L_5\sim S_1$水平椎管及双侧椎间孔继发性狭窄。舌红，苔黄，脉弦。

中医诊断　腰痹（瘀血阻络证）。

西医诊断　腰椎间盘突出症。

治则　活血通络，祛瘀止痛。

选穴　肾俞、大肠俞、腰椎夹脊、环跳、阳陵泉、委中。

操作　肾俞直刺1.5寸，稍偏向内侧，施捻转补法1min；大肠俞直刺2.5寸，施提插泻法，令麻电感窜至足趾3次为度；环跳直刺2.5寸，阳陵泉直刺2寸，两穴手法及针感同环跳；委中仰卧位抬腿取穴，施提插泻法，令麻电感放散至足趾3次为度。

中药　炒薏米30g，川芎15g，当归15g，地龙15g，独活15g，炒杜仲15g，红花15g，怀牛膝15g，槲桑寄生15g，生黄芪30g，石菖蒲20g，炒桃仁15g，透骨草20g，蜈蚣3条，何首乌藤30g，郁金10g。水煎服，150ml，每日1剂。

治疗经过　3日后腰部疼痛较前减轻，左直腿抬高至约40°；7日后腰部疼痛较前减轻，左直腿抬高60°，左直腿抬高试验（+），右直腿抬高70°，右直腿抬高试验（-），双"4"字试验（-）。可下地行走，余症同前；15日后腰部及双下肢疼痛消失，但腰部活动欠自如，不能久立久行。

按语　腰椎间盘脱出症系由椎间盘的髓核突出压迫神经根而腰部疼痛及坐骨神经痛，病程多长，易复发。

从辨证出发，将该症分为两个阶段，初期由于患者处硬膜或神经根受压，局部水肿充血，神经根周围呈炎性反应，故表现为腰腿剧痛，腰部拘凝，压疼明显，脉象多弦，症属膀胱经气阻滞，气血瘀塞，治宜行气活血，疏通膀胱经气。选穴以大肠俞、腰部夹脊活血化瘀有利神经根水肿消散，辅以环跳、委中、秩边等穴疏通局部经气以止痛缓急。

经过适度治疗，待腰痛消失，根性痛明显减轻时，多数患者已行动自如，但遗有腰部酸软，肌肤麻木拘紧，此时为该病第二阶段，此时神经根张力开始缓解，神经根周围有慢性粘连，小关节僵凝，脊柱内外平衡失调。据腰膝酸重、肌肉无力、不耐风寒等表现，为肝肾不足、筋脉失荣之征，故治宜滋补肝肾、和营舒络。取肾俞、肝俞、大杼等穴以补益肝肾、强筋健骨，配局部俞穴荣筋和营。并鼓励患者加强展腰、屈髋等功能锻炼，处理好动、静的辨证关系，可促痊愈。

三、腰椎增生性关节炎

病例1

施某　女　41岁　工人　入院日期：1980年12月17日

主诉　右腿疼痛半年余，近1个月加重。

病史　患者于1979年11月在库房工作中过力汗出，感寒后双下肢疼痛，单位卫生室诊断为"静脉曲张"，予四环素等药物后病情加重。11月27日经天津医科大学总医院骨科诊断为"坐骨神经痛"服维生素B_1、维生素B_{12}及止痛片等药，右下肢疼痛更剧，痛如刀割，时时窜痛，影响睡眠，小便赤，大便干，逐来我院门诊，收入院。

查体和实验室检查　患者呈痛苦面容，强迫体位，喜卧健侧，L_5有压痛，右臀外侧及腘中均有压痛，右下肢直腿抬高30°，右侧屈踝试验（+），右侧分髋试验（+），未引出病理反射。腰椎X线片示"腰椎轻度侧弯，生理前突变直，诸椎体前缘均有唇状增生"。脉象弦细。

中医诊断　痹证（痛痹）。

西医诊断　腰椎增生性关节炎，继发性坐骨神经痛。

辨证　患者劳汗当风，感受寒凉，邪侵肌表，太阳受之，足太阳膀胱经气受阻，气血痹涩，不通则病，故见"腘如结"、"腨如裂"等经脉病候。

治则　驱风散寒，活血通络。

选穴　大肠俞、秩边、环跳、委中、阳陵泉。

操作　大肠俞直刺3.5寸，环跳直刺3寸，上穴均施提插泻祛，令针感麻窜到足趾3次为度，余穴同前所述。

治疗经过　每日针刺两次，经3日治疗后患者右下肢疼痛稍缓解，可以下床锻炼。血沉、抗链球菌溶血素“O”均正常，1周后患肢疼痛明显减轻，直腿抬高70°，可以行走，两周后腰及右腿疼痛消失，行走自如，活动无不适，痊愈出院。

病例2

乔某　男　48岁　干部　入院日期：1981年11月9日

主诉　左下肢疼痛20余日。

病史　患者12年前有腰部扭伤史，20余日前打喷嚏后，腰部疼痛向下放射至足，不能活动，右下肢酸胀疼痛，平卧稍可缓解，入夜尤甚。15日前曾经某医院做X线检查，诊断为腰椎增生，服药过敏后辗转多处医院治疗不效，来我院就诊，收入住院。

查体和实验室检查　患者脊柱四肢无畸形，第4～5腰椎有压痛并向左腿后外侧放射，左侧腰肌略紧张；左臀点有压痛并向左腿外侧放射，左腿直腿抬高30°，右腿直腿抬高80°，肌张力正常，无明显肌萎缩，右足肤温略低，左腿外侧浅感觉稍差，四肢腱反射存在，病理反射未引出，分髋试验、屈踝试验均阴性。

中医诊断　痹证（寒痹）。

西医诊断　腰椎增生合并坐骨神经痛。

辨证　患者屡屡扭伤腰部，膀胱及少阳经筋脉损伤，气滞血瘀，经气阻逆，二经循腰脊布于大腿后外侧，主病大腿后外侧冷、痛、麻痹，故患者左下肢疼痛，瘀血阻络故入夜尤甚，经气阻逆故肢冷不温。

治则　温经散寒，活血通络。

选穴　腰椎夹脊穴、大肠俞、委中、环跳、阳陵泉、昆仑。

操作　同前。

治疗经过　以上两组穴交替使用，经过3日治疗后，腰及左下肢疼痛即有缓解，直腿抬高50°，8日后疼痛明显减轻，直腿抬高可达70°，锻炼行走。经15日治疗后，疼痛完全缓解，行走自如。

病例3

魏某　男　59岁 干部 入院日期：2004年12月20日

主诉　右下肢疼痛3周余。

病史　患者10年前腰部扭伤史，未系统治疗，遇寒诱发加重，休息后缓解，3周前工作中受寒突发腰部不适伴右下肢疼痛，遂于附近医院按摩10日，后又静脉滴注甘露醇、牛痘疫苗接种家兔炎症皮肤提取物7日，症状时轻时重，此后患者又自购膏药外敷10日，无明显效果且右下肢疼痛加重，遂来我院门诊，住院治疗。

查体和实验室检查　神清合作，强迫体位，腰部不适，右下肢外侧麻木疼痛，夜间明显，卧位及坐位尤甚，立位减轻，$L_{4\sim5}$及右臀点有压痛，右侧腰肌略紧张，右下肢直腿抬高20°，右侧分髋试验（+），肌容量左右对称，无明显肌萎缩，右腿外侧浅感觉稍差，右侧膝腱反射、跟腱反射减弱，病理反射未引出，血压130/80mmHg，脉搏80次/分，舌暗红，苔白，脉弦。腰椎MR示：腰椎骨质增生，继发$L_{2/3}\sim L_{4/5}$椎间孔狭窄。

中医诊断　痹证（寒痹）。

西医诊断　腰椎增生性关节炎，继发性坐骨神经痛。

辨证　患者腰部扭伤，膀胱及少阳经筋脉损伤，气滞血瘀，经气阻逆，二经循腰肌布于大腿后外侧，主病大腿后外侧冷、痛、麻痹，故见右下肢外侧麻木疼痛，瘀血阻络故入夜尤甚。

治则 温经散寒，活血通络。

选穴 腰椎夹脊刺、大肠俞、环跳、委中、阳陵泉。

操作 同上。并加温灸及腰部刺络拔罐，出血量5～10ml。

治疗经过 每日针2次，经治疗1日患者右下肢疼痛减轻，可直腿抬高40°，1周后右下肢直腿抬高70°，可以下床行走，继续治疗2周，腰及右下肢疼痛消失，麻木感减轻，活动自如，痊愈出院。

按语 颈椎、腰椎增生是一种退行性病变，每因创伤，劳损诱发。其病理除椎体前后缘骨质增生外，还多有小关节的改变，椎间孔上下径和前后径变窄，以及黄韧带肥厚、变性、钙化、骨化等改变。由于椎体后缘骨刺突入椎间孔，椎关节的骨刺可伸入椎间孔的出口，从而压迫或刺激神经根，引起肢体疼痛、麻木、无力等症状。

根据上述病理变化，临床采用辨病和辨症相结合的方法，以华佗夹脊穴为主穴，以患肢局部循经取穴的处方为辅，再根据中医辨证，肾虚者取肾俞补之，肝虚者取肝俞养之，气虚者针气海之补气，血虚者针膈俞以调血，湿盛者针风池、三阴交利湿，热盛者刺合谷、曲池、大椎清泻之，则攻补得当，取效迅速。根据我们收治的颈椎、腰椎增生患者的疗效统计，总有效率在91%以上，显效率尤高。

华佗夹脊穴位于神经根体表投影附近，针刺后可能有促使椎间孔周围关节囊滑膜充血及水肿的消退作用，有利于缓解神经根、脊髓的压迫刺激，故能起到主要作用。我们认为华佗夹脊穴的针刺方向、手法及针感对该病的疗效影响颇大，石学敏院士擅用此穴，经验如下所述。

体位：俯卧位。

穴位：颈部为脊椎旁开0.5寸，腰部为脊椎旁开1寸。

取法：先寻摸脊椎棘突，逐椎按寸取穴。

方向：针尖对脊椎体斜刺，针体与皮肤呈75°。

深度：量患者形体刺1～2寸深。

针感：令针感沿脊柱上下或沿肋骨传导。

手法：宜用捻转泻法，留针30min。

第八节 腰 腿 痛

一、坐骨神经痛

病例1

杨某 男 38岁 工人 入院日期：1981年11月3日

主诉 左侧腰腿痛4个月，近1周加重。

病史 患者于今年6月因在外露宿，而感受风寒，自觉左侧腰至膝部窜痛。在厂保健站就医，予吲哚美辛等药，服后症状未见缓解，尚可坚持工作，但不能久坐。8月24日出现左侧大腿后及小腿外侧呈针刺样剧痛，即来我院求治于针灸治疗，1个月后症状无明显好转。9月底去天津市南开医院诊治，拍腰椎片及化验血沉均正常，经服用天麻九、中药及按摩治疗均无效。4个月来，左侧腰腿疼痛不减，每于天气变化或劳累后加重。11月初，患者再次来我院就医时，经针灸门诊收住院。

查体和实验室检查　精神不振，面色少华，两目有神，被动体位，行走时以健侧持重，腰痛不得辗转，左腰、臀、腘、踝点均有压痛，无肌肉萎缩，拉塞格征左（+），西卡试验左（+），直腿抬高左（+），分髋试验（+）。舌苔白腻，脉弦紧。

中医诊断　痹证（痛痹）。

西医诊断　坐骨神经痛。

辨证　患者由于露宿在外，而感受风寒湿之邪，邪气侵袭，首犯太阳，致经络气血阻涩不通，发为该病。因风为阳邪，其性主动，善行而数变，故初期有腰腿窜痛，寒性凝滞而稽迟，经云："痛者寒气多也，有寒则痛也。"故不通则痛；湿为阴邪，其性重浊，著而不移，阻碍气机故绵绵不愈。经云："风寒湿三气杂至，合而为痹也……"症见"腰似折，髀不可以曲，腘如结，腨如裂"，"腰、尻、腘、腨、脚皆痛"等证。

治则　疏通经络，散寒止痛。

选穴　大肠俞、环跳、委中、阳陵泉、昆仑（针后加灸）、秩边。

操作　大肠俞在第4腰椎棘突旁开1.5寸处取穴，略向内斜刺2.5寸，施提插泻法，令麻电感下窜至足尖为度。秩边在第4骶椎旁开3寸处取穴，直刺3寸，施提插泻法，令麻电感下窜至足底。环跳侧卧曲腿，股骨大转子最高点与骶骨裂孔连线外1/3与内2/3交界处取穴，针2.5寸，施提插泻法，针感同大肠俞。委中仰卧抬腿取穴，进针1.5寸，施提插泻法，令麻电感窜至足，使下肢连续抽动3次为度。阳陵泉直刺2寸，施提插泻法，酸胀感向下放散至足跟。昆仑直刺透太溪方向，进针1.5寸，施捻转补法，令局部酸胀感向小趾放散为度，并可针后加灸。

治疗经过　每日治疗2次，不行针。1周后左侧腰、臀、腿疼痛明显减轻。2周后行走时，左侧腰腿稍感疼痛，休息时疼痛消失。3周后腰腿疼完全消失，可直腿抬高85°，痊愈出院。

病例2

刘某　男　42岁　工人　入院日期：1981年11月28日

主诉　右腿疼痛1年余，近两个月加重。

病史　患者腰疼史10余年，每因劳累后可诱发加重，休息后可自行缓解。1年前因工作劳累，出现右小腿肌腹胀痛，且逐渐加重，1个星期后大腿外侧、臀部、腰部均有疼痛，呈阵发性电击样疼痛难忍，行走困难，入夜疼痛更甚。在某医院拍腰椎片，报告"腰椎侧弯、增生、隐性脊柱裂"。应用针灸、电针、穴位注射及口服西药等方法治疗3个月，症状略减轻，可从事一般体力工作，2个月前因天气骤变，右下肢疼痛加重，经用"骨宁"、"瑞培林"，症状毫无缓解，于11月28日来我院针灸科门诊，收入住院。

查体　精神低沉，痛苦面容，两目少神，舌质淡，边缘齿痕，苔白腻，脉濡缓。步履艰难，右下肢拘紧疼痛，腰痛不可以顾。$L_{2\sim5}$、骶椎均有压痛（右侧），右臀大肌轻度萎缩，腘、踝点亦有压痛，右下肢直腿抬高45°，生理反射存在，分髋试验（+），布鲁津斯基征（+）、右凯尔尼格征（-），足背屈试验（+）。

中医诊断　痹证（痛痹）。

西医诊断　坐骨神经痛。

辨证　腰痛经久不愈，复感风寒湿邪，久之寒亦化热，蕴热生湿，湿热郁结，闭阻经脉，著而不移，而发疼痛。《症因脉治·痹证论》："湿痹之症，或一处麻痹不仁，或四肢手足不举，或半身不能转侧，或湿变为热，热变为燥，收引拘挛作痛，踡缩难伸，名曰着痹。"舌苔白腻，脉濡缓亦为湿盛之象。

治则　清热燥湿，疏通经络。

选穴　大肠俞、环跳、委中、阳陵泉、飞扬、丰隆。

操作　飞扬在昆仑穴直上 7 寸，腓骨后缘当承山穴斜下处旁约 1 寸处取穴，直刺 1.5 寸，施捻转补法，令局部酸麻感，向下传导为度。丰隆位于外踝上 8 寸，条口穴后方约 1 横指取穴，施捻转泻法，令局部酸胀为度。余穴同前。

治疗经过　经 1 周治疗后，右侧小腿已无疼痛，大腿外侧仍疼痛，活动时加重，经 20 日治疗后右下肢疼痛完全消失，运动自如，临床治愈出院。

病例 3

吕某　男　58 岁　业务员　入院日期：1981 年 12 月 16 日

主诉　左下肢疼痛 1 年，加重 1 个月

病史　患者于今年春季乘汽车出差，途中感受风寒，后出现左下肢疼痛，在天津市南开区黄河道医院经针刺治疗半个月，疼痛基本缓解。今年 10 月上旬，居住于潮湿之地，自觉小腿部酸痛、沉重，日渐加重。在天津市南开医院诊为“坐骨神经痛”，予吲哚美辛、伤湿止痛膏及热敷治疗，均未见效。11 月初左下肢疼痛剧烈，影响行走，遇寒加重，得热则舒，以大腿后侧及小腿外侧明显，活动受限，入夜痛甚。来我院门诊就医时收住院。

查体和实验室检查　体温 36.8℃，脉搏 76 次/分，呼吸 18 次/分，血压 130/80mmHg。精神尚好，痛苦面容，两目有神，喜健侧卧，行走时健侧持重，臀、腘、踝点有压痛，腱反射正常，病理反射未引出，左侧直腿抬高 55°，分髋试验（+），肌力、肌张力均正常。舌苔白微腻，脉弦。

中医诊断　痹证（痛痹）。

西医诊断　坐骨神经痛。

辨证　患者工作奔波，复遇风寒邪气客之，因手足三阳经循行所过，风寒湿最易侵袭，故发腿痛，又因居住潮湿之地，致寒湿之邪入经而稽迟，寒邪凝滞主痛；湿为阴邪，其性重浊黏腻，寒湿之邪入侵足太阳及足少阳经脉，致气血阻滞，经脉不通，不通则痛，症见左腿痛处不移，得热则舒，遇寒加重，舌苔白微腻，脉弦。

治则　散寒祛湿，活血通络。

选穴　肾俞、环跳、委中、阳陵泉、承山、昆仑。

操作　肾俞在第十四椎下，旁开 1.5 寸处取穴，直刺 2.5 寸，提插捻转补法，令局部酸胀或下窜放散至下肢为度，并可针后加灸；承山位于腓肠肌肌腹下，伸小腿时，肌腹下出现交角处取之，直刺 1.5 寸，施提插捻转泻法，令局部酸沉重胀感为度，余穴同前。

治疗经过　经 1 周治疗，左下肢疼痛明显减轻，踝点稍有压痛，直腿抬高达 70°，行走后稍感不适，经 25 日针灸治疗，疼痛完全消失，行走自如，直腿抬高 85°，分髋试验（-），临床治愈。

病例 4

张某　男　27 岁　军人　入院日期：1982 年 2 月 25 日

主诉　腰及右腿疼痛 1 个月。

病史　1976 年地震后，患者因居住临建寒湿之地而患腰腿疼痛，经部队卫生所中西药及针灸治疗痊愈。1979 年在一次劳动中，不慎扭伤腰部，再次复发腰腿痛，仍在部队卫生所服双氢芬酸钠肠溶片、埋线、拔竹罐等治疗后痊愈。两次腰腿痛均为右侧。今年 1 月因踢足球后又引起右侧腰腿痛，在某卫生院进行针灸治疗，拍 X 线报告：第 4 腰椎骨质增生。经治疗疼痛未见缓解，昼轻夜重，行走不便，来我院经门诊收入住院。

查体和实验室检查　精神好，面色润泽，两目有神，右侧腰腿疼痛，动则加剧，腰脊强、尻、

腘、腨部均痛，疼痛部位游走不定，舌苔薄白，脉浮紧，右下肢直腿抬高50°，分髋试验（+），布鲁津斯基征（+），拉塞格征左（+），右膝反射、跟腱反射正常，病理反射未引出，右臀、腘、踝点均有压痛。

中医诊断　痹证（行痹）。

西医诊断　坐骨神经痛。

辨证　运动后汗出当风，风邪外袭肌表，侵入太阳经脉，太阳为三阳之表，诸阳之会，且与督脉相交，故风邪侵袭首犯太阳，足太阳之脉走行“……挟脊、抵腰中，循膂，入腘中、贯腨内……”邪居足太阳经，致气血凝涩不畅，发为痹证。症见“脊痛，腰似折，髀不可以曲，腘如结，腨如裂”。因风性善行数变，故疼痛游走不固定，舌苔薄白，脉浮紧为太阳表证。

治则　解表通络，祛风止痛。

选穴　大肠俞、环跳、委中、飞扬、八髎、风池、昆仑。

操作　八髎直刺2寸，施平补平泻法，令骶部酸胀感向下肢放散为度；风池在风府外侧，当胸锁乳突肌和斜方肌上端之间凹陷中取之，针向对侧眼球直刺1.5寸，施小幅度、高频率捻转补法，令局部酸胀沉重感为度。余穴同前。

治疗经过　上述选穴治疗1次后，未见显效，加刺内关、人中，针后症状明显减轻。10日后，右侧腰腿痛基本缓解，直腿抬高85°，但有时足外侧麻木感，15日后足外侧麻木感消失，行走自如，临床治愈出院。

病例5

关某　男　50岁　干部　入院日期：2003年1月9日

主诉　左腿疼痛半月余。

病史　患者腰痛史10余年，每因劳累后可诱发加重，休息后可自行缓解，半月前乘汽车出差，途中感受风寒，后出现腰骶部疼痛，向左下肢放射，活动受限，影响睡眠，单位卫生室诊为“坐骨神经痛”，口服维生素B_{12}及止痛片等药，左下肢疼痛更剧，痛如刀割，时时窜痛，遂来我院门诊，收入院治疗。

查体和实验室检查　患者痛苦面容，强迫体位，喜卧健侧，L_5有压痛，左臀外侧及腘中均有压痛，左下肢直腿抬高30°，左侧屈踝试验（+），左侧分髋试验（+），病理反射未引出，血压130/80mmHg，脉搏80次/分，腰椎X线片示：腰椎退行性骨关节病。舌暗红，苔白，脉弦。

中医诊断　痹证（寒痹）。

西医诊断　腰椎增生性关节炎，继发性坐骨神经痛。

辨证　患者腰痛经久不愈，复感风寒之邪，邪侵肌表，太阳受之，故足太阳膀胱经气受阻，气血痹涩，不通则痛，故见“腘如结”、“腰似折”等经脉病候。

治则　祛风散寒，活血通络。

选穴　大肠俞、秩边、环跳、委中、阳陵泉。

操作　同上。

治疗经过　每日针2次，经治疗3日患者左下肢疼痛减轻，可以下床站立，1周后可以行走，左下肢直腿抬高70°，2周后，腰及左腿疼痛消失，活动自如，痊愈出院。

病例6

段某　男　48岁　初诊日期：2008年6月22日

主诉　腰臀部疼痛，伴左腿放射痛7年。

病史　有腰腿疼痛病史7年，半月前因拖地时诱发腰臀部疼痛，并向左大腿后侧、小腿后外侧放射，行走及站立时疼痛加剧，侧卧痛减。

查体和实验室检查　查体 $L_5 \sim S_1$ 椎旁压痛，左臀部、大腿后侧、腘窝有压痛点，左膝腱反射、跟腱反射减弱，左直腿抬高试验（+）；腰骶部MRI示：$L_5 \sim S_1$ 腰椎间盘向右后方突出。舌暗，苔白，脉弦。

中医诊断　痹症（经络痹证）。

西医诊断　坐骨神经痛。

治则　舒筋通络，行气止痛。

选穴　腰夹脊、大肠俞（双）、次髎（双）、环跳、阳陵泉、委中、承山、昆仑。

操作　针刺上穴，每日1次，针刺患侧。患者治疗后腰臀部，左大腿后侧、小腿后外侧放射性疼痛减轻，活动时疼痛减轻。

按语　坐骨神经痛是指沿着坐骨神经通路以放射性疼痛为主要特点的综合征。该病多因锉闪、外伤，感受风寒湿邪，湿热邪气侵润，或湿热郁久化热，体内郁结湿热，流注足太阳、少阳经脉。主症为腰部或臀部、大腿后侧、小腿后外侧及足外侧出现放射性、电击样、烧灼样疼痛。急性期应卧床休息，椎间盘突出者需卧硬板床，腰部宜束阔腰带。劳动时需采取正确姿势，平时注意防寒保暖。

病例7

邓某　男　30岁　初诊日期：2010年10月5日

主诉　腰部及右侧腿疼痛10日，加重1日。

病史　患者近10日因受凉腰痛发作，继发右侧臀部，大腿后侧，小腿外侧，足跟部持续性钝痛。

查体和实验室检查　表情痛苦、步履艰难、右侧直腿抬高试验（+）。舌淡，苔薄白，脉弦紧。

中医诊断　腰腿痛（寒湿腰痛证）。

西医诊断　坐骨神经痛。

治则　祛风散寒，化湿通络。

选穴　环跳、大肠俞、殷门、委中、承山、昆仑。

操作　环跳取穴时侧卧屈腿，进针2.5～3寸，提插泻法，令针感要求放散至足心，三次为度，后提针至皮下，减小刺激量；委中直刺1～1.5寸，提插泻法，令针感放射至足底；昆仑直刺0.5寸，捻转补法，令局部酸胀；大肠俞刺向横突进针1～1.5寸，施捻转补法，令局部酸胀感为度；余穴采用常规针刺手法。留针30min，每日1次，14日为1个疗程。

中药　乌头汤加减。

治疗经过　患者1日后疼痛症状好转；10日后夜间疼痛症状好转，活动受限症状好转；1个疗程后症状和体征消失，随访2年未复发。嘱患者注意防寒保暖，避免劳累。

按语　坐骨神经痛是指沿坐骨神经通路及其分布区的放散性、烧灼样或刀割样疼痛。该病有原发性和继发性两大类。前者指坐骨神经炎，多由感染灶经血液而侵及神经引起。后者是因坐骨神经通路中，遭受临近组织病变引起。按病理变化部位又可分为根性和干性两种，根性痛的病变主要位于椎骨内，如腰椎间盘脱出症、椎管内肿瘤、腰椎关节病等，可在椎间孔区压迫神经根而引起。干性坐骨神经痛的病变部位在椎骨外，如腰骶神经丛及神经干邻近的病变、骶髂关节半脱位等，某些代谢性疾病及下肢动脉内膜炎亦可有坐骨神经痛的表现。

祖国医学称之为“坐臀风”，隶属“痹证”范畴，多由风寒湿邪流注经络，阻滞经脉，致使气血运行不畅所致。

我们根据经络循行及坐骨神经解剖位置，提出该病主要为膀胱经和胆经发病。并以“疏导经气”为治疗原则，选用大肠俞、环跳、委中、阳陵泉为主穴，适当配合飞扬、昆仑、八髎、承山等穴，以疏通太阳经脉、祛邪外出、通经活络。临床证实，在多数情况下可收到显著效果，在4个主穴中，大肠俞为关键穴，若针刺得当，针感非同一般。针刺时采用俯卧位，斜刺偏向棘突，进针3寸，施提插泻法，令触电样感沿大腿后侧向足趾放射，一般不留针，若疼痛剧烈可针后加灸。

此外，因坐骨神经是人体中最长的一条周围神经，在全部的行程中，各处均可受损而产生坐骨神经痛，而不同情况的治疗方法亦有差异，故对其损害部位及病因的鉴别极为重要。

石学敏院士指出以下注意事项。

（1）遇到腰腿疼痛患者时，如果疑为坐骨神经痛，应首先除外一些在疼痛部位和坐骨神经痛有某种相似之处的疾患。如由肌纤维组织炎引起的肌痛，慢性腰肌劳损、骶髂关节炎所致下肢相应部位的疼痛等。

（2）凡起病缓慢而又无明显诱因，渐进性病程，受累神经根的症状和体征逐渐增多并加重，而经针刺效果不佳的病例，尤其是腰穿发现蛛网膜下腔梗阻及脑脊液“蛋白-细胞分离现象”者，当首先考虑肿瘤。该病疼痛特点与椎间盘脱出症不同，卧位体态加重，坐、立、活动时采取保护性姿式后，疼痛减轻。而椎间盘脱出症疼痛特点恰与此相反。

（3）对于老年或有其他部位肿瘤病史的腰腿痛患者，若病情发展快，夜间疼痛剧烈，而神经损害的症状和体位又较轻时，应考虑脊椎转移癌，即使脊柱X线检查无阳性所见，也不能轻易排除。

（4）对于病久卧床时间较长的患者，应考虑久病伤神，加用“醒脑开窍法”的内关、人中穴，以醒神、镇痛，才能收到满意效果。

二、股外侧皮神经痛

病例1

周某　女　32岁　工人　初诊日期：1979年8月4日

主诉　右大腿外侧针刺样疼痛8个月。

病史　患者发病因分娩后着凉，自感右大腿外侧麻木及针刺样疼痛，长久站立或行走后则疼痛加重，得热则舒，遇寒加重，曾在某医院服中药、镇静药及多种维生素等，治疗效果不显著。

查体和实验室检查　神清合作，自动体位，右侧股外侧部有一8cm×12cm的麻木区，痛温觉明显减退，局部无红肿，无硬结，皮肤颜色无改变，生理反射存在，病理反射未引出，舌质淡，苔白，脉沉而无力。

中医诊断　痹证（风寒湿痹）。

西医诊断　股外侧皮神经痛。

辨证　患者产后气血亏损，加之外邪侵袭，邪气壅阻于血脉经络之间，络道不通，气血运行不畅，因而产生痹痛。

治则　温经散寒，疏通经络。

选穴　血海、环跳、局部围刺、风市。

操作 血海直刺，进针1.5～2寸，施捻转泻法，环跳进针2.5～3寸，提插泻法，令下肢触电感为度；风市进针2寸，施捻转泻法；局部围刺，进针1寸，针后在局部刺络拔罐，出血量3ml左右，隔日1次。

治疗经过 上穴针4次后，麻木感明显见轻，麻木范围缩小至6.5cm×10cm，10次后基本痊愈，后继续针5次，以巩固疗效。

病例2

田某 男 27岁 工人 初诊日期：1978年3月7日

主诉 右大腿外侧麻木感5个月。

病史 患者半年前因急性阑尾炎行阑尾切除术，术后腹部症状消失，但觉右大腿外侧刺痛，初未介意，1个月后变为麻木，劳累后加重，经用维生素及中药治疗，效果不显。

查体和实验室检查 神清，脑神经正常，右大腿外侧有6cm×6cm的痛觉减退区域，局部无红肿，肌肉无萎缩，行走步态自如，四肢生理反射存在，病理反射未引出，舌质淡红，苔薄白，脉沉。

中医诊断 痹证（气血虚弱证）。

西医诊断 股外侧皮神经炎。

辨证 气血不足，筋脉失养，久则脉道不通，闭阻于少阳胆经之脉，乃致麻木。

治则 补益气血，疏通经气。

选穴 足三里、髀关、风市、局部围刺。

操作 同上。

治疗经过 上穴日针1次，8次后，麻木感明显减轻，范围缩小至5cm×4cm，15次后范围缩小至2cm×3cm，后用温针针灸6次痊愈。

病例3

马某 男 58岁 初诊日期：2011年7月15日

主诉 右侧大腿外侧麻木、烧灼样疼痛1年。

病史 患者1年前无明显诱因出现右侧大腿外侧麻木、烧灼样疼痛，时有蚁行感，于某医院就诊，诊断为股外侧皮神经炎，予口服神经营养药，间断治疗1年无效，故来我院寻求中医治疗。

查体和实验室检查 右大腿外侧皮肤感觉减退，局部皮肤无红肿、皮色不变，右腿活动正常，舌淡，苔薄白，脉沉濡。

中医诊断 肌痹（气血失调证）。

西医诊断 股外侧皮神经炎。

治则 温经通络，调和气血。

选穴 风市、阿是穴。

操作 采用《内经》扬刺法。常规消毒后，用毫针在腧穴处直刺1针，2～4cm，然后在腧穴上、下、左、右各旁开1.5～2寸处，针尖朝向中心点，呈45°各斜刺1针，得气后施平补平泻手法，留针30min。出针后在患处闪罐，以皮肤潮红为度，持续5～10min，并利用火罐的温热感在患处进行走罐3～5min。每日1次，12次1个疗程。

治疗经过 患者经1个疗程治疗后，右侧大腿外侧麻木和烧灼感基本消失。

按语 股外侧皮神经炎为单纯性的感觉神经病变，为外伤、动脉硬化及局部压迫引起神经营养和代谢障碍而发病。中医认为，该病属“肌痹”、“皮痹”范畴，为寒湿侵袭足少阳胆经、足阳明胃经，经络气血失调，经筋失于濡养所致，为“邪在于络”。其病机《灵枢·经脉》云：“胆，足少阳之脉，起于目锐眦……横入髀厌中……以下循髀阳……”根据经脉所过主治所及的原则，除针刺以上俞穴外，对于经络郁滞不通的疼痛、麻木症状要加以局部刺络拔罐，以达活血化瘀、止痛之效。扬刺法为《内经》刺法的一种，《灵枢·官针》曰：“扬刺者，正内一，傍内四，而浮之，以治寒气之博大者也。”张景岳曰：“扬，散也。”扬刺法扬散浮浅，适宜于寒邪留滞，面积较广泛、病变较浅的疾患。由于五针同刺，治疗范围大，针感传导范围广，故能取得较好的疗效。火罐疗法中的走罐，具有驱寒除湿、活血化瘀之效。较之留罐法，作用范围大。

三、臀上皮神经痛

病例1

邹某　男　31岁　工人　初诊日期：1979年3月18日

主诉　左腰臀部弥散性疼痛2周。

病史　1个月前练习滑冰时不慎摔倒，臀部着地，而后出现左腰、臀部酸痛、钝痛，并向大腿后侧扩散，坐位时左侧臀部疼痛更甚，曾服止痛药，效果不显著。

查体和实验室检查　神志清，四肢活动尚可，左侧髂骨中部有压痛，局部无红肿，但可触及横形质硬条索约2cm，痛温觉无异常，舌质淡，苔薄白，脉弦。

中医诊断　痹证（气滞血瘀证）。

西医诊断　臀上皮神经痛。

辨证　外伤致经脉受损，气血瘀滞，闭阻太阳，少阳经脉，故而疼痛。

治则　活血化瘀，通络止痛。

选穴　秩边、环跳，臀大肌围刺并在局部加以刺络拔罐。

操作　秩边、环跳均直刺，进针2.5～3寸，施提插泻法，令下肢触电感为度；臀大肌围刺，进针2寸，施提插泻法，可在臀大肌部位刺络拔罐，出血量5ml左右。

治疗经过　上穴针1次后，疼痛大减，5次后即可弯腰及坐位，7次后痊愈。

病例2

刁某　男　41岁　工人　初诊日期：1982年4月18日

主诉　左侧臀部酸痛10日。

病史　10日前因外伤而致左侧臀部酸痛，腰部活动时加重，口服止痛药效果不显，5日前曾行局部普鲁卡因封闭，疼痛缓解，10日后再次复发，左臀部疼痛加重，今日来我科治疗。

查体和实验室检查　神清，脑神经正常，左臀上部有压痛，局部无红肿，腰椎无侧弯及压痛，X线片报告：腰椎正常。四肢生理反射存在，病理反射未引出，舌质暗淡，苔薄白，脉沉数。

中医诊断　痹证（痛痹）。

西医诊断　臀上皮神经痛。

辨证　经脉闭阻，瘀滞不通，不通则痛。

治则　活血化瘀，通络止痛。

选穴　秩边、环跳，臀大肌围刺。

操作　同上。

治疗经过　上穴针 1 次后，局部疼痛大减，可以活动，经 3 次治疗后疼痛缓解，局部无按压痛。

病例 3

郭某 女　47 岁　干部　入院日期：2004 年 3 月 23 日

主诉　左侧臀部疼痛 2 日。

病史　患者腰椎病史 3 年，感寒遇劳加重，近 1 个月操持家务时有不适，2 日前起床后突感左侧臀部疼痛，逐渐加重至活动受限，左下肢呈屈曲位，自服止痛药及按摩无缓解，遂就诊于我院门诊，收入我科。

查体和实验室检查　血压 100/60mmHg，脉搏 54 次/分，神清，痛苦面容，脑神经正常，左侧臀部疼痛，向大腿后侧扩散，难以自持，局部无红肿，腰椎无侧弯及压痛，左下肢呈屈曲位，活动受限，不任步履，生理反射存在，病理反射未引出，舌淡红，苔白，脉沉细。

中医诊断　痹证（痛痹）。

西医诊断　臀上皮神经痛。

辨证　经脉闭阻，瘀滞不通，不通则痛。

治则　活血化瘀，通络止痛。

选穴　秩边、环跳，臀大肌围刺并在局部刺络拔罐。

操作　同上。

治疗经过　7 日后患者疼痛症状较前减轻，仍时有阵发性疼痛，夜间明显，连续治疗 34 日，可自行翻身，左下肢可直腿抬高 40°，好转出院。

按语　臀上皮神经痛系因外伤引起的一种疼痛综合征。临床比较常见，中医认为外伤而致局部气血瘀滞是基本病机，治疗上要行气活血，祛瘀止痛，我们就是根据这个原则，针刺后配以刺络拔罐使本组病例获愈。该病主要是经脉及经筋受损，所以针刺时不宜过深，手法不宜过重，以患者容易耐受为度。

四、梨状肌损伤

病例 1

高某　男　42 岁　工人　就诊日期：1988 年 3 月 20 日

主诉　左侧腰及臀上部疼痛 15 日。

病史　患者十年前曾因受风而致腰痛，经治疗而愈，未曾复发，半月前蹲起后自觉臀部疼痛，屈伸俯仰展转时疼痛更甚，今来我科门诊治疗。

查体和实验室检查　脊柱生理弯曲正常，无侧弯，左侧腰大肌及梨状肌压痛明显，无条索样隆起，直腿抬高试验 30°，4 字试验（－），X 片示：腰椎及骶髂关节未见明显异常。

中医诊断　痹证（痛痹）。

西医诊断　梨状肌损伤。

辨证　患者因蹲起时姿势欠妥，致使肌肉被迫牵拉扭伤，经络损伤，瘀血阻滞，脉道受压，发为疼痛。

治则　活血祛瘀，通络止痛。

选穴　本以痛为腧之法施梨状肌刺血法。

操作　常规消毒后，用三棱针于患侧梨状肌中央点刺5~7点，闪火法加大号玻璃罐拔之，出血量5~10ml。

治疗经过　采用上法治疗即刻疼痛减轻，直腿抬高试验60°。经5日治疗疼痛明显好转，行走时疼痛减轻，经10次治疗解除疼痛，行走自如，直腿抬高90°，梨状肌无压痛，临床治愈。

病例2

何某　男　19岁　工人　就诊日期：1988年10月18日

主诉　右臀部及右下肢疼痛10余日。

病史　患者10日前曾有外伤史，当时无疼痛及不适，1周后出现右侧臂部疼痛，逐渐发展至右下肢疼痛，活动受限，曾去天津市南开医院治疗，X线未见异常，诊为“梨状肌损伤”。

查体和实验室检查　痛苦面容，腰及右下肢活动受限，搀扶可行走，$L_{3\sim5}$有压痛，臀部有压痛，在臀部（秩边）穴处可触及条索状物，直腿抬高试验（+）、屈髋试验（+），4字试验（+），舌质红，苔薄白，脉弦滑。

中医诊断　痹证（痛痹）。

西医诊断　梨状肌损伤。

辨证　外伤而致气血瘀滞，闭阻经脉，经脉不通，不通则痛。

治则　祛瘀，通络，止痛。

选穴　压痛点刺络拔罐。

操作　压痛点常规消毒后，用三棱针点刺5~7点，用闪火法拔罐，出血量5~10ml。

治疗经过　采用此法治疗即刻，疼痛减轻，3次治疗后症状明显减轻，体态自如，行走如常，直腿抬高试验80°，屈髋试验（-），4字试验（-），臀大肌压痛减轻。经8次治疗，诸症悉除，临床治愈。3个月后追访未复发。

病例3

高某　女　40岁　无职业　就诊日期：1988年10月25日

主诉　腰及臀部疼痛半年。

病史　患者半年前因劳累出现腰及后臀部疼痛，经服中药好转，每于劳累复发，后经中西药治疗无明显改善，来我院门诊治疗。

查体和实验室检查　痛苦面容，行走时右下肢不稳，腰部压痛，臀部可扪及条索状物，直腿抬高60°受限，腱反射存在，病理反射未引出，$L_{4\sim5}$两侧压痛，梨状肌处压痛明显。血沉、类风湿因子无异常，腰及骶髂关节X线未见异常。

中医诊断　痹证（痛痹）。

西医诊断　梨状肌损伤。

辨证　因于劳累，至腰、臀部经脉、经筋受损，经络不通，脉道受阻，不通则痛。

治则　疏通经络，活血止痛。

选穴　腰大肌及臀部压痛点刺络拔罐。

操作　同前。

治疗经过　采用该法施术即刻疼痛减轻，4日后，疼痛基本缓解，直腿抬高90°，经10次治疗，疼痛消除，患者可在诊床做起坐、翻身动作，行走自如，临床治愈。

病例4

陈某　女　32岁　工人　就诊日期：1988年10月29日

主诉　左侧腰腿痛半月余。

病史　患者无明显外伤史，劳累后受寒突发腰痛，逐渐加剧，行走受限，自贴虎骨膏后疼痛减轻，现出现左侧臀部及左下肢后疼痛，今来我科门诊治疗。

查体和实验室检查　腰部活动受限前俯90°，后仰10°，左、右摆动20°。直腿抬高40°活动受限，屈膝屈髋试验（-），4字试验（-），腰椎无明显压痛。腰椎X线片示：未见明显异常。抗链球菌溶血素“O”（-），血沉15mm/小时。

中医诊断　痹证（痛痹）。

西医诊断　梨状肌损伤。

辨证　患者劳累致气血凝滞，痹阻经脉、经筋，脉络不通，故为疼痛。

治则　活血通络，宣痹止痛。

选穴　梨状肌压痛点刺络拔罐。

操作　同前。

治疗经过　施术即刻疼痛减轻，3次治疗后，腰腿部无明显疼痛，活动已不受限，4次治疗后，行走自如，疼痛消失，临床治愈。

按语　梨状肌损伤而继发坐骨神经痛为劳累、扭伤等外因在梨状肌造成无菌性炎症，由于梨状肌的水肿压迫坐骨神经干而出现的干性坐骨神经痛。

中医将本证视为“痹证”范畴，是因瘀血痹阻，经脉、经筋受压，不通而痛。故我们在治疗上以痛为腧，采用刺络拔罐疗法，使血去邪出，瘀解脉通，故疗效显著。

第九节　痹　　证

一、产后痹证

病例1

焦某　女　29岁　初诊日期：2011年6月7日

主诉　四肢关节疼痛2个月余。

病史　该患者2个月余前因产后感受风寒出现关节疼痛，以腕关节、膝关节及踝关节为重，当时未予重视，现该患四肢关节疼痛、酸楚，伴沉重感，尤以腕关节、膝关节、踝关节为甚，活动受限，遇寒加重，得暖减轻，纳可，寐欠安，二便调。四肢关节无肿胀及畸形，关节活动尚可。抗链球菌溶血素“O”、血沉均正常。

查体和实验室检查　舌淡，苔白，脉沉细。

中医诊断　产后身痛（风寒痹）。

西医诊断　产后关节痛。

治则　养血祛风，散寒除湿。

选穴　风池、肩髃、臂臑、手五里、曲池、手三里、阳溪、阳谷、上八邪、内膝眼、外膝眼、鹤顶、阴陵泉、阳陵泉、足三里、太溪、解溪、三阴交、丘墟、商丘、太冲、局部阿是穴。

操作　选用30号1.5寸毫针，常规消毒后刺入，足三里、三阴交用补法；风池、太冲、阳陵泉、阴陵泉用泻法；余穴用平补平泻法并配合TDP灯局部照射，得气后留针30min，留针期间行针1～2次，每日1次，14次为1个疗程。

治疗经过　治疗1个疗程后：患者关节局部微汗出，疼痛、酸楚感缓解；第2个疗程结束后：患者关节疼痛、酸楚、重着感消失，关节活动正常，可恢复日常生活工作。

按语　产后身痛，又称“产后遍身疼痛”、“产后关节痛”、“产后痹症”、“产后痛风”，俗称“产后风”。石学敏院长阐述该病的发病机理：主要是产后营血亏虚，经脉失养或风寒湿邪乘虚而入，稽留关节、经络所致。风池可祛风散寒；太冲为肝经输穴，可疏肝养血；阳陵泉为筋之所会，可补肝肾气血，使筋脉得养；阴陵泉乃脾合穴，同时为祛湿要穴，可健脾利湿，生气血；足三里为胃经合穴，补之可强阳明之脉，充气血之化源；三阴交为血症要穴，可健脾胃，益肝肾。TDP灯照射对局部皮肤有温热刺激作用，可温经散寒。故诸穴并用同时配合TDP灯照射对产后身痛有良好的疗效。西医学认为妇女在产褥期中因风湿、类风湿引起的关节痛、产后坐股神经痛、多发性肌炎、产后血栓性静脉炎出现类似症状者，可与该病互参。目前没有有效的治疗方法，针刺可直达病所，疏通经络气血，激发经气，使局部血液循环加快，改善其周围组织营养，从而起到良好的治疗作用。

病例2

石某　女　39岁　初诊日期：2011年8月8日

主诉　四肢关节疼痛4年余，加重1个月。

病史　患者习饮凉水，20余年前见右肩胛部疼痛，予拔罐、贴膏药治疗。4年前因春季坐月子期间右肩肘受寒，其后右肩疼痛加重，连及左肩。2个月后因入夏贪凉，着短衣裤外出更受风寒，其后肘、膝部发凉，冷痛。于当地中医院间断治疗，未愈。2011年7月疼痛加剧，更见掌指关节胀痛，自服中成药未效，遂来津就诊。现症：遇寒、入夜疼痛加重，怕下凉水，稍久立则膝关节麻木，难以入眠。

查体和实验室检查　时见四肢各大小关节胀痛，肩胛、膝关节为甚。

中医诊断　产后痹证（寒痹）。

西医诊断　关节病。

治则　益气养血，散寒止痛。

选穴　百会、四神聪、曲池、尺泽、血海、天宗、肩髃、足三里、合谷、太冲、印堂、局部阿是穴。

操作　毫针刺以捻转补法，各关节均围刺胀痛部位，留针30min，每日1次，14次为1个疗程。

治疗经过　治疗1个疗程后，肩胛及肘关节疼痛减轻，膝关节胀痛麻木减轻，睡眠明显改善，掌指关节尚屈伸不利，加掌指关节背面围刺。患者近年冬季均饱受关节疼痛所累，恰临近秋末冬初，故继巩固2个疗程。

按语　该病因患者素体贪凉，复因产后耗气伤血，百脉空虚，腠理不固；加之寒邪乘虚犯表，内袭经络，而致筋脉痹阻，气血不通，筋脉失于濡养，发为痹痛。“久立伤筋”，久立则血滞，血不荣筋，故见膝部麻木疼痛；入夜阴气渐盛，肢体失于温煦，故疼痛更甚；久病则阴阳失调，阳不入阴，故夜寐不安。

《经效产宝·产后中风方论》曰：“产后中风，身体疼痛，四肢痿弱不遂。”即为该病。《素问·痹论》曰：“饮食居处为其病本”，“风寒湿三气杂至合而为痹”，说明该病的内外病因。《女科切要》曰："产后诸疾，先以大补气血，纵有他疾，以末治之。"可见产后痹症，当以补益为主。百会、四神聪穴均位于头顶部，百会为手足三阳经和督脉之会穴，亦称诸阳之会；四神聪前后两穴均在督脉循行线上，左右两穴紧靠膀胱经，刺激此五穴可疏通、调节人体诸多经脉，振奋阳气，鼓舞正气；古有"肩重，肘臂痛不可举，天宗主之"之说，天宗穴可治肩胛及上肢部疼痛、麻木不仁；曲池、尺泽均善治肘膝挛痛，为治大关节疼痛之要穴；患者久病气血两虚，足三里为人体之强壮要穴，配合百会、四神聪可使气血自生，灌溉百骸，濡养筋脉，筋荣痛止；合谷、太冲"四关"，一气一血、一阳一阴、一升一降，相互为用，可行气活血，祛风散寒；配以各关节阿是穴围刺，通络止痛。诸穴合用，更奏益气生血、散寒止痛之功。

二、膝骨关节炎

病例1

李某 女　49岁　服务员　入院日期：1982年5月7日

主诉　膝关节肿痛近1周加重。

病史　左膝关节肿痛20余年，当时局部红而不热，行走困难，每因阴雨、过力而疼痛加剧，服泼尼松等药不效。后经某医院拍X线片，诊为增生性关节炎，予针灸、电疗、洗药及激素类治疗2年，病情渐缓解，时有轻度疼痛。

1个月前浴后感寒，翌日即恶寒发热，体温达39.4℃，经某医院予APC及土霉素后，体温降至36.9℃，5日后左膝红肿疼痛，不能活动，再次拍片诊为增生性关节炎，服用泼尼松、双氯芬酸钠肠溶片、吲哚美辛等药，疼痛不减并延及右膝，某医院建议行"髌骨脂肪松解术"，患者本人不接受而来我院门诊，即收入院治疗。

查体和实验室检查　形体肥胖，咽无充血，扁桃体不大，舌淡苔黄腻，心肺正常，肝于肋缘下一横指可及，双膝关节肿胀，左侧较重，右膝关节积液，双下肢未见红斑、结节。左脉沉细，右脉沉弦。

中医诊断　痹证（痛痹）。

西医诊断　增生性膝关节炎。

辨证　患者素体肥胖，气虚湿盛，病痹证日久不愈，湿性黏腻之故，浴后腠理空虚，风寒乘虚袭入经隧，阻于脉络，寒湿互结，阴气下沉，气血痹阻于足阳明经，发而为痹，关节疼痛不移为寒邪甚，肿胀为寒与内湿相持，遂酿成寒湿痹证。

治则　疏风散寒，祛湿通络。

选穴　委中、内外膝眼、阴陵泉、阴谷、曲泉、局部梅花针排刺。

操作　阴谷、曲泉直刺1寸，施捻转补法。委中俯卧位直刺1.5寸，内外膝眼均对刺1寸。

治疗经过　每日如上法针刺2次，4日后静止时已不痛，经搀扶可短距离行走。3周后双膝关节疼痛消失，肿胀消散，屈伸灵活，独立行走自如。

病例2

卜某 男　56岁　干部　入院日期：1980年12月18日

主诉　双膝疼痛两年，近8个月加重。

病史　两年前发现劳累后左膝关节疼痛，屈伸不利，经针灸后缓解。今年4月因睡眠感寒，左膝关节疼痛加重，伴有肿胀，右膝关节疼痛不能屈，经某医院外科抽出左膝关节积液30ml，并注射骨宁，服用双氯芬酸钠肠溶片及采取其他疗法，疼痛仍无好转。后经某院拍X线片显示：左膝关节骨质增生，继续服中药等亦无显著效果，疼痛加重，遂入我院治疗。

查体和实验室检查　扁桃体无肿大，表浅淋巴结未触及，心肺正常，两膝关节抬举则痛，无摩擦音，双膝关节弹响，左膝关节轻度肿大，有浮髌感，左下肢静脉充盈，踝关节浮肿，双下肢膝腱反射减弱，舌质淡红，苔白腻，脉弦滑。

中医诊断　痹症。

西医诊断　左膝关节增生性关节炎。

辨证　患者年近花甲，正气已衰，筋骨懈惰，不慎感受风寒，邪阻经络，气血痹涩，肢节凝滞，不通而痛。

治则　温经散寒，活血止痛。

选穴　内外膝眼、鹤顶、阴谷、曲泉、委中、委阳、合阳、足三里、局部梅花针叩刺。

操作　同上。

治疗经过　上述诸穴交替使用，每日针刺两次。两日后双膝关节疼痛减轻，5日后左膝关节肿胀消退，针至1周双膝已疼痛不显，肿胀消散，活动自如，独立行走。

病例3

王某　女　84岁　入院日期：2010年2月22日：

主诉　左膝关节疼痛，活动受限1个月。

病史　患者双膝关节炎病史40余年，间断双膝疼痛，1个月前劳累后出现左膝关节疼痛，活动受限，行走困难，经休息后未缓解，遂就诊于天津医院，查左膝关节CR示：退行性骨关节病，予口服药物治疗（具体不详），经治病情稍减轻，进一步系统诊治收入我病区。患者缓慢步行入病房，现症：神志清楚，精神好，呼吸平稳，左膝时有疼痛，活动时明显，行走困难，时有腰痛，纳食好，寐欠安，小便畅，大便溏。

查体和实验室检查　左膝关节压痛，关节摩擦音（+），直腿抬高45°，4字实验（±），腰椎3/4处轻压痛。舌暗苔白，脉弦。

中医诊断　痹证（风寒湿痹）。

西医诊断　退行性骨关节病，脑萎缩。

辨证　患者气血不足，加之久劳，损及颈部筋脉，致局部气血运行不畅，经脉瘀阻，经云"不通则痛"，而见颈项疼痛诸症，舌、脉亦为经脉瘀阻之象。

治则　祛风散寒，活血祛瘀。

选穴　委中、内外膝眼、阴陵泉、阴谷、曲泉。

操作　阴谷、曲泉直刺1寸，施捻转补法。委中俯卧位直刺1.5寸，内外膝眼均对刺1寸。

其他　微波治疗，2次；湿敷治疗，2次；温灸，2次；穴位拔罐，1次；直流电药物透入疗法，2次；骨科中药膜治疗，1次；神灯照射，1次。

中药　消瘀止痛膏，脉血康胶囊，荣筋片，益肾养肝合剂。

白芍15g，北沙参15g，赤芍12g，川芎10g，当归15g，杜仲20g，海风藤15g，牛膝20g，威灵仙15g，络石藤15g，槲桑寄生15g，熟地黄15g，寻骨风20g，延胡索10g。水煎服，150ml，每日1剂。

西药原则　营养神经。

治疗经过　患者入院后第4日颈项部疼痛减轻，时有头晕，未诉头痛。入院后第10日颈项部疼痛减轻，左上肢麻木无力减轻，未诉头晕、头痛。入院后第14日未诉颈项部疼痛，左上肢麻木无力较前好转，未诉头晕、头痛。入院后第 20 日患者神清，精神可，呼吸平稳，未诉颈项部疼痛，左上肢麻木无力较前好转，未诉头晕头痛，纳可，夜寐欠安，二便调，舌红，苔白，脉弦。

病例 4

靳某　男　77 岁　退休　入院日期：2014 年 7 月 4 日

主诉　患者双膝关节肿痛 1 周。

病史　患者于 1 周前因劳累后感风寒，出现双膝关节肿痛，关节活动严重受限，行走站立困难，未服用任何药物，由门诊收住院。现症：双膝关节、双踝关节肿痛，关节活动严重受限，晨僵 15min，纳寐尚可，小便调，大便干，舌暗红有瘀斑，苔黄，脉弦。

查体和实验室检查　左膝关节肿胀Ⅰ度，骨摩擦音，右膝关节肿胀Ⅲ度，右膝浮髌试验(+)，双膝压痛Ⅱ级，双踝肿胀Ⅱ度，压痛Ⅰ级。X 线显示：两膝关节退行性变，诸骨骨质边缘局部不规则变尖，骨质密度减低；两侧股骨外侧髁、两侧胫骨髁间嵴及两侧胫骨平台区域可见小囊状影；两膝关节积液；两侧髌骨软化。

中医诊断　骨痹。

西医诊断　膝骨关节炎。

辨证　该病由肝肾渐亏，气血不足，外感寒湿，气血阻滞，脉络不通，筋骨失养所致。

治则　行气活血，通络止痛。

选穴　复溜、肾俞、三阴交、足三里、犊鼻、鹤顶。

操作　复溜直刺 1 寸，施以提插补法 1min，足三里直刺 1.5 寸，三阴交直刺 1 寸，均施以捻转补法 1min，足三里、三阴交针刺捻转得气后在针尾套上 2cm 长的艾条，点燃。肾俞直刺 1 寸，施以捻转补法 30s；鹤顶直刺 0.5 寸，施以捻转泻法 1min；犊鼻屈膝取穴，向后内斜刺 0.5 寸，施以捻转补法 1min。留针 30min。

治疗经过　如上法每日治疗 2 次，针刺 1 个月后，关节肿胀、疼痛明显减轻，改善关节活动功能。

按语　增生性关节炎亦是关节骨质的一种退行性改变。其病本于肝肾不足，诱发于外伤刺激及慢性劳损。肾主骨、肝主筋，肾虚则骨软故骨质退化，肝血不足则筋失柔润，因筋附于骨，故肝肾不足是该病内因，外伤劳损致使局部气滞血瘀，经脉不通是其外因。治疗该病注意选取局部穴位，以活血通经止痛。注意扶正培本，选取肝俞、肾俞以滋肝补肾强筋健骨，可获佳效。

三、风湿性关节炎

病例 1

李某　女　26 岁　工人　入院日期：1981 年 6 月 29 日

主诉　发热，四肢关节疼痛 40 日。

病史　患者于 5 月中旬感冒发热，体温达 38.9℃，伴四肢关节疼痛，周身无力，服羚羊感冒片、四环素等 3 日后，热渐退但四肢肌肉、关节仍痛。5 月 20 日再次发热、恶寒，腰及四肢肌肉关节疼痛加剧，经注射庆大霉素、服用吲哚美辛后症状减轻，但下肢肌肉关节疼痛较著，查血沉为 50mm/小时。6 月 26 日再次发热，症状加重，服 APC 等药无效，经门诊收住院治疗。

查体和实验室检查　全身情况尚佳，双颌下可触及黄豆大小淋巴结节，有压痛，左锁骨下淋巴结大如黄豆但无压痛，咽部充血，心、肺正常，四肢关节无红肿畸形，双下肢可见散在红斑，并有压痛。舌体胖淡，苔黄略腻，脉濡而寸浮。

中医诊断　痹证（热痹）。

西医诊断　风湿性关节炎。

辨证　患者经常感冒为正气不足，腠理空虚之象，风寒湿邪入侵经络，气血痹阻，蕴郁发热，热积郁蒸故发热，经络不通，肌腠经筋气血失和故四肢关节疼痛，舌脉均为正虚被湿热所侵之象。

治则　清热宣痹，疏通经络。

选穴　曲池、大椎、合谷、后溪、足三里、阳陵泉、血海。

操作　大椎令端坐低头取穴，直刺 1.5 寸，施捻转泻法；曲池、合谷、阳陵泉、血海均施提插泻法，使针感向远端放散；余穴平补平泻。

治疗经过　如上法针刺两日后，体温降至 36.5℃，全身轻松，血沉 56mm/小时。1 周后关节疼痛减轻，未再发热。经治 1 个月后，肌肉关节疼痛消失，体温正常，无自觉症状，血沉 12mm/小时。

病例 2

杨某　女　39 岁　技术员　入院日期：1980 年 10 月 11 日

主诉　周身关节疼痛 3 个月。

病史　患者于 7 月 30 日发热、咽痛，周身关节疼痛，入夜尤甚，按感冒治疗，疗效不显，转为低热，体温在 37～38℃。经某卫生院予抗生素治疗后，周身关节疼痛加剧，全身出现结节性红斑，双踝红肿，灼热疼痛。后就诊于天津市南开医院，血沉为 83mm/小时，类风湿因子（+），经抗风湿及中药治疗无效，于 8 月 1 日转往某院住院治疗，诊为风湿热、风湿性关节炎，予双效西林、红霉素、阿司匹林等药，病情得到控制，但低热、关节疼痛未减轻，由门诊收入院。

查体和实验室检查　患者体胖，咽红，心律整，心音有力，心率 80 次/分，四肢无红斑及畸形，双下肢踝部轻度红肿，舌红苔黄腻，脉沉细。

中医诊断　痹证（热痹）。

西医诊断　风湿性关节炎。

辨证　患者发热咽痛，为外感风热之象，因其体丰湿盛，故湿热搏结，留连经络筋肉，故热不得解，湿热痹阻，气血不畅故肢节疼痛肿胀，湿性黏腻致使邪气滞留，故日久不愈。舌脉为湿热阻滞，损伤气阴之象。

治则　清热除湿，疏经通络。

选穴　风池、大椎、曲池、合谷、双膝眼、鹤顶、阳陵泉、三阴交。

操作　风池穴向对侧眼球方向斜刺 1.5 寸深，施捻转泻法；三阴交平补平泻；双膝眼对刺各进针 1 寸，鹤顶直刺 1.5 寸，平补平泻；余穴针法同上。

治疗经过　针刺两天后，关节疼痛减轻，1 周后疼痛消失，体温 36.7℃，加灸疗扶正散湿，患者更觉舒适，血沉复查为 21mm/小时。

按语　风湿性关节炎是一种反复发作的全身性病变。属链球菌感染引起的变态反应性疾患。青少年多见，以多发性、游走性大关节红肿热痛为特征，活动期过后，受累关节不遗留病理性损害，如治疗失宜，可累及心脏，引起风湿性心脏病。

该病属于祖国医学"痹证"范畴，虽古人认为风寒湿是该病三大病因，但临床当以酒后、劳汗、人体气血失调为内因，以风寒湿热为主的六淫之邪为外因。痹证虽然有风寒湿热等不同类型，但风湿性关节炎的急性期，多属风热湿痹。

以上两例均以发热、关节肿痛为主，当属热痹，乃风湿与热相搏，流连关节。气血阻塞故关节疼痛、红肿发热，热邪弛张则身热口渴。故治宜清热祛风、疏经通络，以大椎、曲池、合谷、三阴交为主穴。大椎为手、足三阳、督脉之会，有清热、散风、通阳之功；曲池为手阳明之合穴，有清热利湿之效；合谷为手阳明之原穴，可清热通络；三阴交是足三阴经交会穴，功专利湿、活血、通络。诸穴相伍，疏调气机，并辅以局部取穴则疏内达外相得益彰。

四、类风湿关节炎

病例1

刘某 女 30岁 工人 入院日期：1981年2月11日

主诉 腕踝关节疼痛2年。

病史 患者于1978年冬季夜间感受寒凉，晨起突然关节疼痛，腕踝关节肿胀，左侧较重，不能活动，某医院予中药治疗，症状无显著改变，化验血沉，抗链球菌溶血素“O”均正常，又经针灸治疗稍有缓解。1979年4月发现关节变形，腕踝关节疼痛剧烈，遇热则舒，休息后痛减，与气候变化无关，经天津中医药大学第一附属医院查类风湿因子（+），诊为类风湿关节炎，予中药及激素治疗，疼痛减轻，停药后又加剧。以后又经蜂毒及双氯芬酸钠肠溶片等药治疗疼痛不减，今由门诊收留住院。

查体和实验室检查 咽无红肿，心肺正常，脊柱无侧弯. 第4腰椎左侧轻度压痛，腕关节、指关节、踝关节肿大变形，但不红不热，双膝关节有摩擦音，舌淡红，苔薄白，脉细数。

中医诊断 痹证（历节风）。

西医诊断 类风湿关节炎。

辨证 患者起居不慎，感受风寒之邪，闭阻经络，气滞血瘀，经气不通，故疼痛不已。气血壅滞故肿胀，病久筋骨失养，关节失柔，筋脉挛缩，骨质受损故关节变形。

治则 温经散寒，活血益肾。

选穴 肝俞、肾俞、膈俞、三阴交、风池、大杼、阳陵泉。灸指、腕、踝关节。外关、阳池、腕骨、阳溪、大陵、解溪、商丘 丘墟、昆仑、申脉。

操作 肝俞直刺1.5寸，施捻转补法，令针感向前放散；肾俞刺1.5寸，施捻转补法；风池刺1.5寸，令针感向后枕部放散，施捻转泻法；三阴交刺1寸，施捻转补法；余穴均按常法平补平泻，针后加灸两壮或用艾条灸。

治疗经过 住院当日经两次治疗后，疼痛减轻，停用激素类药物，无反跳表现。15日后双踝关节肿胀消退，疼痛明显减轻。1个月后腕、踝关节肿胀消失，生活可自理。出院后继续来门诊隔日针灸1次，治疗20次巩固疗效后，未再复发。

病例2

戴某 女 45岁 干部 入院日期：1980年6月9日

主诉 周身关节疼痛5年，近1个月加重。

病史 患者于1975年发现右膝关节疼痛，屈伸受限，未予治疗。1976年8月以后因迁居潮湿之所，病情发展，四肢各关节均疼痛、活动受限，曾到市属某医院查血沉，抗链球菌溶血素“O”均正常，类风湿因子（+），诊断为类风湿关节炎。自1977年1月服用地塞米松5个月后改服中药，至1979年10月病情进一步加重，关节疼痛难忍，活动困难，手指小关节变形而来我院住院治疗。

查体和实验室检查 患者体胖，满月脸，四肢关节肿胀，肘膝以下为甚，轻度变形，肢体浮肿，双上臂不能抬举，手指屈伸困难，两手不能握固，腕关节也不能屈伸。脉象沉。血沉136mm/小时，尿蛋白（±），类风湿因子（+）。

中医诊断　痹证（骨痹）。

西医诊断　类风湿关节炎（周围型）。

辨证　患者素体正虚，营卫失调，居处潮湿，寒湿之邪侵渍经络，痹阻血脉，留注肢节则见证如上。湿邪侵淫，寒邪沉凝，迁延日久，伤及筋骨，加之失于濡养故关节疼痛变形。

治则　滋补肝肾，祛寒通络。

选穴　外关、合谷、阳池、鹤顶、阳陵泉、阴陵泉、内外膝眼（加灸）、曲池、肩髃、尺泽、肝俞、肾俞、膈俞、大杼、三阴交。

操作　肩髃抬臂直刺向极泉方向进针1.5寸深；曲池穴屈肘取穴，直刺1寸；尺泽直刺1寸，鹤顶直刺1寸，内外膝眼屈膝取穴，针向膝关节腔内1.2寸；诸穴均施捻转补法，令局部酸胀为度，针后灸3壮，或用艾条灸。

治疗经过　如上法治疗1周后，关节肿胀明显消退，四肢关节疼痛减轻。10日后血沉降至70mm/小时。20日后地塞米松量至每日2mg。35日后血沉降至30mm/小时，病情明显好转，四肢关节肿胀均已消退，关节基本不痛，肢体活动自如，但行走时间过长，劳累或上楼时稍感疼痛。激素停止使用，观察15日后病情稳定，无反复即令出院。

病例3

张某　女　38岁　售货员　入院日期：1980年5月28日

主诉　肩和腕关节疼痛，活动受限3年。

病史　患者于1977年夏季，月经中断，双侧手、足时青时苍白，继而手指及足趾肿胀严重，关节疼痛，曾由某医院诊为雷诺病，服用天麻、全虫等中药一年余。1978年经其他医院查血沉，结果不正常（数值不详）。治疗5个月，病情无明显好转。后经私人医生予中药治疗4个月后，查血沉为46mm/小时，类风湿因子（+），又经它院治疗无明显效果，而于1980年5月来我院门诊，复查血沉为126mm/小时，类风湿因子（+），抗链球菌溶血素“O”1∶800，尿蛋白（++），收住院治疗。

查体和实验室检查　患者咽部无充血，扁桃体不大，心尖部可闻及收缩期Ⅱ级吹风样杂音，双手不能握固，握力差，双手轻度肿胀，指关节压痛明显，动则痛甚，双肩关节活动时也有明显疼痛，皮肤色泽无改变，舌质淡少苔，脉象沉弦。

中医诊断　痹证（骨痹）。

西医诊断　类风湿关节炎。

辨证　患者素体虚弱，肝肾亏损，复感风寒之邪，流窜入于经络，血脉阻滞，经气不畅，寒性凝滞，湿性重浊，寒湿之邪留连不解，病久不得愈，气血失濡，肢节失养故关节肿痛变形。

治则　补益肝肾，温通经络。

选穴　肩髃、肩周围刺、合谷、八邪、外关、肝俞、肾俞、膈俞、大杼、阳陵泉。

操作　肩周围刺即在肩关节四周或三角肌四周，间隔5分1针；八邪直刺5分，施捻转补法，以局部酸胀为度。余穴针法同上。

治疗经过　经过5日治疗后，肩关节疼痛见缓解，可以轻微活动，抬举范围扩大，可触摸头部。10日后双上肢肩部活动自如，手指屈伸功能较前好转。20日后腕关节疼痛明显减轻，活动灵活。40日后诸关节疼痛消失，肢体运动灵活，生活自理而出院。继于门诊隔日针1次，1个月结束疗程，巩固疗效。

病例4

王某 男 20岁 学生 入院日期：1982年9月29日

主诉 周身关节窜痛9年，右胯及双足跟疼痛不能行走3个月。

病史 于1973年秋发现四肢关节痛，遇热减轻，遇冷加重，曾经市级医院等诊为风湿性关节炎。服用泼尼松、保泰松及中药，并用封闭疗法，症状虽减，但反复发作，右膝关节逐渐肿大。后住某院治疗，并予手术，右膝关节肿大消失，疼痛缓解。9年来服药则痛减，停药则痛剧，经常自服中西成药。今年6月始发现右膝及双足跟疼痛，不能承重，行走艰难，肌肉酸楚乏力。经针灸及中药治疗无效而收入病房。

查体和实验室检查 痛苦面容，形体消瘦，心肺正常，行走时弯腰，右臀及大腿肌肉萎缩，脊柱第3～5腰椎后突，局部压痛。右髋关节压痛，右足踝关节背屈，未见红斑结节。右腿直腿抬高约30°，右分髋试验（+）。舌淡苔薄白，脉细数。血沉98mm/小时，X线显示“类风湿关节炎（侵及两骶髂及髋关节）”。

中医诊断 痹证（骨痹）。

西医诊断 中枢型类风湿关节炎。

辨证 患者伤于寒湿，邪渍肌腠，侵于经脉，因寒湿之邪重浊凝滞，故着于筋骨而成筋痹、骨痹。足太阳膀胱筋上结于踝，与腘中并上结于臀。足太阳膀胱经主病：“脊痛，腰似折，髀不可以曲，腘如结，腨如裂……”故本症当属足太阳之筋痹。

治则 强筋健骨，散寒通络。

选穴 肾俞、肝俞、膈俞、大杼、大肠俞、环跳、腰阳关、委中、鹤顶、内外膝眼、三阴交。

操作 大肠俞直刺3寸，使麻电感下窜至足尖。腰阳关直刺1.5寸，令麻电感下窜。环跳直刺5寸，令酸胀感扩散至髋关节。诸穴均施捻转补法。余穴针法同前。

治疗经过 每日针刺2次，经7日治疗后，右髋关节疼痛减轻，血沉降至55mm/小时，又经1个月治疗后髋关节疼痛明显缓解，右膝关节肿疼消失，行走得力，血沉降至34mm/小时，饮食正常，夜寐转安。2个月后，诸症消失，血沉降至12mm/小时。随后出院，门诊巩固治疗1个月。

病例5

刘某 女 32岁 工人 入院日期：2014年9月20日

主诉 周身关节肿痛间作3年，加重半月。

病史 患者于2009年10月无明显诱因致双手指关节、双膝关节疼痛持续发作，晨僵60min，曾于我院门诊确诊为类风湿关节炎，用药后症状稍缓解。半月前，因感受风寒，病情加重，双手指腕及双膝疼痛肿胀伴活动受限，为进一步系统诊疗收入院。现症：周身关节疼痛，双手指腕关节及双膝关节肿胀疼痛，活动受限，晨僵1小时，纳可，夜寐安，二便调，舌暗红，苔薄黄，脉弦。

查体 双手第二三近端指关节及第三四掌指关节肿胀Ⅱ～Ⅲ度，压痛Ⅱ～Ⅲ级，双腕肿胀Ⅰ度，压痛Ⅱ级，血沉102mm/h，类风湿因子624 IU/ml，C反应蛋白20.2mg/l，双手X线：双手及双腕所示诸骨骨质密度减低；双侧指间关节、掌指关节及腕关节、掌腕关节可见局限性密度减低灶，符合类风湿关节炎所致影像学诊断。

中医诊断 痹证（骨痹）。

西医诊断 类风湿关节炎。

辨证 患者起居不慎，感受风寒之邪，郁久化热，闭阻经络，气滞血瘀，经气不通，故疼痛不已，气血壅滞故肿胀，舌苔薄黄、脉弦为邪郁化热之象。

治则　扶正祛邪，疏风化湿，清热活血。

选穴　风池、合谷、曲池、血海、太冲、尺泽、腕骨、外关、内膝眼、外膝眼。

操作　风池在胸锁乳突肌与斜方肌上端之间的凹陷中取穴，直刺1.5寸，令针感向后枕部放散，施以捻转泻法1min；曲池直刺1寸，施提插泻法1min；血海直刺1寸，施捻转补法1min；合谷、太冲均直刺1寸，施捻转泻法每穴1min；尺泽在肘横纹中，肱二头肌腱桡侧凹陷处，直刺1寸，施捻转泻法1min；腕骨位于第5掌骨基底与钩骨之间的凹陷处，赤白肉际，直刺0.3寸，施以捻转泻法1min；外关取穴于腕背横纹上2寸，尺骨与桡骨正中间，直刺1寸，施以捻转泻法1min；内外膝眼屈膝取穴，在髌韧带两侧凹陷处，向膝中斜刺1寸，施捻转泻法1min。

治疗经过　如上法每日治疗2次，针刺1个月后，关节肿胀、疼痛明显减轻，晨僵时间缩短至30min。

按语　类风湿关节炎是一种全身性疾患，特点是病程迁延，反复发作。因关节的炎性病变可损及骨质，故发作时关节肿胀，发热疼痛，后期则关节变形僵硬，消瘦贫血，甚至生活不能自理，丧失劳动力。

本证统称痹证，实为骨痹，筋痹之属。历代关于类似类风湿关节炎的论述很多，如《素问·逆调论》中说："肾者水也，而生于骨，肾不生则髓不能满，故寒甚至骨也……病名曰骨痹，是人当挛节也。"《素问·气穴论》说："积寒留舍，亲已不居，卷肉缩筋，肋肘不得伸，内为骨痹，外为不仁。"《金匮要略·中风历节》篇说："诸肢节疼痛，身体尫羸，脚肿如脱……。"《三因极一病证方论》说该病为："久而不治，令人骨节蹉跌。"可见古代医学家已观察到"挛节"、"卷肉缩筋"、"肋肘不得伸"、"骨节蹉跌"等功能障碍，另外也认识到该病出现"身体尫羸"、"尻以代踵"、"脊以代头"等全身症状。

本症虽以风、寒、湿为病因，但是痹证中较顽固的一种，应该认识到它的特异性，该症病因病机比一般痹证复杂，病情比一般深重。风寒湿邪深入筋骨，影响肝、肾经气运化，筋骨失荣，故关节拘挛，筋骨损伤，不能枢转。因此治疗该病当以补益肝肾为主，散寒通络为辅。改变宣痹散风，只重局部的治疗原则。

我们常用的主穴为：肝俞、肾俞、膈俞、大杼、阳陵泉、三阴交。

辅穴：①颈椎关节：风池、天柱、大椎、列缺。②脊柱关节：腰背部俞穴或挟脊刺、委中、人中。③腰骶关节：腰阳关、17椎下、关元俞、昆仑。④肩关节：肩井、肩髃、肩贞、肩髎、肩内陵、肩外陵。⑤肘关节：曲池、尺泽、小海、天井、外关。⑥腕关节：外关、阳池、腕骨、阳溪、大陵。⑦掌、指关节：八邪、合谷、后溪。⑧骶髂关节：关元俞、小肠俞、白环俞。⑨髋关节：环跳、阳陵泉。⑩膝关节：犊鼻、膝眼、膝阳关、阴陵泉、委中、合阳、阳陵泉、鹤顶。⑪踝关节：解溪、商丘、丘墟、昆仑、太溪、申脉、照海。⑫趾关节：解溪、太冲、八邪、陷谷、公孙、足临泣。

主穴肝俞、肾俞滋补肝肾扶正驱邪；膈俞为血会，可活血化瘀；大杼、阳陵泉分别为骨、筋之会穴，强健筋骨而宣痹止痛；三阴交通调三阴，益肾养阴。以上诸穴滋补肝肾，精血充足则髓生骨健，筋脉关节得以荣养淖泽。配合局部输穴，活络化瘀，瘀去则新生，故机关滑利，四肢灵活。

以上五例，病程长短不一，病情轻重有别，经上法针刺均获佳效。该病进展缓慢，病程较长，故治疗时勿操之过急，坚持针灸，持之以恒。在病情好转，症状基本消失时也不要停止治疗，继续针灸两个疗程以巩固疗效，防止复发。对于病情严重的病例，骨质疏松、骨骼损害、关节畸形者，应当采用综合治疗，单纯针灸也难收全功。

五、强直性脊柱炎

病例

马某　男　50岁　农民　入院日期：2014年2月25日

主诉　腰背部及髋部疼痛16年，加重2个月。

现病史　患者于1998年出现腰背部疼痛，髋部疼痛，于某医院诊断强直性脊柱炎，患者服用止痛药物，配合理疗，疗效不显，病情进行性加重。2个多月前患者劳累后病情加重，腹股沟疼痛，伴活动受限，遂就诊于我院。入院时症见：颈部及腰背疼痛僵硬，腹股沟疼痛，活动后可缓解，晨僵，左手及左足趾麻木，头晕，泛酸，食管烧灼感，无发热，纳可，寐安，小便调，大便稀，舌淡红，苔薄白，脉弦。

查体和实验室检查　颈部胸部强直，双侧“4”字试验（+），枕墙距2cm，指地距13cm，Schober试验3cm。HLA-B27（+），血沉28mm/h，C反应蛋白12.2mg/l。骨盆CT：两侧骶髂关节间隙消失，骶髂关节大部骨质融合；两侧髋臼、股骨头多发异常影；两侧髂骨致密斑；符合强直性脊柱炎累及骶髂关节影像学改变。

中医诊断　痹证（脊痹）。

西医诊断　强直性脊柱炎。

辨证　患者因肾虚不足，督脉和足太阳膀胱经复感外邪，导致腰脊阳气郁闭，气血不通所致。

治则　补肾强督，温通经脉。

选穴　夹脊、命门、志室、环跳、八髎。

操作　患者俯卧位，取其相应病变部位的夹脊穴，于相应脊椎棘突下旁开0.5寸进针，命门直刺1寸，施补法30s，针后加灸；志室斜刺0.5寸，施补法1min；八髎直刺1寸，施泻法1min；侧卧屈股位环跳直刺3寸感到针处酸胀，针后加灸，留针30min，每日2次，30日为1个疗程。

治疗经过　治疗3次后，患者自觉腰背痛有所减轻，活动功能较前改善，治疗1个疗程后，疼痛僵硬症状明显改善，能进行日常的体力活动。

按语　该病因肾虚督空，卫外不固，复感外邪，致气血运行不畅，督脉痹阻，不通则痛。治疗以补肾壮督、通经止痛为基本原则。根据“经脉所过，主治所及”治疗特点，取经外夹脊穴。命门位居督脉，能补肾强督，志室配命门，有强壮腰膝、活血止痛的作用。《针灸甲乙经》云：“腰胁相引痛急，髀筋瘈胫，腰痛不可屈伸，痹不仁，环跳主之。”环跳为足少阳、太阳之交会穴，能祛风化湿、强健腰膝。八髎位于第1～4骶后孔中，与骶髂关节邻近，是谓“腧穴所在，主治所及”。诸穴配合，共奏补肾强督、疏经止痛之效。治疗的同时应进行谨慎而不间断的体育锻炼，以取得和维持脊柱关节的最好位置，站立时应尽量保持挺胸、收腹和双眼平视前方的姿势，应睡硬板床，多取仰卧位，减少或避免引起持续性疼痛的体力活动，每日做3次广播体操或太极拳，每小时活动颈椎腰椎1次，早晚两次深呼吸，以达到延缓病情进展提高生活质量的目的。

六、反射性交感神经营养不良综合征

病例

患某　19岁　学生　初诊日期：2008年5个月

主诉　右踝关节肿胀疼痛半年伴下肢疼痛1个月余。

病史　患者5个月前因不慎斧头砸伤右侧踝关节，引起右脚肿胀疼痛，经止痛、抗炎等治疗遗留右下肢疼痛。患者入院时神志清楚，精神可，呼吸平稳，语言清楚，持续右下肢疼痛，右下肢可抬离床面45°，抬举时双侧腹股沟疼痛。右下肢自膝盖上10cm以下皮肤疼痛、敏感，右踝关节局部皮肤颜色加深且较粗糙，皮肤温度亦较左侧偏低，右下肢带矫形器行走。夜寐欠安，纳食好，二便调。

查体和实验室检查　右踝关节X线及CT检查确诊为特异性斑片状骨质疏松；骨扫描示右踝关节处核素异常浓度聚集。舌淡暗，苔薄白，脉细滑。

中医诊断　痹证（气滞血瘀证）。

西医诊断　反射性交感神经营养不良。

治则　活血祛瘀，通痹止痛。

选穴　四神聪、人迎、内关、尺泽、合谷、太冲、阳陵泉，下肢阳明经排刺。

操作　人迎穴，避开颈总动脉，直刺0.3～0.8寸，提插寻找针感，以使之向前胸放射为佳；内关直刺0.5～1寸，用捻转泻法；尺泽穴直刺0.8～1.2寸，施捻转提插泻法；合谷、太冲均直刺0.5～0.8寸，均用捻转泻法。皮温降低者加用温灸法。各穴均留针20min，每日针刺2次，20日为1个疗程，针刺2个疗程，中间休息2日。水温控制在40℃左右，用毛巾浸泡于煎好汤剂中，外敷于患处。根据病情需要，每日敷2～4次，每次20～30min。中药外敷配合肢体综合训练治疗。

其他辅助疗法　中药外洗：伸筋草120g，透骨草120g，红花120g，川芎120g，三七60g，乳香、没药各120g，水煎汤剂约1500ml外用。

中药　身痛逐瘀汤加减。

秦艽20g，川芎9g，桃仁10g，红花6g，甘草15g，羌活12g，没药6g，当归10g，五灵脂9g，香附12g，牛膝15g，地龙12g。水煎服，150ml，每日1剂。

治疗经过　治疗40日后，失眠及右下肢疼痛明显好转，3个月后患者治愈出院。

按语　反射性交感神经营养不良的发病机制尚不明确，有多种学说，如Melgak和Wall提出的闸门学说、Livingston提出的持续刺激学说、Doupe提出的人工突触或短路学说等。早期对RSD患者的研究显示，该病的发生有一定的诱发因素，其中软组织损伤占40%，骨折占25%，心肌梗死占12%，脑血管意外占3%。偶尔RSD也发生在血液透析致动静脉瘘或服用环孢素的患者。许多患者在发病之初有明显的情绪异常，情绪紧张可能也是一个重要的诱发因素。该病属中医学“痹证”范畴，认为损伤早期经脉受损，血溢脉外，气滞血瘀，致使气血运行不畅，不通则痛。卫气虚，无力推动津液运行，故肿胀难消；卫阳不能达表，卫外不固则怕冷、汗出。气血凝涩，经络痹阻，皮肤、爪甲失却濡养，故皮肤变薄萎缩，指甲脆弱。筋骨关节失去濡养，寒邪入侵关节，故关节拘急。久病入络，扰乱心神，故可见精神症状。治宜活血化瘀，消肿止痛，温经通络，宁心安神。方用身痛逐瘀汤加减。方中重用黄芪补气行血；川芎、当归、桃仁、红花活血祛瘀；牛膝、五灵脂、地龙行血舒络，通痹止痛；秦艽、羌活祛风除湿；香附行气活血；酸枣仁宁心安神，甘草调和诸药。诸药共奏活血祛瘀、祛风除湿、蠲痹止痛、宁心安神之功。

对于该病的发病，目前较为公认的机制是交感神经兴奋性增高。有研究证明针刺具有抑制交感神经功能的作用。有学者认为，经络的传导基础是神经反射机制。人迎穴其最深层为颈交感神经干，内关位于正中神经循行处，尺泽位于桡神经主干附近。针刺时直接刺激这些神经，将针刺信息通过突触间联系传入脊髓，再从脊髓传出纤维将神经冲动传至瘫痪肌肉的神经肌肉接头，产生肌肉收缩。神经生理学的观点认为，穴位可能是产生针感的感觉性装置较密集的部位，通过针刺将刺激传入脊髓，再传入脑，兴奋大脑的高级运动中枢，调节大脑皮质的兴奋抑制过程，恢复和重建正常的反射弧，产生主动收缩，使不完全丧失功能的肌肉尽快发挥作用，并降低肌张力及痉挛，减轻异常协同运动，增加分离运动。由于针刺这种信号的不断刺激，将保持中枢神经和周围神经的正常兴奋和抑制过程，针刺泻法可降低末梢神经的兴奋性，阻滞感觉神经的传导，提高痛阈，加强血液循环，缓解因缺氧、缺血和致病物质积聚所引起的疼痛，并提高某些致病物质水解酶的活性，分解转化致病物质而镇痛。针灸时和平时均应特别注意患肢的正常体位，这样可以获得正常的本体刺激，从而调整患侧肢体肌肉张力的失衡，利于患肢功能恢复。

第十节　跖神经痛

病例

冯某　女　57岁　工人　初诊日期：1979年8月4日

主诉　右足底疼痛15日，近3日加重。

病史　患者长期体弱多病，曾患肾结核。手术切除一侧肾脏，加之20年来一直站立工作。近2年双足底经常疼痛，以右足为甚。经休息或得热疼痛见轻。近半月来因生气加之劳累过度，右足底又突然疼痛，呈针刺样，不能站立，服止痛药效果不显，特到针灸科治疗。

查体和实验室检查　痛苦面容，形体消瘦，四肢生理反射均存在，病理反射未引出，右足底无红肿，但有明显压痛，趾底痛觉过敏，足X线片正常，舌质淡，苔薄白，脉细弦。

中医诊断　足底痛（肾气不足证）。

西医诊断　跖神经痛。

辨证　肾藏肾，主骨，肾气不足，脉络失于温养。

治则　滋阴补肾，温养经络。

选穴　太溪、三阴交、足底排刺。

操作　三阴交、太溪穴均施烧山火手法，令患者足底温热感为度，足底排刺宜浅，一般0.3寸施平补平泻法。

治疗经过　上述穴位每日针刺1次，3日后疼痛大减，可站立缓慢行走，5日痊愈，行动如常。

按语　跖神经痛系由跖神经的趾间分支发生局限性退变及其周围纤维结缔组织增生所致的足底疼痛。根据经脉所过，主治所及的原则，以局部取穴和经脉取穴相结合，选用肾经的腧穴，太溪和足底排刺取得较好结果。该患者素体虚弱，肾气不足，脉络失于温养、濡润，属“不荣则痛”，即《素问·举痛论》“阴气竭，阳气未入，故卒然而痛”之意，采用以温补肾阳为主，兼顾疏解局部经气的治疗法则，予烧山火手法，取得较好效果。

第十一节　强直性脊柱炎

病例

王某　男　25岁　初诊：2005年1月11日

主诉　左骶髂关节疼痛3~4年，右膝肿痛10余日。

病史　患者3~4年前始出现左骶髂关节疼痛，活动后、遇寒均加重。每年明显发作1~2次，曾就诊医院后服用莫比可无明显缓解。一个月前，左骶髂关节疼痛，左肩、双膝疼痛。于天津医科大学总医院查 HLA-B27 阳性。每月日发热 2 日，伴右膝肿痛，输入抗炎药（药物不详），热退，今日就诊我院，考虑强直性脊柱炎，为进一步治疗收入我病区。现症见：左骶髂关节疼痛，右膝肿，发热，体温 37. 9℃，纳寐可，二便调。

查体及实验室检查　右膝肿Ⅱ°，压痛 2 级，“4”字试验（+），浮髌试验（-），Schober 试验（-），指地距 5cm，舌质淡红，苔黄腻，脉弦滑。骶髂关节 CT 示：双第七关节间隙略窄，髂骨密度增高。

中医诊断　痹证（湿热痹）；证型：湿热瘀阻证。

西医诊断　强直性脊柱炎。

辨证　患者外感风寒，日久化热，与湿互结，瘀阻关节，气血瘀滞不畅而发。

选穴　$L_2 \sim L_5$ 腰椎夹脊穴、命门、腰阳关、腰俞、肾俞、阿是穴。

操作　夹脊穴、腰俞、肾俞，命门、腰阳关捻转补法，命门、腰阳关针上加灸。阿是穴捻转泻法。

西药原则　控制病情急性发作，对症支持治疗。

中药　化瘀通脉汤剂、新癀片。

治疗经过　治疗 8 日，患者热退，左骸髂关节疼痛缓解，右膝肿痛减轻，时有疼痛，活动度较前增大，出现右下肢背侧痛，右足跟疼痛，蹲起受限，纳可，寐安，二便调，舌质红苔黄腻，脉弦滑。治疗 1 个月患者临床症状好转，神清，精神可，无腰痛，右膝肿痛减轻，活动度可，右下肢背侧痛、右足跟痛减轻，纳可，寐安，二便调，舌淡红，苔薄微黄，脉滑。在以后的一周里，继前治疗，3 月 2 日患者无腰部疼痛，右膝肿痛基本消失，右侧下肢背侧痛、右足跟痛等症状明显缓解，左“4”字试验（-），双膝活动可，遂出院转为风湿科门诊治疗。

按语　强直性脊柱炎的针灸治疗持续较长时间患者更会受益，病情稳定后每年针灸 1 ~ 2 个月，有助于延缓病情发展，减轻症状。

第十一章　妇科疾病

第一节　月经失调

病例1

陈某　女　44岁　工人　初诊日期：2003年1月4日

主诉　闭经2个月。

病史　患者1年来月经不调，曾服市售通经减肥诸药品无效，反使月经不潮。患者时有少腹隐痛，便秘。今日求诊于我院。

查体和实验室检查　发育正常，面色略红，心肺（-），腹部无压痛。舌暗红，苔黄腻，脉弦细而涩。腹部B超示：未见异常。

中医诊断　月经失调（湿热证）。

西医诊断　月经不调。

辨证　患者服药不当，反使体内阴阳失调，内生痰热，阻滞胞脉，而使月水失信，形成经闭。

治则　通经泻热通便。

选穴　合谷、三阴交。

操作　合谷穴直刺0.8寸，捻转泻法1.5min；三阴交向胫骨后缘直刺，进针0.8～1.2寸，施捻转补法2min。同时服用中药汤剂桃核承气汤3剂。

治疗经过　治疗1次后，月经至，经血有瘀块，大便通畅；治疗3次后，月经色、量正常。巩固治疗5次，随访下次月经，已转正常。

病例2

李某　女　38岁　初诊日期2011年11月14日

主诉　月经后期、经量少2年余。

病史　患者2年前开始出现月经不规律，经期错后，经期延期20余日，经量少，经期第1日下腹痛，偶夹血块，颜色深浅不一，伴后枕部昏重，倦怠乏力。曾服中药治疗效果不佳，遂来我院就诊。现症：神清，精神可，面色少华，后枕部昏重，月经后期、经量少，纳可，寐安，二便调。

查体和实验室检查　妇科彩超无异常；舌淡，苔白，脉细涩。

中医诊断　月经后期（肝肾亏虚兼血瘀证）。

西医诊断　月经稀发。

治则　醒脑开窍，补肝益肾，养血活血。

选穴　俯卧位选穴：百会、脑户、脑空（双）、玉枕（双）、风池（双）、天柱（双）、膈俞（右）、肝俞（左）、胆俞（右）、脾俞（左）、胃俞（右）、三焦俞（左）、肾俞（右）、气海俞

（左）、次髎（双）。

仰卧位选穴　神庭、头维、百会、四神聪、风池（双）、内关（双）、天枢（双）、中脘、关元、足三里（双）、三阴交（双）、太溪（双）、太冲（双）。

操作　俯卧位与仰卧位针刺隔日交替进行。背部腧穴、天枢、中脘、关元、足三里、三阴交、太溪采用捻转补法，太冲采用捻转泻法，余穴采用平补平泻法。得气后留针30min，每日1次。

中药　桃红四物汤加减。

治疗经过　治疗22日后，月经周期改善，天数缩短，量增加，经色仍深浅不一，经期腹痛较前缓解，继续予以针刺治疗及中药调理。继续治疗20日后，患者面色较前红润，神气平和，余症均有改善；续前治疗，1个月后患者月经后期症状明显好转，月经明显提前，经量增多，经色仍深浅不一，经期仍有腹痛，但较前缓解，面色较前红润，神气平和。

按语　月经稀发多因肾虚、血虚、冲任不足，或血寒、气滞、痰湿阻滞冲任等所致，是以月经周期延后7日以上，连续2个周期以上为主要表现的月经类疾病，相当于中医的月经后期。该患者是由于肝肾亏虚，血行不畅，日久致瘀，冲任虚损所致。冲为血海，任主胞胎，冲任虚损，肝血不足，日久血行不畅，则月经量少，月经后期；血虚则血脉无以充盈，血行不畅易致血瘀，可见经期腹痛；肝藏血，血虚则肝失所养，无以上荣，日久肝阴亏虚不能制约肝阳，肝阳上亢；肾藏精，精血不足，肾与膀胱相表里，足太阳膀胱经络营血亏虚，故见后枕部昏重；营血亏虚，无以上荣于面，则面色少华；舌淡、脉细涩，为营血亏虚、血行不畅之象。治补益肝肾，养血活血。故俯卧位穴取督脉之百会、脑户提神，醒脑安神；足太阳膀胱经之玉枕、天柱，足少阳胆经之脑空、风池，疏通局部经络以止头昏重；足太阳与肾经相表里，激发膀胱经之经气，既能增强自身正气，又能滋养肾精，故穴取膀胱经之膈俞（右），其为血会，可活血化瘀；肝俞（左）、胆俞（右）、脾俞（左）、胃俞（右）、三焦俞（左）、肾俞（右）、气海俞（左）等穴可以滋补肝肾，补益气血；次髎（双）为痛经经验穴，可活血化瘀止痛；仰卧位穴取神庭、头维、百会、四神聪、风池（双）、内关（双）、天枢（双）、中脘、关元、足三里（双）、三阴交（双）、太溪（双）、太冲（双），共奏滋补肝肾，补益气血；脾胃为气血生化之源，故穴取足阳明胃经与足太阴脾经穴头维、天枢、足三里、三阴交以补益气血；督脉穴神庭、百会及经外奇穴四神聪醒脑安神；胆经风池疏利头部经络；任脉穴中脘、关元补益气血，冲养任脉，任脉充盈，月事自下；足少阴肾经之太溪、足厥阴肝经之太冲补益肝肾兼疏肝利胆，以助活血化瘀。配合中药治疗，针药合并，加强疗效。

第二节　痛　　经

一、原发性痛经

病例1

侯某　女　33岁　工人　已婚　初诊日期：1980年4月6日

主诉　经期腹痛2年余。

病史　患者于1978年去农村探亲，经期不避生冷瓜果，引起腹痛，经水中断。而后每逢经水来潮，即感腹痛难忍，喜暖畏寒，经色暗红，夹有血块，曾经服中西药物治疗，均未根治，而要求针灸治疗。

查体和实验室检查　面色萎黄，腹部平坦，无压痛及癥瘕痞块，舌质淡，脉沉细。

中医诊断　痛经（血寒证）。

西医诊断　原发性痛经。

辨证　经期恣食生冷，致寒凝胞宫，阻断经水，血脉凝阻而痛，经水未尽，寒邪未除，冲任不调，血行不畅，故经期腹痛，经水量多，而有瘀块。

治则　通调冲任，温经散寒。

选穴　关元、归来、三阴交。

操作　关元直刺1～1.5寸，施提插补法，使少腹胀，并有温热感，施术1min，针后加灸3壮；归来向内斜刺2～2.5寸，施提插补法，针感传少腹，施手法1min；三阴交直刺1～1.5寸，施捻转补法1min。每日1次，每次留针20min。

治疗经过　针1次后，腹痛止，经行转畅，经色变红，3次后血块消失，5次后经水净，自觉精神好转，观察3个月，经期正常，无腹痛发作，痊愈，追访半年仍未复发。

病例2

史某　女　23岁　未婚　干部　初诊日期：1980年5月7日

主诉　经期腹痛8个月。

病史　患者13岁初潮，色、量、周期均正常。8个月前因工作与同事争吵，情志不舒，后经行则腹痛，月经量少，色暗，服中药治疗略见好转，但经期仍有腹痛，特来针灸治疗。

查体和实验室检查　形体如常，两乳胀而触痛，面色少华，腹软无压痛，舌红苔薄，脉弦。

中医诊断　痛经（气滞）。

西医诊断　原发性痛经。

辨证　患者因情志不舒，肝气郁结，致肝脾失和，气滞不宣，血行不畅而痛。

治则　疏肝解郁，行气活血。

选穴　关元、太冲、三阴交。

操作　关元直刺1～1.5寸，施提插补法1min；太冲直刺0.5～0.8寸，施捻转补法1min；三阴交直刺1～1.5寸，施捻转补法1min。

治疗经过　上穴日针1次，2次后痛减，经量增多；4次后疼痛消失，乳房不胀，情志转舒，继治3次而愈，追访3个月未复发作。

病例3

刘某　女　15岁　初诊日期：2002年6月26日

主诉　小腹持续性剧烈疼痛1日。

病史　患者10岁月经初潮，因过食寒凉之品致每次月经来潮前1～2日少腹疼痛，服止痛药止痛。1日前患者因学习紧张又冒雨涉水，致月经来潮时腹痛加剧，如撕裂状，伴头晕，俯身疼痛稍缓解，经量少、色紫黑并夹有血块，自服止痛药无效，故来就诊。

查体和实验室检查　面色晦暗，表情痛苦，少腹疼痛拒按。舌暗，苔薄白，脉沉弦。

中医诊断　痛经（气滞血瘀证）。

西医诊断　痛经。

治则　行气活血，通经止痛。

选穴　关元、次髎、地机、肾俞穴。

操作　关元、次髎、地机、肾俞穴三棱针点刺出血，并配合闪火法拔罐。

治疗经过　治疗完毕，患者少腹痛即缓解，已能直腰行走；又治疗 2 次，症状消除，可自由活动。

按语　痛经常发生于精神紧张、情绪不稳定者，与身体素质及月经前后的特殊环境亦有关系。由于子宫肌肉强烈收缩，甚则痉挛性收缩，导致气血运行不畅，冲任胞脉受阻，月经排出困难，不通则痛。刺络放血治疗能疏通胞宫血液循环，冲任胞脉血行通畅，可缓解子宫痉挛，使严重的痛经症状得以缓解消除。刺络拔罐法作为止痛的一种有效方法，是中医临床治疗急性痛症的一种特色的疗法，若能在各种急性痛症的治疗中抓住时机及时应用，可即时收到缓解疼痛、活血化瘀的效果，符合急则治其标的原则。刺络拔罐施治可调整机体功能状态，有缓解致痛因素的作用，使气血通畅，通则不痛，从而为进一步治疗赢得时间，同时还可避免西药的毒副作用。此法止痛不仅疗效迅速，而且安全，值得进一步的运用和探索。

病例 4

杨某　女　19 岁　初诊日期：2011 年 12 月 6 日

主诉　经期前后小腹疼痛 7 年余。

病史　患者 7 年前月经初潮后第 2 个周期，食冷饮出现小腹疼痛，自此每逢经期前后小腹作痛。曾于武警总医院查妇科彩超未见异常，经系统治疗，疼痛症状未见明显改善。平素畏寒，手足不温，近期患者经期前两日疼痛难忍，痛甚则面色、口唇苍白，头晕汗出，呕吐清水，饮食水亦吐，经量少，色暗有块。舌淡，苔白腻，脉沉紧。

中医诊断　痛经（阳虚寒凝证）。

西医诊断　原发性痛经。

治则　温经散寒，化瘀止痛。

选穴　关元、腰阳关、阳池、太溪、公孙、合谷、三阴交。

操作　关元直刺 1～1.5 寸，施提插补法，使少腹有温热、胀感，施术 1min，针后加灸三壮；腰阳关直刺 0.5～1 寸，施捻转补法 1min；合谷向第 2 掌骨后进针 1～1.5 寸，施捻转补法；三阴交直刺 1～1.5 寸，施捻转补法 1min；余穴均采用常规刺法，平补平泻。每日 1 次，每次留针 20min。

治疗经过　治疗 1 个周期后经期疼痛症状明显改善，两个周期后，经期未再疼痛，畏寒症状亦好转。两个月后随访，患者痊愈。

按语　经水为气血所化，血随气行，气充则血沛，患者素禀阳虚，冲任虚寒，复因经常贪食生冷，血滞不行，不通则痛。以调理冲任为主，冲脉起于关元，公孙通冲脉，腰阳关为阳气通行之关，取之可温养冲任；太溪、阳池为肾与三焦经原穴，补虚扶正，促三焦气化；正值经期补合谷、泻三阴交以通经止痛，非行经期，二穴均用补法可补气血，调理肝、脾、肾。诸穴合用可达到温经散寒、化瘀止痛的效果。

二、子宫内膜异位症

病例

于某　女　29 岁　职员　初诊日期：2001 年 12 月 25 日

主诉　少腹疼痛 6 日。

病史　患者于 10 年前每遇月经期即少腹疼痛，难以忍受。近日月经来潮，复又少腹疼痛，自服止痛药，外用周林频谱仪治疗等效果不明显，遂来我科就诊。现症：少腹疼痛，拒按，时有恶心欲吐，纳食欠佳，大便四日未行，小便可。月经15岁来潮，经期4~6日，周期为28~30日，量少、色暗，有瘀块，已生一胎。既往有子宫内膜异位症、巧克力囊肿。

查体和实验室检查　神清，精神欠佳，扶入病室，痛苦面容。面色苍白，冷汗出，心肺（-），腹软，肝脾肋未触及，小腹部压痛（+），腹部见一6cm长瘢痕（曾做剖宫产手术），双下肢无浮肿，生理反射存在，病理反射未引出。舌质淡，苔黄，脉弦。

中医诊断　痛经。

西医诊断　子宫内膜异位症。

辨证　患者曾做剖宫产手术，已损伤冲任二脉。气血瘀滞络脉，久而不去，形成癥瘕，经期疼痛。

治则　活血化瘀，调神通经，补益冲任。

选穴　三阴交、支沟、上星、百会、阴陵泉、血海、丰隆、足三里；耳针：胃、神门、内分泌。

操作　三阴交直刺1~1.5寸，施捻转补法1min；支沟、阴陵泉直刺1~1.5寸，施提插泻法；上星、百合沿头皮向后斜刺0.5寸，施捻转手法平补平泻1min；血海直刺1~1.5寸，施捻转补法1min；足三里直刺1~2寸，施捻转补法1min；丰隆直刺1~1.5寸，施捻转泻法1min；耳针：胃、神门、内分泌直刺0.1寸。

治疗经过　治疗3次后，腹痛减轻，恶心缓解；治疗5次后，疼痛停止；继续治疗10次，停止针刺治疗。下个月月经来潮前针刺治疗5次，观察月经无疼痛。以后每次月经来潮前针刺治疗5次，连续5个月月经时无疼痛。

第三节　继发性闭经

病例1

针某　女　31岁　已婚　工人　初诊日期：1981年7月6日

主诉　月经不潮3年。

病史　患者于1977年正常分娩后，哺乳1年余，曾经行3个月，以后开始闭经，每次行经需注射黄体酮，妇科检查无阳性发现，自觉头晕，心烦，神怠体倦，纳食差，便燥。

查体和实验室检查　形体较瘦，肌肤不润，面色不荣，神倦，腹软无压痛，无症瘕痞块，舌绛苔剥，脉细弱。

中医诊断　经闭（阴虚火旺证）。

西医诊断　继发性闭经。

辨证　患者产后，哺乳，耗伤精血，致阴虚发热，热烁血枯，经水不行。

治则　滋阴清热，益气养血。

选穴　归来、关元、三阴交、肝俞、脾俞、膈俞、血海。

操作　归来向内斜刺2~2.5寸，施提插补法1min；关元直刺1~1.5寸，施提插补法1min；三阴交直刺1~1.5寸，施捻转补法1min；肝俞，脾俞，膈俞均向脊柱方向斜刺1~1.5寸，施捻转补法1min；血海直刺1~1.5寸，施先补后泻手法1min。每日1次，留针20min。

治疗经过　针3次后月经来潮，量少色粉红；10次后头晕、腰酸等证减轻，20次后月经正常来潮。继针5次以巩固疗效，追访半年，月经正常。

病例2

周某　女　24岁　工人　初诊日期：1980年10月6日

主诉　闭经5个多月。

病史　患者14岁初潮，开始经期正常，一年前经期2～3个月一潮，量少，5个月前闭经，少腹胀痛，胸满胁痛，嗳气食少，腰酸，经西药黄体酮注射仍不效，而来就医。

查体和实验室检查　妇科检查无异常，腹部轻度胀气，无压痛，阴道少量白色黏液。舌红，苔薄，脉弦。

中医诊断　经闭（气滞血瘀证）。

西医诊断　继发性闭经。

辨证　腹胀胸满，胁痛，嗳气食少，均为气机不畅，血脉凝滞；胞宫受阻，经血不行。

治则　行气活血，祛瘀通经。

选穴　归来、地机、行间、血海。

操作　归来向内斜刺1～2寸，施提插泻法1min；地机直刺1～1.5寸，施提插泻法1min；行间直刺0.5～0.8寸，施提插泻法1min；血海直刺1～1.5寸，施提插泻法1min。

治疗经过　每日1次，经治疗12次后，月经来潮，但量少色淡两日止；继针14次后，自觉头晕、胸闷等症状消失，后改隔日1次治疗，9次后，月经正常来潮，而后痊愈，追访8个月未复发。

病例3

张某　女　33岁　职员　初诊日期：2003年7月15日

主诉　闭经1年。

病史　患者1年前突然出现闭经，曾服中药可偶有一次来潮，但疗效不能维持。既往药物流产未净刮宫手术一次，育有1个七岁男孩，体健。为系统治疗，今日来我科就诊。

查体和实验室检查　形体消瘦，面色晦暗，腹部无压痛。舌红，苔少，脉弦细。

中医诊断　闭经（气虚血少证）。

西医诊断　继发性闭经。

辨证　患者体虚消瘦，气血不足，肝肾阴虚，精血不能按时充盈胞脉，以致经水匮乏，而成闭经。

治则　补益气血，调神行气，滋补肝肾。

选穴　内关、神门、子宫、气穴、足三里、三阴交、阴陵泉、太冲、头皮针生殖区。

操作　内关直刺0.5～0.8寸，捻转提插泻法；神门直刺0.5寸，捻转补法；子宫、气穴直刺1.5～2寸，捻转提插补法；足三里直刺1寸，提插补法，使针感上传；三阴交向胫骨后缘直刺，进针0.8～1.2寸，施捻转补法；阴陵泉直刺1寸，施捻转泻法；太冲直刺或稍向上斜刺，进针0.5～1寸，施捻转泻法；头皮针生殖区沿皮刺入0.5寸，捻转补法。

治疗经过　治疗7次后，月经来潮，但量少色淡两日止；继针15次后，改隔日1次治疗，10次后，月经正常来潮，而后痊愈，追访3个月月经正常。

病例4

肖某　女　32岁　初诊日期：2011年9月22日

主诉　月经不潮4个月余。

病史 患者去年怀孕至3个月时流产，今年5月份再次流产，此后月经不潮至今。现症：患者神清，精神弱，面色㿠白无华，唇舌色淡，全身乏力，情志郁，善太息，小腹坠胀，纳可，寐安，二便调。

查体和实验室检查 妇科彩超示子宫偏小，余无异常；舌淡红，苔白，脉细缓。

中医诊断 经闭（气亏虚兼气郁）。

西医诊断 继发性闭经。

治则 醒脑开窍，益气养血调经，疏肝解郁。

选穴 百会、上星、头维、印堂、内关、天枢、下脘、中脘、太乙、石门、关元、归来、阴陵泉、足三里、丰隆、三阴交、太溪、太冲、足临泣。每周2~3次。

操作 百会斜刺0.3~0.5寸，施平补平泻手法1min；上星平刺0.5~1寸，施平补平泻手法1min；头维平刺3寸，透向率谷，施平补平泻法1min；印堂向鼻根部斜刺0.5寸，施雀啄法；内关直刺0.5~0.8寸，捻转提插泻法；关元直刺1~1.5寸，施提插补法1min；归来向内斜刺2~2.5寸，施提插补法1min；阴陵泉直刺1寸，施捻转泻法；足三里直刺1寸，提插补法，使针感上传；三阴交向胫骨后缘直刺，进针1~1.5寸，施捻转补法1min；太溪直刺0.5~0.8寸，施捻转泻法1min；太冲直刺或稍向上斜刺，进针0.5~1寸，施捻转泻法；足临泣直刺0.5寸，捻转泻法1min；余穴均采用常规操作。每日1次，留针20min。

中药 四物汤加减。

当归20g，阿胶6g，赤芍20g，川芎12g，炒白术30g，陈皮6g，吴茱萸6g，柴胡6g，熟地20g，菟丝子20g，枸杞10g，覆盆子10g，败酱草15g，炙黄芪30g，益母草15g，淫羊藿10g。

共7剂，水煎服，每日2次。

患者自述服药后腹部不适减轻，原方基础上加减继服，每日1剂。

治疗经过 治疗1周后，患者感觉精神转好体力增加，面色渐荣润。10月18日月经来潮，经色、经量均正常。11月5日妇产科彩色多普勒检查示：卵泡发育良好，子宫偏小。继续治疗以助孕。2个月后患者感觉精神体力增加，面色好转；月经来潮，经色、量正常。继续治疗以助孕。

按语 继发性闭经是指原本月经正常，后月经停闭3个周期以上未来潮者，相当于中医里的经闭。该患者肝肾亏虚，气血不足，血海空虚，导致习惯性流产，而后经闭。日久情绪不畅，肝气郁结，气滞血瘀，冲任阻滞不通又加重经闭。故治宜益气养血调经，疏肝解郁。督脉、冲脉、任脉起源于胞宫，督脉、冲脉、任脉三者气血充盈，胞宫功能正常。故穴取督脉之百会、上星滋养脑髓，髓能生精，精血同源；经外奇穴印堂疏通局部经络，滋养脑髓；腹部任脉穴下脘、中脘、太乙、关元通调冲任；足阳明胃经为多气多血之经，故选天枢、太乙、归来健脾胃而化生气血，升清举陷；头维、足三里滋养脑髓，补益中气；络穴丰隆调理脾胃；足太阴脾经之阴陵泉、三阴交健脾益气；八会之髓会悬钟滋养肝肾；厥阴经之太冲、内关，配合胆经输穴足临泣疏泄肝胆，足临泣为八脉交会穴，通于带脉，故又能固涩胞宫。辨证论治，发挥经络穴位和中药的双重作用，以通调冲任，恢复胞宫功能，月事自下。

第四节 功能性子宫出血

病例1

路某 女 31岁 已婚 干部 初诊日期：1981年7月6日

主诉　经血不止14日。

病史　患者13岁初潮，经期、色、量均正常。28岁结婚，婚后两年，流产2次，常觉体倦，畏寒，14日前月经来潮，持续14日绵绵不断，色淡，腰酸，曾用西药卡巴克络注射等无效，后服中药固经丸、温脾汤亦未奏效，而来针灸治疗。

查体和实验室检查　神疲懒言，面色无华，腹软无压痛，舌淡苔薄，脉沉细。

中医诊断　崩漏（气血亏虚证）。

西医诊断　功能性子宫出血。

辨证　患者流产两次，冲任不足，失于调摄，气血亏虚，冲任不固，肝脾失于统藏之权，不能摄血，而发崩漏。

治则　调补冲任，益气摄血。

选穴　关元、足三里、三阴交、气穴。

操作　关元直刺1～1.5寸，施提插补法1min，针后加灸3壮；气穴直刺1～1.5寸，施提插补法1min；足三里直刺1～1.5寸，施提插补法1min；三阴交直刺0.8～1寸，施捻转补法1min，每日1次，每次留针20min。

治疗经过　经治3次后，血量减，自觉较前精神好，有力，7次后血止，后隔日1次，又治7次，诸症消失，临床治愈。

病例2

刘某　女　24岁　未婚　工人　初诊日期：1979年10月4日

主诉　患者平素性情急躁，喜食辛辣之品，平素经期尚准，经行量多，色红，经期兼有胸闷胁胀等症，本次经潮20日不断，色鲜红，量多，有秽气，泛恶。

查体和实验室检查　面色微红，口臭，月经色红，有秽臭味，腹软，无症瘕痞块，舌红苔黄，脉数。

中医诊断　崩漏（肝郁火旺证）。

西医诊断　功能性子宫出血。

辨证　患者平素性情急躁，肝气旺盛，喜食辛辣，胃有积热，久则气郁热盛，迫血妄行，统藏失司，而经行不止。

治则　清热降火，滋阴凉血。

选穴　关元、血海、三阴交、行间、内庭。

操作　关元直刺1～1.5寸，施提插补法1min；血海直刺1～1.5寸，施提插泻法1min；三阴交直刺1寸，施捻转补法1min；行间直刺0.5～0.8寸，施提插泻法1min；内庭直刺0.3～0.5寸，施捻转泻法1min，每日针1次，每日留针20min。

治疗经过　经治3次后，月经量减。口臭亦轻，秽气除，6次后月经止，11次后诸症消失，临床治愈。

病例3

郑某　女　14岁　学生　入院日期：1982年2月10日

主诉　阴道不规则出血1年。

病史　患者于1981年1月初潮，经期参加学校长跑活动，而至月经20日未止，量多色红，无腹痛，曾赴某医院治疗，诊为“功能性子宫出血”，口服中药及血见愁片，病情无明显改变，此后每隔7～10日经水来潮1次，平均经期18～20日，量多色红，渐至伴头晕，倦怠乏力，懒言，气短。10月份进行3个月经周期治疗，病情仍无改善，本次月经来潮1982年2月3日，至今仍绵绵不断，经门诊收住院。

查体和实验室检查 神疲体弱，面色㿠白，左颌下有枣核大淋巴结2个，口唇淡红，咽红，心肺（-），腹软，无症瘕痞块，舌胖，质淡，苔薄白，脉沉细而无力。

中医诊断 崩漏（气阴两虚证）。

西医诊断 功能性子宫出血。

辨证 经期本为血虚之时，长跑过劳，损伤气血，致冲任不固，统摄失司，经血不止。虽经治疗止血而未治本，仍至气血不得复，而经水先期，经血量多，经期延长，久则气血耗伤，故症见身疲倦怠，气短懒言，面色㿠白，其舌质，脉象均为气血亏虚之征。

治则 益气养阴，调经止血。

选穴 关元、归来、足三里、三阴交。

操作 关元直刺1~1.5寸，施提插补法1min；归来直刺1~2寸，施提插补法1min；足三里直刺1~1.5寸，施提插补法1min；三阴交直刺0.8~1寸，施捻转补法1min。每日一次，每次留针20min。

治疗经过 经3次治疗后，经血量减，纳食增加。5次后经血止，渐觉有力。10次后头晕等症状消失，精神振，经治疗1个月，精神、体质恢复，面色转红，住院期间月经未潮，痊愈出院。追访1年未复发作。

第五节 绝经期综合征

病例1

王某 女 46岁 干部 入院日期：1984年6月4日

主诉 心悸、胸痛4个月，胃胀半月余。

病史 1984年1月22日站起时突觉左侧肢体麻木、无力、舌强、口角流涎、头昏心悸、汗出、手凉，几分钟后自行缓解，晚间上述症状复现，去辽宁省阜新市中医院就诊，诊断“绝经期综合征”。三月中旬，血压突然升高220/140mmHg，住院治疗，经中西药物降压，效果不明显，经常出现心悸、气短、胸痛、汗出、手足颤抖、肢体发凉等症，半月前出现胃胀痛、口渴，大便时干时溏。今来我科求治，收入住院。

查体和实验室检查 神清合作，发育正常，营养中等，自动体位，神经系统查体未见异常，右瞳孔外侧可见绿豆大小角膜云翳，心肺（-），肝脾正常。心电图：大致正常，血压190/110mmHg，体温36.2℃，舌紫暗，黄白腻，脉沉细，经水已断。

中医诊断 脏躁（肝郁气滞证）。

西医诊断 绝经期综合征。

辨证 患者素体虚弱，生化之源不足，未至七七，天癸已竭，阴血不足，心失所养，故心悸气短汗出，脾失健运，故大便时干时溏，肝气郁结，横逆犯胃，故胃胀胸痛。

治则 调理脏腑，平衡阴阳。

选穴

（1）内关、人中、百会、四神聪、外关、合谷、太冲、天枢、足三里。

（2）华佗夹脊穴。

操作 内关捻转提插泻法，人中施雀啄手法，以眼球充满泪水为度，百会、四神聪捻转补法，合谷、太冲呼吸泻法，天枢呼吸泻法，外关提插泻法，足三里捻转补法。

治疗经过　采用上法6次后，患者主诉头晕明显减轻，嗳气呃逆减轻，食欲增加，未发心悸、汗出、手凉之症，10次治疗后，自觉诸症悉除，胃脘无不适，饮食二便睡眠正常，临床治愈出院。

病例2

赵某　女　45岁　干部　入院日期：1975年12月2日

主诉　失眠1年。

病史　患者近1年来经常失眠，烦躁伴心悸气短，多梦易醒，胸闷多痰，恶心欲呕，口苦而黏，纳呆乏力，经多方医治效果不佳，来我院治疗。

查体和实验室检查　神清合作，形体适中，心律齐，心率78次/分，血压110/80mmHg，神经系统检查无阳性体征，舌质红，苔黄腻，脉弦数。

中医诊断　不寐（痰热扰心证）。

西医诊断　绝经期综合征。

辨证　脾运不健，聚湿生痰，痰蕴化而为热，热邪入里，灼津烁液，烁结为痰，痰热扰动心神故不寐。

治则　清热化痰，健运脾胃。

选穴　神门、丰隆、足三里、太冲、行间。

操作　丰隆直刺进针1.5寸，行间直刺1寸，均施捻转泻法；足三里直刺2寸，施捻转之补法，余穴同前。

治疗经过　上穴每日针1次，3次后每夜可睡眠5～6小时，但入睡有些困难，5次后自述上床半小时后即可入睡，每夜可睡7小时，诸症也有明显好转。

病例3

孙某　女　60岁　退休　初诊日期：2004年2月9日

主诉　失眠1个月。

病史　患者1个月前因左下腹烧灼感就诊于某市医院，经B超检查示：输卵管增粗，予以输液治疗，4日后患者出现失眠，彻夜不寐，并伴有烦躁、多汗、头痛，纳呆，经多种中西医治疗无效。患者于58岁绝经。

查体和实验室检查　神清合作，形体适中，面色晦暗，心律齐，心率78次/分，神经系统检查无阳性体征，舌红少苔，脉沉细、弦数。

中医诊断　脏躁（肾阴不足证）。

西医诊断　绝经期综合征。

辨证　患者年过半百，绝经前后，肾气已衰，天癸已竭，冲任虚衰，肾阴亏虚而致失眠、烦躁、多汗，血不上荣而致头痛，脾胃虚弱，故而纳呆，面色晦暗，阴虚火旺，故舌红少苔，脉沉细、弦数。

治则　滋阴补肾，清心降火。

选穴　肾俞、心俞、太溪、三阴交、太冲、百会、四神聪、足三里。

操作　同前，每日针刺1次，12次为1个疗程。

治疗经过　在针灸治疗的同时，配合中药汤剂以滋阴补肾安神清虚热。经过1个疗程的治疗，患者情绪稳定，头痛消失，食欲好转，睡眠时间较前延长，但易醒。又经过10次治疗后，患者可以安然入睡，醒后无疲乏感，纳可，出汗正常，无烦躁，临床治愈。

病例 4

张某　女　53 岁　初诊日期：2009 年 12 月 17 日

主诉　头晕、耳鸣、失眠 2 个月余。

病史　发现血压波动变化已 15 个月余，一直服用卡托普利、硝苯地平，每日各 1 片。因近期家里事物繁忙而出现血压波动明显，自诉下午血压高，在 150/95mmHg 左右。就诊时神清，面容憔悴，语言流利，夜寐多梦，月经每 2 月行 1 次，色黑有块，纳可，二便尚可。

查体和实验室检查　24 小时动态血压显示：昼夜血压平均值均偏高，白昼血压平均值 149/95mmHg，夜间血压平均值 130/80mmHg，昼夜血压节律消失。舌紫暗，有瘀斑，脉弦涩。

中医诊断　眩晕（气滞血瘀证）。

西医诊断　绝经期高血压。

治则　活血散风，平肝降逆。

选穴　人迎、合谷、太冲、曲池、足三里、三阴交。

操作　人迎直刺 1 ~ 1.5 寸，见针体随动脉搏动而摆动，施用捻转补法第二定义 1min，即小幅度、高频率，幅度小于 90°，频率为每分钟 120 次以上的捻转补法 1min，留针 30min；合谷、太冲均直刺 0.8 ~ 1 寸，施用捻转泻法第一定义 1min，即两手拇指开始捻转时作用力的方向离心，留针 30min；曲池、足三里直刺 1 寸，施用捻转补法第一定义 1min，即两手拇指开始捻转时作用力的方向向心；三阴交穴直刺 1 ~ 1.5 寸，留针 30min，30min 后测量血压，每日 1 次。

治疗经过　针刺 2 日后，即刻血压症状好转；针刺 10 日，血压稳定、失眠症状好转。10 日后，血压水平一直在 110 ~ 120/75 ~ 80mmHg 水平，面色渐荣润，余无不适。

按语　围绝经期指从接近绝经出现与绝经有关的内分泌、生物学和临床特征起至绝经一年内的期间，即绝经过渡期至绝经后 1 年。此阶段内，由于神经内分泌系统不适应雌激素水平骤降而发生紊乱，出现一系列神经内分泌失调症状，即为绝经综合征。中医学认为，经断前后，肾气渐衰，天癸将竭，冲任虚衰，脏腑功能失调，机体阴阳失于平衡协调而致。

绝经综合征临床可表现为：月经紊乱、血管舒缩症状、自主神经失调症状、精神神经症状，骨质疏松、皮肤感觉异常等。针灸治疗根据不同临床表现辨证选穴，临床疗效显著。

中医在治疗女性绝经期高血压中强调整体观点，综合辨证、调理，具有疗效好、不良反应少等优势。女性其月经、孕、育、胎、产等无不以血为生理基础，血液的化生又与脾胃和肾有着密切的关系。女性患者，其经历着从生育期向老年期过渡的生理转化时期，肾中精气逐渐亏虚，先天之本阴阳平衡失调，相继出现心、肝、脾等多脏的病理改变，阴虚阳亢、气血亏虚等可表现为眩晕、不寐、月经不调等症。石学敏院士以人迎为主穴的治疗方法，正是立足于病在血脉的病因病机而设。人迎位高可以迎受天气，经穴属胃可以迎受地气，杨上善曰：“喉结两箱，足阳明脉，迎受五脏六腑之气以养人。”故该穴可以补益后天之本，具有调整机体阴阳、调和营卫之气的功能，使血脉通利，正常运行。后天之本渐盛则先天之本亦得到滋养，则相应的临床症状得到改善。曲池穴与四关穴泻热潜阳，配合谷与太冲共同辅助人迎穴达到血脉通利的作用；三阴交穴为足三阴经交会穴，针之可补肝肾、息肝风、运脾胃，调理脾、肾、肝三经经气，此穴对女性患者尤宜。在人迎穴调整机体阴阳的前提下，诸穴合用共奏补益后天之本、活血散风、平肝降逆之功。

第六节　女性不孕

一、输卵管阻塞

病例

任某　女　37岁　已婚　干部　初诊日期：1979年11月4日

主诉　婚后5年不孕。

病史　患者14岁初潮，经期正常，量少，色淡，无血块，2～3日即止。经中西药治疗，略有好转，30岁结婚，婚后1年流产1次，出血较多，而后经期前后无定，量少色淡红，伴乏力，胸闷心烦，急躁易怒，纳呆，至今未孕，而来就医。

查体和实验室检查　面色黄而欠泽，妇科检查：双侧输卵管阻塞。舌淡苔薄白，脉弦细。

中医诊断　不孕（气阴两虚证）。

西医诊断　输卵管阻塞。

辨证　患者婚后流产1次，出血较多，阻血耗伤，阴虚化热，阻滞胞宫，冲任不调，故经期不准，而不能受孕。

治则　益气养血，疏调胞宫。

选穴　中极、归来、三阴交、足三里。

操作　中极直刺1～1.5寸，施捻转泻法1min；归来向内斜刺1～2寸，施捻转补法1min；三阴交直刺1寸，施捻转补法1min；足三里直刺1～1.5寸，施捻转补法1min。

治疗经过　经每日1次针刺治疗，7次后，自觉原有症状好转；13次后月经来潮，色、量正常，针刺21次后，停止治疗，观察5个月后来我院复诊，述已怀孕。

二、多囊卵巢综合证

病例

崔某　女　23岁　职员　初诊日期2014年7月11日

主诉　月经错后8年。

病史　患者15岁月经初潮，自初潮起即有月经错后，周期30日～6月，经期3～7日，量偏少，色暗，无痛经，末次月经2014年3月2日，至今月经错后未至，近3年患者体重增加近20kg，曾多次中西医治疗，口服中药及炔雌醇环丙孕酮片，口服炔雌醇环丙孕酮片月经按时来潮，停药后月经又出现错后症状，纳寐可，二便调。舌红苔黄稍腻，脉沉细。现患者婚后2年正常性生活未避孕未怀孕，曾口服氯米芬促排卵治疗，均未怀孕。丈夫多次检测精液常规均合格，现患者欲求子。

查体和实验室检查　身高：162cm，体重85.5kg，BMI：32.58kg/m^2，臀围：111.5cm，腰围113cm，多毛评分：2分，面部无痤疮，颈部无黑棘皮症。2014年6月18女性激素六项检测：睾酮：2.12nmol/L，孕酮：0.6nmol/L，黄体生成素（LH）：8.99U/L，卵泡刺激素（FSH）：4.5U/L，泌乳素：0.53nmol/L；促甲状腺素：3.27mU/L；肝肾功能检测各项均在正常范围；糖化血红蛋白：5.2%。

2014 年 7 月 11 日妇科彩超提示：子宫前位，大小：42mm×32mm×29mm，子宫内膜厚 5mm，左卵巢大小：26mm×16mm，其内可见卵泡>12 个/切面，右卵巢大小：34mm×20mm，其内可见卵泡>12 个/切面，提示：双侧卵巢多囊样改变。

中医诊断　月经后期，不孕（痰湿阻滞）。

西医诊断　多囊卵巢综合征。

治则　化痰燥湿，活血调经。

选穴　合谷、中极、归来、三阴交、阴陵泉、太冲、丰隆。

操作　合谷向第 2 掌骨后进针 1～1.5 寸，中极直刺，进针 1～1.5 寸，施提插泻法，使针感传至外阴部为佳，归来直刺 1～1.5 寸，三阴交向胫骨后缘直刺，进针 0.8～1.2 寸，施捻转泻法，阴陵泉直刺，进针 1～1.5 寸，太冲直刺或稍向上斜刺，进针 0.5～1 寸，施捻转泻法，丰隆直刺 1.5 寸，施捻转泻法。

治疗经过　月经来潮第 5 日开始针刺，隔日 1 次，同时服用氯米芬 1 片，每日 1 次，每周查孕酮和 HCG，治疗期间指导患者同房，治疗 4 个月为 1 个周期。患者在针刺第 3 个月经周期时出现排卵，治疗 4 个月同时停止针灸和口服药物，随访患者，患者停止治疗下 1 个月经周期自然怀孕。

按语　多囊卵巢综合征（PCOS）是一种常见妇科内分泌疾病，临床以雄激素过高的临床或生化表现、持续无排卵、卵巢多囊样改变为特征，常伴胰岛素抵抗和肥胖，病因至今尚未阐明，目前认为可能由于某些遗传基因与环境相互作用所致，西医治疗主要是口服避孕药及对症治疗，对有生育要求患者采用诱发排卵治疗或手术腹腔镜打孔或卵巢楔切，西医治疗对于一些 PCOS 患者可能在一定时期内恢复月经周期，停药后易复发，且多次服用促排卵药可能引起卵巢过度刺激，中药及针灸作为辅助手段在治疗 PCOS 过程中起了重要作用，经过长时间临床观察，中医药治疗可降低促排卵药对卵巢刺激，提高排卵率和妊娠率，并且有较长后续效应。

本病案患者辨证为痰湿阻滞型多囊卵巢综合征，针刺选择三阴交为足三阴经的交会穴，能调理肝、脾、肾三脏；合谷配三阴交能通经活血，促使经血来潮；加中极、太冲疏理肝气，行气活血，阴陵泉祛湿化痰，活血通经；归来位于下腹部，可活血通经，丰隆祛湿化痰。诸穴合用，共起祛湿活血通经效果。同时嘱咐患者调理生活方式，禁止使用油炸、膨化高脂食品，坚持运动，减轻体重，指导患者同房，提高有生育要求患者妊娠率。

三、不　孕　症

病例 1

吴某　女　34 岁　工人　初诊日期：2003 年 9 月 12 日

主诉　婚后十年未孕。

病史　患者婚后第 2 年本已怀孕，因工作繁忙，50 日行人工流产，自此后虽未避孕，而再难于子嗣，心情焦急，今来就诊。月经 14 岁来潮，经期 3 日，周期为 24 日，量少、色鲜红而淡。

查体和实验室检查　形体消瘦，面色晦暗少泽，发育正常。心肺（－）。舌红苔少，脉弦，尺细。B 超示：腹部生殖系统未见阳性体征。

中医诊断　不孕症（阴虚血亏证）。

西医诊断　不孕症。

辨证　患者体虚消瘦，人工流产术后气血受损，调养不当，阴血之源不足；肾精肾气虚弱，冲任失调，气虚血少，而致不孕症。

治则　滋阴养血调经。

选穴　合谷、三阴交、神门、太溪。

操作　合谷直刺0.8寸，捻转泻法1min；三阴交直刺0.5～1寸，捻转补法；神门直刺0.5寸，捻转补法；太溪直刺0.5～0.8寸，提插补法。间日1次，2周为1个疗程。

治疗经过　针刺治疗的同时，于每次月经后服用四物汤加减，日1剂，连服十剂。并嘱患者劳逸适度，养心安神。治疗两个疗程后，月经来潮时，色、量正常，又继续针刺3个疗程后，停止治疗，观察半年后来我院复诊，述已怀孕。

病例2

患者　女　39岁　美国　初诊日期：2008年9月25日。

主诉　不孕伴全身乏力8年，加重1月。

病史　患者于2001年10月被诊断为淋巴癌，治疗期间使用了大量激素，导致子宫萎缩，相当于60岁以上老年妇女的状况，被专家宣布为不治之症、不可再孕。于2006年3月～2007年11月期间为怀孕接受3次激素刺激及试管婴儿治疗，均失败，且2007年11月份被诊断为宫外孕，行手术后，加重了淋巴癌所致的全身乏力症状，自2006年开始接受激素疗法后出现月经不调，自用避孕药调整（具体不详）。2008年9月25日特来我院求治。患者步入病房，现症：神志清楚，精神弱，呼吸平稳，语言清晰、流利，时乏力，纳食好，睡眠正常，二便调。

查体和实验室检查　形体肥胖，面色晦暗少泽，发育正常。神经系统检查无异常，心肺(-)，脉搏72次/分，血压120/80mmHg。舌淡，苔白腻，脉弦。

中医诊断　不孕症，瘿病（肝脾湿热）。

西医诊断　不孕症，淋巴管恶性肿瘤。

治则　醒脑开窍，益气扶正、调神解瘀。

选穴　内关、人中、三阴交、神门、气海、关元、中极、归来、带脉、足三里、太冲，肾俞、脾俞、肝俞、膈俞，除人中外余穴均取双侧。

操作　双侧内关，直刺0.5～1寸，采用捻转提插结合泻法，施手法1min；人中，向鼻中隔方向斜刺0.3～0.5寸，用重雀啄法，至眼球湿润或流泪为度；三阴交、足三里，进针1～1.5寸，用提插补法；神门向掌斜刺0.5寸，施捻转补法，针感向掌部放散，施手法1min；气海、关元、中极、归来直刺1～1.5寸，施呼吸补法1min，令酸胀感放射至前阴；带脉向前斜刺1寸，施捻转补法1min；肾俞、脾俞、肝俞、膈俞直刺1～1.5寸，施捻转补法1min。得气后，留针30min，每日1次。

治疗经过　在经过近1个月的治疗后，患者病情得到了控制，精神和身体状况有了明显的好转，体重明显减轻，月经来潮，色、量正常，停止治疗，出院回国。随访至2009年3月，述已怀孕，经检查体内已查不到癌细胞，淋巴癌得到了有效控制，12月5日，患者在美国产下一子。

按语　不孕症是指婚后同居，有正常性生活，未避孕达1年以上而未能怀孕者。根据婚后是否受过孕又可分为原发性不孕和继发性不孕。原发性不孕指从未妊娠过；继发性不孕指曾有过妊娠，以后1年以上未避孕而未再妊娠。

近年来研究发现，环境污染、生活工作环境等原因的影响，不孕症的发生率呈上升趋势。引起不孕的原因很多，女性排卵障碍或不排卵、输卵管不通，功能不良、炎症，结核或子宫内膜异位症、免疫因素等，男性主要是精子产生与输送障碍，少精或弱精症等多方面的原因，都可以导致不孕。

针灸作为治疗不孕症的一种有效手段越来越受到重视，报道逐渐增多，穴位刺激方法，除针刺外，尚采用电针、埋线、穴位激光照射及微波针灸等。

中医学认为不孕主要与肾及冲任二脉有关，因肾主藏精，为先天元气之本，主生殖；冲为血海，任主胞胎。主要病因病机为肾虚、冲任虚衰不能摄精成孕；或肝气郁结，以致冲任不能相资，任、带失调，胎孕不受；或瘀滞胞宫，日久成癥；或痰湿内阻，气滞血瘀，痰瘀互结，不能启动氤氲乐育之气而致不孕。原发性不孕古称“全不产”，继发性不孕古称“断绪”。针灸在治疗卵巢排卵障碍、输卵管通而不畅、免疫性不孕、子宫内膜异位症性不孕等有较好的疗效。

病例 2 不孕症系应用大量激素导致的子宫萎缩所致，属器质性病变，西医专家已束手无策。而经针灸治疗取得了满意疗效，应用醒脑开窍主穴内关、人中、三阴交，以醒脑调神，任脉之气海、关元、中极调冲任、理胞宫，益气生精；脾经之归来健脾养血合营、解除湿热、活血祛瘀；带脉止带通经；足三里益气生血固本；三阴交滋养三阴，清热除湿；太冲疏肝解郁散结；肾俞、脾俞、肝俞、膈俞，补益气血，诸穴随症加减配伍，合用共奏醒脑调神、益气扶正、调经止带、祛瘀散结之功效。

第七节　子宫脱垂

病例 1

罗某　女　33 岁　已婚　干部　初诊日期：1986 年 5 月 5 日

主诉　腰酸腹胀，会阴坠胀 4 年，近半年加重。

病史　患者 5 年前，顺产 1 女婴，产后无人照顾，哺养婴儿，操劳过度，逐渐出现腰酸乏力，经期腹胀，会阴坠胀感，未予注意，1 年后诸症加重，伴头晕乏力，身痛，经妇产科医院检查诊为：子宫下垂Ⅰ度，经服药治疗时好时重，每因劳累则发作，近半年来因工作紧张，病情加重，来诊。

查体和实验室检查　面部虚浮无华，腹部软，无压痛，未触及症瘕痞块，舌淡苔薄，脉沉细。

中医诊断　阴挺（阳虚证）。

西医诊断　子宫下垂。

辨证　患者产后操劳过度，调摄失宜，气虚血亏，阳虚不升，中气下陷，而阴挺不收。

治则　补阳益气。

选穴　百会、关元、归来、三阴交。

操作　百会顺经斜刺 0.3～0.5 寸，施捻转补法 1min；关元针向上斜刺 1～2 寸，施提插补法 1min，针感上达剑突；归来向内斜刺 1～3 寸，施提插补法，针感达小腹，有抽搐感，施术 1min；三阴交直刺 1 寸，施提插补法 1min。每日 1 次，每次留针 20min。

治疗经过　经针刺 5 次后，症状稍缓，腰酸减轻，15 次后月经来潮，腹胀及会阴坠胀感减轻，继续治疗 30 次后诸症消失，停止治疗，嘱注意勿过累，3 个月后来院复诊，述症未再发，经妇科检查：未见子宫脱垂，临床治愈，追访半年未复发作。

病例 2

伊某　女　59 岁　退休　初诊日期：2003 年 1 月 1 日

主诉　子宫下垂10日。

病史　患者于1985年被诊为子宫轻度下垂，此后一直有腹坠，阴道自觉有物堵塞，劳累则加重。患者经常服补中益气丸及益肾丸，于2001年5月14日在天津市中心妇产科医院查体示：子宫Ⅱ度脱垂，做曼氏手术（子宫韧带、宫颈修补术），术后维持较好状况1年余。10日前因天冷、劳累复觉腰腹下坠，阴道有物下垂堵塞，小腹坠胀，经卧床休息无明显缓解。现患者多汗、纳差、二便可，下肢静脉曲张，站立不能，行走困难。患者自幼体弱。

查体和实验室检查　神清合作，痛苦面容，下肢静脉曲张，站立不能，行走困难。子宫下垂Ⅱ°，血压120/60mmHg，心率80次/分。舌暗苔白，脉弦。

中医诊断　阴挺（脾肾气虚证）。

西医诊断　子宫脱垂。

辨证　患者素体虚弱，中气不足，气虚下陷，并肾气不足，失于固摄，又因天冷劳累诱发，子宫筋脉损伤，不能提摄子宫而成阴挺。

治则　补益中气，温阳升举。

选穴　百会、四神聪、中极、关元、子宫、中膂俞、白环俞、足三里、三阴交、中脘、天枢、肾俞、大肠俞。

操作　百会、关元、三阴交操作同前，四神聪斜刺0.4寸，捻转补法；中极直刺1.5～2寸，施提插补法，令胀感传至会阴；子宫进针1.5～2寸，施捻搓补法，使受术者腹部有抽动感为佳；足三里直刺1寸，捻转补法；中脘、天枢直刺2寸，施呼吸补法1min；中膂俞、白环俞、肾俞、大肠俞直刺1～1.5寸，施捻转补法。

治疗经过　针刺治疗5次后，患者即感到腰腹下坠感缓解，治疗12次后，患者阴道堵塞感消失，继续治疗10次，症状基本消失。随访5个月，未再复发。

病例3

王某　女　48岁　工人　初诊日期：2004年5月1日

主诉　阴道脱出物半年。

病史　患者于2003年9月自觉阴道似有物脱出，到天津市人民医院查体诊断为：子宫脱垂Ⅱ度，治疗无明显好转，今日患者来我院求治。

查体和实验室检查　神清合作，面色萎黄，心肺（-），子宫脱出Ⅱ°。舌淡苔白，脉沉细。

中医诊断　阴挺（脾肾阳虚证）。

西医诊断　子宫脱垂Ⅱ度。

辨证　患者平素劳累，中气不足，脾胃虚弱，气血生化乏源，加之近期肾气匮乏，阳气不能升举，导致子宫筋脉松弛不收，下坠为阴挺。

治则　补气升阳，健脾益肾。

选穴　提托、维胞、气海、关元、足三里、三阴交、太冲。

操作　提托、维胞进针1.5～2寸，施捻搓补法，使受术者腹部有抽动感为佳。气海、关元针尖朝下斜刺，进针1～1.5寸，施提插捻转补法；足三里直刺，进针1～1.5寸，施提插补法；三阴交直刺1寸，施捻转补法1min；太冲直刺0.8寸，施提插泻法1min。以上各穴均可针后施灸。

治疗经过　经针刺6次后，症状较前好转，腰腹下坠感减轻，10次后阴道堵塞感减轻，继续治疗15次后诸症基本消失，又巩固治疗5次后停止治疗，经妇科检查：未见子宫脱垂，临床治愈，追访3个月未复发作。

第八节　盆　腔　炎

病例1

邓某　女　37岁　已婚　工人　初诊日期：1982年4月3日

主诉　白带量多近半年。

病史　患者平素脾胃虚弱，纳差，曾流产1次，近半年来白带量多，伴腰酸，带下清稀，腥秽难闻，腹部喜暖，形寒肢冷，曾服中药20剂不效，而来就医。

查体和实验室检查　面色不华微黄，妇科检查，两侧附件增厚粘连，两侧腹部有压痛，四末不温，舌淡苔白，脉沉细。

中医诊断　带下（脾肾阳虚证）。

西医诊断　盆腔炎。

辨证　带下清稀，腰酸，喜暖，平素纳差，此为脾肾阳虚，湿浊下注，气虚不能摄液，故带下不止。

治则　健脾益肾，行气摄液。

选穴　肾俞、脾俞、三阴交、关元、带脉。

操作　肾俞、脾俞向脊柱方向斜刺1～1.5寸，施捻转补法1min；三阴交直刺1寸，施捻转补法1min；关元直刺1～1.5寸，施提插补法1min；带脉向前斜刺1寸，施捻转补法1min，每日1次，每次留针20min。

治疗经过　针5次后带下减少，12次后带止，继续再针3次，诸症均消失，经妇科检查附件炎症消失，痊愈。

病例2

莫某　女　33岁　已婚　干部　初诊日期：1982年6月1日

主诉　带下量多2个月。

病史　患者平时情志不舒，月经正常，婚后流产1次，近2个月来带下，色黄且黏，腥秽气，胸胁胀满，心烦口干，舌红苔黄，脉弦滑。

中医诊断　带下（肝郁湿滞证）。

西医诊断　盆腔炎。

辨证　情志不舒，肝气郁滞而失条达，流产之后，因失血而脾虚，肝郁久化火、化热，戕及脾土，兼夹湿热注于带脉，带脉失约，而带下。

治则　疏肝解郁，清热利湿。

选穴　带脉、中极、三阴交、蠡沟。

操作　带脉向前斜刺1寸，捻转泻法1min；中极直刺1～1.5寸，施捻转泻法1min；三阴交直刺1寸，施捻转补法1min；蠡沟直刺1寸，施捻转泻法1min。每日1次，留针20min。

治疗经过　经治4次带下减少，腥秽臭味消失，7次后带下止，11次后诸症消失，临床治愈。

第九节　先兆流产

病例

赵某　女　31岁　已婚　工人　初诊日期：1980年10月23日

主诉　停经2个月余，间有少量下血。

病史　患者3年前结婚，接连流产2次，今又停经2个月，自觉头晕，嗜卧，腰酸，腹部不适，口淡泛恶，阴道有小量出血，经服药未止，而来就诊。

查体和实验室检查　体瘦，面色无华，倦怠神疲，乳头着色，小腹略饱满，尿液妊娠试验（+），舌淡苔薄，脉滑数。

中医诊断　胎漏（肾气不固证）。

西医诊断　先兆流产。

辨证　婚后3年，流产2次，冲任受损，气血两伤，未得气血复元，今有妊娠，脾肾俱虚，本元不固，而胎动不妄，时而漏血。

治则　益气固本，安胎止血。

选穴　肾俞、脾俞、关元、足三里。

操作　肾俞、脾俞向脊柱方向斜刺1~1.5寸，施捻转补法1min；关元灸3壮；足三里直刺1~1.5寸，施捻转补法1min。每日1次，每次留针15min。

治疗经过　经治3次后，血止，5次后头晕，腰酸减轻，后改隔日1次，又针5次后停针，嘱休息。十月怀胎，顺产一男婴，母子均健。

第十节　妊娠恶阻

病例

刘某　女　29岁　已婚　教师　初诊日期：1983年4月24日

主诉　停经50余日，恶心呕吐1周。

病史　停经50日，近一周恶心，呕吐酸水，脘闷胁痛，嗳气太息，精神抑郁，头晕。

查体和实验室检查　形体如常，腹部饱满，乳房着色，尿液妊娠试验（+），舌红苔薄，脉弦滑。

中医诊断　恶阻（肝郁胃虚证）。

西医诊断　妊娠恶阻。

辨证　妊娠之后，肾水滋养胎元，肝木失滋，木燥生火，横逆犯胃，胃气失于和降，上逆而呕恶。

治则　宽胸和中，平肝降逆。

选穴　内关、足三里、太冲。

操作　内关直刺0.8~1寸，施提插泻法1min；足三里下刺1~1.5寸，施提插泻法1min；太冲直刺0.5~0.8寸，施提插泻法1min。

治疗经过　每日1次，治疗2次后，呕吐止，唯还泛恶，继针3次后，恶心消失，临床治愈。

第十一节　产后病

病例

丁某　女　34岁　已婚　售货员　初诊日期：1982年4月19日

主诉　产后月余恶露不净。

病史　患者为初产，1个月前足月生产1男婴，因产程较长，出血较多，产后月余恶露不净，量多，色淡，无臭味，伴头晕心悸，神疲倦怠，少气懒言，纳差，经服中药效不佳，而来针灸治疗。

查体和实验室检查　面部轻度浮肿，面白无华，腹部软，未触及症瘕痞块，舌淡苔薄，脉沉细。

中医诊断　恶露（气虚血亏证）。

西医诊断　产后病。

辨证　产程较长，出血量多，血虚气虚，血虚气化无源，气虚血失所帅，气陷而血下，恶露不止。

治则　扶元固本，益气止血。

选穴　气海、血海、足三里、三阴交。

操作　气海直刺1寸，施捻转补法1min；血海直刺1～1.5寸，施捻转补法1min；足三里直刺1～1.5寸，施捻转补法1min；三阴交直刺1寸，施捻转补法1min。

治疗经过　每日1次，针2次后，恶露减少，针5次后恶露止，痊愈。

第十二节　子宫肌瘤

病例

郭某　女　35岁　已婚　家庭妇女　初诊日期：1979年8月28日

主诉　月经不畅，经期错乱1年。

病史　患者已婚，生有一子已5岁。因为继母，同时照管前母所生3个子女，主持家务，教养子女，操劳繁重，且情志不舒。1年前经期不准，前后无定期，月经不畅，腹痛，胀满，经妇产科检查诊为：子宫肌瘤。因惧怕手术而来我院就诊。

查体和实验室检查　形体瘦，肌肤不泽，面萎黄，腹部膨满，脐下2寸处可触及3cm×3cm之硬块，有轻度压痛，舌暗苔白，脉弦涩。

中医诊断　症瘕（气滞血瘀证）。

西医诊断　子宫肌瘤。

辨证　患者平素繁劳，情志不舒，肝气郁结，气滞血瘀，阻于胞宫，致经期不定，经行不畅，气机久不得舒，血行不畅，久瘀胞中，而成症块。

治则　行气活血，化瘀消症。

选穴　症块局部围刺、三阴交、太冲。

操作　用左手捏住脐下硬块，以4寸毫针，硬块中心先直刺1针，提插针下有肌纤维缠绕感即为得气，然后上下左右，各直刺1针，针感之前，均施提插泻法1min；三阴交直刺1寸，施提插泻法1min；太冲直刺0.3～0.5寸，施捻转泻法1min。每日1次。

治疗经过　经治疗15次后腹部胀痛轻，20次后，自觉诸症缓解，腹部硬块触之略小于前，继续治疗至30次，自觉症状消失，经妇科检查，肌瘤缩小，后间断治疗10次，月经正常，追访9年，患者定期妇科检查，肌瘤未再发展增大而萎缩。临床控制。

按语　本节所举妇科病例，涉及西医之子宫及附件局灶性炎症，功能性疾患及器质性病变，经针灸治疗均取得满意效果，说明针灸适应证之广泛。

中医认为妇人病证，不外经、带、胎、产之失常，其病因多为情志过激，房劳过度，经、孕、产期调摄失宜，肝、脾、肾虚，冲任不足，带脉失约，寒、湿、热邪内蕴，而致阴阳失调，气血失合，发为月经不调，带下，不妊及胎、产异常，阴挺，症瘕诸症。临床治疗，以针刺治疗为主，据脏腑经络辨证，循经取穴，施之补虚、泻实之手法，穴位以任脉之关元、气海、中极为主，调冲任，理胞宫，益气生精；脾经之归来、水道健脾养血合营，解热除湿，活血祛瘀；带脉止带通经；足三里益气生血固本；三阴交滋三阴，清热除湿；太冲、行间疏肝解郁散结；蠡沟清肝利胆，祛下焦之湿浊；肾俞，脾俞，膈俞疏调补益气血；百会升阳举陷。诸穴随症加减配伍，共奏调经止带、温中安胎、理气消滞止痛、祛瘀散结消症之功效。

第十二章 男科疾病

第一节 勃起功能障碍

病例1

刘某 男 34岁 工人 初诊日期：1979年6月5日

主诉 阳痿伴腰酸，乏力2年。

病史 患者有类风湿关节炎病史10年，婚后2年阴茎不能勃起，伴腰酸，周身乏力，经用大量补肾壮阳药均无显效，致夫妻感情濒于破裂，故来我科求治。

查体和实验室检查 精神不振，面色㿠白，无力体态，舌质淡，苔薄白，脉沉细。心肺（-），肝脾未触及，前列腺检查正常。

中医诊断 阳痿（肾阳虚证）。

西医诊断 性神经衰弱。

辨证 患者病积日久，肾气耗伤，命火不足，“命门与肾本同一气”，肾主二阴，藏精。《诸病源候论》谓：“肾虚不能荣于阴器，故萎弱。”即肾经虚寒，肾阳不足，命门火衰，乃致天癸未尽之年阳痿不举，正如《景岳全书》曰：“精盛则阳强，精衰则阳萎。”

治则 温补肾阳，养阴填精。

选穴 命门、关元、中极、三阴交、秩边透水道。

操作 命门直刺1.5寸，施捻转补法，关元直刺2寸，施呼吸捻转补法，针后加灸，令酸胀过电感向前阴部放射；三阴交直刺1.5寸，施捻转补法，令局部酸胀为度；中极直刺2寸，施捻转补法，令放电感向前阴放散；秩边透水道进针3～4寸，施提插捻转之平补平泻法，令过电感向少腹部二阴放散。

治疗经过 上穴日针1次，8次治疗后，阴茎勃起坚而有力，后改隔日1次，继针10次，患者自述同房3次均成功。巩固治疗5次后告愈。

病例2

黄某 男 31岁 工人 初诊日期：1981年8月4日

主诉 阳痿1年。

病史 患者婚后房事不节，欲纵过度，则经常腰酸乏力，四肢发凉，致阳痿，不能同房，自服大量补肾药物未见显效，使患者紧张不安，疑虑重重，每因同房时，阴茎不能勃起而失败，特来我门诊求治，接受针灸治疗。

查体和实验室检查 精神尚好，面色萎黄，时有心悸，失眠，腰酸乏力，舌质淡，苔薄白，脉沉细。心肺正常，肝脾未触及，前列腺检查正常。

中医诊断 阳痿（心脾气虚，肾阳虚证）。

西医诊断　性神经衰弱。

辨证　患者因房室不节，放纵无度而致肾阳不足，肾之精气衰退，表现出腰膝酸软，神疲乏力，肢冷，阳萎不举。日久用心过度，积虑成疾，暗耗心脾，乃致心脾气血虚弱，症见心悸、失眠，忧虑重重，怵惕不安。

治则　调神安志，温补肾阳。

选穴　内关、人中、中极、三阴交、秩边透水道。

操作　内关直刺1寸，施提插捻转泻法；人中斜刺3分，施雀啄泻法，令眼球湿润为度。余穴同前。

治疗经过　上穴日针1次，5次治疗阴茎即能勃起，但不能持久，继针4次后，阴茎勃起坚而有力，性交成功。改隔日1次，7次巩固治疗痊愈。

按语　勃起功能障碍是指男子虽有性要求，但阴茎不能勃起，或勃而不坚，或坚而不持久，妨碍进行正常的性生活者。由于勃起功能障碍属于男子性机能障碍的一部分，多伴有早泄、无性欲或性欲减退等表现，导致该病的原因，除了生殖器官的器质性病变以外，多由大脑皮质或脊髓中枢机能紊乱所致。

该病患者因不能进行正常的性生活，而使精神颓废，羞愧于人，畏惧异性，遂成萎证，终至不举。我们依据祖国医学辨证论治的大法，针对其病因病机，采用温补命门火的同时，调神安志，疏导气机，并传以必要的常识，使患者如御重负，坦诚求治。

方中取命门、关元、中极以温补肾阳，培元固本，使元气得充，肾气壮盛；内关、人中可调神导气，令气易行，以意通经，本于“凡刺之法，先醒其神”之理。三阴交为三阴经之会穴，可滋阴补肾、益肾填精；秩边透水道运用手法可疏通气机，使气至病所，阴器得以荣润，举动有力。诸穴相配力大而功长，效如桴鼓。

第二节　急性附睾炎

病例

张某　男　32岁　工人　初诊日期：1982年9月5日

主诉　双侧睾丸肿胀3日。

病史　患者平素喜饮酒，3日前不明原因出现双侧睾丸发红，肿胀，疼痛，走路时症状加重，即来我门诊就医。

查体和实验室检查　痛苦面容，面色少华，两侧阴囊红肿，两侧睾丸肿如鸡蛋大小，明显触痛，鼠蹊淋巴结无肿大。血常规：白细胞9.8×10^9/L，中性粒细胞0.75，体温37.3℃，血压120/80mmHg，舌质红，苔薄黄，脉弦。

中医诊断　疝气（湿热证）。

西医诊断　急性附睾丸炎。

辨证　患者年方四八，嗜酒成性，日久湿热内蕴，遂致湿热壅遏肝经，因其经脉“循股阴，入毛中，过阴器，抵小腹”，肝之所生病“飧泄、狐疝、遗溺、闭癃”，故湿热下注则睾丸肿胀疼痛。舌质红，苔薄黄，脉弦为肝经有热之象。

治则　清利湿热，通调经脉。

选穴　关元、太冲、归来、三阴交、中极。

操作 关元、归来、中极均直刺2寸，施捻转平补平泻法，令酸胀感向前阴部放散；太冲直刺1寸，施捻转泻法，令酸胀感向足趾放散为度；三阴交直刺1.5寸，施捻转补法，令局部酸胀为度。

治疗经过 上穴日针1次，留针1小时，其间行手法2次，1次治疗当日疼痛减轻，3日后红肿明显消退，6次治疗诸症消失，临床治愈。

第三节 睾丸炎

病例1

刘某 男 28岁 工人 初诊日期：1979年10月9日

主诉 左侧睾丸肿疼4日。

病史 5日前因劳累过度，自觉左侧睾丸微胀，次日即感红肿疼痛，不能行走。经服中西药物未见显效，故来我门诊求治。

查体和实验室检查 痛苦面容，面色失润，目光有神，舌淡红，脉弦细，心肺正常，肝脾未触及，左侧阴囊较右侧下垂3cm，睾丸大如鸡蛋，触之疼痛，附睾丸亦肿大，表面稍硬，血常规：白细胞 $10\times10^9/L$，中性粒细胞0.8。

中医诊断 疝气（寒湿证）。

西医诊断 睾丸炎。

辨证 患者因劳累过度，复感雾露雨水，寒湿之邪侵袭下焦，下焦为肝肾所居，肝主疏泄，肾司二阴，寒湿之邪注居阴器，肝肾之经壅遏不通则见睾丸肿痛。舌淡红，脉弦细为寒邪凝滞之象。

治则 调理阴阳，胜湿散寒。

选穴 关元、太冲、三阴交、足三里。

操作 足三里直刺1.5寸，施提插捻转补法，令局部酸胀为度，余穴同前。

治疗经过 上穴日针1次，留针1小时，其间作手法2次，经2次治疗疼痛大减，4次治疗疼痛消失，共6次获痊愈。

病例2

蒋某 男 38岁 工人 初诊日期：1981年11月4日

主诉 右侧睾丸肿痛3日。

病史 患者在野外工作，环境潮湿。3日前出现右侧睾丸胀坠，次日即红肿疼痛，行动不便，即来我科就诊。

查体和实验室检查 痛苦面容，面色少华，形体肥盛，舌质红，苔薄黄，脉滑。心肺正常，肝脾未触及，右侧睾丸附睾丸肿大，有明显触痛，阴囊皮肤发红，灼热。

中医诊断 疝气（湿热证）。

西医诊断 急性睾丸炎。

辨证 患者素体肥胖为热盛之体，复感潮湿，湿热互结，壅郁肝经，袭扰阴器，留而不去，则发睾丸肿胀，舌质红，苔薄黄，脉滑为湿热内郁之象。

治则 清利湿热，疏通经脉。

选穴 关元、太冲、归来、三阴交。

操作　同前。

治疗经过　上穴日针1次，留针1小时，其间作手法2次，经1次治疗疼痛大减，2次治疗后红肿减退，4次后临床治愈。

按语　急性睾丸炎及附睾丸炎，为一般化脓菌所致的非特异性炎症，以局部突然肿胀，疼痛，阴囊发红发热，坠胀感为其主要临床表现。

该病属祖国医学“疝气”范畴，古医籍中分别冠以“溃疝”、“狐疝”、“阴颓”、“囊瘽”等不同名称，究其病因，古人亦有“肝气”、“寒湿”、“湿热”等各种说法。如《难经·二十九难》：“任之为病，其内苦结，男子为七疝，女子瘕聚。”《针灸甲乙经》云：“足厥阴脉动，喜怒不时，发颓疝遗癃。”张景岳说：“疝气以寒为证之本，湿热为证之标，而责之于肝经之气。”我们综合古人各种说法，结合临床经验，认为任脉与肝经受侵为其主要病机，故治疗上以取任、肝经穴为主。方中关元、太冲疏足厥阴肝和任脉之经气郁结；三阴交滋阴，清热，利湿；辅以阳明经归来，因阳明合于宗筋，归来可调宗筋以缓局部之痛，标本兼治，攻补兼施，故能收获满意效果。

第十三章 儿科疾病

第一节 脑性瘫痪

病例

张某,男，3岁4月，2009年4月5日初诊。

主诉 患儿走路易摔跤、伴姿势异常2年余。

病史 患儿系孕35周，早产，出生轻度窒息史，1岁时不会爬，不能站立，双手抓握不灵活，未予诊治，于家中自行训练。1岁6个月患儿可独站，不稳，可走数步，易摔跤，双下肢屈曲，走路呈剪刀步态，语言可说简单2～3字词语，双手抓握不灵活，就诊于某医院，予以康复训练，配合口服营养类药物半年，未有明显改善。遂于就诊于我院。

查体和实验室检查 神清，形体消瘦，双上肢略屈曲，抓握可，欠灵活，双下肢屈曲，走路呈剪刀步态，易摔倒，语言不利，大便秘结，舌暗红，苔薄黄，略腻，脉弦滑。

中医诊断 五迟、五软病（痰瘀阻滞证）。

西医诊断 脑性瘫痪（痉挛型）。

治则 涤痰开窍，活血通络。

选穴 百会、四神聪、头维、曲池、足三里，廉泉、合谷、内关、中脘、丰隆、血海、三阴交、丘墟、太冲。

操作 患者仰卧位，诸穴均采用0.30mm×40mm毫针针刺，百会、四神聪用补法，其余诸穴采用平补平泻法，每日1次，留针30min，配合肢体功能训练，以及四肢、躯干推拿治疗，3个月为1个疗程。

治疗经过 患儿经过1个疗程的治疗，走路较前平稳，双上肢活动较前灵活，其后患儿坚持治疗1年，走路平稳，姿势明显改善，可上下台阶，双脚起跳，语言流利。

按语 小儿脑性瘫痪属于中医学“五迟”、“五软”等范畴。石院士认为，该病系先天禀赋不足，胎元不固，肝肾亏损；生后轻度窒息，而致痰瘀阻滞经络，气血运行不畅；治疗以涤痰开窍、活血通络为主。“脑为元神之府”，故取百会、四神聪、头维，针用补法，以开窍、醒神、益智；“治痿独取阳明”，曲池、足三里为手足阳明经穴，曲池配合内关、合谷具有通利关节、疏通上肢经脉的作用；足三里配合中脘、丰隆、血海，具有健脾益气、豁痰通络之效，配合三阴交、丘墟、太冲具有柔肝缓急、疏通下肢经络的作用。内关属手厥阴心包经之络穴，又通阴维脉，为八脉交会穴之一，针内关具有宁心调血安神之功。三阴交为足三阴经交会之所，针补三阴交对肾、肝、脾三脏均有调节作用，三脏功能得调则脑髓化生有源。

第二节　多发性抽搐症

病例

刘某　男　8岁　初诊日期：2012年4月16日

主诉　眼、口、鼻不自主抽动、清嗓样咳近3年，加重2个月。

病史　患儿足月顺产，4岁时无明显诱因出现频繁眨眼，头痛，精神紧张时症状加重，晚上睡眠时消失，未予治疗，几个月后症状自行消失。5岁时再次出现眨眼、歪嘴、缩鼻等不自主抽动症状，且伴有清嗓样咳，严重时发出嗯嗯样怪声，遂就诊于某医院，诊断为“抽动-秽语综合征”。随后一直给予中西药联合治疗，症状时轻时重。2个月前患儿上述症状加重，就诊于门诊。

查体和实验室检查　形体偏胖，烦躁易怒，注意力不集中，动作频繁且剧烈，语言响亮，口腔有异味，大便秘结，舌红苔黄腻，脉滑数。辅助检查：脑电图（-）；颅脑CT未见异常。

中医诊断　瘛疭（脾虚痰聚证）。

西医诊断　多发性抽搐症。

治则　健脾、化痰、清热、息风。

选穴　百会、印堂、风池、四白、地仓、人中、太冲、内关、丰隆、足三里、合谷、曲池。

操作　患者仰卧位，诸穴均采用0.30mm×40mm毫针针刺，曲池、合谷、丰隆均用提插泻法；四白、人中用雀啄泻法，使针感向下传导，局部有窜动感；头维、足三里用平补平泻法；印堂、百会用补法。每日针刺1次，留针30min，2周为1个疗程。

治疗经过　针刺1个疗程后，家长诉患儿口中异味消失，头痛减轻，继续针刺治疗3个月，患儿头痛基本消失，抽动动作较前减少，疗效显著。

按语　多发性抽搐症西医多用以氟哌啶醇、硫必利为代表的多巴胺受体阻滞剂治疗，虽能控制症状，但复发率较高，且不良反应明显。石院士运用中医辨证论治理论，认为该病多发于儿童，其又具有“阳常有余，阴常不足”生理特点，且思想简单，多无忧思之伤，故此病的发生不外乎先天因素和后天因素两方面。先天不足，肾精亏虚，元神失于统摄，加之精神紧张，劳伤心神，伤津耗液，引动虚风而发筋惕肉瞤，证属虚，责之少阴；或后天恣食肥甘厚味，饮食不节，致使胃肠积滞，阳明热盛，化火生风，加之手足阳明经络皆分布头面，阳明主一身之宗筋，遂易发筋惕而头面抽动不止，证属实，责之阳明。故该病案在健脾、化痰、息风基础之上，着重清阳明热。

另外，该病的发生与外界环境和儿童自身的精神有密切的关系，第一，要重视儿童的心理调护。教育孩子要有耐心，勿给孩子施加过多的学习压力，尤其对患儿的抽动症状不要给予过分关注，避免让患儿过度紧张、兴奋等；第二，注重饮食。控制患儿偏嗜喜好，避免恣食肥甘厚味；第三，加强体育锻炼，增强体质，提高免疫力。为患儿营造一个健康、良好的生活环境，才更有利于疾病的康复。

第三节　儿童多动综合征

病例

单某　男　7岁　初诊日期：2009年7月10日

主诉　行为多动，注意力不集中3年余，加重半年。

病史　患儿于3年前出现行为多动，自己难以控制。当时家长未重视，没有治疗。半年来出现躁动易怒现象，情绪不稳，容易激动，易与同学争吵，注意力不集中，不能听课，成绩较差。

查体和实验室检查　形体偏瘦，烦躁，五心潮热，纳可，眠差，夜晚易惊醒，大便较硬，小便调，舌红少苔，脉细数。辅助检查：颅脑CT未见异常。

中医诊断　脏躁（肝肾阴虚证）。

西医诊断　儿童多动综合征。

治则　滋阴潜阳，宁神益智。

选穴　百会、大椎、内关、神门、肝俞、肾俞、三阴交、太冲、太溪。

操作　患者取坐位，诸穴均采用0.30mm×40mm毫针针刺，得气后留针30 min，每隔10 min行针1次，肝俞、肾俞针用补法，太冲针用泻法，其余诸穴针用平补平泻法。隔日1次，每星期3次，10次为1个疗程，连续治疗3个疗程。

治疗经过　2个疗程后患者较前有明显好转，注意力较集中，躁动易怒的症状较前明显得以控制。3个疗程后，患者已经能够独立地完成作业，情绪基本得以控制。饮食、睡眠、二便正常。随访1年，患者状况良好，成绩已达班上中等水平。

按语　小儿多动症属于中医学“脏躁”等范畴。石院士认为，儿童由于“心肝有余、脾常不足、肾常虚”的特点，稍有感触，导致阴阳失衡，出现行为多动，注意力不集中，若调护失宜，日久而致肝肾阴虚，故该病应以滋阴潜阳、宁神益智为治疗原则，在针刺治疗中，百会为诸阳之会，可填精益髓，疏通脑络，宁神益智；四神聪可调整脏腑精气，填髓健脑；风池穴为手少阳、阳维之会，具有开窍息风的功效；太冲有疏肝、平肝之功；太溪具滋补肾阴之功；足三里、合谷同用则具健脾益气之功；三阴交具有通调肝、脾、肾三脏之功。诸穴共奏滋阴潜阳、宁神益智之效。

第四节　再发性腹痛

病例

赵某　男　5岁半　初诊时期：2010年7月8日

主诉　腹痛半年余。

病史　患儿半年前因吃冷饮后出现脐周腹痛，经服用西药解痉剂疼痛缓解。患儿平时喜食生冷、烤肠，饮食不节。近半年来，类似腹痛间断发作。腹痛每因饮食不慎或受凉而发，发作数分钟或十几分钟，缓解后如常人。疼痛时作时止，痛处喜温，喜按，纳差，大便干燥，1～2日1行。

查体和实验室检查　神清，精神反应可，形体消瘦，面色萎黄，按腹平坦柔软，脐周稍有压痛，心肺查体无异常。舌质淡红，苔薄白，脉弦滑。

中医诊断　腹痛（脾胃虚寒证）。

西医诊断　再发性腹痛。

治则　健脾消食，行气止痛。

选穴　足三里、合谷、天枢、三阴交。

操作　足三里、中脘、天枢直刺1寸，行平补平泻法，针后各穴温灸5min；合谷直刺0.5寸，行平补平泻法；三阴交斜刺 0.5 寸，行捻转补法。

治疗经过　以上法每日治疗 1 次，7 次后腹痛发作次数明显减少，且症状减轻，继续治疗 8 次，腹痛消失，精神好，食欲增加。随访半年腹痛未再发作。

按语　小儿再发性腹痛属中医“腹痛”范畴。该病的发生多以感受寒邪、乳食积滞、热结胃肠、脏腑虚冷、气滞血瘀为主。小儿脏腑娇嫩，形气未充，脾胃薄弱，经脉未盛，寒暖不知自调，易受内外因素干扰。小儿平时喜食生冷、烤炙之品，乳食不节，脾胃易受损，致使脾失健运，积滞内停，寒邪凝滞中焦，气机壅塞不通，而发生腹痛。足三里是足阳明胃经合穴，具有调理脾胃、扶正培元的穴性，能统治脾胃的一切疾病。合谷是手阳明大肠经的原穴，具有清热解表、通调气血的穴性，近代研究合谷有良好的镇痛效果，当针刺得气后，只要气至病所，诸症明显改善，疼痛立即消失。三阴交为足三阴经交会穴。天枢为大肠募穴，主疏调肠腑、理气行滞、消食，是腹部要穴。诸穴同用有振奋阳气、疏通经络、消食导滞、行气止痛之效。故能使腹痛快速缓解。

第五节　厌　　食

病例

李某　男　6 岁　初诊日期：2011 年 5 月 10 日

主诉　食欲不振 1 个月余。

病史　患儿近 1 月来进食明显减少，平时无饥饿感，不好动，睡眠少，体倦乏力，夜间易盗汗，二便尚可。

查体和实验室检查　神清，精神反应可，面黄体瘦，毛发细黄，心肺听诊正常，肝、脾肋下未触及。

中医诊断　厌食（脾失健运证）。

西医诊断　厌食症。

治则　健脾和胃。

选穴　体针：足三里、脾俞、胃俞、中脘、三阴交；耳穴：胃、脾、交感、饥点、大肠、小肠、皮质下。

操作　足三里、中脘直刺 1 寸，行平补平泻法；脾俞、胃俞直刺 0.5 寸，三阴交斜刺 0.5 寸，行捻转补法，得气后出针。耳穴将耳郭用 75% 乙醇常规消毒后，用 0.5cm×0.5cm 胶布贴压经消毒后的王不留行，每日饭前按压，力度适中。

治疗经过　如上法每日治疗 1 次，并嘱咐家长给患儿少食多餐，进食易消化食物 3 日后家长自述患儿有饥饿感，治疗第 7 次后患儿食量基本正常，继续完成此疗程。休息 10 日后，巩固治疗 1 个疗程。随访半年未复发。

按语　中医学认为，小儿厌食多与乳食不节、痰湿内生、脾胃虚弱、情志不疏等因素有关。小儿脏腑娇嫩，脾常不足，肝常有余，易致脾失健运、肝胜克脾，致食欲减退，久而形成厌食。治疗以运脾和胃、调畅情志为主，从而使脾运、胃纳、情畅。本患儿形体偏瘦，近日发为厌食，为脾失健运而致。治疗应以健脾和胃为主。中医学认为，耳和全身是一个统一体。百脉聚于耳，说明全身四肢百骸、五官九窍相互密切联系，故耳穴疗法可通过调整经络气血来治疗相应脏腑、器官或组织病。通过选择相应的耳穴按摩刺激以增强相应组织器官的功能，激发经气起到治疗作用。足三里为胃之合穴，针刺可起到补中益气、健脾和胃、增加食欲的作用，是治疗消化道紊乱之要穴，中脘为六腑之会，三阴交为足三阴之会，三穴共奏调理气机，升发脾胃之气，而健脾助运之功，脾俞、胃俞醒脾健运、开胃助化。采用体针与耳针相结合的方法能够较快地改善患儿临床症状，减少患儿痛苦。

第六节　遗　　尿

病例1

刁某　女　8岁 学生　初诊日期：1981年3月1日

主诉　经常尿床6年余。

病史　自幼夜间梦中遗尿，每夜1次，熟睡难醒。冬天尤甚，为此晚上家长不让孩子饮水，但仍不能控制尿床，曾服用中西药无显效，故来我门诊就医。

查体和实验室检查　精神好，面色㿠白，两目有神，舌质淡，苔薄白，脉沉细，心肺正常，肝脾未触及，体温36.9℃。

中医诊断　遗尿（下焦虚寒证）。

西医诊断　遗尿症。

辨证　患者幼稚之年，禀赋素弱，任督未充，又因夜卧失慎，踢被蹬褥，足心受寒，致肾阳不足，下元虚寒，使闭藏失职，膀胱约束无权，则小便自遗而不知，舌质淡，苔薄白，脉沉细为气血虚弱之象。

治则　温肾固摄，通调任督。

选穴　关元、百会、三阴交、肾俞。

操作　关元直刺1.5寸，施呼吸补法，令酸胀感放散至前阴部，针后加灸；百会斜刺0.5寸，施捻转平补平泻法；三阴交直刺1.5寸，施捻转提插补法，令酸胀感向足部放散或沿经脉上行；肾俞直刺1.5～2.5寸，施捻转补法，令酸胀感向腹部放散。诸穴均施手法1分钟。

治疗经过　上穴日针1次，2次治疗，尿床次数减少，5次治疗已不尿床，继针7次以巩固疗效，遗尿痊愈，半年后追访，一直未犯。

病例2

孙某　男　9岁　学生　初诊日期：1979年6月4日

主诉　夜间尿床8年。

病史　自幼夜间尿床，至今不愈，每夜尿床1～2次，劳累或紧张后尤甚，夜寐沉睡不易唤醒，即使唤醒仍会尿床，平素四肢冷厥，纳呆，偶有脱肛，经中西药治疗，效果不显，故来我门诊求治。

查体和实验室检查　倦怠，面色㿠白，舌淡少苔，脉虚弱无力，心肺正常，肝脾未触及，一般检查均正常。

中医诊断　遗尿（中气下陷证）。

西医诊断　遗尿症。

辨证　患儿禀赋不足，因学习努力，劳伤心脾，脾乃后天之本，脾气虚则下陷，升举不利，运化失职而见纳呆，水谷精微不能敷布四末故见肢冷。中气陷下，气化功能失调，肾无以温养，使膀胱开阖失司则发遗尿，舌淡少苔，脉虚弱无力为阳气不足之象。

治则　温补脾胃，益气固摄。

选穴　关元、百会、三阴交、肾俞、阴陵泉。

操作　阴陵泉直刺1.5寸，施提插捻转补法，令酸胀感向足放散或沿经脉上行。余穴同前。

治疗经过　上穴日针1次，7次治疗夜尿止，改隔日1次，继针7次未再尿床，临床治愈。

病例3

曹某　女　12岁　学生　初诊日期：1987年4月6日

主诉　夜间尿床10年。

病史　患者自幼夜间尿床，每夜1次，4年前一次感冒后，咳嗽日久不愈，且尿床频繁，有时夜间尿床2次，服各种中西药物不见显效，患儿极为苦恼，食欲不振，故来我门诊就医。

查体和实验室检查　精神疲惫，面色萎黄，舌质胖边缘齿痕，脉细，心肺正常，肝脾未触及，肢冷，咳吐白痰。

中医诊断　遗尿（脾肾阳虚证）。

西医诊断　遗尿症。

辨证　患者先天不足，素体不盛，又因久咳不愈，耗伤肺气，肺主宣发肃降，通调水道，肺气虚弱不得宣发，治节无权，不能约束下焦而致遗尿，忧思过度伤心脾，脾虚不能散精则肢冷，舌质胖边缘齿痕，脉细为气虚之象。

治则　益气固摄，温补脾肾。

选穴　关元、百会、三阴交、肾俞、膻中。

操作　膻中斜刺0.5寸，施捻转呼吸补法，令酸胀感向四周扩散为度，余穴同前。

治疗经过　上穴日针1次，7次治疗遗尿止，12次治疗精神转复，四肢温，食欲增，咳嗽止，临床治愈。

按语　遗尿是指睡眠中不随意排尿的病证，多见于儿童。其原因多有泌尿生殖器畸形、大脑发育不全等先天疾病，或因泌尿系感染，脊柱或颅脑外伤，发育、营养不良等导致大脑功能紊乱或脊髓反射弧失常，发为该病。

祖国医学对该病早有记载，如《内经·宣明五气论》："膀胱不约为遗尿"，"肝所生病者遗尿"。此后《诸病源候论》对此又进行了较详细的阐述："遗尿者，此由膀胱虚冷，不能约水故也。膀胱为足太阳，肾为足少阴，二经为表里。肾主水，肾气不通于阴，小便者水液之余也，膀胱为津液之腑，脏既虚冷阳气衰弱，不能约于水，故令遗尿也。"明·张景岳明确指出："日睡中遗溺者，此必下元虚寒，所以不固。"

我们结合多年临床观察，认为该病的发生多与脾、肾、膀胱的功能失调有关，在八纲辨证多属虚寒性病变。故在治疗中提出：温补脾肾、益气固摄的原则，在针刺手法上掌握以"温补"为主，根据"任为阴脉之海，总任一身之阴"的理论，主要选用任脉和三阴经的穴位。方中关元是足三阴、任脉之会；肾俞为肾之背俞穴；三阴交为足之三阴经交会穴。三穴合用可补元气、培肾气、益脾气，使三焦气化通调，膀胱功能恢复。佐以百会、阴陵泉、膻中穴，治疗兼证以达到控制尿液自遗，约束有权的效果。

第十四章　皮肤科疾病

第一节　网状淋巴管炎

病例 1

武某　男　48 岁　医生　入院日期：1988 年 4 月 20 日

主诉　发热，右小腿内侧肿痛 3 日。

病史　3 日前夜间突发寒战，头痛欲裂，周身疼痛，恶心，呕吐清水 2 次，体温 38.9℃，昨日清晨，右小腿内侧皮红、肿胀，局部肌肤热，疼痛，面积 20cm×20cm，局部及鼠蹊部压痛，自服螺旋霉素 400mg，每日 3 次，无效。今日住院治疗。

查体和实验室检查　神清合作，发育正常，营养中等，皮肤巩膜无黄染，表浅淋巴结未触及，左腘窝处一肿大淋巴结 1cm×1cm，右腹股沟淋巴结肿大 1cm×1.5cm，右膝关节内下侧红肿范围 6cm×6cm，右腹股沟内下侧红肿范围 11cm×19cm，口干，厌食，寐差，大便干，小便调，舌尖红，苔薄白，脉弦滑。

中医诊断　天火（热毒炽盛）。

西医诊断　丹毒（急性网状淋巴管炎）。

辨证　患者积年操劳，劳伤心脾，阴血亏耗，虚火内生，久燔及血，血热有余，与湿互结，蕴积于内，阳气扰动，火毒外发于肌肤，而为丹毒。

治则　清热解毒，祛瘀生新。

选穴　大椎及右腿红肿处刺络拔罐。

操作　常规清毒后在大椎及右腿红肿处用三棱针点刺 5 ~ 7 点，闪火法拔罐，出血量 10 ~ 15ml。

治疗经过　采用该法治疗 3 日后，体温降至 37.1℃，右腿肿痛减轻，皮肤出现皱纹，6 日后，右腿红肿消退，皮色较正常部位红，触之轻度疼痛，10 日后，红肿消退，皮肤瘙痒，体温正常，痊愈出院。

病例 2

韩某　女　53 岁　工人　入院时间：1988 年 8 月 27 日

主诉　左小腿红肿热痛 16 日，近 5 日加重。

病史　患者高热 39℃，经中国人民解放军二七二医院查白细胞 13×10^9/L，予庆大霉素肌内注射，回家后高热不退，并见左小腿内侧 4cm×4cm 红肿，扪之痛，23 日下午高热39.5℃，红肿蔓及整个小腿，24 日来我院就诊，诊断为丹毒，予中药口服，肌内注射头孢氨苄、复方氨林巴比妥注射液，体温下降，今日收入住院。

查体和实验室检查　神清合作，发育正常，营养良好，皮肤巩膜无黄染，左腹股沟淋巴结疼痛，左小腿前部 18×10cm，后部 10×10cm 云状红斑，患处皮肤鲜红，灼热疼痛，按之痛甚，稍有突起，按之褪色，无破烂流水。

中医诊断　天火（湿热证）。

西医诊断　丹毒，网状淋巴管炎。

辨证　患者形体肥胖，素蕴湿热，复由发热日久不退，热入血分，湿热毒邪郁于肌肤而发于丹毒。

治则　清热、祛瘀、解毒。

选穴　小腿红肿处刺络拔罐。

操作　同上。

治疗经过　采用此法治疗 1 日，体温降至 37.8℃，2 日后体温降至 36.8℃，3 日后红肿减轻，15 日后右小腿红肿热痛消失，临床治愈。

病例 3

胡某　男　61 岁　退休工人　初诊日期：1983 年 7 月 20 日

主诉　右面部皮肤红肿热痛 5 日。

病史　5 日前右侧面部皮肤作痒，抓破后红肿，日渐加重。自觉局部灼热，疼痛，夜间发热恶寒，经用抗生素 3 日仍无显效，来本科就诊。

查体和实验室检查　体温 37.8℃，右侧面颊部约 2cm×3cm 红肿，边缘清楚，扪之灼热感，右眼睁开受限，舌红，脉数而洪。

中医诊断　天火（正虚热盛证）。

西医诊断　丹毒。

辨证　患者年老，正气不足，偶感风邪，侵及肌肤而作痒，抓破后毒邪浸淫，风火毒邪相搏，发为天火。

治则　清火、解毒、散风。

选穴　局部刺络拔罐。

操作　局部皮肤消毒，以三棱针点刺 3～4 点，加以火罐，放血 4～5ml 为度。

治疗经过　1 次后肿消，灼热感减轻，3 次后红肿全消，热退而愈。

病例 4

张某　男　39 岁　船厂工人　初诊日期：1985 年 6 月 16 日

主诉　左下肢小腿外侧及足背部红肿，热痛 9 日。

病史　患者体胖，嗜烟酒，并有足癣，9 日前因足癣刺痒难忍，搔抓后破溃渗液，数小时后足背部红肿灼痛，延及左小腿外侧亦有一处红肿灼痛。发热恶寒，经用抗生素及口服中药治疗终未显效而来就诊。

查体和实验室检查　体温 38.5℃，左下肢胫骨外侧有一处约 3cm×4cm 红肿处，左足背部有 2cm×3cm 红肿一块，颜色红而发紫，扪之灼热，边缘整齐，左腹股沟处有 2 个小淋巴结，按之不痛，舌红苔黄腻，脉滑数。

中医诊断　流火（火丹脚）。

西医诊断　丹毒。

辨证　平素湿热内蕴，湿热下注而生足癣，因瘙痒破溃毒邪外侵，湿热毒邪郁而化火，流窜肌肤发为流火。舌脉均为湿热毒火俱盛之征。

治则　清热、利湿、解毒。

选穴　红肿局部刺络拔罐。

操作　局部皮肤消毒，三棱针点刺 3～4 点，加以火罐放血 4～5ml，每日 1 次。

治疗经过　经治疗 1 次后，两处红肿明显缩小，体温降至 37℃，再经两次治疗后红肿基本消失，肤色正常，未留瘢痕而愈，经追访两年未复发作。

第二节　神经性皮炎

病例 1

予某　男　41 岁　干部　初诊日期：1978 年 6 月 8 日

主诉　右侧颈后部皮癣，瘙痒难忍一年余。

病史　患者平素工作繁劳，夜寐不安，一年前左右颈部生癣如黄豆大小，痒。初未介意，渐至瘙痒加重，遇热及夜间尤甚，搔抓后无渗液，皮肤渐增厚变硬，经用药物封闭，中药外洗等治疗，无效而就诊。

查体和实验室检查　右侧颈后部有 2cm×3cm 之皮损，呈苔藓样硬化，皮纹加深，皮肤增厚，表皮上密集粟状丘疹，呈灰白色，干燥无渗液，舌质红苔微黄，脉弦数。

中医诊断　牛皮癣。

西医诊断　神经性皮炎。

辨证　患者平素工作繁忙，夜寐差，时春夏之交，风热之邪侵及肌肤，留而不去，风热交阻皮部而生癣斑，经治不愈而风热俱盛，郁阻肌肤，失气血濡养故癣斑日见增大而痒甚，舌苔脉象均为风热俱盛之征。

治则　散风清热。

选穴　风池、大椎、局部梅花针叩刺。

操作　风池直刺 1～1.5 寸，施捻转泻法 1min；大椎三棱针点刺放血见赤为度；皮癣部梅花针叩刺出血为度。每日针刺 1 次。

治疗经过　经上法治疗 4 次后瘙痒程度大幅度减轻，丘疹明显减少，9 次后大部分皮肤恢复正常，13 次后皮癣消失。继续治疗 3 次皮肤恢复正常而痊愈。

病例 2

白某　男　55 岁　工人　初诊日期：1973 年 3 月 2 日

主诉　右下肢外侧皮癣，瘙痒夜重 30 年。

病史　患者体胖，嗜酒，30 年前突发右下肢外侧皮癣，日渐加重，瘙痒夜重，偶用外敷药物无效未坚持治疗，经久未愈，经介绍来我科就诊。

查体和实验室检查　体高而胖，右下肢小腿外侧有 4cm×3cm 皮癣，呈暗褐色，表皮增厚，隆出皮肤，表面粗糙，少量丘疹色暗而干燥，局部有白色皮屑，双下肢轻度浮肿，舌质淡红，苔白，脉沉细。

中医诊断　牛皮癣（风盛湿热证）。

西医诊断　神经性皮炎。

辨证　患者体胖湿盛，癣斑 30 年前初起为风热外邪所致，邪聚肌肤，凝而不散，日久风热炽盛，耗伤津血，加之素有湿热内困脾阳，脾虚则血亦虚，血虚则生风，血虚风燥，肌肤失润致顽癣不愈，瘙痒夜甚。

治则　疏风清热，健脾利湿。

选穴　耳穴、脾、肺、神门、三焦、右侧下肢膝踝之中点处。

操作　用5分毫针直刺2～3分，每穴施小幅度高频率捻转手法1min，留针60min，每20min捻转1次，每日针刺1次。

治疗经过　经治疗5次后，痒轻，皮癣表皮变软，丘疹消失，15次后皮肤恢复正常而治愈，追访5年未复发作。

病例3

温某　女　50岁　干部　初诊日期：2004年9月13日

主诉　颈项部皮肤瘙痒4年，加重1年。

病史　患者4年前因过度日晒颈部出现丘疹且瘙痒，每遇天热及日晒加重，近一年皮疹范围扩大，痒甚，与食物无关，冬日痒减轻，春天加重，口干，饮食可，夜寐可，月经无常。

查体和实验室检查　神清合作，颈项部有多处丘疹，色淡红，边界清，高出皮肤。舌略暗，边有齿痕，苔黄，右脉滑数，左脉滑数而细。

中医诊断　顽癣（湿热侵淫证）。

西医诊断　神经性皮炎。

辨证　患者4年前皮疹初起因过度日晒，风热外邪所致，邪聚肌肤，凝而不散，日久风热炽盛，耗伤津血，加之年过四十，经水将断，阴阳失调，内有湿热困脾阳，血虚生风，血虚风燥，肌肤失润致顽癣不愈，瘙痒愈甚。

治则　清热凉血，利湿通络。

选穴　耳针：肺、胃、颈；体穴：曲池、合谷、足三里、神阙。

操作　耳针针刺0.2寸，曲池直刺1寸，施提插泻法1min；合谷直刺0.8寸，施捻转泻法1min；足三里直刺1寸，施捻转补法1min；神阙用艾条悬灸5min。每次留针30min，隔日1次。

治疗经过　经治疗6次后，瘙痒减轻，丘疹范围有所减少，14次后皮肤恢复接近正常，巩固治疗4次后痊愈，追访2个月未复发作。

第三节　荨　麻　疹

病例1

刘某　男　21岁　学生　初诊日期：1980年8月12日

主诉　全身皮肤大片风团，灼热瘙痒5日。

病史　患者4年前曾因感寒突发红色疹团，初呈散在分布全身，逐渐增大并隆起融成大片伴有瘙痒。数小时后自行消退，未留疹痕。1年前又发作过1次，症情同前，仍自行缓解。该次发病于5日前因受风，风团又发，瘙痒难忍，经1日并未消退，伴胃脘不适，经服中西药物效果不显，逐日加重，遂来我科治疗。

查体和实验室检查　全身散在分布云片状风团块，突出皮部，色微红，搔抓后颜色变红，界线清齐，皮肤划痕试验（+），血常规检验：白细胞9.8×10^9/L，中性粒细胞0.7，淋巴细胞0.24，嗜酸粒细胞 0.06，舌质红，苔薄白，脉浮缓。

中医诊断　风疹。

西医诊断　荨麻疹。

辨证　患者每次发病均系外感风寒所致，风寒外邪，侵袭肌肤，致营卫失合，邪结皮部而泛生风团疹块，色淡红或红，痒甚，苔薄白脉浮缓，均为营卫失和、风寒之邪博结之征。

治则　疏风散寒，调和营卫。

选穴　曲池、血海、足三里。

操作　曲池直刺 1～1.5 寸，施捻转泻法 1min；血海直刺 1～1.5 寸，施捻转泻法 1min；足三里直刺 1～1.5 寸施平补平泻捻转手法 1min。每日针 1 次，每次留针 20min。

治疗经过　上述穴位第 1 次针刺后痒轻，风团部分消退，3 次后疹消痒止，基本恢复正常，继针 2 次后痊愈，追访半年未再发作。

病例 2

尹某　男　29 岁　干部　初诊日期：1981 年 3 月 16 日

主诉　周身起风团疹块，瘙痒难忍半年。

病史　患者初因浴后受风，旋即诱发风团疹块，色红而痒，经服中药治疗而消退，而后每遇风即痒，搔抓后即起风团疹块，心烦难寐，口渴微热。

查体和实验室检查　面色不润，四肢及躯干有成片之红色风团和搔抓痕迹，皮肤划痕试验(+)，身微热，体温 37.3℃，舌红苔薄黄，脉细数。

中医诊断　瘾疹（风胜热盛证）。

西医诊断　荨麻疹。

辨证　患者浴后当风，风邪乘虚而入，侵扰肌肤，而发痒疹，此后遇风则起，经治未愈，为风胜而热燥，故兼见口渴心烦，身微热，舌诊脉象皆为风胜热盛之征。

治则　疏风清热。

选穴　风池、血海、曲池。

操作　风池向对侧眼球方向刺 0.8～1 寸，施捻转泻法 1min；血海直刺 1～1.5 寸，施捻转泻法 1min；曲池直刺 1～1.5 寸，施捻转泻法 1min。

治疗经过　经上法治疗 3 次后痒止疹消，继续治疗 3 次，夜寐可，烦渴亦止而痊愈。

病例 3

姜某　女　4 岁　初诊日期：1971 年 6 月 23 日

主诉（祖母代述）　脘腹痛，食后即呕，全身风团成片，烦躁不安 1 日。

病史　患儿自出生后即由祖母喂养，饮食不洁，经常腹痛，大便时有燥结，于今日午睡后外出受风，即出风团继之成片，患儿哭闹不安，示意脘腹疼痛，予食物进后即吐，而就诊。

查体和实验室检查　患儿哭闹不休，不合作，体瘦面黄，面颊有少数泛白之癣斑，脐周围有压痛，脘腹膨满拒按，全身有多处片状突起之风团块。

中医诊断　瘾疹。

西医诊断　荨麻疹。

辨证　患儿自幼人工哺养，饮食不节，杂食生冷，虫积脾胃，致脾胃失和，蛔虫内扰，胃失和降故脘腹疼而呕逆，加之卫外不固，感受风邪而起风团瘾疹。

治则　和胃安蛔，祛风止痒。

选穴　曲池、百虫窝、足三里。

操作　曲池直刺5～8分；施捻转泻法半分钟；百虫窝直刺5～8分，施捻转泻法半分钟；足三里直刺0.8～1寸，施捻转泻法半分钟，以上3穴均不留针。

治疗经过　上穴针1次后，当即疼痛缓解，风团消退，饮水一小杯未吐，次日来诊家属述患儿返家后安睡，晚饭进食稀粥一碗未吐，睡前大便见蛔虫一条，全身风团未起，一夜安睡，晨起精神佳，进食顺利，针刺1次后未发作而痊愈。

病例4

袁某　男　35岁　技术员　初诊日期：1971年4月26日

主诉　全身瘙痒，全身布大小不等风团1个月余。

病史　患者平素脾胃不和，纳少，经常性反复发作荨麻疹15年左右，每发作时胃纳不佳，胃脘不适隐隐作痛，身疲乏力，烦躁不安，瘙痒难忍，随即全身泛起风团，大小不一，形态多样，且有融合成片，数日或数十日不消，发作无定时，多与饮食不当、情志不遂或寒冷有关。曾经中西药物治疗均未治愈，而来就诊。

查体和实验室检查　患者面色皖白无华，体瘦，慢性病容，全身布满风团疹块，色淡红，皮肤划痕试验（+），舌淡苔薄白，脉细数。

中医诊断　瘾疹。

西医诊断　荨麻疹。

辨证　患者平素脾胃虚弱，营卫失和，纳少而脾胃气血生化无源，故体瘦而面无华，身疲而乏力，卫外不固，故偶感风寒，或情志不遂，饮食不当即发风团，乃内外合邪拂郁肌肤所致。

治则　调和营卫，疏风止痒。

选穴　耳穴取胃、肺、神门、荨麻疹点。

操作　以上诸穴均用5分毫针直刺2～3分，施小幅度高频率捻转手法，每穴1min，留针40min，每隔10min捻转1次，每日针1次。

治疗经过　经上穴治疗5次后证情稍有缓解，10次后疹块消退，但仍有瘙痒感，胃纳见佳，食量稍增，继续治疗1个月诸证均消而治愈，追访3年未复发作。

第四节　湿　　疹

病例1

蒋某　女　52岁　家庭妇女　初诊日期：1978年7月19日

主诉　两下肢发疹，瘙痒9日。

病史　患者于10日前冒雨涉水，次日觉双下肢沉重，伴双下肢内侧皮肤瘙痒，经搔抓后局部皮肤出现粟状红色丘疹及水疱，瘙痒加剧，搔后破溃流水，逐渐蔓延至全身，因瘙痒而致寐食不安，口苦，心烦，小便短赤，大便不利。

查体和实验室检查　体胖，痛苦面容，双下肢内侧可见最大3～5cm直径之红斑两处，表面渗液结痂。此外双下肢及头，面，躯干等处有散在粟状丘疹及水疱；渗出液为黄白色，舌质红苔黄腻，脉滑数。

中医诊断　湿疮（湿热内蕴证）。

西医诊断　湿疹（急性期）。

辨证 体肥湿蕴热盛，又因冒雨涉水，风湿之邪外袭，内外合邪，湿热俱盛，泛溢于肌肤而发疹疱，痒而渗液，湿热内困脾阳，致口苦，心烦，小便短赤，大便不利，舌红苔黄腻，脉滑数，均为风湿热盛之征。

治则 疏风清热利湿。

选穴 曲池、血海、阴陵泉。

操作 曲池直刺 1～1.5 寸，施提插泻法 1min；血海直刺 1～1.5 寸，施提插泻法 1min；阴陵泉直刺 1～1.5 寸，施提插泻法 1min，留针 30min，每日 1 次。

治疗经过 经该法治疗 2 次后瘙痒减轻，3 次后疹疱部分消退；4 次后痂块脱落，9 次后痒止，疹疱消失，皮肤恢复正常。

病例 2

江某 男 31 岁 干部 初诊日期：1980 年 10 月 21 日

主诉 皮疹，瘙痒 2 年余。

病史 患者平素嗜酒，两年前因受潮湿，肘窝、腘窝等处出现疹疱搔痒而时有渗液，经某院治疗，症状渐好，但未痊愈，每遇风、湿即反复发作，经久不愈，纳呆，便溏。

查体和实验室检查 痛苦面容，面色微黄，肘窝及腘窝处均有 3cm×2cm 大小之皮损块，局部皮肤粗糙肥厚，边缘整齐，发作时有黄白渗出液，部分痂块形成，舌淡苔白腻，脉濡滑。

中医诊断 湿疮（脾虚湿盛证）。

西医诊断 湿疹（慢性期）。

辨证 患者平素嗜酒，湿热内蕴，脾失健运，又感风湿之邪，致风湿热邪博结于肌肤，而发疹疡，瘙痒而渗液，经治未愈，病久邪深，郁而化火，耗伤津血，血虚生风化燥，肤失濡养，故皮肤粗糙失润，脾失健运而纳呆便溏，偶遇外邪而反复引发，舌脉均为脾虚湿热之征。

治则 健脾利湿，清热疏风。

选穴 足三里 阴陵泉 曲池 血海

操作 足三里直刺 1～1.5 寸，施提插补法 1min；阴陵泉直刺 1～1.5 寸，施提插泻法 1min；曲池直刺 1～1.5 寸，施提插泻法 1min；血海直刺 1～1.5 寸，施提插泻法 1min，每日 1 次，每次留针 30min。

治疗经过 经上法治疗 3 次后瘙痒大减，皮肤变软，5 次后局部痂块脱落，皮肤渐润，痒止，10 次后皮损消失，皮肤恢复正常，继续巩固治疗 3 次而愈，追访 1 年未复发作。

病例 3

马某 男 60 岁 初诊日期：2011 年 12 月 1 日

主诉 双下肢发疹，瘙痒 2 日。

病史 患者于 2 日前因劳累情绪紧张激动后突然出现双下肢内侧皮肤瘙痒，搔抓后局部皮肤出现粟状红色丘疹及水疱，瘙痒加剧。就诊于针灸科，患者神清，精神可，双下肢内侧及面部、躯干多处散在粟状丘疹水疱，表面渗液结痂，渗出液为黄白色，纳差，寐欠安，口苦，小便短赤，大便干。

查体和实验室检查 体胖，双下肢内侧可见最大 2～3cm 直径的红斑两处，表面渗液结痂。此外，双下肢及面部、躯干等处有散在粟状丘疹及水疱，渗出液为黄白色。舌红，苔黄腻，脉滑数。

中医诊断 浸淫疮（湿热内蕴）。

西医诊断 湿疹。

治则　健脾利湿，养血祛风，安神止痒。

选穴　大椎、四神聪、曲池、合谷、神门、血海、足三里、阴陵泉、丰隆、三阴交。

操作　大椎直刺0.5～1寸，施捻转泻法1min；四神聪沿皮向后平刺，进针0.5～1寸，施捻转平补平泻1min；足三里直刺1.5寸，施捻转补法1min；合谷、曲池、阴陵泉、丰隆均直刺1～1.5寸，施捻转泻法各1min；神门直刺0.3～0.5寸，施捻转补法1min；血海直刺1寸，施捻转泻法1min。

中药　消敏膏，驱风丸（祛风止痒）。

西药外用　抗炎、抗过敏、止痒。

治疗经过　治疗3日后，双腿内侧皮肤较前干燥，渗液明显减少，疹疱部分消退，瘙痒明显减轻；治疗7日后，双腿及躯干皮肤干燥结痂，部分痂块脱落，无明显渗液，疹疱大部分消退，瘙痒明显减轻；治疗10日后，双腿及躯干皮肤基本恢复正常，无瘙痒。患者双下肢疱疹消退，双腿及躯干皮肤基本恢复正常，无瘙痒。

按语　湿疹是一种具有多种损害的皮肤病，其发病的原因很复杂，一般认为与遗传基因、过敏体质有关。本病例由于患者体胖，属痰湿体质，加之精神紧张，情绪烦扰导致血热，湿热互结日久而发为该病。针灸治疗该病在于健脾利湿，养血润燥，祛风止痒。取胃经之下合穴足三里，配脾经合穴阴陵泉，脾胃相合，纳运枢转，水湿得利；配曲池、丰隆除湿泻热，配神门、四神聪清心宁志，配血海养血以润燥，兼以活血。诸穴配合使用，共奏祛风、安神、止痒之功，配合活血驱风、利湿泻热之中药内服外用，加之西药抗过敏等，诸法合用收到满意疗效。

第五节　痒　疹

病例1

田某　男　27岁　医生　初诊日期：1981年9月3日

主诉　全身瘙痒3个月。

病史　患者平素脾胃虚弱，纳差，近半年来食量大减，体倦神疲，大便时而溏薄，未经注意，3个月前突发皮肤瘙痒，遇风吹日晒均觉瘙痒难忍，夜寐脱衣则瘙痒亦作。曾用药物治疗效果不显。

查体和实验室检查　面黄无华，全身皮肤无原发疹斑，皮肤干燥欠润泽，散在有搔抓之痕及部分结痂，肝脾未触及，舌质淡，苔薄白，脉弦细。

中医诊断　痒疹（血虚风盛证）。

西医诊断　顽湿结节。

辨证　患者素体脾胃虚弱故纳少，便溏，脾胃气虚，摄纳失司，气血乏源，故体倦而神疲，肌肤失养而欠泽，脾胃不健，气虚血亦虚，血虚则生风，风行则痒生。

治则　健脾养血，息风止痒。

选穴　足三里、三阴交、曲池、风门。

操作　足三里直刺1～1.5寸，施捻转补法1min；三阴交直刺1寸，施捻转补法1min；曲池直刺1～1.5寸，施捻转泻法1min；风门向脊柱方向斜刺1～1.5寸，施捻转泻法1min。每日1次，每次留针20min。

治疗经过　治疗3次后瘙痒减轻，继续治疗3次瘙痒消失，食欲增加，体力有所恢复，追访半年瘙痒未犯。

病例2

钱某 男 59岁 工人 初诊日期：1979年11月3日

主诉 全身瘙痒3年。

病史 患者于3年前，每于夜间睡前即感全身瘙痒难忍，必须用力搔抓，每每抓至出血方能入睡，白天肌肤裸露，遇风、热等均觉全身瘙痒，服用一般散风止痒药物均不显效。

查体和实验室检查 患者体弱，皮肤干燥，毛发脱落，背部、腹部、臀部及四肢外侧均可见搔抓之斑痕，血痂累累，部分皮肤有苔癣样改变，舌质淡，脉细。

中医诊断 痒疹（血虚风盛证）。

西医诊断 顽湿结节。

辨证 患者年老体弱，阴血不足，血虚不得濡养肌肤，故肌肤干枯不润，加之卫外无力，故夜寐脱衣或白日裸露，风、热稍触肌肤即可发为痒疹。

治则 养血息风。

选穴 三阴交、曲池、血海、膈俞、脾俞。

操作 三阴交直刺1～1.5寸，施捻转泻法1min；曲池直刺1～1.5寸，施捻转泻法1min；血海直刺1～1.5寸，施捻转补法1min；膈俞、脾俞均向脊柱方向斜刺1～1.5寸，施捻转补法1min，每日针1次，每次留针20min。

治疗经过 治疗5次后瘙痒减轻，继续治疗5次后瘙痒偶作但不甚，又治疗3次后痒止而愈。

第六节 带状疱疹

病例1

王某 男 78岁 退休会计 入院日期：1987年10月21日

主诉 左鼠蹊部、臀及大腿前外侧丘疹疼痛21日。

病史 素体健康，9月下旬因腹胀就诊于某院，服中药两剂后出现左鼠蹊部、臀部及大腿前外侧灼热、疼痛，呈大片不规则红色丘疹，并有大小不等水泡高于皮表，局部刺痛难忍，不得触碰，曾在卫生站外敷“雷夫奴尔纱条”，有所好转，今来我科求治，收入住院。

查体和实验室检查 精神好，表浅淋巴结未触及，在鼠蹊部及臀、大腿前外侧大片不规则、淡红色丘疹，有数枚结痂，触之疼痛不已，心肺（-），肝脾正常，神经系统查体未见异常。体温36.5℃，舌红，苔黄厚腻，脉弦细。

中医诊断 缠腰火丹（湿热炽盛证）。

西医诊断 带状疱疹。

辨证 患者年逾古稀，天癸已竭，水亏精衰，虚热内存，素喜肥甘，中焦蕴热，聚久成毒，发于皮表，损于带脉，而发本症。

治则 健脾利湿，泻热通络。

选穴 丰隆、阴陵泉、丘疹局部刺络拔罐。

操作 丰隆、阴陵泉捻转泻法；丘疹局部常规消毒后，用三棱针点刺3～5点，闪火法拔罐，出血量10～15ml，每日拔2～3罐。

治疗经过 治疗5次，疼痛减轻，未见新生疱疹，腹股沟、臀部及大腿前外侧疱疹已结痂，并有部分脱落，经8次治疗，疱疹部已不痛，巩固治疗一周，临床治愈。

病例2

陈某　男　57岁　干部　初诊日期：1982年3月24日

主诉　左侧胸胁部起斑疹疱伴局部刺痛3日。

病史　患者有心脏病史，素体虚弱，于3日前外出就诊返家后突感左侧胸胁部轻度瘙痒，搔抓后发现局部有红色丘疹，疹上少许水疱，第2日皮肤刺痛而痒，丘疹簇生间隔分布如带状，刺痛阵发，服止痛药物无效，遂赴西医院诊治，予注射哌替啶50mg，注射后疼痛仍不缓解，心烦不安，不能入睡。

查体和实验室检查　慢性痛苦病容，面白无华，左侧胸胁部有3处簇生丘疹，上有水疱，疱内液呈白色，有搔抓破溃之结痂处，舌淡苔白，脉弦数。

中医诊断　缠腰火丹（气虚血瘀证）。

西医诊断　带状疱疹。

辨证　患者久病体虚，血虚气衰，卫外不固，外出感受时邪，郁结于胸胁，发为火丹，邪不得解，郁阻经脉，致气血不通，痒痛剧甚，舌脉均为正虚邪实之征。

治则　祛邪通络，活血止痛。

选穴　疱疹间隙刺络。

操作　局部皮肤消毒，以三棱针点刺疱疹间隙3～4点，加以火罐放血4～5ml，注意不要点刺在水疱上，每日1次。

治疗经过　经1次治疗后，刺痛减轻，丘疹减少，复诊1次后痛止，疹消而愈。

病例3

刘某　女　50岁　干部　初诊日期：2003年12月10日

主诉　右颈部疱疹3个月，伴右侧舌面感觉异常2个月。

病史　患者于3个月前出现右颈部疼痛、疱疹，无发热、头痛，无发音及吞咽困难，遂到天津市公安医院就诊，以“颈部带状疱疹”就治，并稍后到医院做“激光治疗”，病情逐步缓解。近2个月患者出现舌面感觉异常，刷牙时出血，经多方就诊，疗效不显。于今日以“带状疱疹后并发感觉障碍”来我科治疗。既往4个月前做“声带息肉”术已痊愈。

查体和实验室检查　神清合作，右侧颈部散在有几处簇生丘疹，有结痂痕迹，$C_{3\sim4}$椎旁压痛。血压：120/80mmHg，心率：70次/分，心肺（-），其余无异常。舌淡苔白，脉弦数。颈椎X线片示：颈椎曲度变直。

中医诊断　蛇串疮（风胜血瘀证）。

西医诊断　颈部带状疱疹，颈椎关节病。

辨证　患者感受湿热毒邪侵及颈部经脉，湿热内蕴，壅阻脉络，发于腠理，外达皮部，故见疱疹簇生瘙痒而痛甚。病程渐久，病邪留连络脉，瘀滞不通，而致感觉异常。

治则　散风活血，通经止痛。

选穴　颈部夹脊穴、风池、膈俞、外关、合谷、足临泣。

操作　颈椎夹脊穴，斜刺进针0.5寸，施捻转泻法1min；风池直刺1.5寸，施捻转泻法1min；膈俞穴取双侧向脊柱斜刺1.5寸，使针感沿胁肋向前胸传感，予捻转泻法1～3min；合谷直刺1寸，施捻转泻法1min；外关直刺0.8～1寸，施捻转泻法1min；足临泣直刺0.5～0.8寸，施捻转泻法1min；以上针刺施术后，留针20min。

治疗经过　针刺治疗 5 次后，患者颈部压痛消失，舌面感觉较前好转；继续治疗 5 次后，舌面感觉基本恢复；巩固治疗 2 次后，患者症状消失。

病例 4

马某　女　24 岁　学生　初诊日期：2002 年 11 月 18 日

主诉　左侧胁肋部疱疹、疼痛 10 余日。

病史　患者 10 余日前患疱疹，曾往长征医院诊治，疼痛无明显减轻，遂来我科就诊。

查体和实验室检查　神清，发育正常，左乳有一 30cm×15cm 疱疹，溃破有渗出，舌红，苔薄黄，脉弦。

中医诊断　缠腰火丹（热毒瘀阻证）。

西医诊断　带状疱疹。

辨证　患者喜食肥甘厚味，酿湿成痰，日久积热，痰热化毒，壅阻脉络，发于腠理，外达皮部，故见疱疹簇生瘙痒而痛甚。

治则　清热解毒，活血化瘀。

选穴　疱疹间隙刺络。

操作　局部皮肤消毒，以三棱针点刺疱疹间隙 3～4 点，加以火罐放血 4～5ml，注意不要点刺在水疱上，每日 1 次。

治疗经过　经 2 次治疗后，疼痛减轻，渗出减少，继续治疗 3 次后痛止疹消，巩固治疗 2 次后痊愈。

病例 5

康某　男　25 岁　干部　初诊日期：1986 年 4 月 6 日

主诉　右上额及上眼睑，右面颊丘疹，刺痛 2 日。

病史　患者 3 日前自觉右眼不适，以手揉摸后右眼白睛发红，次日晨起，右上额及上眼睑及右面颊部刺痒，搔后皮肤发红并起丘疹，午后丘疹上起水疱，搔破后有白色渗液，刺痛加剧，目不能睁，经口服盐酸吗啉胍片，外用疱疹灵眼药水均不显效而来就诊。

查体和实验室检查　痛苦病容，右眼上睑内缘充血，球结膜充血，右上额密集簇生红色丘疹，右面颊亦有一处簇生丘疹上有小水疱，舌红，苔薄黄，脉浮数。

中医诊断　抱头火丹（风热炽盛证）。

西医诊断　带状疱疹。

辨证　疱疹部位，系阳明经所过，故为阳明热盛，外感风邪，风热相搏，郁结皮部所致，舌脉为风热俱盛之征。

治则　清热解毒，疏风止痛。

选穴　阳白、太阳、四白。

操作　上穴为疱疹所发部位，以三棱针点刺 2～3 点，加以火罐，放血 2～3ml，每日 1 次。

治疗经过　治疗 1 次后，痛减，2 次后疹稍退但未全消，痛已止，3 次后疹全消而愈。

病例 6

李某　男　60 岁　工人　入院日期：1989 年 5 月 4 日

主诉　右侧面颊、耳周灼热疼痛 1 日。

病史　平素急躁易怒，4 月 27 日晚因心情不畅心中发烦、口苦、纳呆，5 月 1 日突发半身不遂，5 月 5 日患者右侧面颊稍感疼痛，局部散见点状小水泡。5 月 6 日右侧面颊潮红，出现簇状小水泡，呈带状排列，扩散到耳翼及外耳道，呈烧灼样疼痛，夜不能寐，咽微痛。

查体和实验室检查　神清，痛苦貌，面颊潮红，微肿。累及耳翼及外耳道，簇生大量透明水泡，局部痛觉过敏，眼球无异常，咽微红，右侧颏下淋巴结肿大，压痛明显，伴心中烦闷，口干、口苦，咽痛，纳呆，便干，溲赤，舌红，苔黄腻，脉弦滑。

中医诊断　抱头火丹（湿热壅盛证）。

西医诊断　右侧膝状神经节带状疱疹。

辨证　忧思恚怒伤肝，木失条达，郁而化火。肝胆湿热内蕴，加之外受风热毒邪，上犯于面，相搏于皮表为疱为疹。

治则　清热除湿，消疹止痛。

选穴　阿是穴。

操作　局部常规消毒，三棱针在簇状水疱群间皮肤上点刺出血，闪火法拔罐，出血量 5ml。

治疗经过　经治疗后面部疼痛明显减轻，水疱部分破溃，24 小时后局部结痂，继续治疗 3 次，颜面疼痛消失，全部水疱结痂。因耳翼及外耳道疱疹不能刺络拔罐，故用三棱针局部点刺，然后用地榆油涂于患处，6 日后外耳道疼痛消失，疱疹吸收结痂。诸症消失，临床治愈。

病例 7

马某　男　66 岁　初诊日期：2008 年 1 月 14 日

主诉　右季肋部疼痛 3 日。

病史　患者 3 日前自觉右季肋部疼痛，呈针刺样，2 日后右季肋疼痛区出现成簇小水泡，轻微碰触即疼痛难忍。就诊时神清，精神可，呼吸时季肋部疼痛，纳可，夜不安眠。

查体和实验室检查　右季肋部（疼痛区）可见疱疹，多为成簇小水泡，水泡内含透明浆液。舌紫暗，苔白，脉弦。

中医诊断　缠腰火丹（气滞血瘀证）。

西医诊断　带状疱疹。

治则　活血化瘀。

选穴　病灶局部围刺，相应华佗夹脊穴。

操作　病灶局部周围针刺，间隔 0.5cm；华佗夹脊穴，第一胸椎至第五腰椎，各椎棘突下旁开 0.5 寸，向内斜刺 0.5～1 寸，每日 1 次。

其他辅助疗法　神灯照射。

治疗经过　患者治疗第 2 日：患者右季肋部疼痛减轻，部分疱疹破溃；治疗第 4 日：右季肋部疼痛显著减轻，大部分水泡破溃结痂；治疗第 7 日：患者神清，精神好，右季肋部疼痛痊愈，水泡破溃结痂，未见新出水泡。

病例 8

张某　男　64 岁　初诊日期：2010 年 6 月 5 日

主诉　胸胁肋刺痛 1 周。

病史　患者于 1 周前胸胁部出现疱疹，呈带状分布，瘙痒刺痛难忍，难以入睡，自行涂擦炉甘石，无明显缓解，于外院输液（具体药物不详）治疗，仍无好转，转来我院就诊。

查体和实验室检查　疱疹皮损部紫暗。舌暗，苔薄黄，脉弦。

中医诊断　缠腰火丹；证型：肝经郁热证。

西医诊断　带状疱疹。

治则　泻火解毒，清热利湿。

选穴　华佗夹脊穴、孔最、鸠尾、太冲、阴陵泉。

操作　先针刺疱疹相应部位的华佗夹脊穴，然后循经针刺远端穴位孔最、鸠尾、太冲、阴陵泉，留针 20 min；后刺破疱疹在疱疹处拔罐，留罐 5min。每日治疗 1 次，共治疗 3 次。

治疗经过　治疗第 1 日，20 min 后患者自觉疼痛缓解，当日可入睡；治疗第 2 日，疼痛明显减轻；治疗第 3 日，患者胸胁肋刺痛明显减轻，疱疹塌陷缩小。

按语　带状疱疹是由水痘-带状疱疹病毒引起的急性炎症性皮肤病，临床表现为聚集成簇的水疱沿体表一侧的皮肤周围神经作带状分布，好发部位为肋间神经分布区域，常伴剧烈的神经痛及局部淋巴结肿痛。治愈后持续疼痛超过 1 个月以上者为带状疱疹后遗神经痛。老年人的带状疱疹后遗神经痛发生率高、持续时间长。祖国医学中记载的病名有“缠腰火丹”、“缠腰龙”、“蛇丹”、“蛇串疮”、“蛇缠丹”、“蛇形丹”、“蛇缠虎带”、“火丹疮”、“火腰带”、“火带疮”、“火腰带毒”等 10 余种，其病因多为肝经火盛，湿热内蕴，外感毒邪，或因脾失健运，蕴湿化热，湿热搏结，并感毒邪而成。患者平素情志不畅，肝郁化热，复因外感毒邪，以致湿热火毒蕴积于肌肤。而患者年老体亏正虚，无力抗邪外出，邪毒留滞经络，经络瘀阻不通而致疼痛剧烈，湿毒瘀积，故皮损部色暗。针灸治疗部位多以局部疱疹区为主，疗法上多选用刺络拔罐、局部围刺法、灸法等综合疗法，旨在清热利湿解毒，活血化瘀，行气止痛，激发机体内部的生理应激系统，提高机体痛阈，加强免疫功能。本病例中，针刺相应夹脊穴、鸠尾可调畅患部气血；孔最为肺经郄穴，主血证、急症；太冲、阴陵泉清利肝胆湿热。刺络拔罐可去其邪毒，助其消散，具有通经活络、活血化瘀、消肿去炎止痛、“菀陈除之”之功效，通过施治可以明显改善患者的局部血液循环，促进局部的代谢，疏通经络，消除神经根的炎症及肿胀，促进疱疹的消退。

病例 9

王某　男　72 岁　初诊日期：2011 年 5 月 11 日

主诉　左侧头面部疱疹 20 多日。

病史　患者 2010 年 4 月 20 日出现左眼巩膜充血，眼睑红肿疼痛，5 日后左侧头面部出现疱疹，外院皮肤科诊断为“眼周带状疱疹”，收住院以中西药物治疗，疱疹基本消退，但遗留局部阵发紧缩性、烧灼样疼痛，每次持续约 9min，口干、口苦，纳可，大便干，小便调。

查体和实验室检查　左侧眼睑、额部头皮（前发际至百会）皮温偏低，少量疱疹结痂，肋间神经分布区色素沉着，神经分布区域灼痛，痛觉过敏，以膀胱经、胆经、胃经为甚。左眼结膜充血。舌胖，苔黄腻，脉弦。

中医诊断　目上蛇丹（热毒壅滞）。

西医诊断　带状疱疹。

治则　清热解毒、通络止痛为主，兼以清肝泻火，健脾化湿，活血化瘀。

选穴　主穴：太阳、支沟、后溪、足临泣、阳陵泉、太冲；配穴：毫针于患侧上眼睑内侧面点刺放血 2 ~ 3 滴。

操作　诸穴均采用常规刺法，每日 1 次，每次留针 30min。

治疗经过　首次治疗后，患者灼热疼痛出现 3 次，每次持续 5min，由左侧鼻翼向额、头项部放射，痛剧难忍，用力按压 4 ~ 5min 可缓解。治疗 5 次后，疼痛基本缓解，头皮出现胀、麻感。继续治疗 5 次后痛、麻、胀感消失。

按语　该病由水痘-带状疱疹病毒引起，常累及肋间神经，三叉神经也可罹患。若患者鼻尖部出现皮疹，则易合并角膜、结膜感染，甚至损害眼球以致失明。本案系由病毒累及膝状神经节所致，若出现面瘫即现代医学 Ramsey-Hunt 综合征。病毒若通过血行播散，亦可引起带状疱疹性肺炎，脑脊髓炎，故应足够重视。祖国医学认为：该病为湿热之邪侵淫，病位或肝胆或脾胃，损害之皮肤常系肝胆脾胃经脉所过之处。故采用刺络拔罐疗法，乃取古代“络刺”、“赞刺”、“豹文刺”与拔罐相结合，以达到控制出血量，令血尽邪出，清除湿热而祛邪止痛之效。

第七节　斑　　秃

病例

刘某　女　31 岁　初诊日期：2008 年 8 月 9 日

主诉　间断片状脱发 2 周。

病史　患者就诊前 2 周来间断出现片状脱发症状，伴头晕、心烦症状，特求针灸治疗，刻诊：患者神清，精神弱，头晕、心烦，片状脱发，夜寐不安。

查体和实验室检查　检查 6 处秃发，面积大者约 3cm×3cm，小者约 1cm×1cm 。舌淡，苔薄，脉细弱。

中医诊断　斑秃；(气虚血瘀证)。

西医诊断　斑秃。

治则　养血祛风，活血化瘀。

选穴　百会、风池（双）、太渊（双）、阿是穴。

操作　前 3 穴毫针刺，补泻兼施，得气后留针 30min；阿是穴即患部斑秃处，用无菌梅花针反复叩刺，每次叩刺 10min，使局部头皮出现潮红、充血。毫针刺法和梅花针叩刺均隔日 1 次，10 次为 1 个疗程。

治疗经过　经 2 个疗程治疗后，5 处脱发区出现新生毛发，头晕未再发作、寐安；4 个疗程后，脱发区全部长出黑色短发。

按语　患者因工作繁忙，精神压力大，引起大脑皮质过度紧张，血液循环不畅而致病。祖国医学认为，气血虚弱，虚热生风而致脱发。头为诸阳之首，百会为督脉与手足三阳经之会穴，配风池可以疏风解表、温养诸脉、安神健脑；肺主皮毛，太渊为肺经原穴，补之能益气生血，泻之能活血化瘀；梅花针叩刺脱发区能增强头皮的血液循环，增加对头皮组织的代谢和营养供应，促进上皮组织增生，刺激毛发生长，中医学认为，梅花针叩刺脱发区，通过皮肤-孙脉-络脉-经脉起到通经活络、调理气血、调整脏腑功能的作用，使气血充盛，精气上行于头部，发为血之余，精血足，则毛发生。

第八节　寻常痤疮

病例 1

刘某　男　21 岁　学生　初诊日期：1980 年 8 月 8 日

主诉　面部多发丘疹 2 年。

病史 患者于2年前开始，面颊、前额等处多发小丘疹不痒，丘疹顶端呈黑色小点，挤压之有白色油脂状物排出，平素皮肤油脂较多，有习惯性便秘史，曾内服药物及外敷药膏均无效，而来就诊。

查体和实验室检查 面部散在分布黍米状丘疹，色红，丘疹顶端有黑褐色小点，面部毛孔扩张，少数丘疹有脓疱，皮肤油脂较多，舌红苔黄，脉数。

中医诊断 肺风疮（面皰）。

西医诊断 寻常痤疮。

辨证 患者平素便秘，因肺热津少不能通调大肠所致，久之肺肠积热，熏蒸于面，热结肌肤，感受风邪，风热交阻而发病，舌脉均为肺肠积热之征。

治则 宣肺理气，清热解毒。

选穴 大椎以下，至阳以上，脊柱旁开左右各3寸，皮肤异点。

操作 局部皮肤消毒，以三棱针挑刺放血，隔日1次。

治疗经过 经挑刺疗法5次后，丘疹有些消退，部分变平，未见新丘疹发出，继续治疗10次后，面部丘疹全部消失，巩固治疗3次后面部皮肤正常未留瘢痕而愈。

病例2

邵某 女 22岁 工人 初诊日期：1979年4月23日

主诉 颜面多发粉刺一年。

病史 平素喜食辛辣之品，月经不调，经水先期，色红量多，大便燥结，一年前面部多发粉刺，挤压后有白色油脂溢出，面部皮肤油脂较多，曾用药物外涂无效，遂来就诊。

查体和实验室检查 面微红而光泽，颜面以鼻旁两颊部有多数粟粒状粉红色粉刺，尖端呈现黄褐色，毛孔略张，无化脓现象，舌红苔黄，脉弦数。

中医诊断 粉刺（肺风）。

西医诊断 寻常痤疮。

辨证 素喜食辛辣，经水先期，色红量多，便燥，系肠胃积热，兼有血热，热郁日久夹毒邪上蒸于面，郁结肌肤，而发粉刺。

治则 清胃泻热解毒。

选穴 大椎以下，至阳以上，脊柱旁开左右各3寸，皮肤异点处。

操作 用三棱针挑刺皮肤异点放血，隔日1次。

治疗经过 经治疗3次，粉刺部分消退，10次后粉刺全部消退，15次后皮肤恢复正常，未留瘢痕而痊愈。

病例3

高某 女 30岁 初诊日期：2011年12月1日

主诉 面部暗疮反复发作6个月。

病史 患者近6个月来面部反复出现大小不等的丘疹、脓疱，脓疱尖部可见白色粉状物，结痂后留有瘢痕，每于食海鲜、油炸之品或饮酒后尤甚。为寻中医治疗特来我科治疗，现症：患者神情，精神弱，面部大小不等丘疹、脓疱，部分已结痂，口干口臭，寐欠安，小便可，大便秘。

查体和实验室检查 舌红，苔黄腻，脉滑数。

中医诊断 痤疮。(肺胃蕴热、热毒上攻证)。

西医诊断 毛囊炎。

治则　宣肺清热化湿、解毒。

选穴　大椎、肺俞（双）、心俞（双）、膈俞（双）、胃俞（双）、大肠俞（双）。

操作　三棱针点刺大椎、肺俞（双）、心俞（双）、膈俞（双）、胃俞（双）、大肠俞（双），每次取3～4穴，点刺后，拔火罐5min吸出少许血，每日1次，10次为1个疗程。贴压耳穴肺、大肠、心、内分泌、肾上腺、面颊区、额，两耳交替贴压，每日按压3次，10日为1个疗程。

其他辅助疗法　患部火罐、贴压耳穴。

治疗经过　经第1疗程治疗后，痤疮数量减少，大便通畅；治疗3个疗程后，痤疮全部消失，痊愈。

按语　痤疮系毛囊皮质腺慢性炎症性皮肤病，多发于青年男女或中年女性，好发于面部，形成丘疹、粉刺、脓疮等损害。该病多由于肺胃积热，血随热上熏于颜面或风热外侵，热郁于面部而致。点刺大椎穴能清热解毒，解表解肌；肺俞、胃俞能清肺胃热；膈俞为血会，点刺能活血化瘀，泻血中热毒；大肠俞能疏通腑气，恢复大肠的传导功能，便秘自解。以上诸穴三棱针点刺后加拔火罐可以增强驱邪逐病、热毒外泄之功效，即"宛陈则除之"之意。痤疮多伴有阳明火盛，见肠燥便秘等症，肺与大肠相表里，贴压耳穴大肠，可除阳明之火；又"诸痛痒疮，皆属于心"，按压耳穴心部，可泻火止痒；按压耳穴内分泌、肾上腺，可以调节内分泌紊乱；面颊区、额是痤疮在耳穴上的定位点，按压之能改善面部血液循环，达到消炎退疮的作用。治疗期嘱患者忌食腥腻辛辣之品，多食瓜果蔬菜，防止便秘，注意面部清洁，加强锻炼身体。

第九节　荨　常　疣

病例1

孙某　男　16岁　学生　初诊日期：1976年9月10日

主诉　前额多发偏平丘疹，轻度瘙痒3日。

病史　几日前夜出游玩而晚归，3日前觉前额轻度瘙痒，并起丘疹，遍布前额，日渐增多，遂来就诊。

查体和实验室检查　前额遍布粟状大小之扁平坚实小丘疹，表面光滑，略隆起皮面，呈淡褐色，舌红苔薄黄，脉浮数。

中医诊断　扁瘊（外感风热证）。

西医诊断　扁平疣。

辨证　该病系外感风热之邪，邪结皮部，聚而为疣。

治则　宣肺解表，清热散结。

选穴　耳穴、双侧肺点。

操作　5分毫针直刺2～3分，施小幅度高频率捻转手法1min，留针30min，每隔10min捻转1次，每日针刺1次。

治疗经过　治疗2次，丘疹消失，肤色正常而愈。

病例2

周某　男　19岁　干部　初诊日期：1984年10月19日

主诉　双手背部多发赘疣半年。

病史　患者于1983年冬季因其父病危，住院治疗期间，日夜守护，奔波劳累，生活失常，饮食不节，且焦虑不安，常感胃脘不适而胁痛，1984年春节突发双手背部多发赘疣，刺痒，干裂且呈乳头状增殖，曾用蚀药及手术剥离等均无效，逐渐漫延增多，于1984年10月就诊。

查体和实验室检查　面色无华，疲惫面容，双手背部及腕多发赘疣，顶端裂开如乳头状，触之干燥不润而坚实，舌红苔薄白，脉弦。

中医诊断　刺瘊（气虚血瘀证）。

西医诊断　多发性寻常疣。

辨证　患者因操劳，饮食起居失调，情志不舒，正气亏损，卫外不固，适逢冬春之时感受风寒之邪，侵淫肌肤，搏结于皮部，使皮部气滞血凝而肌肤不荣，发为疣，虽经外治，而邪不得解故经久未愈。

治则　宣肺益气，活血散结。

选穴　取耳穴肺、胃、内分泌。

操作　取耳锨针双侧穴位埋藏，自己按压一周换针1次。

治疗经过　计埋藏3次，双手背部赘疣脱落，皮肤正常，无瘢痕，而痊愈，追访3年，未复发作。

第十节　毛　囊　炎

病例

纪某　男　25岁　技术员　初诊日期：1976年8月25日

主诉　项后发际多发小疖肿2个月。

病史　患者于2个月前理发后，不久即觉后项部轻度瘙痒，逐渐发出丘疹，此起彼伏，缠绵不断，于疖肿顶点有小脓疮，破溃后有脓液泌出，愈后留有瘢痕，曾服中西医药物无效，而来就医。

查体和实验室检查　体壮，项后发际上下布满大小不等的疖肿和红色丘疹，部分疖肿有脓疮，疖疹间隙有斑痕，局部皮肤红而坚实，舌红苔薄黄，脉数。

中医诊断　发际疮（火毒炽盛证）。

西医诊断　毛囊炎。

辨证　该病系内火炽盛，外受毒邪，交加犯肤，故发为疖肿，舌红苔薄黄，脉数均为火毒炽盛之征。

治则　清火解毒。

选穴　背部大椎以下至阳以上，正中线旁开左右3寸范围内之皮肤异点（突出皮肤之黄褐色点）。

操作　用三棱针或圆利针，挑刺出血，隔日1次。

治疗经过　经挑刺治疗3次后，疖肿消失而未再发，临床治愈。

第十一节　白　癜　风

病例1

邢某　男　40岁　干部　初诊日期：1982年8月15日

主诉　双手背部多发白斑2年。

病史　患者于2年前春季，因搬新居之前，粉刷居室，冲洗门窗地面，并通风，数日后渐觉双手背部稍痒，未予介意，1个月后双手背部出现白色小斑点，轻度瘙痒，数月后白斑增多，大小不等形状不规则，白斑周围皮肤色深，曾服中西药物及偏方治疗不能控制，又经西医院皮肤科紫外线照射疗法，仍无效，且有发展，来我科就诊。

查体和实验室检查　体瘦，双手背部布满大小不等之不规则形白斑，最大5mm×4mm，最小2mm×2mm，周围皮肤呈褐色，双手皮肤不润泽，舌红苔薄，脉弦滑。

中医诊断　白驳风（外感风湿证）。

西医诊断　白癜风。

辨证　患者因搬迁劳累，卫外不固，又因粉刷冲洗居处，致风湿之邪侵淫皮腠，搏结于皮部，致皮部不得气血之濡润，而发白驳风。

治则　宣肺益气，疏风除湿。

选穴　耳穴：肺、神门、内分泌、手（双侧）。

操作　5分毫针直刺2～3分，施小幅度高频率捻转手法，留针期间，每隔10min捻转1次，每次捻转1min。每日1次，每次留针40min。

治疗经过　经治疗1个月后，白斑处有褐色浸润，白斑缩小，痒止，3个月后白斑消失，双手皮肤肤色正常，痊愈，追访三年未复发作。

病例2

佟某　女　34岁　中学教师　初诊日期：1976年3月18日

主诉　外阴瘙痒4个月。

病史　患者于1975年冬，赴京郊拉练，居住潮湿，寒冷，返津后月经不调，带下较多，外阴瘙痒，往天津市中心妇产科医院就诊，诊为外阴白斑，经服药治疗无效，后来我科就诊。

查体和实验室检查　外阴有较多白色分泌物，大阴唇左下有0.5cm不规则白斑，舌红苔白，脉弦滑。

中医诊断　白驳风（寒凝血瘀证）。

西医诊断　外阴白斑。

辨证　患者冬季拉练，途中劳乏，居处潮湿，天气寒冷，致风寒湿邪侵淫下焦，肝肾经脉痹阻，气血郁滞不能滋荣皮肤而发白斑。

治则　疏通气血，散郁祛邪。

选穴　耳穴：肺、内分泌、神门、外阴（双侧）。

操作　5分毫针，直刺2～3分，小幅度高频率捻转手法每穴1min，留针期间，每隔10min捻转1次。每日1次，每次留针30min。

治疗经过　经治疗1个月后，瘙痒减轻，白带量少，白斑泛粉红色，继续隔日针刺1次，两个月后，症状消失，外阴处白斑消退，痊愈追访3年，未复发作。

病例3

刘某　女　12岁　学生　初诊日期：1982年7月27日

主诉　外阴瘙痒，白带多一年。

病史　患者一年前月经初潮，暑天参加学校游泳活动，而后经前带下较多，色白而稀薄，外阴瘙痒，经期腹痛，未经治疗，近日加重，经介绍来我科治疗。

查体和实验室检查　体健，外阴有白色黏液分泌物，右侧大阴唇内侧缘有0.3cm×0.3cm大小不规则白斑，舌红苔白，脉滑数。

中医诊断　白驳风（湿阻血瘀证）。

西医诊断　外阴白斑。

辨证　风湿之邪浸淫下焦，痹阻肝肾经脉，气血郁阻，运行不畅，肌肤不得气血温煦、濡养，而发白斑，带下，瘙痒，均系湿阻下焦之故。

治则　活血散风止痒。

选穴　曲池、血海、蠡沟。

操作　曲池直刺0.5～1寸，施捻转泻法1min；血海直刺0.5～1寸，施捻转泻法1min；蠡沟直刺0.5～1寸，施捻转泻法1min。每周2次，每次留针20min。

治疗经过　因患者上学每周仅能来诊2次，经8次治疗后，瘙痒止，白带量少，继针4次白斑变粉红色，又针4次，白斑消退，局部肤色如常，痊愈。

第十二节　酒　渣　鼻

病例1

黄某　男　51岁　工人　初诊日期：1972年6月28日

主诉　鼻准部及鼻翼两侧丘疹，瘙痒两年余。

病史　平素饮酒，嗜食肥甘厚味，大便燥结，2～3日一行，于两年前出现鼻端瘙痒，发红，继之鼻端及鼻翼出现粟状红色丘疹，经内服外用中西药物治疗不见好转，鼻部逐渐肿胀肥厚。

查体和实验室检查　鼻尖、鼻翼有弥漫性红斑，其上可见散在之粟粒状丘疹，伴毛细血管扩张，毛孔明显可见，局部皮肤增厚，舌红苔薄黄，脉数。

中医诊断　酒皶鼻（肺胃热盛证）。

西医诊断　酒渣鼻。

辨证　患者长期嗜酒，并食厚味，致胃热熏蒸，热火上冲，消灼肺气，适逢暑热之时，火热搏结于鼻部而发，便秘而燥均胃肺热盛，舌脉均为火热之征。

治则　清胃降火，宣肺散结。

选穴　素髎、历兑、大椎、列缺。

操作　素髎、大椎三棱针点刺放血见红赤为度；历兑直刺5～8分，施捻转泻法；列缺斜刺5～8分，施捻转泻法，均施术1min，每日1次，每次留针20min。

治疗经过　经上方治疗，3次后红斑消退，7次后丘疹明显消退，16次后丘疹完全消退，大便调，鼻部皮肤增厚消失，21次后痊愈，追访一年未复发作，治疗期间嘱患者戒酒食等。

病例2

康某　男　29岁　工人　初诊日期：1976年2月10日

主诉　鼻头发红而痒2个月余。

病史　患者幼居南方，后因工作调往黑龙江工作，因生活不适应，胃脘不适而疼痛，为抗寒而饮酒成习惯，每日3两左右，于2个月前鼻部发红而痒，初未介意，日渐加重，曾在当地治疗无效，借出差之便来津治疗。

查体和实验室检查　鼻端红晕，局部血管充盈、扩张，伴散在红色丘疹，舌质红，脉数。

中医诊断　酒皶鼻（脾胃热盛证）。

西医诊断　酒渣鼻。

辨证　患者由南方迁至北方，因起居改变而不耐寒冷，而胃脘常不适而痛，久之脾胃虚弱，为抗寒冷而养成饮酒之习，酒热熏蒸，火热上冲于鼻窍，遇寒冷则相搏而发痒疹，舌脉均从证。

治则　清胃降火，活血化瘀。

选穴　素髎、足三里、大椎、迎香。

操作　素髎三棱针点刺放血；大椎亦点刺放血，见赤为度；足三里直刺1～1.5寸，施捻转平补平泻手法1min；迎香直刺3～5分，施捻转泻法1min，每日1次，每次留针20min。

治疗经过　针刺治疗3次后，红痒减轻，5次后丘疹基本消失，8次后痊愈，追访半年未再发作。

按语　皮肤病临床表现，病种繁多，现代医学认为：皮肤病多由细菌、病毒、寄生虫、螺旋体、物理性刺激（包括职业性因素），以及自身免疫功能、内分泌功能、代谢功能失调及精神因素等原因，引起的皮肤不同程度、不同形态的病理表现。

中医认为，皮肤病，其病因或内邪郁蕴而泛溢于肌肤，或外邪侵淫而搏结于皮部，而发为斑、疹、瘖、疣、疮、疖、痈、疽等证。究其病邪多系风、热、火、燥、湿等邪毒所致，或因蕴于脏腑或外阻肌肤。

我们临床治疗皮肤病，以针刺治疗为主，在辨证施治过程中，以脏腑经络辨证为依据，因皮部为经络之外属，虽不内属脏腑，但从属经脉而通于脏腑，如外邪客于皮部，留而不去，入舍络脉，留而不去，入舍经脉，留而不去，入舍于脏腑，此为由表及里，反之脏腑邪盛不解亦可由里达表，而发于皮部，再者皮部者以经脉为纪，每条经脉各有其皮部，且肺为皮部之统属，故在临床根据辨证，体针以循经选穴，据证之虚实，施以补泻，其中曲池、血海为主要穴位，二穴并用有解表清热、除邪解毒、散风活血、消疹除斑之功效。耳针以肺为主穴，可宣肺气，祛皮部之邪，神门有镇静止痒止痛之效，内分泌可疏调气血。刺络及挑刺疗法旨在泻血清热、解毒祛邪。

总之，无论中医、西医，在皮肤病的诊疗领域，均存在许多未解之处。以上我们仅就临床常见皮肤病，择其一二予以介绍，据以说明，针刺治疗，可以疏调脏腑气血、清泻毒邪火热、疏风散寒除湿，以达消痛、散结、止痒、消疹、除斑之功效，为治疗皮肤病的有效方法之一。

第十五章 外科疾病

第一节 乳腺增生

病例

赵某 女 58岁 退休工人 入院日期：1988年11月8日

主诉 乳房肿块疼痛10个月。

病史 患者去年冬季在卧位时左乳外侧被3岁小儿踩踏，当时局部疼痛，皮色不红，未见肿胀，未予治疗。今年夏季，左腋下肿痛，腋窝皮肤变红，8月份经天津市肿瘤医院诊断：“乳腺增生”予“乳康片”、“维生素E”口服，服后左腋红肿消退，疼痛不减，20日前右腋及右乳亦出现肿胀疼痛。今来我科治疗，收入住院。

查体和实验室检查 神清合作，发育正常，营养中等，皮肤巩膜无黄染，表浅淋巴结未触及，两乳肿胀疼痛，左乳外侧及右乳外侧均可扪及杏仁大、枣仁大肿块十数枚，在两腋，两乳外侧，两乳内侧及两乳头呈发作性疼痛，喜暖，得揉按则舒，每于劳累、气怒时加重，心肺肝脾正常，舌淡红，苔白腻，脉沉弦。

中医诊断 乳癖（气滞血瘀证）。

西医诊断 乳腺增生（双侧）。

辨证 患者平素情志抑郁，偶为外力踏踩左乳，致气血瘀结，不通则痛。两肋为肝胆之分野，乳中为阳明胃经之所过，阳明经多气多血，肝失条达，胆气不舒，阳明气血闭阻，故见两乳中及外侧疼痛。

治则 舒肝理气，活血散结。

选穴 内关、膻中、太冲、足三里、三阴交、乳根、屋翳、肝俞、胆俞、脾俞、胃俞，肿块处围刺，肿块处刺络拔罐。

操作 内关捻转提插泻法，膻中施迎而夺之之法，太冲呼吸泻法，足三里、三阴交捻转补法，乳根、屋翳提插捻转泻法，肝俞至胃俞捻转泻法，肿块处围刺后常规消毒，用三棱针点刺3～5点，用闪火法拔罐，出血量3～5ml。

治疗经过 治疗即刻，两乳胀痛缓解，经11日治疗，已基本无疼痛，经21日治疗，双乳房无压痛，肿块基本消失，仍可扪及条索状物，后经门诊治疗1个月，双乳柔软如常人。免疫功能检查：入院第一日11月9日示：IgG：82U/ml，IgA：84U/ml，IgM：114U/ml，C 3：0.6mg/ml，CRP：（-）。出院第一日12月5日复查：IgG：121U/ml，IgA：98.5U/ml，IgM：133U/ml，C3：0.66mg/ml，CRP：（-）。

第二节　甲状腺肿大

病例1

冯某　女　24岁　工人　初诊日期：1982年7月5日

主诉　颈肿，心悸，乏力，消瘦，手颤一年半。

病史　平素性情郁闷，1年半年出现心悸，头晕，多食消瘦，经某医院以“神经症”治疗，无效，渐见颈部肿大，进而出现轻度手颤，赴某院内分泌科就医，确诊为“甲状腺肿大”。转我科门诊治疗。

查体和实验室检查　神清合作，形体消瘦，无眼突，甲状腺肿大，左右对称如鸟卵大，表皮不红，无压痛，表面光滑，质中等，无结节，可随吞咽而上下移动，情志不舒或月经期，甲状腺可一时性加大；心率88次/分，律齐，未闻及病理性杂音，双肺（-）；肝脾不大；轻度手颤，纳食增多，二便正常，夜寐欠安，舌质淡红，苔薄微黄，脉弦细。

中医诊断　瘿病（气瘿）。

西医诊断　甲状腺肿。

辨证　郁怒忧思，肝失条达，气失运行，郁热内生，气热夹痰，互结于颈，故发气瘿。

治则　解郁，行气，散结。

选穴　甲状腺局部阿是穴五针、天突、合谷、太冲、丰隆。

操作　甲状腺局部阿是穴五针，在甲状腺局部对刺四针，中间一针，进针1.5寸，五针针尖于深部相互对接，进针须缓慢，施捻转泻法1min，切勿提插，天突沿胸骨柄后侧垂直缓慢进针，切勿左右偏斜，进针2寸，施捻转手法（平补平泻）1min；合谷，太冲直刺1.5寸施捻转泻法1min，丰隆直刺2寸，施捻转泻法1min。

治疗经过　每日针刺一次，留针1小时，中间重复手法2次，7次治疗后，颈部肿块明显消退，手颤，心悸等症减轻，经2周治疗后，颈部肿块消尽，症状消失，体重增加，后改每周针刺2次，以巩固疗效，3个月后复查，一切正常，临床治愈。

病例2

刘某　女　33岁　教员　初诊日期：1983年1月21日

主诉　颈肿，心悸，多食，消瘦半年。

病史　平素性情急躁易怒，半年前出现颈肿，头晕，心悸，怔忡，多食，消瘦，性情更为急躁，时有手颤，经某院查基础代谢及吸碘试验确诊为“甲状腺功能亢进”，经中西药物治疗，效果不佳，故来我科门诊治疗。

查体和实验室检查　神清合作，形体消瘦，轻度眼突，甲状腺肿大，左侧如鸟卵大，右侧稍小，质软，表面光滑，无结节，表皮不红，无压痛，可随吞咽而上下移动。听诊：局部可闻及血管杂音，心音有力，心律齐，心率86次/分，各瓣膜未闻及病理性杂音，两肺（-），肝脾不大，多食善饥，喜怒无常，时有头晕，心悸，乏力，手颤，夜寐欠安，少眠多梦，小便自调，大便溏，日行2~3次，舌质淡红，边有齿痕，苔薄而黄，脉弦。

中医诊断　瘿证（气瘿）。

西医诊断　甲状腺肿大（甲亢）。

辨证　素性易怒，过怒伤肝，肝失条达，气机失利，木郁克土，中焦失运，湿痰内生，痰气互结，发于气瘿。

治则　解郁，行气，散结。

选穴　甲状腺局部阿是穴五针、天突、合谷、太冲、丰隆。

操作　同上。

治疗经过　每日针刺 1 次，留针 1 小时，中间重复手法 2 次，经 10 日治疗后，肿块明显消退，症状减轻，情绪稳定，经 20 日治疗后，肿块完全消失，诸症消除，眼仍轻度外突，改为每周 2 次治疗，45 日后复查，一切正常，临床治愈。

按语　甲状腺肿大是常见的甲状腺疾病。是由于缺碘所造成的甲状腺代偿性肥大。有时与当地水、食物、土壤、食盐中含碘量有关，造成碘的食入量不足所致的，称为地方性甲状腺肿。临床常以：颌下颈前结喉两侧部位粗肿，倦怠乏力，急躁易怒，多食善饥，虚悸气促，大便次数增多，体重下降及手指颤抖为其主证。祖国医学将其归属于瘿气或瘿一类病证范围，《庄子》中称之为瘿病。其病机多为肝失条达，痰湿壅滞，痰气互结所致。正如《诸病源候论》所述："瘿者，由忧恚气结所生。"故治疗上以解郁、行气、散结为主。方中阿是穴疏通局部经气，散结；太冲、合谷平肝解郁，行气活血；丰隆可收理气降痰之效；天突分布于颈间，针之能通调其所属经脉，使气血运行通畅。该法对单纯性甲状腺肿效果理想，但对中毒性甲状腺肿，尤其是重度的、全身症状明显的毒性甲状腺肿效果欠佳，需配合药物治疗。

第三节　肠　梗　阻

病例

陈某　男　1 岁　初诊日期：1980 年 6 月 9 日

主诉（代述）　哭闹不安伴呕吐 2 小时。

病史　患儿 2 小时前不明原因，突然哭闹不休，恶心，呕吐黄绿色液体，喂奶仍躁动不安，数小时未见排便，并发现腹部膨胀，遂来我院门诊。

查体和实验室检查　患儿发育尚可，痛苦躁动，哭闹不休；咽红，扁桃体Ⅰ度，无渗出，心音清，律齐，两肺呼吸音清；腹软，脐下有一横行包块，长约 8cm，质软，触之患儿明显哭闹，肠鸣音活跃 。白细胞 $8.3\times10^9/L$，中性粒细胞 0.75。

中医诊断　腹胀（寒湿气滞证）。

西医诊断　肠套叠。

辨证　哺乳受寒，损伤中气，水湿不运，阻于肠间，腑气不得通畅，不通则腹胀痛，上逆则恶呕不止。

治则　通腑止痛。

选穴　足三里、天枢、三阴交、气海、小肠俞、大肠俞。

操作　诸穴常规取法，根据小儿骨度足三里、天枢、气海针 1 寸，其余腧穴针 0.5 寸即可，均施捻转泻法，一般不留针。

治疗经过　针刺后观察 2 小时，患儿由躁转安，局部肠型消失，不吐，家长携子欢喜而去。

按语　肠套叠乃小儿常见之急腹症，应尽早处理，以免贻误病情。祖国医学可按腹中痞块辨认，属癥瘕积聚范畴，本案属稚阳之体，从症状看当属中州受损，为寒邪所恋，水湿不运，肠腑气机不畅，故采用通腑止痛之法，针上穴，竟获针到病除之效。仅此1例可参考治之。

第四节　阑　尾　炎

病例1

陈某　男　46岁　工人　入院日期：1977年11月28日

主诉　腹胀、右下腹痛3日。

病史　患者于11月25日午饭后，胃脘部不适，恶心，至夜间便6次，为稀软便，每次量不多，自觉腹胀坠感，右下腹痛甚，呕吐4次均为水样物，自测体温37.8℃，口服藿香正气水及止泻丸，症状仍未缓解。次日去单位保健站诊治，予呋喃唑酮、阿托品、庆大霉素等，腹胀痛持续加剧，遂来我院急诊治疗，当时查白细胞$13.8\times10^9/L$，针灸一次腹痛大减，带药回家。11月28日右下腹痛甚，伴发热，汗出再次来院收住院治疗。

查体和实验室检查　体温38.2℃；脉搏84次/分；血压140/90mmHg；神清合作，痛苦面容，面赤汗出，呼吸平稳；瞳孔等大等圆，光反射存在，咽微红，表浅淋巴结未触及；颈软，气管居中；胸廓对称，两肺呼吸音尚清，心尖部可闻及Ⅲ级收缩期吹风样杂音，$A_2>P_2$，心界稍向左下扩大，腹部稍膨隆，上腹胀满有压痛，右下腹麦氏点明显压痛、反跳痛，肝脾未触及，全腹叩鼓音，肠鸣音以上腹、脐周、右下腹最为活跃，腰大肌试验，闭孔内肌试验（+），类夫辛征（-），舌质紫暗，苔薄白，脉弦紧。

中医诊断　肠痈（气滞血瘀证）。

西医诊断　急性阑尾炎。

辨证　患者饮食不节，生冷不避，中州感寒，气血凝滞，胃肠传导不利，气机壅塞而成，舌脉与证相符。

治则　行气止痛，化瘀消痈。

选穴　足三里、上巨虚、腹部压痛点（麦氏点）。

加减：恶心呕吐者加内关、中脘；身热寒战者加内庭、曲池；伴大便秘结或热结旁流者加天枢、大横，左侧水道、归来、外水道、外归来（水道、归来旁开2寸）。

操作　足三里、上巨虚进针1.5寸，施提插捻转泻法；腹部压痛点进针1.5寸，施捻转泻法。每日针刺4次，每次行针1小时，中间每隔15min施手法1次，每次每穴施手法3min。其余配穴按证加减，施提插捻转之泻法。

治疗经过　入院后未服用任何中西药物，治疗1日痛减，3日后腹痛基本消失，热退，又治疗7日临床痊愈。

病例2

马某　男　32岁　工人　入院日期：1977年2月26日

主诉　右下腹疼痛1日。

病史　患者2月25日早点、午餐均吃冷馍，而后自觉上腹部不舒，隐隐作痛，晚9时许出现右下腹持续性针刺样疼痛，恶心无呕吐，上腹膨闷，不欲饮食，大便正常。在家自服药物，右下腹时痛时止，翌日晨来我院门诊收住院治疗。既往无溃疡病及胃病史。

查体和实验室检查　体温38.5℃，脉搏84次/分；血压120/80mmHg；神清，痛苦病容；心肺未见明显异常；腹平软，上腹剑突下无压痛，左、右上腹及脐周亦无压痛，右下腹麦氏点有压痛及反跳痛，局部未扣及包块，肝脾未触及，腹部叩鼓音，肠鸣音活跃，右侧闭孔内肌试验(+)，类夫辛征（-），舌淡苔白，脉滑。化验室检查：白细胞$15.6\times10^9/L$；中性粒细胞0.84。

中医诊断　肠痈。

西医诊断　急性阑尾炎。

辨证　贪食生冷，脾胃受伤，寒邪郁而化热，与肠间湿浊互结，湿热积滞，郁于大肠，舌脉虽无明显热象，只能舍脉从证。

治则　行气止痛，除热消痈（气滞热盛证）。

选穴　足三里、上巨虚、腹痛部压痛点、曲池、内庭。

操作　同前。

治疗经过　经1次治疗，腹痛明显减轻，思食，进食后未呕吐，又治疗6次，腹痛消失，饮食佳，二便调，痊愈出院。

病例3

张某　男　38岁　干部　入院日期：1979年3月22日

主诉　右下腹剧烈疼痛12小时。

病史　患者于3月21日晚突然腹痛剧烈，开始在上腹部，而后脐周、下腹部均痛，呈绞痛，拒按，恶心未吐，小便频，大便1次为不成形便，当晚来院急诊观察，注射罗通定1支，口服丙胺太林后腹痛稍有缓解，间断入睡。翌日晨腹痛又剧，以右下腹为甚，恶心欲吐，无发热。遂收住院治疗。

查体和实验室检查　体温36.2℃；脉搏84次/分；血压130/80mmHg；神清合作，痛苦病容，瞳孔等大等圆，对光反射存在，咽红，扁桃体Ⅱ度肿大；颈软，气管居中，表浅淋巴结未触及，胸廓对称，两肺呼吸音清，心音有力规整，腹软，肝脾未触及，右下腹麦氏点明显压痛及反跳痛，肠鸣音正常，舌淡苔白腻，脉弦滑。化验室检查：白细胞$14.7\times10^9/L$，中性粒细胞0.86。

中医诊断　肠痈（湿热郁滞证）。

西医诊断　急性阑尾炎。

辨证　患者素有湿热内蕴，饮食无度，剧烈运动，糟粕壅积，湿热郁滞，阻于大肠，遂成肠痈。

治则　通腑导滞，清热消痈。

选穴　足三里、上巨虚、腹部压痛点、曲池、内庭。

操作　同前。

治疗经过　经5次治疗腹痛减轻，1周后症状皆无，饮食好，二便调，痊愈出院。住院期间未服用任何中、西药物。

按语　急性阑尾炎是阑尾管腔内阻塞和细菌感染引起的急性右下腹疼痛为主的疾病，祖国医学谓之“肠痈”。历代医学家对肠痈一证多有描述，《内经》曰：“肠痈为病，不可惊之，惊则肠断而死。”《金匮要略》云：“肠痈之为病，其身甲错，腹皮急，按之濡，如肿状，腹无积聚，身无热，脉数，此为肠内有痈脓”，“肠痈者少腹肿痞，按之即痛如淋。小便自调，时时发热，自汗出复恶寒，其脉迟紧者脓未成，可下之，当有血，洪数者脓已成，不可下也”。其后医家据经结合临床，从病因、病机，成脓的病理机转，以及治疗法则，遣方用药等多方面加以阐述，大同小异。

总之该病分大肠、小肠生痈，皆因高粱厚味，火毒蕴于肠中，或湿热留滞，或产后恶露不清，或食后奔波感寒，致气血凝滞，胃肠传送不利，气血壅塞而成，火毒与湿热互结病势迅猛，寒邪、瘀血所为则病势缓轻。腹中疼痛，手不可按，并有发热恶寒、脉数实等，即是生痈之象。大肠痈多大便坠重，右足屈而不伸；小肠痈多小便涩滞，左足屈而不伸，如痈生于肠外，则二便如常，皆不屈足，伸缩自如。急性阑尾炎似从属大肠痈范畴。

根据病因、病机，通腑除热、化瘀消痈、行气止痛为其治则，所选诸穴相伍均奏上效。足三里为足阳明经合穴，上巨虚为手阳明大肠经之下合穴，合治内腑达行气止痛之效；腹部压痛点（麦氏点）具有以痛为腧的作用，可收化瘀消痈之功，相配使用则宽肠消胀，活血祛瘀，通调腑气；内关、中脘和胃止呕，理气降逆；内庭、曲池一荥一合，可清肠胃积热，消痈化坚；天枢、大横、水道、归来、外水道、外归来，可通腑消胀止痛。

针刺治疗急性阑尾炎，应严格掌握适应证。急性单纯性阑尾炎，化脓性阑尾炎初起，急性阑尾炎穿孔已形成包块，均为针刺治疗之列，治疗过程中必须密切观察病情变化，注意疾病转归，既不放弃治疗法则，也不贻误病情，认真对待，不容疏懈。针刺治疗过程中要按操作要领实施，该法具有止痛快、控制炎症、免受手术之苦等优点。

第五节　红斑性肢痛证

病例1

常某　男39岁　工人　初诊日期：1981年6月4日

主诉　两足趾阵发性发热，灼痛2年，近半年加重。

病史　素患高血压，时有眩晕，头痛，口苦，近2年多来，经常在潮湿寒冷之地劳动，时常诱发双足趾发热，灼痛，一般持续5～6小时，站立行走时疼痛加重，双足浸泡在冷水中疼痛减轻，经中西药治疗，症状略有缓解。半年前因丧偶，悲伤过度，病情加重，两足趾痛热甚剧，难以忍受，夜间尤甚，服止痛药、维生素均无效，今来针灸科就诊。

查体和实验室检查　神清合作，痛苦面容，神经系统检查未见阳性体征，心肺正常，双足皮肤潮红，微热，压之退色，局部皮肤轻度指压性水肿，大趾甲增厚变形，足踝X线片示：骨质无疏松，舌淡红，苔薄黄，脉弦细。

中医诊断　血痹（热盛血瘀证）。

西医诊断　红斑性肢痛症。

辨证　素体热盛，腠理开泄，风寒湿邪，入侵肌肤，闭阻经脉，阳气被遏，久而化热，泛及血脉，而为血痹。

治则　祛瘀活血，清热镇痛。

选穴　大椎、曲池、合谷、太冲，趾端放血，足背刺络拔罐。

操作　大椎稍斜向上进针1.5寸，施提插泻法，针感向两肩放散为度；曲池，合谷，太冲直刺1～1.5寸，施捻转泻法1min；趾端用三棱针点刺放血；足痛红肿处用三棱针点刺，加拔火罐，至出血2～3ml为度。

治疗经过　每日针刺1次，3次后，疼痛大减；5次后，局部皮肤颜色变浅，肿胀消退；8次后诸症消失，随访1年未犯。

病例2

杜某 男 27岁 工人 初诊日期：1979年7月9日

主诉 双足背、足趾阵发性灼痛半月余。

病史 1个月前双足外伤（未骨折），经治疗肿胀基本消失，但遗留双足背、足趾阵发性灼痛，入夜尤甚，喜冷，服止痛药、解痉药及中药外洗效果不佳。

查体和实验室检查 神清合作，痛苦面容，神经系统查体未见阳性体征，心肺正常，双足背、足趾微热，颜色略深，局部皮肤轻度肿胀，无趾甲变形及骨质疏松，舌质红，苔薄黄，脉紧数。

中医诊断 血痹（血瘀热盛证）。

西医诊断 红斑性肢疼证。

辨证 肌肤外伤，恶血留内，闭阻经脉，阳气受遏，久而化热，泛之血脉，发为血痹。

治则 祛瘀活血，清热镇痛。

选穴 大椎、曲池、合谷、太冲，足趾端放血，足背刺络拔罐。

操作 同前。

治疗经过 每日针刺1次，2次后疼痛大减，4次后，诸症消失，行走自如，随访半年未犯。

按语 原发性红斑性肢痛症是四肢末端发生阵发性血管扩张，以致该处皮肤温度增高，发红，并伴有剧烈的灼痛的疾患。据其临床特点，似当归属中医的“血痹”范畴。《素问·五脏生成》云：“卧出而风吹之，血凝于肤者，为痹。”张路玉《医通》注解曰：“血痹者，寒湿之邪，痹着于血分也。”即寒湿之邪，乘虚而侵，凝于肌肤，阻于经脉，气不得行，血不得通，郁则化热，滞则成痹。取手足三阳与督脉之会大椎，配以阳明之合曲池，名冠“四关”的合谷、太冲有良好的通阳泻热的作用。趾端放血和肿胀、疼痛部刺络拔罐，有泻瘀血、逐病邪、通经络、消肿胀之功；诸穴共用收效显著。

第十六章　五官科疾病

第一节　感音神经性耳聋

病例1

诸葛某　女　42岁　干部　初诊日期：1981年3月9日

主诉　左耳鸣、耳聋4个月。

病史　高血压病史，血压经常为160～180/90～110mmHg，头晕，烦躁易怒，夜寐不安，4个月前因家务不和，而情志不舒，左侧耳鸣如蝉声，听力减退，经中医药物治疗效不显，请求针灸治疗。

查体和实验室检查　体胖，血压165/115mmHg；耳鼻喉科检查：两耳鼓膜正常，音叉试验：A>BC，听力检查：左耳导1000～4000Hz，4000～10 000Hz，高音阈全部消失；骨导500～1000Hz，2000～4000Hz，全部消失，舌质红，脉弦细。

中医诊断　耳鸣，耳聋（肝阳上亢证）。

西医诊断　神经性耳聋。

辨证　体胖湿浊内蕴，阴虚阳亢之体，怒恼伤肝，肝阳暴张，夹痰上蒙清窍，致耳内蝉鸣，失眠不寐，渐至失聪。

治则　平肝潜阳，开窍通络。

选穴　左侧：风池、听宫、翳风、中渚。

操作　风池向外耳道方向斜刺1～1.5寸，施捻转泻法1min；听宫张口取穴，直刺0.8～1寸，施捻转泻法1min；翳风张口取穴斜刺向耳前方向1～1.5寸，施捻转泻法1min；中渚直刺0.5～0.8寸，施捻转泻法1min。

治疗经过　每日1次，4次后头晕减轻，7次后耳鸣声低，有间歇，14次后耳鸣消失，听力基本恢复；电测听复查：左耳气导1000～4000Hz，骨导2000～4000Hz，后又巩固治疗5次，追访半年听力无下降。

病例2

只某　男　51岁　工程师　初诊日期：1982年5月6日

主诉　两耳失聪11个月。

病史　1年前患肠伤寒，愈后听力减弱，双耳有堵塞感，伴身体倦怠，腰背酸楚，纳差，脘闷，心悸，气短，经服中西药物治疗，效不显，双耳听力逐渐下降而失聪。来我科就诊。

查体和实验室检查　体瘦，面色无华，表情略显呆滞，双耳电测听检查：双耳250～4000Hz，平均在80～85d。舌淡苔薄，脉沉细。

中医诊断　耳聋（肾气不足证）。

西医诊断 神经性耳聋。

辨证 患者年逾五旬，肾精不充，罹患伤寒，耗伤气血，肾精血气不得上荣于耳，而致耳窍闭塞不聪，久治不愈，经脉气血郁滞，不能上贯耳窍，乃至双耳失听。

治则 补益肾气，通络开窍。

选穴 风池、翳风、听宫、外关、太溪。

操作 风池向外耳道方向斜刺1～1.5寸，施捻转泻法1min；翳风、听宫针同上例；外关直刺1寸，施捻转补法1min；太溪直刺0.5～0.8寸，施捻转泻法1min。

治疗经过 隔日1次，4次后自觉体力稍增，腰背酸楚减轻。12次后右耳听力有所恢复，能在1m外听到旁人讲话。16次后左耳听力亦有明显恢复，把手表放在耳前能听到摆声，27次后经电测听复查：高频2000～4000Hz，平均在55df，有较大幅度提高。后又巩固治疗8次，听力未再下降。

病例3

何某 男 60岁 退休 初诊日期：2003年9月3日

主诉 左耳鸣、耳聋3个月。

病史 患者3个月前无明显诱因出现左耳鸣，声响不止，呈“嗡嗡”声，未予治疗。约1个月后出现左耳听力下降，到天津医科大学总医院静脉滴注能量合剂无改善。现症状逐渐加重，故来我科就诊。患者既往有高血压病史。

查体和实验室检查 神清合作，语言清楚，颈软，无抵抗。左耳听力下降。舌淡苔少，脉沉细。血压：140/90mmHg。

中医诊断 耳鸣、耳聋（阴虚阳亢证）。

西医诊断 神经性耳聋。

辨证 患者年至花甲，素体阳亢，为阴虚阳亢之体，怒恼伤肝，肝阳上亢，夹痰火上蒙清窍，致耳内鸣响，渐至失聪。

治则 滋补肝肾，平肝潜阳。

选穴 上星、百会、太阳、耳门、听宫、听会、风池、翳风、角孙、液门、中渚、太冲、太溪、临泣。

操作 上星平刺0.5～1寸，施平补平泻手法1min；百会斜刺0.3～0.5寸，施平补平泻手法1min；太阳进针0.5寸，捻转泻法；耳门、听宫、听会张口取穴，直刺0.8～1寸，施捻转泻法1min；风池、翳风、中渚、太溪操作同前；角孙斜刺0.5寸，捻转泻法；液门直刺0.8寸，捻转泻法；太冲直刺0.5寸，捻转泻法1min；临泣直刺0.5寸，捻转泻法1min。交替取穴，每日1次，每次留针30min。

治疗经过 针刺6次后，患者耳鸣声响较前降低，发作由持续变为间断；针刺12次后，患者耳鸣明显减轻，偶尔发作，听力较前恢复；继续治疗7次，患者耳鸣未再发作，听力恢复正常。

病例4

董某 女 60岁 退休 初诊日期：2003年6月20日

主诉 脑鸣20余日。

病史 20余日前患者自觉脑内鸣响，不能自控，伴耳鸣，为机器样声响。曾去西医院诊治，耳检查左耳听力下降。今来本院诊治。

查体和实验室检查 神清合作，两肺（-），心律齐，心率：82次/分，血压：130/90mmHg。

耳测听实验，左耳听力下降。舌红苔薄黄，脉弦数。

中医诊断　耳鸣（肾阴虚火旺证）。

西医诊断　神经性耳鸣。

辨证　患者年至花甲，肾气不足，脑髓空虚，肾精血气不得上荣于耳，而致耳窍闭塞不聪，虚火上扰清窍，导致耳鸣、脑鸣。

治则　补益脑髓，清热息风。

选穴　风池、完骨、翳风、耳门、听宫、听会、四神聪、外关、中渚。

操作　耳门、听宫、听会、中渚操作同前；风池、翳风、完骨进针1寸，小幅度高频率捻转补法，每穴1min；外关直刺0.8寸，捻转泻法1min；四神聪斜刺0.2寸，小幅度高频率捻转补法1min。

治疗经过　治疗3次后，患者即感耳鸣减轻，针刺8次后，患者脑鸣消失，巩固治疗5次，未再发作耳鸣、脑鸣等症状。

病例5

倪某　女　73岁　无业　初诊日期：2002年11月8日

主诉　突发性耳聋伴眩晕1周。

病史　患者11月1日起突发视物旋转，伴恶心呕吐，食入即吐，伴右耳聋、耳鸣，听力下降，经天津中医药大学第二附属医院诊断为“突发性耳聋”，予银杏叶提取物等静脉滴注治疗，现眩晕略减轻，可少量进食，睡眠差，大便不畅。发病前时有手麻。

查体和实验室检查　神清合作，语言清楚，无自发性眼颤。五官检查：外耳道通畅，鼓膜完整，韦伯试验偏左，1256Hz，512Hz，RT 左>Be 右之。血压120/70mmHg，心率：76次/分。舌质淡，苔薄白，脉沉细，重按无力。

中医诊断　耳聋，眩晕（肝肾阴虚，肝阳上亢证）。

西医诊断　突发性耳聋。

辨证　患者年过七旬，真阴亏耗，肝肾同源，阴虚不能敛阳，肝阳上亢，夹痰火上蒙清窍，故而清窍失聪，耳聋、眩晕。

治则　滋补肝肾，平肝潜阳。

选穴　百会、四神聪、上星、印堂、风池、瘛脉、合谷、中渚、太溪、三阴交、太冲、临泣、大椎。

操作　印堂向鼻根部斜刺0.5寸，施雀啄法；瘛脉斜刺0.5寸，捻转泻法；合谷直刺0.8寸，捻转泻法；三阴交沿胫骨内侧面后缘进针1～1.5寸，捻转补法；余穴操作同前。大椎刺络拔罐。

治疗经过　针刺治疗1次后，患者眩晕明显减轻；继续治疗5次后，眩晕消失，耳聋明显好转，听力较前有所恢复；又治疗7次，患者症状消失。随访1个月，未再发作。

病例6

胡某　男　30岁　工人　初诊日期：2003年11月5日

主诉　左耳鸣1个月。

病史　患者1个月前出现左耳部鸣响，经过药物（不详）治疗无效，而来我科就诊。

查体和实验室检查　神志清醒，语言清楚，查体合作，四肢活动自如，无恶心呕吐等症状，左耳部鸣响。生理反射存在，病理反射未引出。舌质淡红，苔薄黄，脉弦。

中医诊断　耳鸣（风火上扰）。

西医诊断　神经性耳鸣。

辨证　患者平素抽烟，嗜食辛辣，体内积热，日久生风，风火上扰，清窍被蒙，故作鸣响，发为该病。

治则　疏风清热，聪耳降火。

选穴　风池、翳风、百会、上星、听宫、听会、内庭。

操作　内庭直刺0.5寸，捻转泻法1min，余穴操作同前。

治疗经过　经过3次针刺治疗，患者耳鸣明显减轻；继续治疗5次后，耳鸣基本消失，偶尔发生；巩固治疗5次后，患者痊愈。

病例7

林某　男　45岁　银行职员　就诊日期：2014年5月22日

主诉　右耳听力下降3个月

病史　患者平素工作紧张，生活压力大，3个月前熬夜后突然右耳听力下降，伴耳鸣，耳堵闷。就诊于某医院，纯音听阈检查：右耳重度神经性耳聋，诊断为“突发性耳聋”，予小牛血、长春西汀静脉滴注治疗，听力较前好转，未完全恢复。后未继续治疗。今为求进一步诊治，就诊于我科。现患者神清，精神可，右耳听力下降，伴耳鸣如蝉，持续发作，脱发，腰膝酸软，纳可，失眠，便调。

查体和实验室检查　双外耳道畅，耳膜正常。纯音听阈检查：右耳中度神经性耳聋。声阻抗：双耳A型图。舌暗红有瘀斑苔薄白，脉细数。

中医诊断　耳聋（肝郁肾虚证）。

西医诊断　感音神经性耳聋。

治则　疏肝补肾，聪耳开窍。

选穴　毫针刺法：百会、四神聪、风池、完骨、天柱、耳门、听宫、听会、翳风、合谷、肾俞、悬钟。耳针：取外耳、内耳、神门、肝阳1、肝阳2、肾。

操作　毫针刺法：百会横刺0.5～1寸，捻转泻法；四神聪平刺0.5～0.8寸，捻转泻法，风池下颌方向直刺0.5～0.8寸，捻转泻法；完骨直刺0.5～1寸，捻转泻法；天柱直刺0.5～0.8寸，捻转泻法；耳门直刺0.5～1寸，捻转泻法；听宫直刺1～1.5寸，捻转泻法；听会直刺0.5～1寸，捻转泻法；翳风向内上方刺入0.5～1寸，捻转泻法；合谷直刺0.5～1寸，捻转泻法。

耳针：以王不留行籽贴压。

治疗经过　患者接受上述治疗，每日一次，12次为1个疗程。治疗半个疗程后患者失眠、耳鸣较前好转，1个疗程后听力较前提高。继续治疗1个疗程，患者听力恢复。

按语　感音神经性耳聋的发病关键在于血瘀耳窍，治疗以活血通络、醒脑开窍为主要原则。百会合四神聪调和营卫、平衡阴阳，是脏腑经脉的重要调控系统。风池、完骨、天柱可益气调血、补益脑髓。配合使用，共奏疏通经络、行气活血、滋补脑髓之效。耳门、听宫、听会又合称为耳前三针，与翳风同位于耳周，其经络走行分别为手太阳小肠经、足少阳胆经、手少阳三焦经，此三经皆是直接循行于耳的主要经脉。正所谓“经穴所在，主治所及”，为治疗耳聋耳鸣的重要取穴。合谷为四总穴之一，所谓“面口合谷收”，其为治疗颜面五官疾患要穴之一。各穴相配，疏通经络、聪耳开窍。通过按压耳穴，肾有益肾降火、强腰壮骨的功效；肝可疏肝利胆，清头明目；内耳可清头目，利耳窍；皮质下可醒脑开窍，镇静安神；神门可清热解毒，醒脑开窍，镇静安神，祛风止痛；外耳有通经络、开耳窍的作用。诸穴相合调节肝肾，疏通经络，安神定志。

第二节　急性鼻炎

病例

张某　女　29岁　工人　就诊时间：2014年11月6日

主诉　鼻塞，流清涕2日。

病史　患者2日前受凉后出现鼻塞，流清涕，头痛，恶寒。

查体和实验室检查　双鼻黏膜急性充血，双下甲肿大，鼻底可见大量脓性分泌物。舌红，苔薄白，脉浮数。

中医诊断　伤风鼻塞（外盛风寒证）。

西医诊断　急性鼻炎。

辨证　患者风寒束表，肺卫失宣，邪壅鼻窍，故鼻塞，流清涕，鼻黏膜充血肿胀，双下甲肿大。风寒束表，阳气被郁，故恶寒、头痛。舌红，苔薄白，脉浮数均为外感风寒之证。

治则　疏风散寒，宣通鼻窍。

选穴　百会、迎香、上迎香、印堂、风池、大椎、肺俞。

操作　百会斜刺0.5～0.8寸，捻转补法。迎香穴及上迎香向内上方斜刺0.3～0.5寸，捻转泻法。印堂向下平刺0.5～0.8寸，捻转泻法。风池向鼻尖方向直刺0.5～0.8寸，捻转泻法。大椎、肺俞直刺0.5～1寸，捻转泻法。

治疗经过　如上法每日治疗1次，每次留针20min。每次针后，鼻塞症状明显减轻，经4日治疗后，诸症消失。

按语　急性鼻炎属于中医学的“伤风鼻塞”范畴，以鼻塞、流涕、喷嚏为主症，常伴恶寒、发热、头痛等症。鼻为清阳之窍，喜清恶浊，喜温而恶寒，以通为用。此患者患者风寒束表，肺卫失宣，邪壅鼻窍，故鼻塞，流清涕。治疗选百会以升提阳气，印堂、迎香、上迎香宣通鼻窍。取足少阳胆经之治风要穴风池穴以祛风散邪，大椎、肺俞疏通经络，祛风散寒，共同作用以达到通利鼻窍的目的。

第三节　慢性鼻炎

病例

齐某　男　48岁　干部　初诊日期：1983年7月15日

主诉　鼻塞不通5年。

病史　患者5年前感冒后遗留鼻塞，自觉鼻孔不通气，经常用口呼吸，平时使用萘甲唑啉、小檗碱等药物滴用，暂缓一时，经久未愈，而来请针灸治疗。

查体　形体如常，鼻腔黏膜轻度充血，分泌物少，黏膜干燥，舌红苔薄，脉弦细而数。

中医诊断　鼻窒（阴虚火旺证）。

西医诊断　慢性鼻炎。

辨证　风邪袭肺，肺气不宣，肺窍不通，风邪客久化热，而阻塞孔窍，窒而不通，津液不得上布，故鼻干无涕。

治则 疏风清热，宣肺通窍。

选穴 攒竹、迎香、合谷、大椎。

操作 攒竹向下斜刺0.3～0.5寸，施捻转泻法1min；迎香向内斜刺0.3～0.5寸，施捻转泻法1min；合谷直刺1寸，施捻转泻法1min；大椎三棱针点刺放血。每日1次。

治疗经过 经针1次后，觉鼻已通气，但数小时后如故，继续治疗5次后，鼻窍已通，可闻气味，不用口呼吸，但有短暂不通现象。针15次后；鼻气已通，鼻腔潮润，诸症消失而愈。

第四节 变应性鼻炎

病例1

胡某 男 17岁 学生 初诊日期：1985年6月9日

主诉 鼻流清涕不止2年。

病史 患者于2年前偶感风寒，鼻塞流涕经治好转，后每遇风、冷、烟雾、异味粉尘等刺激而嚏喷不止，经常鼻流清涕不能自控，纳可，便调。经治无效来诊。

查体和实验室检查 发育中等，面色少华，鼻有清涕，无臭味。呼吸正常。舌红苔薄，脉弦数。

中医诊断 鼻鼽（肺卫不固证）。

西医诊断 过敏性鼻炎。

辨证 风寒袭肺，风寒束肺，肺失清肃，津液上溢而清涕不止，久之肺卫不固，遇冷、风、烟雾、异味等诱发清涕频流而成鼻鼽。

治则 宣肺益气，固表止鼽。

选穴 迎香、合谷、列缺。

操作 迎香向内斜刺0.3～0.5分，施捻转补法1min；合谷直刺1～1.5寸，施捻转补法1min；列缺斜刺0.5～0.8寸，施捻转泻法1min，每日1次，每次留针15min。

治疗经过 经治疗2次后涕止，继治5次后遇冷风等不再诱发，巩固治疗3次而愈。追访半年无复发作。

病例2

孙某 女 41岁 干部 初诊日期：2003年8月13日

主诉 鼻痒、流涕、喷嚏6年。

病史 患者6年前无明显原因出现鼻痒、流清涕、打喷嚏症状，时轻时重。曾到天津医科大学总医院就诊，按过敏性鼻炎进行诊治，效果不明显，自己曾买药（药名不详）进行治疗，也没有疗效，遂来本院进行针灸治疗。

查体和实验室检查 神清，精神可，面色红润，饮食正常，大小便无异常，舌红，苔薄白，脉浮。

中医诊断 鼻鼽（肺肾气虚证）。

西医诊断 过敏性鼻炎。

辨证 风寒袭肺，肺失清肃，津液上溢而清涕不止，久之肺卫不固，肾气不摄而致鼻痒，清涕频流而成鼻鼽。

治则　疏风通络，调理肺肾。

选穴　迎香、百会、上星、列缺、关元、足三里、三阴交、太冲、照海。

操作　迎香向内斜刺0.3～0.5分，施捻转补法1min；上星向后沿皮刺，透向百会，百会穴向后沿皮刺一寸，均施捻转平补平泻法，令局部酸麻胀感；列缺斜刺0.5～0.8寸，施捻转泻法1min；关元用艾条悬灸，每次10min；足三里、三阴交直刺0.5～1寸，施提插补法，令针感向下放散；太冲直刺1～1.5寸，施捻转泻法1min；照海直刺0.5～1寸，施捻转补法1min，令针感沿其经脉传导。每日1次，每次留针15min。

治疗经过　针刺治疗3次后，患者鼻痒、打喷嚏消失；治疗5次后清涕停止。继续巩固治疗3次后，患者痊愈。

病例3

张某　女　35岁　工人　初诊日期：2003年9月1日

主诉　鼻塞、流涕半年。

病史　患者近半年着凉后出现鼻塞、鼻痒、打喷嚏等症状，未系统治疗。近日加重，故来我院求诊。平素饮食可，寐安，二便调。

查体和实验室检查　神清合作，五官对称无畸形，鼻流清涕。心肺（-）。舌边红，苔薄白，脉弦。

中医诊断　鼻鼽（肺脾气虚证）。

西医诊断　过敏性鼻炎。

辨证　风寒袭肺，肺气失宣，肺卫不固，津液上溢而清涕不止。脾虚水湿不化而致清涕频流而成鼻鼽。

治则　疏风散邪，调理肺脾肾。

选穴　迎香、列缺、关元、气海、足三里、太冲、印堂、百会。

操作　气海直刺1.5～2寸，施捻转补法1min；印堂向鼻根斜刺0.3寸，施轻雀啄手法10s，余穴操作同前。

治疗经过　针刺治疗2次后，患者鼻痒、打喷嚏消失；治疗4次后清涕停止。继续巩固治疗3次后，患者痊愈。

病例4

刘某　女　32岁　初诊日期：2010年6月28日

主诉　鼻塞、流涕4年，近2个月加重。

病史　4年患感冒后相继出现流涕、打喷嚏症状，冬春季节症状严重。鼻塞时重时轻，涕黏而稠，遇寒加重，头晕头重。

查体和实验室检查：检测游离及与细胞结合的IgE抗体（+）。舌淡红，苔薄白，脉缓。

中医诊断　鼻鼽（气虚邪滞证）。

西医诊断　过敏性鼻炎。

辨证　肺气虚弱，风寒乘虚而入，犯及鼻窍，津液停聚，遂致鼻窍阻塞而致。

治则　健脾益肾，宣通鼻窍。

选穴　风池、印堂、迎香。

操作　风池向对侧眼球方向斜刺1～1.5寸，施捻转泻法；印堂向鼻根部斜刺0.5寸，施雀啄法；迎香向内斜刺0.3～0.5寸，施捻转泻法。以上施手法1min后，再留针20min。

中药　玉屏风散加减。

治疗经过　治疗10日，流涕症状好转；治疗14日，鼻塞症状好转；治疗21日，鼻塞、流涕症状消失，临床治愈。

第五节　急慢性鼻窦炎

病例

史某　男　37岁　工人　初诊日期：1984年8月12日

主诉　鼻流脓涕3年。

病史　患者嗜烟酒、辛辣之品，性情急躁易怒，3年前因感冒后遗有流涕，渐至加重，时有鼻塞不通，涕流黏稠，色黄兼脓，腥秽难闻，伴头痛，口苦胁痛，经服消炎解毒等中西药物治疗不愈，来针灸治疗。

查体和实验室检查　鼻頞部有压痛，语带鼻音稍重浊，涕浊色黄，有秽气，舌红苔黄，脉弦数。

中医诊断　鼻渊（肝胆火盛证）。

西医诊断　慢性鼻窦炎。

辨证　患者嗜烟酒，秉体素热，性情急躁，忿怒无度，肝胆火盛，肝胆二经皆上循头颠，联于足太阳及督脉以通于鼻窍，故肝胆火盛，热势上炎而成鼻渊。

治则　清泄肝胆，通利清窍。

选穴　风池、迎香、合谷、行间。

操作　风池向对侧眼球方向斜刺1～1.5寸，针感循头至额中，施捻转泻法1min；迎香向内斜刺0.3～0.5寸，施捻转泻法1min；合谷直刺1寸，施捻转泻法1min；行间直刺0.5～0.8寸，施捻转泻法1min。每日1次，每次留针20min。

治疗经过　经针刺2次后涕减，变稀薄，4次后涕清色白，涕量减少，鼻可嗅味，头痛止，针刺10次后，诸症消失，痊愈。

第六节　萎缩性鼻炎

病例

程某　女　42岁　职员　就诊时间：2013年7月16日

主诉　鼻内干燥伴疼痛6个月。

病史　患者6个月前无明显诱因出现鼻内干燥伴疼痛，进行性加重，现症见鼻内干燥、灼热疼痛，无流涕，鼻腔内大量干痂，时带血丝，嗅觉减退。

查体和实验室检查　双鼻黏膜充血干燥，总鼻道内可见大量干痂附着，下鼻甲后端黏膜萎缩，舌尖红，苔薄黄少津，脉细数。

中医诊断　鼻槁（肺热津伤证）。

西医诊断　萎缩性鼻炎。

辨证　患者感受燥邪，燥热袭肺，耗伤津液，鼻窍黏膜失养，故鼻内干燥、灼热疼痛，鼻黏膜干燥；燥热伤络，则鼻腔内大量干痂，时带血丝，舌尖红，苔薄黄少津，脉细数亦为燥热伤肺之象。

治则　清燥润肺，宣肺散邪。

选穴　迎香、禾髎、足三里、三阴交、脾俞、肺俞。

操作　迎香、禾髎斜刺或平刺0.3～0.5寸；足三里直刺1～2寸；三阴交直刺1～1.5寸；阴陵泉直刺1.0～2.0寸；脾俞、肺俞斜刺0.5～0.8寸，不宜深刺，手法以捻转补法为主。

治疗经过　如上法每日治疗1次，配合中药汤剂治疗。治疗1个月后鼻内干燥、疼痛感较前减轻，偶有少量清涕，自觉嗅觉较前略有提高。

按语　萎缩性鼻炎属于祖国医学鼻槁范围，病程一般较长，缠绵难愈。本症因于气候干燥，燥热之邪伤肺，循经上灼鼻窍，耗伤津液，鼻窍失养，发为鼻槁。治疗当清燥润肺，宣肺散邪。迎香为手、足阳明经交会穴，为治疗鼻部疾病要穴，配以禾髎，有宣通鼻窍之功。

足三里为足阳明经合穴，三阴交为足太阴、少阴、厥阴经交会穴，配合肺俞、脾俞，共收扶正祛邪之功。

第七节　急慢性咽炎

病例1

马某　女　29岁　歌唱演员　初诊日期：1982年4月28日

主诉　咽干而痛半月。

病史　患者经常反复发作，咽干而痛，虽经中西药物治疗，不能痊愈，时轻时重，过累或感寒则加剧，此次发病半月，经治不愈，而来就诊。

查体和实验室检查　咽红，咽后壁有点状小充血点，无化脓，扁桃体略大，舌红少苔不润，脉细数。

中医诊断　喉痹（阴虚火旺证）。

西医诊断　咽炎。

辨证　患者经常演出，耗伤气阴，津液亏竭，不得滋润咽喉，阴虚津枯而生火，虚火上炎而发喉痹。

治则　滋阴降火，生津润燥。

选穴　列缺、照海、曲池。

操作　列缺曲腕，斜刺0.5～0.8寸施捻泻法1min；照海直刺0.5寸，施捻转补法1min；曲池直刺1寸，施呼吸之泻法1min。每日1次，每次留针15min。

治疗经过　经上法治疗1次后咽痛减，3次后咽干而痛缓解，7次后症状消失，查咽部不红，咽后壁充血点消失，继治5次后痊愈，经追访未复发作。

病例2

彭某　女　56岁　退休　就诊时间：2013年11月26日

主诉　咽部干燥，灼热疼痛1个月余。

病史　患者1个月余前感冒发热后出现咽部干燥，灼热疼痛不适，午后较重，干咳痰少而黏，不易咯出，痰中偶见血丝。

查体和实验室检查　咽部黏膜充血肿胀，舌红少津，脉细数。

中医诊断　喉痹（阴虚火旺证）。

西医诊断　慢性咽炎。

辨证　患者阴虚少津，虚火上炎，故咽部干燥，灼热疼痛；午后阳明经气旺，阴分受克制，故午后症状较重；肺阴不足，肃降失职，肺气上逆，则干咳痰少而稠，不易咯出；虚火灼伤经络，则痰中偶见血丝；虚火久灼，气血瘀滞，故咽部充血肿胀；舌红少津，脉细数皆为阴虚火旺之证。

治则　滋养阴液，降火利咽。

选穴　合谷、内庭、曲池、足三里、肺俞、太溪、照海、尺泽、复溜、列缺。

操作　合谷、照海、尺泽、直刺 0.5 ~1 寸；内庭直刺或斜刺 0.3 ~0.5 寸；曲池直刺 1 ~1.5 寸；足三里直刺 1 ~2 寸；肺俞斜刺 0.5 ~0.8 寸，不宜深刺；太溪直刺 0.5–1 寸；复溜直刺 0.8 ~1 寸，列缺向上斜刺 0.2 ~0.3，手法以捻转补法为主。

治疗经过　如上法每日治疗 1 次，配合中药汤剂治疗。治疗 3 周后咽部干燥、疼痛感较前减轻，无明显咯痰。

按语　慢性咽炎属于祖国医学喉痹范围，病久而反复发作者，往往症状顽固，较难治愈。本症因于温热病后，耗伤肺肾阴液，是咽喉失于滋养，加之阴虚则虚火亢盛，上炎而灼于咽喉，发为喉痹。治疗当滋养阴液，降火利咽。合谷为手阳明经原穴，为治疗口咽部疾病要穴，列缺为手太阴经络穴，八脉交会穴，通任脉，与曲池、尺泽相配，具有滋养肺阴、降火利咽之功。太溪为足少阴经原穴、照海八脉交会穴、复溜足少阴经经穴，三穴合用，滋补肾阴。诸穴相配，共奏滋养阴液、降火利咽之功。

第八节　急性扁桃体炎

病例 1

靳某　女　17 岁　学生　初诊日期：1985 年 3 月 17 日

主诉　咽喉肿痛 3 日。

病史　素有内热，3 日前，感受风邪，畏寒恶风，身微热，咽喉肿痛，吞咽痛甚，口苦便干，尿黄，经服中成药无效。

查体和实验室检查　体温 37.5℃，双侧扁桃体肿大，充血，无化脓，舌红苔薄黄，脉数（风热外袭证）。

中医诊断　乳蛾。

西医诊断　扁桃体炎。

辨证　素有内热，外感风邪，风热相搏，上蒸咽喉而发乳蛾。

治则　清热散风，通利咽喉。

选穴　少商、商阳、曲池。

操作　少商、商阳三棱针点刺放血；曲池直刺 1 ~1.5 寸，施呼吸泻法，针感达咽喉，有清凉感，施术 1min。

治疗经过　针刺 1 次后痛减，吞咽顺利，2 次后肿消痛止，身不热，痊愈。

病例 2

薛某　女　6 岁　就诊时间：2014 年 3 月 8 日

主诉　咽干、痛、发热半日。

病史　患者半日前外出后出现咽痛、发热、咳嗽，体温38.9℃。

查体和实验室检查　神清，急性病容，咽黏膜充血，双侧扁桃体Ⅲ°肿大，表面可见黄色分泌物附着。舌红，苔薄黄，脉细浮数。饮食、睡眠差，小便可，大便2日未行。

中医诊断　急乳蛾（外感风热证）。

西医诊断　急性化脓性扁桃体炎。

辨证　风热邪毒搏结咽喉，蒸灼喉核，气血壅滞，脉络不畅，故咽干、咽痛，喉核红肿；病初起，火热不甚，故喉核表面黄色分泌物不多；发热、咳嗽、舌红、苔薄黄、脉细浮数，均为风热在表之证。

治则　疏风清热，利咽消肿。

选穴　少商、商阳点刺放血；毫针泻法取天突、合谷、内庭、曲池、少泽、鱼际。

操作　少商、商阳点刺放血，以点状血出为度。毫针刺法合谷、曲池、鱼际直刺0.5～1寸。内庭斜刺0.5～0.8寸。天突先直刺0.2～0.3寸，然后将针尖向下，紧靠胸骨柄后方刺入1～1.5寸。少泽浅刺0.1寸。均用泻法。

治疗经过　每日治疗1次。第一次治疗的当日下午，体温降至37.1℃。3日后咽痛、咳嗽等症大减，嘱其多喝水，保持大便通畅。继经3日治疗后咽干、痛、发热、咳嗽均消失。嘱其避风寒、清淡饮食。

按语　急性扁桃体炎属中医“急乳蛾”范畴。本症因于风寒邪伤在表故为邪实热盛之候。治疗当疏风清热，利咽消肿。该法中，少商、商阳分属手少阴、手阳明经，刺其出血以起快速清热、泻毒利咽之效；天突为近处取穴；合谷、曲池、内庭均属阳明经，阳明经多血多热，故此三穴能泻热；少泽为手太阳小肠经井穴，以清热；鱼际为手太阴肺经荥穴，以清热祛风，蠲除上焦风热。以上穴位均以泻法，以泻在表之实热。诸穴共奏清热祛风、泻毒利咽之功。

第九节　慢性扁桃体炎

病例

彭某　男　13岁　就诊时间：2013年12月6日

主诉　咽干、痒，少痰6年。

病史　患者慢性扁桃体炎反复发作6年，平均每年发作6次。平素倦怠乏力，时呃逆反酸。

查体和实验室检查　神清，咽黏膜慢性充血，双侧扁桃体Ⅱ°肿大。喉镜检查未见异常。舌淡红，边有齿痕，苔薄白，脉细弱。纳差，寐可，便溏。

中医诊断　慢乳蛾（脾胃气虚证）。

西医诊断　慢性扁桃体炎。

辨证　脾胃虚弱，运化失职，津液不能上达于咽，咽部脉络失其濡养，故咽干、痒、少痰。气机失调，胃气上逆，故时呃逆反酸。倦怠乏力、舌淡红、边有齿痕、苔薄白、纳差、便溏均是脾胃气虚之证。

治则　益气健脾，升阳利咽。

选穴　太溪、三阴交、足三里。

操作　太溪、鱼际直刺0.5～0.8寸。三阴交直刺1～1.5寸。足三里直刺1～2寸。均用补法。以闪火法于大椎、脾俞穴上拔罐，后贴敷具有温补作用的膏药。

治疗经过 每日治疗1次。治疗2个疗程后，咽部症状消失。嘱其避风寒、清淡饮食。治疗后随访半年，未曾发病。

按语 慢性扁桃体炎属中医“慢乳蛾”范畴。本症因于脾胃气虚之候。治疗当补益脾胃，升清利咽。该法中，太溪属足太阴肾经，三阴交与足三里属脾胃经，均为强壮保健穴，以上穴位均以补法，以益气补脾利咽。

第十节 喉 喑

病例1

方某 女 36岁 工人 就诊时间：2013年11月16日

主诉 声音嘶哑1日。

病史 患者1日前外出受寒后出现声音嘶哑，咽痒咳嗽，畏寒怕冷。

查体和实验室检查 咽黏膜充血，喉镜检查见双侧声带充血，活动可，闭合欠佳。舌淡红，苔薄白，脉浮紧。

中医诊断 急喉喑（外感风寒证）。

西医诊断 急性咽喉炎。

辨证 患者1日前外出感受风寒，风寒袭肺，壅遏肺气，肺气不宣，风寒壅闭于喉，致声门开和不利，故声音嘶哑；寒性凝滞，气血凝于咽喉，故见咽黏膜及声带充血、声带闭合欠佳；风邪袭喉，则咽痒咳嗽；舌淡红、苔薄白、脉浮紧均为风寒在表之证。

治则 疏风散寒，宣肺开音。

选穴 取少商、商阳、三商穴刺血。针刺取人迎、水突、廉泉、扶突、天鼎、合谷、尺泽。

操作 用三棱针刺少商、商阳、三商等穴，每穴放血1~2滴。人迎穴，避开颈总动脉，直刺0.3~0.8寸。水突穴直刺0.3~0.5寸。廉泉穴，针尖向上刺至舌根部0.5~0.8寸，令患者做吞咽动作，轻微提插，至异物感减轻或消失时出针。扶突、天鼎直刺0.5~0.8寸。合谷直刺0.5~1寸。尺泽直刺0.8~1.2寸。用泻法。

治疗经过 如上法每日治疗1次，每次针刺后，咽痒咳嗽较前减轻，3日后声音嘶哑明显减轻。6日后，音哑基本缓解。继续治疗5日后，症状完全消失。嘱其避风寒，清淡饮食，勿用嗓过度。

按语 本症因于风寒邪伤在肺，故为邪实之候，治疗当用泻法。少商、商阳为手太阴、阳明经之井穴，刺血法使邪热得出。针刺人迎、水突、廉泉、扶突、天鼎，可疏通局部气血，促进经络循行。合谷为大肠经原穴，尺泽为肺之合穴，泻之为实则泻其子之法。诸穴相伍泻在表之热，共收祛邪利咽之功，故症得速愈。

病例2

王某 女 37岁 初诊日期：2010年9月21日

主诉 声音嘶哑2个月余。

病史 患者于2010年6月因甲状腺囊肿切除术后声音嘶哑，2个月来症状改善不明显，饮水时呛咳，常觉心中烦闷，刻诊：神情焦虑，声音嘶哑，语声低微，自觉咽部不适，胸闷憋气，颈前部有横行手术切口瘢痕6~8cm。

查体和实验室检查 喉镜示：右侧声带收缩无力。舌淡，边有齿痕，苔薄白，脉沉缓。

中医诊断　喉瘖（肺脾气虚证）。

西医诊断　喉返神经损伤。

治则　通喉利咽，培土生金。

选穴　廉泉、哑门、人迎、开音、复音、百会、足三里。

治疗经过　操作：廉泉、哑门前后配穴，针尖分别指向喉部，进针1寸，施小幅度高频率捻转法；人迎，避开颈总动脉进针，进针1寸，施小幅度高频率捻转法；开音穴位于双侧下颌角下一横指处，进针0.5寸，针尖指向喉部；复音穴位于后颈部，第3～6颈椎之间两侧旁开0.3～0.5寸敏感条索状硬结处，针刺硬结中心。针刺以上穴位皆使针感放射至咽喉部，并留针30min。同时配合咽后壁、舌下络脉及金津、玉液点刺放血；百会，针尖先后斜刺0.5寸，施小幅度高频率捻转法；足三里，直刺1寸，施提插捻转补法，酸胀感向下扩散。1周为1个疗程。

治疗结果　经治第4日，自觉咽部不适明显缓解，仍觉右侧咽部不适；第7日，自觉咽部开阔，说话声音明显渐大，但不可长时间说话；经治1个月，说话声音明显渐大，患者喜于表达；继续针刺1周，回家1个月后，患者反馈说话语音语量恢复正常，但复查喉镜未见改变。

按语　喉返神经是支配大多数喉肌的运动神经，单侧损伤可出现声音嘶哑，双侧损伤可引起呛咳、误吸、失音、呼吸困难，甚至窒息。损伤后如果不及时修复常导致发音功能受损，甚至引发严重的身心疾病。此病与中医里的喉瘖类似。石学敏院士对该病病机的认识：该病主要与肺、肾相关。《医门补要》："肾为声音之根，肺为声音之户。虚人劳力，损伤元气，气海空浮，丹田气不与在上肺气相接，故喉哑难出声。"此患者因外伤损伤，声道络脉受损，经脉枯萎，气机失利而致声嘶失音；且失血耗气尤甚，长期从事教师职业，劳损耗气，咽喉失于濡养，声门开合不利，属"金破不鸣"。

肺虚应予补脾胃以助生化之源而上奉于肺，故远取足三里以"培土生金"法，再近取廉泉、哑门、人迎、开音、复音、百会等穴以通喉利咽。

西医对于该病可采取手术治疗或声带锻炼以达到发音代偿的目的，但疗效不佳。目前还是以预防为主，尽量避免在手术过程中损伤喉返神经。

针灸在治疗该病时，主要以调理肺、肾两经并辅以脾、胃二经为基本原则，在针刺局部穴位以疏通经气、通喉利咽，从而能达到比较明显的治疗效果。

第十一节　梅　核　气

病例1

孔某　女　50岁　工人　就诊时间：2013年9月10日

主诉　咽异物感半年。

病史　患者咽异物感，咯之不出，吞之不下半年，近半年来善太息，时白痰量多。曾先后去某西医院治疗，疗效欠佳。为求进一步诊治，遂来我院就诊。

查体和实验室检查　神清，精神可，锁骨上淋巴结未及，咽黏膜淡红，气管居中，胸廓对称，心音正常，腹平软，肠鸣音活跃，脊柱四肢无畸形，饮食睡眠可，二便正常。舌淡红，苔薄白，脉弦。喉镜、食管镜回报大致正常。

中医诊断　梅核气。

西医诊断　咽神经症。

辨证 肝经循行于咽喉，患者近半年来咽异物感，咯之不出，吞之不下，善太息，为肝气郁结，疏泄失常，气机阻滞，肝气上逆，阻结于咽喉，发为该病；忧思伤脾，致脾失健运，聚湿生痰，上逆咽喉，故时有白痰量多。

治则 疏肝行气除痰。

选穴 廉泉、天突、内关、合谷、百会、四神聪。

操作 取廉泉穴，针尖向上刺至舌根部0.5~0.8寸，令患者做吞咽动作，轻微提插，至异物感减轻或消失时出针。针刺天突穴时，先直刺0.2~0.3寸，然后将针尖向下，紧靠胸骨柄后方刺入1~1.5寸。取百会、四神聪，平刺0.5~0.8寸。取合谷穴，嘱患者半握拳状，直刺0.5~1寸。取内关穴，直刺0.5~1寸。均用平补平泻法。百会、四神聪（取其一）加电针灸。

治疗经过 每日治疗1次，针刺3次后咽异物感明显减轻，5日后白痰等症明显减轻，1周后症状基本缓解，继续针刺以治其本。

病例2

患者 俄罗斯 女 52岁 初诊日期：2011年8月3日

主诉 自觉呼吸困难1年余，加重1个月。

病史 患者自觉呼吸困难，甚则1日数发，可自行缓解，咽部有异物感，头顶发热，曾就诊于当地医院，查ECG示：心肌缺血，喉镜未发现异常，肺功能正常，经治疗未见明显好转，就诊于门诊。现症：神情，情绪易于激动，每情绪波动后易发呼吸困难，头顶发热，咽部时常有异物感，吞之不下，吐之不出，口干咽燥，善叹息，纳可，夜寐差，小便可，大便干，3~4日1次，已绝经。舌红，少苔，脉虚细。

中医诊断 梅核气（肝气郁滞证）。

西医诊断 咽神经症。

辨证 患者年逾七七，天癸已竭，肝肾亏虚，肝失濡养，肝失疏泄，气机失调，致呼吸困难、善太息，气逆上犯、痰气交阻，致梅核气。

治则 醒脑开窍，疏肝解郁，降逆化痰。

选穴 百会、上星、印堂、天突、膻中、天枢、外水道、外归来、内关、合谷、足三里、阳陵泉、丰隆、行间、太溪。

操作 百会斜刺0.3~0.5寸，施平补平泻手法1min；上星平刺0.5~1寸，施平补平泻手法1min；印堂横刺0.3寸，施雀啄手法1min；天突向下进针，与胸骨柄相平行，针1.5寸深，施捻转平补平泻手法1min；膻中行逆而夺之手法，进针1寸；行间进针0.5寸，施捻转泻法1min；天枢取双侧，呼吸泻法1min；内关直刺0.5寸，提插泻法1min；丰隆、外水道、外归来，均施用大幅度低频率捻转泻法，施手法1min，留针30min。合谷直刺0.5~1寸，施呼吸泻法1min；余穴位均施以补虚泻实之手法。

中药 半夏厚朴汤合甘麦大枣汤加减：半夏15g，厚朴10g，苏梗6g，茯苓10g，炙甘草10g，丹皮10g，栀子6g，浮小麦15g，生姜7g，片柴胡10g，黄芩15g，当归15g。水煎服，150ml，每日1剂，每日2次。

患者针刺及中药治疗3日，呼吸困难未发作，咽中异物感消失，夜寐改善，唯口干咽燥，舌红，少苔；后改用滋水清肝饮加减6剂，调整如下：熟地15g，生地15g，当归15g，赤白芍各10g，山萸肉10g，茯苓15g，山药15g，柴胡10g，丹皮10g，栀子6g，泽泻6g，玄参10g，麦冬15g。水煎服，150ml，每日1剂，每日2次。

治疗经过 针刺治疗共计15次，呼吸困难一直未发，夜寐正常，大便1~2日1次。

按语　梅核气发病多责之肝郁气滞痰瘀，与情绪因素密切相关，治疗当疏肝理气除痰。廉泉与天突可疏通局部气血，以缓其标；百会为诸阳之会，使一身之阳气复原，沟通阴阳；内关为心经之穴，可通达上中下三焦，舒肝解郁。百会、上星、印堂以调神降逆；天突、膻中、合谷、行间调气解郁泻热；天枢、外水道、外归来、足三里、丰隆健脾化痰，行气通腹；诸穴共奏疏肝行气除痰之功，治疗得当，故症状得以迅速缓解。

第十二节　近　　视

病例

张某　男　19岁　学生　初诊日期：2003年4月10日

主诉　视物不清，头昏1周。

病史　患者因高考临近，学习紧张，每日读书近12个小时，1周来感到视物不清，头昏，双眼酸胀、干涩，视物稍久即眼痛头痛。为缓解疲劳，减轻症状，患者特来我院针灸科就诊。

查体和实验室检查　患者神清，发育正常，营养中等，皮肤巩膜无黄染，表浅淋巴结未触及。双眼外观无异常，双瞳孔等大等圆，光反射存在，眼球无震颤，眼底检查无异常。双视力为0.5。心肺（-），肝脾无肿大，四肢肌力均Ⅴ级，生理反射存在，病理反射未引出，血压110/70mmHg。

中医诊断　近视（肝血亏虚证）。

西医诊断　近视眼。

辨证　患者近日劳逸失调，用眼过度，肝血亏耗，不能上荣于目，眼部气虚血乏，故而视物不清，双眼酸胀、干涩；血不上荣于脑，故而头昏、头痛。

治则　益气活血，增视明目。

选穴　双侧太阳、攒竹、四白、手三里、百会、风池。

操作　太阳向眼球方向斜刺0.5寸，施捻转之平补平泻法1min；攒竹向下斜刺0.3寸，不施手法；四白向下斜刺0.3～0.5寸，施捻转之平补平泻法1min；手三里直刺0.5寸，施平补平泻法1min；百会向后平刺0.3寸，不施手法；风池施捻转补法2min，以患者有明显针感为度，留针20min。

治疗经过　针刺治疗3次后，患者感到眼睛较前舒服，无酸胀、干涩，头昏减轻。针刺6次后患者头昏、头痛消失，眼睛视物明显清楚。继续治疗5次，患者视力达到1.0，症状消失，因高考停止治疗。

第十三节　麻痹性斜视

病例1

赵某　女　54岁　工人　入院时间：1989年5月11日

主诉　右眼内斜，右上肢麻木1个月余。

病史　高血压20余年，1989年初发作左半身活动欠灵活已愈，1989年3月右上肢麻木，服“大活络丹”无效，1989年4月右眼内斜视，伴头痛，复视，右侧尤甚。天津医科大学总医院查脑 CT 示“腔隙性脑梗死”。眼科诊断“展神经麻痹”。治疗效果不显著，来我科求治，收入住院。

查体和实验室检查　神清合作，发育正常，营养中等，皮肤巩膜无黄染，表浅淋巴结未触及，双瞳孔等大等圆，光反射存在，双眼同向运动正常，右眼外展时复视，眼睑无下垂，眼球无震颤，心肺（-），肝脾无肿大，四肢肌力均V级，生理反射存在，病理反射未引出，血压 120/70mmHg 。

中医诊断　中风，视一为二（肝肾阴虚证）。

西医诊断　腔隙性脑梗死（麻痹性斜视）。

辨证　患者高血压病史 20 年，肝阳偏亢，肝阴不足，虚阳上越，上冲于脑，发为头痛，肝主筋，肝阴不足，血不荣筋，故肢体麻木，肝开窍于目，肝不藏血，目失所养，发为复视。

治则　醒脑开窍，滋补肝肾，疏通经络。

选穴　内关、人中、三阴交、极泉、尺泽、合谷、风池、完骨、天柱、攒竹、睛明、鱼腰。

操作　攒竹捻转泻法；鱼腰捻转泻法；睛明用 32 号针进针 1 寸，捻转补法。余穴同前（见醒脑开窍针刺法）。

治疗经过　1 周后，右上肢麻木减轻，2 周后，右上肢麻木明显减轻，头痛减轻，3 周后，右眼复视范围缩小，4 周后，外展复视明显减轻，经 6 周治疗，患者视物如常，右上肢麻木缓解，无头痛，临床治愈。

病例 2

王某　男　50 岁　初诊日期：2010 年 10 月 13 日

主诉　右眼内斜 1 周。

病史　患者于十月上旬右眼内斜视，伴头痛，视物重影，右侧尤甚。查脑 CT 示：腔隙性脑梗死。眼科诊断：展神经麻痹。遂来我院治疗，收入住院。现症：神清合作，发育正常，营养中等。皮肤、巩膜无黄染，浅表淋巴结未触及。双瞳孔等大等圆，光反射存在，双眼同向运动正常，右眼外展不能，眼睑无下垂，眼球无震颤。心、肺正常，肝、脾无肿大，四肢肌力均Ⅴ级，生理反射存在，病理反射未引出。血压 120/70mmHg。舌淡，苔白腻，脉弦细无力。

中医诊断　中风，视一为二（肝肾阴虚证）。

西医诊断　腔隙性脑梗死，麻痹性斜视。

辨证　肝肾亏损、精髓不足、目失所养而成。

治则　醒脑开窍，滋补肝肾，疏通经络。

选穴　内关、人中、三阴交、极泉、尺泽、合谷、风池、完骨、天柱、攒竹、睛明、鱼腰。

操作　常规消毒，取攒竹施捻转泻法；鱼腰施捻转泻法；睛明用 32 号针进针 1 寸，施捻转补法；余穴采用常规刺法。

治疗经过　采用上法治疗 1 周，右上肢麻木减轻；2 周后，右上肢麻木明显减轻，头痛减轻；3 周后，右眼复视范围缩小；4 周后，外展复视明显减轻。经 6 周治疗，患者视物如常，右上肢麻木缓解，无头痛，临床治愈。

按语　本例是一例腔隙性脑梗死后的复视。中医认为，脑为髓海，髓为肾所生，而目为肝之窍，在上系于脑，在下通于肝。肝肾精血旺盛，则髓海充盈，肝、肾、脑三者气机互相协调，则视力正常；反之，则目中精气衰弱散乱，精散则视歧，故见两物，故治以醒脑开窍，滋补肝肾，疏通经络。

病例 3

段某　男　57 岁　初诊日期：2011 年 3 月 30 日

主诉　左侧肢体麻木无力伴视一为二20日余。

病史　患者于2011年1月份感觉左侧肢体及头面部麻木，就诊于天津市公安医院，查颅脑CT示：考虑双侧基底核区腔隙性梗死灶、轻度脑萎缩。未予重视，仍进行糖尿病常规治疗，于2011年3月7日下午5时许，因情绪激动左侧肢体及头面部麻木感加重，行动困难，伴视一为二、双眼球运动不灵活，当时神清，有头晕，无胸闷憋气、二便失禁等症，就诊于天津医科大学总医院，查颅脑MRI显示：脑桥背侧腔隙性梗死、双侧筛小房炎，予控制血糖、改善脑代谢、改善脑循环，经治病情好转，为进一步治疗收入我病区。现症：神清，精神可，语言清晰流利，持续左侧肢体麻木无力，左面部麻木感，视一为二，纳可，寐欠安，二便调。既往糖尿病病史。于天津市公安医院诊为高脂血症、慢性肾炎2个月，经治目前病情稳定；否认药物及食物过敏史。

查体和实验室检查　左侧肌力上肢Ⅳ级，下肢Ⅳ级，左侧巴宾斯基征（-）。2011年3月9日于天津医科大学总医院查颅脑MRI示：脑桥背侧腔隙性梗死灶、双侧筛小房炎。舌暗红，苔薄白，脉弦细。

中医诊断　中风（中经络），视一为二（肝肾阴虚证）。

西医诊断　脑梗死，糖尿病，麻痹性斜视。

治则　醒脑开窍，滋补肝肾，疏通经络，补益脑髓。

针灸取穴　内关（双）、人中、三阴交（左）、极泉（左）、尺泽（左）、委中（左）、风池（双）、完骨（双）、天柱（双）、睛明（双）、攒竹（双）、四白（双）、瞳子髎（双）。

治疗经过　常规消毒，取内关，施捻转提插泻法1min；人中施雀啄泻法，至眼球湿润为度；三阴交，施提插补法，至肢体抽动3次为度；极泉、尺泽、委中施提插泻法，至肢体抽动3次为度，不留针；风池、完骨、天柱施捻转补法1min，睛明、攒竹、四白、瞳子髎施捻转泻法，留针30min。枕正中线、枕上下旁线予以头皮针治疗。

治疗结果　患者神清，精神好，语言清晰流利，左侧面部及肢体麻木症状较入院时减轻，视物模糊无复视，眼球运动较前灵活，左上下肢肌力Ⅴ级，纳可，寐安，二便调。舌暗红，苔薄白，脉弦细。

按语　此患者为脑桥背侧腔隙性梗死灶，虽病灶较小，但临床症状相对较重且复杂，展神经受累，影响到眼肌的运动而出现复视，三叉神经二级前束及脊髓丘脑束受累而出现面部及肢体的感觉障碍，治疗中采取了眼部局部针刺的同时加上头皮针，使上述神经在体外的反射区得到刺激，患者恢复良好，建议坚持治疗。

第十四节　视神经萎缩

病例

赵某　男　41岁　工人　初诊日期：2000年2月18日

主诉　双目视物不清4个月余。

病史　患者4个月前突发视物不清，视力迅速下降，因劳累及情绪急躁则甚，遂于附近医院诊为“球后视神经炎”，查双眼视力为0.9，发病1周后，视力继续下降。查脑CT未见异常，予能量合剂及眼内注射激素治疗无效，于4月19日来我院诊治。现症：双目仅存光感，视物不清，在强光下，视物可见轮廓，纳可，寐欠安，二便调。

查体和实验室检查　神清合作，五官端正，心肺（-），生理反射存在，病理反射未引出。眼底视盘颜色变浅。舌红，苔薄白，脉滑。

中医诊断 青盲（肝肾阴虚，肝阳上亢证）。

西医诊断 视神经萎缩。

辨证 患者年过四十，阴气自半，加之平素忧思过度，暗耗阴血，必致肝肾之阴亏于下，阴虚阳亢，肝阳上亢则易急躁，又逢患者近日情绪暴躁，以致肝阳上亢，更损肝阴。“肝开窍于目”，肝之经脉系于目，故肝阴虚，血不上承于目而致突然视物不清。

治则 滋补肝肾，活血明目。

选穴 球后、阳白、攒竹、睛明、四白、百会、风池、太阳、阳陵泉、光明。

操作 球后穴沿眶下缘外1/3处，眼眶与眼球之间直刺1.5寸时可直达视神经，以捻转缓进法进针，其中睛明穴贴眼球侧缘深刺1.5寸，不留针，风池刺向对侧眼眶下缘，阳陵泉深刺1.5寸，余穴均捻转浅刺，其中百会、太阳、阳陵泉用补法，风池用泻法，余穴平补平泻，留针20min。

治疗经过 每日针刺1次，15次为1个疗程，本例患者经1个疗程治疗后，自觉双眼视物较前明显改善，要求继续治疗，又针刺1个疗程后，患者已能从事正常的工作、学习，遂告痊愈。

第十五节 动眼神经麻痹

病例

任某 男 67岁 退休 初诊日期：2003年2月7日

主诉 左眼睑下垂1个月余。

病史 患者于1个月余前突然感觉视物成双，无头晕、恶心呕吐等症状。曾就诊眼科医院予药物治疗。在治疗过程中突然发生右眼睑下垂，新斯的明试验（-），考虑脑血管病，予多烯康等药物以降脂治疗，右眼睑下垂好转。为进一步诊治，患者今来我科就诊。现症：左眼睑下垂，左眼内斜视，左侧视物成双。

查体和实验室检查 神清合作，精神尚可，瞳孔等大等圆，左眼睑下垂，左眼内斜视，左侧视物成双。额纹存在，伸舌居中，指鼻试验（-），指-指试验（-），掌颏反射未引出，双侧触觉对称存在。

中医诊断 胞睑下垂（脾气虚证）。

西医诊断 动眼神经麻痹。

辨证 患者年逾六旬，脏气渐衰，脾虚气弱，痰浊内生，气虚血瘀，瘀浊上阻眼之胞络，筋肉失养，弛缓不用，以致上胞升举无力。

治则 祛风通络、补脾益气。

选穴 攒竹、阳白、丝竹空、百会、风池、合谷、睛明、足三里、三阴交。

操作 取患侧阳白透鱼腰、阳白透攒竹，施捻转平补平泻手法1min；丝竹空向鱼腰方向横刺，风池斜刺向对侧眼角进针1～1.5寸，施术同前；合谷直刺1.5寸，施术同前；睛明直刺进针0.5～1寸，不提插捻转；足三里直刺1.5寸，施术同前；三阴交直刺1.5寸，施术同前。

治疗经过 患者针刺治疗的同时，服用中药汤剂，以祛风通络、活血荣筋。治疗4次后，患者左侧眼睑下垂好转，复视明显减轻；继续治疗9次后，病情趋向稳定，眼睑下垂、复视明显与前比较继续减轻；又治疗3次，患者眼睑基本恢复，视力较为清晰。

第十六节　睑板腺阻塞

病例

许某　女　25岁　干部　初诊日期：1984年7月28日

主诉　左上眼睑缘睑腺炎3日。

病史　3日前左上眼睑缘发痒，继之出现麦粒样肿物，结膜磨擦痛，赴医院就诊，予氯霉素眼药水及四环素软膏，外用无效，而来就诊。

查体和实验室检查　左上眼睑缘外2/3处有麦粒样大小疖肿，按之不动，疖肿上部有小点状白色脓泡，结膜充血，内眦有少许分泌物。舌红苔薄白，脉浮数。

中医诊断　针眼（风热外袭证）。

西医诊断　睑板腺阻塞（睑腺炎）。

辨证　患者内有蕴热，上蒸于上胞，使经胞郁阻热结，而生疖肿。

治则　清热散结。

选穴　攒竹、鱼腰、耳尖。

操作　上穴用三棱针点刺放血4～5滴。

治疗经过　经治1次，肿消，2次诸症缓解而愈。

第十七节　睑　缘　炎

病例

张某　男　21岁　工人　初诊日期：1985年5月12日

主诉　双侧上下睑缘糜烂15日。

病史　患者15日前，先觉右睑缘微红，痒痛时作，继之左侧亦出现同样症状，频喜揉擦。经某院诊为睑缘炎，予眼药水外用，无效。7日前发现双侧睑缘漫生透明水泡样细小湿疹，白睛红赤，复诊予抗菌治疗仍无效，即来我院就诊。

查体和实验室检查　双侧上下眼睑红赤而微肿，糜烂胶黏，两内眼角有灰黄色脓液聚积，结膜充血，舌红苔薄黄，脉弦数。

中医诊断　睑弦赤烂（风热外袭证）。

西医诊断　睑缘炎。

辨证　患者平素工作劳累，睡眠不足，心火旺盛，且因初起，睑弦微痒，以污手揉擦，不洁之物粘于睑弦。复感风邪，风火相搏，停聚胞睑而发该病，经治不愈，邪盛而致糜烂。

治则　祛风清热，清心明目。

选穴　攒竹、太阳、蠡沟、少冲。

操作　攒竹斜刺0.5寸，施捻转泻法1min，出针令出血少许；太阳用三棱针点刺2～3点加以火罐，放血2～3ml；蠡沟直刺1寸，施捻转泻法1min；少冲三棱针点刺放血3～5滴。每日1次不留针。并以野菊花，蒲公英各30g煎水熏洗，每日3次。

治疗经过　经治2次后，睑弦红赤及湿疹消退，5次后诸症消失，痊愈。

第十八节　先天性上睑下垂

病例

罗某　男　7岁　学生　初诊日期：1983年2月25日

主诉　右上睑下垂7年。

病史　患者其母体弱多病，患儿系不足月产，出生后人工哺养不当，经常溢乳，腹胀夜啼，半周岁后逐渐发现右上睑下垂，因幼小未予治疗，5岁后经用六味地黄汤及人参健脾汤交替服用仍无效，曾经眼科医院诊治予维生素B_1、维生素B_2内服及注射，仍无效，患儿平素消化不良，经介绍来我科治疗。

查体和实验室检查　患儿形体瘦弱，面白无华，右上眼睑下垂，无力睁开，眼球转动尚灵活，舌淡红苔薄白，脉沉细。

中医诊断　上胞下垂（脾肾虚弱证）。

西医诊断　先天性上睑下垂。

辨证　患儿不足月产，先天秉赋不足，肾精不充，后天喂养失调，脾胃虚弱，脾胃虚弱，脾肾两虚，气血不和，脉络失养，血不荣筋，而致上胞下垂。

治则　益肾健脾，活血通络。

选穴　攒竹、阳白、太阳、养老、商丘、太溪。

操作　攒竹、阳白、太阳斜刺0.3寸，施捻转补法1min；养老斜刺0.3寸，施捻转补法1min；商丘斜刺0.3寸，施捻转补法1min；太溪直刺0.3寸，施捻转补法1min，均不留针，每日1次。

治疗经过　经治疗7次后，右上眼睑可用力睁开，微露睛，12次后右上睑可上抬，并有眨眼动作，20次后，右眼睁开略小于左眼，30次后恢复正常，临床治愈，经追访5年未发作。

第十九节　结　膜　炎

病例

马某　女　24岁　技术员　初诊日期：1986年8月17日

主诉　两眼痒痛20日。

病史　20日前，因工作劳累，睡眠不足，感双目微痒而涩，时作时止，间有异物感，遇风吹日晒加重，分泌物多，渐至加重，奇痒难忍，轻微畏光，涩刺流泪，经眼科医院诊为结膜炎，予外敷眼药水及眼膏无效，而就我科就诊。

查体和实验室检查　两眼结膜充血，睑结膜可见扁平、排列不整、大小不等的淡红色乳头，分隔开而不融合，表面有菲薄乳白色假膜，分泌物呈黏丝状，舌红苔薄黄，脉浮数。

中医诊断　赤脉传睛。

西医诊断　结膜炎。

辨证　患者工作劳累，睡眠不足，内有蕴热，外感风热，风火热邪上犯，郁遏脉络，气滞血瘀而致该病，舌脉均为风热之征。

治则　清热降火，疏风明目。

选穴　臂臑、合谷、蠡沟。

操作　臂臑、合谷刺法1.5～2寸，提插泻法1min；蠡沟直刺1～1.5寸，捻转泻法1min，每日1次。

治疗经过　针刺1次后，痒止，目明，分泌物减少，充血消退，针刺3次后诸症消失，临床治愈。

第二十节　泪　溢　症

病例

朱某　女　70岁　退休干部　初诊日期：1984年9月23日

主诉　眼微痒，迎风流泪2年。

病史　患者于2年前，先觉双目睑微痒，经常揉擦，时有流泪，渐觉加重，遇风则流泪不止，曾用眼药水滴用，无明显效果，甚感不便，后来我科门诊就治。

查体和实验室检查　眼部正常，无赤烂肿胀，泪液清稀，泪道通畅无狭窄。

中医诊断　迎风流泪（肝肾阴虚证）。

西医诊断　泪溢症。

辨证　患者年迈古稀，肝肾阴虚，肝血不足，泪窍不密，泪为肝液，故遇风则邪引泪出。

治则　滋阴养血，疏风祛邪。

选穴　睛明、球后、承泣、风池、三阴交。

操作　睛明、球后均用32号毫针，直刺睛明穴刺至眶上壁后向下斜刺，球后穴刺至眶下壁后向上斜刺，进针1～1.5寸，不提插捻转；承泣直刺0.5～0.8寸，捻转泻法1min；风池向对侧眼球方向斜刺1～1.5寸，施捻转泻法1min；三阴交直刺1～1.5寸，捻转补法1min，每日2次。

治疗经过　治疗3日后目痒止，遇风流泪减少，继治5日，诸症消失，临床治愈。追访5年未再复发。

第二十一节　牙　　痛

一、龋　　齿

病例

袁某　男　33岁　技术员　初诊日期：1986年11月27日

主诉　右上第二臼齿疼痛4日。

病史　右上第二臼齿有龋洞且痛，口腔科予以钻空修补，但疼痛不止，且不能进食及咀嚼，吸气亦痛，冷热俱痛，服止痛药物不能缓解，影响睡眠，请求针刺治疗。

查体和实验室检查　倦怠痛苦面容，右侧面颊稍肿，右上第二臼齿有龋洞。舌淡苔薄白，脉弦数。

中医诊断　牙痛（脾胃蕴热证）。

西医诊断　龋齿。

辨证　患者素体脾胃虚弱，脾胃积滞，虚火上炎，而致颊肿齿痛。

治则　清热降火。

选穴　颧髎、下关、内庭。

操作　颧髎直刺 1～1.5 寸刺入眶下孔，下关向下斜刺 1～1.5 寸；内庭直刺 0.5 寸，均施捻转泻法，留针，痛止起针，每日 1 次。

治疗经过　经上法治疗 1 次后，痛止，晚间能进食，第 2 日继针 1 次，痛止肿消，饮食睡眠正常而愈。

二、拔牙后疼痛

病例

栾某　男　35　工人　初诊日期：2003 年 11 月 10 日

主诉　拔牙后头面、牙龈疼痛 1 周。

病史　患者 1 周前因龋齿拔牙，术后出现头面、牙龈疼痛，服药无效，今日来我科就诊。

查体和实验室检查　神志清楚，语言清晰，脑神经（-），左侧面颊略肿胀，牙龈色红。舌淡苔白，脉滑数。

中医诊断　颊痛，牙痛（脾胃蕴热证）。

西医诊断　拔牙后疼痛。

辨证　患者处于而立之年，身强力壮，脾胃蕴热，循经上炎，上蒸牙床，故牙龈肿痛，拔牙后火热未得泻尽，遗留残邪，致使头面、牙龈作痛。

治则　清热降火止痛。

选穴　合谷、下关、颊车、内庭、足三里。

操作　颊车、内庭、足三里均采用捻转泻法，要达到一定的刺激量；下关穴可深刺 1.5～2 寸，此时针感向牙龈放射，患者常感强烈的酸胀感；合谷穴取对侧，采用捻转泻法；长时间留针 50min。

治疗经过　治疗 2 次后，疼痛明显减轻，继续针刺 2 次，痛止肿消，饮食睡眠正常而愈。

三、根尖周围炎

病例

王某　女　27 岁　初诊日期：2010 年 5 月 17 日

主诉　左上牙痛 3 日。

病史　患者 3 日前因进食辛辣食物后牙齿剧烈疼痛，难以忍受，口服去痛片可缓解疼痛，当晚睡眠欠佳。次日疼痛加重，故前来针灸科就诊。现症：患者痛苦貌，左侧面部微肿，左上齿龈红肿、疼痛，无龋齿，发热，口渴。

查体和实验室检查　左侧面部微肿，左上齿龈红肿，无龋齿，舌红，苔薄黄，脉浮数。

中医诊断　牙痛（风火牙痛证）。

西医诊断　根尖周围炎。

治则　疏风清火，解毒消肿。

选穴　下关（左）、内庭（左）、风池（左）、合谷（右）、二间。

治疗经过　下关向下斜刺1～1.5寸；内庭直刺0.5寸，施捻转泻法，留针，痛止起针；针尖微下，向鼻尖方向斜刺0.5～0.8寸，或平刺透风府穴；可灸。

针向结喉，进针2～2.5寸采用小幅度高频率捻转补法，每穴施手法1min，治疗各种原因引起的吞咽困难。

风池、翳风针尖方向对舌骨体，进针2.5～3寸，施捻转补法，每穴施术1min；风池向外耳道方向斜刺1～1.5寸，施捻转泻法1min；风池针向喉结进针2～2.5寸，施捻转泻法，令咽喉部酸胀感为度；风池穴，针向对侧眼球，进针1.5寸，施捻转泻法1min，使针感向上传至前额及颞部；合谷穴取对侧，采用捻转泻法；余穴采用常规刺法。每日针刺1次，共治疗3日。

治疗结果　当日经针刺治疗后，牙痛、发热症状明显减轻，第2日疼痛消失，左上齿龈红肿及左侧面部肿消退。第3日牙龈肿痛、面部肿胀症状消失。

按语　牙痛是指牙齿因各种原因引起的疼痛，为口腔疾患中常见的症状之一，可见于西医学的龋齿、牙髓炎、根尖周围炎和牙本质过敏等。遇冷、热、酸、甜等刺激时，牙痛发作或加重，属中医学“牙宣”、“骨槽风”范畴，主要有风火外袭、胃火炽盛、虚火上炎三个证型。此病例中患者是因进食辛辣食物引发，属风火外袭证，风邪乘虚而入，侵袭经络，郁久化火，阳明之火循经上炎，发为风火牙痛。《灵枢·杂病》说：“齿痛……恶清饮，取手阳明。”《针灸甲乙经》：“齿龋痛，合谷主之。”四总穴歌：“面口合谷收。”《针灸甲乙经》：“齿痛，䪼髎及二间主之……齿痛，四渎主之。”所以针合谷、颊车、风池等来散热消肿止痛；内庭为胃经荥穴，荥穴主泻热，患者主要是上齿牙痛，而上齿入胃经，故多选取胃经穴位。

针灸治疗牙痛具有速效、简单、止痛快、效力强的特点，作用时间较长，并有加强止痛药止痛效果的作用。

五官七窍，居于头面，开窍于外，内通于脑，五脏所主，十二经脉，三百六十五络气血所荣，司视、听、嗅、味、声等功能。既有各自的解剖组织结构，又有互相沟通联系，以保持正常生理功能，其病理变化不外邪之直中，或外伤所损，另外脏腑经络病变亦可累及五官而形成各种不同的耳、鼻、咽喉、口、齿、眼的疾患。本篇所列眼、耳、鼻、喉、口、齿病案，均系本科多年来临床针刺治疗病例，且临床证实，优于其他疗法，效果均佳，疗程较短，各种病案在针刺治疗中除局部选穴及辨证循经选穴，均要求少而精，其疗效结果在于针刺方向，针刺深浅，手法操作规范及施术时间等手法量学等方面的正确掌握。

第十七章　精神科疾病

第一节　失　　眠

病例1

孙某　男　48岁　教员　入院日期：1981年9月9日

主诉　失眠10年。

病史　患者平素易怒，失眠10余年，但时轻时重，伴记忆减退，头晕头胀，胸胁胀满，口苦咽干，小便色赤，曾在某医院诊治，诊为神经衰弱，采用中西两种治疗方法，症状时轻时重，今日来我科住院治疗。

查体和实验室检查　神清合作，思维正常，心率78次/分，律齐，血压140/80mmHg，神经系统检查无阳性体征，舌质暗有瘀斑，脉弦。

中医诊断　不寐（肝郁气滞证）。

西医诊断　失眠症。

辨证　肝主疏泄，性喜条达，恼怒伤肝，肝失条达，郁滞不通，逆乱之气上冲，扰乱神明，心神不安，夜卧不宁。

治则　行气活血，安神定志。

选穴　神门、膈俞、气海、肝俞、三阴交、四神聪。

操作　膈俞、肝俞向棘突方向斜刺，进针1.5寸，均施捻转泻法；气海直刺进针1.5寸，施呼吸补泻之补法，四神聪直刺0.2～0.5寸，施平补平泻法，余穴同前。

治疗经过　每日针刺1次，3次治疗后可入睡6小时，3个月后追访，一切正常。

病例2

熊某　女　21岁　学生　入院日期：1982年7月13日

主诉　失眠1周。

病史　患者因食后贪凉，近1周来胃脘胀满，纳呆，失眠，头痛头晕，经服中药治疗无效，今来我院住院治疗。

查体和实验室检查　发育正常，营养良好，面色黄无华，心律齐，心率78次/分，两肺（-），胃脘部饱满，无按压痛，肝脾未触及，神经系统无阳性体征，舌质红，苔黄厚腻，脉弦滑。

中医诊断　不寐（脾胃痰热证）。

西医诊断　神经衰弱症。

辨证　食滞胃肠，酿成痰热，壅滞于中，痰热上扰，以致卧不能安。即《内经》所谓：“胃不和则卧不安。”症见失眠，脘满闷，舌苔黄厚，脉弦滑。

治则　化食滞，健脾胃。

选穴　神门、足三里、胃俞、脾俞、气海、中脘。

操作　中脘直刺进针 1.5 寸，施提插泻法。诸穴同上。

治疗经过　每日针刺 1 次，1 次后胃脘胀满减轻，2 次后入睡正常。

病例 3

刘某　男　83 岁　退休　初诊日期：2003 年 1 月 3 日

主诉　失眠间断发作，加重 1 个月。

病史　患者既往经常间断出现失眠，近日又发失眠，夜寐不实，易醒，体瘦，大便偏干，胃纳欠佳。

查体和实验室检查　神清，发育正常，头发白，面色无华，心肺（-），心率 85 次/分，腹软，肝脾未触及，腱反射存在，病理反射未引出。血压：140/80mmHg。舌红少苔，脉弦细。

中医诊断　不寐。

西医诊断　神经衰弱。

辨证　患者年事已高，阴气虚衰，肾阴不足，不能上济心火，心火扰动，心神不宁，故失眠；脾胃亏虚，气血乏源，故而体瘦，纳差；津液不足，故大便偏干。

治则　滋阴补肾，宁心安神。

选穴　印堂、上星、百会、四神聪、安眠、头维、风池、内关、神门、合谷、太冲、足三里、三阴交、阴陵泉、中脘。

操作　印堂、四神聪、安眠、风池、神门、合谷、太冲、足三里、三阴交、阳陵泉、中脘操作同前；上星、百会、头维浅刺 0.3～0.5 寸，施捻转平补平泻 30s；内关直刺 0.5 寸，提插泻法 1min。留针 20min。

治疗经过　每日针刺 1 次，4 次治疗后患者睡眠时间延长，中间醒的次数减少；继续针刺 5 次后，患者每日可睡 4～5 小时，又治疗 7 次后，患者每次可睡 6 个小时左右，睡眠质量较好，诸症也明显好转。

病例 4

贺某　男　38 岁　初诊日期：2011 年 6 月 12 日

主诉　失眠 3 年，加重 3 日。

现病史　患者近 3 年因工作时间无规律，经常失眠，时轻时重，急躁易怒，口苦咽干，时有头晕头胀，饮食不佳。经常服用助眠药物，但最近疗效不佳。近 3 日夜间失眠严重，几乎不能入睡。面色晦暗，无光泽，舌红，苔黄，脉弦数。

中医诊断　不寐（肝郁火旺，心神失养证）。

西医诊断　神经衰弱。

治则　清肝泻火，宁心安神。

选穴　主穴：神门、三阴交、肝俞、合谷、太冲。配穴：百会、四神聪。

操作　神门进针 0.5 寸，三阴交直刺 1.5 寸，捻转补法；肝俞进针 1.5 寸，刺向横突捻转泻法；合谷、太冲直刺 1 寸，捻转泻法。百会、四神聪进针 0.5 寸，捻转补法。以上治疗，每日 1 次，每周 5 次，每次 30min，两周 1 个疗程，共治疗 3 个疗程。

治疗经过　第 1 次治疗后，自觉头晕头痛减轻。1 个疗程后，入睡稍难，睡眠质量尚可，每晚可睡 5～6 小时。3 个疗程后，症状基本消失，睡眠良好，基本不再服用助眠药物，可正常工作及生活。

病例5

张某　女　61岁　退休教师　就诊时间：2009年3月16日

主诉　失眠2年，加重1个月。

病史　患者近2年易疲劳，易感冒，一直夜间入睡困难，睡眠轻浅，多梦，白日伴有疲倦乏力、胸闷心慌、记忆力减退、视力模糊、胃脘部食后胀满，时有恶心欲呕感。2年之间曾间断服用艾司唑仑、唑吡坦，停药后失眠症状仍同前，未见好转。近1个月因照顾生病的老伴较劳累，复加女儿临近预产期，心情紧张，多思多虑，失眠加重，难以入睡，1～2小时方能入睡，伴早醒，醒后难以再入睡，一夜仅眠3小时，多梦，晨起精神不振，头昏沉，疲惫感，周身乏力，时发心烦，不思饮食，大便溏稀不调，舌质淡，边有齿痕，脉沉细无力。全身检查无器质性病变。

中医诊断　不寐（心脾两虚证）。

西医诊断　失眠症。

辨证　患者平素体虚，加之劳倦、思虑过度致心脾两虚，气血失和，心神失养，阳不入阴而发不寐。正如《难经·四十六难》认为老人不寐的病机为“血气衰，肌肉不滑，荣卫之道涩，故昼日不能精，夜不得寐也”。

治则　补益心脾，安神定志。

选穴　百会、四神聪、神门、内关、三阴交、申脉、照海、心俞、脾俞、中脘、足三里。

操作　心俞、脾俞斜刺0.5寸，捻转补法，得气后不留针；百会直刺0.5寸，四神聪以15°夹角刺向百会0.5寸，捻转平补平泻；神门、内关直刺0.5～1寸，捻转补法；足三里、三阴交与皮肤呈45°斜刺0.5～1寸，申脉、照海直刺0.5寸，运用提插和捻转相结合的补泻手法。申脉穴用泻法，足三里、三阴交、照海穴用补法；中脘直刺1寸，平补平泻法；百会加电针。得气后留针20min。每晚睡前耳穴按压心、脾、神门、交感。

治疗经过　每日治疗1次。5次治疗后患者入睡时间缩短为约50min，晨起头晕减轻，情绪好转。继经2周治疗后睡眠可达6小时左右，梦少，白天自觉精力充沛，能正常家务，情绪平稳。换用每晚临睡前用艾条温和灸足三里15min以巩固疗效。

按语　失眠是指经常不能获得正常的睡眠而言，轻者入眠艰难，时寐时醒。重者彻夜不眠，失眠为多种疾病的症状之一。针灸治疗失眠是对病因、症状共向调节，治疗关键就在于根据证候的属性来调节阴阳的偏盛偏衰，疏通经络，使机体归于“阴平阳秘”，恢复其正常生理功能，从而达到改善睡眠的目的。

该病病机复杂，须认真辨证，一般可分为以下几个证型。

（1）心肾不交，心阳不得下降以温肾水，肾阴不得上济以养心阳，阴阳水火失去协调，则出现心肾不交。症见虚烦不眠，耳鸣头晕，胸闷，精神倦怠，口干，五心烦热，腰酸，肢软，舌红，脉细数等一系列临床指征。治宜滋阴潜阳，交通心肾，引火归元。

选穴　神门、肾俞、心俞、三阴交。

方中神门、心俞清心宁神引火归元；肾俞、三阴交滋肾益阴，壮水之主。

（2）心脾不足：因病后失调，慢性出血或思虑过度，饮食不节以致心血耗伤，脾气受损。症见失眠多梦，心悸健忘，饮食减少，腹胀便溏，倦怠乏力，面色萎黄，舌质淡，脉细弱。治宜补益心脾。

选穴　神门、脾俞、足三里、三阴交。

方中脾俞，足三里健脾益气，三阴交、神门养血安神。

（3）肝胆火旺：暴怒伤肝或肝气不舒，郁而化火，即所谓“气有余便是火”，故口苦咽干，烦躁易怒，尿赤，舌质红，苔黄燥，脉弦数。治宜清肝泻火。

选穴　神门、三阴交、肝俞、合谷、太冲。

方中神门、三阴交镇静安神，肝俞疏肝理气，合谷、太冲泻肝降火。

(4) 痰火郁滞：胆为中正之官，喜宁静，恶烦躁，若素体虚弱，久病未复，思虑过度，均使肝胆疏泄无权，郁而化火，烁液为痰，痰火郁滞，症见夜不得寐，惊悸，手足心热，脉弦数有力。治宜清热化痰。

选穴　神门、丰隆、足三里、太冲、行间。

方中丰隆、足三里健脾利湿除烦，太冲、行间、神门理气、泻热、清心、安神。

(5) 气滞血瘀：发病时间较长，加之忧思过度，肝失条达，郁滞不通，逆乱之气上冲，扰乱神明，故夜卧不宁。治宜行气活血。

选穴　神门、膈俞、肝俞、气海、四神聪、三阴交。

方中膈俞为血之会穴，活血化瘀，肝俞、气海行气活血，四神聪、三阴交镇静安神。

(6) 胃气不和：食滞胃肠，酿成痰热，壅滞于中，痰热上扰，以致卧不得安。症见失眠，脘闷，舌苔黄厚，脉弦滑。治宜行气和胃，化食滞。

选穴　神门、足三里、胃俞、脾俞、气海、中脘。

方中神门安神定志，气海、中脘行气而化食滞，胃俞、脾俞、足三里健脾和胃。总之，不寐一症貌似简单，实则复杂，必先辨明所伤脏腑，方可选穴配方。然情志内伤，往往多脏受累，扑朔迷离，不易区别，辨证时须于本质处着眼，找出主要矛盾，方能获效。

第二节　百　合　病

一、分离性障碍

病例1

李某　女　32岁　职员　初诊日期：2003年1月14日

主诉　胸堵闷2年之久。

病史　患者2年前因生气后感到胸闷气短不舒，夜寐欠安，纳少、乏力，曾服用药物疗效不显，今日来我科就诊。现症胸闷咽堵如物，吐之不出；夜寐欠安，纳少、乏力。

查体和实验室检查　神清合作，发育正常，语言清晰，未闻及异常气味，心肺（-），心率：75次/分，律齐。神经系统检查正常。

中医诊断　百合病，梅核气（肝气郁滞）。

西医诊断　分离性障碍。

辨证　患者因情志不舒，导致气机不利，痰气交阻，心窍闭阻，心神郁逆，故而感到胸闷气短，咽堵如物。胃失和降，故而纳少、乏力，夜寐欠安。

治则　醒脑开窍，疏肝理气。

选穴　印堂、上星、百会、四神聪、风池、完骨、天柱、合谷、太冲、太阳、天突、廉泉。

操作　印堂横刺0.3寸，施雀啄手法1min；上星平刺0.5~1寸，施平补平泻手法1min；百会斜刺0.3~0.5寸，施平补平泻手法1min；四神聪直刺0.3~0.5寸，施捻转补法0.5min；风池直刺0.5～1寸，施捻转补法1min；天柱、完骨直刺1～1.5寸，施捻转补法1min；合谷、太冲直刺0.5～1寸，施呼吸泻法1min；太阳进针0.5寸，捻转泻法；天突向下进针，与胸骨柄相平行，针1.5寸深，施捻转平补平泻手法；廉泉直刺进针1寸，施提插泻法1min，留针20min。

治疗经过　3次后，患者胸堵闷感明显减轻，继针2次，食欲好转，周身有力，共治疗7次，霍然而愈。

病例2

阎某　女　42岁　工人　入院日期：1982年2月19日

主诉　心悸，足痿无力12日。

病史　患者素常精神不爽，情怀郁闷，1981年5月份自觉心前区不适，阵发性疼痛并向背部放射，当即去卫生院就诊，查心电图正常，后缓解。1981年6月13日来我院心脏科门诊治疗，服中药后心悸、头晕，心前区疼痛等消失。1982年2月12日患者胞弟因煤气中毒死亡，患者遭受精神刺激后，双下肢即痿软无力，不能行走，心中憺憺大动，周身乏力。自服硝酸甘油30min后，症状缓解。2月17日再次发作，头晕，耳鸣，视物模糊，心前区阵发性疼痛，来我院门诊后收住院。

查体和实验室检查　神清合作，瞳孔正常，眼球转动灵活，视野无缺失，颈动脉搏动对称，心音有力，律整，心界不大，心电图正常，双下肢可抬高90°，但动作迟缓，肌张力正常，深浅感觉正常。膝腱反射及跟腱反射正常，未引出病理反射。舌苔黄，脉弦数。

中医诊断　百合病（肝郁气滞证）。

西医诊断　分离性障碍。

辨证　患者平素情志不舒，气机不利，肝失条达，郁久生热，热扰神明，神不守舍故心悸不宁，窍络闭塞，经气不畅故肢软无力，风火扰动清空故头晕、耳鸣、视物不清。舌脉皆肝郁有热之象。

治则　开窍醒神，舒肝解郁。

选穴　内关、人中、百会、四神聪、委中、三阴交。

操作　同前。

治疗经过　首次治疗后即觉诸症减轻，每日针刺2次，1周后双目视物清楚，双下肢行走有力，诸症消失，无任何不适，痊愈出院。

二、分离性瘫痪

病例1

李某　女　49岁　服务员　入院日期：1982年2月16日

主诉　双下肢瘫痪37日。

病史　患者因工作与同事争吵后，于1982年1月1日当天出现哭笑无常，神志混乱，双下肢瘫痪，不能行走，不能翻身。被人急忙送往天津市河西区友谊医院就诊，考虑“癔病”，用药不详。回家后又请私人医生出诊，予针刺及中药治疗18日无明显疗效，于1月19日由救护车送来天津治疗，经我门诊收入住院。

查体和实验室检查　神清合作，瞳孔等大等圆，光反射正常。心肺正常，脊柱无侧弯及压痛。双下肢无浮肿及关节畸形，不能抬举，不能站立及步行，但卧位时可屈伸活动。右膝以下感觉失常，触觉减弱，余无异常。双膝腱反射活跃对称，未引出病理反射。舌略红，苔腻，脉弦细。

中医诊断　百合病（肝郁火旺证）。

西医诊断　分离性瘫痪。

辨证　患者素性抑郁，多疑善感，致使肝气郁结，久则化热，热盛则阴伤，故舌红，脉见弦细，今遇恼怒，肝火更盛则郁闭清窍，心阴不足又被热所扰，故失主宰，统率不行而致肢痹不仁，肢痿不用。

治则　疏肝解郁，开窍醒脑。

选穴　风府、内关、人中、上星、委中、三阴交。

操作　同前。

治疗经过　经1次治疗后，患者感双下肢屈伸有力，精神舒畅，言语主动。经3次治疗后，下肢有力行走自如，1周后痊愈出院。

病例2

张某　女　34岁　农民　入院日期：1975年11月4日

主诉　左侧肢体瘫痪18日。

病史　患者于1975年10月14日晚8点突觉头晕，而后摔倒，头部未受伤但不省人事，四肢僵硬，手足抽搐，当即被送往当地人民医院抢救，考虑左偏瘫原因待查，病毒性肝炎，经输液、抗生素等治疗后苏醒。唯左半身不能运动，于10月28日日来天津医科大学总医院脑系科治疗，诊为“癔症性瘫痪”，转我院治疗。

查体和实验室检查　神清，瞳孔等大等圆，脑神经无异常，左前臂可屈，左腿直腿抬高15°，左肢部分触觉消失，肤温正常，肌力不准确，肌容量正常，生理反射存在，病理反射未引出，舌质暗红，脉弦细。

中医诊断　百合病（心神失养证）。

西医诊断　分离性瘫痪。

辨证　患者突受外惊，因猝然跌仆而气机逆乱，阴阳一时不相顺接故不醒昏厥，心神迷乱，阴阳失统，神明不治则宫窍失约不用，故苏醒后肢体不用，痹而不仁。

治则　醒神开窍，通络养心。

选穴　内关、人中、三阴交、环跳、委中。

操作　同前。

治疗经过　针刺1次后，患者左上肢即能抬举，下午即可穿衣服，针刺4次后可行走，肢体有力，活动自如，择期出院。

三、分离性抽搐

病例1

张某　女　39岁　技术员　入院日期：1981年12月21日

主诉　肢体发作性抽搐10个月，近1个月加重。

病史　患者于1981年2月23日路遇坏人，受惊吓翌日清晨即出现抽搐。抽搐之前觉头痛，视物模糊，心中憋气，常叹息，虚汗出。发作时双目向右注视，口角向左歪，意识清楚，无咬舌及吐涎，无二便失禁，双下肢伸直，双上肢屈曲，振挛。持续2~3min后自行缓解，虽经治疗，抽搐仍不止，约隔半日即发作1次。4月20日曾查脑电图，结果正常。4月18日复经天津医科大学总医院脑系科检查，诊断为神经症，给予地西泮、谷维素、谷氨酸等药物，经半年治疗，抽搐次数减少。发病多与情绪波动、经期有关。12月18日来我科门诊，查脑电图未发现异常，当时发作抽搐，经针刺内关、人中后缓解，遂收入病房。

查体和实验室检查　神清合体，发育正常，营养良好，瞳孔正常，心肺（-），四肢脊柱正常，生理反射存在，病理反射未引出。舌质淡，脉弦细。

中医诊断　百合病（肝气遂乱证）。

西医诊断　分离性抽搐。

辨证　患者突受惊恐，惊则气乱，胆气逆乱，疏泄失职，胆为中正之官，胆气不升诸阳气昏不得宣发，阳郁欲伸故时作抽搐。遇情志刺激，肝气横逆则抽搐发作，行经之期，因肝藏血，体阴而用阳，故肝气升腾而诱发抽搐。

治则　醒脑开窍，疏肝理气。

选穴　风府、印堂、极泉、后溪、申脉。

操作　后溪、申脉均施捻转泻法，做手法约1min。余穴同前，诸穴留针30min。

治疗经过　治疗8次后，抽搐次数减少，发作转轻，唯右侧肢体乏力，夜寐梦多。治疗23次后，抽搐停止，肢健有力，诸症消失出院。

病例2

李某　女　27岁　检验员　入院日期：1982年3月3日

主诉　阵发性抽搐7日，近1日加重。

病史　1982年2月25日患者因吵架生气后，自觉胸部满闷，休息约10min后又觉精神恍惚，走路摇晃。随即双目紧闭，仰卧于床，四肢抽搐约10min，并出现角弓反张1min，然后缓解，无二便失禁等。经单位医生注射苯巴比妥后，当晚睡眠尚可。次日晨起再次发作四肢抽搐，角弓反张。去中国人民解放军464医院就诊，考虑“生气受风”，口服苯巴比妥那等，病情无明显改善，每日发作10余次，每次发作1~10min，发作前头晕、心悸，发作后周身无力。3日后症状发作减少，症状减轻。3月2日晚因着急症状加重，2小时内抽搐10余次，口服苯巴比妥后入睡，今晨再次发作，来我院收住院治疗。

查体和实验室检查　患者表情呆板，精神委靡，双侧瞳孔正常，张口困难，伸舌居中，舌质淡红，心肺正常，肌力、肌张力、肌容量均正常，生理反射存在，病理反射未引出，脉弦细。

中医诊断　百合病发痉（肝风内动证）。

西医诊断　分离性抽搐。

辨证　肝主疏泄，性喜条达，患者因七情所伤，肝气郁滞，失于疏泄，肝气横逆，木乘土位，脾失健运，湿浊不化，痰湿内生，肝气有余则化火生风，肝风内动，痰迷清窍，横窜经络则现四肢抽搐，角弓反张之症。

治则　醒脑开窍，镇肝息风。

选穴　内关、人中、风池、太冲、百会、阳陵泉、风府。

操作　风府穴坐位低头取穴，针尖对结喉方向进针1.5~2寸，轻提插泻法，以针感向全身放窜为度，不留针。内关针1~1.5寸，施捻转提插之泻法，针感放散到肘和手指。人中向鼻中隔下斜刺，针2~3分深，然后向同一方向捻转3~4圈，再做雀啄手法，每次约15min，余穴均施捻转之泻法。

治疗经过　每日针上穴2次，2日后明显好转，偶有小抽；3日后抽搐停止，症状消失。

四、分离性失语

病例

孙某 男 18岁 学生 初诊日期：1983年5月20日

主诉（其母代述） 失语4日。

病史 4日前上体育课时不慎由鞍马上跌下，摔伤头部后即不能讲话，无意识障碍及头痛，呕吐。经医院拍颅平片等检查，无阳性发现，诊断不明确，转中医治疗即来我科门诊。

查体和实验室检查 神清，瞳孔无异常，视力佳，听力正常，不语，无脑神经损害，无运动及感觉障碍。生理反射存在，病理反射未引出，舌红苔薄，脉数。

中医诊断 百合病（心阴虚火旺证）。

西医诊断 分离性失语。

辨证 患者平素性格孤僻，气郁化火，火耗阴伤，心阴不足，虚热内扰，适遇外伤受惊，气机逆乱，心神浮越，言为心声，故突然不语。

治则 清热通窍，苏神启闭。

选穴 内关、人中。

操作 同前。

治疗经过 针上穴后留针10min，起针后即讲话如常，半年后追访无复发，一切正常。

五、分离性吞咽障碍

病例

周某 女 27岁 工人 初诊日期：1982年1月28日

主诉 咽喉堵闷2日。

病史 3日前因家务吵架后，不思饮食，胸闷、心烦，自觉咽喉部有异物堵塞，进食、呼吸均觉不利，咳唾不出。患者疑生肿瘤，遂进行各项检查，均未发现异常。曾使用多种中西药物治疗，均未获效，特来我科就诊。

查体和实验室检查 形体消瘦，营养发育差，颈及颌下淋巴结不大，甲状腺（-），咽喉正常，咽反射存在，软腭反射存在。

中医诊断 百合病梅核气（肝郁气逆证）。

西医诊断 分离性障碍。

辨证 缘于郁怒，肝气不舒，郁而气滞则不疏土，故胸闷少食。肝气盛实，气火上涌，搏结于喉，气道阻塞故咽部堵闷而无物无形。

治则 开窍散结。

选穴 内关、人中、天突。

操作 天突向下进针，与胸骨柄相平行，针刺1.5寸深，施轻捻转平补平泻手法。内关、人中针法同前。

治疗经过 针2次后，咽部堵闷感大减。继续针刺1次，诸症消失，霍然而愈。

六、分离性晕厥

病例

冯某　女　34岁　售货员　初诊日期：1982年3月10日

主诉　阵发性晕倒5个月。

病史　半年前因与顾客争吵，突然昏倒，双目直视，无抽搐，无二便失禁，醒后自觉伤心无其他不适，以后凡遇工作紧张，口角后即觉头晕而昏倒，约10min后清醒。曾经某院做脑血流及颈部X线片检查，均正常，考虑神经衰弱，服用中西药均无效，故来我科门诊求治。

查体和实验室检查　神清，瞳孔无异常，脑神经（-），脊柱四肢无畸形，运动感觉均无障碍。血压110/80mmHg，脑血流图及脑电图均正常。复查颈椎正侧位X线片，报告颈椎正常。舌质淡，苔薄白，脉弦细。

中医诊断　百合病晕厥（肝阳上亢证）。

西医诊断　分离性障碍。

辨证　患者情绪激动，烦躁易怒，为肝气素旺之象，肝气有余，便生内火，心为君主之官，主神明而属君火。故每遇恚怒，肝火上升则头晕，心火过盛，神明被扰则昏厥。

治则　开窍醒神，平肝清心。

选穴　内关、人中、合谷、太冲。

操作　合谷、太冲进针1寸，均施捻转泻法1min，余穴同前。

治疗经过　针2次后，头晕减轻，未发作昏倒。5次后头目清爽，心平气和无不适。停止针刺后，虽遇发怒亦未发生昏厥。

七、分离性截瘫

病例1

柴某　女　20岁　农民　入院日期：1978年1月12日

主诉　双下肢不能活动3日。

病史　患者于1978年1月8日晚，与邻居吵架后即觉双腿行走无力，第2日晨起下肢感觉消失，经大队卫生室予维生素类等西药治疗无效。双腿进而麻痹无力不能任步。1月11日又经天津医科大学总医院观察，诊断不详，予镇静药等治疗无效，1日后来我院住院治疗，由家属背入病房。

查体和实验室检查　神清欠合作，瞳孔正常，腰大肌有压痛，双下肢无肿胀畸形，无主动运动，肌张力正常，肌容量正常，双下肢感觉混乱，双膝腱及跟腱反射存在，未引出病理反射。舌红少津，脉弦数。

中医诊断　百合病（阴虚火旺证）。

西医诊断　分离性截瘫。

辨证　患者因与人争吵，而情志不畅，肝气郁结，化热伤阴，心阴不足，心火扰动神明，神失所主，故现欲行不能之症。舌脉皆阴虚热扰之征。

治则　开窍醒神，疏络强筋。

选穴　内关、人中、委中、三阴交。

操作　同前。

治疗经过　上穴每日针2次，首次治疗后，下肢即能抬举40°，2次后可被搀扶行走，第3日可独立行走。巩固治疗1周后双下肢活动自如，感觉灵敏，无任何不适，痊愈出院。

病例2

李某　女　41岁　澳籍华人　初诊日期：2010年9月

主诉　四肢麻木无力3个月。

病史　患者于2010年6月与家人生气后，突发四肢瘫痪，曾去当地医院治疗，无明显效果，血常规、脑脊液及头颅CT检查结果均正常，拒绝做胸椎磁共振检查。患者就诊时神清，精神弱，语声低微。

查体和实验室检查　上肢肌力Ⅱ级，下肢肌力Ⅱ级；腹部自第10肋骨以下深浅感觉均减弱，双下肢深浅感觉均减弱，肤凉。生理反射存在，病理反射未引出。

中医诊断　百合病（肝郁气滞证）。

西医诊断　分离性障碍。

治则　醒脑开窍，调和阴阳。

选穴　内关、人中、三阴交、委中。

操作　内关直刺0.5～1寸，施捻转提插的复式手法1min；人中向鼻中隔下斜刺0.3寸，施雀啄手法，以眼球湿润或充满泪水为度；三阴交沿胫骨后缘进针1～1.5寸，针尖向后斜刺与皮肤呈45°，施提插泻法，至肢体抽动3次为度；委中仰卧位直腿抬高取穴，直刺0.5～1.5寸，施提插泻法，以肢体抽动3次为度。

治疗经过　治疗采用较强的刺激手法，并同时进行心理暗示该法有效。治疗1次后，患者肌力至Ⅲ级；治疗3次后，患者能下床站立，上肢肌力Ⅳ级；治疗1周后，患者可在家人搀扶下缓慢行走，上肢恢复正常功能；巩固治疗1周，痊愈出院。

八、分离性呕吐

病例

何某　女　35岁　工程师　入院日期：1975年12月16日

主诉　呕吐1个月余。

病史　患者于1975年11月14日晚外出买药，不慎遗失钱包，回家后叹息悔懊，胸闷恶心，转日恶心加剧，时有呕吐，不进饮食。自服舒肝健胃丸等药无效，7日不进饮食，神疲无力，由家属送往某院治疗。经检查未找出病因，按呕吐待查予输液支持治疗5日后出院。在家中请中医治疗无效而于1975年12月16日来门诊治疗，收入我院。

查体和实验室检查　患者意识清楚，精神疲惫，瞳孔正常，眼底正常，无眼球震颤，心肺正常，肝脾未及，肝区无压痛及叩击痛，腹部无肿块，四肢运动，感觉均正常，皮肤弹性差，口唇黏膜干燥。未引出病理反射，查血常规正常，血压110/70mmHg。

中医诊断　百合病呕吐（肝郁气逆证）。

西医诊断　分离性呕吐。

辨证　患者遗失资财，伤心惋惜，气机郁结，肝气横逆，乘犯于胃，胃失和顺，升降失调，加之三焦阻滞，运化失常，胃气上逆故呕吐不得食。

治则　通阳开窍，宽胸降逆。

选穴　内关、人中、天突、中脘。

操作　中脘直刺2～3寸，施捻转泻法1～2min，不留针。余穴针法同前。

治疗经过　针刺1次后，即可食饼干数块，未吐，每日针刺2次，4日后饮食加至正常，无恶心呕吐，后巩固疗效，1周后出院。

九、分离性疼痛

病例

患者　18岁　初诊日期：2011年6月19日

主诉　右腿疼痛难忍半年。

病史及症状：患者于2011年1月无明显诱因开始出现右腿疼痛，表现为持续性加重的慢性疼痛。性质从钝痛至锐痛，含糊而多变。

查体和实验室检查　神清，精神可，情绪急躁，咽部异物感。右腿疼痛，生气后加重，纳可，寐安，二便调。舌淡红，苔白少津，脉弦数。

中医诊断　百合病（肝气郁结证）。

西医诊断　分离性疼痛。

治则　醒脑开窍，疏肝解郁，通络止痛。

选穴　内关、百会、四神聪、印堂、三阴交、合谷、太冲、行间、郄门、涌泉。

操作　内关针刺1～1.5寸，施捻转提插之泻法，针感放散到肘部和手指；百会、四神聪向后平刺1寸，均用小幅度高频率（小于90°、120转/分以上）捻转补法；印堂向鼻根斜刺0.3寸，施轻雀啄手法10s；三阴交沿胫骨后缘与皮肤呈45°斜刺，提插泻法，以肢体抽动3次为度；合谷、太冲直刺0.5～1寸，施呼吸泻法；行间直刺0.5～1寸，施捻转泻法1min；郄门直刺1.5寸，施捻转泻法30s；涌泉直刺0.3～0.5寸，施捻转补法1min。

中药　百合地黄汤加减、逍遥丸加减以舒肝解郁，安神定志，滋阴清热。

治疗经过　患者经针灸每周治疗3次、持续3周，中药治疗1个月后疼痛消失，至7月份复查时一直无反复发作。

按语　患者平素脾气急躁，情志不遂，化火伤阴致心肺阴虚而生内热，以致百脉不和而发癔症。故以百合地黄汤、逍遥丸加减以疏肝解郁，滋阴清热。针刺治疗：开始治疗，采取多针强刺法，即据症选用所有主穴和配穴，用大幅度捻转结合提插之法，以疏经通络。

分离性障碍旧称癔症，在1994年ICD-10中命名为分离性障碍。多发于青中年女性。与皮层功能衰弱有关，常发生于神经类型属于抑制性的人。多数在精神创伤下，皮层和皮层下部位相互关系发生功能障碍，使后者处于优势而发病。临床表现变化多端，症状繁杂，主要包括精神意识、运动感觉及自主神经和内脏等机能障碍方面的病症。

祖国医学对此症无立题标名，但在许多病证中包括了该病的症状，根据相应的表现，可分属于“百合病”、“郁证”、“脏躁”、“梅核气”、“癫证”、“厥证”、“痉证”等。

从病机上讲不外心神失宣，机变不行而致。祖国医学视神志所伤为重要的内因，各种精神活动都和心神密切相关，同时也都必然会影响身体的各种功能。如《内经》中记载：“心者，五脏六腑之主也，故悲哀愁忧则心动，心动则五脏六腑皆摇”，“心者，生之本，神之变也”。郁症就是一个典型的由精神活动失调引起的多种躯体功能障碍疾病，故有六郁之分。朱丹溪曾说："气血冲和，百病不生，一有拂郁，诸病生焉，故人身诸病多生于郁。"戴思恭也说："郁者，结聚而不得发越也。当升者不得升，当降者不得降，当变化者不得变也。此为传化失常六郁之病见矣。"

因本病证状繁杂，临床辨证类型也较多，故历代治疗立法各异。我们认为该病病机关键在于心窍闭阻，心神郁逆，治疗当以醒脑开窍为法则，以人中、内关为主穴，辅以对症选穴，疗效尤佳，往往可收桴鼓之效。

人中为督脉之会穴，督脉为阳经之海，主一身阳气，人体正常活动全赖阳气维持。针人中有清心益脑、通阳疏气、调理神机之功。风府穴为督脉和膀胱，阳维脉之会，通脑腑，开机窍，透达阳气，故在取人中不宜或效微时选用。内关为手厥阴之络，有宽胸利气、开郁调神之效。故三穴合用有开窍醒神、健脑益智、通调机体内外之作用。

治疗分离性障碍的疗效，直接取决于针刺的手法、针感和刺激量。前法已介绍，兹不赘述。

辅穴以对症，循经为主，如嗜眠、木僵取涌泉、风池；角弓反张配大椎、阳陵泉；全身震颤配大椎、肝俞、血海；癔性失语配天突、廉泉；癔性失明配风池、睛明；癔瘫配极泉、环跳、三阴交；梅核气配天突、膻中、照海……。

应当强调，该病虽然常见，但确诊比较困难，必须排除相关的各种器质性疾患，防止误诊，石学敏院士对此有丰富的临床经验，他认为在诊断过程中万不可过分重视癔病暗示治疗效果，决不能把暗示治疗有效做为诊断癔病的绝对标准。这是因为一些器质性疾病的症状也可以有暂时的缓解，尤其是一些心理情况也能接受暗示治疗。再者，当患者存在器质性病变又发生癔病时，也应注意避免被表面现象迷惑，不能正确估计内在的器质性疾患而误诊。

第三节　抑　郁　症

病例

张某　女　65岁　工人　入院日期：2014年12月4日

主诉　精神烦闷、情绪低落、兴趣下降伴失眠1年余，加重15日。

病史　患者于1年前脑梗死后出现精神烦闷，情绪低落、觉得活着没意思、有自杀想法，兴趣下降伴入睡困难、眠浅易醒，睡后难眠。曾于1年前在我心身科门诊诊治，诊断为"抑郁症"，用药"草酸艾司酞普兰片，每晚5mg；劳拉西泮，0.25mg，每日2次；扎来普隆，每晚5mg"治疗，病情减轻。坚持服药1个月后，因考虑药物不良反应自行停药。近15日来，症状加重，故由门诊收入我科病房住院治疗。现症：患者神清，精神烦闷，情绪低落、觉得活着没意思，兴趣下降、懒散少动，晨起神昏，午后心烦，傍晚神清，周身乏力，右脸麻木，入睡困难、睡后易醒，纳呆食少，大便正常，小便正常。舌暗苔白腻，脉弦滑。

查体和实验室检查　神志清晰，营养中等，发育正常，形体适中，查体合作，全身皮肤黏膜未见黄染、皮疹及出血点。全身浅表淋巴结未及肿大，头颅形态大小正常。双侧瞳孔等大等圆，对光反射存在。鼻腔通畅，未见异常分泌物。双侧耳郭形态正常，外耳道通畅，未见异常分泌物。口周无发绀，口唇红润，咽黏膜无充血，双侧扁桃腺无肿大，未见分泌物。颈软无抵抗，气管居中，甲状腺不大。双侧胸廓无畸形，呼吸动度双侧一致。双肺呼吸音清，全肺未闻及湿啰音、干啰音。心界不大，心音有力，律齐，心率89次/分，各瓣膜听诊区未闻及病理性杂音。腹部平坦柔软，腹部无压痛及反跳痛，无肌紧张，肝脾未及，肠鸣音正常。双下肢不肿，脊柱四肢无畸形。

双肾叩击痛（-），生理反射存在，病理反射未引出。

专科检查 意识：清晰；定向力：完整；仪态：服饰整洁；生活自理：可；接触：主动；注意：集中；自知力：完整；感觉：无异常；知觉：无异常；思维：通畅；妄想：无；记忆：减退；智能：无异常；情感：低落；意志：减退；言语和行为：无异常。

中医诊断 郁病（气滞血瘀证）。

西医诊断 抑郁症，陈旧性脑梗死。

辨证 患者因情志所伤，肝气郁结，失于条达，而发该病，故精神抑郁，情绪不宁。气郁滞，气机不畅，气滞血瘀，肝络失和，故见右颊麻木感，劳心思虑，心脾两虚，心失所养，故见少寐健忘；清阳被蒙，故神昏；肝郁乘脾，脾失健运，故饮食量少，肢体乏力，参见舌暗苔白腻，脉弦滑，皆为气滞血瘀证之象。

治则 疏肝解郁、安神定志、活血化瘀。

选穴 神门、解溪、百会、神庭、三阴交、足三里、曲池、内关、合谷等。

操作 针刺，每日1次，取穴：三阴交（双侧）补法，足三里（双侧）补法，曲池（双侧）泻法，内关（双侧）泻法，合谷（双侧）泻法，风池（双侧）泻法，太阳（双侧）泻法（上午）。

针刺，每日1次，取穴：足三里（双侧）补法，太阳（双侧）泻法（下午）。

头皮针，每日2次，取穴：百会平补平泻，四神聪平补平泻，上星平补平泻，神庭平补平泻，头维（双侧）平补平泻，率谷（双侧）平补平泻。

电针，每日2次，取穴：百会，印堂。

微针针刺，每日2次，取穴：神门，解溪（双侧）平补平泻。

温灸，每日2次，取穴：足三里（双侧）。

治疗经过 针灸、温灸、头皮针、电针、直流电药物透入每日2次以宁心通络，西药辅以抗抑郁、抗焦虑、镇静、催眠等治疗，配合心理分析、暗示疗法、认知心理治疗等以纠正错误认知，树立健康信念。患者两周后，抑郁情绪明显改善，汉密尔顿抑郁量表减分率15.3%

按语 抑郁发作是以抑郁为特征的疾病状态。其特点为：情绪低落、思维缓慢、语言动作减少和迟缓，属于祖国医学郁病范围。《医经溯洄集·五郁论》云“凡病之起也多由于郁，郁者，滞而不通之意。”《丹溪心法·六郁》云：“气血冲和，百病不生，一有怫郁，诸病生焉。”该病病位在心肝脾，证属本虚标实。治疗当虚实兼顾，补泻并施。

第四节 焦 虑 症

病例

张某 女 33岁 银行职员

主诉 焦虑心烦、紧张害怕伴心悸失眠9个月。

病史 2012年10月患者无明显诱因突然起病，出现心悸，胸闷，出汗，全身乏力，胡思乱想，时有恶心，不明原因的整日心烦，坐立不安，常常彻夜不眠，害怕心脏停搏，影响其正常工作和生活，到多家医院检查，均未发现明显的躯体疾病。纳尚可，二便调。

查体和实验室检查 未见异常体征，接触好，表现为无具体对象的焦虑、恐惧。舌红，苔薄黄，脉弦。辅助检查：血尿便常规、脑电图、心电图、胸部X线、肝功能、肾功能、甲状腺功能皆未见明显异常。

中医诊断　郁证（肝郁化火证）。

西医诊断　焦虑症。

该病主要病机是“气郁”，以肝气不舒，气机郁滞，郁而化火而发。《灵枢·本神》云：“是故怵惕思虑者则伤神，神伤则恐惧流淫而不止。喜乐者，神惮散而不藏；愁忧者，气闭塞而不行。”刘完素《素问玄机原病式》：“五脏之志者，怒、喜、悲、思、恐也……若五志过度则劳，劳则伤本脏，凡五志所伤皆热也。”患者因工作压力大，情志不舒，肝气郁结，气郁日久化火，火性上炎，而出现心中悸动，焦虑心烦，坐立不安，夜眠差，参见舌红，苔薄黄，脉弦，皆为气郁化火之象。

治则　疏肝理气，清热除烦。

选穴　百会、四神聪、上星、内关、合谷、三阴交、太冲。

操作　百会、四神聪、上星用平补平泻法；内关、合谷、太冲用泻法；三阴交用补法。

治疗经过　每日治疗1次，3日后患者焦虑心烦减轻，夜眠好转。1周后患者焦虑心烦、紧张恐惧明显减轻，未再见有心悸、胸闷。1个月后患者病情明显缓解。继续巩固治疗1个月，患者基本痊愈。

按语　中医认为焦虑症属于“神志病”范畴，临床表现与“郁证”、“惊悸怔忡”、“脏躁”、“百合病”等类似。其病因多为体质素虚，情志内伤，以及外邪侵袭所致，病位在心、肺、脾、肾、胆等处，病机以痰热、阴虚火旺、气郁化火居多。现代医学认为焦虑症与个体生物学特征和社会心理因素有关，主要有易患因素、促发因素和持续因素。本病例治疗以疏肝理气、清热除烦为主。张介宾在《类经》中写道：“发，发越也。凡火郁之病，为阳为热之属也。……凡火所居，其有结聚敛伏者，不宜蔽遏，故当因其势而解之、散之、升之、扬之，如开其窗，如揭其被，皆谓之发，非独止于汗也。”因此，火郁发之为因势利导的治疗方法。

督脉之要穴百会、神庭、上星等则以调节督脉经气、开窍益智为主要功效，对脑部疾病有直接作用。治疗焦虑症选择与脑有广泛联系的督脉穴和位于头部局部的穴位。体现了焦虑症作为精神类疾病重在调节脑部功能的主要治疗思路。内关为心包经之络穴，同时为八脉交会穴，通阴维脉，具有养心安神定悸作用。围绕心及心包经选穴策略，亦是体现了焦虑症从心论治的中医学特点。针对了焦虑症的病机特点，亦是疏肝调肝、健脾化痰、补虚培元之要穴。神门、内关、足三里、三阴交、太冲等腧穴的广泛应用体现出针灸治疗焦虑症中调节心、肝、脾、肾功能的重要性。

第五节　精神分裂症

病例

李某　男　40岁　　职员

主诉　自觉被监视，紧张害怕，失眠半年。

病史　2013年1月患者无明显诱因出现紧张害怕，少语，不愿和人接触，自觉被人议论，单位和家中有摄像监视他，觉有人跟踪，吃饭时也小心谨慎，害怕被人下毒，夜间常不能寐，躲在屋中，不愿见人，偶有情绪不稳，发脾气，不愿再继续工作，不认为自己有病，纳少，二便尚可。

查体和实验室检查　注意力不集中，问话少答，答话简单，语声低怯，思维松弛，存在关系妄想，被害妄想，情感淡漠不协调，行为退缩，多卧少动，寡言少语，不能工作。自知力差，不能主动求医。舌淡红，苔白腻，脉滑。辅助检查：血尿便常规、脑电图、心电图、胸部X线、肝功能、肾功能、甲状腺功能皆未见明显异常。

中医诊断　癫证（痰蒙清窍证）。

西医诊断　精神分裂症。

多由思虑太过、情怀抑郁，以致肝失条达、脾气不运、津液凝滞为痰、痰浊上逆、神明失常，发为癫证。舌淡红，苔白腻，脉滑，亦为脾虚之象，脾虚生痰，上蒙清窍。《景岳全书·癫狂痴呆》说："癫病多由痰气，凡气有所逆，痰有所滞，皆能壅闭经络，格塞心窍。"长期忧思郁怒，使气机不畅，肝郁犯脾，脾失健运，痰涎内生，以致气郁痰结；或因脾气虚弱，清浊不分，浊阴蕴结成痰，则为气虚痰结。无论气郁痰结或气虚痰结，总由"痰迷心窍"而病癫证。

治则　化痰开窍，镇心健脾。

选穴　神门、三阴交、神庭、心俞、肝俞、脾俞、丰隆。

操作　丰隆采用提插泻法，余穴采用平补平泻法。

治疗经过　每日治疗1次，1周后患者夜眠明显改善。1个月后患者紧张恐惧逐渐减轻，未再见有情绪失控。2个月后患者妄想明显缓解。继续巩固治疗1个月，患者自知力逐渐恢复。

按语　精神分裂症属于中医学"癫狂"范畴。认为，癫狂发病与七情内伤密切相关。发病机理中尤其重视"气"和"痰"致病作用，新病以实为主，以气郁、痰结、血瘀、火盛为致病因素，病久则以虚或虚中夹实为主，以心脾两虚、脾肾阳虚为主。不同发病时期病机演变错综复杂，各种致病因素交互作用。治疗当虚实兼顾，补泻并施。神门则为心经之原穴，具有调神定志、宁心安眠之效。背俞穴心俞、脾俞和肝俞，具有养心安神、健脾化痰、疏肝解郁之效。三阴交具有健脾、疏肝、益肾、调和气血的作用。再用神庭宁神醒脑，丰隆祛痰化浊，诸穴合用而达效。

第六节　脑血管病后精神障碍

病例

白某　女　37岁　初诊日期：2011年8月28日

主诉　左侧半身不遂伴躁狂不寐20余日。

病史　患者平素性情急躁，患高血压，近日因精神受刺激、劳累突发脑出血，术后遗有左半身不遂伴躁狂不安、悲哭打骂，不避亲疏，少寐少食。

查体和实验室检查　舌红瘦，苔白，脉弦。

中医诊断　狂证（痰火上扰证）。

西医诊断　脑血管病后精神障碍。

治则　平肝泻火。

选穴　上脘、神门、行间、后溪。

操作　常规消毒皮肤后，选准穴位直刺进针，行泻法，留针30min。

中药　逍遥散加减。

治疗经过　每日针灸1次，15次为1个疗程。治疗5日，纳少症状好转；治疗10日，不寐、发狂症状好转。共治疗15日，患者情绪明显稳定，躁扰不安、打骂等症状好转，偶有悲哭，睡眠改善，食欲增加。

按语　癫狂多由情志抑郁所引起，朱丹溪说："血气冲和，万病不生，一有怫郁，诸病生焉。"患者因气郁化火，肝火暴张，鼓动阳明痰热，上扰神明，蒙蔽清窍，故现上证。上脘属任脉，是任脉与手太阳小肠经、足阳明胃经三脉的会穴，除治疗胃病之外，偏重于上焦的心病，具有化痰滞、开心窍、降胃火、安神定志的功效，配以神门、后溪，共达清热宁神之效。行间为肝经荥穴，具有清肝热、泻肝火之功。诸穴合用，共奏平肝泻火、安神定志之功。

第十八章 急 症

第一节 中枢性呼吸衰竭

病例1

高某 男 67岁 工程师 入院日期：1987年2月24日

主诉（家属代述） 脑出血8日。

病史 患者于1986年12月30日，因右半身不遂伴语言謇涩1日，住我院观察室观察。1月6日并发脑出血，经降颅压等治疗，病情趋于稳定。2月14日转入病房，行针灸等治疗。21日晚10时，精神萎顿，出现上消化道出血，22日凌晨伴发出血性休克，经予输血、升压等治疗脱险。上午8时进入昏迷状态，经脱水、升压等多方抢救至24日，病情急剧变化，呼吸50次/分，血压65/30mmHg，心率128次/分，考虑脑出血、中枢性呼吸衰竭、肺感染、贫血等，急予对症治疗和心电监护。27日出现潮式呼吸及呼吸暂停，最长呼吸间歇达25s，继用中枢兴奋剂等维持。28日上午8时10分，呼吸完全停止，全身大汗，面色发绀不明显，四肢厥冷，但心搏未停，血压50/30mmHg，进行紧急抢救，急行人工呼吸，并予洛贝林、碳酸氢钠、阿托品等药，未出现自主呼吸，故考虑求助于针灸。

中医诊断 脱证（气脱证，亡阳证）。

西医诊断 中枢性呼吸衰竭。

辨证 患者再发中风，阴阳叛离，虚阳散越，神失其位故昏不识人，阳虚不温，气虚不摄故呼吸微弱，良久一息，终止呼吸停止，四肢逆冷，汗出如油皆气脱亡阳亡阴候也。

治则 补气固脱。

选穴 气舍（酌情配人中、足三里）

操作 气舍取双侧，针1～1.5寸深，施捻转补法，连续做手法至出现自主呼吸为止，然后间断运针，隔5～20min1次，每次3min。

治疗经过 8时10分开始针刺双气舍穴及足三里，均施捻转补法3min后，出现自主呼吸，每分钟4～6次，继续间断运针，呼吸频率渐加快。约12时，自主呼吸完全恢复正常，抢救成功。以后对中风及其他并发症，对症治疗后，病情平稳，出院疗养。

病例2

王某 男 59岁 初诊日期：2009年12月18日

主诉 昏迷2小时。

病史 患者无明显诱因突然出现神昏，家人遂送入我院急诊科，呼吸完全停止，全身大汗，面色唇甲发绀不明显，四肢厥冷，心跳未停。

查体和实验室检查 查颅脑CT示：脑干出血，出现潮式呼吸及呼吸暂停，最长呼吸间歇达

19s，血压：50/30mmHg，舌淡，脉微欲绝。

西医诊断 中枢性呼吸衰竭。

中医诊断 中风（中脏腑）（气脱亡阳证）。

治则 醒脑开窍，启闭固脱。

选穴 十二井穴、水沟、百会、四神聪、关元、气海。

操作 井穴按左手→右手→左足→右足的顺序依次浅刺少商、商阳、中冲、关冲、少冲、少泽、涌泉、隐白、大敦、厉兑、足窍阴、至阴，浅刺0.3～0.5寸，用强刺激手法，每穴施提插捻转平补平泻法10s或患者肢体有收缩动作即可；水沟向鼻中隔刺0.3～0.5寸，用雀啄刺法以患者眼球湿润为度。四神聪左右二穴向百会穴方向针刺，四神聪前后二穴、百会及智三针均向前透刺，快速捻转约200次/分。关元、气海提插捻转补法。

治疗经过 针刺5次后，患者血压升高，呼吸次数增多；针刺20次后，患者逐渐转醒。患者经对症治疗后，病情稳定，20日后出院疗养。

按语 脑卒中的急性期，常因并发中枢性呼吸衰竭而导致患者死亡，祖国医学将其归为中风“脱证”范畴，症属气脱亡阳。目前中西药抢救效果甚微，而我院自1985年始运用针灸抢救此种患者，初获疗效。

我们所取之气舍穴，为气之所舍，与气冲相应，是肺张气足之标界。其位置恰在膈神经上，刺后有增加肺之呼吸动度与提高肺活量之效，我们临床观察到有“恢复自主呼吸”的作用，是抢救中枢性呼吸衰竭的首要穴位。水沟醒脑开窍；十二井穴接通十二经气，调和阴阳；百会、四神聪、关元、气海益气固本，回阳固脱。

第二节 一过性昏厥

病例1

刘某 男 52岁 工人 入院日期：1980年8月4日

主诉（其子代述） 突然昏倒3min。

病史 患者既往患慢性冠脉功能不全5年余，发病前因在烈日下行走，突然昏倒，不省人事，四肢厥冷，故来我院治疗。

查体和实验室检查 神志恍惚，面色苍白，四肢厥冷，额部冷汗，心律齐，心率92次/分，血压80/50mmHg，脉细数。

中医诊断 厥证（热郁气逆证）。

西医诊断 晕厥。

辨证 暑邪内袭，热郁气逆，闭塞清窍，扰乱神明，故不省人事；气属阳，阳气虚弱，失于温煦，则四肢厥冷；不能卫外，则自汗出。

治则 醒脑开窍。

选穴 内关、人中。

操作 先针刺人中，用重雀啄，持续1～3min，以患者恢复神志为度。继针内关，针刺1.5寸，施捻转泻法，持续1～3min。

治疗经过 针刺后2min患者苏醒，血压110/80mmHg，四肢肤温正常，1周后出院，自述一次外出在烈日下行走50min，也未复发。

病例2

赵某　女　32岁　工人　入院日期：1979年9月3日

主诉（爱人代述）　因情绪激动晕厥5min。

病史　患者体弱，血压偏低80～90/50～60mmHg，因与邻居发生口角，突然晕倒，不省人事，汗出较多，四肢冷，呼吸微弱，经检查收入院。

查体和实验室检查　神志不清，面色苍白，四肢厥冷，心率88次/分，律整，未闻杂音，双肺呼吸音正常，脉细。

中医诊断　厥证（肝郁气逆证）。

西医诊断　晕厥。

辨证　因恼怒后，经气逆乱，清窍被蒙，扰乱神明。

治则　醒脑开窍。

选穴　内关、人中。

操作　同前。

治疗经过　针后5min，患者苏醒，自觉心中不适，查心电图，窦性心律，正常心电图，血压80/60mmHg，又以益气养血、安神定志法治之，选用足三里、心俞、膈俞、气海、关元、神门等穴，隔日1次，20日后诸症消失。自述虽几经情绪波动，未发晕厥之症。

病例3

石某　女　37岁　工人　入院日期：1982年7月4日

主诉　间断性昏厥5年余。

病史　患者平素心胸狭隘，常为小事与人争吵，情绪激动则发昏厥。曾在某医院脑系科检查，诊断为："自主神经功能紊乱"。但服药无效。

查体和实验室检查　神志恍惚，面色苍白，血压100/60mmHg，心率72次/分，偶有期前收缩，双肺呼吸音正常，四肢生理反射存在，病理反射未引出，脉弦细。

中医诊断　厥证（肝郁气逆证）。

西医诊断　晕厥。

辨证　恼怒伤肝，气机逆乱，血随气升，并走于上，扰乱神明。

治则　醒脑开窍。

选穴　内关、人中。

操作　同上。

治疗经过　针后1min患者即苏醒，后以疏肝理气、养心安神治之，隔日针1次，一直未复发，35次后停针，临床治愈。

按语　晕厥是一种急而短暂的意识丧失，多表现为突然昏倒，不省人事，面色苍白，四肢厥冷，肌肉松弛，脉搏缓慢。该病的发生，多为脑部缺血的结果。

该病属中医"厥"证范畴，厥证在《内经》里论述的很多，以《素问·厥论》言之最详，后世对厥证也有诸多发挥，综合起来，其含义大致有如下两种。

（1）指气逆之病机：如王冰说："厥……气逆也。"《类经》："厥者，逆也，气逆则乱，故忽为眩晕脱绝，是名为厥。"

（2）指寒邪：如《素问·调经论》说："厥气上逆，寒气积于脑中而不泻。"

《内经》认为下元虚损是产生厥的原因，如《素问·厥论》说："阳气衰于下，则为寒厥，阴气衰于下则为热厥。”《素问・脉解》说：“下虚则厥。”《素问・至真要大论》：“诸厥固泄，皆属于下。”说明病位在下焦。后世则多有发挥，认为厥分虚、实。虚证之厥可因肾中元气虚弱，以及心阴、心阳暴脱所致，而实证之厥与痰湿内盛，邪热内结，暴怒后肝气郁结等病因病机有关。

该病似属厥证含义中的第一种，经气逆乱、窍闭神匿为基本病机，故提出以醒脑开窍为治则，选内关、人中为主穴，达到调理气机、通关开窍，选刺人中，用雀啄法，并要达到一定的刺激量，然后刺内关，用捻转泻法，一般即可苏理。

该法为“急则治标”之用，患者苏醒后应根据其原发病证，辨证论治，选穴配方，并依据补虚泻实的原则，运用相应手法而收“缓则治本”之功。

第三节　一氧化碳中毒

病例1

韩某　女　64岁　退休　入院日期：2001年3月13日

主诉　右侧肢体活动不利3小时。

病史　患者3月11日午睡后自觉头晕，恶心，并未在意，至7时许家人发现患者不省人事，口吐涎沫，急送附近医院急救，诊为一氧化碳中毒，予静脉滴注甘露醇等液体及高压氧治疗，症状略见好转，约凌晨3点意识渐清，自觉倦怠乏力，头晕头痛，语言欠流利，无肢体功能障碍，2日后晨起自觉右侧肢体活动欠灵活，下床时跌倒，遂就诊于我院，收入我科。

查体和实验室检查　神清，反应迟钝，语言欠流利，时强笑，右侧肢体活动不利，动作迟缓，不任步履，上下肢均可抬离床面，精细动作差，肌力Ⅲ级，肌张力不高，肌容量左右对称，双瞳孔等大，右：左约2.5：2.5mm，光反射存在，无眼颤及复视，颅神经检查未见阳性体征，血压150/90mmHg，心率98次/分，心尖部可闻收缩期Ⅱ级吹风样杂音，双肺呼吸音清，肝脾未及，生理反射存在，病理反射未引出，舌红少苔，脉沉细。

中医诊断　偏瘫（热扰清蒙证）。

西医诊断　一氧化碳中毒后遗症。

辨证　毒邪内攻，心窍被蒙，从阳化热，伤阴耗津，阳热上扰，清窍闭蒙，元神失守，经络受阻，发为偏瘫。

治则　醒神开窍，清热通络。

选穴　主穴：内关、人中。

辅穴：极泉、尺泽、合谷、委中、太冲、三阴交、风池、完骨、天柱。

操作　内关直刺1.5寸，施捻转提插复式泻法1min；人中向鼻中隔斜刺5分，采用雀啄泻法，以眼球湿润或流泪为度；合谷、太冲直刺1寸，施捻转泻法1min；三阴交沿胫骨后缘与皮肤呈45°，进针1～1.5寸，用提插之补法，使下肢抽动3次为度；极泉直刺1～1.5寸，用提插泻法，使上肢抽动3次为宜，尺泽操作及量学要求同极泉；委中穴采取仰卧位直腿抬高取穴，进针1寸，用提插泻法，使下肢抽动3次即可；风池、完骨、天柱直刺1.5寸，采用小幅度高频率捻转补法，施手法1min。

治疗经过　入院后予高压氧治疗，用上述方法，3日后反应较前灵敏，语言较前清晰，右上肢可抬至头，右下肢可直腿抬高40°，搀扶下缓慢行走，1个月后肢体运动完全恢复，可独立行走，应答切题，痊愈出院。

病例2

叶某　男　69岁　工人　入院日期：1978年4月18日

主诉　右半身活动不利3个月。

病史　1978年1月24日晨7时许他人发现患者不省人事，口吐白沫，急送某院急救，诊断为“一氧化碳中毒”，24日下午3点清醒，自觉神疲，倦怠，头晕，头痛，无明显功能障碍，3日后晨起出现右下肢全瘫，右上肢活动不利，午后出现昏睡，二便失禁，经中西药及针灸治疗，病情有所缓解，运动功能尚未完全恢复，今来我科住院治疗。

查体和实验室检查　神清合作，语言流利，颅神经检查未见阳性体征，心音低钝，心律齐，心率76次/分，心尖部可闻收缩期Ⅱ级吹风样杂音，两肺（-），腹肌紧张，无压痛，反跳痛，肝脾不大，右上肢肌力Ⅲ级，可抬举平肩，抬举时稍颤抖，右手握力稍差，右下肢肌力Ⅱ~Ⅲ级，稍可屈伸，动作迟缓，不任步履，左上下肢肌力Ⅴ级，活动自如，四肢肌张力低下，生理反射存在，病理反射未引出，深浅感觉、皮层觉均无异常。夜寐不安，多梦，饮食正常，二便自控，舌红，苔黄燥中黑，脉弦。

中医诊断　偏瘫（热蒙清窍证）。

西医诊断　一氧化碳中毒后遗症。

辨证　毒邪内攻，心窍被蒙，从阳化热，伤阴耗津，阳热上扰，清窍闭蒙，脑神失守，经络受阻，发为偏瘫。

治则　醒神开窍，清热通络。

选穴　主穴：内关、人中。辅穴：极泉、尺泽、合谷、委中、太冲、三阴交、风池、完骨、天柱。

操作　同前。

治疗经过　每日针刺2次，经2日治疗，右上肢可抬举至头，右下肢可抬高40°，经6日治疗，肢体功能明显恢复，搀扶可行走；经15日治疗，右侧肢体功能完全恢复，可独立行走，自觉肢体无力，继治10日，巩固疗效，痊愈出院。

病例3

黄某　男　78岁　退休　入院日期：2004年2月25日

主诉　四肢拘挛1个月。

病史　患者1月28日晚使用煤火不慎，次日晨起家属发现其神昏，二便失禁，急送天津市南开医院，诊为一氧化碳中毒，静脉滴注液体（不详）及高压氧治疗，病情稳定后转往中国人民解放军二七二医院住院治疗，经高压氧治疗10日神志转清，可回答问题，行动自如，停止治疗后3日患者神志恍惚，四肢呈拘挛状，继续予高压氧治疗，病情未见好转，为进一步治疗，于今日收入我科。

查体和实验室检查　血压130/80mmHg，脉搏80次/分，目睁少意识，表情淡漠，颅神经检查未见阳性体征，双肺呼吸音粗，肝脾未及，失语，喉中有痰，查体不合作，双瞳孔等大，右：左约2.5：2.5mm，光反射存在，四肢拘挛，肌张力高，肌肉萎缩，无自主运动，肌力0级，腱反射（+++），病理反射未引出，二便失禁，舌红少苔，脉沉细。

中医诊断　痉症，失语（阴虚阳亢证）。

西医诊断　一氧化碳中毒后遗症。

辨证　毒邪内攻，心窍被蒙，血脉郁滞，经络受阻，毒热内蕴，耗气伤阴，肝失所养，阳亢生风，发为痉症。

治则 醒神开窍，息风通络。

选穴 主穴：内关、人中、风府。辅穴：百会、四神聪、合谷、太冲、阳陵泉、关元。

操作 内关直刺1.5寸，施捻转提插复式泻法1min；人中向鼻中隔斜刺5分，采用雀啄泻法，以眼球湿润或流泪为度；风府低头进针，针向结喉，用提插手法，至全身或一侧肢体抖动为度，立即出针；百会、四神聪向后斜刺，与头皮呈60°，进针0.5寸，施平补平泻法1min；合谷、太冲直刺1寸，施捻转泻法1min；阳陵泉直刺2寸，施捻转泻法1min；关元直刺2寸，施呼吸补法，针感向会阴部放射，施手法1min。

治疗经过 患者入院后症状加重，出现肺感染、消化道出血、心力衰竭、低蛋白血症、电解质紊乱等并发症，予下病危及对症治疗，渐趋稳定，采用上述方法治疗，2个月后神志转清，可回答简单问题，肢体运动功能好转，肌力Ⅱ～Ⅲ级，巩固治疗7个月，四肢肌力Ⅳ级，可短距离缓慢行走，反应较前灵敏，应答切题，痉愈出院。颅脑MR示：2004年3月2日：双侧大脑半球脑白质区弥漫性异常信号影，考虑一氧化碳中毒后改变。

病例4

王某 女 49岁 干部 入院日期：1976年12月8日

主诉（家属代述） 失语，阵发性四肢抽搐24日。

病史 1976年11月4日晨7点发现，患者神志昏迷，不省人事，急送某院，确诊为“一氧化碳中毒”，予吸氧、输液等治疗，于15日晨4点苏醒，一切功能正常，自觉乏力，倦怠，16日出院，1周后恢复常态。12月初，突发意识模糊，少言多寐，用安宫牛黄丸、中药汤剂、针灸治疗无效，继而出现失语，四肢无主动运动，并阵发性抽搐，二便失禁。今来我科住院治疗。

查体和实验室检查 意识模糊，表情淡漠，失语，颅神经检查未见阳性体征，心肺正常，肝脾不大，四肢肌张力低下，无主动运动，并阵发性抽搐，生理反射存在，病理反射未引出，左手轻度浮肿。二便失禁，舌质暗红，苔黄微腻，中心滑剥，脉弦滑。

中医诊断 痉证，失语（阴虚阳亢证）。

西医诊断 一氧化碳中毒后遗症。

辨证 毒邪内攻，心窍被蒙，血脉郁滞，经络不通，毒热内蕴，耗气伤阴，肝失所养，阳亢生风，故发痉病，失语。

治则 醒神开窍，息风通络。

选穴 主穴：内关、人中、风府。辅穴：百会、四神聪、合谷、太冲、阳陵泉、关元。

操作 同前。

治疗经过，每日针刺2次，经6日治疗，意识有所恢复，可回答简单问题，肢体抽搐较前减轻；经14日治疗后，神志清楚，语言流利，四肢可屈伸活动，搀扶可行走；经20日治疗后，功能基本恢复，无四肢抽搐，生活基本自理，但动作较迟缓，反应略迟钝；经35日治疗诸症消失，功能正常，唯反应略迟钝，基本治愈出院。

病例5

屠某 男 55岁 干部 入院日期：1978年12月14日

主述（家属代述） 痴呆，沉默，行动迟缓55日。

病史 2个月前煤气中毒，经抢救恢复正常，1周后复发痴呆，沉默，行动迟缓，经中、西药治疗，效果不佳，特来我科住院治疗。

查体和实验室检查　患者意识恍惚，精神不振，喜静多寐，表情呆痴，反应迟钝，能回答简单问题，语声低微，脑神经检查未见阳性体征，心肺正常，肝脾不大，四肢肌张力正常，活动欠灵活，步履笨拙，共济运动欠准确，生理反射存在，病理反射未引出，二便失禁，舌质红，苔白腻，脉弦滑。脑电图显示：八导联可见大量高电压δ波与θ波。

中医诊断　癫证（心脾气虚、痰蒙清窍证）。

西医诊断　一氧化碳中毒后遗症。

辨证　毒邪内攻，心窍被蒙，余邪未尽，挟痰内壅，心脾耗伤，气血亏少，心神失养，神不守舍，遂致发癫。

治则　醒神开窍，养血行气。

选穴　主穴：内关、人中、风府。辅穴：百会、四神聪、合谷、太冲、足三里、三阴交、关元。

操作　足三里，三阴交直刺1.5～2寸，施捻转补法1min，余穴同前。

治疗经过　每日针刺2次，治疗1个月后，诸症缓减，神清合作，问话回答准确，可独立行走，动作仍笨拙，二便控制能力差，继治疗2个月后，神志清楚，语言流利，情感正常，行走自如，二便自控，生活自理。复查脑电图显示：δ波及θ波明显减少，八导联均以低电压快波为主。

按语　一氧化碳中毒后遗症，是急性中毒昏迷后，经过一段间歇清醒期，再现以意识障碍和智力下降为特征的临床征象，伴随着神经系统局限体征。临床上具体表现症状皆不相同，或痴，或呆，或郁，或狂，或肢体抽动，或动作不稳，或肢休瘫痪，因此，在祖国医学归属中也不尽相同。上述几个病例即为临床不同证型。

痉证两例以阵发性四肢抽搐及四肢拘挛为其主证，伴有失语，故应隶属祖国医学“痉病”、“失语”范畴，偏瘫两例又以偏身瘫痪、废痿不用为其主症，则应归属于祖国医学“偏瘫”范畴，癫证病例以抑郁、沉默、呆傻、迟滞为其主症，应归属于祖国医学“癫证”范围。三者虽证各异，但病同源，均为毒邪内攻，心窍被蒙所致，所以应说其是：病机有同，转归各异。故治则应以醒神开窍为主，究其转归，辅以它穴。方中选用心包经之络穴内关，督脉以奇痛的人中，有良好的醒神开窍的作用，配用督脉阳维之会风府，共收通脑窍、醒元神、利机关、通经络之效，此为该病治疗的主穴。百会、四神聪有协主穴醒元神的作用；合谷、太冲一阳一阴，一气一血，一上一下，名为“四关”，两者同用有调气血、和阴阳、平肝潜阳、清火泻热之功；二便失禁，补关元，可强肾，助关，疏理开合；气血亏耗，用足三里、三阴交，两者共奏补气血、滋肾阴、强后天、充元阴之功；极泉、尺泽、委中可疏理经脉，活血通络；以上治疗主穴已定，随其转归辅穴迥然有别。由此可看出，辨证论治，因人而宜，因症而变，在中医临床中的重要作用。

第四节　心脏绞痛

病例1

王某　男　50岁　干部　入院日期：1980年7月26日

主诉　胸闷憋气，心前区阵发性疼痛3年，近半年加重。

病史　1977年患胸闷憋气，经某院治疗，诊断为“冠状动脉供血不足”，X线片显示：心脏扩大。予潘生丁、地西泮、谷维素、脉通等药物治疗，症状好转。近半年，胸闷憋气加重，阵发性心前区疼痛，向肩背放射，持续时间1～2min，发作频繁时每日1～2次，劳累，情绪波动往往诱发，服硝酸甘油疼痛可缓解，平时伴有头晕、耳鸣、口干、手足心热、心烦、汗出等症，今来就医，收入住院。

查体和实验室检查　神清合作，形体消瘦，皮肤欠润，面色无华，口唇紫暗，胸廓对称，两肺叩清音，心界向左扩大，1～2cm，两肺呼吸音清，未闻干湿啰音，心音低钝，心律齐，心率80次/分，各瓣膜听诊区未闻及病理性杂音；肝脾不大，胸闷憋气，心前区阵发性疼痛，时有头晕，耳鸣，口干，纳差，日进食0.35kg左右，夜寐欠安，舌质红，少苔微黄，脉细数无力。心电图示：慢性冠状动脉供血不足。

中医诊断　胸痹（心阳虚损证）。

西医诊断　慢性冠状动脉供血不足，心绞痛。

辨证　素体虚弱，肝肾不足，精血亏少，血不养心，心气虚损，胸阳不振，发为胸痹。

治则　养心血，益心气，通心阳。

选穴　内关、郄门、膻中、厥阴俞、心俞、膈俞。

操作　内关、郄门直刺1寸，施捻转补法1min，令针感向肘部放散；膻中迎经向下斜刺1寸，施捻转泻法1min，令针感向两肋放散；厥阴俞、心俞、膈俞向椎体方向斜刺1.5寸，施捻转补法1min，令针感沿肋向前胸放散。

治疗经过　每日针刺2次，经5日治疗，心前区疾病未再发作，胸闷憋气稍好转，停用一切药物，经9日治疗，胸闷憋气消失，心前区疼痛一直未发作，偶有头晕，查心电图示，大致正常，继续针刺10日，痊愈出院。

病例2

杨某　男　61岁　工人　入院日期：1979年12月17日

主诉　心前区闷痛3日。

病史　平素喜食肥甘，7年前患冠心病，几年来一直服用潘生丁、芦丁、维生素C等药物，冠心病证状一直未发。1个月前出现腹胀，食后尤甚，服中药治疗，症见好转，近3日，心前区及背部阵发性闷痛，持续2～5min，含硝酸甘油可缓解。发作较为频繁，每日发作3～5次，与劳累、情绪波动、饱餐有关，伴心慌、气短、腰酸、肢冷、乏力等症。今来我科住院治疗。

查体和实验室检查　神清合作，形体适中，面色皖白，眼睑肿胀，口唇紫暗，胸廓对称，两肺叩清音，心界向左扩大，2～3cm，两肺呼吸音清，未闻及干湿啰音，心音有力，$A_2>P_2$，心律齐，心率72次/分，各瓣膜未闻及病理性杂音；腹软，肝脾不大，肠鸣音正常，心前区及背部阵发性闷痛，心慌、气短、腰酸、肢冷、乏力、失眠，饮食好，食后腹胀，小便清长，舌胖淡，苔薄白，脉沉。心电图示：窦性心律，慢性冠状动脉供血不足，左心室肥厚。

中医诊断　胸痹，腹胀（心阳虚损证）。

西医诊断　慢性冠状动脉供血不足，心绞痛，左心室肥厚。

辨证　患者年逾花甲，肾气已衰，加之恣食肥甘，倍伐脾阳，精血不足，血不养气，心气无以生，脾阳不足，心阳无以温，气阳不振，心脉不通，故发胸痹。

治则　养心血、益心气、通心阳。

选穴　内关、郄门、膻中、厥阴俞、心俞、膈俞、足三里、中脘。

操作　足三里直刺1.5寸，施捻转补法1min，中脘直刺2寸，施呼吸补法1min，然后温针灸，余穴同上。

治疗经过　经6日治疗，患者自觉腹胀减轻，心前区闷痛发作减少，6日发作3次，经20日治疗，心前区闷痛已不发作，时有憋气感，腹胀消失，停用足三里、中脘，继针7日，诸症消除，查心电图示：窦性心律，左心室肥厚，各导联T波较前恢复。

病例3

张某 男 46岁 工人 入院日期：1979年10月27日

主诉 胸闷憋气2个月余。

病史 患者3年前曾因过度劳累突发胸闷憋气，左胸针刺样疼痛，伴少量汗出，持续约2min后自行缓解。1978年以后每逢劳累时均感胸闷憋气，休息后可缓解。今年8月患急性痢疾后胸闷频繁发作，伴脘腹胀满，纳呆，无力。8月21日晚睡眠中突发胸闷，憋气，心前区针刺样疼痛，汗出，烦躁，休息半小时后自行缓解，次日骑车途中疼痛再次发作，并连及咽部，而后，发作逐日频繁，每日达6次之多。劳累及情绪激动可以诱发，经某院诊断“冠心病”予普萘洛尔及中药治疗，未见明显疗效，今收入我科住院治疗。

查体和实验室检查 神清合作，发育良好，精神疲惫，面色萎黄少华，口唇爪甲无发绀；胸廓对称，两肺叩清音，心界不大，两肺呼吸音清，未闻及干湿啰音，心音有力，心律齐，心率64次/分，各瓣膜未闻及病理性杂音；腹软，肝大，位于肋缘下1cm，质软，无结节，脾未扪及，肠鸣音正常；阵发性心前区疼痛，胸闷，憋气，乏力，夜寐不安，纳呆，便溏，舌胖淡，苔薄黄，脉濡缓。心电图示：慢性冠状动脉供血不足。

中医诊断 胸痹（气血虚弱证）。

西医诊断 冠心病，心绞痛。

辨证 劳伤脾土，中气受损，又逢腹泻痢疾，中州倍伐，运化失常，气血失调，血不养心，气不通脉，发为胸痹。

治则 养血补心，益气通脉。

选穴 内关、郄门、膈俞、厥阴俞、心俞、脾俞、足三里。

操作 脾俞向椎体方向斜刺1.5寸，施捻转补法1分钟，余穴同上。

治疗经过 每日针刺2次，经3日治疗后，心前区疼痛发作持续时间缩短，不服药物可自行缓解，经7日治疗，心前区疼痛发作次数减少，经10日治疗，心前区疼痛发作消失，诸症缓解，继刺15日，病情稳定，未再发作。查心电图示：大致正常。

病例4

林某 女 56岁 教师 入院日期：1987年8月11日

主诉 胸闷、憋气，心前区不适近1个月。

病史 平素患高血压30余年，经常出现头晕、头重，四肢乏力，记忆力减退；1987年7月18日，因情绪波动，出现胸闷、憋气，心前区不适，自服速效救心丸后缓解，而后间断发作，劳累及情绪波动常为发作诱因，今由门诊收入院。

查体和实验室检查 神清合作，营养中等，发育正常，形体稍胖，神经系统查体未见阳性体征；胸廓对称，两肺叩清音，心界不大，两肺呼吸音清，未闻及干湿啰音，心音有力，心律齐，心率76次/分，各瓣膜未闻及病理性杂音，肝脾不大，经常头晕、头重，四肢乏力，记忆力减退，时有胸闷、憋气，心前区不适，纳食正常，大便秘结，2～3日1行，小便自调，夜寐欠安，多梦，舌质红，少苔，脉弦细。血压160/100mmHg。查心电图示：Ⅰ、Ⅱ、Ⅲ、aVL、aVF、V_5导联T波低平；Ⅰ、aVL、V_5导联ST段下移0.05～0.075mV。提示：慢性冠状动脉供血不足。

中医诊断 眩晕，胸痹（肝郁血虚证）。

西医诊断 高血压，冠心病。

辨证 素体肝肾不足，肝阳偏亢，肝失条达，气机逆乱，又逢情绪波动，怒气伤肝，气失调顺，血失运行，气不行脉，血不养心，发为胸痹。

治则 疏肝理气，通脉养心。

选穴 内关、郄门、膻中、厥阴俞、心俞、膈俞、合谷、太冲。

操作 合谷、太冲直刺1寸，施捻转泻法1分钟，余穴同上。

治疗经过 每日针刺2次，经3日治疗，胸闷、憋气减轻，偶有心前区不适；经15日治疗，胸闷，憋气，心前区不适等症消失，仍有头晕、头重等症，继续治疗15日，诸症消失；复查心电图：大致正常。

病例5

杨某 男 54岁 工人 入院日期：1987年5月13日

主诉 胸闷，憋气近8年，阵发性左胸痛20日。

病史 素患高血压8年余，自1979年始，间断发作胸闷、憋气，服硝酸异山梨酯后症状得以缓解，曾在某院就医，诊断为“冠心病”，服中西药治疗，症状时重时轻，发作时频时疏，劳累、忧怒、悲愤、饱餐均可诱发，并伴有头晕、倦怠、腰酸、无力等症。20日前因过度劳累而诱发胸闷、憋气、左胸疼痛、汗出，服硝酸异山梨酯后症状缓解，而后频繁发作，甚则不能平卧，今由门诊收入院。

查体和实验室检查 神清合作，发育良好，营养中等，形体胖盛，面色红赤；神经系统查体未见阳性体征；胸廓对称，两肺叩清音，心界不大，两肺听诊呼吸音清，未闻及干湿啰音，心音有力，心律齐，心率60次/分，各瓣膜听诊区未闻及病理性杂音；肝脾不大。胸闷、憋气，阵发性左胸疼痛，痛如针刺，伴头晕、腰酸，无力，纳食正常，口干渴不欲饮，饮即腹胀，大便不爽，2日1行，小便自调，多寐，舌淡胖，边有齿痕，并有瘀斑，苔白而腻，脉弦滑。血压180/100mmHg。查心电图示：aVL、V_5导联T波低平，Ⅲ导T波倒置，aVF导T波双相，提示：慢性冠状动脉供血不足。

中医诊断 胸痹（肝郁脾虚证）。

西医诊断 高血压，冠心病。

辨证 平素肝气郁滞，肝失条达，肝气横逆，克伐中舟，运化失职，湿痰内生，湿困中土，气不得生，血不得化，阳不得宣，脉不得通，气滞血瘀，阳遏胸中，心脉失利，心气失行，发为胸痹。

治则 舒肝理气，健脾化湿，通脉养心。

选穴 内关、郄门、膻中、厥阴俞、心俞、膈俞、合谷、太冲、丰隆、中脘、脾俞。

操作 丰隆直刺2寸，施捻转泻法1min；余穴同上。

治疗经过 每日针刺2次，经7日治疗，左胸刺痛发作明显减少，已停用一切药物；经15日治疗，左胸刺痛消失，胸闷、憋气大减；经45日治疗，左胸刺痛未发，胸闷、憋气症状消失，仍有头晕、腰酸、乏力等症，继续针刺20日诸症消除，复查心电图示：aVL、V_5导联T波明显增高，Ⅲ、aVF导联T波变化不明显。

病例6

张某 男 47岁 干部 入院日期：1987年7月30日

主诉 胸闷、憋气3年余，近10日加重。

病史 自1985年后，每逢劳累或用脑过度时出现胸闷、憋气等症，休息后可自行缓解。7月

21日出差赴广州，归途中出现胸闷、憋气、汗出，无心前区疼痛，持续5min未能缓解，含硝酸甘油后症状消除，而后间断发作，症状时轻时重，今由门诊收入住院。

查体和实验室检查　神清合作，发育良好，营养中等，形体适中，面色晦暗，神经系统查体未见阳性体征，胸廓对称，两肺叩清音，心界不大，两肺呼吸音清晰，未闻及干湿啰音，心音有力，心律齐，心率82次/分，各瓣膜听诊区未闻及病理性杂音，肝脾不大，时有胸闷，憋气，发作甚时，汗出，不能平卧，伴有纳少，食欲不振，少寐多梦，大便秘结，3日1行，小便自调，舌质暗，苔薄白，脉弦。查心电图示：Ⅲ导联T波倒置，aVF导联T波双相，V5导联T波低平，Ⅲ、aVF导联ST段下移0.05mV。提示：慢性冠状动脉供血不足。

中医诊断　胸痹（气虚血瘀证）。

西医诊断　冠心病。

辨证　患者脑力劳动，思虑过度，内耗阴血，损及肝脾，肝失条达，气机失利，脾失健运，气血无化，又逢远行外地，起居失常，劳损正气，气不行脉，血不养心，气血涩滞，故发胸痹。

治则　益心气，养心血，通心脉。

选穴　内关、郄门、膻中、厥阴俞、心俞、膈俞。

操作　同上。

治疗经过　每日针刺2次，经4日治疗，胸闷、憋气发作明显减轻，经15日治疗，已无胸闷、憋气等症状发作，但仍少寐多梦，食欲不振，原配方加用百会，四神聪、足三里，操作同前所述，继续治疗30日，诸症基本消失，偶有失眠现象；复查心电图示：Ⅰ、aVL、V_5导联R波向量增大，T波明显增高；Ⅲ、aVF导联ST段有所回升，T波无明显好转，仍提示：下壁心肌缺血，但高侧壁供血有明显改善。巩固疗效继续治疗20日，临床症状基本消除。

病例7

孙某　女　56岁　干部　入院日期：1980年8月25日

主诉　心慌、憋气，偶发心前区疼痛2个月余。

病史　素患高血压15年，血压波动在150～190/90～120mmHg，性情急躁易怒，时有眩晕、耳鸣。自6月份以后经常出现心慌、憋气、眩晕、胸胁苦满，未经治疗。7月份突然心慌、头晕、欲倒，口含硝酸甘油后缓解，到某医院就医，查血压150/100mmHg，查心电图提示“冠心病”。予复方降压片、普尼拉明、双嘧达莫等药物治疗。8月7日再次发作心慌、憋气、偶有阵发性胸痛（右胸疼痛为多），继续服用地巴唑、芦丁等药物治疗。8月11日以后，心慌、头晕、憋气、烦躁等现象加重，偶有心前区疼痛，虽经治疗，效果不佳，今由门诊收入院。

查体和实验室检查　神清合作，发育正常，形体稍胖，面色如常，口唇爪甲无发绀，胸廓对称，两肺叩清音，心界不大，两肺可闻干鸣，心音有力，心律齐，二尖瓣、三尖瓣听诊区可闻及Ⅱ～Ⅲ级吹风样杂音，声音柔和，传导性差；腹软，腹部膨胀，肝脾未触及，胃脘部按压时有不适感，肠鸣音正常，心慌、胸闷、憋气，偶发心前区疼痛，时有头晕、倦怠、乏力，食欲不振，夜寐欠安，大便不爽，小便黄，舌淡红，苔白微腻，脉弦。

中医诊断　胸痹（气郁血弱证）。

西医诊断　高血压，动脉硬化，冠心病。

辨证　素体肝肾阴虚，肝阳偏亢，肝失条达，横逆乘土，中焦失运，痰湿内生，气血失调，血不养心，气不行脉，发为胸痹。

治则　养血益气，通脉宣痹。

选穴　内关、郄门、膻中、厥阴俞、心俞、膈俞、太冲、合谷。

操作 太冲、合谷直刺1寸，施捻转泻法1分钟，余穴同上。

治疗经过 每日针刺2次，经6日治疗，胸闷减轻，胸痛消失。经11日治疗头晕基本消失。血压150/80mmHg。

病例8

施某 女 52岁 工人 入院日期：1981年5月20日

主诉 间断心前区痛6年余，近半年加重。

病史 6年前，因情绪波动感心前区不适，胸痛，向左肩及背部放射，经某院诊治，心电图提示：冠状动脉供血不足；X线片提示：心脏向左扩大，予普尼拉明、维生素B_1、地巴唑、二羟丙茶碱等药物治疗，症状缓解。半年前，因劳累过度再次诱发，出现心慌、胸闷，心前区阵发性疼痛，持续时间1~2min，口含硝酸甘油或休息后可自行缓解，伴食少、失眠、大便秘结、胸胁苦闷、头晕、烦躁易怒等症，今由门诊收入院。

查体和实验室检查 神清合作，发育正常，营养中等，形体胖盛，面色润泽，口唇爪甲无发绀，两肺叩清音，心界向左扩大，约2cm，两肺呼吸音清，无干湿啰音，心音有力，心律齐，心率70次/分，各瓣膜未闻及病理性杂音，肝脾不大，时有胸闷、心慌，心前区阵发性疼痛，食少，大便秘结不爽，3日1行，舌体胖、边有齿痕，舌质紫暗有瘀斑，苔白微腻，脉沉细。

中医诊断 胸痹（气滞血瘀证）。

西医诊断 冠状动脉供血不足（心绞痛）。

辨证 平素性情急躁，肝失条达，气血失调，血不养心，气不通脉，气滞血瘀，阻遏胸阳，胸阳不振，发为胸痹。

治则 疏肝解郁，益气活血，振胸阳，通心脉。

选穴 内关、郄门、膻中、厥阴俞、心俞、膈俞、太冲、合谷。

操作 同上。

治疗经过 每日针刺2次，经1次针刺，即觉胸中有豁达感，胸闷、憋气得以缓解；继续针刺1周，胸闷，憋气，心前区疼痛一直未发，饮食增加，经15日治疗，患者无明显不适，痊愈出院。

病例9

刘某 男 53岁 干部 入院日期：1980年3月19日

主诉 胸闷、阵发性心前区疼痛1个月。

病史 患神经衰弱20余年，患高血压10年，2月份患感冒后出现阵发性心前区疼痛，失眠加重，赴某院就诊，诊断为“冠心病”，经治疗症状好转，而后间断出现心前区疼痛，并向左肩部放射，有时每日发作2~3次，一直服用双嘧达莫、芦丁等西药。每晚服用安眠药可入睡3~4个小时，近2日症状继续加重，发作频繁，由门诊收入院。

查体和实验室检查 神清合作，发育正常，营养中等，形体适中，面色晦暗欠润，胸廓对称，两肺叩清音，心界不大，两肺呼吸音清，未闻及干湿啰音，心音有力，心律齐，心率80次/分，各瓣膜未闻及病理性杂音，肝脾不大，胸闷、头晕、不寐，阵发性心前区疼痛，纳少，脘腹胀满，大便不爽，小便自调，舌红，苔白腻，脉弦，血压160/100mmHg。查心电图示：慢性冠状动脉供血不足。

中医诊断 胸痹，不寐（心脾两虚证）。

西医诊断 高血压，冠心病，神经衰弱。

辩证：患者忧思过度，损伤心脾，气血失调，血不养心，气不通脉，心脾两虚，神无所附，故发胸痹、不寐。

治则 健脾养心，安神定志，养血通脉。

选穴 内关、郄门、膻中、厥阴俞、心俞、膈俞、脾俞、足三里、百会、四神聪。

操作 同上。

治疗经过 每日针刺2次，经30日治疗，患者心前区疼痛明显减轻，经45日治疗，精神好，夜寐安，纳食增加，无胸闷，心前区疼痛发作，无头晕等症，血压稳定在140～150/80～90mmHg，心电图提示：T波、ST段较前明显好转。巩固治疗1周，无明显不适，查心电图基本正常。

病例10

车某 男 47岁 工人 入院日期：1980年4月18日

主诉 阵发性心前区疼痛反复发作1年，近1个月加重。

病史 平素性情急躁，血压偏高，时有头痛，头晕等症，1年前因劳累过度，突发心前区憋闷，疼痛，并向左臂、中指、无名指及小指放射，汗出，不能平卧，休息后症状缓解。而后，每当劳累、情绪激动时均出现类似症状，每次发作持续1～6min不等。经某院心脏科确诊为“冠心病”。曾服用中西药物治疗效果不佳，近1个月因大怒后症状加重，发作频繁，有时每日发作3～4次，且伴有头晕，烦躁，两胁胀满，心悸等症状，由门诊收入院。

查体和实验室检查 神清合作，营养中等，发育良好，形瘦，面赤，胸廓对称，两肺叩清音，心界不大，两肺呼吸音清，未闻及干湿啰音，心音弱，心律齐，心率82次/分，各瓣膜未闻及病理性杂音，肝脾不大，头晕，胸闷，周身无力，阵发性心前区疼痛，时有心悸，两胁胀满，烦躁，纳少，寐差，二便自调，舌质淡，苔薄白，脉弦细，血压152/94mmHg。查心电图示：Ⅱ、Ⅲ、aVF T波低平；V_5、V_6 T波倒置，诊断：冠状动脉供血不足。

中医诊断 胸痹（肝郁血虚证）。

西医诊断 高血压，冠心病。

辨证 平素肝气郁滞，肝失条达，肝阳偏亢。又逢劳累过度，伐伤宗气，气虚则不能行脉，脉滞则血不养心，故发胸痹。

治则 疏肝理气，通脉养心。

选穴 内关、郄门、膻中、厥阴俞、心俞、膈俞、合谷、太冲。

操作 同上。

治疗经过 每日针刺2次，经5日治疗后，胸闷、心痛掣背明显减轻，但仍有头晕头昏等症，时有心悸、心烦，经11次治疗后，诸症基本消失，后继续针刺9日，巩固疗效，复查心电图：基本正常，痊愈出院。

病例11

刘某 男 47岁 职员 初诊日期：2003年9月6日

主诉 胸闷、憋气、四肢麻木感3个月，加重1日。

病史 患者于2003年6月7日无明显诱因出现头痛、头晕，胸闷憋气，查心电图示：左心室高电压，血流变学检查示：轻度改变。饮食、二便正常，睡眠可，血压：105/90mmHg。予针刺及化瘀之中药，经治缓解。但患者仍偶发胸闷及四肢麻木。近日自觉症状明显，再次复诊。现症：胸闷、憋气、头晕，余无不适。

查体和实验室检查 神清，发育正常。心肺听诊未闻及病理性杂音。血压：110/88mmHg，心率：78 次/分。心电图示：轻度心肌缺血。

中医诊断　胸痹（胸阳不振证）。

西医诊断　冠心病（心肌缺血）。

辨证　患者素体虚弱，脾肾亏虚，肾阳不足，胸阳不振，脾失运化，痰湿内生，痰瘀阻络，心血失充，发为胸痹。

治则　醒脑清心，活血化瘀，通阳益气。

选穴　内关、神门、印堂、上星、百会、大椎、膻中、厥阴俞、心俞、膈俞。

操作　神门直刺 0.5 寸，捻转补法 1min；印堂横刺 0.3 寸，施雀啄手法 1min；上星、百合沿头皮向后斜刺 0.5 寸，施捻转手法平补平泻 1min；大椎直刺 1 寸，施捻转提插泻法 1min，余穴同上。

治疗经过　经过 5 次治疗后，患者胸闷憋气症状消失；经过 10 次治疗，患者四肢麻木症状明显好转；继续治疗 3 次后，患者症状缓解，心电图示：大致正常。

病例 12

曹某　女　72 岁　初诊日期：2009 年 11 月 30 日

主诉　心悸伴心前区疼痛 3 个月，加重 1 周伴恶心呕吐。

病史　患者于 3 个月前无明显诱因出现心悸，心前区疼痛，于胸科医院就诊，诊为“风湿性心脏病、快速心房颤动、心力衰竭”，予螺内酯 20mg、双克 25mg、康忻 2.5mg、地高辛 0.125mg，均每日 1 次，治疗后症状稍有缓解。1 周前，患者自觉症状加重，心悸伴心前区疼痛，连及左肩背，持续时间约 30min，含服速效救心丸可缓解，时有头晕，恶心呕吐，呕吐物为胃内容物。今为进一步系统治疗收入我病区。症见：神清，精神可，时心悸，伴心前区疼痛，牵及左肩背，胸闷，憋气，发作持续时间约 30min，含服速效救心丸后症状可缓解，夜间时心悸，无明显夜间阵发性呼吸困难，时头晕，时恶心呕吐，呕吐物为胃内容物，无昏厥及黑矇，纳差，夜寐欠安，二便调。

查体及实验室及检查　EKG 示：心房颤动伴快速心室反应，ST-T 改变。舌红，苔白，脉沉细结代。

中医诊断　心悸，胸痹（心阳不振，气虚血瘀证）。

西医诊断　风湿性心脏病，二尖瓣狭窄伴关闭不全，心律失常-心房颤动伴快速心室率，心功能Ⅳ级，冠心病，自发性心绞痛，高血压 3 级（极高危）。

治则　养心血，敛心阳，安心神。

西药原则　强心利尿及对症治疗为主。

选穴　主穴：内关、郄门；配穴：大陵、神门、厥阴俞、心俞、膈俞、合谷、太冲。

操作　内关、郄门直刺 1.5 寸，施捻转补法，令针感向肘部放散，持续手法 1min；大陵、神门向掌斜刺 0.5 寸，施捻转补法，针感向掌部放散，施手法 1min；厥阴俞、心俞、膈俞向椎体方向斜刺 1.5 寸，施捻转补法，针感沿肋向前胸放散，施手法 1min；合谷、太冲直刺 1.5 寸，施捻转泻法 1min。每日针刺 2 次。

治疗经过　2 日后，心悸减轻，心率 104 次/分；5 日治疗后诸症消除，心率 86 次/分，巩固治疗 10 日，出院。

按语　冠状动脉粥样硬化性心脏病是中老年多发病种之一，其临床表现多以胸闷、憋气、心悸、阵发性心前区疼痛，甚则汗出，不能平卧、喘息，心痛彻背，牵臂至手。祖国医学将其归属于“胸痹”、“真心痛”、“厥心痛”等范畴，对其认识古医籍中已有较详细的记载。《素问·脏气法时论》中云："心痛者，胸中痛，胁支满，胁下痛，背肩胛间痛，两臂内痛。"《灵枢·厥病》中记载："真心痛，手足青至节，心痛甚，旦发夕死，夕发旦死。"可见，我们祖先早在两千多年以前，对冠心病、心绞痛以至心肌梗死的临床表现有了清晰的认识。

"胸痹"一词首见于《金匮·胸痹心痛短气病脉证治第九》，"胸痹"既是一个病名，又是病位和病机的概括。该篇中记载有："夫脉当取太过不及，阳微阴弦，即胸痹而痛，所以胸痹心痛者，以其阴弦故也。"所以，胸痹的病机以阳微阴弦为主，心气不足，胸阳不振，心血郁滞，心脉不通是该病病机关键。

关于该病的诱发原因，古人多认为与以下因素有关。

（1）情绪波动：《素问·痹论》有："阴气者，静则藏神，躁则消亡。"《灵枢·本神》有"是故怵惕思虑者则伤神……喜乐者神惮散而不藏，愁忧者，气闭塞而不行；盛怒者，迷惑而不治；恐惧者，神荡惮而不收"的记载，说明人的精神波动太过，可使气机失调，血运不畅而发病。

（2）厚味饱餐：《灵枢·经脉》指出：足太阴脾经"其支者，复从胃，别上膈，注心中"。《素问·经脉别论》有"食气入胃，浊气归心"之说，如果过食膏粱厚味，使脾胃受伤，中焦受阻，气机升降失调，使心失其营，而诱发该病。

（3）劳累过度：《素问·举痛论》云："劳则气耗。"即指出过度劳累可以耗伤人体精气，令心脉失养，血运失畅而发该病。

（4）寒冷：《素问·举痛论》曰："经脉流行不止，环周不休，寒气入经而稽迟，泣而不行，客于脉外则血少，客于脉中则气不通，故卒然而痛"，又说："寒气客于脉外则脉寒，脉寒则缩踡，缩踡则脉绌急，绌急则外引小络，故卒然而痛"。说明寒冷能导致气血涩滞，直接影响血脉的正常运行，故诱发该病。

总之，古人对该病的病因、病机及临床表现的认识比较详细，但在中医古籍中，记载治疗"真心痛"的不多，尤其是针刺治疗该病，更无系统的叙述，究其原因，主要是认为"真心痛"为死证，而一些医家所讲治疗心痛的方药、针法，大多是指胃痛、肝痛、肋间神经痛。如《医学心悟》指出：心痛有气、血、寒、热、饮、食、虚、实、痰九种。而在胃脘痛内又指出："治法与心痛相仿。"

研究表明，针刺对该病确有良好的疗效，其不仅能改善冠心病患者的临床症状，而且还能使异常心电图逐渐恢复正常，变化最明显的是ST段及T波。

虽然，针刺治疗冠心病这一事实已逐步被人们所认识，但在取穴、配方上大多各不相同，在采用手法及手法的量学要求上亦各有所异。我们经过大量临床研究，认为该病病机以虚为本，以实为标，心气不足，胸阳不振，推动不利，血行不畅是该病病机的关键。治疗则应扶正祛邪，标本兼治。以益心气、通心阳、养心血、通心脉为治疗大法。故选用心包经之络穴内关，郄穴郄门以益心气、通心阳、养心血，安心神；气会膻中，泻之可行气通痹，振奋胸阳；心俞、厥阴俞为心经、心包经的背俞穴，补之，可调养脏腑精气；膈俞为血之会穴，补之，可养血活血，通脉养心。诸穴合用可调理心之气血阴阳，使之趋于平衡。根据中医辨证原则，随症加减取穴，故收著效。

病例13

吴某　女　46岁　干部　入院日期：1989年1月9日

主诉　心绞痛呈阵发性两年，近1个月加重。

病史　患者为脑力劳动者，两年前因劳累过度出现胸闷憋气，心绞痛，含硝酸甘油可缓解，近1个月症状加重，发作频繁，来我科治疗，收入住院。

查体和实验室检查 神清合作，发育正常，营养中等，皮肤巩膜无黄染，表浅淋巴结未触及，心音低纯，$A_2>P_2$，心率78次/分，律齐，心界不大，肝脾未触及。心电图示：Ⅱ、Ⅲ、aVF ST段下降0.5mV，舌红苔薄白，脉沉细。

中医诊断 胸痹（心脾血虚证）。

西医诊断 冠心病。

辨证 劳伤心脾，血不养心，心脉受阻，发为心痹。

治则 活血养心通痹。

选穴 膈俞。

操作 在RM-6000生理多导仪监测下，做双侧指压诊疗，施术1min。

治疗经过 在指压前后分别描记心功能各项图形和全导心电图，患者的每搏输血量由原来3.25L/次，提高到4.35L/次，同时心肌收缩力和心肌顺应性各指标均明显改善，均较前提高20%～30%，10min后，患者自觉症状及心绞痛症状明显好转。

病例14

王某 男 58岁 工人 就诊时间：1989年4月13日

主诉 心绞痛间断发作4年，近日加重。

病史 4年前因思虑郁怒发作心绞痛，经治疗缓解，此后间断发作，自服“冠心苏合丸”、“速效救心丸”等药物，近日发作频繁，来我科诊治。

查体和实验室检查 神清，表情倦息，形体消瘦，心律齐，心率68次/分，右肺可闻干鸣，肝脾不大，心电图示：V_5 ST段下移1mV，T波倒置。

中医诊断 胸痹（气滞血瘀证）。

西医诊断 冠心病。

辨证 郁怒伤肝，思虑伤脾，母病及子，子盗母气，心失所养，不荣而痛。

治则 活血养血，通痹止痛。

选穴 膈俞。

操作 在RM-6000生理多导仪监测下做双侧指压诊疗，施术1min。

治疗经过 在指压前后分别描记心功能各项图形和全导心电图，患者的心功能有明显改善，尤以每搏输血量，收缩间期为显著，心电图ST段回至基线，T波转为低平，且患者自觉症状明显缓解。

按语 针刺治疗心绞痛早有报道，近年来我们观察了指压膈俞对冠心病的治疗效果。通过20例临床观察，选用日本光电公司生产的RM-6000型多导生理仪做心阻抗图，用上海产RG-RB型血流图仪做肺血流观察，经各项指标统计，说明指压膈俞对心功能有明显的改善作用。

第五节 胆 绞 痛

病例1

王某 女 55岁 工人 入院日期：1981年7月24日

主诉 右上腹阵发性疼痛伴恶心5日。

病史 患者于1981年3月曾因右上腹阵发性绞痛伴心前区不适，头晕，腹胀，在我院住院治疗，住院期间行胆囊造影，确诊为“慢性胆囊炎”、“多发性泥砂样胆囊结石”，经针刺治疗症状明显减轻，并从粪便中排出大量泥砂样结石，遂回家休养。7 月 19 日右上腹疼痛难忍，呈阵发性绞痛，持续加重，痛彻右肩背，伴恶心欲吐，痛甚汗出，四肢不温，不思饮食。无发热，黄疸，来我院门诊行针刺治疗，针后疼痛缓解，过后腹痛又复出现，口服解痉药，疼痛不减，多次来门诊要求针灸止痛。7 月 24 日右上腹胀痛拒按，干呕，四肢乏力，头晕再来门诊时，收住院治疗。

查体和实验室检查　体温 36.3℃；脉搏 76 次/分；血压 150/100mmHg；神清精神弱，体胖，面色萎黄，痛苦病容，瞳孔等大等圆，光反射对称，皮肤及巩膜未见黄染，咽红，颈软，气管居中，表浅淋巴结未触及；胸廓对称，心音有力规整，两肺呼吸音清，腹软，皮下脂肪丰满，右上腹及剑突下有压痛，右侧背部有沉重感，肝脾未触及，墨菲征（-），肠鸣音稍活跃，舌质淡，苔黄腻，脉沉细。

中医诊断　胁痛（肝胆气滞证）。

西医诊断　胆结石。

辨证　患者情志不舒，肝失条达，疏泄失职，肝气郁结，气机郁阻胁络，胁痛乃发。正如《杂病源流犀烛》云：“胠胁肋痛，肝经病也，盖肝与胆二经之脉，布胁肋，肝火盛，木气实，故流于胠肋间而作痛。”

治则　疏肝利胆，通经止痛。

选穴　膈俞、胆俞、日月、阳陵泉、中脘、丰隆、内关、公孙。

操作　膈俞、胆俞针右侧，向脊柱方向斜刺 1～1.5 寸，予捻转泻法，施手法 1min，针感沿背部向右胁肋部感传；日月针右侧，沿肋骨斜刺 1.5 寸，以雀啄泻法，施术 1min，使针感抵右上腹；阳陵泉针双侧，直刺 2～3 寸，予捻转泻法，使针感沿经上传，做手法 1min；丰隆针双侧，直刺 2 寸左右，施捻转泻法以局部酸胀为度；公孙、内关行常规操作，施泻法 1min，以局部酸胀为度；中脘用呼吸补泻之泻法，直刺 2～3 寸，施术 1min。

治疗经过　止痛取膈俞、胆俞二穴，治疗 1 次腹痛明显减轻，排石则取日月、阳陵泉、中脘，腹胀加用丰隆，恶心配内关、公孙，经 1 周治疗，腹痛未再出现，筛洗大便发现大量泥砂样结石排出，而后病情稳定，共治疗 2 周出院回家休养。

病例 2

潘某　男　40 岁　干部　入院日期：1980 年 11 月 12 日

主诉　右上腹疼痛向肩背放射 2 日。

病史　患者平素喜食肥甘之品，11 月 10 日不明原因突然出现右上腹阵发性疼痛，并向肩背部放射，伴发热寒战，恶心呕吐，不思饮食，曾去某医院诊治，做胆囊造影确诊为“胆囊炎”、“胆石症”，并建议患者手术治疗，患者愿保守治疗，遂来我科门诊并收入院。

查体和实验室检查　体温 37.3℃；脉搏 88 次/分；血压 140/85mmHg；神清合作，急性病容，面色微红，体形胖盛；巩膜及皮肤未见黄疸，咽稍充血，扁桃体不大，未触及表浅淋巴结；心音有力，律齐，未闻杂音，两肺呼吸音清；腹膨隆，皮下脂肪丰满，右上腹明显压痛，且有反跳痛，肝脏触诊不满意，脾未触及，肠鸣稍活跃；生理反射存在，病理反射未引出，舌质淡，苔薄黄，脉弦数。化验室检查：血常规：白细胞 17×10^9/L，中性粒细胞 0.75；尿三胆（-）。心电图检查：大致正常心电图。

中医诊断　胁痛（湿热内阻证）。

西医诊断　急性胆囊炎，胆石症。

辨证　患者久食肥甘厚味，中焦湿热内阻，肝胆被扰，肝火盛，木气实，故见胁肋作痛。

选穴 膈俞、胆俞、日月、阳陵泉、中脘、丰隆、内关、公孙。

操作 同前。

治疗经过 每日针刺1次，治疗2日后胁痛止，第3日热退，并有结石由粪便排出，量多均为白色，褐色细小结石，治疗2周，患者痊愈出院，一年后追访患者未再复发。

病例3

张某 女 30岁 工人 初诊日期：1987年3月5日

主诉 右上腹绞痛时发时止3个月余，近5日症状加重。

病史 患者近3个月来右上腹及剑突下绞痛，经中西药物治疗屡治屡发，近5日右上腹疼痛加剧，呈阵发性绞痛并向脘腹，右肩背部放射，伴恶心呕吐。去铁路医院诊为“急性胃炎”，予阿托品、胃得乐诸药物治疗，疼痛持续加重，烦躁不安，大汗淋漓，呕吐频频。后转天津医科大学总医院内科诊治，考虑“急性胆绞痛”发作，注射山莨菪碱、哌替啶等药物，腹痛暂缓解，4小时后腹痛又现，故来我院门诊行针刺治疗。

查体和实验室检查 体温36.2℃；脉搏90次/分；血压120/80mmHg；神清合作，痛苦面容，形体消瘦，头面汗出，呻吟不止；巩膜及皮肤未见黄染；心肺检查未见异常；腹肌紧张拒按，右上腹及剑突下明显压痛，墨菲征阳性，肝脾未触及，肠鸣音稍活跃，舌红苔薄黄而腻，脉弦细数。实验室检查：血常规：白细胞11.8×10^9/L，中性粒细胞0.72。B超检查：胆囊肿大，胆囊颈扩张，胆囊内多发性结石。

中医诊断 胁痛（肝郁气滞证）。

西医诊断 胆石症，慢性胆囊炎急性发作（伴急性胆绞痛）。

辨证 胁痛之辨当以气血为主，本案实属气滞，痛无定处，倏聚倏散，仍系湿热流注中焦，渐次欺侮肝胆，疏泄失职，肝郁气滞而为。

治则 疏利肝胆，理气止痛。

选穴 膈俞、胆俞、日月、阳陵泉。

操作 同前。

治疗经过 取上穴行规范操作手法，针后胆绞痛当即缓解，患者喜色行于颜面，翌日再诊，自述腹痛未再发作，并从粪便筛洗出泥砂样结石若干，以后数日连续有胆石排出。经追访患者近期工作，生活自如，无任何不适感。

病例4

许某 女 51岁 干部 入院日期：1980年11月7日

主诉 胃脘及右胁肋胀痛1年余。

病史 患者1年前自觉胃脘部疼痛并及右胁肋，恶心欲吐，不思饮食，体重明显减轻。曾按胃病治疗，用药多无效验，症状越演越烈。发作时痛剧如同刀绞，夜间发作尤甚。1979年9月在天津医科大学总医院行胆囊造影，照片显示9粒密度均一致的圆形结石影像，直径均在1cm左右，该院劝其手术治疗，患者顾虑重重愿保守治疗。10月15日来我科门诊，经针刺治疗后自觉临床症状明显好转，后腹痛复发即来我科。近1周右上腹隐痛，食后胃脘胀满，厌油腻，口苦，时有眩晕，遂由门诊收住院治疗。

查体和实验室检查 体温36.5℃；脉搏78次/分；血压140/90mmHg；神清合作，体形胖盛，皮肤萎黄无泽，巩膜轻度黄染，瞳孔等大等圆，光反射存在；胸廓对称，两肺呼吸音清，心音有力规整，腹软，上腹剑突下及右上腹有压痛，可触及胀大之胆囊，表面光滑，轮廓欠清，肝脾未触及，肠鸣音正常；生理反射存在，病理反射未引出；苔黄腻，脉弦细。

中医诊断　胁痛（肝胆湿热证）。

西医诊断　胆石症，慢性胆囊炎。

辨证　中焦脾胃运化无权，则生内湿，湿从热化，侵及肝胆，肝胆疏泄条达失司，故见胁肋痛；胆火上炎，症见口苦、目眩，舌脉均符肝胆积有湿热之象。

治则　疏利肝胆，理气止痛。

选穴　膈俞、胆俞、日月、阳陵泉、中脘、丰隆、内关、公孙。

操作　同前。

治疗经过　该患者入院后做胆囊造影，提示胆囊内9枚直径在1cm左右圆形结石。经针刺治疗临床症状得到明显改善，饮食正常，体重增加，住院1个月回家休养。后追访患者，时有胁痛发作。1984年患者在天津市南开医院做胆囊摘除术，取出9粒结石，表面光滑，质地坚硬，直径均在1cm以上。

病例5

张某　女　64岁　退休工人　入院日期：1982年3月1日：

主诉　脘腹及右胁肋痛2个月余。

病史　患者于1981年底因思虑过度，夜寐不安，致胃脘及右胁肋部阵发性疼痛，伴恶心，呕吐，呕吐物均为食物及水。劳累，遇寒，情绪波动致使症状加重，痛时喜热喜按，饮食减少，大便成形，3～4日1行。1982年先后出现3次右上腹剧烈性绞痛，辗转反侧，坐卧不宁，伴恶心，呕吐，汗出，痛不思食，遂去天津市第二医院急诊，考虑“胆系感染”，服药后病情无明显改善。2月24日做上消化道造影，检查结果未发现异常。后症状逐渐加重，来我院门诊收住院治疗。

查体和实验室检查　体温36.2℃；脉搏64次/分；血压150/90mmHg；神清合作，表情抑郁，少言寡语，面色润泽，瞳孔等大等圆，光反射存在，巩膜未见黄染；颈软，甲状腺不大，气管居中；胸廓对称，心音有力规整，两肺呼吸音清；腹软，上腹剑突下及右胁下有轻度压痛，未触及肿物，肝脾未触及，肠鸣音正常，生理反射存在，病理反射未引出，舌淡红苔薄白，舌边有齿痕，脉沉细。化验室检查：血沉：47mm/小时。胆囊造影：提示胆囊壁增厚，收缩功能不良。

中医诊断　胁肋痛（肝郁气滞证）。

西医诊断　慢性胆囊炎。

辨证　患者忧思伤脾，脾失健运，水湿停聚，阴邪侵及肝胆，加之情怀不舒，肝气郁结疏泄条达失司，气机闭阻而胁肋作痛，患者脾虚为本，然治疗时根据“通则不痛”的原则，注意标本虚实，祛病除邪，疏调气机，则自能取效。

治则　疏肝利胆，理气止痛。

选穴　膈俞、胆俞、日月、阳陵泉、中脘、内关、公孙。

操作　同前。

治疗经过　治疗1次脘腹及胁肋疼痛明显减轻，治疗1周患者精神好，睡眠佳，饮食增加，大便正常，血沉11mm/小时，又经5次治疗，诸症消失，临床治愈。

病例6

李某　女　51岁　工人　入院日期：1980年10月19日

主诉　右胁肋痛2年，近2个月加重。

病史　患者自2年前开始出现右胁肋痛，初起疼痛较轻，休息后即可缓解，故未加注意。后病情加重，每10日左右发作1次，服用中西药物，胁痛稍减。近2个月因情绪波动，右胁痛发作频繁，平均2～3日发作1次，疼痛渐次加剧，心烦意乱，痛彻右侧肩背，恶心欲吐，不思饮食，小便黄赤。曾来我院内科诊治，做胆囊造影，确诊为“胆石症”，服用中药34剂，未见明显疗效，遂来我科接受针灸治疗，由门诊收入病房。

查体和实验室检查 体温36.3℃，脉搏78次/分，血压120/80mmHg。神清合作，痛苦面容，精神委靡，面色略黄，瞳孔等大等圆，对光反射存在，巩膜无黄染，胸廓对称，心音有力，律齐，未闻病理性杂音，两肺呼吸音清晰，腹平软，右上腹有压痛，触之稍有肌紧张，肝脾未触及；生理反射存在，病理反应未引出，舌质淡，苔薄黄，脉弦细。化验室检查：血常规：白细胞$9.1\times10^9/L$，中性粒细胞0.75；尿三胆（－）。

中医诊断 胁痛（肝胆湿热证）。

西医诊断 胆囊炎，胆石症。

辨证 患者肝气不疏，疏泄无权，木郁气滞，加之中州湿邪留滞，湿从热化，肝胆反被邪伤，故胁肋作痛。

治则 疏肝利胆，理气止痛。

选穴 膈俞、胆俞、日月、阳陵泉、中脘、丰隆、内关、公孙。

操作 同前。

治疗经过 每日针刺1次，治疗3日胁痛大减，无恶心，饮食增加。治疗第5日筛选大便可见胆石排出，直径0.3～0.4cm，呈黄褐色，质地硬，有数个，后屡有发现，共治疗20日诸症皆除，复查胆囊造影，未见胆石影像，达临床治愈。追访患者1年余未再发作。

病例7

井某 男 68岁 初诊日期：2010年11月29日

主诉 脘腹及右胁肋痛2个月余。

病史 患者因思虑过度，夜寐不安，致胃脘及右胁肋部阵发性疼痛，伴恶心、呕吐，呕吐物均为食物及水。现症：劳累、遇寒、情绪波动时症状加重，痛时喜热喜按，饮食减少，大便成形，3～4日1行。

查体和实验室检查 神情合作，表情抑郁，少言寡语，腹软，上腹剑突下及右胁下有轻度压痛，未触及肿物，肝、脾未触及，肠鸣音正常，生理反射存在，病理反射未引出。胆囊造影：提示胆囊壁增厚，收缩功能不全。舌淡红，苔薄白，脉沉细。

中医诊断 胁肋痛（肝郁气滞证）。

西医诊断 慢性胆囊炎。

治则 疏肝利胆，理气止痛。

选穴 膈俞，胆俞，日月，阳陵泉，中脘，内关，公孙。

操作 膈俞、胆俞针右侧，向脊柱方向斜刺1～1.5寸，予捻转泻法，施手法1min，针感沿背部向右胁肋部感传；日月针右侧，沿肋骨斜刺1.5寸，以雀啄泻法，施术1min，使针感抵右上腹；阳陵泉针双侧，直刺2～3寸，予捻转泻法，使针感沿经上传，做手法1min；公孙、内关行常规操作，施泻法1min，以局部酸胀为度；中脘用呼吸泻法，直刺2～3寸，施术1min。止痛取膈俞、胆俞二穴，治疗1次后腹痛大减，排石则取日月、阳陵泉、中脘，恶心配内关、公孙。

治疗经过 经1周治疗后，腹痛未再出现，而后病情稳定，共治疗2周后出院回家休养。

该病属于中医“胁痛”范畴，肝居胁下，胆与之相附，胁肋为两经循行所过，故胁痛之病多责之肝胆。临床上，多为肝气郁结、瘀血阻络、肝胆湿热之证型。以疏肝利胆、通经止痛为其治疗法则。在选穴配方上各有所主，膈俞、胆俞重在止痛，日月、阳陵泉、中脘专于排石，以实则泻之为旨。

胆石症是指胆囊，胆管发生结石的病变，其临床表现取决于结石是否引起胆道感染，梗阻及其梗阻的部位和程度。急性胆囊炎系由细菌感染，浓缩的胆汁或反流入胆囊的胰液的化学性刺激引起的胆囊炎性疾病，它常因处理不当而形成慢性过程，且易反复发作。慢性胆囊炎又常于胆石症同时存在，故三者在病理上关系极为密切。胆绞痛作为症状，乃发自胆囊最剧烈的疼痛，系胆囊或胆总管内压力急剧增高所致的绞窄性疼痛。多因胆囊或胆总管的急性炎症，胆石的移行或嵌顿，或是胆道的外在压迫，胆囊胆道高动力型功能障碍引起。

该病属中医“胁痛”范畴，肝居胁下，胆与之相附，胁肋为两经循行所过，故胁痛之病多责之肝胆。正如《内经》中记载的精论“邪在肝，则两胁中痛”，“邪客于足少阳之络，胁痛不得息”。盖胁痛之辨，当以气血为主，胀痛多为气郁，刺痛乃血瘀也。张介宾云：“血积有形而不移，或坚硬而拒按，气痛流则而无迹，或倏聚倏散。”胁痛多因情志不舒或暴怒伤肝，或肝气郁结，或脾失健运，湿邪内蕴，热化侵及肝胆等致疏泄失职，肝胆络脉被阻，经气运行不畅，肝火盛，木气实，流于胠胁肝间而作痛，我们临床所见多为胁痛之实证。

20 世纪 80 年代我们先后在门诊及病房收治了 699 例胁痛患者，多为肝气郁结、瘀血阻络、肝胆湿热之证型。通过大量的临床实践表明，以疏肝利胆、通经止痛为其治疗法则。在选穴配方上各有所主，膈俞、胆俞重在止痛，日月、阳陵泉、中脘专于排石，以实则泻之为旨，在针刺操作及手法量学要求做了规定，其总有效率达 98.56%。

针刺治疗该病，从实验中得到依据，我们曾在 X 线屏幕下观察行胆囊造影之患者，针刺日月、阳陵泉等穴，当即发现胆囊影像模糊，随着手法的实施，胆囊明显收缩，由原来的梨形变细拉长，有的呈亚铃型变化，胆囊体积缩小 1/3～1/2。观察病例 4 患者时，9 粒结石均在胆囊底部，而行针施术后，其中 1 个团聚在胆囊底部的结石竟游离至胆囊颈部。临床统计在 699 例患者中，排石者为 688 例，排石率达到 98.43%，开始排石时间 1～3 日，5～7 日为排石高峰，持续 10～20 日，停止治疗后 2～3 周仍有排石现象。排石高峰时每日排出胆石达 4～5g 之多，排出胆石经光谱定性分析证实，所排石粒均为胆石无误。随着 B 超的临床运用，患有胆囊炎、胆石症病例骤增，故在选择病例时常首选泥砂样结石患者，对胆固醇型结石其直径超过 0.7cm，在治疗中结石不易排出，本医案病例 3 即属此例，最终还得行外科手术。尽管如此，针刺的趋病现象从临床得以证实，它对改善临床症状，控制胆囊炎症，加强胆囊功能的恢复是勿庸置疑的。对急性胆绞痛发作，经针刺治疗，可获良效，其临床可重复性很强，优于中西药物的止痛效果，且无不良反应。我们对 69 例急性胆绞痛发作之患者做了临床观察，针刺 1 次即能止痛，其中 25 例有反复发作趋势，发时即止，屡有效验，所以就其当即止痛率为 100% 并非妄言。

第六节 肾 绞 痛

病例 1

张某　男　38 岁　售货员　初诊日期：1979 年 6 月 29 日

主诉　阵发性右腰腹绞疼半年，加重 1 个月。

病史　患者平素喜食肥甘之品。半年前突然出现右腰腹绞痛，并向少腹、阴茎放散，经 X 线检查显示：右肾区有两处 1cm×0.6cm 的结石阴影，曾住某院中西药治疗，效果不显，且疼痛时轻时重，发作较频繁，特来我科就医。

查体和实验室检查 精神弱，面容痛苦，面色㿠白，舌质淡，苔白微腻，脉沉细。心肺正常，肝脾未触及，腹部微膨，轻度胀气，右上腹及中腹部有轻度压痛，右肾区有轻叩痛，血压130/80mmHg。尿常规：蛋白（+），红细胞（+），白细胞（+）。血常规：白细胞10.2×10^9/L，中性粒细胞0.75。X线结果：右肾区有两处1cm×0.6cm结石阴影。

中医诊断 淋证（石淋）。

西医诊断 泌尿系统结石。

辨证 患者平素喜食肥甘，酿湿生热，病延日久湿热注于下焦，膀胱气化不利，清浊不分，熬煎成石，故见小便艰涩疼痛，腹痛，舌淡苔白微腻，脉沉细。

治则 清利湿热，通淋化石。

选穴 中极、膀胱俞、关元、京门，局部围刺。

操作 中极直刺1.5寸，施捻转泻法，令麻电感向会阴放散；京门直刺1.5寸，施捻转平补平泻法，局部酸胀为度；关元直刺2寸，施呼吸泻法，令酸胀感向少腹部放散；膀胱俞直刺1.5寸，施捻转提插泻法，令过电感向前腹部放散；局部围刺沿输尿管及结石部位围刺5~6针，均直刺1寸，施捻转平补平泻法。

治疗经过 每日针刺1次，留针1小时，中间做手法2次，经4次治疗疼痛减轻，发作次数亦减少，7次后复查X线显示：结石移位至输尿管中上1/3处。11次治疗后疼痛基本消失，改隔日针刺1次，7次后尿中排出结石2块，直径约0.4cm×0.8cm，表现凹凸不平，不光泽而质脆，为巩固疗效继针3次，诸症消失，血尿常规复查均正常，X线未见结石阴影，临床治愈。

病例2

张某 男 47岁 初诊日期：1998年5月

主诉 右侧腰痛剧烈1小时余。

病史 患者驾车于北京至天津途中，突感右侧腰痛剧烈难忍，痛如刀割，大汗出，前来我院急症就诊。

查体和实验室检查 腰部活动自如，右肾区叩击痛，查B超示右肾肾盂扩张，肾盂底部可见0.3cm强回声团块，伴声影，诊断为肾结石。

中医诊断 淋证（石淋）。

西医诊断 肾结石。

治则 利湿止痛，排石通淋。

选穴 右秩边透水道（6寸）、大肠俞（右）（3寸）、肾俞（右）（3寸）、天枢（右）、大横（右）、右水道透归来、关元、中极。

其他辅助治疗 针刺前于急症注射山莨菪碱、哌替啶。

操作 针后痛止，渐入睡，醒后疼痛消失；次日诸症消失，查B超示右侧肾盂扩张消失，强回声团块消失，余无异常。

治疗经过 患者疼痛消失，痊愈。

按语 秩边穴主治“小便不利，便秘，痔疾，腰骶痛，下肢痿痹”，位于臀部，属足太阳膀胱经，有疏通膀胱经脉的作用；水道穴位于小腹部，有通利水道的作用；秩边透水道，可使针感直达病所，有通络利水之功；右大肠俞主治腰腿痛诸症、右肾俞主治腰痛及泌尿系统等疾病，二穴均位于右输尿管附近，配以局部取穴右天枢、右大横；水道、归来、关元及中极均主治泌尿系疾病，且位于膀胱附近，针刺可疏通膀胱。诸穴配合可疏通输尿管及尿道，共奏排石通淋之功。

第十九章 其他病症

第一节 戒断综合征

一、阿片类毒品戒断综合征

病例

王某 女性 25岁 无业 初诊日期：2002年4月8日

主诉 戒毒不适30小时。

病史 7年前因好奇而开始吸食海洛因，初起几口，渐增至每天3g（分5~6次），吸食后昏昏欲睡，3小时后醒来再吸，整日呈半麻醉状态。断吸时出现戒断综合症状，复吸后症状消失。曾先后戒毒7次，均因思瘾又复吸。治疗时距末次吸食时间30小时。

查体和实验室检查 神志清，精神委，双侧瞳孔对称0.25cm，光反射灵敏，心率96次/分，律齐，血压90/70mmHg，体重47kg，皮肤明显竖毛，起鸡皮疙瘩，体检时哈欠连续不断，涕泪涟涟，并有恶心、呕吐、猫抓心感、骨中虫爬蚁行感、烦躁不安。

中医诊断 大烟瘾（气血不足，毒热扰神证）。

西医诊断 阿片类毒品戒断综合征。

辨证 患者吸毒7年，耗伤正气，烟毒内潜。脾胃虚弱，气血不足，毒热邪风，内扰心神，气机紊乱。

治则 补益正气，疏泄邪气，调整阴阳，戒毒除瘾。

选穴 大椎、神门、内关、十宣商阳、足临泣、百会、涌泉。

操作 针刺大椎、神门、内关连续捻转5min，强刺激，取十宣放血。

治疗经过 第2日查房时诉恶心呕吐已止，流涕泪亦明显减少，夜眠较好，现感腰酸乏力。查双侧瞳孔0.2cm，对光反射好，心率80次/分，律齐，血压90/60mmHg，皮肤稍有鸡皮疙瘩。针商阳、足临泣。第3日诉戒断症状基本解除，目前夜眠易醒，醒后难以再眠。皮肤未见鸡皮疙瘩，针双侧涌泉、百会。第4日诉夜眠欠佳，腰酸。查瞳孔、心率、血压、皮肤无异常改变。第7日尿复测海洛因呈阴性，毒瘾消失，体重增加至49kg，脱瘾治疗顺利结束。

二、戒烟综合征

病例

哈某 女 38岁 官员 初诊日期：1998年6月15日

主诉 口干、咽燥十余年。

病史 吸烟史17年，近1年每日吸烟20~25支，因其丈夫竭力反对加之长期吸烟染上慢性咽喉炎，遂来我科针灸治疗。先予耳针：穴取神门、肺、脾、口、内分泌、心、肝，次日患者诉说吸烟减少到只吸5~6支时，全身乏力、胸闷、口干、烦躁、极易发怒、并有杀人之念头。为进一步诊治，随来我科就诊。

查体和实验室检查 咽红，咽后壁点状小出血点，无化脓，扁桃体不大。舌质偏红、苔微黄燥，脉弦微数。

中医诊断 烟瘾（心火亢盛型）。

西医诊断 戒烟综合征。

辨证 患者长期吸烟，肺阴不足，心火亢盛，肝气横逆，肝木侮土，属心火亢盛型。

治则 清心火，利咽喉。

选穴 百会、列缺、照海、关元、足三里、四神聪、行间、神门、复溜。

操作 百会斜刺0.3~0.5寸，施捻转补法1min；列缺向肘部斜刺1寸，施捻转补法；照海直刺0.3~0.5寸，施捻转补法；关元进针1~2寸，呼吸补法1min；足三里进针1~1.5寸，捻转补法1min；神门直刺0.3寸，施捻转平补平泻1min；行间进针0.5寸，捻转泻法1min；复溜穴直刺1寸，施捻转补法；四神聪穴斜刺，捻转泻法。每日针1次，每次留针20min。

治疗经过 针刺后即感胸闷、心烦、口干诸症减轻，5日，症状全部消失，精神好，胃纳正常。1个月后电话随访，无任何吸烟欲望，全身状况良好。

第二节 肥 胖 症

病例

谢某 女 49岁 职员 初诊日期：2003年8月18日

主诉 体胖96kg。

病史 患者近十年来身体逐渐变胖，无其他不适症状。现体重96kg，今日来针灸科要求减肥。

查体和实验室检查 患者神清，查体合作，体胖，体重96kg，四肢活动尚可，心肺（-），舌胖，苔白，脉沉。

中医诊断 肥人（脾虚湿阻证）。

西医诊断 单纯性肥胖。

辨证 患者年近半百，素体脾虚，水湿不运，痰湿内阻，阳气不展，日久痰、脂阻塞经络而形成肥胖。

治则 健脾化湿，通阳调神。

选穴 内关、中脘、天枢、梁门、关元、水道、上星、百会、神门。

操作 内关直刺1.5寸，施捻转补法1min，令针感向肘部放散；中脘穴直刺2寸，用呼吸补泻之补法，运针1~3min，使针感向腹四周放射；天枢可用呼吸补泻之泻法，直刺2寸左右，施手法1min；梁门直刺1.5寸，采用呼吸补泻之补法，令酸胀感由局部向四周放散，施手法1min；关元直刺2寸，令酸胀感由局部向四周放射，采用呼吸补泻之补法，施手法1min；水道直刺进针2.5寸，呼吸泻法1min；上星、百合：沿头皮向后斜刺0.5寸，施捻转手法平补平泻1min；神门直刺0.5寸，施捻转补法。

治疗经过　针刺5次后，患者体重减轻5kg，继续针刺5次，患者体重减至84kg，总共治疗20次，患者体重降至75kg。

第三节　发作性睡病

病例1

韩某　男　54岁　干部　入院日期：1978年8月17日

主诉　困倦欲睡3年余。

病史　患者平素畏寒，腰部冷痛，胫膝发凉。3年前出现阵发性困睡，逐年加重，每日睡眠14～15小时，开会、吃饭、乘车均易入睡，自感头昏身重，神倦不爽，多次在某院就医，均诊为“发作性睡病”。使用安钠咖注射液等兴奋药物效果不佳，前来我院就诊。

查体和实验室检查　神志清楚，言语流畅，四肢活动自如，脑神经及眼底正常，血压140/80mmHg，心率72次/分，神经系统检查无阳性体征，舌质淡，苔白润，脉微细。

中医诊断　嗜卧（阳虚阴盛证）。

西医诊断　发作性睡病。

辨证　肾阳虚衰，病邪直犯少阴，阳气屡经克伐，以致阳虚阴盛，昏沉欲睡。

治则　温补肾阳，醒神开窍。

选穴　内关、人中、心俞、肾俞、三阴交、申脉、照海。

操作　人中向上斜刺进针0.5寸，施雀啄法；内关直刺1.5寸，施捻转提插相结合之泻法；心俞、肾俞向棘突方向斜刺，进针1.5寸，施捻转补法；三阴交直刺1.5寸，施捻转补法；申脉进针0.5寸，施捻转之补法；照海进针0.5寸，施捻转之泻法。

治疗经过　上述穴位每日针刺1次，6次后虽有睡意，但能控制，11次治疗后白天已无睡意，头昏身重症状消失。

病例2

阮某　女　52岁　退休工人　入院日期：1978年10月31日

主诉　嗜睡6年。

病史　患者素喜睡眠，不以为病，近6年来出现阵发性困睡，睡眠多恶梦，头重脚轻，腰膝酸软，畏寒怕冷，心悸气短，双下肢轻度浮肿，尿常规化验均正常，曾在某医院诊为“发作性睡病”，使用兴奋剂效果不佳，今来我科求治。

查体和实验室检查　神志清楚，面色㿠白，动则心悸气短，脑神经正常，头颅未见异常，心肺（－），脊柱无侧弯，四肢生理反射均存在，病理反射未引出，舌质淡，苔白，脉沉迟无力。

中医诊断　嗜卧（心肾阳虚证）。

西医诊断　发作性睡病。

辨证　患者平素体弱多病，正气不足，为心肾阳虚之体，心阳不振，则心神失养，故困倦嗜卧。心悸气短，肾阳虚损，不能达于四末故畏寒怕冷，腰膝酸软。

治则　温补心肾，醒神开窍。

选穴　人中、内关、命门、志室、三阴交。

操作　命门、志室均向棘突方向斜刺，进针1.5寸，施呼吸补法，余穴同案例1。

治疗经过　每日针刺1次，8次后夜寐得安，恶梦减少，12次后白天欲睡症状明显减轻，26次后欲睡症状基本缓解，同时诸症有所好转，临床治愈，半年后追访未复发。

按语　发作性睡病是一种原因不明的睡眠障碍，有些患者伴有一种或多种其他症状，包括猝倒症、睡眠症和入睡性幻觉等，有人亦称为发作性睡病四联症。

祖国医学称该病为“嗜卧”、“多寐”。古代医家认为：“阴跷阳跷，阴阳相交……阳气盛则瞋目，阴气盛则瞑目”，“阴跷脉满则多寐”，“阳跷脉满则不寐。”阐述了人体睡眠的正常与否与跷脉的生理功能和病理变化有着直接的关系。根据这一理论，我们在治疗不寐证时除调理阴阳，交通心肾外，还注意对跷脉的调理，对不寐者补照海，对多寐者补申脉，临床收到很好的效果。

本组两例病例在治疗上主要采用醒神开窍这一法则，即内关、人中为醒神开窍之要穴，内关为心包经之络穴，可振奋心阳，人中为督脉，手足阳明之会穴，为人体阳经之总汇，又为诸阳之首，故针人中可振奋人体阳气，以达醒神之功。

第四节　汗　　证

病例1

布某　女　34岁　工人　入院日期：1979年2月26日

主诉　自汗频频，动则益甚8个月。

病史　8个月前，因流产后出现自汗频频，情绪波动或劳累后尤甚，可大汗淋漓，将内衣湿透。每日发作2～4次，发作时面部发红，汗后则体倦，乏力，心悸，气短，曾服用谷维素、维生素等药物治疗，效果不佳，今来我科住院治疗。

查体和实验室检查　神清合作，精神疲倦，形体稍瘦，面色苍白，心肺正常，肝脾不大，神经系统查体未见阳性体征，纳少，夜寐差，小便自调，大便溏泄，舌淡胖，边有齿痕，苔薄白，脉细弱无力。

中医诊断　自汗（营卫失和证）。

西医诊断　原发性多汗症（自主神经疾病）。

辨证　流产失血，气血俱伤，营卫失和，表虚不固，腠理不密，津液外泄，即为自汗。

治则　养血益气，固表止汗。

选穴　列缺、照海、合谷、三阴交、膈俞、肺俞、足三里。

操作　列缺向肘斜刺1寸，照海直刺0.5寸，均施捻转补法1min；合谷直刺1.5寸，施捻转泻法1min；三阴交、足三里直刺1～1.5寸，施捻转补法1min，膈俞、肺俞向椎体方向斜刺1.5寸，施捻转补法1min。

治疗经过　每日针刺2次，4日治疗后自汗大减；10日治疗后，自汗基本消失，情绪激动时偶有汗出，但无体倦、乏力，心悸，气短等现象，经15日治疗，临床痊愈出院。

病例2

郑某　男　32岁　干部　入院日期：1979年7月15日

主诉　头汗淋漓1年余。

病史　患者近1年来，头部经常大汗淋漓，情绪激动，饮热食热时尤甚，四季皆此，静无汗止，并伴有烦渴多饮，大便秘结，经多方医治无效，故来我科住院治疗。

查体和实验室检查　神清合作，形体胖盛，面色红赤，头汗溱溱，齐颈而止，神经系统检查，无阳性体征，心肺正常，肝脾不大，烦渴多饮，纳多善饥，大便3～5日1行，干结而硬，夜寐欠安，舌质红，苔薄黄，脉数。

辨证　肺胃实热，蒸腾于上，腠理开泄，热迫汗出，则见头汗。

中医诊断　自汗（肺胃实热证）。

西医诊断　原发性多汗症。

治则　清实热，养阴液，固表止汗。

选穴　列缺、照海、合谷、太冲、大椎、内庭、外关、足临泣。

操作　太冲、外关、足临泣、内庭直刺1寸，施捻转泻法1min；大椎沿棘突向上斜刺1.5寸，施捻转泻法1min；余穴同上。

治疗经过　每日针刺2次，经5日治疗，头汗大减；经12日治疗，头汗止，兼症消失；继续针刺10日，痊愈出院。

病例3

何某　女　27岁　工人　入院日期：1978年6月7日

主诉　入睡汗出，醒后即止4个月

病史　婚后半年，爱人殉职，忧伤过度，严重失眠，头晕疼痛，不思饮食，日渐消瘦，经治疗，睡眠好转，日入眠可达6小时左右，但恶梦缠绕，盗汗不止，经多方医治无效，近4个月病情加重，睡即汗出，醒后汗止，近月来性情急躁易怒，常口苦，舌干，头目昏蒙，故来我科住院治疗。

查体和实验室检查　神清合作，精神疲惫，形体消瘦，面色少华，心肺正常，肝脾不大，神经系统检查未见阳性体征，纳少，夜寐多梦，小便短赤，大便干3日1行，舌质红，苔薄少津，脉弦细数。

中医诊断　盗汗。

西医诊断　神经衰弱。

辨证　悲伤过度，损伤心脾，心失所主，脾失运化，夜寐不安，纳食不振，久之，阴液内耗，虚热内状，心液失藏，故发盗汗。

治则　滋阴清热，补益心脾，安神敛汗。

选穴　列缺、照海、足三里、三阴交、合谷、膈俞、肺俞、上星、百会、四神聪。

操作　上星、百会、四神聪沿皮向后斜刺0.5寸，施捻转手法，平补平泻1min；余穴同前。

治疗经过　每日针刺2次，经2日治疗后，汗出大减；经7日治疗，梦少，精神转佳，盗汗止，纳食增加；继续针刺7日，巩固疗效。

病例4

刘某　男　41岁　干部　入院日期：1978年9月6日

主诉　全身无汗，伴阵发性皮肤瘙痒5个月。

病史　患者5个月前赴西藏出差，出现周身无汗，伴阵发性皮肤瘙痒，时有周身蚁行感，胃纳不佳，口干欲饮，大便干，小便黄，曾服药物治疗，效果不佳，故来我科住院治疗。

查体和实验室检查　神清合作，形体稍瘦，皮肤干燥欠润，面色萎黄少华，神经系统检查未见阳性体征，心肺正常，肝脾不大，阵发性皮肤瘙痒，未见表皮红斑丘疹，纳食差，无食欲，口干欲饮，大便干，2日1行，小便黄，舌质红，中心光剥无苔，脉细数。

中医诊断　无汗（三焦失调证）。

西医诊断　无汗症。

辨证　异地生活，起居变更，水土不适，气候不应，正气内耗，三焦失调，胃腑气阴俱伤，津生无源，液化无根，故发无汗。

治则　疏理三焦，养胃生津。

选穴　外关、足临泣、胃俞、足三里、合谷、曲池。

操作　外关、足临泣直刺 1 寸，施捻转泻法 1min；足三里、合谷、曲池直刺 1 寸，施捻转补法 1min；胃俞向椎体方向斜刺 1.5 寸，施捻转补法 1min。

治疗经过　每日针刺 2 次，4 日治疗后，身有微汗出，9 日治疗后，瘙痒消失，食欲渐增，舌心已见薄苔，汗出已如常人，继续针刺 10 日，痊愈出院。

按语　汗证虽非疑难大症，但现代医学尚欠理想疗法，特别是无“病”可查的汗症，尤感棘手，但祖国医学通过辨证论治，则可取得满意的疗效，针灸治疗，调节机体，平衡阴阳，则收效迅速。

对于汗证，祖国医学有比较详细的记载，《素问·阴阳别论》曰：“阳加于阴，谓之汗。”故汗出异常的关键病机在于阴阳关调，所以《丹溪心法·自汗》中说：“故阴虚阳必凑，发热而自汗；阳虚阴必乘，发厥而自汗，故阴阳偏胜所致也。”《类证治裁·汗证》曰：“盗汗乃睡中自泄，水火不交，阴阳偏胜，虚损心阳。”《素向·脉要精微论》又曰：“阳气有余为身热无汗，阴气有余为多汗身寒，阴阳有余则无汗而寒。”由此可以看出，不论自汗、盗汗、无汗，阴阳失调、表里不和是病机关键。

多汗多系阴血不足、卫气不固所致。治疗则应以益阴养血、补气固表为主，故选用列缺、照海，列缺为肺经络穴，交会任脉；照海为肾经之穴，交会阴跷，两者同用可养阴清热、补气固表；合谷为汗症要穴，多汗则止，无汗则发，配太冲、大椎则有良好的调阴阳、和气血、泻热邪的作用；三阴交为三阴之交，足三里为足阳明下合穴，两者共用有益阴养血、补气强体之功；血会膈俞，配以肺俞共奏养血益气、固表止汗之效；以上三例病证根据见症不同可以加用配穴，如上星、百会、四神聪以安神定志；配外关、足临泣清虚热、泻阳热、理三焦。

无汗症多因阳热有余，三焦失调，治取外关、足临泣、外关为三焦经之络穴，交会阳维，足临泣为胆经输穴，交会带脉，两者合用，共收理三焦、泻阳热、疏气机之效，胃俞、足三里、合谷、曲池共奏养胃阴、益胃气、助生化、生津液之功。

汗症虽系小恙，亦需详查病机，切中要害方能获效。亦说明“谨守病机，各司其属，有者求之，无者求之，盛者责之，虚者责之”确乎是“治病求本”的关键。

附　醒脑开窍针法图

内关:直刺0.5~1寸，采用捻转提插结合泻法，施手法1min（附图1）。

人中：向鼻中隔方向斜刺0.3~0.5寸，用重雀啄法，至眼球湿润或流泪为度（附图2）。

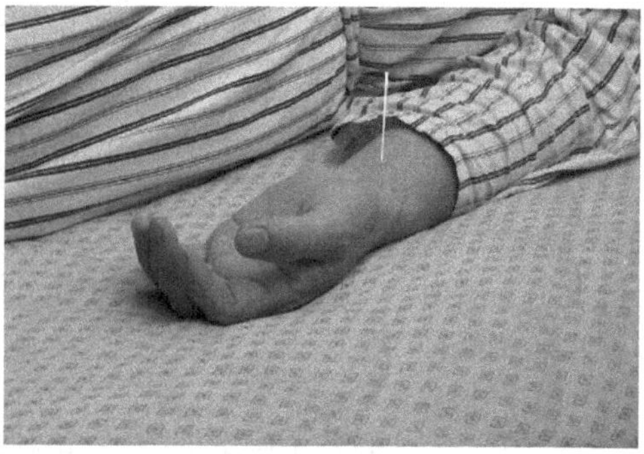

附图1　内关穴

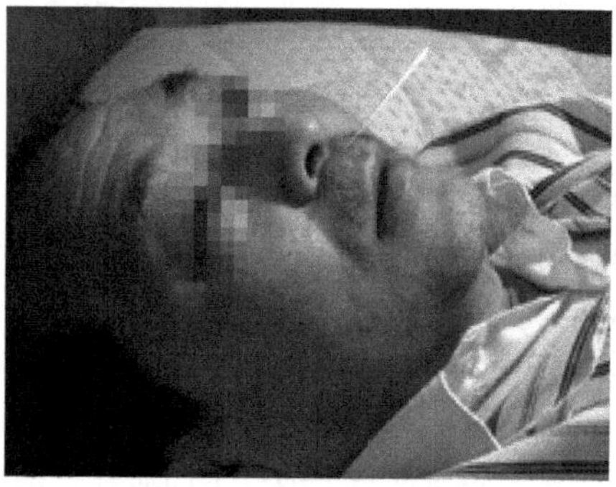

附图2　人中穴

三阴交：沿胫骨内侧缘与皮肤呈45°斜刺，进针1~1.5寸，用提插补法，使患侧下肢抽动3次为度（附图3）。

极泉：原穴沿经下移1寸，避开腋毛，直刺1~1.5寸，用提插泻法，以患侧上肢抽动3次为度（附图4）。

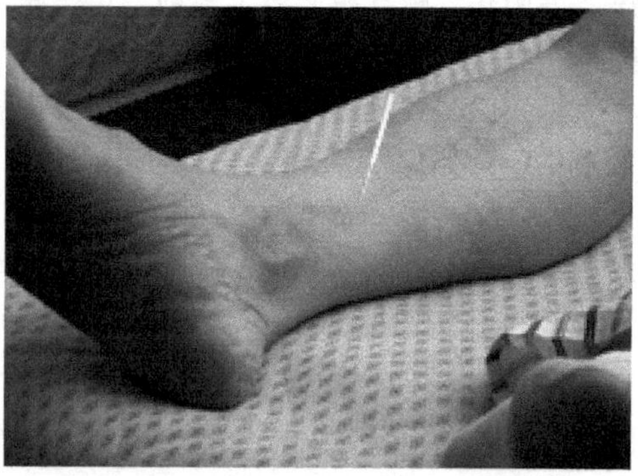

附图3　三阴交

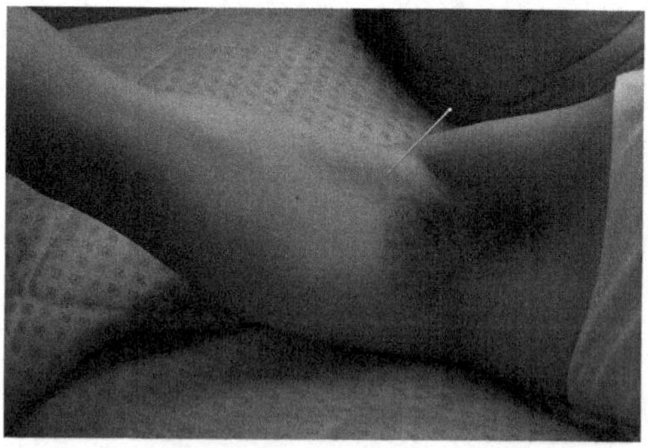

附图4　极泉穴

尺泽：屈肘呈120°，直刺1寸，用提插泻法，使患者前臂、手指抽动3次为度（附图5）。

委中：仰卧直腿抬高取穴，直刺0.5~1寸，施提插泻法，使患侧下肢抽动3次为度（附图6）。

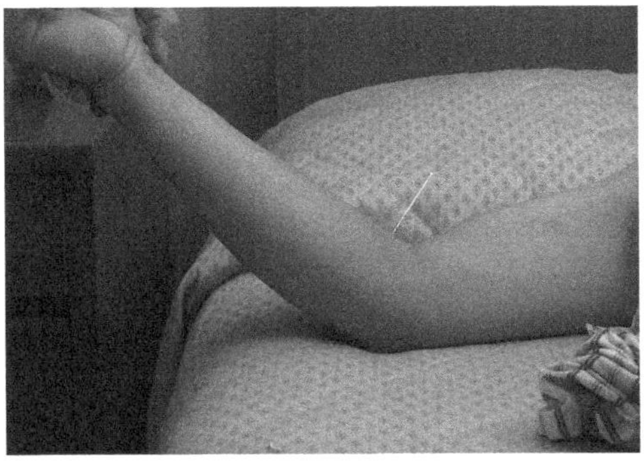

附图5 尺泽穴

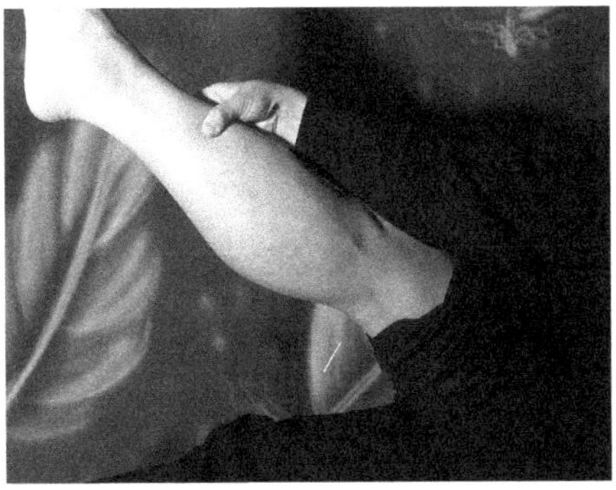

附图6 委中穴

风池、完骨、翳风：针向结喉，进针2～2.5寸采用小幅度高频率捻转补法，每穴施手法1min（附图7）。

合谷透三间穴：进针1～1.5寸，采用提插泻法，使患者示指抽动或五指自然伸展为度（附图8）。

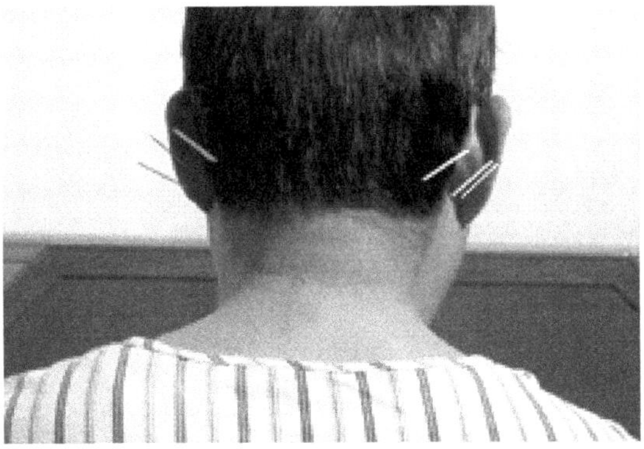

附图7 风池、完骨、翳风三穴

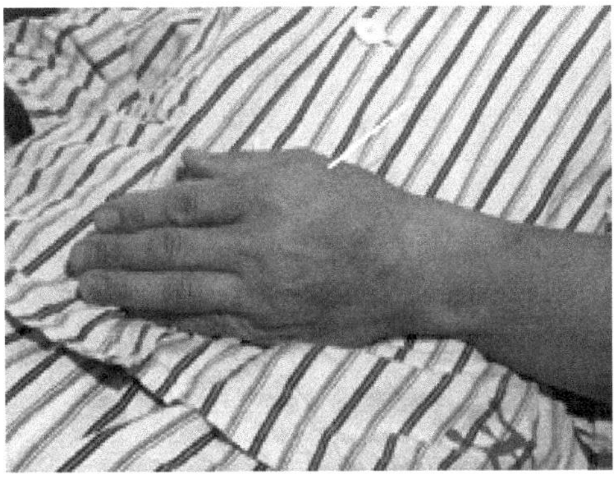

附图8 合谷透三间穴

上廉泉：针向舌根1.5～2寸，用提插泻法（附图9）。

金津、玉液：用三棱针点刺放血，出血1～2ml（附图10）。

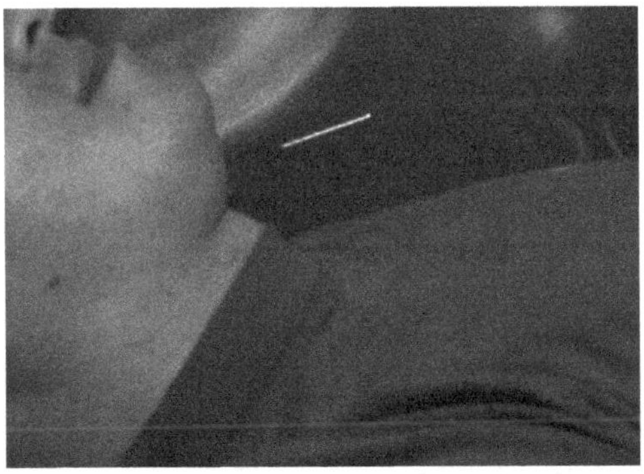

附图9 上廉泉穴

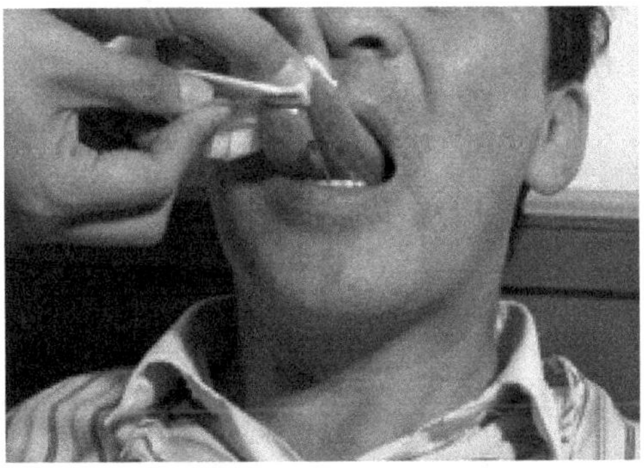

附图10 金津、玉液穴

丘墟透照海：1.5～2寸，局部酸胀为度（附图11）。

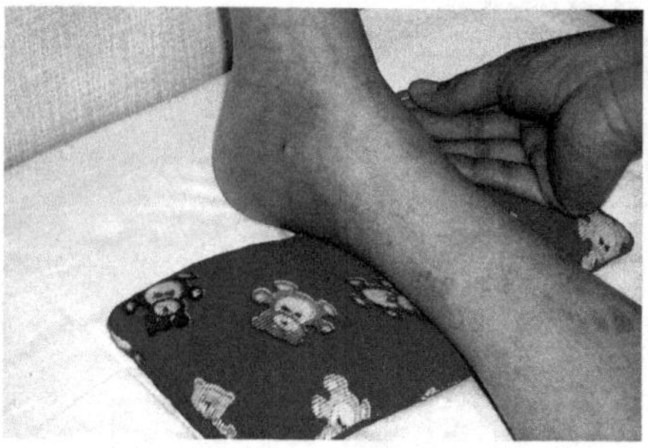

附图 11　丘墟透照海穴

便秘：针外水道、外归来、丰隆（附图 12）。

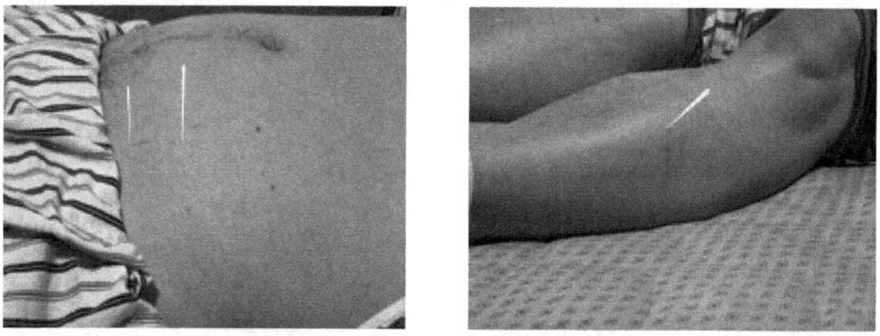

附图 12　治便秘

呼吸衰竭：针刺双侧气舍（附图 13）。
尿失禁、尿潴留：针中极、曲骨、关元、局部施灸、按摩或热敷（附图 14）。

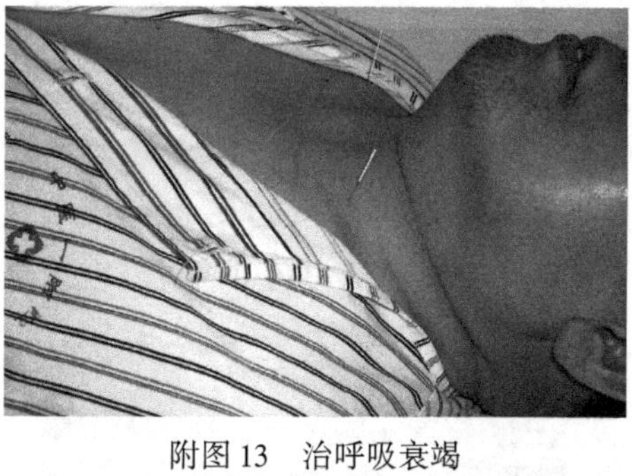

附图 13　治呼吸衰竭

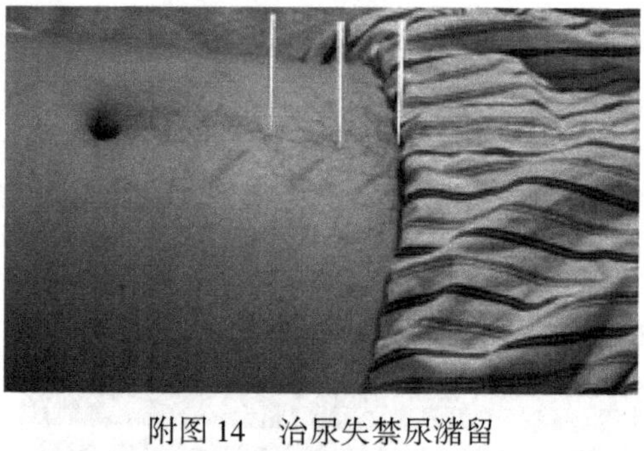

附图 14　治尿失禁尿潴留

共济失调：针风府、哑门、颈椎夹脊穴（附图 15）。

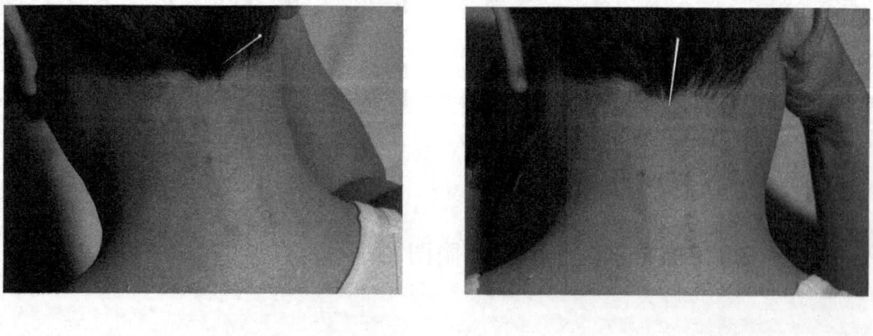

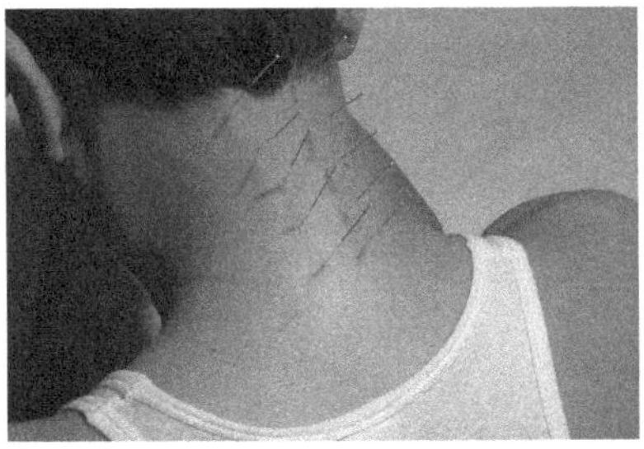

附图 15　治共济失调

复视：针天柱、晴明、球后（附图 16）。

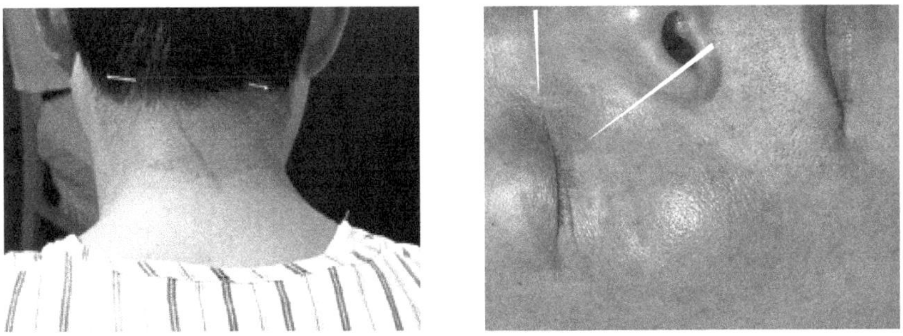

附图 16　治复视

癫痫：针大陵、鸠尾（附图 17）。

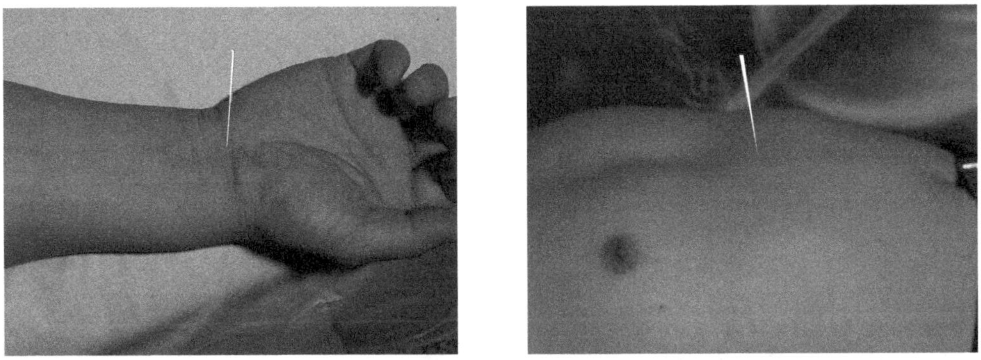

附图 17　治癫痫

肩周炎：针肩髃、肩髎、肩内陵、肩贞、肩中俞、肩外俞，痛点刺络拔罐（附图 18）。

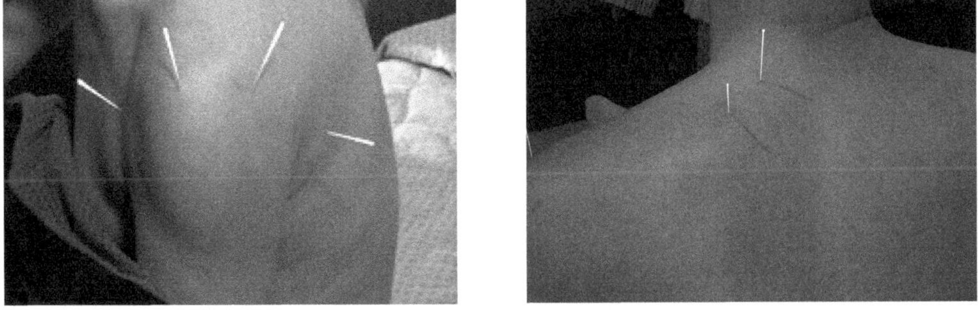

附图 18　治肩周炎

血管性痴呆：针百会、四神聪、四白、太冲（附图 19）。

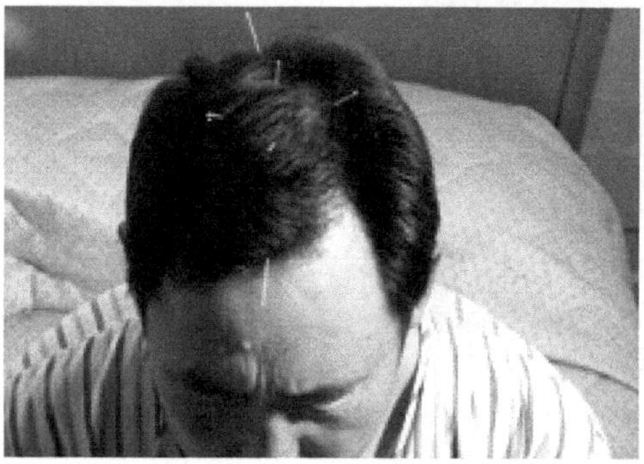

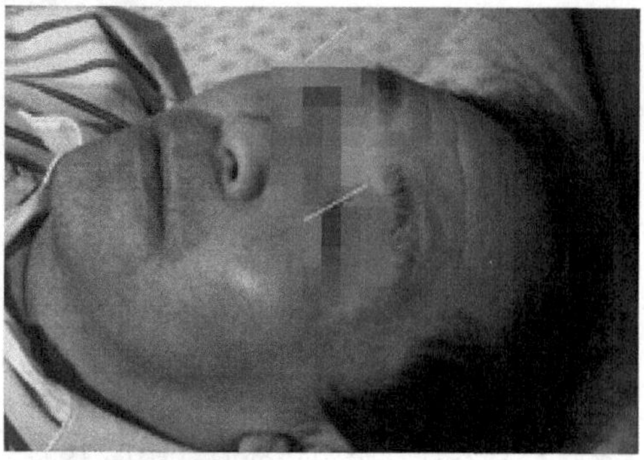

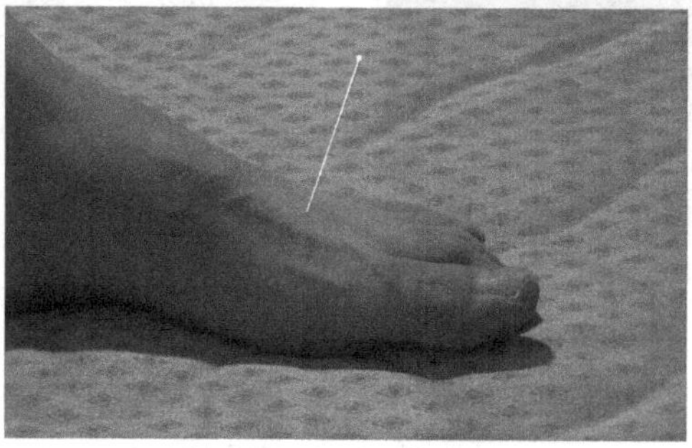

附图 19　治血管性痴呆

睡眠倒错：针上星、神门（附图 20）。

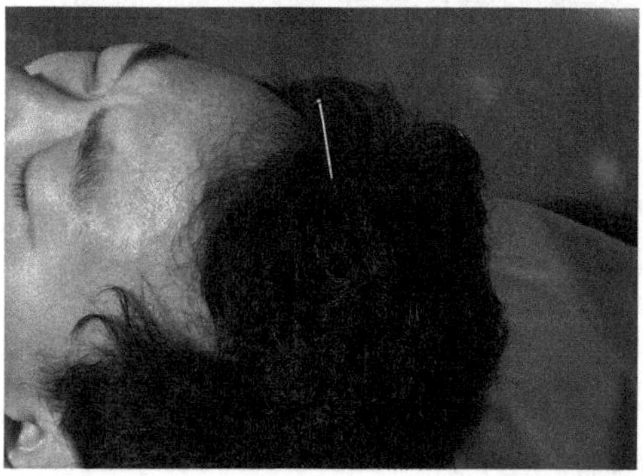

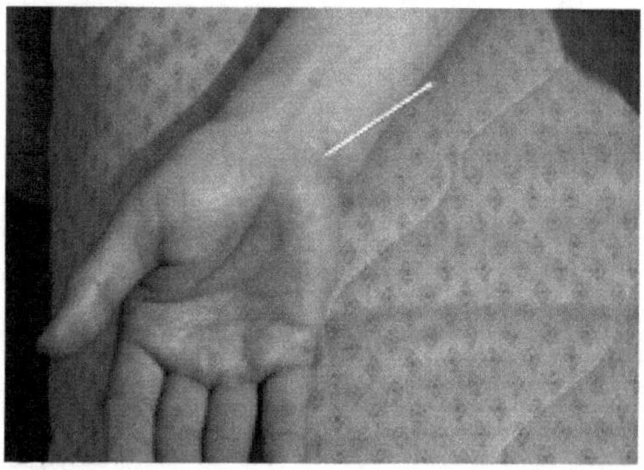

附图 20　治睡眠倒错